Rescue and Emergency Care

9th Edition

응급구조와 응급처치

연세대학교 원주의과대학 응급의학교실

응급구조와 응급처치 9판

첫째판 1쇄 발행 | 1995년 6월 7일
둘째판 1쇄 발행 | 1999년 2월 22일
셋째판 1쇄 발행 | 2001년 1월 26일
셋째판 2쇄 발행 | 2002년 2월 7일
넷째판 1쇄 발행 | 2005년 2월 15일
넷째판 2쇄 발행 | 2006년 2월 10일
다섯째판 1쇄 발행 | 2007년 2월 12일
여섯째판 1쇄 발행 | 2011년 3월 25일
일곱째판 1쇄 발행 | 2014년 2월 10일
일곱째판 2쇄 발행 | 2014년 8월 5일
일곱째판 3쇄 발행 | 2016년 4월 25일
여덟째판 1쇄 발행 | 2017년 3월 3일
아홉째판 1쇄 인쇄 | 2022년 2월 11일
아홉째판 1쇄 발행 | 2022년 3월 4일
아홉째판 2쇄 발행 | 2022년 12월 7일
아홉째판 3쇄 발행 | 2024년 2월 27일

지 은 이 연세대학교 원주의과대학 응급의학교실
발 행 인 장주연
출 판 기 획 최준호
편집디자인 조원배
표지디자인 김재욱
일 러 스 트 군자출판사 일러스트부
발 행 처 군자출판사(주)
등록 제4-139호(1991. 6. 24)
본사 (10881) **파주출판단지** 경기도 파주시 회동길 338(서패동 474-1)
전화 (031) 943-1888 팩스 (031) 955-9545
홈페이지 | www.koonja.co.kr

ISBN 979-11-5955-846-7
정가 82,000원

9th Edition

응급구조와 응급처치

연세대학교 원주의과대학 응급의학교실

집필진

임경수 현) 울산대학교 의과대학 응급의학교실 교수
응급의학과 전문의
일반외과 전문의
전) 연세대학교 원주의과대학 응급의학교실 교수

황성오 연세대학교 원주의과대학 응급의학교실 교수
응급의학과 전문의
내과 전문의
순환기내과 분과전문의

안무업 한림대학교 의과대학 응급의학교실 교수
응급의학과 전문의

김 원 제주한라병원 응급의학과장
응급의학과 전문의
순환기내과 분과전문의

김영식 분당제생병원 응급의학과
응급의학과 전문의

이강현 연세대학교 원주의과대학 응급의학교실 교수
응급의학과 전문의

홍은석 울산대학교 의과대학 응급의학교실 교수
응급의학과 전문의
외과 전문의

유기철 한림대학교 응급의학교실 교수
응급의학과 전문의

이진웅 충남대학교 응급의학교실 교수
응급의학과 전문의

김 현 연세대학교 원주의과대학 응급의학교실 교수
응급의학과 전문의

조준휘 강원대학교 응급의학교실 교수
응급의학과 전문의

안희철 포항성모병원 응급의학과장
응급의학과 전문의
외과 전문의

오세현 울산대학교 응급의학교실 교수
응급의학과 전문의

강구현 한림대학교 응급의학교실 교수
응급의학과 전문의

문중범 강원대학교 응급의학교실 교수
응급의학과 전문의

김호중 순천향대학교 응급의학교실 교수
응급의학과 전문의

장용수 한림대학교 응급의학교실 교수
응급의학과 전문의

최한주 단국대학교 응급의학교실 주임교수
응급의학과 전문의

서정열 한림대학교 응급의학교실 교수
응급의학과 전문의

오성범 단국대학교 응급의학교실 교수
응급의학과 전문의

김상철 충북대학교 응급의학교실 교수
응급의학과 전문의

차경철 연세대학교 원주의과대학 응급의학교실 주임교수
응급의학과 전문의

김선휴 울산대학교 응급의학교실 교수
응급의학과 전문의

도한호 동국대학교 응급의학교실 교수
응급의학과 전문의

원호경 원주의료원 응급의학과장
응급의학과 전문의

김윤권 원주의료원 응급의학과장
응급의학과 전문의

차용성 연세대학교 원주의과대학 응급의학교실 교수
응급의학과 전문의

박경혜 연세대학교 원주의과대학 의학교육학교실 교수
응급의학과 전문의

김오현 연세대학교 원주의과대학 응급의학교실 교수
응급의학과 전문의

박승민 서울대학교 응급의학교실 교수
분당서울대학교병원 응급의학과 교수
응급의학과 전문의

김태훈 원광대학교 응급의학교실 교수
응급의학과 전문의

정우진 연세대학교 원주의과대학 응급의학교실 교수
응급의학과 전문의

김용원 동국대학교 응급의학교실 교수
응급의학과 전문의

이윤석 연세대학교 원주의과대학 응급의학교실 교수
응급의학과 전문의

노영일 연세대학교 원주의과대학 응급의학교실 교수
응급의학과 전문의

한주홍 연세대학교 원주의과대학 응급의학교실 교수
응급의학과 전문의

성 실 국립중앙의료원 중앙응급의료센터

김형태 원주세브란스기독병원 권역외상센터
1급 응급구조사

김진우 대전보건대학교 응급구조(학)과 교수
강신우 경기도소방본부 응급구조사
권혜란 광주보건대학교 응급구조과 교수
기은영 서정대학교 응급구조과 교수
김경용 한국교통대학교 응급구조학과 교수
김미숙 춘해보건대학 응급구조과 교수
김아정 경일대학교 응급구조과 교수
김용석 명지병원 권역응급의료센터 응급구조사
김익성 동아보건대학교 응급구조과 교수
김재갑 국군의무학교 교관
문성모 청암대학교 응급구조과 교수
민성기 해양경찰청 응급구조사
박상섭 충청대학교 응급구조과 교수
박영석 선문대학교 응급구조과 교수
박재성 동주대학교 응급구조과 교수
방성환 대전보건대학교 특전의무부사관과 교수
양승범 원광보건대학교 응급구조과 교수
양현모 한국교통대학교 응급구조과 교수
유시연 영진전문대학교 응급구조교육센터 센터장
윤병길 건양대학교 응급구조학과 교수
윤병길 충북보건과학대학교 응급구조과 교수
이귀자 경동대학교 응급구조과 교수
임성민 육군 53사단
정한호 마산대학교 응급구조과 교수
한승태 특수전사령부 특수전학교
황성훈 삼성전자 평택방재센터 응급구조사

도움을 주신 분들

고연학 중랑소방서 재난관리과 구급팀장
김대성 강원소방본부 방호구조과 소방장
김령아 경기소방본부 안성소방처
김수진 서울특별시소방학교 소방과학연구센터 응급구조사
김종찬 천안서북소방서 응급구조사
김희정 연세OK공항의원 경정훈련원의무실 응급구조사
박신혜 충주소방서 응급구조사

서울소방학교 교직원 여러분
연세대학교 원주세브란스기독병원 응급구조사
(김은아, 박은지, 고대현, 박소정, 박슬비, 최우혁, 노희재, 한세영, 임민아, 한예림, 문형연, 방희경, 이동규, 이수빈)
연세대학교 원주의과대학 응급의학과 전공의
(권태현, 배경수, 이선철, 한상일, 김건우, 김한결, 신호민, 최정우, 이제욱, 최준혁, 이유선, 김정윤, 문중석, 이병욱, 김현성)

이경란 서울소방학교 구조구급교육센터 구급교수
이야복 경기도 소방학교 구급교육센터
이은와 서울소방본부 용산소방서
최근영 이천소방서 응급구조사
황윤희 서울종합방재센터 응급구조사

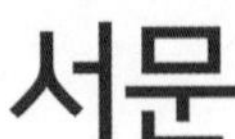

서문

응급구조와 응급처치는 응급의료의 출발점이고 중요한 부분인 병원전의 현장 및 이송 중에 시행해야 할 응급처치와 구조에 관한 내용으로 1995년 초판이 발행된 이후로 1999년(둘째판), 2001년(셋째판), 2005년(넷째판), 2007년(다섯째판), 2011년(여섯째판), 2014년(일곱째판), 2017년(여덟째 판)을 발행하였고 이제 제9판을 발간하게 되었습니다. 사회가 발전해 감에 따라 응급환자 치료에 대한 중요성이 점차 강조되고 재해 및 사고 현장에서 초기 응급구조와 응급처치의 중요성이 더 커졌습니다. 이 책은 현장에서 응급처치를 담당하는 응급구조사, 보건교사나 의무실 근무자 등 일차적으로 응급처치를 담당하는 분들이 반드시 습득하여야 할 구조와 응급처치에 대한 기초의학 지식에서부터 각 질환별 응급처치에 이르기까지 다양한 내용을 담고 있습니다.

이 책을 통해 배운 지식과 경험이 현장에서 환자의 생명을 살리고 국민들에서 선진응급의료서비스를 제공하여 대한민국의 응급의료 발전에 도움이 되리라 확신합니다. 앞으로도 빠르게 발전해가는 응급처치와 응급의료에 대한 내용을 우리나라 현실에 맞게 반영하도록 노력하겠습니다.

이 책의 저술을 위하여 귀중한 시간을 투자하여 주신 집필진 여러분께 감사드리며, 사진촬영을 위하여 협조해 주신 여러 관계자 및 원주세브란스기독병원 응급의학과 의국원 및 연구원들께 감사드립니다.

2022년 2월

연세대학교 원주의과대학 응급의학교실 주임교수

차경철

목차

PART 04 기본 응급 처치술

PART 05 출혈과 쇼크

PART 06 손상

PART 07 내과계 응급질환

PART 10 행동 응급

PART 11 응급환자 관리

PART 12 재난 응급 의료

PART 13 응급 의료장비 운영

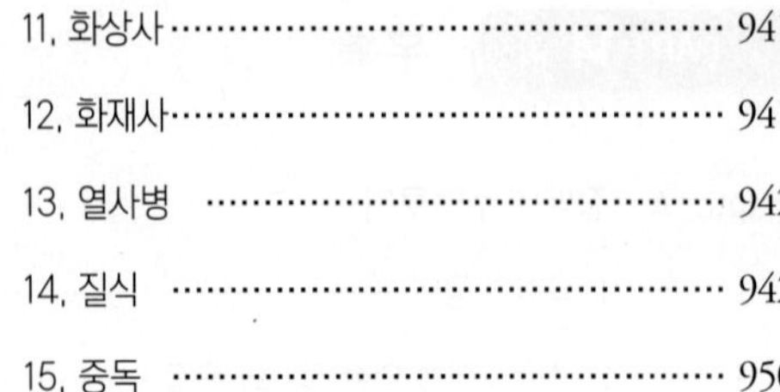

PART

응급의료의 개요

소개

응 급 구 조 와 응 급 처 치
RESCUE AND EMERGENCY CARE

개요

경제가 발전하면서 산업재해, 교통사고 등의 사고로 인한 손상이 증가하고 성인병에 의한 합병증으로 심장질환, 뇌 질환 등과 같은 급성 질환자가 증가하고 있으며, 사회복지에 관한 국민의 관심이 높아지면서 정부는 응급의료체계를 정비했다. 1980년대 말부터 도시화가 급속히 진행되고 교통량이 증가하면서 사고환자가 폭발적으로 상승하였으며, 1990년대부터는 성인병으로 인한 각종 응급질환(뇌졸중, 심근경색 등)의 증가로 응급의료체계의 필요성이 더욱 강조되었다. 그러나 우리나라의 경제 수준 및 생활수준의 발전속도보다 응급의료체계의 발전속도가 느리고, 의학적인 측면에서도 타 의학 분야보다 소외됨으로써 응급의학은 학문적으로도 발달하지 못하였다. 다행히 국민의 건강권에 대한 의식과 욕구가 향상되었고, 전 국민 의료보험의 실시와 의료전달체계의 시행에 따른 의료환경의 변화는 응급의료체계의 구축에 필요한 기반을 조성하였다. 1989년에 창립된 대한응급의학회를 중심으로 개선의 노력을 계속해 온 결과, 1994년에 응급의료에 관한 법률이 제정 공포되었다. 1995년 1월부터는 응급의료시행령이 발효되어 응급의료체계가 실질적으로 체계화되었으며, 2000년 7월 응급의료에 관한 법률이 재개정 되어 응급의료에 관한 다양한 변화가 시도되고, 권역별로 권역응급의료센터가 지정되어 응급의료체계의 새로운 면모를 갖추게 되었다. 더욱이, 2003년부터는 정부 차원에서 응급의료기금이 조성되어 응급의료체계의 발전에 커다란 전환점이 되었다.

응급상태에 있는 환자에 대하여 적기에 적정수준의 응급의료를 제공하는 것을 목적으로 응급의료에 관한 법률이 1994년에 제정되었다. 응급의료에 관한 법률에 따라 응급구조사는 응급환자가 발생한 현장에서 구급 업무를 수행하며, 현장 또는 이송 중에 응급처치할 수 있고, 의료기관의 응급실(응급의료센터) 내에서는 진료의 보조로서 응급진료 업무에 종사할 수 있게 되었다. 현장 응급의료에서 응급구조사의 역할과 활약이 더욱 중요한 요소로 대두되었다. 현재에는 구급차에 탑승하는 응급구조사를 3인까지 늘린 지역도 있으며 통신을 통한 지역 의사 또는 상황실 의사 '의료지도' 등과 같이 여러모로 응급구조사의 역할과 구조행태가 변하고 있다.

모든 의료행위와 마찬가지로 응급구조사도 정해진 업무 범위 내에서 의료의 원칙에 적합한 의료행위를 시행하여야 한다. 이 책에서는 이러한 원칙에 맞게 응급구조사들이 의료행위를 할 수 있도록 내용을 수록하였으며, 응급구조사들이 현장에서 환자를 평가하고 응급처치를 시행하면서 의료기관으로 환자를 이송하기까지의 실제적인 내용에 대하여 자세히 소개하였다. 이 책의 내용과 목차는 1995년에 대한응급의학회에서 제정한 응급구조사를 위한 표준 교육과정에 따른 것이며, 효과적인 응급처치를 배우는 데 있어서 응급교육 과정의 학생들이 반드시 숙지하여야 할 내용이 수록되어 있다. 응급구조학을 배우는 학생들은 응급환자의 회복이 지연되거나 영구적인 육체적 손상을 초래할 수 있는 합병증을 감소시키거나 방지하는 방법을 배워야 한다. 그뿐만 아니라 응급구조사가 되려면 의학적인 지식, 숙련도 및 모든 환자에 대한 실제적인 응급처치와 함께 효과적인 환자와의 유대관계도 배워야 한다. Chapter 01은 '어떻게 응급의료체계가 시작되었는가?'하는 응급의료의 역사와 응급구조사에 관한 일반적 내용을 다루었다. 응급구조사의 역할과 책임, 병원 구성원으로 해야 할 역할, 병원으로 환자가 이송되기 전에 응급구조사로서 해야 할 역할, 직업에 대한 스트레스, 응급구조사가 받아야 할 교육 내용 등에 대하여 다루고 있다.

목표

- 응급의료체계의 구성요소를 이해할 수 있어야 한다.
- 우리나라 응급의료체계의 운영체계를 알아야 한다.
- 응급구조사의 역할과 책임을 알아야 한다.
- 응급구조사가 받게 되는 정신적인 스트레스를 이해하고 해결방법을 알아야 한다.
- 응급구조사에게 발생하는 직업상의 위험을 숙지하고 자신을 보호할 수 있어야 한다.
- 응급구조사가 되기 위한 교육과정과 응급구조사의 자격조건에 대하여 알아야 한다.
- 응급처치 현장에서의 안전수칙에 대하여 숙지하여야 한다.

1. 응급환자와 응급의료체계의 정의

우리나라의 응급의료에 관한 법률상 "응급환자"란 질병, 분만, 각종 사고 및 재해로 인한 부상이나 그 밖의 위급한 상태로 인하여 즉시 필요한 응급처치를 받지 아니하면 생명을 보존할 수 없거나 심신에 중대한 위해(危害)가 발생할 가능성이 있는 환자 또는 이에 준하는 사람으로서 보건복지부령으로 정하는 사람을 말한다. 그러나 선진 외국의 경우에는 환자가 응급이라고 생각하면 응급환자로 정의되어야 한다는 지적도 많다.

응급의료체계(emergency medical services system)란 적정규모의 지역에서 응급상황 발생할 때 효과적이고 신속하게 의료를 제공하기 위해서 인력, 시설, 장비를 배치하는 조직체계를 말한다. 응급의료체계의 구축은 의학적인 측면에서 응급의료를 병원 밖으로 확대하는 것이고, 사회적으로는 사회보장 및 복지제도의 향상을 의미한다. 국가적인 차원에서 본다면 국민의 건강 및 안전에 대한 관심 증대에 부합한 사회안전보장 및 복지정책의 한 부분이라 할 수 있다. 즉 응급환자가 발생하였을 때 현장에서 적절한 응급처치를 시행한 후에 신속하고 안전하게 환자를 병원으로 이송하여, 응급의료진이 의료기술과 장비를 집중하여 환자를 치료하도록 지원하는 체제를 지칭한다. 따라서 짧은 시간 내에 최상의 응급치료가 수행되기 위해서는 응급의료와 관련된 여러 부서(보건복지부, 소방청, 질병관리청, 행정안전부, 의료기관 등)의 협력이 매우 필요하다. 즉, 처음으로 응급환자에 대한 신고를 접수하는 응급의료전화상담원(dispatcher)으로부터 현장으로 출동하는 구급대(응급구조사, 구급대원), 의료기관의 의사 및 간호사를 포함하여 응급통신체계, 재난관리체계 등과 같은 여러 기관의 복합된 협조체계가 효율적으로 운영되어야 한다.

2. 국내 응급의료의 역사

대부분의 선진국처럼 국내의 응급의료체계도 국민의 의식주가 어느 정도 해결되면서 시작되었으며, 시기적으로는 약 20년 정도 늦게 시작되었다. 1970년대 초, 경제의 발전으로 생활양상과 질병 구조의 변화가 발생하였고 전반적으로 응급환자가 급증하였으나, 일반국민뿐만 아니라 의료인이나 의료단체는 응급의료가 전혀 없는 현실에 상당한 불만을 피력하였다. 1978년 이후 국가적으로 의료를 보장하기 위한 사업으로 의료보험을 시작한 이후, 병원을 찾는 환자가 급속히 증가하고 종합병원으로 환자가 집중되는 현상이 심화되어 병원을 이용하는 것이 불편해지기 시작하였다. 1979년에 대한의사협회가 주관하여 서울 시내의 병원과 의원을 분류하고, 당직 의사 개념으로 야간 응급환자 신고센터를 정하여 운영한 것이 응급의료체계의 첫 시작으로 볼 수 있다. 1982년에는 서울특별시를 중심으로 10여 개의 소방서에서 119 구급대를 운영하기 시작하면서 공공기관에 의한 응급의료체계가 시작되었다. 119 구급대는 최근까지 국가에서 제공하는 거의 유일한 병원전 단계의 응급의료서비스로, 다른 나라와 마찬가지로 소방에서 운영하는 인력과 구급차를 우선 활용함으로써 시작될 수 있었다. 119 구급 업무는 의료적인 측면에서 시작되었기보다는 소방운영 부서에서 유효 인력과 구급차를 활용하는 측면에서 시행되었다. 선진국 소방관의 역할을 연구하는 단체들의 건의 등이 발단이 되어, 1982년에 구급지정 의료기관을 지정하는 등의 내용을 중심으로 제의된 야간구급환자 신고센터 운영지침이 내무부와 보건사회부(現 보건복지부)의 공동훈령으로 시달되었다. 이에 따라 당시의 야간구급지정 의료기관은 시, 군, 구의 의사회에서 지정한 야간 순번제 진료방법으로 운영되었다.

응급환자의 특징은 다양한 계층의 사람에게서 다양한 사고나 질환이 갑자기 발생한다는 것이다. 이러한 응급의료의 특징에 의하여 응급구조사와 응급의료진은 각종 폭력사고와 의료사고에 노출되어 있다. 즉, 응급의료에서는 일반적인 의료와 같은 환자와 의사 상호 간의 적절한 진료관계가 이루어지지 않는다. 응급상황이 발생하면 응급환자나 보호자는 판단력이 저하되고 감정이 격해질 수 있으며, 응급진료에 대한 환자나 보호자의 동의 여부를 확인할 수 없는 경우도 있다. 현실적으로는 의료진이 소신껏 진료에 임할 수 없는데도 이에 대한 모든 책임이 응급의료인에게 돌아오는 경우도 빈번하였다. 결국 간호사나 의사가 응급실 근무를 피하게 됨으로써 결과적으로 모든 피해가 환자에게 돌아가곤 했다.

응급의료환경이 열악한 상황에서도 산업이 고도성장을 거듭하면서 차량이 급증하였고, 교통사고 발생 수와 사상자는 해마다 증가하였다. 2000년대 초반까지 교통

표 1-1 국내 응급의료의 변화과정

년도	주요 업무
1979	• 야간 응급환자 신고센터 운영(대한의사협회 주관)
1982	• 서울시에서 119 구급대를 운영
1982	• 야간 구급환자 신고센터 운영지침(내무부와 보건사회부 주관)
1987	• 응급의료체계의 구축을 가시화(대통령 공약사업)
1990	• 응급실 운영지침(보건사회부 주관) 제정
1991	• 응급의료관리 규칙(보건사회부령) 제정 • 응급정보센터 추진 및 응급의료기관 지정(보건사회부 주관)
1994	• 응급의료에 관한 법률 국회 통과
1995	• 응급구조사를 양성하기 시작
1996	• 응급의학 전문의제도 인가
1997	• 응급의료에 관한 법률 개정
2000	• 응급의료에 관한 법률 재개정(응급환자의 정의 규정, 응급환자의 권익 보호를 위한 규정, 응급의료기관의 재분류, 응급의료위원회의 운영, 권역 응급의료센터 및 전문응급의료센터 신설)
2003	• 응급의료기금이 조성되어 응급의료체계가 활성화됨
2010	• 응급의료기금의 한시적 확대
2011	• 119구조 · 구급에 관한 법률 제정
2012	• 응급의료에 관한 법률 개정(권역 및 지역 외상센터 지정 운영)
2015	• 응급의료에 관한 법률 개정(권역응급의료센터, 지역응급의료센터, 지역응급의료기관의 주요 업무 재정비)
2016	• 119구조 · 구급에 관한 법률 개정(제22조의2 신설, 제23조의2 및 제29조의2 신설)
2017	• 119구조 · 구급에 관한 법률 개정(119구급차의 운용, 장비 등에 관한 법적 신설, 구급지도의사에 대한 법적 근거 신설) • 응급의료에 관한 법률 개정(자동심장충격기 구비의 미 불이행에 대한 과태료 부과, 응급의료전용헬기 운용 관련)
2018	• 응급의료에 관한 법류 개정(응급실에서 응급의료종사자 폭행 및 진료 방해에 대한 처벌)
2020	• 응급의료에 관한 법류 개정(정신질환자응급의료센터의 지정, 구급차의 이송 방해 행위에 대한 처벌, 대규모 행사에서의 응급의료 인력 등 확보 의무)

사고 환자는 해마다 증가하여, 연간 25만여 건의 교통사고가 발생하여 1만 2천여 명 이상이 사망하고 40만 명 이상의 부상자가 발생하였다. 교통사고환자는 손상이 신체 부위의 한 부위에서만 발생하는 것이 아니라, 동시에 여러 곳에 손상이 발생하고 생명이 위급한 경우가 많다. 또한, 질병 구조의 변화로 1시간 이내에 적절한 응급처치를 받지 않으면 치명적이거나 심각한 후유증이 발생하는 심근경색증, 뇌혈관 질환 등의 성인병이 증가하고 있다. 그러나 1980년대의 의료현실은 외래로 내원하는 비교적 경증의 환자는 경험이 많은 전문의사가 진료하고, 응급실로 내원하는 중증의 환자는 경험이 적은 전공의들이 초기 치료를 담당하는 기이한 현상이 벌어지고 있었다. 응급질환들은 현장에서의 처치와 이송 중의 처치가 매우 중요하지만, 병원 도착 전의 응급처치는 초기 단계에 있었다.

1990년을 전후하여 대형병원의 입원실 부족현상으로 인하여 위급한 응급환자들이 입원실을 구하기 어려웠으며, 비현실적인 의료수가를 이유로 의료단체는 응급환자에 대하여 소극적인 자세를 취하였다. 이러한 의료계의 소극적 태도로 인하여 응급환자에 대한 진료거부 사건들, 예를 들면 '1992년 설 연휴 사고', '대구시의 응급환자 사망사고', '부산시의 응급환자사고' 등이 발생하였다. 이러한 사건들은 환자들에게는 물론 의료진에게도 응급의료체계의 운영에 관한 측면에서 불만을 유발하게 되었다. 일본에서도 우리나라와 유사한 사건들이 1970년대에 발생하였을 때 행정관청이 조사한 결과, 조사대상자 1,973명 중 2.5%가 응급진료과정에서 진료가 거부되는 경험을 하였고 중증의 환자일수록 심하였다고 보고되었다. 1989년은 우리나라의 응급의료에 있어서 중요한 한 해였다. 대한응급의학회가 창립되었고 일부 대학병원에서 응급의료를 제공하기 위하여 응급의학과를 신설하여 전문의 수련과정을 도입하였다. 또한, 대한의사협회 주최의 '교통사고 예방 및 대책을 위한 워크숍'이 열렸고, 보건사회부(現 보건복지부)에서는 응급의료체계를 구축하기 위한 조사 연구를 시행하였다. 당시에는 응급환자에 대한 기본적인 자료도 수집되어 있지 않은 상태였으므로 이것이 응급환자에 대한 전국적인 자료로는 처음이었다.

1990년 응급의료체계 구축에 관한 대통령 담화를 계기로 정부가 주도하여 응급의료체계를 구축하기 위한 준비가 시작되었다. 1991년에는 응급의료관리 규칙(보건사회부령)이 공포되어 응급센터와 응급의료 지정병원이 선정되었고 구급차량의 기준이 마련되었다. 또한 129 응급정보센터(前 1339 응급의료정보센터)를 전국 11개 도시에 설치하였으며 이를 기반으로 88개의 응급의료센터를 연결하는 무선통신망을 구축하였다. 그러나 응급의료진이나 응급운영체계는 구축되지 않은 상태에서 응급정보센터만 마련되었으므로 통신망의 기능은 유지되었지만, 응급출동을 요청받고도 출동할 구급차량과 응급구조사가 없으므로 기능적인 면에서는 비효율적이었다. 이러한 문제점을 보완하기 위하여 1992년에 현장에서 응급처치를 담당할 수 있는 응급구조사를 양성하기 위한 응급구조사 수습기준(안)이 마련되었고, 1994년에 '응급의료에 관한 법률'을 제정하였으며 1995년 1월 1일 본 법률을 시행함으로써 법적 기반을 확보하였다. 또한 1995년부터 2년제 대학(舊, 전문대학)에서는 1급 응급구조사를 양성하기 위한 응급구조과가 개설되었고, 소방학교와 국군의무학교에서는 2급 응급구조사를 양성하기 시작하여 응급구조사의 교육 및 양성을 할 수 있게 되었다.

최근까지 응급의료체계와 관련된 부서는 119 구급대, 1339 응급의료정보센터, 민간이송업 등으로 나뉘어 있었으나 2012년 '119구조 · 구급에 관한 법률' 개정으로 응급의료정보센터의 1339의 응급환자의 상담과 지도, 의료지도, 이송병 안내의 1339 번호와 업무를 119로 통합하여 관리하고 있다.

1339번호는 2015년 메르스 핫라인(109번)을 시작으로 2016년 3월, 1339번을 부여받아 대국민 감염병 전문상담 및 메르스, 지카바이라스 등 법정 감염병 의심환자

표 1-2 응급의료의 구분

구분	장소	업무	주요 행위자
현장 단계	현장	구급차 출동 및 현장 응급처치	응급구조사, 최초 반응자, 일반인
이송 단계	구급차	환자이송 및 이송 중 응급처치	응급구조사
병원 단계	응급의료센터	전문적 의료처치	응급의료진, 응급구조사

전화신고 등을 받고 있다(표 1-1).

3. 응급의료체계의 단계와 구성

응급의료체계는 응급처치가 시행되는 과정을 기준으로 현장 단계, 이송 단계, 병원 단계의 3단계로 나누는 것이 보편적이다(표 1-2).

1) 현장 단계

현장 단계는 응급환자가 발생하였다는 신고가 접수되는 동시에 구급차량과 응급처치 요원이 현장으로 출동하여 환자가 발생한 현장에서부터 응급처치를 시행하는 단계이다.

이를 위해서는 응급의료에 이용되는 자원을 파악하고 조정하며 통제할 수 있는 응급의료전산정보망, 구급차량과 응급구조사, 응급장비, 이를 지원할 수 있는 통신체계가 마련되어야 한다. 구급차가 도착하기 전까지는 일반인 혹은 최초 반응자(first responder: 경찰, 구조대원, 안전요원, 대중교통 운전자 등)에 의하여 기본적인 응급처치가 시행되고, 구급차가 현장에 도착하면 응급구조사가 기본적인 응급처치를 시행하여 환자 상태를 최대한 안정시키는 단계이다.

2) 이송 단계

이송 단계는 응급환자를 현장으로부터 병원까지 이송하는 단계이다. 응급환자의 이송방법은 크게 지상이송(ground transportation)과 항공이송(air transportation)으로 구분되며, 대부분 환자는 지상으로 이송된다. 항공이송은 고정식 항공이송(fixed-wing air transportation)과 회전식 항공이송(rotator air transportation)으로 구분되는데, 산간벽지나 섬과 같은 지역에서 환자가 발생하였을 때 이용되는 헬기는 회전식 항공이송의 대표적인 예이다. 환자를 이송하는 중에도 응급처치는 지속해서 수행되어야 하는데, 때로는 의료진의 통신지시를 받아서 현장 혹은 이송 중의 응급처치가 시행되기도 한다.

3) 병원 단계

병원 단계는 응급환자가 응급센터에 도착하여 신속하고 전문적인 응급처치를 받는 단계이다. 병원 단계의 치료가 적절히 이루어지려면 응급의료진과 전문 응급장비, 수술실과 중환자실 등의 시설이 충분히 확보되어야 하며, 최단 시간 내에 최상의 의료가 시행될 수 있도록 준비되어야 한다. 병원 단계에서는 주로 응급의학 전문의가 주축이 되어 응급의료가 제공되는데, 2006년부터는 응급간호에 대한 전문교육과정을 이수한 응급전문간호사가 배출되고 응급센터에서의 병원 실습이 추가된 응급구조사들이 증가하면서 병원 단계에서의 응급의료가 질적으로 많이 향상되고 있다.

표 1-3 응급의료체계의 15가지 요소

• 응급의료 인력	• 교육	• 통신체계
• 이송수단	• 응급의료기관	• 중환자 치료 병원
• 공익안전 단체	• 일반인 참여	• 신고체계
• 이송체계	• 의무기록 표준화	• 일반인 홍보 및 교육
• 평가기관	• 재난계획	• 상호협력체계

4. 응급의료체계의 요소

응급의료체계의 바탕을 이루고 있는 것은 ① 현장 응급처치, ② 환자이송체계, ③ 응급통신망, ④ 병원 응급처치, ⑤ 전문적 집중치료이다. 모든 과정은 상호 유기적인 협조체제 하에 일관된 조직으로 구축되어야 한다. 즉, 응급정보 센터를 주축으로 하여 훈련된 응급처치팀이 조직적인 기동력을 발휘하여 현장, 이송과정 및 응급센터를 적절하게 연결할 수 있는 방향으로 모색되어야 한다. 이러한 과정이 원활히 이루어지려면 응급의료체계를 구성하는 다음의 15가지 요소가 갖추어져야 한다(표 1-3).

1) 인력(Manpower)

인력은 병원전 단계에서 활동하는 최초 반응자(first responder), 응급구조사(EMT: emergency medical technician)와 병원 단계에서 주로 활동하는 응급의학의사, 응급전문간호사, 그 외 응급센터에서 근무하는 의료진으로 분류된다. 최초 반응자는 일반인, 경찰, 공익요원 중 국가나 응급의료 관련 단체가 제공하는 일차응급처치 과정을 이수한 자가 될 수 있다. 응급구조사는 병원전 단계 핵심 인력이라 할 수 있으며 등급에 따라 교육과정이나 수행업무가 달라지고 필요에 따라 등급은 더욱 세분화 될 수 있다. 분야별 응급의료종사자(EMS personnel)들에 대한 근무지 제한은 없기 때문에 응급의학의사나 응급전문간호사가 병원전 단계 분야에서 활동할 수 있으며, 반대로 응급구조사가 응급의료센터에서 근무할 수 있다.

2) 신고접수 및 반응(dispatch)

응급의료체계의 이용을 위한 접근방법은 신고이며 전화로 접수된다. 신고에 대한 반응은 구급대 출동 지시, 병원 안내, 응급처치에 대한 상담이나 구급대 도착 전까지의 행동요령을 지도하는 의료지도업무가 포함된다. 우리나라의 경우에는 구급대(119번), 경찰(112번)에서 담당하고 있다.

3) 교육

일반인에 대한 응급처치법의 교육을 비롯하여 응급의료에 참여하는 요원(최초 반응자, 응급구조사, 응급간호사, 응급의료진 등)을 전문화할 수 있도록 교육하고 양성하는 전문교육과정이 갖추어져야 한다.

4) 정보 · 통신체계(communications)

양질의 응급의료서비스를 제공하기 위해서는 응급의료체계의 각 구성요소와 관리자들을 하나의 완전한 유기체로 만들어 주어야 하는데, 정보 · 통신망이 그 역할을 담당한다. 응급의료서비스를 위한 통신체계의 구성요소는 1. 접근 2. 신고접수 및 전화상담 3. 의료지도이다.

5) 이송체계(transport issues)

응급환자의 이송은 병원전, 병원간(interfacility) 이송으로 구분할 수 있고 이송체계는 이송수단과 탑승인력, 응급의료기관, 그리고 정보・통신으로 구성된다. 이송수단은 육로이송, 항공이송(항공기, 헬기), 해상 등을 들 수 있다. 산악지역이나 도서지역과 같이 응급의료기관까지 이송시간이 길거나 육로이송이 어려울 경우 항공이송을 이용하고, 인접한 섬들로 구성된 국가나 지역에서는 구급보트를 이용한 해상이송을 하기도 한다.

6) 응급의료기관(receiving facilities)

적절한 응급의료를 제공하여 환자의 생명을 구하고 합병증을 최소화시킬 수 있는 의료기관이 있어야 한다. 응급의료기관은 처치능력별로 3-4단계로 구분되어서 응급환자의 중증도에 따라서 최상의 의료를 받을 수 있도록 필요한 조건(인력, 시설, 운영지침 등)을 등급별로 만족시켜야 한다.

7) 전문응급의료시설(specialty care)

응급의료체계 영역에서 치료에 특별한 시설 및 공간, 그리고 전문의료진이 요구되는 특수질환이나 손상환자를 위한 전문응급의료기관이 없다면, 이송병원 선정이나 병원간 이송에 문제가 발생할 수 있고 적절한 응급처치가 이루어지기 어렵게 된다. 중증의 응급환자나 특수한 응급환자를 전문적으로 치료할 수 있는 의료기관이 지역별로 편성되어서 전문적인 치료가 시연되지 않도록 운영되어야 한다. 특수질환에 대한 전문적인 진료를 위하여 응급의료에 관한 법률에서(2020년 12월 개정) 지정기준 하는 전문응급의료센터는 독극물센터, 화상센터 및 소아센터이다. 또한, 외상환자의 응급의료를 위하여 권역외상센터를 지정하고 있다.

8) 대중교육 및 정보제공(public information and education)

대중에 대한 교육은 응급의료서비스의 이용을 위한 올바른 접근법 및 구급대가 도착하기 전까지의 응급처치 요령과 예방이 가능한 외상이나 질병에 대한 예방법이 주가 된다. 이러한 교육은 불필요한 응급의료서비스의 이용을 줄여 응급의료체계의 효율을 극대화할 수 있다는 면에서 매우 중요한 요소이다. 응급의료체계에 대한 대중의 응급의료교육(일차응급처치, 기본소생술 등)을 활성화시키고, 예방이 가능한 외상이나 질병에 대해서는 정부가 언론매체(텔레비전, 라디오, 신문 등)를 통해 예방법(안전띠, 안전모 착용 등)이나 응급의료 관련 정보(계절에 따른 독감 및 전염병 확산, 식중독 주의 등)를 대중에게 홍보하는 것이 바람직한 방법이라 하겠다.

9) 감독 및 질 개선(audit and quality improvement)

응급의료체계를 발전시키기 위해서는 모든 구성요소에 대한 응급의료수행의 의무와 적절성(medical accountability and appropriateness), 그리고 비용대비 효용성(cost effectiveness)에 대한 질 평가 및 질 개선 활동이 상시 혹은 행정부 주도로 정기적으로 이루어져야 한다. 이를 위해서 신고접수 및 상담(dispatches)과 반응(responses), 현장에서의 환자 평가 및 응급처치(field assessment and treatment), 병원의 치료성과(hospital outcome)에 대한 표준화된 평가기준이 개발되어야 한다. 전산정보망구축은 이러한 작업을 용이하게 해줄 뿐만 아니라 응급의료서비스 향상에도 도움이 될 수 있다. 평가는 개인의 잘못된 점을 지적하는 것이 되기보다는 응급의료체계의 운용상의 문제점을 밝혀 개선책을 마련하고 이를 환류시키는 데 사용되어야 한다.

10) 업무지침(protocol)

응급의료의 업무지침은 특수한 상황에서 필수적으로 수행되어야 할 표준을 설정하는 것이다. 응급의료체계에서의 업무지침은 의료분야뿐만 아니라 응급의료체계의 관리인이나 행정직원을 위해서 개발될 수 있다. 응급의료에서 업무지침은 응급환자의 중증도 분류(triage), 응급처치(treatment), 환자이송(transport) 및 전원(transfer)에 대한 기준이 주가 된다. 응급의료지침서는 직-간접 의료지도 모두에 적용될 수 있는 프로토콜(protocols)과 간접의료지도를 위해 개발된 현장 응급처치수행 지침서(standing orders)로 대별될 수 있으나, 현장 응급처치수행 지침서는 프로토콜의 세부지침서(subset of protocols)라 할 수 있다.

11) 의료지도(medical oversight)

의료지도는 법의 테두리 내에서 일정한 권한과 책임을 부여받아 응급의료의 질을 향상시키기 위해 수행되는 업무이다. 응급의료체계에서 의료지도가 초기의 현장 응급처치에 대한지도 및 교육에서, 응급의료체계 전반에 대한 관리, 응급의료수행 평가, 지침서개발 등 복잡 다양해져 왔다. 의료지도는 응급의료에 경험이 많은 의사나 응급의학전문의 혹은 선임 응급구조사나 간호사가 의사의 감독(supervise)하에 이루어지는 것이 보통이며, 현장 응급의료제공자가 수행한 응급처치에 대해서 법적인 책임을 지게 된다.

12) 재정(financing)

응급의료체계의 개선 및 발전을 위해서는 다양한 사업을 추진해야 하고 이에 사용할 가용자금이 있어야 한다. 자금의 확보는 보통 세제를 기초(tax-based system)로 하거나 응급의료서비스에 대한 이용료 징수, 기부금 모금 등의 방법으로 한다. 구체적인 재원확보의 방법으로는 세제(주세, 담뱃세 등)와 운전면허등록 부가금 그리고 여러 가지 범칙금의 일부를 정부가 기부금으로 출연하는 형태 등이 있다.

13) 상호지원체계(mutual aids)

한 지역의 응급의료자원으로 해결할 수 없는 재난이나 다수사상자 사고가 발생하였거나 응급구조에 필요한 특수장비가 그 지역에 없거나 부족할 때 인접한 지역의 인적-물적자원을 지원받을 수 있는 상호협조체계(계획)가 갖추어져 있어야 한다.

14) 재해대책과의 연계(disaster planning)

대부분의 재난이나 대형사고는 많은 사상자를 동반하므로, 재난대책에 인명구호계획을 수립하는 것은 필수적이라 할 수 있다. 인명구호계획은 지역의 특수성을 고려하여 지역의 재해 관련기관(공공기관, 응급의료기관, 자원봉사단체 등)이 이미 운용되고 있는 그 지역의 응급의료체계를 기초로 수립하여 제출하면, 재해담당 행정부서에서는 검토 및 협의 후 다른 분야의 재난대책과 연계시킴으로서 국가나 지역의 전체적인 재난대비책이 마련된다

5. 응급구조사

응급의료체계 중 병원전 단계에서 가장 중요한 역할을 담당하는 응급의료인은 응급구조사(emergency medical technician)이다. 응급구조사는 이송하는 동안에 환자에

게 응급의료를 제공한다.

1) 응급구조사가 갖추어야 할 기본 요소

① 적절한 교육과 훈련 및 경험
② 응급 장비를 사용하는 능력과 응급처치를 시행할 수 있는 능력
③ 환자에게 적절한 도움을 줄 수 있는 구급차의 이용법
④ 무선통신 장비의 사용법
⑤ 응급의료진의 지시를 수행할 수 있는 능력
⑥ 건강한 신체를 유지할 수 있는 능력
⑦ 최신 지식과 기술습득과 유지

2) 응급구조사의 구분

선진외국의 경우에는 응급구조사의 처치범위와 능력에 따라서 2-4단계로 구분되며, 국가별로 실정에 적합한 응급구조사 운영체계를 갖추고 있다. 우리나라를 비롯한 일본과 영국은 응급구조사를 1급과 2급으로 구분하고 있지만, 미국의 경우 EMR, EMT, AEMT, Paramedic으로 구분하고 있으며 등급별 활동업무의 영역은 표 1-4, 표 1-5와 같다.

3) 응급구조사의 역할과 책임

응급구조사는 근무하는 지역에서 필요한 존재로 인식되고 존경을 받을 수 있어야 한다. 응급구조사들은 응급의료를 시행하는 일원으로서 책임 있는 행동을 해야 한다. 그러므로 응급구조사의 태도와 행위는 환자를 구조하고 응급처치를 시행하기 위하여 헌신하고 있다는 것을 항상 보여줄 수 있어야 한다. 응급구조사는 도덕과 윤리를 갖추어야 한다. 응급구조사는 개인적으로 긍지를 가져야 하며, 숙련된 기술이나 지식으로 환자를 돌보아야 한다.

표 1-4 미국의 응급구조사 등급

등급	영역
Emergency Medical Responder (EMR)	기본 응급처치와 기본소생술(BLS)
Emergency Medical Technician (EMT)	EMR 영역에 추가로 기본 외상 처치술, 기본 기도유지(입인두/코인두유지기), 분만, 혈당감시, 폐청진, 기본 응급약물 사용 및 정맥주사(IV)
Advanced Emergency Medical Technician (AEMT)	EMT 영역에 추가로 골내주사(IO), 수액처치, 일부 전문기도유지법(후두마스크기도기)
Paramedic	AEMT 영역에 추가로 전문소생술등의 응급환자에게 의사에 준하는 응급처치(기도유지, 대부분의 응급 약물 투여, 초음파검사), 혈액검사 분석, 흉관삽관, 수동제세동기의 사용, 경피심장박동기 사용 등

표 1-5 국가별 응급구조사 운영의 등급

	EMT-B	EMT-I	EMT-P
한국	○		○
일본	○		○
미국	○	○	○
영국	○		○

따라서 새로운 의학적 지식 및 술기를 지속적으로 습득하도록 노력하여야 한다. 응급구조사는 개인의 의학적 한계를 정확히 파악하여야 하며, 직업적인 임무를 수행하는 데 완전무결하도록 준비되어야 한다. 응급구조사는 건설적인 비판이나 충고를 항상 받아들이고 수렴하여 자기발전을 도모해야 한다.

응급구조사는 자신감과 침착함을 가지고 직무에 임해야 한다. 응급구조사는 자아훈련으로 감정을 조절해야 한다. 대부분 응급환자와 보호자들은 뜻밖의 응급상황으로 인하여 정신적으로 흥분한 상태이므로, 이들이 비정상적이며 격한 행동을 나타내더라도 응급구조사는 동감과 이해로 침착하게 응급환자를 다룰 수 있어야 한다.

응급구조사는 책임 있는 통솔력이 필요하다. 현장에서 병원으로 환자를 이송할 때까지 환자들에게 편안함과 신뢰를 줄 수 있어야 한다. 상황이 아무리 어렵더라도, 최선의 응급처치를 시행해야 한다는 책임감을 느껴야 한다.

환자를 처치하는 데 있어서 응급구조사가 갖추어야 하는 일차적인 책임은 표 1-6과 같다. 응급구조사는 응급처치의 책임 이외에도 현장을 통제해야 하며, 환자들에게 접근하여 구조하고, 정확한 기록을 하며, 구급차를 운전하고 유지해야 한다. 마지막으로 응급구조사는 현장에서 활동할 때에 자기 자신과 주위 군중의 안전을 고려해야 한다.

표 1-6 응급구조사의 책임과 역할

- 모든 징후(sign)와 증상(symptom)을 정확히 평가하고 분석해야 한다.
- 신속하고 정확하며 적절한 응급처치를 시행하여야 한다.
- 환자를 안전하고 효율적으로 이송하여야 한다.
- 환자의 중증도에 따라서 치료가 가능한 병원으로 이송해야 한다.
- 환자의 치료에 관계되는 모든 부서와 긴밀한 연락을 취해야 한다.
- 자신이 시행한 행위를 기록하고 의료진에게 전달해야 한다.

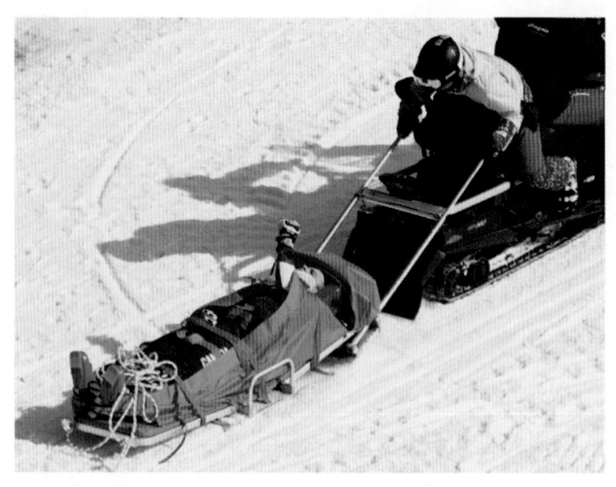

● 그림 1-1
최초 반응자란 환자가 발생한 현장에 처음 도착한 사람이다. 응급구조사나 다른 의료인이 현장에 도착하기 전까지 최초 반응자는 환자가 생명을 유지할 수 있도록 기본적인 응급처치를 시행하여야 한다.

4) 최초 반응자와 응급구조사

'최초 반응자(first responder)'란 용어는 응급의료체계에서 매우 중요한 인적요소로서, 갑작스러운 손상이나 질병이 발생한 현장에 처음으로 도착한 사람(비의료인)을 말한다(그림 1-1). 일반적으로는 구조대원, 경찰관, 안전요원, 보건교사, 구조원 등의 특수한 사람을 지칭하고 있다. 최초 반응자는 기본적인 응급처치 요령에 대하여 교육과 훈련을 받은 사람이 가장 바람직하며, 기본심폐소생술과 기본 외상소생술 등이 포함된 기본소생술(BLS, basic life support)을 시행할 수 있어야 한다.

최초 반응자를 위한 교육과정에는 의료장비가 거의 필요하지 않으며, 현장에 응급구조사가 도착할 때까지 환자의 생명을 유지하기 위한 기본 술기를 교육받는 것이 대부분이다. 그러나 최근에 선진국에서는 일반인이나 최초 반응자에게 자동심장충격기(AED, automated external defibrillator; PAD, public accessed defibrillation)의 사용법을 교육함으로써 많은 생명을 구하고 있다. 그러므로 최초 반응자는 심폐소생술, 간단한 지혈 등의 기본적인 응급처치를 시행한다.

최초 반응자는 환자에게 너무 많은 처치를 제공하려고 해서는 안 된다. 최초 반응자를 비롯한 일반인들이 범하는 가장 큰 실수 중의 하나가 사고현장이나 사고 차량에서 환자를 옮기려고 하는 것이다. 좋은 의도로 시행한 이러한 일이 척추 손상을 악화시켜서 영구적인 신체 마비와 같은 치명적인 추가손상(2차 손상)을 유발할 수 있기 때문이다.

최초 반응자는 환자에게 심폐소생술을 하거나, 출혈 부위를 압박으로 지혈하면서 응급구조사가 도착할 때까지 기다려야 한다. 환자가 취하고 있는 자세가 생명을 유지하는 데 지장을 초래하거나, 최초 반응자와 환자가 어떤 상황(예: 화재가 있다거나 건물이 붕괴하는 등)으로부터 생명의 위협을 받을 때만 적절한 기구를 사용하여 환자를 이동시킬 수 있다.

응급구조사가 현장에 도착하면 최초 반응자로부터 환자에 대한 책임을 인계받는다. 응급구조사는 최초 반응자가 시행한 응급처치의 정도를 살피고, 필요한 조치를 취하게 된다. 응급구조사는 최초 반응자가 시행한 응급처치를 신뢰하여야 하며, 최초 반응자가 시행한 의료행위에 대하여 다른 사람 앞에서 비평해서는 안 된다(표 1-7).

최초 반응자에 대한 교육과 훈련이 일부 지역에서는 잘 시행되지 않고 있다. 따라서 응급구조사는 일반인과 최초 반응자를 위한 교육과 훈련에 능동적으로 참여하여 훈련해야 한다. 최초 반응자가 생명을 구했다는 것은 응급구조사 자신이 구출한 것이나 마찬가지라고 생각할 정도로 이들에 대한 교육과 훈련에 성심성의껏 임해야 한다.

표 1-7 최초반응자의 역할

- 심폐소생술을 시행한다.
- 자동심장충격기를 사용할 수 있어야 한다.
- 기본 외상소생술을 시행할 수 있어야 한다.
- 응급구조사의 업무를 도와야 한다.
- 교육받은 행위만을 시행하여야 한다.
- 응급구조사가 도착하면 업무를 인계해야 한다.

5) 응급구조사와 응급의료진

응급구조사는 병원전 단계에서 이루어지는 적절한 응급처치가 환자의 회복을 빠르게 하고 신체 장애를 더욱 줄일 수 있다는 것을 알아야 한다. 응급구조사가 응급처치에 대하여 '얼마나 많이 알고 있느냐'는 것은 자신의 성실성, 알고 있는 지식에 대한 개선 노력, 기술의 숙달, 그리고 전문가의 충고를 받으려는 의지, 적극적인 반복 훈련에 달려 있다. 응급처치에 숙달된 응급구조사는 응급의료진과 매우 친밀한 관계를 유지할 수 있다.

'응급의료에 관한 법률'에서는 응급구조사가 응급의료센터에서도 응급처치를 시행할 수 있도록 보장되어 있으므로, 응급의료진(응급의학 의사 혹은 응급간호사)과 함께 응급처치에 적극적으로 참여할 수 있다. 응급구조사를 위한 교육과정 혹은 병원실습을 통하여 병원에 배치된 의료장비의 종류와 사용법, 응급의료진의 기능 그리고 응급센터에서 시행되는 모든 응급처치와 업무에 익숙해질 수 있다.

또한, 응급구조사는 계속 개발되는 응급처치술과 새로운 의료장비의 사용법을 지속적으로 익혀야 한다. 응급구조사는 응급의료에 적극적으로 참여함으로써 응급처치의 우선순위와 효율적인 환자이송 등을 정확히 인지해야 하고, 응급처치의 지연에 따른 영향, 부적절한 응급처치, 잘못된 판단 등에 의한 부작용을 숙지하여 최상의 응급의료를 제공할 수 있도록 한다.

드물게는 환자가 발생한 현장에 응급의료진이 출동하고, 응급의료진이 응급구조사에게 현장에서 지시를 내리는 경우도 있다. 그러나 대부분 상황에서는 무선통선망을 통하여 응급의료진이 응급구조사에게 조언하고 지시

표 1-8 응급구조사와 응급의료진의 관계

- 병원에 도착하면 환자를 인계하고 의료정보를 제공한다.
- 응급의료진의 업무를 보조할 수 있다.
- 병원실습을 통하여 응급처치 방법을 배워야 한다.
- 응급의료진과의 관계를 유지하여 상호 협조적이어야 한다.
- 적정진료평가를 통하여 자신의 능력을 향상할 수 있어야 한다.
- 최신의 응급처치술 및 의료장비 이용법 등을 교육받아야 한다.

를 내린다. 응급의료진(특히 응급의학 전문의)은 이 책에 언급된 내용을 모두 교육할 수 있을 뿐만 아니라, 응급센터에서 환자를 처치한 경험으로 응급구조사를 효과적으로 훈련할 수 있다. 이러한 교육과 훈련을 통하여 응급구조사는 의료용어를 정확히 구사할 수 있으며, 손상과 질병에 대한 증상과 징후를 정확히 인지하고, 응급환자에 대한 응급처치술을 발전시킬 수 있다.

대부분 응급의료진은 응급구조사의 기술과 능력을 개선시키려는 열의와 의지를 갖추고 있으므로, 응급처치를 통하여 이루어지는 상호 간의 친밀한 관계는 최상의 응급처치를 수행하는 데 도움을 준다. 또한, 각기 다른 경험을 간접적으로 공유함으로써 각자의 임무를 수행하는 데 도움이 될 수 있다(표 1-8).

6) 응급구조사의 정신적 스트레스

응급구조사는 매일 삶과 죽음의 현장에서 근무하므로, 가장 스트레스가 많은 직업 중의 하나이다. 스트레스 단계의 첫 단계는 경고반응으로 생체가 적극적으로 스트레스에 대해 저항하기 위하여 내분비계, 교감신경계가 적극적 활동으로 극복하려 하며, 2단계 저항기로 스트레스에 대한 저항이 가장 강한 시기로 시간이 지속되면서 스트레스 원에 대해 무뎌지고 적응하게 된다. 3단계 소진기는 오랫동안 동일 스트레스에 노출되면 적응할 수 있는 자원이 소모되어 다른 스트레스에 대한 저항은 감소하여 신체적, 정신적 질환의 위험성이 발생하게 되며, 심한 질병이나 손상에 대하여 자신이 무능력하다고 느낄 때가 있다. 가장 일반적인 문제점 중의 하나는, 환자와 환자의 문제점에 대하여 지나친 감정이 개입되어 있다는 것이다. 응급구조사들은 환자를 돕고자 하는 사람들이며, 정신적으로 혹은 육체적으로 고통받는 사람을 도울 수도 있다. 그러나 응급처치를 효과적으로 수행하는데 있어서 너무 지나치게 감정을 몰입하면 업무에 지장을 초래한다. 그러므로 응급구조사들은 동정적인 관심과 감정적인 몰입에 균형을 유지해야 한다.

응급구조사들의 다른 문제점은, 자신들이 환자의 부모와 가족, 사회, 동료 등으로부터 부당하게 비평을 받을 수 있다는 것이다. 정확하지 않은 정보나 감정에 의하여 응급구조사를 비평한다면, 응급구조사들은 상당한 좌절감에 빠지게 된다. 응급구조사들은 이러한 문제점으로 인하여 스트레스를 받기 쉬우므로, 응급구조사들은 스트레스의 증상을 알고 있어야 한다. 만성 스트레스의 초기 증상과 징후는 분명하지 않다. 다음은 지나친 스트레스가 있음을 나타내는 증상의 예이다.

① 사소한 일에 대한 흥분 또는 분노
② 무감동
③ 만성피로감
④ 뭐라고 표현할 수 없는 불편한 느낌
⑤ 수면 장애
⑥ 지나친 음주
⑦ 약물 남용
⑧ 사회활동 감소
⑨ 식욕감퇴
⑩ 일을 쉬고 싶은 생각
⑪ 신체적인 증상(두통, 소화불량 등)
⑫ 경직된 사고

이러한 증상이 있으면 만성 스트레스를 받고 있다는

것을 의미한다. 응급구조사에게 이러한 증상이 있다는 것은 스트레스를 받고 있다는 것으로 이해해야 하며 조속한 시간 내에 원인을 제거해야 한다. 이와 비슷한 경험을 가졌던 동료들과 관심사에 대하여 의논하는 것도 바람직하다.

응급구조사가 이러한 증상 중 몇 가지가 얼마나 자주 있었는지 일단 인식하며, 토론으로 풀어나갈 수 있도록 노력하고, 이러한 증상이 지속적이고 심각한 증상으로 발전하면 의사나 성직자 등과의 전문적 상담도 필요하다. 만성 스트레스라는 문제점을 조기 인식하는 것이 매우 중요하다. 원인이 되는 문제점이 계속 반복되면 해결은 더욱 어렵게 되며 복잡해지는 경향이 있다. 또한, 이러한 증상들이 어떤 질병의 한 증상일 수도 있으므로 의학적인 검사도 고려하여야 한다.

우리나라에서는 초보 단계지만 스트레스에 대한 대응방안으로 미국에서는 위기상황 스트레스 해소법(critical incident stress debriefing, CISD)을 운영하고 있다. 이는 현장 활동 후 투입 요원 상호 간에 토의와 구술을 통해서 이들이 받은 스트레스를 최소화하여 일차적으로 외상 후 스트레스 장애(post-traumatic stress disease, PTSD)와 같은 정신 장애를 최소화 혹은 예방하기 위해 만든 것으로, 정신치료나 정신요법, 상담형식은 절대 아니며 그저 이야기 형식으로 각자의 경험을 털어놓는 방식을 따르고 있다. 위기상황 스트레스 해소법과 유사한 외상 후 스트레스 해소는 특별히 소방관, 응급의료 관계자, 공공안전, 파병 그리고 재난사고 구조사들 같은 고위험 직업군 중에 생기는 외상 후 스트레스 자체와 외상 후 스트레스 증후군(PTSD)을 예방하기 위해 고안된 중재들로써 지난 10년간 상당한 발전을 보였고 전 세계적으로 확대 적용됐다. 스트레스 해소는 고도의 위험에 노출된 전문직업인들이 경험에 대해 과거에 인지적인 과정에서 다루어 오던 것을 감정적인 과정을 거쳐 비위협적인(안전한) 방법으로 구조화하려고 노력해 왔다. 위기상황 스트레스 해소법 혹은 스트레스 해소과정은 하나의 외상 사건 혹은 연속된 외상 사건들에 대한 모임 혹은 토론으로 정의되기도 한다.

이는 사건의 정신적 충격을 완화하기 위해 고안되었고, 전문가가 치료해야 하는 외상 후 증상을 조기 발견하여 의뢰하는 데 그 목적이 있다. 일반화된 위기상황 스트레스 해소법 진행단계는 표 1-9에서와 같이 주로 7단계로 구성된다. 즉, 충격적 스트레스에 대한 해소방식에는 7개의 주요 진행단계로 구성되어 있다. 여기에는 도입단계, 사실 단계, 사고 단계, 반응 단계, 증상 단계, 교육 단계, 종결 단계 등이 있다. 도입 단계에서는 진행자가 이 과정의 취지와 의미 및 진행방식에 대하여 상호 간의 신뢰성에 바탕을 두어 설명하기로 되어 있다. 다음 사실 단계부터 증상 단계까지는 진행자가 유도하는 대로 참석자 전원이 순서대로 돌아가며 당시 상황과 자기의

표 1-9 일반화된 위기상황스트레스 해소법(CISD) 진행단계

	단계명	개요
1단계	도입 단계	중재 팀원을 소개하고, 과정을 설명하며, 예상되는 결과를 설정하기 위함
2단계	사실 단계	각 참여자가 각자가 인지한 때로 사건을 기술하기 위함
3단계	사고 단계	참여자들이 인지적인 반응을 서술하도록 하기 위함이며, 정서적인 반응으로 이행하기 위함
4단계	반응 단계	참여자들에게 사건 중 가장 심리적으로 부담이 되었던 면을 확인하기 위함
5단계	증상 단계	개인의 고통스러운 증상들을 확인하고 인지적인 수준으로 다시 돌아오기 위함
6단계	교육 단계	정상적인 반응과 바람직한 대처 기전을 교육하기 위함(예: 스트레스 관리, 인지적인 목표를 제공)
7단계	종결 단계	모호함을 명확히 하고 끝낼 준비를 함

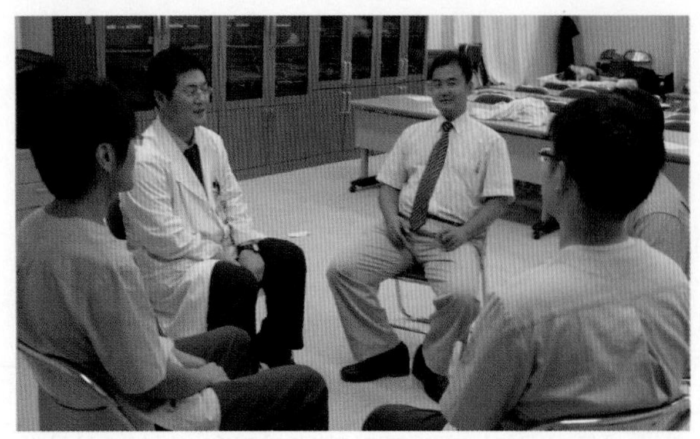

• 그림 1-2
위기상황스트레스 해소법(CISD) 실시장면

사고내용과 느낌 등을 말하게 되어 있다. 그림 1-2는 7단계 진행 과정상의 인간 심리적 상태 모식도와 위기상황스트레스 해소 시행 장면이다. 이러한 과정을 통한 스트레스 해소의 최종목표는 구성원이 스트레스 상황 이전의 상태로 구성원들을 되돌아오게 하는 데 있다.

7) 응급구조사 개인의 안전

응급상황과 관계된 모든 사람의 개인적인 안전은 매우 중요하다. 안전은 매우 중요한 사항으로 초보자들은 자기의 안전을 항상 보존할 수 있도록 훈련되어야 한다.

사고가 이미 발생한 상황에서 자신의 안전을 지키지 못하여 응급구조사가 사고를 당한다면, 동료 응급구조사들은 피해를 본 응급구조사를 치료하기 위하여 최선을 다할 것이다. 결과적으로 동료의 의료업무가 매우 증가하여 주위의 응급환자에 대한 응급처치가 지연되고 불필요한 인명피해를 초래하게 될 것이다.

응급구조사는 전염성 질환 예방을 위해 감염에 대한 보호 수단의 인체분비물 격리를 위한 개인보호 장비가 구급차에 비치되어야 하며 감염통제를 위해 예방법의 개인위생과 예방접종으로 신체기능을 유지하고 표준안전지침을 통해 장비 소독과 감염원 노출에 대한 절차를 따른다.

구급차 내에서 응급구조사들이 자기를 방어하는 가장 효과적이고 쉬운 방법은 안전띠를 사용하는 것이다. 응급구조사가 안전띠를 착용하여도 환자에 대한 응급처치가 가능하다면, 응급구조사들은 항상 안전띠를 착용해야 한다. 사고가 일어난 지점은 외부에서도 잘 관측되도록 경광등이나 신호등으로 표시해야 한다. 이러한 표식이 시행되지 않으면 인근 차량이 사고지점을 지나면서 제2의 충돌사고가 발생할 수 있으며, 결과적으로 현장에서 활동 중인 구급차나 응급구조사들에게 손상이 가해질 수 있기 때문이다. 경찰은 양쪽 도로에서 진입하는 운전자에게 충분한 거리에서 경고하여야 하며, 응급구조사는 사고지점으로부터 안전한 거리에 구급차를 정차시켜야 한다. 사고 상황을 고려해서 사고지점에서 인접한 곳에 구급차를 배차하는 요령은 나중에 다루기로 한다.

차 안에 갇혀 있는 환자에게 접근하기 전에는 반드시 차의 안전성을 확인하고, 필요하면 고정장비로 차량을 고정해야 한다. 붕괴된 현장에서 일하는 응급구조사들은 신체를 보호하는 장비를 착용함으로써 손상 가능성을 줄일 수 있다. 예를 들면, 보호 모자(안전모), 보호 안경, 보호복, 가죽장갑 등을 착용함으로써 날카로운 파편이나 부서진 유리로부터 자신을 보호할 수 있다(그림 1-3).

야간에 임무를 효율적으로 수행하기 위해서 응급구조

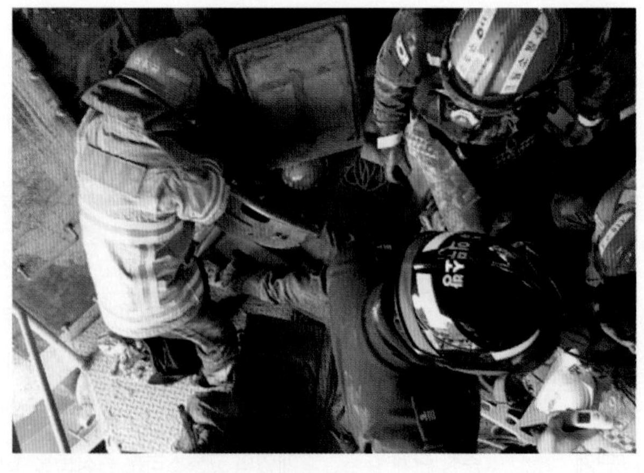

• 그림 1-3
안전모, 보호복, 보호 안경, 가죽장갑 등의 보호용 장비는 응급구조사를 다양한 위험으로부터 보호한다.

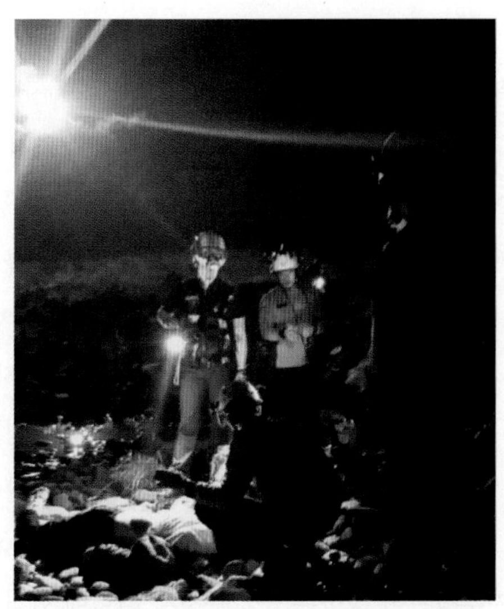

● 그림 1-4
응급구조 시 적당한 조명은 필수적인 도움이 된다. 조명이 좋지 않으면 응급구조사 및 환자 모두에게 위험을 초래할 수 있다. 형광 처리된 응급구조사의 복장이나 의복은 어두운 곳에서 응급구조사가 잘 관찰되도록 하여 사고로부터 응급구조사를 보호한다.

사는 여러 가지 조명등이나 손전등을 갖추어야 한다. 어둡거나 조명이 흐리면 외부의 위험으로부터 환자나 응급구조사를 보호할 수 없으며, 또한 응급처치를 적절히 시행할 수 없게 된다. 그러므로 구급차는 적절한 조명등을 장착해야 하고 휴대용 손전등도 준비되어야 한다. 야간에도 빛이 반사되는 형광물질을 이용하여 구급차를 도장하거나 응급 복장을 착용하여 외부로부터의 위험을 최대한 방지할 수 있다(그림 1–4).

응급구조사는 절대로 위험한 환경이나 불안전한 현장에 뛰어들지 말아야 한다. 화재, 유독가스, 끊어진 전선에 노출되거나 위험 물질 등이 있는 위험한 현장은 소방구조대원이나 특수요원 등에 의하여 우선 진입되어야 한다.

불안전한 상황이란 이전의 상황 이외에도 민간인의 소동을 포함하는 총격전, 소동, 인질극, 폭동 등이 포함된다. 위험하거나 불안전한 현장에서는 다른 전문요원(소방관, 특수요원, 경찰 등)에게 도움을 요청하여 적절한 지원을 받아야 하며, 현장이 안전하거나 위험요소가 제

표 1-10 응급구조사의 안전수칙

- 위험한 상황에는 직접 접근하지 않는다.
- 구급차 내에서는 반드시 안전벨트를 착용한다.
- 사고현장에서는 응급차량의 조명등을 작동시킨다.
- 사고현장에서는 안전한 거리를 확보하도록 표시판(등)을 설치한다.
- 사고현장에서는 보호 장비를 착용한다.
- 야간에는 충분한 조명을 받을 수 있도록 장비를 갖춘다.
- 차량사고 시는 사고 차량의 시동을 끄고 차키를 제거하며, 차량이 불안정하거나 불안정해질 우려가 있는 경우 차량을 고정한 후 시동을 끄고 차키를 제거한다.
- 경찰이나 구조대원과의 협조체계를 최대한 유지한다.

거된 이후에 현장에 진입해야 한다. 이런 상황에서 안전하게 자신을 보호하기 위해서 응급구조사는 경찰이나 다른 안전요원의 조언을 받아야 한다. 응급구조사는 일반적인 규칙에 따라서 불안전하고 위험한 현장에 뛰어들지 않아야 한다(표 1–10).

8) 응급구조사의 훈련

응급처치술은 매우 흥미로운 분야이며, 충분한 이론교육을 바탕으로 한 술기의 숙련이 가장 중요하다. 응급구조사가 되는 과정에서 배우는 모든 것은 환자의 생명을 구하고 인간의 고통을 덜어주는 데에 중요하다. 응급처치술은 응급의료에 관한 전반적인 기초 지식과 응급치료에 필요한 이론교육과 실제적인 실습을 포함한다. 유능한 응급구조사가 되려면 이 책의 내용을 완전히 숙지하여야 한다. 2급 응급구조사는 최소한 343시간 이상의 이론교육(243시간)과 실습(100시간)을 이수해야 한다. 실습 혹은 훈련은 다음과 같이 세 부문으로 구분될 수 있다.

(1) 첫 번째 가장 중요한 부문은 생명을 위협하는 상처의 처치이다. 생명을 위협하는 응급질환을 치료하려면 응급구조사는 다음과 같은 방법들

을 알아야 한다.

① 환자가 호흡할 수 있도록 기도를 확보하는 방법

② 환자의 폐를 환기하는 방법

③ 심폐기능을 회복시키는 방법

④ 출혈을 조절하는 방법

⑤ 쇼크(혈압이 저하되는 것)를 방지하는 방법

⑥ 독극물에 대한 초기 응급처치법

(2) 두 번째 부문은 생명을 위협하는 상황이 아닌 경우의 응급치료이다. 이 경우에는 환자가 의료기관에 도착하기 전까지 환자가 추가적인 손상을 받지 않도록 보호해야 한다. 따라서 응급구조사는 다음의 사항을 알아야 한다.

① 상처 소독법과 붕대 감는 방법

② 골절이나 어긋남에 대한 부목 고정법

③ 환자를 옮기는 방법

④ 유아를 보호하는 방법

⑤ 환자, 가족, 동료 그리고 응급구조사의 정신적 충격에 대처하는 방법

(3) 세 번째 부문은 중요한 비의료적 요구사항이다. 응급구조사는 다음과 같은 능력을 발전시켜야 한다.

① 서면으로 대화하는 방법과 입 모양으로 의사 소통하는 방법

② 자기 자신의 방어와 구급차량을 운전하는 방법

③ 응급 장비나 비품을 사용하거나 보존하는 방법

④ 적당한 구조방법

⑤ 의료법적인 문제를 다루는 방법

9) 응급구조사로서의 끊임없는 교육

1급 응급구조사가 될 수 있는 사람은 ① 대학 또는 전문대학에서 응급구조학을 전공하고 졸업한 사람, ② 보건복지부장관이 인정하는 외국의 응급구조사 자격인정을 받은 사람, ③ 2급 응급구조사로서 응급구조사 업무에 3년 이상 종사한 사람이다. 2급 응급구조사가 될 수 있는 사람은 ①「초 · 중등교육법」 제2조제4호의 규정에 의한 고등학교 졸업자(당해 연도 졸업예정자를 포함한다) 또는 이와 동등 이상의 학력이 있는 자로 보건복지부장관이 지정하는 응급구조사 양성기관에서 대통령령으로 정하는 양성과정을 마친 사람, ② 보건복지부장관이 인정하는 외국의 응급구조사 자격을 인정받은 사람이며, 보건복지부장관이 정하는 응급구조사 시험에 합격한 후에는 자격이 인정된다.

1급 응급구조사 국가시험 필기시험의 시험과목은 기초의학(세포 및 조직, 감염, 인체의 기관계), 응급환자관리(응급환자 평가, 환자관리 및 진료보조), 전문응급처치학총론(응급의료체계의 개요, 환자이송 및 구급차운용, 대량재난), 응급의료관련법령(응급의료에 관한 법률, 의료법), 전문응급처치학 각론(전문심장소생술, 전문소아소생술, 전문외상처치술, 내과응급, 특수 응급)이다.

2급 응급구조사 국가시험 필기시험의 시험과목은 기본응급처치학총론(응급의료체계의 개요, 대량재난), 기본응급환자관리(응급환자평가, 기본환자관리), 응급의료관련법령(응급의료에관한 법률, 의료법), 기본응급처치학 각론(기본심폐소생술, 기도유지 및 환기, 기본외상처치술, 내과 응급, 특수 응급), 응급의료 장비(응급의료장비 운영, 환자구조 및 이송)이다(표 1-11, 표 1-12).

응급처치 훈련은 일시적인 노력만으로는 충분하지 않다. 항상 일정한 수준을 유지하고 새로운 지식을 습득하며 필요한 지식과 기술을 발전시키기 위해 응급구조사는 계속해서 공부해야 한다. 응급구조사의 지속적인 능력유지를 위하여, 응급구조사는 응급구조사의 자격을 취득한 다음 연도부터 매년 4시간 이상 응급구조사 보수교육을 받아야 한다. 다만, 1년 이상 응급구조사의 업무에 종사하지 아니하다가 다시 그 업무에 종사하는 사람의 경

우 1년 이상 2년 미만, 그 업무에 종사하지 아니한 사람은 6시간 이상, 2년 이상 3년 미만 그 업무에 종사하지 아니한 사람은 8시간 이상, 3년 이상 그 업무에 종사하지 아니한 사람은10시간 이상의 보수교육을 받아야 한다(응급의료에 관한 법률 시행규칙 제35조 1항).

6. 구급대원의 의료지도

의료지도는 법의 테두리 내에서 일정한 권한과 책임을 부여받아 응급의료의 질을 향상시키기 위한 업무로, 의사의 지도하에 이루어지는 병원전 응급의료로 정의된다. 의료지도는 크게 지도의사가 현장에 출동하거나 통신 등을 통하여 직접 환자의 병원전 처치에 참여하는 직접 의료지도(direct medical oversight)와 지침개발 및 적용, 교육 훈련 및 평가, 질 관리를 통해 수행되는 간접 의료지도(indirect medical oversight)의 두 가지 형태로 분류할 수 있다.

직접 의료지도는 현장에서의 응급처치에 대하여 통신을 통해 직접 지도를 받는 것으로 지도의사에 의한 직접

표 1-11 응급구조사 필기시험 과목

종목	구분	과목	배점
필기	1급	기초의학, 전문응급처치학총론, 전문응급처치학각론, 응급의료관련법령, 응급환자관리	230점
	2급	기본응급처치학총론, 기본응급처치학각론, 응급의료관련법령, 응급의료장비, 기본응급환자관리	140점
실기	1, 2급	체력시험(배근력으로 측정한다)	10점
		기능시험(직접실기)	50점

표 1-12 응급구조사 실기시험 중 기능시험의 방법(2017년 기준)

구분	문제	시험항목
1급	1	1. 기관 내 삽관 2. 정맥로 확보 3. 모니터 제세동기에서 심전도 리듬측정 및 판독
	2	4. 내과환자 평가 5. 영아 기도폐쇄처치법 6. 외상 환자평가 7. 후두마스크기도기 삽관(LMA-classic) 8. 당김덧대 적용 9. 후두튜브기도기 삽입 10. 자동심장충격기(AED) 사용법
2급	1	1. 자동심장충격기(AED) 사용법 2. 외상 환자평가 3. 당김덧대 적용
	2	4. 영아 기도폐쇄처치법 5. 영아 심폐소생술 6. 흡인 및 산소투여 7. 진공부목 적용

지시와 이에 대한 책임으로 가장 효과적인 의료책임제를 제공할 수 있으나 통신 의료지도가 효과적이기 위해서는 적절하게 환자의 정보를 수집 · 분석하고 행동할 수 있는 응급구조사등의 능력이 전제되어야 한다.

간접 의료지도는 매우 포괄적인 의료지도 유형으로 직접의료지도가 아닌 모든 형태의 의료지도가 포함될 수 있으며, 의사의 의료지도를 받을 수 없는 상황에서도 기본적인 응급처치를 할 수 있도록 제작된 간접 의료지도의 한 형태인 표준화된 간접의료지도 프로토콜인 표준업무지침을 활용하여 의사에 의한 직접 의료지도는 간접 의료지도를 보완하는 역할을 수행할 수 있다.

7. 책의 내용과 학습방법

이 책은 1994년 대한응급의학회에서 정한 응급구조사 표준교육과정을 기반하여 첫째판이 구성되었고, 이후 우수한 응급구조사 인력양성 및 배출을 위하여 지속적으로 개정판을 구성하였다. 이번 9번째 개정판은 2021년 개정, 시행된 '응급의료에 관한 법률 시행규칙'의 응급구조사 양성기관의 교육과목 및 시간(제25조제1항관련)에 따라서 내용과 목적을 구성하였고, 추가적으로 다양한 응급상황에 신속하게 대처하며 응급구조사의 직무역량 확장을 위해 발전 가능토록 내용과 목적을 추가하였다. 각 장은 중요한 내용의 요약과 핵심적인 교육목표로 시작된다. 다음 장에서 사용되는 단어의 뜻을 잊어버렸을 경우에 책의 뒷면을 보면 용어해설에 설명되어 있다. 각 과의 마지막에는 '당신이 응급구조사라면...'이라는 제목 아래, 학습을 유발하는 몇 가지 질문이 제시되어 있다. 응급구조사가 직면하는 문제들에 대한 가정을 바탕으로 공부하는 것이 응급구조사로서 같은 상황에 직면했을 때 응급처치의 원칙을 적용할 수 있는 적응력을 키우는 데 도움을 줄 것이다.

당신이 응급구조사라면

1. 당신은 교육과정을 무사히 이수하였다. 당신이 응급구조사가 되기 위해서 요구되는 부수적인 요건은 무엇인가?
2. 당신은 응급의료기관에서 많은 교육과 실습을 받을 것이다. 실제로 환자들에 대한 평가와 응급처치법을 배우는 것 이외에 응급의료기관 실습과 학교 교육의 다른 이점은 무엇이 있는가? 당신을 가르치는 응급의학과 전문의로부터 얻을 수 있는 이점에는 무엇이 있는가?
3. 불안정한 사고의 장면을 묘사해 보라. 당신은 어떻게 그 상황을 안정화할 수 있을 것인가?
4. 응급구조사로서 당신이 응급환자에게 직접 취할 수 있는 응급처치는 무엇인가? 그 이상의 응급처치가 필요할 것으로 생각되면 어떻게 해야 하는가?

법적 책임

응급구조와 응급처치
RESCUE AND EMERGENCY CARE

개요

응급상황에 접하는 응급구조사는 다양한 법적인 문제에 연루될 수 있다. 법적 문제(소송)는 환자나 보호자가 응급처치에 대하여 불만을 품게 될 때 발생한다. 환자 상태를 악화시키거나, 적절한 응급처치를 제공하지 못한 응급구조사는 그릇된 판단과 처치에 대하여 법적인 제재를 받을 수도 있다. 만약 과실이 범해졌다면 자신이 법적으로 구제를 받을 수 있는지 알아야 할 것이다. 법적 동의와 면책의 개념과 더불어 다양한 종류의 법적 문제가 본문에서 기술된다.

Chapter 02는 응급처치의 기준과 이것이 어떻게 확립되는지를 논의한다. 다음으로는 과실주의나 동의의 법칙에 대하여 설명하고, 마지막 부분에서는 면책의 형태, 책임을 다할 의무, 의무기록과 보고서의 형태에 대해서 논의한다.

목표

- 법적 책임의 치료기준을 이해한다.
- 과실주의에 대하여 알아야 한다.
- 묵시적 동의, 미성년자 치료에 대한 동의, 정신질환의 동의, 치료 거부권 등을 포함하여 동의의 법칙을 익힌다.
- 법적으로 승인된 여러 형태의 면책에 관하여 숙지한다.
- 응답의 의무와 자발성에 기초한 응답의 차이점을 파악한다.
- 정확한 기록방법과 보고서를 보관하는 방법, 아동학대, 범죄에 의한 손상, 약물과 관계된 손상, 분만, 범죄와 사망 등에 관한 법적 문제를 알아야 한다.

응급구조사의 법적 책임을 정확하고 구체적으로 기술하기는 매우 어렵지만, 일반적으로 관행과 법률 규정에 따라서 적용된다. 일반적으로 법적 책임을 기술하는 사항으로서는 **표 2-1**과 같은 것들이 있다.

1. 치료기준

법률은 실제 시행하고 있는 활동과는 무관하게 한 개인이 일정하고 제한된 방법으로 다른 사람에게 행동하기를

표 2-1 법적책임을 나타내는 사항

분류	내용
치료기준	• 사회의 관행으로 정해진 기준 • 법률에 의한 기준 • 전문적 또는 제도화된 기준
과실주의	• 유기
동의의 법칙	• 묵시적 동의 • 미성년자 치료에 있어서의 동의 • 정신질환자의 동의 • 치료 거부권
면책의 양식	• 응급구조사의 법규 • 의료행위의 면책 • 면허 또는 증명의 효과
책임	• 호출에 응답할 의무
의무기록과 보고	• 특수상황에서의 보고 • 범죄에 관한 보고 • 사망자에 대한 사항

요구한다. 응급구조사는 주어진 상황에서 적절한 행동을 시행할 의무가 있으며, 반대로 일부 행동은 삼가야 할 의무를 갖게 된다. 일반적으로 응급구조사는 자신의 행위나 활동이 타인에게 해를 줄 가능성이 있다면, 타인의 안전과 안녕에 관해 먼저 관심을 가져야 한다. 응급구조사가 응급환자의 적절한 치료를 위하여 행동해야만 하는 방식을 치료기준이라고 정의한다. 치료기준은 관행, 법규, 법령, 조례, 판례법 등 많은 방법에 의해 확립되었다. 치료기준 중에서 전문적 또는 제도화된 기준은 응급구조사가 시행하는 응급처치의 타당성을 결정하는 데 중요한 역할을 한다.

1) 사회 관행으로 정해진 기준

개인의 행위는 유사한 훈련과 경험을 갖춘 다른 사람의 행위와 비교되어 판단된다. 예를 들면, 구급차와 관계된 응급구조사의 행위는 비교가 가능한 구급차 업무의 측면에서 응급구조사의 기대행위와 비교되어 판단되어야 한다. 응급구조사의 의료행위가 의사나 다른 숙련된 의료인들과 동일한 치료기준으로 평가될 수는 없다. 응급구조사의 행위는 주어진 응급상황에 비추어 판단되어야 하며, 응급현장에서의 일반적인 혼란, 환자의 요구 및 사용 가능한 장비의 유형이 고려되어야 한다. 일반적으로 사회에서 이루어지는 관행은 응급처치의 기준을 결정하는 데 중요한 요소가 될 수 있다. 사회의 관행에 의해서 정해진 치료기준이란, '유사한 훈련과 경험을 갖춘 분별력 있는 사람이 유사한 상황에서 유사한 장비를 이용하여 동일한 장소에서 어떻게 행동했을까'하는 것을 판단하는 기준을 말한다.

2) 법률로 정해진 기준

관행 이외에도 응급의료의 기준은 법규, 법령, 조례 또는 판례에 의하여 정해진다. 이러한 기준을 위반하는 것은 사법적으로는 추정된 과실을 범하는 것이다. 따라서 각 응급구조사는 법률이 정하는 응급처치 범위의 기준을 정확히 알고, 해당 범위 내에서 응급의료행위를 수행해야 한다. 1, 2급 응급구조사가 할 수 있는 응급처치의 업무 범위는 다음과 같다(표 2-2, 2-3). 소방청에서는 구급대원의 응급처치 업무범위 확대를 위해 2019년 11월

표 2-2 1급 응급구조사의 응급처치 범위

가. 심폐소생술의 시행을 위한 기도유지: 기도기(airway)의 삽입, 기도삽관(intubation), 후두마스크 삽관 등을 포함한다.
나. 정맥로의 확보
다. 인공호흡기를 이용한 호흡의 유지
라. 약물투여: 저혈당성 혼수 시 포도당의 주입, 흉통 시 니트로글리세린의 혀 아래 투여, 쇼크 시 일정량의 수액투여, 천식 발작 시 기관지확장제 흡입
마. 제2호의 규정에 의한 2급 응급구조사의 업무

표 2-3 2급 응급구조사의 응급처치 범위

가. 구강내 이물질의 제거
나. 기도기(airway)를 이용한 기도유지
다. 기본 심폐소생술
라. 산소투여
마. 부목 · 척추고정기 · 공기 등을 이용한 팔다리 및 척추 등의 고정
바. 외부출혈의 지혈 및 창상의 응급처치
사. 심박 · 체온 및 혈압 등의 측정
아. 항쇼크 바지 등을 이용한 혈압의 유지
자. 자동심장충격기를 이용한 규칙적 심박동의 유도
차. 흉통 시 니트로글리세린의 혀 아래 투여 및 천식발작 시 기관지확장제 흡입(환자가 해당 약물을 휴대하고 있는 경우에 한함)

표 2-4 특별 구급대 업무범위

○ **1급 응급구조사 자격 또는 간호사 면허를 가진 구급대원** (특별교육을 이수한 특별구급대 소속 구급대원에 한함) - 12유도 심전도의 측정 - 응급분만 시 탯줄 결찰 및 절단 - 다발성/중증손상환자에 대한 아세트아미노펜 정맥 투여 - 아나필락시스 시 에피네프린 자동주사 근육내 투여(영상 직접 의료지도) - 심폐소생술 시 에피네프린 정맥 투여(영상 직접 의료지도)
○ **2급 응급구조사** - 산소포화도, 호기말이산화탄소 측정 - 현장검사장비를 이용한 혈당 측정

부터 2020년 6월까지 안전성과 효과성을 검증하기 위해 시범 사업을 진행하였고, 전국 1497대 구급대 중 219대의 특별구급대를 편성하였다. 특별구급대는 119구급대원의 업무범위확대를 위하여 특별교육을 이수한 2인 이상의 전문자격자(1급 응급구조사 또는 간호사)를 포함해 3인이 출동한다. 이 연구에서 확대된 특별 구급대 업무범위는 표 2-4와 같다.

3) 전문적 또는 제도화된 기준

법률로 정해진 기준 이외에 전문적 또는 제도화된 기준은 응급구조사가 시행하였던 행위의 타당성을 결정하는 증거로 인정될 수 있다. 전문적 기준은 응급의료에 관련된 조직과 사회에서 널리 인정된 학술적인 사항에 의한 기준을 지칭한다. 제도화된 기준은 특수 법률과 응급구조사가 속해 있는 단체에서의 권장 사항에 의한 기준을 말한다. 따라서 전문적 또는 제도화된 기준을 준수하려면 다음의 두 가지 주의사항에 유의해야 한다. 첫째, 응급구조사는 그들이 속한 조직이 공포한 기준에 익숙해야 한다. 둘째, 응급구조사는 응급구조사가 속해있는 조직이 합리적이고 현실적인 기준을 제정하도록 노력해야 하며, 응급구조사에 불합리한 측면을 부과하지 않도록 규정해야 한다.

적정한 응급의료는 모든 응급구조사의 목적이지만 지나치게 이상적인 응급처치를 요구하는 제도화된 기준을 갖는다는 것은 이상주의적 발상이다.

2. 과실주의

법적 문제는 응급구조사의 의료행위가 환자들이 원하는 치료 수준을 만족하게 하지 않았을 경우에 발생한다. 중요하거나 필요한 응급처치가 시행되지 않았거나, 부주의하거나 미숙하게 시행된 응급처치는 치료기준을 위반한 것이다. 응급구조사가 치료기준을 위반하여 환자의 상태가 악화한 경우에 법정은 응급구조사가 과실을 범했다고 판결할 것이다. 과실주의는 법적 책임의 기본이다. 한 개인이 응급처치를 수행할 의무가 있어서 해당 응급처치를 시행했을 때, 처치기준을 따르지 않아서 불행한 결과가 발생한다면 법적 과실이 인정된다. 응급구조사의 부주의한 행동에 대하여 법적 문제가 제기된 경우, 그 사실이 진술되고 조사되기 이전까지는 일방적으로 한 개인에게 책임이 있다고 판결 내릴 수는 없다. 응급구조사의 행위는 적절한 치료기준에 비교된 후 판단되어야 한다.

응급구조사의 행위가 기준과 동일하거나, 유사한 상황에서도 유사하게 시행되거나, 적절히 훈련된 응급구조사가 시행한 것과 같은 수준으로 시행된 것으로 예상하는 경우에는 과실 행위가 없다고 판단되므로 개인적인 책임도 없게 될 것이다. 반면에 응급구조사의 행위가 무모하고 경솔하거나 숙련되지 않았다면 치료기준을 위반한 것이므로 응급구조사에게는 과실이 있다고 판결이 내려질 것이다.

그러나 응급구조사에게 책임이 있다고 판결되기 이전에 치료기준을 위배한 것이 환자가 당한 상해나 손실의 실제 원인이라는 것이 증명되어야만 한다. 즉, 응급구조사가 현장에 도착하기 이전부터 질병이나 상해가 존재할 수 있으므로 응급구조사는 과거 질병(이전에 있던 병태)에 대해서는 책임이 없다. 그러나 응급구조사가 치료기준을 위반함으로써 환자의 상태를 악화시킨 사항에 대해서는 책임이 있다고 판결될 수 있다.

과실에 대한 민사적 판단은 행동기준에 대한 개인의 행위를 재물의 손실로써 평가하는 제도이다. 인간 행위의 종류와 관계없이 모든 인간은 부당한 손해를 받지 않을 권리가 있다. 한 개인이 부당한 손해와 상해를 받게 되거나, 기존의 상태가 악화하는 경우에 상해나 악화를 유발한 사람은 상해를 받은 사람에게 보상해야 할 것이다.

1) 방임

환자에게 응급의료를 제공하기 시작하면, 응급구조사는 시종일관 필요하고 적합한 모든 치료기준을 따라야 한다. 응급구조사는 응급의료진에게 환자를 인계하거나, 환자가 의료기관으로 이송될 때까지 계속 환자를 돌보아야 한다.

환자에게 적절한 치료를 계속 제공하지 못한 것을 방임이라고 정의한다. 방임은 응급구조사가 법적으로나 도덕적으로 범하지 말아야 할 가장 중대한 행위이다.

3. 동의의 법칙

응급구조사는 환자를 치료하는 데 있어서 환자의 동의 여부와 연관된 다양한 문제에 부딪히게 된다. 한 개인이 자신의 동의 없이는 타인의 의도적인 접촉이나 개입으로부터 자유로울 권리가 있다는 것은 오랫동안 확립된 법적 권리이다. 동의가 없는 모든 접촉마다 소송이 제기되는 것은 아니지만, 개인의 동의가 없는 타인의 의도적인 접촉은 법률적으로 폭행의 구성요건이 된다.

의료에 있어서 가장 흔한 동의의 형태는 묵시적 동의이다. 묵시적 동의는 환자와 의사의 관계와 같이 환자가 의료기관에서 의사로부터 진료를 받는 행위가 해당된다. 진료를 받는 환자는 의사의 진료를 거부하지 않음으로써 묵시적으로 의사의 진료행위에 동의하는 것이다. 응급의료에서는 환자가 응급처치를 받고 의료기관에 이송되는 것으로서 환자가 응급의료인의 의료행위에 동의한다는 묵시적 동의가 이루어지는 것이다. 묵시적 동의 이외에도 응급구조사는 다른 동의나 실제적 동의에 자주 관련된다.

실제적 동의는 환자가 응급구조사의 치료나 이송에 동의한다는 것을 언어나 표정 등으로 표현함으로써 이루어진다. 응급구조사가 응급의료행위를 시행할 때에는 가능하면 실제적 동의를 얻어낼 수 있도록 노력해야 한다. 환자의 동의가 유효하게 되려면, 의료인은 환자에게 적절한 정보를 제공하여야 한다. 즉, 환자에게 의료인의 행위에 대한 충분한 정보를 이해시킨 이후에 동의가 이루어져야 한다는 것이다. 또한, 동의를 얻으려면 환자가 의료인의 설명을 충분히 이해하고 적절한 판단을 내릴 수 있을 만큼 충분한 정신적, 육체적 능력을 유지하고 있어야 한다.

병원에서는 인쇄된 서류에 환자 또는 보호자가 서명을 하게 함으로써 환자의 동의를 구하고 있다. 서명된 서류는 환자가 자신에게 행해질 의료행위가 무엇인가에 대해서 알고 있으며, 기꺼이 이러한 행위가 시도되는 것을 허락하는 데 동의한다는 것에 대한 증거가 된다. 응급구조사가 직면하는 상황 대부분은 환자에게서 문서화된 동의를 얻어낼 수 없는 상황이다. 그러나 반드시 문서로 만들어지지 않더라도 구두로 동의를 얻으면 이러한 동의는 법적으로 유효하다.

1) 묵시적 동의

환자가 사망하거나 영구적인 불구 상태가 되는 것을 방지하기 위해서 응급의료인이 긴급한 응급처치를 시행할 때 환자가 의료인의 치료와 이송을 거부하지 않는다는 것은 묵시적 동의가 있었다고 표현된다. 일반적으로 묵시적 동의는 환자의 의식이 명료하지 않거나 환자가 상황을 판단할 수 없는 경우, 또는, 신체적인 손상 때문에 다른 형태의 동의를 할 수 없는 경우에 적절하게 활용된다. 이러한 응급상황에서 응급구조사는 환자의 동의를 구하지 않고 필요한 치료와 이송을 진행할 수 있다. 응급구조사가 환자의 동의를 직접 구할 수 없으나 책임을 질만한 보호자나 친척이 있는 경우에는 그들에게 환자에 대한 의료행위에 대하여 허락을 얻어내는 것이 바람직하다. 대부분 경우, 법률은 배우자, 근친 또는 친척 등의 동의가 불가능한 환자를 대신하여 동의할 수 있는 권리를 인정한다.

2) 미성년자 치료에서의 동의

법률은 미성년자가 응급처치에 대해서 유효한 동의를 할만한 판단력을 갖추지 못했다고 인정한다. 따라서 미성년자에 대한 동의권은 부모나 부모와 동일하게 취급될 수 있을 만큼의 가까운 사람(친척, 보호자 등)에게 주어진다. 이러한 규칙에도 불구하고 미성년자에 의하여 동의가 얻어진 경우에는 환자의 연령과 성숙도에 따라서 일부는 유효하기도 하다. 예를 들면, 17세 환자의 동의는 4세 환자의 동의보다는 법률적으로 유효하다. 일부 법률은 현실적으로 부모의 권한 밖에 있거나, 기혼자 혹은 임신한 미성년자의 동의를 유효한 것으로 인정하기도 한다. 위급한 응급상황이라면 미성년자를 치료하는 것에 대한 동의는 묵시적일 수 있으나, 가능하면 부모의 동의를 구하는 것이 바람직하다.

3) 정신질환자의 동의

정신질환자 중에는 응급치료 행위에 대하여 충분한 설명을 받더라도 법률적으로 유효한 동의를 할 수 없는 경우가 있다. 그러나 한 개인이 법에 따라 피성년후견인(금치산자)으로 판결되지 않았다면 그의 능력에는 질문의 여지가 없다. 금치산 결정이 내려진 경우에는 다른 사람, 즉 보호자나 후견인 등이 환자의 이익을 대신하여 동의권을 갖는 경우가 대부분이다. 응급구조사는 착란상태에 있거나 정신적 결함이 있는 환자를 가끔 만나게 된다. 이러한 환자를 치료할 때에는 환자에게 충분한 정보를 제공하더라도 법률적으로 동의할 수 있는지를 확인하여야 한다. 이러한 경우라도 환자가 진정한 응급상황에 처해 있었다면 묵시적 동의가 적용되기도 한다.

4) 치료 거부권

환자는 응급의료인의 치료행위에 대해 치료 거부권을 갖는다. 환자가 치료나 이송을 거부하는 경우에 응급구조사는 매우 난처한 상황에 부닥치게 된다. '법적으로 고소당할 위험을 무릅쓰고 환자를 돌볼 것인가?', 아니면 '환자를 내버려 두어 악화되는 위험에 빠뜨려서 과실이나 유기로 고소될 것인가?' 등의 혼란스러운 상황에 직면할 수 있다.

치료를 받겠다는 동의에는 반드시 정보가 제공돼야 하는 것과 마찬가지로, 치료나 이송이 거부되는 경우에도 사전에 이에 대한 정보를 줘야 한다. 거부하는 환자가 정상적인 의식상태가 아니거나, 정신질환을 앓고 있는 경우에는 환자가 정상적인 상태의 판단 하에 진료를 거부한다고 할 수는 없으므로 환자가 거부의 권리를 행사했다고 생각할 수는 없다. 반면에 종교적 이유와 같이 특수한 이유로 치료를 거부하는 정상적인 성인은 일반적으로 치료를 거부할 권리를 갖는다. 개인이 치료를 거부할 때에 응급구조사는 환자의 정신상태가 정상인가를 판단하려고 시도해야 한다. 의심스러운 경우에는 정신적 결함이 있다고 간주하여 치료를 시행하는 것이 제일 나은 방법일 것이다.

환자를 유기하여 상태가 악화되도록 하는 것보다 처치를 시행하는 것이 법적 관점에서 더욱 유리하다.

어린이에 대한 치료를 부모가 거부하는 특수한 경우도 발생할 수 있다. 응급구조사는 부모의 판단에 대해서 응급상황이라는 감정적 측면을 고려해야 할 의무를 진다. 부모가 소아 환자의 치료를 거부하는 모든 경우에 응급구조사는 인내와 차분한 설득을 통하여 상황을 해결할 수 있어야 한다. 그러나 부모가 어린이에 대한 응급처치를 완고하게 거부하는 경우에 거부하는 사람(부모, 후견인, 보호자 등)에게 거부를 자인한다는 내용의 공식 문서에 서명하도록 하는 것이 필요하다. 이러한 서약서는 일반적인 보고서와 응급구조사가 기재하는 보고서와 함께 보관되어야 한다. 보호자가 치료를 거부한다는 서명란에 서명하기를 거절하는 경우에는 그 사건과 거부의 상황을 전부 기록해야 하며, 향후 문제가 발생할 경우에 대비하여 참고자료로 보관해야 한다.

4. 면책

위에서 기술한 바와 같이 의료과실에 대하여 민법은 부주의한 행동이나 다른 행위의 결과로 상해 받은 사람에게 보상하는 책임을 부과하고 있다. 영국의 관습법에서의 군주의 면책주의란, 왕은 근본적으로 과실을 범할 수 없다는 것을 의미했다. 그러한 원칙 아래에서 왕이나 다른 귀족의 과실에 의하여 발생한 피해는 보상을 받을 수 없었다.

국내의 '응급의료에 관한 법률' 제10장(벌칙)의 제63조(응급처치 및 의료행위에 대한 형의 감면)에서도 응급의료 행위에 대한 면책조건을 다음과 같이 구체적으로 언급하고 있다.

'응급의료 종사자가 응급환자에게 발생한 생명의 위험, 심신상의 중대한 위해 또는 증상의 악화를 방지하기 위하여 긴급히 제공하는 응급의료로 인하여 응급환자가 사상에 이른 경우에 그 응급의료행위가 불가피하였고 응급의료 행위자에게 중대한 과실이 없을 때는 그 정상을 참작하여 형법 제268조의 형을 경감하거나 면제할 수 있다'고 기술되었다.

미국의 경우도 비슷한 면책제도를 채택하고 있다. 모든 주에서 법규로 채용하고 있는 '선한 사마리아인 법'은 현장에서 환자나 급작스럽게 병에 걸린 사람을 돕는 사람이 성심껏 응급치료하는 과정에서 발생하는 실수나 소홀에 대해서는 법적 책임을 지지 않도록 보장한다.

국내의 법률은 응급구조사가 응급의료에 관한 법률에서 규정하고 있는 응급의료행위에 최선을 다하였을 때, 응급구조사의 행위 때문에 발생하는 문제에 대하여 다른 의료행위와 마찬가지로 면책될 수 있도록 규정하고 있다. 비의료인인 일반인이 불가피한 상황에서 기본적인 응급처치를 시행하는 것도 허용되고 있다.

면허는 어떤 행위를 시행하는 것을 인정하는 허가이다. 증명이란 어떤 훈련과 시험이 끝난 후에 그들의 능력과 특권을 인정하는 형식적인 통지이다. 즉, 응급구조사는 응급구조사 자격시험을 통과함에 따라 응급의료행위를 할 수 있는 자격을 가지게 되는 것이며, 전문 구조술 등을 교육받고 교육이수 증명 등을 가지게 됨으로써 해당 분야의 능력을 인정받게 된다. 면허와 증명은 한 사람의 응급치료 능력을 객관적으로 보장해 줌으로써 법률적으로 허용되는 행위를 하였을 경우에 면책될 수 있는 필수적인 요건이 되는 것이다.

5. 책임

정부기관에 고용된 응급의료 종사자와 자원봉사자 또는 개인 의료기관의 응급의료인 사이의 차이점은 법적인 책임에 있다고 볼 수 있다. 정부기관의 응급의료 종사자는 관할 구역 내에서의 호출에 응답할 의무가 있지만, 자원봉사자나 개인 의료기관의 응급의료 종사자는 호출에 대한 의무가 공시되거나 면허의 조건으로 명시되지 않은 한 호출에 반드시 응답한 의무가 없다. 그러나 일단 어느 형태의 응급의료 업무에 의해서든 응답이 이루어진 후에는 모든 유형의 응급요원에게 치료기준과 행위의 의무에 대한 원칙은 동일하게 적용된다.

6. 기록과 보고

질병, 손상 그리고 응급상황에 대한 정보를 얻고 보관할 위치에 있는 사람에게는 그 정보를 기록하고 보고할 의무가 부과된다. 그런 조건이 없더라도 응급구조사는 환자를 접촉하게 된 모든 상황에 대하여 완전하고 정확하게 기록해야 한다. 대부분의 의학계와 법조계 전문인은 응급의료 상황에 대한 완전하고 정확한 기록이 법적인 분쟁에 대한 중요한 보호막이라고 믿고 있다. 완전한 기록이 없거나 기록이 불완전하다면, 응급구조사가 그 사건을 증언해야 할 때 그들이 과거에 관찰한 사항과 활동을 기억에만 의존해야 할 것이다. 법정에서는 사람의 기억에 대한 신뢰가 낮으므로 환자에 대한 기록이 완전하지 않은 경우에는 응급구조사가 반대 심문에 직면하게 되면서 혼란이 유발되고 피해를 보게 된다. 응급구조사는 보고와 기록에 관계된 두 가지 중요한 점을 기억해야 할 것이다. 먼저 법률적인 측면에서 보면, 보고서에 기록되어 있지 않은 행위는 행해진 것이 아니라는 점이고, 두 번째는 불완전하고 말끔하지 않은 기록은 불완전하거나 비전문적인 응급의료의 증거라는 점이다. 모든 사고와 환자에 대해 정확한 기록과 보고를 작성하여 보관함으로써 이러한 법적 문제로부터 보호받을 수 있다. 의학적인 법적 책임도 중요하지만 가장 중요한 것은 응급구조사로서의 고유 활동이다. 어떠한 것도 고유의 활동을 하는 데 방해가 될 수는 없다. 응급처치를 수행해야 할 때 시행하지 않은 것이 응급처치를 잘못 시행한 것보다 법적인 책임이 더욱 무겁다. 가장 좋은 법적 방어망은 적절한 훈련과 지속적인 교육, 필요한 응급처치의 숙련된 제공과 철저한 문서의 작성이다.

1) 특별히 보고가 요구되는 것들

(1) 아동학대

국내에서도 어린이를 보호하도록 법령으로 규정하고 있으며, 의사로부터 일반인에 이르기까지 보고의 의무를 부여하고 있다. 2020년 개정된 아동학대범죄의 처벌 등에 관한 특례법에 의하면 119구급대의 대원, 응급의료기관 등에 종사하는 응급구조사, 의료기관의 장과 그 의료기관에 종사하는 의료인 및 의료기사는 직무를 수행하면서 아동학대범죄를 알게 된 경우나 그 의심이 있는 경우에는 수사기관에 즉시 신고하여야 한다. 누구든지 아동학대 범죄 신고자 등에게 신고의 이유로 불이익조치를 하여서는 안 되며 필요하면 신변 안전조치를 요청할 수 있다. 그러므로 업무 시 모든 내용은 정확하고 상세하게 작성해야 한다.

(2) 노인학대

노인복지법에 따르면 노인에 대한 학대 신고 또한 국내에서는 의무적으로 신고의무자는 반드시 신고하도록 되어 있다. 직무상 65세 이상의 사람에 대한 노인학대를 알게 된 때에는 즉시 노인보호전문기관 또는 수사기관에 신고하여야 한다. 119구급대의 구급대원, 의료기관에서 의료업을 행하는 의료인과 의료기관의 장, 응급구조사, 의료기사 등은 신고의무자이다. 신고인의 신분은 보장된다. 그러므로 모든 노인학대가 의심되는 경우 업무 시 모든 내용은 정확하고 상세하게 작성해야 한다.

(3) 중대한 범죄행위에 의한 손상

상해, 총상, 자상 또는 독약과 같은 중대한 범죄행위에 의하여 손상이 발생한 경우에는 보고하여야 한다.

(4) 약물에 관련된 손상

어떤 경우에서도 특수 약물(마약, 향정신성 약물 등)과 관련된 손상은 반드시 보고해야 한다. 따라서 응급구조사는 법적 규정을 학습하여 환자가 어떠한 약물을 사용한 경우에 보고하여야 하는지 잘 알고 있어야 한다.

(5) 그 외에 보고해야 할 것들

자살, 물린 상처, 전염병, 성폭행 등에 대해서도 보고해야 한다.

2) 범죄 현장

범죄가 일어났을 가능성을 예시하는 증거가 있다면 응급구조사는 즉시 경찰에 신고하여야 한다. 만약 환자가 발생한 현장에서 적극적인 범죄행위가 일어나지 않고 있다면 경찰이 도착하기 이전이라도 환자에게 필요한 응급처치를 시행하면서 병원으로 이송해야 한다. 현장에서 응급처치가 시행되는 동안에 응급구조사는 가능한 한 범죄현장을 훼손시키거나 범죄수사를 방해하지 말아야 한다. 현장검사관에게 인계할 수 있는 자료(무기나 다른 물체의 위치, 환자의 위치)는 기록이나 그림으로 남겨놓아야 한다. 범죄현장에서 환자를 치료할 때 응급구조사는 수시로 경찰과 협의해야 하며 응급구조사가 시행하는 응급처치에 방해되지 않는 한 경찰이 요구하는 행동에 협조하여야 한다.

3) 사망자

사망의 선고는 의사가 내려야 한다. 따라서 특별한 경우가 아니면 응급구조사는 사망선고를 임의로 내려서는 안된다. 생명이 유지되거나 환자가 소생할 기회가 있다면, 응급구조사는 현장에서 또는 의료기관으로 이송 중에 생명보존을 위한 모든 노력을 다해야만 한다. 그러나 때때로 사망이 명백한 경우(즉, 사후 강직이 시작되었거나, 목이 절단되어 있거나, 신체가 불에 타거나, 신체 일부가 소실된 광범위한 머리 손상인 경우 등)에는 시체를 가리고 상태를 기록해야 한다. 사망의 여부가 명확하지 않고 의학적 판단이 현장에서 어려운 경우 직접의료지도를 통하여 소생불능환자에 대해 소생술 유보 및 중단 여부의 판단을 소방기관에 근무 중인 직접의료지도의사 또는 이송할 병원의 의사에게 의료지도를 요청하여 결정할 수 있다. 이 경우 의사성명 및 의료지도 내용 등을 반드시 기록하여 관리하여야 한다.

환자가 어떤 질환으로 임종하는 단계이면서 가족들이 어떠한 소생술도 원치 않는다고 결정된 경우를 접하는 상황도 있다. 이러한 상황은 응급구조사를 매우 어려운 지경에 빠뜨리는데, 가정간호사제도나 임종 간호사제도가 발달함에 따라서 점차 이러한 빈도가 증가할 것이다. 만약 환자가 임종에 대비하여 의료에 대한 문서를 갖고 있거나 치료방침에 대하여 의료진과 환자가 합의한 문서가 있다면 응급구조사는 해당 문서에 기재된 사항을 준수해야 한다. 예를 들면, 심폐소생술을 시행하지 말 것(Do not resuscitate, DNR)이라는 의사의 기록이 있으면 심폐소생술을 시작하지 않아도 된다.

당신이 응급구조사라면

1. 당신이 과실로 고소를 당하였다면, 무엇으로 당신의 의료행위의 정당성을 증명할 것인가?
2. 당신의 환자인 중년 남자가 의식불명이며 산소를 필요로 한다. 당신은 묵시적 동의에 근거하여 치료를 시작하였으며 수 분 후에 그의 부인이 도착했다. 어떤 종류의 동의를 그녀에게서 구할 수 있는가?
3. 당신은 심한 뇌진탕을 입은 것으로 보이는 14세 소년을 치료하게 되었다. 당신은 환자가 의사의 진찰과 방사선검사를 받아야 할 것으로 판단하여 환자가 병원으로 이송되어야 한다고 판단했다. 환자는 병원으로 이송되기를 거부하고 자기 이름을 말하지 않으려 한다. 환자가 자신은 괜찮다고 하면서, 학교에 결석한 것을 부모가 알까봐 크게 걱정하고 있다. 당신은 어떻게 하겠는가?

PART

해부학

일반 및 국소해부학

응 급 구 조 와 응 급 처 치
RESCUE AND EMERGENCY CARE

개요

응급구조사를 포함한 모든 응급의료종사자에게 인체해부학에 관한 실제적인 지식은 필수적이다. 비록 응급구조사가 모든 손상과 질병을 진단할 수는 없지만 응급의료체계에 참여하는 구성원으로서 적합한 의학용어를 사용하여 올바른 정보를 제공할 수 있어야 한다. 올바른 정보란 응급환자를 처음으로 접한 순간부터 응급센터에 이송되기까지 응급구조사가 직접 관찰한 내용, 환자나 보호자에게 문진한 내용, 환자를 평가한 내용, 응급처치를 시행한 내용 등이 모두 포함된다.

국소해부학이란 신체부위별로 표재성 및 내부 장기들의 위치를 명시하여 환자를 진단하거나 치료하는 데 있어 유용하게 쓰이는 기초학문이라고 할 수 있다. 국소해부학 용어는 신체의 중요부위와 장기의 명칭이며, 부위별로 장기와 장기간의 상관관계를 이해하는 데 중요하다.

Chapter 03에서는 해부학적 위치에 따라 신체를 7부분으로 나누어 국소해부학 용어들을 정리하여 설명하고자 하였다. 마지막 부분에서는 체내의 주된 동맥을 촉지할 수 있는 맥박점에 대해서 설명하였다.

목표

- 국소해부학에서 주로 언급하는 일반 용어들을 명확히 안다.
- 머리, 목, 가슴, 어깨부위, 팔, 배, 골반부위, 다리의 주요 구조를 안다.
- 주요 동맥의 맥박점을 확인하여 숙지한다.

1. 국소해부학의 용어

신체의 표면에는 내부 장기의 이정표가 되거나 그 위치를 파악하는 데 도움이 되는 많은 구조물들이 있다. 이런 외부 구조물들은 신체의 일반적인 해부학적 구조를 이해하는 데 도움을 준다. 표재성 구조의 정확한 이해는 검사자가 환자의 질환이나 손상을 진단하는 데 매우 중요하다. 육안으로 관찰하는 시진이 가장 기초적인 검사이며 모든 검사의 시초가 되는 것은 손상 정도나 질환에 대한 수많은 정보가 환자를 관찰하는 것만으로도 얻어지

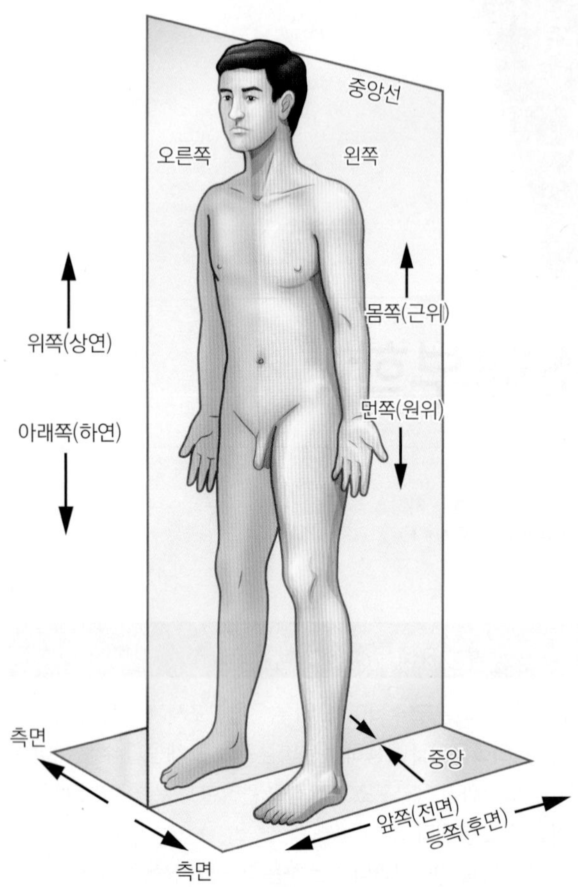

• 그림 3-1 국소해부학의 용어들은 기립상태에서 검사자 쪽으로 얼굴을 향하고 손바닥을 앞으로 한 해부학적 자세에서 기술되어진 것들이다.

기 때문에 시진의 중요성은 아무리 강조해도 지나치지 않는다. 실제로 환자의 손상이나 질환에 의해 나타나는 많은 중요한 사실들이 부적절한 시진에 의해 간과되는 경우가 많다.

모든 응급의료인은 국소해부학에서 쓰이는 용어에 익숙해져 있어야 적절한 용어를 사용하여 혼란을 최소화하고 올바른 정보를 전할 수 있다. 국소해부학 용어는 기립상태에서 검사자 쪽으로 얼굴을 향하고 양팔을 양옆으로 붙이고 손바닥을 앞으로 향한 해부학적 자세에서 기술된 것들이다(그림 3-1). 해부학적 자세(anatomical position)는 환자가 검사자를 향하여 발과 손바닥을 향하도록 하여 기립자세를 취하는 것이다. 바로누운자세(앙와위, supine position)는 등을 바닥에 대고 바로 누운 자세이다. 엎드린자세(복와위, prone position)는 얼굴부위와 복부가 바닥으로 향한 상태로 누운 자세이다. 옆누운자세(측와위, lateral recumbent position)는 한 쪽 측면을 바닥에 댄 자세이다. 오른쪽, 왼쪽이라는 용어를 사용할 때에는 환자의 오른쪽, 왼쪽을 의미한다. 신체의 주요 부위는 머리, 목, 가슴, 팔다리로 구분하여 기술한다.

몸의 앞면, 즉 검사자를 바라보는 면을 앞쪽(전면)이라고 하며, 검사자와 반대쪽인 환자의 뒷면을 등쪽(후면)이라고 한다. 이마의 중앙부에서 코를 지나 배꼽 부위로 이어지는 가상의 선을 중앙선이라 하는데 지면과는 수직을 이루어야 한다. 이 가상의 선을 이용하여 신체는 2개의 거울상으로 분리할 수 있다. 이 중앙선으로부터 멀어지는 신체 부위를 가쪽 구조(lateral structures)라고 하고, 중앙선에 가까운 부위를 안쪽 구조(medial structures)라고 한다. 예를 들어, 무릎이나 눈의 가쪽 혹은 안쪽이라 말할 때 이런 개념으로 이해하면 된다. 머리에 가까운 부위를 위쪽(상연, superior portion)이라 하고, 다리에 가까운 부위를 아래쪽(하연, inferior portion)이라고 하는데 다른 기관과의 관계를 기술할 때에 사용한다. 예를 들어, 코는 입의 위쪽에 위치하고 이마보다는 아래쪽에 위치한다. 팔다리에 위치한 2개의 구조를 이야기할 때는 먼쪽 부분(원위부, distal) 혹은 몸쪽(근위, proximal)이라는 용어를 사용한다. 먼쪽 부분은 팔다리의 말단 부분에 가까운 부위를 말하고, 몸쪽 부분은 몸통쪽에 가까운 부위를 말한다. 예를 들면, 팔꿈치는 어깨보다 먼쪽이고 손목보다는 몸쪽 부분에 있다고 할 수 있다.

응급구조사가 이러한 용어를 숙지하여 환자의 손상부위나 다른 진찰소견을 정확하게 표현할 수 있어야 다른 동료나 응급의료진도 정확한 손상 위치를 정확히 알 수 있다. 환자에 대한 시진은 모든 피검자에게 동일한 순서로 이루어져야 하고, 손상이나 질병의 증세를 과장하거나 놓치지 않기 위해서는 객관적인 기준의 검사를 시행

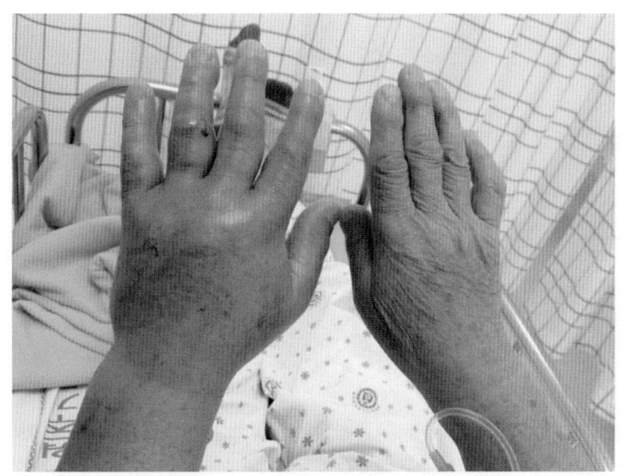

• 그림 3-2 손상에 의해 부종이 발생한 손

해야 한다. 인간의 몸은 개인별로 차이가 있을 수 있으므로 손상부위를 손상받지 않은 반대측 정상부위와 비교하여 판단하는 것이 바람직하다(그림 3-2).

2. 머리 (Head)

머리는 눈과 귀의 윗부분을 잇는 가상선을 경계로 크게 뇌부분과 얼굴부위로 나눌 수 있다(그림 3-3A). 이 가상선 윗부분을 구성하는 골격을 머리뼈(skull)라 하여 뇌를 보호하고 있고, 머리뼈 바닥의 큰 구멍을 통하여 척수와 연결되어 있다. 머리뼈의 가장 뒷부분을 뒤통수뼈라 하고, 그 측면에 해당하는 부위를 구성하는 골을 관자뼈라 한다. 양쪽 관자뼈와 뒤통수뼈 사이에 있는 부위는 마루부위로 마루뼈가 위치하고 있고, 이마를 이루는 부위는 전두부로 이마뼈로 이루어져 있다. 관자부위에 위치한 귀의 바로 앞쪽에서 관자동맥의 맥박을 촉지할 수 있다. 머리뼈를 싸고 있는 피부 중 머리카락으로 덮인 부위를 두피라고 한다.

머리를 얼굴부위와 뇌부분으로 경계하는 가상선의 아래에는 눈, 귀, 코, 입, 볼, 턱 등이 있다. 얼굴을 이루는 주요한 골격으로는 이마뼈, 코뼈, 광대뼈, 위턱뼈, 아래턱뼈가 있다. 눈확(안와)은 이마뼈, 광대뼈, 위턱뼈, 눈

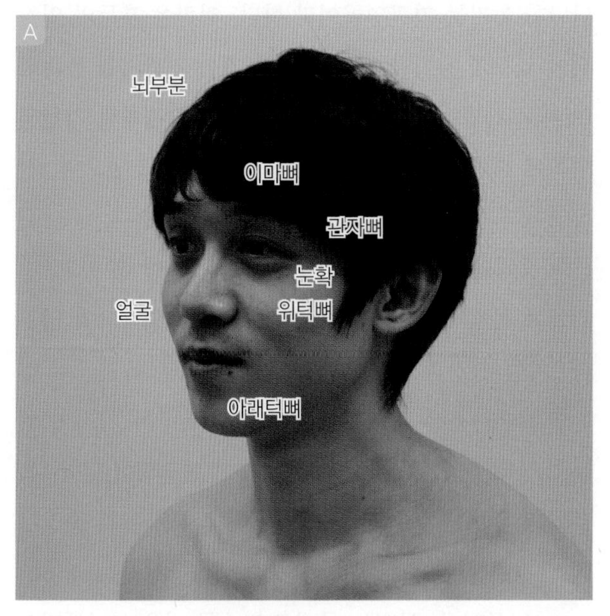

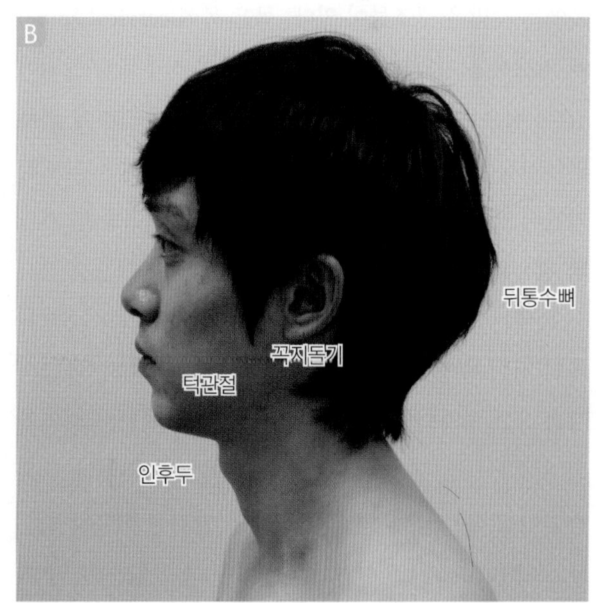

• 그림 3-3 A. 머리의 주요 해부학적 구조. B. 머리와 목의 측면

물뼈, 나비뼈, 벌집뼈, 입천장뼈가 형성하는 부위로, 외상으로부터 눈을 보호하는 역할을 한다. 얼굴부위를 측면에서 보면 눈확부위 내에 안구가 들어있는 것을 관찰할 수 있다(그림 3-3B). 코는 몸쪽부분 1/3이 골격으로 구성되어 있고, 먼쪽부분 2/3는 연골로 되어있으나 귀는 코와 달리 노출된 전체 부위가 연골로 구성되어 있다. 귀는 귓바퀴에서 기저부의 피부와 밀접히 연관되어 있고, 귓구멍의 바로 앞에 있는 작고 둥근 피부돌기를 귀구슬(이주, tragus)이라고 한다. 관자동맥(측두동맥, temporal artery)은 귀구슬의 바로 전면에서 촉지되고, 귓바퀴의 1 cm 후방에서 만져지는 돌출된 부분을 꼭지돌기(유양돌기, mastoid process)라고 한다.

아래턱뼈(하악골, mandible)는 입부위(구부, oral region)와 턱부위로 구성되는데 귀의 바로 앞에 있는 턱관절을 중심으로 움직인다. 귀밑의 꼭지돌기의 전면에서는 아래턱뼈각(하악각, mandibular angle)이 쉽게 촉지된다.

3. 목 (Neck)

목에는 수많은 구조물이 있다. 목은 목뼈(cervical spine)에 의해서 지지되고 있으며 모두 7개의 척추로 구성되어 있다. 척수는 머리뼈의 큰 구멍에서 나와서 척추에 의해 만들어진 척수강 내에 위치한다. 목의 중앙에는 식도와 기관이 위치하고, 목동맥, 목정맥, 여러 신경들은 기관의 왼 · 오른쪽에 위치한다(그림 3-4).

목에는 외견상으로 관찰되는 유용한 지표들이 있다. 목의 전면 중앙에 있는 단단한 돌출부위는 흔히 '아담의 사과'라고 명명되는데 인후부에 속하는 부위로 방패연골의 윗부분으로 구성되고, 남자가 여자보다 뚜렷하게 돌출되어 있다. 인후부의 다른 부분은 반지연골(윤상연골, cricoid cartilage)로서 견고한 원형을 하고 있으며, 방패연골(갑상연골, thyroid cartilage) 아래에 있으므로 잘 만져지지 않는 경우도 있다. 방패연골과 반지연골 사이에

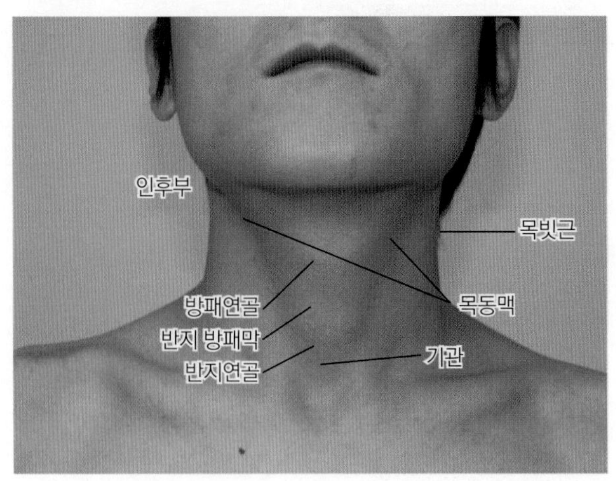

● 그림 3-4 목의 전면부

서 만져지는 부드러운 심부조직을 반지방패막(윤상갑상막, cricothyroid membrane)이라 한다. 이 구조는 두 개의 연골을 연결하는 얇은 결합조직의 막이며 단지 피부로만 덮여 있다.

인후부는 방패연골, 반지방패막, 반지연골의 3구조물로 구성되어 있다. 후두 아래쪽에서 만져지는 몇 개의 단단한 돌기를 기관연골이라 한다. 기관은 후두와 연결되어 외부의 공기를 전달하며, 공기는 기관지를 통과하여 폐로 전달된다. 뒤통수부위의 양쪽 아래쪽과 기관의 위쪽에 해당하는 부위에 갑상샘이 위치하고 있으며, 갑상샘이 커지지 않는 한 대개는 촉진되지 않는다.

목동맥의 박동은 인후의 가쪽에서 촉지할 수 있고, 주위에는 목정맥과 여러 신경들이 있으나 촉지되지 않는다. 이들 신경과 혈관보다 더욱 가쪽에는 목빗근이 있는데, 이 근육은 꼭지돌기에서 기시하여 목 기저에 있는 빗장뼈(쇄골, clavicle)의 안쪽부에 연결되어 있다. 목부위의 후면에는 단단한 돌기들이 만져지는데 중앙부에 만져지는 것들이 목뼈의 가시돌기(극돌기, spinous process)들이다. 목뼈는 아래로 갈수록 더욱 현격해지고 목을 굴곡시키면 더욱 잘 만져지는데, 목부위 등쪽의 기

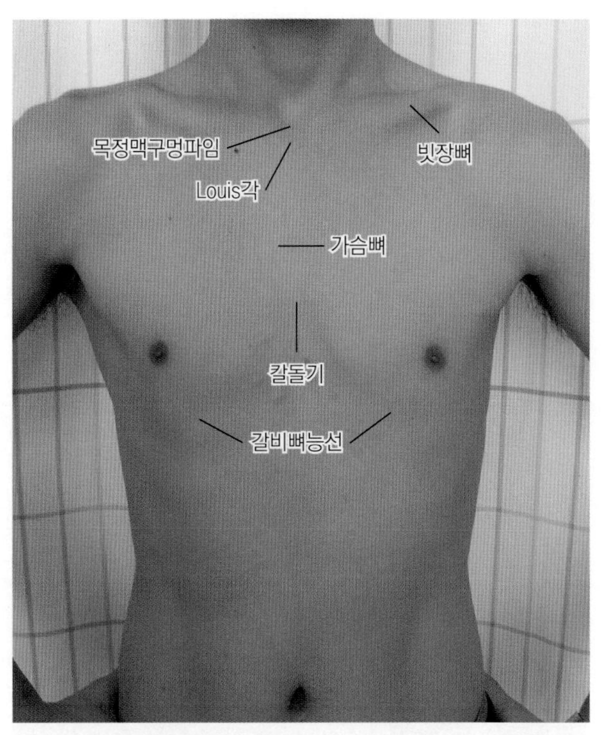

● 그림 3-5 골격 지표를 나타내는 가슴 앞쪽

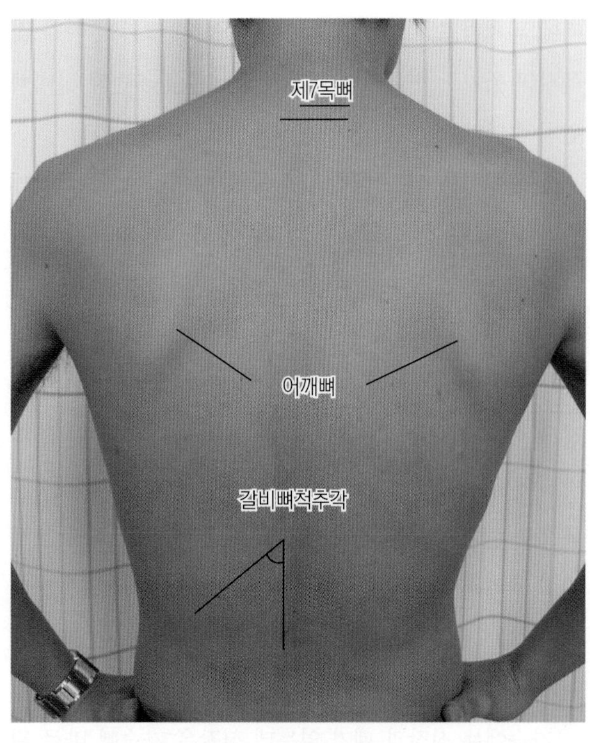

● 그림 3-6 가슴 뒤쪽의 국소해부학적으로 중요한 골격 지표를 나타낸다.

저에서 가장 돌출되어 만져지는 것이 제7 목뼈이다(그림 3-6).

4. 가슴 (Chest)

가슴은 심장, 폐, 식도, 대동맥, 대정맥을 포함하는 가슴안(흉강)을 말한다. 12개의 등뼈와 갈비뼈에 의하여 둘러싸여 있으며, 전면에는 가슴뼈가 위치한다. 흉벽은 후면에 있는 근육에 의해서 지지되고 있는 어깨뼈와 관절을 형성하고 있는 빗장뼈가 위쪽면을 이루고, 가슴안과 배안을 나누는 구조인 가로막이 아래쪽면을 형성한다.

가슴안은 갈비뼈로 된 곽과 그 부착 구조들로 형성되는데 앞쪽 중앙부에는 가슴뼈가 있고, 가슴뼈의 위쪽에는 목정맥 구멍패임이 있다. 가슴뼈는 가슴뼈자루(흉골병, manubrium sterni), 가슴뼈몸통(흉골체, mesosternum), 칼돌기로 구성되며 가슴뼈 위쪽을 가슴뼈자루라 하고, 아래쪽의 연골성 돌기인 칼돌기(검상돌기, xiphoid process)를 제외한 부분을 가슴뼈몸통이라고 한다. 가슴뼈몸통과 가슴뼈자루가 접하는 돌출된 부위를 'Louis의 각'이라 하는데 2번째 갈비뼈와 만나는 부위로서 가슴 앞쪽의 골격 지표로 사용된다(그림 3-5).

등쪽의 중앙부에서는 12개의 척추돌기가 위치하고, 척추와 12개의 갈비뼈가 만나는 작은관절들이 양측으로 있으며, 갈비뼈(늑골, rib)들이 앞쪽으로 둘러싸며 가슴안을 형성한다. 위쪽의 5개 갈비뼈는 가슴뼈와 연결되어 있고, 6번째부터 10번째까지의 갈비뼈는 안쪽에서 갈비뼈활(늑골궁, costal arch)이라는 연골로 된 조직에 연결되어 가슴뼈의 아랫부분에 이어진다. 11번째나 12번째 갈비뼈는 '뜬갈비뼈'라 하며, 가슴뼈와 연결되지 않는다. 이 갈비뼈활은 가슴의 아래쪽과 복부의 위쪽에서 쉽게 만져진다. 남자의 젖꼭지는 해부학적으로 4–5번째 갈비뼈에 위치하고, 여자의 경우에는 유방의 크기에 따라 젖꼭지의 위치도 변하지만 유방의 중심은 4–5번째 갈비뼈 위치에 있다.

등쪽에서 보면 거대한 근육들로 싸여있는 곳에 어깨뼈가 놓여있는 것을 볼 수 있다(그림 3-6). 환자가 서거나 앉아도 2개의 어깨뼈 위치는 거의 비슷하게 유지되며, 어깨뼈의 아래쪽 끝이 제7등뼈에 해당한다. 척추와 10번째 갈비뼈가 이루는 각을 '갈비척추각'이라 하며, 신장은 이 갈비척추각을 이루는 배부 근육의 안쪽인 후복막강에 위치한다. 가로막은 배안과 가슴안을 가르는 근육으로 원형의 돔을 이루며 가로막 신경에 의하여 조절되고 호흡에 관여한다. 앞쪽으로는 갈비뼈활에 연결되고, 뒤쪽으로는 허리뼈에 부착되어 있는데 보이거나 만져지지 않는다.

가슴에는 심장과 폐가 있는데 심장은 가슴뼈 바로 뒤쪽에 있다(그림 3-7). 심장은 앞쪽으로 제2갈비뼈에서 제6갈비뼈까지, 뒤쪽으로는 제5등뼈에서 제8등뼈까지 걸쳐 있으며, 정상적인 심장의 아래쪽은 빗장뼈의 중앙선에서 왼쪽으로 치우쳐 있으나 심장질환에 의해 심장이 커지거나 작아질 수 있다. 커다란 혈관들이 심장으로부터 나와서 가슴을 지나가고 있다. 척추관의 오른쪽에는 위대정맥과 아래대정맥이 있어 신체의 혈액을 심장으로 보내고 있다. 가슴뼈자루 바로 아래쪽에 대동맥활(대동맥궁, aortic arch)이 있으며, 폐동맥의 기시부가 있다. 대동맥활은 척주관의 왼쪽을 따라 배안으로 내려간다. 식도는 이 혈관들의 뒤쪽이지만 척주관의 바로 앞쪽에 있다. 심장, 대혈관, 식도 등의 나머지 부분은 모두 폐가 차지하고 있다. 폐는 앞쪽으로 칼돌기가 있는 부분까지, 뒤쪽으로는 제12등뼈 부위까지 내려가 있다.

가슴 촉진 시 가장 좋은 기준은 갈비뼈이다. 빗장뼈에 의해 가려있는 제1갈비뼈를 제외하고는 모두 쉽게 만져지고, 양측 빗장뼈와 가슴뼈도 쉽게 만질 수 있다. 빗장뼈 최상단은 목정맥구멍패임이라 한다. 루이스 각은 2–3번째 갈비뼈 사이에서 쉽게 만져진다. 아래쪽으로는

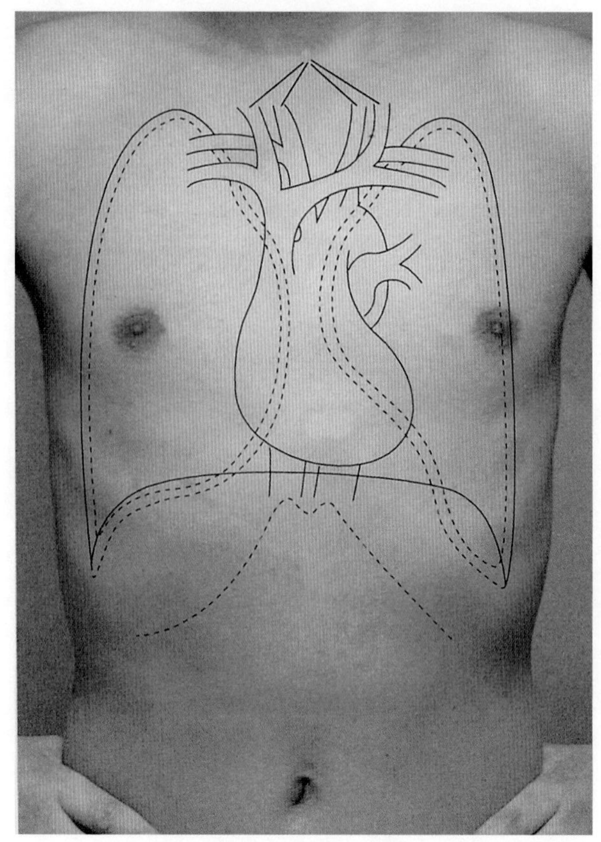

• 그림 3-7 가슴 앞쪽의 표면 안쪽에 있는 주요 장기의 위치

갈비뼈활이 양쪽 앞쪽 가슴벽에서 쉽게 촉지되며, 중앙부에서는 칼돌기의 끝이 단단하게 만져지며 좋은 지표가 된다.

5. 배 (Abdomen)

배는 가슴에 이어 두 번째로 큰 체강으로 내부에는 소화와 배설에 관계하는 주요 기관들이 위치한다. 배안은 가로막에 의해 가슴과 분리되어 있으며, 앞면과 뒷면은 두꺼운 근육질인 복벽으로 지지되어 있다. 배는 아래쪽으로 두덩뼈(pubic bone) 결합에서 엉치뼈(천골, sacrum)에 이르는 가상적인 면을 기준으로 골반강과 다시 구분된다. 많은 기관들이 배안과 골반안 내에 있으며, 이 두

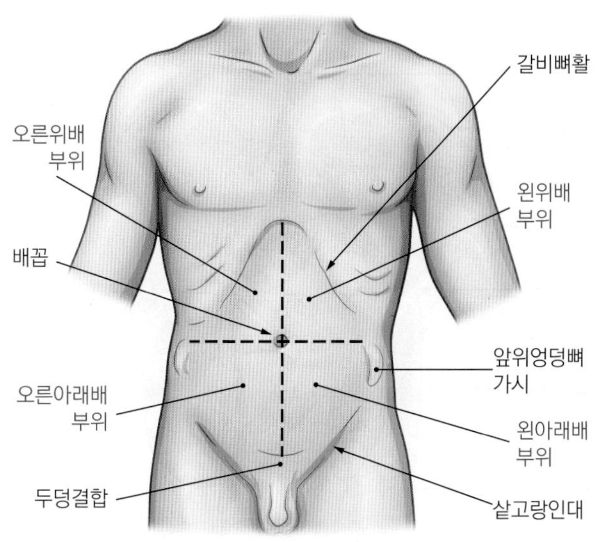

● 그림 3-8 배에서 배꼽을 중심으로 한 구분은 중요한 지표로 이용된다.

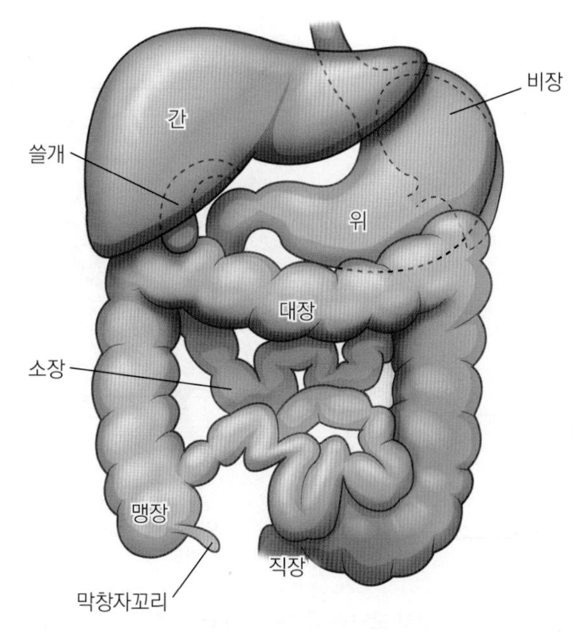

● 그림 3-9 복부에 위치하는 주요 장기의 위치

체강의 구별은 외형에 의해 가능하다.

배를 구분하는 가장 간단하고 흔한 방법은 배꼽을 중심으로 두 개의 가상선을 수직과 수평으로 그어서 가상의 4부위로 구분하는 것으로 복벽이 우상복부, 우하복부, 좌상 복부, 좌하복부로 나뉜다(그림 3-8). 여기에서 왼쪽과 오른쪽은 검사자를 중심으로 한 것이 아니라 피검자를 중심으로 표기한 것이다. 각 부위에서 나타나는 동통은 보통 그 부위 내에 속하는 장기의 질환과 연관이 있으므로 검사자가 손상이나 질환의 부위를 손쉽게 예측하게 한다. 우상 복부에 속하는 장기는 간, 담낭 그리고 대장의 일부 등이다. 간은 보통 제8번째 갈비뼈에서 제12번째 갈비뼈들에 의하여 보호되며, 배안의 위쪽에 걸쳐 놓여 있으므로 이 부위의 외상이 종종 간 손상으로 이어지기도 한다. 좌상복부에는 위, 비장 그리고 대장의 일부가 있다. 위와 비장은 왼쪽 갈비뼈각으로 거의 완전히 보호되어 있으며, 비장은 제9번째 갈비뼈에서 제11번째 갈비뼈 바로 뒤쪽에서 가쪽면으로 치우쳐 있으므로 이 부위의 갈비뼈 골절은 비장 파열을 유발할 수도 있다. 우하복부는 상행결장과 맹장을 포함한다. 막창자꼬리는 맹장의 아래에 있는 작은 원추형의 구조인데 막창자꼬리에 염증이 생기는 막창자꼬리염이 우하복부의 동통과 압통의 가장 흔한 원인이다. 좌하복부에는 하행결장과 S자 결장이 위치한다(그림 3-9).

복부장기들은 하나 이상의 부위에 걸쳐 있다. 예를 들면, 소장은 배꼽을 중심으로 4개의 부위에 두루 걸쳐 있다. 방광은 복부 중앙의 두덩뼈돌기 바로 뒤쪽에 있으며, 하복부에 걸쳐 있다. 췌장은 복강 뒤쪽의 상복부에 위치하며, 신장도 배안의 뒤쪽에 놓여 있다. 신장은 배꼽 위쪽에 제11갈비뼈에서 제3요추에 걸쳐 있고, 갈비척추각에서 약 11 cm 길이로 놓여 있다(그림 3-6). 중요한 국소 해부학적 구조물은 갈비뼈활, 배꼽, 앞위엉덩뼈가시(anterior superior iliac spine), 엉덩뼈능선(iliac crest) 및 두덩결합 등이다. 갈비뼈활은 앞서 말했듯이 제6갈비뼈에서 제10갈비뼈까지 서로 융합되어 있는 구조로 복부의 위쪽 위치에 해당하며 엉덩뼈능선의 위쪽과 대략 비슷한 위치이다. 앞위엉덩뼈가시는 단단한 골격

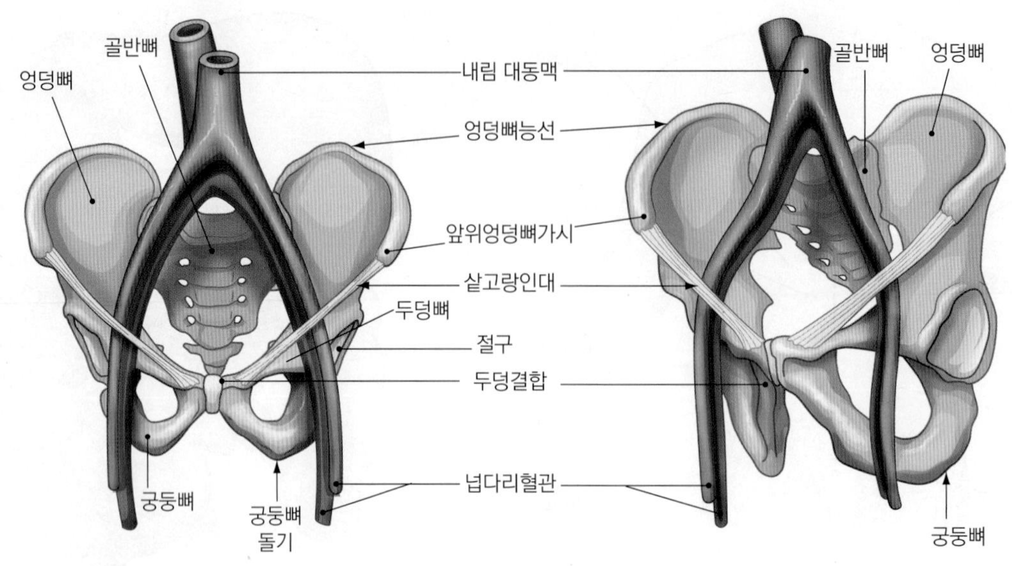

• 그림 3-10 고리 모양의 골반강은 여러 구조로 구성되어 있고, 엉덩관절은 소켓모양의 구조를 가지고 있다. 샅고랑인대는 넙다리동맥 위에 있어서 혈관을 보호한다.

돌출부로서 하복부 양쪽에 위치하고, 배 중앙의 아래쪽 중심은 두덩결합으로서 단단한 구조를 이루고 있다. 이 두덩결합과 앞위엉덩뼈가시를 잇는 가상선의 양측으로 샅고랑인대가 만져지는데, 그 밑으로 넙다리혈관들이 지나가고 있다. 배의 뒷면에서는 배의 구분을 적용하지 않는다. 뒤엉덩뼈능선은 제5허리뼈의 위치와 일치하며 갈비뼈와 척추가 갈비척추각을 이루고 있다.

6. 골반안 (Pelvic cavity)

골반안은 엉치뼈와 2개의 골반뼈로 이루어진 고리 모양을 하고 있다. 골반뼈는 마치 머리뼈처럼 서로 단단하게 융합되어 있으며, 엉덩뼈, 두덩뼈, 궁둥뼈로 구성된다(그림 3-10). 골반안은 위로 궁둥뼈와 두덩결합부에 이르는 가상면과 접해 있고, 양쪽 벽은 골반뼈의 내면과 닿아있으며, 아래쪽은 골반안 출구를 이루는 근육들과 직장, 여성생식기(질), 비뇨기계(요도) 등으로 이루어져 있다. 골반은 아래쪽 소화기 장기(직장 및 S자 결장), 여성생식기계와 방광이 위치한다.

앞면에서 골격지표가 되는 것은 두덩결합과 앞위엉덩뼈가시로 이 두 구조에 샅고랑인대가 연결되어 있는데 마른 사람에서는 인대가 만져진다. 이 인대의 중앙부 바로 아래에서 넙다리쪽으로 진행하는 넙다리동맥이 촉지된다. 앞위엉덩뼈가시에서 측후면으로 만져지는 골격구조를 엉덩뼈능선이라 한다.

뒤쪽으로 골반은 편평해지고, 뒷면의 중앙 아래에서 엉치뼈를 만질 수 있다. 엉치뼈가 이어지는 부위를 엉치엉덩관절(천장관절)이라 하고, 앉은 자세일 때 엉덩이 중앙에서 잘 만져진다. 이들 돌출부를 궁둥뼈돌기라 하는데 가쪽면에 다리의 주요 지배신경인 궁둥신경이 위치한다.

7. 다리

넙다리, 종아리, 발은 다리를 이루는 세 가지 구조이며, 넙다리뼈와 골반을 연결하는 엉덩관절과 넙다리뼈와 정

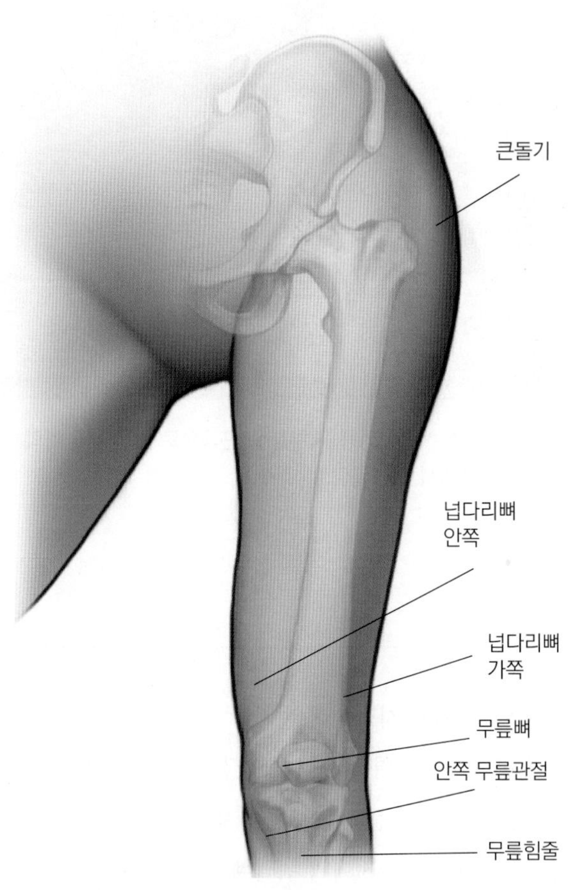

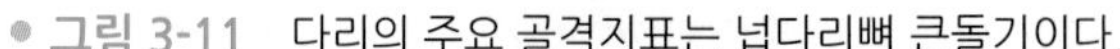

● 그림 3-11 다리의 주요 골격지표는 넙다리뼈 큰돌기이다.

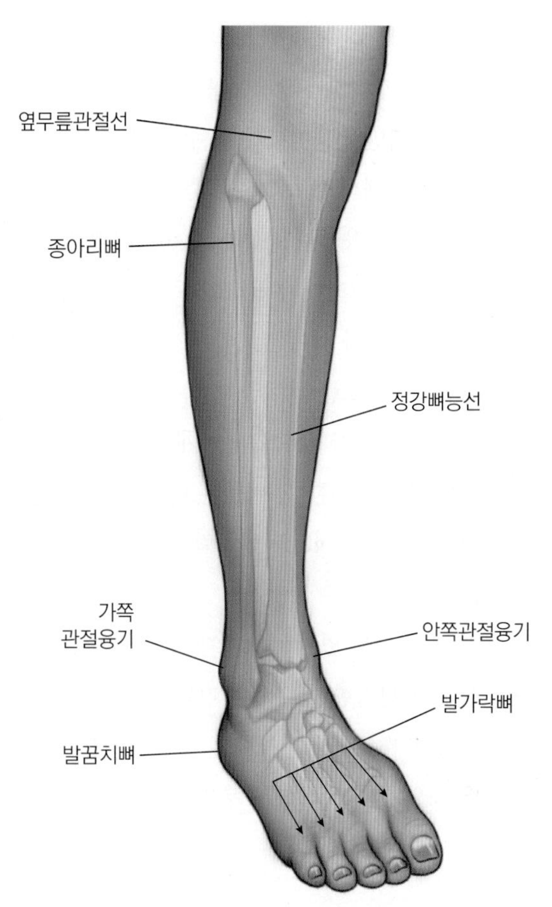

● 그림 3-12 골격 돌출부가 표시된 다리와 발의 앞가쪽면

강뼈가 이루는 무릎관절, 종아리와 발이 이루는 발목관절로 이루어져 있다. 엉덩관절 바로 아래쪽에 양측면으로 만져지는 골돌출부를 큰돌기라 하며, 환자를 검사할 때 양쪽을 비교해서 골절이나 탈구 여부를 판정한다(그림 3-11).

넙다리뼈는 넙다리를 지지하는 골격으로 커다란 근육들로 싸여 있으며, 큰돌기 이외에는 만져지지 않는다. 무릎관절쪽으로 내려가면 안쪽, 가쪽융기를 만질 수 있고, 앞쪽으로는 넙다리네갈래근, 뒤쪽으로는 넙다리뒤근육이 있다.

무릎뼈는 넙다리네갈래근의 인대 속에 있는 특수화된 골구조로서 무릎관절의 앞부분을 보호하고 있다. 정상적으로는 넙다리뼈의 앞쪽에 있는 골구조가 원활히 움직이도록 하는데, 넙다리뼈의 먼쪽부분에 원형과 사이에 놓여 있다. 무릎관절은 위로는 넙다리뼈와 연결되며, 앞으로는 무릎뼈가 위치하고, 아래는 정강뼈와 연결되는데 실제 위치는 무릎뼈로부터 2.5 cm 아래에 있다. 이 관절은 무릎을 90°로 굴곡시켜 보면 무릎힘줄의 양측면에서 만져진다.

다리는 무릎뼈와 발목관절까지를 말하며 정강뼈와 종아리뼈로 지지되어 있다(그림 3-12). 정강뼈 위쪽면은 무릎관절을 이루고 있으며, 다리 전반에 걸쳐 정강뼈능선을 따라 정강뼈조면이 피하에서 쉽게 촉지된다. 종아리뼈는 다리의 가쪽으로 존재하며 종아리뼈의 둥근 머리부분이 무릎관절 가쪽면에서 90° 굴곡 시 쉽게 만져진다. 이 구조 바로 아래로 종아리뼈신경이 지나는데 이것이 발목관절(ankle joint)의 운동과 발의 감각을 담당한다. 이 부위에 손상이 가해지거나 부목 등으로 심한 압박을 가하게 되면 영구적인 신경마비가 올 수 있다.

발목관절은 정강뼈의 먼쪽부분 돌출부에서 시작되는데 정강뼈가 안쪽관절융기를 형성하고, 종아리뼈가 가쪽관절융기를 이룬다. 이러한 두 구조가 족관절의 형태를 이루어 관찰이나 촉지가 용이한 목말뼈(거골, talus)와 관절을 이루고, 그 아래로는 발뒤꿈치뼈는 발뒤꿈치를 형성한다. 목말뼈와 발뒤꿈치뼈는 다섯 개의 서로 다른 발가락뼈와 함께 발을 지지한다. 이들은 다섯 개의 발허리뼈(중족골, metatarsal bone)와 발가락뼈로 이어져 발의 끝을 완성한다.

시진은 다리 검사에 있어 중요한데 검사자가 손상된 다리를 포함해서 건강한 반대쪽의 다리까지 두 다리를 비교하여 외형이나 상태를 검사해야 한다. 골격 지표들의 촉진은 국소압통을 호소하는 부위를 촉진하는 것과 함께 촉진 검사에서 중요하다.

8. 어깨뼈

어깨뼈(scapula) 부위는 앞쪽으로 빗장뼈 뒤쪽으로는 어깨뼈, 가쪽 위면은 위팔뼈 위로 구성되어 있다. 빗장뼈는 가슴의 가슴-빗장뼈(Sternoclavicular joint)에 단단하게 붙어 있다(그림 3-13). 빗장뼈는 가슴뼈부터 어깨뼈까지의 연결하는 골격구조로서 쉽게 촉지할 수 있다. 어깨뼈의 봉우리돌기는 이 부위의 원형 측면을 이루고 봉우리빗장뼈관절에서 서로 만난다. 어깨뼈는 크고 넓은 납작뼈(flat bone)로서 가슴의 뒷벽을 이루며, 비교적 큰 근육들로 싸여 있으므로 골격 부위는 일부만 촉지할 수 있다. 봉우리돌기는 어깨뼈 부위의 측면에서 만져지는데 어깨뼈의 가시돌기로 이행된다(그림 3-6). 어깨뼈 부위의 외형은 특별한 돌출이 보이지 않는 부드러운 원형으로 위팔뼈머리에 의해서 형성된 것이다.

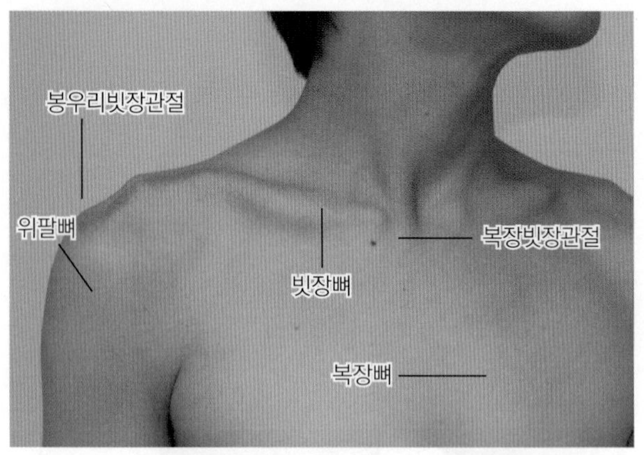

• 그림 3-13 어깨의 둥근 부분은 근육으로 덮인 위팔뼈의 머리 부분에 의해서 형성된다.

9. 팔

어깨뼈부위에서 시작되어 손가락 끝까지의 부분을 팔이라고 한다. 팔은 위팔뼈, 팔꿉관절, 노뼈, 자뼈, 손목관절, 손, 손가락뼈 등으로 이루어져 있다. 위팔은 어깨관절부터 팔꿉관절까지이며 위팔뼈로 지지되며, 위팔두갈래근과 세갈래근 등으로 싸여 있어서 넙다리뼈와 마찬가지로 외부에서 촉지하기 어렵다. 팔꿉관절부위로 가면 안쪽, 가쪽위관절융기가 팔꿉관절 위쪽에서 촉지된다(그림 3-14). 팔꿉관절은 위팔뼈와 아래팔의 노뼈 및 자뼈로 이루어진다. 자뼈의 팔꿈치 머리는 팔꿉관절 뒷부분에 쉽게 만질 수 있고, 볼 수도 있는 구조이다.

아래팔은 자뼈(ulna)와 노뼈(radius)로 구성되어 있는데, 자뼈는 몸쪽부분이 크고 노뼈는 먼쪽부분이 더 크다. 팔꿉관절의 경우는 자뼈의 갈고리돌기(coronoid process)가 주로 대부분의 관절면을 이루고 있으며, 이 골격은 아래팔의 뒤쪽을 따라 쉽게 촉진할 수 있다. 노뼈의 경우는 대부분 근육에 싸여 있기 때문에 먼쪽 부분 1/3에 해당하는 손목관절 부위를 제외하고는 잘 촉지되지 않는다. 발목관절과 유사하게 노뼈와 자뼈가 이루는 관절면은 소켓모양을 이루고 있다. 손목관절 양측으로 위치하는 자뼈붓돌기는 제5손가락 쪽에 있으며, 노뼈붓

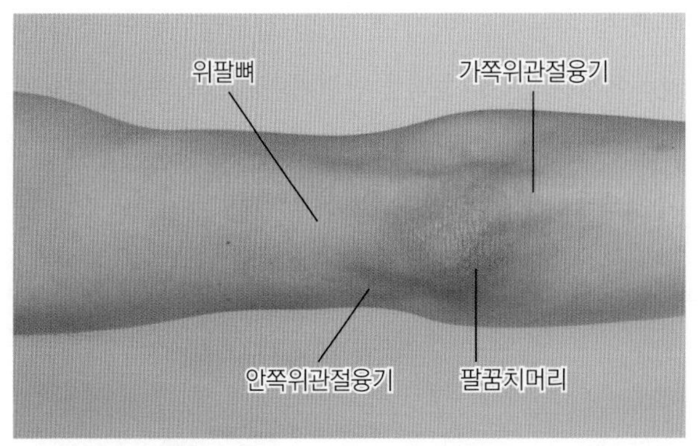

• 그림 3-14 안쪽위관절융기와 자뼈의 팔꿈치 머리의 돌출을 보여주는 팔꿉관절의 앞면

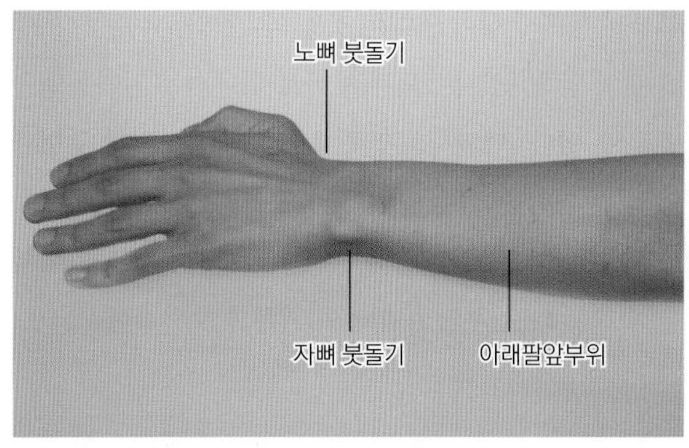

• 그림 3-15 아래팔, 손목, 손의 배측면

돌기(radial styloid)는 제1손가락 쪽에 있다. 동시에 이 두 구조를 촉지하면 노뼈붓돌기가 1 cm 정도 더 먼쪽부분에 있다는 것을 알 수 있다.

손목에는 8개의 손목뼈(carpal bone)가 있으며, 이들은 각각의 손허리뼈(metacarpal, 중수골) 시점이 되며, 손바닥과 손등 부위를 이룬다. 엄지는 2개의 손가락뼈로 이루어져 있으며, 나머지는 3개의 손가락뼈로 이루어져 있다(그림 3-15).

다리와 마찬가지로 반대쪽 팔과 비교하면서 팔을 주의 깊게 시진하면 손상이나 기형을 알아낼 수 있고, 여러 골격 지표(빗장뼈, 붓돌기, 손허리뼈, 손가락뼈)들을 촉진해 봄으로써 손상에 의한 압통 부위를 구분할 수 있다.

10. 동맥점

동맥 중에서도 피부에 가까이 지나가거나 단단한 골격 구조 위로 지나가는 동맥인 경우에는 맥박을 감지할 수 있다. 이러한 지점들을 동맥점이라 하는데, 과거에는 이러한 점들이 출혈 시 압박을 통해 지혈을 할 수 있는 곳이라고 믿어왔다. 그러나 이것은 실제로 병소에 이르는 혈관이 1개만 있는 것이 아니기 때문에 틀렸다고 말할 수 있다. 따라서 병소의 국소적 압박이 가장 좋은 지혈법이 되고, 동맥점들을 압박함으로써 출혈의 양을 감소시킬 수 있다. 주요한 동맥점을 그림 3-16에 설명하였으며 이 동맥점을 촉진하여 심혈관기능을 검사할 수 있다. 손상 후에 동맥점에서 맥박을 촉진할 수 없다면, 몸쪽

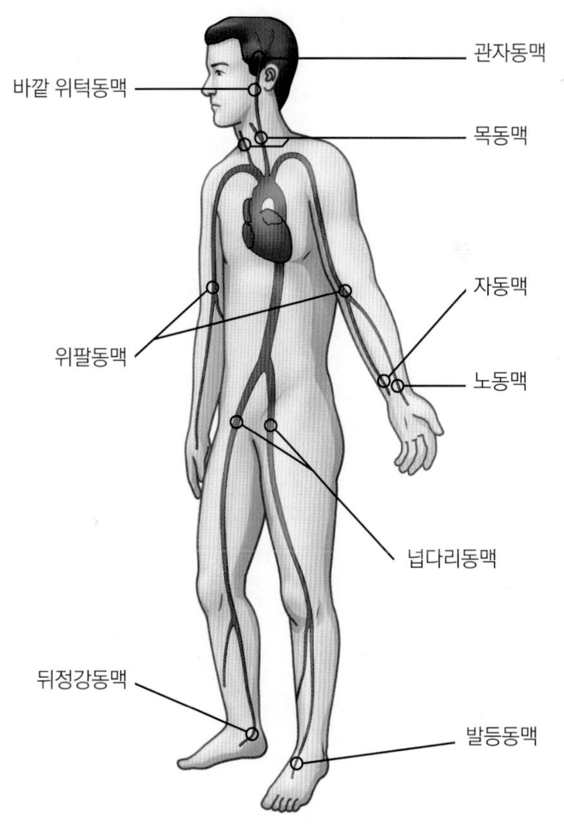

• 그림 3-16 주요 동맥점

부분에 동맥 손상이 있다는 것을 의미한다.

귀의 앞쪽 윗부분, 턱관절 바로 위에서는 관자동맥을 만질 수 있다. 턱뼈각의 안쪽에서는 얼굴 부위에 주혈관인 바깥 위턱동맥을, 인후의 바로 측면에서는 목동맥을 만질 수 있다. 팔꿉관절의 안쪽으로 5 cm 정도 위에서는 위팔동맥을, 붓돌기 위쪽의 왼쪽과 오른쪽에서는 노동맥 및 자동맥을 만질 수 있다. 샅고랑인대의 중앙 아래쪽에서는 넙다리동맥을 만질 수 있고, 안쪽위관절융기 바로 뒤쪽에서는 뒤정강동맥을 제1, 2 발가락뼈 사이에서는 발등동맥을 만질 수 있다.

당신이 응급구조사라면

1. 환자를 치료하는 다른 응급구조사와 대화시 적절한 의학용어를 사용하여야 한다.
2. 갈비척추각은 척추와 10번째 갈비뼈에 의해 이루어진다. 갈비척추각의 뒤쪽벽 근육의 안쪽에는 어떤 장기가 있는가?
3. 무릎뼈는 정강뼈의 먼쪽에 있는가? 몸쪽에 있는가? 무릎뼈는 신체의 위쪽에 위치하는가? 아래쪽에 위치하는가?
4. 가슴에는 어떤 장기들이 있으며, 배와 가슴을 구분하는 것은 어떤 장기인가?
5. 복부장기의 위치를 기술하라.

호흡계

응급구조와 응급처치
RESCUE AND EMERGENCY CARE

개요

호흡계(Respiratory system)는 폐(Lung)와 기관(Trachea), 기관지(Bronchi), 후두(Larynx) 등 호흡에 관여하는 기관으로 구성된다. 호흡계의 기능은 혈액에 산소를 공급하고 이산화탄소를 제거하는 것으로 산소와 이산화탄소는 폐포(alveolar)와 폐모세혈관 사이에서 교환된다. 기도나 폐에 손상이나 질병이 발생하면, 가벼운 호흡곤란에서부터 심각한 호흡부전에 의한 사망에 이르기까지 다양한 임상양상이 발생할 수 있다. 의식이 없는 환자에서 가장 우선적인 응급처치는 환자의 기도를 유지하고 호흡을 보조하는 것이다. 또한 다양한 호흡계 응급질환을 이해하고 효과적으로 치료하려면 호흡계의 구조와 기능을 잘 알고 있어야 한다. Chapter 04는 산소와 이산화탄소의 교환을 포함한 호흡과정에 대한 전반적인 내용이다. 특히 기도와 폐의 기능, 호흡이 이루어지는 기전, 가로막(Diaphragm)과 갈비사이근(Intercostal muscle)의 역할에 대한 설명이 기술되어 있다. 또한 Chapter 04의 마지막 부분은 중추신경계에 의한 호흡 조절에서 동맥혈 이산화탄소 농도의 역할에 대해서도 언급하였다.

목표

- 폐포와 폐모세혈관에서 일어나는 산소와 이산화탄소의 교환과정을 알아야 한다.
- 호흡과정에서 기도와 폐의 역할을 설명할 수 있어야 한다.
- 호흡의 기전에서 가로막과 갈비사이근의 역할을 알아야 한다.
- 중추신경계에 의한 호흡조절과정에서 동맥혈 이산화탄소와 산소 농도의 역할을 설명하고 그 임상적 의의를 알아야 한다.

1. 호흡과정

가슴우리(흉곽, thoracic cage)는 신체 내 2개의 주요 체강 중 위쪽에 있으며, 앞면과 위, 뒷면에는 갈비뼈(rib), 아래로는 가로막으로 경계지어진다. 빗장뼈(clavicle)는 가슴우리 앞면의 가장 위쪽을 가로지른다. 가슴우리엔 양측에 하나씩의 폐가 있고, 양측 폐 사이에 있는 가슴세로칸(종격동, mediastinum)에는 심장, 대동맥, 대정맥, 식도, 기관과 주요 기관지 그리고 많은 신경이 존재한다(**그림 4-1**).

호흡계는 신체 중 호흡 즉 숨을 쉬는 과정에 관여하는 모든 구조물로 구성된다. 엄밀히 말하면, 호흡계는 코,

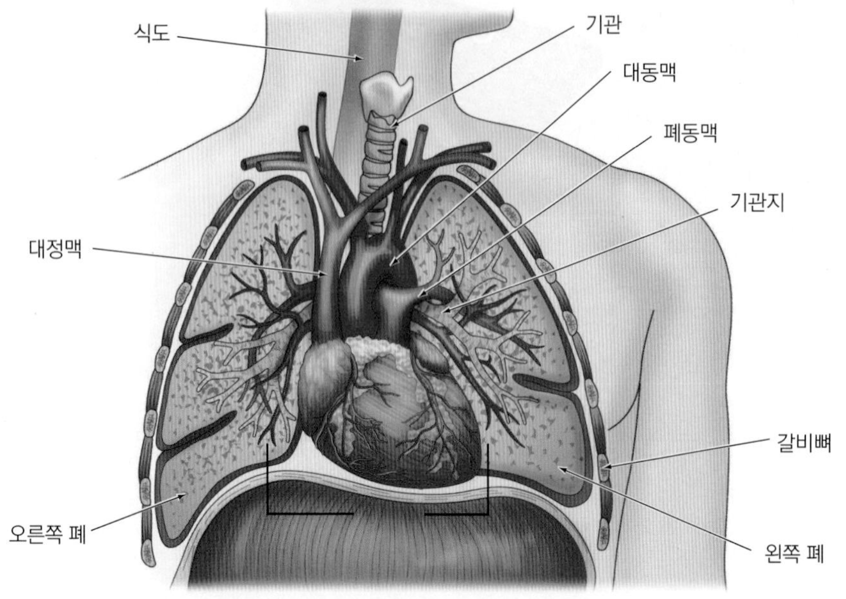

• 그림 4-1 가슴우리의 해부학적 구조

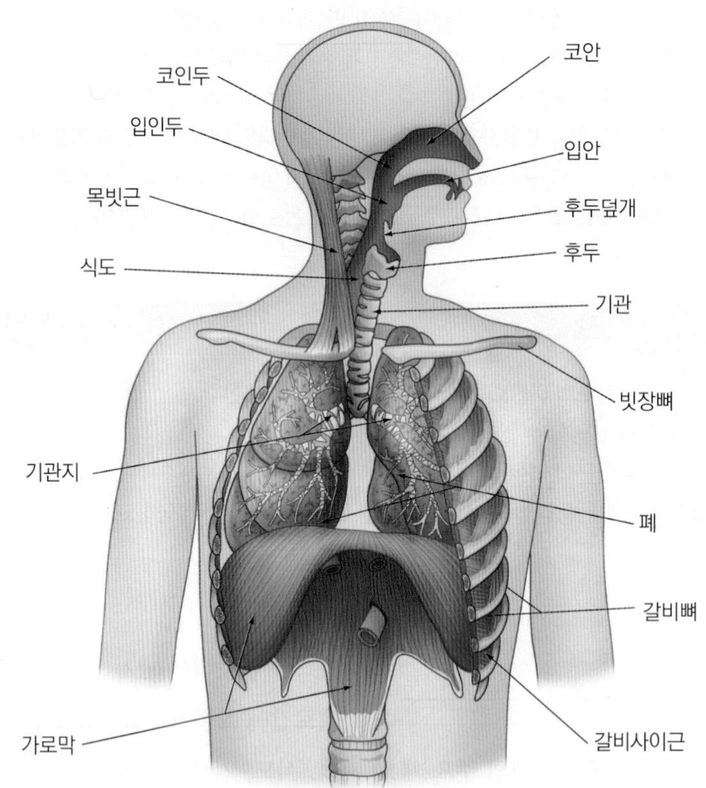

• 그림 4-2 호흡계통의 해부학적 구조

입, 인두, 후두, 기관, 기관지 등 공기가 통과하는 모든 곳과 폐를 총괄하여 포함하는 기관이다(그림 4-2). 폐에서는 산소가 혈액으로 들어가고 이산화탄소가 혈액으로부터 제거되어 대기로 배출된다. 폐로 공기가 들어오고 나가는 현상은 중추신경계에 의한 호흡조절작용에 의하여 가로막, 흉벽의 근육, 갈비사이근 등의 움직임에 의하여 발생한다.

1) 산소와 이산화탄소의 교환

인체의 모든 살아 있는 세포는 생존에 필요한 에너지를 생성하기 위하여 일련의 화학과정을 수행하고 있으며, 이러한 과정을 통칭하여 '대사'라고 한다. 대사과정 중 각 세포들은 산소를 이용하여 에너지를 얻고, 이산화탄소와 대사 폐기물을 만들어 낸다. 이 기본적인 화학반응은 모든 세포에서 일어난다.

$C_6H_{12}O_6$(포도당) + $6O_2$(산소)
= $6CO_2$(이산화탄소) + $6H_2O$(물) + Energy

대사과정이 일어나지 않는 세포는 이미 사멸했거나 기능이상으로 결국 사멸하게 된다. 인체의 모든 세포는 생존 하기 위하여 규칙적인 산소공급을 필요로 한다. 세포의 종류에 따라 일시적으로 산소공급이 중단되더라도 심각한 세포손상이 발생하지 않는 세포가 있는가 하면, 어떤 세포의 경우에는 항상 산소공급을 필요로 하며 일시적인 산소 공급의 중단에도 심각한 세포손상이 발생할 수 있다. 산소 공급이 중단되었을 때 손상받을 수 있는 대표적인 기관은 뇌와 심장이다. 심장의 세포는 산소공급이 수 분 이상 중단되면 손상이 시작되고 30분 이상 중단되면 세포 괴사가 발생한다. 뇌와 신경 세포는 산소공급이 중단된 4-6분 후면 괴사가 시작된다. 괴사된 세포는 재생되거나 대치될 수 없으므로 일단 손상된 후에는 영구적인 변화가 초래된다.

혈액은 모세혈관을 통과하면서 조직으로 산소를 공급하고 조직에서 생성된 이산화탄소를 흡수하여 정맥으로 돌아온다. 정맥혈은 오른심방으로 모였다가 오른심실의 수축에 의해 폐동맥을 통해 폐의 혈관으로 보내진다. 폐에 도달한 혈액은 폐의 모세혈관이 형성하는 미세망으로 들어가는데, 이 모세혈관은 폐포와 아주 밀접하게 연접하여 있기 때문에 혈액과 폐포 사이에 쉽게 가스교환이 이루어진다. 가스교환을 하기 이전의 혈액은 이산화탄소압이 높고, 산소압이 낮으므로, 이산화탄소압이 낮고 산소압이 높은 폐포 사이에서 가스교환이 이루어진다. 가스교환의 결과로 혈액의 산소압은 높아지고 이산화탄소압은 낮아지게 된다. 가스교환을 마친 혈액은 폐정맥을 통해 왼심방으로 들어온 후, 왼심실로 들어가 대동맥으로 박출되어 전신으로 나가게 된다.

폐의 모세혈관은 폐포 벽에 연접하고 있으며, 폐포와 모세혈관 사이에 위치한 벽은 조직학적으로는 다섯층으로 분류되는 아주 얇은 막이다. 산소와 이산화탄소는 폐포와 모세혈관 사이의 막을 통하여 쉽게 확산된다. 산소는 폐로부터 모세혈관 벽을 통과하여 혈액으로 들어가고, 혈액으로부터 모세혈관 벽을 통과하여 조직세포로 들어간다. 이산화탄소는 이것과 반대되는 과정을 거친 후 폐로부터 호기에 의하여 대기로 배출된다(그림 4-3).

흡기된 산소가 인체의 혈관계를 통과하면서 모두 조직으로 추출되는 것은 아니다. 호기 가스는 16%의 산소, 5%의 이산화탄소를 함유하고, 나머지는 질소이다. 그러나 호기 가스에 포함된 16%의 산소 농도로도 심정지 환자를 인공 호흡하면 환자에게 필요한 산소를 공급하기에 충분하다.

2) 기도 (Airway)

상기도는 코, 입, 인두를 포함한다. 인두의 아래쪽에서

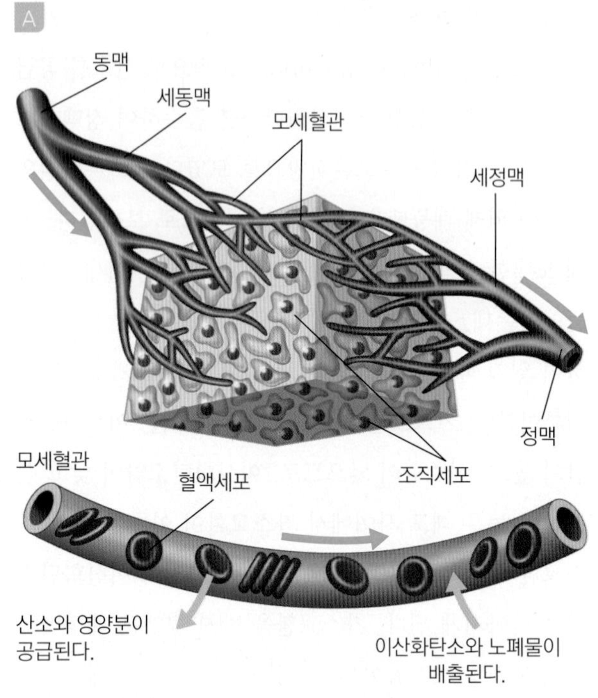

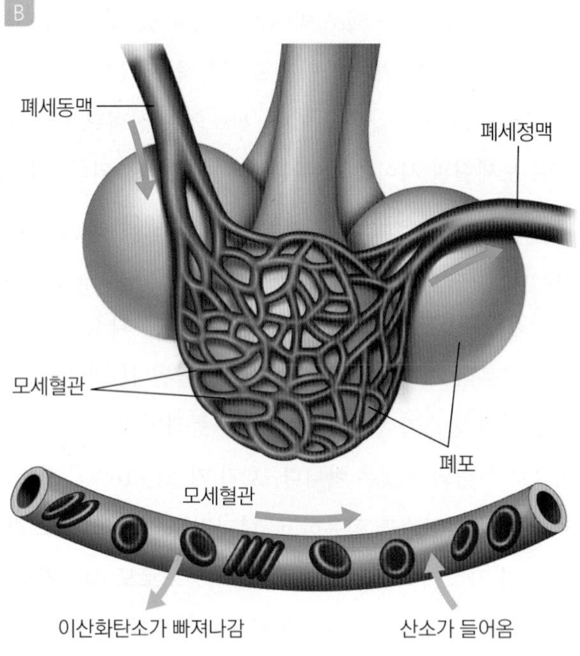

• 그림 4-3 조직과 폐에서의 가스 교환 과정. **A.** 조직에서의 가스교환. 산소는 혈액으로부터 모세혈관을 거쳐 조직세포를 이동하며, 이산화탄소는 조직으로부터 모세혈관을 거쳐 혈액으로 이동한다. **B.** 폐에서의 가스교환. 산소는 폐포로부터 혈액으로 확산되고, 혈액의 이산화 탄소는 폐포로 이동하여 배출된다.

는 뒤쪽에 식도, 앞쪽으로 기관이 위치하여 서로 나뉜다. 음식과 액체는 인두를 통과하여 식도로 들어가고, 공기 등의 가스는 기관을 통과하여 폐로 간다(**그림 4-4**).

기관 입구의 경계에는 후두개라고 불리는 얇은 낙엽상의 밸브가 위치한다. 이 밸브의 역할은 공기를 기관으로 들어가도록 하고 음식이나 액체는 들어가는 것을 방지한다. 기관을 통해 들어온 공기는 후두덮개(후두개, epiglottis)를 지나 후두, 기관으로 들어간다. 하부기도의 첫 부분은 후두인데 이곳은 작은뼈, 연골, 근육 그리고 두 개의 성문(glottis)으로 구성된 복잡한 구조를 가지고 있다. 후두는 이물질이나 액체 물질에 접촉되면 극도로 심한 반사작용이 유발되어 극심한 기침, 성대 수축 등이 발생한다. '아담의 사과' 또는 '방패연골(thyroid cartilage)'이라고 불리는 목의 융기는 후두의 앞쪽에 위치한

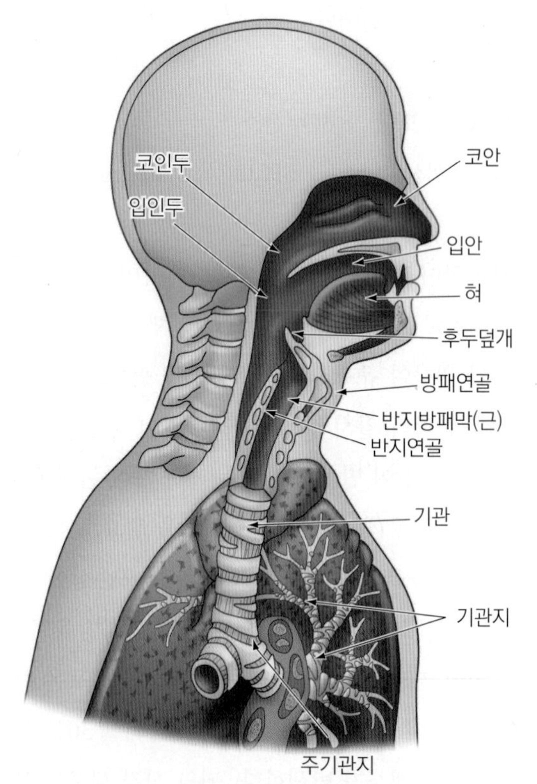

• 그림 4-4 상기도는 후두의 위쪽인 코, 입, 인두이며, 하부기도는 후두, 기관, 주요 기관지를 말한다.

다. 성대는 작은 근육에 의하여 열리고 닫히는데, 소리는 공기가 성대를 지나며 진동을 유발함에 따라 생겨나며 소리의 고저는 성대의 열리고 닫힘에 의하여 결정된다. 후두에 손가락을 가볍게 댄 채 말하거나 노래를 불러보면 성대의 진동을 느낄 수 있다. 성대는 단순히 소리를 내는 기관이며, 단어 등의 언어 구사는 입술과 입안 근육의 조절에 의하여 가능하다.

방패연골의 바로 아래부위에는 반지연골(cricoid cartilage)이 촉지되는데, 반지연골의 두 융기 사이에는 반지방패막(cricothyroid membrane)이 위치한다. 상기도는 후두의 윈쪽인 코, 입, 인두이며, 하부기도는 후두기관, 주요 기관지를 말한다.

반지방패막은 경부의 정중선에 위치한 방패연골의 바로 아래에서 함몰된 구조물로 촉지된다. 반지방패막은 상기도가 폐쇄된 환자에서 응급절개술을 통하여 기도를 확보하는 곳이므로, 응급 기도 확보와 중요한 연관이 있는 구조물이다. 반지연골의 아래쪽에는 기관이 위치하는데, 약 10−12 cm의 길이를 가지며 전면으로는 부분 원을 이루는 연골이 있고 후면으로는 강력한 결체조직으로 구성된 반강직의 관 모양 구조물이다. 기관의 연골이 형성하는 링 부분은 공기가 폐로 드나들 때 기관이 납작해지는 것을 막아준다. 기관의 아래쪽은 윗부분보다 작은 관으로 나뉘면서 끝나는데 이것을 왼쪽, 오른쪽 기관지라 칭하며, 각각 왼쪽, 오른쪽의 폐로 연결된다. 가슴우리 양쪽에는 각기 1개씩의 폐가 있다.

폐는 기관지, 심장에 연결된 대동맥, 대정맥과 폐 인대에 의하여 가슴우리에 매달려 있다. 양쪽의 기관지는 서로 구조가 달라 오른쪽 폐는 3개의 기관지로 나뉘고, 왼쪽은 2개의 기관지가 있다. 각 기관지는 폐 안에서 즉시 가지들을 내어 점차 작은 기도로 나뉜다. 기도는 점점 더 나뉘어 결국 양쪽 폐에 있는 수백만 개의 작은 폐포에 이른다. 건강한 폐는 약 700만 개의 폐포를 갖는다. 폐포의 총 표면적은 농구코트의 1/4 넓이와 같고, 폐포는 산소와 이산화탄소의 교환이 주로 일어나는 곳이다(그림 4−5).

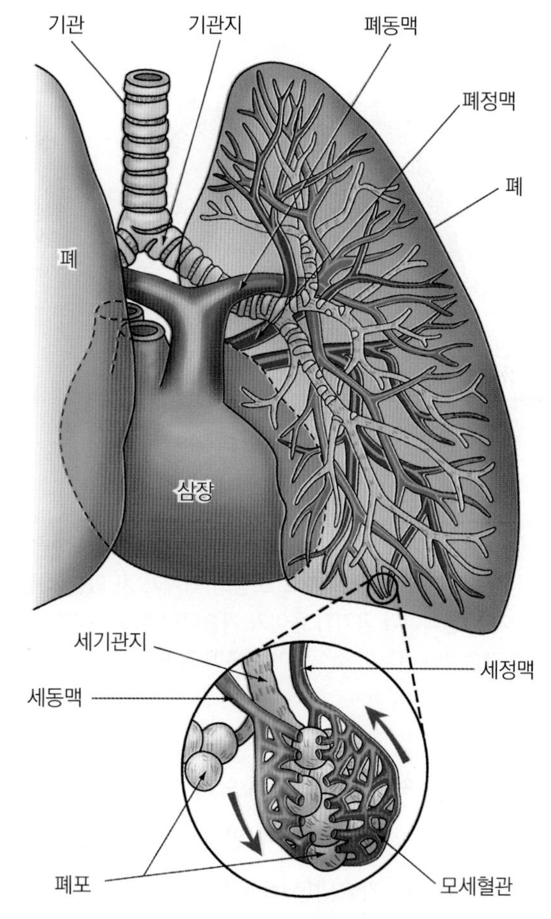

• 그림 4-5 폐에는 수백만 개의 폐포가 있다. 확대된 폐포에서 폐모세 혈관과 폐포의 관계를 알 수 있다.

3) 폐

폐(lung)는 가슴안에 고정되어 있지 않은 부유기관이다. 폐에는 근육이 없으므로 스스로 팽창하거나 수축하지는 못하지만, 흉벽의 움직임에 따라 팽창, 수축된다. 가슴안에서 가슴벽과 폐는 가슴막(pleura)이라고 하는 얇

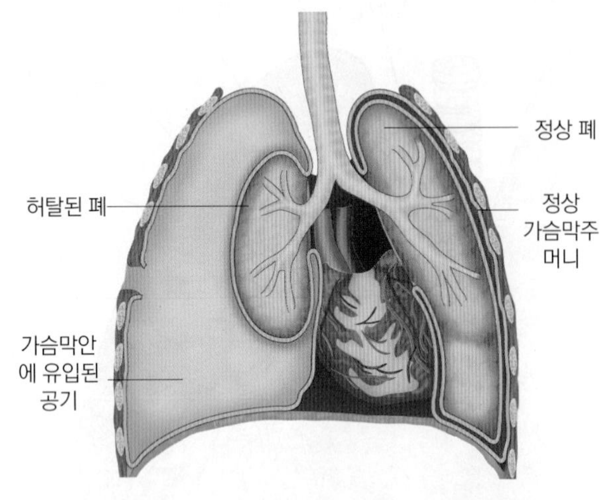

● 그림 4-6 폐를 감싸고 있는 가슴막은 호흡에 필수적인 기관이다. 가슴막 안에는 정상적으로 소량의 액체가 차 있는 비활성 공간이지만 혈액이나 공기가 들어가 가슴막이 서로 분리되면 정상적인 가슴막의 기능이 소실되어 호흡에 장애가 발생한다.

고 반짝이는 조직으로 둘러싸여 있다. 가슴막은 두 겹으로 구성되어 있으며, 바깥쪽에 위치하면서 가슴안을 둘러싸는 막을 체벽 가슴막(parietal pleura)이라 하고, 폐를 둘러싸는 막을 내장 가슴막(visceral pleura)이라 부른다. 체벽 가슴막과 내장 가슴막 사이의 공간을 가슴막안(pleural space)이라 한다. 실제로 두 가슴막 사이의 공간은 얇은 액체층으로 밀착되어 있기 때문에 실질적인 공간이 존재하지는 않는다. 흉벽이 팽창하면 가슴막이 당겨지면서 폐가 팽창된다.

가슴막강은 정상적으로 아주 소량의 액체로 채워져 있지만, 흉벽이나 폐가 손상되어 혈액 또는 공기가 가슴막강으로 유입되면 체벽 가슴막과 내장 가슴막의 사이가 분리되면서 가슴막강의 공간이 넓어지게 된다. 가슴막강에 공기나 액체가 축적되어 가슴막면이 분리되면 정상적인 폐의 팽창기전이 소실될 뿐 아니라, 가슴막강의 압력에 의하여 폐가 눌리게 되므로 정상적인 호흡이 이루어질 수 없다(그림 4-6). 정상 상태에서는 가슴막면이 부드럽고 미끄러우므로 가슴안 내에서 폐가 자유로이 팽창하거나 수축할 수 있으나, 가슴막에 염증이나 섬유화 등의 질병이 발생하면 가슴막면 사이의 마찰이 증가되므로 이러한 운동에 제한을 받게 된다. 가슴막에 염증이 발생하면 환자가 호흡을 할 때 가슴막사이의 마찰로 인하여 마찰음이 들릴 수 있으며, 환자는 체벽 가슴막에 있는 통증신경에 의하여 호흡을 할 때마다 통증을 느끼게 된다. 가슴막의 염증에 의하여 가슴막강에 액체가 고이고 호흡에 따라 통증이 발생하는 질환을 가슴막염(pleuritis)이라 한다.

2. 호흡기전 (Mechanism of respiration)

폐는 근육이 없어서 스스로 움직일 수 없기 때문에 팽창과 수축이 다른 조직에 의하여 수동적으로 이루어진다. 가슴(thorax)과 가로막은 호흡운동을 유지하는 데 가장 중요한 기관이다. 즉 가슴우리와 가로막이 팽창하면 가슴안 내부의 압력이 낮아지면서 폐가 팽창하기 시작하고, 폐의 팽창에 의하여 폐 내부의 압력이 대기의 압력보다 낮아지면 대기가 기관을 통하여 폐로 들어간다. 가슴우리는 근육과 골격으로 이루어져 있는 구조물이다. 가로막과 갈비사이근, 호흡보조근의 수축은 가슴우리를 팽창시키는 방향으로 이루어지므로, 이들 근육이 수축하면 가슴우리 내부의 용적이 증가하면서 폐가 팽창하게 된다.

가로막은 특수화된 근육 중 하나로 갈비뼈궁, 척추에 부착되어 있는 골격근이다(그림 4-7). 가로막은 다른 골격근과 마찬가지로 가로무늬근육(Striated muscle)이지만, 자율성을 가지고 있다는 점이 다른 골격근과 다르다. 가로막은 각자의 의지대로 움직일 수 있는 수의근이므로 심호흡하거나 기침을 할 때에는 우리 마음대로 수축시킬 수 있다. 또한 가로막은 불수의근과도 같은 기능을 가지고 있기 때문에 잠을 자는 동안이나 호흡을 의도적으로 하지 않는 순간에도 수축과 이완을 반복한다. 호흡은 자의에 의하여 조절될 수는 없으나 잠깐 숨을 빠르게 또는 느리게 쉴 수 있고 심지어 숨을 멈출 수도 있

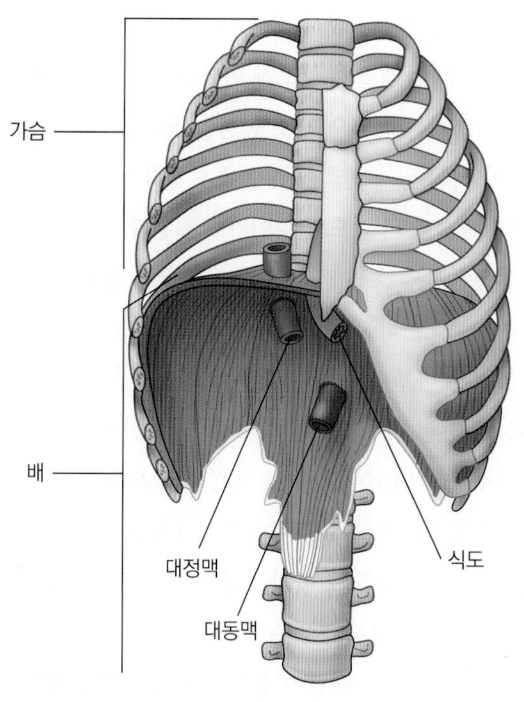

● 그림 4-7 가로막은 반구형의 구조물로서 가슴과 배를 분리시킨다. 가로막에는 큰 혈관과 식도가 통과하는 구멍이 있다.

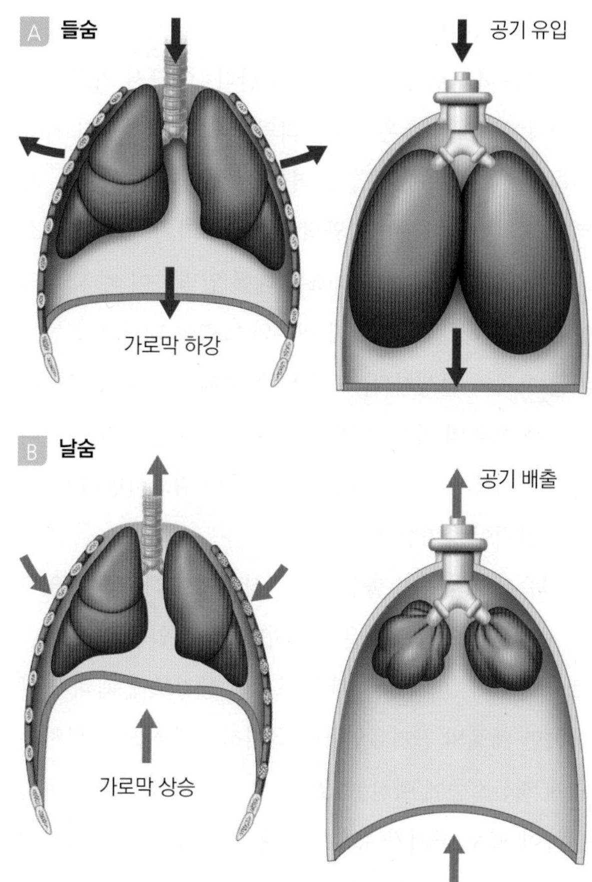

● 그림 4-8 흡기와 호기 과정은 가슴우리를 종 모양의 항아리, 폐를 풍선에 비유하여 도식화할 수 있다. **A.** 흡기: 가로막이 하강하면 항아리 내부의 압력이 감소하여 폐에 공기가 들어간다. **B.** 호기: 가로막이 상승하면 항아리 내부의 압력이 증가하여 폐의 공기가 외부로 나간다.

다. 호흡의 자의적 조절은 일시적으로만 가능하다. 따라서 자의로 숨을 아무리 참으려 해도, 혈액의 이산화탄소와 산소의 압력에 따라 호흡이 자동으로 조절된다. 따라서 가로막은 골격에 붙어 있는 수의적인 골격근처럼 움직이지만, 대부분의 상태에서는 불수의적 근육으로 작용한다.

가슴우리는 폐가 매달려있는 종 모양의 항아리로 비유될 수 있다. 종의 밑면은 움직이고 있는 가로막이고, 갈비뼈는 가슴우리를 종 모양으로 유지하고 있다. 가슴안과 대기 사이의 유일한 통로는 기관이므로, 공기는 기관을 통해서만 폐로 들어갈 수 있다(그림 4-8). 가로막과 흉벽 근육이 수축하면 가슴우리를 팽창시키고 가슴안 내 압력이 점차 감소한다. 가슴안 내부의 압력이 대기의 압력보다 낮아지면 공기가 기관을 통하여 폐로 흡입되어 들숨(inspiration)이 시작된다(그림 4-8A). 공기가 폐로 흡입됨에 따라 가슴우리 내부의 압력이 대기의 압력과 점차 같아지게 되면 공기의 유입이 중단되면서 들숨이 끝나게 된다. 가로막과 갈비사이근이 이완되면 가슴우리 내부의 압력이 대기보다 높아지므로 폐에 있던 공기가 기관을 통하여 대기로 빠져나가는 날숨(expiration)이 시작된다(그림 4-8B).

호흡과정에서 근육이 가장 역동적으로 작용하는 부분은 흡기이다. 들숨 중에는 가로막과 갈비사이근이 수축하는데, 가로막이 수축하면 가로막이 하방으로 움직이므로 가슴우리는 위에서 아래쪽으로 커지게 되고, 갈비사이근이 수축하면 갈비뼈사이의 간격이 넓어지므로 가슴안을 위-아래로 벌리는 역할을 한다. 따라서 가로막과 갈비사이근의 수축은 가슴우리의 용적을 확장시켜 가슴우리 내부의 압력을 낮추는 역할을 한다. 날숨 중에는 가로막과 갈비사이근이 이완되어 가슴우리의 용적이 감소된다. 가슴우리 용적의 감소는 폐를 압박하여 폐 내부의 압력을 증가시킴으로써 폐 내부의 압력이 대기보다 높아지는 효과가 발생한다. 또한 날숨 중에는 폐포에 분포하는 탄성섬유의 작용에 의한 복원력이 폐를 흡기 이전의 상태로 회복시키기 때문에 폐의 용적이 감소하면서 폐 내부의 압력이 증가한다.

가슴우리의 공기 출입구는 정상적으로 하나밖에 없다는 사실을 기억하는 것은 중요하다. 그 유일한 입구는 바로 기관이다. 따라서 기관을 포함한 상기도에 폐쇄가 발생하면 폐로의 공기유입량이 급격히 감소하므로 환자는 쉽게 저산소증에 빠질 수 있다. 또한 기관 이외의 통로를 통하여 폐로 공기가 유입될 경우에는 주로 가슴막안에 공기가 축적되면서 가슴막안의 압력이 상승하여 폐를 압박함으로써 정상적인 호흡에 지장을 초래하게 된다.

3. 호흡 조절 (Regulation of respiration)

호흡은 중추신경계에 의하여 조절된다. 호흡 조절의 중추는 뇌줄기(brain stem)에 있다. 인체가 평소보다 많은 양의 산소를 필요로 하면, 뇌줄기에서는 신경을 통하여 가슴우리의 근육, 가로막에 자극을 보내어 더 빠르고 힘차게 수축하도록 한다. 호흡의 대부분은 불수의적 현상이지만, 일부는 조절이 가능하다. 숨을 멈추기 원할 때는 잠시 동안 뇌로부터 오는 조절작용을 차단할 수 있고, 숨을 좀 더 빠르고 깊게 쉬고 싶을 때에는 일정 시간 동안 과호흡을 유지할 수도 있다. 그러나 뇌줄기에 있는 호흡중추는 동맥혈의 산소와 이산화탄소의 농도에 따라 호흡을 조절하고 있으므로, 동맥혈 산소와 이산화탄소의 농도가 의의 있게 변화할 경우에는 즉각적인 보상작용을 시작하여 호흡의 속도와 깊이가 조절된다.

정상인에서 호흡 조절의 주요 자극은 동맥혈 이산화탄소의 농도이다. 동맥혈의 이산화탄소 농도에 의한 호흡 조절은 아주 예민하기 때문에 약간의 변화가 있어도 호흡 조절에 즉각적인 영향을 준다. 이산화탄소의 농도가 아주 조금만 증가하여도 호흡 속도가 빨라지고 아주 조금만 감소하여도 호흡 속도가 느려진다. 뇌는 동맥혈 이산화탄소의 농도에 따라 호흡을 조절하지만, 동맥혈 산소 농도에도 영향을 받는다. 동맥혈 산소 농도에 의한 호흡조절작용은 동맥혈 이산화탄소의 농도에 대한 반응보다 훨씬 덜 민감하다. 그러나 만성폐쇄성질환을 가진 환자에서와 같이 동맥혈 이산화탄소의 농도가 장기간 증가되어 있는 환자에서는 호흡조절중추가 동맥혈 이산화탄소 농도에 대하여 둔감해지게 된다. 이러한 경우에는 호흡조절이 동맥혈 이산화탄소의 농도에 의하여 조절되지 않고, 동맥혈 산소 농도에 따라 조절되는 경우가 많다. 따라서 만성폐쇄성폐질환 환자에게 갑자기 높은 농도의 산소를 공급하면, 동맥혈 산소 농도가 급격히 상승하여 환자의 호흡량이 급격히 감소하는 현상이 발생할 수 있다. 이때 폐 환기량의 급격한 감소로 인하여 환자의 동맥혈 이산화탄소압이 갑자기 상승하면서 환자의 의식이 혼미해지는 경우가 있는데, 이러한 현상을 이산화탄소 혼수(CO_2 narcosis)라 한다. 따라서 응급구조사는 만성 폐질환이 있는 환자에서 산소를 투여할 때 환자의 의식과 호흡 상태를 계속 확인하여 이산화탄소 혼수가 발생하는지를 확인하여야 한다.

당신이 응급구조사라면

1. 폐의 모세혈관은 어디에 존재하는가? 폐 모세혈관에서서는 일어나는 가스교환에 대하여 설명하시오.
2. 호흡과정에서 가로막과 갈비사이근이 호흡을 어떻게 조절하는지를 설명하시오.
3. 가슴막염은 무엇인가?
4. 가로막은 불수의근처럼 활동하는 골격근으로 설명된다. 이 근육이 수의근처럼 활동할 수 있는 것은 어떤 경우인가? 왜 이 근육은 불수의근으로 설명되는 것인가?
5. 수년간 호흡곤란을 앓고 있던 환자에게 산소를 투여하려 한다. 이 환자가 만성폐쇄성폐질환을 가지고 있다면 어떻게 산소를 투여하여야 할 것인가? 또한 높은 농도의 산소가 투여될 경우에 어떤 현상이 발생할 것인가?

순환계

응 급 구 조 와 응 급 처 치
RESCUE AND EMERGENCY CARE

개요

순환계(Circulatory system)는 인체의 각 조직에 연료를 공급하는 보급통로의 역할을 하는 기관이다. 즉, 순환계는 전신의 모든 조직에 산소와 영양소를 공급하고, 세포내 대사의 결과로 발생하는 노폐물과 이산화탄소를 제거해주는 역할을 담당하는 일종의 폐쇄회로이다. 혈액은 왼심실(Left ventricle)이 수축함으로써 대동맥으로 박출된 후 동맥과 소동맥을 통하여 모세혈관으로 흐른다. 모세혈관에서는 조직세포와 혈액 사이에 물질이동이 일어나 세포의 노폐물은 제거되고, 산소와 영양물은 세포로 섭취된다. 모세혈관에서 물질이동을 거친 혈액은 소정맥과 대정맥을 거쳐 심장으로 돌아온다. 혈액이 통과하게 되는 경로는 길지만 체내 총 혈액량이 혈관을 순환하는 데는 1분밖에 걸리지 않는다.

순환계에 이상이 발생하면 인체가 생명을 유지하는 데 치명적인 문제를 초래한다. 예를 들어 부정맥, 심근 경색증, 대동맥 박리 등의 질환은 수 분 내에 사망을 초래할 수 있다. 특히 인간의 뇌는 혈액을 통해 운반되는 산소와 포도당만을 대사에 이용할 수 있으므로, 4-6분 이상 혈액순환이 중단되면 심각한 신경학적 손상이 초래된다. 따라서 생명 유지에 필수적인 순환계 질환에 대한 적절한 응급처치를 이해하려면, 순환계의 기능 및 생리작용을 숙지하여야 한다.

Chapter 05는 혈액이 체내에서 어떻게 순환하는가에 대한 설명으로 시작하여 순환계를 구성하는 각 요소(혈액, 심장, 동맥, 정맥)를 기술하였고, 순환계에서 혈액이 순환되는 원리와 관련하여 맥박과 혈압에 대하여 기술하였다.

목표

- 인체에서 혈액이 순환하는 과정을 이해한다.
- 순환계를 구성하는 각각의 요소 즉, 혈액, 심장, 동맥, 정맥에 대하여 알아야 한다.
- 맥박과 혈압이 생성되는 과정과 혈압의 하강이 쇼크를 유발시키는 이유에 대하여 설명할 수 있어야 한다.

1. 혈액의 순환 순서와 조직 관류

순환계는 혈액이 들어있는 기관으로서 심장과 여러 형태의 혈관(대동맥, 소동맥, 모세혈관, 소정맥, 대정맥)이 계속적으로 이어져 있는 폐쇄 회로이다. 순환계에서 혈액순환의 원동력은 심장이다. 즉, 혈액은 심실의 수축에 의하여 순환하기 시작한다. 혈액의 순환은 크게 정맥혈이 오른심실(right ventricle)에서 박출된 후 폐를 통하여 왼심방으로 돌아오는 과정인 폐순환(또는 소순환)과 폐로부터의 혈액을 왼심실이 전신으로 박출하여 전신조직으로 혈액이 흐르도록 하는 과정인 전신순환(또는 대순환)으로 나눌 수 있다. 즉, 폐순환은 정맥혈이 오른심실로부터 폐를 거쳐 왼심방(left atrium)으로 돌아오는 과정에서 폐로부터 혈액이 산소를 공급받고 이산화탄소를 배출하는 과정이며, 대순환은 산소화된 혈액이 동맥을 따라 전신조직을 돌면서 산소와 영양소를 조직에 공급하고 조직 내 노폐물과 이산화탄소를 흡수하여 정맥으로 돌아오는 과정이다.

심장에는 자율적으로 흥분함으로써 심장박동을 시작할 수 있는 구조물인 심장박동조율기(pacemaker)의 역할을 가진 구조가 여러 군데 존재하는데, 이 중에서 그 기능이 가장 발달한 구조는 오른심방에 위치한 굴심방결절(동방결절, sinus node)이다. 정상적인 심박동은 굴심방결절에서의 규칙적인 흥분으로 발생된 전류가 심장에 전기선과 같은 역할을 하는 전도계(conduction system)를 통하여 심장 전체에 퍼져 심장근육(myocardium)을 수축시키는 것이다. 성인에서 굴심방결절은 분당 60-100회 정도 흥분하므로 심박동수는 분당 60-100회가 정상이다. 따라서 분당 60회 미만의 박동수를 느린맥(bradycardia)이라고 하며 분당 100회 이상의 맥박수를 빠른맥(tachycardia)이라 한다. 소아에서는 성인보다 심박동수가 빠르다. 굴심방결절은 교감신경과 부교감신경의 영향을 받기 때문에 이러한 자율신경의 영향에 따라 심박동수가 달라질 수 있다. 또한 각 조직의 산소수요량에 따라 적절한 심박출량(cardiac output)을 유지하기 위하여 심박동수는 변화될 수 있다.

혈액순환에서 심실은 순환을 유발하는 가장 중추적인 구조이다. 혈액은 왼심실이 수축함으로써 대동맥으로 박출되어 전신으로 순환될 수 있다(그림 5-1). 대동맥은 여러 개의 동맥으로 갈라지며, 동맥은 점차 더 작은 동맥으로 갈라져 결국 작은 모세혈관들과 연결된다. 모세혈관은 가늘고 얇은 혈관으로 이 안을 통과하는 혈액이 체내 각 조직의 세포와 밀접히 접촉할 수 있도록 되어있다. 따라서 모세혈관에서 산소는 조직으로 이동하고, 조직으로부터의 이산화탄소와 노폐물은 모세혈관내의 혈액으로 이동한다. 모세혈관내의 혈액은 모세혈관과 연결되어 있는 소정맥을 통하여 정맥으로 모이고, 정맥은 대정맥[머리 및 상지로부터의 혈액은 위대정맥(superior vena cava), 복부 및 하지로부터의 혈액은 아래대정맥(inferior vena cava)]으로 합쳐진 후 오른심방(right atrium)으로 유입된다. 전신으로부터 오른심방으로 들어온 혈액은 오른심실이 수축함으로써 폐동맥(pulmonary artery)을 통해 폐의 모세혈관에 도달하여 폐포로부터 산소를 보충하고 이산화탄소를 배출한 후 폐정맥(pulmonary vein)을 통해 왼심방으로 들어올 수 있다(그림 5-2).

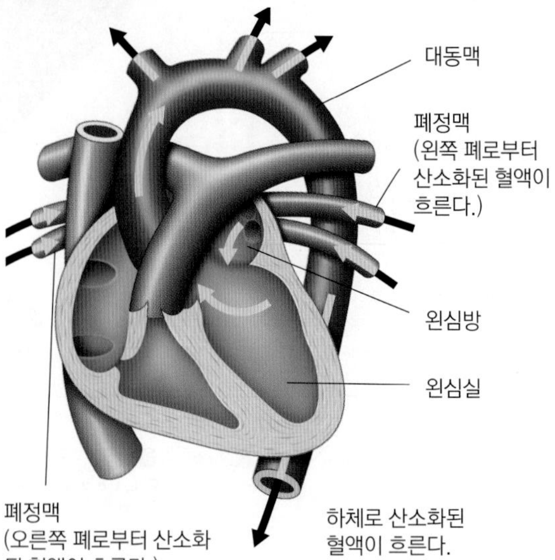

머리와 상체로
산소화된 혈액이 흐른다.
대동맥
폐정맥
(왼쪽 폐로부터
산소화된 혈액이
흐른다.)
왼심방
왼심실
폐정맥
(오른쪽 폐로부터 산소화
된 혈액이 흐른다.)
하체로 산소화된
혈액이 흐른다.

• 그림 5-1 대순환은 왼심실의 수축으로 혈액이 동맥으로 박출됨으로써 시작된다.

조직의 관류(perfusion)란 혈액이 동맥을 통해 모세혈관으로 들어갔다가 정맥을 통해 나오는 과정이다. 모세혈관은 혈액이 관류하는 동안, 조직으로 산소와 영양소를 공급하고, 조직에서 발생한 노폐물을 흡수하는 망

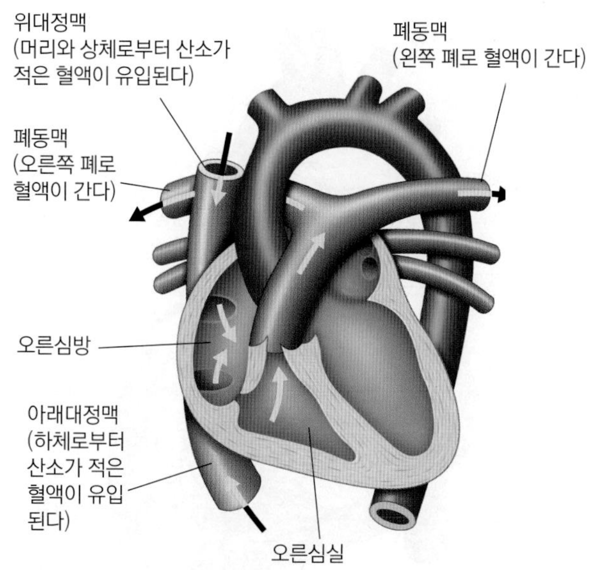

• 그림 5-2 폐순환은 정맥으로부터 유입된 혈액이 오른심실의 수축으로 허파동맥으로 박출됨으로써 시작된다.

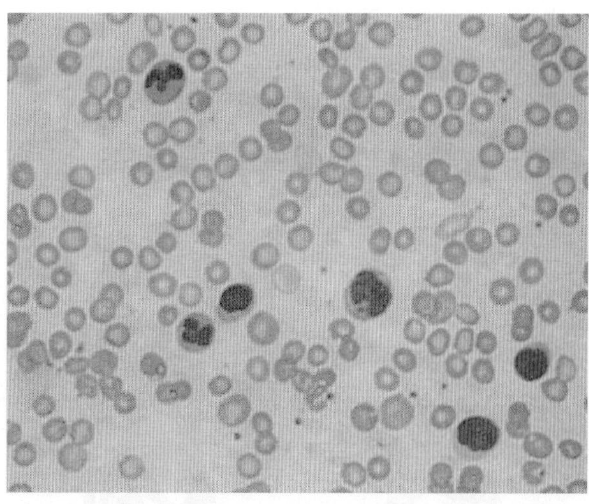

• 그림 5-3 말초혈액 도말의 현미경 사진. 둥근 모양이며 숫적으로 가장 많은 것이 적혈구, 보라색으로 염색된 핵을 가진 약간 큰 둥근 모양의 세포가 백혈구, 작은 점처럼 관찰되는 것이 혈소판이다.

형태의 구조이다. 한 개체의 생존은 개체를 구성하는 모든 세포의 생존에 의존하므로, 모세혈관 관류(capillary perfusion)에 의한 조직의 대사 유지는 생명유지에 필수적인 과정이다. 따라서 혈관 손상, 쇼크, 심장기능상실, 부정맥 등으로 조직으로의 관류가 적절히 유지되지 못하면, 세포의 기능이 정상적으로 수행되지 않거나 세포의 괴사가 초래되며, 이러한 상황은 개체의 생명유지에 위협이 될 수가 있다.

2. 순환계의 구성 요소

1) 혈액

혈액(blood)은 액체성분인 혈장(plasma)과 고형 성분인 적혈구, 백혈구, 혈소판으로 구성된 붉은 액체이다(그림 5-3). 혈장은 끈적끈적한 노란색의 액체로서 혈구와 영양소를 운반하고 배설기관으로 노폐물을 운반하며, 혈액응고를 일으키는 데 필요한 대부분의 물질(혈액응고인자)을 함유하고 있다. 적혈구(red blood cell, RBC)는 산소와 결합하는 물질인 혈색소(hemoglobin)를 함유하고 있으므로, 산소를 운반하는 역할을 한다. 백혈구(white blood cell, WBC)는 외부로부터 세균이 감염되었을 때 인체가 저항하는 방법인 면역반응(immunologic response)의 일차적인 기능을 담당한다. 혈소판(platelet)은 혈구보다 훨씬 작으나 혈액이 응고되는 과정에 필수적으로 작용하여 출혈을 막아준다.

산소와 결합한 혈색소는 선홍색을 띠며, 산소와 결합되지 않은 혈색소는 검붉은 색을 띤다. 따라서 동맥으로부터의 혈액은 선홍색을 띠며 높은 동맥 내 압력으로 인하여 분출되고, 정맥 출혈은 검붉은 색을 띠며 낮은 압력으로 인하여 흐르는 듯이 나오게 된다. 모세혈관으로부터의 출혈은 점상으로 스미듯이 나온다. 혈액 및 혈관의 혈액응고 과정이 정상이면, 출혈이 발생한 후부터 6–10분 이내에 출혈은 멈추게 된다.

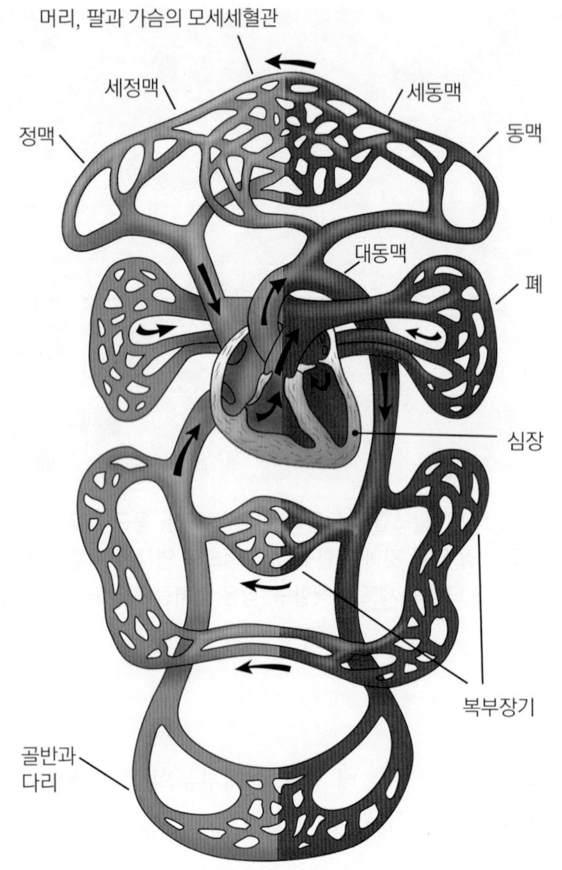

• 그림 5-4 심장, 동맥, 정맥, 모세혈관을 포함한 순환계의 모식도로 가장 작은 혈관인 모세혈관이 동맥과 정맥을 연결하는 역할을 한다. 모세혈관에서는 조직과 혈액 사이에 산소 및 영양소와 노폐물의 교환이 일어난다. 폐에서는 혈액과 폐포내 공기 사이에 가스 교환이 일어난다.

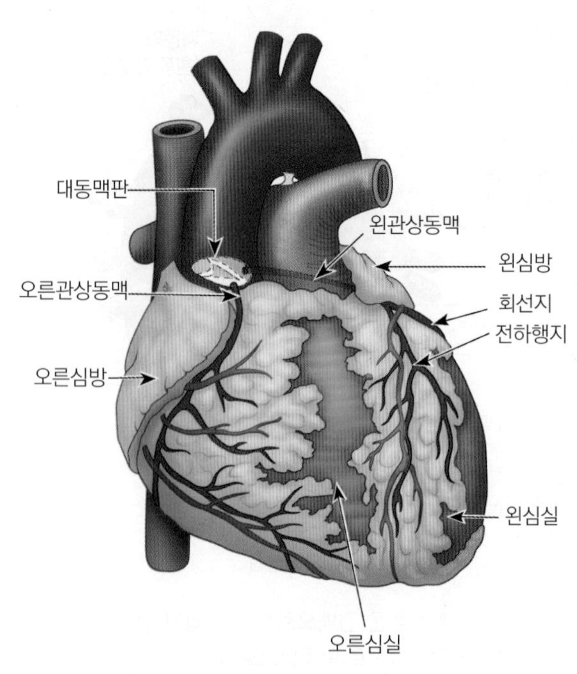

• 그림 5-5 심근에 동맥혈을 공급하는 관상동맥은 대동맥의 첫 분지로서 왼관상동맥과 오른관상동맥이 있다.

2) 심장

심장(heart)은 각 개인의 주먹만한 크기인, 속이 비어 있는 근육질의 기관이다. 심장은 굴심방결절로부터의 전기적인 흥분을 심근으로 전달하는 전도계와 전기적인 자극에 의하여 기계적으로 수축하는 심근으로 구성되어 있다. 심근은 자율신경의 지배에 따르는 특수한 근육으로서 불수의근이다. 심장은 굴심방결절과 같은 자율적인 심장박동조율기를 가지고 있으므로, 중추신경의 기능이 소실되어도 계속 심박동 기능을 유지할 수 있다. 심근은 가로무늬근이나 민무늬근육(nonstriated muscle)과는 조직학적으로 다르며, 계속 수축하여야 하므로 산소와 영양소의 공급을 지속적으로 필요로 한다. 심근은 지속적인 수축에도 피로하지 않도록 특별히 적응되어 있는 근육이다. 또한 일시적으로(30분 이내) 혈액공급이 중단되더라도 괴사되지 않고 견딜 수 있다. 그러나 혈액공급이 차단되면 심근의 수축기능에 장애가 발생하므로, 인체의 순환상태에 영향을 줄 수 있다. 심근은 관상동맥(coronary artery)이라는 동맥에 의하여 혈액공급을 받는다. 관상동맥은 대동맥의 첫 번째 가지이며, 대동맥의 왼쪽에서 분지하는 왼관상동맥과 대동맥의 오른쪽에서 분지하는 오른관상동맥으로 구성되어 있다(그림 5-5). 관상동맥에 발생하는 질환을 관상동맥질환이라하며, 관상동맥질환은 심근으로의 혈류량을 감소 또는 차단시킴으로서 심각한 심장기능 장애를 초래할 수 있다.

심장은 사이막(septum)이라 불리는 근육층에 의해 왼쪽, 오른쪽으로 나뉘고, 양쪽은 다시 위아래로 나뉘어 위쪽을 심방이라 하고 아래쪽을 심실이라 한다. 심방은 정맥으로부터의 혈액이 유입되어 심실로 흐르는 통로의 역할을 하는 곳이다. 즉, 오른심방은 위대정맥과 아래대정맥이 연결되어 있어 정맥혈이 유입되며, 오른심방의 혈액은 오른심실로 흐른다. 왼심방은 허파정맥과 연결되어 허파정맥혈이 유입되는 곳이며, 왼심방의 혈액은 왼심실로 유입된다. 각 심방과 심실 사이에는 심실이 수축할 때 심실로부터 심방으로 혈액이 역류하지 않도록 방지하는 판막이 있다. 오른심방과 오른심실 사이에 있는 판막을 삼첨판(tricuspid valve), 왼심방과 왼심실 사이에 있는 판막을 승모판(mitral valve)이라 한다. 심실은 강력한 수축 기능을 가지고 있으므로, 동맥으로 혈액을 박출해내는 역할을 한다. 즉, 오른심실의 수축은 혈액을 허파동맥으로 박출하며, 왼심실의 수축은 혈액을 대동맥으로 박출한다. 심실과 연결된 동맥 사이에는 심실로부터 박출된 혈액이 대동맥으로부터 역류하는 것을 방지하기 위한 판막이 있다. 오른심실과 허파동맥사이에 있는 판막을 허파동맥판(pulmonary valve)이라 하며, 왼심실과 대동맥사이에 있는 판막을 대동맥판(aortic valve)이라 한다. 즉, 심장의 판막은 혈액이 역류하지 않고 일정한 방향으로 흐르도록 하는 역할을 한다. 따라서 심실이 수축하면 동맥으로 가는 판막은 열리고 심실과 심방 사이의 판막은 닫히며, 심실이 이완하면 동맥으로 가는 판막은 닫히고 심실과 심방 사이의 판막은 열려 혈액이 심실쪽에 충만된다.

순환계에서의 혈액순환 과정은 왼심실에서 박출된 혈액이 동맥을 거쳐 모세혈관을 지난 후 정맥을 거쳐 오른심방으로 유입되고, 오른심실에서 박출된 혈액은 허파동맥을 거쳐 폐모세혈관을 지난 후 허파정맥을 통하여 왼심방으로 들어온다. 정상인의 심박동은 분당 60–100회 정도이며, 운동을 많이 한 사람에서는 분당 50–55회 정도로 심박동이 유지될 수 있다. 분당 심박동수가 50회 이하이거나 100회 이상이면 비정상이다. 성인의 혈액량은 5 L 정도이며 심장이 1회 수축할 때 박출되는 혈액량은 70–80 mL이므로, 1분이면 전체 혈액이 모든 혈관을 한번 순환하게 된다.

3) 동맥

동맥(artery)은 왼심실에서 박출된 혈액이 모세혈관까지 전달되는 관으로, 왼심실과 연결된 대동맥에서 시작하여 점차 분지되어 무수히 많은 동맥으로 갈라져 모세혈관에 연결된다. 대동맥은 가슴우리와 복부에서는 척추 바로 전면에 존재하고, 하복부에서 끝날 때까지 많은 분지를 내어 심장, 머리와 목 부위, 팔, 복부, 가슴 기관에 혈액을 공급한다. 대동맥은 배꼽 부분에서 두 개의 엉덩동맥(iliac artery)으로 나뉘는데, 엉덩동맥은 하지로 갈수록 점차 작은 동맥으로 분지하여 결국 모세혈관이 된다(그림 5–6A).

모세혈관은 동맥의 마지막 분지로 혈구와 조직세포가 접촉되어 혈액에 있는 산소와 영양소가 얇은 모세혈관벽을 지나서 조직으로 넘어간다(그림 5–7A). 폐에 있는 모세혈관에서는 조직에서와는 반대로 이산화탄소가 혈액에서 폐포(alveolar)로 이동한다. 동맥혈은 산소를 많이 함유하고 있는 혈색소 때문에 선홍색을 띤다.

4) 정맥

모세혈관으로부터의 혈액이 심장으로 유입될 때 통과하는 혈관을 정맥(vein)이라 한다. 모세혈관으로부터 합쳐진 혈액은 소정맥을 통과하고, 점차 큰 정맥으로 합류하여 최종적으로는 위대정맥과 아래대정맥을 통하여 심장으로 유입된다(그림 5–6B). 머리와 목 부위, 어깨, 팔로부터의 정맥은 위대정맥으로 합쳐지고, 복부, 골반, 하지에서부터 오는 정맥은 아래대정맥으로 연결되어 있다.

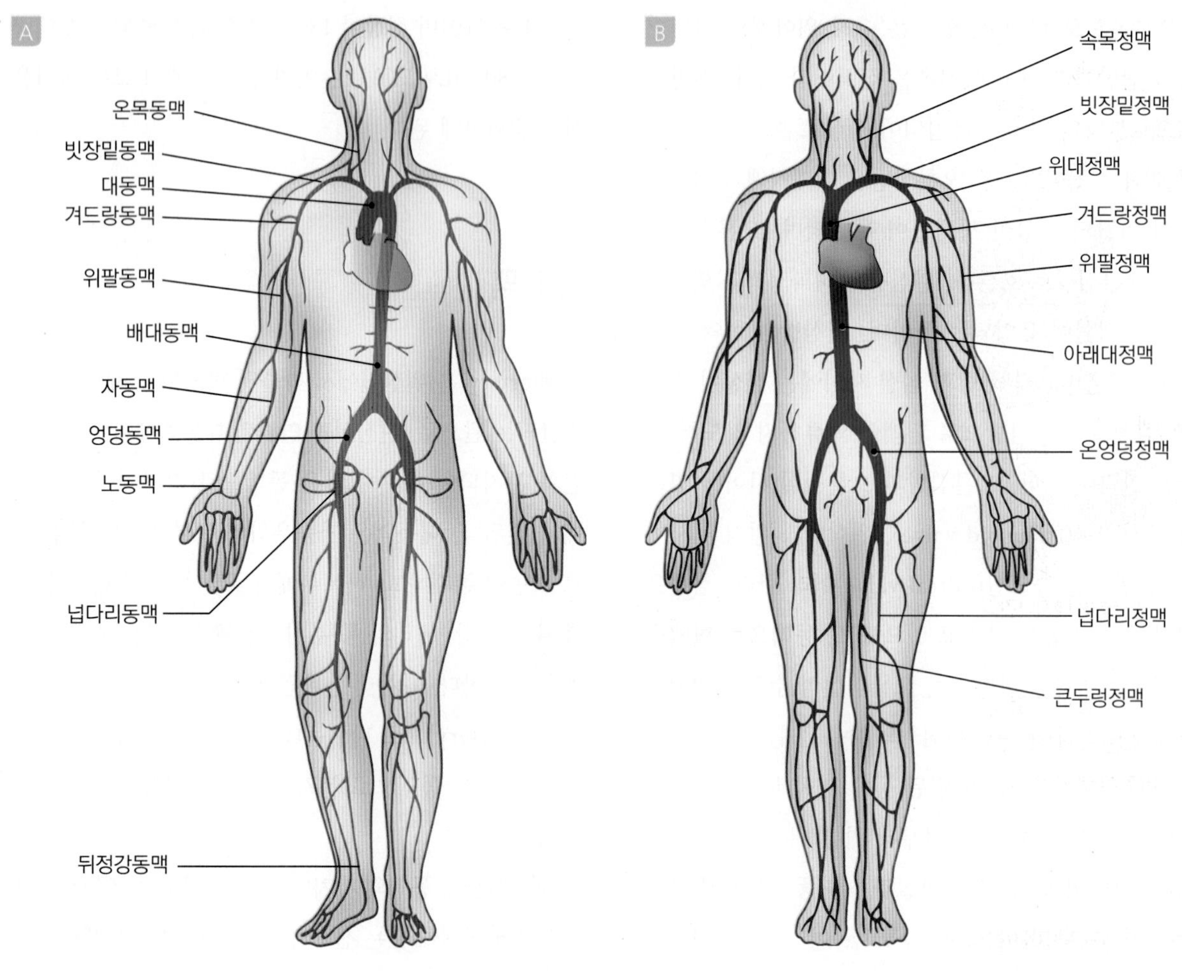

• 그림 5-6 **A.** 동맥계와 주요 동맥의 명칭. **B.** 정맥계와 주요 정맥의 명칭

5) 폐에서의 순환

폐에서의 순환도 전신순환과 크게 다를 바 없다. 오른심방에 모인 정맥혈은 오른심실이 수축함에 따라 허파동맥을 통하여 폐를 순환하여 폐모세혈관에 도달한다. 폐모세 혈관은 폐포와 밀접하게 위치하여 폐포내 공기와 모세혈관내 혈액 사이의 산소, 이산화탄소 교환이 빠른 시간내에 일어나도록 한다(그림 5-7B). 폐모세혈관을 통과한 혈액은 충분히 산소화가 된 상태로 4개의 허파정맥으로 들어가 왼심방으로 유입된 후 왼심실에 의하여 전신으로 박출된다.

3. 맥박과 혈압

1) 맥박

맥박(pulse)은 왼심실의 수축에 의한 압력이 말초동맥에서 촉지되는 현상이다. 맥박은 경부, 팔목, 샅굴부위(서혜부, Groin) 등 동맥이 피부 가까이 위치한 곳에서 잘 촉지된다. 맥박을 촉지하는 것은 여러 가지 면에서 순환계의 기능을 알아내는 데 도움이 된다. 맥박수의 변화는 심장 박동수의 변화와 일치하므로 빠른맥이 있으면 맥박수가 증가하고 느린맥이 있으면 맥박수가 감소한다. 또

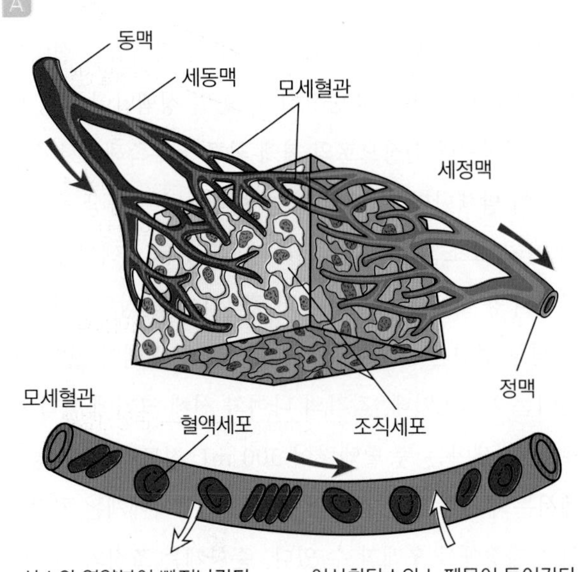

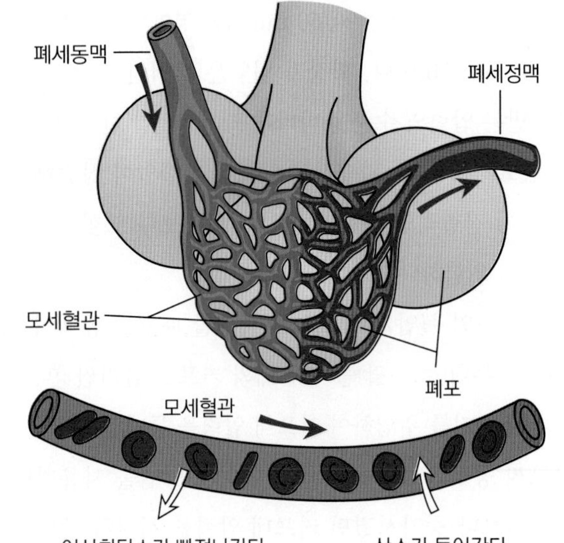

● 그림 5-7 혈관의 혈액과 조직세포 사이에 일어나는 산소, 이산화탄소 교환의 모식도. **A.** 산소는 모세혈관을 통해 조직세포로 가고, 이산화탄소는 조직세포로부터 모세혈관으로 이동한다. **B.** 폐에서는 폐포로부터의 산소는 혈액 내의 적혈구와 결합하고, 혈액 내에 있던 이산화탄소는 폐포로 이동한 후 호흡을 통하여 배출된다.

한 맥박이 불규칙하면 심장 부정맥이 있음을 시사한다. 맥박의 강도는 혈압의 변화를 반영한다. 따라서 혈압이 낮아지면 맥박이 촉지되지 않거나, 약하게 촉지될 수 있다. 예를 들면 수축기 혈압이 80 mmHg 이하이면 노동맥(radial artery)의 맥박이 촉지되지 않고, 수축기 혈압이 70 mmHg 이하이면 노동맥뿐 아니라 넙다리동맥(femoral artery)의 맥박도 촉지되지 않을 수 있다. 일반적으로 수축기 혈압이 60 mmHg 이하이면 말초동맥(목동맥 포함)에서 맥박이 촉지되지 않는다.

맥박을 쉽게 촉시할 수 있는 곳은 목동맥(carotid artery), 노동맥, 넙다리동맥, 발등동맥(dorsalis pedis artery), 위팔동맥(brachial artery) 등이 있다. 목동맥 맥박은 경부의 위쪽에서 느껴질 수 있고, 노동맥 맥박은 손목의 엄지 쪽에서 촉지되며, 넙다리 동맥 맥박은 샅굴부위에서 촉지된다(맥박이 촉지되는 지점은 *Chapter 03* 일반 및 국소해부학에서 설명하였다).

2) 혈압

혈압(blood pressure)은 혈액이 혈관을 통과할 때 동맥벽의 저항에 의하여 발생하는 압력이다. 왼심실이 수축하면 혈액은 동맥으로 분출되는 기간을 심장의 수축기(systole)라 하며, 심실이 이완하면서 심방으로부터의 혈액으로 심실이 충만되는 기간을 심장의 확장기(diastole)라 한다. 왼심실은 수축과 이완을 반복하므로 동맥내 압력은 수축기에는 상승하였다가 이완기에는 하강하는 반복적인 파형을 나타내게 된다. 혈압을 측정할 때에는 수축기에 발생한 최고압과 이완기에 발생한 최저압을 혈압계로 재며 mmHg로 표기한다. 왼심실 수축기에 발생한 혈압의 최상점을 수축기혈압(systolic blood pressure)이라 하고, 이완기에 발생한 혈압의 최하점을 확장기혈압(diastolic blood pressure)이라 한다.

정상 성인의 동맥압은 120/80 mmHg(수축기압/이완기압) 정도이다. 영아와 어린이의 혈압은 성인보다 낮은데, 어린이의 정상은 90/60 mmHg, 영아의 정상은 70–80/50 mmHg이다. 확장기 혈압은 동맥이 지속적으로 영향받는 압력의 수준을 나타내므로 고혈압 환자에서 매우 중요시하는데, 지속적으로 확장기 혈압이 상승해 있는 것이 간헐적인 수축기 혈압의 상승보다 고혈압 환자에게 더 위험하다.

일반적인 혈압계로 혈압을 측정할 때에는 동맥이 지나가는 부위(주로 팔)를 혈압계의 커프로 둘러싼 후, 커프내에 공기를 주입하여 커프내 압력을 동맥압보다 높임으로써 동맥으로의 혈류를 차단하는 방법을 사용한다. 동맥압보다 증가시켰던 커프내 압력을 서서히 줄이면, 수축기압보다 커프내 압력이 떨어지는 순간 동맥을 통한 혈류가 재개되면서 맥박음을 청취할 수 있다.

동맥압은 여러 가지 요인에 의해 영향을 받는데, 특히 혈액량, 동맥의 수축상태, 심근의 수축력, 심박동수가 가장 중요한 혈압유지요소이다.

정맥압은 동맥압보다 매우 낮지만, 정맥압은 혈액이 심장으로 환류하는 데 중요하다. 만일 정맥압이 정상 이하로 떨어지면 심장으로의 혈액 환류가 부족해져서 순환부전이 발생한다. 정맥압에 영향을 미치는 가장 중요한 세 가지 요소는 혈액량(순환계 내에 있는 혈액의 총량), 정맥의 용적(혈관용적) 그리고 정맥의 수축 정도이다.

정상 성인은 순환계내에 약 4–5 L의 혈액이 있다. 어린이는 2–3 L인데, 각각의 나이와 신체 크기에 따라 다르다. 신생아는 총 혈액량이 300 mL 정도이므로, 성인에서는 무시할 만한 소량의 출혈도 신생아에게는 치명적인 순환장애를 초래할 수 있다. 순환계는 조직의 관류압을 유지하기 위하여 자동으로 조절되므로 정상상태에서는 동맥, 정맥, 모세혈관 용적의 100%가 혈액으로 충만되어 있다. 혈관은 자율신경계의 영향을 받아 혈압을 정상적으로 유지하기 위한 다양한 반사작용을 가지고 있

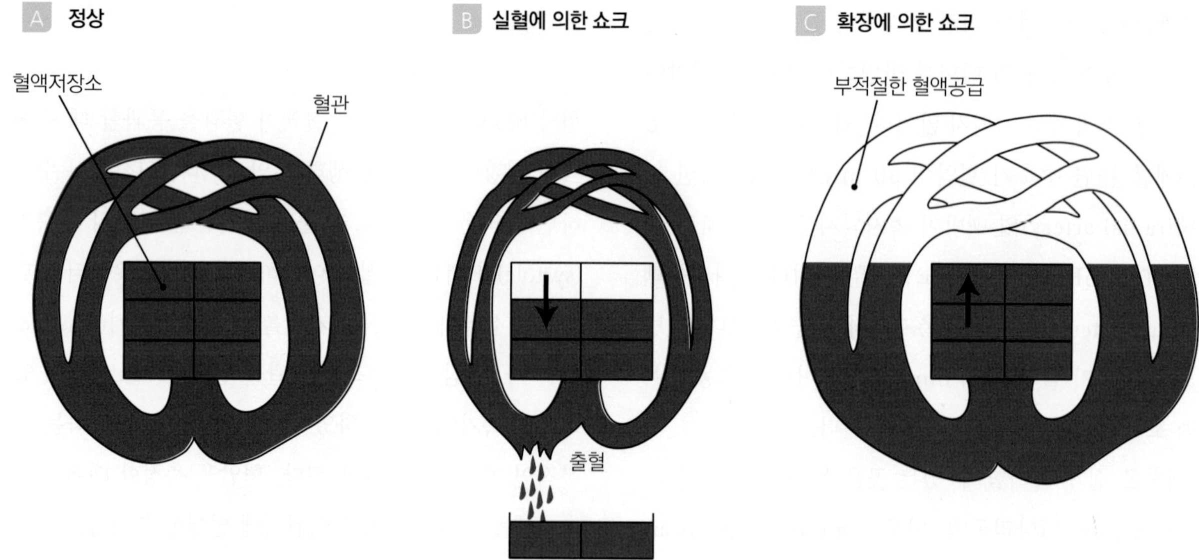

• 그림 5-8 여러 상황에서 혈액량 변화의 모식도. **A.** 성인의 정상 혈액량은 체중의 7%이며, 정상적으로는 혈관의 모든 용적이 혈액으로 충만되어 있다. **B.** 출혈이 발생하면 동맥과 정맥내의 혈액량이 감소하므로 혈관이 수축되어 혈관의 단면적을 감소시킴으로써 감소된 혈액량을 보상한다. 만일 보상기전에 의하여 보상될 수 있는 것보다 더 많은 대량의 출혈이 발생하면 혈압이 하강하므로 쇼크가 발생한다. **C.** 혈관이 확장하여 말초혈관계에 많은 양의 혈액이 저류되면 혈액량이 정상이더라도 효과적인 순환상태를 유지할 수 없으므로 쇼크가 발생할 수 있다.

다. 즉 자율신경계는 혈관의 수축 정도를 조절함으로써 혈압을 조절한다. 혈관이 수축하면 혈관의 단면적이 적어지므로 동일한 혈액량과 심근 수축상태에서도 혈압이 상승하며, 혈관이 이완하면 혈관의 단면적이 커지므로 혈압이 하강한다. 따라서 출혈 등에 의하여 혈액량이 감소하면 혈관이 수축하여 혈압을 유지하려 하지만, 어떤 원인(패혈증 등)에 의하여 혈관이 이완되면 혈액량이 정상이라도 혈압이 하강할 수 있다(그림 5-8).

저혈압은 조직으로의 혈류량이 충분히 유지될 수 없다는 것을 시사한다. 저혈압을 초래하는 원인에는 여러 가지 요인이 있을 수 있지만, 원인에 관계없이 저혈압에 의하여 발생할 수 있는 현상은 동일하다. 즉, 기관, 조직, 세포가 산소와 영양소를 정상적으로 공급받지 못하며 노폐물이 축적된다는 것이다. 이처럼 신체 내 모든 조직이 부적절한 관류상태로 인하여 산소와 영양소의 공급을 받지 못하는 상태를 쇼크(shock)라 한다.

순환계 내의 혈액량이 감소하면 감소한 체액량에 대처하기 위한 여러 가지 보상작용이 발생한다. 혈액량이 소량 감소한 경우에는 순환계의 보상작용으로 인하여 혈압을 유지할 수 있으나, 보상작용으로도 혈압을 유지할 수 없는 경우에는 쇼크가 발생하게 된다. 보상작용에는 여러 가지가 있는데, 혈관의 수축이 가장 먼저 발생하는 보상작용이다. 혈관이 수축하면 감소한 혈액량만큼 혈관의 용적이 감소하므로 혈압을 유지할 수 있다. 두 번째 반응은 심박동수가 증가하여 심장으로부터 박출되는 혈액량을 증가시키는 것이다. 맥박과 혈압의 상반된 관계(혈압이 감소하면 맥박은 보상적으로 빨라진다)는 실혈이 발생하면 어김없이 관찰된다. 이러한 보상기전으로도 혈액량의 감소를 보상할 수 없으면, 혈압이 하강하여 조직으로의 관류압이 감소하므로 쇼크가 발생한다. 동맥과 정맥의 수축은 혈관벽에 있는 근육에 의해 일어나는데, 혈관벽에 있는 근육은 혈액량의 변화, 고온, 한랭, 공포, 상해, 감염에 대한 반응으로 수축 또는 이완을 한다. 혈관벽의 근육이 혈관의 직경을 변화시켜 혈관용적을 변화시키는 조절 과정은 자율신경계의 지배를 받는다. 혈관벽의 근육이 수축하면 혈관의 단면적이 줄어들어 소량의 혈액량으로도 혈압을 유지할 수 있지만, 이완되면 혈관의 단면적이 커지므로 혈액량이 정상이라도 혈압이 하강한다. 혈관의 과도한 이완은 정상적인 혈액량에 비해 순환계를 너무 크게 만들게 되고, 상대적으로 조직의 환류량을 감소시켜 쇼크를 유발할 수 있는 위험한 상태이다. 세 번째 보상작용은 심근 수축력이 강해지는 것이다. 심근수축력이 증가하면 심실이 한 번 박동할 때 정상보다 더 많은 혈액을 순환계로 박출할 수 있다. 그러나 심근경색이나 심장기능상실 환자에서와 같이 심근 수축력이 감소되어 있는 경우에는 심박출량의 감소로 순환장애가 발생할 수도 있다.

당신이 응급구조사라면

1. 산소로 충만한 혈액을 옮기는 전신 순환계는 어느 부위인가? 폐순환으로 혈액을 분출하는 것은 어디인가? 폐순환은 산소로 충만한 또는 잃은 혈액을 옮기는가?
2. 모세혈관 환류란 무엇인가? 왜 이 과정이 중요한가?
3. 정맥압과 동맥압의 차이는 무엇인가? 정맥압에 영향을 주는 두 요인은 무엇인가?
4. 쇼크는 동맥과 정맥이 수축하였을 때 일어나는가 혹은 이완하였을 때 나타나는가? 이에 대해 설명하라.

PART

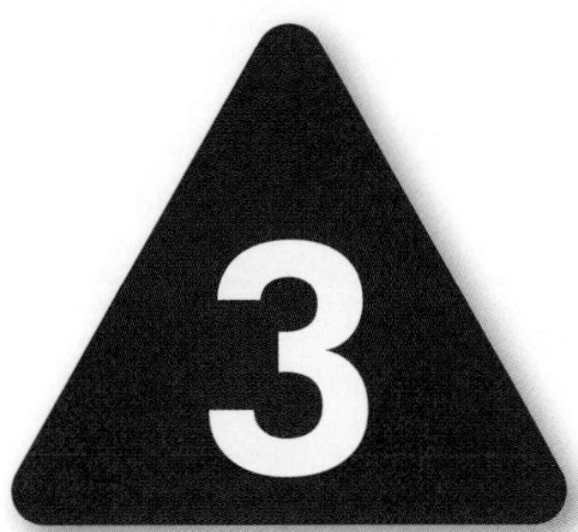

환자평가

병력

개요

현장에서 일차 평가 및 처치를 통하여 환자를 안정시킨 후 현장 및 이송 중 이차 평가를 하면서 기본적으로 시행하여야 하는 것은 병력청취이다. 환자의 과거의 병력을 포함한 최근의 병력을 문진하여 파악하는 것이 신체검진만큼 중요하다. 환자의 병력을 기초로 하여 신체검진의 우선순위를 정하여 신속히 신체검진을 하는 것은 빨리 필요한 응급처치를 시행하는 데 많은 도움을 준다. 병력청취를 위해 환자의 신뢰를 얻을 수 있는 효과적인 면담법을 숙지하여야 한다. 환자가 이해할 수 있는 가장 쉬운 단어로 질문하고, 환자의 대답을 주의 깊게 듣고 분석하여 적절히 응답해야 한다. 환자가 표현하는 증상과 징후를 구분할 수 있어야 하고, 환자에게 증상을 유발한 원인을 고려하여 환자의 병력, 현재 투약상황, 생활습관들에 대하여 조사하는 것이 추정진단을 내리는 데 매우 중요하다.

Chapter 06에서는 환자의 병력청취를 통하여 현재 질병, 과거 병력, 현재 건강상태를 파악하고, 현재 환자의 주 호소와 연관성을 규명하여 추정진단을 정확히 하는 방법을 숙지하여야 한다.

목표

- 환자에게 병력청취를 할 때 신뢰감을 형성할 수 있어야 한다.
- 적절한 언어를 이용하여 명확하게 질문하고 환자의 진술 과정에 방해하지 말아야 한다.
- 환자의 주 호소, 현재 질병, 과거 병력, 현재 건강상태를 문진하여 환자 상태를 파악하는 방법을 숙지하여야 한다.
- 증상과 징후를 구별한다.

1. 환자와 신뢰 형성

현장 처치 및 이송 중 환자와 접하면서 긍정적이고 신뢰받는 관계를 형성하기 위해서는 다정하고 유능한 응급구조사라는 확신을 심어주어야 한다. 복장이나 차림새도 중요하므로 청결하고 잘 정돈된 의복이나 머리, 손톱의 정리에도 신경을 써야 한다. 환자의 눈높이에 맞추어 자세를 위치시키고 자신이 응급구조사로서 도움을 주러

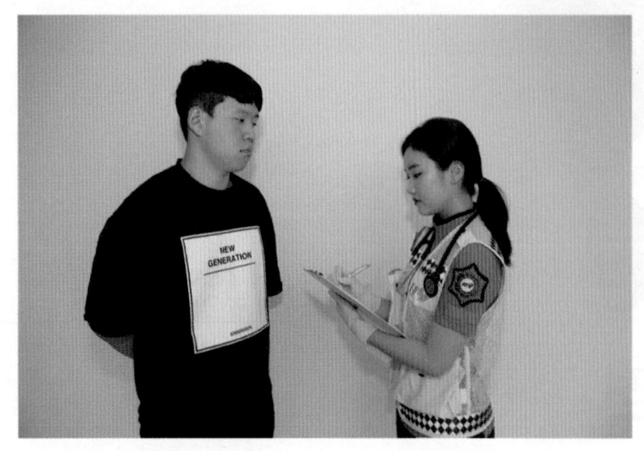

● 그림 6-1 응급구조사의 "어디가 아프냐?"라는 질문에 대한 환자의 초기 답변이 주 호소가 된다.

왔다는 것을 정확히 소개하며 환자와의 대화를 시작한다. 환자가 이해할 수 있는 차분하고 확신에 찬 목소리로 질문하며, 환자가 하는 말을 의학적으로 의미가 없다고 하더라도 경청하는 것이 필요하다. 병력청취를 통해 충분한 정보를 얻어내기 위하여 환자와 눈을 맞추고 진지한 표정을 보여주는 것, 환자의 말을 반복하며 격려하는 것, 환자의 모호한 대답을 명료하게 하는 것, 환자에 공감한다는 표현을 하는 것, 환자가 보여주는 신체언어를 직시하는 것, 환자의 대답과 신체언어를 통합하여 해석하는 것, 환자의 느낌에 관하여 물어보는 것 등을 대화에 사용하여야 한다.

환자와 대화를 하는 도중에는 표정, 목소리의 어조, 신체언어를 이용하여 성실한 인상을 심어주는 것이 필요하다. 환자의 심리적 상태를 판단하여 대화하기에 불편해 한다면 가능하다면 개인적인 대화를 위해 조용한 장소로 이동하도록 한다. 질문하는 경우에는 환자의 상태에 따라 '예' 또는 '아니오'로 대답하는 폐쇄형 질문을 하거나, 자세하게 표현하는 개방형 질문을 선택하여 자신이 원하는 대답을 끌어내도록 하여야 한다(그림 6-1).

2. 전반적인 환자 병력

1) 사전자료

신고일시를 기재하고, 환자의 성명, 나이, 성별, 직업 등의 정보를 기재하되 보호자 및 정보의 제공자도 기록하도록 한다.

2) 주 호소

환자가 도움을 요청하게 된 주요 장애를 지칭하므로 보통 "어디가 아프냐", "무슨 일이냐" 등의 일반적 질문에 대하여 환자가 가장 먼저 답변하는 내용을 주 호소라고 한다. 답변을 듣는 동안에 어떠한 사항을 파악했다 하여도 응급구조사는 결론부터 유추하지 말아야 한다. 환자는 자신의 증상을 평소에 사용하는 언어로 설명하게 되는데 이를 완전히 이해하는 것이 중요하다. 일반적으로 주 호소란 환자가 구사하는 내용대로 기재하게 되므로 "2시간 전에 팔에 통증을 느꼈다", "지난밤부터 가슴의 통증을 느꼈다" 등으로 기록한다. 만약 환자가 주호소를 이야기하지 못하면 가족이나 목격자가 말해주는 사실을

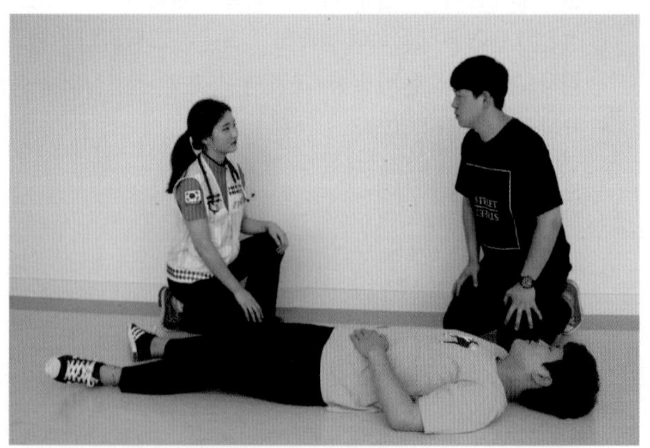

● 그림 6-2 환자가 반응이 없다면, 주 호소나 기왕력, 질병 발생 시의 상황을 목격자에게서 들어야 한다.

기록하여야 한다(그림 6-2). 환자에 대한 정보제공자와의 관계는 임시 양식대로 작성하여야 하므로 '부인: 환자가 기절하고는 호흡이 멈추었다'처럼 기록한다. 증상이란 환자가 호소하는 것으로, '팔이 아프다' 혹은 '어지럽다'라고 말하는 등의 환자가 느끼고 호소하는 주관적인 사실이다. 징후란 의료인이 환자를 관찰하거나 검사함으로써 얻을 수 있는 객관적인 의료정보로 환자의 혈압, 맥박, 호흡수, 체온 등과 같은 것이다(그림 6-3). 징후는 응급구조사가 직접 검사를 통해 얻는 사실이므로 신뢰할 수 있는 사실이지만, 증상에 의해서도 신체상태의 변화 및 질환의 진행양상을 파악할 수 있으므로 환자의 말을 간과해서는 안 된다.

3) 현재 질병

환자의 주 호소에 대하여 더욱 자세히 조사하기 위해 질문할 사항들을 영문자의 첫 대문자를 따서 'OPQRSTASPN'라는 기호로 외우고 순서대로 조사한다.

(1) 발병상황(Onset)

갑자기 또는 점진적으로 발생했는가? 증상이 시작되었을 때 환자는 무엇을 하였는가?

(2) 유발/완화요인(Provocation/Palliation)

무엇이 증상을 유발하였는가? 완화했는가? 식사, 운동, 근로, 스트레스, 자세 등이 유발이나 완화를 초래하였는가? 약물에 의해 완화되었는가?

(3) 통증의 질(Quality)

통증이 예리한가? 무딘가? 찌르는가? 짓누르는가?

(4) 통증 부위/방사(Region/Radiation)

증상이 어디에 위치하는가? 통증이 다른 곳으로 이동하는가? 증상을 호소하는 부위에 압통이 있는가? 방사통이 있는가?

(5) 심각성(Severity)

통증의 강도를 확인하기 위해 가장 심하지 않은 통증이 1점, 가장 심한 통증이 10점으로 질문하고 기록한다.

증상이 얼마나 심한가?

(6) 시간(Time)

언제 증상이 시작되었는가? 지속적인가? 또는 간헐적인

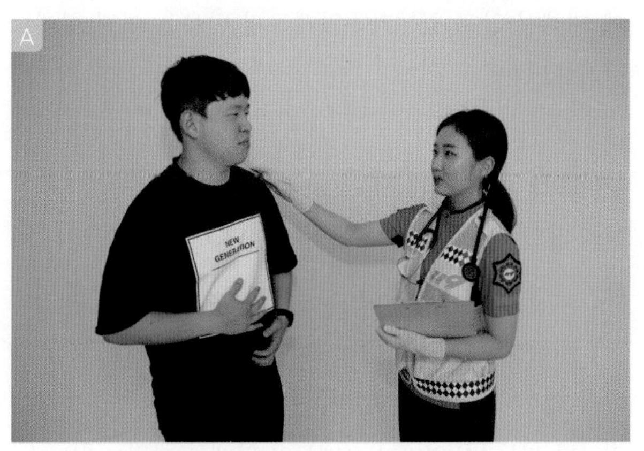

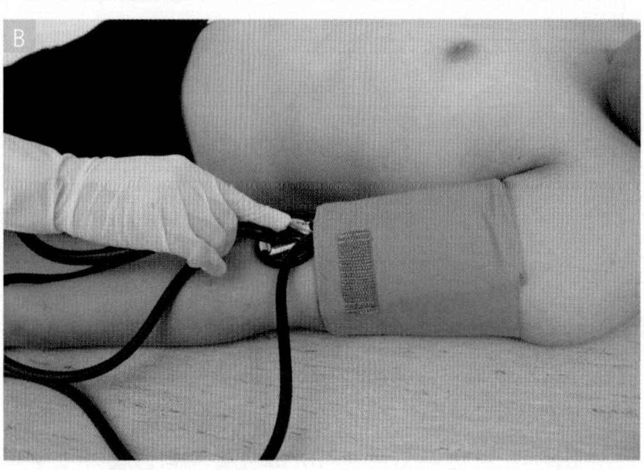

• 그림 6-3 증상이란 응급구조사에게 환자가 호소하는 내용이다. **A.** 환자가 어지러움을 응급구조사에게 이야기한다. 징후란 응급구조사가 관찰한 것이다. 응급구조사가 혈압을 측정하고 있다. **B.** 증상과 징후는 모두 기록되어야 한다.

가? 얼마나 오래 지속하였는가? 전에 발생한 적이 있는가? 몇 번이나 발생했는가?

(7) 관련 증상(Associated symptoms)

주 호소와 관련된 다른 증상은 무엇인가?

(8) 적절한 음성소견(Pertinent negatives)

주 호소와 연관된 증상이 없는가?

외상인 경우는 교통사고인지 사고로 인한 부상인지를 기록하여야 하는데, 교통사고인 경우 교통사고의 유형을 표시해야 하고 그 외 사고의 정황, 안전장치 작동 및 착용 여부, 탑승 위치 등에 관하여 물어야 한다. 환자가 자동차 밖으로 튕겨 나왔거나 동승자의 사망, 차량의 전복 등의 사실은 기록해 두어야 한다. 이런 정보를 그림으로 표기할 수도 있다(그림 6-4).

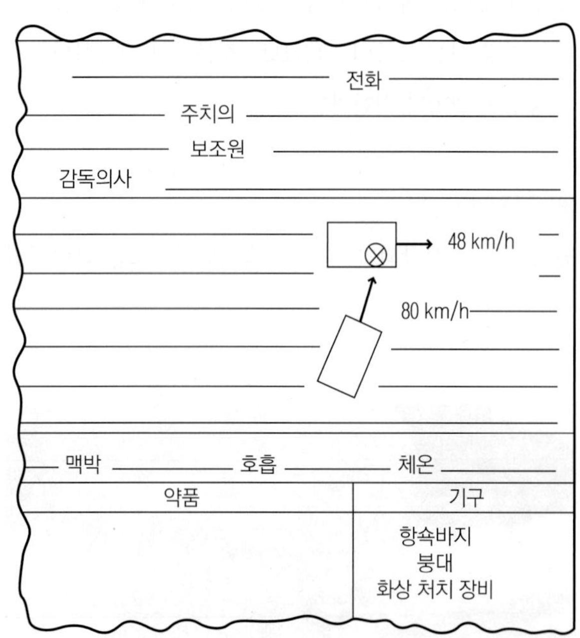

• 그림 6-4 자동차사고 후의 손상기전은 단순한 그림이나 기록으로 쉽게 설명할 수 있다. 이 구급일지는 1시간에 48 km 속도로 주행하다 1시간에 80 km의 속도로 주행하는 다른 자동차에 받혔을 때, 차 안에 있는 환자(X 표시)를 나타낸 것이다. 환자를 위한 X 표시 주위의 원은 그가 안전띠를 두르고 있었다는 것을 의미한다.

4) 과거 병력

환자의 일반적인 건강상태, 소아기 질환, 성인기 질환, 정신과 질환, 과거의 사고 또는 손상, 수술이나 입원의 병력이 있었는지 조사한다.

5) 현재 건강상태

현재 사건까지의 상황들을 청취하는 것이 필요하다. 이런 정보는 환자에게 직접 들을 수도 있고, 주위 사람에게 질문하여 조사하게 되는데 현재 환자의 전반적인 상태나 이와 관련된 사항들을 파악하는 데 도움을 받을 수 있다.

이런 정보를 조사할 때 파악하여야 할 사항들을 영문자의 첫 대문자를 따서 'AMPLE'이라는 단어로 표현하는데 각각에서 조사하여야 할 사항은 다음과 같다.

(1) 알레르기(Allergies)

환자의 알레르기 병력이 무엇인가? 과민반응을 보이는 물질(약물, 음식, 땅콩, 유제품, 과일, 꽃가루, 곤충 자상)에 대해서 알고 있는가? 알레르기 반응은 어떤 형태로 발현했는가?

(2) 투약 중인 약물(Medications)

현재 투약하고 있는 약물이 무엇인가? 투약하고 있는 이유가 무엇인가? 복용하고 있는 양과 횟수는 어떻게 되는가? 최근에 처방이 달라진 약물이 있다면 무엇인가? 알코올 섭취나 흡연을 하는가? 어떤 종류의 담배를 하루에 얼마나 피는가? 얼마나 오랫동안 담배를 피웠는가?

(3) 과거의 질병 (Previous illness)

(4) 마지막으로 음식물을 섭취한 시간이나 섭취량 (Last meal or drink)

(5) 질병이나 외상을 유발했던 상황 (Events preceding the illness or injury)

6) 계통별 조사

환자가 언급하지 않았던 문제들이나 정보를 확인하기 위한 신체 전반에 대하여 일련의 체계적인 질문을 한다.

(1) 전신

전신쇠약감이 있었는가? 피로, 발열이 있었는가? 환자의 일상적인 체중이 얼마인가? 체중 변화가 있었는가?

(2) 피부

발진 등의 피부병변이 있는가? 소양감, 건조감이 있는가? 색 변화나 머리, 손톱의 변화가 있는가?

(3) 머리, 눈, 귀, 코, 인후

두통, 머리 손상이 최근에 있었는가? 시력은 어떤가? 안통, 발적, 과도한 눈물, 복시, 시력저하, 시야장애가 있었는가? 녹내장이나 백내장이 있었는가? 청력은 어떤가? 이명, 어지럼증, 귀통증, 분비물이 있는가? 코막힘, 콧물, 코피가 자수 일어나는가? 치아와 잇몸은 어떤가? 잇몸이나 혀에 궤양이나 출혈은 없는가? 쉰 목소리는 없는가? 종양이나 부종이 있는가? 연하곤란이 있는가?

(4) 호흡

천명음, 기침, 객혈, 가래가 있는가? 호흡기 질환을 앓았는가?

(5) 심장 및 심혈관

두근거림, 흉통, 호흡곤란, 앉아 숨쉬기, 말초부종, 발작성 야간 호흡곤란이 있는가? 고혈압, 류마티즘열이 있는가?

(6) 위장

속 쓰림, 오심, 구토, 식도 역류, 토혈, 소화불량이 있는가? 음식에 대한 과민성, 과도한 가스 생성이 있는가? 배변 습관의 변화는 없는가? 대변 색의 변화, 설사, 변비, 흑색변, 장 출혈이 있는가? 복통이 있는가? 황달이 있는가?

(7) 비뇨기계

다뇨, 소변감소, 야뇨가 있는가? 배뇨통, 혈뇨가 있는가? 배뇨의 시작이 어려운가? 소변이 똑똑 떨어지거나 요실금이 있는가?

(8) 남성생식기

탈장이 있는가? 음경에 궤양이나 분비물이 있는가? 음경이나 고환에 종양이나 통증이 있는가?

(9) 여성생식기

초경은 언제인가? 월경의 규칙성, 기간, 출혈량은 어떤가? 마지막 월경은 언제인가? 월경불순, 월경통이 있는가? 성교 시 출혈이 있는가? 질 분비물, 종양, 궤양, 소양감이 있는가? 몇 번 임신했나? 유산한 적이 있는가? 임신 합병증이 있었는가? 폐경은 언제인가? 폐경 후 호르몬 대체요법은 시행했나?

당신이 응급구조사라면

1. 환자와 신뢰를 형성하는 방법에 대하여 기술하시오.
2. 환자의 주 호소에 대하여 체계적으로 조사하기 위하여 질문하는 순서를 기술하시오.
3. 환자의 현재 병력을 파악하기 위하여 조사하여야 할 AMPLE에 대하여 기술하시오.
4. 환자가 언급하지 못한 정보를 얻기 위하여 신체 전반에 대하여 체계적으로 질문하는 계통별 조사에 대하여 기술하시오.

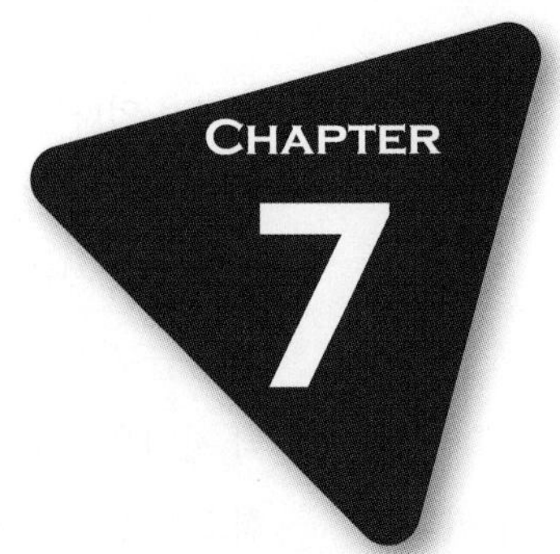

일차 평가

개요

응급구조사의 가장 중요한 역할은 현장에서 환자의 생명을 위협하는 치명적 상태를 평가하고, 신속히 대처하는 것이다. 따라서 환자평가를 통하여 환자에게 직면한 문제나 잠정적으로 생명을 위협할 수 있는 문제를 파악하여 처치의 우선순위를 결정하는 것이 매우 중요하다. 환자평가는 현장평가, 생명을 위협하는 문제를 파악하여 처치하기 위한 일차 평가, 병력조사, 정밀 신체검진을 하여 사소한 문제도 간과하지 않는 이차 평가로 구성된다. 이 장에서는 현장에 도착하여 현장의 안전 여부, 신체 분비물 격리, 모든 환자의 위치파악, 손상기전, 질병의 특성을 파악하여야 하는 현장평가와 생명을 위협하고 있는 문제를 찾아내기 위하여 기도, 호흡 기능, 순환 기능을 신속히 평가하고 치료하는 데 목적을 두는 일차 평가에 대하여 알아보도록 한다. 일단 생명을 위협할 수도 있는 환자 상태를 신속히 파악하기 위하여 기도, 호흡 기능, 순환 기능의 순서로 일차 평가를 하는데 영어의 앞 문자를 인용하여 'ABC's'라고 한다. 일차 평가 도중에 이상이 발견되면 즉시 필요한 응급처치를 시행하여야 하고, 외상 환자의 경우에는 기도유지와 함께 목 고정이 시행되어야 한다. 일차 평가 및 처치가 끝나면 현장에서 이차 평가를 시행할지 병원으로 즉시 이송할지를 결정해야 한다. 응급구조사는 부정확한 환자의 평가로 응급처치가 지연되거나, 응급처치의 우선순위가 뒤바뀌어 환자 상태가 악화하는 것을 방지하기 위하여 환자평가 및 응급처치 단계를 정확히 인지해야만 한다.

Chapter 07에서는 현장평가에 필요한 요소들을 파악하고 일차 평가를 신속하게 시행하는 방법과 평가에 따른 처치를 하고 처치의 우선순위를 결정하는 방법을 알아본다.

목표

- 현장평가에 필요한 요소를 파악하고 조사할 수 있다.
- 신속하게 일차 평가를 시행하고 그에 따른 처치를 시행할 수 있다.
- 평가 순서와 처치의 우선순위를 결정할 수 있다.
- 환자의 주호소에 대한 병력조사 및 신체검진을 집중적으로 할 수 있다.

1. 현장 평가

1) 사전 평가

사전 평가는 응급구조사가 아닌 사람에 의해서 이루어지는 경우가 많다. 응급의료전화상담원이 신고한 사람(최초 반응자)으로부터 이미 얻은 정보를 응급구조사에게 전달해야 한다. 응급구조사는 간접적으로 얻은 정보들을 이용하여 환자의 중증도를 예측하고, 어떤 준비물이 필요할지를 추정해야 한다. 응급의료전화상담원의 임무는 매우 중요한데, 자세한 것은 *Chapter 60*에 기술되어 있다(그림 7-1).

2) 현장 도착

현장에 도착하게 되면 응급구조사는 구급차 내에서부터 환자와 주위 상황을 평가하기 시작해야 한다. 경찰차를 발견하게 되면 사고나 폭력의 가능성이 있는 것이고, 식당 주변이면 가스 사고나 화재로 인한 유독가스의 누출 가능성을 의심해야 한다. 환자가 추운 환경이나 빗속에 쓰러져 있다면 체온 저하 등을 고려해야 한다. 환자와 연관될 것으로 추정되는 주위 상황을 반드시 기록해 두어야 환자의 상태에 대하여 정확한 정보를 얻을 수 있다.

응급구조사는 위험한 환경이나 주위의 위험요소로부터 자신을 보호하기 위하여 현장을 살펴보아야 한다. 위험스런 상황에 자기 자신을 보호할 대책도 없이 현장으로 들어가는 것은 절대 금지하여야 한다. 예를 들어, 차량화재나 건물붕괴가 있는 곳에 도착했을 경우에 응급구조사는 환자에 접근하기 전에 안전거리를 확보하고 소방관이 현장을 진압할 때까지 기다려야 한다. 그러므로 응급구조사가 소방관보다 현장에 일찍 도착하면 그들을 기다리는 것이 가장 좋은 방법이고, 소방관이 현장을 진압할 동안 군중이 접근하는 것을 막아야 한다. 만약 화재현장에 환자가 있으면 소방관이 화재를 진압하는 즉시 현장으로 진입할 수 있도록 자신의 보호 장비를 점검하며 준비하고 있어야 한다(그림 7-2).

3) 신체 분비물의 격리

신체 분비물은 병원균을 내포하여 타인에게 전염을 시킬 수가 있으므로 마스크와 보호 장갑 같은 개인 보호 장

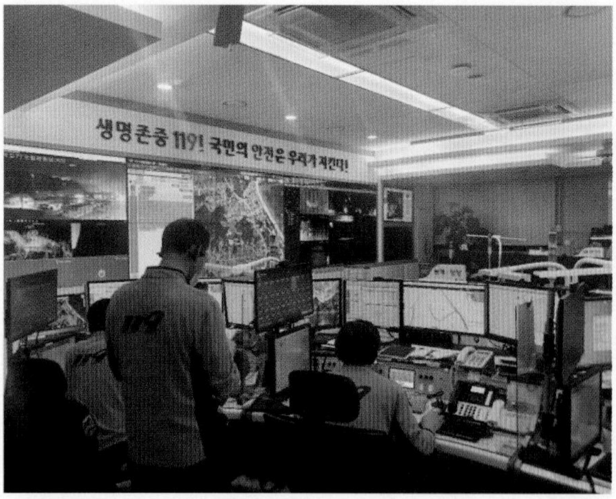

• 그림 7-1 응급의료전화상담원은 현장으로 출동하는 응급구조사에게 중요한 정보를 준다.

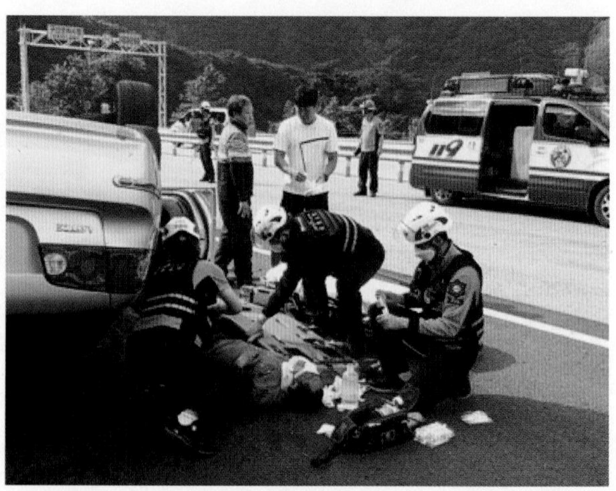

• 그림 7-2 주위 환경에 대한 초기 평가는 중요한 정보를 제공한다.

비를 갖추지 않고서는 환자와 접촉하지 말아야 한다. 환자 처치 전후에는 반드시 손을 씻도록 하여야 한다. 여러 환자를 치료하는 경우에는 환자 간의 전염을 방지하기 위하여 다른 환자를 볼 때마다 장갑을 바꾸어 착용하여야 한다. 또한, 감염 질환이 의심되는 환자에게 마스크를 착용시키는 것도 좋은 방법이다.

4) 환자의 위치파악

모든 환자를 단시간 내에 위치파악을 하여 추가 지원여부를 결정하여야 하고 대량 재난사고 시에는 중증도 분류를 하여 처치 및 이송의 우선순위를 결정하여야 한다.

5) 손상기전

손상기전을 파악하기 위한 조사가 필요한데 손상을 가한 힘의 세기, 힘이 가해진 방향, 힘의 물리적 특성을 조사하면 손상의 부위와 중증도를 추정할 수 있게 된다. 손상 기전을 조사하면 환자에게 발생 가능한 손상을 추정할 수 있게 되어 평가 및 처치의 우선순위를 결정하는 데 도움이 된다. 환자, 보호자, 목격자를 통하여 손상, 질병에 대한 정보를 얻고 현장에서 목격하고 발견한 약물, 장비, 물건 등을 통하여 질병을 파악하여야 한다.

자동차 사고를 당한 환자는 손상당한 경위를 자세히 조사하여 기록해야 한다. 예를 들면, '안전띠를 착용했는가? 유리창이 부서졌는가? 혹은 바퀴가 빠졌는가? 자동차가 굴렀는가? 환자가 차량 밖으로 튕겨 나왔는가?' 등을 관찰하여 기록해야 한다. 손상된 경위를 파악하는 것은 손상부위와 손상 정도를 예측하는 데 도움이 된다(*Chapter 15* 참조).

추가적인 손상을 방지하기 위하여 환자의 안전을 생각해야 한다. 예를 들면, 환자가 복잡한 거리를 건널 때 심장 마비를 일으켰다면 현장에서 환자를 처치하기 전에 안전한 곳으로 이동하고 교통을 통제해야 한다. 현장에 도착하면 응급구조사는 현장에서 알 수 있는 분명한 사실을 확인하여 기록해야 한다. 예를 들면, 출혈, 의식장애 등과 같은 사실들을 기록하여야 하지만, 기록을 위하여 환자평가나 응급처치가 지연되어서는 안 된다.

응급구조사는 현장에서 사망자를 감별해야 하나, 사망 선고는 의사가 한다는 것을 명심하여야 한다. 일반적으로 사망상태를 나타내는 징후로 시반, 사후강직, 부패, 머리 절단, 사지 및 몸통의 절단 등이 있다. 시반은 몸의 중력이 미치는 부분에 적혈구가 침적되어 붉은색을 띠는 것이다. 시반은 사망 후 빠르면 30분 정도에 형성되고, 일반적으로는 2−3시간에 적색, 자색의 점상 모양이었다가 서로 융합된다. 4−5시간이 경과하면 암적색이 되고 12−14시간이 경과하면 전신에 나타난다. 사망 후 10시간이 지나면 혈관벽이 혈액으로 염색되어 침윤성 시반을 형성하고, 침윤성 시반은 일단 형성되면 사체의 체위 변경에도 없어지지 않는다. 또 침윤성 시반이 형성되기 전에 특히 4−5시간 이내 체위를 변형시키면 시반이 완전히 사라지고 새로운 시반이 형성될 수 있다(그림 7−3). 사망 후 수 시간이 지나면 사후강직이 나타난다.

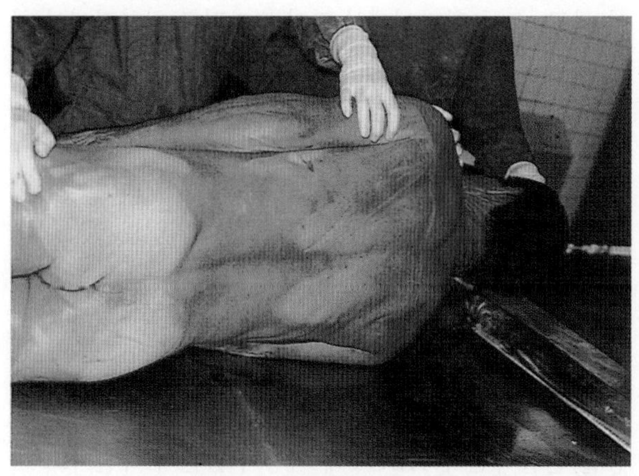

• 그림 7-3 신체의 아래가 검게 되는 것은 죽음의 징후로서, 중력에 의하여 적혈구가 침전되기 때문이다. 이 사망자는 누운 상태로 사망하였으므로 등에서 보라색 변화를 관찰할 수 있다. 예외적으로 땅과 단단하게 접한 곳은 흰색으로 보이게 된다.

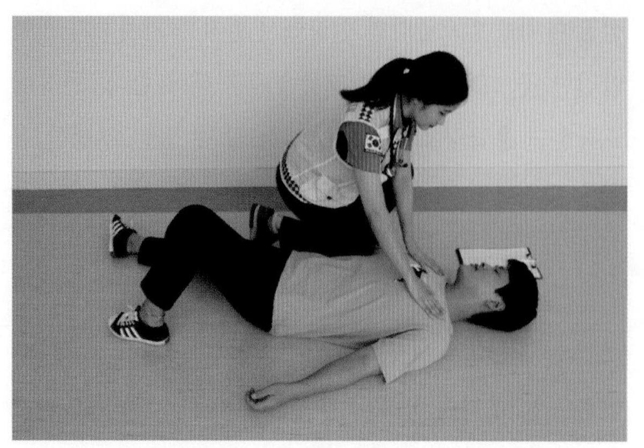

• 그림 7-4 응급구조사는 환자를 깨우는 시도와 더불어, 의식이 없는 환자의 기도, 호흡 기능, 순환 기능을 평가한다.

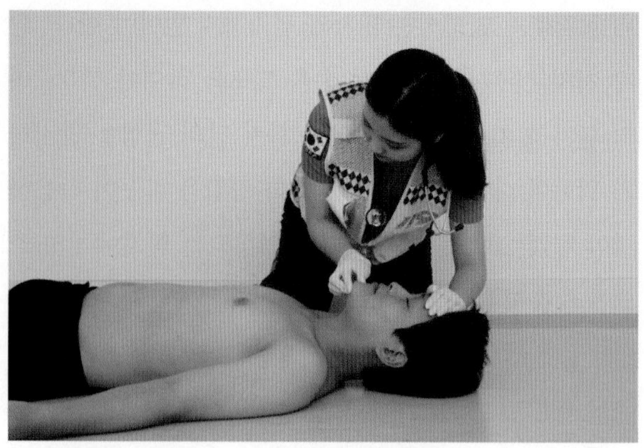

• 그림 7-5 환자가 깨지 않으면 호흡을 보고, 듣고, 느끼면서 입 냄새를 맡아 특징적인 냄새를 확인한다.

사후강직은 환자의 몸을 움직이려고 할 때 심한 저항감이 느껴지는 것으로 예를 들면, 꺾인 팔다리를 바로 펴려고 할 때 펴지지 않는 강직 현상이다.

2. 일차 평가

일차 평가의 목적은 치명적인 병변이나 손상을 빨리 발견하고 치료하는 것이다. 이것은 ① 기도, ② 호흡 기능, ③ 순환 기능, ④ 신경학적 검사의 순서로 시행되어야 하고, 모든 환자에게서 먼저 평가되고 처치되어야 하는 것으로 일명 'ABC's'라고 한다. 'ABC's'는 환자의 의식상태와 관계없이 거의 한 동작으로 평가가 이루어져야 한다(그림 7-4). 우선 환자의 팔목을 손으로 쥐면서 환자의 기도가 개방되어 있는지 확인한다. 그 후 환자의 얼굴 가까이에 응급구조사의 얼굴을 대고 호흡의 양과 질을 평가한다(그림 7-5). 다음으로 맥박을 촉지하면서 "괜찮으십니까"라고 물어보고(그림 7-6), 세밀하게 환자 반응을 관찰하면서 'ABC's'에 이상이 있는지 확인하고 이상이 발견되는 즉시 필요한 처치를 시행하여야 한다. 일차 평가와 처치가 끝나면 환자의 주호소에 집중하여 검사하며 현장에서 이차 평가를 시행할지 즉시 이송을 할지 결정하고 시행하여야 한다. 'ABC's'를 구성하는 요소들을 평가하는 방법은 다음과 같다.

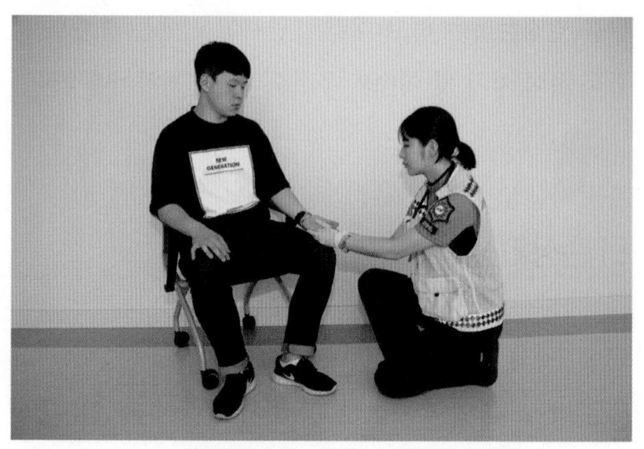

• 그림 7-6 응급구조사는 환자의 얼굴과 맞대고 얼굴과 목에 아픈 곳이 있는지 살펴보면서 "괜찮으세요"라고 물어본다.

1) 기도

기도를 평가하는 데 있어서 응급구조사는 '환자가 숨을 쉬는가?, 환자의 기도유지가 적당한가?'를 주의 깊게 관찰하여야 한다. 환자가 반응을 잘하고 말을 할 수 있다면 기도에는 이상이 없는 것이지만 무의식환자는 혀가 이완되어 기도를 폐쇄할 수 있으므로, 환자의 호흡이 없거나 기도가 충분하게 유지되지 않으면 즉각적으로 머리 기울임-턱 들어 올리기를 시작하고 입인두기도기를 삽입한다(*Chapter 10* 참조). 만약 외상 후에 의식이 없거나 머리와 목에 통증을 호소하며 팔이나 다리를 움직이지 못하면 목뼈를 고정한 후에 턱 밀어 올리기법을 시행해야 한다.

환자를 거칠게 다루어서 목뼈 손상을 악화시키면 최악의 경우 사지가 마비되거나 사망할 수도 있다.

기도평가 시 가슴우리의 오르내림을 보고 공기의 움직임을 듣고 느껴야 한다. 잡음이나 코 고는 소리는 부분적인 기도 폐쇄를 의미하고 거글거리는 목울림 소리는 기도 내에 혈액, 위 내용물, 분비물이 있다는 것을 의미하므로 즉시 흡입하여 제거하여야 한다. 흡기 시 협착음은 이물질, 알레르기나 감염에 의한 심한 부종으로 상기도 폐쇄를 암시하는 소견이다. 호흡기 화상은 즉시 기관 내 삽관을 하여야 하고 이물질에 의한 기도폐쇄는 등 두드리기 및 하임리히법을 사용하여야 하고 후두개염(후두덮개염)이나 알레르기에 의한 기도폐쇄 시에는 산소를 공급하며 신속하게 병원으로 이송하여야 한다.

2) 호흡 기능

환자의 호흡상태를 평가하기 위하여 의식변화, 대화 시 호흡곤란, 호흡근 퇴축, 호흡 보조근 사용, 비대칭적 흉곽 운동, 청색증, 시끄러운 호흡음, 호흡의 속도가 빠르거나 너무 느리다면 부적절한 호흡이라는 것을 의미하므로 즉시 호흡보조를 시작하여야 한다. 산혈증, 머리 손상, 과다환기증후군 같은 경우에는 다양한 형태의 빠른 호흡이 나타나므로 산소를 공급하면서 원인 질환을 치료하여야 한다. 외상 환자에서 흡입성 가슴창상, 동요가슴, 긴장공기가슴증이 호흡곤란을 유발했다면 원인손상에 대한 치료를 선행하여야 호흡곤란을 치료할 수 있다.

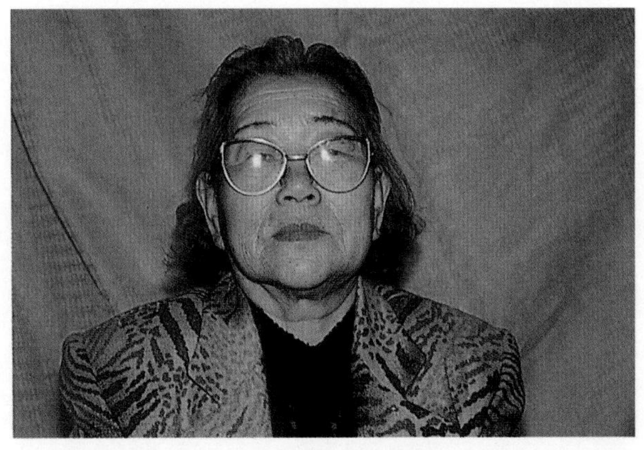

• 그림 7-7 환자의 얼굴과 목을 살펴보아야 하는데, 전반적인 외형, 호흡곤란, 입 주위의 창백, 목정맥 팽대, 의식상태를 관찰해야 한다. 이상한 징후가 관찰되면 즉각적인 산소공급을 하고, 가능하면 호흡기를 사용할 수 있다.

만약 환자가 호흡하기가 곤란해 보이면 응급구조사는 *Chapter 10*에서처럼 환자의 호흡에 도움을 주도록 해야 한다(그림 7-7).

3) 순환 기능

다음 단계는 맥박이 있는지를 알아보는 것이다. 한쪽 손을 사용해서 노동맥의 맥박수와 강도를 파악해야 한다. 만약 노동맥의 맥박이 없다면 혈압이 80 mmHg 미만이므로 목동맥의 맥박을 만져 보아야 하고, 환자가 정신이 있으면 반대쪽 손에서도 맥박을 잰다. 만약 손목이나 목에서 맥박을 감지할 수 없다면 혈압이 60 mmHg 미만이므로 즉각적으로 순환 기능을 유지하기 위한 응급처치를 시행한다. 만약 목에서 맥박이 느껴지지 않는다면 *Chapter 9*에서 언급한 것처럼 심폐소생술을 시행해야 하고, 맥박이 있다면 맥박의 이상 유무를 관찰하여야 한다. 불규칙한 맥박은 부정맥을 의미하므로 전문 심장소생술이 필요할 수 있다. 머리 손상, 열사병, 고혈압의 경우에는 강한 맥박을 느낄 수 있고, 체액 손실, 심장기능 상실, 혈관 확장의 경우에는 약하고 힘없는 맥박을 촉지

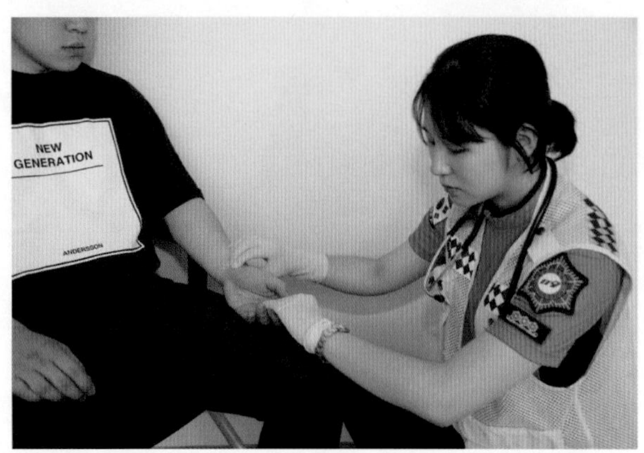

• 그림 7-8 응급구조사는 먼저 팔다리의 온기, 습기와 색깔을 관찰하고 맥박수와 강도를 관찰한다. 노동맥에서 맥박이 없으면 다른 손에서 검사하고, 양쪽 손목에서 맥박이 촉지되지 않으면 목동맥을 촉지한다.

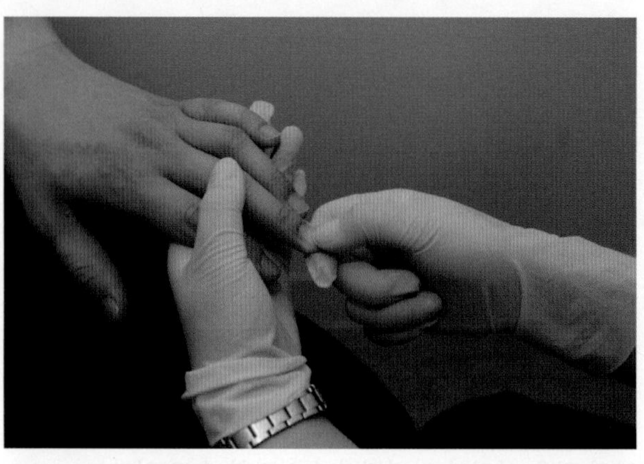

• 그림 7-9 순환 기능을 검사하기 위해서 모세혈관 재충혈을 평가한다.

하게 된다. 다음으로 피부색, 체온, 피부의 습기를 평가한다. 환자의 얼굴을 관찰하는 동안 피부색의 변화와 발한 여부를 관찰하여야 하는데, 이는 맥박을 만지는 동안 피부를 촉진하면서 알 수 있다(그림 7-8). 환자의 손톱을 눌러서 모세혈관 재충혈 시간을 검사하는 것은 객관적으로 순환장애의 징후를 파악하는 방법이다(그림 7-9). 모세혈관 재충혈은 영아나 소아에서는 순환 기능에 대해 신뢰할 만한 징후이지만 성인에서는 흡연, 기온, 약물, 고령에 의하여 영향을 받게 되므로 전적으로 신뢰할 수 없다. 심각한 외상을 입은 경우에는 환자의 의복을 모두 제거하고 외부 출혈이 있는지 확인하고 발견 즉시 지혈을 위한 응급처치를 시행하여 순환 기능을 유지하도록 한다. 순환 기능이 유지되지 않으면서 외부 출혈이 발견되지 않는다면 가슴, 복부, 넙다리를 확인하여 내부출혈 여부를 검사하고 내부출혈이 의심된다면 즉시 이송하여 치료를 받도록 하여야 한다(*Chapter 13* 참조).

4) 의식상태

환자의 의식상태를 평가하는 것은 환자의 상태 변화를 파악하는 데 중요하다. 환자의 의식상태는 "괜찮으십니까?"라는 질문에 대한 환자의 반응을 관찰하거나 환자가 사지를 움직이는지 관찰하여 평가한다. 환자의 의식상태나 정신상태를 표현하는 방식으로 현장에서 신속하게 판정할 수 있는 'AVPU' 분류법과 글라스고우 혼수척도(Glasgow Coma Scale, GCS)가 있다. 따라서 다음 4가지로 표현된다.

(1) AVPU 분류법

① A (Alert, 명료)
환자가 스스로 눈을 뜨고, 질문에 분명한 답변(시간, 장소, 사람을 기억)을 한다.

② V (Verbal, 언어반응)
환자가 스스로 눈을 뜰 수 없고, 시간, 장소, 사람을 알아보지 못하지만, 응급구조사의 구두지시에 반응한다.

③ P (Painful, 통증반응)
언어지시에는 반응이 없지만, 신체에 통증을 주면 움직이거나 고함치고, 통증 자극을 계속하면 환자의 반응 이

표 7-1 글라스고우 혼수척도(Glasgow Coma Scale, GCS)

원척도	수정척도	점수
눈뜨기 반응(Eye opening, E)	눈뜨기 반응(Eye opening, E)	
자발적으로	자발적으로	4
언어적 지시에 의해	소리에 의해	3
통증반응에 의해	압력에 의해	2
없음	없음	1
	평가할 수 없음	NT
언어반응(Verbal response, V)	언어반응(Verbal response, V)	
지남력 있음	지남력 있음	5
혼돈된 의사소통	대화 혼란	4
부적절한 단어	단어만 말함	3
이해할 수 없는 소리	소리만 냄	2
없음	없음	1
	평가할 수 없음	NT
운동반응(Best motor response, M)	운동반응(Best motor response, M)	
명령에 따름	명령에 따름	6
통증 위치를 구별함	위치 구별	5
통증에 대해 굽힘 회피	정상굴곡	4
비정상적인 굽힘(겉질제거자세)	비정상굴곡	3
폄(대뇌제거자세)	폄	2
없음	없음	1
	평가할 수 없음	NT

GCS Score = [E(4)+V(5)+M(6)] = 최고 15, 최소 3
만약 한 영역에서 평가할 수 없다면 NT를 부여하며, 이는 "평가할 수 없음"을 의미

감소한다. 신경 손상에 의한 마비가 있으면 사지에서의 이러한 검사는 의의가 없다.

③ U (Unresponsive, 무반응)

환자가 언어지시나 통증 자극에 대해서 반응하지 않는다.

(2) 글라스고우 혼수척도(Glasgow Coma Scale, GCS)

눈을 뜨는 반응, 통증에 대한 사지의 반응, 언어 기능 이렇게 세 가지 분야의 점수를 각각 4점, 5점, 6점 만점으로 평가하여 최대 15점, 최소 3점으로 표시한다. 예를 들어 오토바이 운전자가 사고가 난 뒤에 불러도 눈을 뜨지 않고 통증을 주어야 눈을 뜨며, 이해할 수 없는 소리나 신음만을 내고 있고, 통증을 주면 비정상적인 굴곡 반응이 관찰된다면 환자는 GCS 점수는 7점(E2V2M3)이 된다(표 7-1).

외상 후 환자의 의식이 명료하다가 점차 혼수상태로 변한다면 경막외 혈종을 의심하여야 하고 즉시 이송하여 응급수술을 받도록 하여야 한다. 외상이 없어도 의식이 없거나 자극에 반응하지 않으면 약물중독, 당뇨병성 응급질환, 패혈증, 저산소증, 쇼크 등이 원인일 수 있으므로 우선 환자의 목이나 손목에 과거 질병을 표시하는 팔찌나 목걸이가 있는지 확인해야 한다(그림 7-10). 일부

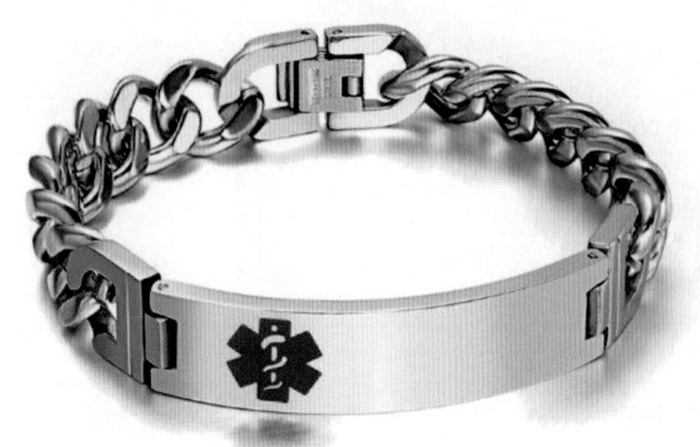

• 그림 7-10 환자인식표. 과거 질병의 질환명이 표시된 팔찌나 목걸이를 발견하면 응급구조사가 환자를 평가하는 데 많은 도움을 받을 수 있다.

환자는 응급상황에 대비하여 자신의 질환(예: 당뇨병, 근무력증, 심근경색증 등)을 팔찌나 목걸이에 표기하고 있으므로 환자의 기왕력을 파악할 수 있다. 의식이 변화하거나 의식이 없는 환자는 응급환자로 즉시 이송하여 원인질환의 진단과 함께 즉각적인 처치가 이루어지도록 하여야 한다.

당신이 응급구조사라면

1. 현장평가에서 파악하여야 할 요소들을 열거하시오.
2. 현장평가 시 손상기전을 조사할 때 알아야 할 요소들을 기술하시오.
3. 기도를 평가할 때 흡기 시 협착음이 나타나는 환자에 대하여 병인에 대하여 처치하는 방법에 대하여 기술하시오.
4. 모세혈관 재충혈에 영향을 주는 요소들에 대하여 기술하시오.
5. 통증 자극에만 반응하며 팔다리 마비는 없는 외상 환자의 의식상태는 어디에 해당하는가?

이차 평가

응 급 구 조 와 응 급 처 치
RESCUE AND EMERGENCY CARE

개요

일차 평가가 끝나고 소생술이 성공하여 환자의 생체기능이 정상화되면 환자에게 무엇을 하고 있고, 왜 하는지 설명하고 난 후 활력징후 측정, 병력조사, 전신의 이학적 검사가 포함된 이차 평가를 시작하게 된다. 활력징후는 신체의 전반적인 상태를 반영하는 객관적인 지표이므로 주기적으로 측정하여 신체상태의 변화를 미리 감지할 수 있어야 한다. 응급구조사들이 파악해야 할 징후는 수없이 많으므로 이를 간과하지 않고 세심히 관찰하는 자세가 가장 중요하다. 이런 징후들을 발견하기 위해서는 검사자의 오감과 적절한 진단기구가 필요한데 이 중 검사자의 오감을 이용한 검사가 가장 중요하다. 이차 평가는 모든 징후를 재평가하면서 머리부터 발까지 모든 신체 부위의 상처와 변형 유무를 관찰해야 하고, 환자가 통증을 느끼는지 이학적 검사를 시행하는 것이다. 따라서 일차 평가에서 발견하지 못했던 중요한 손상이나 이상을 발견하고 무의식이었거나 불안정했던 환자에서 인지하지 못했던 이상을 진단 및 치료하여 환자 상태가 다시 악화되는 것을 방지하여야 한다. 이차 평가에서 신경학적 평가 시 의식상태는 GCS법으로 기록하는 것이 더욱 정확하다. 이차 평가를 시행하는 동안 환자를 안심시킨다면 더 나은 협조와 유대감을 형성하고 많은 유용한 정보를 얻을 수 있을 것이다.

마지막으로 응급구조사가 관찰한 사실이나 이차 평가를 시행하는 동안 시행한 응급처치에 대하여 자세히 기록하여야 하고, 주기적으로 환자 상태를 관찰하며 평가한 사항도 역시 기록해야 한다. 활력징후와 신경학적 상태의 변화는 응급구조사와 응급의료진에게 매우 중요하므로 자세히 기록해야 한다(그림 8-1).

Chapter 08에서는 활력징후가 가지는 의의를 파악하고 중요한 신체징후를 숙지한 후 응급구조사의 오감과 장비를 이용하여 환자의 전신에 이학적 검사를 실시하고 평가하는 이차 평가에 대하여 숙지하여야 한다.

목표

- 활력징후(맥박, 호흡, 혈압, 체온)를 측정할 수 있고, 그것이 의미하는 바를 안다.
- 중요한 신체징후(피부색, 모세혈관 재충혈, 동공 크기와 동공 반사, 의식 상태, 운동 기능, 감각 기능)를 평가할 수 있다.
- 다양한 기구나 장비를 이용하여 활력징후를 측정하고 이학적검사를 시행할 수 있다.
- 전신의 이학적 검사를 시행할 수 있다.

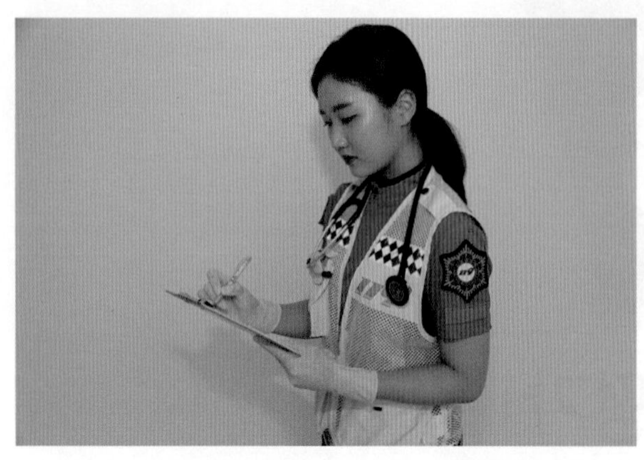

• 그림 8-1 기록이 없다면 실행하지 않은 것과 다름없으므로 기록을 꼼꼼히 한다.

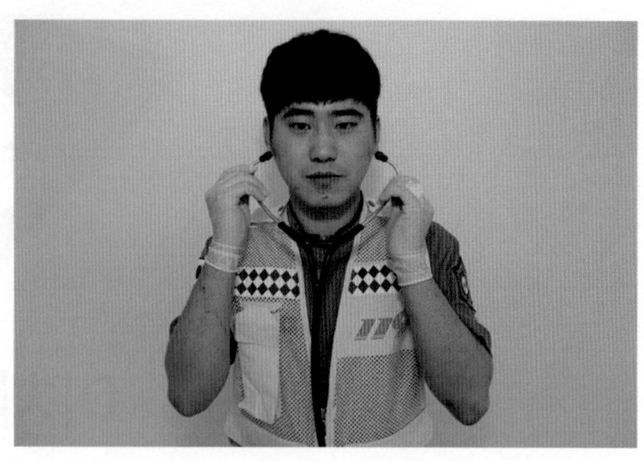

• 그림 8-2 청진기의 귀마개는 귀 앞쪽으로 향하게 한다.

1. 주요 활력징후

응급구조사는 오감을 이용하여 정확한 진찰을 할 수 있어야 하고, 여러 가지 진단기구나 장비를 능숙하게 다룰 수 있는 술기를 습득하여야 한다. 사고현장에서 응급구조사가 당황하거나 진단기구를 능숙히 조작할 수 없다면 환자를 정확히 평가할 수 없어 결과적으로 응급처치가 효율적으로 시행될 수 없다. 현장에서 사용할 수 있는 진단기구로는 손전등, 손목시계, 청진기, 혈압계 등이 있다. 손전등은 동공의 형태나 동공 상태를 확인하는데 사용되며, 손목시계는 환자의 분당 호흡수나 맥박수를 측정하는 데 필요하다. 청진기는 귀마개가 검사자의 앞쪽을 향하도록 착용해야 한다(그림 8–2).

환자에 대한 평가를 신속하고 정확하게 시행하기 위해서는 네 가지 활력징후(맥박, 호흡, 혈압, 체온)와 여섯 가지 신체징후(피부색, 모세혈관 재충혈, 동공 형태와 동공반사, 의식상태, 운동기능, 감각기능) 등을 숙지하여야 한다.

활력징후는 환자를 평가할 때 항상 파악해야 하므로 응급구조사가 이를 측정하는 동안에 다른 응급구조사는 현재 병력을 듣고 적어야 한다(그림 8–3).

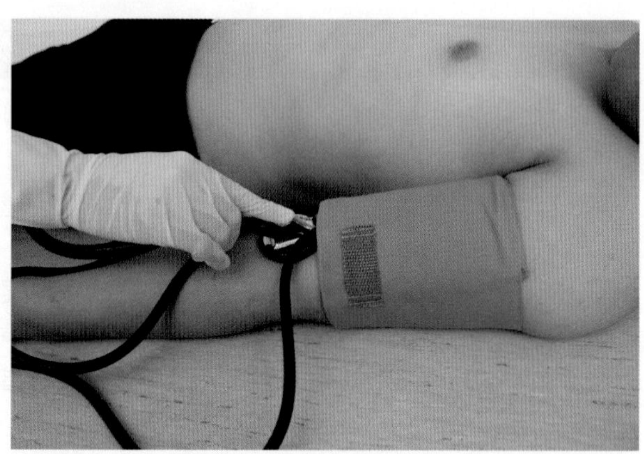

• 그림 8-3 환자의 활력징후를 관찰하는 것은 환자평가의 일부분이다.

1) 맥박

맥박이란 심장이 수축하면서 동맥으로 혈액을 방출할 때 외부에서 감지할 수 있는 압력의 파동으로 심혈관계의 기능상태를 예측할 수 있는 중요한 지표이다. 응급구조사는 피부표면 가까이 위치하는 동맥점에서 맥박을 촉지하여 맥박을 감지할 수 있다. 맥박은 *Chapter 03*에 기술한 동맥점에서 감지할 수 있지만, 가장 촉지하기 쉬운 지점은 노동맥이 지나는 손목부위이다(그림 8–4A). 만약 양쪽 팔에서 맥박을 촉진할 수 없다면, 응급구조사는 목

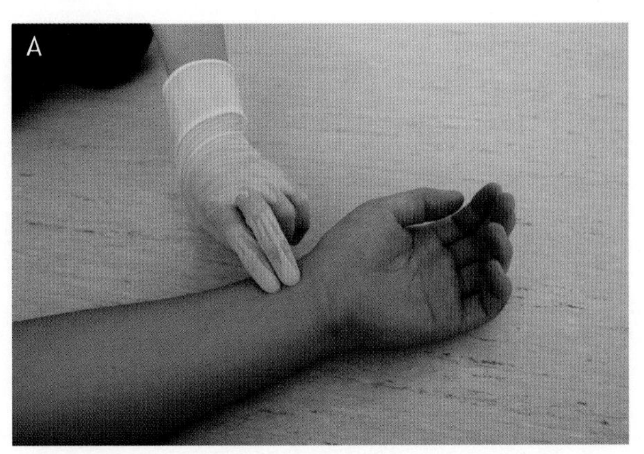

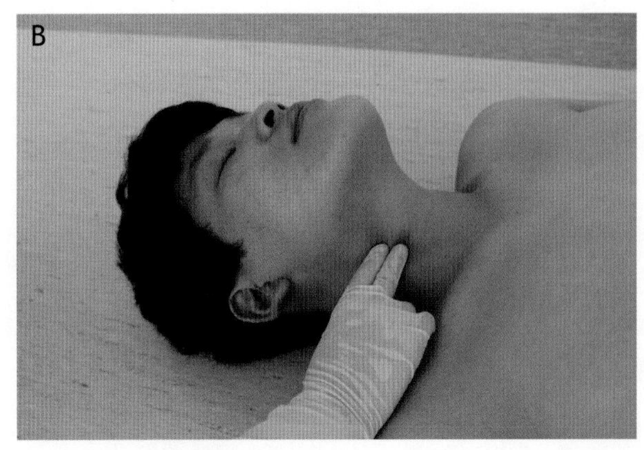

● 그림 8-4 맥박은 손목에서 노동맥의 맥박을 촉진하거나(A) 목에서 목동맥을 촉진한다(B).

빗근의 앞쪽 아래에서 목동맥의 맥박을 촉진하여야 한다(그림 8-4B). 목동맥의 맥박은 노동맥보다는 더 낮은 수축기 혈압(약 60 mmHg)에서도 촉지되므로 다른 동맥점보다 유용하며 응급상황에서는 반드시 확인해야 한다. 실제로 심혈관 기능이 약화되는 상황에서는 노동맥에서 맥박을 촉지할 수 없지만, 목동맥의 맥박은 감지할 수 있는 경우가 있다. 목동맥을 촉지하려면 먼저 환자를 눕히거나 앉혀야 하며, 맥박 촉지를 위하여 양쪽 목동맥을 동시에 압박해서는 안 된다. 왜냐하면 뇌로 가는 혈류는 양쪽 목동맥에 의존하게 되는데, 이를 동시에 압박할 경우에는 뇌 혈류가 차단되어 의식을 소실할 수 있기 때문이다.

응급구조사는 분당 맥박수, 맥박 강도, 규칙성을 평가하여야 한다. 성인의 정상 맥박수는 분당 60-100회 정도이고, 정상 맥박수보다 빠른 경우를 빠른맥(100회 초과), 느린 경우를 느린맥(60회 미만)이라 정의한다. 성인과 소아의 정상 맥박수는 표 8-1과 같다. 분당 맥박수를 측정하는 방법은 15초 동안에 계측한 맥박수에 4를 곱하거나, 30초 동안의 맥박수에 2를 곱하는 것이다. 맥박이 불규칙하다 느껴지면 1분 동안 지속적으로 확인하여 맥박수를 확정한다. 응급구조사는 많은 정보를 얻을 수 있는 맥박에 대하여 숙지하고, 촉진으로 환자 상태를 진단할 수 있는 능력을 길러야 한다. 맥박을 촉지하여 내릴 수 있는 진단은 여러 가지가 있다. 첫 번째, 빠르고 약한 맥박은 혈압이 저하되거나 환자가 공포를 느끼거나 심한 통증을 느낄 때 나타난다. 두 번째, 맥박이 촉지되지 않는 경우는 혈관이 막혔거나 손상된 경우, 심장이 정지

표 8-1 정상과 비정상 맥박

환자	상태	분당 맥박수
성인	정상	60-100회
	빠른맥	100회 이상
	느린맥	60회 이하
청소년	정상	60-105회
	빠른맥	105회 이상
	느린맥	60회 이하
소아(5-12세)	정상	60-120회
	빠른맥	120회 이상
	느린맥	60회 이하
소아(1-5세)	정상	80-150회
	빠른맥	150회 이상
	느린맥	80회 이하
유아	정상	120-150회
	빠른맥	150회 이상
	느린맥	120회 이하

된 상태, 심근 수축력이 감소하였거나 심한 쇼크 상태를 의미한다. 세 번째, 맥박이 불규칙하게 박동하면 부정맥 혹은 심장질환이 있다는 신호이다.

맥박은 환자 상태를 손쉽게 파악할 수 있는 비교적 정확한 지표로써 주기적으로 맥박을 촉지하여 환자 상태의 변화를 손쉽게 파악할 수 있다. 따라서 맥박에 관한 기록(횟수, 강도, 규칙성)은 매우 중요하다.

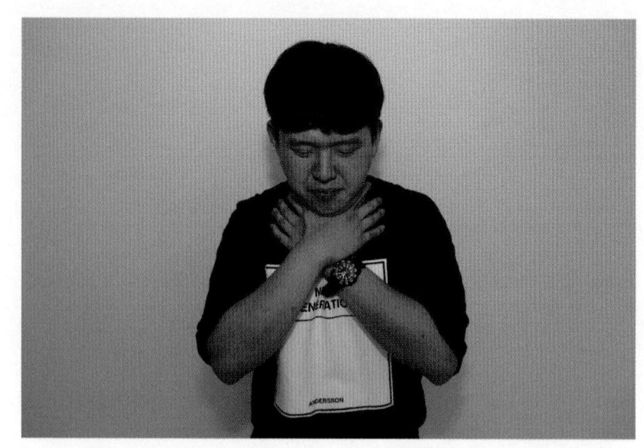

• 그림 8-5 대부분 질식환자는 고통스러워 하며 목을 쥐는 행동을 취한다. 이러한 특징적인 소견을 'universal choking sign'이라고 한다.

2) 호흡

정상적인 호흡은 환자가 편하게 느끼고 고통이 없으며, 잡음이 없고 자연스럽게 호흡이 이루어지고 호흡의 정도가 깊지도 얕지도 않다. 분당 호흡수는 상태에 따라서 변화가 많지만, 정상 성인의 경우는 분당 12-20회이다. 그러나 마라톤 선수는 정상적인 상태에서도 분당 호흡수가 6-8회이므로 환자의 직업이나 취미 등을 고려해야 한다. 따라서 처음 환자를 보았을 때는 환자의 호흡수와 호흡상태를 기록하고, 그 후의 변화를 계속해서 관찰하고 기록하는 것이 중요하다.

빠른 호흡은 저산소증, 쇼크, 머리 손상, 불안한 상태와 관계가 있고, 느린 호흡은 약물 남용, 심한 저산소증, 중추신경계 이상에서 나타나고, 깊고 힘든 호흡은 기도의 폐쇄나 폐 질환을 나타낸다. 호흡정지 때는 가슴과 복부(가슴과 배)의 움직임이 거의 없고 코나 입에서 공기의 흐름을 느낄 수 없다. 이물질에 의하여 질식한 환자는 기침이나 이야기를 할 수 없고 손으로 목을 쥐는 특징적 행동을 취하는 경우가 많으며 호흡 노력이 증가하여 호흡보조근 사용, 호흡근 퇴화, 비정상 호흡음이 나타난다(그림 8-5). 가래는 정상적인 폐에서 생성되는 점액 분비물로서 기도의 손상이나 병원균의 침입에 대해 방어작용을 하게 되지만 손상이나 폐 질환이 있으면 분비물 생성이 증가하고 색이 짙어지며 점도가 증가한다. 가슴에 무딘 손상이나 타박상을 받으면 가래에 피가 섞인 거품을 볼 수 있고, 폐렴이나 기관지염이 있는 환자는 다양한 색깔의 짙은 가래를 뱉어낸다.

응급구조사는 환자가 호흡하면서 배출하는 냄새를 통하여 환자의 질환 및 상태를 알 수 있어야 한다. 예를 들면, 당뇨성 케톤 산증이 있는 환자에게서는 달콤한 과일 냄새를 맡을 수 있다. 응급구조사는 어떤 질환으로 나타나는 호흡의 냄새를 무시하거나 술에 취한 것으로 생각하는 실수를 범해서는 안 된다. 그러므로 특별한 호흡의 냄새는 숙지하여 두어야 한다. 응급구조사는 호흡의 양상, 분당 호흡수, 호흡상태, 가래의 양과 색깔, 호흡의 냄새 등을 상세히 관찰하고 기록하여야 한다.

3) 혈압

혈압이란 심장 박동으로 분출되는 혈액이 동맥벽에 가하는 압력이다. 정상인에서 동맥은 심장에 연결된 폐쇄된 구조로 혈액이 차 있다. 혈압은 혈액량, 혈액을 수용할 수 있는 혈관의 탄성도, 혈액을 내보내는 힘에 의해서 영향을 받으므로 혈압의 변화는 이들에게 변화가 생겼다는 것을 의미한다. 혈압은 맥박의 변화보다는 느리게 나타나는데 이는 병이나 손상에 대해 혈압을 유지하려는 체내의 보상작용이 존재하기 때문이다.

혈압은 심한 출혈, 심장 손상, 신경계통의 마비, 감염에 의한 심근 수축기능의 장애 때 급격히 떨어진다. 낮은 혈압은 신체의 각 장기에 공급되는 혈액이 감소하였다는 것을 의미하며, 혈액 공급이 감소하면 신체조직의 산소공급이 감소하므로 결과적으로 장기는 심한 손상을 받는다. 따라서 혈압이 저하되면 신속히 응급처치하여야만 장기가 손상되는 것을 막을 수 있다. 출혈로 인해 혈압이 감소하면 출혈이 되는 곳을 확인하여 지혈하고 심근 손상이 발생한 경우에는 응급수술이나 심근의 수축력을 강화해 주는 약물치료를 시행하여야 한다. 신경계통의 마비에 의한 경우에는 수액보충이나 혈압을 상승시키는 약제를 사용하여야 하고, 감염에 의한 경우에는 적절한 항생제를 투여하여 치료한다.

만약 혈압이 비정상적으로 높다면 동맥계통에서 혈관이 파열되거나 장기의 손상을 일으킬 수 있다. 그러므로 원인을 신속히 파악하여 치료하는 것이 가장 중요하고, 때로는 입원 치료가 요구된다. 혈압의 상태를 가능한 한 빨리 알아야 하므로 환자를 병원으로 이송하는 동안에도 지속해서 혈압을 측정해야 한다.

혈압은 수축기 혈압과 이완기 혈압을 동시에 기록한다. 수축기 혈압은 심장이 수축할 때의 혈압이고, 이완기 혈압은 심장이 이완할 때 형성되는 혈압이다. 질병이나 손상이 있으면 수축기 혈압과 이완기 혈압 간의 차이인 맥압이 비정상적으로 감소하거나 증가할 수 있다. 예를 들면, 머리 손상 때는 수축기 압력은 증가하는데 이완기 압력은 변하지 않거나 감소하여 맥압이 증가한다. 반면에 심낭에 혈액이나 체액이 저장되어 심장을 압박하는 심장눌림증의 경우에는 수축기 압력이 감소하고 이완기 압력이 상승하므로 맥압이 감소한다.

혈압을 측정하는 방법은 촉진에 의한 방법과 청진에 의 한 방법의 두 가지이며 모두 혈압계를 이용한다. 혈압계는 '커프(cuff)', 혈압대, 공기주입기로 구성된다. 커프는 두 겹의 면으로 제작되었으며 내부에 공기가 주입되는 공간이 있다. 커프는 크기가 여러 가지이므로 환자의 체형에 맞는 것을 사용해야만 정확한 혈압을 측정할 수 있다. 커프의 적당한 크기는 폭이 팔의 지름보다 적어도 20%는 큰 것을 골라야 하고, 환자의 팔을 충분히 감을 정도로 길어야 한다(그림 8-6). 어린이의 혈압을 측정하기 위해서는 커프가 작은 소아용을 이용하여야 하고, 비만한 사람을 위해서는 특별히 넓은 것을 준비하여야 한다. 커프가 너무 작으면 혈압이 높게 나타나며 커프가 넓으면 혈압이 낮게 계측되기 때문에 정확한 혈압을 측정하려면 적당한 크기의 커프를 선택하여야 한다. 특별히 넓은 커프를 이용하면 넙다리 부위에서도 혈압을 측정할 수 있다. 커프의 하단이 팔꿈치의 상방 2.5 cm에 위치하도록 하여 커프를 팔에 감는다(그림 8-7).

촉진에 의한 혈압측정법을 숙지하기 위해서는 응급구조사가 요골동맥(노동맥)이나 상완동맥(위팔동맥)의 맥박점을 정확히 숙지하고 있어야 한다. 커프를 팔에 감고 맥박점 위를 정확히 촉진한 다음 공기주입기를 눌러서 맥박이 느껴지지 않을 때까지 부풀린다. 공기주입기에 있는 공기 배출기를 조금 열어서 압력계에서 압력이 내려가는 것을 보면서 커프의 압력을 1초에 2 mmHg씩 감소시킨다(그림 8-8). 커프의 압력을 줄이는 과정에서 환자의 맥박이 처음으로 촉진되었을 때의 압력을 수축기 혈압이라 한다(그림 8-9). 맥박의 촉진에 의한 혈압측정법으로는 수축기 혈압만을 계측할 수 있다. 청진에 의한 방법보다 촉진에 의한 방법이 정확하지 않으므로 기록하는 경우에는 반드시 '촉진 혈압'이라는 글을 써 놓는다. 청진으로 측정한 수축기 혈압은 촉진으로 측정한 것보다 30 mmHg 정도 높을 수 있다.

청진에 의한 혈압측정법을 위하여 응급구조사는 청진기 사용법을 숙지하여야 한다. 청진기를 정확히 착용한 후에 상완동맥의 맥박이 가장 잘 느껴지는 부위에 청진기를 위치시킨다. 공기주입기를 이용하여 압력계가 맥박이 들리지 않는 압력보다 약 30 mmHg 정도 높을 때까지 커프에 공기를 주입한다. 응급구조사는 커프에서 서

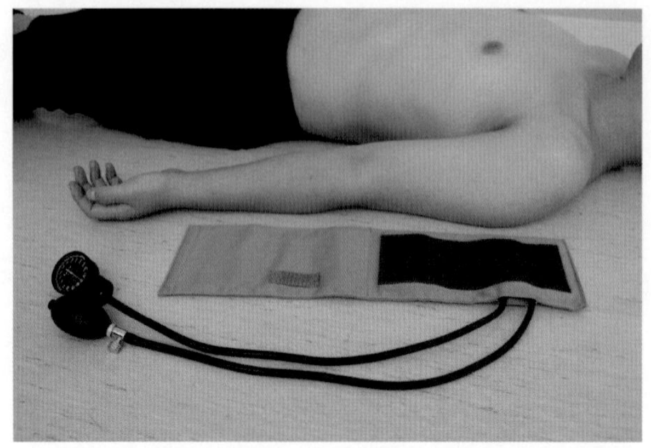

• 그림 8-6 적당한 크기의 커프를 사용하는 것이 중요하다. 커프의 폭은 팔의 직경보다 20% 정도 큰 것을 사용한다.

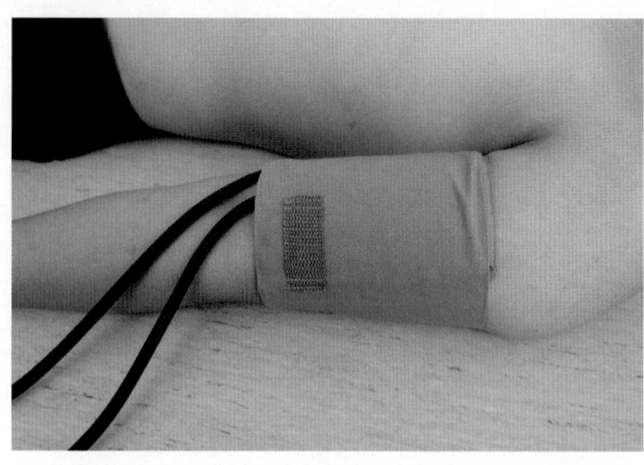

• 그림 8-7 커프의 하단이 팔꿈치 상방 2.5 cm에 위치하도록 하여 옷이 없는 팔에 감는다.

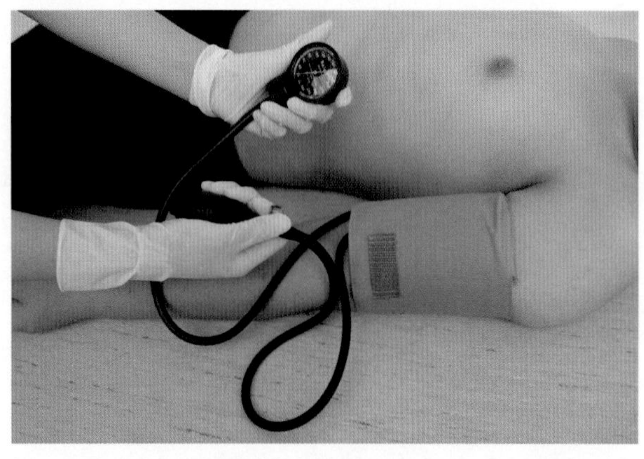

• 그림 8-8 혈압을 측정할 때 응급구조사는 공기주입기를 이용해서 커프를 부풀이게 된다. 나머지 손의 엄지와 인지를 이용하여 공기주입기의 밸브를 조작해서 커프에서 공기를 뺀다.

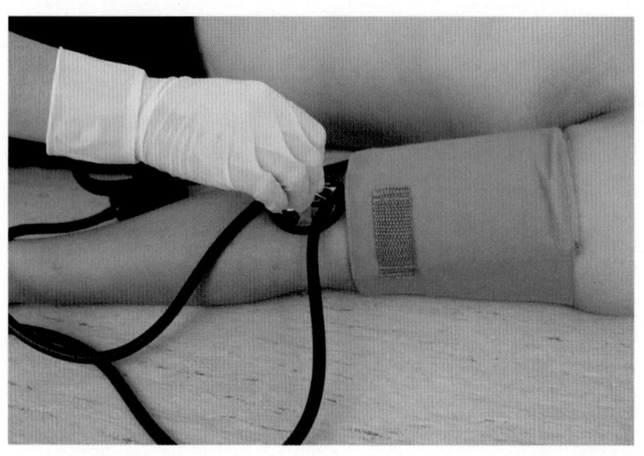

• 그림 8-9 혈압은 먼저 촉진으로 노동맥이나 위팔동맥 위치를 확인하고 측정한다.

서히 공기를 빼면서 동맥의 맥박음을 청진하는데 처음으로 소리가 들리는 압력이 수축기 혈압이다. 맥박음을 계속 청진하다 보면 맥박음이 점차 적어지면서 나중에는 소리가 들리지 않는데 이 지점을 이완기 혈압이라고 한다(그림 8-10). 혈압은 수축기/이완기 혈압을 120/80 mmHg와 같이 표기한다. 혈압은 환자의 체위나 측정한 부위에 따라서 조금씩 차이가 날 수 있으므로 혈압을 측정할 당시의 환자 자세와 혈압을 측정한 부위를 기록지에 기재해야 한다.

혈압은 연령, 성별에 따라 다른데 성인 남자의 정상 혈압은 연령에 100을 더한 값이며 정상 이완기 혈압은 65–90 mmHg이다. 여자의 경우는 남자보다 10 mmHg 정도 낮다.

환자가 움직이거나 시끄러운 환경에서는 청진으로 혈압을 측정할 수 없으므로 이러한 상황이나 이송 중의 차량 내에서는 촉진으로 혈압을 측정한다. 팔 손상 등으로 팔에서 혈압을 측정할 수 없을 때는 넙다리 부위에서 혈압을 측정한다. 이 경우에는 특별히 큰 커프를 사용하고 뒤정강동맥에서 맥박을 촉진한다.

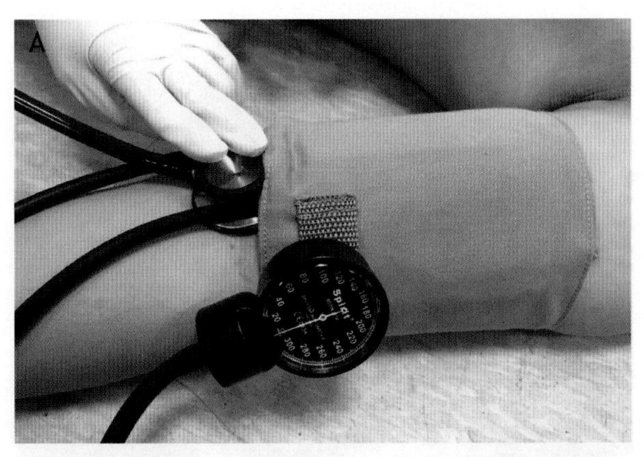

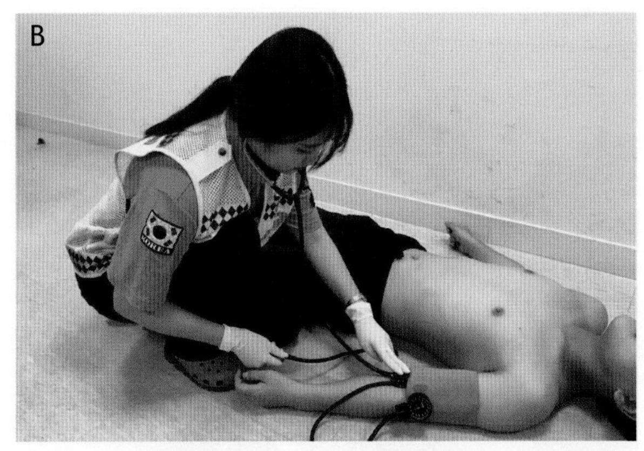

• 그림 8-10 위팔동맥의 맥박이 촉진되는 곳에 청진기를 위치한다(A). 청진기를 위팔동맥 위에 놓고 맥박음을 청진하여 혈압을 측정한다(B).

4) 체온

정상 체온은 약 37℃(평균 36.8±0.4℃)이다. 피부는 체온을 조절하는 데 중요한 역할을 하는 기관으로 혈관으로부터 열을 방출하거나 땀을 증발시켜서 체온을 조절한다.

체온은 질병이나 손상 때문에 변할 수 있는데 출혈성 쇼크가 발생하면 피부가 차가워진다. 출혈성 쇼크가 발생하면 교감신경계의 반응으로 여러 징후가 나타나는데 신경 자극의 결과로 땀샘은 과민반응을 하게 되고, 피부의 혈관이 수축하여 피부는 차고 창백하며 습해진다. 이런 징후는 쇼크의 첫 번째 징후로 나타나므로 응급구조사는 이것을 인지해야 한다. 그러나 차가운 곳에 오래 노출되어서 유발된 차고 건조한 피부와는 감별해야 한다. 건조하고 따뜻한 피부는 열 혹은 특히 뜨거운 대기에 노출되었을 때 생기는 열사병에서 관찰할 수 있다. 구강 체온은 보통 입을 통해서 측정하는데 체온계의 끝을 혀 밑에 위치시킨다. 체온계를 겨드랑이에 위치시켜서 측정하는 경우에는 팔을 겨드랑이에 붙여야 한다. 그러나 겨드랑이에서 체온을 측정하는 경우에는 정확성이 떨어지고, 최소한 10분간을 기다려야 하므로 응급상황에서는 적절치 않다고 할 수 있다. 항문을 이용하여 측정하는 직장 체온은 매우 정확하며, 직장 체온은 구강 체온보다 1℃에서 1.5℃ 정도 높다. 직장 체온은 체온계를 1분간 직장 내에 위치시킨 후 측정한다.

5) 피부색

피부색은 근본적으로 피부의 혈관 속을 순환하는 혈액에 의해서 결정되는데, 심하게 착색된 피부는 근본적으로 피부색소에 의해서 피부색이 결정된다. 피부색소에 의하여 피부색이 결정되는 환자는 질병이나 손상 때문에 변화하는 피부색을 관찰할 수 없다. 그러므로 심하게 착색된 피부에서는 피부색의 변화를 손톱, 입술, 입안 점막, 결막에서 관찰하여야 한다. 백인에서는 피부색의 변화를 쉽게 관찰할 수 있다.

의학적으로 중요한 색상은 붉은색, 하얀색, 파란색이다. 붉은색은 고혈압, 고열, 일산화탄소 중독이나 열사병 환자에서 관찰할 수 있다. 심한 고혈압 환자에서는 다혈질의 피부색을 보이고, 일산화탄소 중독환자에서는 열사병 환자처럼 선홍색을 보일 수도 있다(그림 8-11). 창백하고 희거나 잿빛 혹은 회색의 피부는 충분치 못한 혈액순환, 빈혈이나 쇼크, 공포, 추위에 노출된 환자에서 관찰할 수 있고, 일부에서는 피부에 공급되는 혈액이

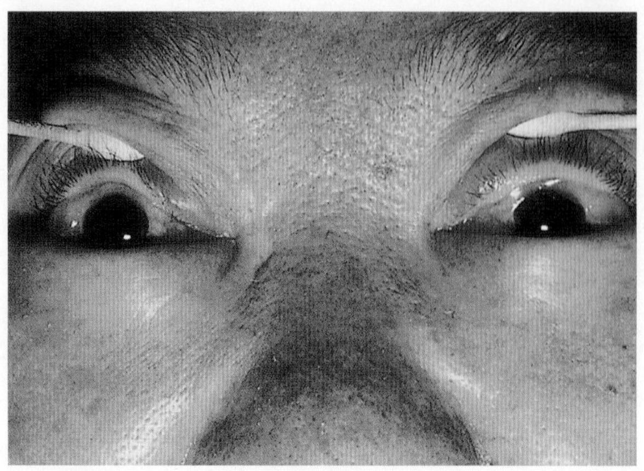

● 그림 8-11 붉은 피부색은 고혈압, 열사병, 일산화탄소 중독 때 주로 보인다.

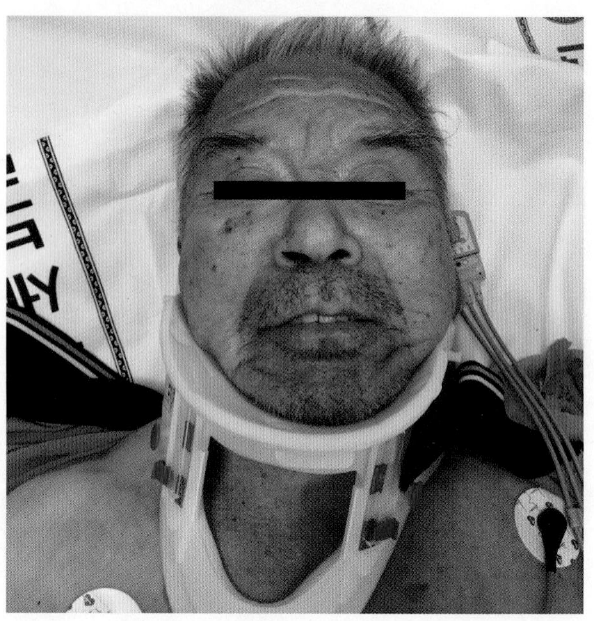

● 그림 8-12 창백한 피부색은 불충분한 순환상태를 나타낸다.

충분치 못한 경우에도 관찰된다(그림 8-12).

푸르고 창백한 피부색은 순환되는 혈액에 산소공급이 부족한 경우에도 나타나는데 결과적으로 혈액은 검게 되고, 혈관을 덮고 있는 조직은 푸른빛을 띠게 된다. 이러한 것을 '청색증'이라고 하며 기도폐쇄나 불충분한 폐 기능 때문에도 나타날 수 있다. 이것은 손가락 끝이나 입 주위에서 관찰하기 쉬우며 청색증은 산소 부족에 의한 것이므로 호흡 기능을 신속히 정상적으로 유지해야 한다(그림 8-13).

만성 질환에서도 피부색의 변화를 관찰할 수 있는데 예를 들면 간 질환 때 황달이라 불리는 노란색의 피부를 관찰할 수 있다. 이런 경우는 간이나 소화관에 있는 담즙색소가 환자의 피부에 침착된 결과이다.

환자의 피부색을 평가하는 것도 환자 상태의 파악과 치료의 방향설정에 도움을 준다. 즉 피부색을 관찰하여 산소투여, 지혈, 수액 및 수혈 등의 필요한 처치를 결정할 수 있다. 때로는 환자를 관찰하여 피부색을 평가하는 것도 응급구조사가 치료의 우선순위를 결정하는 데 결정적인 도움을 준다.

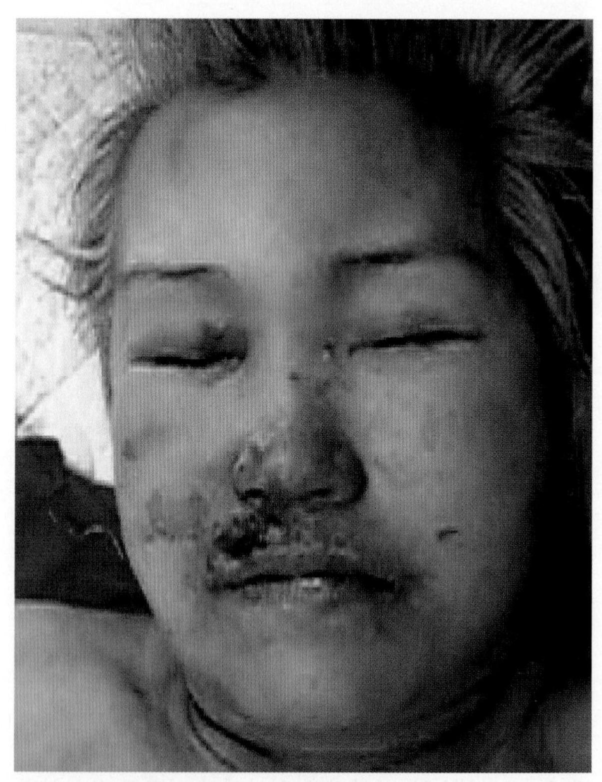

● 그림 8-13 청색피부는 혈액 속에 산소가 부족하다는 것을 의미한다. 환자의 입술 주위로 청색증이 나타나있다.

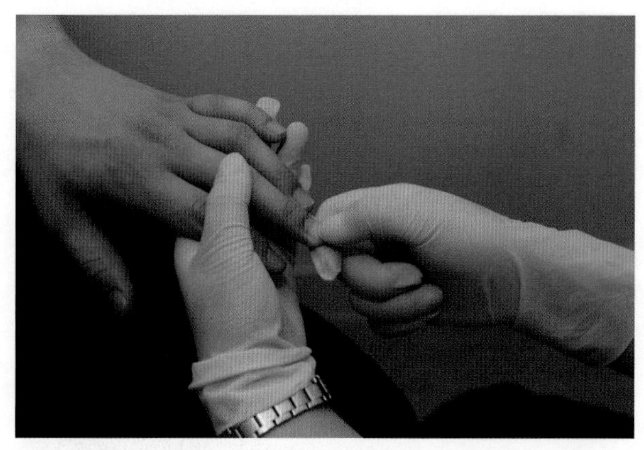

• 그림 8-14 혈액순환을 평가하는 중요한 방법 중의 하나는 모세혈관 재충혈이다.

6) 모세혈관 재충혈

모세혈관 재충혈은 일부 신체에 압박을 가하여 혈액을 비운 후에 다시 모세혈관에 혈액이 채워지기까지 시간을 측정하는 것이다. 손톱 밑에 있는 모세혈관이 가장 검사하기 쉬운 곳이다. 모세혈관 재충혈의 측정방법은 정상 손톱 밑의 분홍색 부위를 가볍게 누른 후에 압박을 해제하면 3초 이내에 정상적인 혈색으로 회복된다(그림 8-14). 어떤 경우에는 정상적인 혈색으로 회복되는 시간이 지연되거나 회복되지 않는 경우가 있는데 이는 말초 혈액순환의 장애가 있거나 쇼크가 발생했다는 것을 알려준다. 따라서 모세혈관 재충혈 시간이 3초 이상 지연되면 경증의 쇼크가 있는 것이고, 5초 이상 지연되면 중증의 쇼크가 발생한 것이다. 또한 압력을 제거한 후에 청색으로 나타나는 경우도 있는데 이는 모세혈관이 동맥의 산소화된 신선한 혈액으로 재충전되는 것이 아니라 정맥으로부터 재충전되기 때문이다.

7) 동공의 크기와 동공 반사

동공은 정상에서 크기가 일정하므로 양쪽 동공의 변화는 응급처치가 필요한 중요한 징후가 된다. 일부 정상인에서도 양측의 동공의 크기가 다른 것을 볼 수 있지만, 대개의 경우는 뇌 손상이나 뇌 병변에 의한 것이다(그림 8-15).

축소된 동공은 약물중독이나 중추신경계의 병변이 있는 환자에게서 종종 볼 수 있다(그림 8-16). 양측의 동공 크기가 다른 것은 뇌 손상이나 뇌 병변 환자에서 관찰할 수 있다. 양측 동공이 확장된 경우는 두개내압의 상승을 나타내는데 심정지 후 30초 이내에서 발생한다(그림 8-17). 뇌 손상이나 약물중독 환자는 심정지가 발생한 경우에도 동공이 수축한 상태로 남아 있는 경우가 있다. 일반적으로, 동공이 빛에 노출되면 수축하게 되는데 이것은 눈을 보호하기 위한 대광반사 작용이다(그림 8-18). 눈에 빛을 비출 때 대광반사가 지연되면 저산소증, 약물의 부작용에 의한 것이고, 동공이 수축하지 않으면 뇌 병변이나 약물중독, 시신경의 손상 때문이다. 사람이 사망하게 되면 동공은 크게 확장되고 동공 반사가 소실되므로 동공 상태가 계속해서 변화할 때는 중추신경계 손상이나 병변을 의심하여야 한다. 그러므로 환자의 동공을 관찰하면서 이러한 변화가 발생할 때는 꼭 기록해 두어야 한다.

8) 의식 상태

정상적인 사람은 음성이나 육체적 자극에 신속하게 반응하므로 의식상태나 지남력(시간, 위치, 인물)이 정상인지 알 수 있다. 이러한 의식상태나 지남력이 변화했다면 질병이나 손상을 의미하므로 의식 상태와 지남력의 변화에 대한 기록은 응급처치에서 매우 중요하다. 의식상태의 변화는 술에 취한 상태와 같은 가벼운 의식 혼미에서부터 의식이 전혀 없는 깊은 혼수까지 다양한데, 이는 중추신경계의 상태를 반영하므로 매우 중요한 징후이다(그림 8-19).

응급구조사가 환자의 의식상태를 판정할 때는

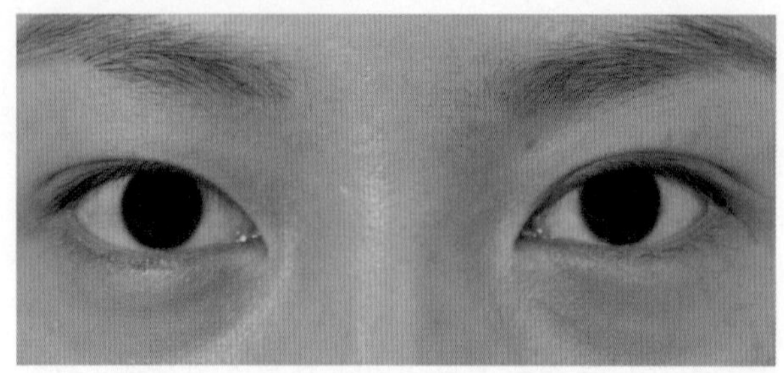

• 그림 8-15 양측의 동공 크기가 다른 것은 머리 손상, 뇌경색을 나타낸다.

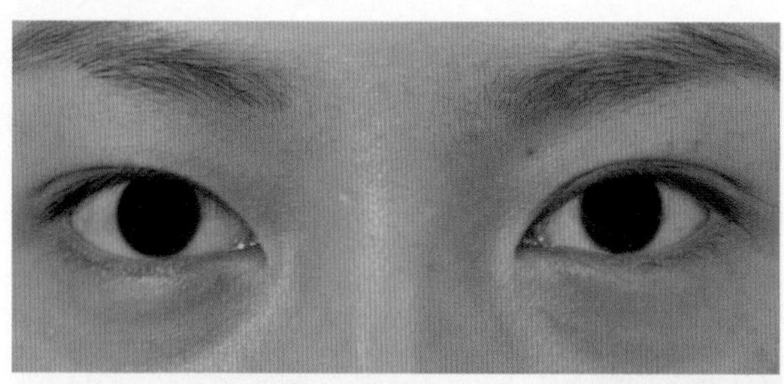

• 그림 8-16 어두운 곳에서도 동공이 수축하는 것은 약물복용이나 중추신경계 이상을 나타낸다.

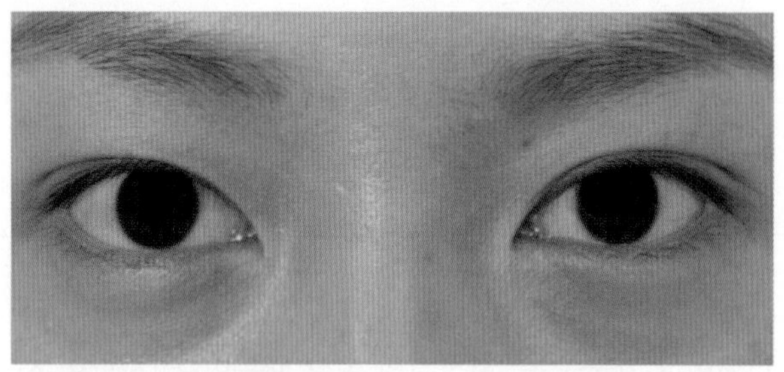

• 그림 8-17 밝은 곳에서 정상적인 동공은 축소된다. 그러나 빛을 비추어도 축소하지 않는 동공은 비정상 상태이다.

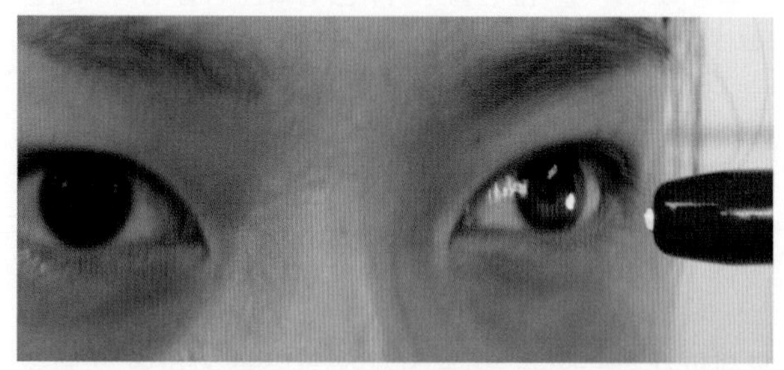

• 그림 8-18 정상적인 동공은 빛을 비추면 수축하게 된다.

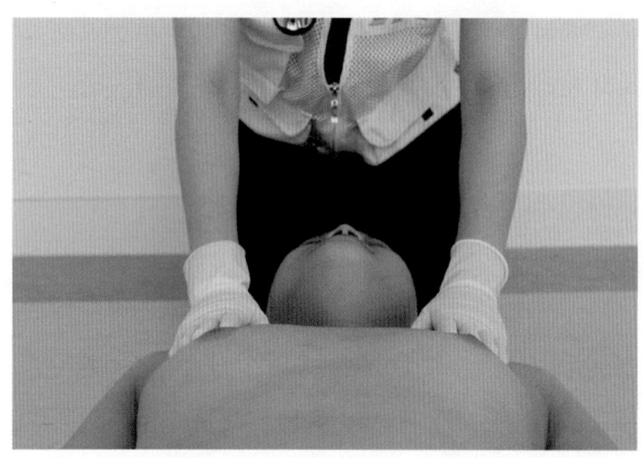

• 그림 8-19 환자의 의식상태가 나빠져서 깨우기 어려울수록 조속한 응급처치를 필요로 한다. 응급구조사는 두 무릎으로 환자의 머리를 고정하여 목뼈를 보호하면서 다른 손으로 환자를 깨워야 한다.

'AVPU'나 GCS (Glasgow Coma Scale) 점수를 이용하는 것이 객관적이다. 현장에서 쉽게 이용할 수 있는 'AVPU'는 A: 명료한 의식(alert), V: 언어지시에 반응(respond to verbal stimulation), P: 통증 자극에 반응(respond to painful stimulation), U: 반응 없음(unresponsive)으로 구분되므로 A에서 U 쪽으로 갈수록 환자의 의식상태가 나쁘다고 판단하면 된다. 그러나 이차 평가 도중이나 시간적 여유가 있는 경우에는 GCS(글래스고혼수척도)방법을 사용하여 의식상태를 평가하는 것이 더욱 정확하다. 계속해서 의식상태가 나빠진다는 것은 환자의 상태가 악화한다는 것을 의미하므로 계속 주의를 기울여야 하고, 모든 변화를 측정한 시각과 함께 기록하는 것은 치료에 중요하다. 특히 외상 후에 일시적으로 의식이 없었다가 잠시 후에 환자가 깨어나서 일정 기간은 정상처럼 보이다가, 갑자기 의식불명이 되는 경우는 경막외 혈종과 같은 뇌출혈을 암시하므로 환자의 예후가 나쁠 수 있다고 판단하여야 하고 즉각적인 이송과 응급수술이 필요하다.

9) 운동기능

의식이 있는 환자가 신체를 움직이지 못하는 것을 마비라고 하는데 주로 질환이나 손상 때문에 마비가 발생한다. 반신마비는 뇌출혈이나 뇌 혈전의 결과로 주로 발생하는데 약물을 오랜 기간 예방적으로 복용하여도 드물게 발생할 수 있다. 외상 후 신체를 움직이지 못하면 척추 손상도 의심해야 하는데, 팔은 움직일 수 있으나 다리를 움직이지 못하는 것은 경부 아래에서 발생한 척추 손상을 뜻한다. 마비는 특히 중요한 징후이므로 손상부위와 마비가 나타난 시각을 기록해야 한다. 환자의 근육 강도도 마비의 정도를 판정하는 데 중요하므로 근육 수축이 전혀 없는 0에서 정상적인 근육 긴장도를 가지는 5까지 6단계로 구분하여 평가한다. 환자의 위치감각과 조정력을 평가하기 위하여 보행을 관찰하였을 때 운동실조가 있다면 소뇌 병변, 위치감각상실, 중독 등을 의심하여야 한다.

10) 감각기능

음성에 대한 반응이나 통증 자극에 대한 신체의 움직임은 정상적인 신체 반응이므로 이러한 정상적인 신체 반응이 없으면 중요한 손상이나 질환을 의심해야 한다. 감각기능의 변화는 손상이나 질병에 의하여 감각기능이 저하되거나 소실되어 발생할 수 있다. 응급구조사는 환자에게 통증을 주어 감각기능을 검사할 수 있으나, 과도한 힘이나 압박을 가하는 것은 삼가야 하며 환자의 유두를 자극하는 통증 반응 검사는 피해야 한다(그림 8-20). 손상이나 마비 후에 사지의 수의운동이 소실되면 감각기능도 동시에 소실되는 경우가 많다. 간혹 운동기능은 남아 있지만 감각 기능이 저하되어 감각이 없거나 이상 감각을 호소하는 경우는 척수 손상을 암시하는 것이다. 그러므로 이러한 환자는 척추 손상의 가능성을 생각하여 환자의 검사나 치료 시 이차적 손상이 발생하지 않도록 주의해야 한다.

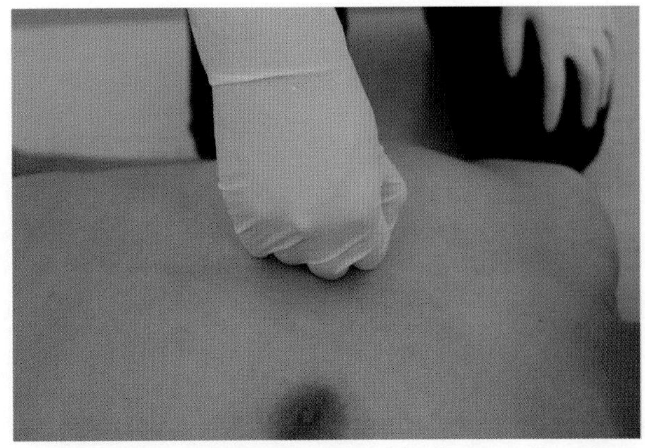

● 그림 8-20 통증에 대한 반응 확인

피부감각의 소실을 동반한 심한 통증은 동맥의 폐쇄나 절단의 결과이므로 맥박이 촉지되지 않는다. 이러한 경우에도 통증 때문에 움직이지 못하지만, 운동기능은 유지되는 것이 보통이다. 히스테리, 쇼크, 과량의 약물이나 알코올을 복용한 사람은 수 시간 동안 통증을 느끼지 못하지만, 마비가 동반되지 않으므로 손상된 팔다리를 계속 움직이려 한다는 것에 주의하여야 한다.

2. 전신의 이학적 검사

숙련된 응급구조사는 오감과 이를 보조하는 간단한 진단 기구를 사용해서 징후를 평가하여 환자에 대한 중요한 정보를 얻을 수 있다. 활력징후는 중증도의 응급환자를 감별하는 데 사용하고, 그 외의 다른 징후는 환자의 손상이나 질병의 원인에 대한 단서나 문제의 심각성을 평가하는 데 유용하다. 환자에 대한 평가는 적어도 10분 또는 15분 간격으로 주기적으로 시행하여야 하며 평가한 결과를 꼭 기록해야 한다. 환자 평가에 대한 기록은 상태변화를 감지하여 치료에 결정적인 단서를 제공하고, 중증도의 환자가 간과되거나 잘못 평가되는 오류를 방지할 수 있게 된다. 그러므로 환자 상태의 기록은 응급구조사나 응급의료인에게 매우 중요하다고 할 수 있다. 환자 전신의 이학적 검사는 다음의 사항에 유의하면서 시행하여야 한다.

1) 외형

의식상태가 어떤지 지남력은 있는지 확인한다. 급성으로 발생한 것인지 만성적으로 발생한 것인지 감별한다. 나이에 적합한 외형이나 발육상태인지를 확인한다. 육안으로 건강상태를 파악할 때 영양 상태나 탈수 정도를 확인한다.

2) 머리, 눈, 귀, 코, 인후

머리 및 얼굴부위를 촉진하여 변형, 출혈, 압통(누름통증), 하악교합의 상태, 혈종이나 부기를 확인하고 너구리 눈(raccoon eyes) 징후나 배틀씨 징후(battle sign)가 있는지 관찰한다. 안구 부기, 결막밑 출혈, 앞방출혈, 안구운동 장애, 눈꺼풀의 개폐 장애, 시력저하, 시야장애, 대광반사의 이상 유무를 확인한다.

귓바퀴의 변형, 부기나 혈종, 귓물이나 귀출혈의 유무, 난청이나 청력 상실 여부를 확인한다. 코를 촉진하여 변형, 압통, 혈종이나 부기를 확인하고, 코피 유무를 확인한다. 입술의 손상이나 변형, 혈종이나 부기, 혀의 변형이나 손상, 치아의 모양, 위치, 구강의 냄새를 확인한다.

3) 목

목의 변형, 압통, 혈종, 갑상연골의 위치, 피부밑공기증, 종괴 유무, 목정맥의 팽대 여부, 림프선의 부기 여부를 확인한다.

4) 가슴

앞쪽 흉벽의 압통(누름 통증), 비빔 소리, 부기, 변형, 혈종, 피부밑공기증을 촉진하고, 양측 흉벽의 대칭성, 호흡근의 퇴축 여부, 호흡 보조근의 사용 여부, 기이성 운동을 확인하고, 양측 가슴을 대칭적으로 상, 중, 하 부위에서 호흡음을 청진하여 악설음, 천명음, 수포음, 협착음, 가슴막 마찰음을 확인한다. 등쪽 가슴우리를 촉진하여 압통(누름통증), 변형, 함몰, 비빔 소리, 피하기종을 촉진하고, 폐 안에 공기나 혈액이 차있는지를 확인하기 위하여 타진한다.

5) 심혈관계

심장음의 규칙성, 심잡음 유무를 청진하고, 목동맥, 넙다리동맥, 위팔동맥, 노동맥의 맥박을 촉지한다.

6) 복부검진

환자를 바로 누운 자세에서 복부 근육을 이완시킨 후 복부의 팽만, 복벽의 흉터, 발진, 색소 침착, 변색징후, 그레이-터너 징후, 복부의 대칭성, 종괴 유무를 확인한다. 복벽을 타진하여 가스 팽만, 복수를 확인한다. 장음을 청진하여 빈도수, 고음조의 복음, 흡착폐쇄음, 복명음의 존재 여부, 장음의 감소 또는 소실, 복부 동맥류나 콩팥동맥협착증의 혈류음을 확인한다. 복부를 촉진하여 압통, 반사통, 복벽 강직, 표면의 장기 돌출이나 종괴 유무를 촉진하여 확인한다.

7) 근골격계

환자의 근골격계를 관찰하여 변형, 부기, 혈종, 발적, 좌우 대칭을 확인하고, 압통, 비빔 소리, 운동범위, 저항, 강직성을 확인한다. 볼기 부위를 시진하여 변형, 비대칭 여부, 부종, 혈종을 확인하고, 엉덩관절의 운동범위를 확인한다.

척추는 머리 복부 분의 기형, 자세, 비대칭성을 관찰하고, 가시돌기의 돌출 여부, 극돌기 정렬의 이상, 압통, 운동제한을 확인한다.

당신이 응급구조사라면

1. 맥박이 촉지되지 않는 경우를 기술하시오.
2. 교통사고로 의식이 저하된 환자를 진찰할 때 환자에게 통증을 주어야 눈을 뜨고, 신음만 내며 통증을 가한 쪽의 반신을 움찔하는 반응을 보인다고 하면 이 환자의 GCS 점수는 얼마인가?
3. 환자가 느린 호흡을 하는 경우에 의심하여야 하는 원인을 기술하시오.
4. 환자의 동공이 심하게 수축하여 있을 때 원인이 될 수 있는 경우를 기술하시오.
5. 호흡음을 청진하였을 때 진단할 수 있는 이상 호흡음을 기술하시오.

PART

기본 응급 처치술

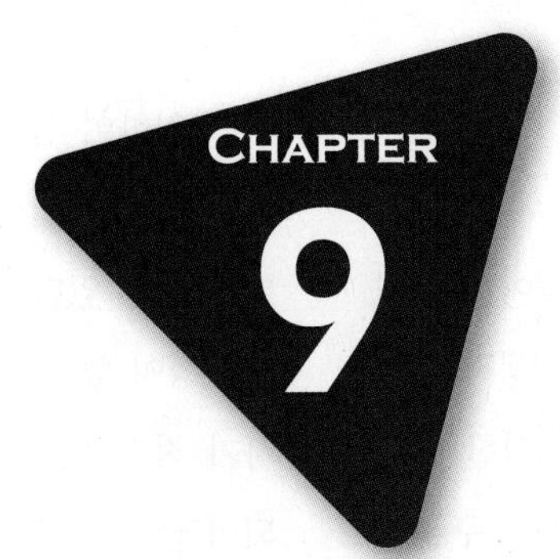

심폐정지

응급구조와 응급처치
RESCUE AND EMERGENCY CARE

개요

심정지(심장정지)란 원인에 관계없이 심장의 박동이 정지되어 발생하는 일련의 상태를 말한다. 심박동이 정지되면 조직으로의 혈류가 중단되므로 조직의 기능이 정지된다. 조직으로의 혈류가 중단된 상태가 계속되면 세포가 괴사되어 결국 사망에 이르게 된다. 심정지가 발생하면 심폐소생술 등의 의학적 수단을 동원하지 않고서는 생명현상을 유지할 수 없다. 심정지와 심폐소생술에 의한 소생과정을 이해하려면, 심정지의 발생과정과 심정지에 의하여 발생하는 일련의 변화를 알아야 한다.

환자가 심정지 상태로 5분 이상 지나게 되면 가역적인 임상적 사망(reversible clinical death)에서 생물학적인 사망(biological death)의 상태가 된다. 임상적 사망 상태에 있는 심정지 환자를 소생시키기 위한 응급치료를 심폐소생술(cardiopulmonary resuscitation: CPR)이라 한다. 현재와 같이 심정지 환자의 복장뼈부위를 반복적으로 압박하고 인공호흡을 하는 심폐소생술 방법이 도입된 것은 1960년대이다. 1960년 이전에는 병원 이외의 장소에서 심정지가 발생한 환자의 소생률은 극히 낮았으며, 병원 내에서 심정지가 발생한 환자에게도 가슴우리를 절개한 후 직접 심장을 압박하는 방법의 심폐소생술이 사용되었다. 현재의 심폐소생술은 1960년 이후 일반인들에게도 보급되기 시작하여 의료선진국에서는 심정지가 발생한 사람을 발견하였을 때 목격자가 심폐소생술을 시행하는 경우가 점차 많아지고 있다. 목격자에 의하여 심폐소생술이 시작된 심정지 환자의 생존율은 목격자에 의하여 심폐소생술을 받지 못한 심정지 환자의 생존율에 비하여 2-3배 높은 것으로 조사되었다. 병원 밖의 경우, "심정정지 인지-구조요청", "목격자 심폐소생술", "제세동", "전문소생술", "소생후 치료" 는 심정지가 발생한 사람을 소생시킬 수 있는 '생존 사슬(chain of survival)'이다.

우리나라에서도 최근 일반인에 대한 심폐소생술 교육이 확산됨에 따라 목격자가 심폐소생술을 시작하는 경우가 많아졌다. 응급구조사는 현장에 도착하면 일반인으로부터 환자를 인계받아 심폐소생술을 즉시 시작하고, 전문 심장소생술이 빠른 시간 내에 시작될 수 있도록 하여야 한다. 응급구조사는 심정지 환자를 평가하는 방법과 기본 및 전문소생술을 능숙하게 시행할 수 있어야 하며, 다양한 상황의 심정지 환자에 대처할 수 있는 능력을 함양하기 위해 부단히 노력하여야 한다.

Chapter 09에서는 급사를 초래하는 심정지의 원인, 심정지의 발생과정, 사망의 정의 및 심폐소생술의 기본 원리에 대하여 서술하였다.

목표

- 심정지의 원인과 사망의 과정을 이해한다.
- 심폐소생술의 중요성을 인식하고 생존 사슬의 개념을 이해한다.
- 심정지 상태에서 관찰되는 심전도 소견을 판독하고 설명할 수 있어야 한다.
- 심폐소생술 시 발생하는 혈류의 변화를 이해한다.

1. 심정지의 원인

급사를 초래하는 심정지의 원인은 표 9-1과 같이 일차적으로 심장기능에 장애가 발생하여 심정지가 발생하는 심장성 심정지와 심장질환 이외의 다른 질환에 의한 합병증으로서 심정지가 발생하는 비심장성 심정지로 구분할 수 있다.

1) 심장성 심정지

(1) 심장성 심정지의 원인

심정지의 가장 흔한 원인은 관상동맥질환이다. 심정지를 유발하는 관상동맥질환 중 가장 흔한 형태는 관상동맥죽상경화증이며, 관상동맥죽상경화증에 의한 급성 심근경색은 급사를 유발하는 대표적인 질환이다. 즉 심근경색이 발생하면 경색부위 심근에서 발생하는 심실세동 등이 급사의 원인이 될 수 있으며, 심근경색 부위가 광범위하면 왼심실의 수축기능부전으로 심정지가 발생할 수 있다. 그 외에도 관상동맥의 선천성 기형, 관상동맥으로의 혈전색전증, 관상동맥염, 관상동맥박리, 관상동맥연축(coronary spasm) 등도 심근으로의 혈류를 기계적으로 폐쇄하거나 기능적으로 폐쇄하여 심정지를 초래할 수 있다.

심근의 비후(비대)를 초래하는 판막질환, 심근질환, 고혈압환자에서도 부정맥이 발생하거나 심박출량이 급격히 감소하여 급사가 발생할 수 있다. 좌심실유출로의 폐쇄가 동반되어 있는 비후성 심근증환자에서는 심실성 부정맥이 급사의 원인이 될 수 있을 뿐만 아니라, 심방세동 등의 심실위부정맥(supraventricular arrhythmia)에 의하여 심정지가 발생할 수도 있다.

심장기능상실을 유발한 원인에 관계없이 만성 심장기능상실환자의 1/2 정도가 급사형태로 사망한다. 급성으로 심장기능상실이 발생한 환자에서 심장기능상실이 치료되지 않으면, 순환장애나 이차적으로 발생하는 부정맥에 의하여 심정지가 발생한다. 대동맥협착, 대동맥 폐쇄부전 등의 심장판막질환이 있는 환자에서도 심정지가 발생할 수 있다. 선천성 심장질환을 가진 환자는 급사의 가능성이 있다. 우-좌 단락이 있는 선천성 심장질환 환자가 적절한 치료를 받지 않으면 폐동맥 고혈압이 진행되어 급사의 가능성이 높아진다.

심장의 기질적 질환 없이 전기-생리학적 이상에 의하여 발생하는 부정맥도 심정지를 유발할 수 있다. 약물, 전해질 이상, 선천성 원인에 의하여 발생하는 심전도 이상(예: 긴 QT 증후군)은 다원성 심실빈맥(torsades de pointes) 등의 심각한 심실성 부정맥을 유발할 수 있다. 심장의 전기전도계에 발생하는 질환은 방실차단을 초래하거나 자율성의 장애를 유발하여 서맥성 부정맥에 의한 심정지의 원인이 될 수 있다.

(2) 심장성 심정지의 발생과정

심장성 심정지의 발생과정은 전구증상, 유발증상, 심정지 발생으로 구분될 수 있다. 전구증상은 흉통, 심계항진, 호흡곤란, 전신쇠약감 등과 같이 심정지를 유발할 수 있는 질환이 발생하면서 임상증상으로 발현되는 과정이다. 이러한 전구증상은 심정지가 발생하기 수일 내지 수개월 전부터 발현할 수도 있다. 심정지 유발증상은 신체기능의 급격한 변화를 유발하는 임상증상으로서 부정맥, 저혈압 또는 쇼크, 호흡곤란 또는 흉통의 악화와 같은 형태로 나타난다. 심정지 유발증상이 발생한 후에는 언제든지 심정지가 발생할 수 있다. 심정지는 주로 유발증상에 의하여 발생한 심실세동, 심장무수축 등의 부정맥에 의하여 유발되지만, 부정맥이 발생하지 않고 전기-기계적해리(electro-mechanical dissociation)에 의하여 발생하기도 한다.

모든 심장성 심정지가 전구증상-유발증상-심정지의 순으로 진행되는 것은 아니다. 예를 들면 관상동맥질환이 있는 환자에서 심정지가 발생하는 경우에 일정한 과정으로 심정지가 발생하지는 않는다. 일부 환자는 전구

표 9-1 심정지의 주요 원인

원인분류		원인 질환
심장성	관상동맥질환	관상동맥 죽상경화 관상동맥 혈전증(coronary thrombosis) 관상동맥염 관상동맥 박리
	심근의 비대	비대성 심근증 고혈압 대동맥 협착증
	심장기능상실을 초래하는 질환	확장성 심근증 허혈성 심근증 심근경색 급성 심실중격결손 급성 승모판 폐쇄부전
	심장판막질환	대동맥판 협착증 대동맥판 폐쇄부전 승모판탈출증(mitral valve prolapse) 심내막염(심장내막염) 인공판막 기능부전
	선천성 심장질환	폐동맥고혈압 유발하는 단락질환 선천성 관상동맥질환
	부정맥을 유발하는 질환	Lenegre씨 병 Lev씨 병 긴 QT 증후군 저체온증 중추신경장애 약물중독
비심장성	호흡부전(호흡기능상실)을 초래하는 질환	기도폐쇄 급성호흡곤란증후군 만성폐쇄폐질환 패혈증
	순환혈액량의 감소	외상 위장관 출혈 탈수
	중추신경계질환	외상 두개내 출혈 뇌졸중 중추신경계 감염
	대사 질환	당뇨성 케톤산증 약물중독
	정맥환류의 급격한 감소	심장눌림증 긴장기흉 대량의 폐혈전색전증(pulmonary thromboembolism) 폐동맥고혈압에 의한 오른심실기능상실증
	체온 이상	저체온증(32℃ 이하) 고체온증(41℃ 이상)

증상으로 흉통이 발생한 후 수주 또는 수개월이 경과한 후에 급성심근경색이 발생하고, 심근경색에 합병된 부정맥에 의하여 심정지가 초래되는 경우가 있는 반면, 일부 환자에서는 흉통 등의 전구증상이 없이도 심실세동이 발생하여 심장이 정지하는 경우도 있다.

2) 비심장성 심정지

심장이 정상적인 기능을 유지하더라도 다른 장기의 기능부전에 의하여 이차적으로 심정지가 유발되는 경우를 말한다. 이차적으로 심정지를 유발하는 흔한 원인으로는 폐질환이나 기도폐쇄에 의한 호흡기능상실을 예로 들 수 있다. 특히 소아에서는 기도폐쇄에 의한 질식이나 급성영아사망증후군이 심정지의 가장 흔한 원인이다.

외상이나 위장관 출혈 등으로 인한 급격한 혈액손실은 심박출량을 감소시켜서 심정지를 유발한다. 두개내출혈, 뇌졸중 등의 중추신경계 질환은 대뇌기능을 모두 손상시키거나 호흡기능상실을 유발하여 심정지를 초래할 수 있다. 당뇨성 케톤산증이나 약물중독에 의하여 발생하는 대사성 산증도 심정지를 일으킬 수 있다. 심장으로의 정맥환류를 감소시키는 심장눌림증(Cardiac tamponade), 긴장기흉(tension pneumothorax), 대량의 폐혈전색전증, 폐동맥 고혈압에 의한 오른심실기능상실은 무맥성 전기활동(pulseless electrical activity)을 초래하여 심정지를 일으킨다. 32℃ 이하의 저체온증이나 41℃ 이상의 고체온증과 같이 체온이 급격히 변화하여도 심정지가 발생할 수 있다.

2. 급사의 발생빈도

심정지의 발생빈도를 정확히 조사하기 어려울 뿐만 아니라, 인종, 국가, 지역에 따라서 다르다. 급사의 정의를 증상의 발현으로부터 2시간 이내에 심정지가 발생한 경우로 정한다면, 전체 사망환자의 13%가 급사형태인 것으로 알려져 있으며, 급사환자의 80% 이상이 심장질환을 가지고 있는 것으로 보고되고 있다. 또한 관상동맥질환으로 사망하는 환자의 50%에서 급사형태의 심정지가 발생한다고 알려져 있다.

3. 심정지 환자에서 관찰되는 부정맥

심정지 시 관찰되는 부정맥은 심실세동 및 무맥성 심실빈맥, 심장무수축, 무맥성전기활동으로 구분할 수 있다.

1) 심실세동과 무맥성 심실빈맥

심장성 심정지 환자의 60-80%에서는 심정지 시에 심실세동(ventricular fibrillation) 또는 무맥성 심실빈맥(pulseless ventricular tachycardia)이 관찰된다. 이러한 빈맥성 부정맥의 발생과정이 명확히 규명되어 있지는 않지만 심근의 허혈이 빈맥성 부정맥을 유발하는 가장 중요한 원인으로 알려져 있다. 즉 관상동맥경화, 관상동맥연축, 심근경색 또는 심장질환에 의한 심근의 손상, 심근의 비후(비대)가 있는 상태에서 심근의 산소요구량이 증가하거나 심근으로의 혈류가 감소하면 허혈이 발생한다. 심근이 허혈상태에 있거나 허혈 후 재관류되는 동안에는 세포막 안정전위, 탈분극 기간 등 심근의 전기-생리학적 특성이 변화하여 부정맥이 유발된다. 이러한 부정맥이 유발인자가 되어 심근의 여러 부위에서 많은 회귀로가 발생하면 심실세동이나 심실빈맥 등의 치명적인 빈맥성 부정맥이 발생한다. 정상인의 심장에서는 일시적으로 발생하는 심실조기수축에 의하여 심실세동이나 심실빈맥이 유발되는 경우가 매우 드물다. 그러나 심장질환이 있는 환자에서는 심근이 전기적으로 불안정하므로,

일시적으로 발생하는 심실조기수축에 의하여 다수의 회귀로가 형성되어 심실세동이나 심실빈맥이 발생할 가능성이 높다.

심실위빈맥(supraventricular tachycardia)이 심정지의 원인이 될 수도 있다. 일반적으로 심방세동이나 발작성심실위빈맥(paroxysmal supraventricular tachycardia) 등의 심실위빈맥이 발생하더라도 심장의 기능이 정상인 경우에는 심정지가 발생하지 않는다. 그러나 왼심실기능부전이 동반되어 있는 환자에서 심실위빈맥이 발생하면 즉시 혈압이 하강하며, 이러한 상태가 지속되면 심정지가 발생할 수 있다. 조기흥분증후군 환자 중에서도 심실위빈맥에 의하여 심실빈맥이나 심실세동이 발생할 수 있다.

심실세동은 심근세포의 수축이 지속되는 상태이므로 심박출량은 거의 없더라도, 정상 동조율 상태에서보다 심근의 산소소모량은 더 많다. 따라서 심실세동상태에서는 심근의 허혈이 급격히 진행된다.

2) 서맥성 부정맥과 심장무수축

심장무수축(asystole)은 심장의 전기활동이 전혀 없는 상태이다. 무수축에 의한 심정지는 대부분 서맥성 부정맥에 의하여 발생하지만, 서맥이 선행되지 않고 갑자기 무수축이 발생하는 경우도 있다. 무수축은 심장의 자율신경작용의 장애나 전도장애에 의하여 발생하거나 호흡부전 등에 의한 저산소증으로 인하여 발생한다. 무수축에 의한 심정지는 전체 심정지 환자의 10−15% 정도를 점유하고 있다.

(1) 서맥성 부정맥에 의한 무수축

서맥성 부정맥이나 무수축에 의한 심정지는 심장의 자율성 또는 전도계의 장애로 발생한다. 무수축에 의한 심정지는 기왕의 심장질환을 가진 환자에서 주로 발생한다. 허혈에 의하여 심장의 자율성을 조절하는 심박조율세포(pacemaker cell)가 기능을 소실하거나 저산소증, 산증(acidosis), 쇼크, 신부전, 외상, 저체온증 등에 의하여 세포의 칼륨(K^+)의 농도가 증가하면, 심장의 자율성이 소실되어 심각한 서맥이나 무수축이 발생할 수 있다. 방실결절 등의 전도계가 손상되어 서맥 또는 무수축이 발생할 수도 있으며, 부교감신경작용이 지나치게 항진되어도 서맥이나 무수축이 발생할 수 있다.

(2) 생물학적 사망의 과정으로서의 무수축

심실세동이 오래 지속되어 심근이 세동하는 데 필요한 에너지가 고갈되면 무수축상태가 된다. 심실세동의 세동파가 소실되어 발생하는 무수축 상태는 생물학적 사망의 과정이므로 심폐소생술에 의하여 심박동이 회복되지 않는다. 이와 같이 심정지의 원인에 관계없이 심정지가 지속되어 심근의 전기활동이 완전히 소실되면 무수축상태가 되는데 이러한 형태의 심장무수축은 심장의 생물학적 사망을 시사하는 소견이다.

3) 무맥성전기활동(전기-기계적해리상태)

무맥성전기활동(pulseless electrical activity)은 심전도상에서는 심장의 전기활동이 관찰되지만 심박출량이 없거나 너무 적어서 맥박이 만져지지 않는 상태(또는 혈압이 측정되지 않는 상태)를 말한다. 무맥성전기활동은 과거에 전기−기계적해리(electro−mechanical dissociation)로 불리던 개념이다. 즉, 전기−기계적해리는 심장의 전기활동은 있으나 심장이 기계적으로 수축하지 않는 상태를 말한다. 그러나 임상적으로는 심장이 수축하는지를 직접 확인하기 어려우므로, 심전도상 전기활동이 관찰되면서, 경동맥에서 맥박이 만져지지 않는 상태를 무맥성전기활동이라는 용어로 지칭한다.

무맥성전기활동은 두 경우로 분리된다. 진성(true) 전기−기계적해리는 심장의 전기활동은 있으나 실제적으로는 심장이 수축하지 않아서 심박출량이 없는 상태이다. 진성 전기-기계적해리는 광범위한 심근경색, 칼슘길항제 중독 등에서 관찰된다. 가성(pseudo) 무맥성전기활동은 심근의 전기활동과 기계적 수축은 정상적으로 유지되고 있지만, 정맥환류가 급격히 감소하여 심박출량이 없는 상태이다. 가성 무맥성전기활동은 대량의 폐혈전색전증, 인공심장판막의 폐쇄, 대량 실혈, 심장눌림증, 긴장성 기흉 등에 의하여 발생한다.

4. 사망의 과정

사망의 과정은 심정지가 발생한 이후부터 시작된다. 심정지가 발생한 직후의 상태를 임상적 사망이라 하며, 조직이 비가역적으로 손상되어 회복될 수 없는 상태를 생물학적 사망이라고 한다. 심폐소생술의 의의는 임상적 사망상태의 환자를 소생시키는 것이다(그림 9-1).

1) 임상적 사망

임상적 사망은 마지막 호흡이나 마지막 심장의 수축으로부터 시작된다. 임상적 사망(clinical death)은 호흡, 순환 및 두뇌기능이 정지된 상태이지만, 혈액순환이 회복되면 심정지전의 중추신경기능을 회복할 수 있는 상태를 말한다. 임상적 사망상태에 있는 환자는 외부의 자극에 반응하지 않고 동공이 산대되며, 반사기능이 소실되어 외견상 사망한 것처럼 보인다. 임상적 사망의 기간은 심정지상태에서 대뇌가 비가역적 손상을 받지 않고 견딜 수 있는 4-6분에 불과하므로, 임상적 사망 상태에서 심폐소생술이 시작되지 않고 4-6분이 경과하면 생물학적 사망으로 전환된다.

임상적 사망의 지속시간은 심정지가 발생하기 전까지의 신체 상태에 따라서도 달라진다. 즉 심정지가 발생하기 전에 만성질환을 앓고 있었거나 고령인 환자에서는 이미 조직의 손상이 진행되어 있는 상태에서 심정지가 발생하였으므로, 심정지 후 4-6분 이내에도 생물학적 사망으로 진행할 수 있다. 반면, 소아환자나 저체온 상태의 환자에서는 심정지 후 상당한 시간이 경과한 후에도 생물학적 사망으로 진행되지 않을 수 있다. 따라서 심정지 환자에서 심폐소생술을 얼마나 오랫동안 시행할 것인가를 결정할 때에는 환자의 질병상태, 연령, 체온 등을 고려하여야 한다.

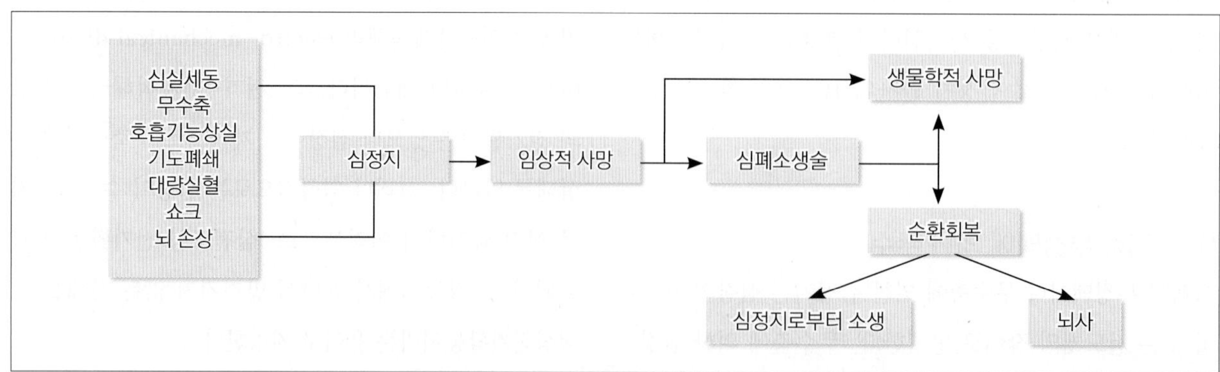

● 그림 9-1 사망의 과정과 심폐소생술. 심정지가 발생한 직후인 임상적 사망상태의 환자는 심폐소생술에 의하여 소생될 수 있다. 임상적 사망상태에서 심폐소생술이 시행되지 않거나 심폐소생술에 의하여 심박동이 회복되지 않으면 생물학적 사망에 이르게 된다.

2) 생물학적 사망 및 뇌사

생물학적 사망은 개체 내 대부분의 세포가 비가역적 손상을 받아서 다시는 소생될 수 없는 상태를 지칭한다. 각 조직의 비가역적 손상은 개체의 생물학적 사망을 초래하게 된다. 특히 뇌는 다른 조직보다 쉽게 손상되므로 심폐소생술을 효과적으로 시행하였어도 뇌 이외의 장기는 기능을 회복하고 뇌기능은 회복되지 않는 경우가 발생할 수 있다. 원인에 관계없이 뇌 이외 장기의 기능은 유지되고 있으나 대뇌가 비가역적으로 손상된 상태를 뇌사(brain death)라고 한다.

5. 심폐소생술

심폐소생술이 도입되기 이전에는 병원 이외의 장소에서 심정지가 발생한다는 것은 곧 죽음을 의미하였다. 그러나 1960년대 초에 현대적인 방법의 심폐소생술이 도입되어 환자가 발생한 장소에서부터 심폐소생술이 시행됨으로써, 병원 이외의 장소에서 심정지가 발생한 환자를 소생시킬 수 있게 되었다. 그 후로부터 심폐소생술은 의료인뿐만 아니라 일반인도 반드시 익혀 두어야 할 중요한 응급처치술이 되었고, 심폐소생술이 광범위하게 보급되면서 병원 이외의 장소에서 심정지가 발생한 환자 중에서 상당수가 생존할 수 있게 되었다.

심정지 환자를 소생시키려면 심정지가 발생한 후부터 빠른 시간 내에 호흡을 유지하고 혈액을 순환시켜서 조직으로 산소를 공급해 주어야 한다. 심폐소생술은 심정지로 인한 주요 장기의 비가역적 손상을 막기 위하여 인공순환과 인공호흡을 시행하여 조직으로의 산소공급을 유지하고, 궁극적으로는 환자의 심박동을 회복시켜서 심정지 환자를 소생시키기 위한 치료술기이다.

1) 심폐소생술 용어의 정의

현대적 개념의 심폐소생술이 처음으로 도입되었을 때는 심폐소생술이란 "심정지 환자를 소생시키기 위하여 환자의 가슴을 압박하고 인공호흡을 시행하는 치료술기"로 정의되었다. 그러나 점차 심정지 환자의 치료방법이 발달하면서 심폐소생술은 단순히 가슴압박과 인공호흡만을 의미하는 용어가 아니라, 심정지 환자를 소생시키기 위한 모든 치료방법을 의미하는 용어가 되었다. 따라서 넓은 의미의 심폐소생술은 가슴압박과 인공호흡만을 시행하는 기본소생술을 포함하여 제세동(defibrillation), 약물투여 등의 전문적인 의료기술(전문 심장소생술)을 모두 포함하는 용어로 정의되고 있다.

심폐소생술의 개념변화는 용어의 사용에 상당한 혼란을 초래하였다. 과거에는 심폐소생술이 기본소생술만을 포함하고 있었으므로, 심폐소생술이 기본소생술과 같은 개념으로 사용되었다. 그러나 최근에는 심정지 환자의 소생에 관계되는 의료술기를 모두 심폐소생술로 정의하고 있으므로, 심폐소생술의 개념에는 기본소생술과 전문 심장소생술의 일부 내용이 포함되어 있다. 따라서 심폐소생술이라는 용어는 상황에 따라서 조금씩 다른 개념으로 사용된다. 예를 들면 일반인의 심폐소생술은 기본소생술을 지칭하며, 의료인이 시행하는 심폐소생술은 기본소생술과 전문 심장소생술을 모두 포함하는 용어이다.

2) 심폐소생술의 단계

심폐소생술 과정은 그림 9-2와 같이 세 가지의 기능적 단계로 구성되어 있다. 첫 번째 단계는 심정지의 발생을 목격한 사람이 심정지 환자가 발생하였다는 것을 응급의료체계(119)에 알리고, 심정지 환자에 대한 응급조치로서 인공호흡과 가슴압박을 시행하여 인위적으로 산소공급을 유지하는 기본소생술(basic life support, BLS)

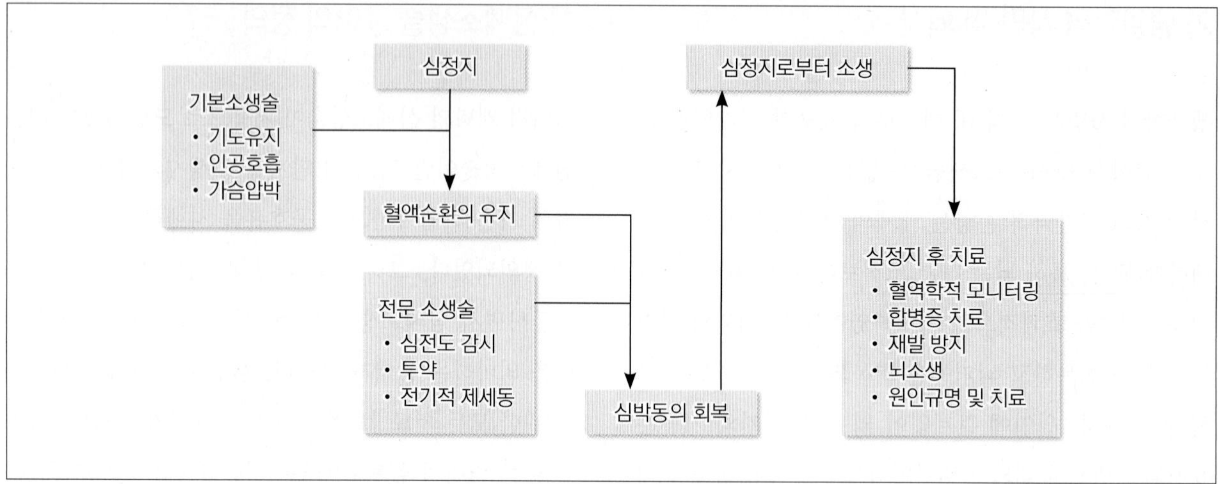

● 그림 9-2 심폐소생술의 단계

이다. 두 번째 단계는 심박동을 회복시키기 위하여 에피네프린 등의 약물을 투여하고 심전도 감시 및 제세동 등의 전문 치료를 제공하는 전문소생술(advanced life support, ALS)이다. 전문 소생술은 외상에 의한 환자에게 적용되는 전문 외상처치술(advanced trauma life support, ATLS), 외상 이외의 성인 심정지 환자에서 적용되는 전문 심장소생술(advanced cardiac life support), 소아에서 적용되는 전문 소아소생술(pediatric advanced life support, PALS)로 구분된다. 세 번째 단계는 환자의 심박동이 회복된 후에 심정지의 재발을 막고 뇌 손상을 줄이기 위한 치료를 시행하며, 심정지의 원인을 찾고 환자의 예후에 관하여 평가하는 단계인 심정지 후 치료(post-cardiac arrest care)이다. 심폐소생술의 단계는 환자발생으로부터 시작되는 일련의 응급치료에 대한 시간적 단계이지만, 실제로 심정지 환자를 치료할 때에는 단계별 구분이 없이 여러 가지 응급치료가 동시에 시행될 수도 있다.

기도유지, 인공호흡 및 인공순환의 단계에서 전문 소생술이 기본소생술과 다른 점은 전문 소생술은 해당 의료행위를 수행하기 위해서 의료장비와 전문적인 의료지식이 필요하다는 것이다. 즉 기본소생술은 의료인이 아니라도 간단한 훈련을 통하여 시행할 수 있는 단순한 의료행위만으로 구성된 반면, 전문 소생술은 전문적인 의료지식을 갖춘 의료인이 의료장비를 사용하여 시행할 수 있는 의료행위를 말한다. 예를 들면 머리기울임-턱 들어 올리기(head-tilt chin-lift maneuver)에 의한 기도유지방법은 기본소생술에 속하지만, 기관삽관에 의한 기도유지방법은 전문소생술에 속한다.

3) 심폐소생술의 원리

(1) 구조자의 날숨에 의한 인공호흡

정상인의 날숨에는 15% 정도의 산소가 포함되어 있다. 구조자가 인공호흡을 시행할 때에는 평상시의 폐환기량으로 인공호흡을 시행하므로, 구조자가 1회당 500-600 mL 정도의 일회환기량으로 인공호흡을 하면 날숨 내 산소함유량은 약 16-17%가 된다. 따라서 구조자의 날숨 내에는 환자를 인공호흡 시키기에 충분한 산소가 남아있게 된다.

호흡이 없는 환자를 구조자의 날숨으로 인공호흡하면, 환자의 동맥혈 산소압은 75 mmHg 이상, 동맥혈 산소포화도는 90% 이상으로 유지될 수 있다. 구조자의 날숨에 의한 인공호흡은 환자를 소생시키기 위한 충분한 산소를 제공할 수 있으며, 체내의 이산화탄소를 제거할 수 있는 충분한 환기량을 유지할 수 있다.

(2) 가슴압박에 의한 혈액순환기전

가슴압박(external chest compression)에 의한 심폐소생술이 도입된 이래로 인체에서 가슴압박에 의하여 혈류가 유발되는 기전에 대해서는 논란이 계속되고 있다. 심폐소생술에 의하여 혈액순환이 유지되는 기전(mechanism of blood flow)을 알아내는 것은 혈류량을 증가시키기 위한 새로운 방법을 모색하는 데 중요하다.

가슴압박에 의한 혈액순환의 기전으로 제시되고 있는 이론에서는 심장펌프이론(cardiac pump theory)과 흉곽펌프이론(thoracic pump theory)이 대표적이다. 최근에는 인체에서 심폐소생술에 의하여 혈류가 유발되는 기전이 심장펌프와 흉곽펌프가 동시에 작용한다는 주장이 우세하다.

① 심장펌프이론

심장펌프이론은 그림 9-3과 같이 가슴우리를 압박하면 복장뼈(흉골)와 척추 사이에 위치하고 있는 심장이 압박이 되고, 특히 심실이 압박됨으로써 심실 내 압력이 증가되어 순환이 이루어진다는 이론이다. 즉 왼심실과 오른심실이 압박되면 심실 내 압력이 증가되어 승모판(왼방실판막)과 삼첨판(오른방실판막)이 폐쇄되고, 대동맥판과 폐동맥판이 열리면서 체순환과 폐순환이 이루어진다는 것이다. 이러한 이론은 가슴압박에 의한 심폐소생술이 처음 고안되었을 때 혈류가 발생되는 기전으로 제시되었다. 실제로 소아나 가슴우리의 앞뒤 직경이 매우 작은 환자에서는 가슴압박에 의하여 심장이 압박되어서 혈류가 유발될 수 있다.

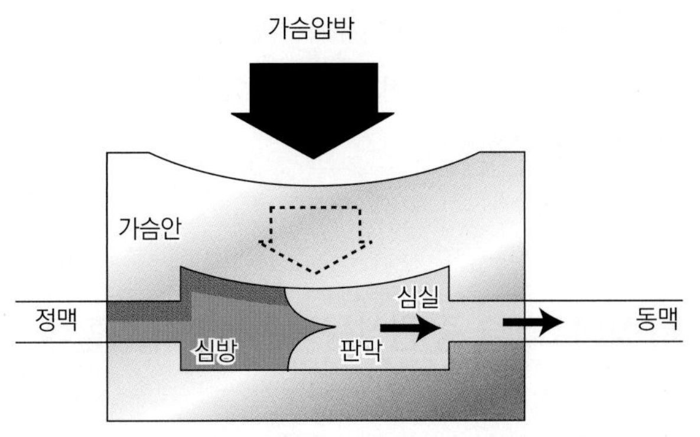

그림 9-3 심장펌프이론. 가슴압박에 의하여 심장이 압박되면 승모판(왼방실판막)과 삼첨판(오른방실판막)이 폐쇄되고 대동맥판과 폐동맥판이 개방된다.

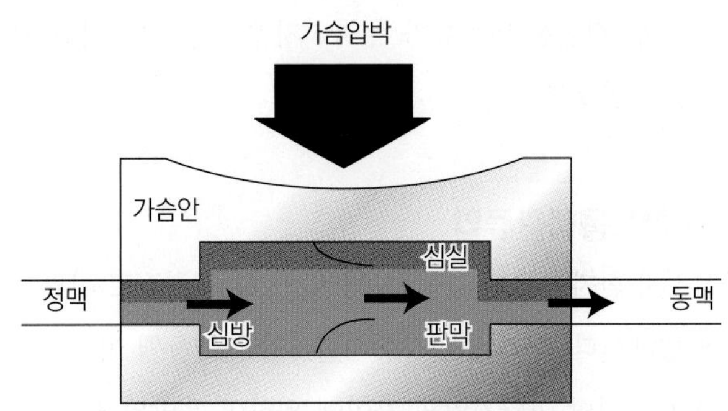

그림 9-4 흉곽펌프이론. 가슴안 내 압력의 증가로 혈류가 유발되므로 가슴압박 중 심장은 압박되지 않는다.

② 흉곽펌프이론

흉곽펌프이론은 그림 9-4와 같이 가슴을 압박하면 심장이 눌리는 것이 아니라 가슴안 내 압력이 상승되며, 상승된 가슴안 내압과 가슴안 외압의 차이에 의하여 순환이 이루어진다는 이론이다. 가슴안 내 압력이 증가하면 가슴안 내압이 가슴안 외압보다 높아지므로, 가슴안 내부로부터 가슴안 외부로 혈류가 발생한다. 가슴압박에 의한 혈류는 가슴우리를 중심으로 동맥방향과 정맥방향으로 모두 유발되지만, 같은 양의 혈액이 유입되더라도 동맥은 정맥보다 저항이 크므로 동맥의 압력이 정맥의 압력보다 높아진다. 따라서 동맥과 정맥 사이의 압력 차이에 의하여 혈류가 발생한다. 또한 아래대정맥과는 달리 목정맥에는 혈액의 역류를 방지하는 판막이 있으므로 가슴압박에 의한 혈액의 역류가 차단된다.

따라서 목동맥과 목정맥 사이의 압력 차이에 의하여 혈액이 뇌로 순환한다.

4) 심폐소생술 중 관상동맥관류압과 뇌혈류

심폐소생술중의 관상동맥관류압(coronary perfusion pressure)과 뇌혈류(cerebral blood flow)는 심정지 환자의 소생여부를 결정하는 가장 중요한 요소이다. 적절한 관상동맥관류압이 유지되지 않으면 심박동이 회복되지 않으며, 적절한 뇌혈류가 유지되지 않으면 치명적인 뇌손상이 발생하게 된다.

(1) 관상동맥관류압

심정지 환자에서도 관상동맥으로의 혈류는 주로 이완기에 발생한다. 따라서 관상동맥관류압은 대동맥 이완기압과 오른심방 이완기압의 차이에 의하여 유발된다. 심정지 환자에서는 혈관(동맥)이 정상적인 수축상태를 유지하지 못하므로, 가슴압박에 의하여 유발되는 혈류는 주로 수축기압만을 증가시키고 이완기압은 매우 낮다. 실제로 심폐소생술 중에 에피네프린이 투여되지 않은 경우에는 대동맥 이완기압이 오른심방압과 거의 같으므로 관상동맥관류압은 매우 낮다. 에피네프린이 투여되면 대동맥 이완기압이 상승하여 관상동맥관류압이 상승한다. 따라서 에피네프린이 투여되지 않은 상태에서 심폐소생술만 계속한다면 심박동의 회복은 기대하기 어렵다.

(2) 뇌혈류

심폐소생술중의 뇌혈류는 수축기시의 목동맥압과 목정맥압의 차이에 의하여 유발된다. 가슴압박 중에는 내경정맥에 위치하는 판막이 가슴안으로부터의 혈액역류를 막아주므로, 목동맥과 속목정맥사이에 압력차가 발생하여 순환이 유발된다. 심폐소생술 중에 뇌(속목동맥)로의 혈류량을 증가시키려면 반드시 에피네프린 등과 같은 α 교감신경 수용체에 작용하는 약물(α-adrenergic agonist)을 투여하여야 한다.

당신이 응급구조사라면

1. 심정지를 유발하는 원인에는 어떤 질환이 있는가?
2. 심정지상태의 환자에서 가능한 빨리 심폐소생술을 하여야 하는 이유는 무엇인가?
3. 사망의 과정에서 심폐소생술의 역할은 무엇인지 설명하라.

기도유지와 호흡보조법

개요

모든 응급상황에서 우선적으로 시행하여야 하는 것이 기도유지이다. 기도유지를 시행한 다음 폐질환에 의한 호흡부전뿐만 아니라 의식 장애에 의하여 이차적으로 발생하는 호흡 곤란에 대해 호흡보조나 인공호흡을 요하는 경우가 많다. 호흡기능상실(호흡부전)에 빠진 환자는 현장에서 우선적으로 기도유지를 시행한 다음 이송과정에서 기본적인 호흡보조장치를 사용하여 환자의 호흡을 보조해주어야 환자의 생명을 구할 수 있다. 응급환자에서 산소 투여는 환자치료의 가장 기본적인 단계라 할 수 있다. 응급구조사가 응급환자의 치료를 위하여 현장에 출동하였을 때, 거의 모든 경우에서 환자에게 산소를 투여하게 되며 때로는 산소투여와 더불어 환자의 호흡을 보조하기 위하여 인공 호흡 기구를 사용하게 된다.

Chapter 10은 기도유지 방법과 저산소증(hypoxia)의 정의와 저산소증이 인체에 미치는 영향을 언급하고 산소를 투여하는 여러 가지 방법에 대하여 기술하였다. 또한 산소를 투여하여야 하는 시기, 산소를 투여할 때 발생할 수 있는 위험요소, 산소를 공급하는 데 사용되는 기구 등 산소투여와 연관된 내용을 기술하였으며, 부가적으로 기도에서 점액과 토사물 등을 제거하는 흡입 기구에 대하여 설명하였다.

목표

- 기도유지법들을 설명할 수 있어야 한다.
- 저산소증을 정의하고, 저산소증의 원인을 알아야 한다.
- 저산소증이 인체에 미치는 영향을 이해할 수 있어야 한다.
- 여러 가지 인공호흡 기구의 사용법을 알아야 한다.
- 환자에게 산소투여가 필요한 시기를 알아야 한다.
- 산소를 투여할 때 발생할 수 있는 위험성을 알아야 한다.
- 고압 산소 용기를 다루는 법을 알아야 한다.
- 산소 공급에 필요한 의료장비를 열거할 수 있어야 한다.
- 흡인기를 사용할 수 있어야 한다.

1. 기도유지법

기도 폐쇄의 원인은 기도 내 이물질이나 기도나 안면부 외상, 후두의 연축(laryngeal spasm), 흡인(aspiration) 등 여러 원인에 의하여 발생한다. 그 중 의식이 없는 사람에서 기도폐쇄의 가장 많은 원인은 혀이다. 혼수상태에서 혀나 인후부의 근육이 이완되고 목뼈는 약간 굴절되어 혀에서 인두까지 거리가 좁아지며, 후두개(후두덮개)는 중력으로 인해 성문 쪽으로 치우친다. 즉시 기도유지가 되지 않으면 뇌는 심각한 저산소증의 위험에 빠지게 되므로 기도유지법으로 우선 기도가 유지되어야 한다.

1) 도수 기도유지법

도수 기도유지법(manual airway method)은 아무 기구 없이 손으로 할 수 있는 기도유지법이다. 외상 환자가 아닌 경우의 도수 기도유지법으로 머리기울임-턱 들어 올리기(head tilt-chin lift)가 가장 흔하게 사용되며, 그 밖에 머리후굴과 턱 밀어 올리기 및 입개방을 동시에 시행하는 삼중기도유지법(triple airway maneuver)의 방법이 있다. 그러나 목뼈 손상의 위험성이 있는 경우에는 턱 밀어 올리기(jaw thrust)나 턱을 들어주면서 입을 벌리는 변형된 턱 밀어 올리기(modified jaw thrust)를 시행하여야 한다(표 10-1, 그림 10-1).

표 10-1 도수 기도유지법

비외상 환자에서의 도수 기도유지법
머리기울임-턱 들어 올리기(head tilt-chin lift)
삼중기도유지법(triple airway maneuver)
외상 환자에서의 도수 기도유지법
턱 밀어 올리기(jaw thrust)
변형된 턱 밀어 올리기(modified jaw thrust)

2) 인공기도기를 이용한 기본 기도유지법

인공기도기(artificial airways)의 일차적 기능은 혀에 의한 상기도 폐쇄를 예방함으로써 기도를 유지하는 데 있다.

(1) 입인두기도기

입인두기도기(oropharyngeal airway)는 입을 통하여 삽입하는 기도기로, 혀 상부의 굴곡선을 따라 기도기를 인

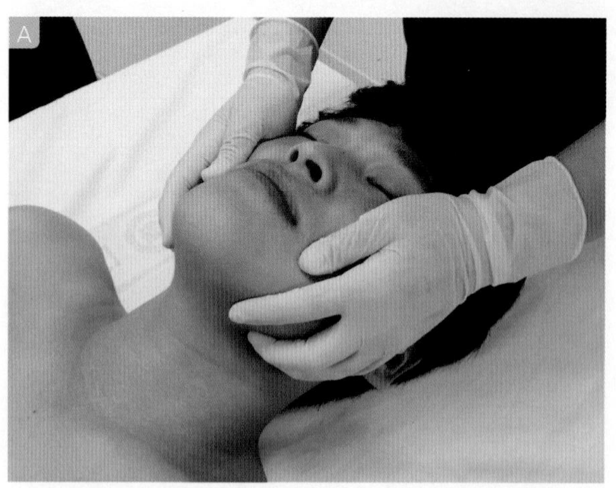

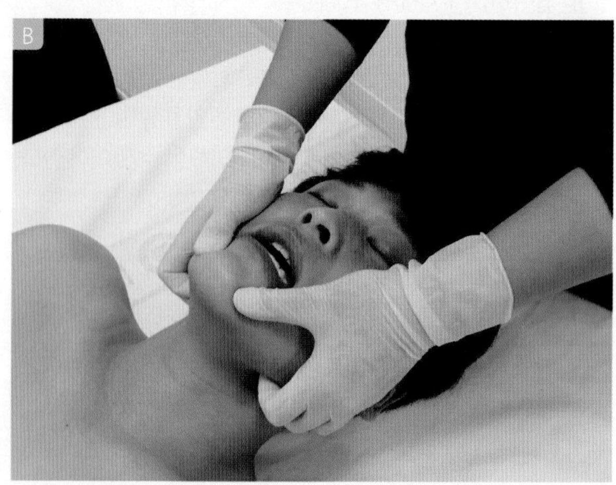

• 그림 10-1 외상 환자에서 도수 기도유지법. **A.**턱 밀어 올리기(jaw thrust). **B.** 변형된 턱 밀어 올리기(modified jaw thrust)

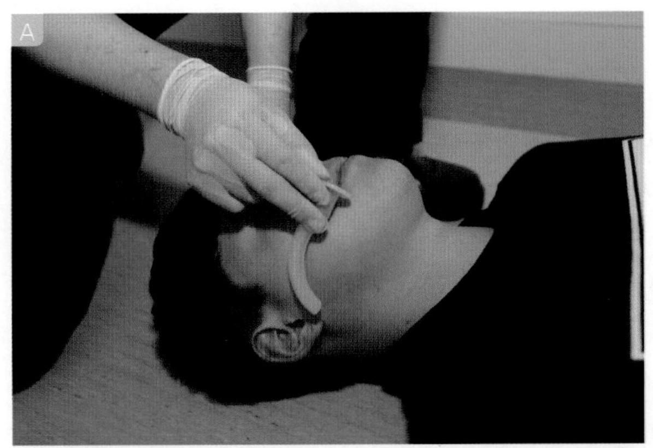

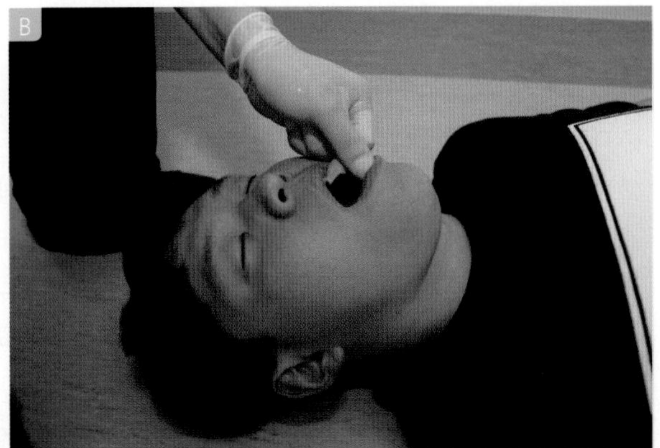

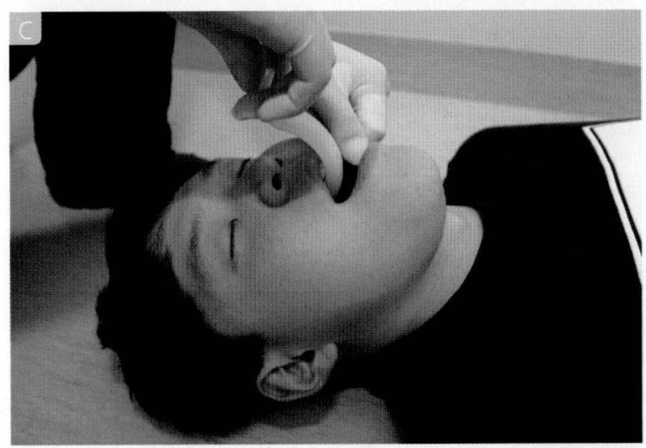

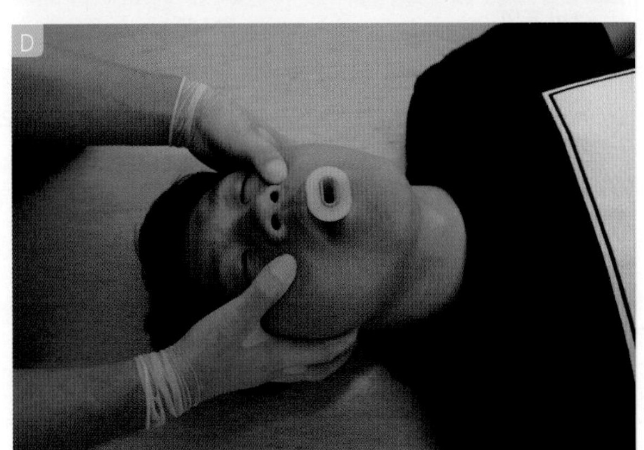

• 그림 10-2 입인두기도기를 삽입하는 방법. **A.** 입인두기도기의 길이를 측정한다. **B.** 수지교차법으로 환자의 입을 벌린다. **C.** 굴곡부를 위쪽으로 향하게 삽입한 후 기도기를 180°회전시킨다. **D.** 플랜지가 입술이나 치아에 닿을 때까지 기도기를 삽입한다.

두까지 밀어 넣어 기도기가 입 속에 위치하면서 기도를 유지하도록 하는 기구이다. 따라서 입인두기도기를 환자에게 삽입하면, 입인두기도기의 플랜지는 입술 밖에 위치하게 되며, 기도기의 반대쪽 끝은 인두 속에 위치하게 된다. 입인두기도기의 가운데 부분이나 양옆에는 구멍이 뚫려 있기 때문에 공기가 쉽게 통과할 수 있도록 고안되어 있다. 입인두기도기는 의식이 없는 환자에게만 삽입해야 한다. 의식이 있거나 반혼수 상태의 구토반사가 있는 환자에서 사용하면 구토나 성대 경련이 발생할 수 있다. 입인두기도기를 삽입할 때에는 정확한 삽입방법으로 삽입하여야 한다. 만약 삽입방법이 부적절하면, 기도를 유지하지 못하고 혀를 인두강 속으로 밀어 넣음으로써 오히려 기도를 폐쇄시킬 수 있다. 호흡이 있으나 의식이 없는 환자의 경우에는 입인두기도기를 사용하는 것이 효과적이나, 척수 손상이 의심되는 환자에서는 입인두기도기가 구토를 유발시켜 기도폐쇄를 유발할 수 있으므로 주의하여야 한다. 입인두기도기의 삽입 방법은 아래턱거상 후 삽입하는 방법과 설압자를 이용하여 삽입하는 방법 두 가지가 있다. 입인두기도기를 삽입하는 방법은 그림 10-2, 표 10-2와 같다.

(2) 코인두기도기

의식이 있는 환자에서 기도를 확보할 때에는 코인두기도기(nasopharyngeal airway)를 사용한다. 코인두기도기는 구토를 유발하지 않으므로 의식이 있는 환자에서도 사용할 수 있다. 코인두기도기는 길이가 17–20 cm, 직경이 20–36 French로 다양하다. 코인두기도기의 적절한 선크기의 선택은 코 끝에서 귓볼 끝까지의 길이 정도를 선

표 10-2 입인두기도기를 삽입하는 방법

혀 턱 들기 후 삽입법(tongue-jaw lift insertion method)
① 다른 응급구조사는 적절한 크기의 입인두기도기를 선택한다(입 가장자리에서 이개 아래부분까지 거리)(그림 10-2A).
② 응급구조사 한사람은 머리를 잡고 턱 들기로 아래턱을 견인한 상태에서 입을 벌린다(그림 10-2B).
③ 한손으로 엄지손가락을 입안으로 넣고 아래턱뼈를 들어올린다.
④ 다른 손으로 기도기의 굴곡면이 물렁입천장(soft palate) 방향으로 향하게 쥐고 환자의 입에 넣은 다음 180°회전시켜 플랜지가 환자의 입술이나 치아 위에 놓이게 한다. 이 위치에서 기도기는 혀를 앞으로 당기게 된다(그림 10-2C, D). 소량의 물로 기도기를 미리 적신 후 삽입하면 입안을 통과하기가 용이하다.
설압자를 이용하여 삽입하는 방법(tongue-blade insertion method)
①, ②번 동일
③ 설압자로 혀를 누른다.
④ 왼쪽 입 가장자리에서 입안으로 넣은 후 기도기의 굴곡면이 아래를 향하게 하여 인두로 밀어넣는다. 이 방법은 소아환자에게도 사용할 수 있다.

*삽입과정을 직접 눈으로 확인하여 입안 내 구조물이 삽입과정에서 손상되지 않도록 주의한다.

택한다(그림 10-3). 가장자리에서 코인두기도기는 코의 굴곡을 따라 삽입한다.

콧구멍에 수용성 윤활제를 도포하면 삽입하기 쉽다. 사람은 대부분 한쪽의 콧구멍이 다른 쪽보다 더 크므로 적당한 콧구멍이 선정되면 플랜지가 피부에 닿을 때까지 힘을 주지 않고 기도기를 삽입한다(그림 10-4). 기도기를 삽입하는 과정에서 저항이 느껴지면, 기도기를 뽑아 반대편 콧구멍으로 삽입한다.

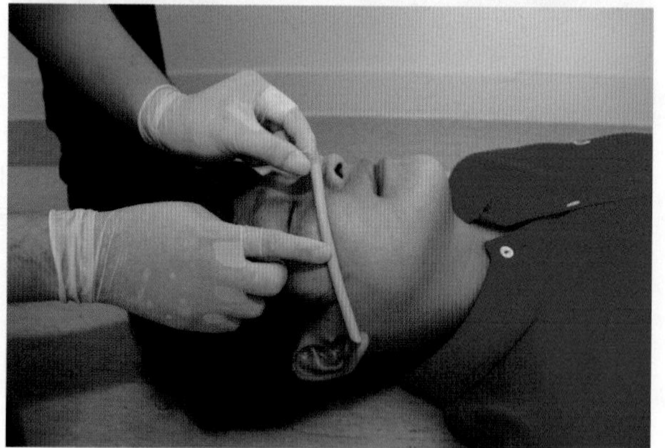

그림 10-3 적절한 크기의 코인두기도기의 길이 측정법

3) 전문 기도유지법

기구를 이용하여 전문 기도유지하는 방법은 여러 방법이 있으며 이들 방법은 반드시 훈련을 받은 사람만 사용이 가능하다. 후두경 없이 삽관이 가능한 것은 식도 기관 콤비튜브(esophageal-tracheal combitube), 후두마스크기도기(laryngeal mask airway) 그리고 인두기관 기도유지기이다. 식도폐쇄기도기(esophageal obturator airway)는 식도 손상을 유발할 가능성이 있고 기관으로 삽입될 경우 기도가 폐쇄되는 치명적인 부작용이 있어 현재 잘 사용되지 않고 있으므로 자세한 설명을 하지 않았다. 후두경을 사용하여 기관내로 튜브를 삽관하는 기관 내 삽관법은 1급 응급구조사에게만 허용되고 있다. 심정지 환자의 기도유지방법 중 식도-기관 콤비튜브(esophageal tracheal combitube)와 후두마스크기도기는 백-밸브마스크로 호흡시키는 것이 효과적이다.

(1) 후두튜브기도기

후두튜브기도기(LTS, LT)는 한 개의 관(tube)내에 2개의

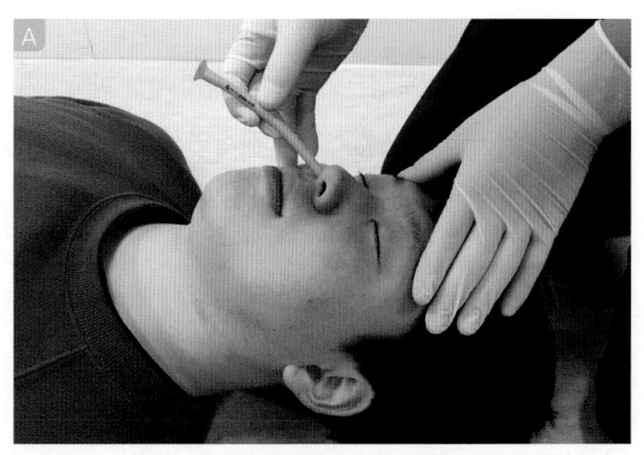

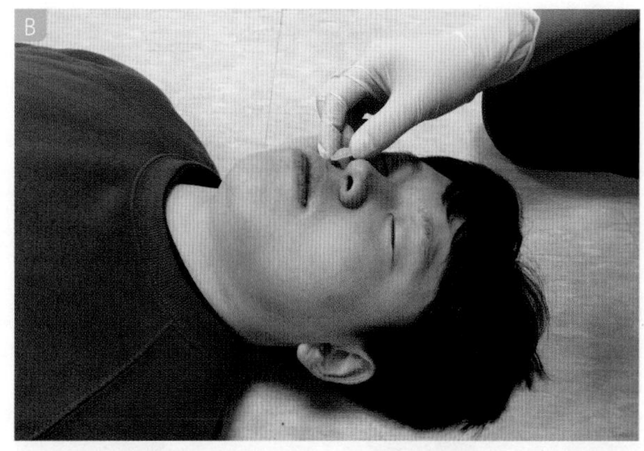

● 그림 10-4 코인두기도기를 삽입하는 방법. **A.** 콧구멍 중 더 큰 쪽을 선택하고, 기도기에 윤활물질을 바른다. **B.** 굴곡면을 아래로 하여 충분히 밀어 넣는다.

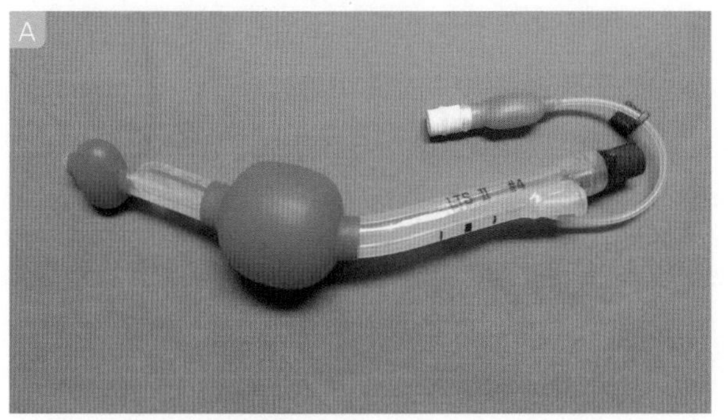

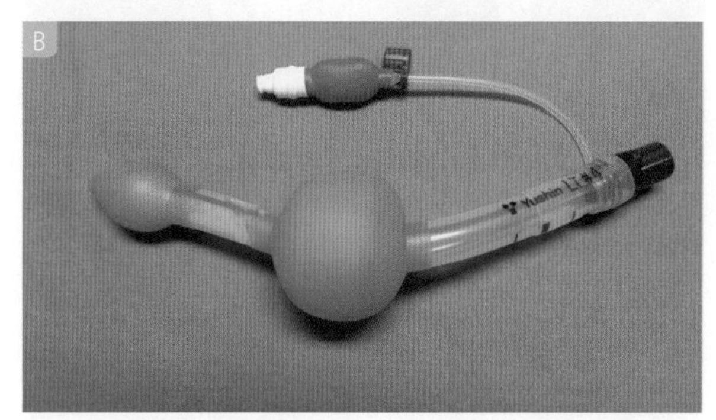

● 그림 10-5 후두튜브기도기. **A.** LTS. **B.** LT

분리된 관(lumen)을 가지고 있으며 인두의 풍선과 말단부 풍선으로 2개의 풍선을 가지고 있어 기관을 보지 않고 삽입하여 튜브의 끝이 기관으로 들어가든지 식도로 들어가든지 상관없이 삽입할 수 있다. 그러나 관의 끝이 어디에 들어가 있는지를 확인하는 것이 중요하다. 이러한 단점을 보완하여 단일 통로로 만들어진 것이 후두튜브기도기이다(그림 10-5). 입인두부분과 식도부분을 팽창시켜서 원위부관을 통해 산소가 폐로 온전히 주입될 수 있도록 설계되어 있다. 최근 각국에서 활발하게 사용하는 방식이다.

(2) 후두마스크기도기

후두마스크기도기(laryngeal mask airway)는 기도 튜브의 끝에 공기 주머니가 달린 고무 마스크가 달려있어 후두개(후두덮개, epiglottis)의 입구에서 마스크로 덮어 환기를 하는 것이다(그림 10-6A).

후두마스크기도기의 삽입법은 후두로 마스크의 공기를 뺀 상태에서 밀어 넣으면 하인두(hypopharynx)까지 들어가게 되고 이때 저항이 느껴지면 마스크 안으로 공기를 주입하여 후두개 입구를 막은 후 튜브 안으로 환기가 가능하게 한다(그림 10-6B). 후두마스크기도기의 사용은 후두경으로 성대를 확인하지 않고 삽입이 가능하므로 기관 내 삽관보다 쉽게 삽입할 수 있다. 기관 내 삽관이 되지 않는 환자나 불안정한 목뼈 손상이 의심되는 환자에서 사용이 가능하다.

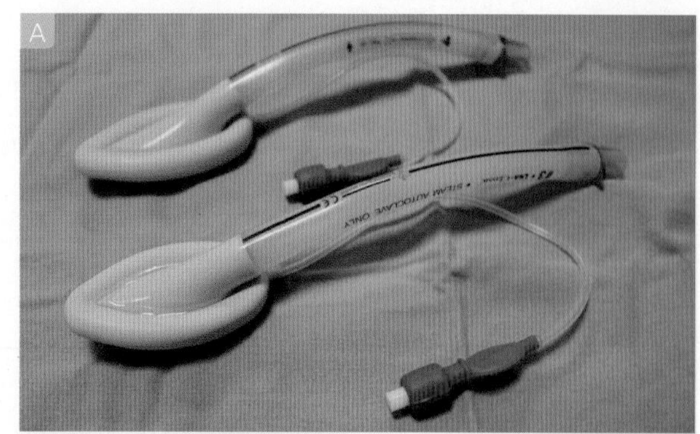

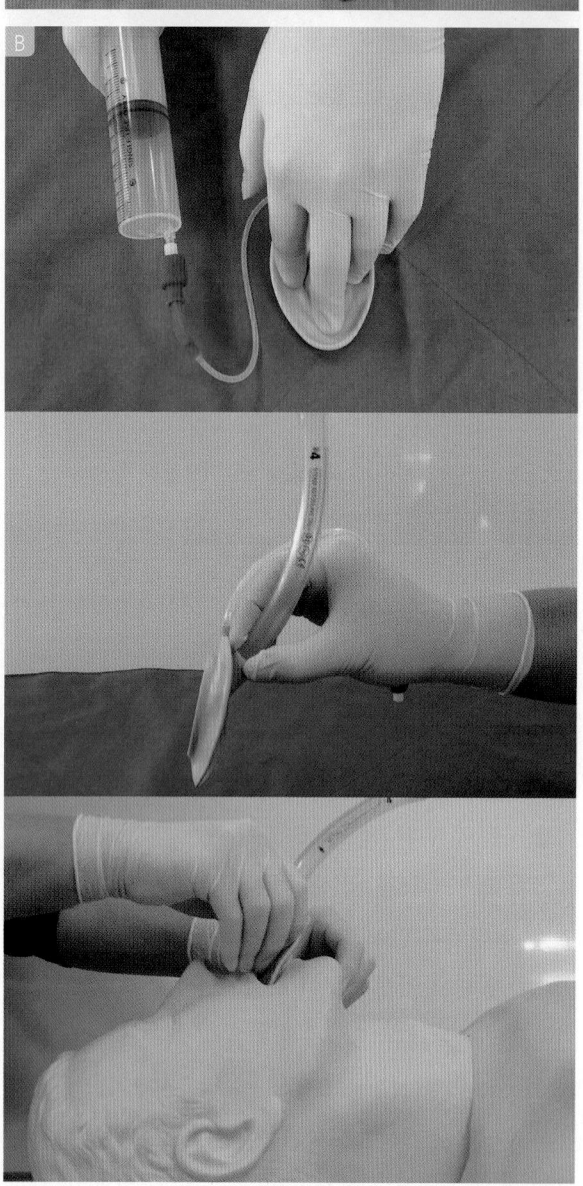

• 그림 10-6 후두마스크기도기(laryngeal mask airway). **A.** 후두마스크기도기. **B.** 후두마스크기도기의 삽입방법

(3) 아이젤(I-gel)

아이젤은 인두에 밀착되는 부분이 탄성체 젤로 만들어져 있어 입안의 구조물 손상을 최소화하면서 후두개의 하강을 방지하도록 설계되어 기도유지에 유용하다. 특히 마스크나 풍선을 부풀릴 필요가 없어 성문위 기도기 사용 경험이 적은 응급구조사도 쉽게 사용할 수 있다(그림 10-7).

(4) 식도폐쇄식튜브(식도폐쇄기도유지기)

식도폐쇄식튜브(esophageal obturator airway)는 튜브의 끝이 막혀있는 37 cm 정도 길이의 커프가 달린 튜브이다. 식도폐쇄기도기를 식도로 삽입한 후에 튜브에 달려있는 커프를 부풀리면 식도가 폐쇄되므로 위(stomach)로의 공기유입을 막고 위내용물의 역류를 방지하도록 고안되었다. 식도폐쇄기도기에는 투명한 얼굴 마스크가 달려 있으며, 튜브의 중간에는 여러 개의 구멍이 뚫려있다. 따라서 식도폐쇄기도기를 식도로 삽입한 후에 커프를 부풀리고 얼굴 마스크를 얼굴에 밀착시킨 후 인공호흡을 시행하면 튜브의 중간(인두 부근)에 뚫려있는 구멍을 통하여 유출되는 공기가 기도로 들어가도록 고안되어 있다. 식도폐쇄기도기의 가장 위험한 합병증은 튜브가 기관내로 삽관되어 기도를 완전히 폐쇄시키는 것이다.

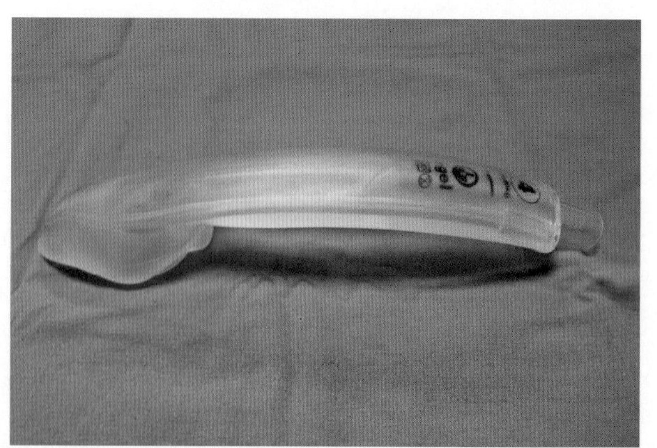

• 그림 10-7 아이젤(I-gel)

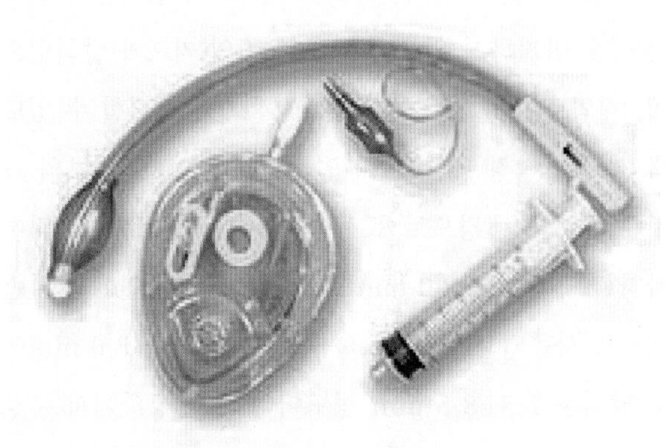

● 그림 10-8 식도폐쇄식튜브

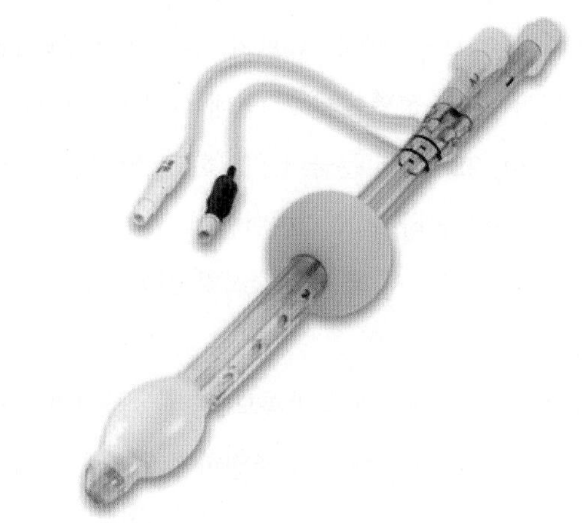

● 그림 10-9 인두 기관 관기도기

따라서 튜브를 삽관한 후에는 반드시 호흡음을 청진하여 튜브가 식도로 삽입되었는지를 확인하여야 한다. 식도로 삽입된 경우에도 식도 정맥류 등이 있는 경우 출혈이나 식도 천공의 위험성이 있으므로 최근에는 사용을 기피하고 있다(그림 10-8).

(5) 인두-기관 관기도기

인두-기관 관기도기(pharyngo-tracheal lumen airway)는 식도-기관 콤비튜브과 유사하게 2개의 분리된 관(lumen)을 가지고 있으며 인두의 풍선과 말단부 풍선으로 2개의 풍선을 가지고 있어 기관을 보지 않고 삽입하여 튜브의 끝이 기관으로 들어가든지 식도로 들어가든지 상관없이 삽입할 수 있다(그림 10-9). 현재 식도-기관 콤비튜브보다 덜 사용되고 있어 그 효용성은 아직 정확하게 밝혀지지 않았다.

(6) 기관 내 삽관법

기관 내 삽관법(intubation)은 응급실내에서 무호흡이나 인공호흡이 필요한 환자에서 가장 흔하게 사용하는 방법이다. 후두경으로 후두개와 성대를 확인한 다음 기관 삽관을 시도하는 것으로 기관 내 삽관의 적응증은 표 10-3과 같다.

기관 내 삽관을 시작하기 전에 모든 장비가 준비되어야 하며, 충분한 산소를 투여하여(pre-oxygenation) 저산소증을 방지하여야 한다. 준비되어야 할 장비는 표 10-4와 같다.

후두경(laryngoscope)은 손잡이와 날개(blade)로 구성되어 있으며 손잡이 부분에 충전용 건전지가 들어가게 되어 있고 전구에 의해 기도 안을 잘 보이게 한다. 항상 불빛이 잘 보이게 충분한 전원이 유지되도록 관리하여야 한다. 후두경의 크기는 영아용에서 큰 성인용까지 다양하게 있으며, 후두경 날의 형태는 곡선형(curved blade, Macintosh)과 직선형(straight blade)이 있다(그림 10-10).

표 10-3 기관 내 삽관의 적응증

1. 무호흡
2. 상부 기도폐쇄
3. GCS 8점 이하의 혼수상태
4. 호흡기능상실
5. 쇼크로 호흡운동의 감소
6. 기도 폐쇄가 예상되는 환자에서의 예방적 기관삽관 (예, 기도화상)

표 10-4 기관 내 삽관을 위한 준비하여야 할 장비

장비
1. 산소: 중앙 공급식 산소 또는 산소 탱크
2. 흡인기
3. 저장낭이 달린 백-밸브마스크
4. 기도기(입인두기도기, 코인두기도기)
5. 후두경(항상 밝은 빛이 들어오도록 유지한다)
6. 기관 내 삽관 튜브
7. 속침(stylet)
8. 수용성 윤활제
9. 마질겸자(Magill forceps)
10. 고정장비: 테이프나 고정용 장비 사용
11. 공기 주입용 주사기(10 mL)

곡선형 날은 주로 성인에서 사용되는데 날의 끝이 후두개의 뒷부분의 후두계곡에 닿게 하고 후두경을 45° 상방으로 들어올리면 후두개가 열리면서 성문이 보인다. 그러나 직선형 날은 후두개를 직접 들어 올려야 성대가 보이게 된다. 직선형 날은 주로 소아나 유아에서 주로 사용된다.

기관 내 삽관튜브(endotracheal tube)는 투명한 관 구조로 유연하며 양쪽 끝이 모두 열려있는 관이다. 기관쪽으로 삽입되는 부분에는 기관과 튜브 사이로 공기가 새는 것을 방지하기 위하여 5-10 mL의 커프가 달려있으며, 체외로 노출되는 부분에는 호흡기와 연결할 수 있도록 제작된 직경 15 mm의 연결부분이 있다. 튜브의 크기는 튜브의 내경으로 표시되며 mm 단위로 표기되며 다양한 크기(2.5-9.0 mm)로 되어 있다. 성인에서 일반적으로 사용되는 튜브의 크기는 여자는 7.0-8.0 mm이고 남자는 7.5-8.5 mm 정도이다. 응급상황에서는 성별에 관계없이 7.5 mm의 튜브를 사용한다. 소아(만 8세 미만)에서는 커프가 있는 것과 없는 것 모두 사용 가능하며 환자의 새끼손가락 굵기의 튜브나 콧구멍 크기의 튜브를 사용한다. 보통 신생아에서는 2.5-3.5 mm, 영아에서는 3.5-4.0 mm, 소아에서는 4.0-6.0 mm의 튜브가 사용된다. 튜브의 길이는 튜브의 기관쪽으로부터 cm로 표시되어 있다. 성인에서 기관 내 삽관을 시도할 때는 앞니에 20-22 cm의 눈금이 위치하고 소아에서는 튜브의 크기에 3을 곱하여 그 길이만큼의 cm를 삽관한다. 그러나 삽관 후 반드시 폐음으로 적정 길이를 확인하여야 한다.

속침(stylet)은 기관 내 삽관튜브를 더 굴곡시켜야 할 때가 많으므로, 튜브의 굴곡을 조절하기 위하여 속침이

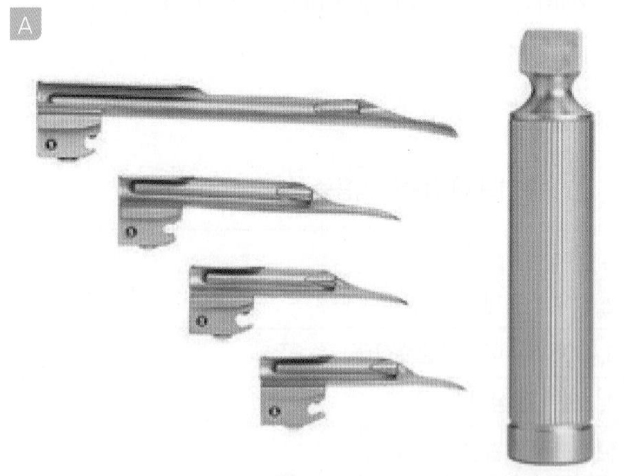

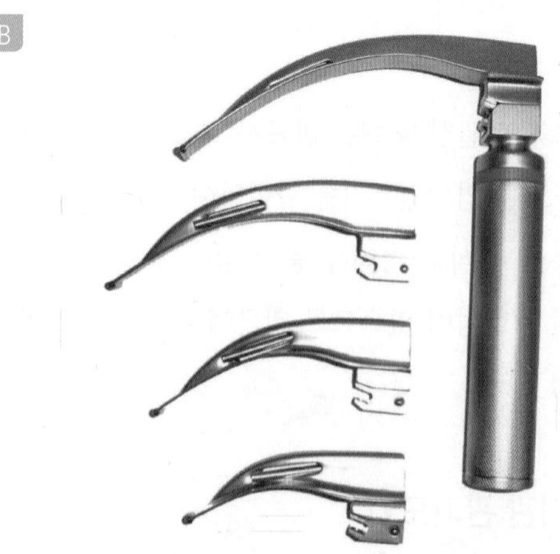

• 그림 10-10 후두경(laryngoscope). **A.** 직선형(straight blade). **B.** 곡선형(curved blade)

사용된다. 기관 내 삽관 중 사용되는 속침은 기관의 손상을 방지하기 위하여 외부가 플라스틱으로 둘러싸여 있어야 한다. 또한 삽관할 때에는 속침이 튜브의 밖으로 노출되지 않도록 주의하여야 하며 속침의 끝이 삽관튜브보다 1-3 mm 정도 들어가 있어야 한다.

① 기관 내 삽관방법

기관 내 삽관 전에는 반드시 충분한 산소를 투여하여 저산소증의 발생을 예방한다. 자발 호흡이 있는 경우에는 약 3분간 고농도의 산소만 투여하여도 된다. 그러나 자발 호흡이 부족한 경우에는 백-밸브마스크로 양압 호흡으로 호흡 보조를 시행한다. 기관 내 삽관을 시행할 때는 가능한 한 15초 이내에 튜브삽관을 완료하여야 하며, 1회의 시도에 30초 이상을 초과하지 않아야 한다. 30초가 경과한 후에도 삽관에 실패하면 15-30초 정도 충분한 산소를 투여하면서 호흡을 보조한 후 다시 시도하도록 한다. 기관 내 삽관법은 구강을 통한 삽관방법과 비강을 통한 삽관방법 2가지가 있다.

i. 입안을 통한 삽관방법(그림 10-11)

기관 내 삽관방법 중 입안을 통하여 기관내로 삽관하는 방법이 가장 흔히 사용되며, 비교적 삽관이 용이하다.

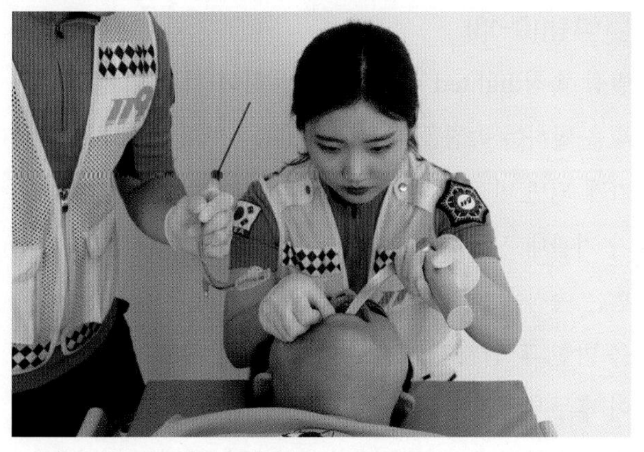

• 그림 10-11 입안을 통한 기관삽관법(oropharyngeal intubation)

기관 내 삽관을 시도하기 전에는 반드시 삽관에 필요한 모든 장비가 준비되었나 확인하고, 기관 내 삽관 튜브에 수용성 윤활젤리를 바른다. 후두경을 결합하여 전구에 불이 들어오는지 확인한 후 후두경을 왼손에 들고 오른손을 이용하여 수지교차법으로 환자의 입을 연다. 입안의 오른쪽을 통하여 후두경을 밀어 넣은 후에 후두경의 날로 환자의 혀를 왼쪽으로 밀어서 후두경을 구강의 중앙에 위치시킨다. 환자의 머리를 신전시키고 목이 굴곡되도록 하여 입안, 인두 및 기관이 일직선이 되도록 한다. 이때 환자의 머리를 지나치게 신전시키거나 침대 밑으로 내리면 성문을 노출시키기가 더욱 어려워진다. 오히려 후두경을 앞쪽으로 밀어내는 듯한 자세를 취하면 성문이 쉽게 관찰된다. 환자의 치아에 후두경을 걸고 지렛대를 사용하는 것처럼 이용하면 성문을 개방시키기 어려울 뿐 아니라, 치아를 골절시킬 수 있으므로 주의하여야 한다.

곡선형 후두경으로 성문을 개방할 때에는 후두경의 날이 후두개에 닿지 않을 정도로 후두경을 삽입하여야 한다.

직선형의 후두경으로 성문을 개방할 때에는 후두경의 날이 후두개 아래까지 삽입되어야 한다. 후두경으로 성문이 적절히 개방되면 오른손으로 기관내 튜브를 잡고, 입의 오른쪽 구석을 통하여 성문으로 삽입한다. 인두 및 후두에 분비물이 있거나 위 내용물이 역류되면 흡인기를 사용하여 흡인하여 시야를 확보한다. 삽관튜브를 삽입할 때에는 계속 성문을 관찰하면서 성문으로 튜브가 통과하는 것을 확인해야 한다.

튜브삽관의 깊이는 튜브의 커프가 성문을 통과한 후 약 1-2.5 cm 정도 더 삽입하여 튜브의 끝이 기관용골(tracheal carina)와 성문의 중간에 위치하도록 한다. 튜브 삽관이 완료되면 즉시 5-10 mL의 공기를 커프로 주입하여 부풀린 다음에 튜브를 입에 고정한다.

ii. 코안을 통한 기관 내 삽관방법(그림 10-12)

입안에 손상이 있거나 목뼈 손상이 있는 환자에서는 입안으로 삽관튜브를 삽입할 수 없으므로 코안을 통하여 기관 내 삽관을 할 수 있다. 코안을 통하여 기관 내 삽관을 요하는 대상 환자는 표 10-5와 같다.

코안을 통한 기관 내 삽관법에는 후두경을 사용하지 않고 삽관하는 방법(blind nasotracheal intubation)과 후두경으로 성대를 관찰하면서 삽관하는 방법이 있다.

코안을 통한 기관 내 삽관법은 튜브에 윤활제를 묻히고, 가능하면 환자의 코안으로 리도카인을 분무한다. 환자의 콧구멍을 관찰하여 콧구멍이 큰 쪽을 선택하여 튜브를 넣는다.

튜브 끝의 비스듬한 면이 코사이막으로 향하도록 하여 밀어 넣다가 튜브의 굴곡부가 전면을 향하도록 돌린다. 튜브가 인두부로 빠져나가는 것이 느껴지면, 튜브 끝으로부터 호흡음이 들리는지 확인한다. 호흡음을 들으면서 튜브를 조금씩 밀어 넣다가 호흡음이 크게 들리면 튜브가 성문 근처에 도달하였다고 예측한다. 튜브가 성문근처(성대문근처)에 도달한 후에는 환자가 숨을 들이쉴 때에 재빨리 튜브를 밀어 넣어 튜브를 기관으로 삽입시킬 수 있다.

튜브가 기관으로 들어갈 때에 환자는 기침을 하거나 거친 호흡을 하게 된다. 튜브가 기관내로 들어가면 환자의 날숨이 튜브를 통하여 나오는 것을 느낄 수 있다. 튜브가 삽입되면 양측 가슴을 청진하여 양쪽 호흡음이 동일하면 튜브의 위치가 적절한 것으로 판단되므로 튜브를 안면에 고정한다. 튜브를 삽입하는 과정에서 튜브가 성문 주변의 구조물에 걸리면 튜브를 뒤로 약간 빼낸 후에 다시 삽입을 시도하여야 한다. 튜브를 삽입한 후에 환자가 구토를 하거나 튜브로부터 날숨이 느껴지지 않으면, 튜브가 식도내로 삽입되었음을 시사하므로 즉시 튜브를 제거하여야 한다.

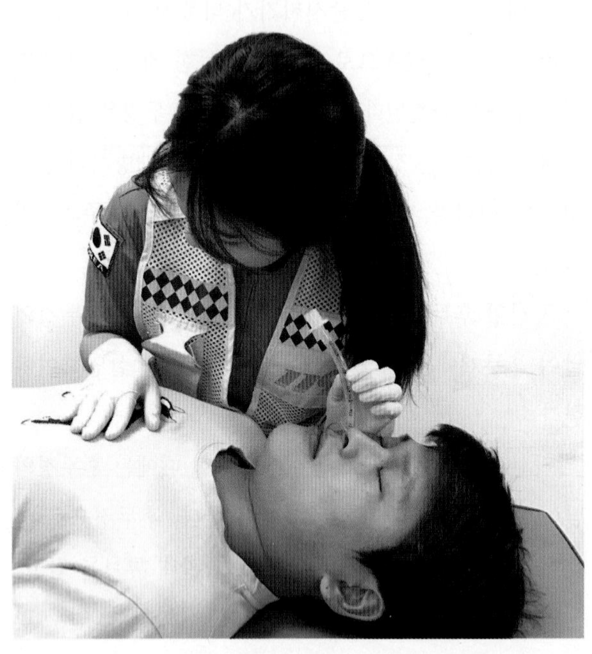

• 그림 10-12 코안을 통한 기관삽관법(nasopharyngeal intubation)

표 10-5 코안을 통한 기관 내 삽관을 요하는 환자

1. 목뼈 손상 환자
2. 의식이 있는 환자에게 기관 내 삽관을 하는 경우
3. 입을 개방할 수 없는 환자
4. 아래턱뼈 골절 또는 입안에 손상이 있는 환자
5. 심한 비만 환자
6. 목뼈 관절염의 병력이 있는 환자
7. 최근에 입안에 수술을 받은 환자

iii. 후두경을 사용하지 않고 발광 속침으로 삽관하는 방법 (그림 10-13)

발광 속침(lighted stylet)을 이용하여 기관 내 삽관법은 빛을 발하는 속침을 이용하여 삽관튜브가 기도내로 들어가게 되면 바깥의 연부조직에서 빛을 볼 수가 있어 튜브가 기관내로 들어가는지를 바로 확인할 수가 있다. 사용법은 속침을 기관 내 삽관튜브 안으로 넣은 다음 먼저 불을 밝힌 후 엄지와 검지로 아래턱뼈를 잡고 입안을 통하여 후두부위로 밀어 넣는다. 약간 속침을 구부리면서 방패연골 부위에 불빛이 보이면 속침을 빼내고 기관 튜브를 1–2.5 cm 더 밀어 넣는다. 환기를 확인한 다음 고정

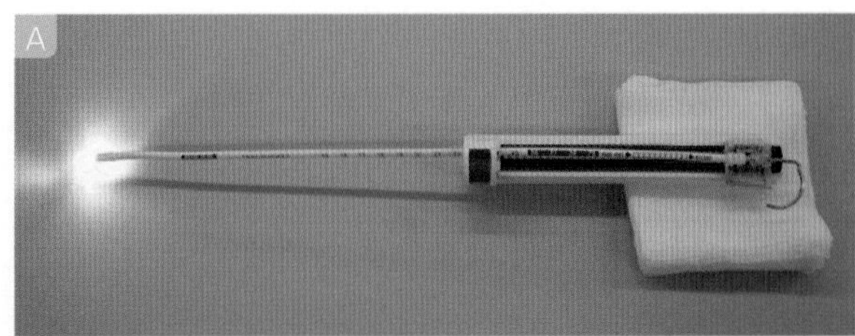

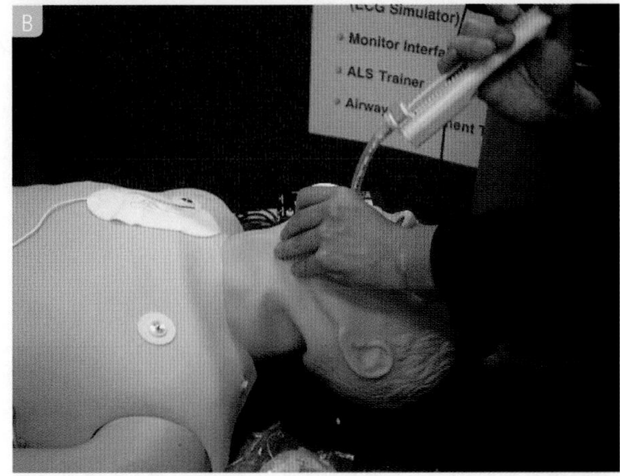

• 그림 10-13 후두경을 사용하지 않고 발광 속침(lighted stylet)을 이용한 기관삽관법

법은 입안으로 삽관할 때와 같다.

② 기관 내 삽관의 확인

기관 내 삽관을 시행할 때에 식도로 튜브가 삽관되는 것을 방지하려면, 튜브가 성문(성대문)을 통과하여 기관내로 들어가는 것을 육안적으로 확인하여야 한다. 삽관이 완료되면 즉시 적절히 삽관되었는지를 확인하여야 한다. 따라서 삽관이 완료되면 인공호흡을 하면서 흉곽의 움직임을 관찰하고 우선 명치부위를 청진하여 위로 공기가 들어가지 않는다는 것을 확인한 다음 양쪽 호흡음을 청진한다. 호흡음이 들리지 않거나 명치부위에서 부글거리는 소리가 들리면 식도내로 삽관되었음을 시사하므로 즉시 튜브를 제거하고 다시 삽관을 시도한다. 삽관튜브가 식도내로 삽입되지 않은 것이 확인되면, 가슴 양쪽을 청진하여 호흡음이 균등하게 들리는지 다시 확인하며, 한쪽 폐에서만 호흡음이 들리면 튜브가 너무 깊게 삽입된 것이므로 튜브의 위치를 조정한다.

양측 폐에서의 호흡음이 다르면 한쪽 기관지로 튜브가 삽관되어 있을 수 있다. 가슴 단순방사선 촬영이 가능하면 삽관 후에는 즉시 방사선검사를 시행하여 삽관튜브의 위치를 확인해야 한다. 최근에는 날숨 중 이산화탄소에 의하여 색깔이 변하는 기구를 사용하여 기관 내 삽관을 확인하기도 한다. 그러나 폐로의 순환량이 매우 적은 상태(부적절한 심폐소생술 또는 대량의 폐색전)에서는 날숨 내 이산화탄소량이 적으므로 색의 변화가 관찰되지 않을 수도 있다.

③ 기관 내 삽관의 합병증

기관 내 삽관은 상기도의 해부학적 구조에 대한 충분한 지식이 있고, 기관 내 삽관에 대한 교육과 경험을 쌓은 의료인에 의하여 시행되어야 한다. 응급상황에서 기관 내 삽관을 시도하다 보면 매우 숙련된 시술자라도 여러 유형의 합병증을 유발할 수 있다.

표 10-6 기관 내 삽관의 합병증

후두경에 의한 합병증	튜브를 삽입하는 과정의 합병증
입안 구조물의 열상	기관 열상 또는 천공
치아 골절	기흉 또는 피부밑공기증
인두 및 뒷통수부위 구조물의열상 또는 천공	성대 손상 위내용물 역류에 의한 폐흡인 식도 열상 또는 천공 식도내 삽관

기관 내 삽관 중에 발생하는 합병증은 후두경을 잘못 사용하거나, 무리하게 삽관을 시도하는 과정에서 주로 발생한다. 기관 내 삽관의 합병증은 표 10-6에 요약되어 있다.

④ 외상 환자에서의 기관 내 삽관법

모든 외상 환자는 목뼈 손상을 의심하여 기도유지를 위하여 과도한 머리후굴과 신전 및 움직임을 피해야 한다. 목고정대만으로는 충분한 목뼈 고정이 되지 않으므로 목뼈 손상이 의심되는 환자에서의 기관삽관은 특별한 주의를 요한다. 목뼈 손상이 의심되는 환자는 목뼈의 움직임을 최대한 피하면서 삽관한다. 목뼈 손상 환자에서의 기관 내 삽관은 코안을 통한 기관삽관을 권장하였으나 최근 병원 내에서는 삽관하는 사람 이외의 다른 한 사람이 목뼈를 두 손으로 잘 고정한 다음 근이완제를 사용하여 근육이완 상태에서 입안을 통한 기관 삽관법이 더 선호되고 있다.

4) 외과적 전문기도유지술

외과적 기도유지법(surgical advanced airway)은 피부를 뚫고 기관으로 바로 기도를 확보하는 것이다. 일반적인 비수술적 기도 확보로 기도유지가 어려운 경우에 수술적 기도유지법을 시행하며 그 방법은 아래에 기술한다.

(1) 반지갑상연골절개술

반지갑상연골절개술(cricothyrotomy)은 반지갑상막(cricothyroid membrane)을 주사침을 이용하거나 직접 절개하여 기도를 확보하는 방법이다. 우선 2회의 기관삽관을 실패하면 반지갑상연골절개술을 고려한다. 반지갑상연골절개술은 단순절개술과 주사침을 이용하여 반지갑상막에 천자하는 방법이 있다. 여기에서는 주사침을 이용한 반지갑상연골절개술을 설명한다. 반지갑상막에 천자를 하기 위한 적절한 카테터의 크기는 성인에서는 12−16게이지(gauge)를 이용하며 소아에서는 18−20게이지의 카테터를 선택한다. 바늘 반지갑상연골절개술의 방법은 다음과 같다(그림 10−14).

① 바늘 반지갑상연골절개술의 방법

i. 환자를 바로누운자세로 한 다음 머리와 목을 약간 과신전시킨다.

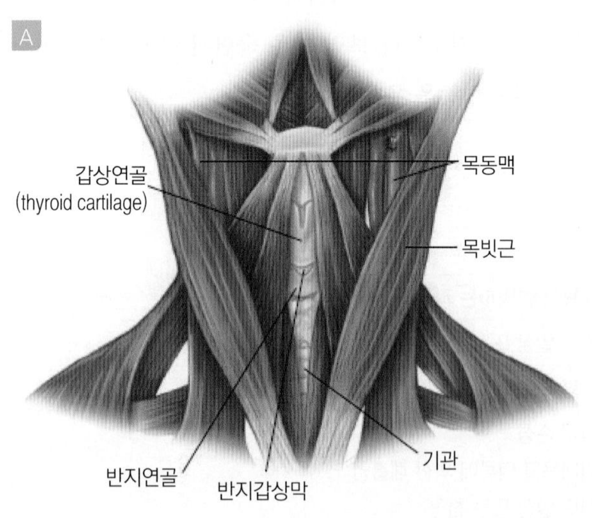

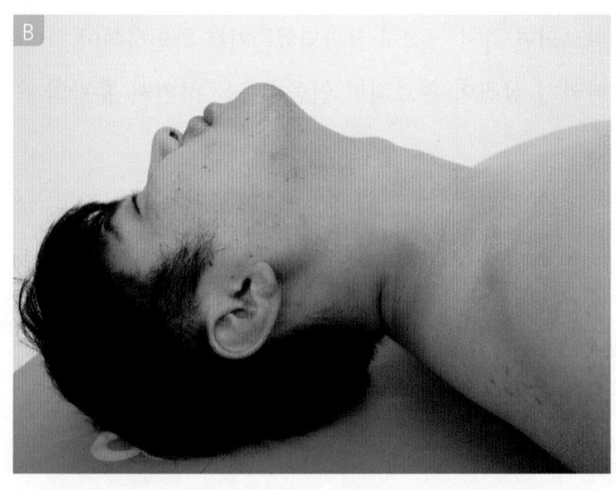

• 그림 10-14 반지갑상막 절개술 부위. 반지연골과 갑상연골 사이 반지갑상막을 천자한다.

ii. 우선 엄지와 검지를 이용하여 반지연골과 갑상연골을 확인한 다음 반지갑상막을 확인한다.

iii. 소독액(포비돈-요드액)으로 소독한다.

iv. 12-16 G의 바늘로 30-45° 각도로 아래쪽을 향하여 천자한다.

v. 주사기를 이용하여 흡인하여 공기가 나오는지 확인한다.

vi. 주사침을 빼고 카테터를 밀어 넣는다.

vii. 카테터 끝을 3.0 mm 소아용 기관내 튜브를 연결한 다음 환기를 시킨다.

만약 환기가 되지 않으면 경기관 제트환기법으로 환기를 시행한다.

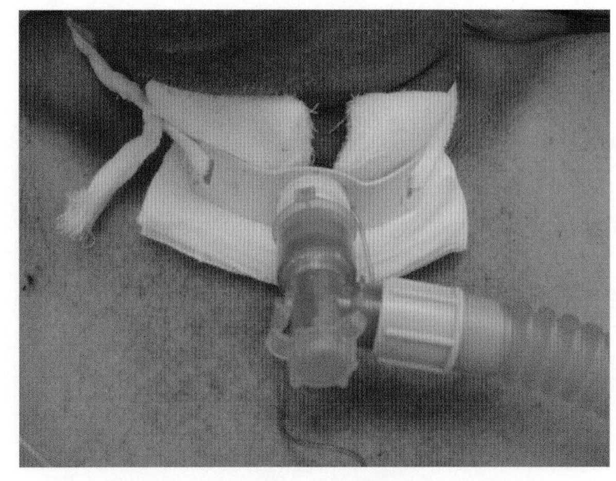

● 그림 10-16 기관절개술을 시행한 환자

(2) 경기관 제트환기법(그림 10-15)

경기관 제트환기법(transtracheal jet ventilation)은 반지갑상막을 주삿바늘 카테터로 천자한 다음 간헐적으로 제트환기를 시키는 것이다. 경기관 제트환기법은 주사침 반지갑상연골절개술과 주사침 삽입법은 동일하다. 다만 주사침 카테터 끝에 threeway 관이나 수혈용 셋트의 큰 관 옆에 구멍을 만들어 산소를 50 psi(압력 단위가 없는 경우 15 L/분) 이상으로 산소를 투여한다. 산소 투여는 1초 동안 산소를 주입하고 4초 동안 환기시킨다. 반지갑상막 절개술이나 경기관 제트환기법은 30-45분 이상 유지하면 환기장애로 체내에 과이산화탄소증이 발생하므로 기관절개술이나 다른 기도유지법으로 대체하여야 한다.

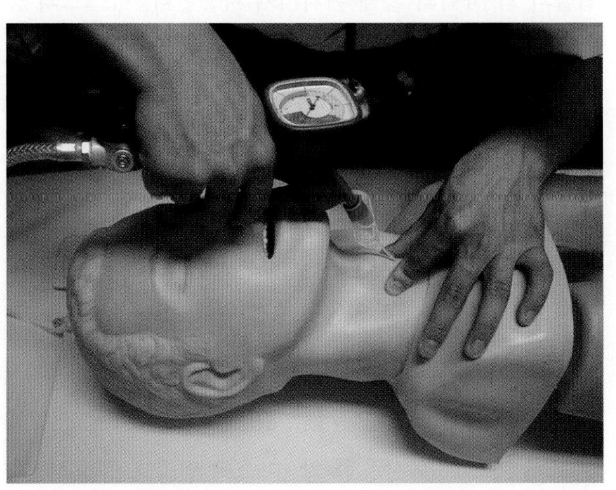

● 그림 10-15 경기관 제트환기법(transtracheal jet ventilation)

(3) 기관절개술(그림 10-16)

응급상황에서는 기관절개술(tracheostomy)을 먼저 시행하지 않으며, 우선 반지갑상연골절개술을 시행한 다음 시간적 여유를 가지고 기관절개술을 시행한다. 기관절개술은 병원에서 경험이 있는 의사에 의하여 시행되어야 한다.

2. 호흡보조

1) 응급환자에 대한 산소 공급의 필요성

산소는 대기의 21%를 차지한다. 정상인이 대기로 호흡을 하면, 대기 중 산소의 약 1/4을 체내에서 소모하므로 날숨에는 16%의 산소가 함유되어 있다. 정상인이 대기로 호흡을 할 경우, 동맥혈 산소압은 80 mmHg 이상, 동맥혈산소포화도는 90% 이상으로 유지된다.

산소는 우리 몸의 정상적인 대사활동을 위하여 필수

적인 요소이다. 산소는 체내에 저장될 수 없으므로, 흡입산소량이 부족하거나 폐에서 산소교환에 장애가 발생하면 우리 몸은 즉시 저산소증 상태에 빠지게 된다. 저산소증은 조직이 대사활동을 유지하기에 적절한 양의 산소가 조직으로 공급되지 않을 때 발생하는 여러 가지 현상을 말한다. 저산소증이 심화되면 조직의 대사가 유지되지 않으므로, 조직은 정상적인 기능을 유지할 수 없으며, 조직의 기능장애는 사망을 초래할 수 있다. 따라서 우리 몸은 저산소증에 대한 여러 가지 보상기전을 가지고 있다. 저산소증이 발생하면 인체는 심박출량과 호흡수를 증가시켜 조직으로의 산소공급을 증가시키기 위하여 노력한다. 조직에서는 무산소대사(anaerobic metabolism)가 시작되어 부족한 조직 내 에너지를 생산하기 시작한다. 이러한 보상기전으로도 저산소증이 교정되지 않으며, 각 장기는 기능부전상태에 빠지게 된다.

순환장애에 의하여 쇼크가 발생하거나 극도의 저산소증 상태가 지속되면, 인체의 보상작용에 의하여 뇌와 심장으로의 혈류를 제외한 다른 조직으로의 혈류가 감소되어 주요 장기의 기능만이 유지된다. 이러한 환자에서는 심장 기능의 항진이나 혈관 수축에 의한 보상기전이 더 이상 진행될 수 없으므로, 반드시 산소를 공급하여 혈액 내 산소농도를 높여주어야 한다. 특히 심정지 환자에서는 심박출량이 정상 심박동 상태의 20% 내외에 불과하므로, 산소 공급량을 증가시켜 주어야 저산소증에 의한 조직의 손상을 줄일 수 있다.

2) 호흡보조장치 (Ventilatory assistant apparatus)

호흡보조의 목적은 적절한 산소의 공급과 이산화탄소의 배출이다. 호흡이 감소된 상태에서는 저산소증과 이산화탄소의 축적으로 체내는 pH가 떨어져 호흡성 산증으로 진행하여 심정지를 유발하므로 빠른 교정을 요한다. 적절한 환기를 하려면 분당 12–20회의 호흡수와 5–6 mL/kg의 일회호흡량이 공급되어야 한다. 호흡보조를 위한 방법은 입 대 입 인공호흡법이나 입 대 코 인공호흡법으로 기구 없이 시행하는 방법과 포켓 마스크나 백-밸브마스크 등을 이용한 방법이 있다.

(1) 입-입 인공호흡법/입-코 인공호흡법

시술자는 충분한 공기를 들어 마신 다음 환자의 입이나 코를 통해 불어넣는 방법으로 시술자의 날숨 공기에는 약 15–16% 정도의 산소가 있고 충분하게 날숨을 불어넣을 때 환자의 몸무게를 고려하여 5–6 mL/kg 정도의 공기를 불어넣는다. 기본소생술에서 환기를 시행하는 방법이다.

(2) 포켓 마스크

포켓 마스크(pocket mask 또는 oxygen mask, 그림 10-17A)는 입 대 입 인공호흡법으로 인공호흡을 할 때, 인공호흡의 효율성을 높이고 구조자가 환자와의 직접 접촉을 피할 수 있다는 장점이 있다. 부가적으로 풍선처럼 부풀려지는 보유주머니(reservoir bag)를 사용하면 구조자의 흡기에 높은 농도의 산소가 함유되므로 인공호흡을 할 때 환자에게 높은 농도의 산소를 공급할 수도 있다.

삼각형으로 생긴 이 마스크는 정점부위가 좁으므로 이 부위를 콧등을 가로질러 위치시키고, 기저부는 아랫입술과 턱 사이의 홈에 위치시켜 사용한다. 마스크의 둥근 꼭대기에는 15 mm 직경의 연결관이 있고, 이곳을 통해 구조자가 인공호흡을 하도록 되어있다(그림 10-17A). 마스크에는 탄력있는 고무끈이 달려 있어서 자발적 호흡이 있는 환자에서는 고무끈을 사용하여 포켓 마스크가 환자의 얼굴에 고정되도록 할 수 있다. 포켓 마스크를 사용하는 입 대 마스크 인공호흡법의 주요 장점은 마스크를 얼굴에 쉽게 밀착시킬 수 있으므로, 구조자가 두 손으로 환자의 기도를 유지하기가 용이하다는 것이다.

포켓 마스크를 사용한 입-마스크 인공호흡법 시, 우선 구조자는 양손을 사용하여 환자의 얼굴에 마스크를

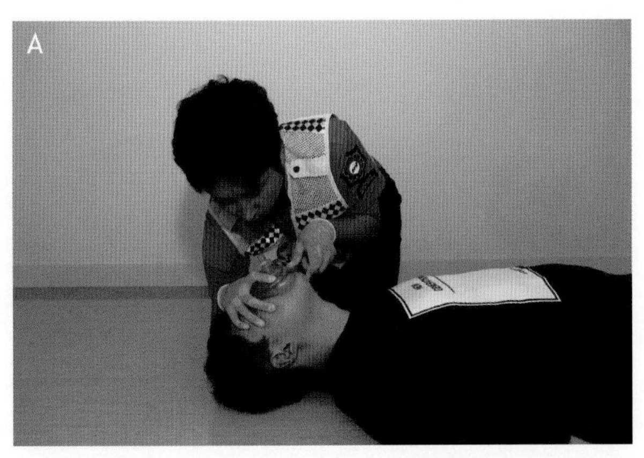

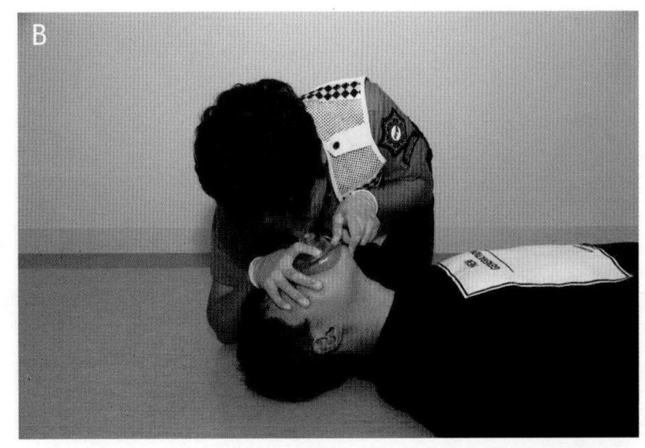

● 그림 10-17 포켓 마스크 사용법. **A.** 구조자는 양손을 사용하여 환자의 얼굴에 마스크를 밀착시킨다. **B.** 마스크에 있는 일-방향 밸브를 통하여 인공호흡을 한다.

밀착시킨 후 마스크에 있는 일-방향 밸브를 통하여 인공호흡을 한다(그림 10-17B). 포켓 마스크를 통하여 환자에게 산소를 공급할 때에는 산소 주입구를 통하여 산소를 공급한다. 포켓 마스크를 통하여 환자에게 공급되는 산소는 구조자의 날숨이 섞이기 때문에 투여된 산소의 농도보다 희석된다.

따라서 포켓 마스크를 통하여 분당 10 L의 산소를 공급하면 환자는 약 50%의 산소가 함유된 공기를 흡입하게 되며, 분당 15 L의 산소를 공급하면 환자는 약 55%의 산소가 함유된 공기를 흡입하게 된다.

포켓 마스크는 소아에게 산소를 공급하거나 인공호흡을 할 때에도 사용될 수 있다. 영아에게 포켓 마스크를 사용할 경우에는 마스크를 돌려 정점 부위를 유아의 턱 아래쪽에 두고 기저부로 코의 비량과 얼굴을 덮도록 한다(그림 10-18). 구조자는 첨부의 열린 구멍을 통해 날숨을 불어넣은 후, 공기가 환아의 폐로 들어가는 것을 느끼고 어린이가 내쉰 공기가 빠져 나오는 소리를 확인하여야 한다.

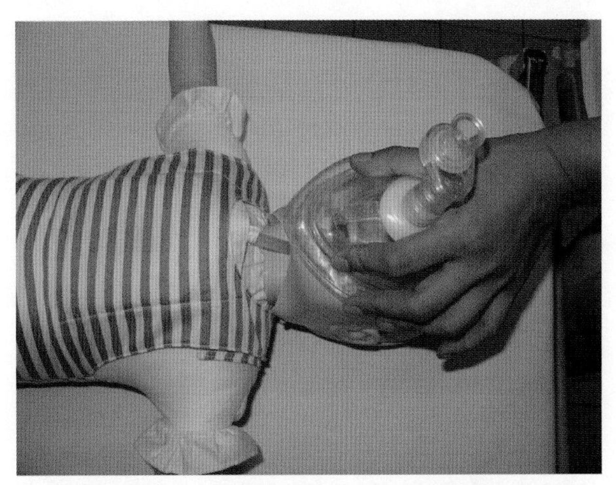

● 그림 10-18 영아에게 성인용 포켓 마스크를 사용할 때에는 마스크를 거꾸로 하여 기저부가 코 위에 놓이도록 한다.

(3) 백-밸브마스크

백-밸브마스크(Bag-valve mask)는 호흡이 없는 환자에게 고농도(50% 이상)의 산소를 투여하고자 할 때 사용된다(그림 10-19A). 백-밸브마스크 기구로 인공호흡을 할 때에는 한 손으로 백(bag)을 짜낼 수 있는 만큼의 호흡량을 공급할 수 있으며, 일회에 최대 1 L 정도까지의 호흡량을 유지할 수 있다. 입 대 입 인공호흡을 할 때 공급되는 산소의 농도는 16%에 불과하고 입-마스크 인공호흡법을 하더라도 공급되는 산소의 농도는 50-55% 정도이지만, 산소 저장소를 가진 백-밸브마스크로 인공호흡을 하면 산소농도를 90% 이상으로 높일 수 있다.

모든 형태의 백-밸브마스크는 인공호흡용 백(bag),

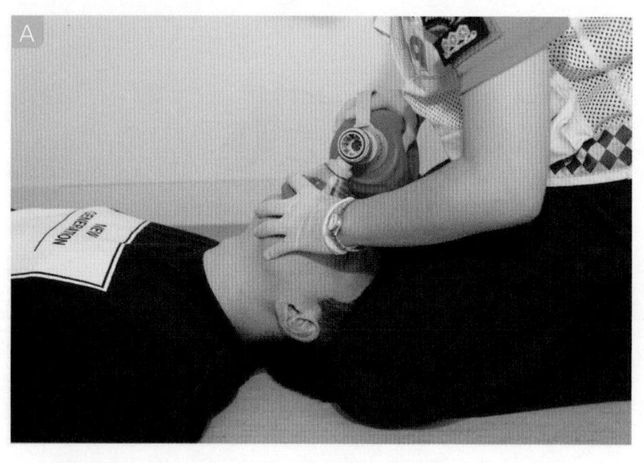

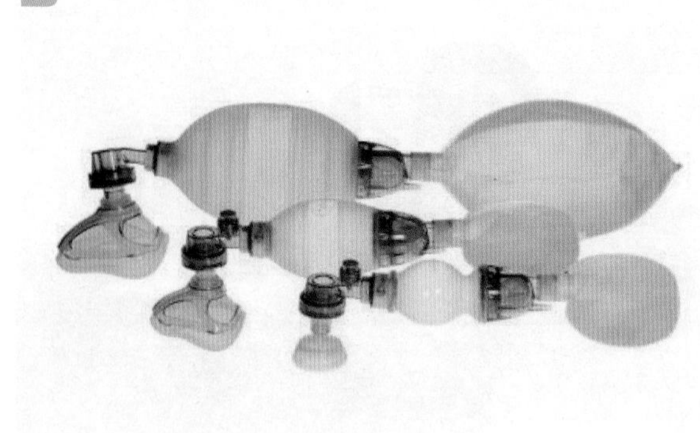

• 그림 10-19 **A.** 백-밸브마스크 환기. **B.** 백-밸브마스크의 종류(성인용, 소아용 및 영아용)

배 기구, 산소유입로, 얼굴마스크와 백 사이의 연결부에 위치한 밸브(valve) 및 얼굴마스크를 공통적으로 갖고 있다.

백-밸브마스크는 소아와 성인용으로 다양하다(그림 10-19B). 성인용 백-밸브마스크의 소생기에 달려있는 백의 총 기체량은 1,200-1,600 cc이다. 소아용 백은 대략 240-500 cc이다. 최근에 사용되는 백-밸브마스크 소생기는 100%에 가까운 농도의 산소를 공급하기 위하여 저장낭이 달려 있다. 백-밸브마스크의 산소 유입구는 작은 구멍이 뚫린 관을 통하여 산소통의 유량계 꼭지에 연결되어 있다. 이 장비는 호흡이 없거나 호흡은 있으나 충분한 환기량이 유지되지 않는 환자의 호흡을 보조하는 데 사용된다. 호흡이 있는 환자에서 백-밸브마스크를 사용할 경우에는 환자의 흡기와 동시에 백을 압박해주어 호흡의 횟수와 환기량이 정상적으로 유지되도록 하여야 한다.

백-밸브마스크의 사용은 1인과 2인이 모두 사용할 수 있으며 2인이 사용할 때 더 정확하게 인공호흡을 할 수 있으며(그림 10-20) 백-밸브마스크를 사용하여 인공호흡을 하는 방법은 표 10-7과 같다. 백-밸브마스크를 사용하면서 산소를 공급하려면 표 10-8의 조작을 하여 산소가 백-밸브마스크로 유입되도록 한 후 인공호흡을

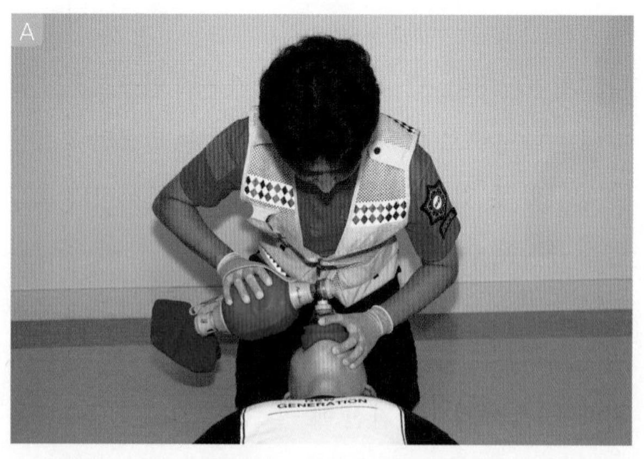

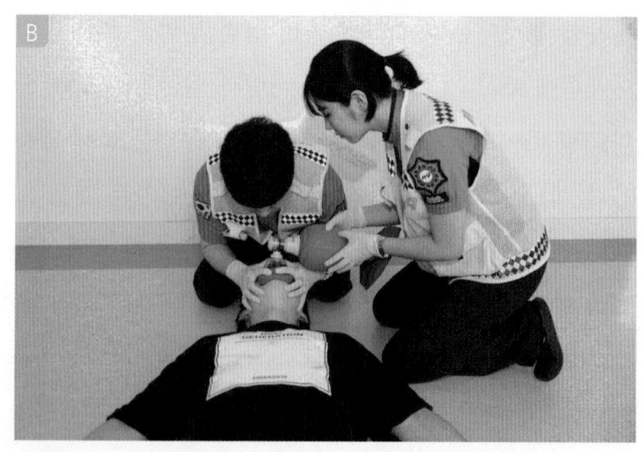

• 그림 10-20 백-밸브마스크를 사용하는 인공호흡. 적절한 기도유지와 더불어 마스크를 안면에 밀착시키는 것이 중요하다. **A.** 1인 사용법. **B.** 2인 사용법

표 10-7 백-밸브마스크를 사용하는 인공호흡 방법

① 응급구조사는 환자의 머리 쪽에서 환자의 목을 신전시킨 상태로 기도를 유지한다.
② 마스크의 정점부위로 콧등부위에 위치시키고, 기저부가 아랫입술과 턱 사이의 홈에 오도록 환자의 얼굴에 마스크를 댄다(환자에게 적합한 크기의 마스크를 선택하여야 한다).
③ 마스크에 팽창환이 달려 있으면 사용하기 전에 부풀려서 마스크와 얼굴 사이가 밀착될 수 있도록 한다.
④ 셋째, 넷째, 다섯째 손가락으로 아래턱뼈를 잡고 마스크를 고정한다. 이때 다섯째 손가락으로 턱뼈가지를 잡고 셋째, 넷째 손가락으로는 아래턱뼈를 잡는다. 둘째손가락으로 마스크의 아랫부분을 잡고, 엄지손가락으로 마스크의 윗 부분을 잡는다. 아래턱뼈가 앞으로 당겨져 기도가 유지되는 동안 아래턱뼈 위의 손가락과 마스크 위의 엄지와 둘째손가락에 압력을 가하여 마스크를 환자의 얼굴에 밀착시킨다(그림 10-20A).
⑤ 마스크를 환자의 얼굴에 꽉 밀착시키고 목을 신전 시킨 상태에서, 다른 손으로 5초에 한번씩 규칙적으로 주머니를 눌러서 인공호흡을 한다. 인공호흡 중에는 환자의 가슴이 움직이는 것을 관찰하여 적절한 호흡이 이루어는 것을 확인한다.

표 10-8 백-밸브마스크를 이용한 인공호흡 시 산소를 공급하는 방법

① 산소 조절기를 열고 탱크 안의 압력이 적절히 유지되고 있는지 확인한다.
② 플라스틱 산소 공급선을 유량계 꼭지에 연결하고 다른 쪽 끝을 백-밸브마스크와 연결한다(그림 10-21).
③ 백-밸브마스크에 보유주머니를 연결하고 팽창시킨다.
④ 유량계를 돌려 분당 10 L의 산소가 백-밸브마스크로 유입되도록 한다.

시작하여야 한다.

(4) 수요밸브 소생기

산소 공급을 손으로 버튼을 누르면 산소마스크나 기도기에 부착된 관을 통하여 100%의 산소를 분당 40 L의 속

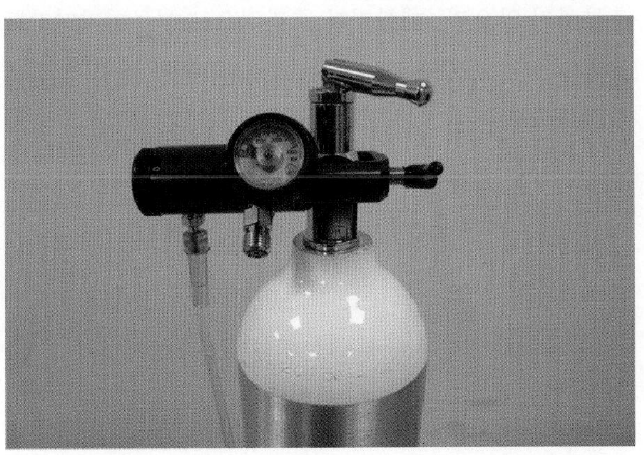

● 그림 10-21 백-밸브마스크를 사용할 때에는 먼저 산소 저장소와 유량계를 연결하여야 한다.

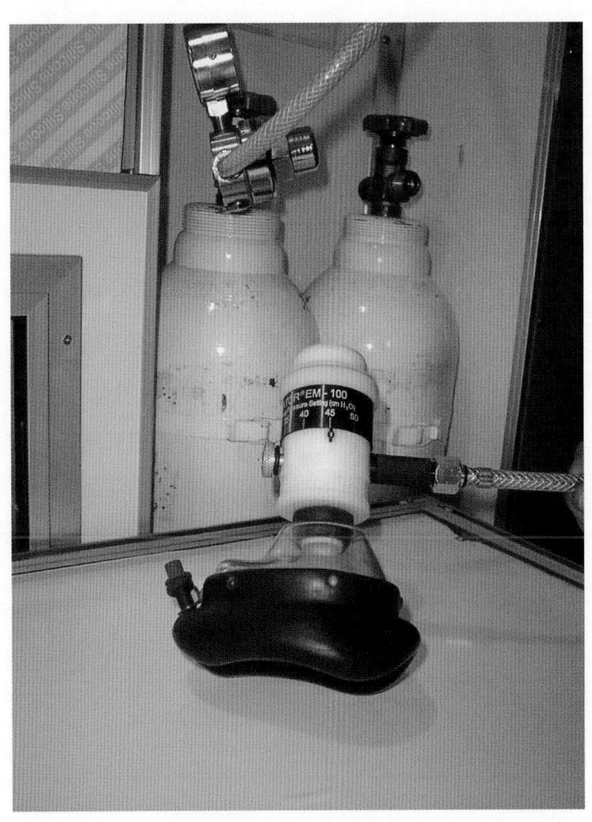

● 그림 10-22 수요밸브 소생기

도로 주입이 가능하게 만들어져 있다(그림 10-22). 버튼을 누르면 밸브가 열리면서 산소가 기도로 들어간다. 또한 자발호흡이 있는 환자에서는 환자가 흡기 시 음압이 밸브 부위에서 감지되어 밸브가 열리면서 산소가 기도로 들어가며 환자가 흡기를 멈추면 자동적으로 산소흡입을 멈춘다.

수요밸브의 단점은 산소가 과다 주입되어 가슴을 과팽창시킬 수 있으며 과팽창으로 폐손상이나 기흉, 피하기종을 유발할 수 있다. 또한 과도한 압력으로 산소를 주입하므로 식도가 열려 위내로 산소가 들어가 위 팽만이 발생할 수 있다. 따라서 가슴 손상 환자나 기관삽관이 된 환자에서 폐손상이 발생하지 않도록 주의 깊게 사용하여야 하며 16세 이하에서는 사용해서는 안 된다.

(5) 압축 산소로 작동하는 인공호흡기

압축 산소로 작동이 가능한 소형의 인공 호흡기가 개발되어 병원전 단계 환자의 인공호흡이 필요하거나 환자이 송시에 이용되고 있다. 압축산소에 의하여 작동되는 호흡기에는 자동과 수동의 두 가지 형태가 있다. 이 장비 중 가장 보편적인 형태이며 간헐적 양압호흡(Intermittent positive pressure breathing) 소생기 압력 주기의 자동 소생기가 있다.

인공 호흡기에는 분당 호흡수와 일회 호흡량(tidal volume)을 조절할 수 있는 조절장치가 있다(그림 10-23).

따라서 수요밸브보다 분당 호흡량을 유지하는 데는 더 유리하다. 인공호흡기는 흡입압력 안전밸브(pop-off valve)가 있어 기도내의 압력이 일정 수치 이상(대개 50 cm H_2O)으로 증가하면 공기의 유입이 중단되므로 폐손상을 방지할 수 있다.

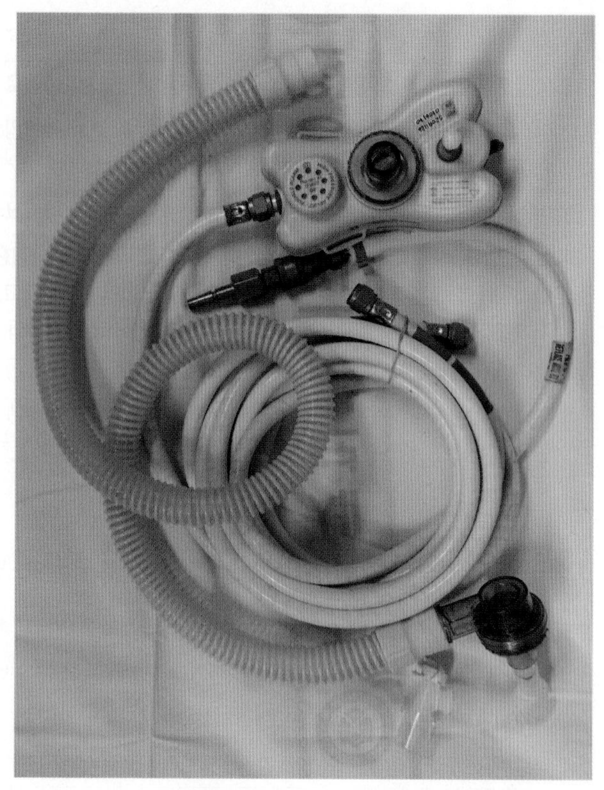

그림 10-23 이동용 인공호흡기

3. 산소 공급이 필요한 질환

저산소증이 지속되면 신체 장기는 정상적인 기능을 유지하지 못하며, 지속적인 저산소증은 사망을 초래할 수 있다. 따라서 산소를 투여하여야 하는 환자를 빨리 알아내어 산소를 투여하는 것은 응급처치과정에서 가장 중요한 과정이다. 인공호흡을 필요로 하는 환자는 산소공급이 충분하지 않으면, 폐환기가 효과적으로 이루어지더라도 환자는 지속적인 저산소증에 빠지게 된다. 또한 호흡이 있으나 호흡량의 부족으로 인하여 저산소증상태에 있는 환자에서도 저산소증에 의한 조직의 기능부전 및 조직손상이 계속되고 있으므로 즉각적인 산소공급이 필요하다. 따라서 인공호흡을 요하는 모든 환자와 호흡곤란을 호소하는 대부분의 환자에게 산소를 투여하여야 한다.

1) 저산소증의 증상 및 저산소증의 원인

저산소증의 초기 증세는 빈맥, 불안감, 호흡곤란, 빠른 호흡 등이며, 체내에 산소부족이 심각해지면 동맥혈의 산소포화도가 감소하여 청색증(cyanosis)이 발생된다. 저산소증이 오랜 시간동안 지속되면 조직의 기능부전에 의한 증상이 나타나며, 중추신경계의 기능장애로는 의식혼미, 혼수 등이 관찰될 수 있다. 저산소증은 기도폐쇄 또는 중추신경계 질환 등에 의한 호흡량의 감소, 폐의 환기/관류장애, 폐에서의 산소교환 장애 등 주로 호흡작용의 장애에 의하여 발생하지만, 심박출량의 감소, 쇼크, 혈액의 산소결합능력장애(일산화탄소중독 등)에 의하여 발생할 수도 있다.

저산소증을 유발시킬 수 있는 주요 원인은 표 10-9와 같다.

(1) 심근경색증

심근경색증(myocardial infarction)으로 인한 심장 수축기능의 저하는 폐부종을 초래하여 동맥혈 저산소증을 유발하며, 심박출량의 감소에 의한 조직으로의 혈액 순환량 감소는 조직의 저산소증을 초래한다.

(2) 폐부종

폐부종(pulmonary edema)은 여러 가지 원인(감염, 화상, 심장기능상실 등)에 의하여 폐에 조직액이 축적되어 폐포로부터 혈액으로의 산소 이동을 막는다.

(3) 약물중독 (Drug intoxication)

어떤 약물은 호흡을 억제하는 작용을 가지고 있다. 이러한 약물을 복용하면 폐환기량이 감소하여 저산소증이 발생한다. 일부 약물은 혈액의 산소결합능력에 장애를 초래하여 저산소증을 유발하기도 한다.

(4) 폐포 손상

폐포 손상(pneumocyte injury)은 고온의 증기 흡입, 뜨거운 연기와 매연 흡입으로 발생된다. 폐포의 손상은 폐부종을 일으키고 폐조직을 파괴시키므로 폐의 산소교환능력을 손상시켜 저산소증을 일으킨다.

(5) 뇌졸중

뇌졸중(stroke)에 의한 저산소증은 뇌졸중으로 뇌가 손상되어 뇌의 호흡중추가 호흡을 정상적으로 조절하지 못하기 때문이다.

표 10-9 저산소증의 주요 원인

발생 기전	질환
폐환기, 관류, 확산 장애	만성폐쇄폐질환 폐렴 기관지 천식 폐 색전증 중추신경계 질환(뇌졸중 등) 폐손상
심혈관질환에 의한 조직의 관류 장애	급성 심근경색 심장기능상실
혈액의 산소결합능력 장애	일산화탄소 중독 혈색소 질환 약물 중독

(6) 폐 타박상 (Lung contusion)

외상에 의한 폐조직의 손상은 폐포의 산소교환능력을 저하시켜 저산소증을 초래한다.

(7) 쇼크

다량의 실혈 등에 의한 쇼크(shock)는 심박출량을 감소시켜 조직으로의 산소공급감소를 초래한다.

(8) 만성폐쇄폐질환

만성폐쇄폐질환(chronic obstructive pulmonary disease, COPD)은 지속적인 폐의 염증이나 자극에 의하여 발생하며, 폐의 환기장애 및 산소교환능력에 장애를 초래하여 저산소증을 유발한다.

4. 응급환자에게 산소를 투여할 때 발생할 수 있는 문제

산소는 직접 연소되거나 폭발하지는 않지만 연소를 돕는 작용이 있으므로 산소가 풍부한 공간에서는 작은 불꽃이라도 화염이 될 수 있다. 예를 들면, 불이 붙어 있는 담배와 같은 작은 불씨라도 화염을 유발할 수 있으므로, 산소를 사용하는 동안에는 그 지역의 모든 화재 요인을 제거하여야 한다. 산소를 사용할 때에는 언제든지 폭발사고가 발생할 수 있다는 점을 응급구조사는 항상 생각하고 있어야 한다.

폐기종(pulmonary emphysema), 만성 기관지염(chronic bronchitis) 등의 만성 폐질환을 가지고 있는 환자는 저산소증이 호흡을 유지하는 유일한 자극으로 작용한다. 이러한 환자에서 고농도의 산소를 투여하여 혈액의 저산소증이 교정되면, 호흡에 대한 자극이 없어져 호흡이 중단될 수 있다. 이러한 현상을 이산화탄소 혼수(CO_2 narcosis)라 한다. 따라서 이러한 환자에서 25–30 % 이상의 산소농도를 포함한 공기로 인공호흡을 하거나 산소치료를 할 때에는 환자의 호흡이 유지되고 있는지 지속적으로 감시하여야 한다. 그러나 심폐소생술이 필요한 심정지 환자는 이러한 부작용과 관계없이 최고의 산소농도를 유지해야 한다. 고농도의 산소는 인체에 해가 될 수 있다. 고농도의 산소를 장시간 투여하면 성인과 어린이에서 폐섬유증을 초래할 수 있고, 유아의 경우는 수정체 후부에 섬유 증식증이 발생하여 시력을 잃을 수도 있다. 그러나 성인과 어린이에서 산소의 독성이 나타나는 것은 60 % 이상의 산소를 수일 이상 고압으로 흡입했을 때 발생되므로, 응급구조사가 환자를 이송하는 동안에 투여하는 고농도의 산소에 의하여 산소투여의 합병증이 발생할 것을 우려할 필요는 없다. 영아에서의 산소 부족은 대개 폐포에서 폐모세혈관까지의 산소 확산을 방해하는 질병에 의해 생긴다. 또한 다량의 산소를 투여하여도 선택적으로 혈액순환을 유지시키는 보상기전에 의하여 안구에 고농도의 산소가 함유된 혈액이 순환되는 것을 억제하게 된다. 따라서 고농도의 산소가 투여되어도 수정체 후부 섬유증식증이 발생할 가능성은 그리 높지 않다.

5. 산소저장기구

1) 고압산소통

병원과 의료 기관이 아닌 곳에서 사용되는 산소는 대개 강철통 안의 압축된 가스형태로 사용된다. 여러 가지 크기의 산소통이 사용되고 있으나, 응급치료에 가장 빈번히 사용되는 것은 E통과 M통이다(그림 10-24, 10-25). 1평방 인치당 2,000–2,300파운드의 압력으로 산소를 채우면, E통에는 650 L, M통에는 3,000 L의 산소가 들어있게 된다.

E형 크기나 그 이하의 통에는 이음새 형태로 압력을

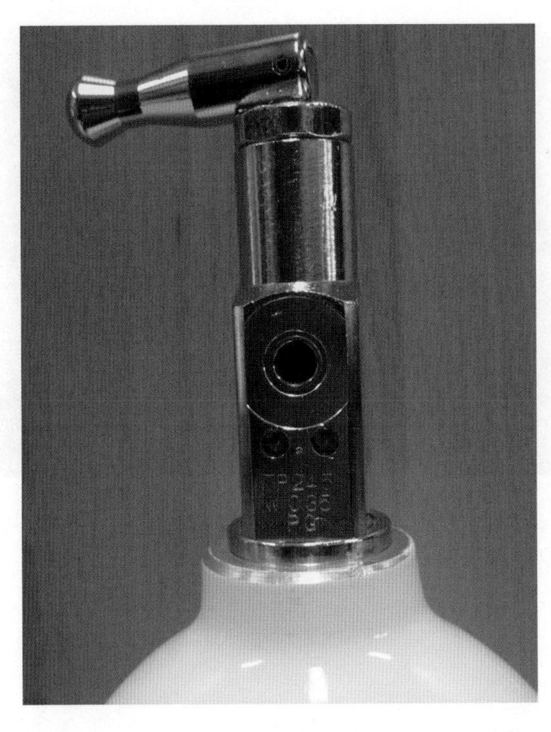

● 그림 10-24 핀-계기 안전 부착물과 공기 출구가 달린 E형 공기통

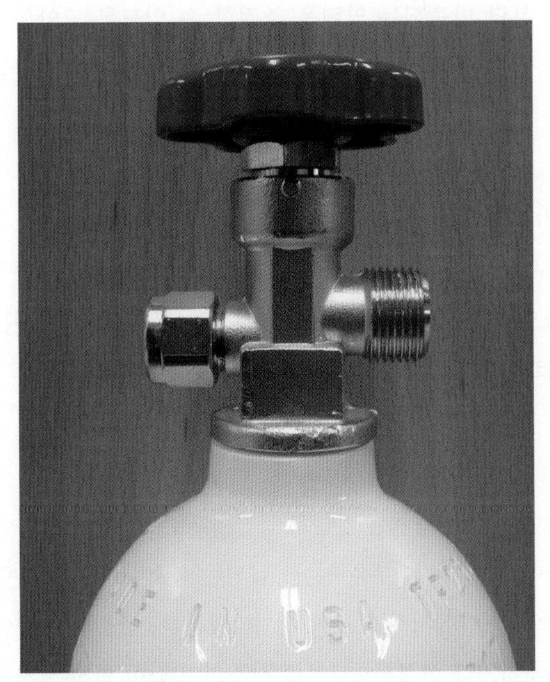

● 그림 10-25 M형 크기의 산소통은 미국식 표준 안전장치인 나선줄-연결 공기 출구가 달린 밸브를 장착하고 있다.

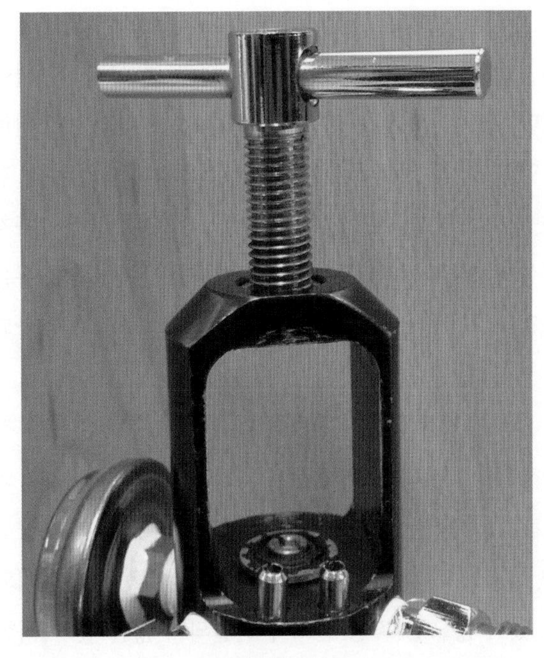

● 그림 10-26 작은 산소통에는 이음쇠 연결부가 쓰인다.

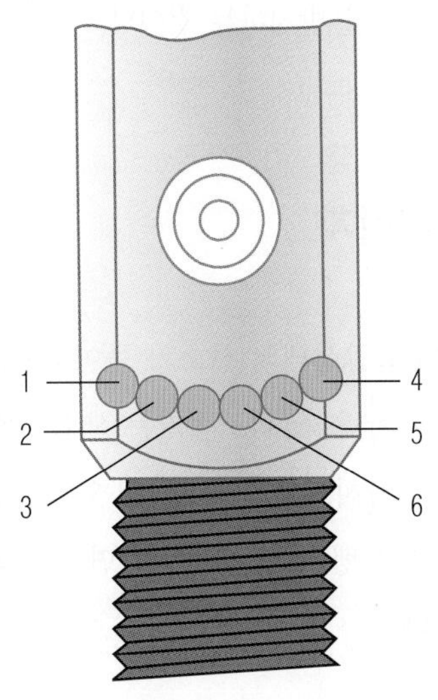

● 그림 10-27 산소통 밸브표면의 핀-계기 안전장치 구멍의 위치. 구멍의 위치는 용기 속에 있는 기체의 종류에 따라 다르다.

줄이는 계기판을 부착할 수 있는 밸브가 있다(그림 10-26). 다른 가스에 사용하는 압력 조절기를 산소통에 부착하는 것을 막기 위하여, 이음새에는 안정용 핀-계기판 부착물이 들어 있다(그림 10-27). 이 장치는 이음새가 일련의 핀으로 구성되어 있어 핀의 배열이 일치되어야 가스통의 이음새 연결부의 구멍과 결합되도록 되어 있다. 핀과 구멍의 배열은 국가별 표준에 따라 가스별로 다양하고, 가스통의 종류에 따라 고유의 형태와 수의 핀을 가지고 있다. 예를 들어 산화질소(N_2O)가스 등 2가지 이상의 다른 기체를 동시에 사용하더라도, 산화질소통은 연결부위가 산소통과는 다르므로 산소공급선과 결합되지 않는다.

E형보다 큰 통은 나선줄 형태의 가스 출구 밸브를 장착하고 있다(그림 10-25). 이 나선줄 출구의 내부 및 외부직경은 통 안에 들어 있는 기체의 종류에 따라 다양하다. 그러므로 가스통은 이 출구에 맞게 나선줄이 설치되어 있지 않으면 조절 밸브와 연결되지 않는다. 이러한 안전장치를 미국식 표준계라 한다(그림 10-30). 이러한 안전장치의 목적은 조절기를 다른 가스 탱크에 실수로 잘못 연결하는 것을 방지하는 것이다.

2) 산소 조절장치

고압산소통은 고압상태의 산소가 들어있으므로 조심스럽게 다루어야 한다. 압력조절기는 산소통을 옮기기 전에 산소통에 부착시켜야 한다. 만일 압력조절기가 느슨하게 연결되거나 탱크에 구멍이 나면 치명적인 결과를 초래할 수 있다.

(1) 압력 조절기

산소통 안의 기체압은 너무 높아 환자에게 직접 사용할 수 없으므로 압력 조절기를 산소통에 부착하여 평방인치당 40–70 파운드 정도의 압력으로 낮추어 사용한다. 여러 단계의 조절기가 있으나 대부분의 압력 조절기는 1단계로 압력을 줄인다. 2단계 조절기는 압력을 우선 700 psi로 낮춘 다음에 40–70 psi로 낮추는 단계를 거친다. 산소의 압력이 적정 수준으로 내려간 다음 산소를

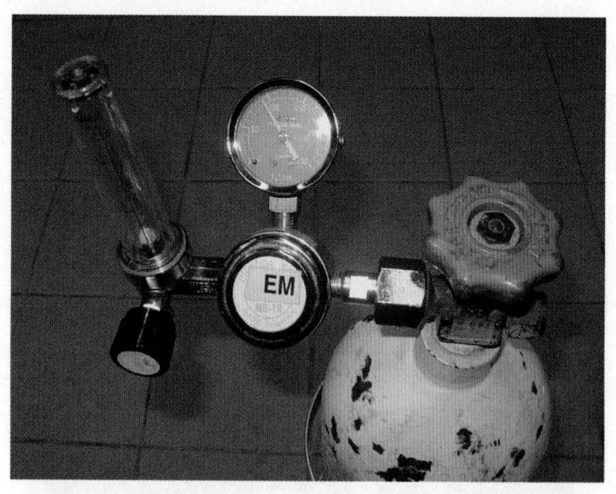

• 그림 10-28 나선줄 연결로 산소통과 연결된 압력-보정 유량계는 분당 0-15 L의 산소를 공급한다.

환자에게 공급하는 최종 연결은 다음의 방법으로 한다.

① 압력 호스, 호흡기나 소생기로부터 급속–연결 볼록 프러그를 급속–연결 오목 연결쇠에 연결한다.

② 분당 방출되는 압력을 조절할 수 있도록 고안되어 있는 장치인 유량계를 통하여 산소를 환자에게 공급한다.

(2) 유량계

대부분의 유량계는 응급 의료기구의 압력 조절기에 영구적으로 부착되어 있다. 보편적으로 사용되는 유량계는 압력–보정 유량계와 버든 계기 유량계이다.

① 압력–보정 유량계

압력 보정 유량계는 가늘고 눈금이 새겨진 관 안에 부유구가 들어 있다. 부유구는 공급되는 산소량에 따라 유량계의 관 안에서 떠오르거나 가라앉는다. 산소의 유량이 감소하거나 연결선으로부터 산소의 공급이 막히는 경우(예: 산소공급관이 꼬이는 경우)에는 부유구의 높이가 급격히 낮아지게 된다. 이 형태의 유량계는 중력의 영향을 받으므로 항상 똑바로 세워 사용해야 한다(그림 10-28).

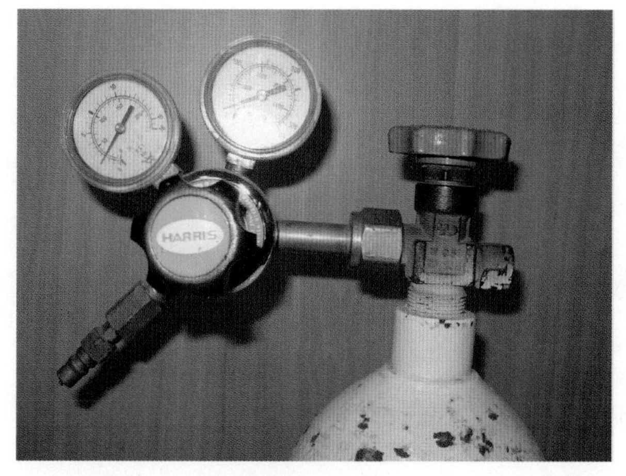

• 그림 10-29 이음쇠를 통하여 작은 산소통에 부착된 버든계기 유량계는 분당 0-15 L의 산소를 공급한다.

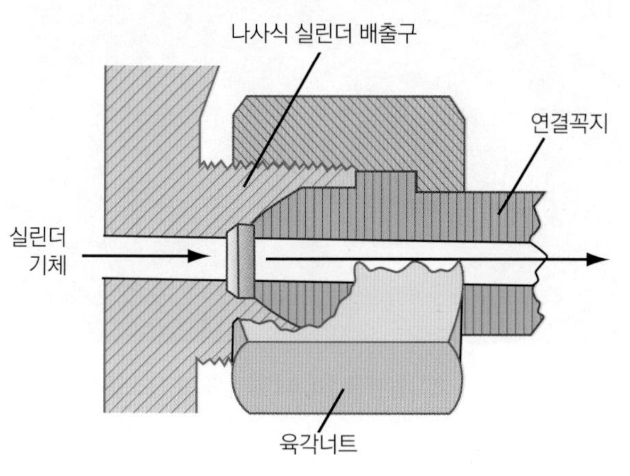

• 그림 10-30 전형적인 미국식 표준 연결은 큰 고압가스통에 압력저하 밸브를 부착하는 데 쓰인다.

② 버든 계기 유량계

버든 계기 유량계(Bourdon gauge flowmeter)는 중력에 영향을 받지 않으므로 반드시 세우지 않고도 사용할 수 있기 때문에 응급의료용으로 흔히 사용된다. 이 유량계는 실제유량이 눈금으로 표시되는 압력 계기이다(그림 10–29). 이 계기의 단점은 역압에 대한 보정이 없어서 기체 흐름에 어떠한 막힘 현상이 발생하면 오히려 유량이 더 높게 기록된다.

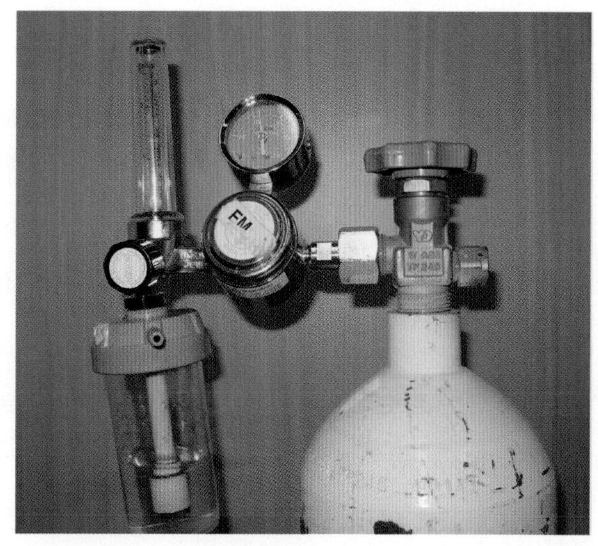

• 그림 10-31 증발형 산소 가습기가 버든 계기 유량계/압력조절기에 부착되어 있다. 가습기는 코, 입안, 폐점막의 과도한 건조를 예방한다.

(3) 가습기

가스통으로부터 나온 산소는 매우 건조하다. 건조산소는 폐에 손상을 줄 수 있으며 환자의 점막표면을 건조시킨다. 따라서 산소를 투여하려면 반드시 가습기를 사용하여야 한다(그림 10–31).

가습기에는 물이 들어 있으므로 쉽게 오염되어 세균 감염원이 될 수 있다. 따라서 구급차에서 가습기를 사용할 때에는 가습기를 깨끗이 청소하고 가습기의 물을 자주 교환해 주어야 한다.

6. 산소통의 잔류 산소량 및 산소 보충

산소가 고갈되기 전에 산소통을 얼마동안 사용할 수 있을 것인가를 계산하는 몇 가지 방법이 있다. 산소통이 완전히 고갈되는 것을 막으려면, 적절한 산소통 교환 시기를 알아야 한다. 산소통의 교환은 정상적으로 산소를 사용할 수 있는 잔류 산소량(안전잔류량: 대개 200 psi)을 확인하여 결정한다. 현재의 압력수치, 현재의 분당 유량

표 10-10 산소통의 사용가능 시간 계산법(단위: 분)

계산법: $\frac{\text{현재의 압력-안전 잔류량 * 상수}}{\text{유속(liter/min)}}$ = 사용가능 시간(min)

각 산소통의 상수

D	0.16
E	0.28
G	2.41
H & K	3.14
M	1.56
안전잔류량	-200 psi

예: M 산소통, 현재의 압력 1,200 psi, 안전 잔류량 200 psi, 유속 5/min

답: $\frac{(1{,}200-200) * 1.56}{5} = \frac{1.56}{5}$ = 312분(5시간 12분)

그리고 안전 잔류량을 알면, 해당 산소통에 얼마만큼의 유용한 산소가 남아 있으며, 얼마동안 사용할 수 있는지를 계산할 수 있다. 표 10-10은 산소통의 잔여 사용가능 시간을 계산하는 방법이다.

7. 산소 공급용 기구

1) 코삽입관

코삽입관(nasal cannula, 그림 10-32)은 각 콧구멍에 끼우는 2개의 돌출관으로 환자에게 산소를 공급하는 기구이다. 유량계를 분당 5-8 L로 조절하면 흡입 산소 농도는 35-44%로 유지할 수 있다. 코삽입관은 콧구멍으로 건조기체를 바로 공급하는 방법이므로, 장기간 사용할 때 비점막의 과도한 건조를 막기 위하여 산소를 가습하여야 한다. 따라서 코삽입관으로 장기간 산소를 공급해야 할 경우에는 공기 증발형 가습기를 유량계에 부착시켜 사용한다. 입으로 호흡을 하거나, 코가 막힌 환자에서는 이 방법으로 산소를 공급할 수 없다.

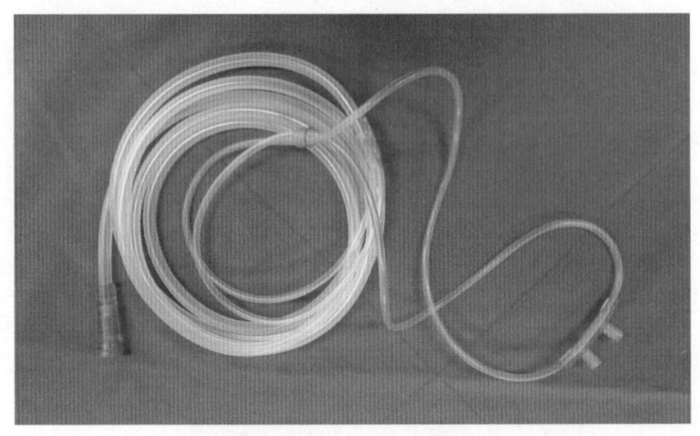

• 그림 10-32 코삽입관은 24-44% 농도의 산소를 공급할 수 있다.

2) 단순안면마스크(단순산소마스크)

단순안면마스크(simple face mask)(그림 10-33)는 입과 코를 동시에 덮어주는 산소공급기구로서 작은 구멍의 배출구와 산소가 유입되는 관 및 얼굴에 고정시키는 끈으로 구성되어 있다.

성인에서부터 유아 및 소아가 모두 사용할 수 있도록 다양한 크기의 마스크가 있다. 모든 형태의 마스크는 동일한 방법으로 얼굴에 꼭 밀착시켜 사용한다. 마스크의 정점부가 비량을 가로지르도록 하고 기저부는 아랫입술과 턱 사이에 위치시킨다. 분당 6-10 L의 유량을 투여

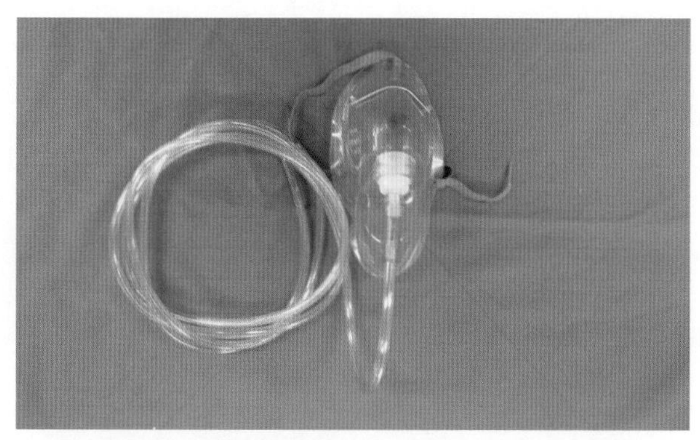

• 그림 10-33 단순안면마스크

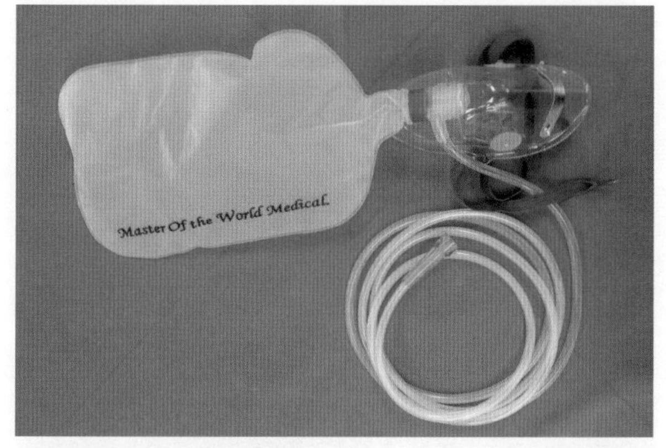

• 그림 10-34 저장낭이 달린 비-재호흡 산소마스크(non-rebreather oxygen mask with reservoir bag)

하면 흡입 산소 농도를 35–60%까지 증가시킬 수 있다. 장기간 사용할 때에는 코삽입관에서 설명한 것과 같은 이유로 가습기가 필요하다.

3) 저장낭이 달린 비-재호흡 산소마스크(non-rebreather oxygen mask with reservoir bag)

저장낭이 달린 비–재호흡 산소마스크(non–rebreather oxygen mask with reservoir bag)(그림 10–34)의 모양은 앞서 설명한 단순안면마스크와 유사하다. 그러나 이 방법에서는 일방 통행 조절용 밸브를 통해 들어온 산소에 의하여 마스크에 부착된 산소저장낭을 부풀게 되며, 산소저장소에 있는 높은 농도의 산소가 환자의 흡기 시에 공급되도록 고안되어 있다. 이 방법은 흡입 공기 내의 산소농도를 60% 이상으로 유지할 수 있다. 산소의 유량은 환자의 흡기 시에 산소 저장낭이 완전히 찌그러지지 않을 정도로 조절한다.

마스크 천공부에 밸브를 설치하여 날숨을 불어넣을 시 일방통행로 역할을 하도록 함으로써, 환자가 내뱉은 공기가 재호흡되지 않도록 만들어 놓은 마스크도 있다. 이 변형은 실내 공기가 유입되어 산소와 섞여 산소 농도를 희석시키는 것을 막는다. 필요시에는 호기 밸브를 부착하거나 제거하여 사용할 수 있다. 이 기구도 장기간 사용할 때에는 가습을 하여야 한다.

4) 벤츄리 마스크

벤츄리 마스크(venturi mask)는 표준 산소 마스크에 연결된 공급 배관을 통해 특정한 농도의 산소를 공급하는 호흡기구이다(그림 10–35A, B). 산소 공급관이 마스크에 연결되는 부위에 공기 유입 장치가 설치되어 있으며, 공기유입장치는 공급된 산소의 농도와 단위 시간당 환자에 공급되는 산소의 양까지도 조절한다. 벤츄리 마스크는 흡입 산소를 24, 28, 40 또는 53%의 농도로 공급하도록 되어 있다. 그러나 표시된 농도가 아주 정확하게 유지되는 것은 아니다. 이 기구도 장기간 사용될 때 가습기를 부착하여야 한다. 이 기구의 가장 큰 장점은 흡입산소의 농도를 비교적 일정하게 유지할 수 있으므로, 만성폐쇄폐질환 환자에서와 같이 이산화탄소 혼수가 발생할 가능성이 있는 환자에게 특정한 농도의 산소를 투여할 수 있다는 것이다.

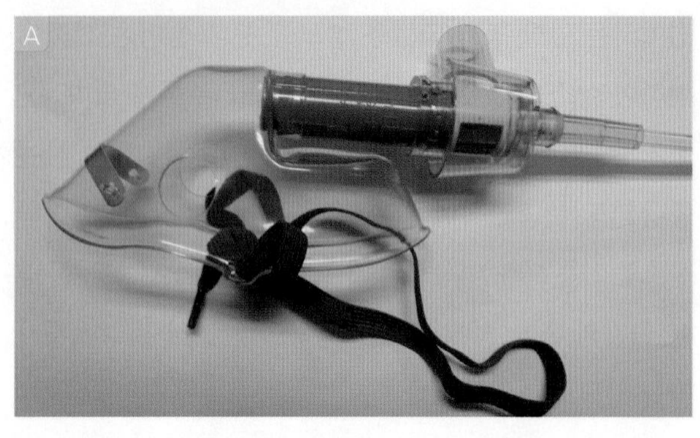

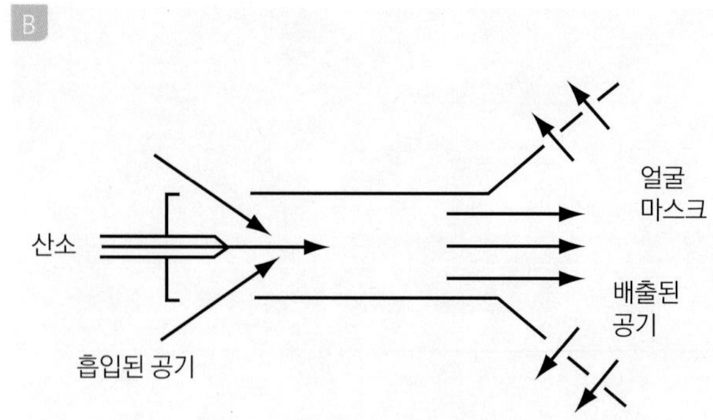

● 그림 10-35 A. 전형적인 벤츄리 마스크. B. 벤츄리 마스크의 기능을 도식화한 것. 산소가 공급됨에 따라 일정한 양의 실내 공기가 매 흡기마다 섞여 들어가면서 일정한 산소 농도를 제공한다. 빨려 들어가는 실내 공기량은 공기가 통과하는 구멍의 크기에 달려있다.

8. 흡인기

의식이 없는 환자는 입안이나 코안에 있는 타액, 분비물, 이물질 등을 스스로 제거할 수 없으므로, 기도가 폐쇄되는 것을 방지하기 위하여 이러한 물질을 제거하여 주어야 한다(그림 10-36). 흡인기(suction apparatus)는 음압을 발생시켜 이물질을 흡입할 수 있도록 고안된 의료기구이다. 휴대용 흡인기는 효과적인 인두부 흡입능력을 보유할 수 있도록 적절한 진공압과 흡입력을 가져야 한다. 흡인기는 음압을 발생시키는 장치와 입안이나 코안에 넣어서 흡입을 하도록 고안된 흡인관(suction catheter), 발생장치와 흡입 첨두를 연결하는 연결선 및 흡입된 흡입물이 수집되는 수집병으로 구성되어 있다. 흡인관은 흡입 압력에 의하여 꼬이거나 막히지 않는 비교적 단단한 플라스틱으로 만들어져 있다. 흡인기는 300 mmHg 이상의 음압을 생성할 수 있어야 한다. 의식이 없는 환자를 이송할 때에는 흡입 첨두, 수집병, 세척용수 그리고 흡인관은 환자의 머리 쪽에 있는 구조자가 언제라도 사용할 수 있는 장소에 놓아야 한다.

플라스틱으로 된 인두 흡인관은 인두부위의 이물질을 흡입하는데 사용된다. 첨두의 구멍은 크고 수축되지 않게 고안되어 있으며, 모양이 굽어져 있으므로 인두 속으로 흡인첨부를 쉽게 삽입할 수 있도록 되어 있다. 흡입관을 삽입할 때에는 구토를 유발할 수 있으므로 의식이 있거나 반 혼수상태의 환자에게는 주의하여 사용해야 한다. 흡인기구는 사용한 후 반드시 소독하여야 한다. 흡인을 시작하기 전에는 반드시 100%의 산소로 환자를 호흡시켜 흡인기를 사용하는 동안 환자가 저산소증에 빠지지 않도록 하여야 한다. 흡인기를 사용하는 방법은 표 10-11과 같다.

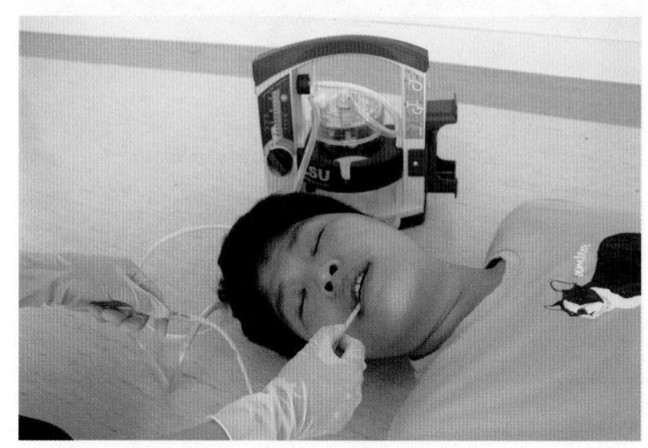

● 그림 10-36 의식이 없는 환자에서는 입안 및 인두에 있는 분비물이나 이물질을 흡인해 주어야 한다.

표 10-11 흡인기를 사용하는 방법

① 흡인기의 모든 구성물이 적절히 조합되어 있는지 관찰하고 흡인기를 작동시킨다. 배관을 죄어서 압력계가 300 mmHg 이상을 가리키는지 살펴본다.
② 인두 흡인관을 흡인기의 연결관에 연결시킨다.
③ 수지교차법으로 환자의 입을 벌린다.
④ 흡인기의 볼록한 쪽을 입천장을 따라 집어 넣어 인두부까지 삽입시킨다(그림 10-36).
⑤ 흡인첨두가 제 위치에 놓이면 배관의 조임을 풀고 흡입한다.
⑥ 한번에 15초 이상 흡인하면 안 된다. 왜냐하면 흡입에 의해 기도에서 산소가 제거되기 때문이다.
⑦ 환자에게 인공호흡을 통해 산소공급을 한 후 다시 흡인을 반복한다.

당신이 응급구조사라면

1. 입 대 마스크 인공호흡법은 입 대 입 인공호흡법에 비하여 어떤 장점이 있는가?
2. 의식이 없는 환자에게 기도기를 삽입하려 한다. 입인두기도기와 코인두기도기 중 어느 것을 삽입할 것인가? 그리고 그 이유는?
3. 저산소증은 무엇인가? 저산소증의 초기 증세는 무엇인가? 저산소증이 지속되면 발생할 수 있는 임상증상과 현상을 설명하라. 어떻게 저산소증을 교정할 수 있는가?
4. 만성폐쇄폐질환 환자에게 25-30% 농도 이상의 산소를 공급할 때 발생할 수 있는 위험성을 설명하라. 이 환자들에게 적절한 농도의 산소를 공급하는 데 가장 유리한 산소공급기구는 어느 것인가?

기본소생술

응급구조와 응급처치
RESCUE AND EMERGENCY CARE

개요

심정지의 발생은 예측이 불가능하며 심정지가 발생한 후 4-6분이 경과하면 치명적인 뇌 손상이 발생하므로, 환자가 발생한 현장에서부터 목격자에 의한 심폐소생술의 시행여부가 심정지 환자의 생명을 좌우하는 경우가 많다. 심정지가 발생한 현장에서부터 심폐소생술이 시작되면 심정지 환자가 생물학적 사망으로 진행되는 것을 지연시킬 수 있다. 또한 목격자가 응급의료체계로 환자 발생을 알려줌으로써 제세동 등의 전문 심장소생술이 빠른 시간 내에 시작될 수 있다. 따라서 일반인에게 기본소생술을 보급하는 것은 응급의료체계 구축을 위하여 필수적인 조건이다.

기본소생술은 의식이 없는 환자를 발견한 후 구조를 요청하고, 기도유지, 인공호흡 및 가슴압박을 시행하는 심폐소생술의 초기단계이다. 기본소생술의 목적은 환자발생을 응급의료체계에 알려서 전문 소생술이 빠른 시간 내에 시행되도록 하고, 환자의 심박동이 회복될 때까지 뇌와 심장에 산소를 공급하는 것이다. 기본소생술에는 1) 급성 심근경색과 뇌졸중 환자에서 호흡 정지 및 심정지의 발생을 예방하기 위한 조치, 2) 호흡정지환자에서 구조자에 의한 인공호흡, 3) 심폐정지 환자에서의 심폐소생술, 심실세동(Ventricullar fibrillation) 또는 무맥성 심실빈맥(pulseless ventricular tachycardia)환자에서의 자동제세동(Defibrillation), 4) 이물질에 의한 기도폐쇄환자의 치료가 포함되어 있다.

심폐소생술국제연락위원회(International Liaison Committee on Resuscitation, ILCOR)는 미국심장협회와 세계 각 국의 협조를 받아 2020년에 심폐소생술에 대한 국제적인 기준을 발표하였으며, 이 장에서는 국제 기준에 따라 심정지가 의심되는 환자를 발견하였을 때의 행동요령과 기본 심폐소생술에 대하여 기술하였다.

목표

- 뇌졸중과 심근경색 환자의 특성과 응급처치를 이해한다.
- 심정지가 발생하였을 때 응급조치 과정을 알아야 한다.
- 성인과 소아 및 영아에서 시행하는 심폐소생술의 술기를 할 수 있어야 한다.
- 심폐소생술의 합병증을 나열할 수 있어야 한다.
- 이물에 의한 기도폐쇄의 응급처치 방법을 알아야 한다.

1. 급성 심근경색 및 뇌졸중 환자에 대한 초기 치료

1) 급성 심근경색 환자에 대한 초기 치료

급성 심근경색의 전형적인 증상은 흉통이다. 급성 심근경색에서의 흉통은 복장뼈 하부의 통증, 압박감, 조임, 불편함 등으로 표현되며, 왼팔, 목 또는 턱으로 전이통이 동반될 수 있다. 또한 통증과 함께 호흡곤란, 심계항진, 오심, 구토, 발한 등의 증상이 동반되기도 한다. 협심증(angina)과는 달리 통증은 대개 15분 이상 지속된다. 흉통이 발생한 환자를 발견하면 즉시 환자가 휴식을 취할 수 있도록 해야 한다. 환자를 눕거나 앉힌 후에도 흉통이 지속되면 즉시 응급의료체계에 흉통환자가 발생하였음을 알려야 한다. 응급의료체계에 연락한 후에도 환자를 계속 관찰하여 환자가 의식을 잃고 있는지를 확인하여야 한다.

급성 심근경색의 치료에서 가장 중요한 것이 막힌 관상 동맥을 재관류시키는 것이다. 따라서 응급의료인은 현장응급치료를 통하여 환자에게 심근경색에 대한 적절한 치료를 제공하는 것뿐 아니라, 빠른 시간 내에 환자가 재관류 요법을 받을 수 있는 병원으로 이송하여야 한다.

흉통환자의 치료를 위하여 현장에 도착한 응급의료팀은 도착 즉시 환자의 상태를 평가한다. 환자가 심정지 상태에 있으면, 즉시 심폐소생술과 자동심장충격기를 사용하여 필요시 제세동을 실시한다. 환자가 심정지 상태가 아니면 환자에게 산소와 약물을 투여하여야 한다. 소위 MONA (morphine, oxygen, nitroglycerin, aspirin)치료라 하여, 심근경색환자에게 필요한 필수적인 약물과 산소를 투여한다. 니트로글리세린(nitroglycerin)은 수축기 혈압이 90 mmHg 이상인 환자에게만 혀 밑에 투여한다. 니트로글리세린은 3−5분 간격으로 세 번 투여할 수 있다. 니트로글리세린을 투여한 후에는 반드시 혈압을 측정하여야 한다. 해당 응급의료체계에서 허용하는 경우에는 아스피린과 모르핀(morphine)을 투여할 수 있다.

일부 지역의 응급의료체계에서는 현장에서 12유도 심전도를 기록하여 무선으로 송신할 수 있는 시설과 교육이 되어 있다. 이런 응급의료체계에서는 현장에서 12유도 심전도를 즉시 기록하여 이송 병원으로 전송하고 병원 도착 전에 환자의 상태를 알려야 한다.

2) 뇌졸중이 의심되는 환자에 대한 초기 치료

뇌졸중은 뇌혈관이 막혀서 발생하는 허혈성 뇌졸중과 뇌혈관이 터져서 발생하는 출혈성 뇌졸중으로 구분된다. 이 중에서 허혈성 뇌졸중은 빠른 시간 내에 막힌 혈관을 재관류 시켜주면, 뇌 손상을 줄이고 생존율을 높일 수 있는 것으로 알려져 있다. 뇌졸중의 임상증상이 발생한 후로부터 4, 5시간 이내에 재관류 요법이 시행되어야 재관류 요법의 효과를 얻을 수 있다. 따라서 뇌졸중이 의심되는 환자는 급성 심근경색이 발생한 환자에서와 같이 재관류 요법을 받을 수 있는 병원으로 빨리 이송되어야 한다.

뇌졸중환자가 병원으로 이송되어 재관류요법을 받을 때까지 소요되는 시간 경과는 소위 “7 D”로 요약될 수 있다. 뇌졸중 환자가 증상이 발생하여 다른 사람에게 발견된 후(detection), 응급의료체계에 알려져(dispatch) 병원으로 이송될 때(delivery)까지의 시간이 병원전 단계에서 소요될 것이다. 병원에 도착하여 재관류 요법을 받을 때까지는 병원에 등록(door)된 후 병력조사와 뇌전산화단층촬영을 할 때까지의 시간(data)이 소요되며, 뇌전산화단층촬영 결과로 뇌졸중을 진단하고 재관류 요법을 결정할 때까지의 시간(decision)과 재관류 요법이 결정된 후 약물이 투여될 때까지의 시간(drug)이 추가로 소요될 것이다. 병원도착으로부터 약물이 투여될 때까지 한 시간 이상이 경과되어서는 안 된다. 따라서 뇌졸중이 의심되는 응급환자를 발견하였을 때에는 환자의 상태를 평가하여 기도유지, 인공호흡 등 필수적인 응급처치와 더불어 빠른 시간 내에 재관류 요법이 시행될 수 있도록 응급의료체계를 활성화시켜야 한다.

뇌졸중이 의심되는 환자에서 응급의료인의 역할은 ① 환자 상태 평가 및 기도유지 산소투여 등의 필수 응급치료의 제공, ② 뇌졸중의 빠른 추정 진단 ③ 재관류 요법이 가능한 병원으로의 빠른 이송, ④ 병원에 도착하기 이전에 환자 상태에 대하여 병원 의료진에게 연락하는 것으로 요약될 수 있다.

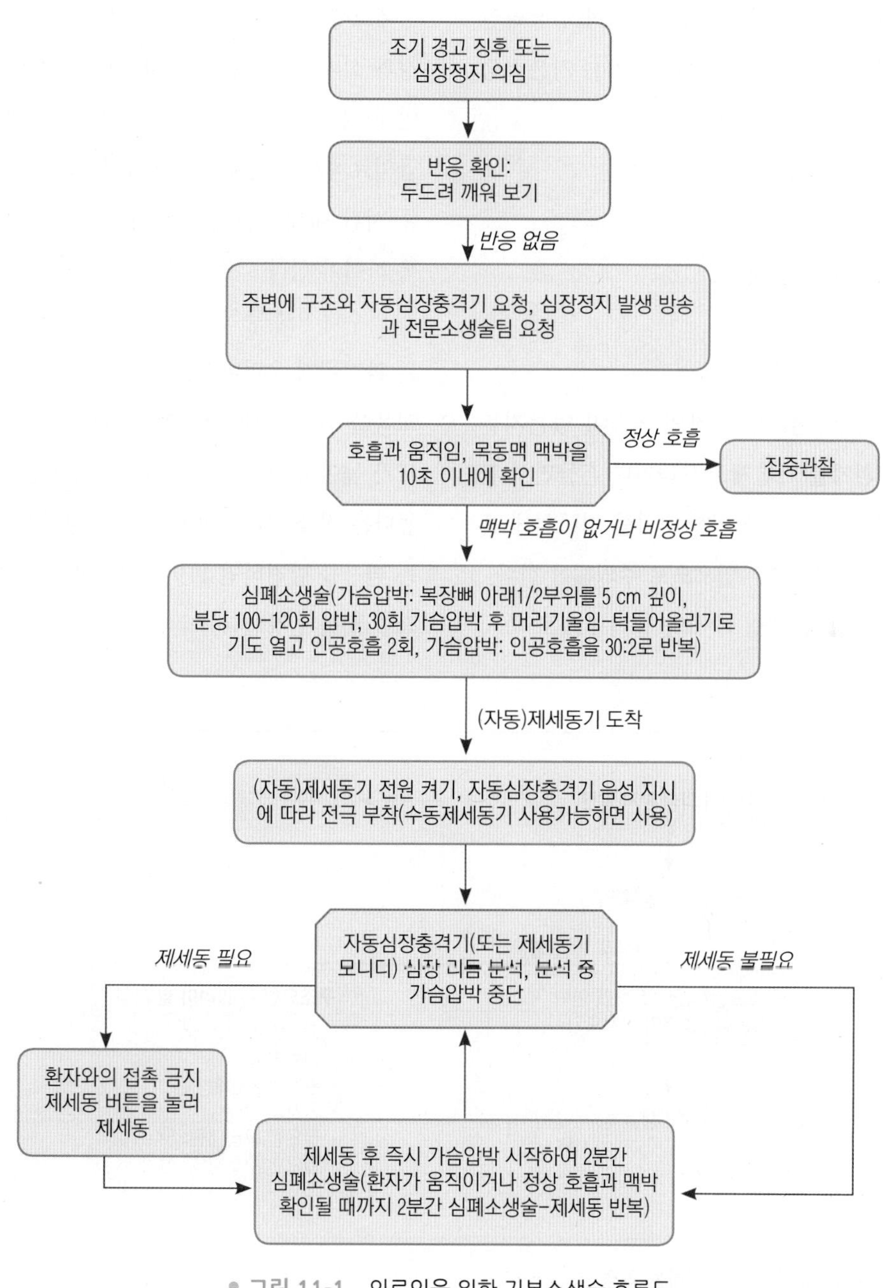

● 그림 11-1 의료인을 위한 기본소생술 흐름도

2. 심정지가 의심되는 환자를 발견하였을 때의 조치

의식이 없는 환자를 발견하면 즉시 응급의료체계로 구조를 요청한다. 그리고 심폐소생술을 시작하기 전에는 반드시 환자의 상태를 평가하여야 한다. 심정지가 의심되는 환자에서는 반응의 유무(unresponsiveness), 호흡의 유무(breathlessness) 및 응급의료종사자의 경우 맥박의 유무(pulselessness)를 확인하여야 한다. 심정지가 확인되면 즉시 기본 심폐소생술을 시작해야 하며, 기본소생술의 과정은 그림 11-1에 요약되어 있다.

1) 의식 확인과 구조요청

(1) 의식 확인

쓰러져 있는 환자를 발견하면 환자의 의식이 있는지를 확인하기 위하여 환자를 가볍게 두드리거나 흔들면서 환자의 반응을 관찰한다. 사고에 의한 환자를 지나치게 흔들면 목뼈 손상을 악화시킬 수 있으므로 주의해야 한다.

환자가 의식이 없으면 그림 11-2와 같이 119로 즉시 전화하여 환자의 위치, 연락하고 있는 곳이나 연락하는 사람의 전화번호, 환자발생 상황, 필요한 응급처치, 환자구조를 위하여 필요한 구조자의 수, 환자에게 시행되고 있는 응급조치내용 등에 관하여 알려준 후에 환자가 있는 장소로 돌아와서 환자의 호흡과 맥박이 있는지 확인한다.

(2) 구조 요청

심폐소생술 국제 지침에서는 성인과 소아에서의 구조 요청과 심폐소생술 순서를 다음과 같이 권장하고 있다. 성인에서는 심정지의 원인이 주로 심실세동이므로 즉시 응급의료체계에 환자가 발생하였다는 사실을 연락하여 빠른 시간 내에 제세동을 포함한 전문 소생술이 시행되도록 하여야 한다.

익수나 약물중독과 같이 호흡성 심정지가 의심이 되는 환자에게 우리나라는 국민의 20% 정도만 심폐소생술 교육을 받았고 대부분 휴대폰을 가지고 있으며, 인구밀도가 높아서 다수의 목격자가 심정지를 발견할 가능성이 높다는 점을 고려하여 연령에 관계없이 심정지가 의심되는 환자를 발견하면 119에 전화한 후에 심폐소생술을 시작할 것을 권장한다.

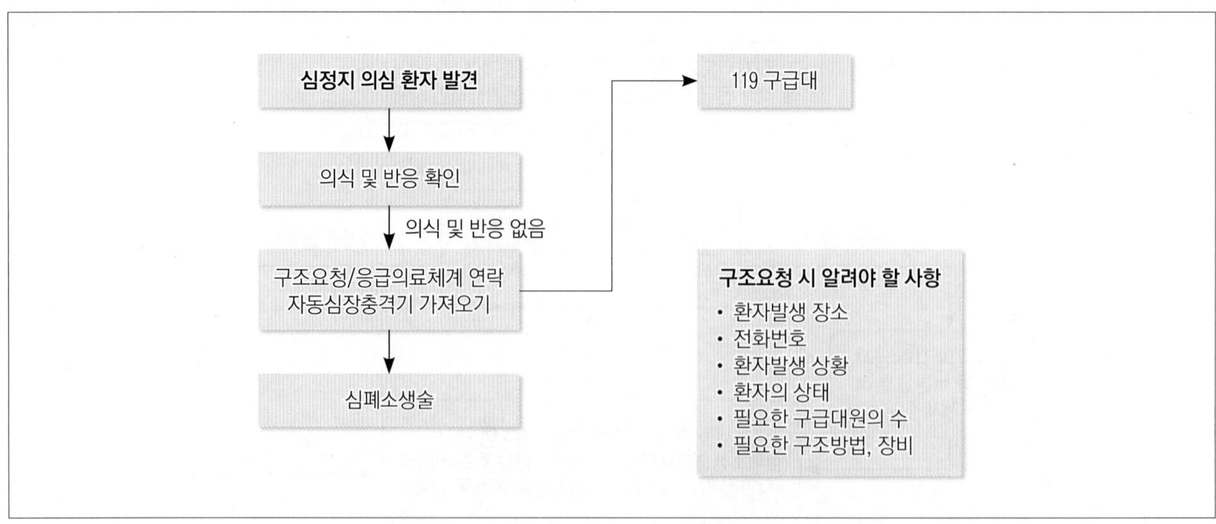

• 그림 11-2 의식확인 및 도움을 요청하는 과정

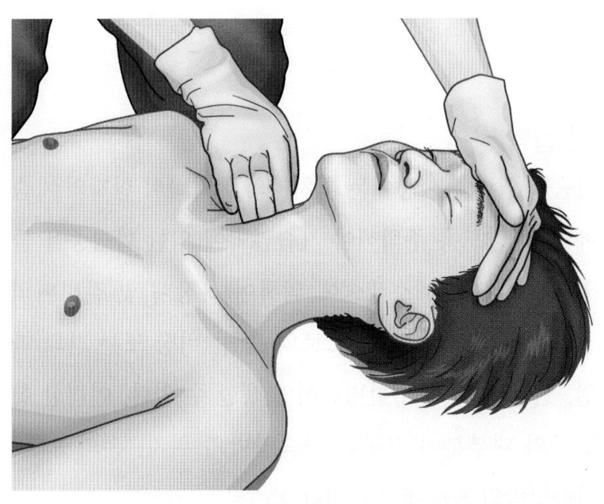

• 그림 11-3 심정지의 확인. 기관과 목빗근 사이에서 목동맥의 맥박을 5-10초에 걸쳐 확인한다.

심폐소생술을 시행하려면 환자를 편평하고 바닥이 단단한 곳에 바로누운자세(supine position)로 눕혀야 한다. 환자가 엎드려 있는 경우에는 환자를 바로누운자세로 돌려야 하는데, 환자를 돌릴 때에는 '통나무굴리기법(log-roll method)'을 이용함으로써 척추가 손상되지 않도록 주의한다.

(3) 심정지의 확인

심정지의 유무는 목의 측면으로 주행하는 목동맥(carotid artery)의 맥박을 확인하면서 동시에 정상 호흡 유무를 확인함으로써 알 수 있다. 목동맥은 기관과 목빗근 사이로 주행하므로 그림 11-3과 같이 구조자의 둘째와 셋째 손가락을 기관과 목빗근 사이의 함몰부위에 위치시켜서 5-10초에 걸쳐 만져봄으로써 맥박을 확인한다.

노동맥, 발등동맥 등의 발초동맥은 심정지상태가 아니라도 혈압이 낮으면 맥박이 만져지지 않는 경우가 있으므로, 만 한 살 이상의 환자에서 심정지를 확인하려면 반드시 목동맥의 맥박을 확인하여야 한다. 영아에서는 목동맥박을 촉지하기 어려우므로 위팔동맥의 맥박을 확인한다.

현재까지는 목동맥의 맥박을 10초 이내에 확인함으로써 심정지를 확인하도록 권장되고 있으나, 최근 연구에서 목동맥의 맥박을 확인하는 것이 심정지를 확인하는 술기로서 매우 부정확한 것으로 보고되었다. 따라서 일반인에게는 심정지가 의심되는 사람의 순환상태를 확인하는 방법을 교육하지 않는다. 즉, 응급의료종사자가 아닌 일반인은 반응이 없으면서 호흡이 없거나 정상호흡상태가 아니라는 판단이 서면, 심정지가 발생한 것으로 판단하여 목동맥의 맥박을 확인할 필요 없이 즉시 심폐소생술을 시작하여야 한다.

3. 기본 심폐소생술

환자 평가과정에서 심정지 또는 호흡정지가 확인되면 즉시 심폐소생술을 시작한다.

1) 가슴압박에 의한 인공순환

심정지 환자에서 인공순환의 목적은 적절한 뇌혈류 및 관상동맥혈류를 유지하는 것이다. 뇌혈류의 유지는 심정지 환자의 소생 및 뇌 손상의 정도를 결정하게 되며, 관상동맥 혈류량은 심박동의 회복과 밀접한 관계가 있다. 기본소생술에서는 가슴압박으로 인공순환을 유지한다. 가슴압박은 가슴우리를 절개하지 않고 복장뼈의 아래쪽을 적절한 강도로 반복적으로 압박함으로써 혈액순환을 유발하는 방법이다.

(1) 환자의 자세

가슴압박을 시행하려면 환자를 바로누운자세로 눕혀야 한다. 환자의 머리가 심장보다 높게 위치하면 뇌로의 혈류량이 감소하므로 환자의 자세는 수평을 유지하여야 한다. 가슴이 효과적으로 압박될 수 있도록 바닥이 단단한 곳에 환자를 눕히거나, 등에 딱딱한 판자를 대는 것이 바람직하다.

(2) 압박 위치의 결정

가슴압박을 할 때에는 적절한 부위를 압박하여야 효과적인 순환량을 유지하고 합병증을 줄일 수 있다. 압박하는 위치는 복장뼈의 절반 아래 부분(lower half of the sternum)을 그림 11-4와 같이 아래에 한쪽 손바닥을 올려놓고 다른 손을 그 위에 겹쳐 놓는다.

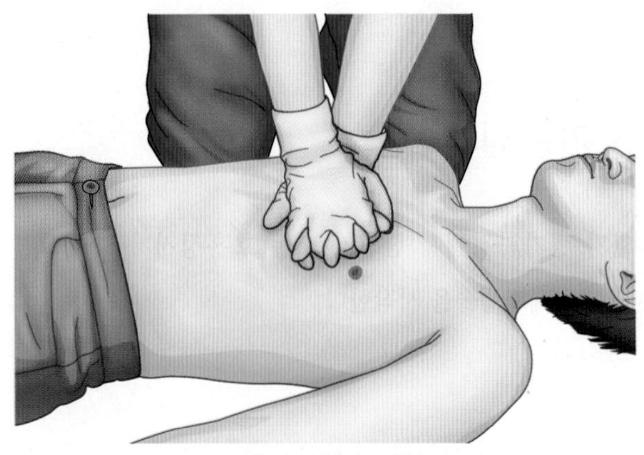

● 그림 11-4 가슴압박 위치의 결정. 복장뼈의 아래쪽 절반 부위

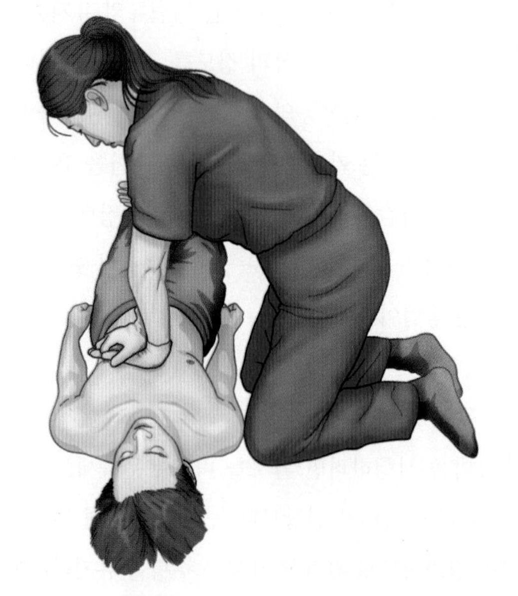

● 그림 11-5 가슴압박 시 구조자의 자세. 구조자의 상체가 압박부위의 바로 위쪽에 위치하도록 하며, 팔꿈치를 곧게 펴고 손가락이 환자의 가슴우리에 닿지 않도록 주의한다.

(3) 압박 방법

가슴을 압박하는 중에는 처치자의 손가락이 환자의 가슴에 닿지 않도록 주의해야 가슴압박에 의한 합병증을 줄일 수 있다. 심폐소생술에 의하여 복장뼈 및 갈비뼈의 골절, 심낭 또는 가슴안으로의 출혈, 비장 또는 간의 파열, 심장 손상 등의 합병증이 발생할 수 있다. 이러한 합병증의 대부분이 잘못된 가슴압박의 위치, 손의 모양, 가슴압박의 자세에서 기인한다.

성인에서는 복장뼈가 약 5 cm 정도(최대 6 cm 이내) 눌릴 정도의 강도로 압박하고, 소아에서는 가슴우리 앞뒤 직경의 최소 1/3(소아에서는 4–5 cm, 영아에서는 4 cm)만큼 눌리도록 압박한다. 압박할 때에는 그림 11–5와 같이 처치자의 상체를 압박부위의 바로 위쪽에 위치하도록 하고, 체중을 실어서 압박할 수 있도록 팔꿈치를 곧게 편다. 가슴을 압박하는 횟수는 분당 100–120회로 한다. 압박수축기와 압박이완기의 비율은 50:50 정도로 유지한다. 가슴압박 대 인공호흡의 비율은 만 1세 이상 환자를 구조할 경우에는 구조자의 수에 관계없이 30:2로 유지한다. 다만, 소아에서 2인 이상의 응급의료종사자가 심폐소생술을 하는 경우에는 가슴압박: 인공호흡의 비를 15:2로 한다. 기관 내 삽관 등 전문기도유지술이 시행된 상태이면 가슴압박을 중단하지 않고 분당 10회의 속도로 인공호흡을 한다.

가슴압박을 하는 동안에는 자신도 모르는 사이에 압박횟수가 느려지고 압박깊이가 얕아지는 경향이 있다. 따라서 가슴압박을 100–120회의 속도로 하고 적절한 압박깊이를 유지하기 위하여 빠르고 강하게 압박하는 것을 잊어서는 안 된다. 통상 2분(5주기의 가슴압박과 인공호흡)의 심폐소생술 후에는 가슴압박을 교대하여 하는 것이 권장된다.

가슴압박을 하는 방법은 표 11–1에 요약되어 있다.

표 11-1 가슴압박을 하는 방법

1. 환자의 가슴중앙(복장뼈 중앙)의 아래쪽에 한 손을 올린다.
2. 압박할 손의 위에 다른 손을 겹쳐 올린다.
3. 압박할 손의 팔꿈치를 곧게 펴고, 구조자의 어깨가 압박할 위치의 바로 위에 오도록 한다.
4. 상체의 힘을 실어 환자의 가슴을 압박한다. 압박할 때에는 가슴이 약 5 cm 정도 압박되도록 하고, 압박 속도는 분당 100-120회의 속도로 한다. 이때 압박하는 손의 손가락이 환자의 가슴에 닿지 않도록 주의한다.
5. 압박 후에 이완시킬 때에는 구조자의 손이 환자의 가슴에서 떨어지지 않도록 한다.

2) 기도유지(Airway management)

(1) 의식이 없는 환자의 기도를 유지하는 방법

① 기도폐쇄의 원인

의식이 없는 환자에서는 이물질에 의한 기도 폐쇄가 없더라도 혀와 인두를 구성하고 있는 근육이 이완되어 기도가 폐쇄된다. 또한 의식이 없는 환자에서는 연구개와 후두개가 판막과 같은 역할을 하여 숨을 내쉬거나 들이쉴 때에도 기도가 폐쇄된다. 또한 코 내부의 충혈, 혈액, 분비물 등에 의하여 기도가 폐쇄되는 경우가 많다.

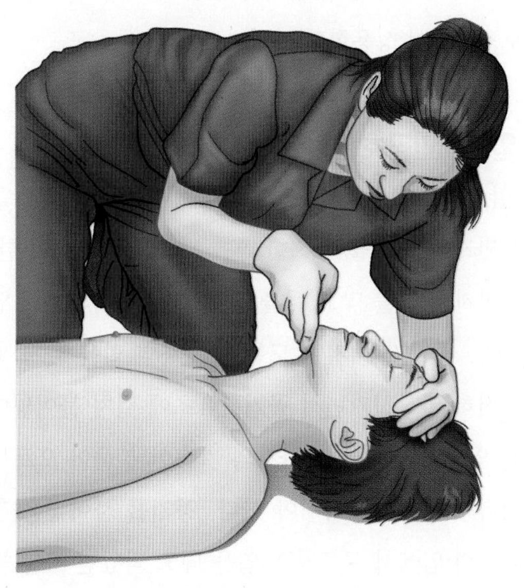

• 그림 11-6 머리기울임-턱 들어 올리기 방법을 이용한 기도 개방

② 머리기울임-턱 들어 올리기

의식이 없는 환자의 기도를 유지하려면 그림 11-6과 같이 환자의 머리를 등 쪽으로 신전시키고 환자의 턱을 받쳐주는 머리기울임-턱 들어 올리기(head tilt-chin lift maneuver)가 가장 유용하다. 즉 구조자가 한 손으로 환자의 이마를 등쪽으로 밀어주고 다른 한 손의 둘째 손가락과 셋째 손가락을 사용하여 환자의 턱을 받쳐준다. 이때 턱을 받쳐주는 손가락이 턱 주위의 연부 조직을 압박하면 오히려 기도가 폐쇄될 수 있으므로 반드시 하악골을 받쳐주도록 주의해야 하며 엄지손가락으로 턱을 밀어서는 안 된다.

③ 삼중기도처치법 (Triple airway maneuver)

처치자가 환자의 머리 쪽에 위치하여 두 손으로 환자의 아래턱뼈각(mandible angle)을 받쳐주면서 아래턱뼈를 전방으로 밀어서 기도를 유지하는 턱 밀어올리기(jaw-thrust maneuver)가 이용될 수 있다. 이때에는 머리기울임법(head-tilt maneuver)을 동시에 시행함으로써 효율적으로 기도를 확보할 수 있으며, 목뼈 손상이 의심되는 환자에서는 턱 밀어 올리기방법을 시행하여 목뼈의 추가적인 손상을 예방해야 한다. 그림 11-7과 같이 환자의 머리 쪽에 위치하고 두 손으로 머리기울임법을 시행하면서 턱 밀어 올리기와 더불어 엄지손가락으로 환자의 입을

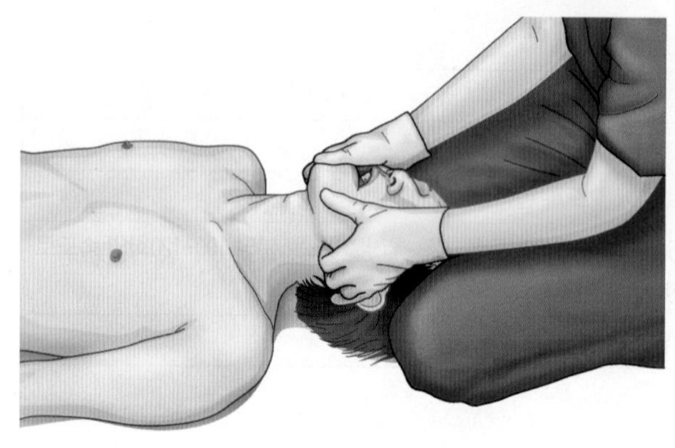

• 그림 11-7 삼중기도처치법

열어주는 방법을 삼중기도처치법(triple airway maneuver)이라고 한다.

3) 인공호흡

정상인의 날숨이 인공호흡에 적합하다는 사실이 알려진 후에 구조자가 환자의 입을 통하여 인공호흡을 시행하는 입-입 인공호흡(mouth to mouth ventilation)이 응급상황에서 가장 적절한 호흡보조 방법으로 자리 잡게 되었다.

기본소생술에서 권장되는 호흡보조 방법은 입-입 인공호흡법이다. 입-코 인공호흡법은 입을 열 수 없는 환자, 심한 입 속의 손상 또는 이물에 의하여 입 속이 폐쇄된 환자에서만 시행하여야 한다. 후두암 수술 등으로 기관절개창(stoma)을 통하여 호흡하는 환자에서는 절개창으로 흡기시켜주어야 하므로 입-절개창 인공호흡(mouth to stoma)을 이용한다.

인공호흡을 할 때에 20 cm H_2O 이상의 압력으로 인공호흡을 하면 환자의 위로 공기가 유입되어 위를 팽만 시킬 수 있다. 위가 팽만되면 위의 내용물이 역류되어 폐로 흡인되거나 구토에 의하여 기도가 폐쇄될 수도 있다. 따라서 인공호흡을 할 때에는 낮은 압력으로 1초에 걸쳐서 공기를 불어넣는 것이 권장된다. 일회 호흡량은 숨을 불어 넣으면서 환자의 가슴이 충분히 부풀어 오를 정도의 호흡량으로 유지한다. 위의 팽만을 방지하기 위하여 목의 중앙부에 위치한 반지연골의 위를 압박하는 방법(cricoid pressure 혹은 Sellick maneuver)을 통상적으로 사용하는 것은 권장되지 않는다.

인공호흡의 횟수는 전문기도유지술(advanced airway management)이 시행되기 전에는 가슴압박 대 인공호흡의 비(30대 2)에 따라 결정되며, 전문기도유지술이 시행된 후에는 가슴압박에 관계없이는 분당 10회(6초에 한 번)의 속도로 인공호흡을 한다. 자발 순환이 유지되지만 호흡이 없는 경우에는 분당 10-12회(5-6초에 한 번)의 속도로 인공호흡을 한다.

입-입 또는 입-코 인공호흡을 시행하는 과정에서 전염성 질환에 감염될 가능성이 있으며, 최근에는 후천성면역결핍증후군의 증가와 더불어 전염병에 대한 관심이 점차 고조되고 있다. 그러나 입-입 인공호흡 또는 심폐소생술 중에 마네킹을 통하여 후천성 면역결핍 증후군, 바이러스성 간염, 결핵 등의 전염성 질환에 전염될 가능성은 매우 희박한 것으로 알려져 있다. 또한 환자와 구조자 사이의 전염성 질환의 감염을 방지하기 위한 다양한 보조기들이 상용화되고 있다.

(1) 입-입 인공호흡법

입-입 인공호흡을 할 때에는 머리기울임-턱 들어 올리기로 환자의 기도를 유지한 후, 그림 11-8과 같이 한 손으로 환자의 코를 막고 턱을 받쳤던 손으로 환자의 입을 연 다음, 공기가 새지 않도록 구조자의 입을 환자의 입에 완전히 밀착시키면서 공기를 1초에 걸쳐 불어넣어야 한다. 인공호흡 중에는 환자의 가슴이 부풀어 오르는지를 지속적으로 관찰하여야 한다. 공기를 불어넣은 후에는 환자의 입에서 구조자의 입을 떼고 막았던 코를 놓아주어서 호기가 원활히 이루어지도록 하여야 한다. 호기가 이루어지는 동안에도 환자의 코와 입 사이에 구조자

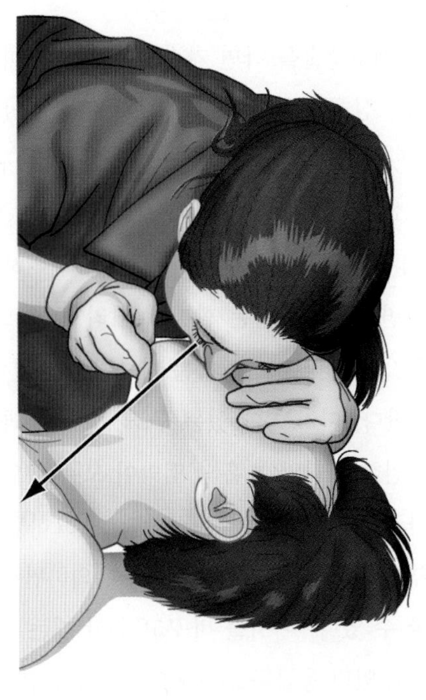

● 그림 11-8 입-입 인공호흡을 하는 방법

의 귀를 위치시켜서 공기가 외부로 배출되는 것을 확인해야 한다. 입-입 인공호흡의 순서는 표 11-2에 요약되어 있다.

(2) 입-코 인공호흡법

입-코 인공호흡법에서는 환자의 입을 막고 환자의 코를 통하여 인공호흡을 시행한다는 점을 제외하고는 입-입 인공호흡법과 같은 방법으로 시행하면 된다. 입-코 인공호흡을 시행하려면 한 손으로 환자의 턱을 잡고 엄지손가락으로 환자의 입이 열리지 않도록 막는다. 숨을 깊이 들이쉰 후에 처치자의 입으로 환자의 코 주위를 둘러싸고 처치자의 날숨을 환자의 코로 불어넣는다. 환자에게 공기를 불어 넣은 후에는 환자의 입을 열어주어서 흡입된 공기가 외부로 유출될 수 있도록 한다.

(3) 입-마스크 인공호흡법

마스크는 환자의 입과 코에 밀착시키고 인공호흡을 할 수 있는 투명한 기구이다. 마스크에는 일-방향 밸브(oneway valve)가 달려있거나 산소 공급 장치가 달린 형태도 있다. 마스크를 사용하여 인공호흡을 하는 두 가지 방법이 있다. 머리 접근법(cephalic technique)은 구조자가 환자의 머리 쪽에서 마스크를 사용하여 인공호흡을 하는 방법이며, 가쪽 접근법(lateral technique)은 환자의 측면에서 인공호흡을 하는 방법이다. 머리 접근법은 양손의 엄지와 검지를 사용하여 마스크를 환자의 안면에 밀착시킨 후, 나머지 손가락을 사용하여 환자의 턱을 들어주어 기도가 유지되도록 한다. 이 방법은 구조자의 수에 따라 적응이 달라지는데, 구조자가 한 명인 경우에는 심정지가 발생하지 않은 환자에서 인공호흡만을 제공할 때 사용하며, 구조자가 두 명인 경우에는 심정지가 발생한 환자에서도 시행할 수 있다. 가쪽 접근법은 한 명의 구조자가 환자의 머리 옆쪽에서 한 손으로 환자의 턱과

표 11-2 입-입 인공호흡 순서

1. 머리기울임-턱 들어 올리기로 환자의 기도를 연다.
2. 기도를 유지한 상태에서 환자의 이마를 잡았던 손으로 환자의 코를 쥔다.
3. 환자의 턱을 들었던 손으로 환자의 입을 연다.
4. 숨을 깊이 들이쉰 후, 구조자의 입과 환자의 입을 밀착시킨다.
5. 서서히 1초에 걸쳐 인공호흡을 한다. 인공호흡을 할 때에는 환자의 가슴을 관찰하여 가슴이 부풀어 오르는 것을 확인한다.
6. 환자의 입에서 구조자의 입을 떼고, 환자의 코를 놓아 호기가 이루어지도록 한다. 이때 구조자의 얼굴을 환자의 코와 입 사이에 가까이 하여, 호기가 잘 이루어지고 있는지 확인한다.

마스크를 잡고 다른 한 손으로 환자의 이마와 마스크를 잡아 마스크를 환자의 얼굴에 밀착시킨 후 인공호흡을 하는 방법이다. 이 방법은 구조자가 한 명이라도 심폐소생술을 할 수 있다는 장점이 있다.

입-마스크 인공호흡을 할 때에는 입-입 인공호흡과 같은 호흡량 및 호흡 횟수를 유지한다.

4) 구조자의 수에 따른 심폐소생술 방법

(1) 한 명의 구조자가 심폐소생술을 하다가 다른 구조자가 참여하는 경우

혼자일 경우에 응급구조사는 우선 환자의 자세를 바로 누운자세로 하여야 한다. 구조자는 한쪽 무릎이 환자의 머리 부위에 다른 무릎은 상부 가슴 부위에 위치한 채 환자 옆에 꿇어앉는다. 가슴압박을 위한 압박 위치를 선택하고, 손바닥을 복장뼈 이외의 부위에 닿지 않도록 조심한다. 압박과 이완은 규칙적이고 지속적으로 시행되어야 하고, 어떠한 경우에도 가슴압박의 중단을 최소화한다.

한 명의 구조자가 심폐소생술을 하고 있을 때 두 번째 구조자가 심폐소생술에 참여하는 과정은 간단하다. 심폐소생술을 멈추지 않은 채 두 명의 구조자에 의한 심폐소생술로의 전환 준비가 완료되었음을 첫 번째 구조자가 알리면, 30회 가슴압박과 2회 인공호흡의 한 주기를 끝낸 후 두 번째 구조자가 참여한다. 두 번째 구조자는 첫 번째 구조자의 반대쪽 환자의 옆에서 인공호흡을 할 준비를 한다.

두 번째 구조자는 인공호흡 후 가슴압박을 시행하고, 첫 번째 구조자는 인공호흡만을 시행한다. 새 구조자가 참여하는 과정 동안 효과적인 심폐소생술을 계속하려면, 새 구조자가 도착한 때부터 인공호흡이 실시되기까지의 전 과정이 10초 이내에 이루어져야 한다. 가슴압박은 성인 기준 5주기의 가슴압박과 인공호흡(2분 정도)마다 교대하여야 한다.

(2) 두 명의 구조자가 있는 경우

두 명이 심폐소생술을 하면 가슴압박에 따른 피로를 줄일 수 있고, 심폐소생술을 효과적으로 할 수 있으므로, 두 명의 구조자에 의한 심폐소생술은 한 명의 구조자에 의한 심폐소생술보다 유리하다.

두 명의 응급구조사가 환자를 치료하기 위하여 현장에 도착하면, 한 구조자는 환자의 머리 방향으로 가서 환자를 평가하고 다른 구조자는 가슴압박을 할 수 있는 자세를 취한다. 머리 쪽에 있는 구조자는 호흡과 맥박의 유무를 확인하여 만약 호흡과 맥박이 모두 없으면 흉부압박을 하고 심폐소생술을 시작한다. 필요하면 인공호흡과 가슴압박에 지장을 주지 않도록 유의하면서 위치를 서로 바꿀 수 있다. 위치를 바꾸고자 할 때는 인공호흡을 담당하고 있던 응급구조사가 인공호흡을 한 후, 가슴압박을 시작할 수 있는 자세로 옮긴다. 가슴압박을 하고 있던 응급구조사는 30회의 압박을 한 후 환자의 머리 쪽으로 자신의 위치를 옮겨서 인공호흡을 하고 있던 응급구조사가 가슴압박을 할 수 있도록 한다.

구급차의 들것 위에서 심폐소생술을 할 때, 두 구조자는 환자의 한쪽 편에 함께 위치한 상태로 심폐소생술을 한다. 이때 두 응급구조자는 다음과 같은 방법으로 위치를 바꿀 수 있다. 즉, 인공호흡을 하는 응급구조사가 가슴압박을 하는 응급구조자의 뒤로 재빨리 이동하여 그 역할을 떠맡고, 다른 응급구조자는 환자의 머리 쪽으로 이동하여 인공 호흡을 계속한다.

5) 심폐소생술 중 환자의 재평가

심폐소생술 중에는 환자의 자발순환이 회복되었다는 증거(호흡이 회복되거나 의식이 회복되는 경우)가 없으면 가슴압박을 중단하여서는 안 된다. 호흡이 회복되거나 의식이 회복되는 경우, 즉시 동맥의 맥박을 확인하고 맥박이 분명히 만져지면 호흡을 평가한다. 충분한 폐환기

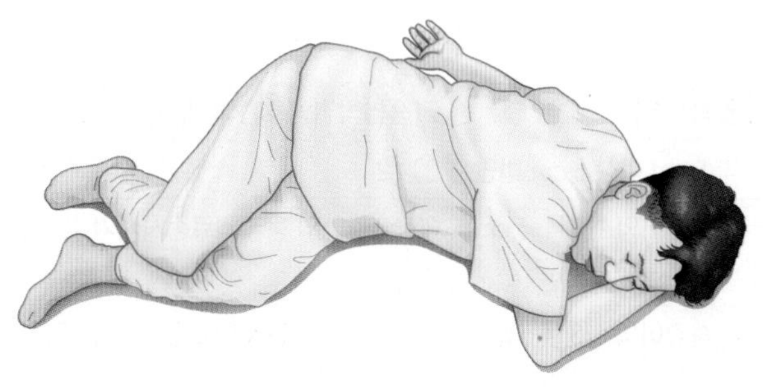

• 그림 11-9 회복자세. 호흡이 있는 환자에서는 환자의 한쪽 팔을 머리 아래에 넣고 환자의 다리를 굽혀주어서 옆으로 누인 상태를 유지하도록 한다.

가 이루어질 정도로 호흡이 회복되면 환자를 회복자세(recovery position)(그림 11-9)로 누인다. 순환은 회복되었으나 호흡이 회복되지 않은 경우는 분당 10-12회의 속도로 인공호흡을 계속하면서 환자의 순환상태를 주기적으로 확인한다.

6) 심폐소생술의 중단

심폐소생술 중에는 가슴압박의 중단을 최소화하여야 한다. 가슴압박은 자동심장충격기를 사용하여야 할 경우를 제외하고는 10초 이상 중단하여서는 안 된다. 또한 심폐소생술이 계속되어야 하는 상황에서 환자를 이송하는 것은 권장되지 않는다. 계단을 통해 환자를 이동시킬 때에는 효과적인 심폐소생술이 이루어지기 불가능하므로, 환자를 이동시킬 때는 계단의 꼭대기나 밑바닥에서 심폐소생술을 실시하고서 약속된 신호로써 중지한 후 다음 층으로 재빨리 옮긴 후 다시 재개하는 것이 가장 좋다. 그리고 모든 이동 준비가 갖추어지고 응급구조사가 이동 중 지속적인 심폐소생술을 시행할 준비가 되어 있기 전에 환자를 이동시키지 않아야 한다. 자동으로 심폐소생술을 수행하는 자동심폐소생기를 사용하면 이송 중에도 심폐소생술을 계속할 수 있는 장점이 있다. 일단 심폐소생술을 시작한 후에는 전문 심장소생술(심전도 감시, 정맥혈관로 확보, 약품, 전기적 제세동기)이 시행될 때까지 심폐소생술을 계속한다. 따라서 현장에서 전문 심장소생술을 시행할 수 없다면 환자를 즉시 병원으로 옮겨야 한다.

7) 가슴압박 소생술

입-입 인공호흡이 안전하다고 알려져 있지만, 구조자 중에는 환자에게 입-입 인공호흡을 하지 않으려는 경우가 있다. 최근의 연구에서 심폐소생술환자에게 입-입 인공호흡은 시행하지 않고 가슴압박만을 시행하였을 경우에도 인공호흡을 함께 한 경우와 유사한 생존율이 관찰되는 것으로 보고되었다. 따라서 인공호흡의 방법을 모르거나 인공호흡 하기를 원치 않을 경우에는 전혀 심폐소생술을 하지 않는 것보다는 인공호흡은 하지 않고 가슴압박만을 하는 가슴압박 소생술(chest compression only CPR)을 시행하는 것이 환자의 생존율을 높일 수 있다.

4. 소아의 심폐소생술

소아는 성인보다 체격이 작고, 심정지를 유발하는 원인이 성인과 다르므로 심폐소생술방법이 성인과 약간 차이가 있다. 소아에서 심정지의 주요 원인은 호흡정지에 의한 저산소증이다. 심정지가 발생한 소아에서는 주로 무수축이 발생하며 심실세동의 빈도는 매우 낮다. 소아에서도 성인과 같이 심정지가 확인되면 C-A-B(가슴압박-기도유지-인공호흡)의 순서로 심폐소생술을 한다.
심폐소생술에서는 만 8세 미만의 환자를 소아로 분류하며, 만 1세 미만의 환자는 영아로 분류한다. 8세 이상의 환자에서는 성인과 같은 방법으로 심폐소생술을 시행하며, 만 8세 미만의 환자는 소아 심폐소생술의 지침을 따

표 11-3 성인, 소아, 영아에서의 가슴압박법 비교

구분	맥박 확인	가슴압박 위치	압박속도(1분)	압박 깊이	가슴압박인공호흡의 비
성인	목동맥	복장뼈의 아래쪽 중간	100-120회	약 5 cm 이상 6 cm 미만	30 : 2
소아	목동맥 또는 넙다리동맥	복장뼈의 절반 아래 부위	100-120회	가슴깊이의 1/3 (4-5 cm)	30 : 2 (2인의 응급의료종사자가 15:2)
영아	위팔동맥	젖꼭지 연결선 바로 아래 부위	100-120회	가슴깊이의 1/3 (4 cm)	30 : 2 (2인의 응급의료종사자가 15:2)

라야 하며, 환자의 체격에 따라서 인공호흡과 가슴압박의 방법을 변경하여야 한다(표 11-3).

1) 도움 요청 후 의식 확인

심정지가 의심되는 소아환자를 발견하면 우선 신고를 해야 한다. 신고부터 한 후 아이의 상태를 확인해야 한다는 것이 성인 심폐소생술과 다른 점이다.

우리나라에서는 낮은 심폐소생술 보급률, 높은 휴대전화 보급률, 높은 인구밀도로 다수의 목격자가 있을 가능성이 있는 점 등을 고려하여 소아에서도 응급전화(119)를 먼저한 후 심폐소생술을 하도록 권장한다.

2) 호흡 및 순환 평가

호흡을 확인하기 위하여 처치자의 귀를 환자의 코 근처에 대고 호흡음을 듣고, 눈으로 흉곽의 움직임을 10초에 걸쳐 관찰하는 호흡 확인 방법은 더 이상 권장되지 않는다. 또한 일반인이 심정지를 확인하기 위하여 동맥의 맥박을 확인하는 것은 권장되지 않는다.

의료종사자가 소아에서 심정지를 확인할 때 영아를 제외하고 목동맥 또는 넙다리동맥의 맥박을 확인하지만, 영아는 목이 매우 짧고 지방이 많아서 목동맥의 맥박을 확인하기 어렵다. 영아에서는 위팔동맥에서 맥박을 확인해야 한다. 위팔동맥은 팔꿈치와 어깨사이의 중간지점에서 위팔의 안쪽으로 지나간다. 따라서 위팔동맥의 맥박을 확인하려면 구조자의 엄지손가락을 위팔의 바깥쪽에 위치시키고, 검지와 중지의 끝을 두갈래근의 안쪽에 대고 압박하면서 맥박을 확인해야 한다. 맥박은 10초에 걸쳐서 확인하며, 맥박확인을 위하여 10초 이상을 소요해서는 안 된다.

3) 가슴압박

(1) 가슴압박 위치의 선정

복장뼈를 반으로 나누었을 때, 복장뼈의 아래쪽을 압박한다. 소아에서는 연령에 따라 가슴우리의 크기가 다르다. 영아에서는 젖꼭지 사이의 가상선과 복장뼈가 교차하는 지점의 바로 아래를 압박한다. 이 부위는 복장뼈의 아래부분 1/3 정도되는 곳이다(그림 11-10A).

(2) 가슴압박 방법

소아의 가슴우리는 성인보다 크기가 작고 약하므로, 성인에서와 같이 두 손으로 체중을 실어서 압박할 필요가 없다. 영아에서는 두 손가락으로 복장뼈의 아래부분을 압박하며, 소아의 체구가 크면 한 손 또는 두 손을 모두 사용한다. 가슴압박의 깊이는 복장뼈의 앞뒤 직경의 1/3 정도를 압박하며, 이는 영아에서는 4 cm, 소아에서는 4–5 cm에 해당한다. 구조자가 두 명이고 환자의 체

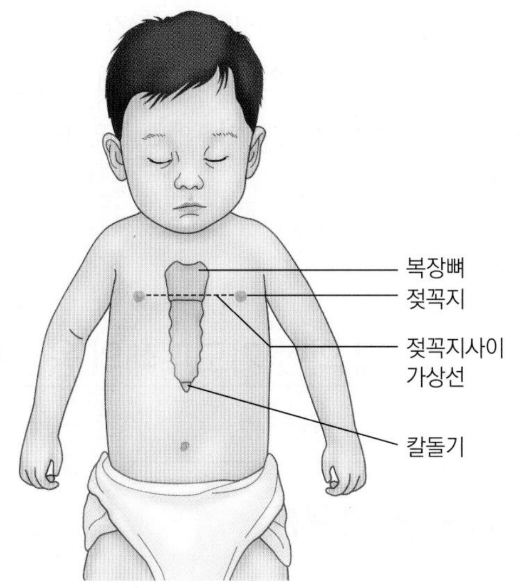

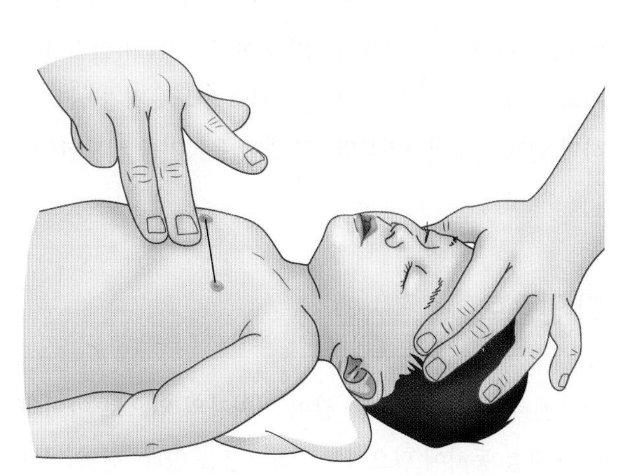

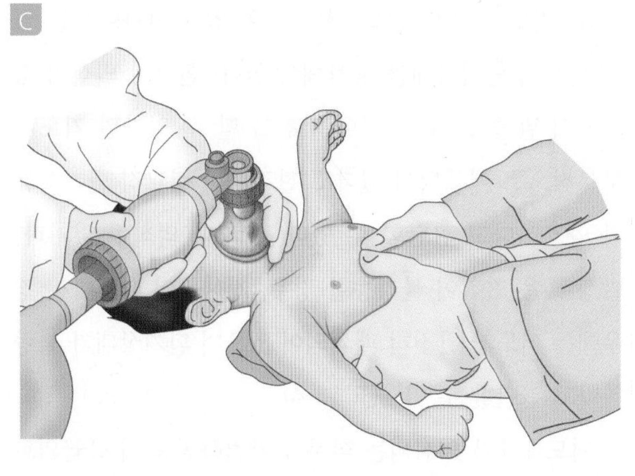

• 그림 11-10 영아에서의 가슴압박 방법. **A.** 가슴압박 위치. 양측 유두를 연결한 선과 복장뼈가 만나는 지점의 바로 아래를 압박한다. **B.** 집게손가락과 가운데손가락 혹은 가운데손가락과 반지손가락을 사용하여 압박한다. 환자의 체격이 크면 손바닥을 이용하며, 가슴우리의 앞뒤 직경의 1/3-1/2이 눌리도록 압박한다.

구가 작으면 두 손으로 아이의 가슴을 둘러싼 후, 양쪽 엄지손가락을 사용하여 복장뼈를 압박해주는 방법(two thumb-encircling hands technique)을 사용할 수 있다. 영아의 간과 비장은 성인보다 크고 가로막의 직하부에 위치하므로 부적절한 가슴압박은 간과 비장을 손상시킬 수 있다.

(3) 가슴압박 횟수

소아에서도 가슴압박의 속도는 성인에서와 같이 분당 100–120회를 유지한다. 가슴압박과 인공호흡의 비율은 성인에서와 같이 30:2를 유지한다. 2명의 응급의료종사자가 심폐소생술을 할 때에는 가슴압박과 인공호흡의 비율을 15:2로 한다. 신생아에서는 3:1(분당 90회의 가슴압박과 분당 30회의 인공호흡)을 유지한다.

4) 기도유지

소아는 혀와 후두부가 체격에 비하여 상대적으로 크며, 후두와 후두개가 성인보다 앞쪽에 위치하고, 기도의 직경이 매우 작다. 따라서 소아는 기도가 쉽게 폐쇄되므로, 성인보다 기도유지가 중요하다.

소아에서도 성인에서와 같이 기도를 유지하기 위하여 머리기울임-턱 들어 올리기를 하여야 한다. 외상이 의심되는 경우에는 의료종사자에 한하여 턱 들어 올리기를 시도 한다. 그러나 턱 들어 올리기로 기도유지가 불가능하면 언제든지 머리기울임-턱 들어 올리기를 시도한다.

5) 인공호흡

소아에서는 그림 11-11과 같이 처치자의 입으로 아이의 입과 코를 동시에 덮으면서 인공호흡을 한다. 만약 처치자의 입으로 환자의 코와 입을 동시에 덮을 수 없으면 성인에서와 같이 입-입 인공호흡을 시도한다.

소아의 폐는 성인보다 훨씬 작으므로 효과적인 인공호흡을 위하여 필요한 공기의 양도 성인보다 적다. 일회 인공호흡량은 아이의 가슴이 충분히 부풀어오를 정도로 유지한다. 소아의 기도는 직경이 가늘기 때문에 공기의 흐름에 대한 저항도 성인보다 크므로 소아에서 인공호흡을 시행할 때에는 낮은 압력으로 서서히 1초에 걸쳐서 불어넣어야 한다. 빠른 속도나 높은 압력으로 인공호흡을 시행하면 위의 팽창을 유발하여 구토 또는 위내용물의 역류를 초래할 수 있다. 인공호흡은 전문기도유지술(기관 내 삽관 또는 후두마스크기도기삽관)이 시행되기 전까지는 가슴압박과 인공호흡의 비에 따라 시행하며, 전문기도유지술이 시행된 이후에는 분당 10회의 속도로 한다.

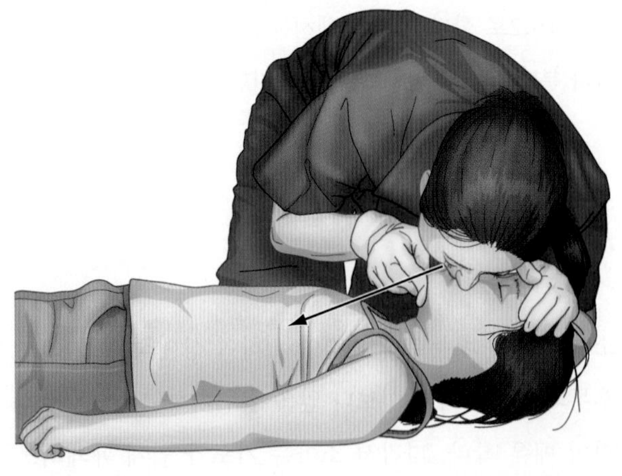

● 그림 11-11 소아에서의 인공호흡

5. 이물질에 의한 기도폐쇄의 응급치료

1) 기도폐쇄의 구분

이물질에 의한 기도폐쇄는 부분폐쇄와 완전폐쇄로 구분된다. 기도가 부분적으로 폐쇄되어 있는 환자에서는 일단 환자의 환기상태를 평가해야 한다. 환자가 의식이 있으면서 말을 할 수 있거나 기침을 할 수 있다면 기도가 부분적으로 폐쇄되어 있다고 판정하며 비교적 환기상태가 양호하다고 판단할 수 있다. 그러나 의식이 없거나, 발성 혹은 기침이 불가능한 경우, 청색증이 발생하는 경우에는 기도가 완전히 폐쇄되어 있으며 환기상태가 불량하다고 판단할 수 있다(표 11-4).

기도폐쇄가 의심되는 환자를 발견하면 즉시 응급의료체계로 도움을 요청한다. 환기상태가 양호하고 의식이 있는 환자에서는 환자상태를 관찰하면서 계속 기침을 하도록 유도한다. 지속적인 기침 후에도 이물질이 배출되지 않거나 발성이 불가능해지는 경우, 청색증이 발생하

표 11-4 기도폐쇄가 의심되는 환자에서 환기상태의 판단

환기상태가 비교적 양호한 경우	의식이 있는 환자 발성이나 기침이 가능한 환자 천명음이 들리는 환자 청색증이 관찰되지 않는 환자
환기상태가 불량한 경우	의식이 없거나 혼미해지는 환자 청색증이 관찰되는 환자 발성이나 기침이 불가능한 환자

는 경우, 의식이 혼미해지는 경우에는 기도가 완전히 폐쇄된 것으로 판단하여야 한다. 환기상태가 양호하지 않은 부분폐쇄 환자는 완전폐쇄 환자와 같은 방법으로 응급처치를 시행한다.

2) 기도폐쇄환자에서의 응급처치 방법

(1) 기도폐쇄가 의심되는 환자의 응급처치

의식이 있는 환자에서는 환기상태를 관찰하면서 기침을 계속 유도한다. 환자의 환기 상태가 나빠지거나, 심각한 기도폐쇄의 징후를 보이며 효과적으로 기침을 하지 못하는 성인이나 1세 이상의 소아환자에게는 즉시 등 두드리기(back blow)를 시행한다. 등 두드리기를 5회 연속 시행한 후에도 효과가 없다면, 5회의 하임리히법을 시행한다. 환자가 의식을 잃으면 환자를 바닥에 눕히고 응급의료체계에 연락하도록 하고 즉시 심폐소생술을 시행한다. 30회의 가슴압박을 시행한 후 인공호흡을 시도할 때마다 육안으로 입 속을 관찰하여 이물질이 빠져 나왔는지 확인한다. 입안에 이물질이 발견되면 손가락으로 이물질을 제거한다. 이물질이 보이지 않으면 인공호흡을 시도한다. 인공호흡이 불가능하면 기도유지 조작을 다시 한 번 정확히 시행한 후 인공호흡을 다시 1-2회 시도한다.

인공호흡이 계속 불가능하면 기도가 지속적으로 폐쇄된 것으로 판단한다. 이물질이 빠져 나와 환자가 자발호흡을 재개하거나 응급구조사 혹은 의료인이 도착하여 환자를 인계 받을 때까지 응급조치를 반복한다(그림 11-12).

일부 증례 보고에서 의식이 없는 성인과 1세 이상의 소아에게 손가락 훑어내기가 도움이 될 수 있는 것으로 알려졌으나, 몇몇 다른 연구에서는 환자나 구조자에게 해를 입힐 수 있다고 보고되었다. 따라서 심장정지가 의심되는 의식이 없는 환자의 입안에 이물질이 보일 때는 구조자가 손가락으로 이물을 제거하는 것을 고려할 수 있다. 이 경우 손가락을 물리지 않도록 물림 보호대(bite block) 등을 사용하는 것이 바람직하며, 이물질이 보이지 않을 때 손가락을 이용하여 맹목적으로 훑어내기를 시행하는 것은 권고하지 않는다. 만약 훈련을 받은 응급의료종사자라면 후두경과 마질 겸자(Magill forceps)를 사용하여 이물의 제거를 시도할 수 있다

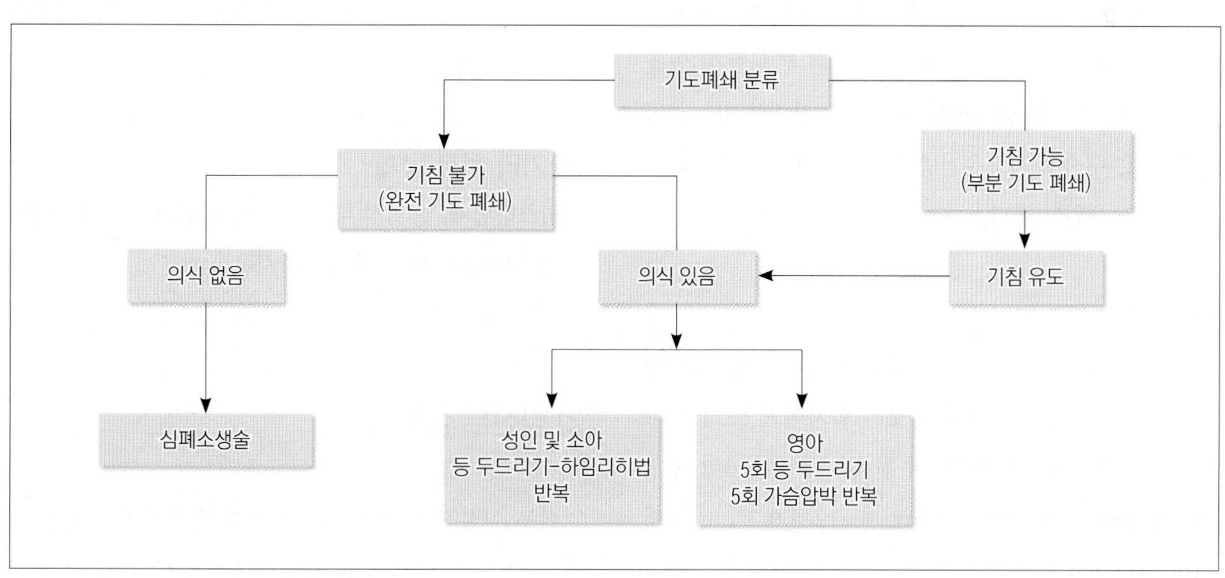

● 그림 11-12 기도폐쇄가 의심되는 환자의 응급처치 순서

(2) 복부밀어내기(하임리히법, Heimlich maneuver)

이물이 입 속보다 깊은 곳에 위치하여 기도가 완전히 폐쇄된 환자에서 기도 내 이물을 제거하기 위하여 추천되는 방법은 복부밀어내기(abdominal thrust)이다. 복부밀어내기는 환자의 명치부위에 주먹을 쥔 손을 대고 다른 손으로 주먹을 감싼 후에 복부를 후상방으로 강하게 압박하는 방법이다. 임산부나 고도 비만으로 인하여 복부밀어내기가 불가능한 경우에는 등 두드리기를 시행한 후 이물이 제거되지 않으면 심폐소생술의 가슴압박과 같이 복장뼈의 중앙부를 압박하는 가슴 밀어내기(chest thrust)를 시행하여 이물을 제거할 수 있다.

6. 특수상황에서의 심정지

1) 아나필락시스와 관련된 심정지

(1) 기도

초기에 신속한 전문기도유지술을 하는 것이 매우 중요하다. 구인두 및 후두 부종이 발생할 수 있으므로, 전문기도유지술이 가능한 의료기관으로 즉시 환자를 이송한다. 목 쉰 소리, 혀 부종, 협착음, 구인두 부종 등이 있을 때에는 어려운 기도(difficult airway)로 진행할 가능성이 있으므로, 수술적 기도유지방법을 포함한 전문기도유지술 계획을 세워야 한다.

(2) 순환

에피네프린은 저혈압과 기도부종, 호흡곤란 등 전신알레르기반응의 징후를 보이는 모든 환자에게 조기 투여하여야 한다. 에피네프린의 추천 투여용량은 0.2-0.5 mg (1:1000)으로 성인 0.5 mg, 6-12세 0.3 mg, 6세 이하 0.15 mg 근육주사한다. 임상적 호전이 없을 때는 매 5-15분마다 반복 투여한다. 피부밑주사는 근육주사보다 흡수와 최대 혈중농도치 도달까지의 시간이 더 길고, 특히 쇼크 상태에서는 더욱 지연될 수 있다. 반복적인 아나필락시스 병력이 있어 주치의에게 에피네프린 자동 주입펜을 처방받아 환자가 소지하고 있다면, 현장에서 에피네프린 자동 주입펜을 사용하여 허벅지의 중간 1/3부위의 전외측면에 에피네프린을 근육주사한다.

(3) 수액 치료

아나필락시스로 인한 혈관성 쇼크는 적극적인 수액투여가 필요하다. 1000 mL의 정질액(생리식염수 등)을 수축기 혈압이 90 mmHg 이상으로 유지되도록 반복해서 투여하는 것이 초기 승압제에 반응이 없는 저혈압환자에게 효과적이다.

(4) 혈관수축제

아나필락시스 쇼크에서 에피네프린은 가능한 정맥투여하고, 정맥로 확보가 불가능하다면 근육 주사할 수 있다. 심정지가 아닌 아나필락시스 쇼크에서는 0.05-0.1 mg의 에피네프린(심정지 시 투여량의 5-10%)을 사용한다 과용량 투여로 인한 치명적인 사례도 보고되었으므로, 혈역학적인 집중관찰이 필요하다. 아나필락시스 쇼크가 계속되거나 저혈압이 계속되는 환자에게는 에피네프린의 지속정맥주입을 할 수도 있다.

(5) 기타 치료 약제

항히스타민제, 흡입성 베타작용제, 부신피질 스테로이드 정맥주사 등이 보조 치료제로 사용된다.

2) 임신부 심정지

임신부 심정지 상황은 매우 드물게 발생하며 생존율 또한 그리 높지 않다고 알려져 있다. 따라서 그동안의 증례 연구 및 경험에 근거하여 치료하는 것을 권장한다.

가슴압박 위치와 속도 및 깊이는 표준 심폐소생술 지침을 따른다. 다만, 기계 심폐소생술은 권고하지 않는다. 산모의 심정지의 경우, 산모의 자궁을 왼쪽으로 밀어 이동시키는 것은 대동맥과 대정맥 압박을 피할 수 있는 가장 쉬운 방법이며, 바로 누운 상태에서 가슴압박을 시행할 수 있으므로 산모를 왼쪽으로 비스듬히 눕게 하는 것보다 효율적일 수 있다. 임신부 심정지가 발생하면 산모와 태아 모두가 잠재적인 환자가 된다. 그러나 태아, 산모를 따로 구분하여 생각하기보다는 산모가 생존해야 태아가 생존할 수 있다는 사실을 명확히 인식해야 한다.

(1) 임신부 심정지의 예방

임상적으로 불안정한 임산부는 하대정맥이 눌리지 않게 완전히 왼쪽으로 돌려 눕히고 100% 산소를 공급한다. 정맥로는 가능한 가로막의 상부에 확보해야 한다. 저혈압(평소 수축기 혈압의 80% 이하로 저하되거나 100 mmHg 이하인 경우)이 발생하는지 주의 깊게 관찰하며 교정 가능한 원인을 신속히 파악하고 대처한다.

3) 익사

익수되었던 환자는 가능한 병원으로 이송하여 평가하여야 한다. 특히, 소생술(구조호흡만이라도 했던 경우)이 필요했던 환자는 의식이 명료하고 심폐기능이 정상적으로 유지된다고 하더라도 병원으로 이송하여 평가와 모니터링을 하여야 한다. 차가운 물에 오랫동안 익수상태에서 성공적으로 소생되거나 의식이 완전히 회복된 경우가 느물게 있기 때문에 사망이 분명한 경우가 아니면 현장에서 소생술을 시행하고 응급실로 이송해야 한다. 익수 환자의 경우 최근 연구에서 목격자의 인공호흡이 생존과 연관성이 있으며, 신경학적 예후와 생존퇴원율을 향상한다고 보고되었다. 인공호흡을 포함한 심폐소생술이 환자의 생존에 긍정적 영향을 미친다는 사실은 익수 환자의 심장정지가 저산소혈증에 의한 경우가 많다는 점에서 이해할 수 있지만, 기존의 심폐소생술 방법에서 인공호흡을 먼저 시행하는 것과 가슴압박을 먼저 시행하는 것에 대한 연구결과는 아직 부족하다. 응급의료종사자는 표준 심폐소생술을 시행하면서 전문기도기를 거치하고 산소를 투여하여야 한다. 다만, 소아의 경우 기도를 열고 2번 인공호흡 후에 가슴압박을 하며, 심폐소생술을 시작한다. 실제 익사환자에서 목뼈 손상의 발생률은 낮으므로 목뼈 손상이 의심되는 상황이 아니라면 모든 환자에게 목뼈고정을 하는 것은 권장하지 않는다. 일부 익사 환자는 성문 연축 혹은 호흡중지를 유발하여 물이 흡입되지 않거나 물이 일부 흡입되더라도 빠르게 체내순환으로 흡수되므로, 익사자에게 일괄적으로 복부밀어내기 혹은 하임리히법을 사용하지 않는다. 익사자에게 자동심장충격기를 사용할 때는 흉곽에 있는 물기를 제거하고 사용해야 한다. 인공호흡과 가슴압박을 하는 동안 많은 익사자가 구토를 한다. 구토가 발생하면 얼굴을 한쪽으로 돌려주고 손가락, 옷, 흡인기를 사용하여 구토물을 제거한다.

4) 전기충격 및 낙뢰와 관련된 심정지

집이나 사업장에서 사용하는 교류 전기에 의한 감전은 강직성 골격근 연축을 유발하여 감전부위로부터 피해자가 떨어지지 않아서 장시간 감전에 노출된다. 낙뢰로 인한 손상도 동시에 다발적으로 환자가 발생할 수 있다. 감전환자를 구조할 때에는 구조자의 안전이 가장 중요하고 안전성을 반드시 확보한 후 구조에 임해야 한다.

낙뢰로 인한 사망의 중요한 원인은 심정지이며, 심실세동 혹은 무수축과 관련이 있다. 낙뢰손상 후에 보통 심장의 자동능으로 심장의 기능은 자발적으로 회복되지만, 자발순환이 회복된 이후에 가슴근육연축과 호흡중추가 억제된 상태에서 호흡정지는 지속될 수 있다. 이때 호흡에 대한 치료가 이루어지지 않는다면 호흡정지로 인한 저산소성 심정지가 이차적으로 유발될 수 있다. 낙뢰로 인한 희생자 중 호흡이나 심정지가 발생하지 않았거나 즉각적인 처치에 호전된 경우 완전히 회복가능성이 높다. 따라서 다발성 낙뢰환자가 발생한 경우는 호흡 혹은 심정지 환자를 가장 우선적으로 치료해야 한다. 만약 호흡이나 순환의 증거가 없다면 바로 기본소생술을 시작하고 자동심장충격기를 사용하여 심실빈맥 혹은 심실세동을 치료해야 한다. 머리 및 목뼈 손상의 가능성이 있으므로 목뼈고정을 유지해야 한다. 과도한 연부조직 부종이 발생할 수 있으므로 기도유지에 문제가 발생할 가능성이 있을 때는 조기에 기관 내 삽관을 한다. 과도한 조직 손상 및 괴사로 인한 저혈량 쇼크와 지속적인 수액의 손실 등이 유발되므로 수액공급을 충분히 유지해야 한다.

5) 저체온증에 의한 심정지

의도하지 않은 사고로 저체온에 빠지게 되면 심각한 문제가 발생할 수 있다. 30℃ 미만의 중증 저체온증 상태가 되면 우리 몸의 중요 기능에 마비가 생겨서 추기 진찰 시에는 거의 죽은 사람처럼 보일 수도 있다. 따라서, 환자가 명백한 사망의 증거가 없다면 즉시 소생술을 시행해야 한다. 저체온증 환자는 가능한 빠른 시간 내에 재가온법을 시행할 수 있는 응급센터로 이송하도록 한다. 이송 중 더 이상의 체온 손실을 막기 위해 젖은 의류를 벗기고 담요를 덮어 보온을 해 준다. 34℃ 이상의 경증 저체온증의 경우는 이러한 수동적 재가온법(passive rewarming)만 시행해도 환자의 상태가 호전될 수 있다. 30℃에서 34℃의 중등도의 저체온증 환자는 추가로 히터 등을 이용한 외부 가온법(external warming)을 시행해야 하며, 30℃ 미만의 중증 저체온증 환자는 위장관이나 가슴막안 온수 세척(warm-water lavage) 등의 능동적 재가온법(active rewarming)을 이용하여 재가온해야 한다.

저체온 상태의 환자는 호흡이나 맥박이 매우 느리기 때문에 유무를 판단하기 매우 어렵고 심전도조차 무수축과 비슷한 양상을 보일 수 있다. 만약 저체온 환자가 맥박이나 호흡이 없다고 판단되면 즉시 심폐소생술을 시행한다. 중증의 저체온 환자에서 세동제거를 시행해야 할 적정 체온은 아직 밝혀져 있지 않으나, 심실세동이나 무맥성 심실빈맥이 발견될 경우 즉시 세동제거를 실시하도록 하고 이후 세동제거는 재가온 치료를 시행하면서 기본인명구조술 알고리즘에 맞춰 시행하도록 한다.

7. 감염병 유행 시기의 심정지

심폐소생술을 시행할 때는 환자와 구조자가 접촉하게 되므로 감염전파의 가능성이 있으며, 심폐소생술과 관련되어 구조자가 사스(SARS), 메르스(MERS), 중증열성혈소판감소증후군(SFTS) 등에 감염된 사례가 보고되었다. 감염성 호흡기 분비물이 구조자의 호흡기 점막이나 결막 등에 접촉하여 감염이 전파되므로 이를 차단하기 위한 보호장구를 착용하는 것이 감염 예방을 위해 중요하다. 일반적으로 전신 가운, 장갑, 마스크, 고글(보안경)을 착용함으로써 직접적인 비말 전파에 의한 감염을 예방할 수 있다. 비말보다 작은 공기 부유 입자를 차단하기 위해서는 N 95 마스크가 필요하다. 현재까지의 근거로는 가슴압박 또는 제세동 자체만으로는 감염전파의 위험을 증가시키지 않는다고 간주하는 경향이다. 그러나 인공호흡과 같이 환자의 입을 열어야 하는 술기는 비말 생성이 가능한 술기로 생각해야 한다.

인공호흡은 백마스크를 사용하되 가능하다면 헤파필터(High Efficiency Particulate Air Filter: HEPA)를 연결한다. 백마스크는 두 손을 이용하여 환자의 얼굴에 밀착시켜야 하며 이를 위해 두 명의 구조자가 인공호흡에 필요하다. 인공호흡을 할 때는 비말 생성을 줄이기 위해 가슴압박을 멈추도록 한다. 백마스크 사용이 익숙하지 않거나 인공호흡의 시행을 원하지 않을 때는 산소마스크를 환자의 얼굴에 올려둔 상태로 가슴압박소생술을 시행할 수 있다. 환자를 병원으로 이송할 때에는 가능하다면 음압형 구급차 또는 음압이 유지되는 이송 장비를 사용하는 것을 권장한다. 심폐소생술 및 이송을 마친 후에는 국가 방역 수칙에 따라 개인위생 및 구급차 소독 등 감염 방지를 위한 조치를 시행한다. 개인보호장구의 탈의는 오염되지 않도록 매우 신중하게 수행해야 한다.

8. 심폐소생술의 합병증

심폐소생술이 시행된 환자의 약 25%에서는 심각한 합병증이 발생하며, 약 3%에서는 치명적인 손상이 발생한다.

심폐소생술 중 발생하는 합병증은 주로 가슴압박에 의하여 유발된다. 가장 흔히 발생하는 합병증은 갈비뼈 골절로 약 40%에서 발생된다. 갈비뼈 골절과 연관되어 기흉, 심장눌림증, 폐출혈, 폐 타박상이 발생할 수 있으며 복장뼈 골절도 흔히 발생하는 합병증이다. 특히 자동 가슴압박기 등의 기구를 사용할 경우에는 복장뼈 골절의 발생률도 높다. 그 외에도 대동맥 손상, 심근 타박상, 식도 또는 위장점막의 찢김, 위 파열, 간 찢김, 비장파열 등이 심폐소생술 중에 발생할 수 있다(표 11-5).

갈비뼈 골절이나 복장뼈 골절은 심폐소생술이 정상적으로 시행되어도 발생할 수 있는 합병증이다. 그러나 위쪽 또는 아래쪽 갈비뼈의 골절, 복부장기의 손상, 심장 및 혈관의 손상은 부적절한 심폐소생술에 의하여 발생한다. 실제로 심폐소생술 중에 발생하는 심각한 손상 중에서 약 20% 정도는 심폐소생술이 부적절하게 시행되면서 발생하는 것으로 알려져 있다. 그러므로 심폐소생술에 의한 합병증을 줄이기 위해서는 일반인들에 대한 정확한 심폐소생술 교육이 필요하다. 또한 심정지를 정확히 확인한 후에 심폐소생술을 시작함으로써, 불필요한 심폐소생술에 의하여 환자 상태가 더욱 악화되는 것을 방지해야 한다.

표 11-5 심폐소생술의 합병증

가슴압박이 적절하여도 발생하는 합병증	갈비뼈 골절 복장뼈 골절 심장 타박상 폐 타박상
부적절한 가슴압박으로 발생하는 합병증	상부 갈비뼈 또는 하부갈비뼈의 골절 기흉 간 또는 비장의 손상 심장파열 심장눌림증 대동맥손상 식도 또는 위점막의 파열
인공호흡에 의하여 발생하는 합병증	위 내용물의 역류 구토 폐흡인

당신이 응급구조사라면

1. 심정지가 의심되는 환자가 있다는 연락을 받고 현장으로 출동하였다. 현장에는 50세 가량의 남자가 쓰러져 있으며, 주위는 구경꾼으로 둘러싸여 있다. 심폐소생술은 시행되고 있지 않고 있다. 응급구조사인 당신은 이 환자를 어떻게 치료할 것인가?
2. 심정지 환자를 치료하기 위하여 출동하여 보니 60세 가량의 여자환자를 한 학생이 심폐소생술을 시행하고 있다. 응급구조사인 당신은 어떻게 하겠는가?
3. 신고를 받고 출동하여 보니 한 남자가 목을 쥐고 기침을 하고 있다. 환자에게 청색증은 없었고, 목격자는 환자가 고기를 삼키다가 기침을 하기 시작하였다고 한다. 당신의 행동은?
4. 알약을 먹이다가 목에 걸린 것 같다는 신고를 받고 출동하여 보니, 2세 가량의 소아가 의식이 없는 상태로 엄마 품에 안겨 있다. 당신의 치료는?

제세동과 자동심장충격기

개요

여러 가지 원인에 의하여 발생한 심장의 부정맥 중에는 심정지를 초래하는 원인이 될 수 있으며, 심정지환자 중에는 심실세동(ventricular fibrillation)이나 심실빈맥(ventricular tachycardia)과 같은 치명적인 부정맥 상태에 있는 경우가 있다. 심장에 발생한 부정맥을 치료하는 방법은 크게 항부정맥 약제(antiarrhythmic drug)를 투여하는 약물 요법(pharmacological therapy)과 심장에 전류를 흐르게 하는 전기 요법(electrical therapy)으로 구분할 수 있다. 심정지를 초래하는 중요한 부정맥인 심실세동과 심실빈맥을 즉각적으로 치료하기 위한 가장 중요한 방법이 전기요법이다. 특히 심실세동은 전기요법으로만 치료가 가능하며, 심실세동환자에게 전기를 가하여 심실세동을 치료하는 것을 제세동(defibrillation)이라 한다.

국내의 응급의료에 관한 법률 제41조 및 시행규칙 제33조의 응급구조사 업무범위에 의하면, 2급 응급구조사의 업무범위에 "자동심장충격기를 이용한 규칙적 심박동의 유도가 규정"되어 있어, 1급 응급구조사의 업무에도 당연히 포함되는 중요한 술기가 제세동이다. 응급구조사가 사용할 수 있는 제세동기는 자동심장충격기(automated external defibrillator)로, 제세동기가 자동으로 심전도를 분석하여 심실세동을 확인한 후, 구조자가 제세동을 할 수 있도록 음성 신호로 알려주어 제세동을 유도해주는 장치이다. 자동심장충격기는 심전도를 판독할 수 없는 구조자라도 약간의 교육만 받으면 사용할 수 있는 안전한 제세동기이다. 자동심장충격기의 사용은 응급구조사에게는 필수적인 교육과정이고, 자동심장충격기의 교육은 이론과 실기를 동시에 시행하여야 하며, 교육 후에도 응급구조사들은 자동심장충격기의 사용법을 자주 재검토하고 항상 숙지해야 한다.

Chapter 12에서는 제세동과 연관된 용어에 대한 정의부터 시작한다. 심정지 환자에서 제세동의 중요성과 제세동에서 응급구조사의 역할에 대하여 기술되어 있다. 또한 제세동을 이해하기 위하여 필요한 심장의 전기체계 및 부정맥에 대한 기초 지식에 대하여 기술하였다. 마지막으로 제세동기에 대한 설명과 제세동기를 실제로 어떻게 사용하는가에 대하여 설명하였다.

목표

- 제세동을 정의하고 관련된 용어를 설명할 수 있어야 한다.
- 심정지 환자에서 제세동과 연관하여 응급구조사의 역할을 알아야 하며, 수동제세동기와 자동심장충격기의 차이점에 대하여 설명할 수 있어야 한다.
- 제세동의 원리를 이해하고, 심장의 전도체계, 심부정맥과 심전도의 원리를 이해하여야 한다.
- 제세동기를 사용하는 방법을 배운다.
- 제세동과정에서 발생할 수 있는 문제점을 알아야 한다.

1. 용어의 정의

제세동(defibrillation)은 심실세동(ventricular fibrillation)이라고 불리는 치명적인 심부정맥을 중지시키기 위해서, 환자의 흉벽을 통하여 심장에 전류를 가하는 치료방법을 말한다. 제세동을 위하여 사용되는 장비를 제세동기(defibrillator)라고 한다. 제세동기 사용법은 응급구조사 모두에게 교육되어야 한다. 최근 자동심장충격기가 현장 응급치료에 도입됨으로써 자동심장충격기를 사용한 제세동술은 기본소생술과정에 포함되어 있고, 자동심장충격기를 사용한 제세동술은 응급구조사뿐 아니라, 최초 반응자를 포함한 일반인에게까지 그 사용이 확대되고 있다.

제세동기는 환자의 심전도를 판독하고 제세동하는 방법에 따라 수동식 제세동기와 자동심장충격기로 구분할 수 있다. 구조자가 환자의 심전도를 관찰한 후 부정맥의 발생을 인식한 후 제세동 여부를 판단한 다음, 충전과 방전을 수동으로 하는 제세동기를 수동식 제세동기라고 한다. 반면, 환자의 심전도를 제세동기가 자동으로 분석하고, 제세동을 하도록 하는 제세동기를 자동심장충격기라고 한다. 최근에는 수동제세동기와 자동심장충격기 기능을 선택하여 사용할 수 있는 제세동기도 있다(그림 12-1). 자동심장충격기는 전원을 켠 후 환자의 가슴에 패드를 부착하면 더 이상의 외부 조작없이 부정맥을 분석하고 에너지를 충전하여 제세동을 실시하는 완전 자동심장충격기와 부정맥을 분석한 후에 전기 충격 시행 버튼을 누르도록 음성으로 지시를 하는 반자동심장충격기로 나눌 수 있다. 수동제세동기는 심전도를 판독하고 전기치료를 결정할 수 있는 의사가 주로 사용하고, 자동심장충격기는 심전도를 구조자가 판독할 필요가 없으므로 간호사, 응급구조사, 일반인 등이 사용할 수 있다.

2. 조기 제세동의 중요성과 응급구조사의 역할

조기 제세동(early defibrillation)이란 심정지가 발생한 환자에게 심정지의 발생 초기에 심실세동의 발생을 알아내어 제세동으로 환자를 치료하는 것을 말한다. 조기 제

A

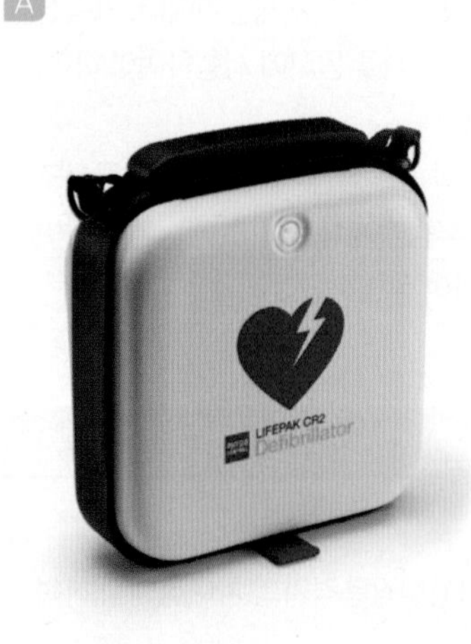

B

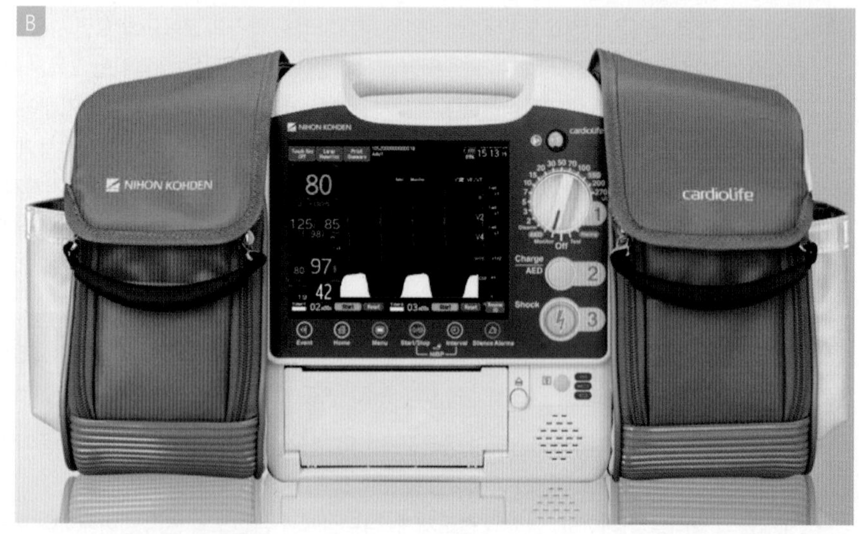

• 그림 12-1 **A.** 자동심장충격기. **B.** 수동제세동기와 자동심장충격기 기능을 모두 갖춘 제세동기 스위치 선택에 따라 수동식제세동기(→) 또는 자동심장충격기(.)로 사용가능하다.

세동은 다음과 같은 이유에서 심정지 환자의 치료에 매우 중요한 영향을 준다.

성인 심정지 환자에서 가장 흔히 발견되는 부정맥은 심실세동이며, 심실세동의 가장 중요한 치료는 제세동이다. 제세동의 성공률은 시간이 경과함에 따라 급격히 감소하며, 심실세동이 치료되지 않고 지속되면 치료할 수 없는 무수축(asystole)상태에 빠지게 된다. 심폐소생술을 시행하지 않는 경우 제세동에 의한 심실세동 환자의 소생률은 심실세동이 발생한 후 1분이 경과할 때마다 7–10%씩 감소하며, 목격자에 의한 심폐소생술이 시행되면 제세동의 성공률이 분당 3–4% 정도로 감소된다. 따라서 심정지 환자의 소생률을 높이기 위해서는 심정지 원인의 대부분을 차지하는 심실세동을 발생 초기에 효과적으로 치료해야 한다.

심폐소생술만으로는 심실세동이 정상리듬으로 변환될 가능성이 적지만, 심정지 환자에서 심폐소생술이 적절히 수행되고 있는 상황이고 심정지 발생 5분 이내에 제세동이 시행된다면 환자가 신경학적 손상없이 소생될 가능성이 매우 높다. 따라서 응급의료체계에 연락되어 현장에 출동하는 응급구조사의 적절한 제세동을 시행할 수 능력을 갖추고 있는가가 심정지 환자의 소생에 매우 중요하다. 응급구조사는 조기 제세동의 중요성을 인식하여 가능한 빠른 시간에 적절한 제세동을 시행하여야 한다.

3. 심장의 전도계와 제세동이 필요한 부정맥

1) 심장의 전도계와 심정지를 유발하는 부정맥

심장에는 심장에서 발생한 전기신호가 심장의 각 조직으로 전달될 수 있도록 특수화된 조직인 전도계(specialized conduction system)가 있다. 전도계를 통하여 전도된 전기적 신호는 심방과 심근의 근육을 수축시켜 심장의 수축을 유발함으로써 심장 내의 혈액이 박출되도록 한다(그림 12–2). 만약 전도계를 통한 전기신호의 전도가 차단될 경우에는 심실의 수축 빈도가 감소하여 심박출량이 감소하게 된다. 또한 심근의 일부가 손상되어 손상된 조직으로부터 정상적인 전류와 일치하지 않는 전기자극을 방출하면 다양한 형태의 부정맥이 발생할 수 있다. 심정지 환자에게 관찰되는 심전도상의 소견은 심실빈맥, 심실세농, 부수축이다(그림 12–3). 부성맥 중에서 심실의 속도가 빨라지게 되는 부정맥을 빈맥성 부정맥(tachyarrhythmia)이라 한다.

빈맥성 부정맥 중에서 무맥성 심실빈맥(pulseless ventricular tachycardia)과 심실세동(ventricular fibrillation)은 심실의 수축 속도를 극도로 빠르게 하거나 심근의 일치된 수축을 불가능하게 함으로써 심박출량을 급격

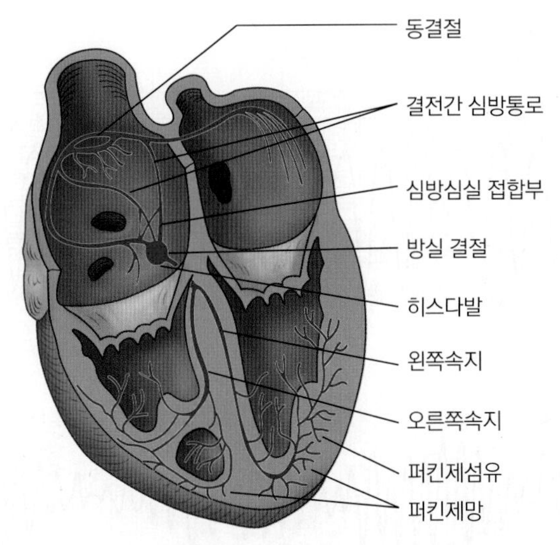

• 그림 12-2 심장의 전도계. 심장의 전도계는 특수화된 심장세포로 구성되어 있다. 동결절은 자율성이 가장 발달한 조직으로서 정상 상태에서 심박조율을 시작하는 부위이다. 동결절에서 시작된 전기활동은 심방, 방실결절, 히스다발을 거쳐 퍼킨제 섬유로 퍼져나가 심실세포로 전달된다.

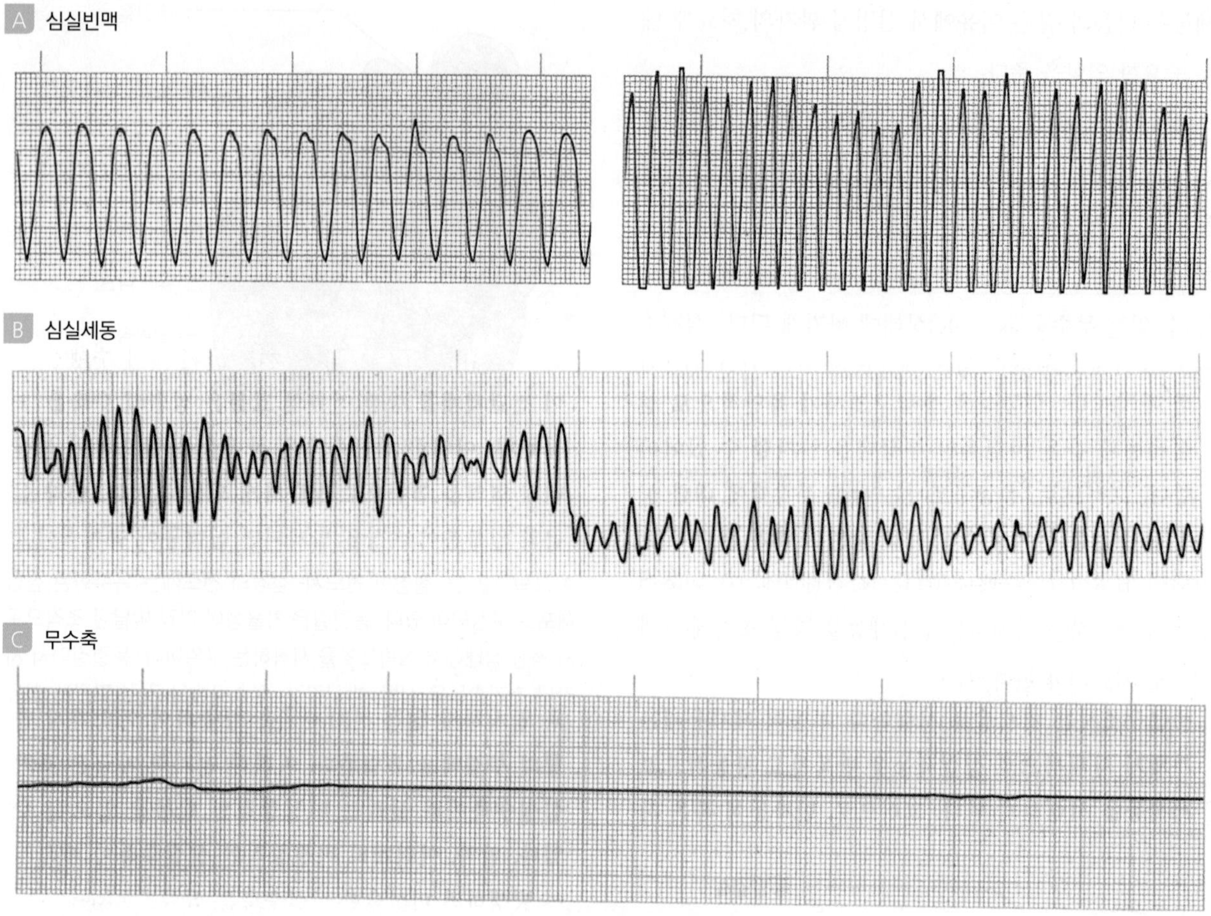

A 심실빈맥

B 심실세동

C 무수축

• 그림 12-3 심정지 환자에서 흔히 관찰되는 심전도 소견. **A.** 심실빈맥. 연장된 QRS파가 빠른 속도로 비교적 규칙적으로 발생한다. **B.** 심실세동. 불규칙한 크기, 속도, 모양의 파형이 발생하며 QRS파간의 구분이 분명치 않다. **C.** 무수축. 심장의 전기활동이 전혀 없는 상태로, 심정지 상태가 오래 지속된 경우에 관찰된다.

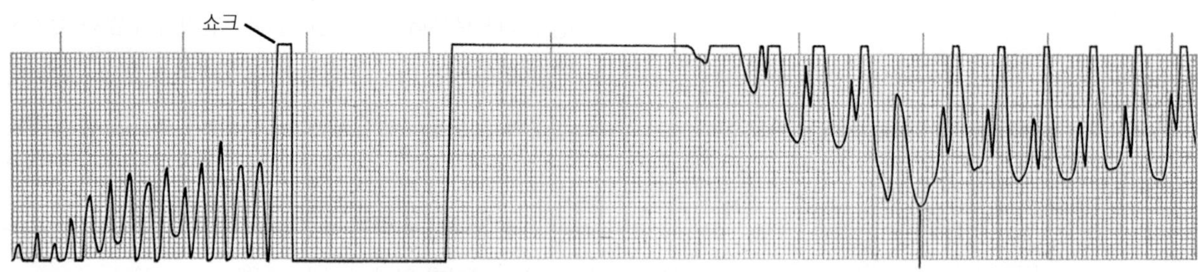

• 그림 12-4 제세동으로 심실세동을 치료하는 과정. 심실세동은 전기 요법인 제세동술로 치료될 수 있다.

히 감소시키고 심정지를 유발할 수 있다. 이러한 경우에 심장의 효과적인 박동이 불가능해짐에 따라 맥박이 촉지되지 않을 정도로 혈압이 떨어지므로, 환자는 의식을 잃게 되어 임상적으로 심정지 상태에 놓이게 된다. 심실빈맥 또는 심실세동 상태의 심장은 정상 심장보다 훨씬 높은 대사상태에 놓이게 되므로, 심장은 순식간에 허혈상태에 빠져 심장의 에너지원은 수분 이내에 고갈될 수 밖에 없다. 따라서 수분 이상 심실세동이 지속되면, 심장의 완전한 전기적 불활성 상태인 무수축(asystole)에 빠지게 된다. 심실세동 상태에 있는 환자는 제세동으로 소생시킬 수 있지만, 무수축 상태의 환자는 소생될 가능성이 극히 낮다(그림 12-4). 무수축 환자에서는 제세동이 전혀 도움이 되지 않는다. 오히려 제세동이 부교감 신경효과를 증대시키기 때문에 무수축환자에게 제세동을 하면 소생률을 떨어뜨릴 수도 있다.

2) 심전도

심전도는 심장을 통해서 흐르는 전류를 기계적으로 측정하여 나타내는 기록이다. 제세동기는 제세동기 화면에 심전도를 나타내며, 관찰된 심전도는 제세동기에 직접 저장하였다가 종이기록지나 컴퓨터화면으로 재생할 수 있다. 심전도는 심장세포에서 발생하는 전기활동인 탈분극과 재분극 과정의 전위를 시간경과에 따라 기록하도록 고안되어 있다. 정상 상태에서 심장의 전기 활동은 일정한 간격으로 나타나는 파형의 복합체로 구성되어 있다. 통상적으로 심전도는 초당 25 mm의 속도로 움직이는 모눈종이에 파형을 기록한다(그림 12-5). 이러한 파형은 그림 12-6과 같이 나타나며, 각각의 파형을 P파, QRS 복합파, T파라고 부른다. 심방의 탈분극(polarization)은 P파를 생성하고, 심실의 탈분극은 QRS 복합파를 생산한다. 심실이 재분극 될 때는 T파가 발생한다. PR간격은 P파에서 QRS 복합파의 시작까지의 간격으로, 전류가 심방에서 심실로 가는 데 소요되는 시간이다. QRS파는 심실에서 전류가 흐르는 시간으로 정상적으로는 0.12초 이내이며, 심실 내 전도 장애가 발생하면 0.12초 이상으로 연장된다. 정상적으로 박동하는 상태의 심장에서 관찰되는 심전도 소견을 정상 동조율(normal sinus rhythm)이라고 한다. 정상 동조율상태의 심전도는 각각 한 개씩의 P파, QRS파 및 T파를 가진다.

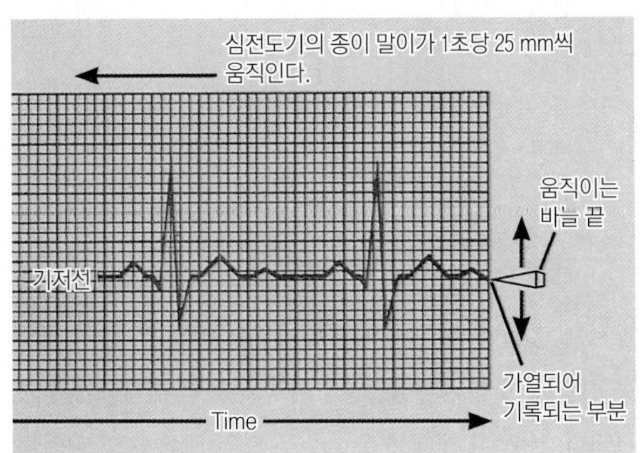

• 그림 12-5 심전도의 기록. 통상적으로 심전도는 25 mm의 속도로 움직이는 모눈종이에 기록한다.

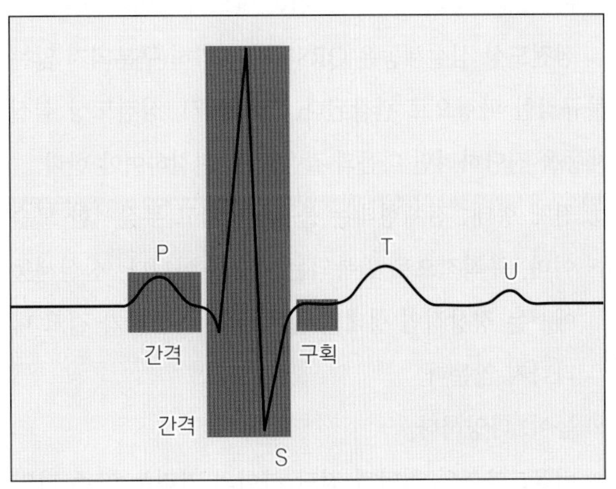

• 그림 12-6 정상 심전도의 파형

A 거친 심실세동

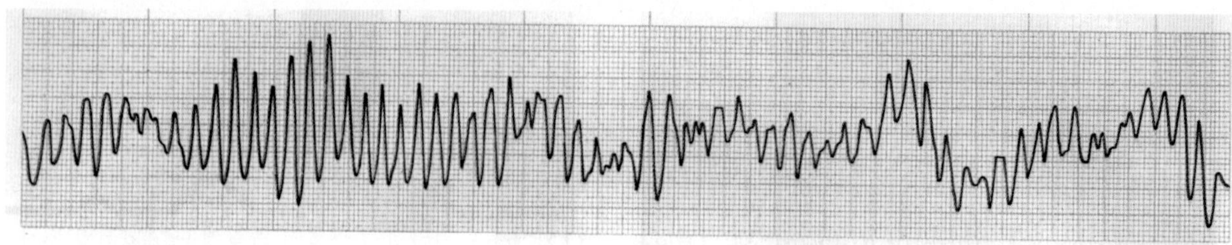

B 미세한 심실세동

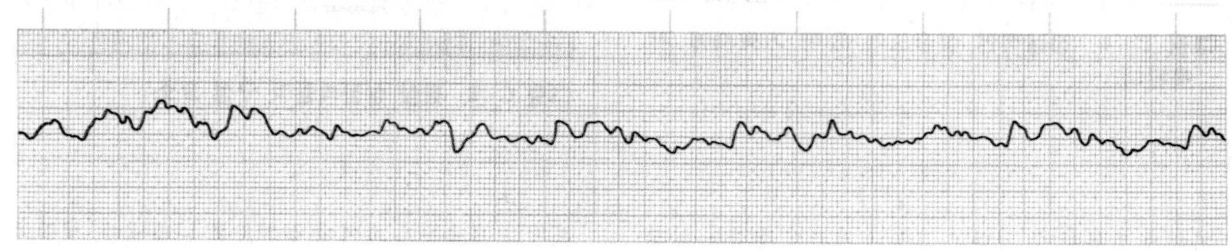

● 그림 12-7 시간에 따른 심실세동파의 변화. **A.** 심실세동 발생 초기의 심전도 소견. **B.** 심실세동 발생 후 시간이 경과한 후의 심전도 소견. 심실세동은 그 파형이 불규칙적이고 무질서하며, 규칙적이거나 반복되는 파형의 소견이 없다. 심실세동의 세동파는 시간이 경과함에 따라 변하는데, 초기에는 세동파의 진폭이 크고 주파수가 높지만, 시간이 경과함에 따라 세동파의 진폭이 작아지고 주파수가 낮아진다.

3) 심실세동과 심실빈맥의 심전도 소견

(1) 심실세동의 심전도 소견

최근 자동심장충격기의 도입으로 응급구조사가 직접 심전도를 관찰하고 심실세동을 진단할 필요는 없어졌다. 그러나 제세동기를 수동으로 사용하여야 할 경우도 있으므로, 심실세동의 심전도 소견은 반드시 알아야 한다.

심전도상 심실세동은 QRS파가 분명히 구분되지 않는 불규칙한 파형으로 관찰된다(그림 12-7). 심전도상 심실세동을 진단하려면 다음과 같은 점을 관찰하여야 한다.

① 전체 형태: 전체형태는 불규칙적이고 무질서한 모습이며, 규칙적으로 반복되는 모습이 아니다. 심실세동에서는 정상적인 형태의 좁은 QRS 복합파가 결코 나타나지 않는다.

② 높이: 다양하다.

③ 비율: 파형의 첨단과 첨단 사이의 거리는 아주 다양하다.

(2) 심실빈맥의 심전도 소견

심실빈맥은 심실에서 발생하는 중요한 부정맥으로, 심전도 상에서는 QRS파의 간격이 넓어지며 빈도는 100회 이상으로 관찰된다(그림 12-8). QRS파가 분명히 관찰되며 규칙적으로 발생하기 때문에 심실세동과는 쉽게 구분된다. 그러나 심실빈맥의 심실박동수가 매우 빠른 경우에는 심실세동에서와 마찬가지로 심정지를 초래하게 된다.

4. 제세동기

앞서 설명한 바와 같이 제세동기는 심전도 분석 및 제세동 방법에 따라 자동심장충격기와 수동식 제세동기로 구분된다. 수동식 제세동기는 주로 병원 내에서 의사가 사용하며, 현장 응급치료에는 대부분 자동심장충격기를 사용한다.

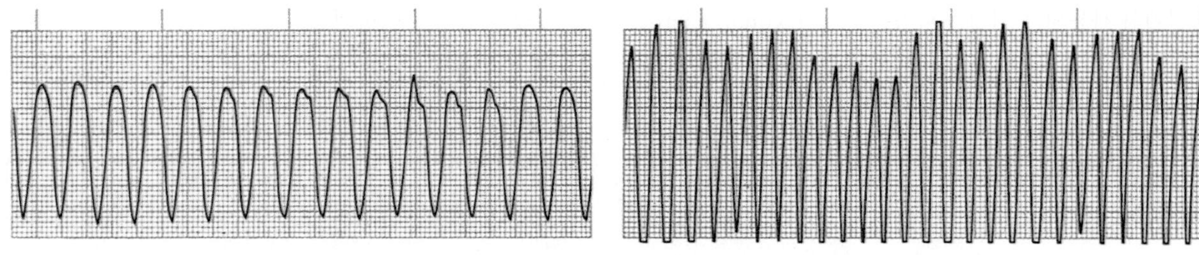

● 그림 12-8 심실빈맥의 두 가지 예. QRS파의 간격이 연장된 파형이 비교적 규칙적으로 반복하여 관찰된다.

대부분의 자동심장충격기는 간편한 조작으로 수동식 제세동기로 전환될 수 있다. 현장 응급치료에 사용되는 휴대용 제세동기는 다음과 같은 특성을 가지고 있어야 한다.

① 재충전: 응급구조사가 사용하는 제세동기에는 휴대할 수 있는 전기공급장치가 있어야 한다. 보통 충전할 수 있는 니켈카드뮴 전지가 사용된다.

② 휴대 편의성: 제세동기는 무게가 가벼워야 하고, 운반하기 쉽게 고안되어야 한다.

③ 내구성: 열악한 기상조건과 거칠게 다루어도 결딜 수 있도록 내구성이 강해야 한다.

④ 기록 및 출력: 환자에게서 발생한 심전도 소견 및 치료 행위를 저장하고 출력할 수 있는 장치가 있어야 한다.

1) 자동심장충격기

자동심장충격기는 심전도 분석 시스템과 제세동을 유도하는 시스템을 갖춘 제세동기를 말한다. 자동제세동을 할 때에는 흉곽에 부착하도록 고안되어 있는 두 개의 커다란 접착성 전극을 사용한다. 자동심장충격기는 심전도에서 발생하는 전위의 빈도, 진폭, 경사도, 모양을 분석함으로서 심실세동과 심실빈맥을 진단한다. 자동심장충

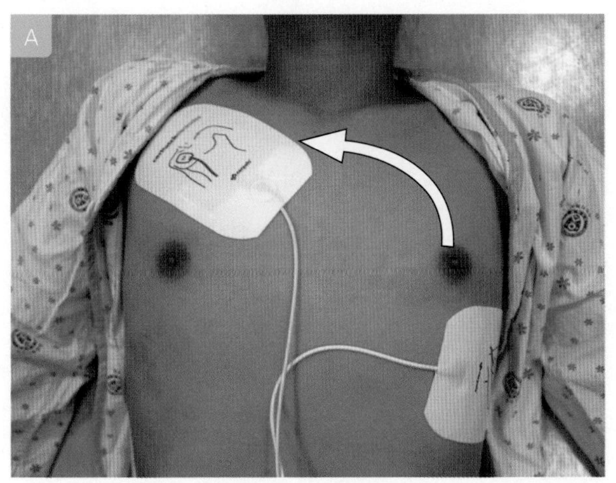

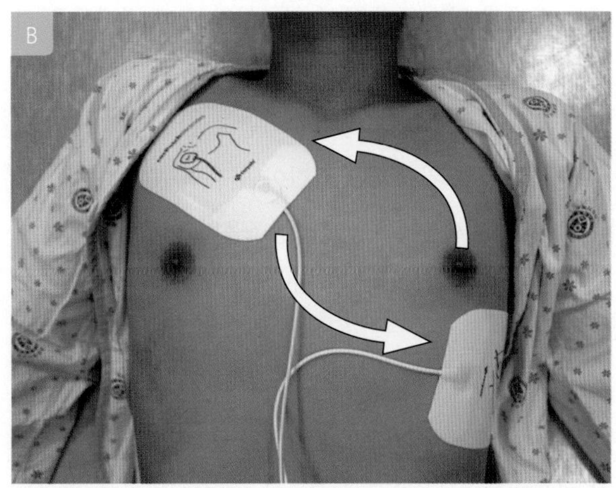

● 그림 12-9 **A.** 단상파형의 전류 흐름. **B.** 이상파형의 전류 흐름. 두 가지 제세동 파형. 단상파형은 파형이 한 개의 극성만을 가지고 있으므로 제세동 전류의 흐름도 한 방향으로 진행되지만 이상파형은 두 개의 극성을 가지고 있으므로, 제세동 전류의 방향이 제세동 도중에 바뀌게 된다.

격기에서 사용되는 제세동 파형은 단상파형(monophasic waveform)과 이상파형(biphasic waveform) 두 가지가 있다. 단상파형은 파형이 한 개의 극성만을 가지고 있으므로 제세동 전류의 흐름도 한 방향으로 진행되지만, 이상파형은 두 개의 극성을 가지고 있으므로, 제세동 전류의 방향이 제세동 도중에 바뀌게 된다(그림 12-9). 제세동 파형에 따라 제세동에 필요한 에너지양이 다르다. 이상파형을 사용한 제세동기는 에너지를 증가시키지 않고 동일한 에너지로 제세동을 하더라도 제세동 성공률이 높은 것으로 나타났다. 이상파형을 사용할 경우에는 200 J 이하의, 대개는 120-200 J로 제세동을 하고, 단상파형을 사용할 경우에는 최대 에너지인 360 J로 제세동을 한다.

2) 자동심장충격기 사용법

(1) 자동심장충격기를 사용하기 전에 확인하여야 할 사항

자동심장충격기를 사용하기 전에 반드시 확인하여야 할 사항이 있다. 먼저 1세 미만의 영아에서의 심정지는 주로 호흡정지에 의한 것이므로, 자동심장충격기의 일상적 사용은 권장되지 않는다. 환자의 몸이 젖어있는 경우에는 환자의 가슴을 충분히 건조시킨 후에 제세동을 하여야 한다.

피부에 부착하는 물질로 투약받고 있는 환자에서 전극을 부착할 부위에 투약물질이 있으면 제거하여야 한다. 체내형 제세동기나 심장박동조율기를 가진 환자에서는 삽입부위로 부터 최소 3 cm 이상 떨어진 곳에 전극을 부착하여야 한다.

또한 체내형 제세동기가 작동되면 환자의 가슴 근육이 수축하는 것을 관찰할 수 있으므로, 체내형 제세동기가 작동되고 있는 상태에서는 약 30-60초 정도 체내형 제세동기가 작동할 수 있는 시간이 경과한 후 자동심장충격기를 작동한다.

1세 이상 8세 이하의 소아에서 자동심장충격기를 사용할 경우에는 소아용 변환 시스템(전극에 장착되어 있거나, 제세동기에 선택 스위치가 있음)을 적용하여야 한다. 자동심장충격기에 소아용 변환 시스템이 갖추어져 있지 않은 경우에는 성인용 전극을 사용하여 성인에서와 같이 자동심장충격기를 사용한다.

(2) 전극의 위치

전극은 심근에 최대의 전류를 전달할 수 있도록 위치시켜야 한다. 전극을 대는 방법에는 세 가지가 있다.

① 전-외위치법(anterolateral placement)은 한 전극을 오른쪽 빗장뼈 아래쪽에 대고 다른 전극은 왼쪽 젖꼭지 바깥쪽에 부착하는 방법으로 가장 많이 사용된다(그림 12-10).

② 전-후위치법(anteroposterior placement)은 한 전극을 복장뼈의 왼쪽(심첨부)에 대고 다른 전극은 가슴우리의 등쪽, 성인의 경우는 통상, 왼쪽 어깨뼈 아래쪽에 대고, 신체 크기가 작은 소아의 경우는 왼쪽 또는 오른쪽 어깨뼈 안쪽에 부착하는 방법이다(그림 12-11).

③ 액와위치법(biaxillary placement)은 양쪽 겨드랑이 아래에 전극을 부착하는 방법이다.

전극 부착 위치에 따른 제세동 성공률의 차이는 없는 것으로 알려져 있다. 소아에서는 전극과 전극 전극사이의 거리를 최소 1-2인치 이상 떼고 전극을 위치시켜야 하므로 체구가 작을 경우에는 전-후위치법으로 전극을 위치하는 것이 좋다(그림 12-11). 전극과 전극 사이에는 물이나 전도 물질이 있으면 전류가 피부로 전도되어 심장에는 충분한 전류가 전달되지 않거나 화상을 초래할 수 있으므로 반드시 제거를 해야 한다.

(3) 자동심장충격기 작동법(그림 12-12)

자동제세동을 할 때, 제세동기를 작동할 구조자는 환자

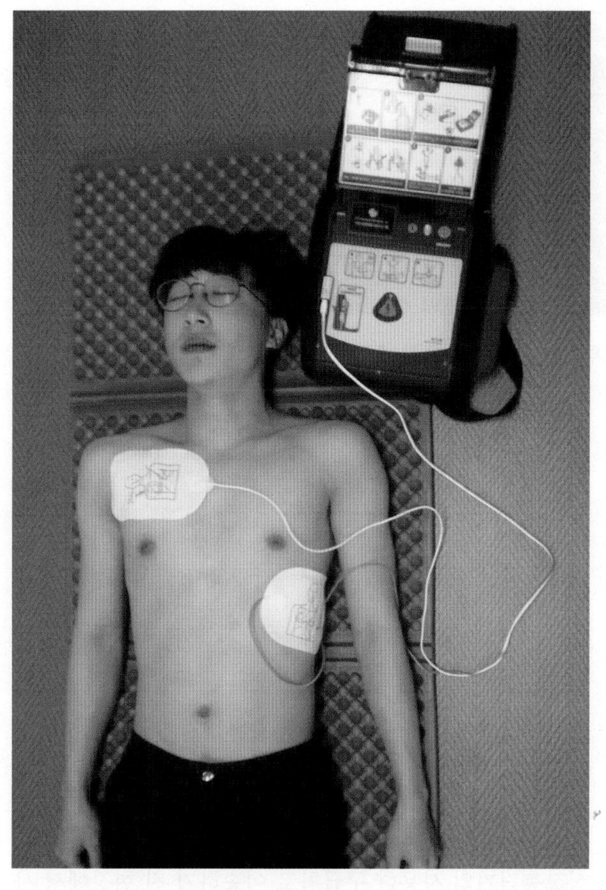

● 그림 12-10 전·외 위치법. 자동심장충격기의 전극의 위치

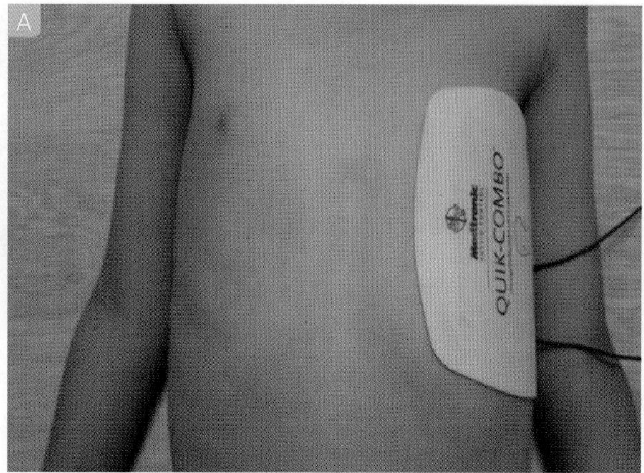

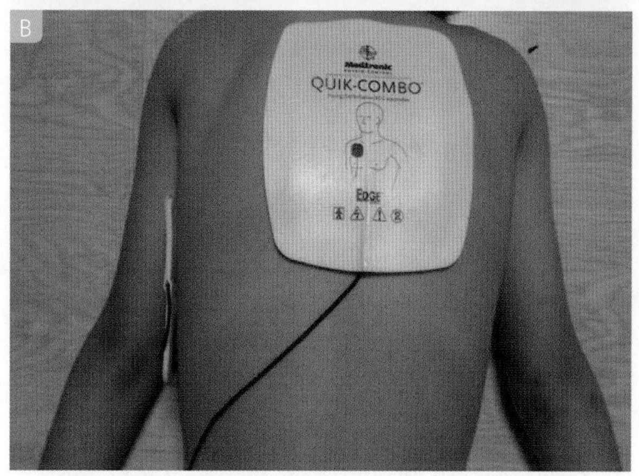

● 그림 12-11 전-후위치법. 자동심장충격기의 전극의 위치

의 왼쪽에 위치하고, 심폐소생술을 하는 구조자는 환자의 오른쪽에 위치한다. AED가 지시할 때를 제외하고는 계속 심폐소생술을 지속한다. 자동심장충격기는 누워 있는 환자의 왼쪽 귀 근처에 놓도록 한다.

① 자동심장충격기를 켠다(Power on the AED)

자동제세동을 위한 첫 번째 단계는 제세동기를 켜는 것이다. 전원 스위치를 누르거나, 제세동기의 뚜껑을 열면 제세동기의 전원이 켜진다.

② 전극을 부착한다(Attach electrode pads)

자동심장충격기를 켠 후에는 전극을 부착한다. 전극은 오른쪽 빗장뼈 아래에 한 개를 붙이고, 다른 한 개의 전극은 왼쪽 젖꼭지의 바깥쪽에 부착한다(그림 12-12). 전극의 부착 상태가 좋지 않으면, 전극을 확인하라(check electrodes)는 음성 신호가 나오게 된다. 가슴에 털이 많은 환자에서는 전극의 부착상태가 나쁜 경우가 많다. 반복하여 전극을 확인하라는 음성신호가 나오면 전극을 갑자기 떼어 내어 가슴의 털이 뽑혀나가도록 한 후, 전극을 다시 붙인다. 그 후에도 음성 신호가 반복되면, 가슴의 털을 깎아야 한다.

③ 심전도 분석 스위치를 누른다(Analyze the rhythm)

전극을 붙인 후에는 분석스위치를 눌러 심전도가 분석되도록 한다. 심전도가 분석되는 동안에는 심폐소생술을 포함한 환자에 대한 모든 조작을 중단한다. 심전도의 분석에는 5-15초가 소요된다. 제조자에 따라 전극만 부착하면 분석스위치를 누르지 않아도 분석이 시작되는 자동

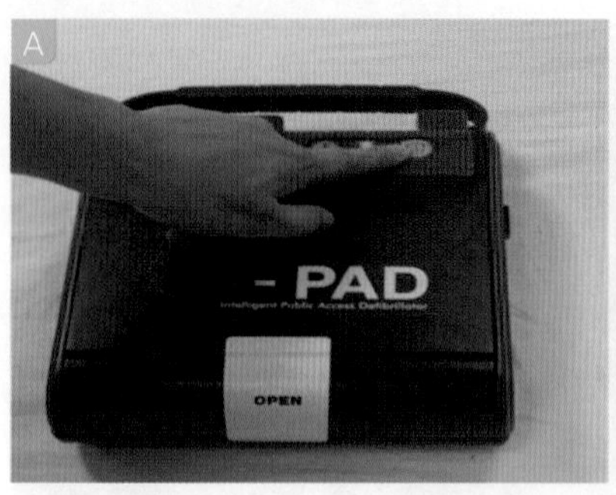

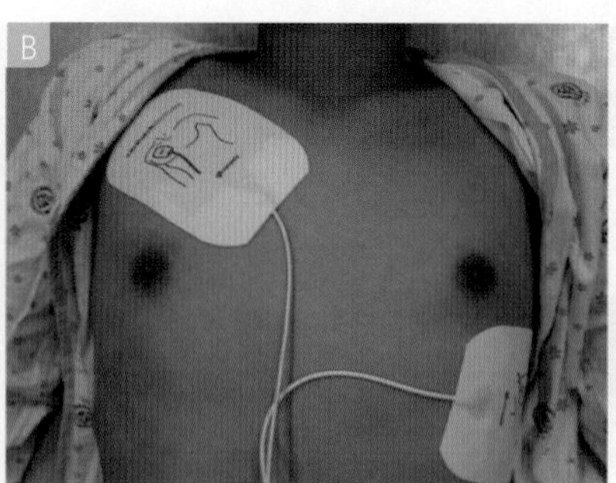

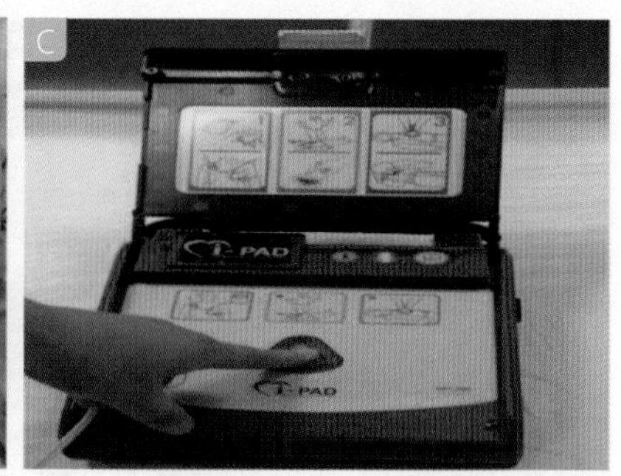

• 그림 12-12 자동심장충격기 사용법. **A.** 전원을 켠다. **B.** 전극을 부착한 후 심전도를 분석한다. **C.** 심실세동이 감지되면 쇼크 스위치를 누른다.

심장충격기도 있다. 분석이 끝나면 제세동기로부터 분석 결과에 따라 음성 신호가 나오게 된다. 심실세동이 확인되면 자동심장충격기가 자동으로 충전되면서 제세동하라는 음성 신호(press to shock)가 나오게 된다. 만약 환자의 심전도 분석 결과가 심실세동이 아니면, 환자의 상태를 확인하라(check patient)는 음성 신호가 나온다.

④ 주의(Clear) **및 제세동**(Press the SHOCK button)

분석 결과, 심실세동으로 확인되면 제세동기가 자동으로 충전되면서[충전되는 과정에서 "충전(charging)"이라는 음성 신호가 나오기도 한다] 환자와 접촉하지 말라(clear)는 음성 신호가 나오고, 제세동하라(press to shock)는 음성 신호가 나온다. 이때, 먼저 구조자 본인이 환자와 접촉되어 있지 않은지 확인하고(I clear), 다른 사람이 접촉되어 있는지를 확인한 다음(you clear), 모든 사람이 환자와 접촉되어 있지 않은지를 확인(everybody clear)한 후, 제세동 스위치를 눌러 제세동한다. 첫 번째 제세동을 한 후에는 즉시 가슴압박부터 시행하는 심폐소생술을 시행한다.

(4) 심정지 환자에서의 제세동 과정(그림 12-13)

심정지 환자가 발생한 현장에 제세동기가 없으면 일단 심폐소생술이 시행되어야 한다. 환자의 심정지를 구조자가 목격한 경우, 심폐소생술을 시행하는 동안 제세동기가 도착하면 환자의 심전도 소견이 심실세동인지를 확인하고, 심실세동이 확인되면 즉각 200 J(이상파형을 사용하는 경우)로 제세동을 시도한다. 제세동 후에는 심전도나 맥박을 확인하기 위하여 멈추지 말고 즉시 가슴압박을 시작으로 심폐소생술을 2분간 시행한다. 매 2분마다 자동심장충격기가 심장 리듬을 분석하게 되며, 자동심장충격기 안내에 따라 심폐소생술을 계속 시행한다. 자동심장충격기의 사용한 구급차로 이송하기 전 현장에서 사용하는 것이 원칙이다.

병원 이외 지역에서 심정지 환자가 발생하여 자동심장충격기를 사용하는 경우 국내 여건상 오랫동안 심폐소생술을 할 수 없다. 따라서 현장에서 2–8분간 자동심장충격기를 사용한 심폐소생술을 시행한 후 제세동으로 순환 회복이 안 되었다면, 가까운 병원으로 이송하고, 이송 중에는 심폐소생술을 시행한다.

① 자동심장충격기 분석 결과 제세동할 필요가 없다 (no shock advised)**고 표시되는 경우**

자동심장충격기의 분석 결과, 제세동이 필요하지 않다고 표시되는 경우는 두 가지가 있다. 심정지 상태이지만 무수축 등 심실세동 이외의 심전도 소견이 있는 경우에는 제세동이 필요하지 않다. 이 경우에는 심폐소생술을 계속하여야 한다. 다른 경우는 환자가 심정지 상태가 아닌 경우이다. 이 경우에는 자동심장충격기의 전극은 그대로

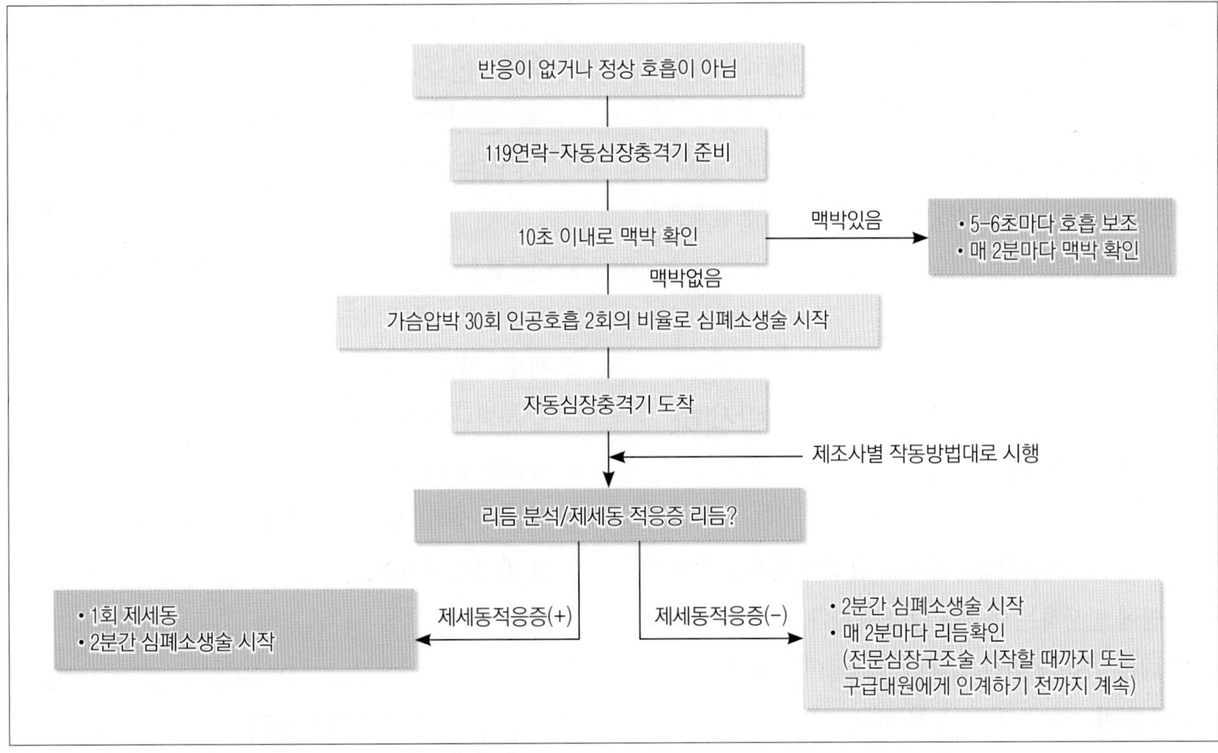

• 그림 12-13 심정지가 의심되는 환자에서 자동제세동을 하는 과정

둔 채, 환자의 맥박과 호흡을 확인하고 맥박과 호흡이 있으면 회복자세(recovery position)를 취해준다.

5. 특수한 상황에서의 제세동

1) 이동 중인 구급차에서의 자동심장충격기 사용

이동 중인 구급차에서도 자동심장충격기를 사용하여 환자의 심전도를 감시할 수 있다. 그러나 이동 중에는 심전도 분석이 부정확하므로, 제세동을 위하여 심전도를 분석하여야 할 경우에는 구급차를 정지시킨 후 분석하여야 한다.

2) 구조자가 한 명일 경우의 자동제세동

구조자가 한 명일 때에는 심폐소생술을 시작하는 것보다 자동심장충격기를 사용하는 것이 우선된다. 즉, 환자가 의식이 없다면, 응급의료체계에 환자의 발생을 연락한 후, 10초간 환자 맥박을 확인하여 맥박이 없다면 즉시 자동심장충격기의 전극을 환자에게 부착한 후 자동제세동 과정에 따라 환자를 치료하여야 한다.

3) 소아에서의 자동제세동

소아에서 제세동에 필요한 에너지는 제세동 파형에 관계없이 첫 번째 제세동에는 2 J/kg, 그 이후의 제세동에는 4 J/kg를 권장하고 있다. 최근 시판되는 대부분의 자동심장충격기는 소아용 변환장치가 장착되어 있다. 소아용 변환 장치는 전극 연결부위에 장착되어 있거나 변환스위치를 사용하여 작동시키도록 되어 있다. 1세에서 8세 사이의 소아에서는 소아용 변환장치를 사용하여 제세동을 하고, 소아용 변환장치가 없다면 성인용 자동심장충격기를 사용해도 된다. 1세 미만의 영아에서는 자동심장충격기를 사용하지 않는다.

6. 자동심장충격기 사용 동안에 발생하는 문제와 해결

응급구조사는 자동심장충격기로 심정지 환자를 치료하는 동안에 발생하는 문제를 알아야 한다. 각각의 문제점들에 대한 가능한 원인과 해결 방안들이 기재된 책자나 인쇄물을 이용하여 점검하도록 한다.

1) 피부와 전극 사이의 부적절한 접촉

자동심장충격기는 피부에 접촉해 있는 2개의 전극 사이에 흐르는 전류를 감지하여 심전도로 나타낸다. 만약 제세동기의 전극이 적절하게 연결되지 않았다면, 제세동기에서 전극을 확인하라(check electrode)는 경고신호가 나온다.

이러한 경고신호가 울리면 응급구조사는 다음과 같은 시도를 하거나 확인해야 한다.

① 가슴에 부착되어 있는 전극이나 패드를 힘있게 누른다.
② 전극이나 패드와 연결된 연결선, 제세동기 본체와의 연결부위를 확인한다.
③ 가슴에 털이 많이 있는 경우, 너무 축축하거나 땀이 많은 경우, 가슴에 전극이나 패드가 접착하기에 너무 불규칙한 경우 등을 생각해야 한다.

2) 심실세동이 관찰되었음에도 제세동하라는 음성 신호가 나오지 않거나, 제세동 스위치를 눌렀는데도 제세동기의 충격이 전달되지 않는 경우

① 자동분석장치가 분석하고 작동하기에 불충분한 시간
② 자동장비 스위치의 고장
③ 제세동기로 심장리듬을 분석하는 동안에 심폐소생술을 하거나 환자를 움직인 경우
④ 자동분석장치의 결함
⑤ 축전기 장해: 부적절하게 충전된 배터리나 자발적으로 방전된 배터리

7. 제세동기의 유지관리

자동심장충격기는 표준화된 점검표에 의거하여 정기적으로 점검되어야 한다. 제조업체에서 제시하는 점검표는 점검항목을 결정하는 데 도움을 줄 것이다. 표 12-1은

표 12-1 자동심장충격기 점검표

1. 기계의 외관에 손상이 있는지를 확인한다.
2. 화면과 전극의 연결선을 점검한다.
3. 화면의 표시가 정상적인가를 점검한다.
4. 기록장치를 점검한다.
5. 스위치를 점검하고 정확히 작동하는지를 확인한다.
6. 건전지 상태를 확인한다.
7. 자동제세동 시뮬레이터를 연결하여 실제적인 자동제세동과정을 확인한다.
8. 추천된 에너지 양을 충전하는 시간을 확인하고 제조업체의 추천 내용과 비교한다.
9. 부속품과 소모품의 상태를 확인한다. (1) 테이프 카세트, 기억 장치 등의 기록 및 재생 장치 (2) 심전도 기록종이 (3) 제세동 전극

점검표의 한 표본이다. 점검 시에 특별한 주의를 요하는 내용은 다음과 같다.

1) 건전지 손질과 유지

건전지의 충전과 손질은 장비유지에서 가장 중요한 점이다. 응급현장으로 출동하기 전에 응급구조사는 제세동기의 원활한 사용을 위하여 축전기를 적절히 작동시키기 위하여 규칙적인 충전과 방전이 필요하고, 건전지 수명을 확인해야한다. 응급구조사는 특별한 제세동기의 건전지 유지를 위해서 제조업체의 추천내용을 충분히 숙지해야 한다.

2) 제세동기

수동식 제세동기에서는 축전기를 충전시킨 후 제세동 에너지의 양이 정확하게 출력되는지를 규칙적으로 점검해야 한다. 대부분의 제조업체는 제세동기에서 나오는 에너지를 측정하는 방법을 제공한다. 자동심장충격기에서는 제세동기의 출력을 점검할 필요는 없다.

3) 심전도 화면/기록장치

환자의 접촉 영역에서부터 심전도 화면과 심전도 종이 기록기의 표기까지의 모든 회로는 규칙적으로 점검되어야 한다. 화면은 깨끗해야 하고 쉽게 보여야 하며, 종이는 철필에 의해서 만들어진 깨끗한 투사에 따라 부드럽게 돌아가야 한다. 최근의 자동심장충격기는 내장되어 있는 별도의 기록장치에 의하여 음성과 심전도, 치료 행위가 모두 기록되도록 되어 있으므로, 제세동기에 종이 기록장치를 가지고 있지 않다.

8. 자동심장충격기 사용법의 교육과정

자동심장충격기의 교육과정은 소생의 고리(chain of survival) 및 조기 제세동의 필요성 교육, 기본소생술, 자동심장충격기 사용법 교육 및 실습으로 구성된다. 자동심장충격기 교육과정을 이수하는 데는 2-6시간 정도면 충분하다.

자동심장충격기는 사용 빈도가 낮기 때문에 술기를 잊지 않도록 하기 위하여 반복 교육이 필요하다. 통상 매 6개월 이내에 한 번 이상 재교육을 받도록 권장되고 있다.

당신이 응급구조사라면

1. 심정지 환자에서 조기 제세동의 중요성에 대하여 설명하여 보라.
2. 심실세동의 심전도에서 관찰할 수 있는 세 가지 특성을 기술하라.
3. 환자 발생 현장에 출동하였더니 두 명의 구조자가 심폐소생술을 하고 있다. 자동심장충격기를 가지고 있는 응급구조사인 당신이 이 환자에게 자동제세동을 하는 과정을 가정하여 설명하여 보라.
4. 심실세동 환자에게 자동심장충격기로 1회의 제세동을 한 후 2분간 심폐소생술을 하였다. 재분석 결과, 다시 shock indicated 라는 표시가 나왔다. 어떻게 치료할 것인가.
5. 응급환자에게 자동심장충격기를 부착한 후 구급차로 이송 중에 환자가 의식이 없어졌다. 환자가 심정지가 발생한 것으로 판단된다. 어떻게 자동심장충격기를 사용하여 환자를 치료하겠는가?

PART

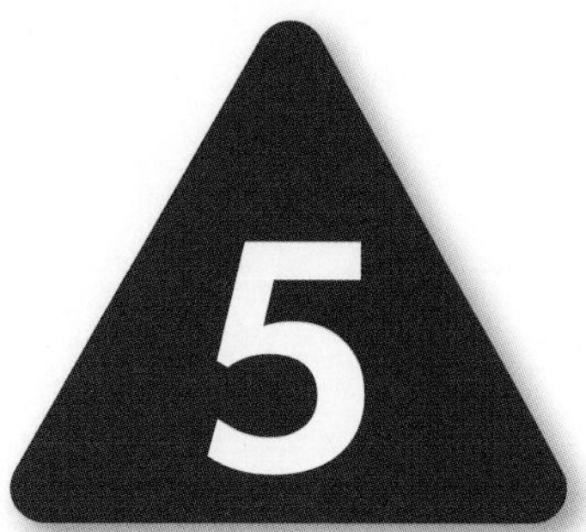

출혈과 쇼크

출혈 시 응급처치

개요

출혈이 발생한 경우 빠른 응급처치를 시행하지 않으면 출혈성 쇼크로 진행하여 생명이 위태로워질 수 있으므로 응급구조사는 출혈 정도를 빨리 파악하여 즉각적 응급처치를 시행하여야 한다. 출혈은 외부출혈과 내부출혈로 구분할 수 있다. 외부출혈은 육안으로 관찰이 가능하여 쉽게 진단이 가능하나, 내부출혈은 복강이나 가슴 안 등과 같은 신체내부로 출혈이 되므로 진단이 어렵다. 즉, 활력징후의 변화와 일부 국소적 징후 이외에는 내부출혈을 의심하기 어려우므로 응급처치가 지연되어 환자상태가 악화되는 경우가 많다. 외부출혈의 지혈방법은 여러 가지가 있으나, 내부출혈은 전문적 치료를 시행하여야 지혈할 수 있다. 그러므로 응급구조사는 내부 출혈을 조기에 진단하고, 응급처치와 함께 신속히 병원으로 이송하는 능력을 배양해야 한다. 응급구조사가 내부출혈을 지혈시키기 위해서 현장에서 시행할 수 있는 방법은 없기 때문이다.
Chapter 13에서는 출혈이 신체에 미치는 영향에 대해 언급하였고, 외부출혈을 조절하는 6가지 방법을 기술하였다. 마지막 부분에서는 내부출혈의 심각성, 진단법과 조절방법에 대해서 설명하고 있다.

목표

- 내부출혈과 외부출혈의 특징을 이해한다.
- 외부출혈의 지혈하는 방법을 습득한다.
- 내부출혈의 중요성을 인식한다.
- 내부출혈의 증상과 징후를 알고, 내부출혈이 의심되는 환자를 응급처치의 원칙을 배운다.
- 출혈 쇼크의 응급치치를 습득한다.

1. 출혈의 중요성

출혈이란 혈액이 동맥, 모세혈관 및 정맥으로부터 밖으로 유출되는 것을 의미하며, 외부출혈과 내부출혈로 나뉜다. 외부출혈과 내부출혈의 중증도는 출혈정도나 발생부위에 따라 다르지만 위험한 경우가 많다. 출혈은 빨리 진단되어 치료되지 않으면 무력감이나 혈압저하, 의식장애 등의 쇼크 증상이 나타나다가 결국에는 비가역 쇼크

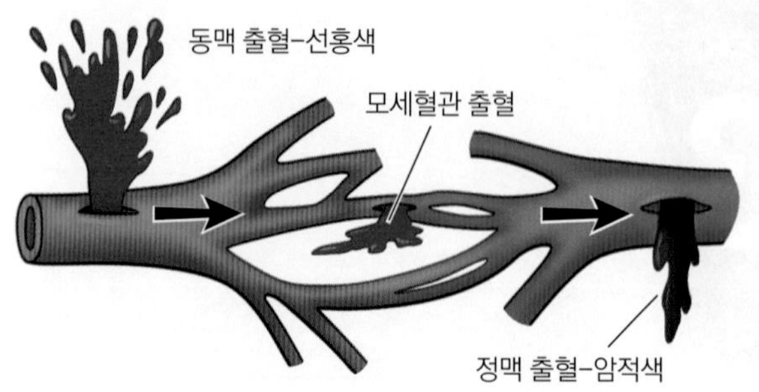

● 그림 13-1 소동맥, 소정맥과 연결되어 있는 모세혈관이 도시되어 있다. 동맥에서의 출혈은 밝은 선홍색이고 심박동과 일치하는 상태로 분출된다. 정맥으로부터의 출혈은 암적색 또는 적푸른색의 지속적인 흐름이다. 모세혈관으로부터의 출혈은 느리고 일정한 삼출이다.

로 진행되어 사망까지 초래할 수 있다. 정상 성인은 체중의 7%, 약 70 mL/kg에 해당하는 혈액을 체내에 보유하고 있고, 소아는 체중의 8–9% (80–90 mL/kg)의 혈액을 보유하고 있다. 출혈량이 전체 혈액량의 10% 이상으로 많아지면 환자는 위험해지기 시작한다. 즉, 성인에서는 400 mL, 어린이에서 100–200 mL 이상의 혈액을 소실하면 위험하고, 특히 영아는 25–30 mL 정도의 혈액소실로도 쇼크에 빠질 수 있다.

혈액은 혈관을 통하여 순환되는데, 손상 또는 일부 질환들로 혈관이 파괴되어 출혈이 유발된다. 동맥으로부터 방출되는 혈액은 밝은 선홍색으로, 심장의 박동과 일치하는 속도와 압력으로 분출된다. 정맥으로부터 방출되는 혈액은 약간 어두운 적색이고, 동맥과는 달리 분출되는 양상을 보이지 않고 일정하게 흘러나온다. 손상된 모세혈관으로부터 출혈되는 경우에는 지속적이며 느리게 흐르는 삼출성 출혈의 양상을 보인다(그림 13–1). 출혈속도는 매우 중요한데, 성인에서는 15–20분에 걸쳐서 아무런 증상 없이도 500 mL 정도의 혈액이 소실될 수 있다. 혈액이 소실되더라도 신체는 여러 가지 보상작용에 의하여 적응할 수 있으나, 많은 양의 혈액이 갑자기 소실되면 보상작용으로 조직 내의 관류가 유지되지 않아 심한 경우에는 사망에 이르게 된다. 혈액소실이 많거나 빠른 경우에는 신체의 정상적인 보상작용으로 유지될 수 없는데, 일반적으로 전체 혈액량의 20–25% 정도까지 출혈이 되면 맥박수의 증가와 심장 수축력의 증가 등의 보상작용의 증상과 징후가 나타나다가 그 이상의 혈액이 소실되면 보상작용이 저하되어 심각한 쇼크로 진행된다.

2. 외부출혈

외부출혈은 상처로부터 출혈되는 것을 눈으로 직접 확인할 수 있는 출혈이다. 외부출혈의 예로는 개방성 골절부위에서의 출혈, 피부의 심부 열상에 의한 출혈, 코피 등이다. 대부분의 소량 출혈은 신체의 자율적인 방어기전과 보상작용에 의해서 출혈이 멈추고 출혈 후 6–10분 이내에 자동으로 지혈된다. 손가락이 절단된 경우에는 절단된 혈관으로부터 출혈이 관찰되는데, 절단된 혈관이 수축하는 1차적인 방어기전으로 인하여 출혈이 멈추게 된다. 수축된 혈관의 부위에는 피덩이(blood clot)가 형성되고, 피덩이의 크기가 점점 커져서 손상된 혈관을 막음으로써 출혈이 정지된다. 즉, 손상된 혈관부위에 위치한 신체조직과 조직액이 여러 가지 화학물질을 분비하여 응고시키는 반응을 활성화시킨다. 이러한 화학물질(thromboxane A2, serotonin)은 혈소판이 혈관의 손상된 부분에 응집되는 것을 촉진시키며, 화학물질과 응집된 혈소판은 많은 혈소판이 응집되는 것을 가속화하여 피덩이를 생성한다. 정상상태에서의 동맥이나 정맥내의 혈액은 혈관 벽에 의해서 신체조직이나 조직액과 접촉되지 않도록 보호받는다. 그러므로 혈관이 손상되지 않는다면 피덩이의 생성이 초래되지 않을 것이다.

직경이 큰 혈관이 손상되거나 동맥이 손상된 경우에는 혈관수축이나 피덩이 생성으로는 출혈이 멈추지 않는다. 따라서 이런 경우에는 외부적인 응급처치로 출혈을 막아주지 않으면, 심한 출혈에 의하여 환자 상태가 악화될 수 있다. 대량 출혈의 경우는 정상적인 방어기전이 활성화되기 전에 환자가 사망할 수 있으므로, 응급구조사는 출혈을 막기 위한 효과적인 술기를 숙지해야 한다. 다발성 외상 환자를 발견한 후, 응급구조사는 기본소생술(ABC's)의 단계대로 기도를 확보하면서 목고정을 실시하고 호흡기능을 유지하면서 순환기능을 유지시키기를 위한 방법으로 출혈을 지혈시켜야 한다.

표 13-1 **외부출혈 지혈법**

1. 국소 압박법
2. 선택적 동맥압박법
3. 공기부목(air splint) 이용법
4. 지혈대(tourniquet) 이용법

1) 외부출혈의 조절

외부출혈의 조절은 혈관의 주행방향을 숙지하는 것에서 시작된다. 왜냐하면 외부적인 지혈방법은 혈관을 압박하는 방법이지만, 대개는 혈관을 눈으로 직접 확인할 수 없기 때문에 상처부위나 근위부에 위치한 동맥의 위치를 유추하여 압박하기 때문이다. 외부출혈의 조절 방법은 다음과 같다(그림 13-2).

① 압박붕대나 손가락 또는 손으로 출혈부위를 직접 압박한다. 이 방법은 가장 손쉽고, 효과적인 방법이다.

② 출혈부위의 가까이 위치한 근위부의 동맥부위를 압박한다. 이 방법은 출혈의 속도를 감소시키지만, 모든

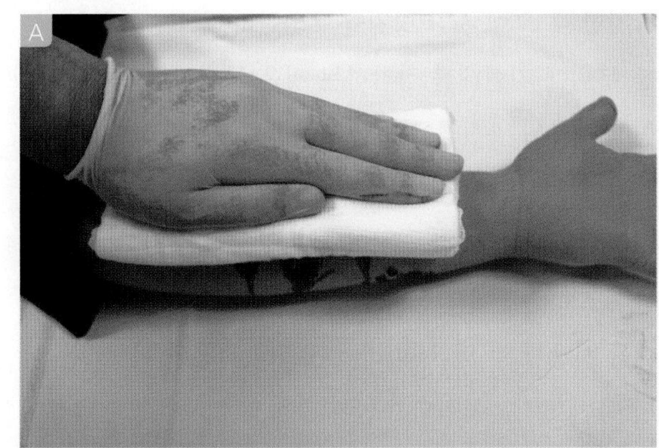

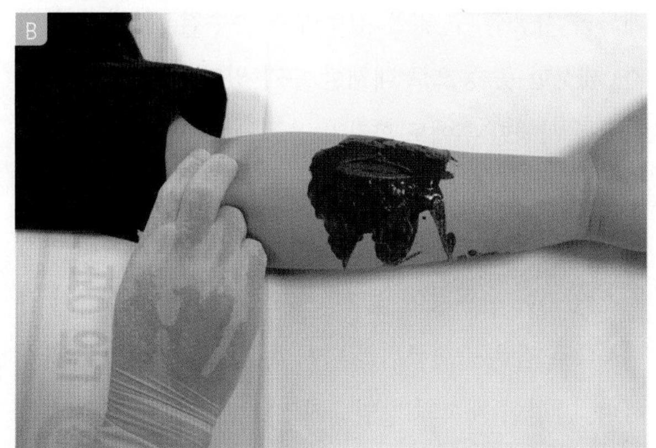

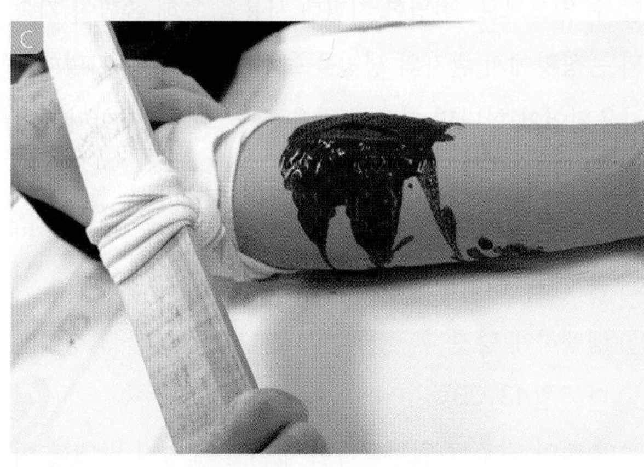

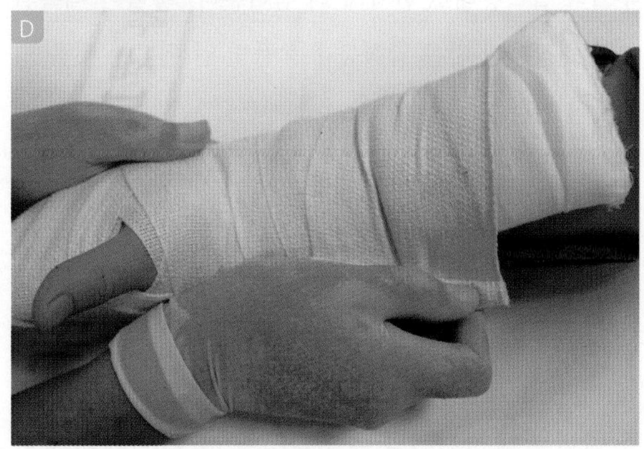

• 그림 13-2 외부출혈을 조절하는 방법. **A.** 국소 압박법. **B.** 선택적 동맥압박법. **C.** 지혈대 사용법. **D.** 부목을 이용한 지혈법

출혈은 여러 동맥으로부터 혈류를 공급받기 때문에 지혈효과가 적을 수 있다.

③ 여러 가지 부목을 이용하여 골절부위를 고정하고, 때로는 출혈부위를 압박한다.

④ 출혈이 있는 상처의 근위부에 지혈대를 위치시키고, 압박을 가한다.

(1) 국소 압박

상처가 작거나 출혈 양상이 빠르지 않을 경우에는 출혈부위를 국소 압박하여 지혈한다(그림 13-2A). 압박은 손가락이나 손을 이용할 수도 있고, 멸균거즈를 덮고 탄력붕대(elastic bandage)를 단단히 감을 수도 있다. 멸균거즈나 패드를 출혈부위에 덮은 후, 4인치 또는 6인치의 탄력붕대를 이용하여 출혈부위가 압박되도록 감아준다. 손으로 압박하는 국소 압박으로 일단 출혈이 멈추면, 멸균거즈와 탄력붕대로 다시 감아준다. 만약 멸균거즈나 패드를 사용할 수 없을 경우에는 손수건, 위생적인 냅킨, 깨끗한 옷 등으로 대체할 수가 있다. 현장에서 응급처치를 시행한 후에도 환자가 응급의료진에게 인계될 때까지는 출혈부위를 함부로 조작하지 말아야 한다. 응급처치 후에도 계속되는 출혈은 효과적인 압박이 이루어지지 않았거나 출혈량이 많다는 것을 시사한다. 따라서 탄력붕대로 감은 출혈부위를 다시 손으로 압박하면서 관찰하며, 출혈이 계속되면 멸균거즈나 패드를 추가로 덮어주거나 압력붕대로 한차례 더 감아준다. 출혈이 계속된다고 현장에서 감은 압력붕대를 풀면 안 된다는 것을 명심해야 한다.

(2) 선택적 동맥압박

국소압박으로 지혈되지 않거나 멸균거즈를 덮고 탄력붕대로 감아도 상처부위의 출혈을 조절할 수 없을 경우에는, 상처의 근위부에 위치한 동맥을 압박하는 것이 출혈을 줄이는 데 효과적일 수 있다(그림 13-2B). 그러나 이러한 압박으로는 출혈이 완전히 멈추지는 않는데, 대부분의 경우 상처부위는 1개의 동맥보다 여러 개의 동맥으로부터 혈액을 공급받기 때문이다. 선택적 동맥압박법은 심한 출혈의 조절에 일시적인 도움이 될 수는 있으나, 출혈 조절의 1차적인 방법으로 또는 단독 방법으로는 이용하지 말아야 한다. 동맥의 압박점은 *Chapter 3*에서 설명한 바와 같으므로, 근위부의 선택적 동맥압박을 효과적으로 시행하기 위해서는 압박점의 위치를 숙지해야 한다.

(3) 지혈대 이용

출혈을 멈추기 위하여 지혈대(tourniquet)를 사용할 수 있으며, 외부출혈에서 기인한 대량출혈 환자나 직접 압박으로도 지혈되지 않는 출혈에서 유용하다. 지혈대로 주위 조직을 압박하면, 원위부의 정상적인 조직으로 혈액순환이 되지 않아 신경손상이나 조직괴사 등을 유발할 수 있고 압력에 의해 직접적 손상을 유발할 수 있어 장치한 후 오랜 시간 방지를 주의한다. 몸통, 팔꿈치, 무릎 부위에 지혈대를 장착하는 것은 금기사항으로, 이러한 신체부위는 신경이 피부에 근접해서 주행하기 때문에 압박에 의하여 신경이 손상될 수 있기 때문이다. 120-150분까지는 심각한 신경이나 근육의 손상 없이 적용 가능하므로 현장에서 병원까지 이송하는 동안 충분히 지혈대를 사용할 수 있다. 따라서 정확히 착용된 지혈대는 어떤 방법으로도 지혈되지 않는 출혈을 효과적으로 멈추게 할 수 있으므로, 현명한 지혈대 사용을 통해 출혈이 지속되는 상황에서 환자의 생명을 보전할 수 있다. 지혈대가 사용되어야 한다면 다음과 같은 방법으로 장착한다(그림 13-3).

① 지혈대를 상처 위 5-8 cm 위에 적용한다. 밴드를 버클 안으로 넣고 팽팽하게 당긴다(그림 13-3A).

② 팽팽하게 당긴 후 버클 안으로 나온 밴드를 고정시킨다(그림 13-3B)

③ 출혈이 멈추고 원위맥박이 없어질 때까지 막대를 비튼다(그림 13-3C).

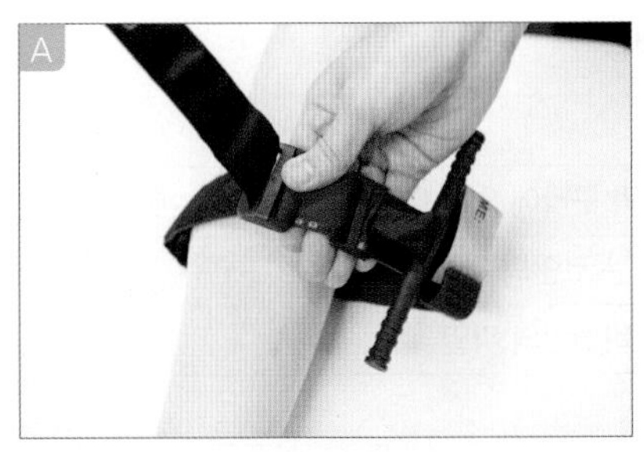

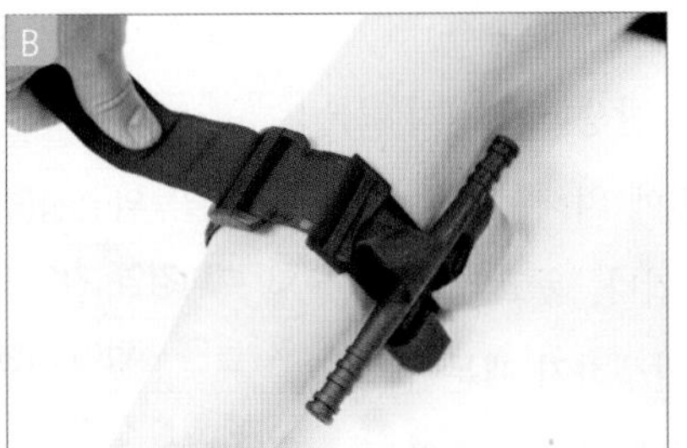

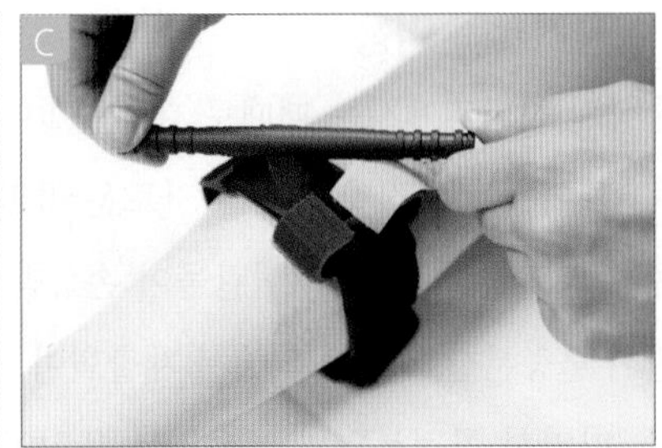

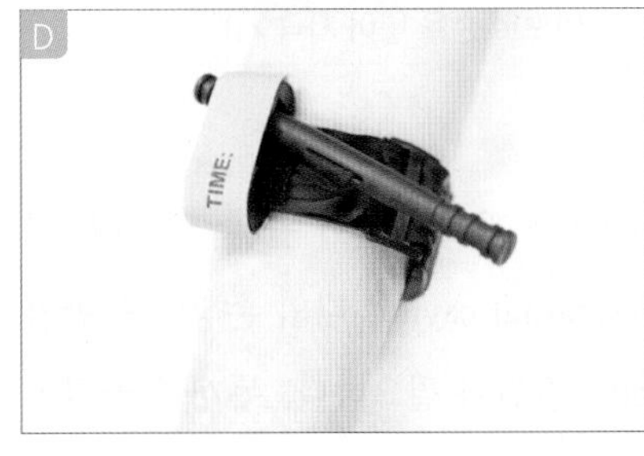

• 그림 13-3 지혈대의 적용 단계.

④ 출혈과 원위맥박 여부를 확인한다. 출혈이 있을 경우 추가적으로 조여주거나 추가 지혈대 적용을 고려한다.

⑤ 비튼 막대를 클립에 고정한 후 지혈대 적용시간을 기록한다. 환자를 병원으로 이송할 수 있도록 준비하고 이송 중 맥박과 출혈을 재평가한다(그림 13-3D).

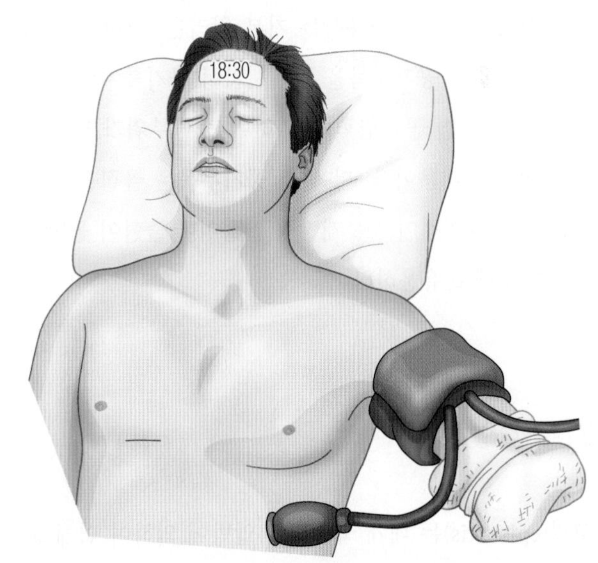

• 그림 13-4 혈압계의 커프는 지혈대로서 효과적으로 사용할 수 있다. 모든 지혈대를 사용한 경우에는 환자의 이마에 지혈대를 착용한 시각을 기재한다.

다음은 지혈대를 사용할 때 주의하여야 할 사항이다.

① 가능한 폭이 넓은 것을 사용하고, 조인 후에는 완전히 조여져 있나 확인한다.

② 피부에 손상을 줄 수 있거나 폭이 좁은 것은 사용하지 말아야 한다(예; 철사, 노끈).

③ 지혈대를 일단 착용시키면 병원에서 출혈을 조절할 때까지 느슨하게 하면 안 된다.

④ 지혈대를 착용시킨 시각을 기록지와 환자의 이마 혹은 지혈대에 기재하여야 한다(그림 13-4).

⑤ 지혈대를 무릎이나 팔꿈치 등의 관절부위에는 착용시키지 않는다.

⑥ 만약 혈압계의 커프를 사용하였다면, 커프는 점차적으로 압력이 감소할 수 있으므로 수시로 압력계의 눈금을 관찰하거나 상처에서 다시 출혈되는지 관찰한다.

⑦ 출혈 부위 동맥혈 유입의 차단 없이 정맥의 흐름만 막는 경우 오히려 더 심한 출혈을 조장하고 결과적으로 사지 말단의 부종 및 허혈로 이어질 수 있으므로 유의한다.

(4) 공기부목 이용

손상된 팔다리에서는 때때로 대량출혈이 발생하기도 하는데, 이는 부러진 골격의 날카로운 골편에 의해서 근육이 파열되거나, 주위의 혈관들이 손상받거나, 응고된 혈관이 불충분한 고정에 의해서 재출혈이 발생하기 때문이다. 따라서 골절부위의 계속되는 움직임에 의하여 추가 손상(2차 손상)이 유발되어 많은 출혈을 초래할 수 있다. 부목고정은 골절부위를 고정해주고, 2차적으로 발생할 수 있는 혈관손상, 근육 손상, 신경손상을 예방할 수 있다(그림 13-2D). 부목을 사용하는 원리는 *Chapter 18*에서 언급하였다. 공기부목(air splint)은 연부조직의 심한 열상이나 골절이 발생하였을 때 골절부위를 고정하고, 상처부위의 출혈을 지혈시키는 데 사용된다. 지혈을 목적으로 공기부목을 사용하는 기본 원리는, 팔다리의 어느 출혈부위에 공기부목을 위치시켜서 공기를 주입하는 것이다. 그러면 공기압력에 의하여 출혈부위가 압박되어 지혈되기 때문이다. 더욱이, 공기부목은 골절을 고정하는 데도 효과적이므로 개방성 골절이나 출혈이 동반된 골절에서 매우 유용하다.

2) 코피

코피(epistaxis)는 대개 국소적인 압박에 의하여 쉽게 조절되나, 드물게는 대량 출혈을 유발하고 쇼크를 초래할 수도 있다.

후방에서 출혈되는 코피는 환자가 혈액을 삼켜서 인후를 통해 위로 들어가는 경우가 있으며, 이 경우에는 출혈량이 적은 것으로 간과될 수도 있으므로 주의해야 한다. 이러한 경우에는 많은 양의 혈액을 삼키게 되므로, 오심이나 토혈 등의 증상이 유발될 수 있다. 즉, 코피를 위장관 출혈로 잘못 진단할 수 있으므로 주의하여야 한다. 코피가 유발될 수 있는 경우는 아래와 같다(표 13-2).

표 13-2 코피의 원인

코피의 원인
1. 머리뼈바닥 골절
2. 얼굴부위 손상(주먹 구타에 의해 야기된 손상 포함)
3. 부비강염, 감염 또는 코안의 다른 이상
4. 높은 혈압에 의한 비혈관의 파열
5. 출혈성 질병
6. 손가락에 의한 손상(코안으로 손을 넣어 자극 시)

머리뼈 골절 시에 코나 귀로 출혈이 될 수 있으며, 이러한 출혈은 머리안(cranial cavity) 내의 손상이 동반될 수도 있으므로 자세한 검진이 필요하다. 두개골 골절에 의해서 발생한 코피는 압박하거나 이물질을 코로 삽입하지 말아야 한다. 즉, 지혈을 위하여 멸균거즈를 코로 삽입하여 압박을 가할 경우에는 머리뼈 골절부위의 출혈이 외부로 배출되지 못하고 두개 내에 축적된다. 축적된 혈액은 뇌를 압박하므로 뇌압이 상승하고, 이로 인해 신경학적 손상을 초래하기도 한다. 그 외의 원인에 의하여 유발되는 코피는 현장에서 치료하도록 한다. 다음의 술기를 이용하여 대부분의 코피를 치료할 수 있다.

① 만약 환자의 혈압이 높거나 불안한 상태라면 환자를 최대한 안정시킨다.
② 코피의 혈액이 폐로 유입되지 않도록 가능한 환자를 앉은 상태에서 머리를 앞으로 기울이도록 한다.
③ 윗입술과 잇몸 사이에 둥글게 말은 거즈를 위치시키거나, 코를 손가락으로 눌러 압력을 가한다. 환자는 윗입술 하부에 위치한 말은 거즈를 눌러서 지혈에 필요한 충분한 압력을 가할 수 있다.
④ 코 위에 얼음물 주머니를 위치시키거나, 국소적 냉각 치료를 하면 지혈에 도움이 된다.

코피가 장시간 지속되거나 코피가 자주 발생하는 경우의 환자는 신속히 병원으로 이송되어야 한다. 코피의 대부분은 전방 출혈로, 코의 비중격(코중격)을 덮고 있는 점막의 전면에서 출혈된다. 따라서 전방 코피는 위에 명시된 방법으로 지혈하기가 용이하나, 비인두의 후부 쪽에서 출혈되는 후방 코피는 고개를 숙인 상태에서 혈액이 목 뒤로 넘어가는 것이 확인되는데 이것은 이러한 응급처치로는 지혈되지 않는다. 왜냐하면 해부학적으로 심부에서 출혈되므로 압박하기가 쉽지 않고, 전방보다 후방에는 혈관이 많이 분포하기 때문이다. 따라서 후방 코피는 출혈부위를 압박하기 위해서 특별한 처치가 필요하며, 이 방법은 응급의료진에 의해서 시행되어야 한다. 그러므로 위에서 언급한 응급처치법으로 멈추지 않는 코피는 대량 출혈이나 쇼크를 유발할 수 있으므로, 신속히 병원으로 이송되어야 한다.

3. 내부출혈

1) 내부출혈의 증상과 징후

내부출혈(internal bleeding)은 머리안, 가슴막안, 배안, 골반안 등과 같은 신체 내부에서 출혈이 되는 것을 말한다. 그러므로 내부출혈은 육안적으로 관찰하기 어려우며, 출혈도 상당히 심하고 지속적으로 진행된다. 즉, 신속한 응급처치나 이송이 수행되지 않는다면 출혈 쇼크에 빠질 수 있으며, 심지어는 짧은 시간 내에 사망할 수도 있다. 그러므로 외상 후에 외견상 출혈이 없으면서 쇼크 징후(혈압저하, 빠른맥, 차가운 피부, 모세혈관 재충혈의 지연 등)가 나타나면 내부출혈을 의심해야 한다. 또한, 외상이 없더라도 토혈(입으로 피를 토하는 증상), 흑색변(대변이 검정색), 혈변(대변에 혈액이 나오는 것), 혈뇨(소변으로 피가 나오는 것), 질 출혈 등이 관찰되면 내부출혈이 있다고 생각해야 한다.

(1) 내부출혈의 예

① 위궤양으로부터의 출혈

② 식도정맥류파열에 의한 상부 위장관 출혈

③ 간 손상이나 비장손상에 의한 혈복증

④ 분만 후 자궁무력증에 의한 질 출혈

⑤ 폐손상이나 가슴 손상에 의한 혈흉

⑥ 골반뼈 골절에 의한 후복막 혈종

(2) 출혈 쇼크의 증상과 징후

외부출혈이 없으면서 이러한 증상이나 징후가 관찰되면 내부출혈을 의심해야 한다(표 13-3).

출혈성 위궤양 환자는 짧은 시간 내에 많은 양의 출혈이 될 수 있으며 상부 위장관 출혈로 토혈이나 혈변 증상 등이 나타날 수 있다. 갈비뼈 골절로 인하여 폐나 갈비사이동맥이 손상되면 혈액가슴증 혈흉(hemothorax)이 유발될 수 있으며, 폐손상의 경우에는 가래에 피가 섞여 나오거나 객혈(기침하면 피가 나오는 현상)이 나타날 수 있다. 복부에 심한 물리적 충격을 받은 환자에서는 복강 내 장기(간, 비장, 위장관, 췌장 등)가 파열되어 출혈이 될 수 있으며, 복강 내로 출혈이 계속되면 복부가 점점 불러오면서 출혈 쇼크에 빠지게 된다. 골반뼈에는 많은 혈관이 분포하므로, 골반 골절 시는 골반안이나 후복막으로 출혈이 계속될 수 있다. 넙다리뼈 골절로 주위의 혈관이 손상되면 넓적다리 부위 근육사이로 많은 출혈이 유발될 수 있어, 최대 1–2 L까지 출혈된다. 넙다리뼈 골절 시에 외부출혈이 관찰되지 않지만 넙다리뼈가 점점 부종이 발생하면서 쇼크 증세가 나타나면 내부출혈에 의

표 13-3 내부출혈의 증상과 징후

1. 맥박이 약해지고 빨라진다.
2. 피부가 차가워지고 축축해진다.
3. 혈압이 점점 저하된다.
4. 환자는 갈증을 느끼면서 불안함을 느낀다.
5. 오심이나 구토가 발생할 수 있다.
6. 동공이 확대되고 빛에 대한 동공반응이 느리다.

한 쇼크로 생각해야 한다.

2) 내부출혈에 이용되는 용어

외상에 의한 경우에는 특별한 증상이나 징후를 관찰하기 어려운 경우가 많으나, 반대로 질병이나 질환에 의하여 유발되는 내부출혈은 여러 가지 징후나 증상을 관찰할 수 있다. 내부출혈을 논할 때 사용되는 의학용어는 다음과 같으며, 이러한 사항이 발견되면 내부출혈이 있다고 생각할 수 있다.

① 토혈: 검붉은 색의 피를 구토하는 현상으로 Treitz씨 인대보다 근위부에서의 출혈을 의미하며 대개 1,000 cc 이상의 출혈일 때 자주 발생한다(위출혈, 식도출혈, 십이지장 출혈 등).

② 객혈: 기침으로 선홍색 피를 내뱉는 현상(폐손상, 결핵, 기관지 확장증 등)

③ 흑색변: 검거나 암흑색의 대변을 배설하는 현상(위출혈, 십이지장 출혈, 소장출혈 등)

④ 혈변: 선홍색의 피가 대변과 함께 배설되는 현상(대장출혈, 치질, 치열 등)

⑤ 혈뇨: 소변에 피가 섞여 나오는 현상(콩팥 손상, 방광손상, 요로결석 등)

⑥ 반상출혈: 피부색이 검고 푸른색으로 나타나는 것으로 일상적으로 '멍'이라고 표현(등에 나타나면 후복막 출혈의 가능성이 높다)

⑦ 혈종: 피부 아래의 연성조직에 혈액이 축적된 덩어리

3) 내부출혈의 지혈

내부출혈의 지혈법은 출혈 부위에 따라 상이하다. 체강(body cavity)이나 기관(organ)의 내부 출혈 시에는 응급구조사가 시행할 수 있는 지혈방법이 아무것도 없다. 그러므로 내부출혈이 의심되는 환자는 신속히 병원으로 이송되어야 한다. 병원으로 이송하는 동안에는 응급의료진에게 환자에 대한 의료정보를 연락하고, 가능성 있는 진단명을 사전에 통보함으로써 응급의료진이 필요한 준비를 할 시간적 여유를 제공해야 한다. 가능하면 환자의 혈액형도 통보해 주도록 한다.

넙다리뼈 골절과 같은 팔다리의 내부출혈은 응급구조사의 응급처치로 지혈시킬 수 있는 경우가 있다. 골절된 부위를 부목으로 고정하여 출혈이 유발되거나 악화되는 것을 방지할 수 있으며, 특히 공기부목이나 지혈대로 지혈되는 경우도 있다. 단, 지혈대를 이용한 지혈은 내부출혈에서는 사용하지 않는다. 현장에서 응급구조사가 취할 수 있는 응급처치는 다음과 같다(표 13-4).

표 13-4 **내부출혈 시 응급처치**

1. 적어도 10분마다 활력징후를 측정하고 기록한다.
2. 팔다리의 손상 시는 부목을 이용하여 고정한다.
3. 구토에 대비하여 흡입기를 준비하고, 경구로 아무것도 투여하지 말고, 유사시는 환자와 척추고정판을 동시에 옆으로 돌릴 수 있도록 준비한다.
4. 뇌와 심장으로 많은 혈액이 순환되도록, 환자의 발을 지면으로부터 15-25 cm 정도 높게 위치시킨다.
5. 충분한 산소를 투여한다.
6. 신속히 병원으로 이송시킨다.

4. 출혈 쇼크의 진단

환자가 쇼크 상태인지 빨리 감지하고 평가하기 위하여 조기에 환자의 순환상태, 의식상태, 피부색 등을 검사하고 소생술을 시행하면서 출혈의 원인을 밝혀야 한다. 순환혈액량의 정도에 따라 환자의 증상과 징후는 다양하게 나타난다(표 13-5). 순환혈액량이 15-30% 정도까지 소실되는 쇼크 2기까지는 보상작용으로 인하여 조직의 순환이 유지된다. 보상작용(compensation)은 혈압이 저하되면 심방, 대동맥, 경동맥 등에 위치한 압력수용기(baroreceptor)의 원심성 반응으로 순환속의 교감신경의 흥분작용으로 말초혈관의 수축이 발생하여 혈압을 유지하려고 한다. 교감신경의 흥분과 카테콜아민의 분비는 심근수축력과 심박동수를 증가시키고 피부 및 근육, 지방 및 신장으로 가는 혈류를 감소시켜 뇌와 관상동맥으로의 혈류를 증가시킨다. 저혈압으로 압수용체가 자극되면 뇌하수체로부터의 바소프레신(vasopressin)이 방출되어 신장에서 물의 흡수를 증가시킨다. 이러한 보상기전으로 나타나는 환자의 증상들 즉, 갈증을 느끼고 맥박이 빨라지며, 소변량이 감소하고 말초 혈관의 수축으로 피부가 차갑고 축축함 등이 나타나면 즉시 소생술을 시행하면서 쇼크의 원인을 밝혀야 한다. 출혈 쇼크의 원인은 외부출혈과 내부출혈이 있을 수 있으므로 일차 평가 시 외부출혈이 되는 부위를 파악하여 지혈하고 내부출혈은 병원으로 빨리 이송하여 소생술을 실시하면서 초음파를 이용하여 내부출혈의 원인을 찾고 수액처치 후에도 지속적인 쇼크일 때 수술적 치료가 필요한 경우가 많다.

5. 출혈 쇼크의 감시

1) 활력징후

쇼크 시 심장과 호흡기능의 간접적인 평가 방법으로 활력징후(vital signs)는 비침습적이고 쉽게 측정할 수 있으나 초기 쇼크의 상태를 조기에 알아내는 데 한계가 있다. 따라서 지속적인 활력징후의 관찰과 쇼크의 임상증상이나 징후가 나타나는지를 세밀하게 관찰하여야 한다. 혈압은 보상성 쇼크기에는 정상으로 측정되므로 30% 이상의 출혈이 있어야 혈압이 감소하므로 초기 쇼크의 발생을 진단하는 데 한계가 있으며, 맥박수와 환자의 피부 상태 및 의식 상태 등을 자세하게 관찰하여야 출혈 쇼크의 초기에 진단을 할 수가 있다.

표 13-5 출혈 단계별 증상 및 징후(70 kg 성인남자 기준)

	쇼크 1기	쇼크 2기	쇼크 3기	쇼크 4기
출혈량(mL)	> 750	750-1,500	1,500-2,000	> 2,000
출혈량(총혈량 %)	< 15%	15-30%	31-40%	> 40%
맥박수(회/분)	< 100	> 100	> 120	> 140
혈압(mmHg)	정상	정상	감소	감소
맥압(mmHg)	정상 내지 증가	감소	감소	감소
호흡수(수/분)	14-20	20-30	30-40	> 35
소변량(mL/hr)	> 30	20-30	5-15	거의 없음
의식상태	약간 흥분	중등도 흥분	혼미	착란, 기면(졸음), 혼수
수액 처치	전해질용액	전해질용액	전해질용액 + 수혈	전해질용액 + 수혈

2) 모니터링 장치

병원으로 이송 중에는 지속적이고 비침습적인 자동혈압계나 산소포화도를 측정하여 모니터링하고 병원 내에 이송되면 침습적 감시 장치로 중심정맥압이나 폐동맥압 등을 감시할 수 있다.

6. 출혈 쇼크의 치료

출혈 쇼크의 치료 원칙은 기본적인 ABC's 응급치료를 시행하면서 외부출혈을 지혈한 다음 빨리 병원으로 이송한다. 이송시간이 길어질 경우 수액처치를 하면 도움을 줄 수 있다. 정맥로 확보를 위하여 이송을 지연시켜서는 안 된다. 병원전 단계에서의 1.5 L 이상의 고용량 수액처치는 오히려 사망률을 증가시키는 연구결과가 있으므로 수액처치를 주의하여 사용하며 신속한 병원 이송 및 지혈을 위한 병원 단계의 치료가 중요하다. 빨리 병원으로 이송하여 수액과 수혈처치를 하며, 쇼크의 원인을 밝혀 수술적 치료가 필요하면 조기에 수술하여야 한다.

쇼크 시 수액처치의 궁극적인 목표는 적절한 조직의 관류를 유지하고 충분하게 조직으로의 산소공급으로 조직의 허혈을 방지하는 것이다. 조직으로의 산소 공급은 심박출량, 헤모글로빈 농도, 동맥혈과 정맥혈 사이의 산화헤모글로빈의 포화도의 차이에 의하여 결정된다[$DO_2 = Q \times Hb \times 13.4 \times (SaO_2 - SvO_2)$]. 따라서 기도를 확보한 다음 85% 이상의 산소를 투여하여야 한다. 급성 출혈기에는 실혈로 인한 심박출량의 감소가 먼저 발생하고 이어서 헤모글로빈의 부족으로 조직의 산소공급이 감소한다. 따라서 우선 심박출량을 유지하여야 하므로 적절한 수액을 공급하고 병원으로 빨리 이송되어 쇼크 3기 이상은 수혈을 시행하여 적혈구의 보충이 필요하다. 병원까지 15–20분 내에 도착할 수 있으면 정맥로 확보를 위하여 시간을 소비할 필요 없이 빨리 병원으로 이송되어야 한다.

출혈 쇼크 환자에서의 소생을 위한 정맥로 확보와 수액의 선택은 아래와 같다.

1) 정맥로 확보

수액의 투여 속도는 카테터의 반경의 4제곱에 비례하고, 카테터의 길이에 반비례하므로 정맥의 굵기에는 큰 영향이 없다. 따라서 말초 정맥에 더 큰 카테터를 삽입하여 수액을 주입하면 더 많은 양의 수액을 주입할 수 있다. 수액공급을 위하여 초기 정맥로는 14–16 G 정도의 굵은 주사침으로 앞쪽 팔꿈치(전주와, antecubital)정맥을 2곳 이상 확보하여야 한다.

2) 수액 종류의 선택

정맥로가 확보되면 수액을 선택하여야 하는데 정질액(crystalloid)을 우선 선택한다. 정질액은 용액내의 용질(sodium salt)이 혈관 내와 간질액 사이로 투과할 수 있으므로 혈관 내와 간질액 사이에 평형을 이룬다. 정질액 1 L를 정맥 내에 주입하면 1시간 이내에 혈관내에 170–200 mL 정도만 남고 나머지는 혈관내피를 통하여 혈관 외로 빠져 나간다. 정질액에 속하는 수액의 종류에는 0.9%의 생리식염수와 링거액과 고장성 식염수 등이 있으나 링거액을 주로 선택하여 주입한다(표 13-7). 정질액

표 13-6 카테터에 따른 주입속도의 변화

	길이(인치)	주입속도(mL/min)
말초 정맥용		
14 G catheter	2	195
16 G catheter	2	150

표 13-7 정질액의 성분 구성

Fluid	mEq/L						pH	삼투압 (mOsm/L)
	Na^+	Cl^-	K^+	Ca^{2+}	Mg^{2+}	Buffers		
혈장	141	103	4-5	5	2	Bicarbonate	7.4	289
0.9%생리식염수액	154	154			5.7	308		
고장성 식염수액 (7.5% NaCl)	1283	1283			5.7	2567		
링거액	130	109	4	3		Lactate	6.4	273

중 0.9%의 생리식염수액은 나트륨과 염소가 링거액보다 많이 포함되어 있어 많은 양의 생리식염수액을 주입하면 약간의 고염류성(hyperchloremic) 대사성산증을 유발할 수 있다. 링거액 1 L에는 28 mEq/L의 젖산(lactate)이 포함되어 있어 간에서 L-lactate가 중탄산염(bicarbonate)으로 전환되어 대사성 알칼리화시켜 쇼크 시 발생된 대사성 산증의 교정에 도움이 되므로 링거액을 선택한다.

7. 소아에서의 출혈 쇼크

소아에서는 저혈량성 쇼크 시 심박출량을 증가시키기 위하여 가장 예민하게 반응하는 것은 빠른맥이다. 그러나

표 13-8 연령에 따른 체중, 혈압 및 혈액량 산출법(연령: 세)

체중 추정	: 8 + (2 × 연령) = 체중(kg)
최하 혈압 추정	: 80 + (2 × 연령) = 수축기 혈압
혈액량	: 2세 이전: 100 mL/kg 2세 이상: 80 mL/kg

소아들은 동통이나 두려움, 정신적인 스트레스에 의하여 쉽게 빠른맥이 발생하므로 잘 감별하여야 한다.

소아의 혈액은 체중당 80 mL 정도이며, 두피 열상이나 작은 출혈에 의해서도 출혈 쇼크가 발생할 수 있으므로 작은 외부출혈도 빨리 지혈하여야 한다(표 13-8). 소아의 혈액량 감소 쇼크는 전신혈관저항(systemic vascular resistance)도 증가시키지만 주로 심박동수의 증가에 의하여 보상작용을 나타내는 것이 성인과의 차이점이다.

당신이 응급구조사라면

1. 외부출혈을 조절할 수 있는 방법을 기술하라.
2. 출혈을 지혈시키는 데 지혈대를 사용하지 않는 이유는 무엇인가? 지혈대를 이용하는 방법에 대하여 기술하라.
3. 내부출혈 환자에서 응급구조사가 취할 수 있는 응급처치는 어떠한 것들이 있는가?
4. 토혈(혈액구토)과 객혈의 차이는 무엇이며, 반상출혈과 혈종의 차이는 무엇인가?
5. 1급 응급구조사는 정맥로 확보방법과 수액처치방법을 설명할 수 있어야 한다.

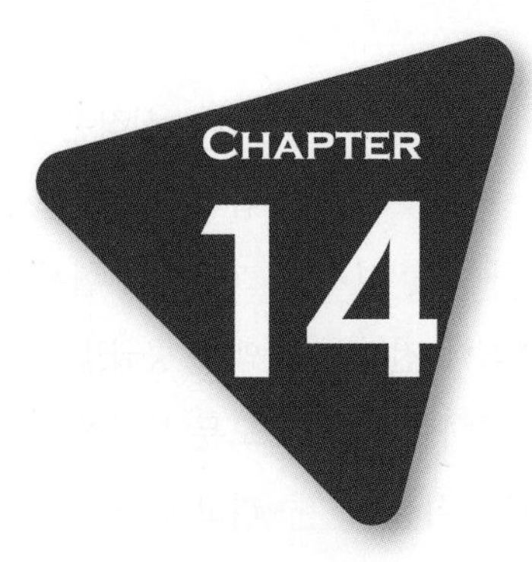

쇼크

개요

'쇼크'라는 용어는 사용되는 환경이나 기준에 따라 매우 다양한 의미가 있다. 전기적인 충격을 받아서 신체가 감전되는 현상으로 비유되기도 하며, 또한 나쁜 소식이나 놀라움 또는 정신적 충격으로 나타나는 정신적인 반응으로 설명되기도 한다. 그러나 이 장에서 쇼크는 혈량 부족이나 순환기계의 이상에 의하여 조직으로 적절한 혈액 순환의 부족을 의미한다. 즉, 전신적인 혈액순환이 저하되어 신체의 각 장기로 산소가 비정상적으로 운반되는 현상을 쇼크라고 한다. 순환기 계통에서 쇼크가 일어났을 때, 혈액순환이 저하되고 최악의 경우에는 혈액순환이 완전히 차단된다. 혈액순환이 차단된 상태로 수분이 지나면 뇌세포는 괴사하며, 다른 장기들은 저산소증에 의하여 기능이 소실되기 시작한다. 만약 쇼크 상태에서 즉시 치료하지 않으면 각 장기의 손상으로 사망에 이르게 된다. 쇼크는 혈액손실, 혈관확장, 심박동 이상 등의 많은 원인에 의해서 유발되며, 때로는 호흡기능의 이상이나 알레르기 반응에 의해서도 발생할 수 있다. 쇼크는 질병이나 사고 등과 같은 모든 상황에서 발생할 수 있으므로 응급구조사들은 쇼크 환자를 자주 접하게 된다. 그러므로 응급구조사는 쇼크를 정확히 인지하고 신속히 응급처치를 하여야만 생명을 구할 수 있도록 해야 한다. Chapter 14는 심혈관계와 순환에 대하여 설명하였고, 쇼크를 유발하는 원인과 기전에 대하여 기술하였다. 쇼크의 8가지 유형에 대하여 설명하였으며, 쇼크의 증상과 징후에 대해서 설명한다. 마지막 부분은 쇼크의 일반적인 처치와 쇼크 유형별로 응급처치법을 기술하였다.

목표

- 쇼크의 기본 생리학을 이해한다.
- 쇼크의 8가지 유형에 따른 생리학적인 진행반응을 이해한다.
- 쇼크의 일반적인 증상과 징후를 인식한다.
- 쇼크의 일반적인 치료 및 각 유형별 치료를 배운다.

1. 쇼크의 생리학

심혈관계에서 혈액은 모든 조직과 세포를 순환한다. 심혈관계를 통하여 산소와 영양분이 세포와 조직에 전달되고, 조직이나 세포의 대사노폐물은 혈액을 통하여 신장이나 폐, 간으로 전달되어 배출된다. 뇌, 척수, 심장과 같은 장기는 세포의 기능을 유지하기 위하여 끊임없는 혈액 순환이 필요하다. 이들 장기들은 수분간만 혈류가 차단되어도 세포가 괴사하며 기능을 소실하게 된다. 더군다나 이들 세포들은 재생할 수 있는 능력이 없으므로, 한번 손상된 세포는 영구적으로 기능을 상실하게 된다.

심혈관계는 2가지의 구성물로 설명할 수 있다. 혈액을 일정한 압력으로 뿜어내는 심장과 혈액을 신체의 각 장기로 전달하는 혈관으로 구성된다. 혈관은 다시 동맥, 모세 혈관, 정맥으로 구분된다. 동맥은 심장에서 분출되는 혈액을 신체의 각 장기로 전달하는 혈관이며, 모세혈관은 조직세포와 혈액이 필요한 성분(산소, 영양분, 노폐물)을 주고받는 작은 혈관이고, 정맥은 신체 장기로부터 심장으로 혈액을 전달하는 혈관이다. 즉, 혈관들은 신체의 모든 세포들에게 연결된 관이다. 동맥과 모세혈관의 동맥분지는 독특한 근육 벽을 갖고 있으며, 이들 혈관은 신경계의 지배하에서 곧바로 열고 닫힐 수 있다. 세동맥과 세정맥은 모세혈관으로 연결되어 있으며, 각각의 세포 사이를 통과하는 작은 모세혈관은 조임근(sphincter muscle)에 의해서 조절된다. 이들 혈관의 열림과 닫힘은 완전히 자동적이고, 자율신경계의 조절을 받는다. 혈관의 개폐를 유발하는 자극은 놀라거나 더워나 추위, 기관이나 조직의 산소 필요도, 대사노폐물 처리의 필요 등에 의하여 변화한다. 이들 하나하나는 심혈관계의 의도적인 수의조절에는 영향을 미치지 않으므로, 모든 혈관이 완전히 열리거나 닫히지 않는 것은 결코 정상적인 상태가 아니다.

심혈관계의 내용물은 혈액으로서 정상 성인에서 심혈관계를 가득 채울 수 있는 혈액량은 70 mL/kg 정도이다. 심장은 근육으로 구성된 펌프이며, 혈액을 일정한 압력으로 방출시키고 혈액은 순환계를 통하여 전달된다. 그리하여 혈관계의 모든 부분은 매 분당 규칙적으로 혈액을 공급받는다. 조직으로 가는 혈류의 감소로 신체의 모든 부분에 충분한 혈액이 공급되지 않는 상태를 쇼크라고 한다.

앞에서 기술하였듯이 일부 조직들은 지속적이고 충분하게 혈류가 공급되지 않으면 세포가 파괴된다. 즉, 심장, 중추신경계, 폐, 신장은 지속적인 혈류 공급이 요구되는 장기이며, 어떤 상황에서도 세포가 견딜 수 있는 최소한의 혈액이 공급되어야 한다. 그러나 피부나 근육은 수십 분 정도 혈류가 차단되어도 세포손상이 심하지 않으며, 일부가 손상되어도 재생될 수 있다. 이처럼 신체의 장기에 따라서 혈액순환에 대한 의존도가 다르다는 것을 알게 되었다.

동일한 장기라도 환경변화에 따라 순환되는 혈액량이 다르다. 예를 들면, 근육은 수면 중에는 적은 혈류를 공급받지만, 운동 시에는 많은 혈류의 공급을 필요로 한다. 또한, 음식물이 섭취되면 위장은 많은 혈액을 필요로 하지만, 소화가 끝난 후에는 혈류의 양이 감소한다. 쇼크 상황에서는 골 근육계와 위장관계의 혈액공급이 감소하고, 반대로 심장, 뇌, 폐 등으로 많은 혈액이 공급된다. 여러 조직과 장기로의 혈액공급을 조절하는 것은 여러 가지 자극에 따라서 반응하는 신경계에 의해서 조정된다. 심혈관계의 혈액순환은 신체 각 부분의 필요에 따라서 역동적이고 끊임없이 변화한다. 관류(perfusion, 관혈류)라는 단어는 장기와 조직 내 혈류의 순환을 의미한다. 각 장기는 동맥을 통하여 혈액이 들어가고, 정맥을 통해서 혈액이 나오면서 관류된다. 동맥의 혈액이 정맥에 도달하려면, 혈류는 세동맥, 모세혈관, 세정맥을 통과해야 한다. 혈류는 관류를 통해서 조직이나 장기에 산소와 영양분을 공급하고 조직으로부터의 노폐물을 제거한다. 즉, 혈액의 관류로 인하여 신체를 구성하는 세포의 생명력과 기능을 유지한다. 쇼크 상태에서는 조직이

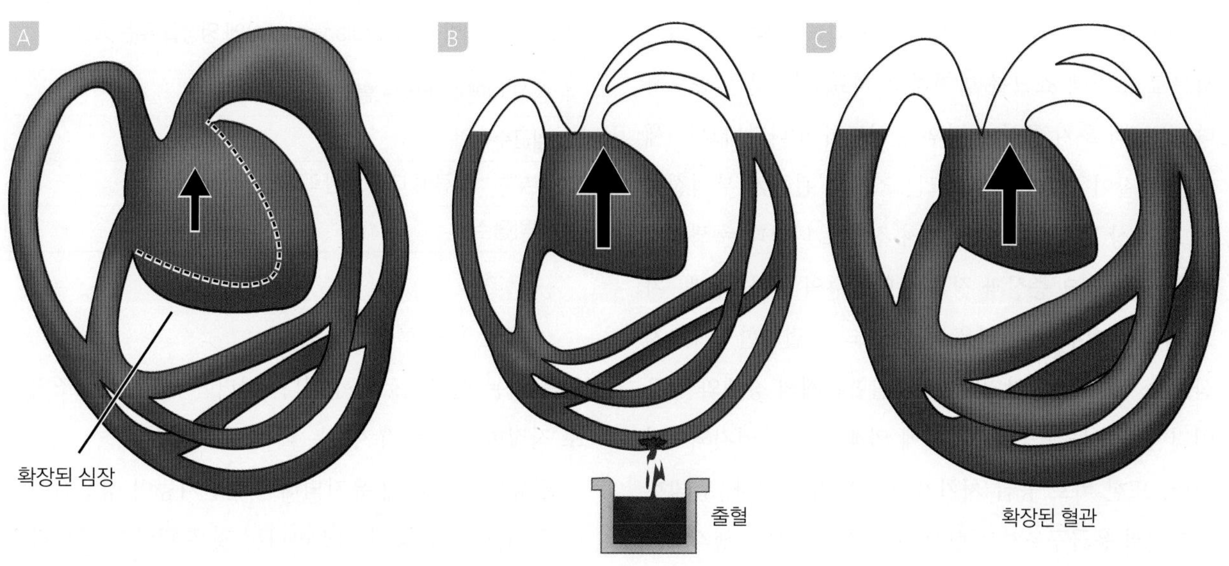

● 그림 14-1 쇼크의 세 가지 기본원인. 조직으로의 관류가 불충분한 경우를 쇼크라고 한다. **A.** 심질환에 의한 펌프의 기능상실. **B.** 혈액량의 감소(출혈의 결과). **C.** 혈관의 확장(혈관이 이완되어서 발생)이 일어난다.

나 장기로 혈액 공급이 적고, 장기나 조직 내에서 관류가 일어나지 않는다.

응급구조사는 적절한 관류가 결핍되면 손상 받기 쉬운 장기들을 알아야 한다. 뇌와 척수(중추신경계)는 4–6분 이상 혈액순환이 없으면, 신경세포가 영구적으로 손상을 받는다. 신장의 영구적 손상은 부적절한 관류가 45분 정도 지속되면 발생한다. 심장은 끊임없는 관류를 필요로 하는데, 관류장애가 발생하면 심장기능은 현저히 감소한다. 골격이나 근육은 2시간 동안 관류가 차단되면 영구적인 손상이 유발된다. 위장관 계통은 소량의 관류에서는 수 시간 정도는 견딜 수 있으나, 오랜 시간 동안 적당한 관류가 없으면 위장관 세포가 죽는다. 즉, 장기마다 약간의 차이가 있으나, 오랜 시간 동안 적당한 관류가 없이도 세포기능을 지속할 수 있는 조직은 없다. 짧은 관류장애로도 영구적인 손상이 유발되는 장기로는, 중추신경계, 심장, 폐, 신장이다.

쇼크는 관류의 장애를 의미하므로 응급구조사는 관류의 개념을 이해하는 것이 중요하며, 또한 관류의 결핍에 따른 조직의 민감성을 이해하는 것도 중요하다. 쇼크에는 다른 많은 원인이 있지만, 실제로 쇼크를 유발할 수 있는 원인은 크게 세 가지로 나눌 수 있다. 쇼크의 원인에 관계없이, 쇼크에 의한 장기의 손상은 조직이나 장기에 관류가 부족하기 때문에 일어난다. 관류가 차단되거나 저하되면 세포는 기능을 상실하고 죽기 시작한다. 쇼크의 원인은 다음과 같다(그림 14–1).

① 심장기능의 소실로 펌프로서의 역할을 제대로 할 수 없는 경우(예: 심장성 쇼크)

② 혈액이 소실되어, 심혈관계의 혈액량이 조직으로 관류하기에는 충분하지 못한 경우(예: 출혈성 쇼크, 저혈량 쇼크)

③ 혈액량은 충분하지만 혈관이 갑자기 확장되어 조직으로의 관류가 충분하게 되지 않는 경우(예: 신경성 쇼크, 아나필락시스 쇼크)

모든 예에서 쇼크의 결과는 같다. 즉, 적당한 영양분과 산소를 세포에 제공하고, 노폐물을 세포로부터 제거하기 위한 관류가 불충분하다는 것이다. 만약 쇼크 상태가 신속히 교정되지 않거나 지속된다면 모든 세포가 기능을 상실하여, 결국 환자는 사망하게 된다.

만약 쇼크가 치료되지 않거나 악화되면 죽음을 의미하므로 조기에 쇼크를 발견하고 치료하는 것은 중요하다. 쇼크의 초기 증상과 징후는 미묘하게 나타나므로 세심한 관찰이 필요하다. 쇼크는 조직의 관류가 부적절하여 그 보상 반응으로 여러 가지 징후로 나타나는 생리적 반응이다. 쇼크 증상과 징후는 맥박수의 증가, 창백, 차고 축축한 피부, 어지러움, 불안 그리고 절박한 느낌, 저산소증, 그리고 혈압저하이다. 심혈관계의 장애와 같은 이러한 징후들은 응급구조사에 의해서 즉시 인지되어야 하며, 또한 바로 응급 처치가 시행되어야 한다. 급박한 상황에서 응급구조사는 항상 쇼크의 가능성을 생각해야 한다. 예를 들면, 심한 외부 또는 내부출혈, 다발성 골절, 급성 복부질환, 척추 손상 또는 쇼크를 야기할 수 있는 심한 감염 등이다. 원인이 무엇이든 간에, 응급구조사는 쇼크의 존재를 신속히 인지해야 하고 쇼크에 대한 정확한 치료를 시행해야 한다.

1) 관류에 영향을 주는 요소

쇼크는 많은 원인에 의하여 발생하지만 근본적인 문제는 조직으로의 관류가 부적절하므로 발생한다. 우리 신체의 모든 세포조직은 지속적인 산소(O_2)와 필수 영양분의 공급이 필요하고 동시에 조직의 이산화탄소(CO_2)와 같은 노폐물을 제거하기 위하여 지속적인 관류가 필요하다. 적절한 산소의 공급과 이산화탄소의 제거를 위하여 조직으로의 관류가 적절하여야 하며 조직으로의 관류가 적절하지 못한 상태를 쇼크라고 한다. 쇼크가 발생하면 우선 조직세포가 손상이 되고 조직세포가 모여 장기를 이루므로 장기 손상으로 진행된다. 그러므로 조직으로의 관류가 중요하며, 조직으로의 관류는 순환기 기능이 정상적이어야 한다. 순환기 기능을 세 부분으로 나누어보면 첫째, 심장의 펌프기능, 둘째, 조직으로의 산소와 영양분을 전달하는 혈액, 셋째, 일한 혈액을 전달하는 통로역할을 하는 혈관으로 구성된다. 이러한 세 부분이 조직으로 적절한 관류를 유지하는 데 영향을 미친다.

표 14-1 심박출량(cardiac output)에 영향을 주는 요소

요소
1. 심실 내에 들어있는 혈액량
2. 심근수축력
3. 후부하 : 혈류에 대한 혈관의 저항
4. 심박동수

관류가 적절하게 유지되려면 순환기능이 정상적이어야 한다. 순환기능이 적절하다는 것은 혈압이 정상적으로 유지되어 조직으로의 관류압이 정상적으로 유지되고 있는 상태를 말한다. 혈압이 정상적으로 유지되려면 심장의 기능, 혈관의 긴장도, 혈액량이 정상상태로 유지되어야 한다. 순환기능을 유지하는데 중요한 혈역학적 요소는 전부하, 심근 수축력, 후부하 및 심박동수이다(표 14-1). 이러한 요소는 심박출량에 직접 또는 간접적으로 영향을 주며, 순환상태가 변화되면 이러한 요소들이 변하여 혈역학적 변화를 보상하게 된다.

(1) 전부하

전부하(preload)는 심장의 이완기말에 심실 내에 들어있는 혈액량을 말한다. 전부하는 심근의 긴장도를 결정하므로 심박출량에 직접적인 영향을 준다. 생체에서는 심실 내 이완기말 혈액량을 측정할 수 없으므로, 말기 이완기압(end diastolic pressure, 확장기압)을 전부하로 이용한다. 전부하는 체내의 총 혈액량, 정맥의 긴장도 및 심근의 탄력성에 의하여 결정된다.

출혈이나 체액소실에 의하여 총 혈액량이 감소하거나 정맥의 긴장도가 감소하면, 정맥으로부터 심장으로 들어오는 혈액량이 줄어 전부하가 감소된다. 오른심실경색에서와 같이 오른심실로부터의 심박출량이 줄어도 왼심실의 전부하가 감소할 수 있다. 전부하의 감소는 즉시 심박출량의 감소를 초래한다.

전부하는 심실의 수축력에도 영향을 준다. 전부하가 증가하면 심근의 긴장도가 증가하므로 수축력이 증가하고, 전부하가 감소하면 심근 긴장도의 감소로 인하여 수축력이 감소한다. 어느 시점까지는 전부하가 증가하면 할수록 심박출량도 증가한다.

(2) 심근 수축력

심근의 수축력(contractility)은 카테콜아민의 혈중농도와 교감신경 및 부교감신경의 작용에 의하여 조절된다. 심근 수축력이 정상인 환자에서는 심근 수축력을 증가시켜도 심박출량은 크게 증가하지 않는다. 심근 수축력이 정상인 환자에서는 오히려 전부하의 감소가 심박출량을 감소시키는 중요한 요소이다.

환자를 치료하는 중에 심근의 수축력을 측정하기는 매우 어렵다. 전부하와 후부하가 일정한 상태에서 심박출량을 측정하거나, 심초음파로 심실구축률을 측정하는 것이 심근수축력을 평가하는 데 도움이 될 수 있다.

(3) 후부하

후부하(afterload)는 혈류에 대한 혈관의 저항이다. 후부하는 주로 혈관의 긴장도에 의하여 결정된다. 대동맥협착 등의 심장 질환이 있는 경우와 같이 심장 내에서 후부하가 증가하는 경우도 있다.

혈압은 심박출량에 대한 혈관의 저항에 의하여 생성되므로, 혈압은 말초혈관저항과 심박출량에 의하여 결정된다. 즉, 말초혈관저항이나 심박출량이 증가하면 혈압이 상승하고, 말초혈관저항이나 심박출량이 감소하면 혈압도 하강한다. 말초혈관저항에 영향을 주는 요소로는 혈관의 길이, 혈관의 직경 및 혈액의 점도가 있다. 이 중에서 말초혈관저항을 짧은 시간 내에 변화시키는 가장 중요한 요소는 혈관의 직경이다. 혈관의 직경을 변화시키는 기전은 다양하지만, 교감신경계가 가장 중요한 역할을 한다.

혈압을 일정하게 유지하기 위하여 체내에는 다양한 혈압유지기전이 존재한다. 예를 들면, 경동맥(목동맥)과 대동맥궁에 위치한 압력수용체(baroreceptor)는 혈압의 변화를 대뇌로 전달하여 혈압을 정상적으로 유지하려고 한다.

즉, 혈압이 감소하면 교감신경을 흥분시켜서 심박동수 및 심근수축력을 증가시키고, 말초혈관을 수축하여 혈압을 올린다. 쇼크나 저혈압이 발생한 환자에서는 이러한 혈압 유지기전이 파괴되어 있거나, 혈압유지기전에 의하여 혈압이 유지되지 않을 정도의 변화가 발생하였다. 따라서 이러한 환자를 치료할 때에는 혈압유지에 관계되는 모든 요소를 파악하여야만 혈역학적 상태를 판정할 수 있다.

(4) 심박동수

혈압은 심박출량(cardiac output)과 후부하를 좌우하는 말초혈관 저항에 의하여 결정된다. 심박출량은 일회 박출량(stroke volume)과 심박동수에 의하여 결정된다. 출혈성 쇼크가 발생하면 보상반응으로 체내 카테콜아민의 증가에 의하여 심박동수 증가하여 심박출량을 유지하여 조직으로의 관류를 유지하려고 한다.

2) 쇼크에 대한 보상작용

신체 각 장기는 쇼크가 발생하면 복잡하고 전신적 반응을 보인다. 조직으로 관류가 감소하면 신체는 조직으로 관류를 증가시키기 위하여 모든 보상 작용들이 일어난다.

쇼크에 대한 인체의 보상작용 목적은 생명유지의 필수장기인 심장과 뇌로의 조직관류를 유지하는 것이다. 쇼크로 혈압이 저하되면 대동맥궁(aortic arch)과 경동맥소체(carotid body)에 있는 압력수용기(baroreceptor)에서 혈압 저하를 감지하여 혈압을 정상으로 회복시키기 위해 말초혈관수축 및 체액배출의 억제가 시작된다. 말초혈관의 수축과 체액 배출 억제의 기전으로는 ① 심장

수축력과 말초혈관저항에 대한 자율신경계의 조절, ② 외부자극과 혈량 감소에 대한 호르몬반응, ③ 장기별로 혈류량을 조절하는 국소적 미세 순환기전이 있다. 보상반응의 정도는 순환 혈액량 감소의 정도와 속도에 따른다.

보상작용을 위한 내분비계 작용은 중추신경의 자극에 의한 각 장기의 반응으로 일어난다. 신경내분비계의 작용으로 혈청 내 글루카곤(glucagon), 성장호르몬(growth hormone), 콜티졸(cortisol), ACTH와 같은 내분비 물질의 분비가 증가되며 renin-angiotensin-aldosterone 분비축이 활성화되어 혈관수축 호르몬인 안지오텐신(angiotensin) II가 분비되며 또한 항이뇨 호르몬인 바소프레신(vasopressin)이 분비된다. 바소프레신은 신장의 원위 세뇨관에서 수분 재흡수를 증가시키고 또한 내장혈관을 수축시킨다. 성장호르몬과 글루카곤(glucagon)은 인슐린의 반대작용을 하여 글루코오스 신합성(gluconeogenesis), 단백분해(lipolysis), 당원분해(glycogenolysis)를 촉진시켜 혈당을 증가시키며 에피네프린과 노르에피네프린에 의한 인슐린의 분비억제와 인슐린 저항성의 증가로 혈당이 더 높아진다. 고혈당으로 인한 혈액 삼투압의 증가는 세포와 간질조직에서 혈관으로의 체액이동을 촉진시켜 순환 혈량의 유지에 도움을 준다. 그리고 에피네프린이나 노르에피네프린과 같은 카테콜아민의 증가에 의한 전신적인 혈관수축이 일어나 심장, 뇌를 제외한 소화기, 신장, 운동 근육 등으로의 혈액순환이 감소한다. 또한 심장과 뇌의 순환계는 출혈 시 자체적으로 동맥저항을 낮추어 균일한 혈류를 유지하려는 자동 조절기능을 가지고 있다.

즉, 종합적인 신경내분비계의 반응은 최고도의 심장기능 유지, 순환 혈액량의 유지를 위한 염분과 수분의 보존, 심장과 뇌로의 영양분과 산소의 공급으로 나타나게 된다.

3) 쇼크의 단계

쇼크의 초기에는 인체의 보상작용에 의해 조직관류가 적절히 유지되는 단계를 보상성 쇼크(compensated shock)라 한다. 보상성 쇼크의 초기에는 임상증상이 거의 나타나지 않다가 쇼크의 단계가 심화될수록 쇼크의 증상이 나타난다. 쇼크의 정도가 심하여 장기나 세포의 기능장애가 나타나면 비보상성 쇼크(uncompensated shock)로 진행된다. 이때의 기능장애는 적절한 수액공급과 지혈로 회복될 수 있으나 만일 수액공급이 부적절하거나 계속 실혈이 진행되면 서서히 비가역성 쇼크(irreversible shock)로 진행된다. 비가역성 쇼크는 이미 장기간 조직의 허혈로 세포의 괴사에 의하여 혈관수축기능의 소실로 다량의 수액투여와 혈압 상승제의 투여에 반응이 없어 다발성 장기기능의 부전으로 사망하게 된다(표 14-2).

4) 모세혈관과 세포에서의 쇼크

부적절한 관류에 의하여 조직이 저산소증에 빠지면 세포내 대사를 유지하기 위하여 필요한 에너지인 ATP의 부족으로 세포가 손상된다. 세포손상의 기전은 세포막의 기능의 부전으로 세포내 나트륨과 수분의 증가로 세포의 팽창에 의하여 발생한다. 세포막의 기능부전의 원인은 세포막의 안정을 유지하기 위하여 필요한 에너지인 ATP의 감소에 의하여 세포막에서 Na-K 펌프 기능의 억제, 세포내의 칼슘균형의 이상으로 세포내 칼슘의 축적으로 세포막의 파괴가 발생한다.

표 14-2 쇼크의 단계

1. 보상성 쇼크: 보상작용에 의해 조직관류가 적절히 유지
2. 비보상성 쇼크: 장기나 세포의 기능장애
3. 비가역성 쇼크: 수액이나 약물치료에 반응이 없음

표 14-3 쇼크의 유형

1. 출혈성 쇼크: 출혈에 의한 혈액소실로 발생한다.
2. 저혈량 쇼크: 체액의 소실로 발생한다
3. 신경성 쇼크: 혈관이 이완되어 발생한다.
4. 심장성 쇼크: 심장의 기능이 저하되어 발생한다.
5. 패혈성 쇼크: 혈액소실, 심기능 저하, 혈관기능 저하 등이 감염에 의하여 발생한다.
6. 아나필락시스 쇼크
7. 기타: 폐쇄성 쇼크, 정신성 쇼크

쇼크 시 혈류가 감소하면서 모세혈관의 내피세포는 팽만되어 혈관내부를 폐쇄시켜 나중에 혈류가 재개통 되어도 모세혈관 관류가 불가능해진다.

2. 쇼크의 유형

쇼크는 많은 응급상황에서 발생할 수 있다. 쇼크의 6가지 유형은 위에서 기술한 혈관기전 중의 하나와 연결되어 있으며, 아래의 표 14-3과 같다.

1) 출혈성 쇼크

출혈성 쇼크는 대량출혈에 의하여 발생하며, 외상 후에 발생하는 쇼크의 가장 큰 비중을 차지하는 원인이다. 외부출혈은 심한 열상이나 골절이 있는 환자에게서 나타나며, 내부출혈은 복부나 가슴 내의 상기나 혈관의 손상으로 발생한다. 또한, 위장관 출혈이나 대장출혈에 의하여도 발생할 수 있다.

2) 저혈량 쇼크

심한 구토, 설사 또는 많은 소변량으로 인하여 많은 체액 소실로 쇼크에 빠지는 경우를 저혈량 쇼크라고 한다.

저혈량 쇼크는 체액의 수분이 소실될 뿐만 아니라, 체액에 있는 전해질도 함께 소실되어 전해질 불균형을 초래한다. 체액이나 전해질의 심각한 장애는 당뇨병과 같은 대사성 장애가 있는 환자에서 합병증으로 자주 발생한다. 이런 환자들은 심하게 탈수되어 조직이나 기관으로 적절한 관류를 유지하지 못하게 된다. 만성질환자에서 저혈량 쇼크가 발생하면 치명적인 상태로 빠질 수 있으므로 신속한 응급처치가 필요하다.

저혈량 쇼크는 심한 화상에서도 나타난다. 심한 화상 시에는 혈관 내 용액의 상당량과 혈장(혈액의 무색 부분)이 순환계로부터 손상 주위에 있는 화상을 입은 조직으로 이동한다. 손상조직으로 체액 소실이 증가하여 쇼크 상태로 발전한다. 이런 모든 상황에서 공통된 요소는 신체의 모든 기관에 적당한 순환을 제공하는 혈관계내의 혈액량 중 혈장의 부족으로 저혈량 쇼크가 발생한다.

3) 신경성 쇼크

척추 손상(특히 목뼈 손상)에 의하여 척수가 손상되면 자율신경계를 차단하여 혈관 내에 위치하는 근육을 이완시켜 혈관이 이완된다. 이완된 혈관으로 갑자기 많은 양의 혈액이 유입되고 후부하의 감소에 의하여 혈압이 저하되는 것을 신경성 쇼크라고 한다. 자율신경계의 차단으로 발생한 혈관이완은 장시간 계속되지만, 대부분은 24시간 내에 정상적으로 회복되어 쇼크 상태에서 벗어나게 된다. 그러므로, 응급구조사는 쇼크가 계속되는 것을 방지하기 위한 응급처치를 시행하거나, 신속히 병원으로 이송하여야 한다. 이런 상황에서는 신경계가 조절되지 않아 다른 많은 장기들이 기능을 소실한다는 것을 기억해야 한다. 또한, 피부의 혈관이 이완되어 외부의 온도에 민감해진다는 것을 명심해야 한다. 즉, 추운 환경에서는 체온 손실이 급격히 증가하여 저체온증에 빠질 수 있으므로, 척수 손상 시에는 체온 보존하기 위한 모든 노력을 시도해야 한다.

4) 심장성 쇼크

심장성 쇼크는 심장기능이 저하되거나 소실되어 나타난다. 혈관을 통하여 혈액이 정상적으로 순환되기 위하여 정상적인 심장의 수축과 이완이 필요하다. 심장성 쇼크는 신체 내에서 펌프 역할을 수행하는 심장이 손상되거나, 심장의 기능적 저하, 관상동맥 질환으로 인한 심근경색증이나, 또는 심근염에 의하여 유발될 수 있다. 때로는 심정지로 심폐소생술을 시행한 후에 소생된 심장에서 나타나며, 심장의 근육기능이 너무 많이 저하되면 회복이 불가능한 경우가 많다.

심장근육의 수축은 심장내의 혈액을 혈관으로 방출하며, 이를 통하여 혈압이 유지된다. 또한, 심장은 신체에 필요한 만큼의 혈액을 방출하고 매 분당 필요한 만큼 박동하여, 혈액이 조직으로 충분히 순환되도록 한다. 심장성 쇼크는 심장근육(심근)이 모든 장기에 순환시키기 위한 충분한 압력을 더 이상 가할 수 없어서 충분한 혈액을 공급하지 못할 때 발생한다. 또한, 심장성 쇼크는 심박동의 규칙성이 소실되어 부정기적으로 박동하는 부정맥 환자에서도 발생한다. 즉, 심장의 기능이 정상적으로 기능을 발휘하지 못할 때에 심장성 쇼크가 유발된다.

5) 패혈성 쇼크

패혈성 쇼크는 세균감염으로 감염된 신체조직에서 생성된 독소에 의하여 발생한다. 패혈성 쇼크는 감염에 의한 균의 내독소에 의한 혈관벽 기능의 저하로 혈관벽의 수축능력이 떨어짐으로 발생한다. 패혈성 쇼크 상태는 손상된 혈관벽을 통하여 많은 혈장의 소실과 혈관의 광범위한 이완으로 발생한다. 이런 형태의 쇼크는 복잡한 문제를 파생한다. 문제는 많은 양의 혈액이 혈관계로부터 조직으로 새어 나가기(혈액량감소) 때문에 혈관 내에 분포하는 혈장의 양이 충분하지 못하다. 패혈성 쇼크는 감염상태에서 치료되지 못하고 오랫동안 입원하였던 환자나, 일부의 중증 질병, 수술 후 감염 등에서 발생한다.

6) 아나필락시스 쇼크

아나필락시스 쇼크는 이전에 어떤 물질에 의하여 접촉되었을 때 이에 대한 항체가 형성되어 있어, 다시 물질을 투여했을 때에 기존의 항체가 면역반응을 일으켜서 발생된다. 아나필락시스 쇼크는 일종의 알레르기에 의한 면역성 반응으로서 증상과 징후가 가장 중증이다. 아나필락시스 쇼크는 매우 복잡한 반응이며, 일상생활에서도 가끔 발생하는 응급상황이다. 그러므로, 응급구조사는 아나필락시스 쇼크의 징후와 치료법을 알아야 한다. 과민성 반응은 알레르기 환자에게서 원인 물질과 접촉 후 바로 나타나거나 수 시간 후에 나타난다. 피부, 호흡기, 순환기에 명확한 반응이 나타나며, 징후들은 다른 원인들로 인하여 발생하는 쇼크와 관련되어 있지 않다.

(1) 발생 경위

다음의 예들은 알레르기 반응을 일으킬 수 있으며, 간혹 아나필락시스 쇼크가 유발될 수도 있다.

① 주사: 파상풍 항독소와 같은 혈청주사, 방사선 조영제, 페니실린 같은 약물주사는 즉각적인 심한 면역반응을 일으킬 수 있다.

② 섭취: 갑각류와 같은 어떤 음식물을 섭취하거나 경구용 페니실린과 같은 약물을 복용하였을 때에도 발생

할 수 있다.

③ 벌에 쏘임(sting): 꿀벌, 말벌, 호박벌의 침에 대한 알레르기가 있는 사람이 벌에 쏘이면 매우 심하고 즉각적인 알레르기 반응이 유발되어 아나필락시스 쇼크에 빠질 수 있다.

④ 흡입: 먼지, 꽃가루, 이물질들을 흡입하면 심한 알레르기 반응을 일으킬 수 있다.

(2) 증상과 징후

과민성 반응의 증상과 징후들은 다음과 같다.

① 피부: 홍조(피부충혈), 가려움, 피부(특히 얼굴과 가슴)의 후끈거림을 호소한다. 두드러기는 신체의 넓은 부분으로 번질 수 있다. 종창(부기, swelling)은 조직이 부어오르는 것으로, 얼굴과 혀, 입술에서 특히 잘 관찰된다. 입술에서 청색증이 자주 관찰된다.

② 호흡기 계통: 가슴압박감, 흉통(가슴통증) 기침, 호흡곤란 등의 증상이 나타나며, 청진상 쌕쌕거림(천명음, wheezing)이 들리는 경우도 있다. 이전에 감작된 물질에 대한 신체반응으로서 액체성분이 기관지로 흘러나오고, 환자는 이러한 성분을 밖으로 유출하려는 반응에 의하여 기침을 계속하게 된다. 시간이 경과함에 따라서 기관지가 수축하고, 공기가 폐 안으로 통과하기가 점점 어렵게 된다. 공기가 환기되는 통로에서 이물질 성분이 축적되거나 세기관지가 수축되면 호흡장애로, 청진상 특징적인 쌕쌕거림(천명음) 소리가 들린다.

③ 순환기 계통: 초기에는 혈압이 조금씩 저하되며 맥박이 빨라지다가, 아나필락시스 쇼크가 계속 진행되면 임상적 증상이나 징후가 더욱 나빠진다. 즉, 혈압이 저하되고 맥박은 약해지고, 피부가 창백해지며, 환자는 현기증을 호소하게 된다. 결국 환자는 의식을 소실하면서 기절과 혼수상태가 바로 이어질 것이다.

7) 폐쇄성 쇼크

가슴 손상으로 긴장성 기흉이나 혈흉, 심장눌림증, 폐혈전색전증 등에 의하여 이완기 오른심방 압력의 증가에 의하여 정맥혈류가 심장내로 들어가지 못하여 심박출량의 저하로 쇼크가 발생한다. 폐쇄성 쇼크는 목정맥의 팽대나 호흡음과 심음을 잘 관찰하여 조기에 쇼크의 원인을 찾아 해결하여야 한다. 이러한 형태의 쇼크는 가슴손상으로 기흉이나 심낭삼출의 진행으로 유발된다.

8) 정신적 쇼크

정신적 쇼크는 보통 정상인이 갑자기 실신하는 형태로 나타나는데, 일시적이고 일반적인 혈관확장으로 발생하는 쇼크이다. 즉, 신체의 혈관이 갑자기 확장하고 이완된 혈관으로 많은 양의 혈액이 축적되어 혈액공급이 일시적으로 감소하는 것이다. 더욱이, 혈압이나 저산소증에 민감한 뇌는 일시적인 혈액 감소로 인하여 정상적인 기능이 중단되고 환자는 실신하게 된다. 두려움, 슬픈 소식, 때때로 희소식, 시청각에 의한 정신적 충격, 심한 통증, 불안 등이 정신적 쇼크를 유발하는 많은 원인들이다. 특히, 불쾌한 감정이 있거나, 지치거나 근심이 있고, 어쩔 수 없이 무더운 방에서 조용히 서 있어야 하는 사람은 실신하기가 더욱 쉽다.

일단 환자가 실신하면 환자는 쓰러지고 눕게 된다. 이러한 체위변화는 뇌로의 혈액공급이 증가하므로, 순환이 신속히 회복되어 의식은 곧 회복된다. 이러한 형태의 쇼크에서 응급구조사가 시행하여야 할 치료는 실신하는 동안 머리나 목이 지면이나 주위 물건에 부딪혀 어떤 손상이 발생하였는가를 관찰하는 것이다. 대개 쓰러져 눕게 되면 곧바로 의식을 회복한다.

3. 쇼크의 증상과 징후

어떤 증상이나 징후들에 대하여는 일반적으로 모두 기술되었으며, 대부분은 공통적인 소견을 나타내지만 아나필락시스 쇼크는 약간 예외적인 소견도 나타낸다. 다음은 쇼크에서 나타나는 징후들이다(표 14-4).

쇼크는 신체의 장기나 조직으로 혈액을 충분히 공급하지 못하는 경우이므로, 외견상으로는 장기로의 혈액 공급을 판단할 수 없다. 따라서 쇼크의 정도를 나타내는 혈압을 주기적으로 관찰하여 환자의 상태가 악화되는지를 관찰해야 한다.

쇼크의 유형별로 임상적 증상이나 징후는 약간씩 다르지만, 다음과 같은 방법으로 쇼크의 유형을 파악할 수 있다(표 14-5).

4. 출혈 쇼크의 단계

출혈 쇼크는 전체 혈액량 중에서 소실되는 혈액량에 의여 4가지 단계로 구분된다(표 14-6). 각 단계별 정의와 임상적 증상과 징후는 다음과 같다.

출혈 쇼크는 소실된 혈액량에 따라서 위와 같이 구분하는데, 정확한 출혈량을 계측하기 어려우므로, 위와 같은 임상적 증상이나 징후로 출혈 정도를 예측할 수 있다. 특히, 어느 정도 출혈되어도 혈압은 변하지 않을 수도 있으므로, 맥박이 증가한 경우에는 출혈의 가능성을 항시 생각해야 한다. 그러나 환자가 흥분한 상태이거나 통증이 심할 때도 맥박이 증가할 수 있으므로 감별을 요한다.

표 14-4 **쇼크의 증상과 징후**

1. 불안감과 두려움: 다른 쇼크의 증상이나 징후보다 가장 먼저 나타나는 증상이다.
2. 약하고 빠른 맥박: 촉진상 맥박이 빠르며, 강도가 매우 약하다.
3. 체온: 체온의 저하 및 상승 모두 나타날 수 있다. 말초혈관의 수축으로 인하여 피부가 차갑게 느껴진다.
4. 촉촉한 피부: '식은땀이 난다'는 표현으로 흔히 사용된다.
5. 청색증: 피부가 창백해지고, 만약 산소가 조직으로 충분히 전달되지 않으면 청색증이 나타난다. 창백한 결막은 출혈 쇼크를 시사한다.
6. 모세혈관 재충혈 시간(capillary refill time): 3초 이상으로 정상에 비해 길어진다. 손톱바닥을 가볍게 눌러 창백하게 된 손톱바닥의 색이 정상으로 돌아오는 데 걸리는 시간을 측정한다.
7. 경정맥: 심장성 쇼크에서 확장이 관찰될 수 있다. 출혈 쇼크의 경우 편평해진다.
8. 호흡: 얕고 빠르며, 불규칙한 호흡-쇼크가 지속될 경우 호흡부전으로 이어진다.
9. 심박수: 대부분 빈맥. 저혈당, 약물, 심장질환으로 인한 쇼크에서는 역설적인 서맥이 관찰될 수도 있다. 부정맥이 관찰되기도 한다.
10. 빛에 대한 동공반응이 느리다.
11. 갈증: 체액의 소실로 인하여 반사적으로 목이 마르다고 호소한다.
12. 구역질과 구토: 위로 공급되는 혈액이 부족하여 위장운동이 저하되어서 나타난다.
13. 혈압: 초기에는 쇼크에 대한 반응으로서 심근수축 증가, 동맥 혈관수축이 있어 혈압상승이 관찰되나 점차 지속적인 혈압하강이 나타난다.
14. 소변감소: 신장의 사구체여과율 저하로 소변량이 감소한다.
15. 의식소실: 혈압이 저하됨에 따라서 의식이 혼미해지며, 착란을 보일 수도 있다. 대뇌로의 혈류 저하로 결국에는 의식이 소실된다.

표 14-5 쇼크의 유형별 감별

	출혈 쇼크	혈액량감소 쇼크	심장성 쇼크	신경성 쇼크	패혈성 쇼크
혈압	저하	저하	저하	저하	저하
맥박수	증가	증가	증가	정상/감소	증가
피부온도	차갑다	차갑다	차갑다	손상부위 아래: 따뜻하다 손상부위 위: 차갑다	차다/따뜻하다
목정맥	수축	수축	팽대	수축	수축
신경마비	없다	없다	없다	있다	없다

표 14-6 출혈 쇼크의 단계

	쇼크 1기	쇼크 2기	쇼크 3기	쇼크 4기
소실된 혈액량	15% 미만	15-30%	30-40%	40% 이상
맥박수	정상	증가	증가	증가 혹은 감소
수축기 혈압	정상	체위에 따라 변화*	90 mmHg 이하	60 mmHg 미만
의식상태	명료 혹은 불안감	불안감	혼미	혼수
응급처치	수액투여	수액투여	수액 + 수혈	수액 + 수혈

*체위에 따라 변화 : 누운 상태에서는 혈압이 정상이지만, 환자가 앉거나 바로 서면 혈압이 저하

5. 쇼크의 치료

쇼크의 증상이나 징후들을 나타내는 환자는 진단되는 즉시 즉각적으로 응급처치를 시행해야 한다. 쇼크를 일으킬만한 원인을 인지하거나 쇼크의 유형을 감별하는 것은 응급처치의 방법을 결정하는 데 상당히 중요하다. 원인에 따른 치료는 응급의료진이 시행하는 것이 바람직하다. 초기에 시행하는 응급처치의 원칙은 쇼크 상태의 모든 환자에게 적용될 수 있으며, 원칙들은 다음과 같다.

① 기도를 유지하고 필요하면 산소를 투여한다: 가장 먼저 시행한다. 특히, 쇼크 환자는 언제라도 구토할 수 있으므로, 환자 옆에는 흡입기를 준비한다. 구토가 심한 경우에는 환자를 옆으로 누인다(단, 외상 환자는 척추고정판과 함께 옆으로 위치시킨다).

② 출혈부위를 지혈시킨다: 직접 압박에 의해서 모든 출혈을 조절한다.

③ 다리를 지면으로부터 15-25 cm 정도 들어 올린다: 다리의 혈액이 심장이나 뇌로 가도록 한다. 그러나 출혈성 쇼크일 때는 큰 도움이 되지 않는다.

④ 골절부위를 부목으로 고정한다: 골절은 출혈을 유발하고 쇼크를 악화시킬 수 있으므로 모든 골절부위는 고정한다.

⑤ 환자를 조심스럽게 다룬다: 척추 손상이나 골절부위가 악화되지 않도록 하고, 환자를 안정시킨다.

⑥ 체온을 보존한다: 환자에게 담요를 덮어 체온의 손실을 막는다. 그러나 담요로 환자를 너무 많이 덮지 말고, 지나치게 환자를 따뜻하게 하지 않는다.

⑦ 환자를 누운 상태로 유지한다: 쇼크 환자는 누운 자세가 가장 바람직하다. 그러나, 심한 심장발작이나 폐질환 후에 쇼크에 빠진 환자들은 앉거나, 약간 뒤로 젖혀서 앉은 상태에서 잘 호흡할 수 있다. 또한, 구토가 심한 경우에는 기도유지를 위하여 옆으로 위치시킬 수 있다.

⑧ 활력징후를 계속 측정한다: 맥박, 혈압, 호흡, 체온을

최소 10분 간격으로 측정하며, 환자가 병원에 도착할 때까지 계속한다.

⑨ 금식한다: 환자에게 먹을 것 또는 마실 것을 주지 않는다. 즉, 위장운동이 저하되어 있으므로, 위 내용물을 토할 수 있기 때문이다.

환자의 호흡을 세심하게 관찰하는 것은 중요하다. 산소 부족은 쇼크 상태를 더욱 악화시킬 수 있으므로, 모든 쇼크 환자에게는 충분한 산소를 투여한다. 부적당한 환기는 쇼크의 첫 번째 원인이거나 주요 요소일 수 있다. 호흡장애의 원인은 이물질에 의한 기도폐쇄부터 중증의 호흡기질환이나 호흡기손상일 수 있다. 기도 폐쇄 시에는 간단한 응급처치로 이물질을 제거할 수 있으나, 중증의 호흡기 질환이나 호흡기 손상은 응급의료진의 적극적인 처치나 인공호흡기 사용이 필요할 가능성이 많다.

산소는 쇼크 상태인 모든 환자에게 투여해야 한다. 산소와 함께 인공호흡장비의 사용으로 산소공급을 증가시켜서 동맥혈 산소농도가 대체로 증가할 것이다. 그러나 인공호흡기의 사용은 대단히 어려운 것이므로, 필요시에는 반드시 응급의료진의 지시를 받아야 한다. 만약 쇼크의 원인이 출혈이라면 출혈에 의하여 적혈구도 상당히 감소하였을 것이다. 적혈구는 산소를 운반하는 기능이 주 임무이므로, 적혈구 감소는 조직에 불충분한 산소공급을 의미한다. 그러므로 출혈 쇼크 시 충분한 농도의 산소를 투여해야 한다.

산소투여는 저장낭이 달린 산소마스크를 사용하여 85% 이상의 산소를 투여하여야 한다.

모든 외부출혈은 빨리 지혈되어야 한다. 지혈은 멸균거즈를 출혈부위에 위치시킨 후 압박하거나, 멸균거즈를 탄력붕대로 감는 방법을 이용한다. 출혈을 멈추기 위해서는 충분한 압력으로 압박하며, 일단 압박하면 10-30분간 지속한다. 그러나 출혈부위를 압박하기 위하여 이송이 지연되어서는 안 되므로, 현장 응급처치가 완료되면 응급차량 내에서도 계속 압박하도록 한다. 팔다리 출혈을 직접 압박으로 조절할 수 없는 경우 지혈대를 적용한다. 다리의 거상은 다리의 혈액이 좀 더 빨리 심장에 되돌아오게 하며, 혈액들이 다리보다 심장이나 뇌로 더욱 많이 분포시키기 위한 방법이다. 만약 환자의 다리가 골절되었으나 부목고정이 시행되지 않았거나 척추 손상이 의심되는 경우에는 다리를 거상하지 않도록 한다.

골절은 부목으로 고정해야 한다. 그러나 부목은 골절을 고정하기 위한 절대적인 방법이 아니라는 것을 명심해야 한다. 골절된 골격의 끝 부위인 골편은 주위의 혈관이나 신경을 손상시킬 수 있으므로, 골절부위는 반드시 고정되어야 한다. 일반적으로 부목은 환자를 이송시키기 쉽게 만들고, 통증을 감소시키며, 환자를 좀 더 편안하게 한다. 연성조직 손상으로 발생한 일부 출혈은 부목(때로는 압박을 위하여 공기부목을 사용)에 의해서 지혈되는 경우가 많다.

응급구조사는 환자체온의 손실을 막아야 하나 환자를 과도하게 따뜻하게 하려고 해서도 안 된다. 환자에게는 너무 더운 것보다는 약간 추운 것이 더욱 낫다. 더운 물병, 온열기, 가열된 패드와 같이 외부의 열을 사용하는 것은 쇼크 환자의 상태를 더욱 악화시킬 수 있다. 쇼크가 있는 환자에게 입으로 마실 것을 주어서는 안 된다. 이 규칙은 모든 응급환자에게도 적용되는 사항으로, 환자가 음식물 섭취를 강력히 요구해도 응급구조사는 거절해야 한다. 즉, 현장에서부터 병원으로 이송이 완료될 때까지는 음식물 투여는 반드시 금해야 한다. 쇼크로 인하여 환자가 심한 갈증을 호소할 때에는 물이나 생리식염수로 적신 거즈를 환자의 입에 대주는 정도만 시행한다.

표 14-7은 쇼크의 주요 형태의 일반적인 보조치료이다.

모든 치료방법이 다양한 형태의 쇼크에 사용되는 것은 아니다. 쇼크의 각각 형태에 따라 적당한 치료 방법을 선택하여야 한다. 다음 단락에서 상세히 설명되어 있다.

표 14-7 쇼크의 주요 원인에 따른 일반적인 보존 치료

쇼크의 형태	산소 공급	에피네프린 주사	손상여부 관찰	눕혀서 이송
출혈 쇼크	+	−	+	+
혈액량 감소 쇼크	+	−	−	+
신경성 쇼크	+	−	+	+
정신성 쇼크	±	−	+	+
심장성 쇼크	+	−	−	−
패혈성 쇼크	+	−	−	+
폐쇄성 쇼크	+	−	+	−
아나필락시스 쇼크	+	+	±	+

1) 출혈 쇼크의 치료

(1) 기도 확보와 산소투여

기도유지를 시행한 후 산소 투여는 흡입산소농도(FiO_2)를 85% 이상으로 투여한다.

(2) 출혈부위 지혈

우선 출혈부위를 지혈하면서 양쪽 앞 팔꿈치(자쪽피부정맥)정맥에 2개 이상의 정맥로를 확보하여 소생술을 시행하는 것이 최우선이다. 출혈 쇼크의 응급처치는 환자의 호흡을 확인한 후에 출혈부위를 최대한 빨리 지혈시키는 것이다. 응급구조사가 흔히 범할 수 있는 지혈의 실패 원인은 다음과 같다. ① 명백한 외부출혈부위에 충분한 압력을 가하지 않은 경우, ② 골절부위의 부목고정이 정확히 시행되지 않은 경우, ③ 손상 환자를 조심스럽게 다루지 않아서 출혈이 계속되는 경우 등이다.

2) 저혈량 쇼크

저혈량 쇼크는 구토, 땀, 설사, 소변으로부터의 과다한 수분 소실로 발생한다. 수액보충이 없을 정도로 음식물이나 수분 섭취가 모자라는 경우에 주로 발생한다. 이러한 환자는 가능한 한 신속히 병원으로 이송해야 하고, 이송하는 동안에는 산소투여를 포함하여 필요한 모든 지원을 해주어야 한다. 응급구조사는 이송하는 동안에 환자의 병력이나 과거력을 물어서, 당뇨병이나 심한 위장염 같은 어떤 원인이 되는 질병이 존재하는가를 파악하도록 해야 한다. 응급구조사의 이러한 노력으로 원인을 밝혀낸다면, 응급의료진이 전문적인 처치를 시행하기까지 시간을 단축시킬 수 있는 것이다.

3) 신경성 쇼크

척추 손상을 동반한 신경성 쇼크는 모든 보조적 응급처치법을 이용하여 치료해야 한다. 이런 종류의 손상을 가지고 있는 환자는 오랜 기간 동안 병원에서 생활하게 된다.

응급처치는 기도를 확보하고 유지하며, 호흡기능을 정상적으로 유지하는 응급처치를 시행하며, 혈압을 유지하기 위한 응급처치 이외에도 체온을 보존하여야 한다. 신경성 쇼크는 혈액이 소실된 것이 아니라 혈관이 이완되어서 유발되는 것이며, 쇼크로 인하여 체액이 혈관 내로 유입되는 보상작용으로 인하여 혈액량은 증가하는 경

우가 많다. 일반적인 쇼크치료와 함께 척추고정을 반드시 시행해야 하며, 체온도 보호해야 한다.

4) 심장성 쇼크

심장질환이나 심손상으로 인한 쇼크 시에는 혈액이나 수액의 보충이 필요하지 않으며, 다리의 거상이 필요 없다. 심장성 쇼크는 혈액을 공급하는 심장에 이상이 발생한 것이므로, 심장의 기능을 정상적으로 유지하기 위한 응급처치가 필요하다. 만약, 만성폐쇄폐질환이 있는 환자에게 심장성 쇼크가 동반된다면 폐의 산소공급이 저하되어 환자상태는 더욱 불량할 것이다.

심장성 쇼크 환자는 충분한 산소가 필요한데 환자는 앉은 자세가 호흡이 더욱 편하다고 호소하므로, 응급구조사는 산소투여와 함께 환자의 자세를 앉거나 약간 뒤로 젖힌 앉은 자세로 유지한다.

심장성 쇼크 환자는 대부분이 심질환이나 심손상이 원인이므로 호흡곤란을 호소한다. 맥박은 보통 불규칙하고 약하고 빠르며, 혈압은 매우 낮다. 청색증은 보통 입술과 손톱 아래에 나타난다. 환자는 심적으로 상당히 불안해하며, 청진상 심장음이 미약하게 청진된다. 목에서는 경정맥이 매우 팽대되어 있는 것을 관찰할 수 있다. 이런 환자들은 그들이 가장 쉽게 호흡할 수 있는 자세를 취하게 하고, 산소를 투여하면서 신속히 병원으로 이송해야 한다.

5) 패혈성 쇼크

패혈성 쇼크의 적절한 응급처치는 쇼크의 일반적인 원칙에 준하며, 대부분은 의료진에 의한 전문적인 치료가 요구된다. 그러므로 신속히 병원으로 이송하는 것이 가장 바람직하며, 이송 중에는 충분한 산소를 투여해야 한다.

필요하면 인공호흡기의 사용도 고려해야 하지만, 반드시 응급의료진의 지시를 받아서 사용해야 한다.

6) 아나필락시스 쇼크

아나필락시스 쇼크에 대한 효과적인 응급처치는 원인 물질을 신속히 제거하는 것이다. 다음으로는 산소를 투여하면서, 호흡기능과 순환기능을 유지하는 응급처치이다. 다음으로는 약물을 투여하여야 한다. 일반적으로 에피네프린 1:1,000의 0.3–0.5 mg를 근육 주사하나 심한 쇼크 시에는 1:10,000의 0.3–0.5 mg 정맥주사를 시행한다. 이러한 주사는 아나필락시스 쇼크의 징후나 증상을 빠른 시간 내에 없앨 수 있다. 가끔 특별한 과민성을 갖고 있는 환자는 반응을 치료하기 위해서 에피네프린이 함유되어 있는 약제를 가지고 다닌다. 이런 환자는 갖고 있는 에피네프린을 환자가 사용하도록 권해야 한다. 징후나 증상이 재발하거나 악화되면 에피네프린을 반복하여 주사한다. 때로는, 알레르기 반응이 진행되는 것을 완화시키기 위한 특별한 약물이 주어질 수 있으나, 이러한 전문치료는 응급의료진에 의하여 시행되어야 한다. 모든 환자에게는 충분한 산소를 투여하면서 병원으로 신속히 이송해야 한다.

환자를 이송하는 동안에는 환자에게 질문하여 원인이 되는 물질이 무엇인지를 밝혀야 하고, 의식이 없다면 목격자나 보호자로부터 정보를 얻어야 한다. 즉, 응급구조사는 알레르기 반응의 원인이 무엇인가(약물, 곤충에 의한 교상, 벌에 쏘임, 음식물 등), 그리고 어떻게(구강에 의해, 흡입에 의해, 주사에 의해) 물질이 투입되었는가를 발견하려고 노력해야 한다. 알레르기 반응의 정도는 매우 다양할 수 있다. 증상들은, 미약한 가려움, 전반적인 부종, 피부가 타는 듯한 느낌, 심한 혼수상태, 심정지 등으로 경미한 증상부터 사망까지 다양하다. 어떤 반응이 얼마나 빠르고 심하게 진행되었는가를 파악하는 것은 때로

불가능하기 때문에, 응급구조사는 기본적인 응급처치와 함께 환자를 신속히 병원으로 이송해야 한다. 때로는 심폐소생술을 시행하는 경우도 있다.

7) 폐쇄성 쇼크

오른심방과 오른심실내로 혈액이 들어가지 못하여 발생하는 폐쇄성 쇼크는 기본적인 쇼크 치료를 하면서 쇼크를 유발한 원인을 빨리 해결하는 것이 중요하다. 우선 기도확보와 호흡을 보조하는 응급처치가 필요하다. 긴장성 기흉에 의한 쇼크인 경우 산소를 우선적으로 투여하면서 긴장성 기흉이 있는 가슴막 안에 바늘천자를 통하여 흡인을 시행하여야 한다. 가장 중요한 것은 신속히 병원으로 이송하는 것이다.

8) 정신성 쇼크

정신성 쇼크 시는 갑자기 쓰러지므로, 환자가 쓰러지면서 지면이나 주위의 물건에 물리적 충격을 받았을 가능성이 높다. 일반적으로 실신 후에는 빠른 시간 내에 혈압이 정상적으로 회복되므로, 실신하면서 받았을 신체적 손상에 대한 평가와 이에 대한 응급처치가 가장 중요하다. 특히, 고령자나 폐경기의 여성은 골다공증으로 인하여 골절의 위험성이 높으므로, 손상여부를 더욱 세밀히 검사해야 한다. 만약 실신한 후에도 장시간 의식이 돌아오지 못하거나, 환자의 의식이 혼미한 상태이면 응급구조사는 머리 손상을 의심해야 한다. 또한, 머리 손상과 함께 목손상이나 척추 손상의 가능성을 항상 생각해야 한다. 이런 경우에는 신속히 병원으로 이송하면서 환자의 활력징후를 반복적으로 측정하며, 시간경과에 따른 환자의 의식정도를 세밀히 관찰하고, 의식이 변화하는 과정과 변하는 시각을 정확히 기재해야 한다.

당신이 응급구조사라면

1. 4-6분 이상 동안 관류(perfusion)가 차단되면 가장 먼저 손상 받는 장기를 2개 열거하시오.
2. 쇼크의 세 가지 원인과 8가지 유형을 기술하시오.
3. 출혈 쇼크와 신경성 쇼크의 차이를 기술하시오.
4. 아나필락시스 쇼크를 유발하는 원인들을 열거하고, 응급 처치법을 기술하시오.
5. 출혈 쇼크의 4가지 단계를 설명하고, 특징적인 증상과 징후를 열거하시오.

PART

손상

손상

응 급 구 조 와 응 급 처 치
RESCUE AND EMERGENCY CARE

개요

Chapter 15는 손상의 개요와 기전에 대해 설명하고자 한다. 즉, 신체에 손상을 유발하는 물리적 충격의 형태의 차이점에 대하여 기술하였고, 그 다음은 손상의 다양한 유형과 응급구조사가 시행하는 업무와 손상유형의 관련성에 대하여 기술하였다. 마지막 부분은 손상의 치료원칙과 단계에 대하여 설명하였다. 즉, 외상 환자의 일차 평가와 이차 평가, 활력징후, 이송하기 전 환자상태의 안정화, 신속한 이송을 요하는 경우, 생명을 위협하는 증상이나 징후의 인식법 등에 대하여 기술하였다.

목표

- 손상을 유발하는 운동역학적 기전을 이해한다.
- 손상의 기전을 정의한다.
- 손상의 유형을 인식한다.
- 손상의 기본적인 치료원칙을 이해한다.

1. 손상의 개요

손상은 소아와 젊은 연령층의 사망과 불구의 가장 많은 원인이며, 국내의 경우에도 40대 이하의 사망 원인 중에서 외상이 가장 높은 비율을 차지하고 있다. 즉, 1세 이상 43세 미만의 연령에서는 다른 질환이나 질병보다 외상에 의하여 사망하는 경우가 가장 많다. 사고에 의한 사망은 뇌혈관 질환, 악성 종양에 이어 전체 사망원인 중 3위이다.

손상빈도는 인구 1명당 매년 3회 정도로 대부분 의학적 치료를 받으며, 매년 2만 명 이상이 사고로 사망하고 있다.

따라서 응급구조사는 손상을 당한 응급환자를 자주 접하게 될 것이다. 실제로 종합병원의 응급실로 내원하는 응급환자의 1/3-1/4 가량은 손상 환자이며, 교통사고에 의하여 매년 지출되는 소요 경비만 10조 원이 넘고

표 15-1 교통사고 시 장기 손상으로 인한 사망 비율

① 머리 손상 47.7 %
② 내부 장기(가슴/배/골반) 37.3 %
③ 척추와 갈비뼈 골절 8.3 %
④ 팔다리의 골절 2.0 %
⑤ 기타 4.7 %

있다. 신속한 응급의료체계와 효율적인 현장 응급처치가 시행된다면 외상에 의한 사망률과 신체장애의 발생률을 25−40% 정도 감소시킬 수 있다. 더욱이 외상 환자의 대부분은 젊은 연령이므로 다른 응급환자에 비하여 예후가 상당히 양호하고, 젊은 연령에서 신체적 장애가 발생한다면 국가적인 손실이 크므로 정부와 의료계의 적극적인 참여가 필요하다.

사고에 의한 사망 중 사망자의 약 50%는 현장에서 사망하거나 사고 한 시간 이내에 사망하며, 사망자의 30%는 수일 이내에 사망하고, 나머지 20%는 수주일 후 수술이나 중환자실에서 치료 후 패혈증이나 다발성 장기 기능 부전증으로 사망한다. 교통사고 시 장기 손상으로 인한 사망 비율의 분포는 표 15-1과 같다. 사망사고의 대부분은 머리 손상과 체강 손상에 의하여 발생한다. 따라서 사망사고를 감소시키려면 사고 현장에서의 빠른 현장처치, 빠른 이송과 전문외상소생술을 빨리 시행하여, '황금시간(golden hour, 손상 후 1시간 이내)' 이내에 전문적 치료나 수술이 필요한 환자는 응급수술까지 시행될 수 있어야 사망률을 감소시킬 수 있다.

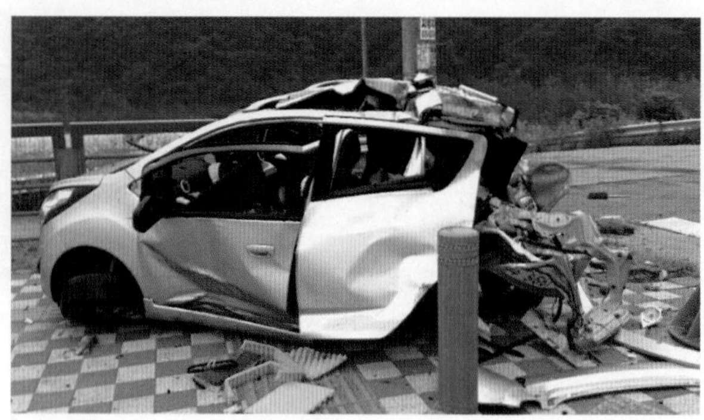

• 그림 15-1 자동차가 주행 중에 다른 물체와 부딪히게 되면, 운동에너지가 충격에너지로 바뀌면서 물체가 손상되거나 변형된다.

2. 손상의 기전

손상은 신체가 외부의 물리적 충격에 노출되면서 발생한다. 이러한 물리적인 충격의 유형은 열, 전기 또는 운동에너지일 수 있다. 운동에너지는 활동에너지로서 운동 혹은 움직임을 나타낸다. 충격의 정도도 다양하며, 일부는 아주 경미한 충격으로서 조직손상이 적은 반면에, 일부는 상당히 강한 충격으로서 신체의 조직을 파괴하거나 심지어는 생명에 위협을 가하는 경우이다. 손상의 다른 단어인 외상은 손상과정을 설명할 때 자주 사용되는 단어이다.

움직이는 물체나 물질(예: 자동차, 야구공 등)의 운동에너지가 갑자기 정지하게 되면 운동속력이 다른 형태의 에너지로 바뀐다. 예를 들면 자동차를 운행하는 것은 운동에너지이며, 갑자기 제동하면 바퀴와 지면 혹은 바퀴와 제동부분 사이에는 마찰열이 발생하는 열에너지로 바뀌게 된다. 그러나 운행 중인 자동차가 벽과 충돌하는 경우에는, 움직이는 운동에너지가 그대로 충격에너지로 바뀌어진다. 결과적으로 자동차가 찌그러지거나, 벽이 무너지거나, 혹은 두 물체가 모두 변형되는 수가 있다(그림 15-1).

1) 관성의 법칙

뉴턴의 제1관성의 법칙('운동 중인 물체는 외부의 힘이 작용하지 않으면 운동 상태에 있다')은 사고의 기전에 그대로 적용된다. 예를 들면 시속 100 km로 달리고 있던 버스가 급정거하면 버스 내에서 서서 있던 사람은 그대로

앞창문 쪽으로 몸이 날아가 충격으로 외상을 피하기 어려울 것이다.

제2관성의 법칙은 정지중인 물체는 외부의 힘이 작용하지 않으면 그대로 위치하려는 성질로 사고의 기전에 제1관성의 법칙처럼 적용된다. 예를 들면 사거리 빨간 신호에 대기 중인 차량이 뒤에서 시속 100 km로 과속으로 달려오던 차량과 부딪히면 처음에는 앞차에 타고 있던 사람의 신체 전부가 앞으로 이동하게 되며, 그 후 다시 신체가 뒤로 이동하면서 머리부분이 목 받침대에 부딪쳐 목뼈 손상이 유발된다.

2) 에너지 보존의 법칙

에너지 보존의 법칙(conservation of energy, '에너지는 새로 만들어지거나 없어지지 않고 단지 다른 형태의 에너지로 변환되는 것이다')은 외상 시 충돌에서 예상되는 에너지의 변환을 이해하는 데 도움을 준다. 과속으로 달리던 승용차가 벽에 부딪힐 경우 차 앞부분이 받는 충격에너지는 열이나 소리, 충격에너지를 차량 내부로 에너지 전달이 그대로 될 것이다. 따라서 충격에너지가 클수록 차량 탑승자의 손상은 증가될 것이다. 신체는 외부의 물리적 충격을 어느 정도까지는 자체적으로 흡수할 수 있으나, 대부분의 경우에는 조그만 충격에도 손상을 받는다. 코에 가벼운 충격을 가하면 코가 납작해지는 등의 일시적 변형을 유발하다가, 충격이 흡수되거나 소실되면 코는 원래의 형태로 되돌아온다. 그러나 더 커다란 충격이 가해지면 코의 조직이 손상되어 코의 영구적인 변형(예: 골절이나 조직손상 등)을 유발한다. 이와 같이 신체에 강한 충격이 가해지면 조직이 계속 변형을 일으키는데, 이러한 변형은 모든 운동에너지가 다 소모될 때까지 지속된다.

3) 운동에너지

움직이는 물체에서 발생하는 운동에너지(kinetic energy)의 양은 물체의 질량과 속력의 제곱에 비례한다. 움직이는 동안의 운동에너지는 아래의 공식으로 측정될 수 있다.

$$K = MV^2/2$$ (K= 운동에너지, M=질량, V=속력)

이 공식은 어떤 물체의 운동에너지를 계산하는 데 사용되며, 가해지는 운동에너지의 양은 충격되는 순간에 흡수되거나 소실되어야 한다. 위의 공식에서 운동에너지의 양을 생성하는 데 가장 중요한 요소는 물체의 속력이다. 왜냐하면 운동에너지의 양은 물체 속력의 제곱한 값만큼 증가하기 때문이다. 즉, 가해지는 물체의 질량보다는 속력이 운동에너지의 양을 결정하는데 많은 비중을 차지하기 때문이다. 예를 들면 손으로 구타하는 것에 비하여 총상에 의한 손상이 더욱 치명적인데, 이유는 손보다 탄환의 무게가 매우 적지만 탄환은 속력이 매우 빠르기 때문이다. 그러나 같은 속도의 탄환이라면, 질량이 많은 탄환에 의한 손상이 더욱 심할 것이다. 이러한 이유 때문에 총상의 유형은 두 가지로 나눠진다. 즉 발사되는 탄환의 속력이 고속 혹은 저속에 따라 손상유형이 달라진다. 탄환의 속력이 600 m/sec 이상의 속력으로 날아가면 고속력 손상을 유발한다. 조직손상의 형태와 양은 저속력의 탄환으로 유발된 손상보다 훨씬 크다(그림 15-2). 위의 두 종류의 총상은 침해정도가 다르기 때문에 수술방법이 각기 다르다. 그러므로 총상의 경우에는 어떠한 무기가 사용되었는지를 확인하고, 이러한 정보를 응급의료진에게 보고하는 것이 매우 중요하다.

운동에너지의 영향으로 유발되는 손상의 형태는 신체의 어떠한 조직이나 장기가 손상되었느냐에 따라서 다르다.

피부와 같은 연부조직(soft tissue)은 신장력(stretch)

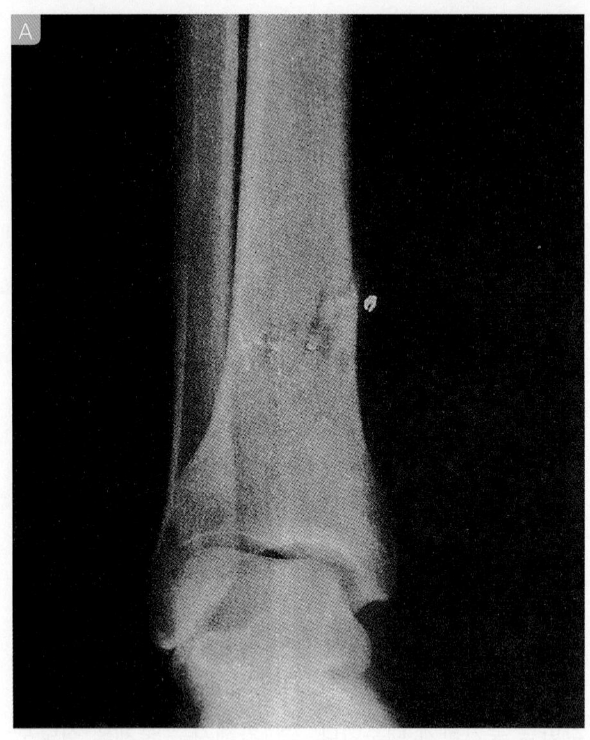

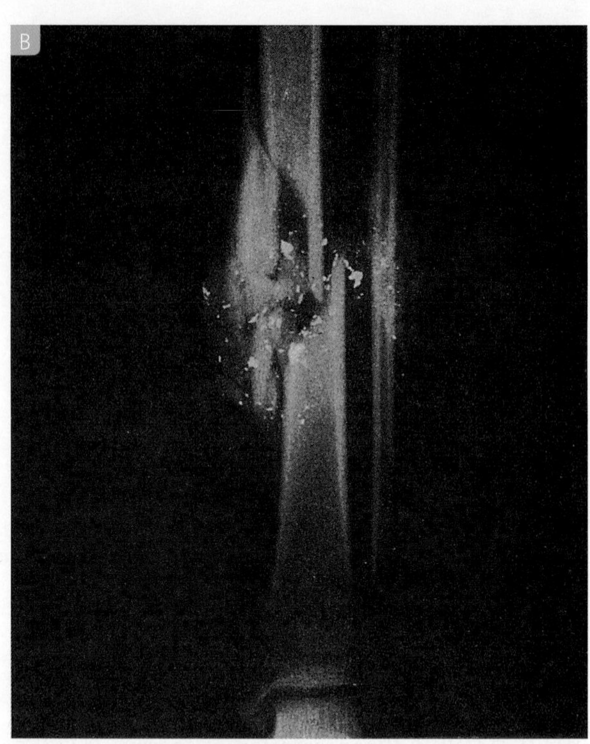

• 그림 15-2 모든 총상은 천자상이나 관통상을 유발하며, 탄환속도가 고속이면 손상도 심하게 나타난다. **A.** 저속도의 탄환에 의하여 유발된 정강뼈 단순 골절의 방사선 사진. **B.** 고속도의 탄환에 의하여 발생한 정강뼈 분쇄 골절의 방사선 사진

과 변형력을 어느 정도까지 유지하므로 비교적 손상정도가 경하다. 그러나 피부가 갖는 탄력성을 초과하는 충격이 가해지면 피부나 연성조직이 손상되고 변형되게 된다. 단단한 조직, 골격, 또는 견고한 막(capsule)으로 구성된 장기들도 자체적으로 흡수할 수 있는 충격에는 한계가 있으므로, 이러한 한계를 벗어나는 충격을 받게 되면 조직이나 장기가 파괴되어 손상을 받게 된다. 즉, 신체의 골격은 외부의 충격으로부터 신체를 보호하지만, 강한 충격이 가해지면 골절되거나 탈구된다.

경미한 충격이라도 신체의 일부분은 다른 부위보다 손상의 정도가 심하다. 특히 뇌와 척수는 충격에 약하므로 경미한 충격으로도 손상이 심하다. 그러나 이들 신경계는 머리뼈와 척추, 여러 겹의 연부조직으로 둘러싸여 있으므로 외부의 충격으로부터 보호를 받고 있다. 눈은 충격에 약한 또 다른 장기로서, 머리뼈로 이루어진 안와에 깊숙하게 위치하고 있다. 그러나 전방에 위치한 눈의

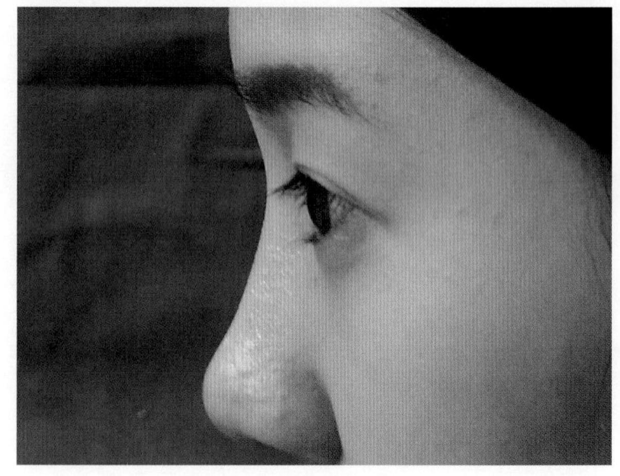

• 그림 15-3 눈은 머리뼈와 얼굴뼈의 일부로 형성되는 안와에 위치하여, 얼굴의 깊숙한 곳에 위치하여 외부로부터 보호되고 있다. 그러나 눈의 앞면은 외부에 노출되어 있으므로 손상받기 쉽다.

앞부분은 경미한 충격에도 쉽게 손상을 받을 수 있으므로, 조그마한 충격에도 심각한 손상이나 영구적인 기능

장애를 남길 수 있다(그림 15-3).

4) 힘

사고가 발생할 때 작용되는 힘(force)은 뉴턴의 제2법칙으로 설명되며 아래의 공식과 같다. 승용차가 급발진으로 가속이 되어 벽에 부딪칠 때의 충격과 브레이크를 밟고 속도를 줄이는 상태에서의 부딪히는 충격의 양은 서로 엄청나게 차이가 난다. 충격의 힘은 어떤 물체가 가속 상태인지 감속상태인지에 따라 차이가 난다.

힘 = 질량(무게) × 가속(혹은 감속)

3. 손상의 분류

1) 일반적 분류

신체에 가해지는 손상은 둔상과 관통상으로 나뉜다. 둔상은 신체의 외부에 충격이 가해져 손상을 받는 것이며, 관통상은 총알이나 칼 등의 예리한 물체가 신체의 안쪽으로 삽입되는 손상이다. 관통상은 주로 예리하거나 속력이 빠른 물체에 의하여 유발되며, 물체와 피부의 접촉면적이 작은 특징이 있다. 높은 에너지가 피부의 작은 점으로 집합되어 충격이 가해지므로 신체의 내부로 계속 충격이 전달된다. 예리한 칼이나 관통되는 총알 등에 의하여 피부와 내부 장기가 손상된 경우를 개방성 손상(개방창)이라고도 하며, 둔상으로 인하여 피부의 손상 없이 내부 장기만 손상된 경우를 폐쇄성 손상이라고도 한다.

관통하는 물체는 피부를 스쳐갈 수 있고 또는 신체 내부로 들어갔다가 다시 외부로 나올 수 있다. 물체가 완전히 신체의 일부분을 통과한 경우에는 여러 부위가 동시에 손상될 수 있다. 가끔은 관통된 물체가 신체의 내부에 그대로 남아 있는 경우도 있는데, 이러한 것들을 삽입된 이물질이라고 한다. 개방창으로 인해서 출혈되고, 외부의 감염원으로부터 신체를 보호하는 피부가 손상되면 염증이 유발되어 심각한 경우에는 패혈증도 유발될 수 있다.

둔상은 외부의 물체와 신체가 접촉하는 면적이 크기 때문에 피부 관통은 일어나지 않는다. 그렇지만 충격의 힘이 피부를 통해서 내부로 전달되므로, 피부보다는 안쪽에 위치한 장기나 조직이 손상된다. 때로는 표피층의 피부는 손상되지 않고, 피부의 심부에 있는 혈관이 손상되어 출혈이 발생할 수도 있다. 둔상에 의한 경우에는 비교적 부드럽고 유연한 장기(예: 폐 등)는 손상되지 않고 단단한 구조나 조직(예: 골격)이 손상되는 경우가 많다.

조직이나 장기의 손상은 움직이는 물체에 의하여 충격받을 때뿐만 아니라 고정된 물체에 움직이는 신체가 부딪혀도 조직이나 장기가 손상될 수 있다. 예를 들면 달려가는 사람이 책상이나 벽에 부딪히는 경우에도 손상이 유발될 수 있는 것이다. 그러나 외부와의 접촉에 의하여 신체에 특별한 충격이 가해지지 않고도 신체 내부의 자체적인 운동, 즉 갑자기 멈추거나 속도를 늦추면 손상이 유발될 수 있다. 이러한 원인은 신체의 일부분의 운동력과 감속력이 다른 신체부위보다 빠르거나 늦어서 발생하는 것으로서 감속손상(deceleration injury)이라고 한다. 예를 들면, 자동차 사고가 발생하여 갑자기 감속하는 경우에 머리와 경부는 앞으로 많이 이동하는 반면에 몸체는 안전벨트로 고정되어 있으면 고정부위와 이동부위의 연결부위에 손상이 유발된다. 또한 머리가 자동차의 앞 유리에 부딪힐 때에 머리는 유리창과의 접촉으로 인하여 앞으로 움직이는 운동이 빨리 정지하지만, 뇌는 머리 내에서 계속 앞으로 움직이려는 운동력(관성의 법칙) 때문에 내부에서 머리뼈와 심하게 접촉하게 된다. 즉 계속 움직이려는 뇌가 고정된 머리뼈에 부딪혀서 손상이 유발되는데, 이러한 것을 2차적 충격이라 한다

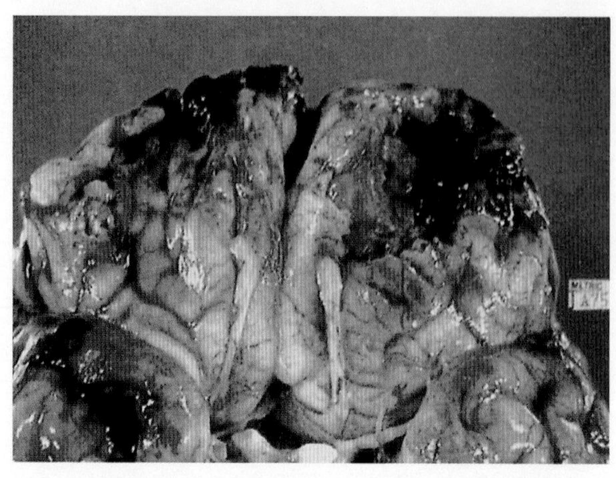

● 그림 15-4 갑자기 정지하였을 때에 머리뼈 안의 뇌는 계속 앞으로 진행하려는 관성에 의하여 머리뼈와 부딪히게 된다. 즉 뇌의 일부가 손상된 소견을 나타내고 있다.

(그림 15-4). 비슷한 현상이 신체의 여러 장기에서 발생하는데, 가슴우리에서는 심장과 대동맥이 이러한 원리로 손상될 수 있으며, 배안에서는 간, 소장, 지라 등이 유사한 원리로 손상될 수 있다. 열상(찢김)이나 타박상 같은 손상은 외견상 심하게 보이지 않기 때문에 외견상으로는 경미한 손상이라고 판단할 수 있으나, 내부에 있는 장기들은 치명적인 손상이 동반되어 있을 가능성이 있으므로 주의해야 한다.

신체손상의 또 다른 기전으로 압궤손상(으깸 손상, crushing injury)이 있다. 둔상이나 관통상은 짧은 시간 동안에 충격이 가해져서 손상이 유발되지만, 압궤 손상은 비교적 긴 시간 동안 신체 조직이 외부의 압박을 받아서 유발된다. 압궤 손상은 직접적인 연부조직 손상뿐만 아니라, 연부조직의 혈액순환을 차단하고 심한 조직손상을 초래한다. 예를 들면 무너진 바위더미에 양다리가 깔리거나 갱도가 붕괴되어 흙더미에 깔린 환자에서는 상당한 무게가 장시간 동안 신체를 누르게 되므로, 바위나 흙이 제거될 때까지 끊임없이 조직손상을 입는다. 압궤 손상의 다른 형태는 조직손상 자체로부터 유발될 수 있는데, 조직이 손상 받을 때마다 체액의 역류로 조직부종이 발생한다. 손상된 세포에서는 체액이 세포 사이의 공간으로 유출되는데, 이것은 조직의 크기를 부분적으로 증가시킨다. 부기(swelling)는 손상에 대한 세포의 가장 일반적인 반응이다. 부기가 증가하거나 머리뼈같은 제한된 공간에서 부종이 발생하면 조직의 압력은 위험수준까지 증가하게 된다. 종창용액에 의한 압력이 주위의 조직을 압박하여 심한 손상을 야기하고, 특히 혈관을 압박하면 조직으로의 혈류가 차단된다.

손상의 많은 다른 기전과 몇몇 요소들이 손상의 범위, 진행과 중증도를 결정한다. 운동에너지의 흡수된 양, 조직손상 정도와 변위, 손상된 특별한 조직은 3가지 중요한 변수인데, 응급구조사는 손상 환자를 진찰할 때 이러한 요소를 반드시 고려해야 한다.

2) 손상기전에 따른 분류

사고의 유형에 따라서 분류하기도 하는데 일반적으로는 다음과 같이 분류된다(표 15-2).

사고는 여러 가지 원인에 의하여 발생하지만 손상의 종류와 분류법은 기본적인 손상을 고려하고 가장 일반적으로 관찰되는 손상을 기준으로 분류된다(표 15-3). 예를 들면 화재에 의한 사고는 일반적으로 연부조직의 손상을 연상시키며, 골절은 보통 자동차사고나 추락 사고

표 15-2 사고의 유형에 따른 분류

- 교통사고-자동차 사고(운전자사고, 동승자사고, 보행자사고), 오토바이 사고
- 추락사고-추락, 다이빙 사고
- 관통사고-총상, 자상
- 운동사고-스포츠 손상, 인라인 스케이트, 스키, 스노보드 손상, 킥보드 손상 등
- 감전사고
- 화재와 폭발
- 기계사고
- 기타-미끄럼사고 등

표 15-3 사고의 유형과 동반되는 손상

사고의 유형	예상되는 손상	기타 가능성 있는 손상
자동차	①, ②, ③, ④	
추락	②, ③	①, ④
관통상	①	②, ④
운동손상	①, ②, ③, ④	
화재와 폭발	①	②, ③, ④
기계사고	①, ②, ③, ④	
감전	④(심정지)	①, ②, ③

① 연부조직 손상, ② 골절, ③ 탈구, ④ 내부손상

에 의한다.

화재에 의하여 발생하는 손상으로는 화상이 가장 빈발하지만, 그 이외에도 유독가스에 의한 중독으로 신체의 내부 장기의 기능장애를 수반하기도 한다. 즉, 화재에 의한 사고 시에는 화상 이외에도 가스중독에 의한 호흡기능 장애 등을 고려해야만 한다.

(1) 차량 사고

차량 사고(motor vehicle accident)는 가장 흔한 사고의 일종으로 사고 지역에 출동하였다면 반드시 사고의 기전을 파악하여 기록지에 기록하여야 한다. 사고의 기전은 손상 환자의 신체 손상 부위를 유추할 수 있는 하나의 단서가 되기 때문이다. 차량 사고 시 정면 충돌인지 측면 충돌인지 후방 충돌인지 아니면 차량이 전복되거나 회전하면서 사고가 발생하였는지를 반드시 따져 보아야 한다. 예를 들면 운전자가 졸음운전 중 나무에 부딪히는 충돌을 하면 먼저 차량이 충돌(machine collision)하며, 이어서 신체가 운전대에 부딪히는 신체충돌(body collision)이 일어나게 되고 이어서 신체 내부에 있는 장기들이 앞쪽 복장뼈와 흉벽쪽으로 충격을 받게 되어 심장손상이나 폐손상이 발생한다. 또한 최초의 충돌 후 차량 내부의 고정되지 않은 물체와 충돌하는 것을 2차 충돌이라 한다(표 15-4). 따라서 사고 시 환자의 손상을 예측할 수 있는 손상의 지표로 다음을 꼭 확인하여야 한다(표 15-5).

차량 충돌 사고는 아래의 5가지 방향으로 충돌이 발생하며 그중 정면 충돌이나 회전하면서 손상 받는 것이 가장 많이 발생한다(표 15-6).

① 정면 충돌

정면 충돌은 차량사고의 흔한 사고 기전으로 전체 차

표 15-4 자동차 충돌의 과정

① 차량충돌: 차량이 물체와 충돌
② 신체충돌: 신체가 차량 내부의 물체에 충격
③ 장기충돌: 신체 내 장기의 일부가 신체 부위와 충돌
④ 2차 충돌: 차량 내 움직이는 물체에 의한 충격

표 15-5 사고 시 손상의 지표로서 확인하여야 할 사항

① 손상 차량의 변형여부와 변형부위 및 상대 물체의 변형(운동에너지의 지표) • 어느 방향에서 충돌하였는가? • 어떻게 충돌하였는가? • 어느 정도의 속도로 충돌하였는가? • 2차 충돌이나 에너지의 추가 전달이 있는가?
② 차량 내부의 구조의 변화(차 내부 구조 변형부분을 확인) • 운전대가 휘어져 있는가? • 앞 유리가 파손되어 있는가? • 계기판 부분이 눌려져 있는가?
③ 환자의 손상부위 및 손상 양상 • 환자의 손상 부위가 어디인가? • 환자의 약물중독이나 질환에 의한 사고인지 확인한다.

표 15-6 자동차 사고의 방향

자동차 사고 기전	발생 빈도(%)
① 정면 충돌	32
② 측면 충돌	15
③ 후방 추돌	9
④ 회전 손상	38
⑤ 전복	6

량 사고의 약 32%를 차지한다. 정면 충돌은 힘의 방향에 따라 세 가지 방향으로 발생한다. 첫째 사고자가 내하향 이동(down-and-under pathway)으로 움직이면서 다치거나(그림 15-5), 둘째로 상향 이동(up-and-over pathway)으로 사고가 발생한다. 셋째는 안전벨트를 하지 않은 경우에는 윗 방향으로 이탈(ejection)되어 차량 밖으로 손상자가 떨어져 나가게 된다. 이러한 이탈 사고는 사망사고의 27%에 달하는 심한 손상을 입는 경우가 많다.

② 측면 충돌

측면 충돌은 운전자나 동승자의 측면에서 부딪히는 것으로 차량 사고의 약 15%를 차지한다. 측면 충돌 시 측면의 차량 보호 강철 구조물이 약하여 손상을 심하게 받으며, 차량의 손상보다 환자의 손상 정도가 심하다. 측면 손상은 상지 손상의 빈도를 증가시키나 가슴 손상의 빈도는 증가되지 않는다. 그러나 측면 손상은 가로막 파열이나 폐 타박상, 대동맥의 파열 등이 발생할 수 있다.

③ 후방 추돌

자동차의 후방이 충격 받을 시에는 충격의 힘에 의하여 발생하며 약 9%를 차지한다. 후방에서 추돌하면 차량이 앞으로 밀리면서 가속이 되어 손상자의 머리부분이 목을 중심으로 뒤로 젖히게 된 뒤 다시 전방으로 굴곡된다. 이러한 과신전과 과굴곡은 짧은 시간 내에 발생하므로 목뼈나 목뼈주위의 인대 손상 또는 경수 손상이 자주 발생한다.

④ 회전 손상

회전 손상은 자동차가 비스듬하게 충돌을 받을 때 충격의 힘에 의하여 차량이 회전하게 된다. 회전 손상은 전체 손상의 약 38%를 차지하며 정면과 측면손상의 양상과 유사하다. 차량손상의 정도보다 환자 손상이 덜한 경우가 많다.

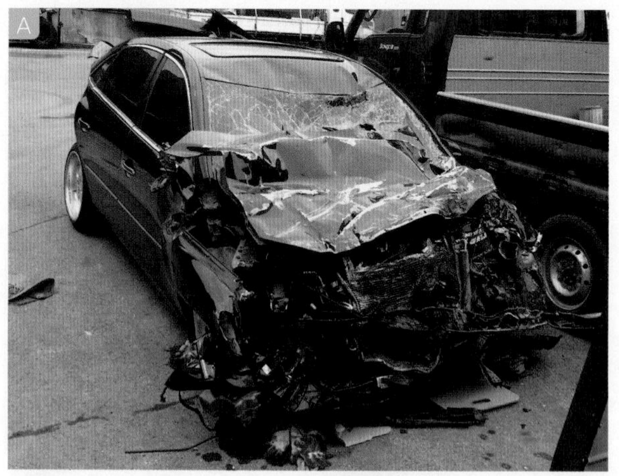

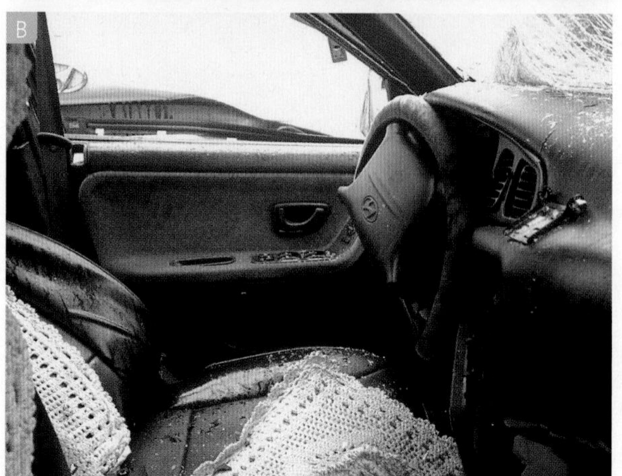

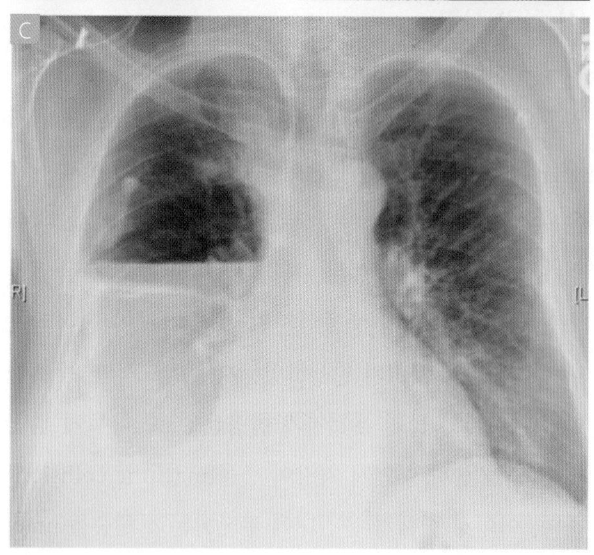

• 그림 15-5 정면 하향 충돌에 의한 차량 손상(A)과 핸들 파괴(B), 운전자의 오른쪽 혈액가슴증(C)

⑤ 전복

차량의 전복은 전체 사고의 약 6%를 차지하며, 무게 중심이 높은 차량이 사고가 발생하거나 높은 곳에서 떨어지는 사고 시 발생한다. 전복 손상은 신체 충격과 2차 신체 충격에 의한 손상이 많다.

(2) 보행자 사고

보행자 사고 시 차량의 방향과 보행자의 손상부위와 충격의 정도가 어느 정도인지 파악하여야 한다. 차량의 속도가 어느 정도였는지, 큰길에서 사고가 발생하였는지 좁은 골목길에서 사고가 발생하였는지에 따라 사고의 양상이 다를 것이다. 보행자 사고의 일반적인 단계는 먼저 다리가 차량의 앞 범퍼에 부딪치고 이어서 머리와 가슴이 차량에 직접적으로 부딪힌 후 넘어지면서 땅에 머리나 가슴 등이 부딪치면서 이차적인 손상이 발생한다. 성인과 소아에 따라 손상 양상이 다르다. 소아들은 신체 크기가 작으므로 차량에 부딪히면 머리, 가슴, 배 및 내부의 여러 장기가 손상받을 가능성이 많으며, 체구가 작으므로 차량 밑으로 깔리는 경우가 많다. 성인의 경우는 주로 차량 앞범퍼에 부딪쳐 다리의 정강뼈나 종아리뼈 골절이 우선 발생하며, 이차적으로 엔진덮개 부분에 머리나 가슴이 부딪히면서 뇌 손상과 체부손상이 발생하며, 충격으로 땅에 떨어지면서 이차적인 손상이 많다.

(3) 오토바이 사고

오토바이는 차량 자체의 보호 장구가 없으므로 손상 에너지가 운전자나 탑승자에게 그대로 전달되어 손상이 심하고 특히 안면부(얼굴부)와 머리 손상의 빈도가 높다. 오토바이의 손상 기전은 다음의 4가지 기전, 정면 충돌, 측면으로 꺾임 충격, 튕겨져 나감, 미끄러짐에 의하여 주로 발생한다. 오토바이 정면 충돌 사고는 머리뿐만 아니라 복부 및 골반부가 하지에 핸들부위에 걸려 골반손상이나 복부 손상의 발생 가능성을 생각하여야 하며, 튕겨 나갔을 때는 척추 손상과 체부 손상의 발생 가능성이 높다. 또한 미끄러짐에 의하여 체간이나 사지의 찰과상이나 화상이 심하게 발생한다. 따라서 가죽옷을 입고 반드시 헬멧 등의 보호 장구를 착용한 다음 오토바이를 타야 할 것이다. 오토바이 손상 환자에서 헬멧 제거 시 목뼈를 잘 고정한 다음 제거하여야 한다.

(4) 낙상/추락 사고

추락 사고는 추락높이, 추락 지점의 딱딱한 정도(시멘트 바닥이 흙보다 손상이 심함), 추락 당시의 신체 충격부위에 따라 손상의 정도와 손상 부위가 다르므로 추락환자의 현장에서의 사고 기전 및 방향과 추락 높이 등을 세밀하게 관찰하여야 한다. 발바닥부터 떨어지는 추락 사고는 대개 체중이 아래 등뼈(제11번 12번 등뼈)와 위쪽 허리뼈 부위에 체중이 전달되므로 이 부위에서 압박 골절이 흔히 발생하며, 발은 아래쪽의 직접충격으로 발꿈치뼈나 발허리뼈의 골절 등이 생길 수 있고, 또한 넘어지면서 손을 땅에 짚기 때문에 노뼈와 자뼈의 먼쪽 골절이 많이 발생한다. 다이빙하다가 손상 받는 경우에는 목뼈 부위의 손상이 많으며, 6미터 이상의 높이에서의 추락하는 경우에는 신장이나 간, 대동맥 등의 내부 장기의 손상이 많이 발생한다.

(5) 운동 손상

최근 들어 스포츠를 즐기는 인구가 많아지면서 운동손상이 많아지고 있다. 운동 손상은 운동 종목에 따라 그 기전이 다르다. 현재 많은 아동들이 주로 즐기고 있는 인라인 스케이트(롤러블레이드) 또는 롤러스케이트 손상은 주로 노자뼈 먼쪽 골절과 손목뼈 골절, 무릎 인대 손상이 많으므로 반드시 보호 장구를 착용하고 즐겨야 한다. 또한 간혹 뒤로 넘어져 머리 손상과 목뼈 손상이 발생하므로 헬멧을 착용하여야 하며, 목뼈 손상이 의심될 때는 반드시 현장에서 목보호대를 착용시켜야 한다. 겨울철 스포츠로 스키나 스노보드 손상 또한 많이 발생한다. 스키나 스노보드 손상은 주로 손목부위나 무릎관절 손상,

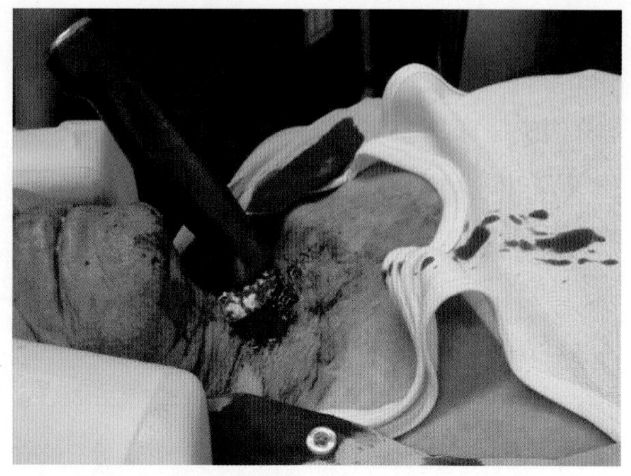

• 그림 15-6 과도에 의한 관통상

얼굴의 열상이나 찰과상이 많지만 간혹 심한 머리 손상으로 치명적인 손상을 초래할 수 있다.

(6) 관통상

관통상의 기전은 칼, 총탄, 화살, 공사장의 철근 등 여러 가지 물질에 의하여 발생한다(그림 15-6). 우리나라는 총탄에 의한 관통상은 흔하지는 않으나 겨울철 사냥총이나 군부대에서 간혹 발생한다. 총탄에 의한 손상은 탄환의 운동에너지에 따라 손상의 정도가 달라진다. 운동 에너지는 물체의 질량과 속도의 제곱에 비례하므로 탄환의 속도가 2배인 경우는 운동에너지가 배로 되므로 탄환 속도가 탄환의 무게보다 더 많은 영향을 미친다. 우리나라에서 발생하는 관통상은 칼이나 흉기에 의한 관통상이 많다. 칼이나 흉기에 의한 관통상은 관통부위가 신체 장기의 어느 부위인지와 통과부위가 어디인지가 중요하다. 따라서 칼이 들어간 부위와 칼의 방향, 가해자가 서서 가해를 하였는지 앉아서 가해를 하였는지 등을 조사하여야 한다. 관통상은 관통한 이물질이 그대로 박혀 있는 상태로 고정을 잘하여 내원한다.

(7) 농기구에 의한 손상

경운기 등의 농기구에 의한 사고의 경우에는 경운기 운전자가 운전대에 가슴이나 복부의 체간부위나 골반부가 부딪히는 경우가 많으므로 체간 손상과 골반 손상에 의한 내출혈의 가능성을 고려하여야 한다. 그 외 농기구 운전이 아닌 벨트 손상인 경우에는 손의 손상이 많고 절단되는 경우가 많이 발생한다. 손가락 절단 사고의 경우 반드시 절단물을 잘 처리하여 병원으로 환자와 함께 이송하여야 한다. 물론 절단물을 찾기 위하여 환자의 이송을 지연시켜서는 안 된다.

3) 근무여건과 손상의 형태

응급구조사는 여러 유형의 외상을 즉각적으로 처리할 준비를 해야 한다. 그러나 특별한 유형의 손상의 발생빈도는 응급구조사가 근무하는 지역의 상황이나 환경에 따라서 다르다. 즉 지역적 특성에 따라서 외상 환자의 손상유형이 다르게 나타나는 경우가 많다. 예를 들면 도시와 농촌 환경에서 발생하는 손상유형이 다르며, 산업지대와 산악지형에서 발생하는 손상유형도 다르기 때문이다.

대도시에 근무하는 응급구조사는 생활 중에 발생하는 외상, 칼이나 총과 같은 무기에 의하여 발생하는 유형의 손상에 대비하여야 하며, 농촌지역이나 도시외곽에서는 농기계사고, 교통사고 등에 의한 손상에 대비하여야 한다. 농촌에 근무하는 응급구조사는 수많은 농기계사고에 대응하여야 하는데, 이는 독특한 환경 상황에 따라 대처하여야 한다. 이들 손상은 농업용 중장비, 농기계, 탈곡기, 콤바인, 그리고 다른 농업기기를 다룰 때 발생하는 손상을 말한다(그림 15-7). 곡물저장소(곡식, 마초 등을 저장하는 건물이나 지하창고)와 곡물 운반기에 의하여 손상된 환자나 이들을 구하려다 다치는 사람들에 대한 각종 응급처치법을 알아야 한다. 또한 건설 현장이나 공장 지역은 산업재해(추락사고, 절단사고 등)에 대한 응급처치법을 숙지해야만 한다. 그 이외에도 여러 가지 유형의 손상 가능성은 많다. 특히 휴양지나 해변가가 많은 지역

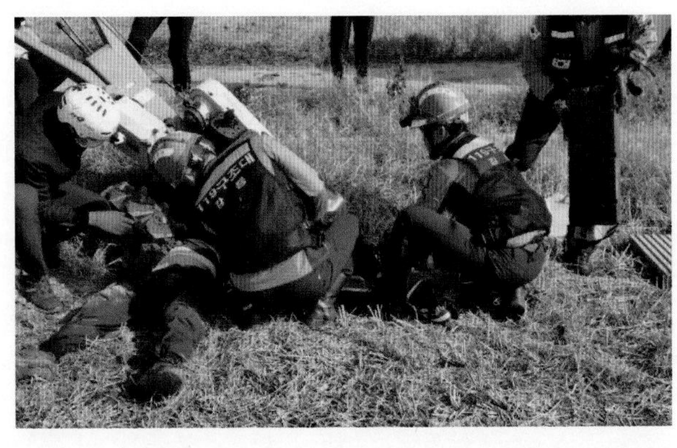

• 그림 15-7 지역적인 환경여건에 따라서 외상의 특성도 변한다. 즉, 농촌지역에서는 농기계를 사용하면서 발생하는 사고가 많다.

에서 근무하는 응급구조사는 햇볕에 의한 화상 등의 열손상과 익사나 익수 등의 수중사고에 대한 응급처치법을 숙달해야 한다. 또한 관광객 중에는 외국인도 많으므로, 외국인 응급환자를 대할 수 있는 지침을 숙달해야 한다.

다양한 상황에 따라서 신속하게 대처할 수 있기 위하여 응급구조사는 각종 응급처치에 익숙해져야 하며, 각종 환자구조법과 응급장비의 이용법을 숙지함으로써 여러 유형의 손상 환자를 신속하고 효율적으로 처치해야 한다.

4. 진단적 가치가 있는 징후

환자상태를 평가하기 위하여 응급구조사는 진단적 가치가 있는 징후를 신속히 인지하여, 응급처치에 이용해

표 15-7 중요한 임상적 징후

호흡	피부온도	의식상태	맥박
혈압	피부색	동공	행동능력
통증에 대한 반응			

야 한다. 진단가치가 있는 징후로서 중요한 사항들은 표 15-7과 같다. 각각의 징후에 따라서 어떠한 손상이 동반되었는지를 인지하여 응급구조사는 환자에게 신속히 응급처치를 수행하여야 한다.

1) 호흡

정상인의 분당 호흡수는 성인이 12-20회이고, 소아는 약 20-25회이다. 기도유지와 적절한 호흡은 환자의 생존에 가장 기본적인 요소이므로 응급구조사는 기도를 통하여 유입되고 유출되는 공기의 흐름을 관찰하여 분당 호흡수와 호흡양상을 파악해야 한다. 즉 호흡에 따른 가슴의 움직임을 육안적으로 관찰하고, 입과 코에서 공기의 유입을 듣고 느껴야 한다(표 15-8).

2) 맥박

맥박은 심장의 기능을 나타내는 지표로서, 일반적으로

표 15-8 호흡의 양상과 관련 손상

관찰 소견	일반적 병변	손상
호흡 없음	호흡정지	
깊고, 노력성의 호흡	기도폐쇄, 심장기능상실	기도폐쇄
얕고, 빠르며, 노력성의 호흡	기관지천식, 호흡기 병변	기흉, 혈액가슴증, 가슴 손상
기침 시 혈액이 유출(각혈)	호흡기 병변, 심장기능상실	폐 타박상, 폐부종

표 15-9 맥박의 양상과 관련 질환

관찰 소견	일반적 병변	손상
맥박 없음	심정지, 중증의 쇼크	심정지, 중증의 쇼크
불규칙한 맥박	심부정맥	심부정맥
빠르고 강한 맥박	고혈압, 공포	공포
빠르고 약한 맥박	쇼크, 심장눌림증	출혈성 쇼크, 심장눌림증
느리고 약한 맥박	완전 척수 손상, 심한 출혈	신경성 쇼크, 비가역성 쇼크

분당 맥박수, 맥박의 강도와 규칙성을 관찰한다. 정상인의 분당 맥박수는 성인이 60–100회이며 소아는 연령에 따라 60–170회로 어릴수록 빠른 맥박수를 갖는다. 맥박은 일반적으로 손목에서 측정하지만, 경우에 따라서는 목동맥과 넙다리동맥에서 맥박수를 측정한다.

노동맥, 목동맥, 넙다리동맥은 피부에서 가까운 곳을 지나가므로 쉽게 맥박을 촉지할 수 있으며, 맥박이 촉지되지 않는 경우에는 청진기를 이용하여 심장음을 직접 듣는다(표 15–9).

3) 혈압

혈압은 순환되는 혈액이 동맥의 벽에 가하는 압력이다. 혈압에는 수축기 혈압과 이완기 혈압의 2가지로 구분된다. 수축기 혈압은 심장이 수축하는 동안(혈액이 동맥을 통해 심장에서 유출되는 동안)의 혈압으로 압력이 높게 나타나며, 이완기 혈압은 심장이 이완하는 동안(혈액이 심장으로 유입되는 동안)의 혈압이다. 혈압은 연령과 성별에 따라서 변화하지만 정상적인 표준치가 있다. 정상 성인의 수축기 혈압은 100–120 mmHg 이상이고, 이완기 혈압은 65–90 mmHg이다. 정확하지는 않지만 일반적으로 목동맥이 촉지되면 수축기 혈압이 최소 60 mmHg 이상이며, 넙다리동맥이 촉지되면 70 mmHg 이상이고, 노동맥이 촉지되면 80 mmHg 이상이다.

표 15-10 피부온도와 병변

관찰	진단
따뜻하고, 건조하다	고열
차갑고, 축축하다	쇼크
차갑고, 건조하다	추운 환경에 노출된 경우

4) 피부 온도

피부는 체온을 조절하는 기능이 있으므로 피부온도의 변화는 체내에서 일어나는 변화를 간접적으로 나타내는 지표가 된다. 응급구조사의 손으로 여러 신체부위의 피부표면을 접하여 환자의 피부온도를 관찰할 수 있으며, 가능하면 온도에 민감한 손등을 피부표면에 접촉시키는 것이 바람직하다(표 15–10).

5) 피부색

피부색은 주로 피부의 하부에 위치하는 혈관으로 혈액이 순환하는 정도에 의하여 결정된다. 따라서 피부색의 변화는 혈액순환의 증감과 혈액의 화학변화를 나타낸다. 피부가 검은 경우에는 피부색을 정확히 판단할 수 없으므로 응급구조사는 이러한 환자를 평가할 때 주의해야 한다. 피부색을 관찰하는 부위로는 환자의 얼굴과 손을

표 15-11 피부색과 병변

관찰	병변	손상
적색	고혈압, 일산화탄소 중독, 심장발작	화상(1, 2도)
흰색	쇼크, 심장발작, 공포	출혈, 화상(3도)
청색	질식, 저산소증, 심장발작, 중독	흡기손상

표 15-12 동공의 상태

소견	진단
양측 대칭성 산동	약물투여, 심정지
비대칭성 산동	뇌 손상 혹은 출혈
양측 대칭성 축동	중추신경계 장애, 약물사용
빛에 무반응	머리외상, 뇌졸중

관찰하는 것이 보편적이며, 이곳의 피부색이 적색, 흰색, 청색 등인 경우에는 질환이 있을 가능성을 고려해야 한다(표 15-11).

6) 동공

안구의 동공은 심장과 중추신경계의 상태를 나타내는 지표이다. 정상적인 상태에서는 양측 동공의 크기가 같으며, 빛을 비추면 동공이 같은 크기로 축동하는 반응(동공 반사)을 나타낸다. 비정상적으로 편측 혹은 양측의 동공이 산동되거나 축동되는 것은 신체에 이상이 있다는 징후가 된다. 다만, 환자의 동공을 관찰할 때에는 환자가 콘택트렌즈나 의안을 착용하고 있는지를 조사해야 한다.

눈꺼풀을 살며시 위로 열면서 동공을 관찰한다. 동공이 산동(커진 현상)되어 있다거나, 축동(작아진 현상)되어 있는가를 관찰하며, 만약 동공이 산동되어 있으면 동공에 빛을 비추어 동공의 크기가 변화하는가를 검사한다. 사망하였거나 뇌사상태인 경우에는 외부의 빛에 대하여 동공이 반응하지 않는다(표 15-12).

7) 의식상태

정상적으로 건강한 사람은 의식이 명료하며 판단력이 올바르고 외부의 소리와 육체적 자극에 모두 반응한다.

환자가 초기에는 의식이 있다가 나중에 의식이 소실된 경우에는 뇌기능 장애를 고려해야 한다. 응급구조사가 환자를 처음으로 접하는 순간부터 환자의 의식상태를 평가해야 한다. 의식상태의 변화를 상세히 기록하여 응급의료진에게 전달해야 한다(표 15-13).

8) 마비 혹은 감각기능의 상실

의식이 있는 환자가 의지대로 상지(팔)와 하지(다리)를 움직일 수 없고, 또한 외부에서 자극을 가하여도 사지를 움직일 수 없는 경우에는 운동기능 장애 혹은 마비가 있을 수 있다. 마비는 뇌졸중이나 척추 손상 등에 의한 요

표 15-13 의식상태

관찰	뇌 손상	기타
일시적인 의식소실	뇌진탕, 뇌 타박상 등	
의식 혼탁	뇌 타박상, 머리 손상	음주상태, 정신착란
혼미	중증의 머리 손상	중증의 쇼크, 저산소증, 저체온증, 중독
혼수	중증의 뇌 손상	중증의 쇼크, 저산소증, 저체온증, 중독

표 15-14 운동기능과 감각기능의 이상

이상소견의 부위	진단
다리	허리신경 손상
팔	목신경 손상
팔다리의 운동제한	목신경 손상, 뇌압상승
편측에 마비	뇌 손상, 머리 안 내 출혈

표 15-15 외상 환자의 응급처치 원칙

1. 기도유지와 목뼈고정
2. 호흡기능 유지
3. 순환기능 유지
4. 골절고정 및 척추고정
5. 기타 응급처치
6. 병원으로의 이송

인에 의하여 발생한다(표 15-14). 신체의 일부가 마비되면 대부분에서는 마비된 부위에서의 감각기능도 소실된다. 손상으로 인하여 불완전한 마비상태가 발생한 환자는 사지를 사용할 수 없으나, 특징적인 반사운동 혹은 일부의 감각기능이 존재할 수도 있다. 응급구조사는 마비와 감각기능의 소실이 척추 손상의 징후라는 것을 인식하여야 한다. 따라서 이러한 환자에서는 척추 손상을 악화시키지 않도록 환자를 이동하기 전에 신체를 고정하여야 한다.

팔과 다리에 감각이 있는가를 환자에게 물어서 마비가 있는지를 확인한다. 환자에게 몸을 움직여보라고 지시해야 하는데, 이때 몸통이나 중추부를 움직이라고 해서는 안 되며, 팔과 다리를 움직여보라고 지시해야 한다.

5. 손상에 대한 응급처치의 원칙

응급구조사는 손상을 평가하고 처치하기 위한 업무를 수행하여야 하므로, 모든 응급구조사는 외상처치의 기본적인 원칙을 이해해야 한다(표 15-15). 다른 응급상황과 마찬가지로 손상 환자에 대하여도 기도, 호흡기능, 순환기능을 먼저 평가해야 하고, 발견되는 즉시 응급처치를 시행해야 한다. 이러한 응급처치의 단계를 무시하거나 소홀히 하면 환자에게는 치명적인 문제점이 발생하기 때문이다. 기도, 호흡기능, 순환기능의 정상적인 회복은 어떠한 응급처치보다도 우선적으로 시행되어야 한다. 다만 외상 환자에 대한 응급처치가 비외상 환자의 응급처치와 다른 점은 기도를 유지하기 위한 응급처치를 시행하면서 반드시 목을 고정하여야 된다는 것이다.

손상의 유형이나 정도에 따라서 환자가 호소하는 증상이나 응급구조사가 관찰하는 징후도 다르다. 환자의 활력징후, 증상, 신체기능들에 대한 주의 깊은 평가는 응급구조사가 환자 상태를 평가하고 응급처치의 우선권을 결정하는 데 이용할 수 있다. 일반적으로 기도, 호흡기능, 순환기능이 정상적으로 유지되면, 다른 부위의 손상을 응급으로 처치하고 신속히 병원으로 이송해야 한다. 그러나 기도, 호흡기능, 순환기능이 저하된 상황에서는 이러한 기능을 정상적으로 유지하기 위한 응급처치를 우선적으로 시행하고, 정상적으로 회복되면 다른 부위의 손상에 대한 응급처치를 시행하여야 한다.

일부의 경우에서는 현장에서 응급처치를 시행하더라도 기도, 호흡기능, 순환기능을 회복시키지 못하는 경우가 있으며, 이러한 상황이 계속된다면 환자는 사망하게 될 것이다. 즉 현장에서 간단한 응급처치를 시행하여도 기능이 유지되지 않을 경우는 신속히 병원으로 이송하여 응급의료진의 전문적 처치를 받도록 해야 한다. 모든 손상은 적절한 시간 이내에 치료되지 못하면 심각한 합병증이나 사망을 초래하게 된다. 즉 손상 후부터 전문적인 치료가 시행되어야만 하는 기간을 '황금시간(golden time)'이라고 하며, 이러한 시간 내에 적절한 처치가 이루어지면 합병증 발생률이나 사망률은 현저히 감소한다. 그러므로 모든 응급환자는 황금시간 이내에 적절한 처치를 받을 수 있도록 신속히 병원으로 이송해야 한다. 황금시간은 손상 부위와 유형에 따라 다르지만, 일반적으로 외상 후 1시간 이내를 황금시간이라고 한다. 현장에서의 응급처치 시간을 최소화하여야 하며, 이를 위하여 필수적인 응급처치만을 시행하면서 바로 병원으로 이송해야 한다.

손상 환자의 일반적 처치의 두 번째 단계는 활력징후를 측정하는 것이다. 손상은 가끔 손상된 조직의 출혈을 초래하고, 출혈은 빠른맥과 저혈압을 초래한다. 또한 두부, 경부, 가슴의 손상은 정상적인 호흡기능을 저하시킬 수 있다. 그 이외의 다른 손상도 생명을 유지하기 위한 생체기능에 영향을 미치고 활력징후를 변화시킨다. 그러므로 활력징후에 대한 최초의 평가는 모든 손상 환자에서 실행되어야 한다. 활력징후는 환자가 병원에 도착할 때까지 적어도 매 15분마다 측정해야 한다. 활력징후가 불안정한 중증의 손상 환자에 대하여는 보다 빈번한 활력징후의 관찰이 필요하다.

활력징후의 급격한 변화는 심한 손상 환자에서 자주 관찰할 수 있는데, 손상 시는 저산소증이나 출혈이 있더라도 신체의 자체적인 보상기능에 의하여 신체기능이 정상적으로 유지된다. 그러나 이러한 범위를 벗어나는 중증의 손상은 자체적인 보상기전이 마비되어, 각종 장기의 기능과 활력징후가 급격히 변화하여 결국 사망하게 된다.

모든 손상 환자의 활력징후를 계속 관찰하는 것은 모든 응급구조사가 시행해야할 기본적인 사항 중의 하나이며, 환자상태의 변화와 예후를 추정할 수 있는 중요한 지표이다. 활력징후(손상의 중증도를 나타내는 지표)를 평가한 후에 이차 평가를 통하여 환자상태와 손상부위를 면밀히 검사하고, 손상이 악화되지 않도록 응급처치를 시행하고 병원으로 이송하게 된다.

손상은 통증과 기능상실을 동반한다. 환자가 통증을 호소하는 경우에는 통증 부위를 평가하여 손상부위와 손상 정도를 정확히 평가해야 한다. 손상은 특별한 장기나 신체 부위의 기능상실(즉, 호흡곤란, 시각장애, 운동장애 등)을 초래하고, 대부분은 응급구조사가 장애 여부를 진단할 수 있으나, 일부 기능상실은 응급의료진에 의한 정확한 평가에 의해서만 발견되는 경우가 있으므로 유의해야 한다. 그러나 환자가 통증을 호소하지 않거나 기능상실을 언급하지 않는 경우라도 손상이 없다고 단정하면 안 된다. 의식을 완전히 소실한 환자는 통증이나 증상에 대하여 표현할 수 없으며, 또한 통증이 매우 심한 경우에는 전혀 말을 하지 못할 수도 있기 때문이다. 그러므로 모든 손상 환자에 대한 이차 평가는 전신을 세밀히 검사하여 손상을 의미하는 흔적이나 신체지표(징후)가 있는지를 확인해야 한다.

6. 손상 환자의 평가법

환자의 의식이 비교적 명료한 경우에는 환자가 호소하는 증상을 토대로 하여 손상 정도를 파악할 수 있으며, 환자에게 증상을 물어보면서 평가하는 방법을 문진이라고 한다. 환자는 종종 신체의 일부분에서 본래의 기능을 상실하였다고 호소하며, 이러한 기능상실은 응급구조사에 의해서 쉽게 관찰될 수 있다. 예를 들면 가슴 손상에 의한 호흡기능의 상실은 호흡곤란, 흉벽 운동장애, 청색증 등을 통하여 평가될 수 있다. 또한 안구 손상 환자가 시각장애를 호소하면, 응급구조사는 물체판별을 검사하여 눈 손상을 인지할 수 있다. 의식소실 혹은 언어장애와 같은 환자는 기능상실을 호소할 수 없으므로, 응급구조사는 기능상실 시에 나타날 수 있는 소견들을 세밀히 관찰할 수 있어야 한다.

문진을 시행한 다음에 환자의 신체를 관찰하면서 이학적으로 검사하는 방법으로는 눈으로 관찰하는 시진, 손으로 만져보는 촉진, 신체를 두드려보는 타진, 청진기로 관찰하는 청진으로 구분할 수 있으며, 전신 검사 시에 다음의 사항이 있는지를 살펴보아야 한다(표 15-16).

몸통과 사지를 살며시 누르면서 통증과 골절의 유무 등을 관찰하는 촉진은 매우 중요하다. 이상이 관찰되는 경우에는 압통 부위를 그림으로 도시하여 기재하면, 본인이나 다른 의료진에게 더욱 효율적으로 이용될 수 있다.

부종은 처음에 기술한 바와 같이 아주 일반적이고 특이하지 않은 손상의 징후이다. 손상된 세포의 부종액은 손상 후에 조직에 빨리 축적된다. 매우 큰 부종은 혈관의 손상과 연부조직내의 출혈의 결과에 의하여 발생할 수 있다. 그러므로 부종은 손상 후에 가장 먼저 나타나는 징후이며 가장 명확한 징후이다. 반상출혈(멍, 조직의 변색)은 혈관손상에 의하여 나타난다. 손상된 혈관으로부터 누출되는 혈액은 손상부위의 주위에 축적되므로, 조직은 푸르거나 검푸르게 변색된다.

물리적 충격이 신체에 가해질 때는 운동에너지가 충격에너지로 바뀌면서 일부 조직의 외형을 변화시킬 수 있다.

외형의 변화(변형)는 외부의 충격량에 따라서 다르게 나타나는데, 경미한 충격 시는 변형이 나타나다가 충격 소실과 함께 원래의 형태로 회복되지만, 강력한 충격 시는 영구적인 변형을 일으키는 손상이 초래될 수 있다. 피부와 같은 연부조직의 외형변화를 포함하여, 때로는 단단한 골격의 외형을 변화시킨다. 특히 골절이나 탈구에 의하여 외형이 변화한 것을 변형이라고 한다.

외상의 중증도를 판정하는 지표는 여러 가지가 있으나, 응급구조사가 이용할 수 있는 외상지표는 RTS (revised trauma score, 표 15-18)와 CRAMS 척도(표 53-1)가 있다. 이러한 지표를 이용하여 외상 환자의 중증도를 단시간 이내에 판정할 수 있으며, 또한 의료 경험이 부족한 요원도 중증도를 평가할 수 있다. 이들 외상 척도의 사용은 *Chpter 53*에서 더 토의하기로 한다. 일반적으로 여러 곳에 심한 손상을 입은 환자를 응급처치할 때에 환자의 상태와 관찰소견을 응급의료진에게 통보하여 효율적인 응급처치법을 지시받아야 한다. 즉 응급의료진이 지시하는 응급처치를 정확히 시행함으로써 현장에서 병원으로 이송되는 동안에 환자상태를 최상으로 유지할 수 있다. 아무런 응급처치도 없이 병원으로만 신속하게 이송한다면 환자상태가 악화될 수 있으며, 반대로 현장에서의 응급처치에 치중하여 환자이송이 지연되어도 환자상태는 악화될 수 있는 것이다. 그러므로 가능한 현장에서의 응급처치는 10분 정도가 가장 바람직한 것으로 보고되고 있다.

표 15-16 손상의 평가 및 검사

방법	관찰 항목
문진	주증상, 사고경위, 질병력
시진	부종, 창상, 외부출혈, 반상출혈, 변형, 운동기능 등
촉진	압통, 마비, 변형, 골마찰 등
타진	공명음, 둔탁음
청진	심장음, 호흡음, 장음, 골마찰음 등

7. 외상 환자의 평가단계

외상 환자를 평가하는 방법은 크게 사전평가, 현장평가, 일차 평가, 이차 평가 지속적인 평가로 구분할 수 있다(표 15-17). 사전평가는 환자가 있는 장소로 출동하기 전 사전 정보를 통하여 환자를 평가하는 것이며, 현장평가는 현장에서의 조사된 자료를 통하여 환자 수, 위험성과 안전성, 손상기전, 추가 도움 필요성 평가를 시행한 후 일차 평가를 한다. 일차 평가는 생명유지에 치명적인 문제점을 신속히 파악하는 것이고, 이차 평가는 생명에는 위험이 비교적 적은 손상을 평가하는 것이다.

표 15-17 외상 환자의 평가 단계

1. 사전평가
2. 현장평가: 환자수, 위험성과 안전성, 손상기전, 추가 도움 필요성 평가
3. 일차 평가: 생명에 위협을 주는 원인을 평가하고 소생술 시행 1) 기도확보 및 목고정 2) 호흡 확인 및 보조 3) 순환 확인 및 보조 4) 의식확인-"AVPU법" 5) 노출
4. 이차 평가: 머리부터 발끝까지 자세하게 검사
5. 지속적인 평가

표 15-18 수정된 외상 점수(RTS)

분당 호흡수	수축기혈압	글래스고혼수 척도(GCS)	점수
분당 10-29회	90 mmHg 이상	13-15	4
분당 30회 이상	76-89 mmHg	9-12	3
분당 6-9회	50-75 mmHg	6-8	2
분당 1-5회	1-49 mmHg	4-5	1
무호흡	측정되지 않음	4점 미만	0

1) 사전평가

사전 평가는 119종합상황실의 전화상담원과 신고한 사람(최초 반응자)으로부터 이미 얻은 정보를 출동하는 응급구조사에게 전달되므로 시작된다. 응급구조사는 얻은 사전 정보들을 이용하여 출동하면서 환자의 중증도를 예측하고, 어떤 준비물이 필요할지를 준비하고 구조시작 전에 계획하는 것이 사전평가이다.

2) 현장평가

현장에 도착하면 응급구조사는 구급차 내에서부터 환자와 주위 상황을 평가하여 환자 수, 위험성과 안전성, 손상기전, 추가 도움 필요성을 평가해야 한다. 환자와 관계있는 주위상황을 반드시 기록해 두어야 한다. 응급구조사는 위험한 환경이나 주위의 위험요소로부터 자신을 보호하기 위하여 현장을 살피고 보호 장비를 착용하여야 한다. 다음으로 사고의 규모를 파악하고 대량 사상자 사고로 판단되면 가능한 많은 환자에게 적절한 의료 자원이 분배되도록 해야 하며, 중증도 분류를 통해 응급처치 및 이송의 우선순위를 결정해야 한다. 이후 간단한 현장평가를 수행한 후 환자 평가를 시행한다. 주의할 사항으로 사고를 당한 환자는 손상기전과 손상경위를 자세히 조사하여 기록해야 한다. 추가적인 손상을 방지하기 위하여 환자의 안전을 생각해야 한다. 예를 들면 고속 도로상에서 발생한 사고라면 현장처치를 하기 전에 교통을 통제하고 위험 표시를 해야 하며 적절한 환자평가와 응급처치에 앞서서 환자를 안전한 장소로 옮겨야 한다. 또한 추가 손상 환자가 있는지 확인하고 필요하면 즉시 추가 구급차를 출동시켜야 한다.

3) 일차 평가

일차 평가에서 중요한 것은 중증외상환자의 빠른 평가, 소생술의 시작 및 적절한 의료기관으로의 이송이다. 일차 평가를 통해 우선순위를 정하고 생명에 위협을 주는 요소를 밝혀 빨리 위협요소를 제거하는 것이다. 예를 들어 기도폐쇄, 호흡장애와 대량 출혈, 의식 등을 확인해야 한다. 즉 신속히 파악하여 응급처치를 시행하지 않으면 심정지나 호흡정지를 유발하여 결과적으로 사망에 이르게 할 수 있는 손상을 빠른 시간 내에 평가하고 해결하는 것이다. 일차 평가 및 그 이후 시행되는 이차 평가는 중증도와 상관없이 항상 같은 순서로 시행되게 된다.

외상 환자 최초 평가 시, 응급구조사는 환자의 옆쪽에 위치하여 "이름이 어떻게 되나요?", "사고가 어떻게 난 건가요?" 등 환자의 이름이나 사고 기전 등을 물어 본다. 만약 환자가 의사소통이 가능하다면 중증 손상의 가능성이 적은 것을 의미한며, 환자가 대답을 못하거나 신음소리만 내고 있다면 치명적인 손상을 찾기 위해 일차 평가를 시작하게 된다.

현장의 응급구조사가 1인이면 기도내 이물질 흡인, 지혈대 적용 등 쉽게 해결할 수 있는 문제들을 먼저 해결한다. 이와 달리 내부출혈로 인한 저혈량성 쇼크 상태가 있다면 현장에서 해결이 어려우므로 일차평가를 신속히 완료해야 한다. 2명 이상의 응급구조사가 환자처치를 하는 경우, 한 사람이 응급처치를 시행하는 동안 다른 한 명이 일차평가를 시행할 수 있다. 일반적으로 대량 외부 출혈을 제일 먼저 처치한 후 기도 및 호흡 문제를 해결한다.

일반적으로, 일차평가는 XABCDE 순서로 진행하게 된다.

X : exsanguinating hemorrhage(대량 출혈)
A: airway and cervical restriction(기도유지 및 경추 고정)
B: breathing(호흡 확인 및 보조)
C: circulation(순환 확인 및 보조)
D: disability(의식 확인)
E: exposure and environment(의복 제거 및 환경 조절)

일차평가에 대한 기술이 본문에는 순서대로 기술되어 있더라도 현장에서는 XABCDE의 내용이 가능하면 동시에 실행되어야 한다.

(1) 대량 출혈

환자가 치명적인 외부 출혈이 있다면, 이를 신속히 인지하고 처치해야 한다. 대량 출혈에 대한 처치는 기도 평가, 척추 고정과 같은 처치를 시작하기 전 가장 먼저 시행해야 한다. 이러한 대량 출혈은 각각 사지의 동맥 출혈, 머리덮개 또는 몸통과 사지의 이행부위에서 발생할 수 있다. 사지의 동맥출혈은 지혈대를 적용하여 적절히 처치할 수 있다. 직접 압박이나 지혈제와 같은 지혈 방법을 사용할 수 있지만, 대량 출혈이 발생한 경우 지혈대의 적용을 가능한 빠르게 적용하는 것이 필요하다. 특히 동맥의 출혈은 지혈하기 어려운 유형의 출혈로 선홍색 피가 분출되며, 깊은 곳의 동맥이 손상되는 경우에는 약간 어두운 빛의 피가 뿜어내듯이 나올 수 있다. 또한, 작은 혈관이라 하더라도 깊은 곳의 동맥 손상은 치명적인 출혈을 야기시킬 수 있으므로 항상 조심해야 한다. 신속한 지혈의 방법으로 직접 압박 및 지혈대 적용이 있으나, 직접 압박으로 지혈이 충분하지 않다면 지혈대를 조기에 사용해야 한다.

(2) 기도유지 및 경추 고정

우선 기도를 확보하면서 목뼈를 고정한 다음 호흡 상태를 보고 듣고 느낀다. 기도유지는 외상 환자에서는 두부후굴 하악 거상법(머리기울임-턱 들어 올리기)은 목뼈 손상을 가중시킬 수 있으므로 턱 밀어올리기나 변형된 턱 밀어올리기법을 시행한다. 모든 둔상 환자에서 척추 손상의 가능성을 고려해야 한다. 특히 만성 질환, 고령 등의 환자에서는 손상 기전이 작더라도 척추 손상의 빈도가 높아지므로 경추 고정이 더 중요할 수 있다. 환자 평가나 처치를 위하여 척추 고정 장비를 일시적으로 해제하는 경우에도 반드시 시술자가 수기로 경추를 고정해야 한다.

(3) 호흡 확인 및 보조

가슴의 움직임을 보고 흉벽 운동을 평가하며 동시에 환자의 입과 코에서 호흡음을 듣고 공기의 흐름을 관찰한다. 환자의 호흡 상태가 불확실한 경우 청진을 실시할 수도 있다. 환자가 호흡을 하고 있다는 징후가 관찰되지 않으면 바로 백-밸브마스크를 이용하여 보조 환기를 시행하여 산소를 공급한다. 이후, 환자의 기도를 개방하고 적절한 기도유지기를 삽입한다. 만약 기도내 이물질, 혈액, 구토물 등이 있다면 흡인을 시행한다. 호흡 확인을 위하여 호흡의 수와 깊이 모두 확인해야 하며 충분한 환기가 되고 있는지 평가하고 산소포화도가 94% 이상 유지되는지 확인한다. 분당 10회 미만의 느린 호흡은 중증 뇌손상 및 뇌허혈을 일으킬 수 있다. 분당 20-30회의 빠른 호흡은 신체 조직 내로 불충분한 산소 공급이 되고 있음을 의미하며, 이에 대한 보상작용으로 호흡의 수와 깊이가 증가되는 것을 볼 수 있다. 분당 30회 이상의 매우 빠른 호흡은 저산소증 및 무산소대사로 인한 산증을 일으킬 수 있다. 호흡이 빠르거나 저산소증이 의심되는 경우 긴장성기흉, 가슴눌림증, 동요가슴 등의 질환을 의심할 수 있으며 각각의 원인을 확인하고 필요한 처치를 시행해야 한다. 산소투여는 기관 내 삽관의 적응증이 되지 않고 자발호흡이 있는 환자에서는 저장낭이 달린 산소마스크로 산소 농도를 85% 이상으로 하여 투여한다. 자발호흡이 부적절하거나 기관 내 삽관의 적응증이 되는 환자는 백-밸브마스크를 이용하여 양압호흡을 시행한다.

(4) 순환 확인 및 보조

병원전 단계 및 병원 단계에서 외상환자의 대량 출혈은 국내 예방 가능한 사망의 가장 흔한 원인이다. 대량 출혈이 발생은 가슴, 배, 골반, 후복막공간 및 대퇴골 주변부위이다. 압박이 불가능한 부위의 출혈은 현장에서 지혈이 어려우며 최종진료가 가능한 적절한 병원으로 신속한 이송이 중요하다. 골반 손상이 의심되는 경우 골반 고정대를 사용하면 골반의 전후방 압박손상(open book type) 시 골반내 출혈의 양을 줄일 수 있다. 순환 확인을 위하여 환자의 맥박, 피부색 및 피부의 상태 등을 검진한다. 맥박 확인은 환자 목동맥과 노동맥을 동시에 촉지하여 맥박을 확인하여 심장박동의 유무와 맥박수 및 맥박의 약한 정도 및 규칙성을 판단한다. 목동맥이 감지되면 수축기 혈압이 60 mmHg 이상이 되며 넙다리동맥이 감지되면 70 mmHg 이상이고 노동맥이 감지되면 수축기 혈압이 80 mmHg 이상으로 알려져 있었으나, 혈압을 실제보다 높게 평가할 수 있고 정확도가 낮으므로 이러한 신체검진만으로 환자의 혈압을 판단해선 안 된다. 맥박을 확인한 다음 환자의 피부 색깔을 확인한다. 저혈량성 쇼크 환자의 피부 색깔은 창백하며 차갑고 축축하게 느껴진다. 쇼크 시에는 모세혈관 재충혈 시간을 측정하면 지연된다. 정상적인 모세혈관 재충혈 시간은 약 2초 이내에 정상상태로 돌아와야 한다. 정상적인 상태에서는 맥박과 피부 색깔은 일단 확인한 후 중요 출혈부위가 있는지를 확인한다. 출혈의 정도가 심각한지 혹은 경미한지를 판단하기 위하여 출혈되는 부위를 면밀히 관찰해야 한다. 출혈이 있으면 출혈부위를 지혈법을 동원하여 지혈시켜야 한다.

(5) 의식 확인

의식의 감소는 뇌의 저산소증이나 중추신경계 손상으로 발생할 수 있으나 약물, 알코올 등 노출 혹은 대사 장애에서도 발생할 수 있어 감별진단이 필요하다. 간단한 신경학적 검사를 시행하여 의식상태를 조속히 판정하여야

표 15-19 의식 확인법

"AVPU"에 의한 의식상태 판정법
A: Alert(의식이 명료) V: Response to verbal order(언어지시에 반응) P: Response to pain(통증자극에 반응) U: Unresponse(무반응)
동공확인
동공의 대광반사 동공의 크기 동공의 양쪽 크기의 차이

한다(표 15-19). 일차 평가에서는 'AVPU'를 이용하여 의식상태를 판정한다. 의식상태가 점차 악화되는 경우는 뇌 손상이 진행되거나 중추신경계의 산소공급이 감소하는 것을 의미하므로, 머리 손상, 호흡기능의 장애, 순환기능의 장애 등을 다시 점검해야 한다. 또한 환자의 동공의 대광 반사와 크기를 검사하여 양쪽 동공이 대칭인지, 동공의 반응성 유무 및 확장 정도를 확인한다. 글래스고혼수척도(glasgow coma scale)(표 15-21)를 이용하면 환자의 의식상태를 더욱 정확히 판정할 수 있으며, 글래스고혼수척도 중 운동 반응이 5점 이하인 경우 환자의 중증 손상을 의심해 볼 수 있다.

(6) 의복 제거 및 환경조절

일차 평가 단계에서 외상 환자의 의복을 제거하고 손상 부위를 노출한다. 의복을 제거하는 경우 환자의 체위를 변화시키지 않도록 하기 위하여 가위 등을 이용할 수 있다. 의복을 제거한 다음 환자 머리와 목, 가슴, 배부위, 골반부 및 사지의 개방성 창상이 있는지 확인한다. 일반적인 원칙은 환자 상태 및 손상 정도를 파악하기 위해 최대한 의복을 제거하는 것이고 의복 제거 후 평가가 완료되면 신속히 환자를 다시 덮어주어야 한다. 환자의 신체 노출을 중요한 요소이지만, 현장에서의 체온 저하는 환자에게 나쁜 영향을 줄 수 있으므로 필요한 경우에만 환자의 신체를 노출하도록 한다.

표 15-20 "AMPLE" 병력 측정법

A – Allergies(알레르기 병력)
M – Medications currently used(투약중인 약물)
P – Previous illness/Pregnancy(과거의 질병력/ 임신유무)
L – Last meal or drink(마지막으로 음식물을 섭취한 시간이나 섭취량)
E – Events/environmental related to the injury(외상과 관련된 상황 및 환경)

일차 평가를 시행하는 과정에서 환자를 꼭 이동해야 할 불가피한 경우를 제외하고는 환자를 이동시키지 않도록 주의하여야 한다. 즉 일차 평가와 응급처치를 수행하는 과정 중 불필요한 환자이동, 불안정한 체위변화는 육안적으로 은폐되어 있는 골절이나 척추 손상을 더욱 악화시킬 수 있다. 앞서 말한 것처럼 일차 평가의 여러 단계는 동시에 평가할 수 있으므로, 응급구조사가 2인이상인 경우 1인은 기도 및 호흡평가를 하고 나머지 1인은 순환 관리를 하는 등 동시 평가를 통해 현장 외상환자 평가를 신속히 시행할 수 있다.

4) 이차 평가

이차 평가는 일차 평가가 완료된 후 실시한다. 이차 평가의 목적은 일차 평가 시 발견하지 못한 비교적 덜 심각한 손상을 확인하고 환자의 활력징후와 과거 병력을 검사하는 것이다. 우선 환자의 활력징후와 병력을 검사한 다음 머리끝에서부터 발끝까지 검사를 시행한다. 대개 일차 평가에서 심각한 손상이 발견된 환자는 이차 평가 없이 신속히 이송을 시작해야 한다.

(1) 병력검사와 활력징후의 측정

환자의 손상 기전과 'AMPLE'을 이용한 병력 청취를 시행한 다음(표 15-20), 환자의 활력징후를 측정한다.

'AMPLE' 병력청취 내용은 이송 기관의 의료진에게 전달되어야 한다. 활력징후는 혈압, 맥박, 호흡, 체온을 측정하며 중증 외상의 경우 3-5분마다 이를 반복한다. 저혈압인 경우 자동혈압계의 값이 부정확할 수 있으므로, 처음 측정하는 혈압은 수동혈압계로 측정하는 것을 권장한다.

(2) 머리부터 발끝까지 신체검사

① 머리 검사

머리에 출혈이나 타박상 또는 골절이 있는지 검사한다. 손으로 촉진하여 함몰이나 골절의 돌출이 있는지를 조심스럽게 검사한다. 머리덮개에 혈액이 있으면 출혈정도를 조사하기 위하여 조심스럽게 머리를 살펴본다. 사고로 목에 손상이 있는 경우에는 머리부분의 상처를 점검할 때에 머리가 움직이지 않도록 주의해야 한다. 누워있는 환자의 경우에는 보이지 않는 부분을 관찰하기 위하여 손을 목의 뒤에 댄 후에 머리의 정상을 향하여 손을 미끄러지듯이 촉진하면서 조사한다. 만약 눈 주위에 부종이 있으면 시력과 동공크기, 결막이나 눈바닥의 출혈이 있는지 확인한다.

② 귀와 코에서 액체나 혈액이 유출되는지 검사한다.

혈액 또는 투명한 수용성 액체가 귀나 코로 유출되는지 검사한다. 귀나 코로 혈액이나 액체가 유출되면 머리뼈 골절이나 뇌 손상이 동반되었을 가능성이 있다. 혈액은 손상을 당한 뇌조직에서 유출되었을 가능성이 있으며, 투명한 액체는 뇌 주위에서 외부 충격에 대한 완충역할을 하고 있는 뇌척수액일 가능성이 높다. 머리뼈바닥 골절 시 귓구멍이나 콧구멍으로 뇌척수액이 포함된 출혈이 나타날 수 있다. 귀 뒤의 꼭지돌기 부위에 검푸른 색의 반상출혈을 'Battle's sign'이라 하며, 양쪽 눈의 너구리 눈 징후(Raccoon eye's sign)와 함께 머리뼈바닥 골절의 징후이므로 확인한다(그림 15-8). 그러나 이러한 징후들은 대개 손상 후 수 시간이 지나야 나타나므로 현장에서 바로 보기는 어려운 경우가 많다.

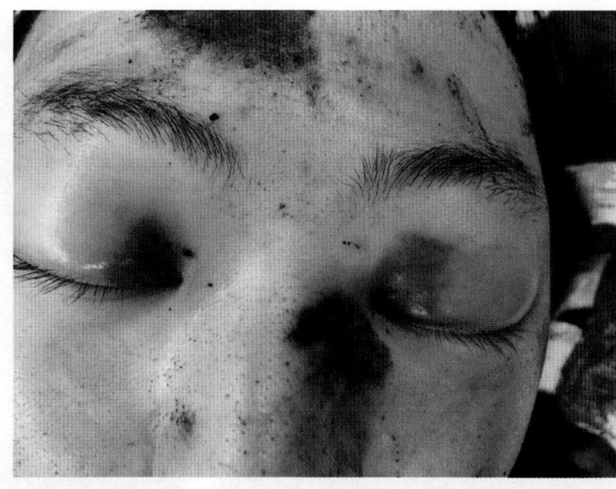

• 그림 15-8 머리뼈바닥 골절 시 너구리 눈 징후(Raccoon eyes sign)

③ 위턱얼굴 검사

위턱얼굴(maxillofacial) 손상은 시진을 한 후 손가락으로 촉진하면서 평가한다. 양쪽이 대칭적인지, 뼈마찰음이나 가성운동이 없는지를 확인하며, 턱관절의 움직임을 관찰한다.

동공의 크기와 대광 반사, 시력을 확인한다. 또한 안구의 상하좌우, 대각선 방향으로의 운동이 가능한지 확인해야 한다(그림 15-9). 환자가 호흡할 때 나는 냄새도 기록하여야 한다. 알코올 중독에 의한 냄새, 당뇨성케톤산증에 의한 케톤 냄새 등은 특징적으로 감별할 수 있다.

④ 목뼈 및 목부위 검사

시진을 통해 목의 열상, 찰과상, 타박상, 변형 및 혈종 등을 확인한다. 얼굴 손상이나 머리 손상 환자는 불안정한 목뼈 손상의 가능성이 있으므로 목뼈보호대를 반드시 적용한다.

신경학적 증상이 없더라도 목뼈 손상의 가능성을 배제하기 어렵다. 목 부분의 변형 혹은 골격의 돌출이 있는지 기관의 편위와 목정맥의 팽대가 있는지 관찰한다.

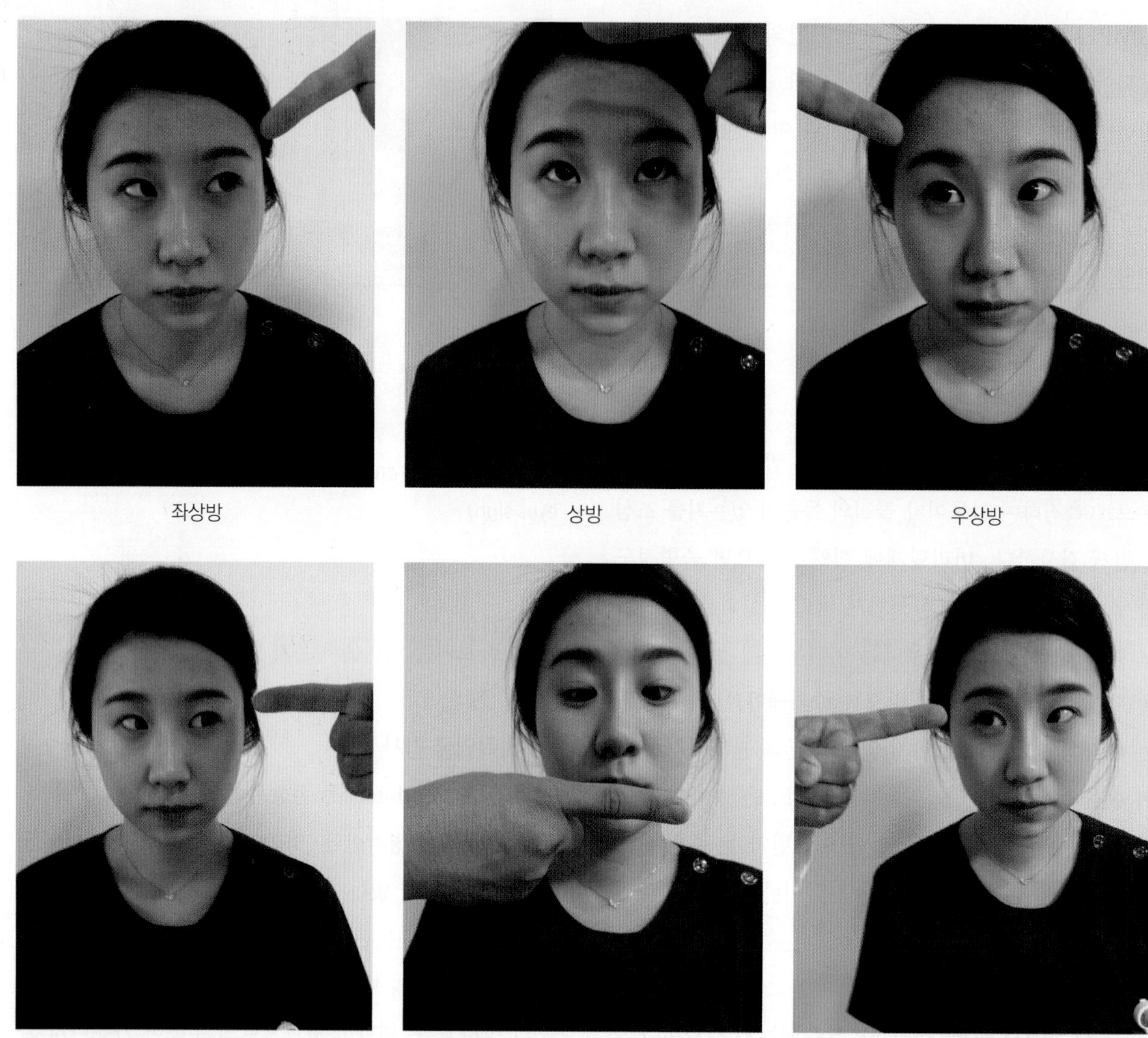

• 그림 15-9 안구 운동 검사

심장눌림증이나 긴장성 기흉, 심한 폐색전증의 경우에는 목정맥의 팽대가 관찰된다. 정상인에서 목부위는 대칭적으로 양측이 동일한 구조를 갖고 있으며, 목 후면의 목뼈 부위로 압통이 있다면 골절, 탈구 및 인대 손상 등을 의심해야 한다.

⑤ 가슴 검사

들숨 시에 환자의 가슴이 올라가고 날숨 시에 가슴이 내려가는지를 확인한다. 만약 들숨 시에 양측 가슴이 올라가지 않거나 혹은 한쪽만 올라가는 경우에는 갈비뼈나 폐에 손상이 있을 가능성이 높으므로 흉벽을 촉진하여 골절 여부와 피부밑공기증이 있는지를 확인한다.

흉벽이 함몰되거나 염발음(비빔소리)가 들리면 갈비뼈 골절이 있다고 판단할 수 있다. 다발성 분절성 갈비뼈 골절 시에는 환자의 호흡에 따른 정상적인 흉벽운동 대신 기이성 흉벽운동이 보일 수 있으며, 이를 동요가슴이라 한다. 복장뼈 주변에 타박상이 있는 경우 심장 손상이 동반될 수 있음을 알아야 한다. 또한 청진상 양측 폐음이 대칭적으로 들리는지 확인한다. 기흉이 있는 경우 한쪽 폐음이 감소하게 들리고 타진상 공명음이 들리는 경우에는 기흉을 의심한다. 타진상 둔탁한 탁음은 가슴막 삼출이나 혈액가슴증이 있을 때 발생한다.

⑥ 배 검사

배의 검사는 시진으로 배의 팽만이 있는지 배의 타박상이나 외상의 흔적이 있는지 검사한 다음 청진부터 먼저 시행한 후 촉진과 타진을 시행한다. 안전벨트가 닿는 부위에 타박상이 넓게 이어져 있다면 압력에 의한 장 손상(천공) 및 허리뼈의 압박골절 손상을 의심해 볼 수 있다. 청진은 현장 평가에서 큰 도움이 되지 않는다. 배부위 촉진은 조심스럽게 손가락 2-3개를 이용하여 아프지 않는 부위부터 시작하여 배부위를 4분면이나 6분면으로 나누어 순서대로 배를 부드럽게 촉진하면서 압통이나 반동압통(반사통)이 있는지 확인한다. 반동압통(반사통)은 복막 자극증상으로 장파열 시에 나타나는 복막염의 증상과 일치한다. 촉진할 때 복부강직으로 인하여 복벽이 판자와 같이 단단하게 느껴지면 배안에 출혈이 있거나 위장관의 내용물이 배안으로 유출되어 복막염이 유발되었을 가능성이 높다. 양쪽 아래부위 갈비뼈의 골절이 있는 경우 배안의 장기손상을 의심할 수 있다. 오른쪽 아래 갈비뼈 골절은 간 손상이나 오른쪽 신장손상을 동반될 수 있고, 왼쪽 아래부위 갈비뼈 골절은 지라 손상이나 왼쪽 신장손상이 동반될 수 있다.

⑦ 골반 및 생식기 검사

골반골격의 양쪽을 눌러서 통증이나 압통이 있는지 확인하고 돌출, 골격의 함몰, 골 마찰음, 압박 시 통증이 있는지를 검사한다. 방법은 양손으로 양측 골반을 살며시 압박하면서 통증이 있는지 혹은 골격의 연속성이 있는지를 관찰하게 된다. 골반 신체 검진은 한 번만 시행한다. 반복된 골반 조작으로 인해 추가적인 출혈을 일으킬 위험성이 있다. 골반 골절은 심한 출혈 쇼크를 유발하므로 세밀한 관찰이 필요하며, 생식기 또한 골반 골절 시 손상받기 쉽다(그림 15-10). 일반적으로, 병원전 단계에서 이 부위를 평가하지 않지만, 생식기의 요도 개구부에 혈액이 나오는지, 음낭 주위의 혈종이나 열상이 있는지 관찰한다. 특히 척수 손상으로 완전 신경 손상이 있는 경우에는 남성 성기가 지속적으로 발기하는 지속 발기증이 관찰된다(그림 15-11).

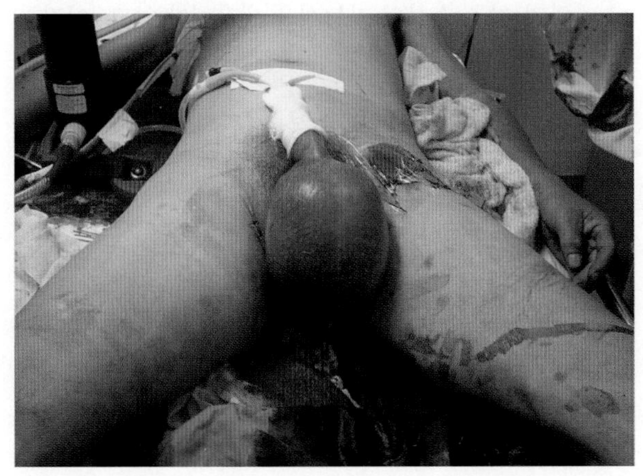

• 그림 15-10 골반 골절 환자에서의 고환 내 혈종

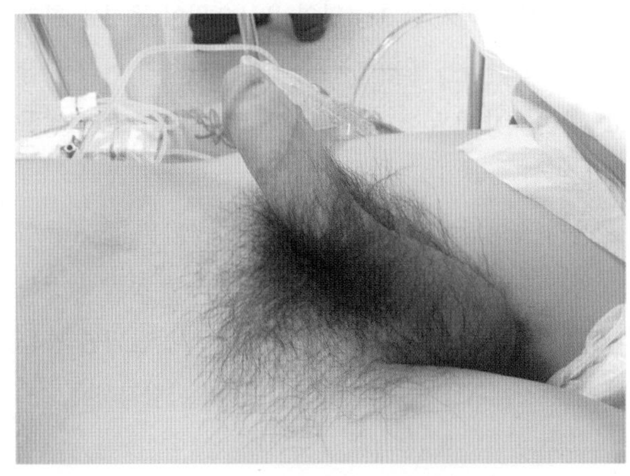

• 그림 15-11 척수 손상 환자에서의 지속 발기증

⑧ 팔, 다리 검사

팔다리의 손상부위는 우선 출혈부위는 지혈시키고 양손을 이용하여 엇갈리게 하여 팔다리를 검진한다. 비개방성 골절 시에는 피부의 부종과 피하출혈에 의한 피부색의 변화 등이 육안적으로 관찰되며, 골절부위의 전이가 심하여 골격이 서로 엇갈리면 골절부위의 변형이 관찰된다. 일부에서는 골절된 부위에서 한쪽 방향으로 회전되기도 하고, 특히 손목관절 부위에서 손목이 포크의 형태와 같이 굽어 있으면 노뼈 골절의 가능성이 높다. 진찰 시에는 어느 부위에 압통이 있는지를 반드시 물어보고 골 마찰음이나 가성운동이 있는지 확인한다. 손상부위 하부의 맥박, 운동, 감각신경을 반드시 검사하여야 한다. 다리는 발등동맥과 뒤정강동맥의 맥박을 관찰하고 피부 색깔이나 온도 등을 검사한다. 감각신경 검사는 망치나 가위를 이용하여 양쪽 팔다리의 감각이 동일한 느낌이 있는지 검사한다. 운동 신경은 양쪽 발바닥을 밀게 하거나 엄지발가락을 구부리게 하여 양측의 운동 반응을 검사한다.

⑨ 등 검사

외상 환자의 등 부위도 손상이 있는지 확인해야 한다. 일반적으로 '통나무 굴리기(log roll)' 방법으로 환자를 옆으로 돌려서 등과 엉덩이 부위를 검사하여 타박상, 출혈, 변형 등이 있는지 확인한다.

'통나무 굴리기'란 3-4명의 응급요원이 동시에 환자를 옆으로 돌리는 방법으로서, 1명은 환자의 머리를 잡고, 나머지 요원은 어깨, 골반, 다리를 잡은 후에 일정한 구령과 함께 환자의 몸체를 하나의 축으로 생각하여 몸을 돌리는 방법이다. '통나무 굴리기' 방법은 들것 등으로 환자를 옮겨야 하는 상황에서 시행하는 것이 적절하다. 또한, 척추 손상의 가능성이 있다고 판단되면 가능한 한 환자체위를 변화시키지 않는 것이 바람직하다.

⑩ 신경학적 검사

신경학적 검사는 일차 평가와 달리 지남력 측정과 감각자극에 대한 반응, 글래스고혼수척도(GCS, 표 15-21) 등의 자세한 검사를 한다. 환자의 어깨부위를 가볍게 자극하여 신경학적 검사를 시행한다. 지남력의 측정은 시간, 장소, 사람을 알아보는지를 확인한다. 외상 후 의식장애의 원인은 표 15-22와 같다. 다음으로 대략적인 감각 능력과 운동 반응에 대한 검사를 시행한다.

운동기능의 소실로 나타나는 마비는 척수장애의 징후이다. 일반적으로 팔, 다리가 모두 마비되어 있으면 목부위에서 척수가 손상되었을 가능성이 높고 양측 팔은 정상이고 양쪽 다리가 마비되어 있으면 허리 부위에서 척수가 손상되었을 가능성이 높다. 양쪽 팔다리에 마비증상이나 징후가 없으면 척수 손상의 가능성은 줄어들지만, 완전히 배제할 수는 없다. 사고로 인하여 척추가 손상되었는지 판단하기 위하여 의식이 명료한 환자에서 다음과 같은 4가지 검사를 시행할 수 있다.

- 환자의 팔과 다리에서 어느 부위에 감각 이상이 있는지 물어본다. 일반적으로는 통증자극을 주었을 때, 자극 부위로 환자가 통증을 느끼거나, 환자의 팔, 다리 촉진 시 검사자의 손이 위치한 부위를 환자가 정확히 안다면 척추 손상이 없을 가능성이 높다. 한편 팔과 다리가 무감각하거나 혹은 따끔따끔하다고 호소하면 척추 손상의 가능성을 생각해야 하고, 이러한 경우 추가로 아래의 3가지 검사를 다시 시행한다.
- 환자의 양측 발을 움직여 본다. 환자가 양측 발을 움직인다면 척추 손상의 가능성이 적다. 다리의 골절이 없는 경우, 동시에 양측 다리를 들어 올릴 수 있는지 확인한다. 다리를 잘 들지 못한다면 척추가 손상되었을 가능성이 높다.
- 편측 손상의 일반적인 부위를 결정하기 위하여 환자에게 응급구조사의 손을 꽉 쥐어보라고 지시하여 결과를 관찰하는 것이 바람직하다. 환자가 응급구조사

표 15-21 글래스고혼수척도

관찰 항목	환자 반응도	점수
개안 반사	자발적으로 눈을 뜬다.	4
	이름을 부르면 눈을 뜬다.	3
	통증자극을 주어야 눈을 뜬다.	2
	전혀 눈을 뜨지 않는다.	1
언어 반사	질문에 정확한 답변을 구사한다.	5
	질문에 적합하지 않은 답변을 한다.	4
	질문에는 관계없이 엉뚱한 소리를 지른다 (예: '어머니', '살려 줘' 등).	3
	말이 되지 않는 괴성을 지른다.	2
	전혀 소리를 내지 않는다.	1
운동 반사	지시에 정확한 행동을 한다.	6
	통증 자극을 주면 행동을 한다.	5
	통증자극을 뿌리치려는 단순행동을 한다.	4
	자극을 주면 비정상적으로 팔다리를 굴전한다.	3
	자극을 주면 비정상적으로 팔다리를 신전한다.	2
	전혀 움직이지 않는다.	1
GCS	개안정도 + 언어소통 + 운동기능	3–15

표 15-22 다발성 외상 환자에서 의식장애의 원인

① 호흡기능 장애(기도폐쇄, 혈액가슴증, 기흉, 폐 타박상 등에 의한 저산소증)
② 순환기능 장애(출혈, 혈복증, 심장눌림증 등에 의한 혈압저하)
③ 머리 손상(머리속 출혈이나 혈종, DAI*, 뇌 타박상 등)
④ 체온이상(저체온증, 고체온증)
⑤ 약물중독이나 음주상태(향정신성 약물, 음주, 금단현상 등)
⑥ 뇌질환의 과거력(노인성 치매, 뇌경색증, 뇌색전 등)

*DAI: 미만성 축삭손상(diffuse axonal injury)

의 손을 꼭 쥘 수 있다면, 다음에는 동시에 팔을 들어 보라고 지시한다. 단, 위팔뼈 골절이 없을 때에만 시행하도록 주의한다. 환자가 응급구조사의 손을 쥘 수 없거나 상지를 들어 올리지 못할 경우에는 목뼈 손상이 있을 가능성이 높다. 상지의 운동이나 감각이 정상이지만, 양측 다리에 운동기능이 마비된 경우에는 허리뼈 손상의 가능성이 있다.

- 마비가 있다면 척수 손상의 가능성이 높으므로 환자의 전신을 고정해야 하는데, 주로 긴척추 고정판, 진공식 전신고정판, 분리형들것 등으로 고정한다. 환자가 사고 자동차의 내부에 있는 경우에는 짧은 척추고정판이나 구출고정대(extrication device; Kendrick extrication device, KED)를 이용한다. 환자를 안전하게 다루지 않으면 때때로 영구적인 척수 손상을 유발되거나 사망할 수 있다는 것을 명심해야 한다.

의식이 없는 환자는 이미 기술하였던 검사에 반응하지 않으므로, 이러한 경우에는 바늘과 같은 뾰족한 물건으로 손의 피부와 발바닥 등의 피부에 통증을 가하여 환자의 반응상태를 관찰한다. 분명한 척수 손상이 없으면 외부의 통증자극에 대하여 근육이 반응하거나 팔다리가 움직이지만, 척수가 손상된 경우에는 통증자극을 부여해도 팔다리의 움직임을 관찰할 수 없는 경우가 많다.

8. 환자의 이송

일차 평가 시 생명을 위협하는 손상이 발견된 경우 필수적인 현장 처치만 시행한 후 신속히 이송 준비를 해야 한다. 현장에서 정맥로를 확보하거나, 생명에 위협을 주는 외상이 발견된 환자에게 현장에서 이차 평가를 시행하는 것은 최종의료기관으로 이송을 지연시킬 수 있다. 중증외상 환자는 권역외상센터로 이송해야 하며, 30분 거리에 권역외상센터가 없는 경우 지역응급의료센터 이상의 기관으로 신속히 이송해야 한다. 중증 외상 환자의 경우 현장에 머무는 시간을 최소화해야 하며 국내에서는 이를 10분 이내로 권고하고 있다.

국내의 일부 지역에서는 항공 이송 체계를 갖추고 있다. 따라서, 이송 시간 및 환자의 중증도를 고려하여 항공 이송을 이용한 권역외상센터 등 상급기관으로 이송을 시행할 수 있다. 응급의료헬기에 의한 이송은 높은 수준의 처치를 제공할 수 있으며, 신속하고 안정된 상태로 환자를 이송할 수 있는 장점이 있다. 전문 의료진이 동반된 항공 이송은 전문기도삽관, 전문약물사용 및 빠른 수액 공급에 이점이 있으며, 병원전 헬액 및 혈장의 제공도 가능케 한다.

당신이 응급구조사라면

1. 당신이 근무하는 지역의 특성을 열거하고, 이러한 환경에서는 어떤 유형의 손상들이 빈번히 발생할 수 있는지 기술하시오.
2. 외상 환자의 응급처치 원칙을 기술하시오.
3. 외상 환자에서 동공이 정상적이 아닌 경우를 기술하시오.

연부조직 손상

응급구조와 응급처치
RESCUE AND EMERGENCY CARE

개요

연부조직 손상(soft tissue injury)은 응급구조사가 자주 접하는 손상으로서 단순한 타박상과 찰과상으로부터 심한 열상, 이물질 관통 등의 중증의 손상까지 다양하게 발생한다. 심하지 않은 연부조직 손상은 간단한 응급처치로 해결되는 경우가 많다. 피부는 외부 충격으로부터 신체를 보호하는 방어역할을 수행하지만, 조직이 비교적 약하기 때문에 물리적 충격에 의하여 손상되기 쉽다. 모든 손상부위는 외부의 감염원(이물질, 감염균 등)으로부터 보호되기 위하여 상처부위를 소독하고 덮어주는 드레싱이 필요하다. 그러므로, 응급구조사는 신체 여러 부위의 창상을 처치하는 모든 응급처치법에 익숙해야 한다. 즉, 모든 상처의 출혈, 감염, 조직손상 등이 계속되지 않도록 사고현장으로 부터 창상을 보호하는 응급처치를 시행하여야 한다. 이번 장에서는 신체의 가장 큰 기관인 피부의 해부와 생리에 대해서 논하며, 다음에는 연부조직 손상(폐쇄성 상처와 개방성 상처)의 형태와 각각의 응급처치법에 대하여 기술한다. 마지막 단락에서는 창상처치와 드레싱의 일반적 원칙에 대하여 설명하였다.

목표

- 피부의 해부학적 구조와 생리작용을 이해한다.
- 폐쇄성 그리고 개방성 연부조직 손상의 특성을 설명하고 응급처치법을 배운다.
- 창상처치와 드레싱의 일반적 원칙을 익힌다.

1. 피부의 해부적 구조와 생리작용

1) 피부의 기능

신체의 가장 큰 단일 장기인 피부는 방어, 체온조절, 감

표 16-1 피부의 기능

분류	기능
방어기능	외부의 충격이나 오염원으로부터 신체를 보호한다.
체온조절기능	체온을 유지하고 조절한다.
감각기능	외부 환경에서 전달되는 자극을 감지한다.

각의 기능을 수행한다(표 16-1).

(1) 방어기능

피부의 방어기능은 오염원 혹은 감염원으로부터 내부를 보호, 체내수분의 증발을 방지, 충격으로부터 심부 조직을 보호하는 등의 여러 가지 보호기능이 있다. 체중의 50-60% 이상이 수분으로 구성되어 있으며, 수분은 전해질(용액 상태에 있는 화학물질)을 함유하고 있다. 피부는 방수 능력이 있으므로 체내수분의 증발을 보호하고 외부로부터 수분이 유입되는 것을 방지한다. 또한 피부는 외부의 감염원으로부터 보호하여 병원균 등이 신체로 침입하지 못하게 한다. 세균, 바이러스와 진균 등과 같은 병원균은 피부표면, 피부의 홈과 선조직 깊숙히 존재하지만 결코 피부를 통과하지는 못한다. 피부가 손상되기 전에는 미생물이 피부를 통과할 수 없으므로, 피부는 미생물과 같은 외부침입자로부터 신체를 지속적으로 보호하고 있다.

(2) 체온 조절

신체의 에너지는 매우 적은 온도차에서도 발생하는 화학반응(대사작용)으로 발생한다. 체온이 너무 낮으면 이러한 반응이 계속되지 못하여 대사작용이 멈추고, 이러한 상황이 지속되면 최종적으로는 사망하게 된다. 반대로 체온이 너무 높아지면 대사속도가 증가하며, 너무나 빠른 대사속도는 체온을 매우 상승시켜서 조직을 손상시키고 죽음을 초래할 수 있다.

체온을 조절하는 주요 기관은 피부이다. 신체가 추운 환경에 노출되면 피부의 혈관이 수축하고 더운 환경에 처하면 혈관이 확장된다. 추운 환경에서는 피부의 혈관이 수축하므로, 외부로 방출되는 열, 즉 신체 표면에서의 복사열을 감소시킴으로써 체온을 보존할 수 있다. 외부 환경이 더우면 피부의 혈관이 확장되어서 붉은 홍조를 띠게 되고, 신체 표면에서는 많은 열이 외부로 복사된다. 또한 더운 환경에서는 땀샘에서 땀이 생성되어 피부로 분비되고, 피부의 땀이 증발하면서 열을 빼앗기므로 체온이 저하된다. 즉 땀이 증발하는 경우에는 에너지가 요구되므로, 증발이 진행되는 동안 신체의 에너지가 손실되면서 체온이 저하되게 된다. 땀의 분비만으로는 체온을 효과적으로 떨어뜨리지 못하며, 반드시 땀이 증발되어야 체온이 저하되게 된다.

(3) 감각기능

외부환경으로부터 전해지는 자극은 피부에 분포하는 풍부한 감각 신경에 의해서 감지되고, 감지된 정보는 신경을 통하여 뇌로 전달된다. 피부에 분포하는 신경말단은 온도, 압력, 통증 그리고 자세를 인지하고, 인지된 감각을 뇌로 전달하기 적합하게 되어 있다. 그러므로 피부는 외부환경의 어떠한 변화도 대부분 인지하게 된다. 또한 피부는 신체 부위의 압박, 통증 그리고 기타의 자극을 감지하여 신경계로 전달한다.

2) 해부학적 구조

피부는 해부학적으로 3부분으로 나누어진다(표 16-2). 여러 층의 세포로 구성된 피부표면의 표피(epidermis), 표피의 심부에 위치하며 특수한 피부 부속물을 함유하는 진피(dermis), 그리고 가장 심부에 위치한 피부밑조직(subcutaneous tissue)으로 구성된다(그림 16-1). 피부밑조직은 진피의 심부에 위치하며, 표피세포는 신체의 보호막을

표 16-2 피부의 해부학적 구조

구조	구성
표피	여러 층의 세포
진피	한선, 피부기름샘, 털주머니, 혈관, 신경 말단 등이 위치
피부밑조직	지방세포로 구성

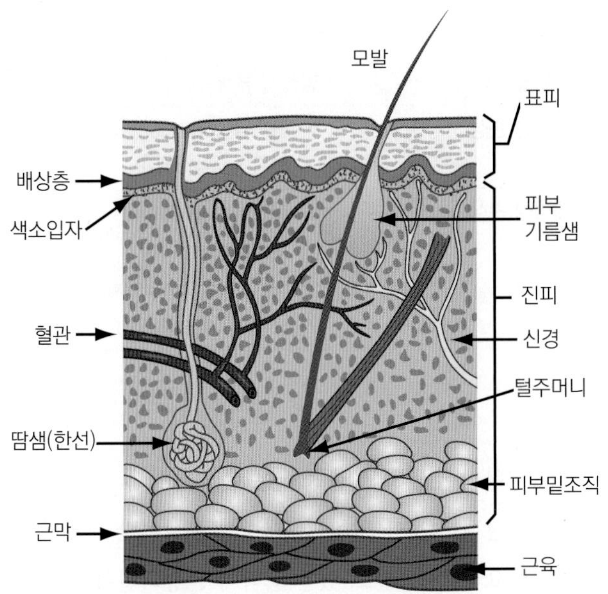

• 그림 16-1 피부는 표피, 진피, 피부밑조직의 3층으로 구성된다. 표피는 피부의 가장 바깥층으로서 피부표면의 세포가 단단히 결합하여 방수막을 형성한다. 진피에는 피부기름샘, 땀샘, 털주머니(모낭), 혈관과 신경말단이 분포하고 있다. 피부밑조직은 지방세포로 구성된다.

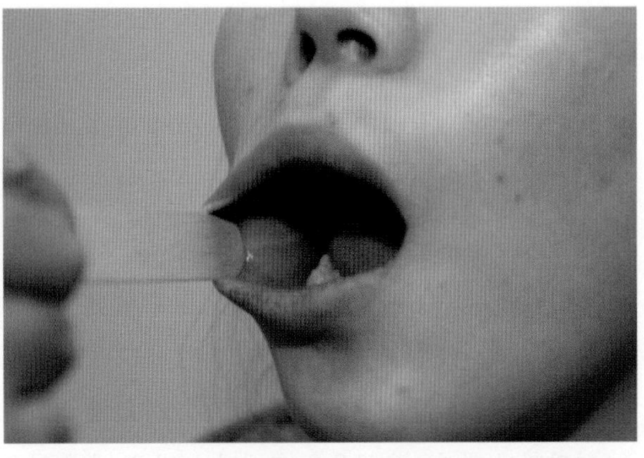

• 그림 16-2 신체의 개구부(입, 코, 항문 등)는 점막으로 덮혀 있다. 피부의 기능과 같이 점막도 세균이나 오염물이 신체로 침입하는 것을 방지한다. 점막은 점액을 분비하여 습도를 유지하고 윤활작용도 한다.

형성하기 위하여 단단히 결합되어 있다.

피부는 신체의 모든 바깥면을 덮고 있으나, 신체의 개구부(입, 코, 항문 그리고 질)는 피부로 덮여 있지 않고 점막(mucosa)으로 덮여 있다(**그림 16-2**). 점막은 세균침범에 대한 보호막 역할을 한다는 점에서 피부와 매우 비슷하지만, 개구부 혹은 구멍을 윤활시키는 수성 물질인 점액을 분비하는 점에서 피부와 다르다. 그러므로, 피부는 비교적 건조한 반면에 점막은 촉촉하다. 점막은 입에서부터 항문에 이르는 모든 소화기계를 덮고 있다.

(1) 표피

표피(epidermis)는 실제로 여러 층의 세포로 구성되어 있다. 표피의 기저에는 배상층이 있으며 계속적으로 새로운 세포를 생성시켜서 점차로 표면쪽으로 올려 보낸다. 세포가 점차 표면으로 이동하는 동안에 세포들은 죽어서 견고한 방수막을 형성한다. 표피 세포들은 진피의 피부기름샘에서 분비되는 피부기름이라는 유지성 물질에 의해서 서로 단단히 결합되어 있다. 표피의 방수막은 외부의 병원균이나 다른 유기물이 신체로 침입하는 것을 방지한다. 표피의 가장 외부에 위치한 세포는 끊임없이 외부로 떨어져 나가고, 배상층에서 생성되는 새로운 세포로 대체된다. 배상층의 심부에 위치한 세포는 색소를 함유하므로 피부색을 나타낸다. 표피의 두께는 신체의 부위마다 다양하여, 발바닥, 등, 두피 등에서는 매우 두꺼우나, 일부에서는 두께가 매우 얇아서 세포층이 2-3층밖에 되지 않는 경우도 있다.

(2) 진피

피부의 하부에 위치하는 진피(dermis)는 배상층에 의해서 표피와 분리되어 있다. 진피층 안에는 많은 피부의 특수 구조물(땀샘, 피부기름샘, 털주머니, 혈관, 신경 말단) 등이 위치하고 있다.

① 땀샘(sweat gland): 땀샘은 체온을 저하시키기 위해서 땀을 생성한다. 땀은 표피를 거쳐서 피부표면에 이르는 작은 관을 통해서 피부 표면으로 분비된다.
② 피부기름샘(sebaceous gland): 피부기름샘은 표면의 표피세포를 서로 결합시키는 유지물인 피부기름을 분

비한다. 피부기름샘은 털주머니 옆에 위치하며 털주머니를 따라서 피부표면으로 피부기름을 분비한다. 피부기름은 피부의 단단한 보호막을 형성하는 역할 이외에도 피부가 마르지 않고 부드럽게 하는 작용도 한다.

③ 털주머니(hair follicle): 털주머니는 털을 생성하는 작은 기관이다. 각각의 털에는 1개씩의 털주머니가 있으며, 털주머니는 피부기름샘과 작은 근육에 의하여 연결되어 있다. 이 근육은 춥거나 놀랐을 때에 털을 당겨 일으켜 세운다. 모든 털은 계속 성장하며, 외부의 자극에 의하여 소실되거나 잘려진다.

④ 혈관과 신경말단: 혈관은 피부에 영양분과 산소를 공급해 주며, 혈관은 진피에 위치한다. 작은 분자들은 배상층까지 뻗어 있다(표피에는 혈관이 없다). 또한 진피에는 신경말단이 복잡하게 배열되어 있으며, 분화된 신경말단은 외부자극에 민감하게 작용한다. 신경말단은 외부의 자극을 감지하여 신경을 통하여 뇌로 전달한다.

(3) 피부밑조직

피부밑조직(subcutaneous tissue)은 진피의 바로 밑에 위치하며, 피부밑조직은 주로 지방으로 구성되어 있다. 지방은 외부의 온도를 차단하는 역할과 에너지를 저장하는 역할을 한다. 피부밑조직 지방의 양은 개인에 따라서 상당히 차이가 난다. 피부밑조직의 심부에는 근육과 골격이 위치한다.

2. 연부조직 손상

연부조직은 손상으로부터 내부의 장기를 보호하는 첫 번째 방어선이기 때문에 외부 충격에 의하여 손상을 당하는 경우가 많다. 연부조직 손상은 폐쇄성 손상과 개방성 손상의 2가지 형태로 나누어진다(표 16-3). 폐쇄성 손상이란 피부나 점막표면의 조직은 손상되지 않고 내부 조직만 손상된 경우를 말한다. 개방성 손상이란 표피나 신체의 주요 부분을 덮고 있는 점막이 손상되면서 내부 조직까지 손상된 경우이다.

표 16-3 연부조직 손상의 분류

대분류	임상적 유형
폐쇄성 손상	• 타박상(contusion) • 혈종(hematoma)
개방성 손상	• 찰과상(abrasion) • 열상(lacceration) • 벗겨진 상처(avulsion) • 관통상(penetraing)

1) 폐쇄성 연부조직 손상

(1) 타박상과 혈종

둔상에 의하여 신체에 가해지는 물리적 충격은 피부의 심부 조직을 파손시키는 경우가 많다. 이러한 손상인 타박상(contusion)은 반상출혈(일명 '멍')을 유발시키지만 표피는 기능을 그대로 유지한다. 표피의 심부는 손상되며, 손상정도는 크기와 깊이에 따라서 다양하다. 진피에서는 세포가 손상되고 작은 혈관들은 대개 손상되어 미약한 출혈을 유발함으로써 반상출혈이 관찰된다. 또한 다양한 양의 부종액과 혈액이 손상 부위로 스며나온다. 이러한 부종액과 혈액의 누출로 인하여 부종과 통증이 나타난다. 손상 부위의 심부에 혈액이 축적됨에 따라서 피부색이 변화하는데, 피부색은 검거나 푸르게 나타나고, 피부심부에 축적된 혈액을 피하혈종이라고 한다(그림 16-3).

피부의 바깥층 밑에서 상당량의 조직이 손상을 입으면, 큰 혈관도 손상되어 급성 출혈을 일으킬 수 있다. 즉 출혈이 피부의 심부에 고이게 되면서 혈액 덩어리를 형

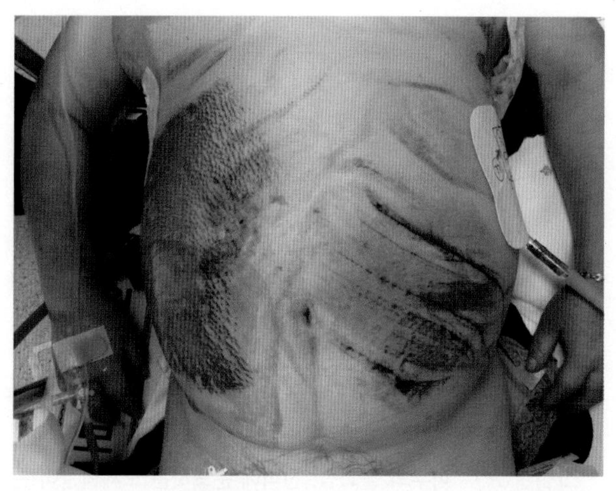

• 그림 16-3 폐쇄성 연부조직 손상. 교통사고로 인해 개방성 손상은 없지만 피부밑혈종이나 부종 혹은 반상출혈 등이 나타난다.

성하며, 이러한 혈액 덩어리를 혈종이라고 부른다. 혈종의 출현은 연부조직 손상에만 국한되지 않는다. 골절이나 신체장기의 혈관이 손상되었을 때도 일어날 수 있다. 넙다리뼈와 골반과 같은 큰 골격의 손상 시에는 주위에 1−2 L의 혈액이 고여서 커다란 혈종을 형성할 수도 있다.

폐쇄성 연부조직 손상의 특징은 외상의 병력이 있으면서, 손상부위의 통증, 피부 부종, 그리고 피부밑혈종 등이 관찰되는 것이다. 이러한 손상은 경미할 수도 있으며, 반대로 상당히 광범위할 수도 있다.

(2) 폐쇄성 연부조직 손상의 처치

작은 반상출혈만 관찰되는 경우에는 특별한 응급처치가 필요하지 않다. 그러나 중증의 폐쇄성 손상 때는 피부밑 부종과 출혈이 심하여 혈압이 저하되는 출혈성 쇼크까지 유발될 수 있다. 응급구조사는 손상 부위를 얼음물로 찜질하거나 국소 압박법을 시행함으로써 어느 정도까지는 심부 연조직의 출혈과 부종을 조절할 수 있다. 즉 냉포(얼음물 찜질)나 압박은 혈관을 수축시켜서 출혈량을 감소시키거나 지혈시킬 수 있다. 부목으로 연부조직 손상

표 16-4 폐쇄성 연부조직 손상의 응급처치

처치법	효과
휴식(rest)	지혈, 통증감소, 부종감소
냉포(ice)	지혈, 통증감소
압박(compression)	지혈
거상(elevation)	지혈, 부종감소
부목(splinting)	지혈, 통증감소, 2차 손상 예방

부위를 고정시키는 것은 출혈을 감소시키는 또 다른 방법이다. 더욱이 냉포와 부목을 사용하면 통증을 줄일 수 있다.

환자의 심장보다 위쪽으로 손상 부위를 위치시키면 중력에 의하여 부종액이 밑으로 이동하므로 국소적인 부종의 경우에는 일시적으로 크기가 감소된다. 그러므로 폐쇄성 연부조직 손상을 입은 환자를 치료할 때, 응급구조사는 연부조직 손상에 대한 응급처치의 5 단계를 숙지해야 하며, 쉽게 기억하기 위하여 "RICES"라는 용어를 이용한다. 즉 휴식(Rest)의 'R', 얼음(Ice)의 'I', 압박(compression)의 'C', 거상(elevation)의 'E', 그리고, 부목(splint)의 'S'를 이용하여 'RICES'라고 암기한다(표 16−4).

폐쇄성 연부조직 손상은 신체의 심부 구조물이 손상되었거나 골절이 동반된 경우에도 관찰될 수 있으나, 심부의 구조물이 어느 정도까지 손상되었는지를 추정하기 어려운 경우가 많다. 그러므로 모든 폐쇄성 연부조직 손상은 즉각적으로 냉포를 사용하고 압박, 거상 그리고 부목을 이용하여 응급처치를 시행해야 한다.

2) 개방성 연부조직 손상

개방성 연부조직 손상은 피부층의 손상이 동반되는 것으로서 크게 4가지 유형으로 구분할 수 있다. 즉 찰과상, 열상(찢김), 결출상, 그리고 관통상으로 구분한다(그림

A 찰과상

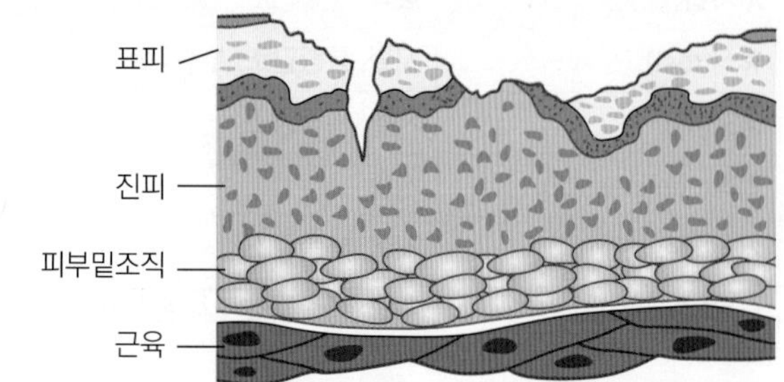

B 열상

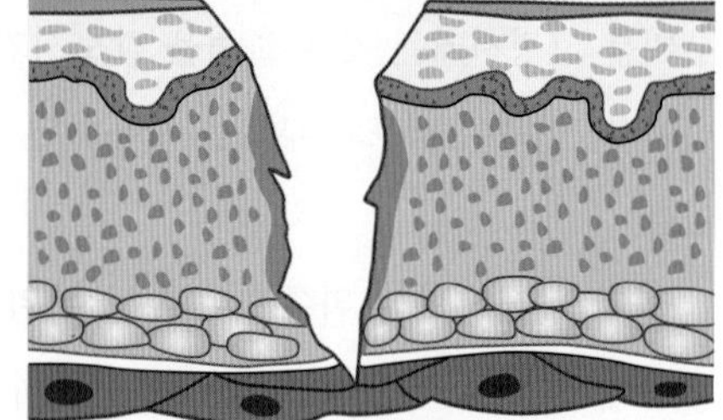

C 결출상

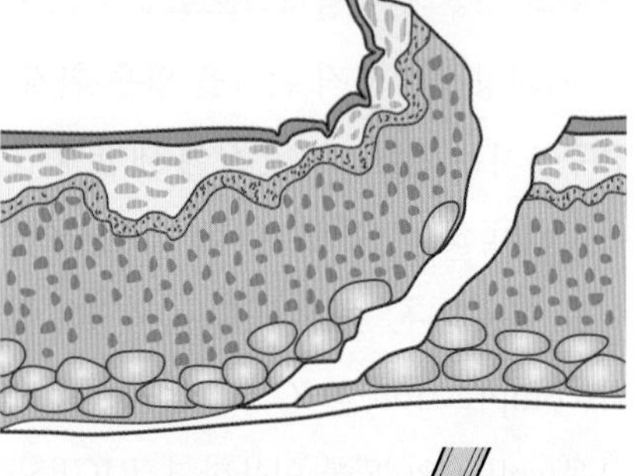

D 관통상

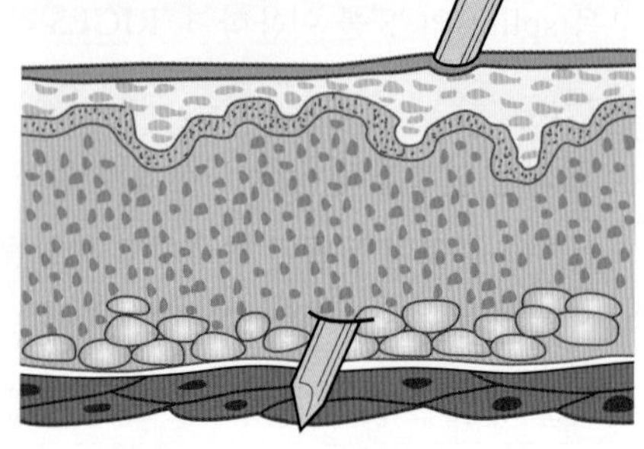

• 그림 16-4 개방성 연부조직 손상의 4가지 유형. **A.** 찰과상은 표피나 진피의 일부가 떨어져 나간 손상이다. **B.** 열상은 비교적 예리한 물체에 의하여 피부가 잘린 것이다. **C.** 결출상은 피부의 일부가 정상적인 조직으로부터 분리되는 손상을 말한다. **D.** 관통상은 이물질이 신체의 일부로 삽입되거나 관통된 손상이다.

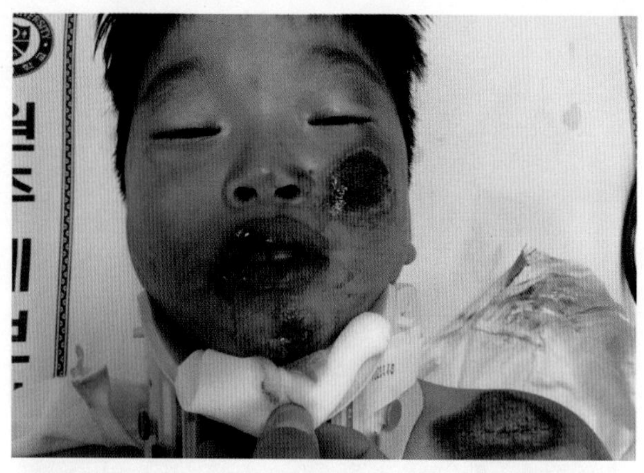

• 그림 16-5 피부의 찰과상. 진피에 분포하는 모세혈관이 손상되어 혈액이 누출되고 있다.

16-4).

(1) 개방성 연부조직 손상의 유형

① 찰과상

찰과상은 거칠거나 딱딱한 면에 피부가 문질러지거나 긁혀서, 표피와 진피의 일부가 떨어져 나간 것이다. 진피의 손상된 모세혈관에서 혈액이 스며나올 수 있지만, 찰과상은 대개 진피를 완전히 소실하지는 않는다. 찰과상은 심한 통증을 유발한다(그림 16-5).

② 열상

열상은 날카로운 물체에 의하여 피부가 잘린 것이다. 자르는 물체는 피부에 예리하거나 삐뚤은 상처를 남기고, 피부밑조직이나 심부의 근육 그리고 연관된 신경과 혈관까지도 손상을 줄 수 있다(그림 16-6).

③ 결출상

결출상은 피부의 일부가 본래의 부위에서 완전히 찢겨져 없어졌거나, 일부 부위가 피부에 피판처럼 달려있는 상태의 상처이다. 벗겨진 조직은 대개 피부밑조직과 근막과 같은 정상적인 해부학적 구분면에서 분리된다. 손상된 피부의 일부분만 정상적인 피부와 연결되어 있다면,

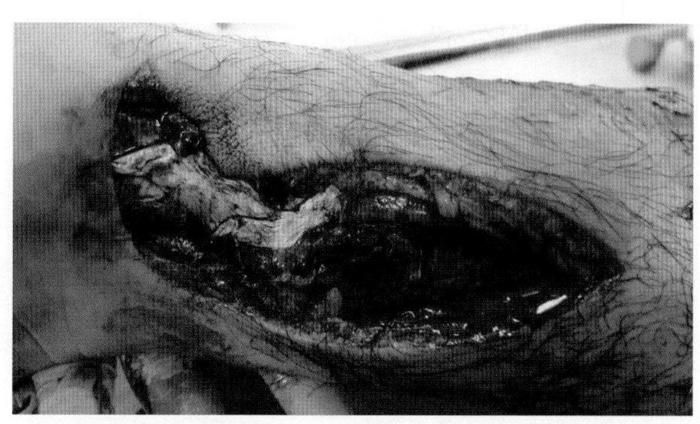

● 그림 16-6 피부 열상. 표피, 진피, 피부밑조직 및 근육이 절단되고, 내부에서 근막의 일부가 관찰되고 있다.

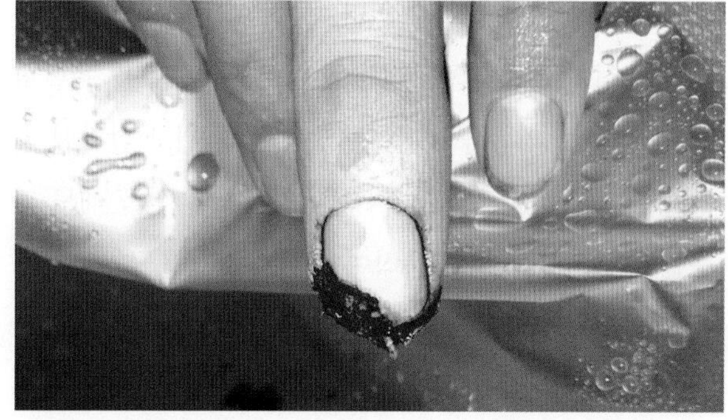

● 그림 16-7 결출상. 손가락 끝부분이 잘려나가서 조직이 결손된 형태를 보이고 있다.

피판으로의 혈액순환이 부족하여 피판이 괴사될 수 있다(그림 16-7).

④ 관통상

관통상은 칼, 얼음조각, 가시나 다른 날카로운 물체에 찔리거나, 총상에서와 같이 빠르게 충격을 가하는 탄환에 의해서 생긴다. 유입된 부위의 상처가 작더라도 상처를 입히는 물체가 심부의 조직이나 장기를 심하게 손상시킬 수 있다. 상처가 가슴이나 배에 생긴다면 폐, 심장, 간, 위장관 등을 손상시켜서, 짧은 시간에 대량의 출혈을 나타내는 치명적인 손상을 야기시킬 수도 있다. 그러므로 관통상에 의한 상처를 육안적으로 손상정도를 평가하기란 매우 어렵다. 일부 관통상, 특히 팔다리에서의 관통상은 신체를 완전히 통과하여 반대편으로 뚫릴 수도 있으며, 이러한 것들을 완전 관통상이라고 한다. 관통상으로부터의 외부출혈은 물체의 유입구와 방출구에 따라서 다르다. 물체가 유입된 부위는 상처가 비교적 작아서 출혈이 심하지 않으나, 방출구에서 출혈이 심할 수 있다(그림 16-8). 그러므로 응급구조사는 항상 방출구의 상처를 정확히 살펴보아야 한다.

(2) 개방성 상처의 처치

검사 초기에 연조직 상처의 범위와 정도를 평가하는 것이 중요하다. 상처 부위의 의복을 전부 제거해야만 손상

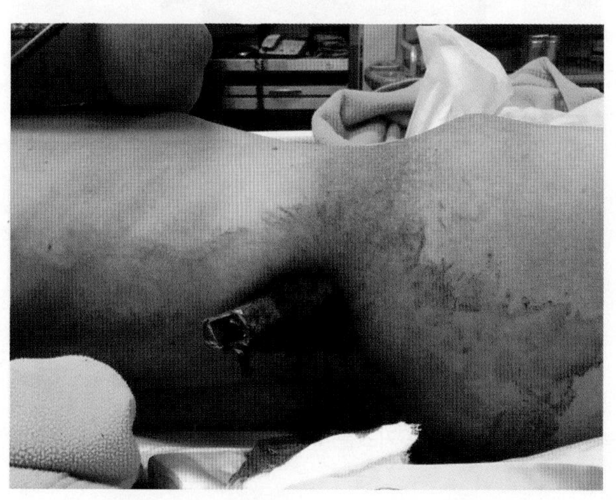

● 그림 16-8 관통상. 이물질의 한쪽 피부로 삽입되어 반대쪽으로 다시 돌출된 양상을 보이고 있다. 피부손상이나 출혈이 적더라도 내부의 조직이나 장기는 심하게 손상되었을 가능성이 있다.

정도를 정확히 평가할 수 있다. 상처부위를 과도하게 움직이면 심한 통증과 2차적인 손상(추가 손상)을 유발할 수 있으므로, 의복을 벗기는 것보다는 가위로 잘라서 제거하는 것이 바람직하다. 의복을 자르거나 찢을 때도 가능한한 신체를 최소로 움직여야 한다. 즉 응급구조사에게는 별로 중요하지 않게 보이는 동작도 환자에게는 상당한 통증을 유발시킬 수 있기 때문이다. 일단 상처부위에서 의복을 제거하면, 손상 정도를 평가하고 치료를 시작한다. 개방성 연부조직 손상에 대한 응급처치를 효율적으로 시행하기 위하여는 다음과 같은 3가지 원칙을 준수해야 한다(표 16–5).

표 16-5 개방성 상처의 응급처치

1. 손상부위를 움직이지 않는다.
2. 가위를 이용하여 의복을 제거한다.
3. 출혈부위는 지혈시킨다.
4. 멸균거즈로 덮어서 오염을 방지한다.
5. 부목으로 고정한다.

① 지혈

개방성 상처의 경우에 출혈이 심할 수 있다. 개방성 창상의 응급처치 중에서 가장 중요한 것은 상처 부위에 멸균거즈를 대고 압박하여 지혈시키는 것이다. 초기에는 응급구조사의 손으로 창상부위를 직접 눌러서 압박을 가한다. 직접 압박법으로 어느 정도 출혈이 감소하거나 지혈되면, 상처 부위에 멸균거즈를 덮고 압박붕대를 감아서 계속적으로 압박을 가한다. 직접 압박법으로도 출혈

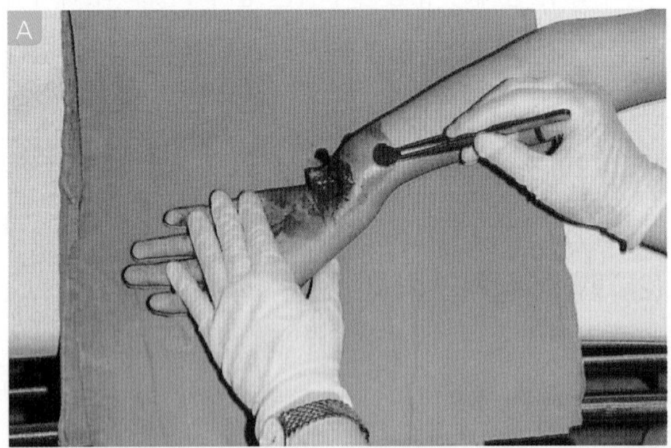

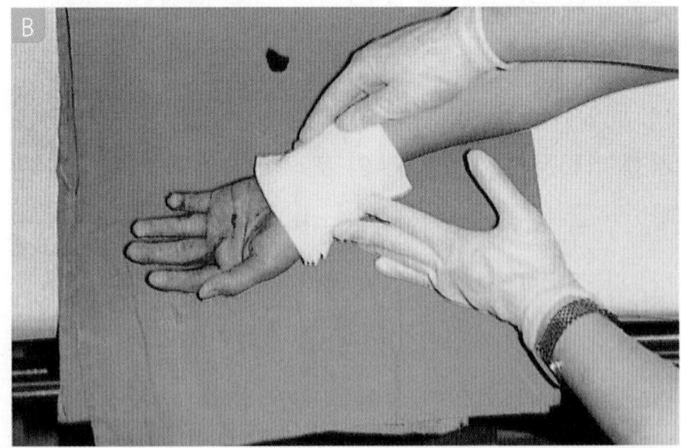

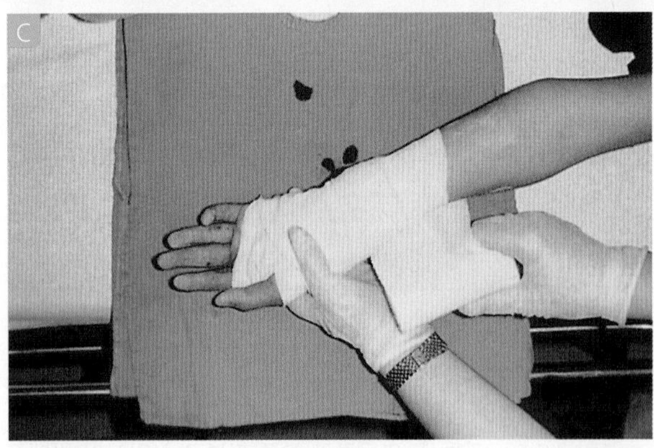

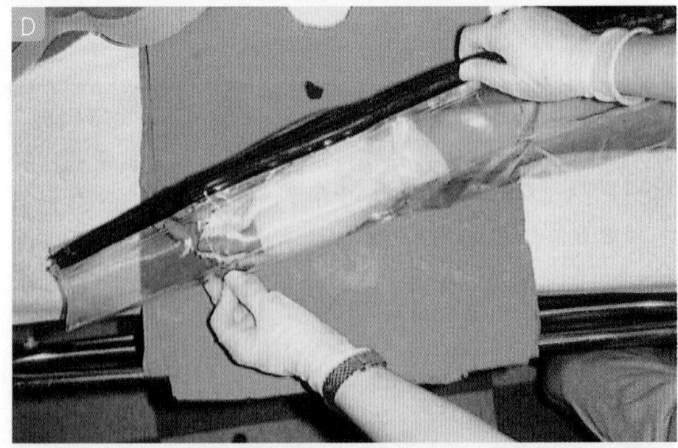

● 그림 16-9 개방성 창상의 처치. **A.** 손상부위를 소독한다. **B.** 창상에 멸균 거즈를 덮고 압박하여 지혈시킨다. **C.** 멸균 거즈를 압박붕대로 감아서 지혈시킬 수 있다. 드레싱 후에도 출혈이 계속되면 압박붕대 위에 다시 멸균 거즈를 덮어주면서 압박한다. **D.** 창상부위는 부목으로 고정하는 것이 바람직하다.

이 계속되면, 압박붕대를 감아서 계속 압박하고 다른 응급처치를 시행하면서 신속히 병원으로 이송한다. 일단 지혈이 되면 부목을 이용하여 고정시킨다(그림 16-9).

② 오염 방지

모든 개방성 창상은 오염되어 있다고 간주해야 한다. 오염은 피부나 점막의 보호막이 손상되는 순간부터 발생하며, 육안적으로 손상부위가 청결하다고 하여도 미세한 병원균이나 오염물이 내부로 침입하였을 가능성이 높다. 병원 이외의 장소에서 상처부위를 완전히 살균시키기란 불가능하므로, 응급구조사는 멸균거즈로 상처부위를 덮어서 개방성 창상이 더 이상 오염되지 않도록 해야 한다. 이러한 응급처치는 주위의 먼지, 흙, 오염물과 같은 이물질로부터 상처를 보호할 것이며, 2차 감염의 위험성을 줄일 것이다. 그러나 개방성 창상에서 이물질(흙, 먼지 등)이 발견되더라도, 응급구조사는 현장에서 이물질을 제거해서는 안 된다. 현장에서 상처를 문지르고 솔질하거나 세척하면, 개방성 창상에서 출혈이 유발될 수도 있으며, 현장에는 많은 오염원이 있고, 또한 병원으로의 이송이 지연되기 때문이다. 그러므로 생리식염수로 상처를 세척하는 것은 병원으로 이송된 후에 응급의료진에 의하여 시행되어야 한다.

③ 부목고정

골절의 유무에 관계 없이 손상부위를 부목으로 고정하면 연조직의 출혈이 멈추는 경우가 많다. 더욱이 부목고정은 환자의 통증을 감소시키고 환자이송을 쉽게 하며, 이미 손상된 상지나 하지가 추가적으로 손상되는 것을 방지할 수 있다. 그러므로 연조직의 출혈을 예방하는 최초의 단계는 손상부위를 부목으로 고정시키는 것이라고 할 수 있다. 개방성 연부조직 손상의 응급처치법을 요약하면, 상처를 철저히 관찰하고, 멸균거즈로 상처를 덮고 압박하여 지혈시키고, 더 이상의 오염을 방지하는 것이다. 일단 압박으로 지혈이 되면 사지를 부목으로 고정한다. 부목고정은 더 이상의 출혈을 방지하고, 환자의 통증을 줄이며 병원으로의 환자이송을 쉽게 한다. 폐쇄성 연부조직 손상의 응급처치와 같이 상처부위를 심장보다 높이 올려서 부종을 줄인다.

(3) 벗겨진 상처의 응급처치

피판이 부분적으로 벗겨지면 피판으로의 혈액순환이 저하된다. 혈액순환은 피부판(피판이 정상 조직과 연결된 부

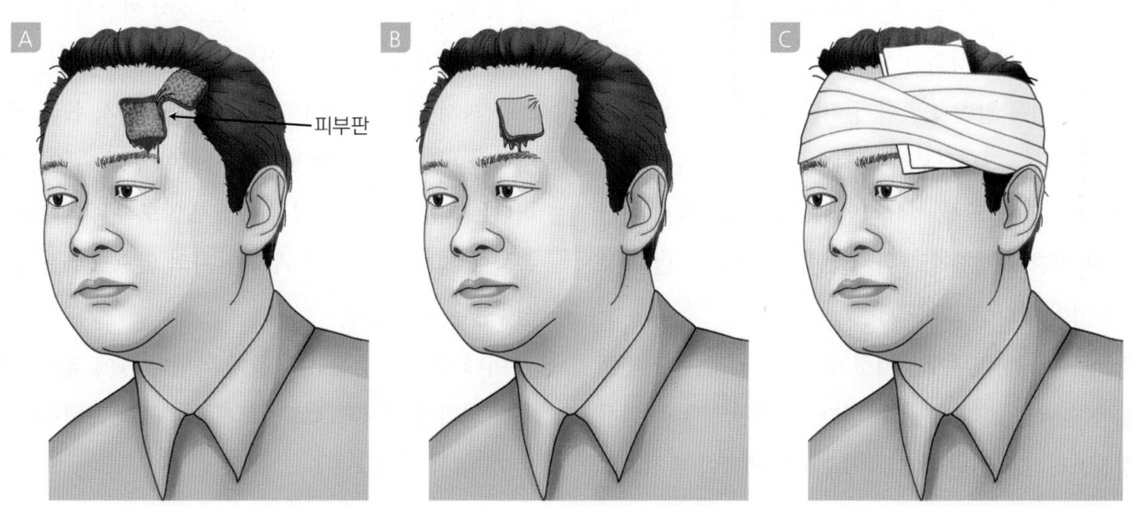

• 그림 16-10 결출상의 응급처치. **A.** 결출된 피판이 꼬이거나 부적절하게 위치하면, 피부판이 압박되어 피판으로의 혈액순환이 차단된다. **B.** 피판을 정상적인 상태로 위치시키는데, 피부판이 꼬이지 않았나 확인해야 한다. **C.** 멸균거즈를 덮고 압박붕대로 감는다.

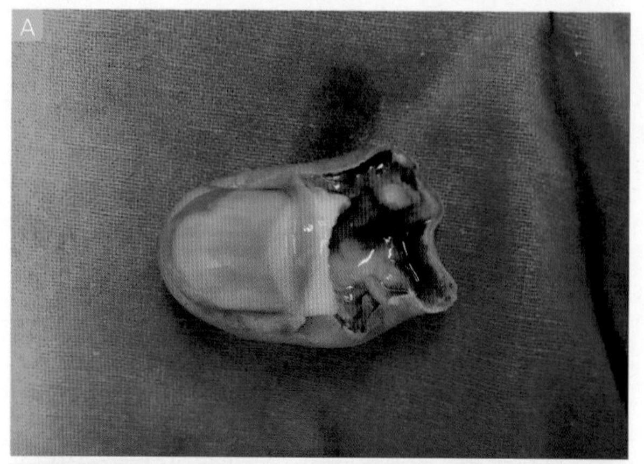

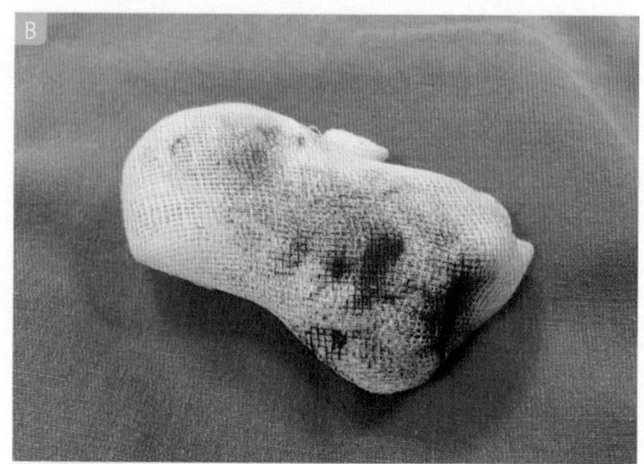

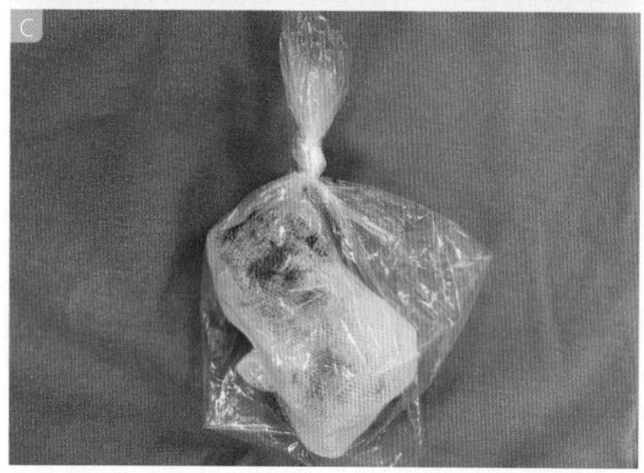

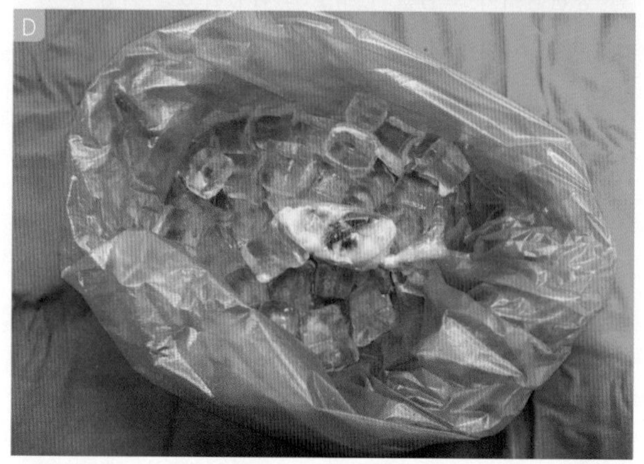

● 그림 16-11 신체로부터 분리되거나 절단된 부위는 멸균거즈로 싸서 플라스틱(비닐) 주머니에 담는다. 플라스틱 주머니는 다시 차가운 얼음물에 담가서 환자와 함께 병원으로 이송한다.

위)을 통해서 이루어져야 하는데, 피판이 접히거나 원래의 위치에 놓여 있지 않으면 피부판이 꼬일 수도 있다. 피부판이 꼬인 비정상적인 상태에서 피판에 압박을 가하면, 혈관은 더욱 압박을 받아서 피판으로의 혈류는 더욱 감소하게 된다. 그러므로 부분적으로 벗겨진 피판은 피부판이 꼬이지 않도록 정상적인 위치로 교정시켜야 한다. 일단 피판이 제자리로 위치되면 멸균거즈를 덮고 붕대를 감아야 한다(그림 16-10).

응급구조사는 피부가 벗겨졌거나 사지의 일부나 전체를 잃은 환자를 접하게 될 수 있다. 벗겨진 상처로 인하여 정상조직과 완전히 분리된 연조직의 조각이 발견되었다면, 벗겨져서 분리된 모든 부분을 모아서 환자와 함께 병원으로 이송해야 한다. 최근에는 접합술이 발달하였으므로, 벗겨져서 분리되거나 절단된 조직이나 신체를 정상 조직과 접합하거나 이식하는 것이 가능하다. 그러므로 분리되거나 절단된 부위는 생리식염수로 적신 멸균거즈를 짜서 물기를 없앤 후에 절단물을 싸서 플라스틱 주머니나 비닐 주머니에 넣어 보관해야 한다. 플라스틱 주머니는 외부로부터 물이 스며들지 않도록 주의하면서 얼음물에 넣으면 조직의 괴사가 거의 없으므로 접합술의 성공률은 높아진다.

이때 주의할 점은 얼음물이 아닌 얼음에 넣는다면 조직이 얼어서 괴사되므로 반드시 얼음물에 보관해야 한다는 것이다(그림 16-11).

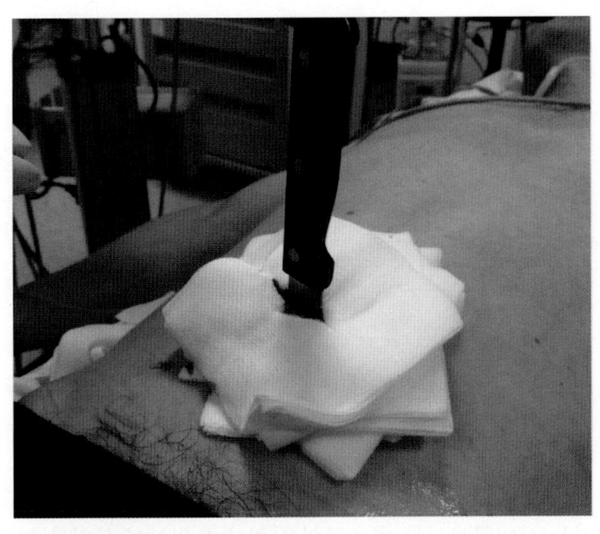

● 그림 16-12 삽입된 이물질은 현장에서 제거하지 말고, 거즈와 반창고로 고정하여 이송한다.

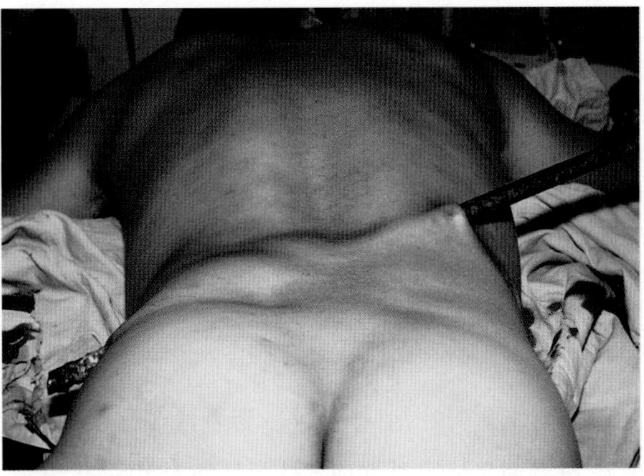

● 그림 16-13 이물질(철근)이 삽입된 경우 이물질은 현장에서 제거하지 말고 이송한다.

(4) 신체에 삽입된 이물질의 처리

칼, 가시 혹은 유리조각 등에 의하여 관통상을 당한 경우에는 이러한 물체가 신체내부에 삽입된 채로 남게 되는 경우가 있다(그림 16-12). 상처에 삽입된 이물질에 대하여 응급구조사가 취해야 할 응급처치는 국소적인 출혈을 지혈시키는 것 이외에 다음과 같은 3가지 원칙을 준수해야 한다.

① 이물질을 움직이거나 제거하지 않는다

삽입된 이물질을 움직이게 되면 이물질 가까이에 있는 신경, 혈관, 근육 등이 손상될 수 있다. 출혈을 멈추게 하기 위하여 상처부위를 압박할 수 있지만, 삽입된 이물질의 바로 위 피부나 바로 인접한 조직 위에는 압력을 가하지 말아야 한다. 삽입된 이물질은 절대로 제거하지 말아야 하지만, 이물질이 상기도(upper airway)를 폐쇄하는 경우와 뺨을 관통하여 출혈이 심한 경우에는 이물질을 제거해야 한다. 즉 이물질을 제거하여 기도를 유지하거나 지혈시키는 것이 이물질 제거로 인하여 유발되는 문제점보다 더욱 중요하기 때문이다.

② 이물질을 신체에 고정시킨다

삽입된 이물질이 움직이면 조직을 더욱 손상시키게 되므로, 환자 처치나 이동 시에도 이물질이 움직이지 않도록 고정해야 한다. 즉 피부의 외부로 노출된 이물질의 부분을 멸균거즈로 싸고 반창고나 붕대를 이용하여 신체에 고정하는 것이다.

③ 손상된 그대로 환자를 이송한다

일반적으로 수술실에서 이물질을 제거하고 조직의 손상 정도를 관찰하면서 수술을 시행하는 것이 가장 바람직한 처치법이므로, 관통상이 동반되었더라도 창상을 멸균거즈로 덮고 신속히 병원으로 환자를 이송하여야 한다. 또한 응급수술이 신속히 진행될 수 있도록 응급구조사는 사전에 응급의료진에게 환자상태를 연락해야 한다.

간혹 응급구조사는 상당히 길이가 긴 이물질이 삽입된 환자를 접하게 될 수 있다. 예를 들면 철근, 대나무 창이나 각목 등이 가슴이나 복부에 삽입된 경우이다(그림 16-13). 이러한 경우에도 삽입된 이물질을 제거해서는 안 되며, 다만 신체 외부로 노출된 부위를 잘라서 환자이송을 쉽도록 한다. 그러나 이물질의 일부를 자르기 전에 이물질을 고정하여, 자를 때에 생기는 충격이나 움직임을 최소화해야 한다. 즉 자를 때에 이물질이 움직이면 주위 조직이나 장기를 더욱 손상시킬 수 있기 때문이다.

3) 총상의 응급처치

국내에서는 총상환자의 빈도가 낮지만, 응급구조사는 총상의 특성을 알아야 한다. 총상은 병원전 응급처치를 필요로 하는 관통상의 한 형태로서 독특한 특성을 갖는다.

총상에 의한 손상의 정도는 탄환 속도의 제곱값에 비례하며, 탄환의 질량에 비례한다. 즉 고속도의 탄환에 의한 총상은 저속도의 총상보다 매우 심한 손상을 유발한다. 그러므로 응급구조사는 총상을 유발한 총의 종류를 파악하여 응급의료진에게 통보해야 한다. 이러한 정보를 입수한 응급의료진은 총의 특성(최대 탄환속도, 파괴력 등)을 고려하여 손상정도를 추정할 수 있으므로, 응급환자의 처치에 많은 도움을 받을 수 있다.

대부분의 총상은 여러 유형의 손상을 동시에 유발시킨다. 그러므로 응급구조사는 총상을 당한 부위를 조심스럽게 관찰해야 한다. 때로는 주위의 목격자로부터 몇 발의 총탄을 맞았는지 확인할 수 있으므로, 주위의 목격자로부터 많은 정보를 입수하여야 한다. 이러한 정보는 응급의료진이 환자를 처치하는 데 큰 도움을 줄 수 있다.

관통된 총상의 경우, 유입구의 상처가 방출구의 상처보다 작다. 즉 정면에서 총상을 입은 환자에서는 신체의 앞쪽에 있는 유입구의 상처는 작은 반면에, 반대쪽에 있는 방출구는 커다란 상처를 갖고 있을 것이다. 응급구조사는 유입구보다는 방출구의 상처를 유의하여 살펴야 한다. 방출구 상처는 크기 때문에 출혈이 심할 수도 있으며, 주위의 조직손실이 심하여 유입구 상처만큼 경계가 뚜렷하지 않을 수도 있다. 총과 피해자의 거리가 가까운 상황에서 총상을 입으면 유입구의 상처는 크기가 작지만 유입구 상처의 주위에는 화약폭발에 의한 화상이 있을 수 있다(그림 16-14).

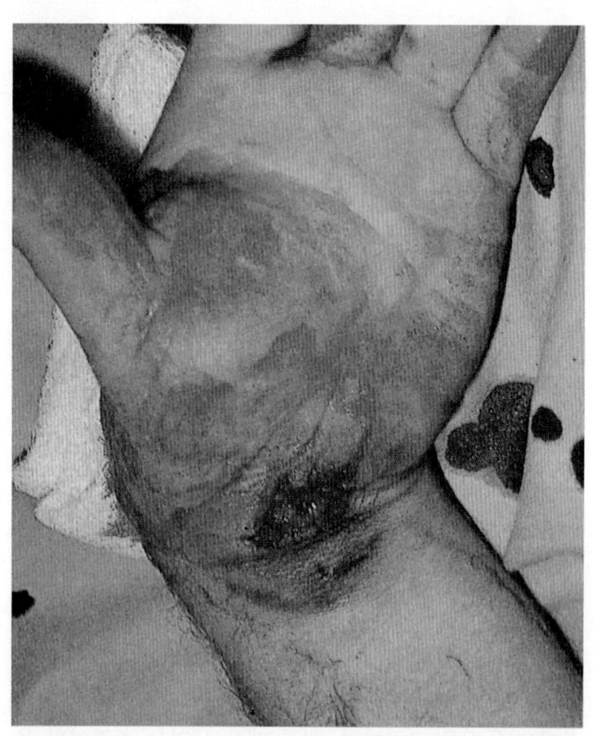

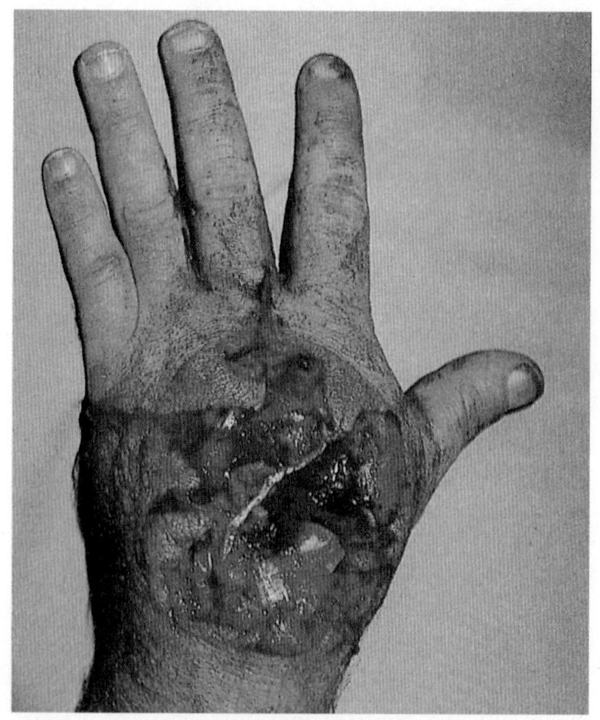

● 그림 16-14 인접한 거리에서 총상을 당한 경우에 탄환의 유입구는 비교적 상처가 작고 주위에 화약에 의한 화상이 관찰된다. 탄환의 방출구는 유입구에 비하여 상처가 크고, 광범위한 조직 결손이 동반된다.

대부분의 총상은 나중에 법적인 문제가 생기므로, 당시의 상황, 환자의 상태, 그리고 당시에 시행된 응급처치에 대하여 정확하게 기록해 두는 것이 중요하다. 이러한 기록을 이용하여 응급구조사는 당시의 상황과 시행된 응급처치에 대하여 법정에서 증언할 수 있으므로, 정확하게 작성된 기록만이 응급구조사에게 도움이 될 것이다.

3. 창상 처치와 드레싱의 일반적 원칙

모든 상처는 환자를 이송하기 전에 현장에서 멸균거즈로 덮어주어야 한다. 드레싱이란 것은 상처부위를 멸균거즈로 덮고 붕대로 감는 것이다. 대개의 경우 드레싱은 지혈에 도움이 되거나, 창상 부위를 부목으로 고정하는 것에 도움이 될 것이다. 창상의 드레싱 방법에는 여러 가지 유형이 있으며, 응급구조사는 각각의 기능과 적절한 적용에 익숙해야 한다. 창상 처치와 드레싱은 다음과 같은 세 가지 중요한 기능이 있다(표 16-6).

표 16-6 드레싱의 기능

드레싱의 기능
1. 출혈을 방지
2. 상처가 더욱 악화되는 것을 방지
3. 창상이 오염되는 것을 방지

1) 무균드레싱

모든 구급차에는 무균적인 창상처치를 위하여 드레싱 세트가 있어야 한다. 보편적인 드레싱은, 4×4과 4×8인치의 멸균거즈와 4×8인치의 소독패드, 면 반창고, 일회용

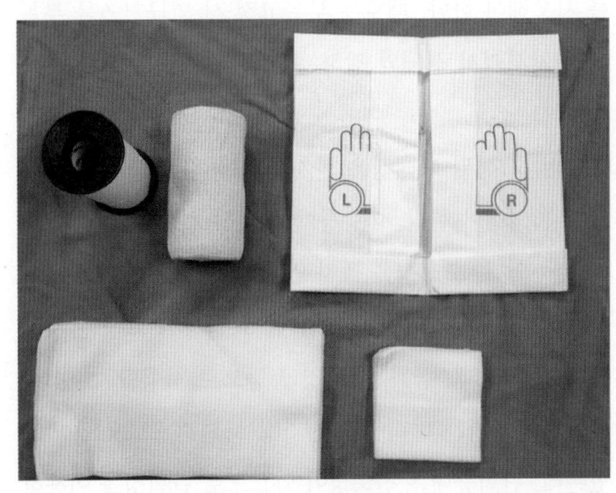

● 그림 16-15 보편적인 드레싱 세트. 일반적으로 4×4, 4×8인치의 멸균거즈, 일회용 반창고, 압박붕대, 면 반창고, 무균장갑으로 구성된다.

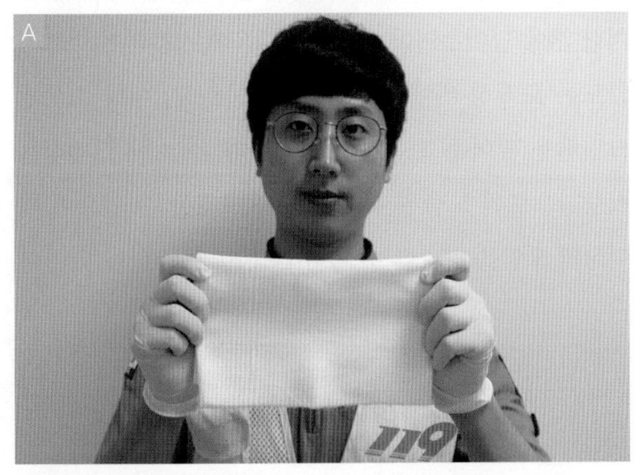

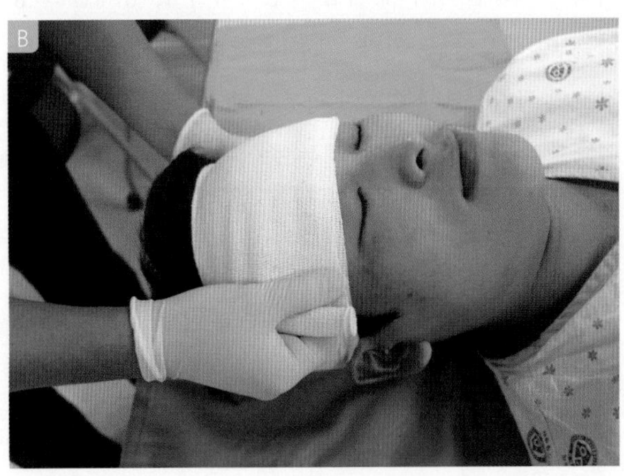

● 그림 16-16 드레싱 방법. **A.** 멸균거즈나 패드를 창상의 크기에 적합하도록 펴거나 접는다. **B.** 멸균거즈의 크기를 적절히 조절하여 창상에 덮고, 압박붕대로 감는다.

반창고, 붕대, 무균장갑을 이용하여 응급처치할 수 있다(그림 16-15). 응급처치에 사용되는 보편적인 드레싱의 재료는 비교적 두껍고, 흡수성이 강한 재료로 만들어져 있으며, 크기는 9×3인치이고 사용하기 편리한 크기로 접혀져 있다(그림 16-16). 이 드레싱은 소독된 채로 포장하여 보관되어 있으며, 때로는 일회용품으로 시판되고 있다. 또한 드레싱의 재료는 길이가 18미터 단위로, 적절한 길이로 잘라서 포장하고 멸균하여 사용할 수 있다.

보편적인 드레싱은 커다란 개방성 창상을 한번에 이상적으로 덮어주지만, 작은 상처에는 작은 거즈나 패드를 사용해야 한다. 때로는 부목고정 시 멸균거즈를 부목에 위치시켜서 신체와 접하는 부위를 부드럽게 할 수도 있다.

한번 시행된 드레싱은 환자를 이송하는 중에도 그대로 유지되어야 한다. 이송중에 드레싱 겉으로 혈액이 계속 누출되면, 드레싱을 풀지 말고 다른 소독된 드레싱을 다시 덮어주는 것이 바람직하다. 드레싱의 고정은 거즈붕대, 탄력붕대, 삼각건, 반창고 등으로 시행할 수 있다. 응급현장에서는 탄력붕대가 가장 보편적으로 사용되고 있는데, 탄력붕대는 신축성이 있으므로 탄력성을 이용하여 지혈도 할 수 있기 때문이며 사용하기도 편리하다.

반창고가 없으면 붕대를 감은 안쪽으로 붕대의 끝을 말아 넣음으로써 드레싱을 고정할 수도 있다. 반창고는 거즈나 패드를 피부에 직접 고정시키거나, 붕대를 고정하는 데 사용할 수 있다. 그러나 일부 환자들에서는 반창고의 접착성분에 대하여 피부가 과민반응을 나타낼 수 있으므로, 이러한 환자에서는 종이 반창고나 비닐 반창고를 사용하는 것이 바람직하다. 탄력붕대를 이용하여 드레싱을 고정하는 경우에는 신체를 너무 압박하지 않도록 주의해야 한다. 즉 사지의 일부를 탄력붕대로 꽉 조이게 되면 원위부로 주행하는 혈관을 압박하므로써 부종을 유발할 수 있다.

그러므로 응급구조사는 탄력붕대로 드레싱을 시행한 후에 원위부의 사지가 순환장애를 받는지 점검해야 한다.

즉 원위부에서 피부의 감각이 소실되거나, 맥박이 약하거나, 피부색이 창백해지거나, 환자가 통증이나 저리다는 느낌을 호소하는지 확인해야 한다.

2) 폐쇄 드레싱

폐쇄 드레싱(occlusive dressing)은 가슴의 흡인손상(sucking injury)과 배안의 내부장기가 외부로 돌출된 환자에서 사용된다. 가슴의 흡입손상 시 외부의 공기가 상처를 통하여 가슴안으로 들어가지 않도록 드레싱을 이용하여 상처부위를 밀폐시켜야 한다. 가슴상처는 바셀린거즈, 무균의 알루미늄 용지, 혹은 공기의 통과를 막을 수 있는 비투과성 드레싱으로 처치되어야 한다. 환자가 흡기 시에 드레싱 자체가 가슴안으로 빨려 들어가지 않도록 충분한 크기의 드레싱이 사용되어야 하며, 드레싱은 흉벽에 단단히 고정되어야 한다.

배안의 내부장기가 외부로 돌출된 경우에는 내부장기의 습도와 온도를 유지할 수 있도록 드레싱을 시행한다. 폐쇄드레싱은 이러한 목적을 가장 잘 수행할 수 있다. 복부장기가 외부로 노출된 경우에는 거즈나 패드를 생리식염수로 충분히 적셔서 드레싱이 습도를 유지하도록 조치한 후에 덮어주어야 한다. 그 다음에는 수분이 마르지 않도록 드레싱 위에 무균의 알루미늄 호일이나 소독된 크린랩을 덮어주고 복부에 고정한다. 이러한 드레싱을 시행함으로써 노출된 복부 장기를 보호할 수 있으며 더 이상의 오염을 방지할 수 있다(그림 16-17).

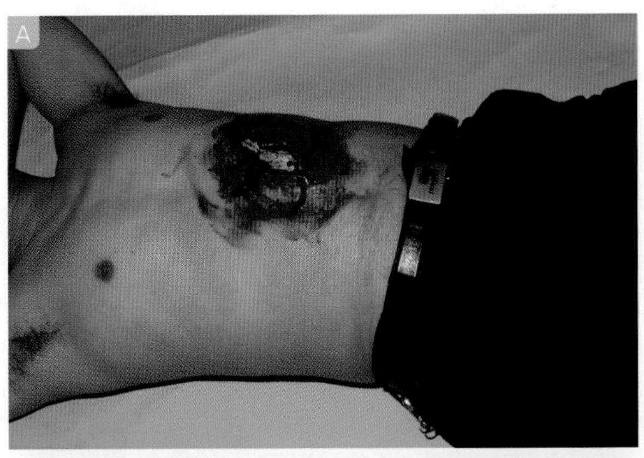

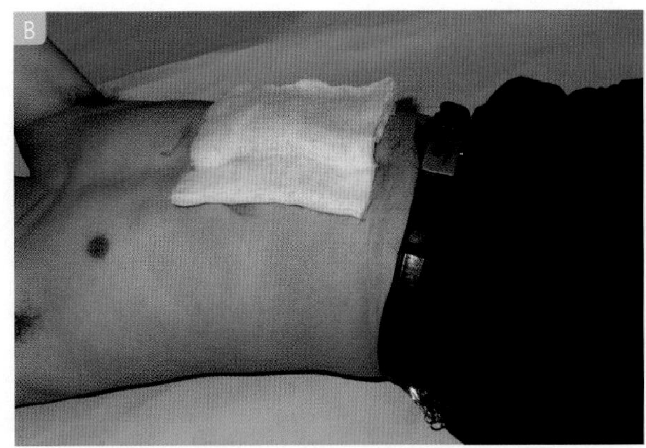

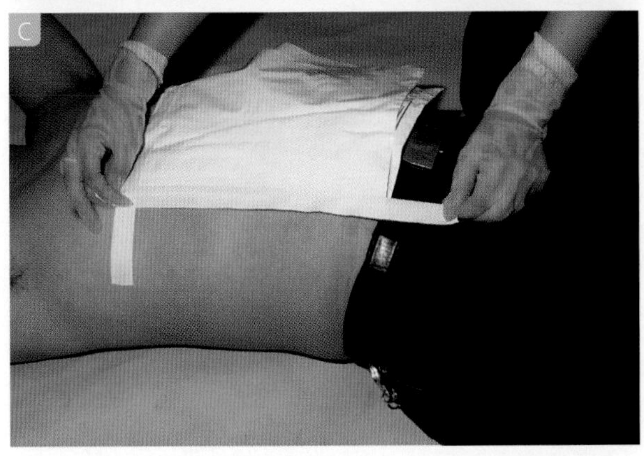

• 그림 16-17 배안의 내부장기가 외부로 돌출된 경우. 멸균 거즈나 패드를 생리식염수로 적신 후에 내부장기를 덮는다. 내부장기의 습도를 유지하기 위하여 알루미늄 호일이나 크린랩을 거즈 위에 위치시키고, 반창고를 이용하여 가장자리를 피부에 밀착시킨다.

당신이 응급구조사라면

1. 다리에 개방성 연부조직 손상을 입은 환자를 발견하였을 때에 치료단계를 기술하라.
2. 열상과 관통상의 차이는 무엇인가?
3. 개방성 연부조직 손상은 더 이상의 오염을 막기 위해서 창상을 덮어야 한다. 어떤 경우에 폐쇄 드레싱을 사용하는지 기술하시오.
4. 총상환자를 처치하는 경우에 사용된 총을 확인하는 것이 중요한 이유는?
5. 신체로 삽입된 이물질 중에서 현장에서 제거할 수 있는 경우를 2개 열거하시오.

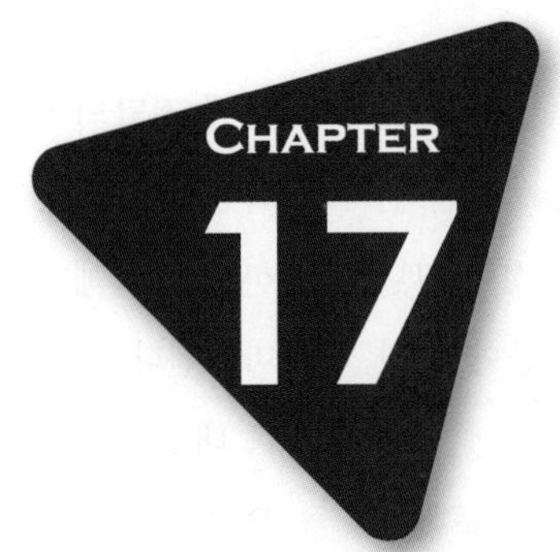

근골격계

응급구조와 응급처치
RESCUE AND EMERGENCY CARE

개요

"근골격계"는 근육계통과 골격계통을 통칭하여 사용되는 용어이며, 골격(뼈), 관절, 근육, 인대, 연골 등을 총괄한다. 신체는 근골격계에 의하여 외형이 유지되며, 신체의 주요한 장기가 보호되고, 근골격계에 의하여 신체 움직임이나 운동이 수행된다. 근육을 골격에 결합시키는 것은 주로 인대에 의하여 이루어지며, 골격과 골격이 접합하는 곳은 관절이라는 구조를 형성한다. 근골격계는 외부의 물리적 충격을 흡수하여 신체 내부의 장기를 외부의 충격으로부터 보호하게 된다. 그러므로 외부의 물리적 충격은 우선 피부와 근골격계로 가해지며, 결과적으로 근육과 골격이 손상되는 경우가 많다. 응급구조사는 근골격계의 해부적 구조를 이해하고 기억해야 한다. 근육은 이론적으로 연조직에 해당하지만, 근육은 골격과 연관 관계가 많으므로 본 장에서 동시에 다루었다.

목표

- 근육의 기능에 따른 세 가지 유형을 설명한다.
- 신체를 지지하는 주요 골격의 명칭과 위치를 기술한다.

1. 근육

근육은 신체의 운동을 유도하는 구조물의 한 형태이다. 신체는 600개 이상의 근육으로 구성되며, 근육의 기능에 따라서 골격근, 민무늬근육, 가로막, 심장근으로 나눈다.

1) 골격근

골격근은 신체 근육의 대부분을 차지하고 있으며, 대부분이 골격에 직접 붙어있기 때문에 골격근이라고 명명한다. 또한 모든 골격근은 뇌의 의도적인 명령에 따라서 움직이는 운동, 즉 생각에 따라서 수축하고 이완할 수 있으므로 '수의근'이라고도 부른다. 골격근을 현미경으로 관찰하면 특징적인 줄무늬를 발견할 수 있는데, 일명 '가로무늬근'이라고도 한다. 모든 신체운동은 골격근의 수축과 이완에 의하여 유발되지만, 이러한 운동은 한 개의 근육이 단독적으로 수축하거나 이완하는 것이 아니라 여러 근육이 동시에 수축하고 이완하는 작용에 의하여 수행되는 것이 대부분이다.

모든 골격근에는 동맥, 정맥 그리고 신경이 분포하고 있으며(그림 17-1), 동맥의 혈액은 근육에 산소와 영양분을 공급하고 정맥의 혈액은 근육세포에서 배출되는 노폐물을 운반한다. 이러한 산소와 영양소의 계속적인 공급과 노폐물의 제거가 이루어지지 않는다면, 근육을 포함하는 모든 조직이 정상적인 기능을 할 수 없다. 근육경련은 산소와 영양분이 부적절히 공급되거나 산성 노폐물이 근육에 축적되는 경우에 발생하게 된다.

골격근은 신경계의 통제를 받으며 특정한 신체부위를 움직이라는 뇌의 지시를 받으면 근육이 움직이게 된다. 뇌의 지시는 뇌로부터 발생하여 척수를 따라서 진행되어 근육에 있는 신경세포로 전달된다. 즉, 뇌세포에서 발생하는 전기자극은 척수를 경유하여 말초신경을 따라서 근육에 전달되며, 근육은 전달된 전기자극에 따라서 수축 혹은 이완하게 된다. 그러므로 신경계통에 장애가 발생하면 근육에 대한 수의적 조절이 불가능해져서 근육이 마비된다.

대부분의 골격근은 건이라고 하는 긴 띠와 같은 조직으로 이행되며, 골격근은 건에 의하여 골격에 고정되게 된다. 골격근은 근막이라는 조직에 의하여 둘러싸여 있는데, 건은 근막이 모여서 구성되는 질기고 탄력성 있는 섬유조직이라고 할 수 있다. 즉 근막은 근육조직을 감싸고 있다는 점에서 마치 소시지의 껍질과 같이 얇은 막이며, 근육의 양쪽 끝에서 근막이 합쳐지면서 건을 형성하여 골격에 부착된다. 일부 건은 관절을 넘거나 가로질러서 2개의 골격에 부착되어 있으며, 이러한 경우에는 관절의 움직임을 조정하게 된다. 건이 골격에 부착되는 부위가 근위부인 곳을 기시부라고 하며, 부착 부위가 원위부이면 근육의 정지부라 한다(그림 17-2). 근육이 수축하면 기시부와 정지부 사이에 동력선이 형성되어 기시부와 정지부를 서로 가까이 당긴다. 이러한 운동은 2개의 골

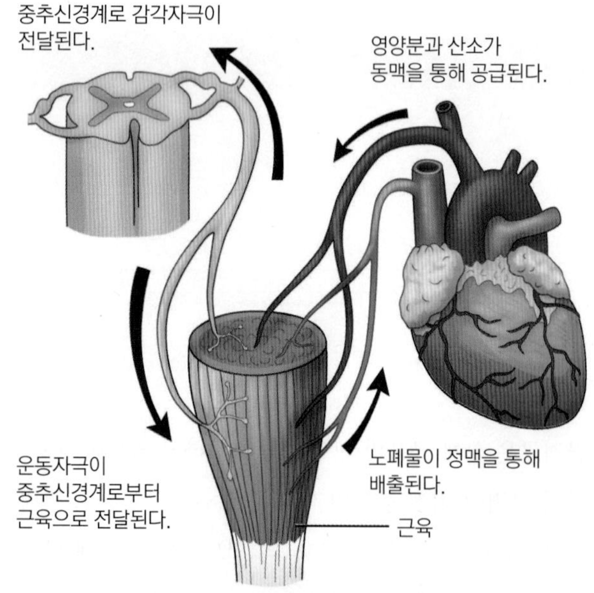

• 그림 17-1 모든 골격근에는 동맥과 정맥이 환류하여 산소와 영양분을 공급하고 노폐물을 제거한다. 척수로부터 각 골격근으로 분포하는 말초신경은 근육의 수축과 이완을 유도한다.

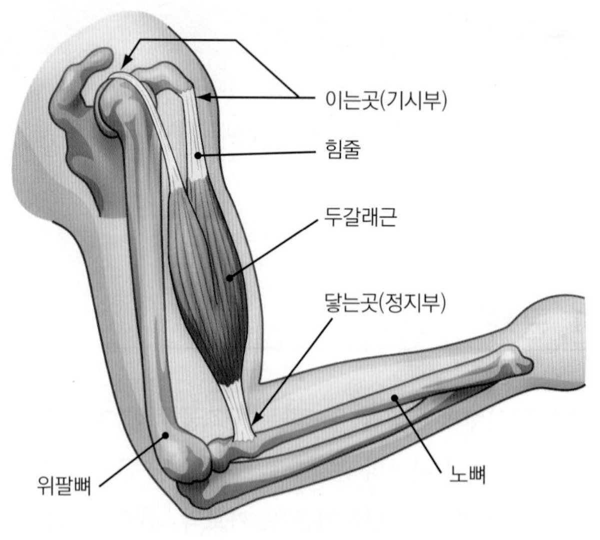

• 그림 17-2 두갈래근이 수축하면 근육이 짧아지면서 기시부와 정지부가 서로 당겨진다. 즉, 근육수축에 의하여 주관절이 굴전된다.

격이 만나는 관절에서도 일어난다.

2) 민무늬근육

민무늬근육은 자율적으로 시행되는 신체 운동의 대부분을 수행하며, 불수의근이라고도 한다. 현미경으로 관찰하면 골격근에서 발견되는 가로 무늬가 관찰되지 않으므로 민무늬근육이라고 부른다. 민무늬근육은 소화기, 비뇨기계, 혈관, 기관과 같은 공동장기(원통형의 구조물)의 벽에서 주로 발견된다. 민무늬근육의 수축과 이완운동에 의하여 내부의 내용물이 아래로 내려가거나 통제된다. 예를 들면 소장의 민무늬근육이 규칙적으로 수축하고 이완함으로써 소화된 음식물이 소장을 따라서 대장으로 내려가고, 혈관벽의 민무늬근육은 혈관의 직경을 변화시켜서 내부로 통과하는 혈류의 양을 조절한다(그림 17-3). 민무늬근육은 의도적으로 생각하거나 감지할 수 없는 긴장, 열, 혹은 배설 욕망 등의 원초적인 자극에 의하여만 반응한다. 사람은 이러한 형태의 근육을 수의적으로 조절할 수 없다.

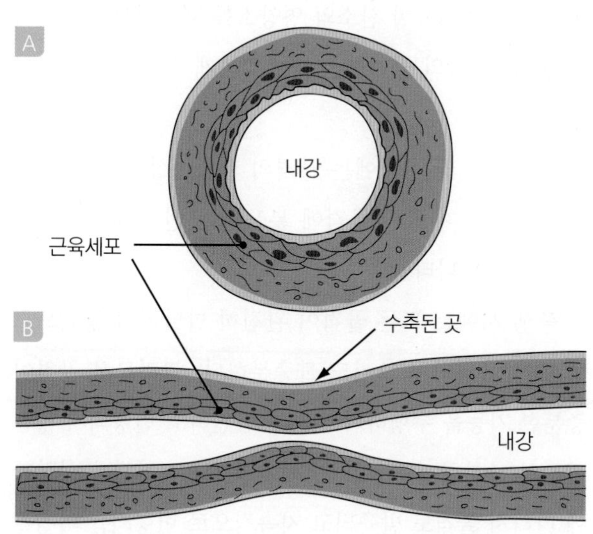

• 그림 17-3 **A.** 민무늬근육은 신체의 원통형 구조물의 벽면에 위치한다. **B.** 민무늬근육이 수축하면 구조물의 내경이 좁아지고, 민무늬근육이 이완되면 내경이 넓어진다.

3) 가로막

가로막은 수의근과 불수의근의 특징을 모두 갖고 있기 때문에 독특하다고 할 수 있다. 현미경상에서 골격근과 같은 가로 무늬가 있으며, 다른 근육과 마찬가지로 늑골궁과 허리뼈에 부착되어 있다. 그러므로 여러 가지 면에서는 수의근과 비슷하지만, 자신이 의도하는대로 가로막을 완전하게 수의적으로 조절할 수 없다. 심호흡을 하면 가로막은 편평해지고 중심부는 하부로 이동하며, 이러한 운동으로 가슴안의 체적이 넓어지면서 음압이 형성되어 폐로 공기를 흡입할 수 있다. 숨을 내쉬면 가로막이 상부로 올라가면서 가슴안의 체적이 감소하여 폐의 공기가 외부로 배출된다. 대개의 경우 호흡은 항상 계속되는 자동적인 기능이므로 가로막은 불수의근으로 생각되어야 한다. 사람은 의도적으로 빠르게 혹은 느리게 호흡을 조절할 수도 있으며, 짧은 시간 동안 호흡을 참을 수도 있다. 그러나 이러한 수의적 조절은 무한정 계속될 수 없으므로 결국에는 무의식적인 자동조절로 이행된다. 그러므로 비록 가로막이 수의근처럼 보이고 골격에 붙어 있지만, 기능적인 운동은 대부분 불수의근과 같다고 할 수 있다.

4) 심근(심장근)

심장은 한쌍의 펌프(저압과 고압펌프)로 구성되었다고 비유할 수 있다. 심장은 출생부터 사망할 때까지 지속적으로 수축과 이완의 박동운동을 한다. 심장의 근육으로는 혈액공급이 매우 풍부하고, 또한 자체 내부에 조절기능을 갖춘 특별한 불수의근이다. 현미경상으로는 골격근이나 민무늬근육과는 다른 양상을 나타낸다. 심근은 지속적인 박동을 수행해야 하므로 혈액공급이 수초만 중지되어도 기능장애가 유발된다. 심근이 정상적으로 기능하기 위해서는 지속적인 산소공급과 에너지 공급이 필요하다. 심근의 특이한 구조와 기능으로 인하여 민무늬근육이나 골격근과는 다른 범주의 근육으로 분류된다.

2. 골격계

1) 구조와 기능

골격계는 206개의 뼈로 구성되어 있으며, 골격계의 기능은 다음과 같다(그림 17-4, 표 17-1).

(1) 외형유지 및 신체기능

골격은 근육이 부착하는 고정물이 된다. 중력에 대하여 바로 설 수 있도록 하며, 신체가 일정한 외형을 유지할 수 있도록 한다. 또한, 골격은 근육의 수축과 이완에 의하여 신체의 움직임이 가능하도록 구성되어 있다.

(2) 내부 장기의 보호

골격은 외부의 물리적 충격으로부터 중요한 내부 장기를 보호한다. 뇌는 머리뼈에 의하여 보호되며, 갈비뼈와 복장뼈로 이루어진 가슴안의 내부에는 심장, 폐, 대혈관들이 위치하고 있다. 간과 지라는 하부의 갈비뼈에 의하여 보호된다.

척수는 척추에 의하여 형성되는 척수강에 위치하여 외부의 충격으로부터 보호된다.

(3) 적혈구 생성 및 유기물 저장

모든 골격의 중심부에는 골수가 있으며, 골수는 적혈구를 생성하는 역할을 수행한다. 적혈구의 수명은 약 120일 정도이므로, 골격은 계속적으로 새로운 적혈구를 생성하여 순환계에 공급해야만 한다. 각각의 골격은 성장과 성숙을 유도하는 단백질 성분의 기질로 구성되어 있다. 칼슘과 인이 기질에 침착하여 골격을 단단하고 강하게 만든다. 일생을 통하여 칼슘과 인은 매우 복잡한 대사과정을 거치면서 지속적으로 골격에 침착하고 또한 골격에서 유리되어 빠져나간다. 칼슘은 혈액내에서 일정한 농도로 유지됨으로써 골격근이 정상적으로 수축하고 심장근이 적절히 기능을 발휘할 수 있도록 한다.

(4) 발달과정

골격은 근육, 피부, 다른 조직 등과 마찬가지로 살아있는 조직이다. 그러므로 골격에도 혈액이 충분히 공급되어 골세포에 필요한 산소와 영양소를 계속해서 공급되어야 한다. 각각의 골격에는 광범위하게 신경이 분포되어 있다.

그러므로 골절 시에는 골격의 혈관손상으로 심한 출혈이 발생하며 또한 골격에 분포하는 신경이 자극되어 심한 통증이 나타난다.

출생 시에는 모든 골격이 완전히 발달되지 않았으므로 매우 유연하며 크기도 불충분하다. 그러므로 골격이 충분한 기능을 수행하기 위하여 단단하고 변형되지 않는 강도와 충분한 크기로 성장해야 하므로, 인체가 성장함에 따라서 골격도 발육되고 지속적으로 변형되는 과정을 거치게 된다. 대개 10대 후반에 접어들면 골격의 성장은 멈추며, 이 기간 후에는 골격의 외형상 변화는 거의 없다. 소아의 골격은 성인보다 유연하므로 같은 외부의 충

표 17-1 골격계의 기능

- 신체의 외형을 형성한다.
- 신체의 운동이나 동작을 유도한다.
- 중요한 내부 장기를 보호한다.
- 적혈구를 생성한다.
- 칼슘, 인산, 그리고 일부 화합물의 저장소 역할을 한다.

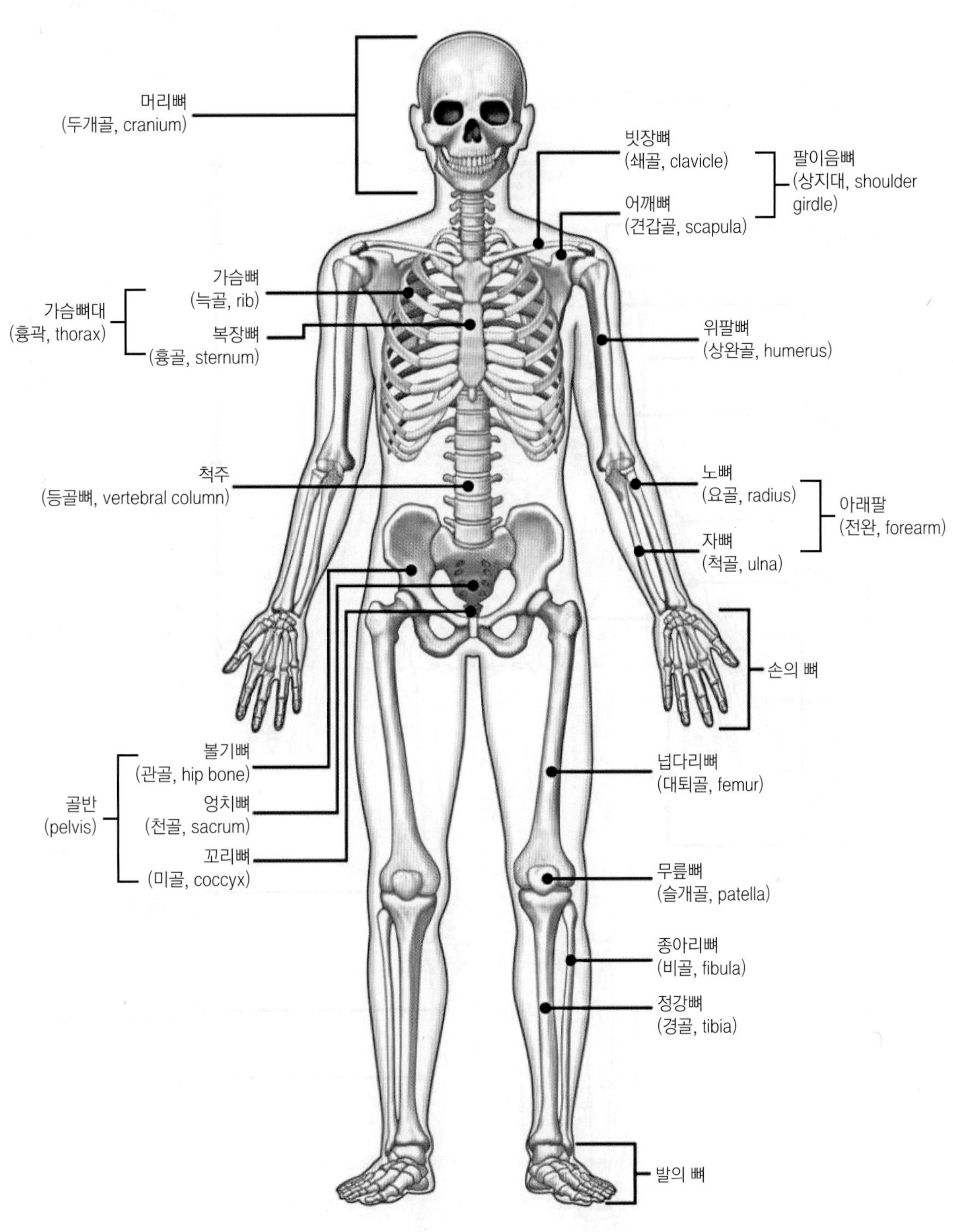

그림 17-4 인체의 골격. **A.** 인체의 골격 앞면

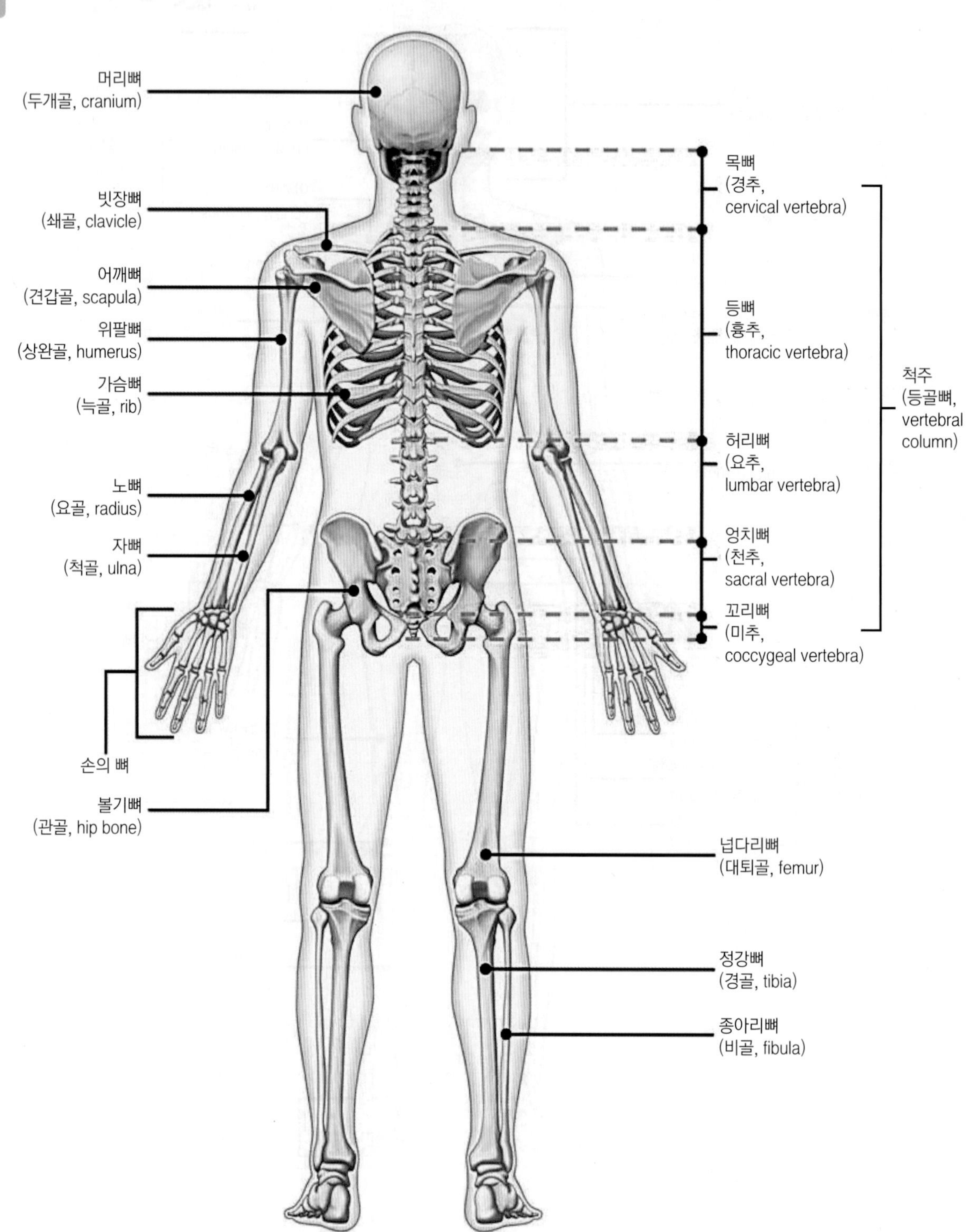

• 그림 17-4 인체의 골격. **B.** 인체의 골격 뒤면

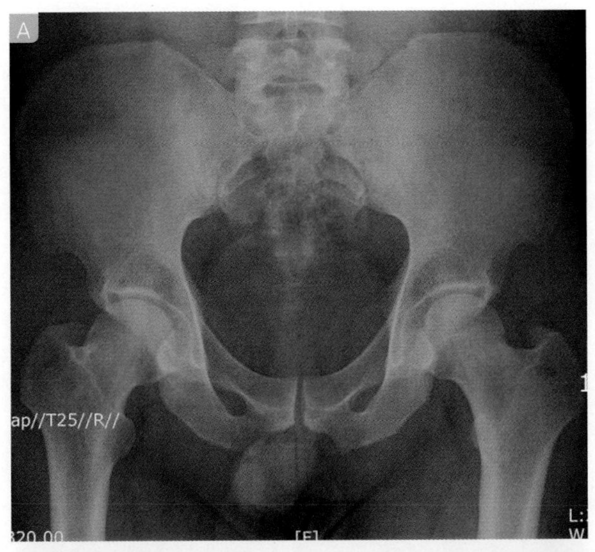

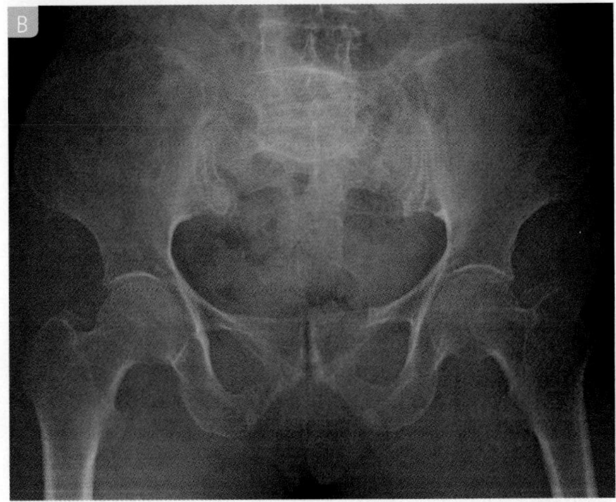

• 그림 17-5 15세의 건강한 사람**(A)**과 79세의 골다공증 환자**(B)**의 골반 정면사진. 연령이 증가함에 따라서 골의 밀도가 감소하여, 경미한 충격에도 골절이 유발되기 쉽다.

격이 가해져도 성인보다는 골절발생률이 낮다. 그러나 소아들은 매우 활동적이므로 외부 충격에 노출될 기회가 많아서 골절 발생률이 높다. 골절 시는 골절된 부위의 골세포가 새로운 골격을 형성하는 물질을 계속 생성하면서 자연적으로 치유된다. 신체의 다른 조직들이 손상되면 반흔을 형성하면서 치유되지만, 골격은 자체적으로 새로운 골격을 형성하고 정상적인 외형으로 변형하게 된다.

연령이 증가할수록 골격의 강도는 점차 약해진다. 골격의 강도가 약해지는 것은 골격의 주성분인 칼슘의 밀도가 낮아지기 때문이며, 이와 같이 골격이 진행성으로 점차 약해지는 병변을 골다공증이라고 한다. 골다공증은 노령자나 폐경기 이후의 여자에서 자주 발병하며, 경미한 충격으로도 골절이 발생한다(그림 17-5).

2) 골격의 구성

(1) 해부학

골격의 여러 부분은 형태와 기능에 따라서 특별한 명칭이 붙여져 있다. 많은 골격들의 끝부분은 대개 둥글게 되어 있으며 관절의 회전을 유도하는데, 이러한 부분은 골격의 머리라고 한다. 머리의 바로 원위부에 위치하여 머리에서 뼈몸통으로 이행되는 부위를 목이라고 한다. 뼈몸통은 골격의 중앙에 위치하며, 대부분의 골격에서는 긴 원통형을 나타낸다. 발목에서는 '관절돌기'라고 하

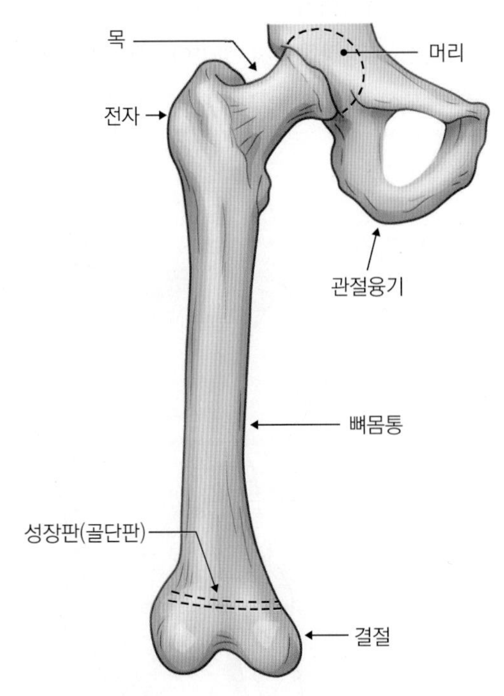

• 그림 17-6 대부분의 골격은 형태나 위치에 따라서 상기와 같은 명칭이 주어진다.

며 손목에서는 '붓돌기'라고 하는 과는 골격의 한쪽 혹은 양쪽 끝의 돌출부이며, 인대나 건이 부착되는 부위이다. 결절과 전자는 건이 붙는 골격의 돌출부이다(그림 17-6).

골단판(성장판)은 장골의 양측 끝 부분에 있는 평행한 연골판으로 주로 성장기의 소아에서 관찰된다. 즉 골단판은 골격의 성장과 발육에 관계하는 구조이다. 골단판은 연골로 만들어져 있으므로 방사선 촬영에서는 비교적 흰색의 평행선으로 보일 수 있다.

(2) 관절

2개의 골격이 접하는 곳이면 어디서나 관절이 형성되며, 대부분의 관절에서는 운동이 가능하다. 반면에 일부 골격은 관절에서 서로 결합하여 견고하고 운동이 불가능한 골성 구조를 이룬다. 예를 들면 무릎관절이나 엉덩관절은 관절운동이 가능하여 다리의 움직임을 자유롭게 하지만, 여러 개의 골격으로 이루어진 머리뼈는 운동이 가능한 관절을 형성하지 않고 단단한 결합체를 구성한다. 두개골이 아직 결합되지 않은 유아에서는 골격이 서로 결합되지 않아서 머리뼈가 없는 천문을 관찰할 수 있다. 소아의 머리뼈는 성장하면서 성인이 되면 골격이 모두 결합하며 천문이 닫힌다. 일부 관절은 제한된 운동만을 허락하는데, 이러한 관절을 반관절이라고 한다.

관절은 관절을 이루는 골격의 끝부분과 골격주위를 연결하고 지지하는 조직으로 구성되어 있다(그림 17-7). 대부분의 관절은 관절에서 접하는 2개의 골격 명칭이 합해져서 관절의 명칭이 부여된다. 예를 들면 복장빗장뼈관절은 복장뼈와 빗장뼈 사이의 관절이다. 운동이 일어나는 관절에서 서로서로와 결합하는 골격의 끝부분은 관절연골이라고 하는 부드럽고 매끌매끌한 면으로 덮여있다. 무릎관절과 같은 관절은 연골로 된 구조물이 골격 사이의 공간을 채우고 있으면서 관절의 활강운동을 증가시킨다. 이러한 구조물을 초승달연골이라고 하는데, 때로는 단순히 연골이라고도 명명한다. 초승달연골이 부착점에서 손상되거나 파열되면 관절운동이 제한되는 것을 관찰할 수 있다.

관절의 골판은 섬유조직인 관절주머니에 의하여 덮혀있다. 관절 주위의 일부 지점에서는 관절주머니가 느슨하고 얇아서 관절운동과 같이 운동이 일어난다. 반면에 일부 부위에서는 관절주머니가 매우 두꺼워서 신장이나 굴전 등의 움직임이 나타나지 않는다. 이와 같이 질기고 두꺼운 조직을 인대라고 한다. 엉치엉덩관절은 질기고 두꺼운 인대로 둘러싸여 있기 때문에 운동이 거의 없지

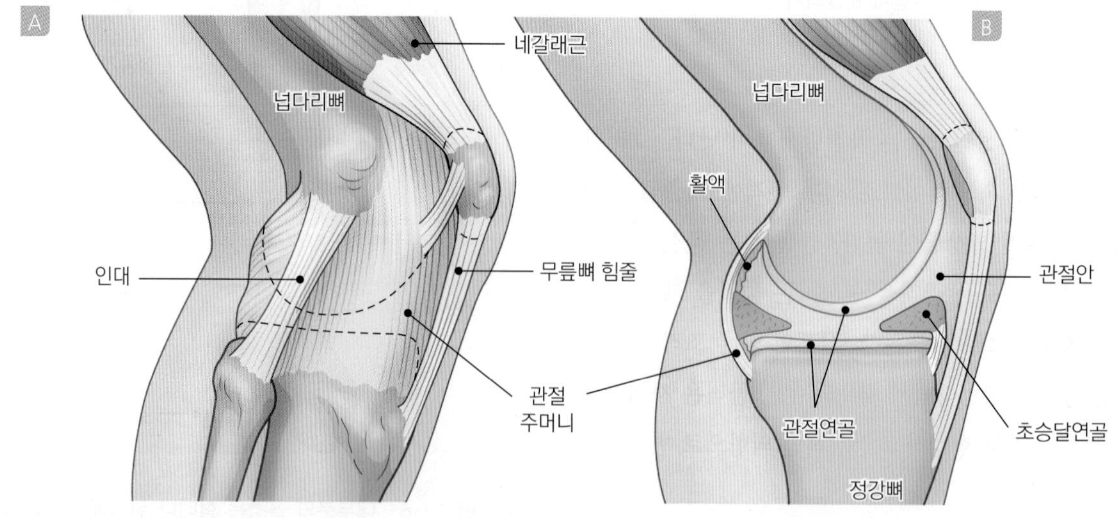

• 그림 17-7 A. 무릎관절의 횡 절단면. B. 무릎관절 내부에는 여러 가지 인대와 초승달연골이 위치한다.

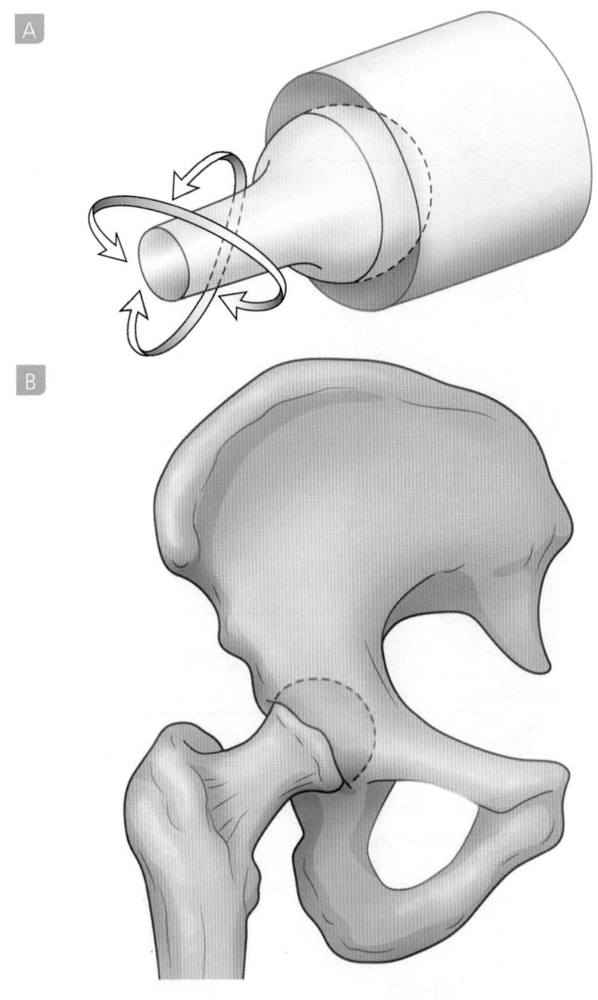

• 그림 17-8 **A.** 절구관절(ball and socket joint)은 모든 평면적인 운동이 가능하다. **B.** 엉덩관절은 전형적인 절구관절이다.

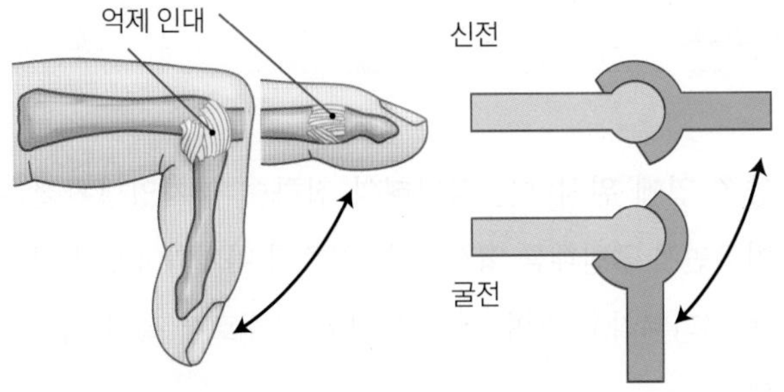

• 그림 17-9 손가락 관절은 경첩관절(hinge joint)이며, 오직 한 평면에서의 운동만 가능하다.

만, 어깨관절의 경우는 인대가 거의 없고 얇으므로, 거의 모든 방향으로 자유롭게 움직인다. 이러한 결과로 외부 충격에 의하여 탈구도 자주 발생한다.

관절운동의 자유로운 정도는 인대가 골격과 결합하는 정도와 골판 자체의 형상에 의해서 결정된다. 엉덩관절은 절구관절이며 굴전을 포함하여 회전도 가능하다(그림 17-8).

손가락관절과 무릎관절은 경첩관절이며, 운동이 오직 굴전이나 신전과 같이 일부에만 국한되어 있다. 즉 관절면의 형태와 관절의 양쪽에 부착되어 있는 강력한 인대 때문에 회전운동이 불가능하다(그림 17-9). 이와 같이 관절마다 운동범위가 다른 반면에, 모든 관절은 운동이 일어날 수 없는 명확한 한계가 있다. 관절이 이러한 한계를 초월하는 충격을 받게 되면 일부 구조가 손상된다. 즉 관절에서 접하는 골격이 골절되든지, 지지하는 관절주머니나 인대가 파열될 것이다.

관절주머니의 내부면(활막)은 관절연골에 영양을 공급하고 관절면을 윤활시키는 액체를 생산하며, 이러한 액체를 활액이라고 부른다. 활액은 끈끈하고 거의 유지성분이며 맑은 노란색이다. 정상적인 관절 내에는 오직 소량의 활액만이 존재한다. 그러나 손상이나 질병이 유발되면 관절을 보호하기 위해서 더 많은 활액이 생성되어 관절의 내부가 팽만하여 외형적으로는 관절이 부은 것이 관찰된다.

(3) 머리뼈

얼굴은 크게 얼굴뼈와 머리뼈로 구성된다(그림 17-10). 여러 개의 골격(이마뼈, 관자뼈, 마루뼈, 뒤통수뼈, 바닥뼈)이 결합하여 머리뼈를 형성하며, 내부의 뇌를 외부의 충격으로부터 보호한다. 머리뼈는 아래의 얼굴뼈와 결합하여 얼굴의 외형을 유지한다.

눈확은 이마뼈, 위턱뼈와 볼기뼈에 의하여 구성되며, 안구 주위로 융기되어 외부의 충격으로부터 안구를 보호한다. 위턱뼈는 상부 치아를 포함하여 경구개 또는 입천

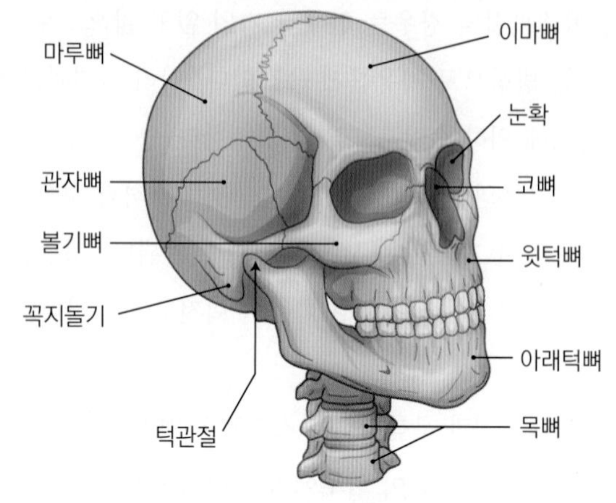

● 그림 17-10 머리뼈는 여러 개의 골격이 결합하여 구성되어 있으며, 아래로는 안면골과 결합되어 있다.

장을 구성한다. 아래턱뼈는 귀 바로 앞에서 머리뼈와 만나는 지점에서 턱관절을 이루고 있으며, 아래턱뼈는 얼굴에서는 유일하게 운동하는 골격이다. 코뼈는 매우 짧으며 코의 기시부를 구성하고, 코의 대부분은 유연성 있는 연골로 구성되어 있다.

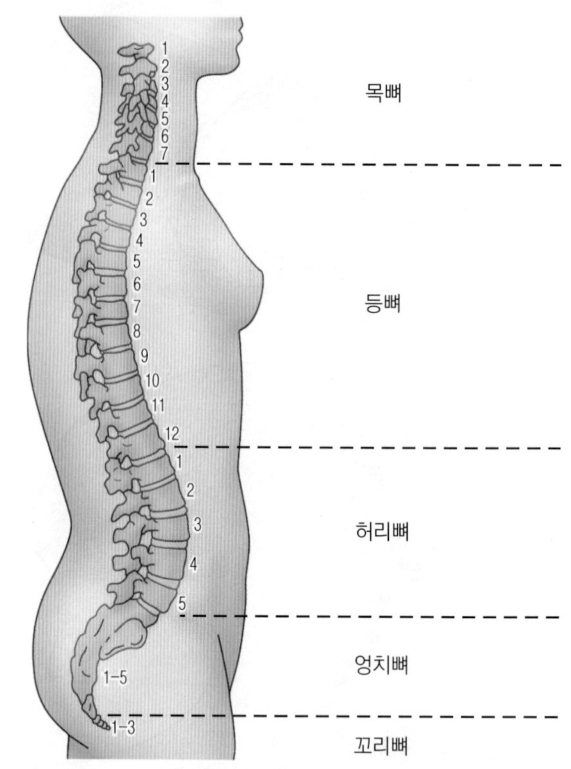

● 그림 17-11 척추는 5개의 명확한 구역으로 나누어지며, 33개의 척추로 이루어져 있다.

(4) 척주

척주(vertebral column)는 신체의 중앙에 위치하여 신체를 지지하는 구조물이다(그림 17-11). 척주는 척추(spine)라고 하는 33개의 골격으로 구성되어 있으며, 크게 5개의 범주로 나누어진다(표 17-2).

척추는 척주의 구역에 따라서 명명되며, 위에서 아래까지 차례대로 번호가 붙여진다. 경부의 첫 번째 척추는 제1목뼈이며, 목부위의 마지막 7번째인 척추는 제7목뼈라고 명명되고, 목뼈(cervical spine)의 'C'와 차례 숫자를 혼합하여 간략하게 C1, C2, … C7이라고 한다.

목뼈 다음의 12개 척추는 등뼈라고 하며, 각각의 등뼈는 1쌍의 갈비뼈와 관절을 이룬다. 등뼈 다음의 척추는 5개의 허리뼈로 구성되며, 허리뼈는 다시 5개의 엉치뼈로 이행된다. 5개의 천추는 완전히 1개로 결합된 상태로서 이러한 결합체를 엉치뼈라고 명명한다. 엉치뼈는

표 17-2 척추의 구성

구분	위치	척추수
목뼈	목	7
등뼈	가슴과 등의 상부	12
허리뼈	배와 등의 하부	5
엉치뼈	골반	5
꼬리뼈	꼬리뼈	4

양쪽 옆에 위치하는 엉덩뼈와 접하여 엉치엉덩관절을 이루면서 골반대를 형성한다. 척주의 마지막 4개의 척추는 꼬리뼈라고 하며, 거의 퇴화된 상태로서 촉지하기 어렵다.

머리뼈는 첫 번째 목뼈의 상부에 위치하며 제1목뼈와 관절을 이룬다. 머리뼈바닥에 있는 큰 구멍을 통하여 척수가 머리뼈 내부로부터 이탈되어 척추로 구성되는 척

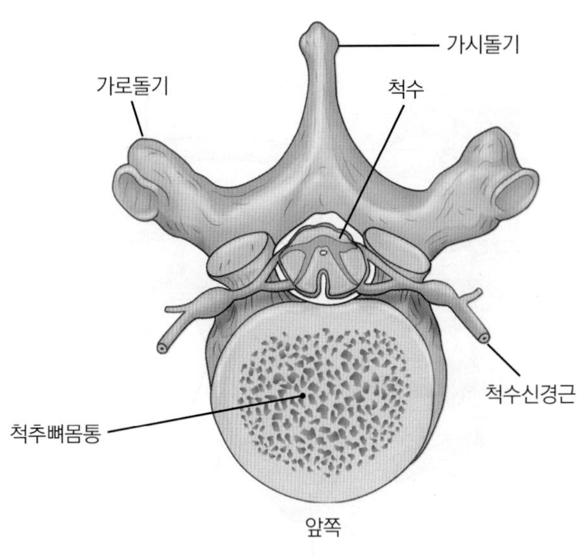

• 그림 17-12 척수는 척추몸통의 후방에 있는 척수강 내부에 위치한다.

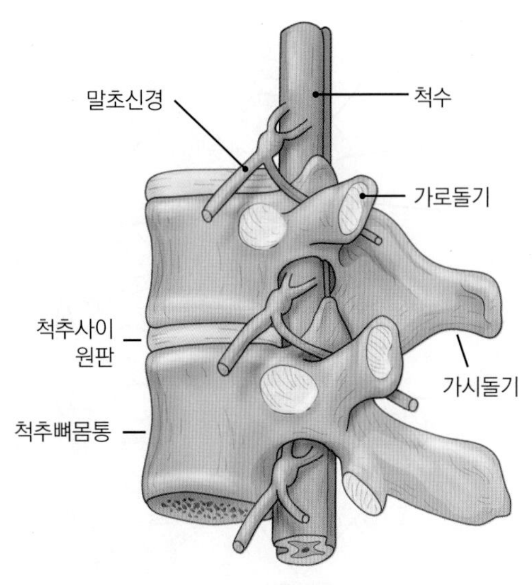

• 그림 17-13 척수안의 척수는 척추와 척추의 사이의 공간을 통하여 말초신경으로 이행된다. 이 신경들은 뇌로부터의 신호를 척수를 통하여 말단 장기로 전달하게 된다.

수안으로 유입된다. 척수는 뇌의 연장으로서, 뇌와 신체의 정보를 전달하는 모든 신경을 실질적으로 포함하고 있다.

각 척추의 앞쪽은 척추몸통이라고 하는 둥글고 딱딱한 골격으로 구성되어 있으며, 척추몸통의 뒷 부분은 골궁을 형성한다.

한 개의 척추로부터 다음 척추까지 계속 연결되는 일련의 골궁은 긴 터널을 형성하며, 이를 척수강이라 부르며 내부로는 척수가 통과한다(그림 17-12). 신경은 척수로부터 분지하며 척추와 척추 사이의 척추관을 통하여 척추의 외부로 나와서 운동신경과 감각신경을 구성한다(그림 17-13).

척추와 척추는 인대에 의해서 연결되어 있으며, 척추몸통과 척추몸통 사이에는 척추사이원판이 위치한다. 인대와 척추사이원판은 모든 척추의 운동을 가능하게 하므로, 등을 굽히거나 뒤로 젖히는 것이 가능하게 된다. 그러나 이들은 척수가 손상되지 않도록 척추의 운동을 제한하는 역할도 한다. 척추가 골절되면 척수와 신경의 보호기능이 감소하므로, 신경계통의 마비가 유발될 수 있다.

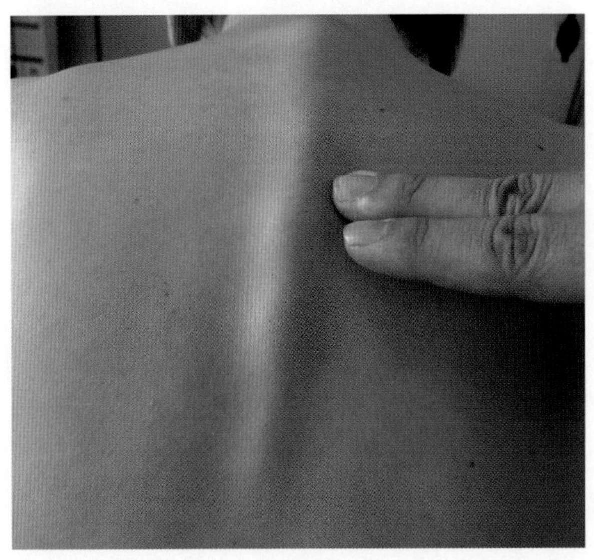

• 그림 17-14 환자의 후방 정중선으로는 척추의 가시돌기를 촉진할 수 있다.

척추는 많은 근육으로 둘러싸여 있지만, 척추의 가시돌기의 끝부분은 피부의 바로 밑에 있으며 등의 정중선을 따라서 만질 수 있다(그림 17-14). 외부에서 가장 뚜렷하고 가장 쉽게 촉진할 수 있는 가시돌기는 제7목뼈의 가시돌기이다.

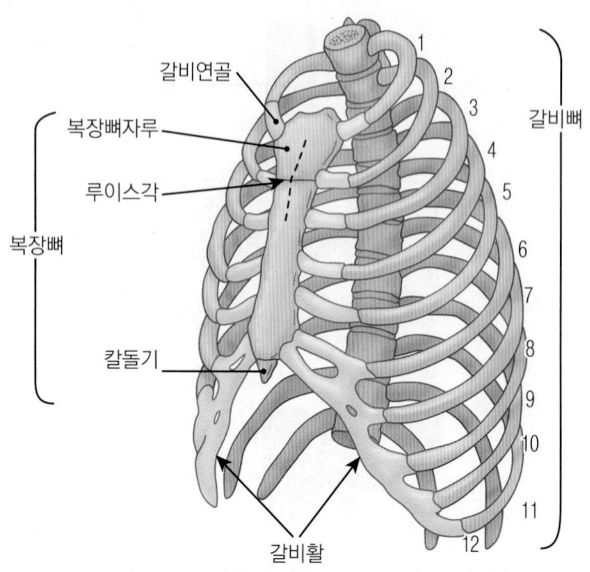

● 그림 17-15 12쌍의 갈비뼈는 후방에서 해당 등뼈와 결합하며, 전방으로는 복장뼈와 결합한다. 제7갈비뼈부터 제10갈비뼈는 전방에서 1개의 갈비연골과 결합하여 갈비활을 형성한다.

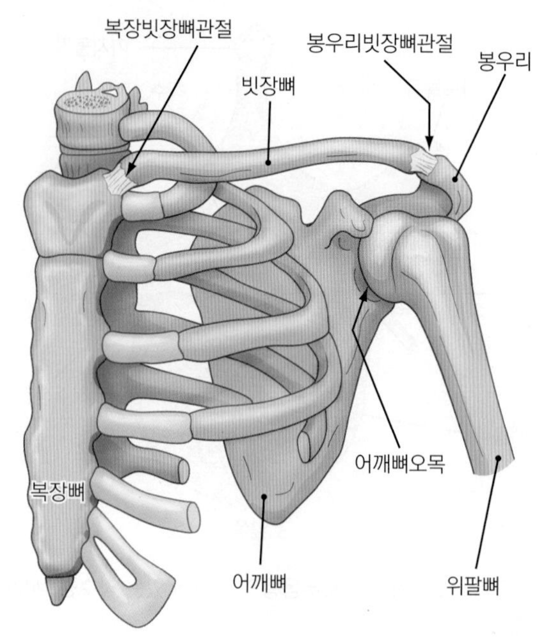

● 그림 17-16 어깨뼈부위는 빗장뼈, 어깨뼈, 위팔뼈의 근위부로 구성된다.

(5) 가슴우리

가슴우리는 12쌍의 갈비뼈, 12개의 등뼈 그리고 1개의 복장뼈로 구성되어 있다(그림 17-15). 각각의 갈비뼈는 각각의 등뼈와 관절을 이루면서 가슴우리의 대부분을 형성한다. 가슴우리의 정중앙 앞면에는 복장뼈가 위치하며, 1번째부터 10번째까지의 갈비뼈는 갈비뼈연골에 의해서 복장뼈와 결합한다. 특히 6번째 갈비뼈부터 10번째 갈비뼈까지는 1개의 갈비연골로 이행되면서 갈비활을 형성한다.

복장뼈는 가슴우리의 전면 중앙을 구성하며, 복장뼈의 길이는 약 17-19 cm이고 폭은 5-6 cm이다. 복장뼈는 구조상 복장뼈자루, 복장뼈 몸통, 칼돌기의 3부분으로 나뉜다. 복장뼈자루와 복장뼈 몸통의 접합부는 2번째 갈비뼈에 위치한다. 이곳에서는 골격에 의한 융기를 촉지할 수 있는데, 이 부위를 루이스각(Louis angle)이라고 한다. 복장뼈의 칼돌기는 복장뼈 몸통의 아랫부분에서 아래로 뻗쳐 있으며, 연골로 되어 있고 누르면 심한 통증을 유발한다.

(6) 팔

근위부는 어깨관절이며, 어깨관절은 빗장뼈, 어깨뼈, 위팔뼈의 골격이 접하면서 구성된다(그림 17-16).

어깨관절은 신체의 관절 중에서 가장 넓은 범위로 운동할 수 있다. 복장빗장관절, 봉우리빗장관절에서는 매우 좁은 범주의 운동이 가능하다.

빗장뼈는 피부의 바로 밑에 위치하며, 외형적으로 길고 가늘고, 팔에 대하여 지지물 또는 받침대 역할을 한다. 빗장뼈의 안쪽단은 매우 강한 인대로 복장뼈자루와 결합되어 복장빗장관절을 이루고 있다. 외측단은 어깨뼈의 어깨뼈봉우리와 관절을 이루어서 봉우리빗장관절을 형성한다.

어깨뼈는 크고 평평한 삼각형의 골격으로서, 여러개의 커다란 근육에 의해서 가슴우리 뒤에 위치하고 있다. 어깨뼈봉우리는 앞쪽으로 봉우리빗장관절을 이루고, 어깨뼈의 극과 안쪽 경계부는 뒤에서 육안적으로 식별되며 촉진할 수 있다.

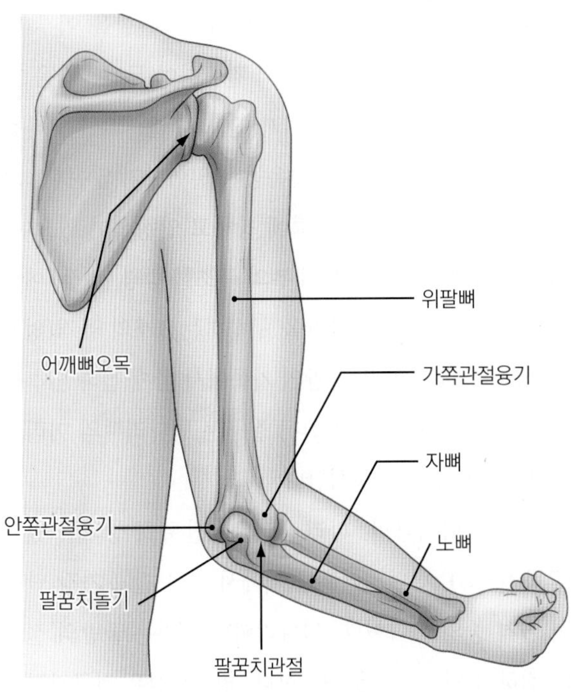

• 그림 17-17 팔은 위팔, 아래팔, 손으로 크게 구분된다. 팔꿈치관절에는 3개의 돌기가 외부로 돌출되어 있다.

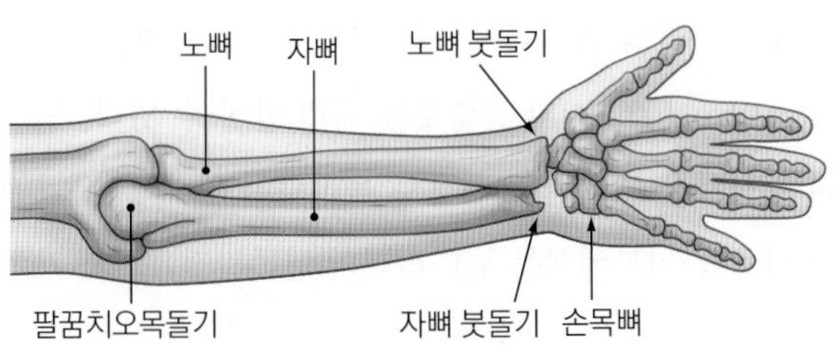

• 그림 17-18 아래팔의 골격은 노뼈와 자뼈로 구성된다. 노뼈는 엄지 손가락측으로 위치하며, 자뼈는 새끼손가락으로 위치한다.

위팔뼈의 머리는 근육으로 덮여 있으며, 가쪽으로는 어깨관절의 둥근 돌출부를 형성한다. 위팔뼈는 어깨관절에서 뻗어 내려와 팔을 지지하는 구조를 형성하며, 위팔뼈의 먼쪽 끝은 노뼈 및 자뼈와 접하여 팔꿈치관절을 이룬다.

위팔뼈는 뼈몸통이 길고 곧으므로 무거운 물체를 들어 올릴 때 효과적인 지렛대 역할을 한다. 팔은 위팔, 아래팔, 손으로 구분할 수 있는데, 위팔뼈가 위치하는 부위를 위팔 부위라고 하며, 노뼈와 자뼈가 위치하는 부위를 아래팔이라고 한다.

위팔뼈는 노뼈와 자뼈가 접하여 팔꿈치관절을 형성하며, 팔꿈치관절은 후방에서 3개의 돌출을 관찰할 수 있다. 이러한 돌출은 위팔뼈의 안쪽관절융기, 가쪽관절융기, 자뼈의 팔꿈치 돌기이다(그림 17–17).

아래팔은 노뼈와 자뼈를 지지하는 많은 근육으로 구성되어 있다. 팔꿈치관절에서는 자뼈가 노뼈보다 더 크지만, 팔목에서는 노뼈가 자뼈보다 크다. 노뼈는 자뼈 주위를 회전하며, 이러한 운동에 의하여 손바닥이 아래와 위로 운동할 수 있다. 팔목에서는 노뼈와 자뼈의 붓돌기가 피부 바로 밑에 위치하고 있으므로 쉽게 촉지할 수 있다. 노뼈의 붓돌기는 자뼈의 붓돌기보다 약간 더 길다. 노뼈는 아래팔의 가쪽 또는 엄지쪽에 위치하며 자뼈는 안쪽 또는 새끼손가락쪽에 위치한다(그림 17–18).

손목관절은 노뼈와 자뼈, 그리고 여러 개의 작은 손목뼈로 구성된 절구관절이다. 손목에는 8개의 골격이 있으며, 이것을 손목뼈라고 한다. 손목뼈에서부터 5개의 손허리뼈가 뻗어 있고, 각 손가락의 기저 역할을 한다. 손목손허리관절은 변형된 절구관절로서, 엄지의 굴곡과 신전은 물론이고 회전운동도 가능케 한다.

손의 다른 관절들은 간단한 경첩관절이다. 엄지에서는 손허리뼈를 지나 2개의 골격이 있다. 집게손가락, 가운데손가락, 반지손가락, 새끼손가락은 3개의 손목뼈로 구성된다(그림 17–19).

(7) 골반과 다리

골반은 뒤로 엉치뼈, 양측으로는 큰 날개 같은 장골, 앞으로는 두덩뼈로 형성되는 환형의 골격이다(그림 17–20). 머리뼈가 여러 개의 골격이 함께 합쳐져서 구성된 것처럼, 골반도 3개의 독립된 골격이 합쳐져서 형성된다. 골반을 구성하는 3개의 골격은, 옆으로 엉덩뼈를 형성하고 있는 엉덩뼈, 엉덩이에서 궁둥뼈결절이 만져지는 궁둥뼈, 그리고 앞에서 만질 수 있는 치골이다.

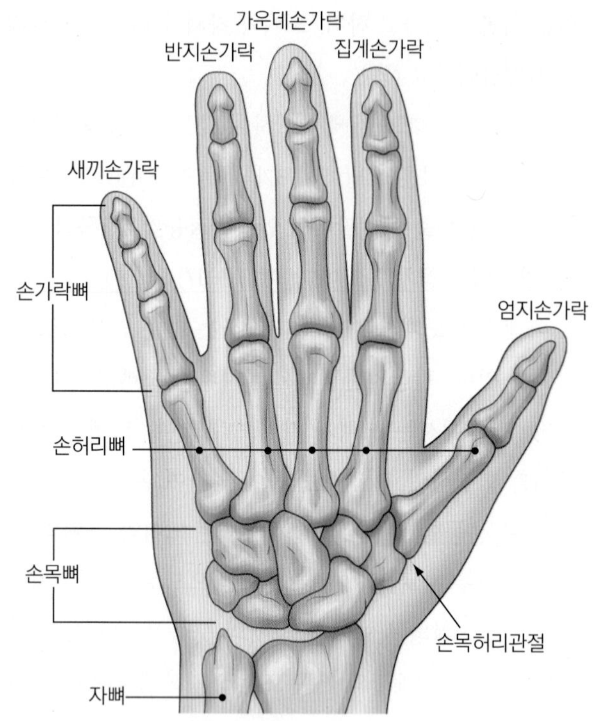

● 그림 17-19 손의 골격은 손목뼈(수근골), 손허리뼈(중수지골), 손가락뼈(지골)로 구성된다.

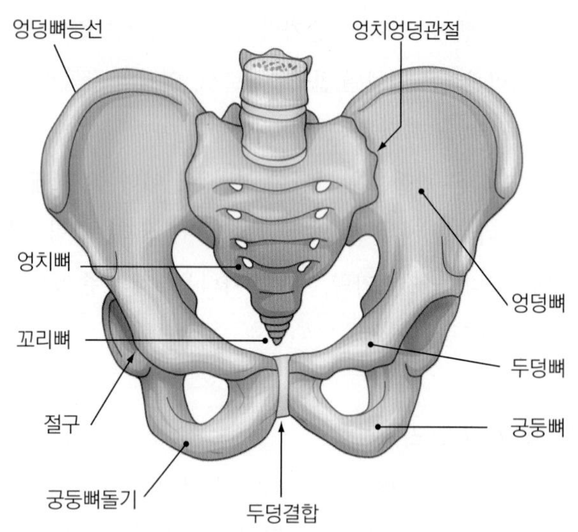

● 그림 17-20 골반은 엉덩뼈, 두덩뼈, 궁둥뼈로 구성되며, 후방으로는 엉치뼈와 결합되어 있다.

엉치뼈와 엉덩뼈가 접하여 엉치엉덩관절을 이루며, 2개의 두덩뼈가 전면 중앙에서 결합하여 두덩결합을 형성하고, 이러한 관절들이 함께 단단히 연결되어서 타원형을 구성하기 때문에 관절운동은 일어나지 않는다. 그러므로 골반환은 외부 충격에 강하고 안정성이 있으며, 체중을 지탱하고 골반강 내부의 구조물(방광, 직장, 여성생식기)을 보호한다. 골반을 구성하는 3개의 골격(엉치뼈, 궁둥뼈, 두덩뼈)은 골반의 가쪽에서 함께 접하면서 절구(acetabulum)를 형성한다. 절구는 넙다리뼈의 머리와 접하는 엉덩관절을 형성한다.

다리는 넓적다리, 다리, 그리고 발로 구성되어 있다(그림 17-21). 넙다리뼈는 신체에서 가장 길고 가장 단단한 골격 중의 하나이다. 넙다리뼈의 머리는 골반의 절구와 접하여 엉덩관절을 형성한다. 엉덩관절은 절구관절로서 다리의 내전, 외전, 회전은 물론이고 굴곡, 신전, 내전(중심선쪽으로 사지를 움직임), 외전(중심선에서 멀어지게 사지를 움직임)을 가능하게 한다.

넓적다리의 몸쪽부위 가쪽에서는 넙다리뼈 큰돌기(great trochanter)의 돌출부를 쉽게 만질 수 있다. 넙다리뼈 몸통은 커다란 근육으로 둘러싸여 있다. 무릎관절의 바로 근위부에서는 넙다리뼈의 안쪽관절융기와 가쪽관절융기를 촉지할 수 있다.

넙다리뼈와 다리 사이에는 무릎관절이 위치하며, 무릎관절은 넙다리뼈의 먼쪽과 정강뼈의 몸쪽에 접하는 관절이다. 무릎관절은 신체에서 가장 큰 관절이고, 경첩관절이므로 오직 굴곡과 신전만이 가능하다. 무릎관절 내에는 여러 개의 인대가 위치하여서 무릎관절의 내전, 외전, 그리고 회전운동을 제한한다. 무릎관절의 전방에는 무릎뼈가 있으며, 무릎뼈는 넙다리네갈래근의 건 속에 위치하여 무릎관절의 전면을 외부 충격으로부터 보호한다.

다리는 무릎관절과 발목관절 사이의 부분이다(그림 17-22). 다리에는 정강뼈, 종아리뼈의 2개 골격이 위치하며, 정강뼈는 다리의 전방에 위치하고 종아리뼈는 다

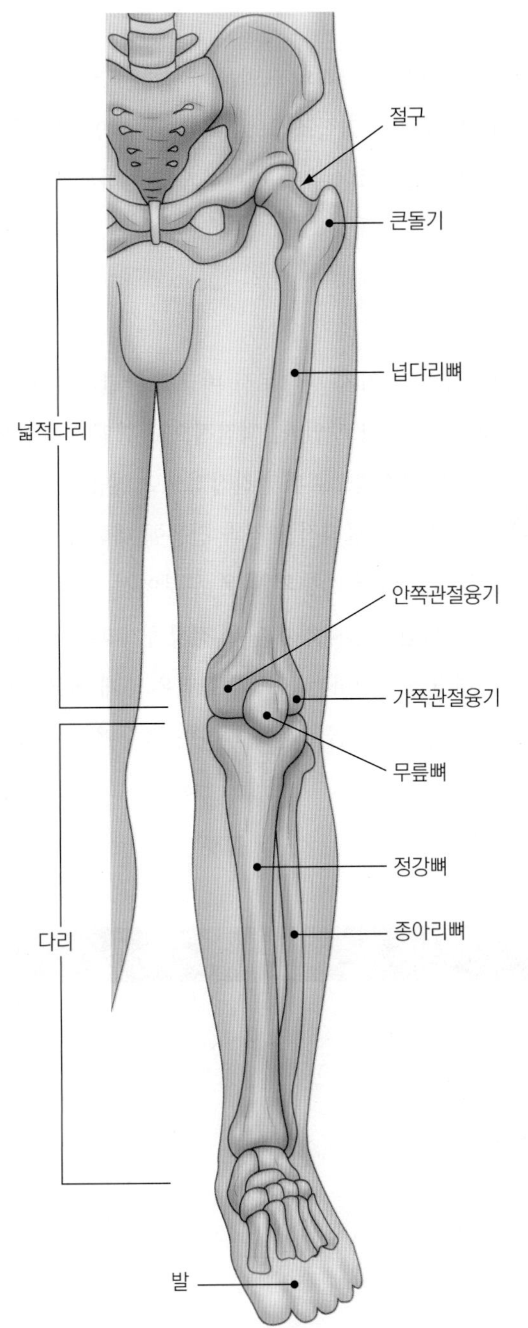

• 그림 17-21 다리는 넙다리뼈, 정강뼈, 종아리뼈, 발의 골격으로 구성된다.

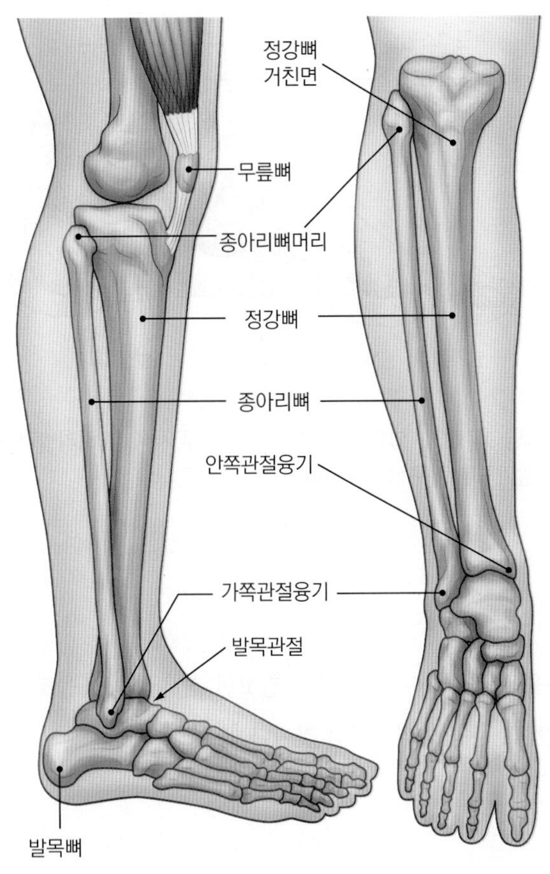

• 그림 17-22 A. 무릎뼈는 넙다리네갈래근의 건에 묻혀 있으며, 무릎관절의 전면을 보호한다. B. 종아리뼈는 정장뼈의 가쪽에 위치한다.

리의 후방 가쪽으로 위치한다. 발목관절은 발의 굴곡과 신전을 유도하는 경첩관절이다. 정강뼈의 먼쪽 끝은 목말뼈와 관절을 이루는 부드러운 관절면을 갖고 있다(그림 17-23). 목말뼈는 7개의 발목뼈 중의 하나이며, 발꿈치뼈는 또 다른 발목뼈이다. 아킬레스힘줄은 발꿈치뼈 뒤에 위치한다. 5개의 발허리뼈가 발목뼈와 관절을 이루며, 손에서와 마찬가지로 각각의 발허리뼈에서 해당되는 발가락뼈가 나온다. 엄지 발가락은 2개의 발가락뼈를 갖고 있고, 그보다 작은 네 개의 발가락은 각각 3개의 발가락뼈를 갖고 있으며 골격 배열은 손가락과 유사하다.

(8) 건(힘줄), 인대, 연골

건, 인대, 연골 이 세 가지 구조물은 근골격계의 기능과 매우 밀접한 관계가 있다.

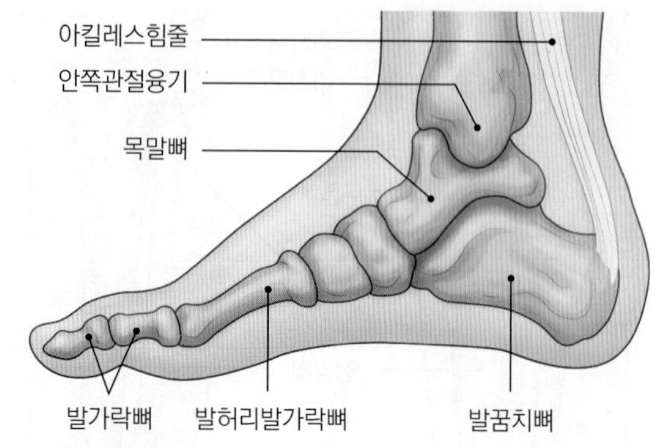

• 그림 17-23 발의 골격은 목말뼈, 발꿈치뼈, 발허리발가락뼈, 발가락뼈로 구성되어 있다.

① 건(힘줄)

근육을 골격에 결합시키는 견고한 섬유성 구조물로서, 신체의 운동에 필수적인 것이다.

② 인대

관절을 형성하는 골격의 표면을 결합하는 조직으로서 견고하지만 유연한 결합조직으로 구성된다. 인대는 작용하는 힘의 방향으로 섬유가 평행하게 위치하므로 매우 견고하다.

③ 연골

결합조직의 한 가지 형태로서 비교적 단단하고 매우 매끄러운 표면을 하고 있다. 직접적으로 혈액을 공급받지는 않지만, 관절액으로부터 간접적으로 영양분을 공급받고 있다. 연골은 물리적 충격과 진동에 대하여 완충제로 작용하며, 근골격 계통의 많은 부분에서 관찰할 수 있다. 예를 들면 복장뼈의 하단은 검상돌기라는 연골이 있으며, 관절을 형성하는 골격의 표면은 대개 연골로 덮혀 있고, 갈비뼈는 연골조직에 의하여 복장뼈와 결합하여 있다.

당신이 응급구조사라면

1. 두갈래근은 민무늬근인가 골격근인가?
2. 어떠한 근육이 골격근처럼 보이지만 불수의근으로 운동하는가?
3. 골다공증을 설명하고, 골다공증이 잘 발생하는 대표적인 경우 2가지를 열거하시오.
4. 경첩관절과 절구관절의 차이점은 무엇이며, 각각의 예를 2개씩 열거하시오.

골절, 어긋남 및 삠

응 급 구 조 와 응 급 처 치
RESCUE AND EMERGENCY CARE

개요

근골격계 손상은 응급의학 분야에서 가장 흔하게 접하게 되는 분야중의 하나이다. 응급구조사는 외상 환자에서 골절이나 어긋남 혹은 삠의 가능성을 항상 고려하여야 하며, 손상에 따른 적절한 응급처치를 시행할 수 있도록 준비하여야 한다. 근골격계 손상에 대한 효율적인 응급처치를 시행함으로써 조기에 통증을 감소시킬 뿐만 아니라, 합병증(쇼크, 신경손상이나 혈관손상 등)이 발생하는 것을 방지할 수 있다. Chapter 18의 전반부에서는 근육 손상, 골절의 유형 및 원인에 대해서 언급하고, 다음으로 골절과 어긋남, 삠에 대해서 설명하고자 하며, 마지막으로 근골격계 손상의 응급처치법과 환자 이송 법들에 관해서 기술하고자 한다.

목표

- 근골격계 손상의 유형과 원인에 대하여 기술할 수 있어야 한다.
- 골절의 여러 유형을 각각 기술할 수 있어야 한다.
- 어긋남과 삠의 정의를 인지해야 한다.
- 팔다리 손상을 진단하는 방법을 습득해야 한다.
- 각종 부목을 이용한 고정술과 환자를 안전하게 이송하는 방법을 인지해야 한다.
- 골격계 손상에 대한 응급처치법을 습득해야 한다.

1. 근골격계 손상의 유형과 원인

골절(fracture)이란 골격의 연속성이 비정상적으로 소실된 상태를 말하며, 골절의 정도와 양상에 따라서 단순골절로부터 분쇄 골절에 이르기까지 다양하다(그림 18-7). 또한 이러한 손상은 관절면을 포함해서 골 표면의 어디든지 나타날 수 있다. 어긋남(dislocation)이란 관절구조의 손상에 의해서 양측 골 단면의 접촉 상태에 균형이 깨어진 것을 지칭한다. 즉 관절을 지지하는 인대와 관절주머니의 균열이 일어나서 양쪽 골단면이 비정상적으로 분리된 상태를 어긋남이라고 한다(그림 18-2).

골절-어긋남(fracture & dislocation)이란 관절의 인

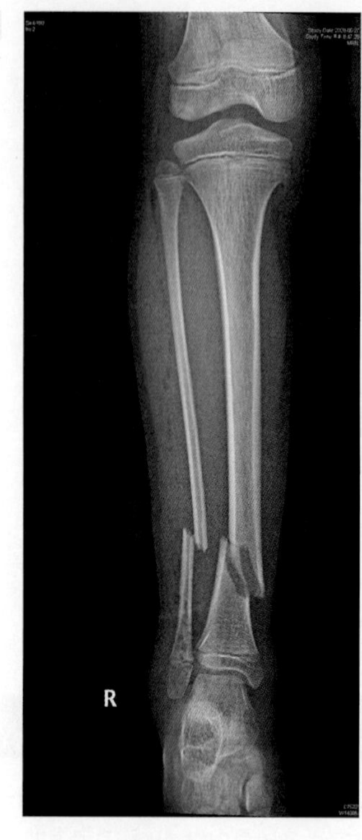

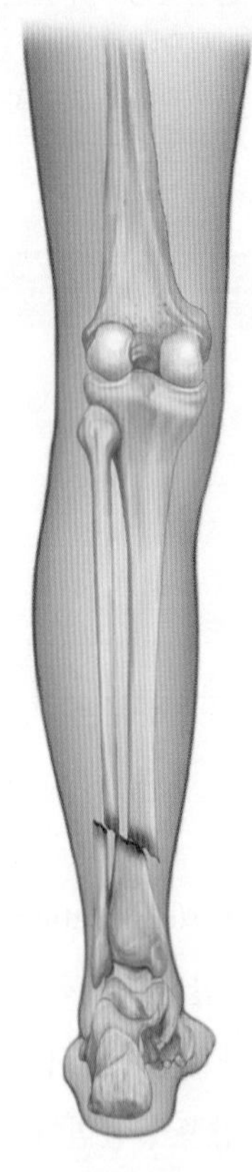

• 그림 18-1 정강뼈와 종아리뼈 골절. **A.** X-ray에서 골절편이 보인다. **B.** 골절의 그림

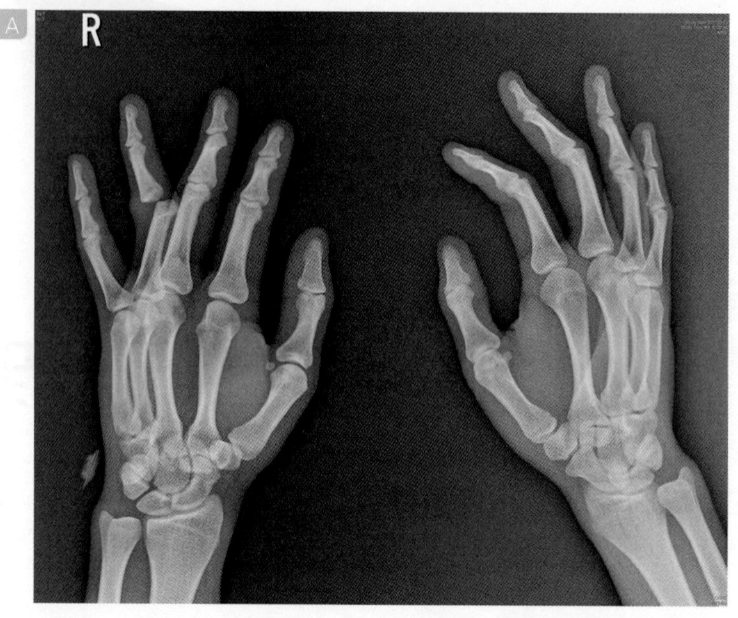

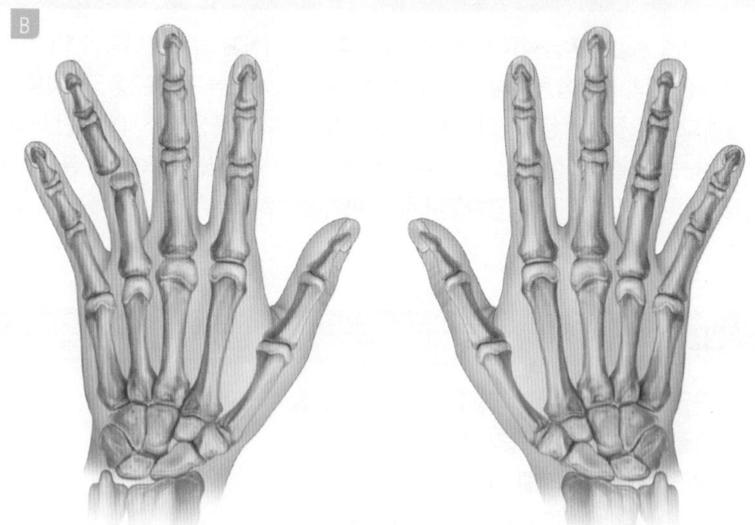

• 그림 18-2 손가락 관절의 어긋남 **A.** X-ray에서 어긋난 관절이 보인다. **B.** 어긋남의 그림

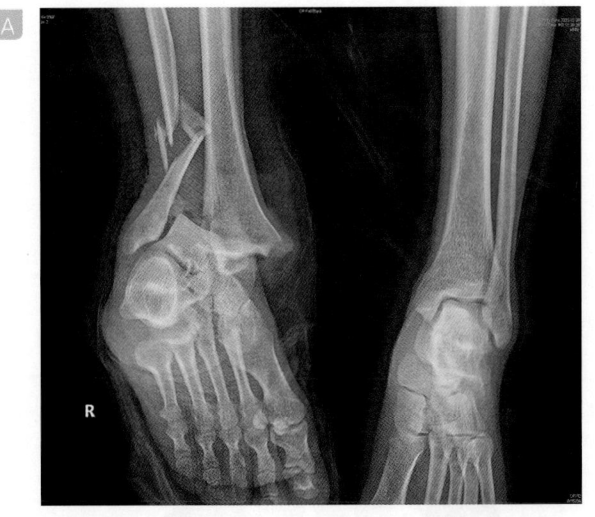

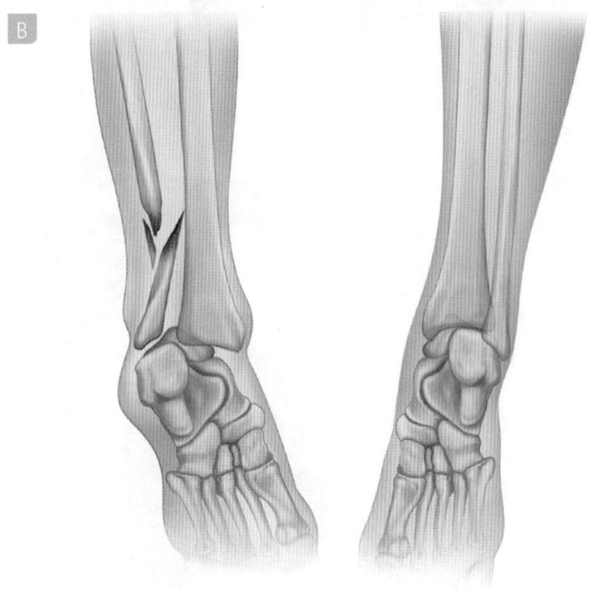

• 그림 18-3 발목관절의 골절과 어긋남. **A.** X-ray에서 종아리뼈의 골절이 동반되고, 정강뼈가 관절에서 어긋나 있음을 볼 수 있다. **B.** 골절과 어긋남의 도해

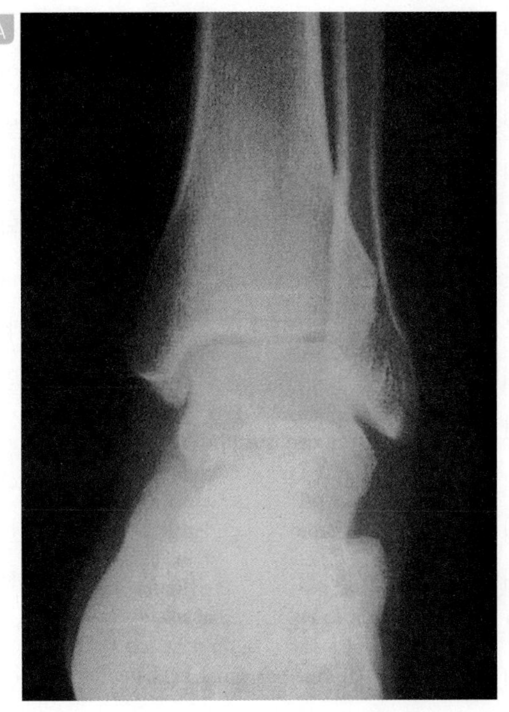

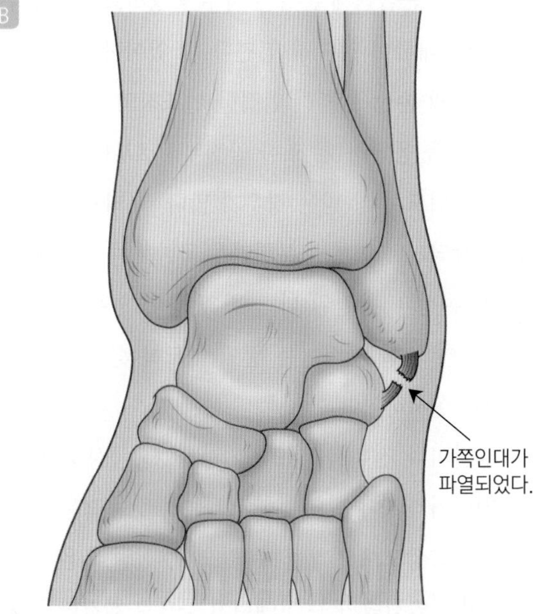

• 그림 18-4 발목 삠. **A.** X-ray에서 골격에는 손상이 없으므로 손상받은 발목관절 부위가 정상으로 나타나고 있다. **B.** 그러나 그림에서는 발목의 가쪽을 지지하는 인대가 파열된 것을 나타낸다.

접부위에 골절이 있으면서 어긋남이 동반된 손상을 말한다(그림 18-3). 삠(sprain)은 골격계를 지지하는 인대의 일부가 신장되거나 파열되어 관절에 부분적 혹은 일시적인 전위를 일으킨 관절손상을 말한다. 삠의 경우에는 손상 직후의 관절면이 곧 원래의 배열상태로 복구되므로 관절의 지속적인 전위는 일어나지 않는다(그림 18-4). 삠은 인대의 손상정도에 따라서 경증으로부터 중증까지 나뉘며, 중증 삠의 경우에는 어긋남을 유발할 만큼 인대와 관절주머니에 심한 손상을 유발하기도 한다.

타박상(contusion) 혹은 근육이완(muscle stretching)이란 근육의 긴장이나 열상을 지칭하며 삠과는 달리 인대나 관절의 손상이 없는 근육만의 손상이다. 근섬유는 부분적으로 서로 분리되어 당겨지면서 통증을 유발하고 때로는 국소적인 연조직의 부종이나 반상 출혈을 일으키기도 한다.

이러한 근골격계 손상은 자주 발생하므로 응급구조사는 이에 대하여 정확히 검진할 수 있어야 한다. 골조직과 관절의 손상은 흔히 인접한 연조직의 손상(특히 신경과 혈관)을 동반하며, 또한 골절부위로부터 원거리에 위치한 부위도 손상 받는 경우가 많다. 따라서 응급구조사는 손상되거나 변형된 부위만을 국한하여 다루어서는 안되며, 손상과 관련된 더 심한 손상이 있는지를 반드시 확인하여 이를 간과하는 일이 없도록 환자의 전반적인 평가를 실시하여야 한다.

골절이나 전위를 일으키기 위해서는 상당한 물리적 충격이 가해져야 한다. 이러한 물리적 충격은 팔다리에 다양한 양상으로 가해질 수 있으며, 직접 혹은 간접적인 충격이나 염전력 또는 고에너지 등으로 심각한 근골격계 손상을 유발할 수 있다(그림 18-5). 직접적인 물리적 충격은 골절의 흔한 원인이며, 직접적인 충격에 의하여 유발된 골절은 충격이 가해진 부위에 발생한다. 예를 들면 자동차사고의 경우 운전석 전면에 무릎을 부딪힌 경우는 무릎뼈 골절이 빈번히 발생한다. 간접적인 물리적 충격으로도 골절이나 어긋남을 유발할 수 있다. 이 경우에

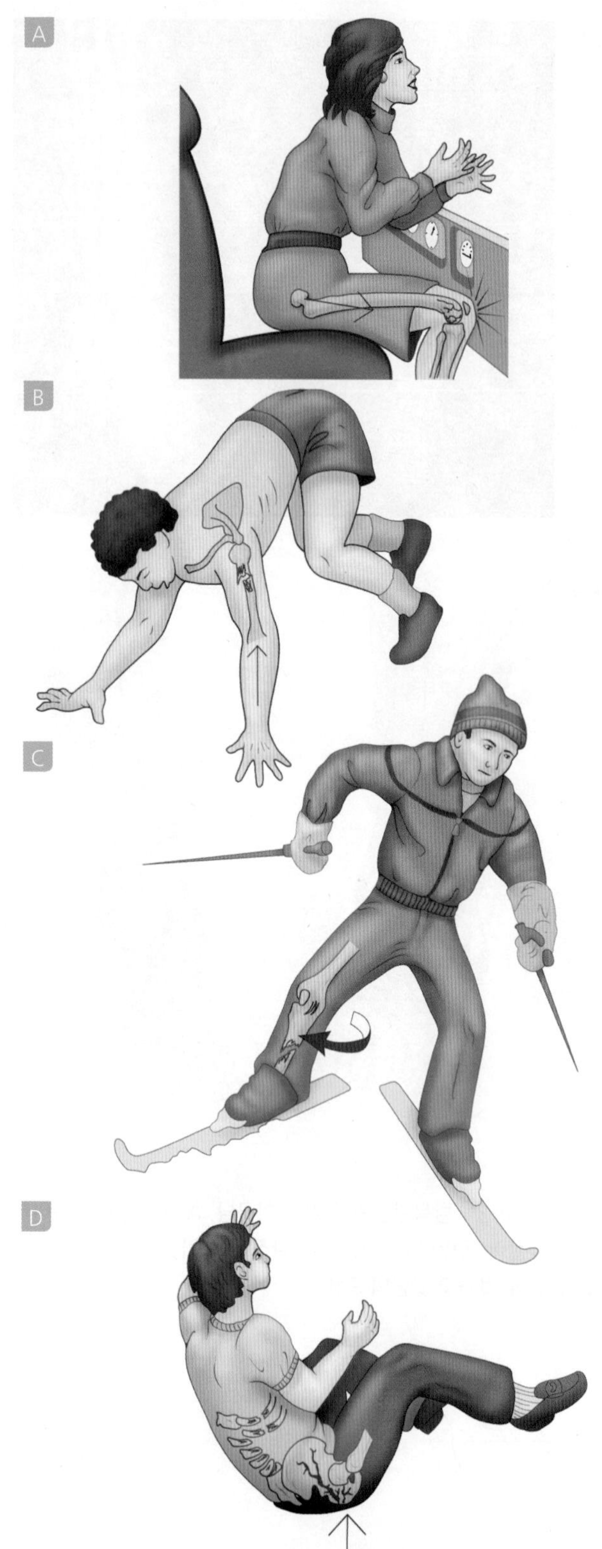

• 그림 18-5 여러 가지 손상기전으로 골절과 어긋남이 발생할 수 있다.

충격은 팔다리의 한쪽에 가해지지만, 손상부위는 충격이 가해진 곳으로부터 멀리 떨어진 부위에 발생하며 일반적으로 팔다리의 몸쪽부분에 나타나게 된다. 예를 들면 손을 뻗힌 자세로 추락한 경우에 나타날 수 있는 광범위한 골절(손목뼈, 아래팔, 위팔뼈 혹은 빗장뼈 등의 골절)이다.

염전력(뒤틀림: torsion)은 정강뼈 골절 혹은 무릎관절과 발목관절 인대 손상의 흔한 원인이 될 수 있다. 이 경우는 지면에 발목이 고정된 상태에서 염전력이 추가되어 발생하는 경우가 많다. 스키손상(skiing injures)은 스키가 물체에 걸려서 넘어질 때 다리에 염전력이 작용하여 손상이 발생하는 경우이다. 고에너지 손상은 교통사고나 추락사고, 총상 등과 같은 막대한 충격에 의하여 발생하는 손상으로 골격이나 주위의 연부조직, 혹은 내부 장기에 심한 손상을 유발할 수 있다. 그러므로 여러 부위의 골격계에 골절이나 어긋남이 발생할 수 있으며 신체의 여러 장기에 다발성 외상을 입는 경우가 많다.

모든 골절이 반드시 심한 물리적 충격에 의해서 유발되는 것은 아니다. 골종양과 같은 국소적인 골병변이 있는 경우에는 골 조직이 약화되어 있는 상태이므로, 적은 충격으로도 쉽게 골절이 일어날 수 있다. 폐경기 여성에서 흔히 발병하는 골다공증(osteoporosis)과 같은 전신적인 골병변에서도 적은 충격에 의하여 골절이 쉽게 발생한다. 이러한 환자에서는 가벼운 낙상이나 단순한 뒤틀림, 심지어 근육수축에 의해서도 골절이 일어날 수 있으므로 응급구조사는 노령자나 골 질환자에서는 가벼운 외상을 받았다 할지라도 반드시 골절이 있는지를 확인해야 한다.

2. 골절

1) 골절의 분류

골절이나 팔다리 손상에 대한 일차적인 검진상에서 확인해야 할 가장 중요한 것은 피부나 연부조직의 손상 여부이다. 연부조직의 손상에 따라 골절은 개방성 골절(그림 18–6)과 폐쇄성 골절로 분류된다. 개방성 골절이란 골절부위를 덮고 있는 피부와 연부조직이 손상되어 골절부위가 외부에 노출된 경우이다. 피부의 열상은 골절에 의하여 날카롭게 돌출된 골절 면이나 직접적인 물리적 충격에 의하여 발생할 수 있다. 이 경우 외부상처의 크기는 작은 천공으로부터 간격이 넓게 벌어져 광범위한 골 조직이 노출되기에 이르기까지 다양하게 나타나며, 골절된 뼈가 피부손상 부위로 노출되지 않을 수도 있다. 그러므로 육안적으로 골절된 뼈가 관찰되지 않더라도 골절부위에서 가까운 피부에 열상이나 창상이 있는 경우에는 개방성 골절로 간주해야 한다. 이와는 반대로 골절부위의 피부와 연부조직에 열상이나 창상이 없는 경우를 폐쇄성 골절이라 한다(표 18–1).

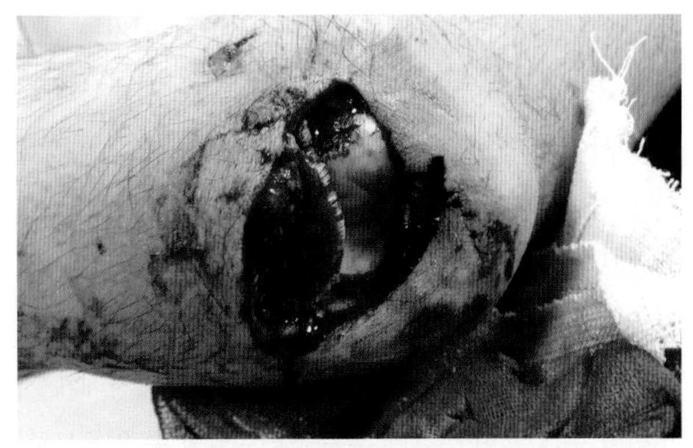

• 그림 18-6 골격이 노출된 개방성(복합성)골절

표 18-1 골절의 분류

창상에 따른 분류	변형에 따른 골절
개방성 골절	단순 골절
폐쇄성 골절	변형 골절 각 변형 회전변형 단축변형

응급구조사가 골절이 개방성인지 폐쇄성인지를 판별하는 것은 매우 중요하다. 개방성 골절은 폐쇄성 골절에 비하여 합병증 발생률이 높기 때문이며, 흔히 발생하는 합병증은 다음과 같다. 첫째로 개방성 골절은 폐쇄성 골절보다 출혈량이 많으며, 둘째로는 개방성 골절에서는 외부환경의 오염물이 골절부위로 침투되므로 골절 부위의 감염률이 높다. 골절부위가 감염되면 환자에게 치명적일 수 있으며 심각한 후유증을 유발할 수 있으므로, 모든 골절에 대하여는 반드시 개방성 혹은 폐쇄성 여부를 분류하여 병원에 도착하는 즉시 적절한 처치가 이루어져야 한다.

골절은 골절편의 변형정도(deformity)에 따라 분류되기도 한다. 즉 변형 골절이란 골절부위에 변형이 유발된 경우를 말하는데, 변형은 여러 가지 형태로 나타나며 골절부위의 각(angle)변형과 회전(rotation)변형이 일반적이다. 또한 양측 골절단이 서로 겹쳐진 경우에는 단축(shortening) 변형이 일어날 수도 있다. 그러나 변형이 없는 경우에는 단순히 통증만을 호소하므로 방사선검사를 시행하지 않고는 진단하기 어려우므로, 이러한 골절을 단순한 타박성이나 삠으로 오인하기 쉽다. 따라서 팔다리의 동통을 호소하는 외상 환자를 검진할 때에는 골절에 대한 가능성을 항상 염두에 두는 것이 필수적이다. 본문의 후반에서 언급하게 되겠지만, 검진상으로는 골절 변형이 없으나 심한 통증을 호소하는 경우에는 반드시 골절에 준하는 응급처치를 시행하여야 한다.

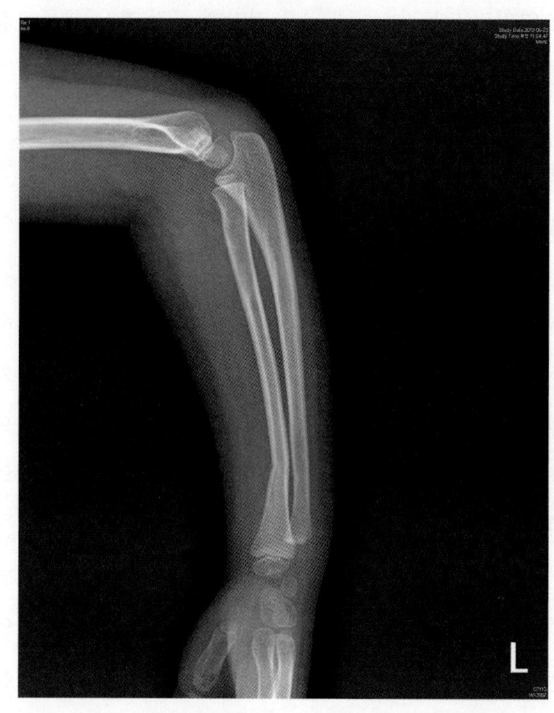

• 그림 18-8 노뼈와 자뼈의 생나무 골절에 대한 X-ray 촬영. 이러한 불완전한 골절은 주로 소아에서만 나타난다.

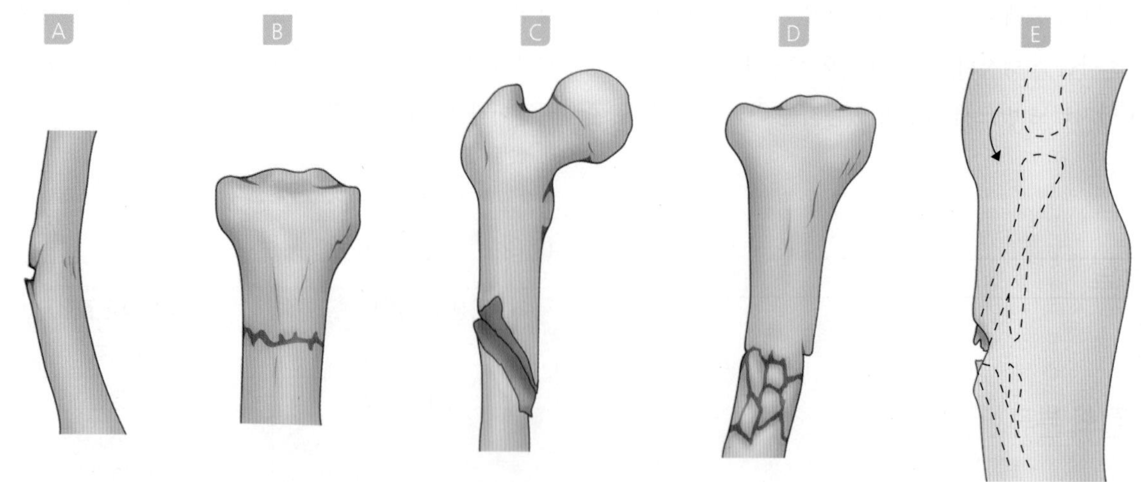

• 그림 18-7 골절의 여러 유형. **A.** 생나무 골절. **B.** 가로 골절. **C.** 나선형 골절. **D.** 분쇄 골절. **E.** 개방성 골절

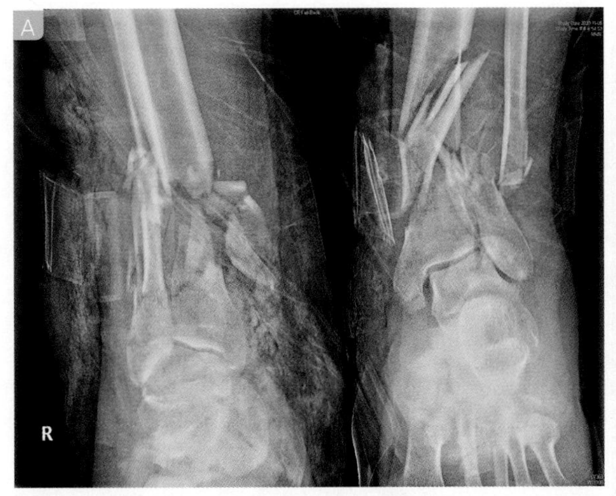

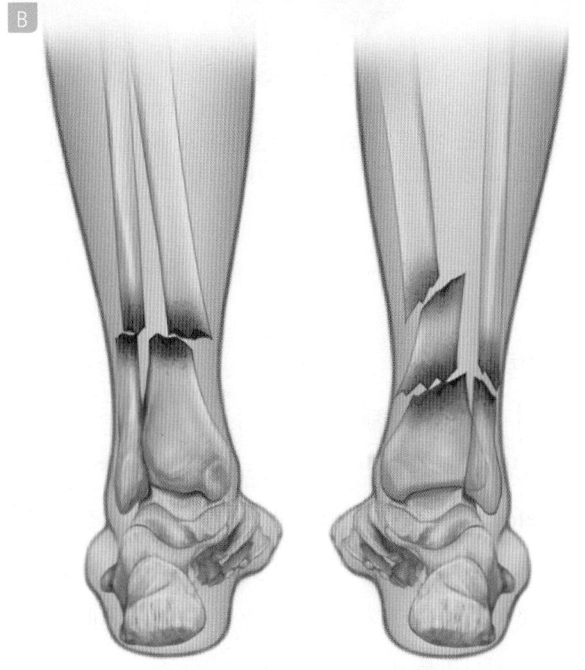

● 그림 18-9 먼쪽 정강종아리뼈의 분쇄 골절. **A.** 먼쪽 정강종아리뼈의 X-ray 촬영. **B.** 분쇄 골절을 그린 도해

골절에 대하여 여러 가지 용어가 사용되는데, 이러한 용어는 의료진들이 흔히 언급하므로 응급구조사도 각각의 의미를 알고 있어야 한다(그림 18-7).

① 생나무 골절(greenstick fracture): 소아에서 주로 발생하는 골절로서 몸통부분의 일부분만이 손상 받는 불완전한 골절이다(그림 18-8).

② 분쇄 골절(comminuted fracture): 골격이 손상되어 두 개 이상의 골절 편으로 나뉜 경우를 말한다(그림 18-9).

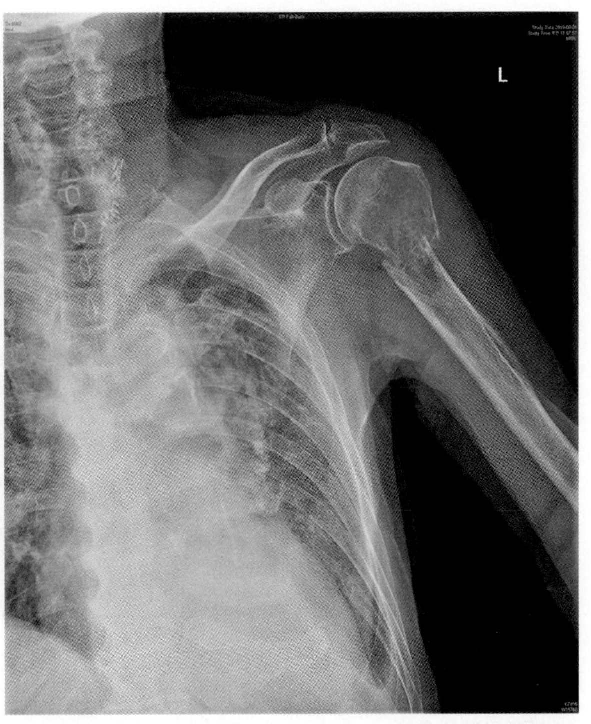

● 그림 18-10 종양으로 약화된 위팔뼈의 상부와 병적 골절

③ 병적 골절(pathologic fracture): 골격계 병변에 의하여 골 조직이 약화된 상태에서 경미한 외부 충격으로 골절이 발생한 경우를 말한다(그림 18-10).

④ 뼈끝 골절(epiphyseal fracture): 골격의 성장을 유도하는 양측 뼈끝에 골절이 발생하는 경우로, 성장기 소아에게 나타나며 적절히 치료하지 않으면 성장판의 손상으로 인하여 골격계의 성장이 정지될 수 있다(그림 18-11).

2) 골절의 증상과 징후

외상을 당한 환자가 근골격계에 통증을 호소할 때에는 우선 골절을 의심하여야 한다. 골절된 부위가 피부를 뚫고 돌출해 있거나 외형상 팔다리의 변형이 관찰되는 경

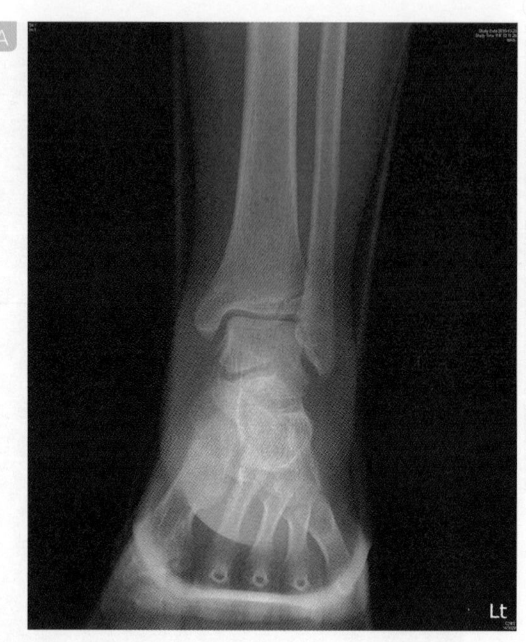

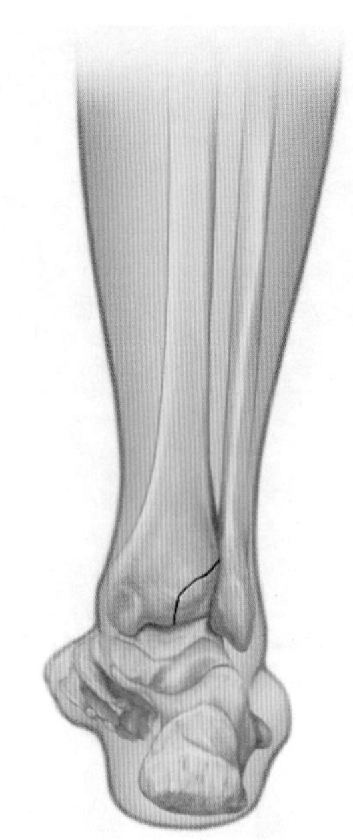

• 그림 18-11 성장(골단)판은 모든 정강뼈의 양측 끝에서 발견되며, 소년과 같은 성장기 연령에서 관찰된다. **A.** X-ray상 종아리뼈 하부의 뼈끝을 따라 완전히 변위된 골절이 보이고 안쪽관절융기에 가까운 정강뼈 하부의 성장판에 수직으로 위치한 골절선이 보인다. **B.** 뼈끝 골절의 그림

표 18-2 골절 시 나타나는 증상과 징후

• 변형: 외형상 정상적인 상태가 아닌 경우
• 압통: 손상부위를 누르면 심한 통증을 호소함
• 운동제한: 손상부위를 움직일 수 없다.
• 부종/반상출혈: 손상부위가 상당히 부어있으며 피하출혈도 동반됨
• 노출된 골편: 손상된 피부에서 골격이 관찰됨(개방성 골절)
• 골마찰: 골절부위의 골격끼리 마찰되는 느낌이나 음
• 가성 운동: 관절이 아닌 부위에서 굴전, 회전 등이 발생

우는 골절을 진단하기 쉽지만, 대부분에서는 골절을 진단하기 어렵다. 응급구조사는 다음에 기술된 7가지 징후를 정확히 인지하고 있어야 한다(표 18-2). 다음의 7가지 징후가 모두 관찰되어야만 골절을 진단하는 것이 아니며, 다만 이들 중 한 가지 징후라도 관찰되면 우선적으로 골절을 의심하여 골절에 의거한 응급처치를 시행해야 한다.

(1) 변형

팔다리가 본래의 상태에 위치하지 않거나 골격길이의 단축, 각변형, 회전변형이 초래될 수 있다. 이때 이러한 변형(deformity) 여부가 확실하지 않을 경우는 정상적인 반대편 팔다리와 비교하여 판단할 수 있다. 변형 상태를 검진할 때에는 반드시 손상 받은 팔다리와 반대편의 정상적인 팔다리를 비교해야 한다.

(2) 압통

의식이 있는 환자에서는 골절부위를 누르면 상당한 압통(tenderness)을 나타낸다. 그러므로 손가락 끝으로 각 골격의 방향을 따라 누르면서 촉진하면 손상부위를 쉽게 인지할 수 있다. 이러한 징후를 국소 압통(point tenderness)이라 하며, 골절 여부를 판단하는 가장 좋은 지표가 된다.

(3) 운동 제한

골절이 있거나 심한 손상을 입은 환자가 손상부위를 움

직이면 상당한 통증을 느끼게 되므로 손상부위를 움직이려 하지 않는다. 즉 환자는 손상부위의 운동을 최대한으로 제한함으로써 통증을 감소시키고 스스로 고정하는 효과를 얻게 된다. 팔다리의 운동제한은 대부분 근골격계의 심한 손상을 의미하지만, 팔다리운동이 가능하다고 해서 골절이 없다는 것을 의미하지는 않는다. 때때로 비전위성 골절에서는 동통이 심하지 않은 경우도 있으므로 일부 환자는 골절에도 불구하고 손상부위를 계속 움직이는 경우도 있다.

(4) 부종 및 반상출혈

골절부위의 피부에서는 부종과 반상출혈(swelling & ecchymosis)을 관찰할 수 있다. 이 징후는 골절 이외의 다른 외상에서도 나타날 수 있지만 수상 직후에 급속히 진행되는 부종은 골절부위의 손상된 혈관으로부터 인접한 연부조직으로 출혈이 되고 있다는 것을 의미한다. 실제로 부종이 심한 경우에 골격손상에 의한 전반적인 부종은 수상 후 수 시간 이내에 나타난다.

(5) 노출된 골편

개방성 골절에서 골절단이 피부 밖으로 노출되거나, 상처부위의 심부에서 골절단이 관찰되는 경우에는 골절의 명백한 징표가 된다.

(6) 골마찰음

골절부위에서 골절된 양측의 골절단이 맞부딪힐 때는 마찰을 감지할 수 있다.

(7) 가성 운동

관절이 아닌 부위에서 골격의 움직임이 관찰되면 골절이 있다는 것을 의미한다. 즉 정상적으로 굴전, 신전, 회전 등의 운동이 나타나는 관절 이외의 골격부위에서 관찰되는 운동은 골절을 의미하며, 이러한 비정상적인 운동을 가성 운동(false motion)이라고 한다.

현장에서 골절을 진단하기 위해서는 앞에 언급한 7가지 중에서 전반의 5개 징후만 확인하면 충분하지만, 나머지 2가지는 팔다리를 움직이거나 조작하여야만 나타날 수 있다. 그렇지만 마찰음과 가성운동을 확인하기 위하여 팔다리를 움직이게 되면 골절단이 주위의 신경과 혈관에 2차적인 손상을 유발할 수 있으므로 진단 목적으로 손상받은 팔다리를 조작해서는 안 된다. 즉 환자가 통증을 호소하는 부위의 피복을 가위로 제거한 후에 통증부위를 세심히 관찰하여 변형, 부종, 반상출혈, 노출된 골편 등을 확인하여 골절 유무를 판단해야 한다. 또한 환자가 손상받은 팔다리를 움직이려 하지 않는 것으

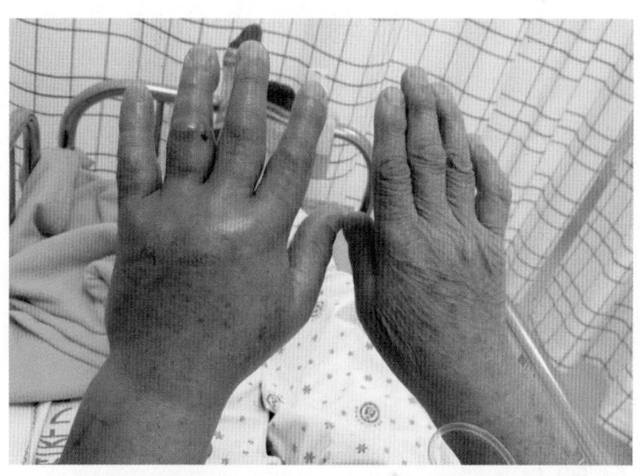

• 그림 18-12 응급구조사는 변형 여부를 검사할 때 정상부위와 손상부위를 항상 비교해야 한다.

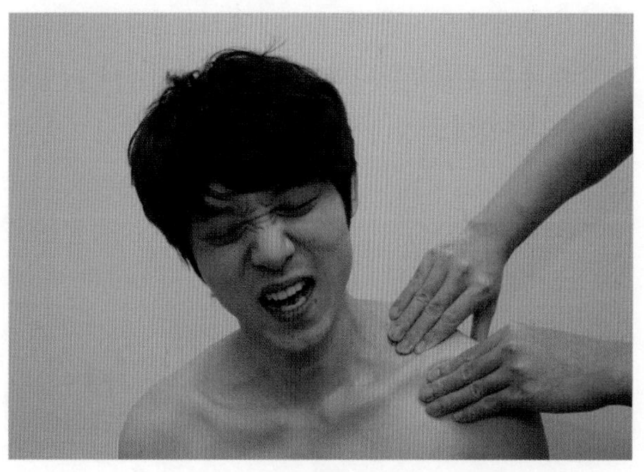

• 그림 18-13 압통이 있는 부위(응급구조사가 손가락 끝으로 골격을 따라 가볍게 눌렀을 때 통증이 있는 부위)는 골절이 있다는 지표가 된다.

로도 골절이나 어긋남 등의 손상을 인지할 수 있다(그림 18-12). 마지막으로 손상받은 부위를 손가락 끝으로 촉진함으로써 국소적인 압통과 골격의 마찰음을 알 수 있다(그림 18-13). 이들 중 어느 한 가지 징후만 관찰되더라도 골절이 있을 가능성을 주지해야 한다.

3. 어긋남

어긋남이 있는 경우에는 골격을 지지하는 인대와 관절주머니의 손상이 심하므로 관절면의 완전한 전위가 발생한다.

골단은 전위된 위치에 엇물린 채로 고정되어 관절운동이 제한되며 또한 심한 통증이 유발된다. 관절 중에서 어긋남이 가장 많이 발생하는 부위는 손가락관절, 어깨관절, 팔꿈치관절, 엉덩관절, 발목관절 등이다. 어긋남이 발생하였을 때 나타날 수 있는 징후는 표 18-3과 같다.

4. 삠

삠은 관절이 정상적인 운동범위를 초과하여 심하게 비틀리거나 잡아 당겨질 때 유발된다. 그 결과로 관절을 지지해 주는 관절주머니와 인대가 신장되거나 파열된다. 삠은 관절의 손상이기 때문에 부분적 어긋남으로 생각해야 한다.

표 18-3 어긋남의 징후

- 관절의 심한 변형
- 관절부위의 부종
- 관절부위 통증과 운동 시에 통증의 악화
- 정상적인 관절운동의 소실
- 관절부위 촉진 시에 심한 압통

물리적 충격이 가해졌을 때 골단이 완전히 전위되지는 않기 때문에 충격이 흡수되어 소실되면 골격의 배열은 다시 원상으로 회복된다. 따라서 어긋남 시에 관찰할 수 있는 심한 변형이 관찰되지 않는다. 삠은 경미한 손상으로부터 인대와 관절주머니의 심한 손상까지 정도가 다양할 수 있다.

대부분의 삠은 무릎관절이나 족관절에서 나타날 수 있다. 다음은 삐었을 시에 나타나는 징후들이다.

1) 압통

골절에서와 같이 국소적인 통증이나 압통이 손상부위에서 나타날 수 있다.

2) 부종과 반상출혈

삠은 주위 혈관의 파열을 유발하여 인대 손상 부위에 부종과 반상출혈을 일으킨다.

3) 운동 소실

통증에 의해서 팔다리운동에 장애가 나타날 수 있다. 삠의 징후는 골절 시에 나타나는 징후와 중복되므로 실제로 비전위성 골절과 삠을 감별하기가 어려운 경우가 많다. 중요한 것은 삠으로 생각되더라도 골절의 가능성이 있다는 것을 염두에 두어야 한다. 골절, 어긋남 혹은 삠은 응급센터에서 정확한 검진을 필요로 한다. 현장에서 시행할 응급처치의 기본 원칙은 3가지 유형의 팔다리 손상에서 똑같이 적용된다.

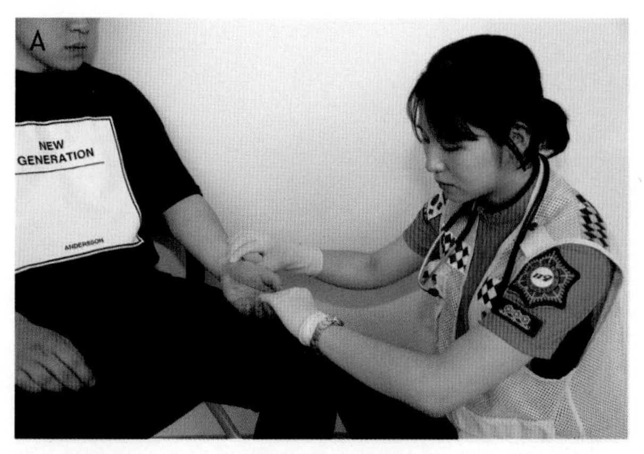

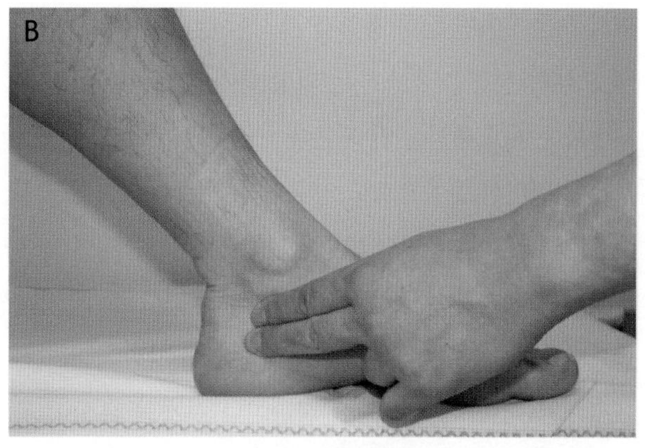

• 그림 18-14 팔다리 손상 시에 순환기능에 대한 검사의 첫단계는 손상부위의 먼쪽 부분에서 맥박을 감지해 보는 것이다. **A.** 노맥박 촉지. **B.** 뒤정강동맥의 촉지

5. 근골격계 손상의 검진

상세 검사를 하는 동안 각 팔다리를 펴고 변형, 타박상, 찰과상, 관통상, 화상, 압통, 자상, 부종 등을 빠르게 검사한다. 뼈의 불안정과 염발음을 검사한다. 관절의 통증과 움직임을 확인한다. PMS (Pulse, Motor, Sensory)를 확인하고 기록한다(그림 18-14). 맥박이 가장 잘 느껴지는 지점에 다음번의 확인을 위해서 볼펜으로 표시를 한다. 염발음 또는 뼈끝의 격자(grating)는 명백한 골절을 나타내며, 이런 경우에는 추가 손상의 가능성이 있기 때문에 즉시 고정한다. 염발음은 뼈끝이 서로 격자의 역할을 하는 것으로, 추가 손상을 의미한다. 골절과 어긋남의 적절한 처치는 통증, 장애, 그리고 심각한 합병증의 발생을 감소시킨다. 병원전 처치의 주요 목적은 적절한 부목을 사용하여 적절하게 팔다리를 고정하는 것에 중점을 둔다.

근골격계 손상을 검진하는 데에는 3가지 필수적인 단계가 있다.

① 환자의 전반적인 상태를 평가
② 손상부위의 검진
③ 손상부위의 먼쪽부분에 대한 신경기능과 순환기능의 평가

일차적인 전신상태의 평가는 손상된 팔다리에 대한 검진과 치료를 시행하기 이전에 수행되어야 한다. 이미 언급하였듯이 다발성 외상 시는 기도폐쇄, 척추 손상, 호흡장애, 순환장애 등의 유무를 파악하여 필요한 응급처치를 시행하고, 환자상태가 안정되면 근골격계 손상에 대한 검사를 시행한다. 근골격계 손상의 검진은 시진과 촉진이 이용된다. 손상된 팔다리를 관찰하고 손상이 의심되면 반대편의 정상 부위와 비교한다. 팔다리를 정확히 검사하기 위해서는 환자의 의복을 가위로 절개하는 것이 바람직하다. 개방성 골절 혹은 어긋남, 변형, 부종, 반상출혈을 관찰하고 나서, 팔다리와 척추를 부드럽게 촉진하면서 국소 압통이 있는지를 확인한다. 국소적인 압통은 골절, 어긋남 혹은 삠의 가장 좋은 지표가 된다.

시진과 촉진이 끝나면 대부분의 경우 근골격계 손상이 있는지를 확인할 수 있을 것이다. 이때 골절, 어긋남, 삠 혹은 단순 타박상을 감별하는 것은 중요하지 않다. 모든 근골격계 손상은 거의 같은 방법으로 처치하기 때문에 손상의 여러 종류를 감별하는 것은 큰 의미가 없기 때문이다. 시진과 촉진으로 근골격계 손상의 징후가 없을 때는 환자로 하여금 각 팔다리를 조심스럽게 움직여 보도록 한다. 심한 근골격계 손상이 있는 경우에는 손상

부위를 움직이면 심한 통증을 호소할 것이다. 특히 목이나 요부의 통증을 호소하는 외상 환자에게는 절대로 신체변화를 시도해서는 안 되는데, 이는 척추 손상이 있는 경우에 경미한 운동으로도 영구적인 척수 손상을 초래할 수 있기 때문이다. 일단 팔다리의 손상이 진단되면 먼쪽부분의 신경과 순환기능에 대한 검사가 필요하다. 많은 혈관과 신경들이 골격이나 관절의 주위에 가까이 위치하므로 골절이나 어긋남 시에 혈관이나 신경의 손상이 동반될 수 있기 때문이다. 신경과 순환기능 검사를 시행하고 나서도 병원에 도착할 때까지 매 15분마다 반복적으로 검사해야 한다. 그리고 손상부위에 대한 응급처치(손상부위에 대한 고정 등) 후에도 신경과 순환기능의 상태를 반드시 점검해야만 한다. 부목고정 후에 부목에 의하여 골절편이 주위의 혈관이나 신경을 압박할 수 있기 때문에 이러한 재확인은 매우 중요하다. 즉 골절의 먼쪽부분에서 맥박이 촉지되지 않는 것은 팔다리의 혈류장애를 의미하며, 혈류장애가 계속되는 경우에 먼쪽 부분에 조직괴사가 유발되기 때문이다. 골절 먼쪽부분에 대한 신경기능과 순환기능을 검사하는 방법은 다음과 같으며, 기록지에 결과를 모두 기록해야 한다.

1) 맥박

손상부위의 먼쪽부분에서 맥박을 촉진한다. 팔에서는 노뼈 동맥의 맥박을 촉진하며, 다리에서는 뒤정강뼈 동맥의 맥박을 각각 촉진한다.

2) 모세혈관 재충혈

팔다리말단의 피부색을 관찰하여 창백하거나 청색증이 있는 경우는 혈액순환에 장해가 있다는 것을 의미한다. 모세혈관 충은 손톱이나 발톱 하부에서 가장 잘 관찰할

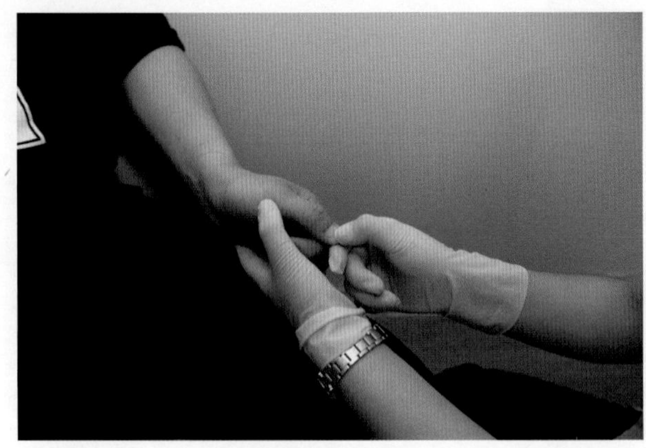

● 그림 18-15 두 번째 단계는 피부색을 관찰하는 것이다. 손톱을 눌렀다 떼면서 모세혈관 재충혈을 관찰한다.

수 있다. 손가락으로 손톱을 눌러서 압력을 주면 모세혈관으로 혈액순환이 안 되어 손톱이 창백해지고, 다시 손가락을 떼면 곧 정상적인 분홍색으로 나타나는데, 이를 모세혈관 재충혈(capillary refill)이라고 한다. 정상인에서는 손가락을 떼고 3초 이내에 분홍색으로 되돌아 오는데, 분홍색으로 나타날 때까지의 시간이 3초 이상 소요되면 순환기능의 장해가 있다는 것을 의미한다. 그러나 체온이 저하된 경우에는 정상인에서도 3초 이상으로 지연될 수 있다(그림 18-15).

3) 감각기능

환자가 손상 먼쪽부분의 손가락과 발가락에서 가벼운 촉각을 느낄 수 있다면 신경기능이 정상임을 나타낸다. 소아는 둘째와 다섯째 손가락의 촉감을 검사하고 발에서는 발가락이나 발등의 가쪽을 검사한다(그림 18-16).

4) 운동기능

팔이나 다리의 몸쪽부분에 외상을 입었을 때는 근력을

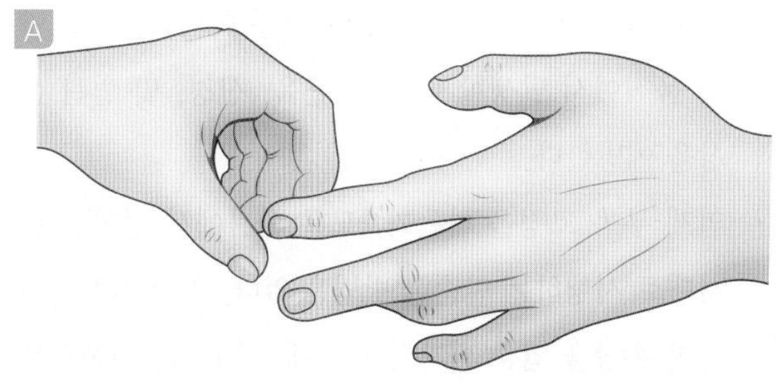

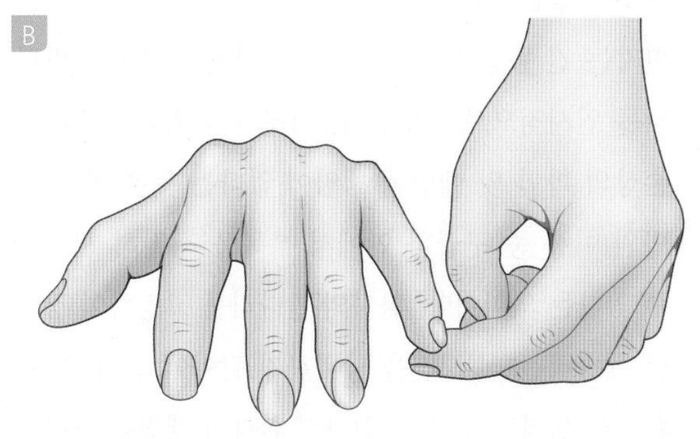

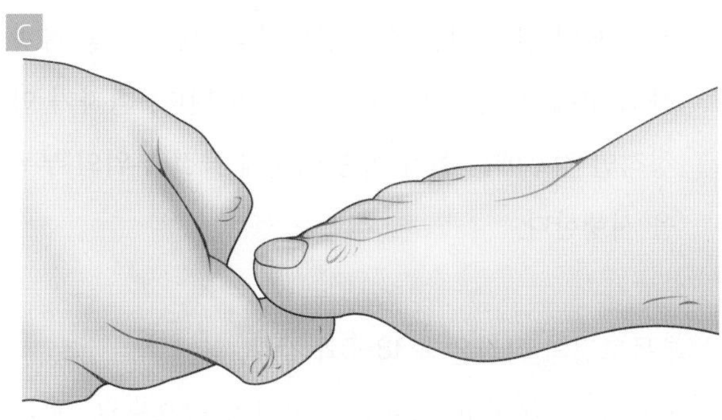

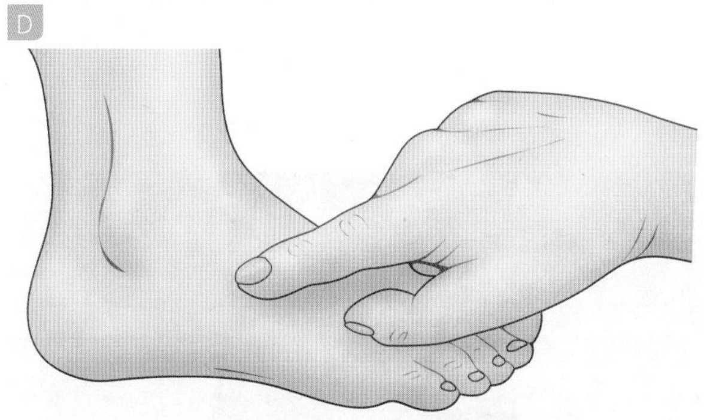

• 그림 18-16 세 번째 단계는 다음 4부위에서의 감각기능을 검사하는 것이다. **A.** 둘째손가락 끝의 연부조직. **B.** 새끼손가락 끝의 연부조직. **C.** 엄지발가락의 연부 조직. **D.** 발등 가쪽 부분

표 18-4 골절고정 후 지속적으로 관찰해야 할 사항

- 먼쪽부분의 맥박
- 먼쪽부분의 모세혈관 재충혈
- 먼쪽부분의 감각기능
- 먼쪽부분의 운동기능

평가한다. 만약 손상부위가 손이나 발인 경우는 심한 통증을 유발하기 때문에 검사를 시행해서는 안 된다. 방법은 환자로 하여금 손가락이나 발가락 혹은 손과 발을 움직이거나 손목이나 발목을 상하로 움직이도록 함으로써 간단히 검사할 수 있다(그림 18-17). 운동 중에 통증을 호소하면 즉시 검사를 중단한다.

의식이 없는 환자에서는 이상의 검사를 시행하기 어려운 경우가 많으므로, 팔다리 변형이나 부종, 반상출혈, 가성 운동만으로도 팔다리 손상을 진단하여 응급처치를 시행한다. 먼쪽부분의 맥박촉진이나 모세혈관 재충혈 검사는 의식장애 환자에게도 가능하지만 감각기능이나 운동기능에 관한 검사는 불가능하다. 또한 의식장애가 있는 외상 환자에서는 척추 골절을 항상 염두에 두어야 하며, 모든 의식장애 환자에게는 척추고정을 시행하는 것이 바람직하다.

6. 근골격계 손상의 치료

골절, 어긋남, 삠에 대한 응급처치는 외상처치의 1단계(ABC's)를 우선 시행하여 환자상태가 안정된 후에 시행한다. 모든 열상과 창상은 조기에 상처 부위를 멸균거즈로 덮고 압박을 가하여 출혈을 방지한다(그림 18-18). 개방성 골절 시는 손상부위에 멸균거즈를 덮고 압박붕대로 감은 후에 적절한 부목을 대고 고정한다.

- 부목 고정의 목적: 부목의 목적은 골절부 말단의 움직임을 예방하는 데 있다. 골절부 말단의 뼈를 둘러싼 얇은 막 속의 신경을 자극해 통증을 유발한다. 부

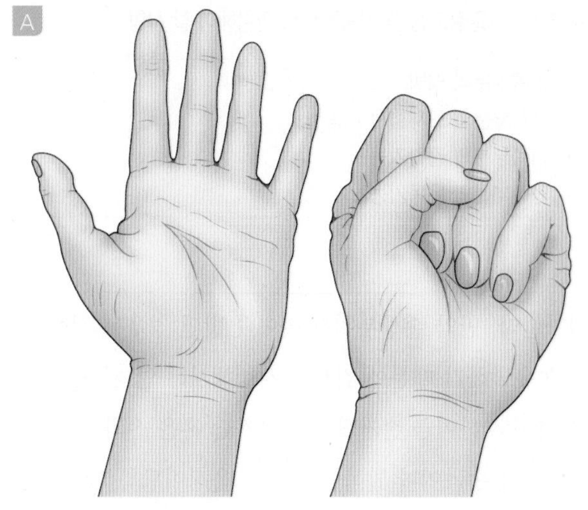

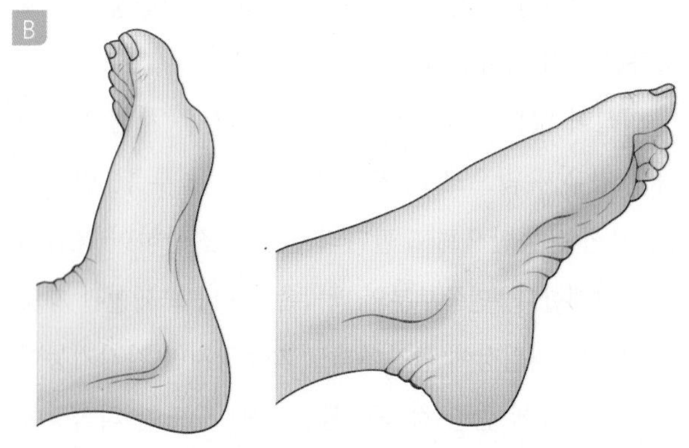

● 그림 18-17 네 번째 단계는 다음의 운동기능을 평가하는 것이다. A. 손을 쥐었다 폈다 하면서 팔의 운동기능을 평가. B. 발을 들었다 내렸다 하거나, 발가락들을 움직여서 다리의 운동기능을 평가

목은 단지 통증을 감소시키는 것뿐 아니라, 뼈가 많이 움직여서 발생할 수 있는 근육, 신경, 및 혈관 손상을 예방한다.

- 언제 부목 고정을 하는가: 모든 환자에서 정확한 순서대로 시행하는 단순한 방법은 없다. 일반적으로 심각한 손상을 입은 환자의 경우에는 이송을 위해서는 척추 고정만으로 충분하다. 빠른 환자 이송을 요하는 환자는 긴 등판에 환자를 조심스럽게 운반하여 팔다리를 일시적으로 고정한다. 이것은 구조자가 팔다리 손상의 확인 및 예방에 책임이 없다는 뜻은 아니며, 병원 이송 중 구급차 안에서 부목을 적절히 시행할 수 있다는 의미이다. 환자의 팔다리를 고정하여 장애를 예방하는 데 시간을 낭비하지 말아야 한다. 만약 환자의 생명을 구할 수 있다면 환자의 생명을 구하기 위해 써야 할 시간을 결코 팔다리의 기능상실을 예방하고 고정시키는 데 허비해서는 안 된다. 환자가 안정적인 경우에는 환자 이송 이전에 골절 부위의 부목을 시행한다.

부목고정의 이점은 표 18-5와 같다.

이와 같이 부목고정은 많은 이점이 있으므로, 모든 팔다리 손상 환자에게는 손상정도에 관계없이 반드시

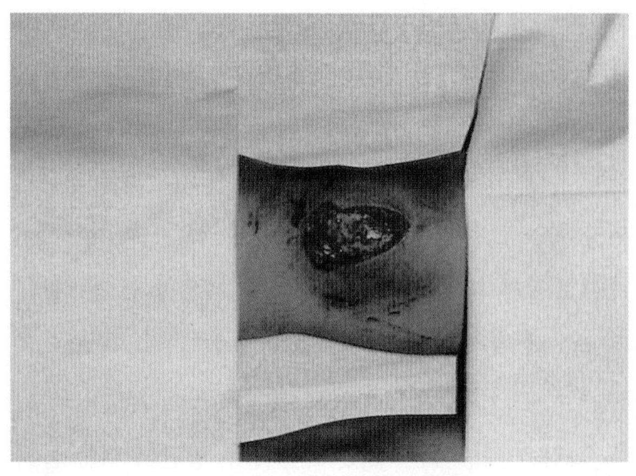

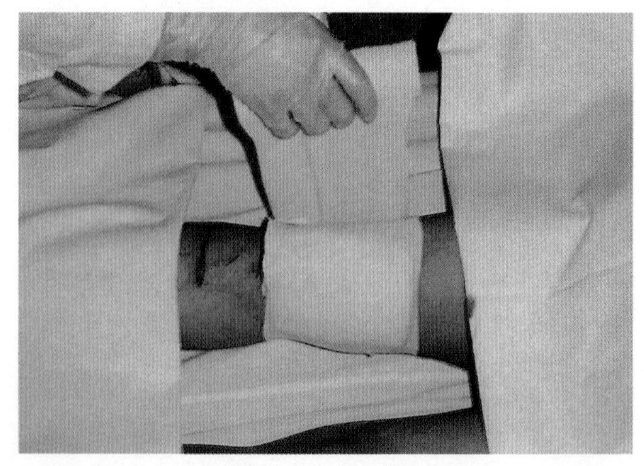

● 그림 18-18 개방성 상처를 치료하는 1단계는 멸균거즈를 상처부위에 대고 탄력붕대로 압박하는 것이다.

부목고정을 시행하여야 한다. 부목의 종류는 공기부목(air splint), 나무부목(wood splint), 진공부목(vacuum splint), 박스 부목(box splint) 등이 있으며, 생활용품을 이용하는 경우도 있다. 즉 단순히 손상부위의 운동을 제한하는 것이 목적이므로 적절한 의료장비가 없는 상황에서는 현장 주위의 각종 물품(신문지, 긴 자, 상자, 책 등)을 이용하여 사용할 수 있다. 다음 사항은 반드시 알아두어야 할 부목고정의 일반적인 원칙들이다(표 18-6).

① 골절이나 어긋남이 의심되는 부위의 피복을 모두 제거하여 개방창, 변형, 부종, 반상출혈 등을 육안적으로 관찰할 수 있도록 한다.
② 모든 상처는 부목을 대기 전에 멸균거즈로 덮어 주어야 하며, 모든 개방성 골절은 병원 측에 통보해야 한다.
③ 부목고정을 시행하는 경우에는 반드시 골절부위를 포함하여 몸쪽부분과 먼쪽부분의 관절을 모두 고정해야 한다.
④ 관절의 내부 혹은 주위의 손상 시는 손상된 관절을 포함하여 먼쪽부분과 몸쪽부분에 위치한 골격을 함께 고정하도록 한다.
⑤ 단단한 부목에 의하여 조직이 국소적인 압박을 받을 수 있으므로, 신체와 접하는 부목 접착 면에는 솜이나 패드 등을 밑에 대고 고정한다.
⑥ 부목에 손상부위를 위치시킬 때는 손상부위의 위치

표 18-5 부목고정의 이점

1. 골절단에 의한 근육, 척수, 신경, 혈관의 손상을 방지한다.
2. 골절단에 의한 피부의 열상을 방지한다. 즉, 폐쇄성 골절이 개방성 골절로 이행되는 것을 방지하는 것이다.
3. 골절단에 의하여 혈관이 압박되는 것을 방지한다. 즉, 골절 먼쪽부분의 혈액순환이 차단되는 것을 방지한다.
4. 손상부위 조직에서 과도하게 출혈되는 것을 방지하고 통증을 완화한다.

표 18-6 부목고정의 일반 원칙

(1) 골절이나 어긋남이 의심되는 부위의 피복을 모두 제거한다.
(2) 상처는 부목을 대기 전에 멸균거즈로 덮어 준다.
(3) 부목고정은 골절부위를 포함하여 몸쪽부분과 먼쪽부분의 관절을 모두 고정한다.
(4) 손상된 관절은 먼쪽부분과 몸쪽부분에 위치한 골격을 함께 고정한다.
(5) 단단한 부목은 신체와 접하는 부목 접착면에는 솜이나 패드를 대고 고정한다.
(6) 손상부의 위치변화를 최소화하고, 고정될 때까지 손상부위를 양손으로 잘 받친다.
(7) 심하게 변형된 몸통부분 골절 시 먼쪽부분을 조심스럽게 견인하여 부목에 잘 맞도록 팔다리를 일직선으로 맞춘다.
(8) 변형된 팔다리가 일직선으로 잘 펴지지 않으면 변형된 위치 그대로 고정한다.
(9) 목뼈 골절이 의심되면 기도가 유지될 정도로 변형을 교정한 후에 목고정을 한다.
(10) 골절이 확실하지 않더라도 손상이 의심될 때에는 부목으로 고정한다.
(11) 치명적인 손상으로 응급처치를 위하여 환자체위를 변화시켜야 하는 경우를 제외하고는, 손상부위에 부목고정을 시행한 후에 환자를 움직이도록 한다.
(12) 손상 먼쪽부분의 순환기능 상태와 감각과 운동상태를 검사하고 기록한다.
(13) 병원에 도착할 때까지 신경기능과 순환기능 상태를 계속 감시한다.
(14) 모든 개방성 골절은 병원 측에 이송 전 통보를 해야 한다.

변화를 최소화시키고, 부목에 완전히 고정될 때까지 손상부위를 양손으로 잘 받친다.

⑦ 엉덩뼈(long bone)의 몸통부분 골절이 심하게 변형된 경우에는 먼쪽부분을 조심스럽게 견인하여 부목에 잘 맞도록 팔다리를 일직선으로 맞춘다.

⑧ 견인 중 변형된 팔다리가 일직선으로 잘 펴지지 않으면 변형된 위치대로 부목을 고정한다.

⑨ 목뼈 골절이 의심되는 경우에는 기도가 유지될 정도로만 변형을 교정한 후에 목고정을 한다.

⑩ 골절이 확실하지 않더라도 손상이 의심될 때에는 언제나 부목을 이용하여 고정한다.

⑪ 치명적인 손상에 대한 응급처치를 시행하기 위하여 환자체위를 변화시켜야 하는 경우를 제외하고는, 손상부위에 부목고정을 시행한 후에 환자를 움직이도록 한다.

⑫ 손상 먼쪽부분의 순환기능 상태(맥박과 모세혈관 재충혈)와 신경기능 상태(감각과 운동)를 검사하고 기록한다. 또한 환자가 병원에 도착할 때까지 신경기능과 순환기능 상태를 계속 감시하여야 한다.

고정 원칙의 7, 8항은 근골격계 손상에 대한 치료에서

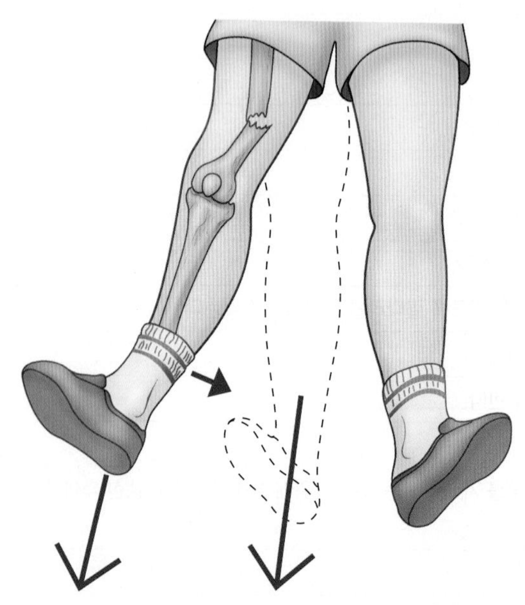

• 그림 18-19 손상으로 변형된 팔다리를 축에 평행하게 견인을 시행해야 한다.

의 견인법을 말한다. 견인(traction)이란 손상부위의 먼쪽부분을 하부로 잡아당기는 방법을 지칭하는데, 엉덩뼈의 몸통 부분 골절을 부목으로 안전하게 고정하기 위하여 이용하며 골절부위를 일직선으로 맞추는 데 가장 효과적이다(그림 18-19). 과도한 견인은 손상된 팔다리를 더욱 악화시킬 수 있지만, 올바르게 시행하면 골절편을 안정시키고 팔다리의 전반적인 배열을 유도할 수 있다. 그렇지만 응급구조사가 골절을 도수 정복(reduction)하거나 골절편을 원래의 상태로 복구시키기 위한 행위를 시행하는 것은 바람직하지 않으며, 골절 부위의 정복과 복구는 병원의 정확한 진단 하에 의료진이 시행하는 것이 안전하다.

현장에서 시행하는 견인의 목적은 (1) 골절편을 안정시키고 무리한 움직임을 방지하며, (2) 팔다리가 부목에 잘 고정되도록 변형된 팔다리를 곧게 펴기 위한 것이다. 이와 같은 목적을 달성하기 위하여 당기는 힘의 양은 손상정도에 따라 다양하지만, 견인력이 15파운드(7 kg)를 넘는 경우는 드물다. 일반적으로 손상부위를 정상적인 배열로 유지하기 위한 최소한의 견인력을 가하는 것이 바람직하다.

견인하는 방향은 팔다리의 장축에 평행하게 하여 손상부의 먼쪽부분 방향으로 잡아당긴다. 즉 정상적인 팔다리를 가상하여 가상선을 따라 하부로 잡아당기며, 조심스럽게 견인을 가하면 변형된 손상부위는 거의 정상적인 위치와 유사하게 배열된다.

손이나 발을 잡고서 잡아당길 때, 초반에는 골절편의 움직임으로 인한 약간의 통증이 나타날 수 있으나, 지속적인 견인으로 곧 통증이 소실된다. 만약 견인에도 변형이 계속되면서 지속적으로 통증을 호소할 때는 견인을 중단하고 변형된 상태로 부목고정을 시행한다. 의료적인 고정 장비가 없는 경우에는 생활주변의 재료(우산, 신문지, 나무, 자 등)를 부목으로 이용하도록 하며, 부목재료를 구할 수 없을 때는 팔을 가슴에 고정하거나 또는 손상된 다리를 반대측 정상적인 다리에 고정하여 최소한의

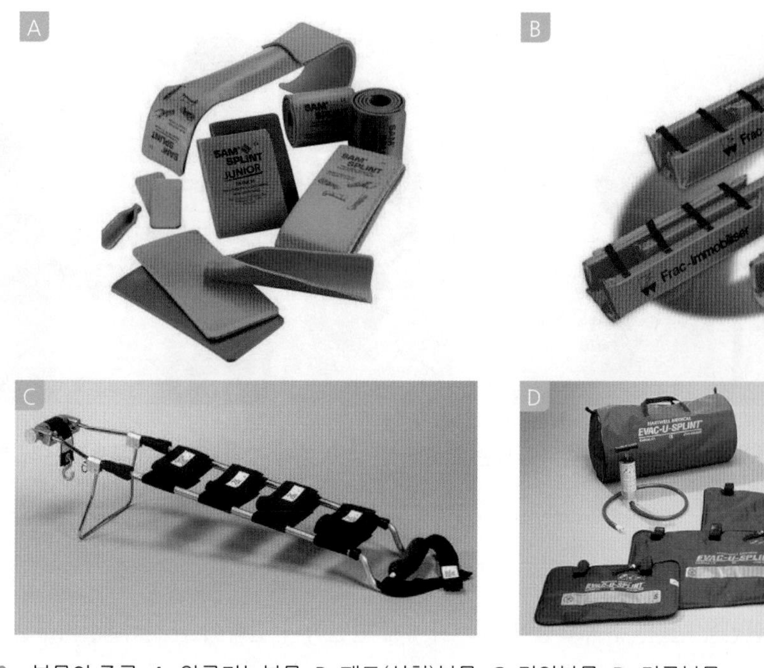

• 그림 18-20 부목의 종류. **A.** 알루미늄부목. **B.** 패드(성형)부목. **C.** 견인부목. **D.** 진공부목

표 18-7 부목의 종류

분류	예
경성부목	나무부목, 철사부목, 팔다리부목, 박스부목
연성부목	공기부목, 진공부목
견인부목	견인부목

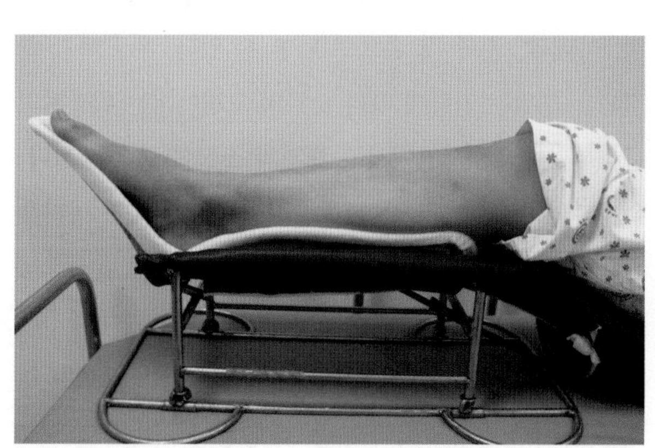

• 그림 18-21 병원에서 석고붕대를 이용한 골절고정

일시적인 고정을 시행할 수 있다. 부목은 일반적으로는 경성부목, 연성부목, 견인부목의 3가지로 구분될 수 있다(그림 18-20, 표 18-7).

1) 경성부목

경성부목은 견고한 재료로 만들어지며 손상된 팔다리의 측면과 전면, 후면에 부착할 수 있다. 경성부목은 성형부목, 패드부목, 알루미늄부목, 철사부목, 접이식 판지부목 등이 있다(그림 18-21).

경성부목을 이용하기 위해서는 2명의 응급구조사가 필요하다(그림 18-22). 일반적인 고정법은 다음과 같으나, 어긋남이나 변형이 심하여 견인중에 저항이나 통증이 심한 경우에는 변형된 상태대로 부목고정을 시행한다. 이 경우에는 패드부목을 팔다리의 양쪽에 대고 soft roller bandage로 부착시킨다.

① 응급구조사 1: 손상부위의 팔다리를 양손으로 부드럽

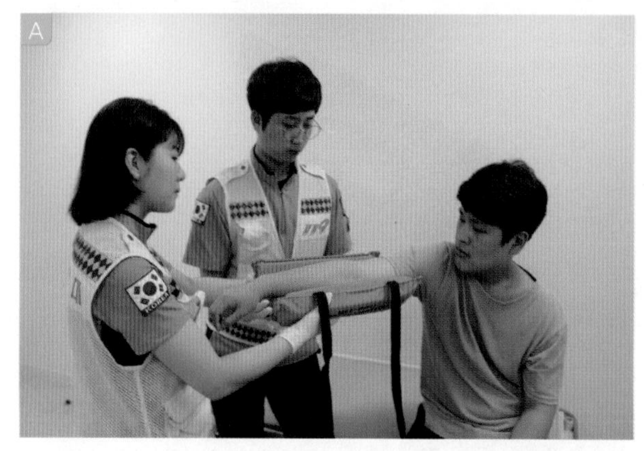

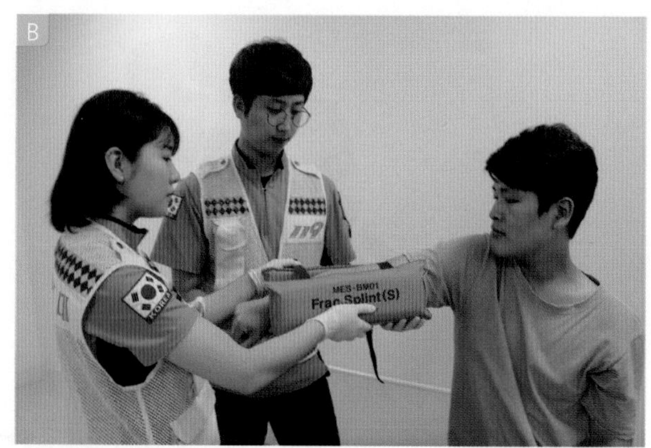

• 그림 18-22 경성 부목을 적용시키는 단계. **A.** 손상 범위에 맞는 부목을 선택하여 손상 부위 아래에 부목을 놓는다. **B.** 부목을 고정한 상태에서 벨크로로 단단히 고정한다.

게 받치고 필요하면 가볍게 견인을 한다. 부목고정이 끝날 때까지 이러한 지지를 계속 유지한다.

② 응급구조사 2: 경성부목을 손상된 부위에 배치한다.

③ 탈지면이나 패드를 손상부위와 부목 사이에 위치시켜서 균일한 접촉을 유지시킨다. 이때 골격의 돌출부가 견고한 부목에 직접 노출되어 압박되지 않도록 주의한다.

④ 부목이 팔다리와 견고히 부착되도록 부착 띠를 대거나, 탄력붕대로 감는다.

⑤ 손상부위의 먼쪽부분에서 신경기능과 순환기능의 상태를 점검한다.

2) 연성부목

(1) 서론

가장 많이 사용되는 연성부목은 공기부목(air splint 혹은 inflatable splint)과 진공부목(vacuum splint)이다. 공기부목은 모양과 크기가 매우 다양하며 축 방향으로 지퍼가 부착된 경우도 있다. 공기부목을 착용시킨 후에는 입으로 공기를 주입하는 것이 안전하며, 절대로 공기펌프를 사용하여 공기를 주입해서는 안 된다. 공기부목은 환자에게 편안하며 접촉이 균일하고, 외부출혈이 있는 상처에 압박을 가할 수 있으므로 지혈도 가능하다는 장점이 있다. 그러나 공기부목은 온도변화에 따라 여러 가지 단점이 있으며, 지퍼가 작동되지 않는 경우도 있다. 온도변화가 심한 경우는 공기압력의 변화가 심하여, 추울 때는 압력이 떨어지고 더울 때는 압력이 증가한다. 압력변화는 고도에 따라서도 발생하므로 항공이송(헬리콥터 등) 시에 문제가 되기도 한다.

(2) 해부학/병태생리학

상지의 손상은 크게 어깨관절, 빗장뼈, 위팔뼈, 팔꿈치관절, 아래팔, 손목 및 손으로 나눌 수 있다. 위팔뼈가 골절되는 부위는 연령에 따라 다르며 고령에서는 위팔뼈의 근위부가, 젊은 성인에서는 체부의 골절이 잘 발생된다. 위팔뼈의 근위부 골절은 외형상 변형을 관찰하기 어려우나, 체부 골절은 변형도 심하며 간혹 요골 신경 손상으로 손목 하수(wrist drop)가 발생할 수 있다. 팔꿈치관절은 젊은 성인 및 소아에서 스포츠로 인한 손상이 많으며 특히 소아에서 손상부위의 부종 및 통증을 지속적으로 호소하는 경우에는 방사선학적 검사를 실시한다. 손목 골절은 고령에서 넘어지면서 손을 짚어 손목이 골절되는 것으로 colles' 골절 및 먼쪽 노뼈 골절이 제일 흔하다.

다리는 골반, 엉덩관절, 넙다리뼈, 무릎관절, 장딴지, 발목과 발 부분 등으로 나눈다. 골반 손상은 주로 교통사고로 인한 운전자 및 보행자 사고로 발생되며, 노인들의 경우는 낙상에 의한 엉덩 골절이 많다. 엉덩관절 탈구는 대부분이 넙다리뼈 머리가 후방으로 전이되는 후방탈구이다. 환자의 자세는 탈구된 엉덩관절을 약간 굴곡시키고, 무릎관절은 몸통을 향하여 구부러져 올린 형태를 보이며, 넓적다리는 내전하고 안쪽으로 회전된 양상이다.

가장 흔한 다리의 골절 부위인 정강뼈는 체중을 지탱하는 역할을 하며 가쪽으로 종아리뼈와 아래로는 목말뼈와 관절을 이룬다. 종아리뼈 골절은 주로 직접적인 타격에 의해 발생되며, 발과 발목의 손상은 압통 및 변형이 있는지 관찰한다. 환자가 높은 곳에서 뛰어 내려 발로 착지한 경우에는 발꿈치뼈(calcaneus) 골절이 많으며 충격이 무릎을 거쳐 허리까지 전달되므로 무릎관절 및 골반골, 척추 손상이 동반될 수 있으므로 이송 시 척추 고정판을 이용하여 고정하여야 한다.

(3) 적응증

부목 고정은 통증을 호소하는 외상 환자에게 모두 적용할 수 있다. 골절은 환자의 병력상 떨어지거나, 직접 타격을 받았다든지 교통 사고 등의 병력을 통해 추정할 수 있으며, 증상으로 국소동통, 운동통, 기능장애 등이 있고, 자세의 이상, 비정상적인 운동이나 마찰음(crepitus)이 나타나기도 한다. 신체검사상 환자의 표정이나 손상부위를 보호하려는 자세를 통해서 골절을 의심할 수도 있으며, 손상 부위의 부종, 변형, 골절 부위의 이상 운동을 보일 수 있다. 촉진 시에 골절이 의심 부위에 국한된 압통이 있으며 수상부위에 약간의 움직임만 있어도 동통이 악화되고 근육의 경련이 나타난다.

(4) 금기증

- 부목 고정의 금기증은 생명을 위협할 정도로 위중한 손상이 있는 경우이다. 위급한 상황 시에는 부목 고정에 시간을 지체하지 말고 환자를 빨리 병원으로 이송해야 한다.
- 구획 증후군
- 조절되지 않는 출혈
- 이물질에 의한 박힘손상

(5) 술기

① 공기부목

공기부목의 고정방법은 지퍼의 유무에 따라 달라지는데 종류에 관계없이 모든 외부상처는 멸균거즈로 덮은 후에 공기부목을 이용해야 한다. 부목 자체가 투명한 재질로 되어있어 상처 부위를 확인이 가능하며 상처 부위의 출혈에 대한 압박으로 지혈이 가능한 장점이 있다. 그러나 온도 변화 및 고도변화에 따라 압력이 변하여 덥거나, 고도가 높아지면 공기 부목내의 압력이 증가하여 문제가 발생할 수 있다.

지퍼를 열어 공기 부목을 손상부위에 대고 지퍼를 잠근 후 입이나 다른 주입기구를 사용하여 공기를 주입한다. 공기를 주입한 후에 엄지와 검지로 부목의 가장자리를 눌러서 양쪽벽이 접촉할 수 있을 정도가 되면 적당한 압력이 되었다고 판단한다. 공기 부목 후에는 원위부의 순환(Pulse), 운동(Motor), 감각(Sensory)기능 및 부목의 압력상태를 재평가한다.

- 부목의 원형내로 응급구조사의 팔을 넣고 반대쪽으로 뻗어 부목 외부로 나오게 한다. 환자의 손상된 먼쪽부분의 손이나 발을 잡는다.
- 손상된 부위를 양손으로 지지하면서 부목고정이 완료될 때까지 자세를 유지한다.
- 응급구조사의 팔에 위치한 부목을 환자의 손이나 발을 통하여 끝까지 밀어 넣는다. 이때 손상부의 몸쪽부분과 먼쪽부분이 모두 부목 내에 위치해야 한다.
- 입으로 공기를 주입한다.
- 공기부목이 어떤 형태이건 고정 후에는 주입된 공기의 압력을 점검한다. 공기를 충분히 주입한 후에 엄

지와 검지로 부목의 가장자리를 눌러서 양쪽 벽을 접촉할 수 있으면 공기가 적당히 주입되었다고 판단할 수 있다.

- 다른 부목과 마찬가지로 부착한 후에는 먼쪽부분에서 신경기능과 순환 기능을 점검하여 기록하고, 병원 도착까지 일정한 간격으로 재차 점검한다. 베개부목과 삼각건 고정과 같은 다른 연성 부목도 널리 사용되고 있다.

② 진공부목

진공부목은 펌프를 이용하여 신체의 어느 부위든지 원하는 자세로 적용할 수 있으며, 부목내부를 진공으로 만들어 특수 소재의 알갱이가 견고하게 변하면서 관절부위와 같은 굴곡된 부분에서도 효과적으로 사용되는 부목이다.

평평하고 다양한 직사각형 주머니 내의 특수 소재의 알갱이들이 공기와 자유롭게 움직이다가 펌프를 사용하여 부목에서 공기를 빼면 알갱이들이 서로 단단하게 압박하면서 신체둘레를 감싸며 적절한 모양으로 단단하게 고정된다.

진공부목의 사용법은 우선 평평한 곳에 진공부목을 반듯하게 펴고 알갱이들이 부목 전체에 고르게 퍼지도록 부목표면을 손바닥으로 판판하게 편다. 부목을 적용하려는 부위에 진공부목을 놓고 적당한 모양을 잡아 고정한다. 펌프를 진공부목주입구에 연결하여 부목이 적절하게 단단해질 때까지 공기를 빼내고 주입구에서 펌프를 제거 후 고정 끈을 다시 고정한다.

항상 부목 후에는 원위부의 순환(Pulse), 운동(Motor), 감각(Sensory)기능을 재평가한다.

- 골절부위를 노출하고 지지한 후 다른 응급구조사에게 인계한다.
- 손상된 팔 원위부의 맥박, 운동, 감각을 평가한다.
- 부목을 평평하게 한 뒤, 부목의 길이를 측정한다.
- 손상된 팔에 부목을 적용한다.
- 진공펌프를 연결하고 공기를 제거한다.
- 부목 고정끈을 다시 고정한다.
- 손상된 팔을 몸에 고정한다
- 손상된 팔 원위부의 순환, 운동, 감각을 평가한다.

(6) 합병증

부적절한 견인 부목의 착용은 환자에게 오히려 통증을 더 악화시키고, 신경 및 혈관 손상을 유발할 수 있으므로 주의해야 한다.

- 조직괴사
- 개방성 골절
- 구획증후군
- 신경 및 혈관 손상

3) 견인부목

견인부목은 주로 넙다리 골절에 이용되며, 팔다리의 축방향으로 지속적인 견인을 함으로써 골절부위가 직선으로 배열되도록 하는 것이다. 흔히 Thomas splint라고도 불리는데, 발목고정기로 발을 견인하면서 골절부위를 고정시킨다. 이러한 견인력을 대향견인(對向牽引)이라 한다. 견인부목의 상부가 궁둥뼈거친면에 잘 고정되어야만 효과적인 대향견인을 얻을 수 있으며, 팔에서는 견인부목의 상부가 겨드랑이의 주요 신경이나 혈관을 압박하게 되므로 사용하기 어려운 실정이다. 견인부목을 올바르게 사용하기 위해서는 사용법을 숙지한 두 명의 응급구조사가 필요하다. 응급구조사는 견인고정을 사용하는 방법을 완전히 숙지할 때까지 각 단계를 반복해서 연습해야 한다.

① 골절부위를 노출하고 골절부위의 위아래 뼈를 손으로 지지하여 고정한 후에 동료에게 지지하도록 인계한다. 그리고 골절된 다리 원위부의 맥박, 운동, 감각을 평가를 시행한다(그림 18-23A).

② 골절된 다리를 통증을 확인하면서 두 손으로 견인한

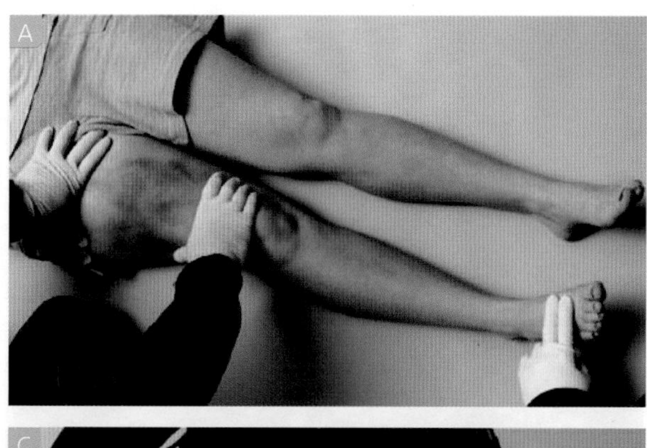

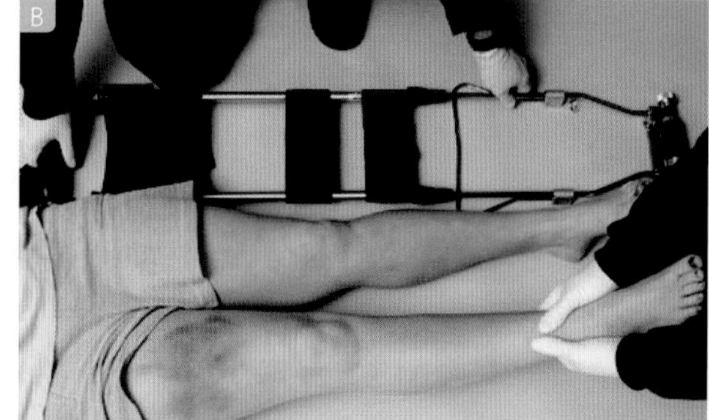

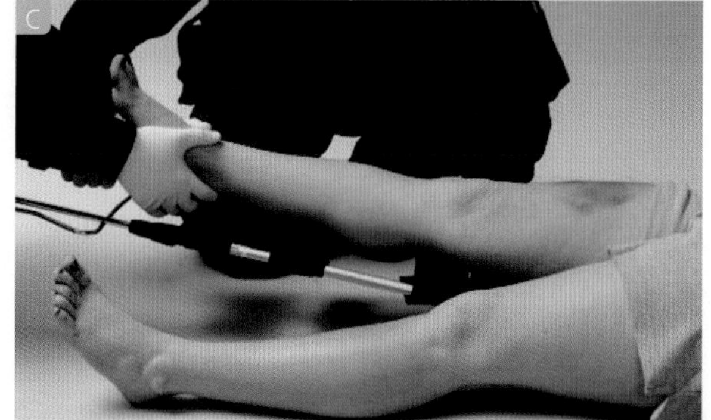

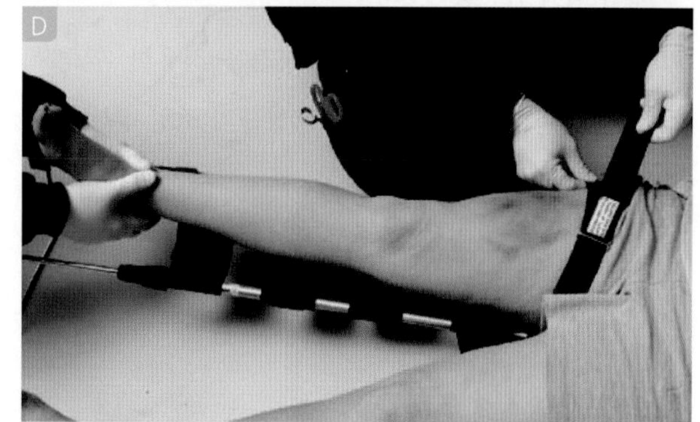

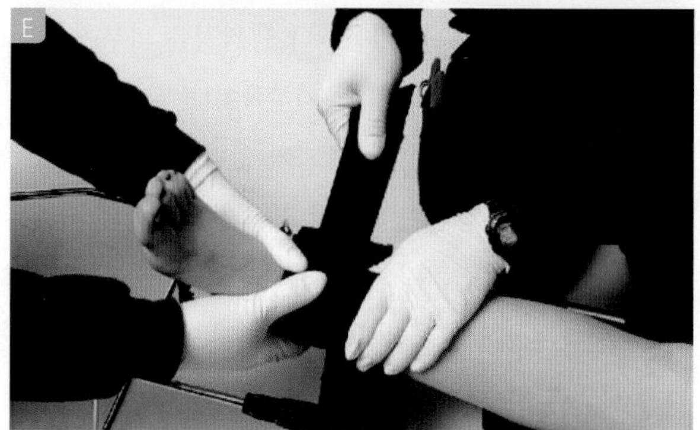

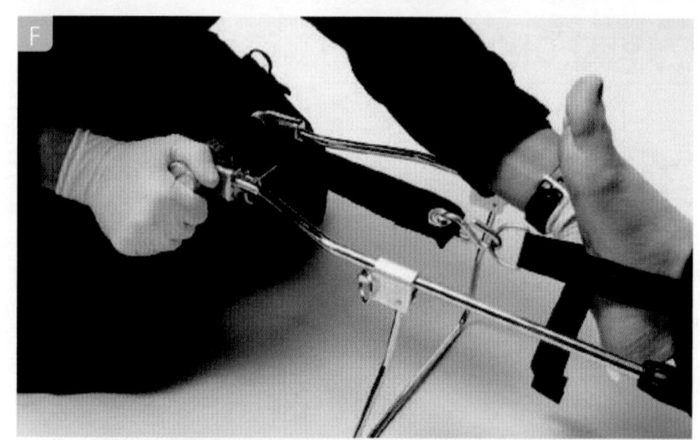

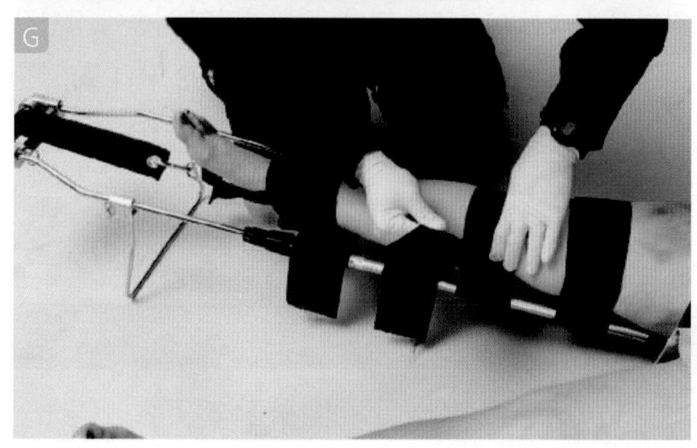

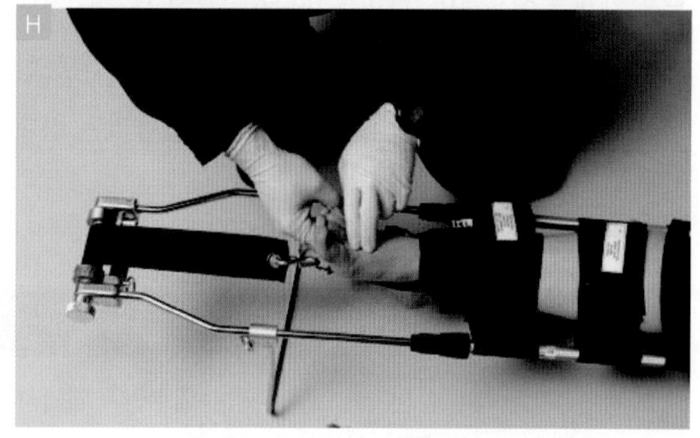

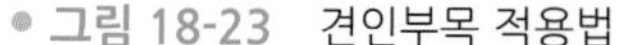

• 그림 18-23 견인부목 적용법

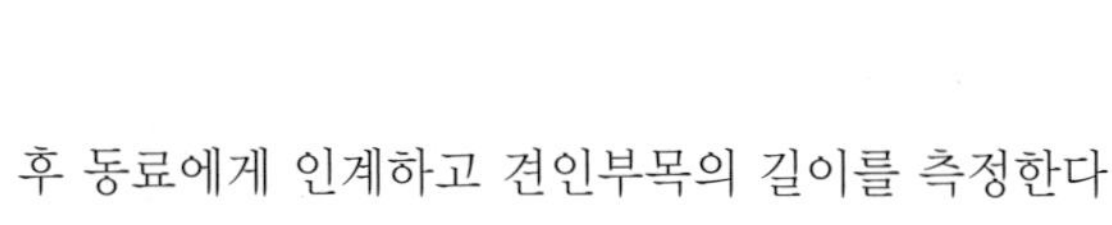

후 동료에게 인계하고 견인부목의 길이를 측정한다 (그림 18-23B).

③ 골절부위를 견인하고 있는 동료에게 다리를 들게 하여 다리 밑으로 부목을 넣고 다리를 부목 위에 천천

히 내려놓는다. 내려놓는 과정에서 골절부위의 견인 상태를 유지한다(그림 18-23C).

④ 궁둥뼈 고정끈을 적용한다(그림 18-23D).

⑤ 발목 고정끈을 적용한다(그림 18-23E).

⑥ 발목 고정끈과 당김 고리를 연결하여 당긴다. 한 손으로는 골절된 다리의 발목을 잡아준다. 또 다른 손으로는 통증의 감소가 느껴질 때까지 손잡이를 돌려 견인한다(그림 18-23F).

⑦ 지지 고정끈을 적용하고, 고정끈을 적용한 후 발목 고정끈의 견인 상태와 모든 고정끈의 조임 상태를 손으로 확인한다(그림 18-23G).

⑧ 견인부목을 고정한 후 골절된 다리 원위부의 맥박, 운동, 감각을 재평가한다(그림 18-23H).

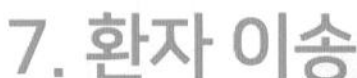

7. 환자 이송

손상된 팔다리를 적절히 부목으로 고정한 후에는 환자를 들것으로 옮겨서 병원으로 이송하여야 된다. 환자의 적절한 자세는 손상유형에 따라 다르다. 팔만 손상된 환자는 누운 자세보다는 뒤로 약간 젖힌 앉은 자세가 편안하지만 환자가 편안한 쪽을 선택한다. 다리손상 시는 반드시 누운 자세를 이용하며, 다리를 바닥으로부터 15 cm 정도 높여서 부종을 방지하도록 한다. 모든 손상부위는 가능한 심장보다 약간 높여 주어야 한다. 손상된 팔다리는 절대로 들것 가장자리 밖으로 나오지 않도록 한다. 손상부위에는 차가운 얼음주머니를 대서 통증을 감소시키고 부종을 방지할 수 있다. 단, 얼음이나 냉찜질을 피부에 직접 닿지 않도록 주의해야 하며, 공기부목이나 두꺼운 부목장비 위에 올려놓는 경우에는 효과가 없다. 혈관손상이 동반된 근골격계 손상과 병원까지 장시간이 소요되는 경우를 제외하고는 응급차량의 운행속도를 평상적으로 유지한다. 혈관손상이 의심되거나 먼쪽부분으로의 순환장애가 관찰되면 이송할 병원으로 환자상태를 통신으로 연락하면서 신속히 이송해야 되며, 병원까지의 이송에 장시간이 소요되는 경우에는 항공이송을 요청해야 한다.

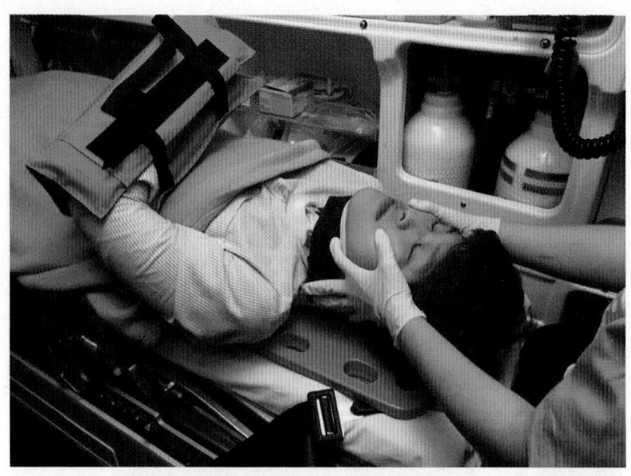

• 그림 18-24 항상 손상받은 부위를 심장의 위치보다 약간 높게 하여 이송한다.

당신이 응급구조사라면

1. 복합성 정강뼈 골절 환자가 있다. 개방성 골절인가 폐쇄성 골절인가? 개방성 골절이 폐쇄성 골절보다 중증으로 간주해야 되는 이유를 기술하고 응급처치 방법을 설명하시오.
2. 소년이 나무에서 떨어진 후에 팔을 구부린 채로 움직이지 않고 있다. 팔의 운동소실은 무엇을 의미하는가?
3. 삠은 근육 손상의 한가지이다. 삠의 정의를 기술하고 임상적 징후에 대하여 기술하시오.
4. 발목의 통증을 호소하지만 삔 것인지, 어긋난 것인지, 부러진 것이 확실하지 않다. 이 경우에 부목고정을 시행해야 되는가? 고정을 한다면 어떤 종류의 부목을 이용할 수 있는가?

어깨뼈부위와 팔의 골절과 어긋남

개요

팔의 손상은 매우 흔히 발생한다. 여러 유형의 물리적 충격들이 손상을 유발하며, 팔이 가쪽으로 뻗은 상태에서 충격이 가해지는 경우에 손상이 더욱 잘 발생한다. 사람이 추락할 때는 반사적으로 머리와 얼굴부 손상을 방지하기 위하여 팔을 뻗게 된다. 팔은 몸 전체의 하중을 받게 되고, 결국 팔과 빗장뼈의 중간에서 손상이 일어나게 된다. 다른 손상 시의 응급처치 원칙과 같이, 손상된 팔을 부목고정하기 전에 응급구조사는 반드시 치명적인 손상에 대한 검사와 응급처치를 시행한 후에 팔손상에 대한 처치를 시행해야 한다. Chapter 18에서 설명한 것처럼 팔손상에서도 부목고정의 일반적인 원칙을 반드시 지켜야 한다. 출혈을 방지해야 하고 상처가 더 이상 오염되거나 감염되는 것을 방지해야 한다. Chapter 19에서는 우선 빗장뼈와 어깨뼈의 손상을 설명하고, 다음은 어깨관절의 어긋남과 위팔뼈 골절을 다룬다. 그러고 나서 팔꿈치관절부위의 손상에 대하여 열거한다. Chapter 19의 마지막 두 부분은 아래팔 골절, 손목과 손의 손상에 대해 언급할 것이다.

목표

- 빗장뼈, 어깨뼈, 위팔부위의 손상을 어떻게 진단하고, 부목고정을 시행하는 방법을 학습한다.
- 어깨관절 어긋남을 인지하는 방법과 고정하는 방법을 학습한다.
- 위팔뼈 골절 시의 부목고정법을 배우며, 필요시 시행할 수 있는 견인 정복술을 학습한다.
- 팔꿈치관절부위 손상의 중요성을 인식하고, 손상 시의 부목고정법을 학습한다.
- 아래팔부위의 골절을 진단하고 고정하는 방법을 알아본다.
- 손목과 손 손상 시의 부목고정법을 학습한다.

1. 빗장뼈와 어깨뼈의 손상

빗장뼈는 신체에서 가장 흔히 골절되는 부위 중의 하나이다. 빗장뼈 골절은 소아에서 가장 흔히 발생하며, 추락할 때 팔을 뻗게 되므로 빗장뼈 골절이 자주 발생한다. 빗장뼈 골절은 또한 가슴의 압박 손상과도 연관된다. 빗장뼈 골절 시는 어깨뼈부위의 통증을 호소하며 손상된 팔의 팔꿈치관절부위나 아래팔부위를 반대측 손으

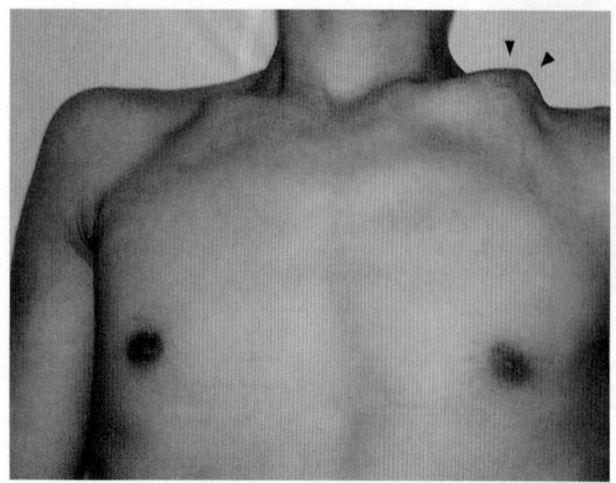

● 그림 19-1 빗장뼈는 가장 흔히 골절되는 골격 중 하나이며 특히 소아에서 흔히 발생한다. 대부분의 환자는 골절된 부위가 움직이지 않도록 반대편 팔로 손상된 팔을 붙잡고 가슴에 대고 있을 것이다.

로 지지하는 자세를 취하게 된다. 흔히 소아들은 팔의 전반적인 통증을 호소하고 팔을 마음대로 움직일 수 없게 된다. 이러한 징후로는 빗장뼈손상의 여부를 정확히 인지하기 어렵지만, 일반적으로 손상된 빗장뼈부위에 부종과 통증이 나타난다. 빗장뼈가 피부 바로 밑에 위치하므로 골절 부위의 표면쪽으로 피부가 볼록 튀어나오게 된다(그림 19-1).

빗장뼈는 팔에 분포하는 동맥, 정맥, 신경의 위쪽에 위치하므로 빗장뼈 골절 시 신경계와 혈관계통에 손상을 줄 수 있다. 어깨뼈 골절은 흔히 발생하지는 않지만, 발생한 경우에는 상당한 물리적인 충격이 가해졌다는 것을 의미한다. 어깨뼈의 밑에는 갈비뼈가 위치하므로 어깨뼈 골절이 발생할 정도의 충격이라면 갈비뼈 골절도 동반되었을 가능성이 높으며, 갈비뼈 골절 시는 혈흉(혈액가슴), 기흉(공기가슴증), 폐 타박상 등에 의한 호흡곤란이 나타날 수 있다. 어깨뼈 골절의 증상으로는 어깨뼈 부위에 찰과상, 타박상, 부종과 통증뿐만 아니라 호흡곤란까지 나타날 수 있다(그림 19-2). 또한 환자는 골절에 의한 통증으로 팔을 사용하지 못하는 경우가 있다.

빗장뼈의 가쪽연결부위와 견봉돌기(acromion pro-

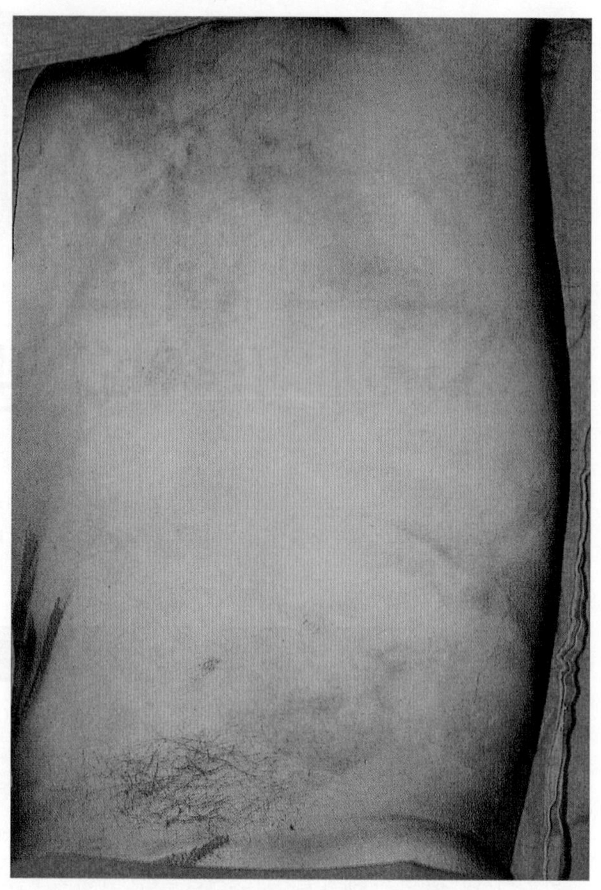

● 그림 19-2 어깨뼈 부위의 타박상과 찰과상은 골절을 의미할 수 있다. 응급구조사가 어깨뼈 손상에서 흔히 관찰할 수 있는 호흡계통의 문제점에 대해서 주의를 기울여야 한다.

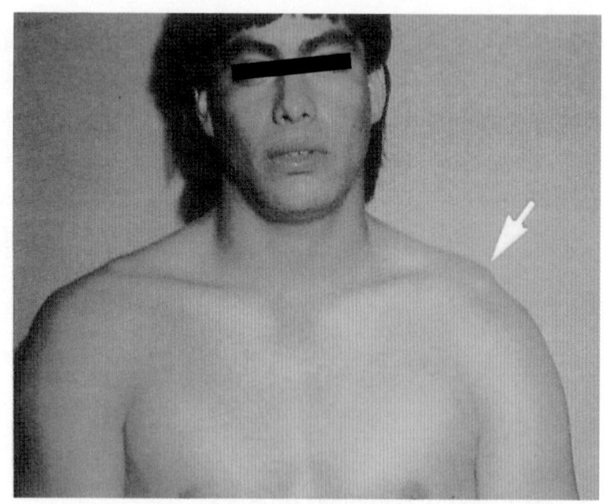

● 그림 19-3 A/C 분리. 빗장뼈의 어긋난 가쪽부위가 두드러져 나와 있는 것을 주의하라.

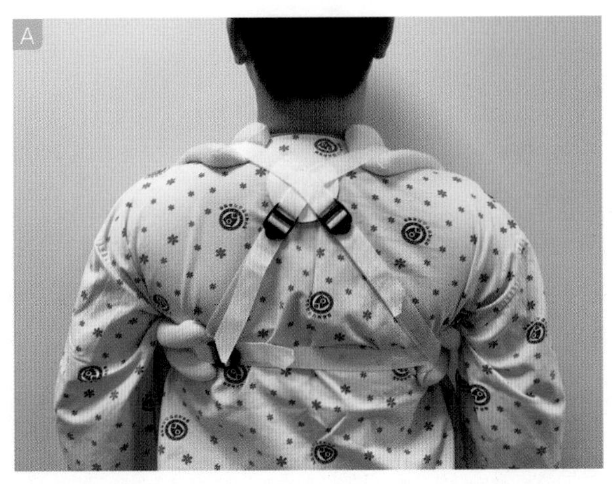

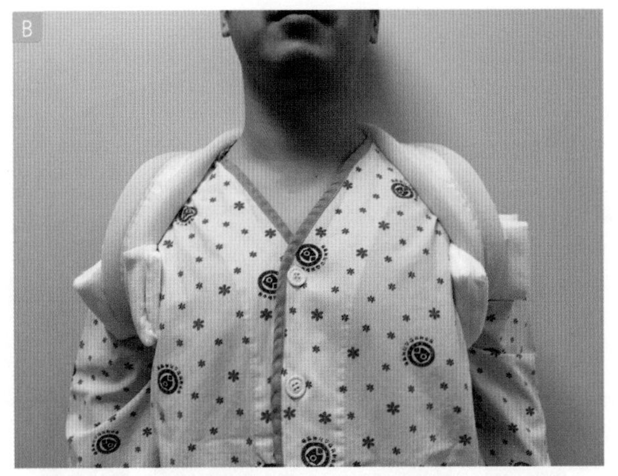

● 그림 19-4 8자 붕대 고정법. 양쪽 어깨를 최대한 뒤로 젖힌 자세로 고정한다. 겨드랑이에 패드를 끼워서 고정하면 겨드랑이 통증을 줄일 수 있다.

cess) 사이의 관절을 봉우리빗장관절(acromioclavicular joint)이라고 한다. 이 관절은 어긋나기 쉬운데, 이러한 손상을 어깨관절 분리(shoulder separation) 또는 A/C 분리라고도 한다. 넘어지거나 추락으로 인하여 어깨 부위가 지면에 접촉하면서 상당한 물리적 충격이 가해지며, 결국 어깨뼈와 빗장뼈의 가쪽 끝으로부터 분리됨으로써 어긋남이 유발된다(그림 19-3). 빗장뼈 골절이나 A/C 분리는 8자붕대(figure-of-eight bandage)로 고정할 수 있다. 이때 양쪽 어깨는 최대한 등쪽으로 젖히고 어깨를 편 자세를 취하도록 하고 양쪽 겨드랑이에는 패드를 넣어 겨드랑이 부위가 너무 심하게 조이지 않도록 한다(그림 19-4).

2. 어깨관절 어긋남

위팔뼈의 머리와 어깨뼈의 관절오목(glenoid) 사이의 관절인 어깨관절은 신체의 관절 중에서 가장 흔히 어긋나게 되는 곳이다. 대부분의 경우 위팔뼈의 머리는 전방으로 어긋나게되며 어깨뼈의 전방에 위치한다. 이런 위팔뼈 머리의 전방어긋남은 팔의 외전과 외회전에 의하여 일어난다.

어깨관절 어긋남은 상당한 통증을 유발하므로 환자는 팔을 움직일 수가 없다. 환자는 어긋난 어깨를 보호하기 위해서 반대편 손으로 손상된 측의 팔을 받치게 된다. 환자를 전면에서 자세히 살펴보면 정상적인 어깨의 둥근 선이 소실된 것을 관찰할 수 있다(그림 19-5). 반면에 어깨가 가쪽으로 편편해진 것을 관찰할 수 있다. 위팔뼈 머리가 전방으로 돌출되어 나오고 전흉벽의 흉근 아래에 놓여 있는 것을 볼 수 있을 것이다. 흔히 위팔뼈 머리가 액와부의 신경을 압박하게 되므로 팔에서 감각마비 등의 신경기능장애를 관찰할 수 있다. 어깨관절 어긋남은 어깨관절의 전방에 연결되어 있는 여러 인대들이 손상되며, 가끔 손상된 인대들이 어긋남이 정복된 후에도 회복되지 않는 경우가 있다. 그러므로 일부 환자에서는 경미한 외부 충격으로도 어긋남이 반복되는 경우가 많으며 결국 수술적 치료까지 필요로 하게 된다.

응급구조사는 어깨관절 어긋남을 정복하려고 시도하지 말고 다만 고정을 하여 병원으로 이송해야 한다. 비정상적인 자세의 어깨를 보다 정상적인 배열로 맞추기 위해 힘을 가하지 말아야 한다. 어깨관절 어긋남 시는 팔을 가슴 쪽으로 움직이는 관절에 심한 통증을 유발하게 되

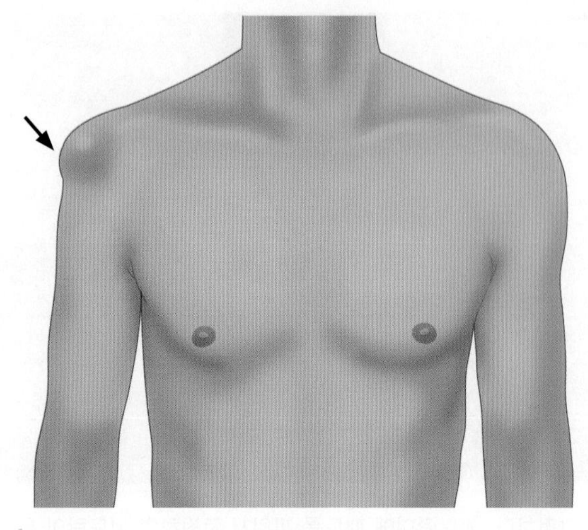

• 그림 19-5 어깨관절의 어긋남. 반대쪽과 비교하면 정상적인 어깨의 둥근 선이 보이지 않고 팔꿈치와 흉벽 사이에 공간이 생긴다.

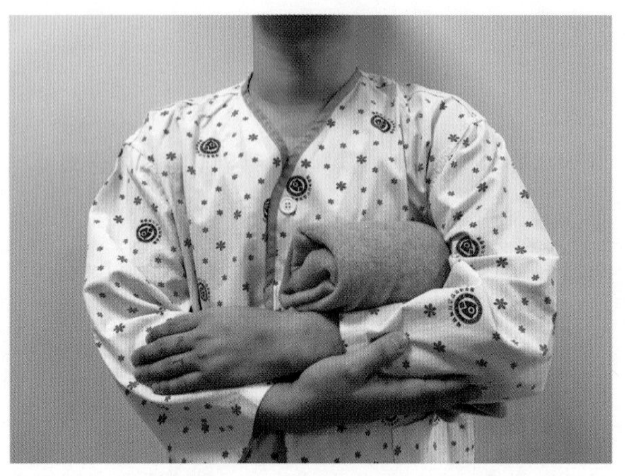

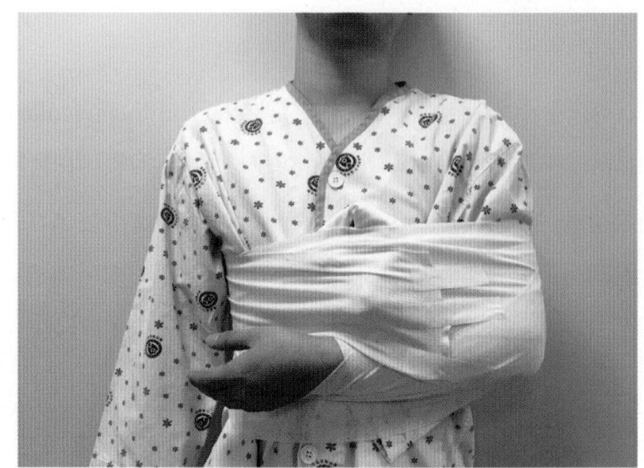

• 그림 19-6 어깨 손상 시 팔과 겨드랑이 사이에 베개를 끼우고 팔이 움직이지 않도록 붕대로 감아 몸통에 고정시킨다.

므로 팔을 흉벽에 고정시키기는 어렵다. 그러므로 어긋난 관절은 환자가 가장 편안히 취할 수 있는 자세로 고정시켜야 한다. 베개나 담요를 말아 팔과 가슴 사이에 넣고 붕대를 이용하여 팔을 가슴에 고정시킨다(그림 19-6). 환자는 앉거나 약간 누운 자세를 취하여 병원으로 이송한다.

3. 위팔뼈 골절

위팔뼈가 골절되는 부위는 연령에 따라 다르다. 노령자에서는 어깨관절에 가까이 위치한 몸쪽부분이 흔히 골절되며, 젊은 연령에서는 몸통부분에서 골절된다(그림 19-7). 몸쪽부분 골절은 팔의 변형이 작으며, 변형이 있더라도 팔근육과 부종에 의하여 육안적으로 관찰하기 어렵다. 위팔뼈 몸통부분에 골절이 발생하면 변형이 심하게 나타나므로 상당히 불안정한 소견이 관찰된다(그림 19-8). 위팔뼈와 노신경이 가까이 위치하므로 노신경이 골절부위에 의하여 손상되거나 압박되어 신경기능장해가 유발되기도 한다(그림 19-9). 신경이 손상받으면 환자는

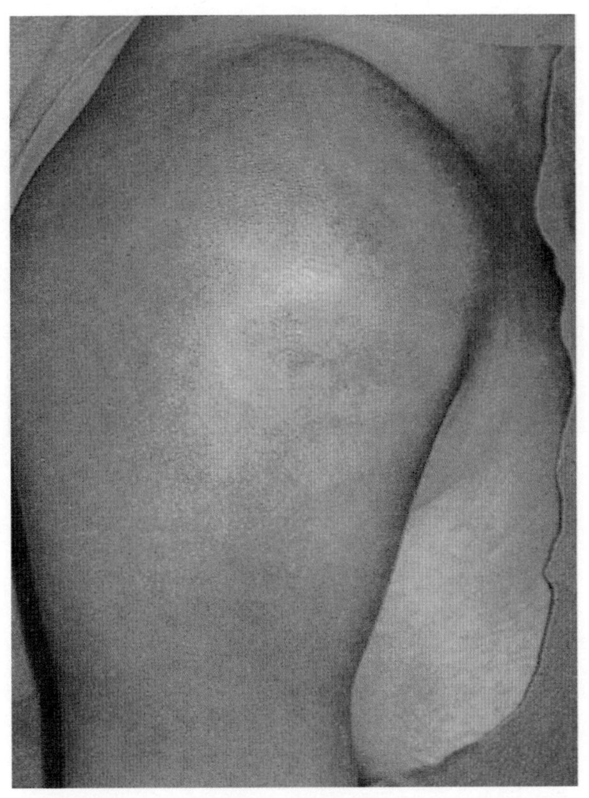

• 그림 19-7 위팔뼈의 몸쪽부분 끝 부분의 골절은 심각한 연부조직의 부종과 연관된다.

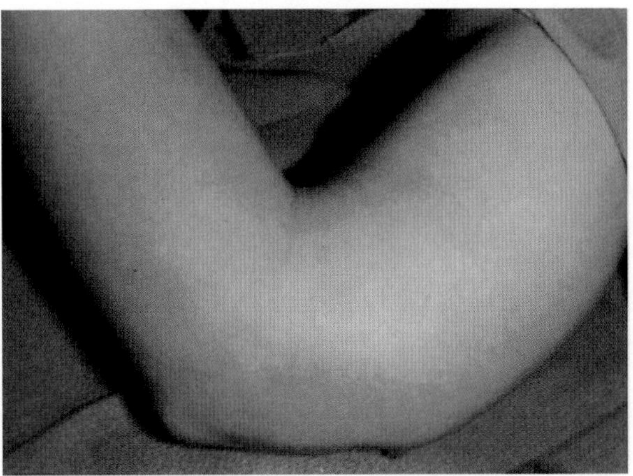

• 그림 19-8 위팔뼈의 몸통부분 골절은 팔의 심각한 변형을 유발한다.

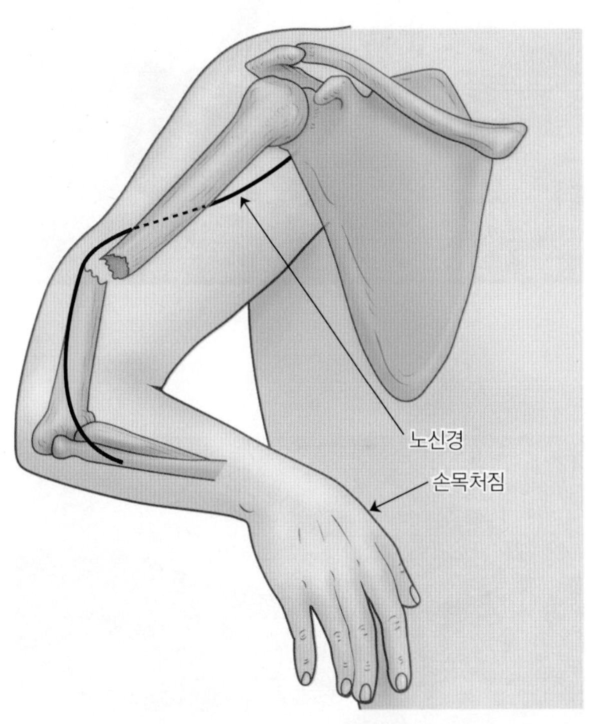

• 그림 19-9 노신경은 위팔뼈의 몸통부분에서 오른쪽으로 지나게 되며 골절부위에서 신경이 손상되거나 압박되게 된다.

손목과 손가락을 펼 수가 없게 되어 손목이 처지는 현상(wrist drop)이 나타날 수도 있다.

위팔뼈 몸쪽부분의 골절이나 어긋남은 벨포 밴드(Velpeau's bandage)를 이용하여 고정시켜야 한다(그림 19-10). 위팔뼈 골절의 변형각이 큰 경우에는 먼쪽부분을 살며시 당기면서 변형각을 최소로 하고 부목고정을 시행하는 것이 바람직하다(그림 19-11). 응급구조사는 한 손으로 골절부위를 지지하고 다른 손으로는 위팔뼈의 팔꿈치 바로 위쪽을 잡는다. 팔의 정상 각도를 고려하여 살며시 당기면 팔이 반듯하게 되고, 반듯한 팔에 부목고정을 시행한다. 골절의 변형각을 정상적으로 맞춘 후에 팔을 벨포 밴드로 고정하도록 한다. 먼쪽부분을 살며시 당길 때에 환자가 심한 통증을 호소하거나 심한 저항을 보이면 무리하게 힘을 가하지 말고 변형된 상태로 고정한다. 즉, 팔과 흉벽 사이의 공간에 베개나 패드를 집어넣은 후에 부목과 삼각건, 붕대로 고정시킨다.

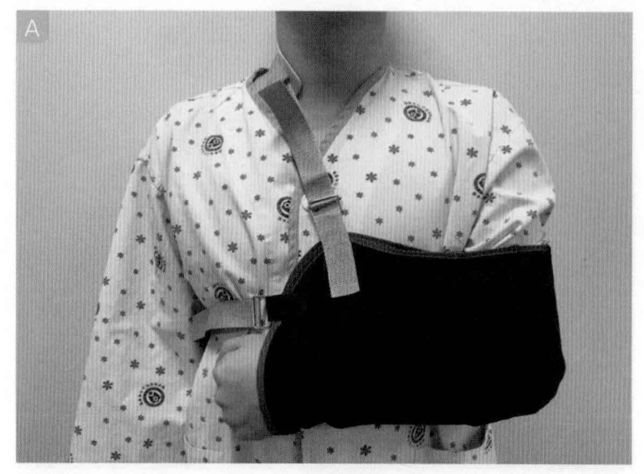

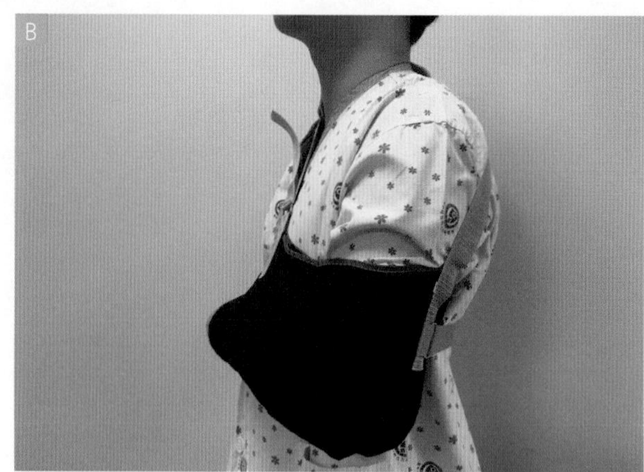

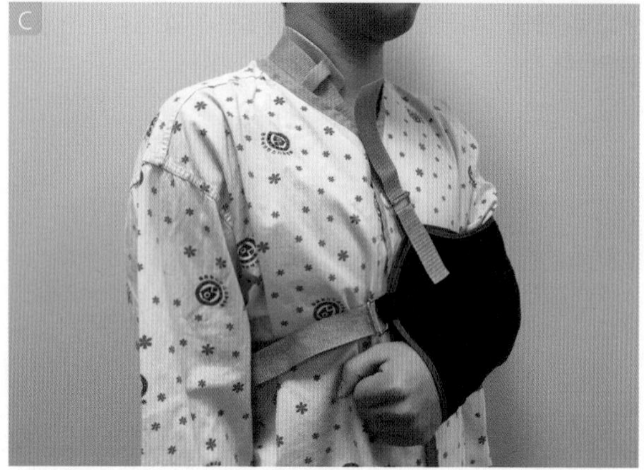

● 그림 19-10 벨포 붕대를 적용한 모습

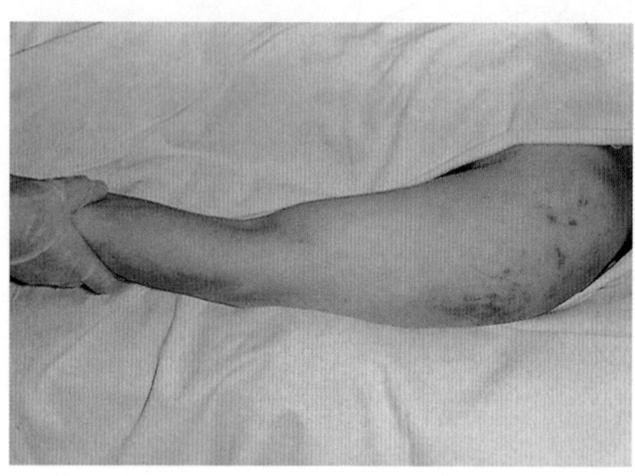

● 그림 19-11 위팔뼈 골절 시 심하게 변형된 팔을 정복하기 위해서 위팔뼈 먼쪽 부분 방향으로 부드럽게 당겨준다.

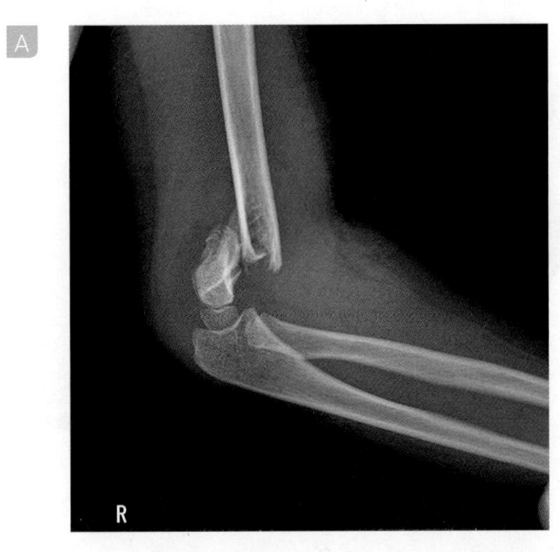

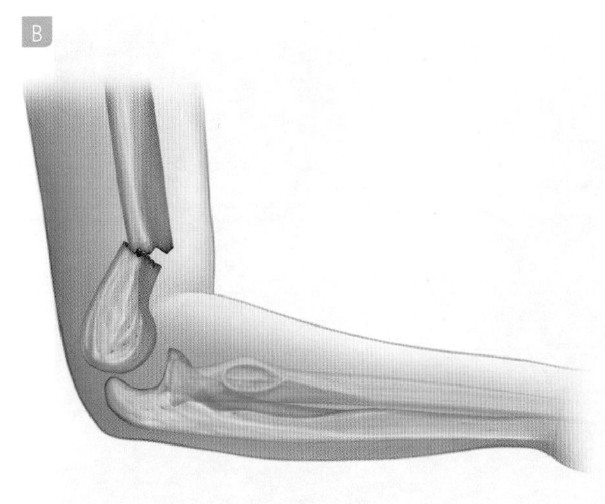

• 그림 19-12 관절융기위골절. **A.** 손상된 팔꿈치관절의 X-ray. **B.** 골절의 도해

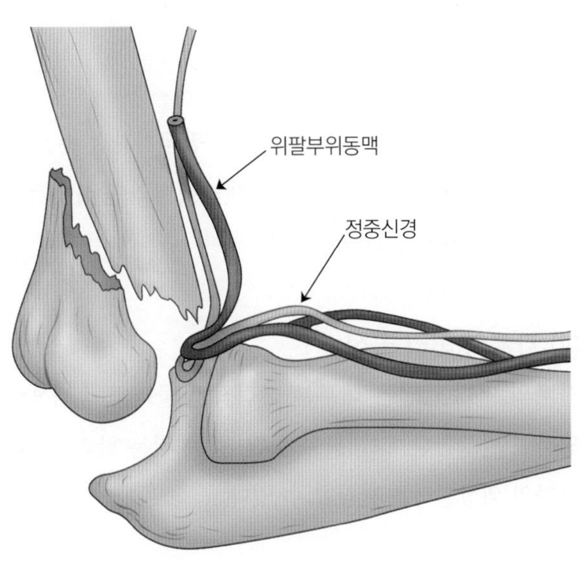

• 그림 19-13 관절융기위골절 시는 위팔동맥과 정중신경이 골절파편에 끼여 손상될 수 있다는 것에 유의해야 한다.

4. 팔꿈치관절부위의 손상

골절과 어긋남은 팔꿈치관절 주위에서 자주 일어난다. 이러한 손상은 방사선검사를 시행하지 않고는 감별하기가 어려우므로, 골절과 어긋남의 가능성을 모두 고려해야 한다. 팔꿈치 손상은 가장 안락한 자세로 부목 고정해야하며 먼쪽부분에 대한 평가를 분명히 해야 한다. 조직이 매우 약하고 구조가 복잡하기 때문에 손상받은 팔꿈치는 바로잡거나 견인을 시행하지 않는다.

1) 팔꿈치관절 손상의 종류

(1) 위팔뼈 먼쪽부분 골절

위팔뼈의 먼쪽부분 끝 부근의 골절을 관절융기위골절(그림 19-12)이라 하며, 이유는 골절선이 관절융기(condyle)의 윗부분을 지나가기 때문이다. 이러한 골절은 소아에서 자주 관찰할 수 있다. 흔히 골절파편의 심각한 회전이 일어나며 변형을 유발하고 골절된 표면이 혈관이나 신경 근처로 노출되게 된다. 그러므로, 이러한 골절에서는 신경손상이나 혈관손상이 동반되는 경우가 많다. 부

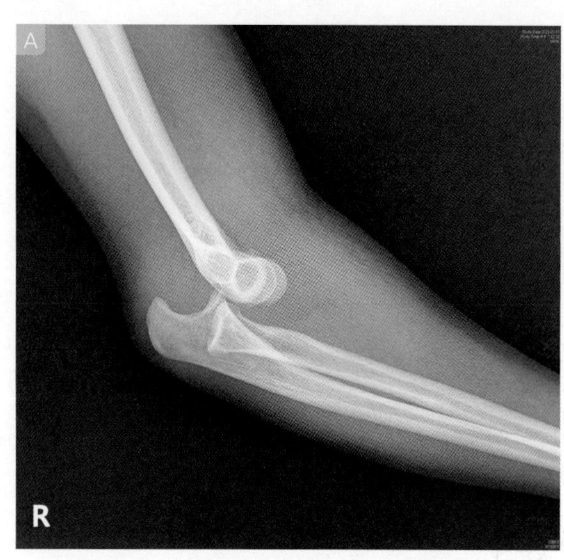

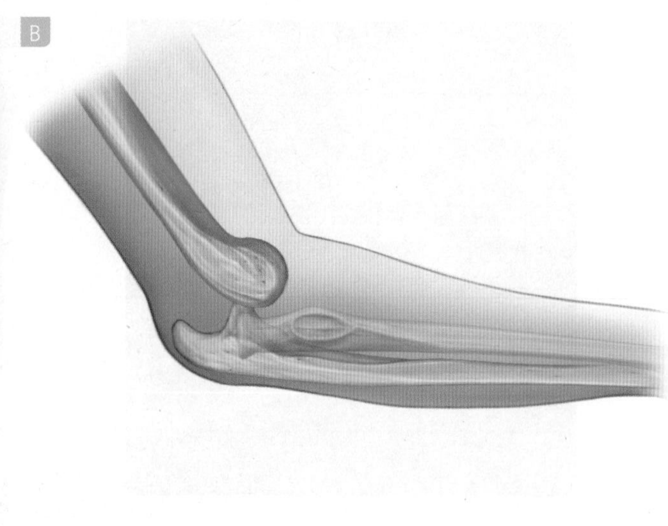

● 그림 19-14 팔꿈치관절 어긋남. **A.** 팔꿈치관절의 X-ray. **B.** 팔꿈치돌기 돌출의 도해

종은 손상 후 조기에 나타나게 되고 부종이 매우 심한 경우도 있다.

(2) 팔꿈치관절의 어긋남

어긋남은 젊은 연령층에서 자주 발생하며 운동경기 중의 충격으로 유발되는 경우도 많다. 위팔뼈의 먼쪽부분과 관절을 이루는 노뼈와 자뼈는 쉽게 후방으로 어긋나서 자뼈의 머리가 현저히 돌출된 양상을 나타낸다(그림 19-14). 관절은 아래팔 부위와 맞물려서 약간 구부러진 형태를 취한다. 팔꿈치관절을 움직이려 하면 환자는 심한 통증을 호소한다. 위관절융기 골절과 함께 부종이 동반되며, 심각한 신경손상과 혈관손상을 유발하는 경우가 많다.

(3) 팔꿈치관절 삠

팔꿈치관절의 삠은 드물게 일어난다. 지속적이고 경미하거나 중증의 팔꿈치관절 손상이 있는 소아를 단순한 삠으로 오인하는 경우가 종종 있으므로 주의해야 한다. 흔히 변형이나 전이가 거의 없는 단순 골절이나 부분적 어긋남이 삠으로 오인하는 경우가 많으며, 삠으로 간주하여 치료를 시행하지 않는 경우에는 심각한 후유증을 유발하는 경우가 많다. 그러므로 모든 팔꿈치관절 손상 시는 외관상으로 경미하여도 응급센터에서의 방사선검사에 의한 진단이 필요하다.

(4) 자뼈의 머리 골절

자뼈의 머리 골절은 대부분 직접적인 물리적 충격으로 인하여 발생한다. 그러므로 골절부위에서는 찰과상이나 기타의 외상흔적을 관찰할 수 있다.

2) 팔꿈치관절 손상의 응급처치

모든 팔꿈치관절 손상은 신중하게 다루어져야 하고, 응급처치 시 주의하여야 한다(그림 19-15). 팔꿈치관절 손상이 의심되는 모든 환자에게는 손상의 먼쪽부분에서 신경기능과 순환기능에 대한 검진을 시행하여야 한다. 만약 아래팔부위에서 맥박이 잘 촉지되고 혈액순환도 좋은 양상을 보인다면, 골절이나 어긋남은 발견 당시의 자세로 부목고정을 시행한다. 무리하게 관절을 정복하려고 시도하면 환자에게 통증을 유발하고 시경이나 혈관 손상

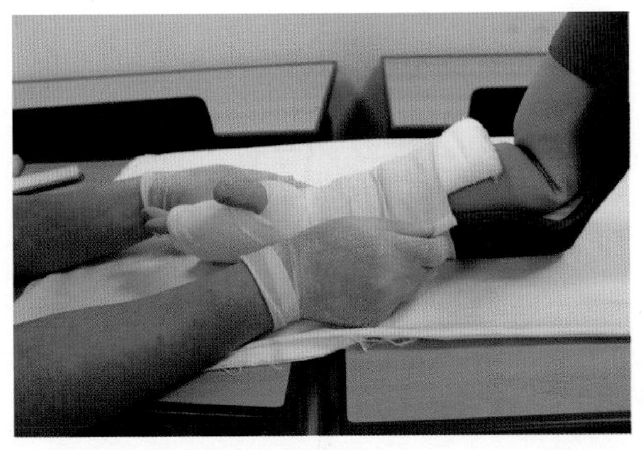

• 그림 19-15 팔꿈치 부위에 손상이 의심될 경우 팔꿈치 관절 위 아래를 함께 고정할 수 있도록 부목을 시행해야 한다.

이 심해질 수도 있다.

만약 손이나 아래팔부위가 차가워지거나 창백하고 또는 맥박이 잘 촉지되지 않으면 혈관손상이 동반되었다고 간주해야 한다. 혈관손상이 동반되면 신속한 치료가 수반되어야 하므로 즉시 의료진에게 알리고, 신속히 병원으로 이송한다. 만약 10-15분 이내에 병원에 도착할 수 있으면 팔은 발견 당시의 자세로 부목고정을 시행하며, 병원까지의 거리가 멀다면 현장에서 혈액순환을 유지하기 위한 응급처치를 시행하는 것이 바람직하다. 팔꿈치관절 손상과 변형이 있으며 먼쪽부분에서 맥박이 촉지되지 않으면 팔의 종축을 따라 살며시 손을 잡아당기면서 변형각이 최소화 되도록 한다. 일부에서는 이러한 방법으로 혈액순환이 회복되기도 하기 때문이다. 그러나 과도한 조작은 혈관에 더욱 큰 손상을 줄 수 있으므로 주의해야 한다. 만약 이러한 응급처치로도 손상 먼쪽부분에서 맥박이 촉지되지 않으면 팔의 자세를 그대로 유지하면서 부목고정을 시행한다. 손상 먼쪽부분의 혈액순환이 유지되지 않는 모든 손상은 신속히 병원으로 이송되어야 한다.

5. 아래팔부위 골절

아래팔부위를 지지하는 골격은 자뼈와 노뼈이다. 노뼈

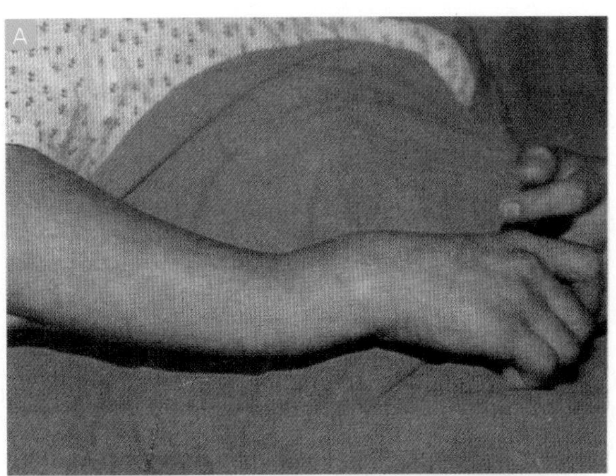

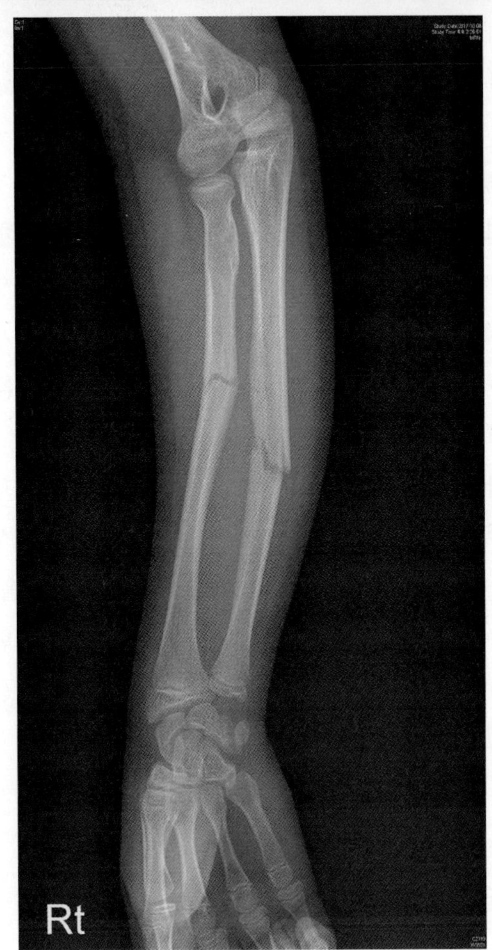

• 그림 19-16 **A.** 손을 뻗친 채로 추락한 어린이에서 아래팔부위의 노뼈 골절과 자뼈 골절이 발생했다. **B.** X-ray에서 노뼈와 자뼈의 몸통부분 골절이 보인다.

골절과 자뼈 골절은 모든 연령에서 모두 발생하지만(그림 19-16) 특히 소아에서 빈발한다. 자뼈만 단독으로 골

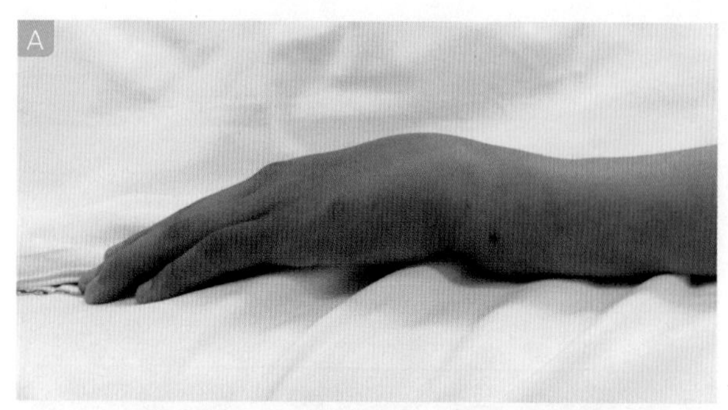

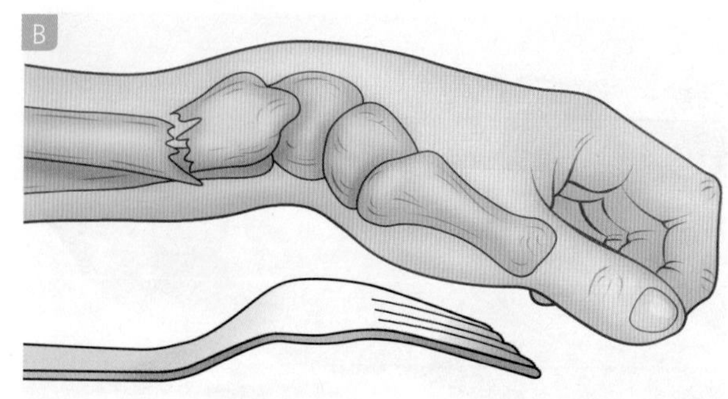

● 그림 19-17 노뼈의 먼쪽부분 골절. 꼴레씨 골절이라고도 한다. 특징적인 은포크 변형을 보여준다.

절되는 경우는 자뼈에만 직접적인 충격이 가해졌을 때 일어날 수 있다. 노뼈의 먼쪽부분 골절은 노령자나 골다공증환자에서 흔히 발생한다. 이러한 먼쪽부분 골절을 '꼴레씨 골절(Colle's fracture)'이라고 명명하기도 한다. 꼴레씨 골절은 손을 뻗은 채로 넘어지거나 추락하였을 때 자주 일어나며, 손상된 손목이 포크 모양과 유사하므로 '은포크 변형'이라는 특징적인 형태를 취한다(그림 19-17).

아래팔부위 골절을 고정하기 위하여 여러 가지 형태의 부목을 이용한다. 탈지면이나 패드를 부착한 경성부목이나 공기부목과 진공부목이 효과적이다. 골절을 고정하는 경우는 반드시 손과 팔꿈치관절을 모두 포함시켜야 한다. 손목 부위의 골절 시에도 삼각건을 이용할 수 있다.

6. 손목과 손의 손상

손목관절의 어긋남은 매우 드물다. 보통 수근골(carpal bone)의 골절이 동반된 골절-어긋남이 주로 일어난다. 이외에 수근골 골절이나 삠도 흔한 손상이다. 다른 관절 손상과 마찬가지로 손목과 손의 골절은 방사선검사 없이는 진단할 수 없는 경우가 많으므로, 모든 손목삠은 응급센터에서 다른 손상이 없다고 진단되기 전까지는 골절

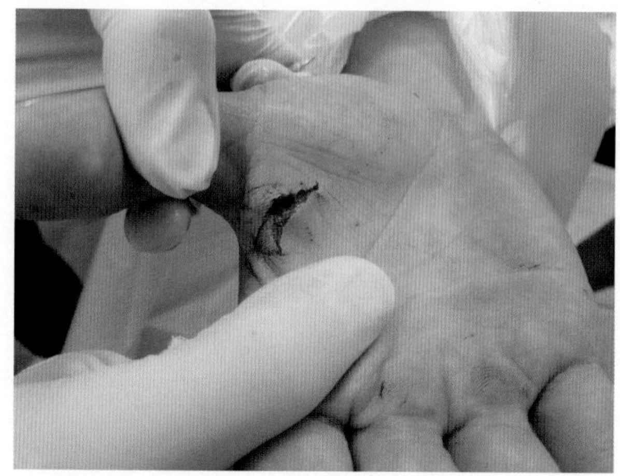

● 그림 19-18 손바닥의 작은 열상. 수술소견 상 두개의 인대와 두개의 신경이 손상된 것이 관찰되었다.

이나 어긋남과 같은 응급처치를 시행해야 한다. 공장이나 가정에서 발생하는 각종 사고는 흔히 열상(대개는 신경, 인대 또는 혈관손상을 동반), 화상, 절단, 골절 또는 어긋남 등의 양상으로 나타난다. 손가락과 손의 기능은 복잡하고 매우 중요해서 이 부위의 손상은 영구적인 불구나 기능장애를 유발할 수 있다. 손의 모든 손상은 의사에 의하여 정밀하게 검사되어야 하며, 발견 시는 신속하고 적절한 치료를 시행해야 한다. 그러므로 간단한 열상이라고 해도 주의 깊게 치료해야 한다(그림 19-18). 절단된 부위는 환자와 함께 병원으로 이송되어야 한다.

모든 상처는 멸균거즈로 덮고, 손상된 손은 기능적 자

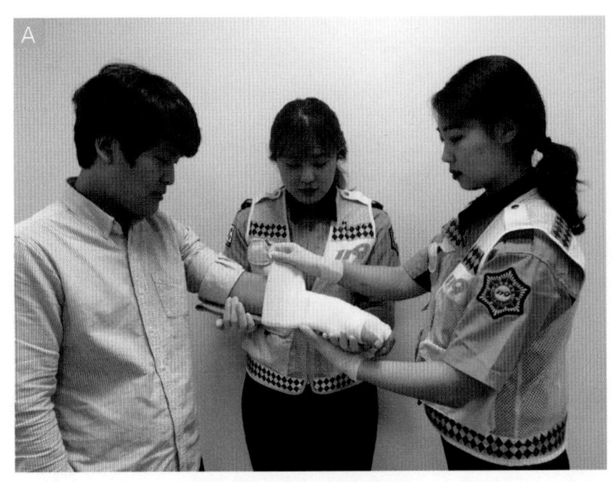

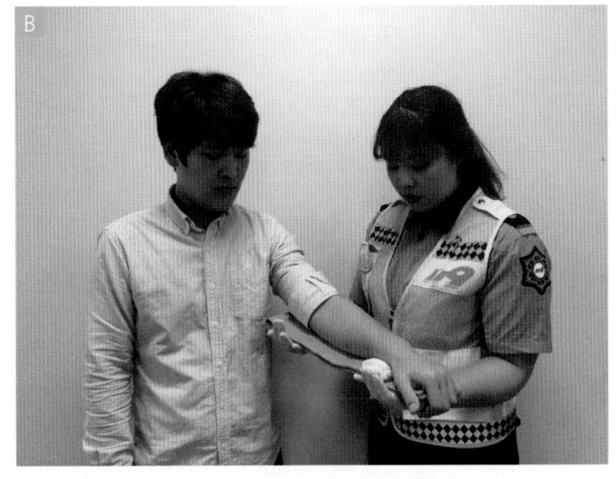

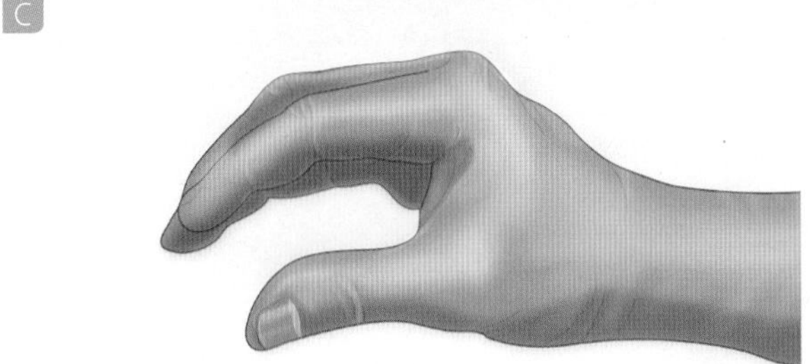

• 그림 19-19 '기능적 자세'는 야구공을 편하게 쥔 모양과 비슷하다.

세(functional position)로 고정시켜야 한다. 즉, 손목은 약간 위로 구부리고 모든 손가락 관절은 적당히 굴전시켜 구부려서 야구공을 잡을 때 취하는 형태와 같이 고정한다(그림 19-19). 그러고 나서 부드러운 둥근 붕대를 손바닥에 댄다. 탈지면이나 패드를 부착한 넓은 부목을 손바닥과 손목쪽으로 위치시키고 부목고정을 시행한다. 다음으로 부목 고정을 한 손과 손목은 베개 위에 올려놓거나 환자의 가슴에 위치시켜서 병원으로 이송한다.

당신이 응급구조사라면

1. 어깨관절 분리와 어긋남의 차이는 무엇인가? 각 손상을 치료하는 방법에 대하여 기술하시오.
2. 환자가 위팔뼈 몸통부분 골절이라고 가정하자. 먼쪽부분의 신경기능과 순환기능을 검진하고 부목고정을 시행하기 전에 변형부위를 정복할 것인지를 결정해야 한다. 이러한 결정을 내리는 데 참고해야 할 징후나 증상은 어떤 것이 있는가?
3. 어떠한 골격손상이 있는 경우를 꼴레씨 골절이라고 명명하며, '은포크 변형'의 외형상 소견을 기술하시오. 꼴레씨 골절이 잘 유발될 수 있는 조건을 열거하고 치료방법에 대하여 기술하시오.
4. 지상 5 m 상공에서 추락한 소년이 상지의 심한 통증을 호소하면서 다른 손으로 다친 손을 잡아 가슴에 대고 있다. 어떤 손상을 의심할 수 있으며 당신의 손상을 확인하기 위하여 어떠한 이학적 검사를 할 것인가?

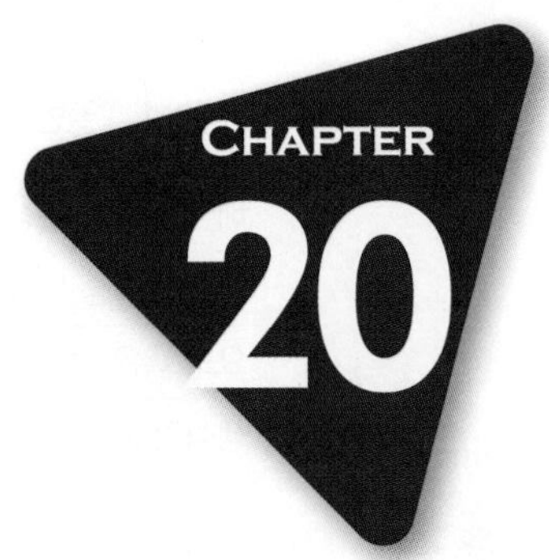

골반과 다리의 손상

응급구조와 응급처치
RESCUE AND EMERGENCY CARE

개요

골반과 다리의 골격들은 체중을 지탱해야 하므로 대부분 크고 견고하다. 이들 골격들의 손상은 대부분 추락사고나 자동차 사고와 같은 심한 외상에 의하여 발생한다. 모든 다발성 외상 환자에서 응급구조사는 생명유지와 직접적으로 관련이 있는 손상의 유무를 평가하고 ABC's에 따른 응급처치 후에 동반된 다른 손상에 대한 평가와 치료를 시행해야 한다. 부목고정에 관한 일반적인 원칙은 Chapter 18에서 대략적으로 설명하였다. 응급구조사는 팔다리 손상 환자가 병원으로 이송되는 중에도 손상의 원위부에서 신경기능과 순환 기능을 자주 점검해야 한다.

Chapter 20에는 골반 골절, 엉덩관절 탈구, 넙다리뼈 골절, 무릎관절 손상, 정강뼈 골절과 종아리뼈 골절, 발목관절 손상, 발 손상에 대하여 기술되어 있다. 또한 이들 손상의 징후와 증상, 손상의 평가법과 고정방법 등에 대하여 언급하였다.

목표

- 골반 골절과 엉덩관절 탈구를 포함한 골반손상을 인지하고 손상부위를 고정시키는 방법을 알아야 한다.
- 넙다리뼈 몸쪽 골절과 몸통 골절의 차이점을 알아야 하며, 골절의 부목고정법을 알아야 한다.
- 무릎관절 인대 손상, 무릎관절 탈구, 무릎관절 골절을 포함한 무릎관절 손상에 대하여 알아야 한다.
- 정강뼈, 종아리뼈, 발목관절, 발가락뼈 등의 골절에 대한 부목고정법을 습득해야 한다.

1. 골반 손상

1) 골반 골절

골반의 골절은 일반적으로 외부로부터의 상당한 물리적 충격에 의하여 유발된다. 즉, 높은 곳에서 추락한다거나 골반 부위에 직접적인 충격이 가해지는 외상 등에서 발생할 수 있다. 간접적인 충격은 자동차 사고의 예를 들을 수 있는데, 무릎 부위가 자동차의 전면에 부딪치면서 충격이 넙다리뼈로 전달되고, 이러한 충격에 의하여 넙다리뼈 머리(head)가 골반 내로 들어가서 골절을 일으킬

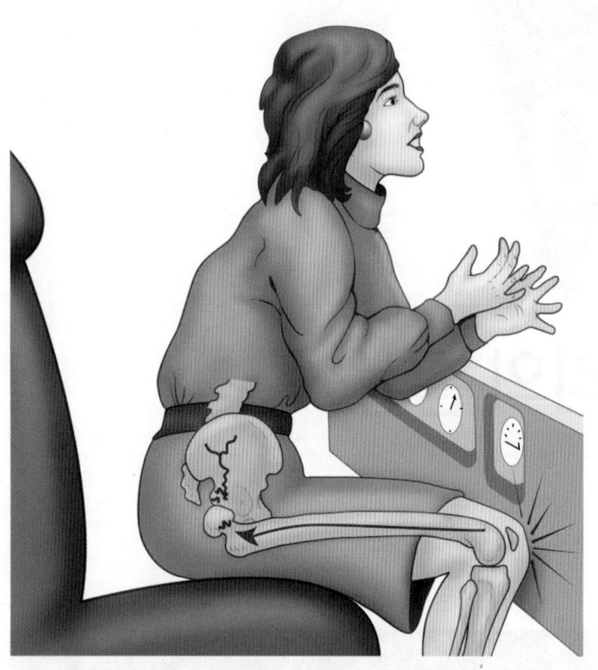

• 그림 20-1 충돌로 인하여 무릎이 차내 전면에 부딪치는 경우, 물리적 충격이 엉덩이로 전달되어 골반이 골절되거나 엉덩관절 탈구까지 일으킬 수 있다.

수 있다(그림 20-1). 그러나 모든 골반 골절이 강한 물리적 충격에 의하여 유발되는 것은 아니다. 예를 들어 골다공증이 있는 노령자나 폐경기 여성은 넘어지는 경미한

표 20-1 골반 골절의 합병증

골반 골절의 합병증
배안 장기의 손상
후복막 혈종 및 출혈
요도 혹은 방광의 손상
생식기 손상

충격으로도 골절이 생길 수 있는데, 이러한 골절을 병적 골절(pathologic fracture)이라고 한다. 일반적으로 골반 골절 환자의 원내 사망률은 8% 정도로 알려져 있으며 복합 골반 골절 환자는 사망률이 20%에 달한다. 골반 골절 환자 중 혈압 저하가 동반된 경우에 사망률은 30%까지 상승하는 것으로 알려져 있다. 골반 골절은 빠른 속도의 물리적 충격을 받은 모든 환자에서 고려되어야 한다. 골반 골절 환자들은 골반부나 하복부의 통증을 호소하지만, 골반은 두꺼운 근육과 연조직으로 덮여 있으므로 골반의 손상을 직접 관찰하기는 어렵다. 환자의 골반 주위의 상처가 관찰되거나 음낭에 혈종이 있는 경우, 양 하지의 길이가 차이를 보이거나 변형이 있는 경우에 골반 골절을 의심해야 한다. 골반 골절을 이학적 검사로 진단하는 가장 좋은 방법은 골반의 양쪽을 누르거나 촉진을

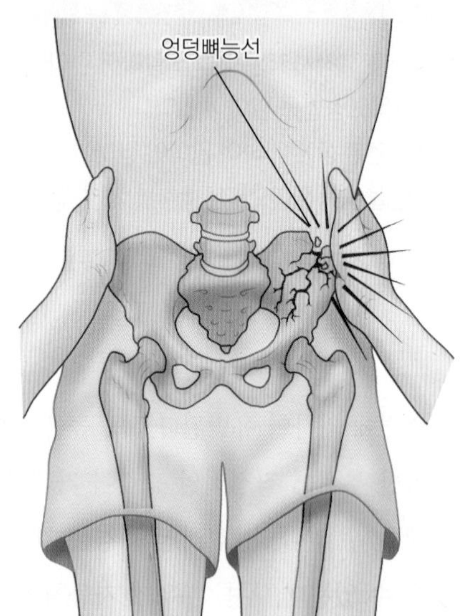

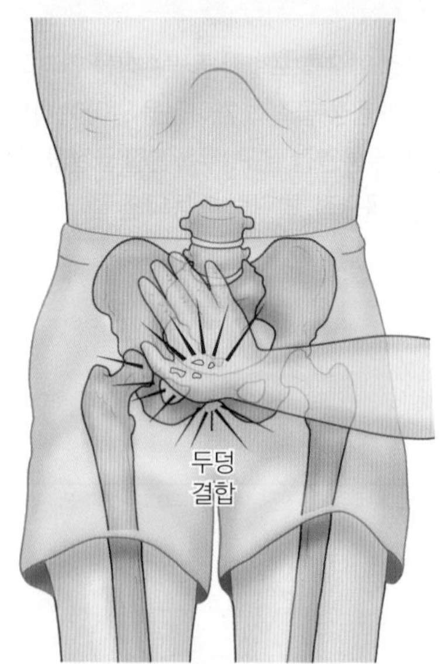

• 그림 20-2 골반 골절. 엉덩뼈능선이나 두덩결합부위의 압통이 있으면 골반 골절을 의심해야 한다.

할 경우에 통증이 증가하는 것을 관찰하는 방법이다. 골반환(pelvic ring)은 원형을 이루고 있으므로 양쪽의 골반가쪽을 손으로 누르면 골반환 주위의 어느 한 부위에서 통증이 증가할 수 있다(그림 20-2). 그러나 과도한 힘으로 촉진을 하거나 반복적으로 촉진하지 않아야 하며 일차 평가 중 한차례 시행되어야 한다. 또한 촉진을 위한 압박이 골절의 정도를 악화시키거나 출혈을 증가시킬 수 있기 때문에 촉지하지 않고도 골반 골절이 명확하거나 혈압이 불안정한 환자에게는 시행하지 않는다. 또한 골반 골절 환자의 치골 상부를 손바닥으로 압박하면 통증이 증가하며, 방광이나 요도손상이 있는 경우는 하복부 통증이나 혈뇨 등을 관찰할 수 있다. 골반골 주위에는 많은 혈관들이 분포하고 있으므로 골반 골절이 발생하면 혈관손상이 동반될 가능성이 높고, 상당한 출혈이 발생할 수 있다. 골반 골절에 의한 출혈은 외부출혈보다도 골반강이나 후복막으로 혈액이 유입되는 내부출혈이 많으며, 출혈에 의한 혈압저하 등이 자주 발생한다. 그러므로 골반 골절이 의심되는 환자에서는 반드시 출혈에 의한 혈압저하의 가능성을 항상 염두에 두어야 하고, 맥박과 혈압 등의 활력징후를 반복적으로 측정해야 한다. 반대로 강한 물리적 충격을 받은 환자에게 혈압 저하가 발생한다면 골반 골절을 반드시 생각해야한다.

골반안에는 혈관이 매우 풍부하게 주행한다. 온엉덩동맥(총장골동맥, common iliac artery)과 그곳에서 분지되는 정중엉치동맥(정중천골동맥,median sacral artery), 볼기동맥(둔동맥, gluteal artery), 폐쇄동맥(obturator artery) 등과 정맥들이 골반안으로 주행한다. 골반 골절에 동반되는 출혈은 동맥과 정맥 그리고 해면골(cancellous bone)에서 발생할 수 있다. 골반 골절 환자의 출혈 대부분이 정맥에서 발생하는 출혈이지만 혈압이 불안정한 골반 골절의 70%는 동맥에서의 출혈에서 기인한다. 골반은 많은 근육으로 둘러싸여 있기 때문에 개방성 골반 골절은 매우 드물게 발생하며, 간혹 골절편(골절된 조각)이 직장이나 질을 파열시켜서 개방성 골절을 일으킬 수 있다. 특히 방광이나 요도는 골반 골절에 의하여 손상되기 쉬우며, 때로는 외부 충격에 의하여 직접적으로 방광이 파열될 수도 있다. 또한 골반 주위에는 허리뼈와 엉치뼈의 신경근이 지나가고 있어 골반 골절에 의한 신경 손상으로 하지의 감각, 운동 장애가 발생할 수 있다.

골반 골절은 Young와 Burgess의 방법에 따른 분류가 널리 사용된다. 이는 골절 손상의 종류와 그에 따른 골반 골절의 형태를 기준으로 1) 측면 압박 손상, 2) 전후 압박 손상, 3) 수직 전단 손상, 4) 복합 손상으로 분류하였다. 일반적으로 방사선 검사에서 확인되는 수평 골절은 측면 압박 손상이 발생하였음을 의미하며 수직 골절의 모습이 보인다면 수직 전단 손상이 일어났음을 알 수 있다. 두덩결합(pubic symphysis)의 벌어짐이나 두덩뼈가지(pubic ramus)의 수직 골절을 통해 전후 압박 손상을 짐작할 수 있다. 골절의 분류를 바탕으로 심각한 출혈이나 동반 손상의 가능성을 예측할 수 있다. 모든 종류의 골절은 출혈이 가장 흔한 합병증이지만, 수직 전단 손상이 심각한 출혈이 발생할 가능성이 가장 높다. 골반 골절로 인한 방광 손상은 측면 압박 손상에서 흔하며, 요도의 손상은 전후 압박 손상에서 많이 발생한다.

골반 골절이 의심되면 긴 척추고정판이나 분리형 들것을 이용하여 환자체위의 변화를 최소화하도록 한다(그

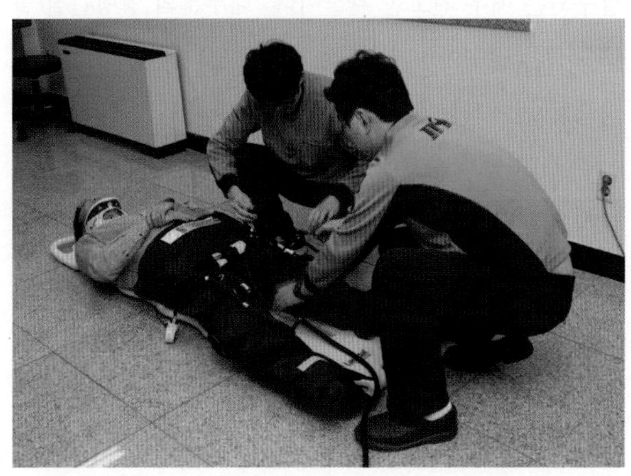

• 그림 20-3 골반 골절이 의심되는 모든 환자들은 긴 척추고정판으로 이송하여야 한다.

림 20-3). 혈압이 불안정한 전후방 압박 손상이나 수직 전단 손상에 의한 골반 골절 환자의 경우 침대 시트나 골반고정대를 이용하여 골반을 안정화하고 출혈을 줄이는데 도움을 받을 수 있다. 따라서 현장에서 골반 골절이 의심되며 불안정한 혈압을 보이는 환자에게 적용할 수 있으며 혈압이 불안정하지 않더라도 고에너지 손상 기전으로 발생한 골반 통증을 호소하는 환자에게 고려해 볼 수 있다. 골반 고정은 환자의 넙다리뼈를 내회전시켜 골반의 해부학적 위치를 유지한 이후 시행하며, 내회전을 유지하기 위해 무릎이나 발목 부위의 추가 고정이 필요할 수 있다. 골반 고정의 적용 위치는 대퇴골의 넓적다리큰돌기(greater trochanter) 높이에서 시행되어야 하며 침대 시트나 골반고정대로 골반을 감싸면서 압박한다. 하지만 측면 압박 손상의 경우 골반 고정으로 인한 추가적인 압박이 손상을 악화시킬 위험이 있어 주의해야 한다. 추가로 환자의 혈압이 지속적으로 불안정한 경우 병원으로 이송하기 전까지 적절한 수액 공급이 도움이 될 수 있다.

2) 엉덩관절 탈구

엉덩관절은 일반적으로 상당한 물리적 충격에 의해서만 탈구되는 매우 견고한 관절이다. 대부분의 엉덩관절 탈구는 후방탈구이며, 외형적으로는 넙다리뼈 머리가 후방으로 전이되는 양상을 나타낸다. 엉덩관절 후방탈구는 대개 자동차 사고에서 발생되는데, 물리적 충격이 무릎에 가해져 대퇴골이 후방으로 밀리면서 탈구가 발생되는 것이다. 그러므로 무릎관절부위에 타박상, 열상, 골절 등이 있는 모든 교통사고 환자에서는 엉덩관절 탈구의 가능성을 생각해보아야 한다.

엉덩관절 후방탈구는 신경계 손상이 동반되는 경우가 많다. 관절의 후방에 위치한 궁둥신경(sciatic nerve)은 다리에 분포하는 가장 중요한 신경이다. 궁둥신경은 넙다리뼈의 대부분 근육과 다리와 발근육의 운동기능을 담당하며 또한 다리와 발의 모든 감각기능을 지배한다.

넙다리뼈 머리가 절구 밖으로 탈구되면, 궁둥신경을 압박하거나 신장시켜서 신경기능의 장애를 유발할 수 있다(그림 20-4). 즉, 궁둥신경의 부분적 또는 완전 마비는 엉덩관절 후방탈구에 의하여 빈번히 발생할 수 있다.

궁둥신경이 마비된 환자는 다리와 발의 감각기능이 저하되고 자주 다리근육이 약화되는데, 특히 발과 발가락을 굴전(dorsiflexion:등쪽굽힘)시키는 근육이 약화된다.

이러한 근육약화는 임상적으로 발처짐(foot drop)이라고 명명하며 궁둥신경 손상에서 나타난다.

엉덩관절 후방탈구의 특징적인 변형은 엉덩관절을 굴곡시키고, 무릎관절은 안쪽을 향하여 구부려져 올린 형태를 보이고, 넙다리뼈는 몸의 중심선을 가로질러 내전하고 안쪽으로 회전된 양상이다(그림 20-5). 드물게 나타나는 엉덩관절 전방탈구는 다리가 후방탈구와 상반되는 형태(길게 신전하고 가쪽으로 회전하고 몸 중심선으로부터 멀어지는)를 나타낸다. 엉덩관절 탈구는 분명한 변형으로 인해 육안적으로도 진단이 가능하다. 환자는 엉덩관절 부위에 심한 통증을 호소하며 엉덩관절을 움직이

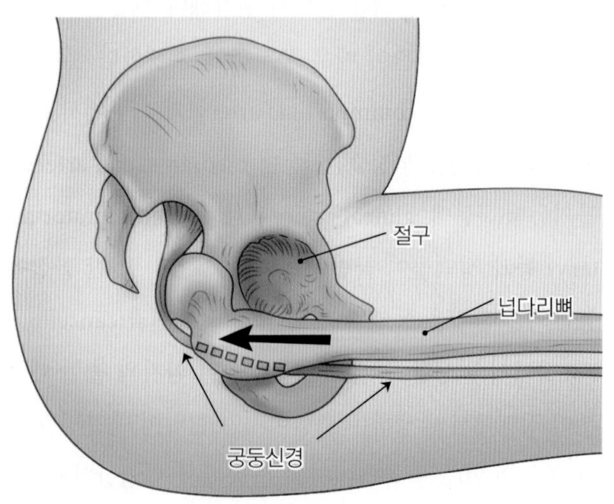

• 그림 20-4 엉덩관절 후방탈구에서는 넙다리뼈 머리가 궁둥신경을 압박하여 궁둥신경 마비가 유발될 수 있다.

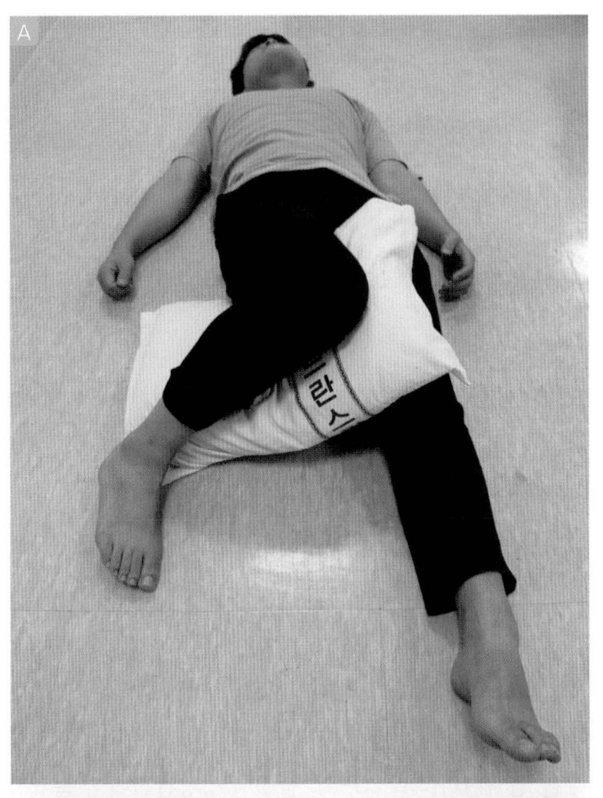

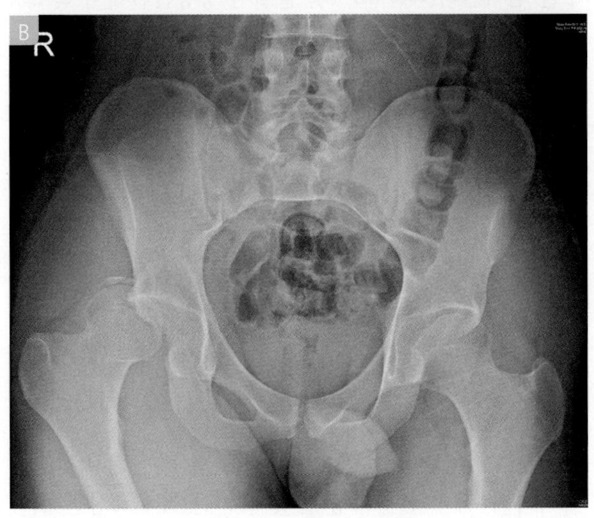

• 그림 20-5 **A.** 엉덩관절 후방탈구된 환자의 일반적인 자세. 엉덩관절은 굴곡되어 있고 넙다리뼈는 안쪽으로 회전되었으며, 다리는 신체의 중앙선을 가로질러 내전되어 있다. **B.** 엉덩관절 후방탈구 환자의 방사선 사진

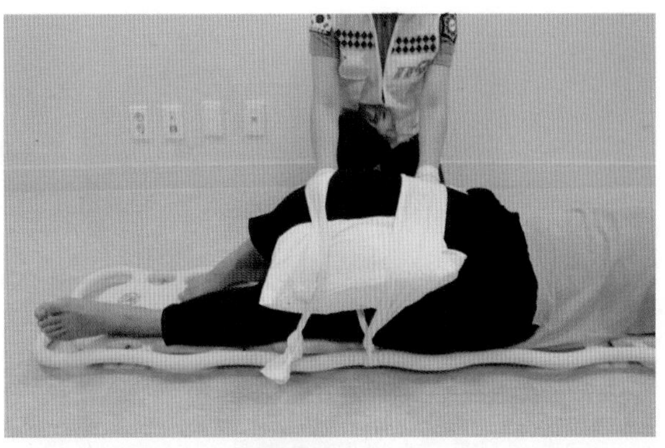

• 그림 20-6 엉덩관절의 후방탈구에서는 변형된 자세로 다리를 부목고정하고, 무릎 아래에 베개나 담요를 위치시켜서 하지를 고정한다.

려고 하면 강한 저항을 나타내게 된다. 엉덩관절부위의 측방과 후방을 촉진하면 압통을 나타내고, 간혹 마른 환자들은 엉덩부위의 근육 밑에서 넙다리뼈 머리가 촉진될 수 있다. 다리의 감각기능과 운동기능을 조심스럽게 검사함으로써 궁둥신경의 손상 여부를 감지할 수 있다(그림 20-4).

현장에서는 탈구된 엉덩관절을 정복하기 위하여 어떠한 시도도 시행해서는 안 되고, 탈구에 의한 변형을 그대로 유지하는 자세에서 부목고정을 시행해야 한다(그림 20-5, 20-6). 베개나 둥글게 만 담요로 굴곡된 무릎관절과 다리를 지지하고, 고정띠를 이용하여 하지전체를 긴 척추고정판에 단단히 고정해야 한다. 즉, 엉덩관절이 움직이지 않도록 하지를 척추고정판에 견고히 고정시켜야 한다.

2. 넙다리뼈 손상

1) 넙다리뼈 몸쪽 골절

넙다리뼈 몸쪽 골절은 가장 흔한 골절 유형 중의 하나이다. 과거에는 이 부분의 골절을 엉덩관절 골절이라고도 명명하였다. 넙다리뼈 골절은 목 골절, 넙다리뼈 돌기사이 골절, 몸통 골절, 먼쪽 골절 등으로 분류된다. 대퇴

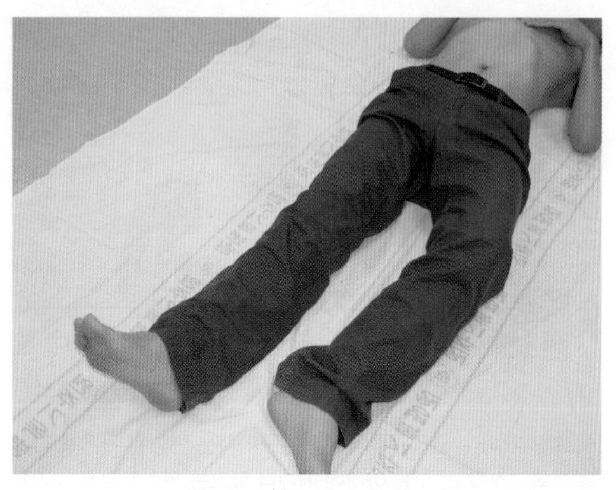

• 그림 20-7 엉덩관절 골절이 있는 환자는 손상받은 하지가 짧아지고 가쪽으로 회전되어 있다.

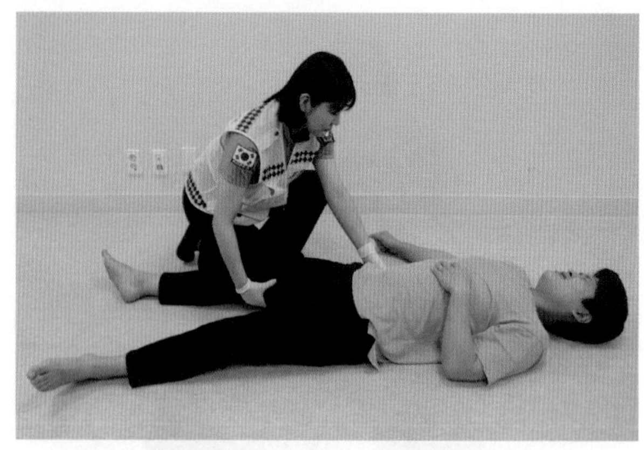

• 그림 20-8 엉덩관절 골절이 있을 때 큰돌기를 촉진해 보면, 대개 심한 통증을 호소한다.

골 근위부 골절은 목 골절과 돌기사이 골절을 모두 포함하는 골절이다. 특히, 넙다리뼈 몸쪽 골절은 골다공증이 있는 노령자나 폐경기 여성에서 흔히 발생한다. 골다공증이 있는 엉덩관절은 외부 충격에 부서지기 쉬우므로, 단순히 넘어지는 경우에도 골절을 일으킬 수 있다.

드물게는 젊은 연령에서도 발생하는데, 이 경우는 상당한 물리적 충격에 의하여 유발된다. 넙다리뼈 몸쪽 골절이 있는 환자들은 심한 통증 때문에 걷지 못하며, 하지를 움직이려고 하지 않는다. 이때의 통증은 대개의 경우 엉덩관절로 전이(radiation)되는 통증을 호소한다. 넙다리뼈 몸쪽 골절에 의하여 골절편이 형성되고 전이된 경우에는 매우 특이한 변형을 관찰할 수 있다. 하지가 가쪽으로 돌아가고, 손상을 받은 하지는 손상을 받지 않은 반대쪽보다 다리의 길이가 짧아진다(그림 20-7). 그러나 골절부위가 전이되지 않는 경우에는 이러한 변형은 관찰되지 않는다. 따라서 외상 후 엉덩관절부위나 무릎관절부위의 통증을 호소하는 노령자에게는 넙다리뼈 몸쪽 골절이 상대적으로 흔하고 쉽게 발생하기 때문에 하지의 변형이 없더라도 방사선검사를 시행하기 위하여 응급센터로 이송해야만 한다.

엉덩관절 주위를 촉진하면 골절이 있는 환자는 대개 통증을 호소한다. 응급구조사는 넓적다리큰돌기(greater trochanter)에 부드럽게 손으로 압력을 가하면서 압통 유무를 검사한다(그림 20-8). 골절된 엉덩관절에 부목고정을 시행하는 방법은 환자의 나이와 손상정도에 따라 달라진다. 젊은 연령에서와 같이 심한 충격에 의해서 유발된 엉덩관절 골절은 긴 척추고정판을 이용하여 고정시킨다. 견인부목을 이용하는 경우는 견인부목의 상부에 위치하는 구조물(고정환)이 엉덩관절에 심한 압력을 부여함으로써 엉덩관절 부위가 손상될 수 있으므로 유의해야 한다. 심각하게 손상을 입었거나 여러 부위에 손상을 입은 환자에게는 긴 척추고정판을 이용하여 골반과 엉덩관절 부위를 효과적으로 고정시킬 수 있다. 손상된 다리를 지지하기 위해서 분리형 들것이나 긴 척추고정판 위에 환자를 눕히고 다리오금에 베개나 둥글게 말은 담요를 넣어서 무릎을 받치면 효과적으로 고정된다. 응급구조사는 긴 고정띠나 삼각포를 이용한 들것으로 손상된 하지를 보호해야 한다(그림 20-9). 엉덩관절 골절이 있는 모든 환자들은 상당한 출혈이 동반될 수 있으므로, 지속적으로 활력징후를 측정하여 환자상태를 감시해야 한다.

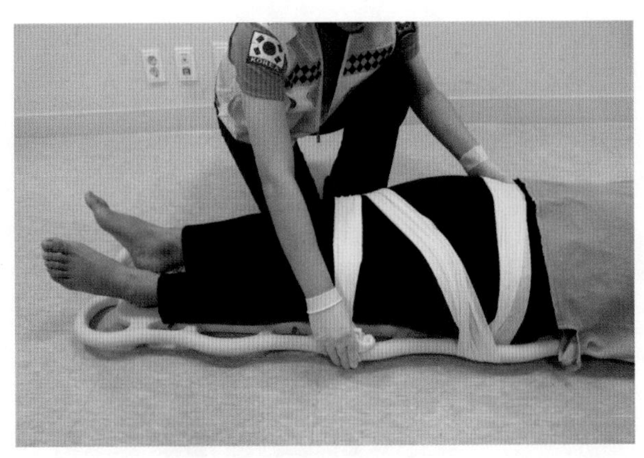

• 그림 20-9 엉덩관절 골절이 있는 대부분 환자에서 부목으로 고정할 경우에는 긴 척추고정판을 이용하고 양측 다리를 동시에 고정하는 것이 바람직하다.

2) 넙다리뼈 몸통 골절

넙다리뼈 몸통 골절은 엉덩관절 먼쪽부터 무릎관절 몸쪽의 넙다리뼈융기에 이르기까지 어느 곳에서나 발생할 수 있다. 넙다리뼈 골절이 있는 부위의 근육들은 수축에 의한 강직현상이 나타나며, 근육강직은 골절된 골격을 잡아당긴다. 그러므로 양쪽의 골절단(골절된 끝부분)이 심하게 엇갈려서 각을 형성하거나 회전을 하여 하지의 심각한 변형을 유발하기도 하며, 대부분의 손상된 하지는 길이가 짧아지는 양상을 나타낸다. 때로는 넙다리뼈 몸통 골절의 골절단이 피부 밖으로 노출되는 개방성 골절이 되기도 한다. 넙다리뼈 몸통 골절에서는 상당한 출혈이 동반되어 혈압이 저하되는 경우가 있으며, 골절로 인하여 대개는 500-1,500 cc의 혈액이 손실될 수 있다. 개방성 골절인 경우에는 출혈량이 더 증가하게 된다. 응급구조사가 손상된 하지를 부주의하게 움직이면 출혈이 심해질 수 있으므로 주의해야 한다.

골절로 인하여 심한 변형이 일어나는 경우는 골절편이 주위의 신경이나 혈관에 손상을 주거나 압박할 수 있다.

그러므로 넙다리뼈 몸통 골절이 의심되는 환자에서는 원위부의 신경기능과 순환기능을 자주 평가해 보는 것이 바람직하다.

넙다리뼈 몸통 골절이 의심되는 환자에서는 하지의 의복을 가위로 모두 제거하여 손상부위가 개방성인지 확인하고 변형 등을 관찰한다. 출혈에 의하여 쇼크가 발생하는지 인지하기 위해서 지속적으로 활력징후를 평가한다. 또한 응급구조사는 출혈에 의한 혈압저하에 대처할 수 있도록 준비해야 한다.

상처가 있으면 멸균거즈를 상처부위에 덮고 다시 붕대로 감는다. 골절 원위부의 다리나 발에서 순환기능 장애(피부색이 창백, 청색증, 온도 저하, 맥박이 촉지되지 않음)가 나타나면 다리를 견인한다. 견인은 다리의 장축(long axis)으로 걸어주고, 다리는 변형된 위치에서 정상적인 골격배열을 회복하기 위해서 조금씩 견인하기 시작한다. 견인을 시행하여 골격배열을 정상과 유사하게 시행한 후에도 순환기능장애가 계속되면 심각한 혈관손상이 발생한 것으로 간주해야 하며, 이러한 경우 즉각적인 수술적 치료가 필요하다. 넙다리뼈 몸통 골절은 견인부목으로 가장 잘 고정되므로, 견인부목의 사용법을 정확히 인지해야만 한다.

견인부목을 적용시키는 술식은 *Chapter 18*에서 기술하였다.

3. 무릎관절 주위의 손상

많은 유형의 손상이 무릎관절 주위에서 발생할 수 있다. 무릎관절 손상은 가벼운 염좌로부터 인대파열에 의한 슬내장증까지의 여러 유형으로 발생한다. 또한 인대 손상은 가벼운 염좌로부터 무릎관절 탈구와 무릎뼈 탈구를 유발할 수 있으며, 무릎관절의 다른 부분(넙다리뼈 먼쪽, 정강뼈 몸쪽, 무릎뼈)도 골절될 수 있다. 무릎관절은 일상생활 중에서도 손상받기 쉬워, 무릎관절 손상은 응급구조사가 자주 접하게 되는 손상 중의 하나이다.

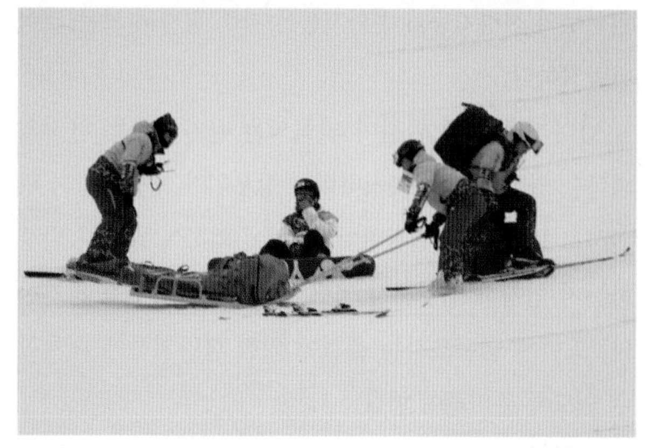

• 그림 20-10 무릎관절은 운동경기 중 손상받기 쉽다.

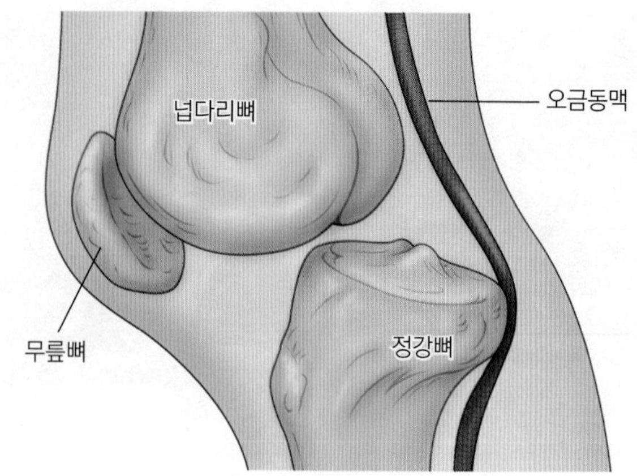

• 그림 20-11 무릎관절 탈구에서는 흔히 무릎관절 후면으로 주행하는 오금동맥에 심각한 손상을 줄 수 있다.

1) 인대 손상

인대 손상은 비정상적으로 굽히거나 뒤트는 힘이 무릎관절에 가해질 때 발생하며, 운동경기를 비롯하여 일상생활이나 취미생활 중에서도 사소한 부주의로 유발될 수 있다.

인대 손상은 무릎관절의 안쪽에 위치한 인대가 자주 손상을 받는데, 이러한 손상은 지면에 서 있는 상태에서 무릎관절의 가쪽에 물리적 충격이 가해질 때 주로 발생한다(그림 20-10). 무릎관절 인대가 손상된 대부분의 환자는 무릎관절부의 통증을 호소하고 하지운동이 상당히 제한된다. 이학적 소견상 손상부위에서 부종과 반상출혈을 발견할 수 있으며, 촉진을 하면 압통을 호소한다.

무릎관절의 인대 손상이 의심되는 환자에게는 부목고정을 시행해야 한다. 부목고정은 무릎관절을 포함하여 넓적다리 부위와 먼쪽 부분의 다리까지 모두 고정해야 한다. 여러 가지 부목이 사용될 수 있으며, 탈지면이나 패드를 부착한 경성부목, 공기부목, 박스부목, 진공부목을 모두 이용할 수 있다. 대부분의 환자는 무릎관절을 곧게 편 상태에서 부목고정을 시행하는 것이 바람직하다. 응급구조사가 무릎관절을 곧게 펴려고 할 때에 환자가 심한 통증을 호소하거나, 펴려는 조작 중에 응급구조사가 심한 저항을 느끼면 굴곡된 상태에서 부목고정을 시행한다. 부목고정 후에는 손상 원위부에서 신경기능과 순환기능 상태를 검사하고, 병원에 도착할 때까지 각 기능을 반복적으로 검사해야 한다.

2) 무릎관절 탈구

무릎관절을 지지하는 인대가 완전히 파열되면, 무릎관절 탈구를 유발할 수 있다. 정강뼈의 근위단과 넙다리뼈 먼쪽이 인대에 의하여 연결되어 무릎관절을 형성하고 있다가, 인대가 완전파열되는 경우에는 무릎관절 완전탈구를 유발하여 심한 변형을 일으킨다. 인대 손상은 무릎관절 탈구를 유발하면서 신경손상이나 혈관손상도 동반될 수 있으며, 오금동맥은 탈구된 정강뼈에 의하여 파열되거나 압박되어 손상될 수 있다(그림 20-11). 심한 변형이나 통증, 무릎관절의 운동제한 등이 관찰되어 무릎관절 탈구가 의심될 때는 다른 응급처치를 취하기 전에 손상 원위부의 순환기능 상태를 검사해야 한다. 만약 원위부에서 맥박이 촉지되지 않는다면 현장에서 손상부위를 고정시킨 후에 응급의료진에게 통보하여, 병원에 도착하는 즉시 수술 등의 응급처치가 바로 시행될 수 있도록 조치하여야 한다.

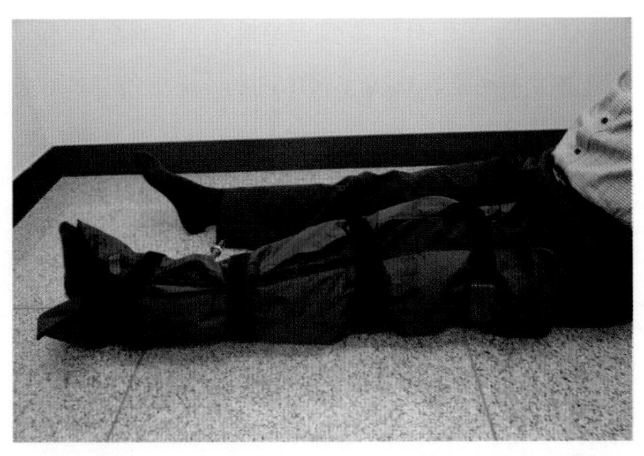

• 그림 20-12 손상받은 무릎관절이 곧게 펴져 있으며 맥박이 정상적으로 촉지되는 경우 다리의 양측면에 부목을 고정한다.

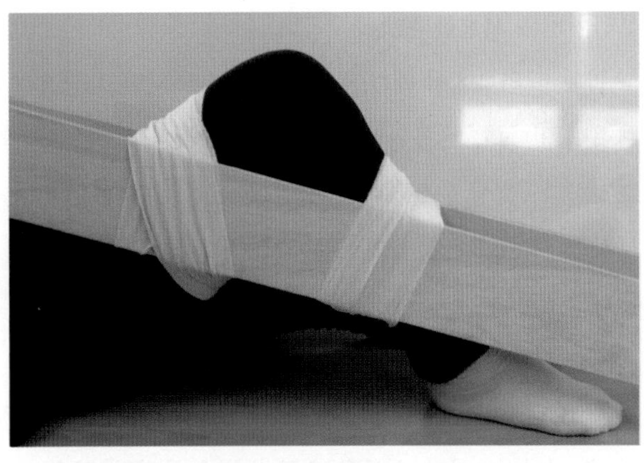

• 그림 20-13 굴곡된 무릎관절은 변형되어 있는 자세 그대로 하지의 양측에 부목을 대어 고정시킬 수 있다.

원위부에서 맥박이 촉지되면 탈구된 무릎관절을 발견 당시의 위치대로 부목고정을 하여 병원으로 이송해야 한다. 즉, 손상부위의 본래 위치를 변화시키거나 곧게 펴는 등의 행위를 시행해서는 안 된다. 맥박이 정상적으로 촉지되고 하지가 곧게 펴져 있으면 하지에 부목고정을 시행하는데, 최소한 하지의 양측면에 부목을 위치시켜서 고정을 해야 한다(그림 20-12). 만약 무릎관절이 굴전된 상태에서 곧게 펴지 못하는 경우에는 무릎관절의 굴전상태를 그대로 유지하면서 발과 넓적다리에 평평한 경성부목을 대고 고정시킨다(그림 20-13). 들것이나 긴 척추고정판으로 이송되는 동안에 하지가 움직이지 않도록 다리 오금 부위에 베개나 둥글게 만 담요 등을 받쳐서 고정하는 것이 바람직하다.

손상 먼쪽부분에서 맥박이 촉지되지 않는 경우, 드물게는 응급의료진이 응급구조사에게 원위부의 순환기능을 회복시키기 위한 응급처치를 지시할 수도 있다. 이 경우에 응급구조사는 변형된 손상부위를 정상적인 배열상태로 재정렬하거나 오금동맥의 압박을 줄이는 방법을 시도해야 하는데, 원위부를 본래의 축방향으로 살며시 견인하면서 무릎관절을 곧게 펴야 한다. 원위부를 견인하는 동안에 원위부의 맥박을 계속 감시하여, 맥박이 가장 강하게 촉지되는 위치에서 부목고정을 시행한다. 만약 견인을 시행하는 도중에 통증이 증가하거나 심한 저항을 느끼면 더 이상 재정렬하려는 시도를 해서는 안 된다. 한번 도수견인이 시행되면 하지는 완전히 부목고정을 시행할 때까지 자세를 그대로 유지해야 한다. 그렇지 않으면 변형된 원래의 위치로 되돌아 갈 수 있기 때문이다.

만약 응급구조사가 먼쪽부분 순환기능을 회복시킬 수 없다면 환자가 가장 편하게 느끼는 자세로 부목고정을 시행한다. 그러고 나서 환자를 신속히 병원으로 이송한다. 병원에 도착하는 즉시 응급의료진이 재정렬 혹은 정복을 시행할 수 있도록 이송 중에도 손상상태와 원위부의 순환기능 상태를 병원으로 통보해야 한다.

3) 무릎관절 주위 골절

무릎관절 주위의 골절은 넙다리뼈 먼쪽, 정강뼈 몸쪽이나 무릎뼈에서 발생할 수 있다. 국소적인 압통과 부종만 있는 아탈구(부분탈구)나 탈구된 골절은 때때로 단순한 인대 손상으로 혼동될 수 있으므로 주의를 요한다. 반면에 무릎뼈 탈구-골절은 무릎관절에 심각한 변형을 일으키므로 무릎관절 탈구로 오인될 수 있다. 무릎관절 주위의 골절이 의심되면 무릎관절 손상에서 기술된 방법으로 응급처치를 시행한다.

만약 원위부에서 맥박이 정상적으로 촉지되고 심각한 변형이 없다면, 무릎관절을 곧게 편 자세로 하지를 부목고정한다. 손상 원위부에서 맥박이 촉지되지 않거나 미약하게 촉지되면 응급의료진에게 즉시 통보해야 하며, 응급구조사는 응급의료진의 지시에 따라 추가적인 응급처치를 시행하거나 즉시 이송해야 한다.

무릎뼈는 넙다리뼈 먼쪽부위와 함께 관절구에서 탈구될 수 있다. 이러한 손상은 운동경기에 참여한 젊은 연령에서 주로 발생된다. 어깨관절에서 반복적인 탈구가 일어나는 것처럼, 단순히 무릎관절이 뒤틀리는 충격만으로도 탈구가 유발되는 반복 탈구가 발생할 수 있다. 대개 탈구된 무릎뼈는 무릎관절의 측면에 위치하며 무릎관절은 부분적으로 굴곡된 자세를 취한다. 무릎뼈 탈구는 심각한 변형을 일으키기도 한다(그림 20-14).

이러한 손상은 발견된 자세에서 적당한 각도로 무릎관절을 굴곡시킨 위치로 부목고정을 시행한다. 굴곡된 하지를 들것 위에 지지하기 위하여 베개나 둥글게 만 담요를 다리오금에 위치시키고, 탈지면이나 패드를 댄 경성부목을 넓적다리부위와 발목관절 부위의 안쪽과 가쪽에 위치시켜 견고히 고정을 시행하는 것이 바람직하다.

간혹 부목고정 시행 후에 무릎뼈가 자연적으로 정상위치로 되돌아오는 경우가 있다. 무릎뼈가 정상위치로 돌아온다면 하지를 경성부목이나 공기부목 등으로 견고히 고정하여 무릎관절의 인대 손상을 최소화한다. 무릎뼈가 정상 위치로 되돌아 와도 환자는 응급센터에서 정밀 진단을 받을 필요가 있다. 응급구조사는 손상정도와 어느 상황에서 관절이 자연적으로 정복되었는지에 대하여 응급의료진에게 알려야 한다.

4. 정강뼈와 종아리뼈의 손상

정강뼈와 종아리뼈의 몸통 골절은 무릎관절과 발목관절 사이의 어느 부위에서나 발생할 수 있다. 대개 정강뼈와 종아리뼈는 동시에 골절되는 경우가 많으며, 정강뼈는 피부 바로 밑에 위치해 있으므로 개방성 골절이 매우 흔하다. 이들 골절은 커다란 각을 형성하거나 회전에 의하여 심각한 변형을 일으킬 수 있다(그림 20-15).

정강뼈 골절과 종아리뼈 골절은 탈지면이나 패드를 대고 발부터 넓적다리부위까지 경성부목으로 고정하거

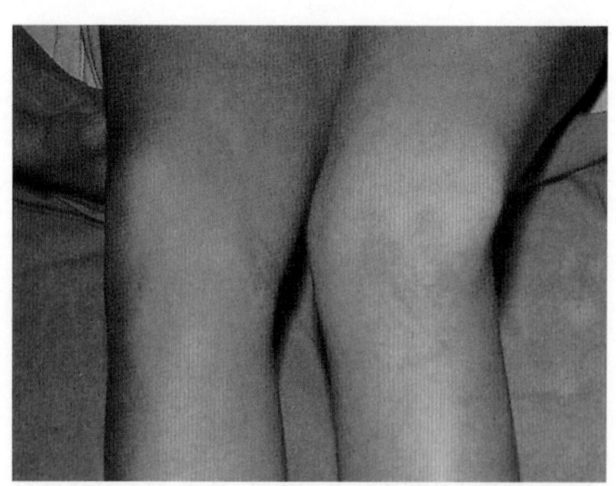

• 그림 20-14 탈구된 무릎뼈의 전형적인 모습으로 무릎뼈가 가쪽으로 전이돼 있고 무릎관절이 약간 굴전되어 있다.

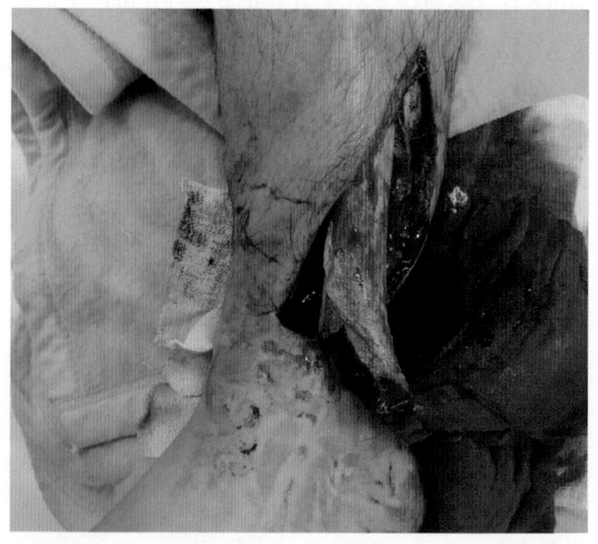

• 그림 20-15 정강뼈와 종아리뼈의 개방성 골절

나 공기부목 등으로 고정해야 한다. 가끔 견인부목을 사용할 수는 있지만, 정강뼈 골절에서는 다리의 정렬을 유지하기 위한 연속적인 견인은 대개 필요없다. 다른 몸통 골절에서처럼 심각한 변형이 유발된 경우는 부목고정을 시행하기 전에 살며시 견인을 시행하여 변형을 정복할 수 있다. 견인의 목적은 부목고정을 시행하기 위하여 변형 등을 정상적인 위치로 정렬하는 것이며, 현장에서는 정상적인 해부학적 위치로 골절편을 재정렬할 필요는 없다.

정강뼈 골절과 종아리뼈 골절 시는 일반적으로 혈관 손상이 자주 동반되지는 않지만, 손상 후에 하지의 뒤틀린 자세에 의하여 발생할 수도 있다. 손상 원위부에서 맥박이 촉지되지 않으면 하지를 재정렬하여 순환기능을 유지하도록 한다.

다리를 재정렬하기 어려운 상황이거나 재정렬 후에도 순환기능 장애가 나타나면 신속히 응급의료진에게 통보하면서 병원으로 이송한다.

5. 발목관절과 발 손상

1) 발목관절 손상

발목관절은 가장 흔히 손상되는 관절 중의 하나이다. 손상은 모든 연령층에서 발생하며, 수일간의 안정치료로 완치되는 단순한 염좌로부터 골절이나 탈구까지 양상과 중증도는 다양하다. 다른 관절처럼 임상적 검사로 염좌와 탈구되지 않은 발목관절 골절을 구별하기는 어렵다(그림 20-16).

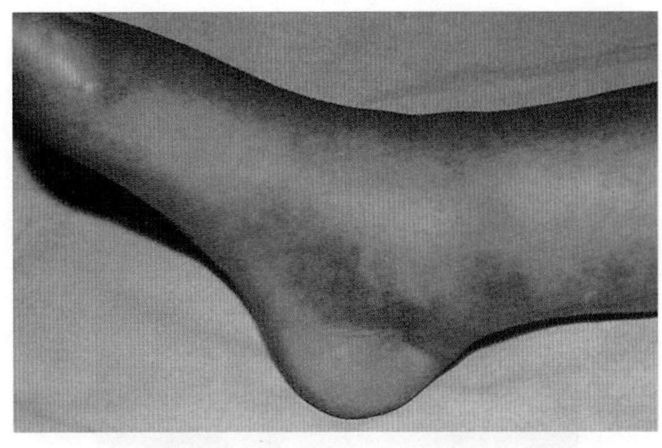

• 그림 20-16 발목 부위의 부종은 타박상이나 골절의 특징적 소견이다.

그러므로 통증, 부종, 운동제한, 반상출혈 등을 나타내는 발목관절 손상은 응급의료진에 의한 정밀검사를 받아야 한다. 가장 흔한 발목 관절 손상은 지지하는 인대가 신장되거나 파열되고 뒤틀리는 것이다. 강한 뒤틀리는 힘은 편측 혹은 양측의 복사(malleolar)골절을 일으킨다(그림 20-17). 발목관절 탈구가 발생할 때는 대개 양측 복사 골절이 동반된다.

발목관절의 여러 손상에 대한 응급처치는 모두 같은 방법으로 시행된다. 모든 개방성 골절은 상처부위에 멸균거즈를 덮고 부목고정을 시행하고, 원위부에서 신경기능과 순환기능을 평가하며, 육안적으로 관찰되는 변형은 발뒤꿈치를 살며시 견인하여 정복하고 부목으로 고정한다. 부목은 탈지면이나 패드를 댄 경성부목을 이용하거나, 진공부목, 박스부목, 공기부목을 이용할 수 있다. 고정은 발 전체를 포함하여 무릎관절 높이까지 시행한다.

2) 발 손상

발 손상은 여러 개의 발뼈, 발허리뼈(metatarsal bone), 발가락뼈 등의 골절에 의해서 나타난다. 발뼈 중에서 발꿈치뼈가 가장 흔히 골절되는데, 대개는 환자가 넘어지거나 높은 곳에서 뛰어내릴 때 발뒤꿈치가 직접 지면과 접촉하는 경우에 발생한다. 외부 충격은 발꿈치뼈를 눌러서 발뒤꿈치 주위에 즉각적인 반상출혈과 부종을 일으킨다. 충격의 힘이 지붕이나 나무에서 떨어진 것처럼 상당히 크면 간접적인 충격에 의하여 부가적인 골절이

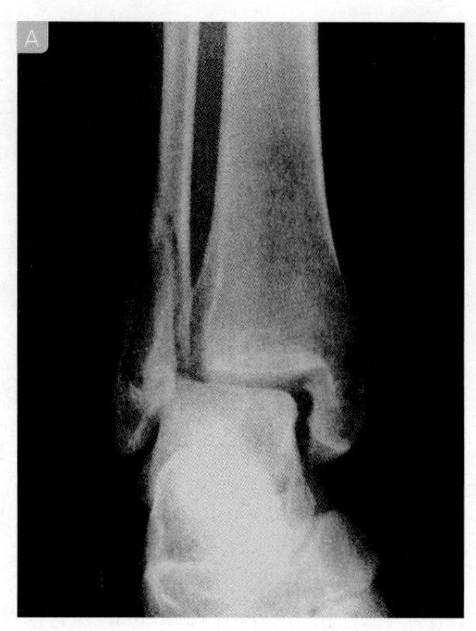

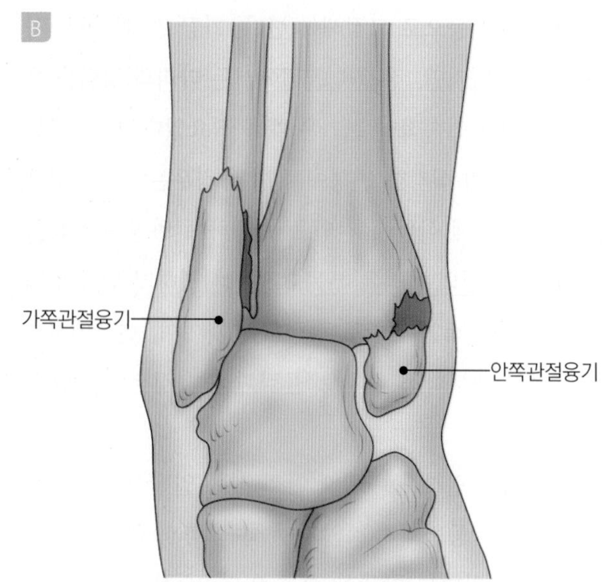

• 그림 20-17 **A.** 발목관절 골절의 X-ray 촬영. **B.** 양쪽 관절융기 골절의 그림

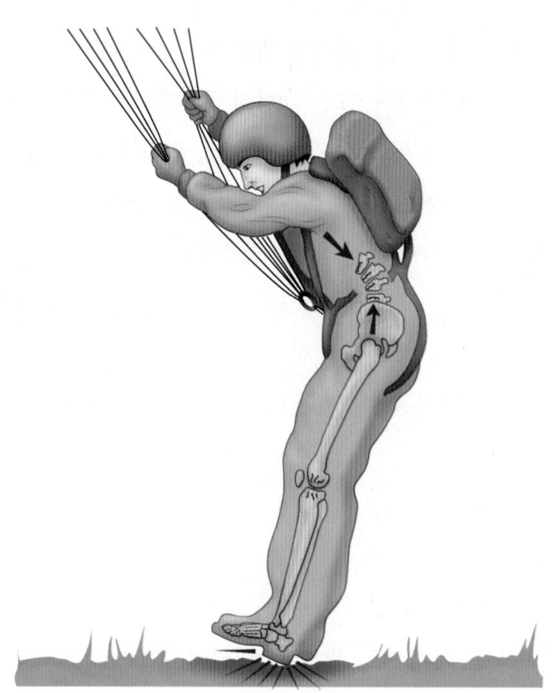

• 그림 20-18 착지 시 발꿈치가 지면에 닿을 때 충격이 척추로 전달되어 척추 손상이 유발되거나 하지손상이 초래될 수 있다.

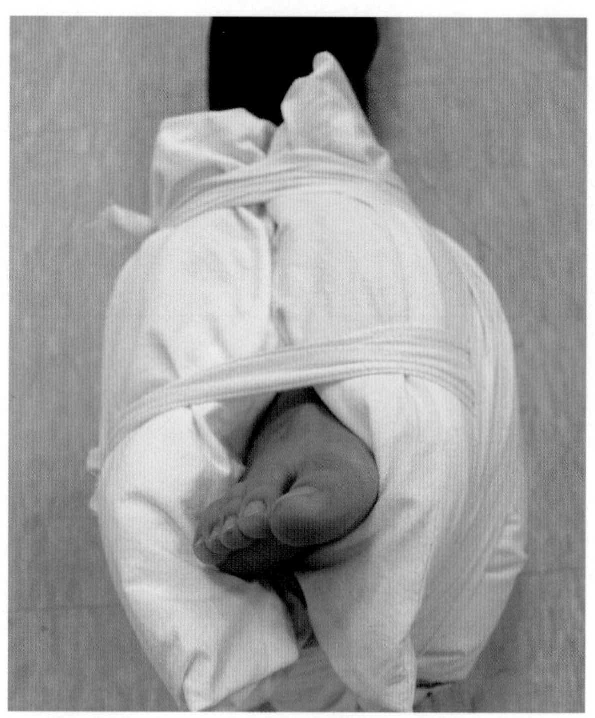

• 그림 20-19 발 손상 시에는 방석을 이용하여 고정할 수 있다.

유발된다. 때로는 외부충격이 하지를 통하여 척추까지 전달되는 간접적인 충격에 의하여 허리뼈 골절을 일으키기도 한다(그림 20-18). 그러므로 높은 곳에서 뛰어내리거나 추락한 환자가 발뒤꿈치의 통증을 호소하면 발에 압통이나 변형이 있는지 관찰하고 다리 골절과 척추 손상 여부를 검사해야 한다.

발 손상은 심각한 부종을 일으키며 드물게는 심한 변형도 유발한다. 그리고 발목관절이나 발 주위의 열상은 바로 밑에 위치한 신경, 혈관과 인대에 심각한 손상을 유발할 수 있으며, 발의 심부열상은 초기에 치료하지 않으면 심각한 감염을 일으킬 수 있다. 그러므로 경미한 발 손상이라도 의료진의 정확한 검사와 치료가 필요하다.

발의 부목은 탈지면이나 패드를 댄 경성부목, 진공부목, 공기부목 등을 사용할 수 있으며, 발목관절을 포함하여 발과 무릎관절 아래까지 고정하여야 한다(그림 20-19). 고정할 경우는 발가락을 부목으로부터 노출시켜서 지속적으로 신경기능과 순환기능을 검사해야 한다.

부목고정 후에는 발을 약간 거상하여 부종을 방지한다. 환자가 들것에 누워있을 때는 다리를 지면으로부터 15 cm 정도 올려놓는다. 다리손상을 받은 모든 환자들은 하지를 올려놓을 수 있도록 누운 자세로 이송하며, 발과 다리가 들것 가쪽으로 나오거나 지면에 닿지 않도록 주의해야 한다.

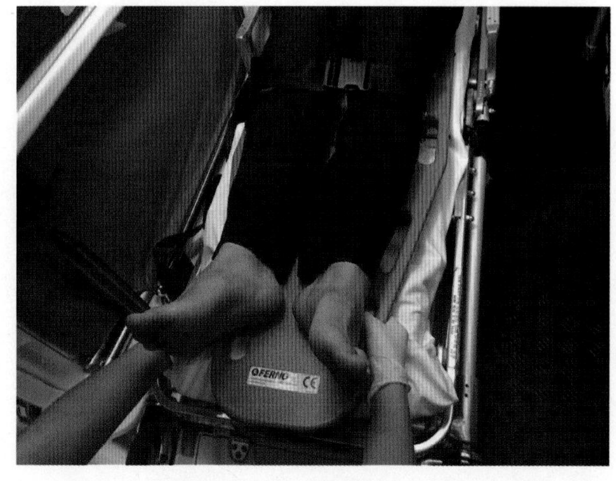

• 그림 20-20 높은 곳에서 추락한 모든 환자들은 척추 손상을 고려하여 긴 척추고정판에 고정한 후 환자를 이송해야 한다.

높은 곳에서 추락하여 발뒤꿈치의 통증을 호소하여 발에 부목고정 하였더라도, 간접적인 충격에 의한 척추 손상의 가능성이 있으므로 환자를 긴 척추고정판으로 이송하는 것을 고려해야 한다(그림 20-20).

당신이 응급구조사라면

1. 골반 골절을 의심할 수 있는 진찰 소견은 무엇인가?
2. 골반 골절 시 동반될 수 있는 장기 손상에는 무엇이 있는가?
3. 엉덩관절 후방탈구 시 하지의 변형은 어떠한 양상을 보이며 이때 손상받을 수 있는 신경의 이름과 이로 인한 진찰 소견은 무엇인가?
4. 엉덩관절 전방탈구 시 하지의 변형은 어떠한 양상을 보이는가?
5. 다리 손상 중 견인 부목을 적극적으로 고려해야 하는 경우는 언제인가?
6. 다리 손상이 발생하였을 때, 원위부에 맥박이 촉지되는 경우와 촉지되지 않는 경우 부목 고정 원칙의 차이는 무엇인가?
7. 무릎관절 부위가 심하게 변형되어 있어 무릎관절 탈구가 명확한 경우, 원위부에 맥박이 촉지되지 않고 혈액순환 장애가 확인된다면 어떠한 조치를 취하겠는가?

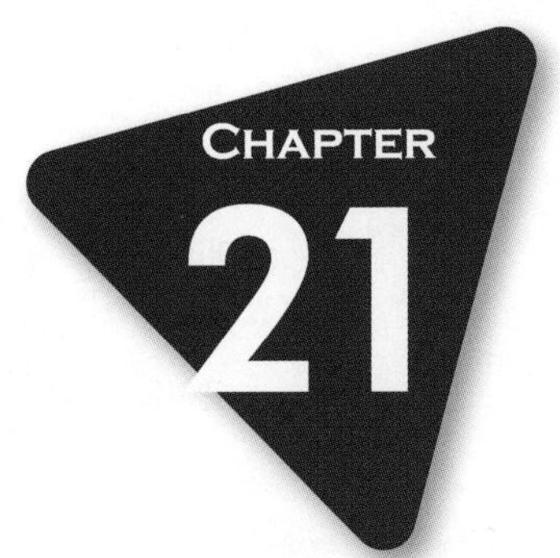

신경계

개요

신경계는 신체의 감각기능과 운동기능, 자율신경 등의 모든 기능을 지배하는 신경세포들의 복잡한 체계이다. 신경계는 기본적으로 뇌와 척수, 그리고 신체의 각 부위로부터 전달되는 정보를 연결하는 수십억개의 신경섬유로 구성되어 있다. 뇌는 머리뼈에 의하여 보호되고, 척수는 척추내의 척수관 내에 있다. 신경계 손상을 정확하게 파악하기 위하여 응급구조사는 신경계의 해부학적 구조와 기능을 이해하여야 한다.

본 장에서는 먼저 신경계의 해부학적 구조와 기능적인 요소들에 대하여 기술하였다. 또한 신경계의 해부학적 구조인 중추신경계와 말초신경계, 기능적인 분류인 수의신경계(voluntary nerve system)와 자율신경계(autonomic nerve system)를 설명하고, 마지막으로 신체 내에서 신경계가 어떻게 보호되는가를 설명하고 있다.

목표

- 신경계의 해부학적 구성과 기능적인 요소를 이해한다.
- 중추신경계와 말초신경계를 설명한다.
- 수의신경계와 자율신경계를 설명한다.
- 신경계의 보호막을 확인한다.

1. 신경계의 해부학적, 기능적 분류

해부학적으로 신경계는 중추신경계와 말초신경계로 나뉘어져 있다. 중추신경계는 뇌와 척수로 구성되어 있으며 뇌는 머리뼈에 의해, 척수는 척추에 의하여 보호된다. 대부분의 신경세포들은 중추신경계 내부에 있다. 신경세포들은 중추신경계와 신체의 다양한 기관을 연결하는 신경섬유다발로 구성되며, 이러한 신경섬유다발은 말초신경을 이룬다.

신경섬유의 두 가지 중요한 형태는 감각신경섬유와 운동신경섬유이다. 감각신경은 신체로부터 중추신경계로 정보를 전달하는 반면, 운동신경은 중추신경에서 신

표 21-1 신경계의 해부학적 구조

분류	구성
중추신경계	뇌 + 척수
말초신경계	뇌신경(12쌍) + 척수신경(31쌍)

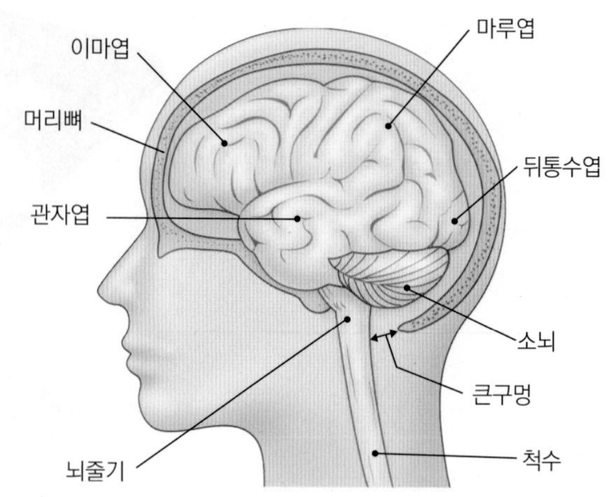

• 그림 21-1 뇌는 머리뼈에 의하여 잘 보호되어 있다. 뇌는 대뇌, 소뇌와 뇌간으로 구분되며, 대뇌는 이마엽, 마루엽, 관자엽, 뒤통수엽으로 구성된다.

체의 각 부위로 정보를 전달해 준다. 신체의 조절행동은 크게 두 가지 분류로 수의적(자의적)인 조절과 불수의적(비자의적)인 조절이다. 수의적인 조절이 있는 행동을 지배하는 신경의 부분을 수의신경계라 한다. 걷는 것, 말하는 것, 쓰는 것이 그러한 행동들이다. 인체의 기능들은 수의적인 조절 없이도 일어나는데, 이러한 행동들은 자율신경계의 조절에 의한다. 자율신경계는 소화작용, 혈관의 확장과 수축, 땀분비 그리고 기본적인 신체행동에 필요한 모든 불수의적 행동과 같은 자율적인 인체기능들을 조절한다. 자율신경계를 구성하는 세포는 중추신경계 내부에 있다. 그러므로 신경계는 해부학적으로 중추신경계와 말초신경계로, 기능적으로 수의신경계와 자율신경계로 나눈다(표 21-1).

2. 중추신경계와 말초신경계

1) 중추신경계

중추신경계는 뇌와 척수로 이루어져 있다.

(1) 뇌

뇌는 신체의 각 기관을 조정하며, 의식을 담당하는 중추이다. 뇌는 모든 수의적인 신체행동을 지배하고 환경변화에 대한 반응과 반사의 조정을 맡고 있다. 또한 뇌는 개개인을 특정지어 주는 사고와 감정의 세밀한 변화들을 경험할 수 있게 한다. 뇌는 몇 개의 영역으로 세분화되어 있으며, 그러한 것들은 독특한 기능들을 지니고 있다. 이때 뇌의 한쪽은 신체의 반대쪽을 조절한다

뇌를 크게 3등분하면, 대뇌, 소뇌, 뇌간(뇌줄기)으로 나눌 수 있다. 뇌용량의 3/4을 차지하는 대뇌는 이마엽, 마루엽, 관자엽, 뒤통수엽으로 구성되어 있다(그림 21-1). 각각의 엽은 고유한 기능을 맡고 있는데 예를 들면 이마엽은 사고와 판단, 그리고 이에 따른 인체의 모든 수의운동을 담당하며, 마루엽은 신체의 말초신경으로부터 오는 체감각을 담당한다. 뒤통수엽은 시각과 관련한 역할을 하고 관자엽은 정서, 감정 및 언어기능을 담당한다. 대뇌의 아래쪽에 위치한 소뇌는 신체의 운동을 조절하고 몸의 균형을 유지하는 역할을 한다(그림 21-1). 따라서 소뇌가 손상되면 바느질이나 글쓰기와 같은 매우 세분화된 근육행동이 불가능하게 된다.

뇌간은 머리뼈의 심부에 위치하여 중추신경계 중에서 가장 잘 보호되는 부분으로 위로부터 중뇌, 뇌다리, 숨뇌로 구성되어 있다(그림 21-1). 이 뇌간은 생명유지에 절대적으로 필요한 기능을 조정하는 중추로서, 순환기능과 호흡기능 그리고 체온 조절과 같은 기본적인 신체기능을 관장한다.

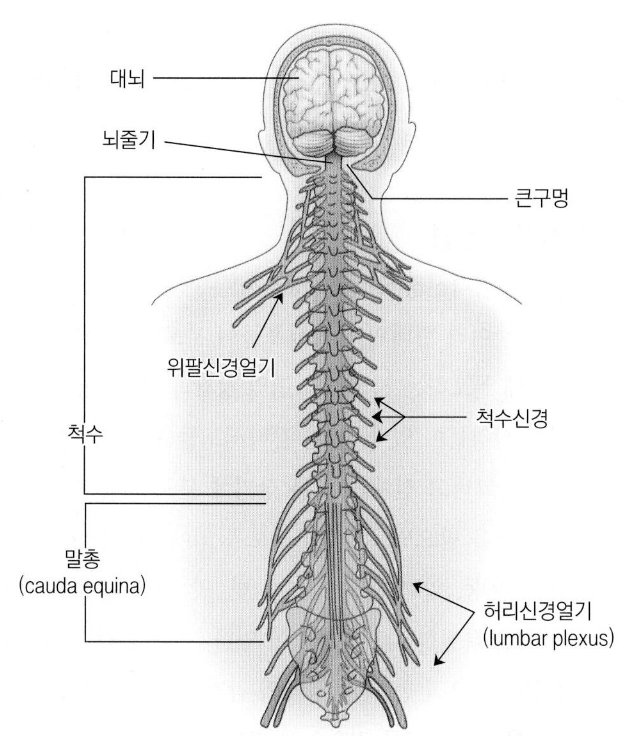

• 그림 21-2 척수는 뇌줄기와 연결되어 있다. 큰구멍을 지나면서 시작되는 척수는 척수관을 따라 제2허리뼈까지 내려온다.

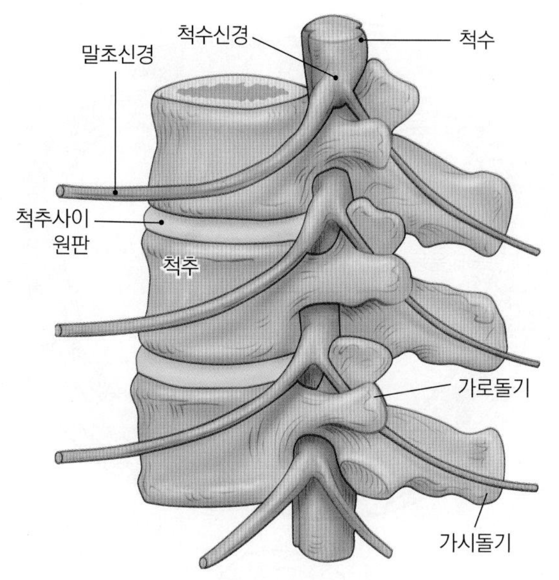

• 그림 21-3 척수에서 운동과 감각신경을 포함한 척수신경이 척추의 각 마디에서 양측으로 나온다.

(2) 척수

척수는 중추신경계의 중요한 부분이다(그림 21-2). 척수는 뇌와 같이 신경세포체를 가지고 있으며, 척수의 중요한 부분은 뇌세포에서 확장된 섬유로 이루어져 있다. 이러한 신경섬유들은 뇌에 정보를 제공하거나 뇌로부터의 정보를 신체로 전달한다. 뇌간의 가장 아랫부분인 연수는 머리뼈 아래부위에 있는 큰구멍(foramen magnum)이라 불리는 구멍을 지나며 척수로 이행된다. 척수는 제 2 허리 부분까지 척수관에 쌓여 있으며, 척수관은 척추의 체부와 돌기의 사이에 위치한 공간으로 척수를 보호한다(그림 17-12와 21-3 참조).

척수의 주요 기능은 뇌와 신체간의 정보를 전달하는 것이다. 이러한 정보들은 전기적인 자극처럼 신경섬유들을 따라 전달된다. 신경섬유들은 신체 일부에서 뇌로 정보를 전달하기 위하여 척수 안에 특별한 묶음들로 배열되어 있다.

2) 말초신경계

말초신경계는 31쌍의 척수신경과 12쌍의 뇌신경으로 구성되어 있다. 척수신경은 여러 신경섬유들로 이루어져 있으며 이러한 신경섬유들은 피부 및 다른 장기로부터 척수까지 감각자극을 전달하거나, 척수에서 근육까지 운동자극을 전달한다. 예를 들면, 제7 가슴신경은 7번째와 8번째 갈비뼈 사이의 피부로부터 감각자극을 전달하고, 7번째와 8번째 갈비뼈 사이의 갈비사이근에 운동자극을 전달한다(그림 21-4). 목뼈부위와 허리부위에서 척수신

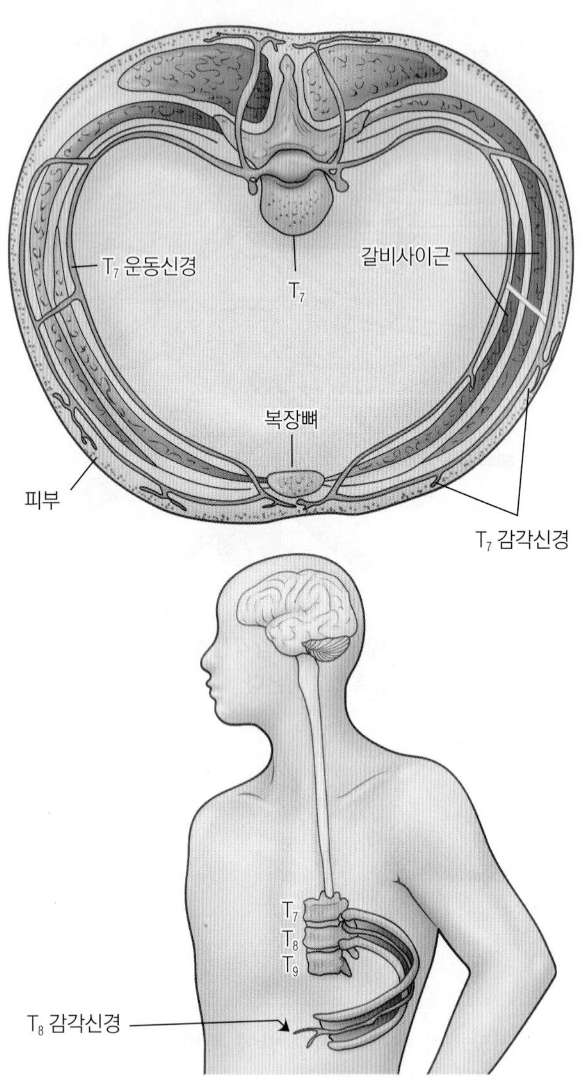

● 그림 21-4 제7 가슴신경의 말초신경은 제7 갈비뼈와 제8 갈비뼈 사이 근육의 운동기능을 담당하고, 같은 부위의 감각기능을 지배한다.

경의 배열은 매우 복잡한데, 그 이유는 팔과 다리에 위치한 많은 근육들과 연계된 신경들이 복합되어 구성되어 있기 때문이다. 상지로 연결되는 신경들의 복합체인 위팔신경얼기와 다리로 연결되는 신경들의 복합체인 허리신경얼기가 바로 그것이다.

12쌍의 뇌신경은 두개 기저골에 있는 구멍을 통하여 뇌로부터 외부로 연결되는데 대부분의 뇌신경은 안면부에서 특별한 기능을 수여할 수 있도록 매우 분화되어있다. 말초신경은 감각을 담당하는 감각신경, 운동을 담당하는 운동신경 그리고 이 두 신경의 연결고리 역할을 하는 연결신경으로 구분된다.

(1) 감각신경

신체의 감각신경(sensory nerves)은 매우 복잡하다. 신경계에는 여러 형태의 감각세포들이 분포한다. 예로 눈의 망막에 분포하는 시신경과 귀의 청각과 평형작용을 맡고 있는 신경들이 있다. 다른 감각세포들은 피부, 근육, 관절, 폐 그리고 신체의 다른 장기에 분포한다. 감각세포가 자극을 받으면, 각각의 정보를 뇌에 전달한다. 온도, 위치, 운동, 압력, 통증, 균형, 빛, 맛, 냄새 등을 감별하기 위한 특별한 감각신경들이 있다. 이런 감각신경의 신경말단은 오직 한 가지 형태의 감각만을 지각하고 그 정보만을 전달하도록 적합하게 되어 있다.

감각자극은 신체의 장기별로 별도의 자극을 각각 감지하여 정보를 뇌에 전달한다. 뇌신경은 감각을 곧바로 뇌에 전달한다. 시각은 각각의 눈에 있는 시신경에 의하여 전달되며, 신경말단은 눈의 망막에 분포한다. 신경말단은 빛에 의하여 자극받고, 자극들은 안구골에 있는 작은 구멍을 통과하는 시신경을 따라 뇌로 전해진다.

팔다리의 감각신경 말단이 자극을 받으면 말초신경을 따라 척수로 전해지고 이 자극은 척수 두세 분절 위에서 반대쪽으로 건너간 후 대뇌의 마루엽으로 전달되어 그 감각정보가 인지되어진다(그림 21-5).

(2) 운동신경

신체에 있는 각각의 근육은 고유한 운동신경(motor nerves)을 갖는다. 각각의 운동신경에 대한 세포체는 척수내에 있고, 섬유는 세포체에서 각각의 근육으로 뻗어 있다. 척수내 세포체에서 일어난 전기자극은 운동신경을 따라 근육으로 전해져서 근육을 수축하게 된다. 척수의 세포체는 대뇌피질의 운동중추에서 일어난 자극에 의하여 흥분되고, 이 자극은 척수를 따라 운동신경의 세포체

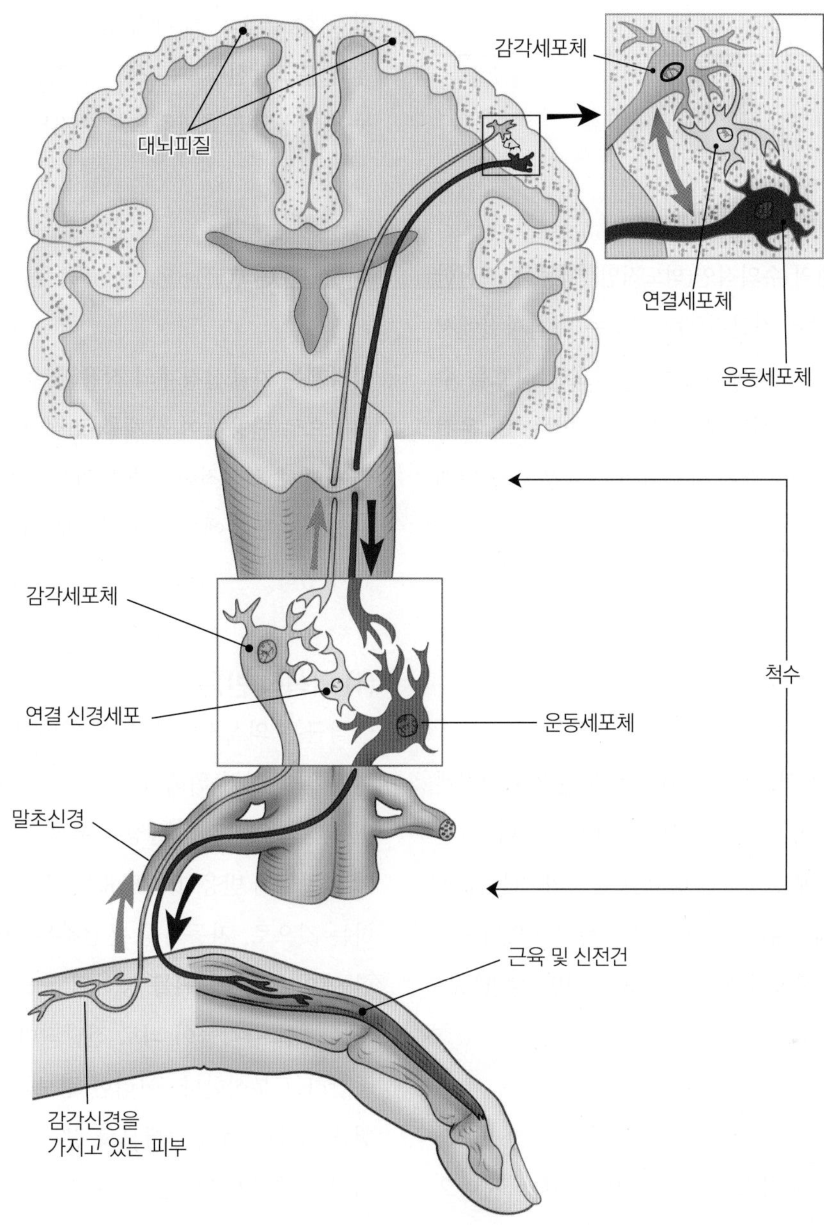

• 그림 21-5 중추신경계와 말초신경계에서의 신경전달에 대한 단순 도해

로 전해진다.

(3) 연결신경

뇌와 척수내에는 감각신경과 운동신경을 연결하는 짧은 신경섬유들이 있으며, 이를 연결신경(connecting nerves)이라고 한다. 이러한 연결신경은 감각자극과 운동자극을 중추신경내의 한쪽 신경에서 다른 신경으로 전달하는 역할을 한다.

3. 신경계의 기능적 분류

1) 수의신경계

수의신경계는 신체의 수의적인(의도적인) 행동을 조절한다. 말초신경으로부터 전달된 감각정보는 대뇌피질에서 인지되며, 뇌는 감각자극에 반응하여 필요한 신호를 수의근에 전달한다. 수의신경계는 걷는 것, 먹는 것, 운전하는 것 등과 같이 상호간에 협조적인 근육운동을 지배한다.

2) 자율신경계

자율신경계는 무의식적으로 조절되므로, 뇌는 자율신경계의 조절운동에 대하여 의식적인 제어를 하지 않는다. 자율신경계는 생명유지에 관여하는 중요한 장기의 기능을 조절하며, 교감신경계와 부교감신경계로 구성되어 있다.

두 신경계는 신체장기에 함께 분포하지만 상반되는 영향을 나타낸다.

(1) 교감신경계

교감신경계의 세포는 척수 신경근이 척수관을 빠져나오는 부근에 위치한다. 교감신경계는 긴장상태에서 반응하여, 신체가 위협적인 상태에 반응할 수 있게 한다. 그러므로 교감신경계는 혈관이 수축되게 하고 땀을 흘리게 하고 심박동을 빠르게 하고, 또한 괄약근을 수축시키는 반응을 지배하게 된다.

(2) 부교감신경계

교감신경계와 상반되는 반응을 지배하는 것이 부교감신경계이다. 부교감신경계의 세포는 뇌간과 척수의 천추에서 발견된다. 부교감신경계는 대개 혈관을 팽창시키고 심장박동을 느리게 하며 괄약근을 이완시킨다. 교감신경계와 부교감신경계는 서로 균형을 유지함으로써 신체기능이 안정되고 효과적으로 유지되도록 한다.

3) 수의세포

신경계는 자율신경계의 작용과 수의신경계의 작용이 균형적으로 반응하여 신체를 조절한다. 신체는 외부의 자극에 대해 의식적이거나 무의식적으로 반응한다. 이러한 신경계의 반응에는 기본적으로 다음과 같은 세 가지 종류가 있다.

(1) 의식적 반응

골격근은 의식적인 작용의 지배하에 있다. 예를 들면, 어떤 일을 하기 위해서 의지대로 팔과 다리를 움직일 수 있다. 즉, 의식적인 결정이 운동을 유도할 수 있다. 감각이나 자극에 반응하여 필요한 근육활동을 결정하여 운동하는 것으로, 자동차를 운전하는 것이 의식적인 작용의 한 예이다. 눈과 귀를 통하여 도로의 사정과 자동차 속도에 대한 감각들이 뇌로 전달되며, 뇌에서 모든 자극을 종합하고 분석한다. 이러한 정보를 통하여 자동차가 위험을 피해 일정한 방향으로 갈 수 있도록 필요한 근육에 지시를 내리게 된다. 이러한 작용은 의식적인 작용들의 연속이며, 각각의 의식적인 결정에 의하여 지배된다.

(2) 무의식적 작용

중추신경계와 자율신경계는 생각하고 의도하는 과정과 관계없이 신체의 기본적 기능들을 조절한다. 예를 들면, 비록 의식적인 의지에 의하여 숨을 빨리 쉴 수도 있고 쉬지 않고 멈추고 있을 수도 있으나, 평상시의 숨쉬는 운동은 무의식적인 작용에 의해 자율적으로 조절된다. 의도적으로 과다호흡을 하거나 무호흡으로 신체상태가 위험한 정도에 이르게 되면, 호흡은 정상적으로 산소와 이

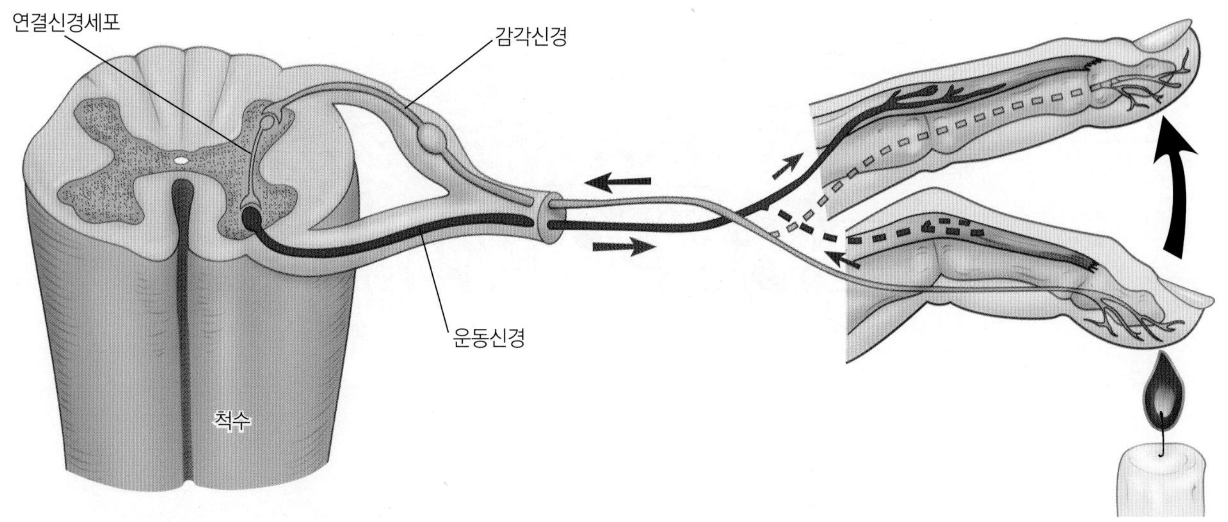

● 그림 21-6 반사궁은 외부자극에 즉각적인 운동반응을 나타내기 위한 반사운동을 유도한다.

산화탄소가 유지될 때까지 무의식적으로 반응하게 된다. 이러한 반응은 뇌의 가장 기본적인 기능 중의 하나이다. 그 이외에 심장박동, 혈관의 수축과 이완 등이 있다.

(3) 반사작용

척수 내에 있는 연결신경은 지절의 감각신경과 운동신경 사이에 있는 반사궁(reflex arc)에서 끝난다. 감각신경에 자극(열과 같은)이 전달되면 연결신경을 따라 직접 운동신경에 자극이 전달되어 반사적인 반응이 발생한다(그림 21-6).

이러한 반응에 의하여 근육이 즉각적으로 반응하므로, 자극이 뇌에 전달되어 다시 의도적인 운동정보가 근육에 전달되기도 전에 반사적인 운동이 나타난다. 고무망치로 슬개 인대를 두드려서 하지의 반사적인 거상을 시험하는 것은 자극에 대한 반사궁이 완전한가를 검사하는 것이다.

4. 신경계의 보호막

뇌와 척수의 세포는 외부충격에 약하므로 쉽게 손상된다. 일단 손상된 중추신경계의 세포는 회복이 불가능한 경우가 대부분이다. 그러므로 신체에는 중추신경계를 보호하기 위하여 광대한 골격으로 보호되어 있다. 모든 중추신경계가 골격구조의 내부에 위치하는데, 뇌는 머리뼈의 보호를 받으며 척수는 척추의 보호를 받는다. 머리뼈는 다시 두 개의 골격으로 구성되는데, 바깥쪽 골판과 안쪽 골판이 이중으로 뇌를 보호한다. 이러한 골격의 보호막과 더불어, 중추신경계는 뇌척수막이라 불리는 특별한 보호층에 의해 더욱 더 안전하게 보호된다. 뇌척수막은 3층의 섬유로 되어 있어서 뇌와 척수를 머리뼈와 척수내에서 떠있게 한다(그림 21-7). 가장 바깥쪽의 층은 가죽과 같이 질긴 섬유질로 구성된 것으로 경막이라고 한다. 경막은 중추 신경계를 담는 주머니 모양을 하고 있으며, 말초신경은 경막의 작은 구멍을 통해 빠져나간다. 경막 안쪽의 두개층은 경막보다 훨씬 더 얇으며, 지주막과 연질막이라 불린다. 뇌와 척수에 영양을 공급하는 혈관이 이 층에 있다. 뇌척수액은 지주막과 연질막(연막) 사이에 채워져 있으므로, 뇌와 척수는 본질적으로 뇌척수액 사이에 떠있는 상태이다. 뇌척수액은 중추신경계를 충격으로부터 완충시키는 훌륭한 충격흡수제 역할을 하여 외부 충격으로부터 뇌를 보호한다. 심한 충격은

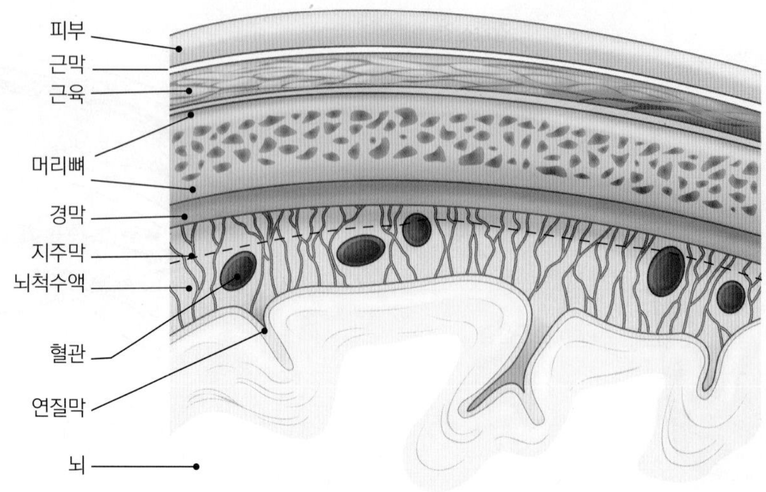

● 그림 21-7 중추신경계는 여러 층의 보호막을 가지고 있다. 피부, 근육과 근막, 골격, 그리고 뇌척수막

경막 하부에 있는 혈관손상을 유발하여 출혈이 발생할 수도 있다. 머리뼈 내부에서 출혈이 되면 두개내의 증가된 압력이 뇌를 압박할 수 있으며, 심한 경우는 뇌세포가 손상된다. 만일 뇌척수막이 모두 손상되어 외부에 노출되면 뇌척수액이 경막, 머리뼈, 근막, 피부를 따라서 외부로 누출되게 된다. 뇌척수액의 누출은 주로 코와 귀를 통하여 누출된다. 만일 머리를 다친 환자가 콧물을 흘리거나, 귀나 골절된 머리뼈로부터 물같은 액체가 나온다면 뇌척수액이 누출되고 있을 가능성을 항상 생각해야 한다. 뇌척수액은 투명한 물과 같지만 손상부위의 출혈이 동반되는 경우가 많으므로, 외상 후에 코나 귀에서 출혈이 되는 경우 뇌척수액이 함께 누출되고 있을 가능성을 늘 고려해야 한다.

당신이 응급구조사라면

1. 해부학적으로 볼 때 중추신경계와 말초신경계는 어떻게 구성되는가?
2. 소뇌, 뇌줄기 및 대뇌 각각의 엽의 주된 기능은 무엇인가?
3. 자율신경계의 구성과 각각의 상반된 기능은 무엇인가?
4. 말초신경의 종류 세 가지와 각각의 기능은 무엇인가?
5. 중추신경계를 보호하고 있는 뇌척수막의 3층은 무엇인가?

머리 손상

응급구조와 응급처치
RESCUE AND EMERGENCY CARE

개요

머리 손상은 비교적 경미한 머리덮개 열상으로부터 사망의 원인이 되는 뇌 타박상이나 두개내 출혈까지 다양하다. 모든 머리 손상은 잠재적으로 생명을 위협할 가능성이 있으므로, 정상적인 뇌기능을 유지하고 생명유지를 위해서는 신속한 응급처치가 필수적이다. 병원으로의 신속한 이송과 초기의 효과적인 응급처치는 머리 손상과 연관된 후유증을 최소화시키고 환자의 생존율을 증가시킬 뿐만 아니라 정상적인 뇌기능의 회복을 촉진시킨다.
본 장에서는 머리 손상에 대한 응급처치의 세 가지 일반적인 원칙과 머리 손상의 유형과 그에 따른 치료 및 병원 도착 전 동반된 손상의 처치에 대하여 기술하였고 마지막으로 응급구조사가 머리 손상의 중증도를 평가하는 방법에 대하여 소개하였다.

목표

- 머리 손상에 대한 응급처치의 일반적인 원칙을 이해한다.
- 머리 손상 유형에 따른 응급처치를 이해한다.
- 머리 손상 시, 병원 도착 전에 동반된 다른 손상의 처치에 대해 배운다.
- 초기 응급처치 후에 머리 손상의 중증도를 평가하는 방법을 배운다.

1. 머리 손상에 대한 응급처치의 일반적인 원칙

머리 손상 환자의 치료 시에는 중추신경계의 기능을 보호하고 유지하기 위하여 다음과 같은 3가지 일반적인 원칙을 준수해야 한다.

① 기도를 확보하고 목을 고정한다.
② 충분한 산소를 공급하며 호흡기능과 순환기능을 적절하게 유지한다.
③ 환자의 의식상태를 평가하고 지속적으로 의식변화를 감시한다.

또한 응급구조사는 머리 손상 이외의 다른 손상이 동반되어 있는지 평가하고, 머리 손상으로 발생할 수 있는 경련에 대비하고 필요한 응급처치를 시행하면서 신속히 이송한다.

1) 기도확보

머리 손상 환자의 응급처치에서 가장 중요한 것은 기도확보와 함께 목고정을 시행하고, 산소를 투여하는 것이다. 이때 기도가 확보되지 않으면 충분한 환기와 산소공급이 되지 않으므로 수분 이내에 환자는 사망할 수 있다.

머리 손상으로 의식장애가 발생한 환자는 자발적으로 자신의 기도를 확보하고 보호할 수 없으므로 결국에는 심한 저산소증이 유발된다. 또한 호흡을 조절하는 중추신경계에 직접적인 손상이 발생하여 호흡마비를 유발할 수 있다. 손상된 뇌는 정상 뇌보다 저산소증에 더욱 민감하게 반응하여 그 손상이 악화되므로 기도확보와 목고정이 이루어지면 충분한 산소를 공급하여야 한다. 목뼈 손상이 있는 환자에서 목고정이 적절하게 이루어지지 않으면 목뼈 손상으로 인해 발생한 혈종이나 부종 등이 환자를 옮기거나 이송 중에 더욱 악화되어 기도가 직접적으로 폐쇄되고 결국 심각한 뇌 손상이나 심정지로 진행할 가능성이 있으므로 목고정은 기도확보와 함께 반드시 신속히 이루어져야 한다.

뇌 손상과 관련된 가장 중요한 문제들 중의 하나는 뇌부종이다. 다른 손상과 마찬가지로 뇌도 손상을 받으면 부종이 나타난다. 뇌부종은 혈액내 산소량이 적으면 더욱 악화되고, 반대로 혈액내 산소량이 많으면 감소된다. 그러므로 머리 손상 환자는 호흡기능을 적절하게 유지하고 충분한 산소를 투여하는 것이 중요하다. 저산소증에 의한 청색증은 머리 손상 환자에서 매우 늦게 나타나므로 응급구조사는 저산소증을 조기에 진단할 수 있어야 한다.

비록 기도를 확보하는 것이 최우선적이라 해도 목뼈 손상이 동반되어 있을 가능성이 높기 때문에 목뼈 손상을 악화시키지 않으면서 기도를 확보하기 위해서는 특별한 방법이 필요하다. 심폐소생술에 이용되는 기도확보법 중에서도 아래턱뼈의 각 부분을 앞으로 밀어주어 턱을 들어올리는 방법(jaw-thrust maneuver)을 이용하는 것이 바람직하고 의사소통이 되지 않는 경우에는 적절한 크기의 입인두기도기를 거치하여 기도를 확보한다.

머리 손상 환자에서는 호흡하는 양상이 비정상적으로 나타난다. 머리 손상을 받은 후에는 정상보다 더 깊고, 빠르게 호흡을 한다. 이러한 호흡양상의 변화는 뇌 손상 중에서도 특히 뇌간 손상의 가능성을 암시한다. 일단 기도가 확보되고 경부가 고정되면 분당 호흡수나 호흡양상이 정상적인지 평가해야 한다.

2) 목 고정

의식장애가 있는 환자에서는 통증이나 신경마비 증상들을 호소하지 못하므로 목뼈 손상 진단이 지연되기 쉽다. 손상된 척추를 조기에 고정하지 않고 환자를 이송하면 이차적으로 척수 손상이 발생할 수 있으며, 이러한 손상은 영구적인 후유증을 일으킬 수 있다. 그러므로 다발성 외상 환자에게는 항상 목뼈 손상의 가능성이 있으므로, 초기부터 목고정(cervical immobilization)을 시행하는 것이 바람직하다. 즉 초기부터 목고정을 시행함으로써 이차적인 척수 손상을 방지하여 손상된 척수가 더 악화되지 않도록 해야 한다. 목고정의 방법들은 *Chapter 23*에 기술되었다. 응급구조사는 의식이 저하된 환자에서 척수 손상을 의심할 수 있는 이학적 검사 소견에 대하여 숙지하여야 한다(표 22-1).

① 환자가 호흡할 때 비정상적인 가슴과 배의 움직임이 관찰된다. 호흡에 따라 가슴이 팽창되고 수축되는 가슴의 운동이 미약하거나 전혀 관찰되지 않으면서 복부가 상하로 움직이는 복식호흡의 양상으로 관찰되면, 척수 손상으로 갈비사이근이 마비되어 가로막이 전적으로 호흡기능을 수행하고 있다는 것을 의미한

다. 가로막은 제4 목신경의 신경 지배를 받으므로 목신경 손상이 제4 목신경 이하에서 발생하면 가로막은 정상적으로 운동하지만 갈비사이근육의 운동을 지배하는 가슴신경은 기능이 마비되어 이와 같은 호흡 양상이 관찰된다.

② 척수 손상에서는 교감신경계의 기능이 차단되므로, 손상 하부에 분포하는 혈관이 확장되어 혈압이 저하된다. 또한, 출혈에 의한 쇼크가 발생하는 경우 맥박이 빨라지지만, 척수 손상에 의한 교감신경계의 기능마비로 쇼크가 발생하면 정상맥박을 보이거나 느려지므로 외관상 출혈이 발견되지 않음에도 혈압 저하와 정상적인 맥박수가 확인되면 척수 손상 가능성을 염두해야 한다.

③ 의식이 저하되어 있는 환자에게 통증을 가했을 때 통증에 대한 반응이 전혀 없다면 척수가 완전히 손상되었을 가능성이 있으며 또한 지속발기증이나 배뇨, 배변이 확인되는 경우 역시 척수 손상의 가능성을 의심해야 한다.

3) 의식수준의 평가

머리 손상를 평가하는 데 가장 중요한 방법은 의식상태를 판정하는 것이다. 응급구조사는 생명유지에 치명적인 손상을 평가하여 응급처치(ABC's)를 시행한 후에 의식상태를 평가해야 한다. 의식상태를 평가하는 여러 가지 방법이 있으나 현장에서는 'AVPU scale'을 이용하여 의식상태를 평가하는 것이 바람직하다. 최초의 의식상태를 판정하고, 당시의 시간과 결과를 기록한다(표 22-2). 의식상태는 10분마다 반복적으로 평가하고 관찰한 시간과 함께 기록해야 한다. 의식상태의 변화(악화되거나 호전되는 것)는 머리 손상 환자에서 예후를 판정할 수 있는 중요한 지표이다.

의식상태는 시간이 경과함에 따라 변화하게 되며, 변화양상도 상당히 다양할 수 있다. 의식상태가 지속적으로 악화되는 것은 일반적으로 조속한 외과적 수술을 필요로 하는 심각한 뇌 손상이 있다는 것을 암시한다. 응급의료진에게는 환자의 의식소실 여부가 상당히 중요한 자료이므로 반드시 기록해야 한다. 응급구조사에 의해 수행된 기본적인 신경학적인 평가는 환자가 응급센터에 도착한 후에 시행된 신경학적인 평가와 비교되어야 할 것이다. 이러한 기본적인 평가를 빨리하면 할수록 의료진은 치료의 방향을 신속히 결정할 수 있다. 환자의 의식상태 또는 의식의 변화는 응급구조사가 뇌 손상의 정도를 평가할 수 있는 유일하고 중요한 방법이라고 할 수 있다.

표 22-2 AVPU

	검사 소견
A	의식이 명료한 상태
V	의식이 저하되었지만 언어지시에는 반응
P	언어지시에 반응이 없으며, 통증 자극 시 반응
U	통증자극을 주어도 전혀 반응이 없음

2. 머리 손상의 유형과 그에 따른 치료

머리 손상은 손상부위와 정도에 따라서 여러 가지 유형으로 분류되며, 손상유형별로 치료방법이 다르다(표 22-3).

1) 머리덮개 열상

얼굴이나 머리덮개에는 다른 부위보다 많은 혈액이 공급되므로 작은 열상이라도 적절한 초기 처치가 이루어지지 않으면 대량 출혈에 의한 쇼크를 일으킬 수 있다. 머리덮개 열상(scalp laceration)으로 인한 출혈 시는 멸균

표 22-3 머리 손상의 유형

손상유형	세분류
머리덮개 열상	
머리뼈 골절	단순 골절, 함몰 골절, 바닥 골절, 개방성 골절 등
뇌진탕	
뇌 타박상	
두개내 출혈	경막외혈종, 경막하혈종, 지주막하출혈, 뇌실
질 혈종	

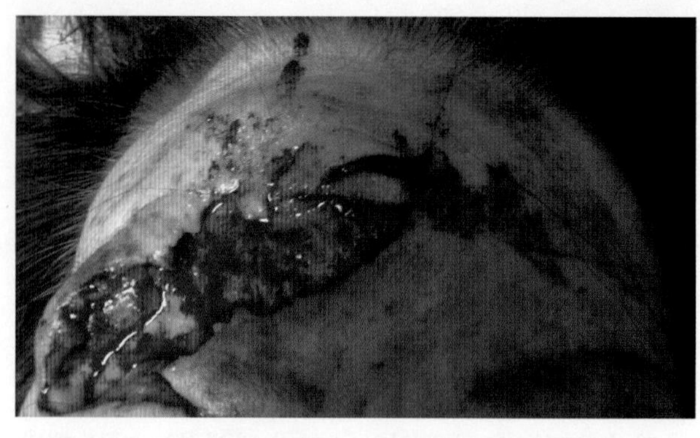

• 그림 22-1 머리덮개 열상과 머리뼈 골절로 뇌조직이 두개강 밖으로 유출

거즈를 창상부위에 대고 손으로 압박하면 대부분은 지혈된다. 열상부위가 넓으면 거즈로 덮고 탄력붕대로 압박한다. 머리덮개 열상으로 인한 출혈을 방지하기 위해서는 수분 동안 압박을 가하는 것이 가장 바람직하다. 때로는 머리덮개 열상이 삼각형 또는 방사형 형태의 피부판(flap)을 형성하거나 결손이 유발될 수 있는데, 피부판은 머리덮개의 정상적인 위치로 위치시키고 멸균거즈를 덮은 후에 압박 드레싱을 시행한다. 다른 부위의 출혈과 마찬가지로 비록 드레싱이 혈액으로 축축히 적셔질지라도 이송 중에는 드레싱을 제거해서는 안 된다. 이 경우에는 초기 드레싱 위에 다시 멸균거즈를 덮어서 드레싱를 한다. 출혈이 지혈될 때까지 멸균거즈를 덮어 손으로 압박하고, 일단 지혈되면 거즈 위로 탄력붕대를 감아준다(그림 22-1, 22-2).

2) 뇌진탕

머리나 안면에 물리적 충격이 가해지면 뇌진탕을 일으킬 수 있다. 뇌진탕(cerebral concussion)이란 뇌의 구조적인 변화를 초래하지 않으면서 발생하는 뇌의 일시적인 기능장애를 말하는 것으로 뇌조직에 영구적인 손상을 유발하지는 않는다. 이러한 뇌의 일시적인 기능장애로 나타나는 뇌진탕의 증상으로는 일시적인 의식소실, 두통, 어지럼증, 피로, 과민성, 집중력장애나 기억장애 등이 있다. 대체로 환자는 손상받기 전에 일어난 사건을 기억하지 못하는 경우가 많다(역행성 기억상실증).

일반적으로 뇌진탕에 의한 기능장애는 시간적으로 짧은 기간 동안에만 일어나는 경우가 많으므로, 응급구조사가 현장에 도착하였을 때 환자는 특이 증상을 호소하지 않을 수 있지만 머리 손상을 받은 환자에게는 의식소실, 두통, 어지럼증, 기억장애와 같은 뇌진탕의 증상이 남아있는지 확인해야 한다. 만일 환자가 뇌진탕에서 나타나는 어떤 임상적 증상을 호소하거나 징후가 발견되면 의식상태와 함께 기록한다.

3) 뇌 타박상

신체의 다른 연조직과 마찬가지로 뇌도 외부의 물리적 충격에 의하여 타박상을 입는다. 타박상은 뇌조직에 손상을 일으키기 때문에 뇌진탕보다 훨씬 심각하다. 다른 연부 조직의 타박상처럼 뇌 타박상(cerebral contusion)도 혈관을 손상시켜 출혈과 부종을 유발한다. 그러므로 뇌 타박상은 뇌진탕보다 더 오래 지속되거나 영구적인 조직 손상을 야기시킨다. 뇌 타박상 환자의 일부에서 뇌

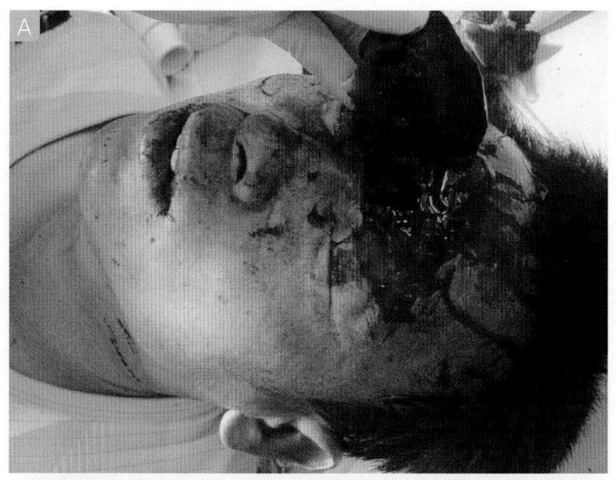

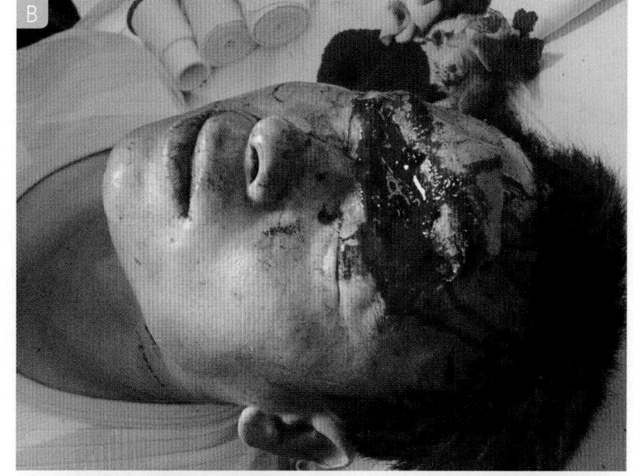

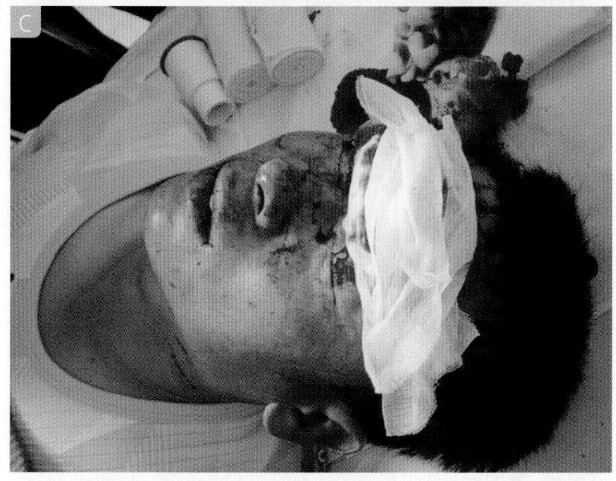

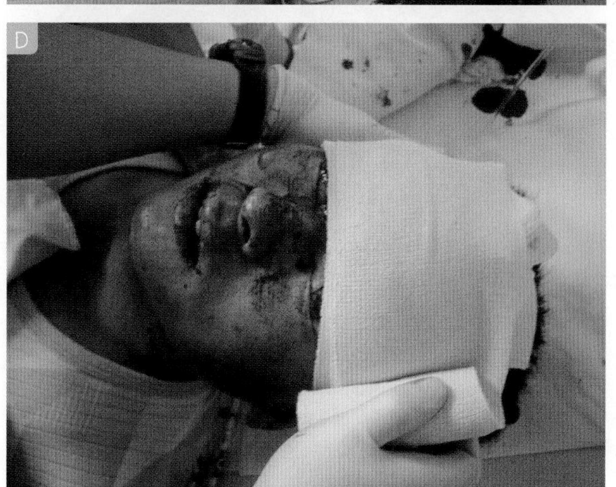

● 그림 22-2 머리덮개 열상. **A.** 머리덮개 열상으로 인한 출혈은 광범위하거나, 종종 피부판(skin flap)을 형성하는 열상이 일어난다. **B.** 피부판은 본래의 위치로 되돌려 놓아야 한다. **C.** 멸균거즈로 덮어준다. **D.** 일단 출혈이 지혈되면 압박붕대로 고정시켜 주어야 한다.

손상의 징후가 나타나는 경우가 있는데, 활력징후의 변화, 감각마비, 근력약화, 의식소실, 동공확대 등이 주로 나타난다. 뇌조직은 머리뼈 내의 한정된 공간에 위치하므로 광범위한 출혈과 부종으로 뇌압이 상승하여 뇌조직이 압박되면 뇌 손상은 더욱 가중되어 의식 상태가 점점 악화되며, 심한 경우에는 호흡중추가 압박되면서 호흡장애를 초래한다.

적절한 호흡유지와 충분한 산소투여는 이러한 뇌 손상 환자를 치료하는 데 상당히 중요하다. 혈액내 산소량이 많으면 뇌부종을 감소시키므로 뇌 손상이 진행되는 것을 방지할 수 있다. 응급처치와 함께 환자의 의식상태를 지속적으로 감시하고, 신경학적 검사를 시행하면서 신속하게 병원으로 이송해야 한다.

4) 두개내 출혈

뇌는 머리뼈의 공간을 대부분 점유하고, 그 이외의 공간은 혈관이나 뇌척수액 등이 차지한다. 혈관의 손상 또는 파열에 의하여 두개내에 혈종이 생길 수 있는 공간은 매우 적다. 뇌혈관의 열상, 또는 뇌를 덮고 있는 뇌척수막의 열상을 일으키는 손상은 두개내 혈종(intra-cranial hematoma)을 유발하는데, 이러한 혈종은 나타나는 부위에 따라 세 가지로 구분된다.

표 22-4 머리 손상 시 뇌 손상을 의심할 수 있는 소견

의식저하 또는 의식이 명료하다가 점차 나빠지는 경우
두통 및 구토가 점차 심해지는 경우
시력장애나 복시(물체가 2개로 보임)가 나타나는 경우
감각기능이나 운동기능이 저하되는 경우

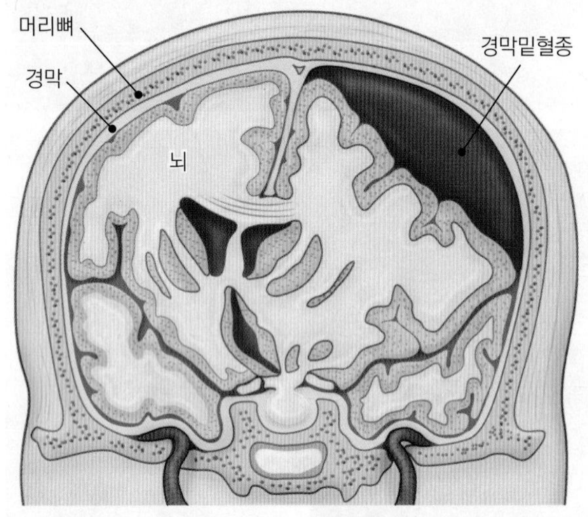

• 그림 22-3 경막 아래에서 손상된 혈관으로부터 출혈되어 경막하 혈종이 유발되며, 혈종은 뇌조직을 압박하여 회복이 불가능한 뇌 손상을 일으킨다.

① 머리뼈 아래와 경질막 위에 위치: 경막외혈종(epidural hematoma)

② 경질막 아래와 지주막의 외부에 위치: 경막하혈종(subdural hematoma)

③ 지주막 하부와 연질막 사이에 위치: 거미막밑출혈(subarachnoid hemorrhage)

④ 뇌조직 내에 위치: 뇌실질 혈종(intracerebral hematoma)

두개내 출혈에서 나타나는 증상이나 징후는, 대부분 두개내에 형성된 혈종이 뇌를 압박함으로써 나타난다(그림 22-3). 일반적으로 이러한 증상이나 징후들은 머리 손상 직후에 주로 나타난다. 그러나 경막하혈종에서는 출혈이 서서히 진행하므로 증상이나 징후가 늦게 나타날 수 있다.

두개내에 커다란 혈종이 유발되면 뇌를 심하게 압박하여 영구적인 뇌 손상이 유발될 수 있으므로, 신속한 외과적 수술이 필요한 경우가 많다. 두개내에서 출혈이 대량으로 빠른 시간 내에 진행되면 신경학적 증상은 수 분 내에 악화된다. 따라서 머리 손상 후에 신경학적 증상이 빠르게 악화되는 경우는 신속한 외과적 수술이 필요한 두개내 출혈로 간주해야 한다.

5) 머리뼈 골절

머리뼈의 주된 기능은 물리적 충격으로부터 뇌를 보호하는 것이다. 머리뼈 골절은 강한 충격이 머리에 가해졌다는 것을 암시하지만, 머리뼈 골절이 없이도 심한 뇌 손상은 얼마든지 유발될 수 있다. 다른 골격의 골절처럼 머리뼈 골절도 머리덮개의 손상 여부에 따라 개방성 또는 폐쇄성 골절로 나누어진다. 머리뼈 골절은 대부분 방사선 검사에 의하여 진단되지만, 머리가 함몰되는 등의 변형이 있다면 머리뼈 골절이 있다고 결론을 내릴 수도 있다. 만일 머리뼈 골절이 있으며 골절부위의 머리덮개에 열상이 있다면 골절선을 관찰할 수 있다. 머리뼈바닥에 골절이 발생하면 눈 주위에 반상출혈이 나타나는 너구리 눈 징후(raccoon eye sign)나, 귀 뒤에 위치한 꼭지돌기 주위에 반상출혈이 나타나는 배틀 징후(Battle's sign) 등의 징후를 관찰할 수 있다(그림 22-4).

머리뼈 골절을 암시하는 간접적인 방법에는 코나 귀, 또는 개방성 골절의 창상으로부터 맑거나 핑크빛의 혈성 액체가 나오는 것을 확인하는 것인데, 코로 나오는 경우를 '뇌척수액 비루'라고 하며, 귀로 나오는 것을 '뇌척수액 이루'라고 한다. 이러한 혈성 액체는 뇌척수액(cerebrospinal fluid)이 경질막과 머리뼈를 통하여 외부로 누

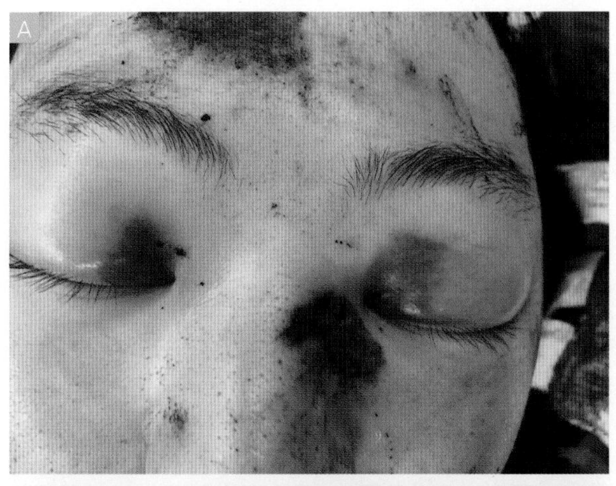

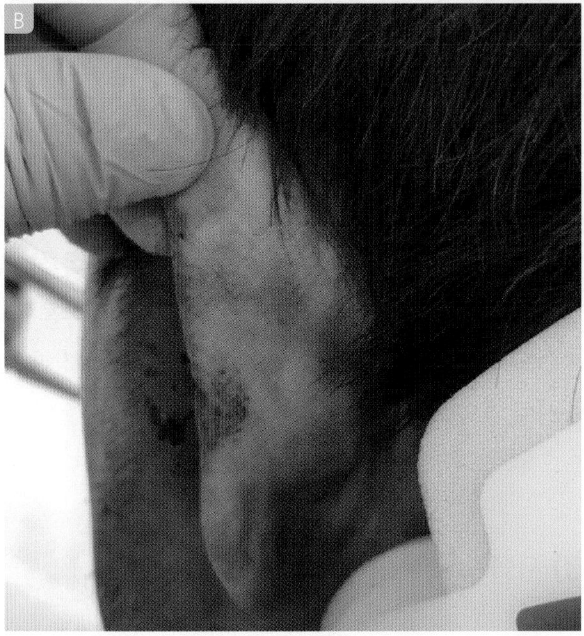

• 그림 22-4 머리뼈바닥 골절의 징후. **A.** 눈주위의 반상출혈로 인한 '너구리 눈 징후'. **B.** 귀 뒤의 꼭지돌기에 반상출혈이 나타나는 '배틀 징후'

표 22-5 머리뼈 골절 시의 임상적 증상/징후

머리 손상의 증상
의식저하, 기능장애 등
변형(함몰 골절), 골절선(열상부위) 등
너구리 눈 징후(raccoon eye sign)
배틀 징후(Battle's sign)
뇌척수액 이루 및 비루

출되는 것이다(표 22-5). 뇌척수액이 누출되는 부위(코, 귀 등)를 거즈나 솜으로 완전히 막으면 부가적인 압력에 의해 뇌압이 상승하게 되므로 뇌척수액이 누출되는 부위는 외부로부터 오염원이 뇌로 유입되는 것을 방지하기 위하여 누출 부위를 소독하고 멸균거즈로 살며시 덮어 주어야 한다.

즉, 멸균거즈를 탄력붕대로 압박하여서는 안 된다. 머리뼈 골절의 치료는 기도확보, 호흡유지와 함께, 환자의 의식상태를 지속적으로 관찰하는 것에 관심을 기울여야 한다. 일부 개방성 창상은 멸균거즈로 덮어 주어야 하며, 머리뼈 골절이 있는 환자들은 척추 손상이 동반되어 있을 가능성이 높기 때문에 목고정을 반드시 시행해야 한다.

3. 머리 손상의 병원전 응급처치

1) 혈압 유지와 기도 확보

머리 손상 환자의 가장 중요한 병원전 응급처치는 혈압 유지와 기도 확보이다. 머리 손상 이후에 저혈압(수축기 혈압 90 mmHg 미만) 및 저산소증(동맥혈산소분압 60 mmHg 미만) 발생이 환자의 사망률을 150% 증가시킨다고 알려져 있다. 뇌의 기능 유지를 위해서는 적절한 산소와 영양분의 공급이 필수적이기 때문이다. 이를 유지하기 위해서는 적절한 뇌관류압으로 혈류가 뇌로 유입되어야 한다. 뇌관류압이란 뇌로 향하는 혈액의 압력을 뜻하는데, 이는 평균 동맥압과 두개내 압력의 차이로 정해진다. 머리 손상은 두개내 출혈이나 뇌 조직의 부종을 일으킬 수 있으며, 이는 두개골 안의 한정된 공간에 압력을 높이게 된다. 따라서 머리 손상 환자의 혈압 저하와 두개내 압력의 상승은 뇌관류를 떨어뜨리게 된다. 일반적으로 머리 손상 환자의 병원전 단계에서 평균 동맥압을 80 mmHg 이상으로 유지하는 것이 최소한의 뇌관류압 유지에 중요한 것으로 알려져 있다. 따라서 필요한 경우, 공격적인 수액 공급으로 환자의 저혈압을 교정하는 것이 이차적인 뇌손상 방지를 위해 필요할 수 있다.

또한 혈압 유지와 더불어 저산소의 예방 역시 뇌기능을 유지하는 데 중요하다. 뇌관류압 유지가 될지라도 환자가 저산소 상태라면 뇌에 필요한 산소를 유지할 수 없을 것이다. 따라서 필요한 경우 기도를 유지하고 산소 공급이 이루어져야 한다. 환자의 의식 상태와 손상 정도에 따라 성문위기도유지기나 기관 내 삽관 등의 전문 기도유지법의 적용이 필요할 수도 있다. 그러나 이는 반드시 훈련을 통해 숙련된 상태에서 이루어져야 할 것이다.

이에 따라 119 구급대원 현장응급처치 표준지침에는 산소포화도가 94% 이하일 경우에 산소 투여를 시행하고 수축기혈압이 90 mmHg 미만일 경우 정맥로 확보 및 수액 공급을 하도록 권하고 있다.

산소 공급과 더불어 환자의 호기말 이산화탄소 분압을 측정하는 것 또한 중요하다. 환자가 과환기가 일어나 혈액 내 이산화탄소 수치가 떨어지게 되면 뇌혈관이 수축하여 뇌관류압 저하로 이어질 수 있다. 따라서 혈액 내 이산화탄소 분압을 35–45 mmHg 정도로 유지하는 것이 뇌혈관 수축을 막아 환자의 예후에 영향을 미치지 않을 수 있다. 측정 기기에 따라 차이를 보이지만 일반적으로 호기말 이산화탄소 분압 측정 기기는 실제 동맥혈 이산화탄소 분압과 2–5 mmHg 가량 더 낮은 수치를 보이는 것으로 알려져 있다. 측정된 호기말 이산화탄소 분압에 따라 필요한 경우 백–밸브마스크의 호흡 속도와 호흡량을 조절할 필요가 있다. 따라서 환자의 예후를 위해서 응급구조사는 병원전 단계에서 환자의 혈압 관찰과 산소 포화도, 호기말 이산화탄소 수치를 지속적으로 측정하고 유지하여야 한다.

2) 동반된 다른 부위의 손상에 대한 응급처치

머리 손상만 발생할 수도 있지만, 대부분은 다발성 손상이 동반되는 경우가 많다. 그러므로 심한 머리 손상 환자는 다른 신체부위의 손상이 있는지를 검사해야 한다. 머리 손상은 대개 상당한 물리적 충격에 의하여 발생하므로, 이러한 충격이 다른 신체부위에도 가해졌을 가능성이 높다. 그러므로 머리 손상과 동반된 다른 손상에 대한 응급처치도 시행되어야 하며, 특히 생명유지와 관련된 기도손상, 호흡장애, 순환장애에 대한 응급처치가 먼저 시행되어야 한다.

입이나 입안에서의 출혈, 틀니, 구토 또는 타액은 기도를 폐쇄시킬 수도 있으므로, 신속히 제거해야 한다. 구강내 이물질은 흡인기를 이용하여 제거하거나, 손가락으로 제거한다. 필요하다면 입안의 이물질이 기도로 유입되는 것을 방지하기 위하여 환자의 체위를 옆으로 기울이도록 하며, 이러한 경우에는 환자와 척추고정판을 동시에 옆으로 돌려야 한다

3) 지혈

모든 개방성 창상은 출혈이 발생하므로 멸균거즈로 덮고 압박하여 지혈시켜야 한다. 개방성 머리뼈 골절도 멸균거즈로 치료해야 하며, 혹시 뇌척수액이 누출되면 멸균거즈를 덮되 압박하지 않는다.

4) 경련 치료

머리 손상 환자에서는 경련이나 발작이 나타날 수 있다. 일반적으로 현재 발작중인 환자에게 환자가 다치지 않게 하는 것 외에 해줄 것은 거의 없다. 주변의 위험한 물건을 치우거나 침대에서 떨어지지 않도록 부드럽고 확실

하게 몸을 고정시킨다. 혀를 깨물지 못하게 보호대를 삽관할 필요가 있으나 발작으로 경직된 상태에서는 치아를 손상시킬 정도의 강한 힘이 아니면 보호대를 집어넣기가 불가능한 경우가 많다. 발작 중에는 환자가 효과적으로 호흡할 수 있도록 하는 것은 어려우나 발작이 끝나면 흡입과 기도유지 도구를 사용하여 기도를 확보해야 한다.

5) 환자의 자세

머리 손상만 있는 경우에는 들것에 누인 자세에서 머리를 30° 올려주거나 15 cm 정도 올려주는 것이 바람직하다. 이러한 자세는 뇌부종을 최소화시킬 수 있으나, 척추 손상이 의심되는 경우에는 환자를 바로 누인 자세가 바람직하다.

4. 머리 손상의 중증도 평가

머리 손상 환자를 평가하는 응급구조사는 반드시 다음 사항(표 22-6)을 주의 깊게 검사해야 한다.

1) 활력 징후

응급구조사는 기도유지와 목고정을 시행한 후에 호흡기능과 순환기능을 안정시키고 활력징후를 측정하여 기록한다. 머리 손상 환자에서 저혈압이 관찰되면 대부분에서 척추 손상이나 다른 신체부위에서 출혈이 되고 있다는 것을 의미한다. 머리덮개 손상으로도 대량 출혈이 유발되어 혈압이 저하될 수 있으나, 두개내의 출혈이나 혈종은 비교적 소량이므로 혈압이 저하되지는 않는다. 오히려 두개내 혈종이나 뇌부종으로 머리속 압력이 심하게 상승하면 혈압의 상승과 함께 느린맥이 나타난다(Cushing reflex). 따라서 느린맥을 동반한 혈압상승이 관찰될 때는 두개내 출혈이 있음을 알 수 있다.

표 22-6 머리 손상 시 평가항목

활력징후
의식상태
의사소통 정도와 인지능력
동공반사
사지의 감각기능과 운동기능

2) 의식상태

앞에서 기술한 바와 같이 중증의 뇌 손상을 평가하는 기준으로 환자의 의식상태를 평가하는 것이 가장 중요하다. 응급구조사는 병원에 도착할 때까지 'AVPU'로 10분마다 의식상태를 평가하여 기록해야 한다.

AVPU뿐 아니라 글래스고혼수척도(Glasgow Coma Scale) 점수도 머리 손상 환자의 중증도를 판단하고 병원 의료진과 의사소통 시 유용하게 사용할 수 있다. 글래스고혼수척도 점수는 개안반사, 언어반사 및 운동반사를 확인하여 계산 할 수 있으며 각각의 항목에 점수를 매긴 후 이를 합산한다. 글래스고혼수척도 항목에 따른 자세한 설명은 표 22-7과 같다. 표를 토대로 글래스고혼수척도 점수 계산의 예를 들어 볼 수 있다. 만약, 환자를 꼬집었을 때 눈을 뜨며 이해할 수 없는 소리를 내고 통증 자극에 움츠리는 행동만 보인다면 개안반사 2점, 언어반사 2점, 운동반응 4점으로 최종 글래스고혼수척도 점수는 8점이 되는 것이다. 통상 글래스고혼수척도 점수에 따라서 글래스고혼수척도 3-8점은 중증외상, 글래스고혼수척도 9-12점은 중등도 외상, 글래스고혼수척도 13-15점은 경도외상으로 구분한다.

3) 의사소통과 인지능력

머리 손상 환자가 의식변화나 행동변화가 나타나면 뇌 손상의 가능성을 생각해야 하며, 신경학적 검사를 주기적으로 시행하여 변화양상을 관찰해야 한다. 특히 경막하 혈종의 경우, 그 증상이 머리 손상 후 수일 후에, 심지어는 수주 후에 나타날 수 있다. 따라서 외상의 병력을 가진 사람이 비정상적인 행동을 보이면 뇌 손상의 가능성을 고려해야 하며 그 밖에 시간과 장소에 대한 개념의 소실, 사람에 대한 지남력 소실, 기억장애나 기타 뇌진탕의 징후를 가진 환자는 반드시 병원으로 이송하여 정확한 진단과 지속적인 관찰을 시행해야 한다.

4) 동공반사

동공의 크기와 빛에 대한 동공반사(대광반사)를 주기적으로 평가하는 것은 머리 손상 환자의 중증도를 평가하는 매우 유용한 방법이다. 동공의 크기 및 빛에 대한 동공의 반응은 머리속 압력의 변화에 매우 민감하다. 커진 동공과 대광반사의 소실은 머리속 압력의 상승과 중증의 뇌 손상이 있는 경우 관찰되는 조기 징후이므로 환자의 의식상태와 함께 반드시 이들을 평가하여 뇌 손상이 진행되고 있는지를 평가해야 한다.

5) 감각기능과 운동기능

응급구조사는 사지의 감각기능과 운동기능을 검사해야 한다. 다른 징후들과 같이 감각기능과 운동기능의 악화는 뇌 손상이 진행되고 있다는 것을 의미한다. 감각기능과 운동기능의 장애에 대하여 정확히 평가하여 기록해야 한다.

당신이 응급구조사라면

1. 머리 손상 환자 응급처치의 일반적인 원칙은?
2. 의식 저하 환자가 흉벽보다 복벽을 움직이며 호흡하고 있다면 어떠한 손상이 동반되어 있는 것인가?
3. 척수 손상을 시사하는 이학적 소견에는 무엇이 있는가?
4. 머리 손상의 유형 중 구조적인 이상 없이 기능적인 장애가 일시적으로 나타나는 것은 무엇인가?
5. 뇌진탕보다 뇌 타박상이 중증인 이유는?
6. 외상에 의한 의식 저하 환자가 높은 혈압과 함께 느린맥이 관찰된다면 무엇을 의미하는가?
7. '너구리 눈 징후(raccoon eye sign)'나 '배틀 징후(Battle's sign)'가 있는 경우 의심해야 되는 머리 손상의 유형은?
8. 머리속 압력 상승과 중증의 뇌 손상을 의미하는 동공 검사 소견은 무엇인가?

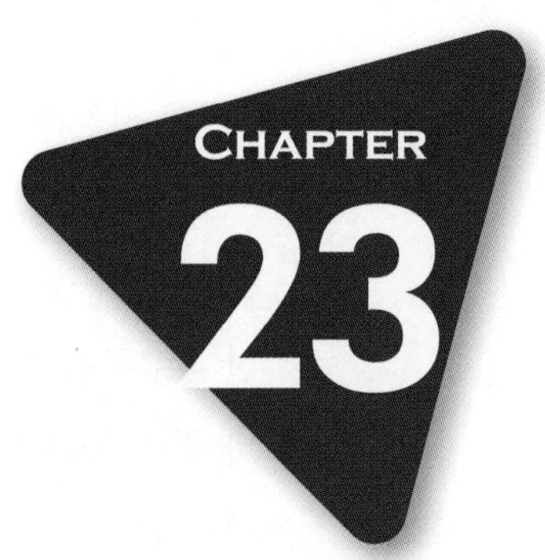

척추 손상

개요

척수 손상은 신경계통의 기능마비를 일시적 또는 영구적으로 유발할 수 있어서, 응급구조사는 척추 손상의 증상이나 징후가 없어도 외상 초기에 척추고정을 시행하고 악화되거나 발생되는 것을 방지해야 한다. 응급구조사는 척수 손상을 조기에 인지하는 방법, 척수 손상을 방지하면서 기도를 유지하는 방법, 목 손상 환자에서 헬멧을 안전하게 제거하는 방법, 그리고 척추 손상 환자를 안전하게 이송하는 방법을 알아야 한다. 이러한 응급처치가 효율적으로 시행되면 척추 손상 환자에서 신경계 기능이 마비되는 것을 감소시킬 수 있다.

이번 장에서 먼저 척추 골절과 탈구에 대하여 기술하였고, 다음에는 척추 손상 환자에서 나타나는 증상과 징후(symptom & sign), 그리고 척추 손상의 진단과 응급처치법에 대하여 설명하고 있다. 마지막 부분은 척수 손상의 합병증에 대하여 기술하였다.

목표

- 척추 골절과 탈구를 기술한다.
- 척추 손상의 증상과 징후를 확인한다.
- 척추 손상을 진단 방법을 학습한다.
- 척추 손상 환자의 응급처치법을 배운다.
- 척수 손상의 합병증을 학습한다.

1. 척추 골절과 어긋남

척추는 머리뼈 아래에서부터 시작되어, 7개의 목뼈, 12개의 등뼈, 5개의 허리뼈, 엉치뼈와 꼬리뼈로 연결된다(그림 23-1). 각각의 척추사이에는 척추사이원판이 있으며, 척추는 견고한 인대에 의해 서로 결합되어 있다. 척추사이원판과 인대는 척추가 굴곡과 회전 운동이 용이하도록 지지한다. 일부 목뼈를 제외한 대부분의 척추는 크게 척추뼈몸통과 돌기(가로돌기, 가시돌기)로 나누고, 척추뼈몸통과 돌기사이에는 원형의 빈 공간이 있다. 모든 척추가 연결되면 이 공간은 위 아래로 연결되는 긴 관 형태를 형성하여 이것을 척주관(spinal canal)이라고 하

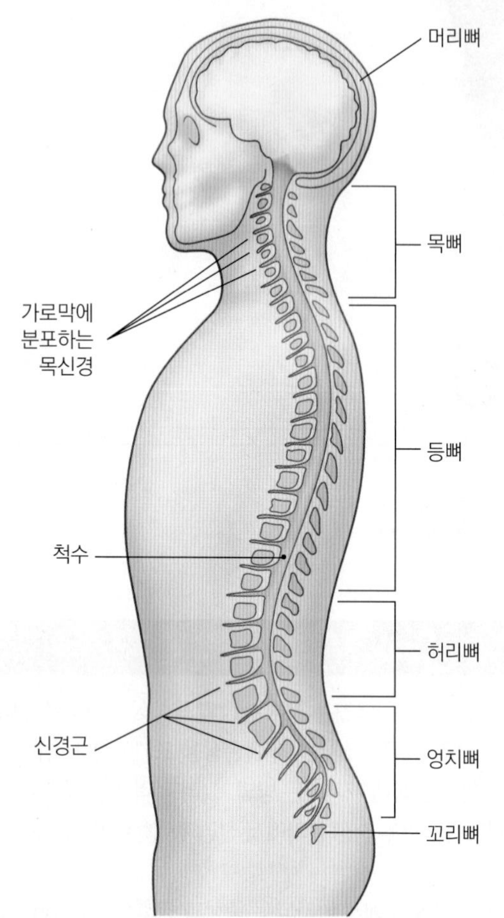

● 그림 23-1 척추의 가쪽 도해에서 척추관 내부에 있는 척수가 보인다.

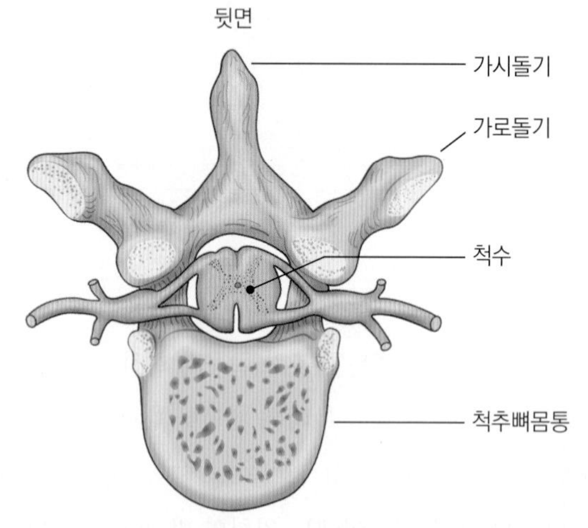

● 그림 23-2 척수가 척주관 내부에서 보호되는 것을 보여주는 단면도

고, 이 척주관에 척수가 있다(그림 23-2).

대부분의 척추 손상은 주위 인대의 염좌나 전위되지 않은 척추 골절이고, 이 경우는 척수 손상이 없고 심각한 후유증을 유발하지 않으므로 예후가 양호하다. 그러나 척추가 전위되거나 척추의 탈구는 척수 손상이나 신경손상이 동반되어 영구적인 신경마비나 환자의 생명을 위태롭게 한다. 척추 손상 환자에서 척수 손상 여부를 진단하는 방법은 이학적 검사와 신경학적 검사가 도움이 되며 방사선검사 또는 자기공명영상을 시행해야 한다. 응급구조사는 모든 외상 환자에서 척추 손상의 가능성이 있다고 생각해야 하며, 환자를 검진하는 과정에서 환자 체위를 최대한 안정시킨다.

만일 외상으로 인하여 척추 손상이 유발되면 척수를 보호하는 기전이 파괴되어 척수를 보호해주지 못한다. 척수는 척주관의 대부분을 차지하므로, 한 개의 척추가 상부 혹은 하부의 척추와의 배열이 전위되면 신경이 압박되어 신경기능 장애가 유발된다. 불안정한 골절 또는 탈구로 1 mm의 전위로도 척수를 압박할 수 있고, 전위가 심하면 절단되기도 한다. 즉 척추 손상에 의하여 발생하는 신경손상의 정도에 따라 정상적 신경기능으로부터 영구적인 신경마비까지 다양하게 나타난다. 그러므로 척추 손상은 환자의 체위변화에 의하여 신경손상이 추가로 유발되거나 악화되는 것을 방지하기 위하여 신체를 긴 척추고정판에 최대로 고정한다.

척추 손상을 초기에 인지하는 것은 응급구조사의 주된 임무 중의 하나이다. 자동차사고나 추락사고와 같이 단시간에 많은 물리적 충격이 가해지는 외상을 받은 환자들은 우선 척추 손상을 의심해야 한다. 척추 골절을 일으킬 수 있는 외상의 형태는 자동차 사고, 오토바이 사고, 다이빙 손상, 추락사고, 그리고 광산의 낙반사고 등이다. 특히, 의식장애가 발생된 경우와 얼굴과 머리 손상 환자의 경우는 척추 손상을 의심해야 한다.

표 23-1 척추 손상 시의 증상과 징후

증상	징후
통증	압통
무감각	변형
자통	열상, 타박상
쇠약	운동이상 – 마비
	감각이상 – 무감각증

2. 척추 손상의 증상과 징후

응급구조사는 환자가 호소하는 증상을 참조하여 척추 손상 환자에서 나타나는 징후를 면밀히 관찰해야 한다(표 23-1).

1) 증상

(1) 통증

의식이 명료한 환자는 척추 손상 부위의 통증을 호소하므로, 응급구조사는 대부분 손상부위를 예측할 수 있다.

그러나 의식장애나 의식소실 환자는 통증을 호소할 수 없다. 또한 의식이 있더라도 척추통증보다 다른 부위의 손상이 심하면 우선 가장 아픈 부위의 통증을 호소하기 때문에, 척추 손상을 호소하지 않더라도 가능성은 항상 고려해야 한다.

(2) 무감각

신경이 마비된 부위에서 감각기능이 저하되는 증상을 호소한다. 즉, 남의 살 같다거나 피부감촉이 없다고 호소할 것이다.

(3) 자통

손상된 신경이 분포하는 신체부위에서 비정상적인 감각을 호소한다. 즉, 팔이 저리거나, 전기충격과 같은 찌릿찌릿하다는 느낌을 호소한다.

(4) 쇠약

손상된 신경이 분포하는 부위의 근육이 약화되는 느낌을 호소한다. 이 경우에는 팔이나 다리를 들어보라고 지시하거나, 응급구조사의 팔을 잡아당겨 보라고 지시하면서 운동력을 평가한다.

2) 징후

(1) 변형

척추의 변형(deformity)은 심각한 손상이 일어난 것을 의미한다. 그러나 척추 골절이나 척수 손상이 있는 대부분의 환자는 외견상으로 변형을 관찰하기 어렵다. 즉, 골절된 파편이 비정상적으로 현저히 전위된 경우에만 관찰할 수 있다. 그러므로, 변형이 없다고 척추 골절 또는 탈구의 가능성을 배제해서는 안 된다.

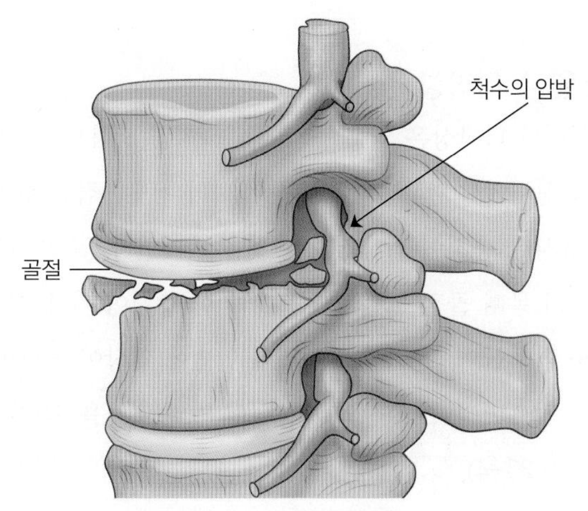

● 그림 23-3 만일 척추가 불안정하다면 하나의 척추가 인접한 척추로부터 조금만 변위 되더라도 척수가 손상을 받거나 파열된다.

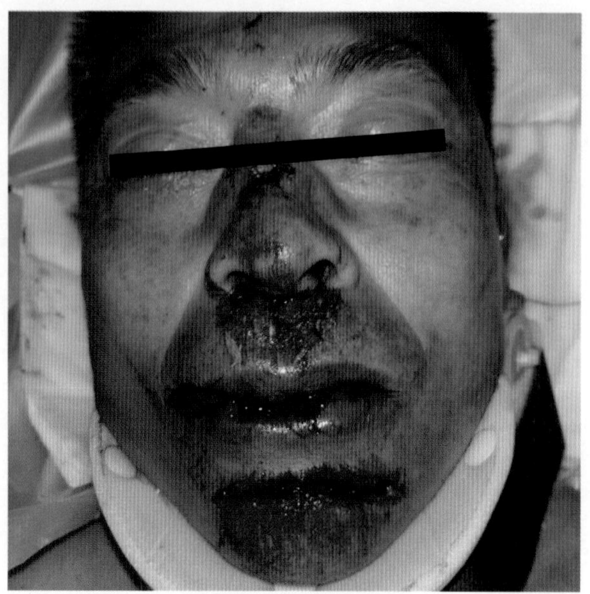

• 그림 23-4 머리열상이 있으면 척추 손상을 의심해야 한다.

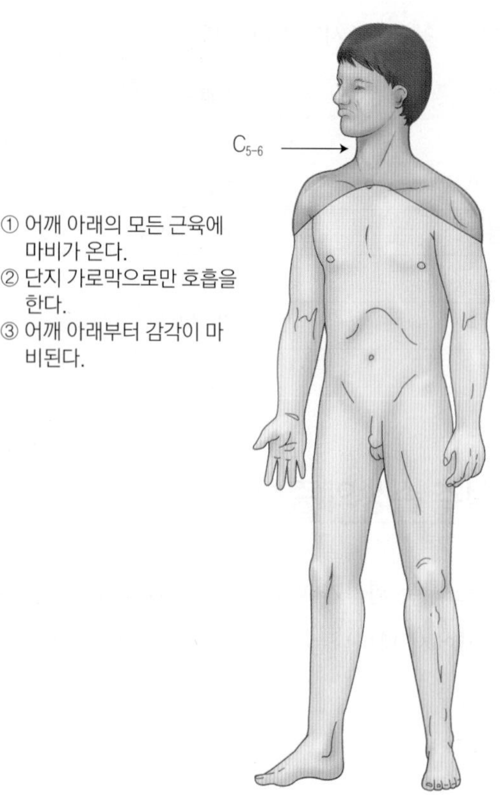

• 그림 23-5 하얀 부분은 제5, 6 목뼈의 위치에서 척수가 손상되어 무감각과 마비가 있는 부분을 나타낸다.

(2) 압통

척추 손상 부위를 누르면 환자는 심한 통증을 호소하게 된다. 이러한 압통(tenderness)이 나타나는 부위는 손상이 있다는 것을 의미한다. 모든 척추(목뼈, 등뼈, 허리뼈)의 극돌기는 등의 정중선에서 손으로 만져지므로, 극돌기를 따라서 손으로 눌러서 압통이 나타나면 손상이 있다고 간주한다.

(3) 열상, 타박상

열상이나 타박상은 외부 충격에 의하여 발생하므로, 외견상 신체에서 열상이나 타박상이 나타나면 근접한 부위도 유사한 충격이 가해졌다는 것을 의미한다. 또한, 대부분의 목뼈 골절 또는 전위는 머리에 충격이 가해지면서도 발생한다. 그러므로 머리나 안면에 열상이나 타박상이 있으면 척추 손상의 가능성이 있다는 것을 의미한다(그림 23-4).

(4) 마비, 무감각증

신경학적 검사로 발견할 수 있는 감각기능의 장애 또는 근육의 약화는 척추 손상의 징후로 생각해야 한다. 응급구조사는 환자의 손가락, 발가락, 팔, 다리 각 부위에 대한 환자의 감각기능을 평가해야 한다. 근육 기능은 응급구조사의 손가락을 환자의 손으로 잡게 하거나 잡아당기게 하여, 손의 쥐는 힘을 평가할 수 있다. 응급구조사는 환자에게 다리를 올리고 내리게 하여 다리의 힘을 평가할 수 있다.

감각기능의 장애 또는 근육약화는 척수 손상의 가능성이 높음을 암시한다. 목뼈 손상은 사지의 신경마비뿐 아니라 호흡장애를 유발한다. 허리 부위에서의 척추 골절은 손상하부에서 무감각(anesthesia)이나 마비(paralysis)증상을 나타나고, 팔의 근육 힘이나 감각기능 장애 또는 호흡장애가 나타나지 않는다(그림 23-5).

3. 척추 손상의 진단

사고현장에서 다발성 외상 환자를 접하는 순간부터 척추 손상의 가능성을 항시 생각해야 한다. 즉, 모든 외상 환자들은 척추 손상의 가능성이 있으므로, 척추 손상 여부에 대하여 평가해야 한다. 의식이 있는 환자의 경우는 아래의 4단계로 척추 손상의 가능성을 진단해 나간다.

① 사고의 종류에 대하여 환자나 목격자에게 묻는다. 통증부위나 감각소실, 근육약화 등이 있는 부위가 있는지 물어본다.

② 얼굴, 머리, 몸통 부위의 타박상과 열상 등의 손상을 검사하고, 척추의 변형이 있는지를 관찰한다.

③ 등의 정중선에서 가시돌기를 따라 손으로 누르면서 변형이나 국소적인 압통이 있는지 관찰한다. 검사를 위하여 환자의 체위를 변화시켜지 않는다.

④ 감각기능과 근육기능을 관찰하기 위하여 팔과 다리를 검사한다. 예로, 환자에게 손가락과 발가락을 움직여 보게 함으로써 근육약화를 관찰하고, 팔과 다리를 만지면서 감각기능이 정상적인지 확인한다.

만일 상기 4가지 징후 중에 하나라도 존재한다면 척추 손상이 의심되므로 즉시 고정을 시행한다. 척추 고정이 완전히 끝날 때까지 환자를 못 움직이게 하고, 척추 손상의 진단을 위하여 환자의 체위를 변화시키지 않는다. 의식장애가 있는 환자는 증상을 호소할 수 없고 지시나 질문에 답변할 수 없기 때문에, 척추 손상을 고려하여 응급처치를 시행해야 한다.

4. 척추 손상의 응급처치

척추 골절의 응급처치는 외상처치의 일반적 원칙에 준하여 시행된다. 치명적 손상에 대한 기본소생술과 척추고정을 시행해야 한다.

1) 기도유지

응급구조사가 목뼈 손상에 대한 기본소생술을 시행하지 않으면 영구적인 사지마비나 생명을 잃게 될 수도 있다. 기본소생술에 따라 기도를 유지하고 목고정을 시행해야 한다. 기도유지를 시행하는 경우는 척추 손상이 악화되지 않도록 경부를 움직이지 않거나 최소한으로 움직여야 한다. 그러므로, 기도를 유지하는 방법 중에서도 기도유지와 호흡유지법에서 언급한 턱 밀어 올리기법(Jaw thrust maneuver)을 이용하는 것이 가장 바람직하다. 머리기울림-턱 들어 올리기(head tilt chin lift)는 목뼈 손상을 더욱 악화시킨다. 의식장애가 있는 환자에서는 혀가 뒤로 말려 들어가는 현상에 의하여 기도가 폐쇄될 수 있으므로, 아래턱견인 후 인공기도를 삽입하여 기도를 확보한다. 입 안에 이물질(혈액, 구토물, 의치, 타액 등)이 많은 경우에는 손가락이나 흡입기를 이용하여 제거한다.

만일 턱 밀어 올리기법이 기도폐쇄를 완화시키지 못하면, 머리를 신체 정중축의 상방향으로 살며시 당기면서 목이 일직선으로 되면 기도가 유지된다. 두 명의 응급구조사는 양손으로 환자의 머리를 신체 정중축의 상방향으로 지속적으로 살며시 잡아당긴 다음, 눈이 정면을 응시하는 자세를 취한다(그림 23-6). 목이 전후나 좌

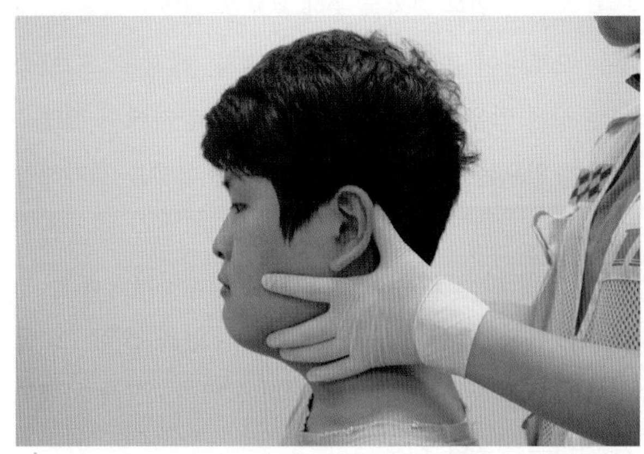

• 그림 23-6 기도유지를 위하여 굴전된 목을 조작하는 방법. 응급구조사는 두 손으로 머리를 꼭잡고 부드럽게 당겨서, 눈이 앞쪽을 향하도록 하며 머리를 뒤에 기대게 해준다.

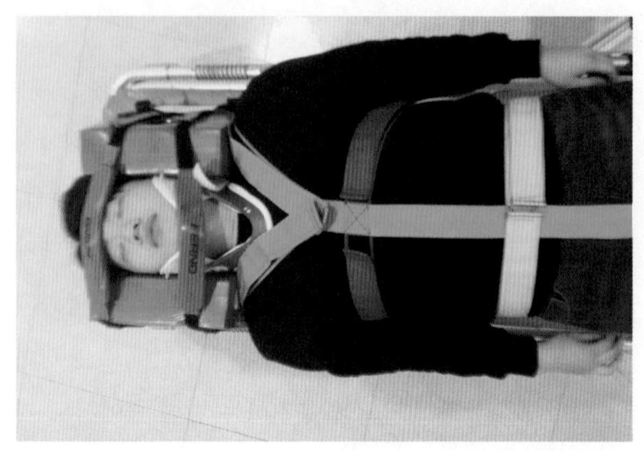

● 그림 23-7 척추 손상이 의심되면 목뼈보호대와 긴 척추고정판은 반드시 사용한 후 이송하여야 한다.

우로 구부러진 경우에는 머리와 몸체를 정중축에 평행한 일직선으로 위치시켜야 기도가 유지될 수 있다. 즉, 머리가 앞이나 뒤로 구부러지거나, 왼쪽이나 오른쪽으로 구부러지지 않고 몸통의 정중선에 위치하는 것이 중요하다. 이러한 방법으로 기도를 유지하면서, 다시 턱 들어 올리기를 재차 시행하면 기도유지는 완료된다. 일단 기도 확보와 목뼈가 고정되면 방사선 촬영으로 확인될 때까지 목뼈보호대(cervical collar)와 긴 척추고정판을 이용하여 고정한다(그림 23-7).

(1) 헬멧 제거

목뼈 손상을 입은 환자들 중에 보호용 헬멧을 착용한 경우는 오토바이 운전자, 자전거 운전자, 레저-스포츠 중에 손상을 입은 사람들이다. 대부분의 환자에서 헬멧을 제거할 필요는 없으나, 다음의 경우는 헬멧을 제거해야 한다.

(1) 얼굴 마스크가 적절한 호흡을 방해하거나 또는 응급구조사가 적절한 기도 확보를 할 수 없을 경우, (2) 헬멧이 너무 느슨해서 척추고정장비에 머리고정을 시행하기 어려운 경우이다.

헬멧의 일부분이 호흡을 방해할 때는 헬멧의 마스크를 얼굴에서 제거하며, 턱에 고정된 끈은 느슨하게 하거나 잘라서, 턱을 들어 올리는 기도유지법이 용이하도록 한다. 얼굴과 턱을 노출시켜야 기도유지를 위한 응급처치가 용이하므로 적절한 호흡기능을 유지하기 위하여 턱의 고정끈을 제거한다. 만일 턱의 고정끈을 제거하여도 기도유지가 어려운 경우에는 헬멧을 제거해야 한다.

헬멧이 느슨하여 머리를 척추고정장비에 단단히 고정할 수 없는 경우에는, 느슨한 헬멧은 쉽게 제거할 수 있다. 헬멧을 제거하는 과정에서 목이 굴전되거나 신전되어 목뼈 손상이 악화될 가능성이 있어 주의가 필요하다. 2명의 응급구조사는 다음의 과정으로 헬멧을 제거한다.

① 응급구조사 1

환자의 머리 쪽에 위치하여 서거나 또는 무릎을 꿇는다. 엄지를 제외한 4개의 손가락으로 환자의 턱을 받히면서 손바닥과 엄지는 헬멧의 하단을 잡아서 얼굴이 움직이지 않도록 고정한다(그림 23-8A).

② 응급구조사 2

응급구조사 1이 머리가 움직이지 않도록 지지하는 동안에 턱 끈을 잘라주거나 풀어준다(그림 23-8B).

③ 응급구조사 2

얼굴의 아래쪽으로부터 헬멧 내로 한쪽 손을 넣어서, 턱뼈 한쪽 아래를 엄지로 잡고 턱뼈의 반대쪽은 인지와 중지로 잡는다. 다른 손으로는 목의 뒤쪽과 뒷머리를 고정한다. 목과 머리가 고정되면 응급구조사 1은 양손을 놓는다(그림 23-8C).

④ 응급구조사 1

양손으로 헬멧의 양측 아래를 잡고 가쪽으로 당겨서 헬멧이 벌어지면 양귀가 걸리지 않도록 하면서 제거한다. 헬멧이 얼굴을 완전히 덮고 있는 경우에는 헬멧의 전면이 코에 부딪치지 않도록 약간 후방으로 기울여서 제거한다(그림 23-8D).

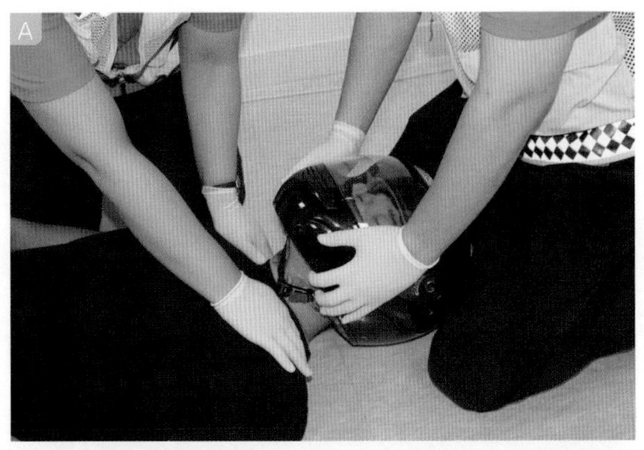

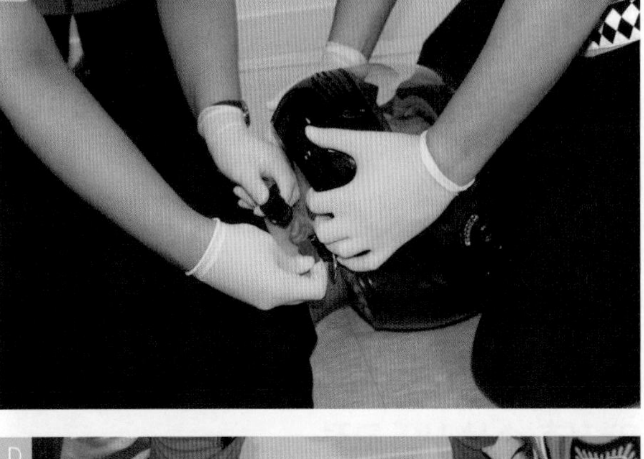

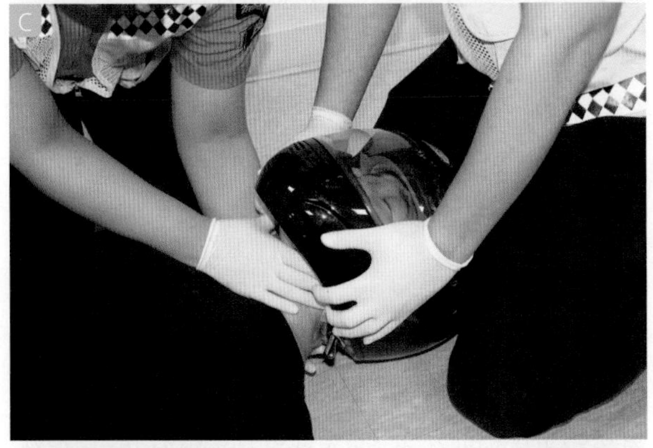

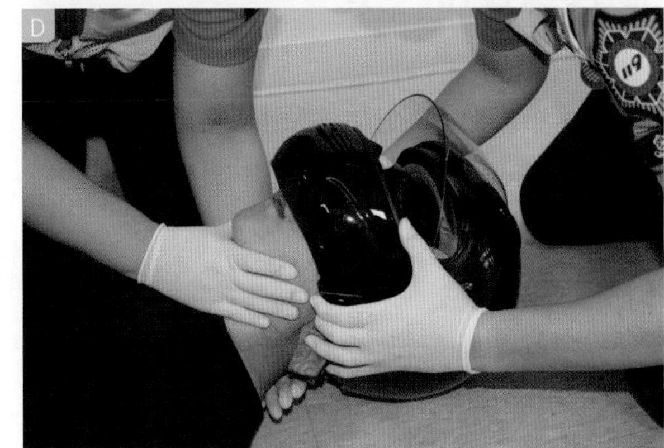

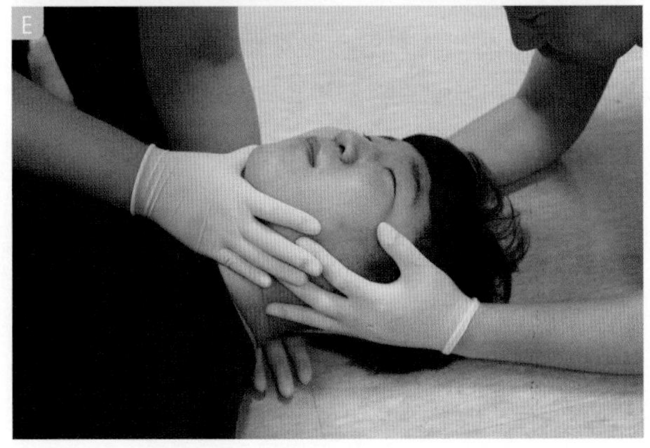

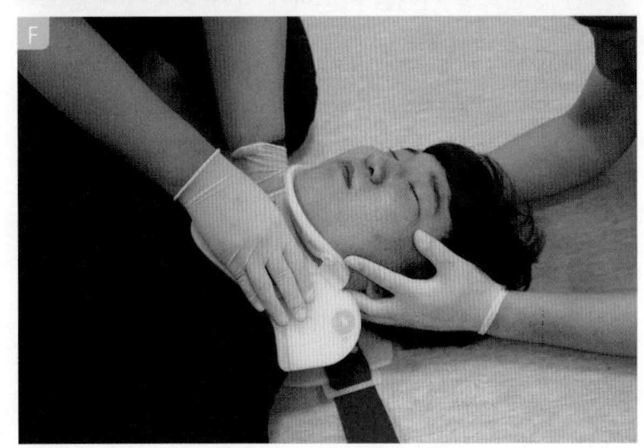

• 그림 23-8 헬멧을 제거하는 순서

⑤ 응급구조사 2

헬멧을 제거하는 동안에 머리가 움직이지 않도록 머리와 목을 단단히 고정한다(그림 23-8D).

⑥ 응급구조사 1

헬멧을 제거한 후에는 양손을 이용하여 머리를 다시 고정한다. 귀를 중심으로 하여, 엄지는 귀의 앞에 위치한 뺨을 잡고 나머지 손가락으로는 귀의 뒤쪽에 위치한 목과 뒷머리를 잡아서 머리가 움직이지 않도록 고정한다(그림 23-8E).

⑦ 응급구조사 2

목뼈보호대를 이용하여 목을 고정한다(그림 23-8F). 응급구조사는 헬멧을 제거하는 행위가 반드시 필요한 것이 아니라는 것을 명심해야 한다. 만일 기도가 유지되고 머리의 출혈이 없다면 헬멧을 착용한 채로 긴 척추고정판에 환자를 고정한다.

2) 척추 손상 시의 고정

척추 손상이 의심되면 척수 손상이 악화되는 것을 방지하기 위하여 노력한다. 기도가 확보되면 척추 골절이나 척추 손상이 이차적인 손상을 유발하지 않도록 고정시킨다.

척추의 손상된 부위가 움직여서 1–2 mm 정도만 전위되어도 척수 손상을 유발할 수 있다. 한 명의 응급구조사는 양손으로 머리를 확고하게 잡아 움직이지 않도록 고정한다.

가능하다면 환자의 후방에서 인지와 중지로 턱뼈를 잡고, 엄지손가락과 손바닥으로는 뒷머리를 지지하면서 머리를 고정해야 한다(그림 23-9). 환자의 눈이 똑바로 앞을 바라볼 수 있도록 머리를 부드럽게 견인하여 올려주는 것이 목을 고정하기 쉽다. 결코 머리나 목을 회전시키거나, 구부리거나 펴서는 안 된다. 만일 머리를 견인하거나 정상적인 상태로 고정하는 과정에서 통증이 심해지거나 심한 저항을 감지하면 더 이상의 견인을 시행하지 말고 목을 변형된 자세로 고정한다.

응급구조사가 손으로 머리를 견인하면서 지지해 주고, 다른 응급구조사는 목뼈보호대를 목에 위치시킨다. 목뼈보호대가 대부분의 목뼈를 고정하지만, 상부 제1, 2 목뼈와 머리뼈의 연결부위는 목뼈보호대로 완전히 고정되지 않으므로, 긴 척추고정판에 환자를 위치시켜 머리를 포함한 모든 신체를 고정할 때까지는 머리를 계속 손으로 고정해야 한다.

누워있는 환자는 긴 척추고정판이나 다른 지지대에 위치시켜야 하는데, 척추 손상이 악화되지 않도록 'log roll' 방법으로 체위를 변화시킨다. 만일 환자가 엎드려 있다면 환자를 누운 상태로 회전시켜야 하며, 이때도 응급구조사는 머리와 척추가 동시에 회전할 수 있도록 'log roll' 방법을 이용한다(그림 23-10). 다음 4명이 협동하는 경우는(필요하면 긴 척추고정판을 사용하여) 머리, 어깨, 골반부를 한 단위로 하여 동시에 옮겨야 한다. 필요하면 주위의 일반인들의 도움을 받을 수 있다. 그러나 응급구조사는 환자를 움직이기 전에 일반인들을 교육시킨 다음 환자를 옮겨야 한다.

머리고정대를 머리의 양측에 기대어 위치시킨다. 이어서 반창고를 이용하여 긴 척추고정판에 머리와 지지대를 함께 고정한다. 이마에 가죽끈이나 부드러운 헝겊말

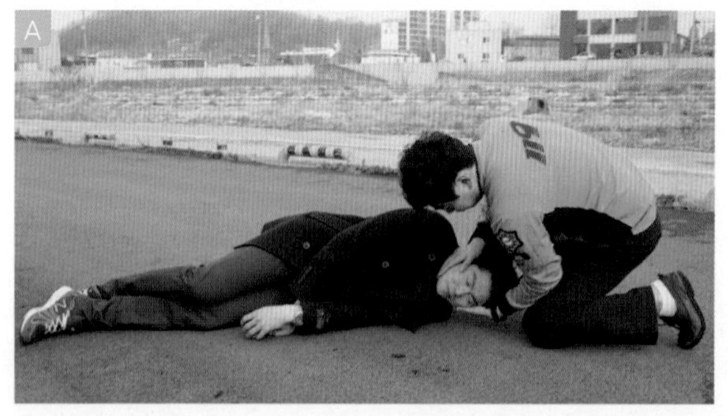

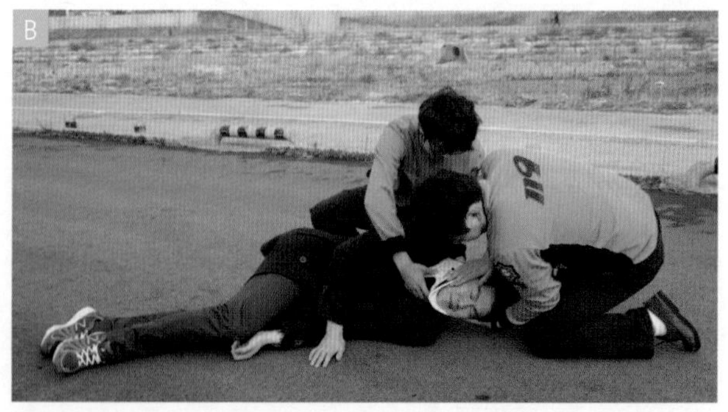

• 그림 23-9 옆으로 쓰러진 상태에서 목고정법. **A.** 양손으로 환자의 얼굴을 고정하여 머리와 몸체가 일직선이 되도록 한다. **B.** 목보호대를 이용하여 목뼈를 고정한다.

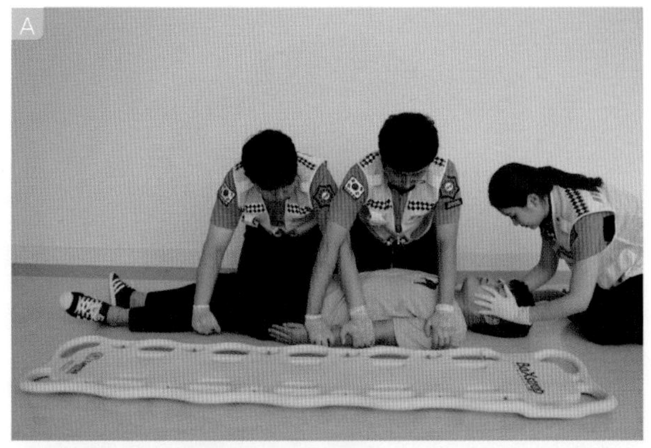

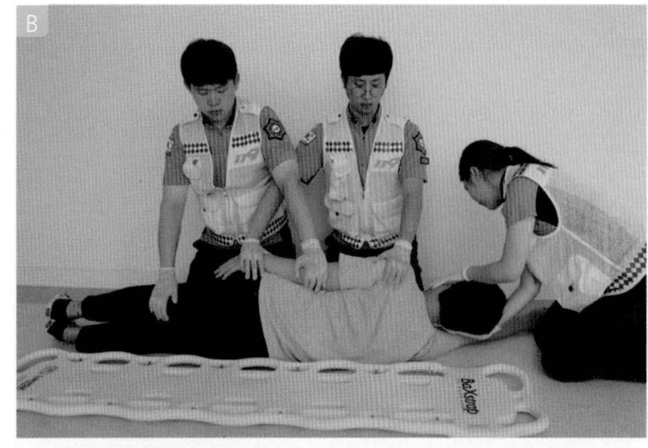

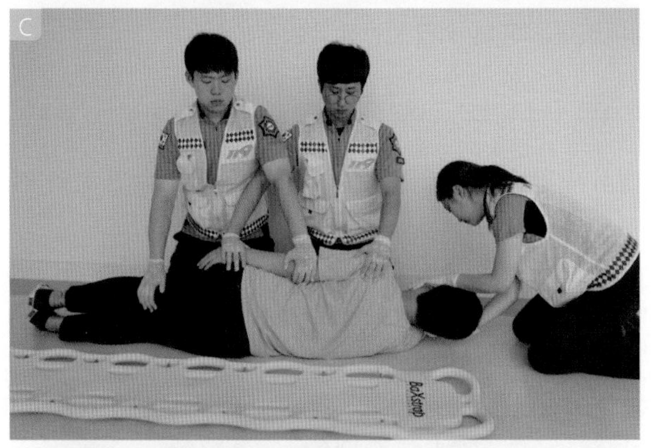

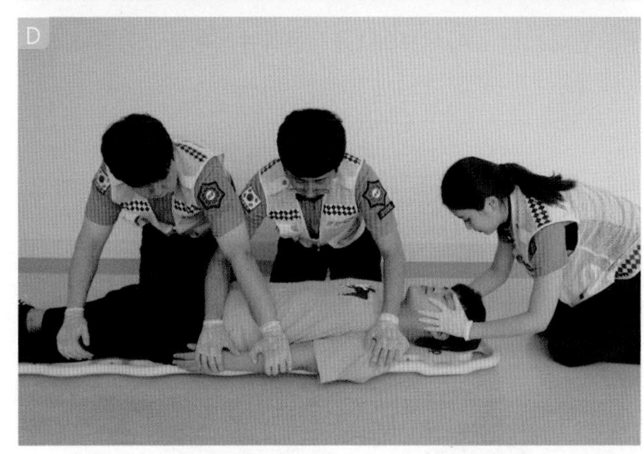

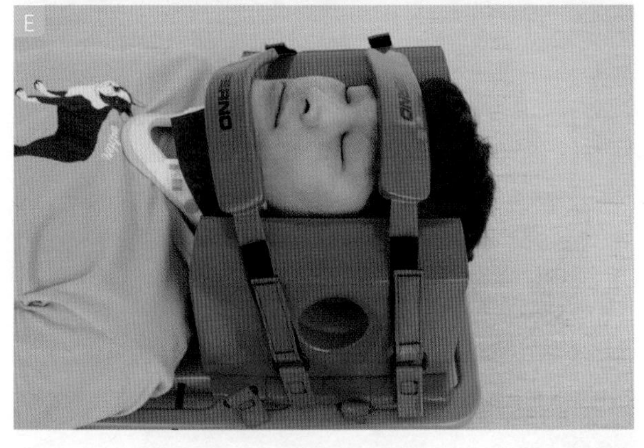

• 그림 23-10 Log roll 방법으로 긴 척추고정판에 옮기기. **A.** 환자의 한쪽 팔을 위로 편다. **B.** 환자를 옆으로 굴린다. **C.** 환자를 완전히 옆으로 굴려 옆누운자세에서 정지한다. **D.** 하부에 위치한 사람이 긴 척추고정판을 환자에게 밀착시킨다. **E.** 환자를 다시 원래의 누운 자세로 돌려서 척추고정판에 눕힌 뒤 머리고정대와 띠로 고정한다.

이로 몇 번 감아준다. 턱에 대는 가죽끈은 사용하지 않는다. 무릎, 허리, 목 아래의 빈 공간들은 베개나 둥글게 만 담요로 채운다. 가슴과 팔, 골반 그리고 하지는 가죽끈이나 넥타이로 기구를 고정시킨다. 환자의 손은 이송 도중 떨어지지 않도록 양손을 서로 느슨하게 붙들어 매둔다. 손목은 서로 교차시켜서 넥타이나 부드러운 붕대로 묶어 놓는다. 다른 방법으로는 머리고정대(universial head immmobilizer)를 이용하거나, 머리고정대를 이용하여 머리를 척추고정판에 단단히 고정할 수 있다.

만일 필요하다면 기도에 대한 처치를 위해 척추고정판을 환자와 함께 한 단위로 해서 통째로 한쪽 옆으로 돌린다(그림 23-11). 수직으로 환자를 이송시키거나 다른 복잡한 구조가 필요할 때는 2개의 고정띠로 긴 척추고정판에 가슴을 고정시킨다.

척추 손상 환자가 앉아있는 채로 발견되었을 때는 짧은 긴 척추고정판이나 구출고정대를 이용하여 목뼈와 등

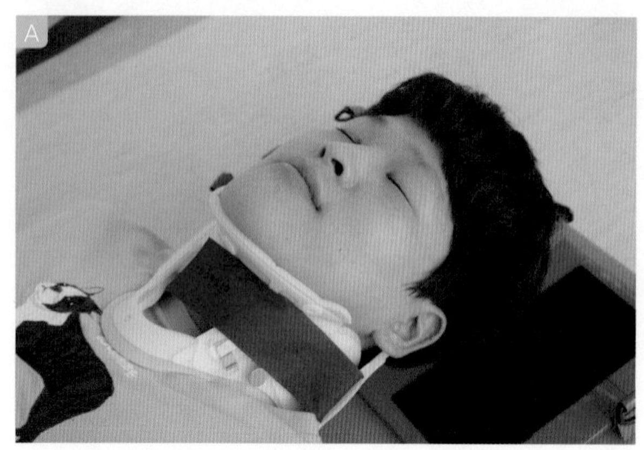

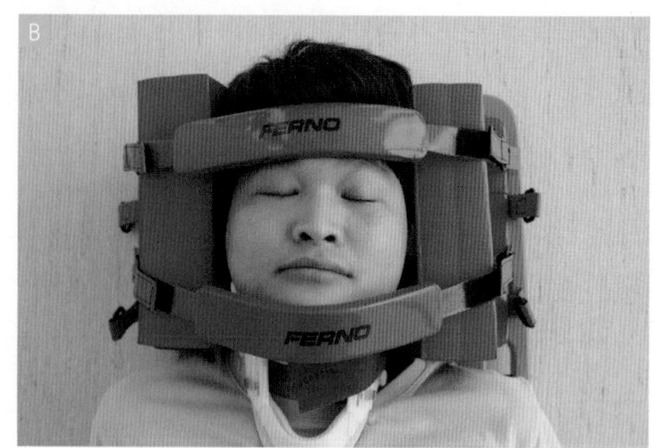

● 그림 23-11 **A.** 목보호대를 이용하여 목뼈를 고정한다. **B.** 머리고정대를 이용하여 머리를 완전히 고정한다.

뼈를 지지한다. 자동차 사고에서는 환자가 운전석에 앉아 있는 채로 발견되고, 이러한 경우에 응급구조사는 두 손으로 머리를 지지하고 호흡과 기도를 유지시켜서 안정하게 만든다. 만일 고통이나 저항감이 없다면 눈이 전방으로 향한 자세에서 머리를 부드럽게 잡아당긴다(그림 23-12A). 다음 환자의 머리가 손으로 계속 지지되는

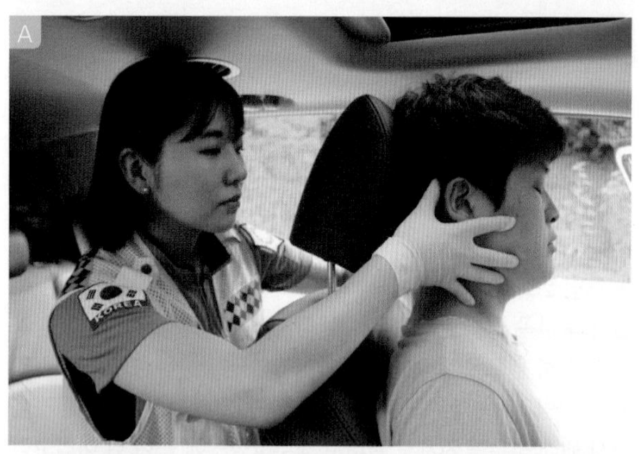

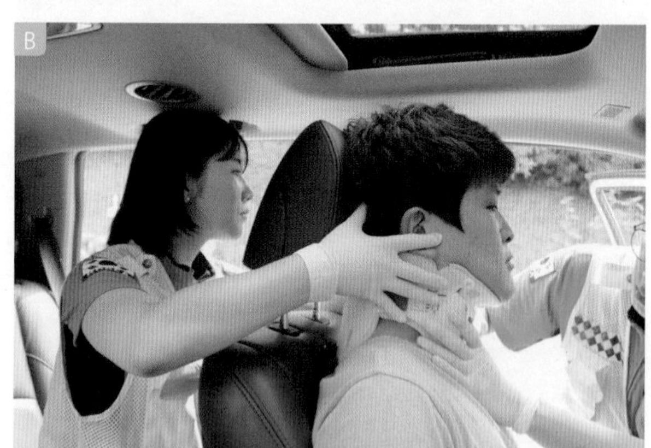

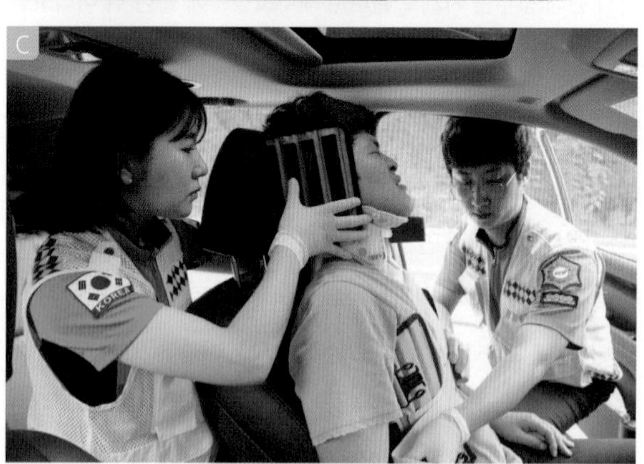

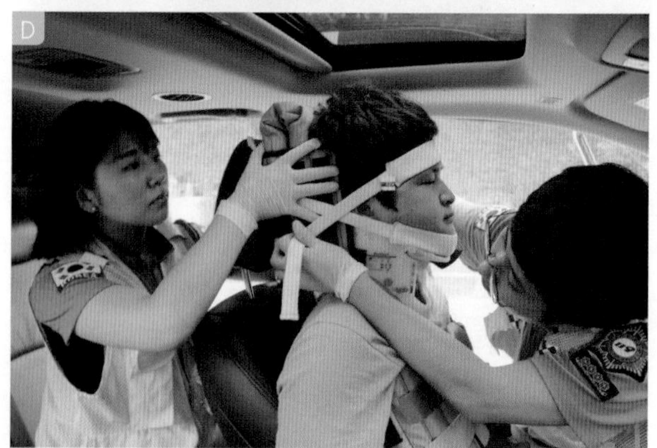

● 그림 23-12 구출고정대나 짧은 척추판을 이용하는 법. 구출고정대의 사용. **A.** 환자의 머리를 정면으로 한다. **B.** 목보호대로 목뼈를 고정한다. **C.** 구출고정대를 환자의 등과 의자 사이에 놓는다. 몸통과 샅굴부위를 고정띠로 고정한다. **D.** 머리를 구출고정대에 고정한다.

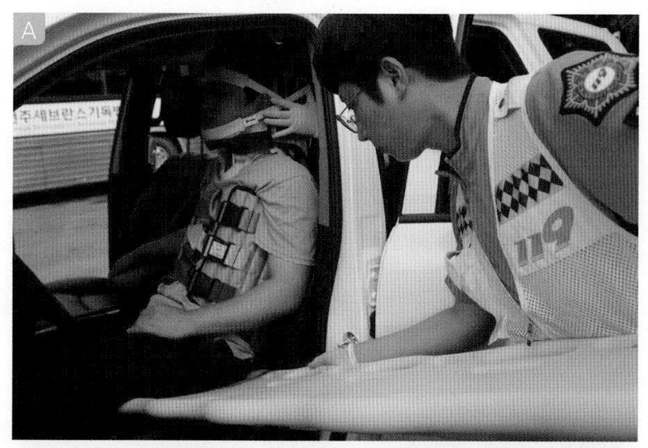

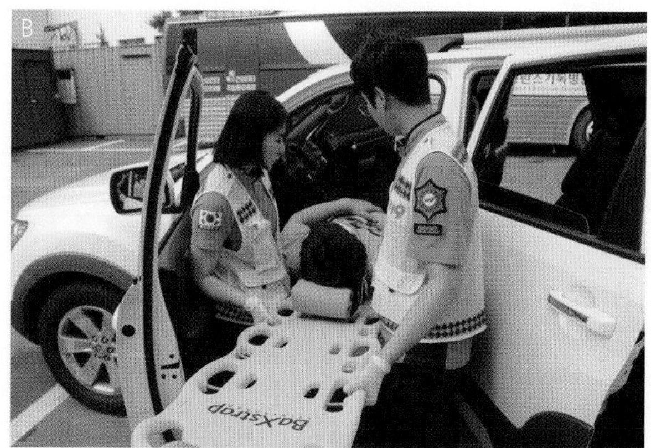

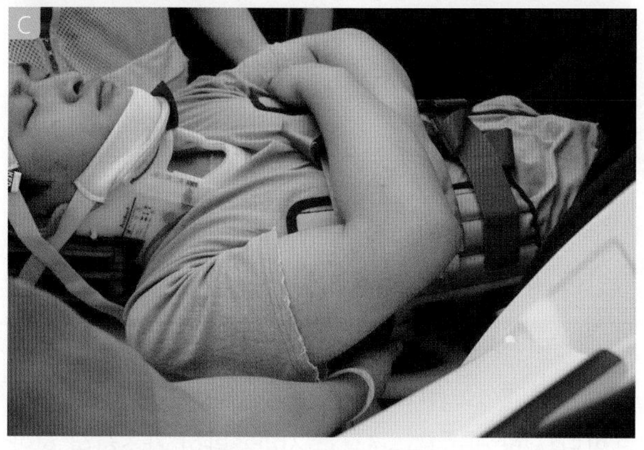

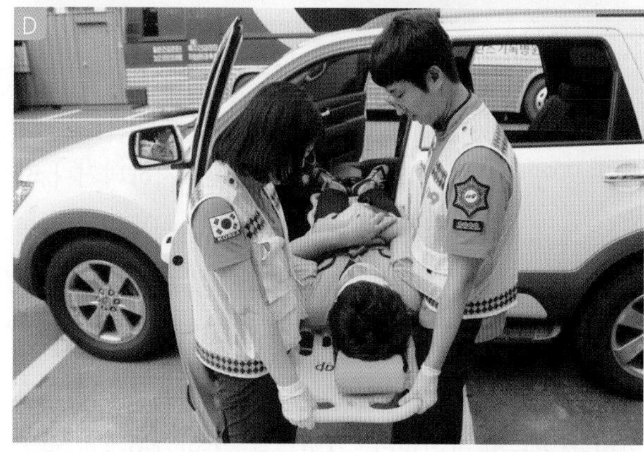

• 그림 23-13 척추고정대에 환자를 고정시킨 다음 병원으로 이송하기 위한 방법. **A.** 긴 척추고정판을 환자 가까이에 댄다. **B.** 긴 척추고정판을 환자의 엉덩이에 갖다 대고 환자의 머리와 허리를 받히면서 기울인다. **C.** 환자를 긴 척추고정판에 눕힌다. **D.** 환자를 당겨서 긴 척추고정판에 적절히 위치시킨 후 단단히 고정하여 이송한다.

상태에서 목뼈보호대를 착용시킨다(그림 23-12B). 이어서 구출고정대를 환자의 엉덩이와 의자 사이에 끼워 놓는다. 구출고정대의 상부 끝은 머리 부분을 향해 기울이고, 다음 응급구조사는 머리를 잡고 있는 동안 뒷머리를 들어 옮긴다. 손으로 머리를 받치면서 가슴은 고정띠를 이용하여 구출고정대에 고정시킨다(그림 23-12C). 목과 기구 사이에 공간이 있으면 부드러운 패드를 집어 넣는다. 다음 이마부위에 가죽끈을 대고 구출고정대에 머리를 고정시킨다(그림 23-12D).

다음 단계는 긴 척추고정판에 환자를 부분적으로 고정시키는 것이다. 긴 척추고정판을 환자의 평행한 위치로 이동시키고, 다음에는 환자를 천천히 척추고정판 위에 올려놓는다(그림 23-13). 이어서 환자를 하나의 단위로 하여 들어서 들것에 올려놓는다. 그리고 구출고정대와 긴 척추고정판을 함께 고정하여 보호한다.

5. 척수 손상의 합병증

척수 손상에서 마비나 감각기능의 장애가 나타나며, 특히 척수 손상이 동반된 목뼈 골절 시에는 갈비사이근 마비로 인한 호흡기능 장애와 교감신경계 차단으로 인한 혈압저하가 발생할 수 있다.

표 23-2 척수 손상 시의 합병증

합병증	원인
호흡장애	가로막 마비, 갈비사이근 마비
혈압저하	혈관의 이완
근육 위축, 감염증	운동기능의 저하
욕창	감각기능의 저하

1) 호흡장애

가로막을 지배하는 운동신경은 제4 목신경(cervical cord)으로부터 나온다. 그러므로 상부의 목뼈 골절이나 탈구 등의 손상을 받으면 가로막 운동이 저하되거나 소실된다. 목뼈 손상에 의한 척수 손상은 손상부위 아래의 모든 신경계를 마비시키므로, 경수의 지배를 받는 팔을 포함하여 흉수의 지배를 받는 갈비사이근과 가슴과 배의 근육, 요척수의 지배를 받는 다리의 근육에 이르기까지의 신경들이 마비된다. 그러므로, 갈비사이근과 횡격막의 마비로 인하여 호흡 기능이 거의 소실되어 호흡부전증이 발생한다. 그러므로 응급구조사는 인공호흡 등의 적극적인 기본소생술을 시행해야 한다.

하부의 경수 손상에서는 가로막 운동이 정상적으로 유지되지만, 가슴과 배의 근육이 마비되므로 흉식호흡을 관찰할 수 없다. 환자가 호흡할 때에 가슴과 배를 관찰하면, 정상인에서는 흡기 시에 관찰되는 가슴의 부풀림이, 척수 손상 환자에서는 미약하게 관찰될 것이다. 그러나 가로막 운동은 정상적으로 유지되므로 배는 호흡에 따라 들어갔다 나왔다 할 것이다. 호흡 운동이 정상인보다 감소되므로 충분한 산소를 공급받기 위하여 방어기전으로 인하여 호흡이 빨라진다. 즉, 복부운동이 현저히 증가하면서 호흡이 빨라지므로 외견상으로 환자가 숨이 가쁜 것처럼 보일 것이다. 이러한 징후는 갈비사이근이 마비되고 단지 가로막 운동에 의하여 호흡이 유지되는 것이다. 응급구조사는 호흡기능을 유지하기 위하여 충분한 산소를 투여한다.

2) 혈압 저하

척수 손상으로 교감신경계가 차단되면 혈관이 이완되어 혈압이 저하되는데, 이러한 원인에 의하여 발생하는 혈압 저하를 신경성 쇼크라고 한다. 즉, 척수가 손상된 부위의 하부에서는 혈관이 확장되고, 결과적으로 심장으로 유입되는 혈액이 부족하므로 심박출량이 감소하여 혈압이 저하된다. 응급처치는 목뼈보호대와 척추고정판으로 척추를 고정하며, 다리를 심장보다 높게 위치시키는 쇼크자세로 환자를 눕힌다. 이러한 자세는 복부나 하지의 확장된 혈관의 혈액들이 심장으로 유입되도록 하여 혈압을 약간 상승시키게 된다. 쇼크자세에서 다리는 척추고정판으로부터 30 cm 정도 높게 위치시키는 것이 바람직하다. 다리와 복부를 너무 높게 거상하면 복강내 장기들이 가로막을 가슴 쪽으로 밀어서 폐가 압박되어 호흡기능이 더욱 저하되므로 주의해야 한다.

당신이 응급구조사라면

1. 척추 손상이 경미한지 중증인지를 판정하는 증상과 징후를 열거하라.
2. 척추 손상 환자에게 기도를 유지하고 척추고정을 시행하였으나, 병원으로 이송 도중 호흡장애가 발견되었다. 호흡장애가 유발된 원인은 무엇이며, 응급처치방법은 무엇인가?
3. 3 m 높이에서 추락한 환자를 검진하였으나, 활력징후, 신경기능, 운동기능 등이 모두 정상이었다. 환자는 집으로 귀가하기를 원하고 있다면, 응급구조사는 어떻게 처리하는 것이 가장 바람직한가?
4. 신경성 쇼크란 무엇이며, 응급처치법은 어떠한 것들이 있는가?

눈의 손상

개요

눈은 시력을 위해 발달된 특수한 감각기관이다. 눈은 사진기 렌즈와 기능이 유사한 수정체를 가지고 있다. 수정체는 형상의 초점을 맞추어 망막에게 전달하며, 망막에 있는 특수한 감각세포에서 인지한 자극을 시신경을 통하여 뇌로 전달한다. 모든 동물은 안구를 계속해서 움직이며, 외부자극에 무의식적으로 눈을 감는 등의 반사운동으로 눈을 보호한다.

그러나 교통사고, 산업재해, 추락사고, 구타사고 등으로 인하여 눈에 외상을 받게 되는데, 눈에 손상을 입으면 상당한 통증을 느끼게 되며 가끔 시력이 소실되기도 한다.

Chapter 24의 첫 부분은 눈의 해부학 구조와 이물질에 의한 손상, 화상, 열상, 둔상 등에 대하여 기술하였고 마지막 부분은 콘택트렌즈와 안구 대용물(인공 안구)에 대해 설명하였다.

목표

- 눈의 해부학 구조를 이해해야 한다.
- 눈 손상의 여러 가지 유형을 학습하고, 각각의 손상에 대한 응급처치법을 배운다.
- 머리 손상 시 이차적으로 나타나는 눈의 이상에 대하여 학습한다.
- 콘택트렌즈나 인공 안구를 착용한 환자를 어떻게 치료할 것인가를 배운다.

1. 눈의 해부학적 구조

눈은 사진기처럼 여러 가지의 복잡한 구조로 이루어져 있는데, 이 모든 것은 눈이 적절하게 기능을 발휘할 수 있도록 한다(그림 24-1). 눈의 안구는 원형이며, 지름은 약 2.5 cm 정도이다. 안구의 형태는 내부에 함유된 액체에 의하여 유지된다. 수정체의 후방에 있는 액체는 투명하고 젤리 같은데 이것을 초자체(vitreous humor)라고 한다. 그리고 수정체 전방에 있는 투명한 액체를 방수(aqueous humor)라 부른다. 안구 열상이 발생하면 이러한 액체 중 일부가 외부로 새어나오게 된다.

안구의 전방 1/6을 둘러싸고 있는 표면은 빛이 눈으

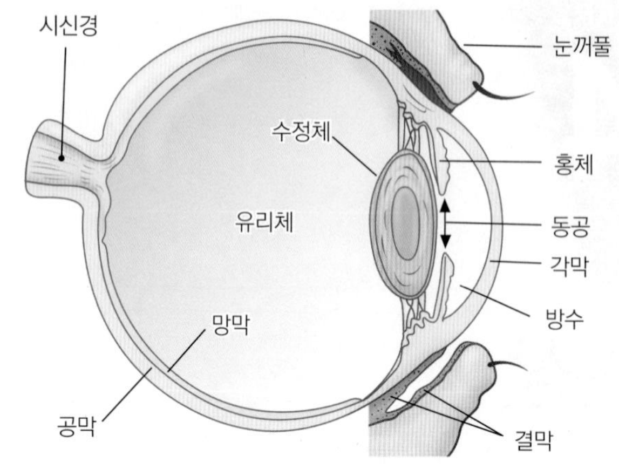

● 그림 24-1 눈의 해부학적 구조

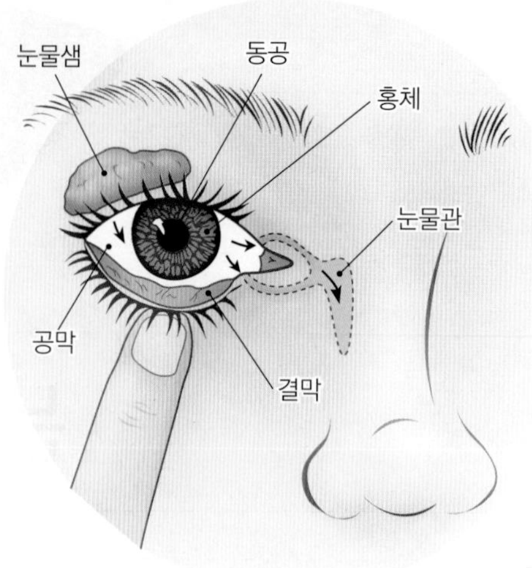

● 그림 24-2 누계(흰부분)는 눈물샘과 눈물관으로 구성된다. 눈물은 눈의 전면이 마르는 것을 방지하고 표면을 매끄럽게 한다.

로 들어갈 수 있도록 깨끗하고 투명한데 이것을 각막(cornea)이라고 하며, 나머지 5/6 표면은 공막(sclera)이라고 부르는 치밀한 섬유성 조직으로 구성되어 있다. 육안적으로 관찰할 수 있는 공막은 결막(conjunctiva)이라고 불리는 매끈한 점막에 의해서 덮여 있다. 결막의 이러한 층은 눈꺼풀의 안쪽면을 덮고 있다. 눈꺼풀이 움직이면 결막으로 덮여진 두 개의 매끈한 표면이 서로 미끄러지게 되어 있다. 결막에 염증이 발생하면 특징적인 빨간색을 띄게 되는데, 이러한 상태를 결막염(conjunctivitis)이라 부른다.

각막의 후방 그리고 수정체의 전방에 있는 환상형의 근육을 홍채(iris)라고 하며, 환상형의 중앙으로 빛이 통과하게 된다. 홍채의 중심으로 통과되는 빛은 홍채의 수축과 이완에 의하여 투과되는 빛의 양이 조절된다. 홍채를 구성하는 세포들이 안구의 중심에 위치한 색상을 나타내므로, 서양인은 갈색, 녹색, 청색 등의 다양한 색상으로 나타난다. 홍채의 중심부에 위치하여 빛을 통과시키는 구멍을 동공(pupil)이라고 부른다. 홍채의 후방에 사진기의 렌즈 역할을 수행하는 것이 수정체이다. 수정체는 두께를 조절하여 외부의 형상이 망막에 정확히 전달되도록 하는 역할을 한다. 눈의 동공은 사진기 렌즈의 조리개와 같은 역할을 하며, 밝을수록 반경이 적어지고 어두울수록 커지게 된다.

또한 동공은 가까이 있는 물체를 바라볼수록 작아지게 된다. 이러한 적응은 자동적이고 거의 순간적으로 일어난다. 망막(retina)은 안구의 가장 후방에 위치하는 한 겹의 세포로 구성되며, 형상과 색상을 감지하는 기관이다. 망막에 맺혀진 형상은 시신경을 통하여 뇌로 전달되어 형태와 색상이 정확히 인지된다. 안구의 후방에서 망막과 공막 사이에 위치하고, 망막에 영양분을 공급해 주는 혈관의 단일층이 있는데 이 층을 맥락막(choroid)이라 한다.

누계(lacrimal system)는 누선과 누관으로 구성된다(그림 24-2). 이러한 기관은 눈물을 분비하여 눈을 보호해 준다. 눈물샘은 눈물을 생성하여, 결막이 건조해지는 것을 방지하고 결막 표면이 손상되지 않도록 윤활유와 같은 작용을 한다. 또한, 눈물은 눈의 표면으로부터 이물질을 세척하여 제거한다. 작은 누선들은 결막에 위치하고 큰 눈물샘은 위눈꺼풀 밑에 위치한다. 눈물관은 위 · 아래검을 따라서 눈의 안쪽에 위치하여, 계속 생성되어 분비되는 눈물을 코로 유출시킨다.

위 · 아래 눈꺼풀은 외부의 이물질이나 충격으로부터 눈을 보호한다. 눈꺼풀의 안쪽면은 눈물에 의해 계속 젖어있는 결막으로 덮여져 있다. 위눈꺼풀은 눈의 대부분을 덮고 있으며, 단단한 내부 눈꺼풀판에 의해 형성되어 있다. 이러한 눈꺼풀판은 눈꺼풀을 들어올리는 눈꺼풀올림근을 가지고 있다. 눈꺼풀은 눈둘레근이라고 불리는 눈확 주위의 둘레근육의 수축에 의해 닫혀진다.

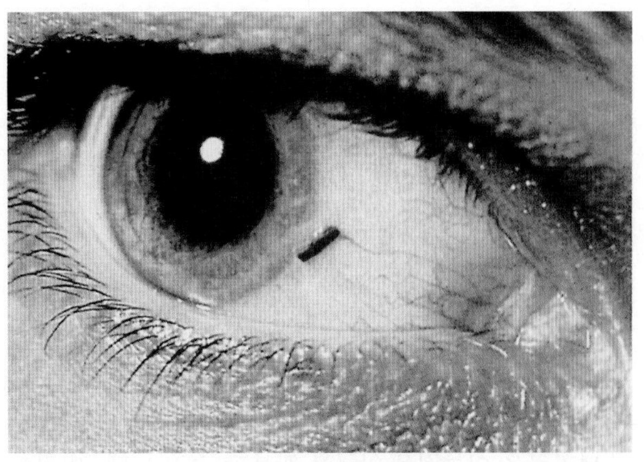

• 그림 24-3 각막에 위치한 작은 이물질은 눈물의 분비를 촉진하고, 발적과 함께 심한 이물감을 일으킨다.

2. 눈의 손상

손상된 눈의 적절한 응급치료를 위해 먼저 손상의 정도와 특성을 신속히 판단해야 한다. 검사는 손상을 더욱 악화시키지 않도록 주의하여 시행하며, 최초의 효율적인 응급치료가 시행되어야 통증을 감소시키고 영구적인 실명을 예방할 수 있다.

눈 주위에 손상을 받으면 응급구조사는 안검의 출혈, 열상, 부종 등을 관찰하면서 안구가 정상인지를 검사해야 한다. 각막손상의 경우에 각막은 매끈하고 촉촉한 고유의 특성을 잃으며, 시력이 감소하거나 소실된다. 현장에서의 시력검사는 검사자의 손가락을 따라 안구가 움직이는지를 확인하고, 자신의 명찰이나 주위의 사물을 가리켜서 정확히 인지하는지를 검사한다. 또한, 양측의 동공크기를 비교하거나, 전등으로 빛을 투사하여 동공이 정상적으로 반응하는지를 검사해야 한다.

1) 눈의 이물질

커다란 물체가 눈에 물리적 충격을 가하는 경우는 눈주위의 골격과 안검에 의하여 대부분 안구가 보호되지만, 작거나 날카로운 물체에 의한 충격은 안구손상을 유발한다.

결막 표면에 모래와 같은 매우 작은 이물질이 있어도 환자는 상당한 통증과 이물감을 느낀다. 즉, 작은 자극으로도 결막은 충혈과 염증이 일어나게 된다(그림 24-3). 눈에서는 자극적인 이물질을 씻어내기 위하여 눈물의 생성과 분비가 증가하여 계속 눈물을 흘리게 된다. 심한 통증이 결막의 자극에 의해서 나타나고, 밝은 빛은 자극을 더욱 악화시키기 때문에 환자는 눈을 감게 된다.

만일 작은 이물질이 안구의 전면에 있다면, 생리식염수를 이용하여 지속적으로 세척해야만 한다. 생리식염수 500–1,000 mL로 지속적인 세척을 하면 눈에 들어간 조그만 입자를 씻어낼 수 있다. 이물질은 마찰로 인하여 결막이나 각막의 표면에 미세한 상처를 만들게 되므로, 이물질이 제거된 후에도 환자는 통증이나 이물감 등의 증상을 호소한다.

각막에 밀착되거나 결막 하부에 있는 이물질은 생리식염수 세척으로 제거되지 않는 경우가 많다. 이때는 이물질을 제거하기 위하여 무리한 시도를 하지 말고 바로 병원으로 이송한다. 다만, 안검 하부에 이물질이 있는지를 검사하기 위하여 안검 안쪽을 외부로 뒤집어서 이물질이 있는지 확인하고, 이물질이 발견되면 멸균 면봉을 생리식염수로 적셔서 이물질을 제거할 수 있다(그림 24-4).

표 24-1 눈의 이물질 응급처치

생리식염수로 눈을 세척
이물질의 직접 제거(눈꺼풀에 있는 경우)
양쪽 눈을 가림
이물질의 고정(관통 시)
심리적으로 안정시킴

날카로운 이물질은 안구를 관통할 수 있는데, 이러한 경우에는 손상상태 그대로 보존하면서 신속히 병원으로 이송해야 한다. 즉, 응급구조사는 손상부위가 더 이상 오염되지 않도록 방지하고, 이물질이 움직이지 않도록 멸균거즈와 붕대로 고정해야 한다. 환자를 처치하거나 이송하는 과정에서 이물질에 충격이 가해지고 이물질은 더욱 깊숙히 안구를 파고들 수 있기 때문에, 고정 후에도 눈 주위를 종이컵 또는 원추형 마분지로 덮어주어야 한다. 또한, 안구는 외부물체에 따라 무의식적으로 움직이는 경우가 많으므로, 양쪽 눈을 모두 가려서 안구운동을 최소화해야 한다(그림 24-5).

양쪽 눈이 가려진 환자는 외부를 인지할 수 없으므로 심리적으로 상당히 불안할 수 있으며, 소아에서는 불안함으로 몸부림치거나 흥분하게 되어 손상이 더욱 악화될 수 있다. 그러므로, 응급구조사는 눈을 가리기 전에 환자에게 양쪽 눈을 일시적으로 가리는 이유를 침착하게

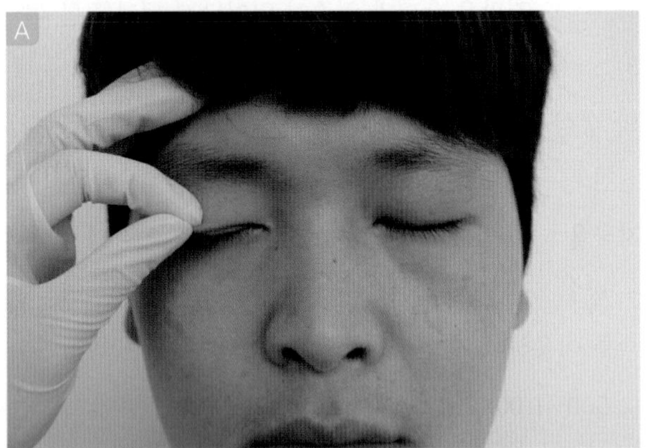

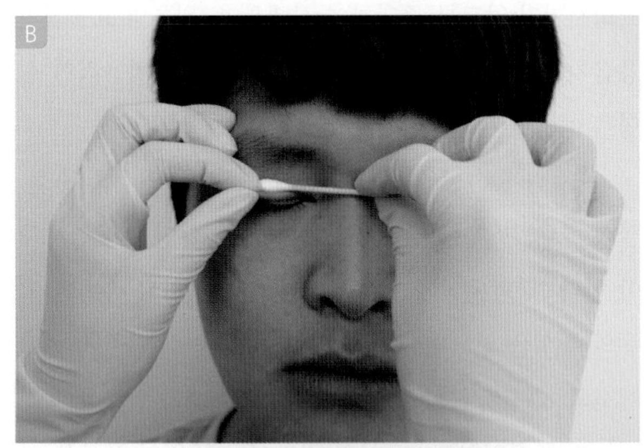

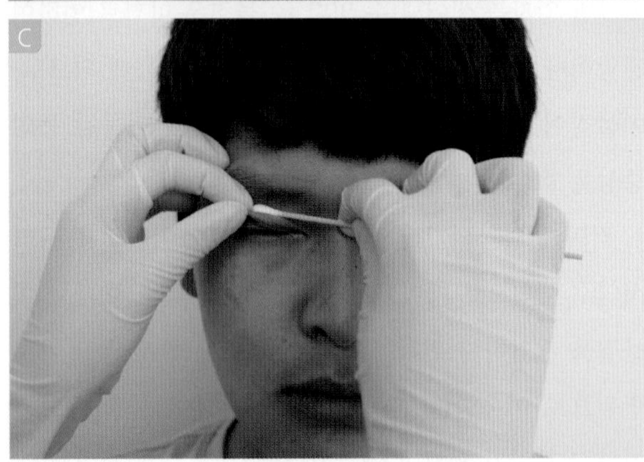

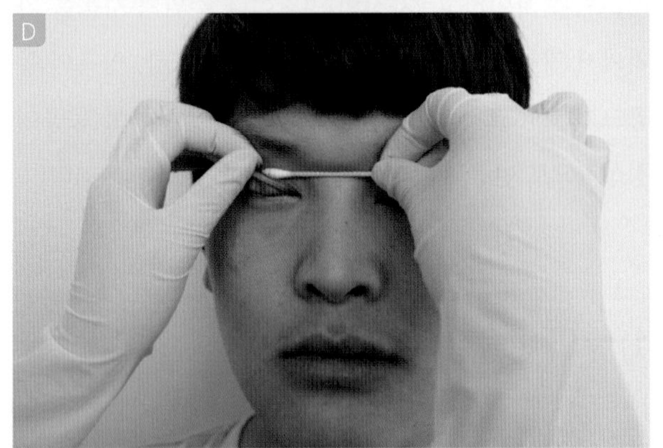

• 그림 24-4 위눈꺼풀 아래에 위치한 이물질 제거. **A.** 엄지와 검지로 위눈꺼풀의 측면이나 속눈썹을 잡고 안구에서 분리되도록 천천히 잡아당기는 동안 환자는 아래쪽을 보게 한다. **B.** 면봉은 위눈꺼풀 외표면의 중앙을 따라 수평으로 둔다. **C.** 눈꺼풀을 앞쪽과 위쪽 방향으로 잡아당기거나 면봉으로 안검을 뒤로 말거나 접어 올려서 눈꺼풀의 하부표면을 노출시킨다. **D.** 만약 이물질이 발견되면 생리식염수로 적셔진 소독면봉으로 부드럽게 제거한다.

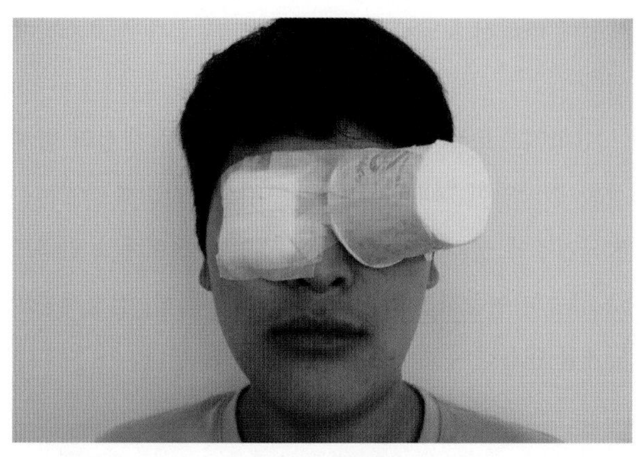

• 그림 24-5 눈 안의 커다란 이물질은 그대로 두고 멸균거즈와 붕대를 이용하여 고정한다. 안구의 움직임을 방지하기 위하여 손상되지 않은 눈도 덮어주어야 한다.

설명해 주고 환자의 동의를 받아야 한다. 일단 양쪽 눈이 가려지면, 환자는 현재의 위치에서 다른 위치로 이동하거나 각종 청각적인 자극에 상당히 민감하게 되므로, 모든 응급처치나 이송 중에 어떤 행위를 시행할 것이며 어떤 일이 진행되고 있는가에 대하여 환자에게 설명하는 것이 바람직하다. 특히, 환자의 손을 잡아주는 것과 같은 단순한 행동으로도 환자를 안정시킬 수 있다.

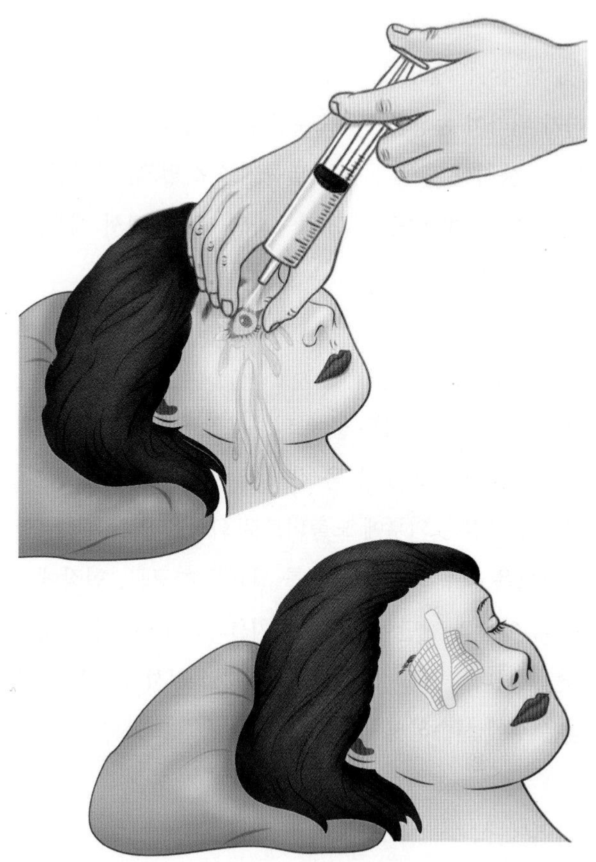

• 그림 24-6 눈의 화학손상은 물이나 생리식염수로 충분히 세척한다. 적어도 5분간 세척한 후에 멸균거즈로 덮어준다.

2) 눈의 화상

눈은 화학물질, 열, 빛에 의해서 회상을 입을 수 있다. 눈의 섬세한 조직은 영구적인 손상을 받을 수 있으므로, 신속한 응급처치를 통하여 눈의 화상이 더 이상 악화되거나 조직손상이 계속 진행되는 것을 방지해야 한다.

(1) 화학 화상

화학물질에 의한 손상은 조직괴사 등의 손상이 계속 진행될 수 있으므로, 즉각적인 응급처치가 시행되어야만 영구적인 손상을 방지할 수 있다. 화학물질은 주로 산성 또는 알칼리성 성분에 의하여 손상이 유발된다. 눈의 화학 화상에 대한 유일한 응급처치 방법은 수돗물이나 생리식염수로 눈을 세척하는 것이다. 눈을 수돗물이나 생리식염수로 지속적으로 세척하거나(그림 24-6), 환자의 머리를 천천히 흐르는 수도꼭지 아래로 하여 세척하거나, 수돗물이 담긴 커다란 그릇에 얼굴을 담그고 눈을 빠르게 깜박거리게 함으로써 눈을 세척할 수 있다. 눈속으로 흘러 들어간 화학물질을 제거하기 위해서는 눈을 5분 이상 세척해야 하며, 화학물질이 알칼리성 용액이라면 적어도 20분간은 세척해야만 한다. 눈을 세척하면 대부분의 환자는 눈을 감게 되므로 응급구조사는 윗눈꺼풀과 아래눈꺼풀을 조금 열어서 눈을 적절하게 세척하여야 한다. 또한, 세척되어 흐르는 물에는 화학물질의 성분이 함유되어 있으므로, 흐르는 물이 반대편의 정상적인 눈으로 유입되면 이차적인 손상을 유발할 수 있다. 그러므로, 세척하는 동안에 반대편의 손상받지 않은 눈을 보호하기 위하여 손상받은 쪽으로 얼굴을 기울여서 세척해야 한다. 세척한 후에는 눈을 멸균거즈로 덮고, 환자를 신속히 병원으로 이송하고, 가능하면 이송하면서 계속 눈을 세척한다.

(2) 열 화상

환자가 불이나 뜨거운 물에 의해서 얼굴에 화상을 입었을 때는 반사적으로 눈을 감게 되어 안구를 보호한다. 그러나 안검은 외부에 노출되므로 화상을 입게 된다. 안검화상은 매우 특별한 처치를 필요로 하므로, 현장에서는 더 이상의 진단이나 응급처치를 시행하지 않는 것이 바람직하다. 멸균거즈를 생리식염수로 적셔서 양쪽 눈을 덮은 후에 신속히 병원으로 이송한다.

(3) 빛화상

강렬한 빛에 노출된 눈은 심각한 손상을 유발하는데, 강렬한 광선이 망막에 위치하는 지각세포들을 손상시키기 때문이다. 개기일식 시 환자가 직접 태양을 바라보는 경우에 태양빛에 의하여 손상을 받을 수 있으며, 적외선이나 레이저 광선에 의하여 망막에 손상이 유발된다. 일반적으로는 환자가 통증을 호소하지 않지만 영구적인 실명을 일으키게 된다.

용접기에 노출, 햇빛에 장시간 노출 또는 눈속에서의 활동은 자외선에 의하여 표재성 화상을 유발할 수 있다. 이러한 화상은 처음에는 통증이 없지만, 각막손상이 진행됨에 따라서 3-5시간 후에는 극도의 통증을 호소하게 된다.

임상적으로는 발적, 부종, 지나친 눈물 생성과 함께 심한 결막염이 나타나게 된다. 이러한 각막화상에서는 멸균거즈에 생리식염수를 적셔서 눈을 덮어주고 병원으로 신속히 이송하는 것이 바람직하다. 특히, 검정계통의 덮개를 이용하여 빛이 통과되지 않도록 한다.

3) 눈의 열상과 둔상

(1) 열상

눈꺼풀열상은 눈꺼풀의 외형과 기능을 회복하기 위해서 주의 깊은 치료를 요한다. 눈꺼풀의 열상은 출혈이 심할 수도 있으나, 손으로 살며시 눈꺼풀을 압박하면 지혈된다.

만일 안구 열상이 동반되었다면 눈을 압박하는 것은 절대로 피해야 한다. 안구 열상에서의 압박은 안구의 후방에서 유입되는 혈관에 압력이 전달되어 혈류 공급이 저해되어 망막에 손상을 주기 때문이다. 또한 압박으로 인하여 초자체가 안구의 열상 부위를 통하여 외부로 돌출될 수 있기 때문이다. 눈의 열상은 다음과 같은 4가지 원칙에 의거하여 치료해야만 한다.

안구가 외부로 돌출된 손상에서는 안구를 본래의 위치로 하기 위한 어떠한 조작도 시행해서는 안 된다. 안구돌출 부위는 생리식염수로 적신 멸균거즈로 안구를 덮고, 다시 종이컵이나 안구 보호장비로 덮어서 안구를 보

표 24-2 눈의 열상에 대한 응급처치 원칙

1. 손상된 눈을 압박하거나 조작하지 않는다.
2. 안구의 일부분이 노출되었다면, 안구가 건조하지 않도록 멸균거즈를 생리식염수로 적셔서 덮어준다.
3. 손상된 눈을 거즈로 덮은 후에, 종이컵이나 안구보호장비를 이용하여 외부의 물리적 충격이 차단되도록 한다.
4. 손상된 눈의 안구운동을 감소시키기 위해서, 손상된 안구를 포함하여 정상적인 안구도 가려야 한다.

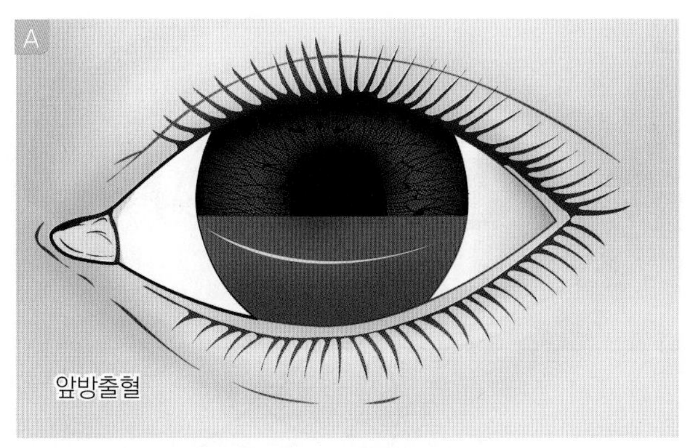

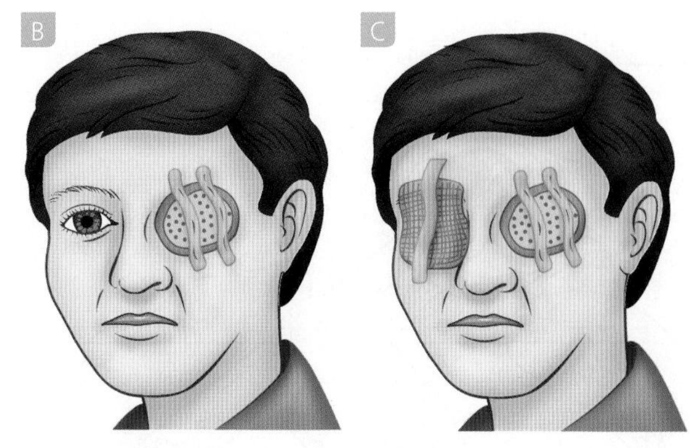

• 그림 24-7 **A.** 눈의 둔상은 홍채의 앞에 있는 전방에 혈액이 축적되는 앞방출혈을 일으킨다. **B.** 눈에 둔상이 있는 환자는 안구보호대를 착용시킨다. **C.** 반대쪽의 안구운동을 최소화하기 위해서 양쪽 눈을 모두 가린다.

호해야 한다. 환자를 누운 자세로 신속히 병원으로 이송한다.

(2) 둔상

둔상은 비록 눈꺼풀이나 안구에서 육안적으로 관찰되는 손상이 발견되는 경우가 적으나, 실제로는 심각한 내부적인 손상이 유발되는 경우가 많다. 흔히 관찰되는 손상 중의 하나가 앞방출혈(hyphema)이다. 앞방출혈은 앞방으로 출혈되어 홍채의 일부 또는 전체가 불명확해지는 상태를 말한다(그림 24-7). 둔상은 안구를 보호해주는 눈확뼈에 손상을 주어 눈확뼈 골절을 일으킨다. 안와골 골절은 안구운동을 조절하는 근육의 기능을 저해하여 안구운동이 제한될 수 있으며, 환자는 물체가 2개로 보이는 복시를 호소할 수 있다. 둔상 후에 통증, 복시, 시력감소 등의 증상을 호소하면 신속히 병원으로 이송해야 한다. 안구운동을 최소화하기 위하여 멸균거즈로 양쪽 눈을 가린 후에, 안구보호장비를 이용하여 안구가 손상되지 않도록 보호하여야 하며, 또한 금속 보호물로 더 이상의 손상을 받지 않도록 보호되어야 한다.

3. 머리 손상과 연관된 안구증상

눈에 직접적인 손상으로 인한 이상소견 이외에도, 머리 손상에서도 눈의 외형이나 눈 기능의 이상이 간접적으로 나타날 수 있다. 즉, 눈을 검사함으로써 머리 손상의 가능성을 예측할 수 있는 것이다.

표 24-3과 같은 소견 중 환자에서 관찰되는 사항은 정확히 기록하고, 관찰된 시간도 기재한다. 또한, 의식장애 환자가 계속 눈을 뜨고 있으면 각막이 건조하게 되어 각막손상을 유발할 수 있으므로, 눈을 감게 하거나 생리식염수로 적신 멸균거즈로 눈을 덮어준다.

표 24-3 머리 손상의 가능성을 암시하는 안구증상

1. 양측의 동공크기를 비교하여, 한쪽 동공이 다른 쪽보다 큰 경우
2. 눈을 뜰 때 양측이 함께 뜨이지 않거나, 안구가 서로 다른 방향으로 향하는 경우
3. 지시하는 손가락에 따라서 안구운동을 유도할 때, 안구 운동이 일부 제한되는 경우
4. 눈의 각막(하얀 부분) 내부에서 출혈이 관찰되는 경우
5. 한쪽 안구가 돌출되었거나 부풀어 오른 경우

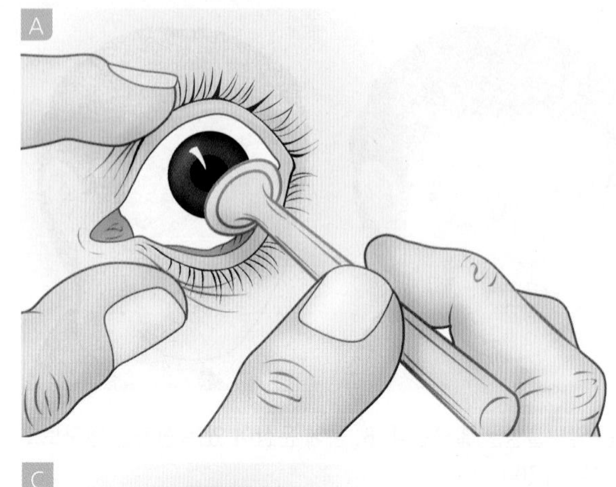

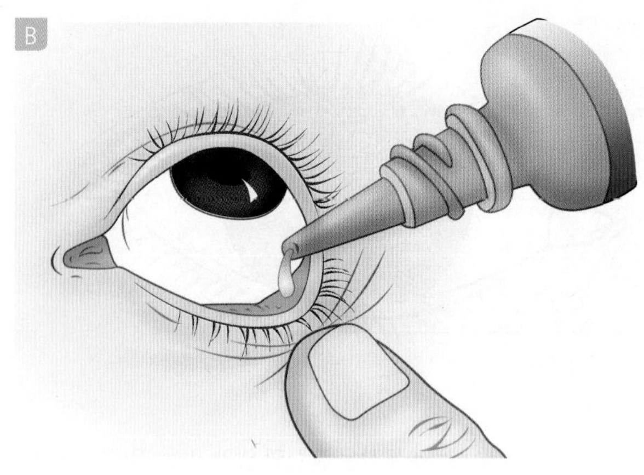

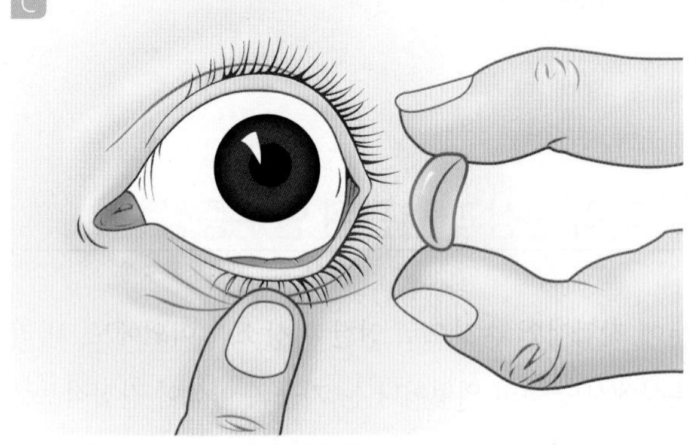

● 그림 24-8 **A.** 생리식염수로 적신 흡입컵은 경성 콘택트렌즈를 제거하는 데 편리하다. **B.** 연성 콘택트렌즈의 제거는 생리식염수를 눈에 몇 방울 떨어뜨리거나 세척액을 넣은 후, **C.** 렌즈를 엄지와 집게손가락으로 들어올린다.

4. 콘택트렌즈와 인공안구

많은 사람들이 콘택트렌즈를 사용하고 있다. 콘택트렌즈는 경성과 연성이 있으며, 대부분은 투명하므로 육안적으로 착용여부를 감별하기 어려운 경우가 많다. 그러므로, 의식이 명료한 환자에게 반드시 콘택트렌즈나 인공안구를 착용하고 있는지를 물어보아야 한다. 일반적으로, 눈의 손상이 있으면 렌즈를 제거하지 말고 병원으로 이송하며, 다만 의료진에게는 환자가 렌즈를 착용하고 있다고 통보한다. 현장에서 콘택트렌즈를 제거하는 것은, 이송시간을 지연시키고, 렌즈 조작으로 인하여 손상이 더욱 악화될 가능성이 높기 때문에 바람직하지 않다. 그러나 화학물질에 의한 화상이 있거나, 거리상 병원으로의 이송시간이 긴 경우에는 간혹 렌즈를 제거할 경우가 있다.

화학물질에 의한 화상에서는 화학성분이 렌즈에 부착되어 있으므로, 렌즈를 착용한 상태에서 세척을 하여도 화학성분이 제거되지 않는다. 그러므로, 렌즈를 제거한 후에 세척을 시행하는 것이 바람직하다. 또한, 의식장애 환자가 렌즈를 장시간 착용할 경우는 각막이 건조해져서 각막손상이 유발될 수 있으므로 조기에 렌즈를 제거해야 한다(그림 24-8).

환자가 인공안구를 착용한 경우도 있는데, 한쪽 안구가 빛에 대한 동공반사가 전혀 없는 경우에는 인공안구의 가능성을 생각해야 한다. 최근에는 인공안구도 외부환경에 따라 정상적인 안구와 같이 움직일 수 있으며, 제조기술의 발달로 인공안구와 정상적인 안구를 감별하기 어려운 경우가 많다. 응급구조사는 환자가 인공안구를 착용하고 있는지 확인해야 한다.

당신이 응급구조사라면

1. 손상된 눈과 정상적인 눈이 외견상 어떻게 다른가?
2. 이물질이 눈으로 들어간 경우에는 어떠한 방법으로 제거하며, 어떤 방법으로 세척할 것인가?
3. 눈의 검사로 머리 손상을 추정할 수 있는 소견을 기술하시오.
4. 안구로 이물질이 관통된 경우에 안구압박을 시행하면 안되는 이유를 설명하시오.
5. 눈의 둔상과 열상에 대한 응급처치법을 기술하시오.

얼굴과 인후두부의 손상

응급구조와 응급처치
RESCUE AND EMERGENCY CARE

개요

얼굴은 특수하고 중요한 구조를 많이 갖고 있으며, 특히 눈은 얼굴구조 중에서 가장 중요하다. 눈의 기본적인 해부학 구조와 손상의 여러 가지 유형에 대하여는 Chapter 24에서 소개되었다. 눈 이외에 얼굴의 다른 구조들도 손상을 받게 되면 심각한 문제가 나타난다.

가장 심각한 문제는 부분적 또는 완전한 상기도 폐쇄이다. 얼굴 손상과 인후두 손상의 응급처치는 호흡장애와 척추 손상의 응급처치와 관련된다는 것을 이해해야 한다. Chapter 25의 서두는 연조직 창상, 코의 손상, 얼굴 골절을 포함한 얼굴 손상에 중점을 두고 있으며, 다음은 인후나 목의 손상에 대하여 기술하였다.

목표

- 안면손상이 상기도 폐쇄를 일으키는 기전을 이해하고, 안면의 연조직 창상, 코의 손상, 얼굴 골절을 어떻게 응급처치 하는가를 배운다.
- 인후두부 손상과 목손상 환자에 대한 응급처치법을 학습한다.

1. 얼굴 손상

얼굴과 목은 비교적으로 외부 충격으로부터 잘 보호되지 않는 구조적 위치로 인하여 손상받기 쉽다. 연조직 창상과 얼굴 골절이 가장 빈번히 나타나며, 이러한 손상은 손상정도와 유형이 다양하다. 일부 손상은 생명유지에 치명적일 수도 있으며, 가벼운 손상이라도 외형적으로 추한 흔적을 남길 수 있다. 얼굴 손상(facial injury) 시는 물리적인 충격이 간접적으로 경부에 전달되므로 목뼈 골절과 같은 손상이 동반될 가능성이 높다. 그러므로, 응급처치는 얼굴 손상과 목 손상에 대한 치료에 중점을 두어야 한다. 얼굴 손상은 때때로 상기도의 부분적 또는 완전 폐쇄를 일으킬 수 있으므로 유의해야 한다.

1) 연부조직 손상

얼굴과 머리덮개의 연부조직 손상이 흔히 발생하며, 대부분은 국소적인 부종을 유발한다. 머리와 이마의 타박상은 연부 조직의 작은 혈관들을 파괴하여 혈종을 일으킬 수 있으며, 얼굴 찰과상(abrasion)은 때로 외형적으로 미관에 좋지 않은 반흔을 초래할 수 있다. 열상이나 피부결손이 동반되는 경우도 있으며, 때로는 연조직이나 근육막이 결손되는 경우도 있다. 얼굴과 머리덮개는 동맥과 정맥의 혈액공급이 풍부하기 때문에 작은 손상으로도 출혈이 심하다. 얼굴과 머리덮개의 연부조직 손상에 대한 응급처치는 다른 부위의 연부조직 손상에 대한 응급처치와 동일하다. 연부조직 손상에 의한 부종은 차가운 찜질로 응급처치하며, 출혈부위는 멸균거즈로 덮고 압박하여 지혈시킬 수 있다.

머리덮개 열상에 의한 출혈은 손으로 압박하거나 탄력붕대를 감아서 지혈시킬 수 있으나, 개방성 머리뼈 골절이 의심되는 경우에는 지나친 압박을 가해서는 안 된다. 이물질이 신체로 관통된 경우에는 이물질을 제거하거나 움직임으로써 손상을 더욱 악화시킬 수 있으므로, 이물질을 그대로 유지하면서 움직이지 않도록 고정한다. 열상정도가 심하여 빰을 관통하여 구강내로 뚫린 경우에는 출혈을 방지하기 위하여, 빰의 안쪽과 바깥쪽에서 멸균거즈를 덮고 손으로 압박해야 한다(그림 25-1). 빰만 관통한 이물질은 현장에서 제거하고 출혈부위를 압박하는 것이 바람직하다.

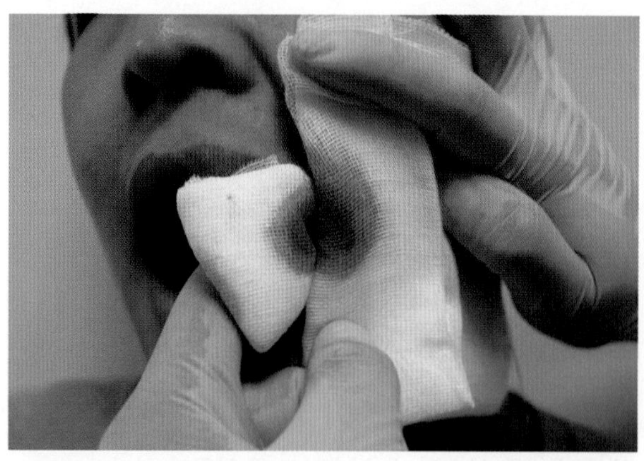

• 그림 25-1 빰을 완전히 관통한 열상은 지혈을 위하여 빰의 양쪽에서 압박한다.

응급구조사는 항상 입안에 출혈이 있는지 검사해야 한다. 부러진 치아와 혀의 열상은 구강내에서 심한 출혈을 일으킬 수 있다. 간혹 입안의 혈액을 삼키는 경우도 있으므로 외견상으로는 입안에 출혈이 없다고 속단할 가능성이 있다. 그러므로, 얼굴 손상 환자는 구강내 출혈 여부와 손상을 세밀히 관찰해야 한다. 대량 출혈 혹은 의식장애 시에는 소량의 출혈이 호흡기로 흘러 들어가 호흡장애를 유발할 수 있으므로, 입안의 출혈은 흡입기나 거즈를 덮은 손가락을 이용하여 신속히 제거해야 한다.

머리 손상이나 얼굴 손상 시는 목뼈 손상이 동반될 가능성이 높으므로 기도유지를 위하여 목을 과도하게 신전시키는 행위를 피해야 한다. 환자가 엎드린 자세로 발견되면, 목고정을 하고 'Log roll' 방법을 이용하여 환자를 반듯하게 누운 자세를 취한 후에 기도를 확보한다.

얼굴 손상 시는 얼굴의 피부나 연조직이 결손되었는지를 관찰하고, 결손 시는 환자 주위에 결손된 피부가 있는지 살펴보아야 한다. 결손된 피부가 발견되면 멸균거즈로 싸서 비닐주머니에 넣고, 비닐주머니를 얼음물에 담그거나 차가운 상태로 유지하면서 환자와 함께 병원으로 운반한다. 결손된 피부는 접합수술 등으로 결손부위에 고정시킬 수 있기 때문이다.

피부판(skin flap)은 피부열상이 원형이나 타원형 등

표 25-1 얼굴 손상 시 상기도가 폐쇄되는 기전

얼굴 손상 시 상기도가 폐쇄되는 기전
얼굴 손상으로 인한 구강내 출혈에 의해
손상된 치아나 구토물에 의해
입과 코의 손상에 의한 기도의 심각한 변형에 의해
연부조직 창상에 의한 부종
의식장애 시의 머리의 굴곡 및 회전에 의해 기도가 좁아짐
후두나 기관(trachea)의 손상은 출혈과 부종을 유발됨
동반된 뇌 손상에 의하여 호흡기능장애가 유발됨

표 25-2 신체로부터 이탈된 결손 피부의 관리

1. 생리식염수로 적신 거즈로 결손 피부를 덮는다.
2. 피부를 덮은 거즈를 비닐주머니에 넣는다.
3. 비닐주머니를 봉하여 물이 들어가지 않도록 한다.
4. 비닐주머니를 얼음물에 넣는다.

의 형태로 광범위하면서 피부의 일부분은 정상적인 피부와 연결되고 대부분이 피하조직과 분리된 형태의 손상을 지 칭한다. 이러한 손상은 얼굴과 두피에서 자주 관찰되는데, 다른 부위의 피부판 손상에 대한 처치와 같이 치료한다.

우선 피부판을 본래의 해부학적 위치로 위치시키고, 멸균거즈로 덮어준다. 만일 피부판이 360° 꼬여 있는 상태라면 피부로 혈액을 공급하는 혈관도 꼬여서 순환장애를 유발할 수 있다. 그러므로, 피부판을 본래의 상태로 돌려서 결손부위에 위치시켜서 멸균거즈로 덮어야 한다.

2) 코의 손상

코의 연부조직 손상은 출혈을 일으킨다. 콧등에 얼음찜질과 함께 손으로 양쪽 콧구멍을 압박하면 출혈을 억제할 수 있다(그림 25-2). 상부 치아와 상부 잇몸 사이에 둥글게 만 거즈를 끼워 넣으면 코로 공급되는 혈관을 압박하여 비출혈은 조절할 수도 있다.

코안으로 삽입되거나 흡인된 이물질은 심한 통증과 출혈을 유발할 수 있으나, 완전한 기도폐쇄를 유발하지는 않는다. 불충분한 장비로는 이물질을 제거하려는 과정에서 더욱 깊숙이 이물질이 들어갈 수 있으므로 현장에서는 시도해서는 안 된다. 즉시, 병원으로 이송하여 의료진이 제거해야 한다.

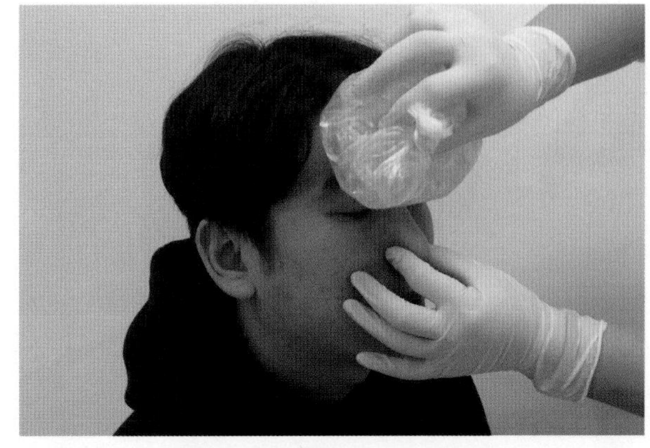

그림 25-2 손상에 의한 비출혈은 얼음찜질을 하고 윗입술 아래에 둥글게 만 거즈를 대준다.

3) 얼굴뼈 골절

얼굴뼈의 골절은 둔탁한 충격에 의하여 발생한다. 골절은 또한 코뼈, 눈확뼈, 위턱뼈, 아래턱뼈에서도 일어나며, 얼굴 골절은 변형, 떨어져 나간 골편, 부종, 출혈을 일으켜서 기도폐쇄의 원인이 될 수도 있다. 입이나 코에 직접적인 충격을 받은 경우에, 초기에는 약간의 부종과 국소적인 통증을 호소하므로 골절을 추정하기 어려운 경우가 많다. 골절을 의심할 수 있는 임상적 증상이나 징후는, 부정교합(입을 다물었을 때 치아배열이 불규칙), 치아결손이나 손상, 침을 삼키지 못하거나 말을 할 수 없을 때, 입안의 과다한 타액, 입안 출혈, 골격이 고정되지 않고 움직이는 경우 등이다. 이러한 손상에서 가장 중요한 것은 기도가 폐쇄되지 않도록 세심한 주의를 기울여야 한다. 얼굴뼈 골절 환자는 출혈과 부종에 의하여 기도폐쇄가 나타날 수 있으므로, 지속적으로 기도가 유지되는지를 관찰해야 한다. 또한 기도를 폐쇄시킬 수 있는 모든 이물질을 제거해야 하며, 병원으로 이송되는 동안에도 지속되어야 한다. 가능하면 인공기도기를 이용하여 기본적인 기도확보를 시행하는 것이 바람직하다.

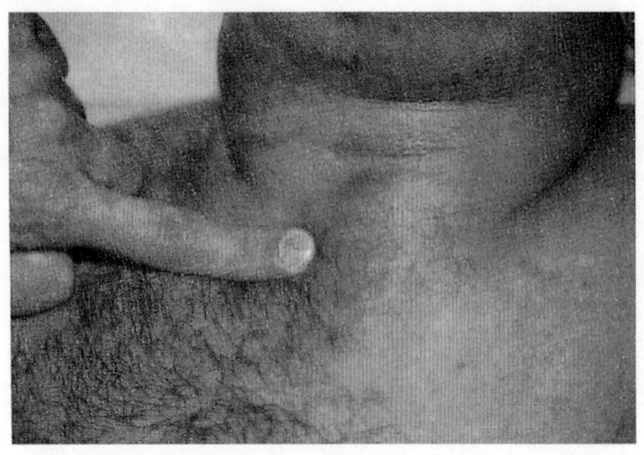

• 그림 25-3 후두부나 기관(trachea)의 골절 시는 손상된 부위에서 피부밑조직으로 공기가 유출되어 피하기종(subcutaneous emphysema)이 발생한다.

2. 인후두 손상

목의 연조직 창상은 심한 출혈과 부종을 유발하여 기도폐쇄를 일으킬 수 있다. 인후두 손상 환자에서 가장 중요한 것은 기도를 확보하는 것이다. 출혈은 멸균거즈로 혹은 손으로 압박하여 지혈시킨다. 목고정도 반드시 시행해야 한다. 때로는 목이나 인후두로 이물질이 삽입된 환자를 만날 수 있는데, 이물질은 그대로 고정시켜 주어야 한다. 목안에 삽입된 이물질은 수술실을 제외한 어떠한 장소에서도 제거되어서는 안 된다.

후두나 기관(trachea)은 외부로부터 물리적 충격이 가해졌을 때 구조가 파괴될 수 있으며, 결과적으로 기도가 폐쇄될 수 있다. 예로, 자동차 운전대에 목을 부딪히거나, 구타사고, 목을 매는 자살 등의 환자에서 관찰될 수 있다. 이러한 손상 시는 목소리가 변성되거나 말을 할 수 없으며, 목의 피부에서 피하기종(subcutaneous emphysema)이 나타나거나, 기도폐쇄의 증상이나 징후가 관찰된다. 피하기종은 기관손상에 의하여 공기가 피부 밑으로 유입되는 현상으로, 피부를 촉진 시에 공기포장지(유리나 도자기 등의 파손방지를 위하여 공기방울이 함유된 포장지)를 만지는 듯한 느낌이 든다. 피하기종은 식도파열, 기흉 등에서도 관찰할 수 있다.

후두나 기관의 손상에 대한 응급처치는 기도유지, 산소투여, 목고정을 시행하고 신속히 병원으로 이송하는 것이다. 손상으로 인하여 부분적으로 기도가 폐쇄되면 저산소증에 빠질 수 있으므로, 충분한 산소를 투여해야 한다. 그러나 이러한 손상 환자에게 인위적으로 높은 압력의 산소를 투여하게 되면, 기도압력이 증가하여 공기가 연조직으로 누출되어 피하기종을 유발할 수 있으므로 주의해야 한다.

당신이 응급구조사라면

1. 얼굴 손상 시 목고정을 시행해야 하는 이유는 무엇인가?
2. 자동차 사고로 운전자의 얼굴이 전면 유리창에 부딪혔다. 이때 가능성이 있는 손상들을 모두 열거하시오.
3. 이마에서 머리덮개까지 광범위한 결출손상(avulsion injury) 시 처치는?
4. 얼굴 손상 시에 기도폐쇄가 유발되는 기전들을 열거하시오.

가슴 손상

응급구조와 응급처치
RESCUE AND EMERGENCY CARE

개요

가슴 손상은 심장과 폐에 직접적인 손상을 줄 수 있으므로 상당히 치명적이다. 모든 가슴 손상은 대부분 중증이며, 신속한 응급처치가 시행되지 않으면 환자상태가 급속히 악화될 수 있다. 인체에는 산소를 저장할 수 있는 능력이 없으므로, 지속적으로 산소가 공급되어야 한다. 그러므로 가슴 손상에 의하여 호흡기능에 장애가 유발되면 급속히 저산소증이 발생하여 신체의 모든 기능이 저하된다.

가슴 손상의 다른 문제점은 출혈이다. 가슴의 내부에는 대동맥, 폐동맥, 심장, 대정맥 등의 커다란 혈관이 위치하므로 혈관손상 시는 출혈량이 상당히 많다. 또한, 가슴안으로 출혈되는 경우에는 혈종이나 출혈이 폐를 압박하므로, 폐의 정상적인 운동이 제한되어 호흡기능이 저하된다. 그러므로, 응급구조사는 호흡기능을 유지하기 위한 응급처치와 함께 신속히 병원으로 이송해야 한다.

Chapter 26에서는 가슴 손상의 징후와 증상, 가슴 손상의 일반적인 치료원칙에 대해 기술하였다. 다음에는 가슴 손상의 여러 유형과 각각의 응급처치에 대하여 기술하였으며, 마지막 단원에서는 가슴 손상의 합병증에 대하여 설명하였다. 독자는 본 장을 읽기 전에 Chapter 04의 해부학 구조와 정상적인 호흡기능을 복습해야 한다.

목표

- 가슴 손상의 징후와 증상을 알아야 한다.
- 가슴 손상의 일반적인 치료원칙을 학습해야 한다.
- 가슴 손상의 여러 유형과 각각의 처치법을 배운다.
- 가슴 손상에 동반되는 흔한 합병증을 숙지한다.

1. 가슴 손상의 징후와 증상

가슴 손상은 개방성과 폐쇄성으로 분류된다. 개방성 가슴 손상은 칼이나 탄환 등의 물체에 의하여 흉벽이 관통된 경우와 갈비뼈 골절로 흉벽이 관통된 경우를 예로 들 수 있다. 폐쇄성 가슴 손상은 흉벽이 외부로 관통되지 않은 가슴 손상으로 대부분 둔상에 의하여 발생한다. 가슴 손상의 중요한 징후와 증상은 표 26-1과 같다.

표 26-1 가슴 손상의 증상과 징후

1. 손상부위의 통증
2. 가슴막통증(호흡 시 손상부위의 통증이 악화되는 것)
3. 호흡곤란
4. 들숨 시 흉벽이 팽창되지 않는 경우
5. 객혈(기침 시 가래에서 피가 나오는 현상)
6. 빠른맥(맥박 증가)과 혈압 저하
7. 청색증(입술과 손톱이 청색으로 나타나는 증상)

가슴 손상 후에 호흡양상이 비정상적으로 관찰되면 손상이 있는 것으로 간주해야 한다. 정상인의 호흡수는 분당 12–20회 사이이며, 호흡수가 정상 범위를 벗어나 증가하거나 감소하면 호흡곤란을 의미한다. 가슴 손상 시에 대부분의 환자는 호흡이 빨라지고 호흡이 얕은 양상을 보인다.

다른 부위의 손상과 마찬가지로 통증이나 압통은 골절부위나 기타의 손상이 있는 부위에서 관찰된다. 또한 깊게 공기를 흡입하면 통증이 더욱 악화되는 양상을 보이는 경우가 많은데, 이러한 증상을 가슴막통증이라고 한다.

호흡곤란을 유발하는 원인은 다양하며, 호흡을 지배하는 신경계의 손상, 기도폐쇄, 가슴 안에 축적된 혈액이나 공기에 의한 폐압박 등이 있다. 호흡곤란은 호흡기능 장애를 의미하므로 신속하고 적극적인 응급처치가 요구된다.

응급구조사는 환자의 가슴을 주의깊게 검사해야 한다. 가슴열상, 관통상, 반상출혈 등의 외부 소견을 관찰하고, 또한 호흡에 따라 흉벽운동이 정상적으로 수행되는지를 관찰한다. 정상인에서는 들숨 시 흉벽이 부풀어 팽창하는 소견을 나타내며, 날숨 시는 흉벽이 정상으로 줄어드는 양상을 보인다. 반면 일부의 다발성 갈비뼈 골절 환자는 들숨 시 흉벽이 함몰되고 날숨 시에 흉벽이 부풀어오르는 양상을 보일 수 있기 때문이다. 흉벽운동의 양상은 정상적으로 관찰되나 정도가 미약하고, 복부운동으로 호흡하는 양상을 보이면 신경계 손상을 의심해야 한다.

일반적으로 외상 후에 발현하는 객혈은 폐조직의 열상을 의미한다. 폐손상 시 혈액이 폐포 내로 유출되고, 폐포 내의 혈액은 기관지를 통하여 기침이나 가래와 함께 외부로 유출된다.

맥박이 증가하고 혈압이 저하되는 경우는 대부분 출혈에 의한 허혈성 쇼크의 징후이나, 간 혹은 긴장기흉이나 심장눌림증(Cardiac tamponade)과 같은 심인성 쇼크로도 나타날 수 있다. 가슴 손상 시 발생하는 혈압저하는 상기 원인 이외에도 호흡장애로 인한 저산소증에서도 나타날 수 있다. 입술이나 손톱이 청색으로 나타나는 청색증은 혈액 내에 불충분한 산소포화, 즉 호흡장애를 의미한다.

이러한 징후와 증상들은 동시에 나타나는 경우가 많으며, 가슴외상 후에 이러한 증상들이 하나라도 있으면 응급 처치가 필요하다.

2. 가슴 손상의 일반적인 치료원칙

가슴 손상은 여러 가지 유형이 있으나, 현장에서의 응급처치 방법에는 커다란 차이가 없으므로, 가슴 손상의 유형에 관계없이 응급처치의 일반적인 원칙에 대하여 기술하였다. 가슴 손상 시 응급처치의 목적은 호흡기능을 정상적으로 유지하는 것이므로, 기도유지와 호흡처치가 시행되어야 한다. 기도는 반드시 청결하게 유지되어야 하고, 호흡곤란이 있으면 산소투여와 함께 호흡처치를 시행한다.

개방성 가슴 손상은 반드시 멸균거즈로 3면을 밀착시켜서 드레싱하며, 가슴창상에서 출혈되는 경우는 손으로 압박하여 지혈시킨다. 날카로운 이물질(칼, 쇳조각 등)이 흉벽을 관통하여 있는 경우에는 이물질을 제거하지 말고, 이물질이 관통된 주위를 거즈로 덮고 반창고와 붕대

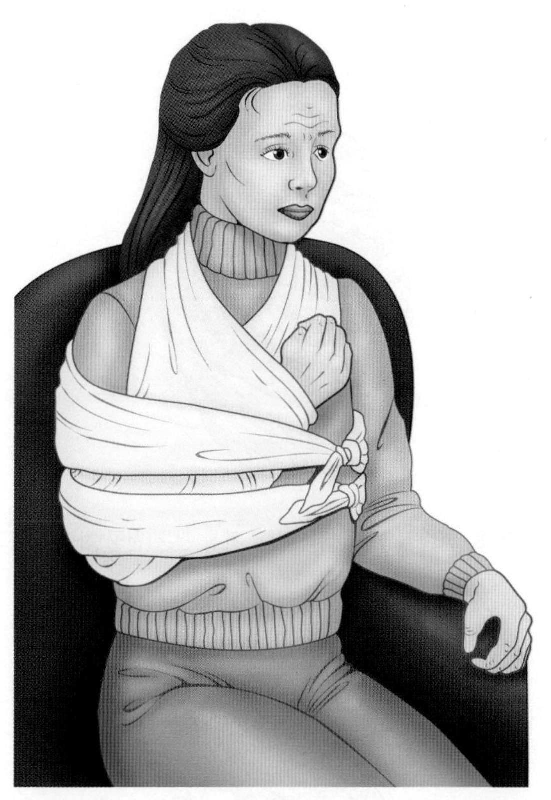

● 그림 26-1 삼각건을 이용하여 갈비뼈 골절을 지지해 준다. 팔을 갈비뼈 골절 부위에 고정함으로써, 팔이 일종의 부목역할을 수행한다.

를 이용하여 이물질이 움직이지 않도록 고정한다.

갈비뼈 골절이 의심되면 환자의 체위변화를 최소화시켜서 통증을 감소시키고 내부의 장기손상을 최소화해야 한다.

갈비뼈 골절은 여러 가지 응급처치법이 있으나, 가장 흔히 사용되는 것은 삼각붕대를 이용하여 고정하는 것이다(그림 26-1). 그러나 갈비뼈 골절을 고정하기 위하여 흉벽을 반창고로 감는 것은 흉벽의 호흡운동을 억제하므로 시행해서는 안 된다.

활력징후를 반복 측정함으로써 간접적으로 가슴 손상, 내부 출혈, 호흡기능을 예측할 수 있다. 응급구조사는 가슴 손상 환자들을 병원으로 신속히 이송해야 한다. 호흡곤란이 매우 심각한 경우에는 기도유지와 산소투여를 시행하면서, 즉시 병원으로 이송하는 것이 바람직하며, 출혈부위의 압박은 이송 중에 시행한다. 가슴 손상 환자의 응급처치 순서는 표 26-2와 같다.

표 26-2 가슴 손상 시의 응급처치

1. 기도유지 및 구강내 이물질 제거
2. 산소투여, 필요시 인공호흡
3. 활력징후의 측정, 기록, 감시
4. 외부출혈의 지혈
5. 흡입성 창상(가슴안으로 개방된 관통상)의 3면 폐쇄
6. 응급처치 후의 지속적인 관찰과 신속한 이송
7. 응급센터로 이송하는 중에 응급의료진에게 손상 종류와 정도를 통보

3. 가슴 손상의 유형과 응급처치

1) 갈비뼈 골절

갈비뼈 골절(Rib fracture)은 아주 흔히 볼 수 있으며, 대부분 직접적인 외부 충격이나 압박에 의하여 발생한다. 상부 1-4번까지의 갈비뼈는 어깨뼈와 빗장뼈에 의하여 보호되므로 골절이 일어나는 경우가 많지 않지만, 5-10번까지의 갈비뼈는 충격에 자주 골절된다. 그러나 제11, 12 갈비뼈는 길이도 짧고 유연성이 크므로 갈비뼈 골절이 흔히 발생하지 않는다.

갈비뼈 골절의 가장 흔한 증상은 골절 부위의 통증이다. 환자에게 통증 부위를 손가락으로 가리키도록 하여 골절부위를 정확히 알아낼 수 있다. 골절부위에서는 갈비뼈 변형, 타박상이나 열상을 발견할 수 있는 경우도 많다. 심호흡, 기침 또는 운동 시는 심한 통증을 느끼게 되므로, 환자는 얕고 빈번하게 호흡한다. 때로는 골절부위를 손으로 지지하면서 호흡하는 양상을 나타낸다.

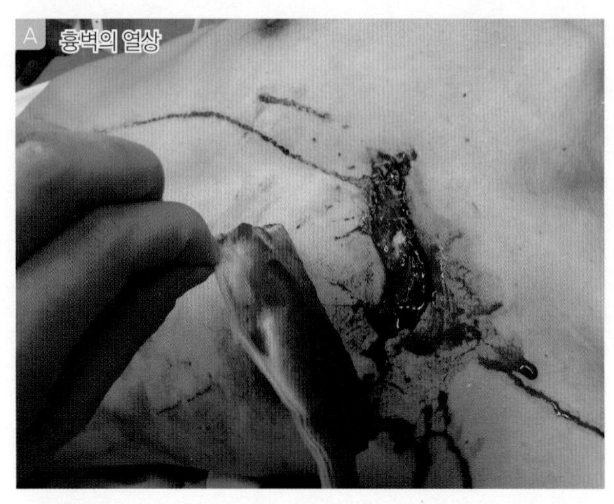

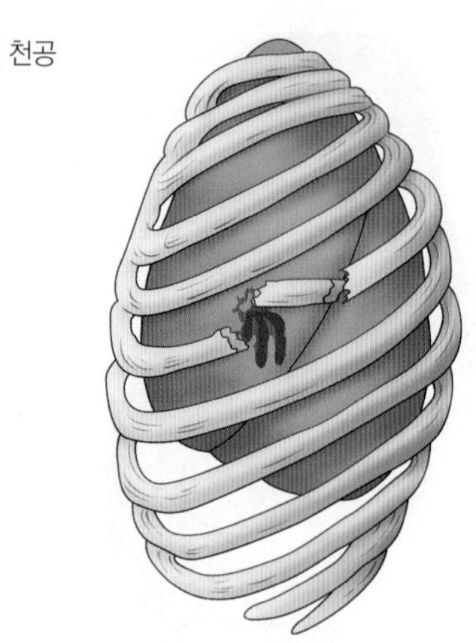

● 그림 26-2 **A.** 갈비뼈 골절의 골절단편이 흉벽을 관통한 개방성 골절이다. **B.** 일반적으로 골절단편은 폐를 관통(천공)하여 혈흉과 기흉을 유발한다.

2) 동요가슴

3개 이상의 갈비뼈가 골절되고, 각각의 갈비뼈는 2곳 이상의 부위에서 골절되는 경우에 동요가슴(flail chest)이 나타난다. 즉, 골절과 골절 사이에 위치하는 골절분절은 호흡에 따라 자유롭게 움직일 수 있으므로, 숨을 들이마시는 들숨 시에는 골절분절 부위가 함몰되고 숨을 내쉬는 호기 시에 흉벽보다 부풀어오른다(정상 들숨 시에는 흉벽이 부풀어오르고, 호기 시에 정상적으로 수축된다). 이러한 골절분절의 운동양상은 정상적인 흉벽운동과 정반대되는 양상을 나타내므로, 양측 흉벽을 비교하면 쉽게 관찰할 수 있다. 이러한 비정상적인 흉벽운동을 '모순 운동(paradoxical motion)'이라 하며, 골절 사이의 분절을 '동요분절(flail segment)'이라고 한다(그림 26–3).

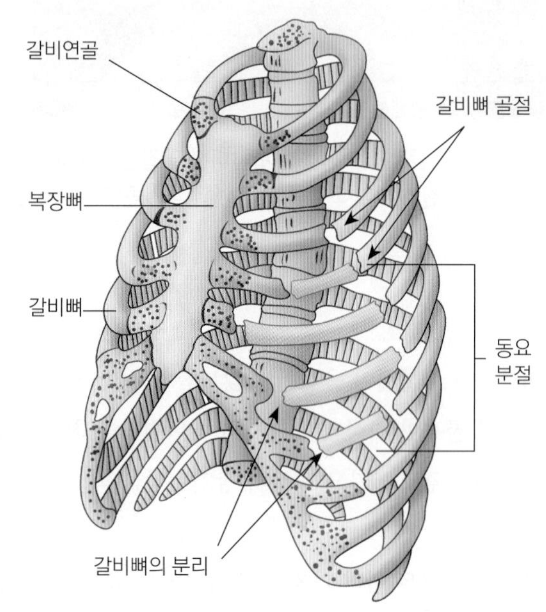

● 그림 26-3 동요가슴은 여러 개의 인접한 갈비뼈가 2부위 이상(왼쪽 4번-7번) 골절되었을 때 나타난다. 동요가슴의 흉벽운동은 정상적인 흉벽운동과 상반된 양상으로 나타난다. 대부분에서 심각한 폐 타박상이 동반된다.

동요가슴은 가슴 손상의 유형 중에서도 중증의 손상이다. 들숨 시 흉벽이 팽창되지 않으므로 동요분절의 아래에 위치한 폐는 공기의 환기율이 감소한다. 더욱이 동요가슴의 다발성 갈비뼈 골절 시에는 아래의 폐에도 유사한 충격이 가해져서 폐 타박상이 동반되는 경우가 많다. 폐 타박상은 폐포의 모세혈관이 파열되어 폐포에 혈액이 축적되고, 결국 폐포의 기능저하로 호흡기능이 저하된다. 동요가슴은 환자가 상당한 통증을 호소하며, 흉벽의 모순 운동을 관찰함으로써 쉽게 진단할 수 있다. 일부 환자에서는 현저한 저산소증이 나타나면서 청색증이 급속도로 진행될 수 있다. 동요가슴의 응급처치는 산소투여와 적극적인 호흡처치이다. 동요분절의 모순 운동으로 인하여 유발되는 심한 통증은 환자의 호흡운동을 방해하므로, 동요분절을 단단히 지지하여 안정시켜야 한다. 환자를 들것의 바닥 쪽에 동요분절 부위에 위치하도록 약간 기대어 눕히거나, 바로 눕히고 양압환기를 시킨다. 복장뼈가 골절되어 동요분절로 되거나 복장뼈와 갈비뼈 접합부의 양측이 골절되면 베개를 이용한 외부고정으로 환자의 호흡을 편하게 할 수 있다. 동요분절의 지지는 모순 운동과 동통을 경감시킨다. 환자의 활력징후를 주의 깊게 관찰해야 하며, 충분한 산소공급과 호흡처치를 시행하면서 신속히 병원으로 이송해야 한다.

3) 관통상

관통상(penetrating injury)은 날카로운 물체가 가슴을 관통하면서 유발되는데, 자상과 총상이 흔한 원인이다(그림 26-4). 때로는 갈비뼈 골절, 혈흉이나 기흉이 동반되며, 가슴창상은 항상 나타난다. 가슴을 관통하는 물체는 가슴안의 내부에 위치해 있는 장기들을 손상시킬 수 있으며, 폐의 열상, 심장 손상과 대혈관 손상의 위험이 아주 높다. 이러한 경우에는 많은 출혈이 있어도 대부분 가슴안에 축적되므로, 외관상으로는 출혈이 관찰되지 않을 수 있다. 그러므로, 환자는 호흡곤란을 호소할 뿐만 아니라, 대량 출혈로 인하여 혈압이 저하될 수 있다. 가슴 관통상은 매우 치명적인 경우가 많으므로 적극적인 응급처치를 신속히 시행해야 한다. 반드시 기도를 확보하고 산소를 투여하면서 필요한 호흡처치를 시행하며, 저혈량쇼크가 지속되면 적절한 수액 공급을 시행하며 혈흉이나 간장기흉, 심장눌림증과 같은 합병증의 발생을 반드시 고려해야 한다.

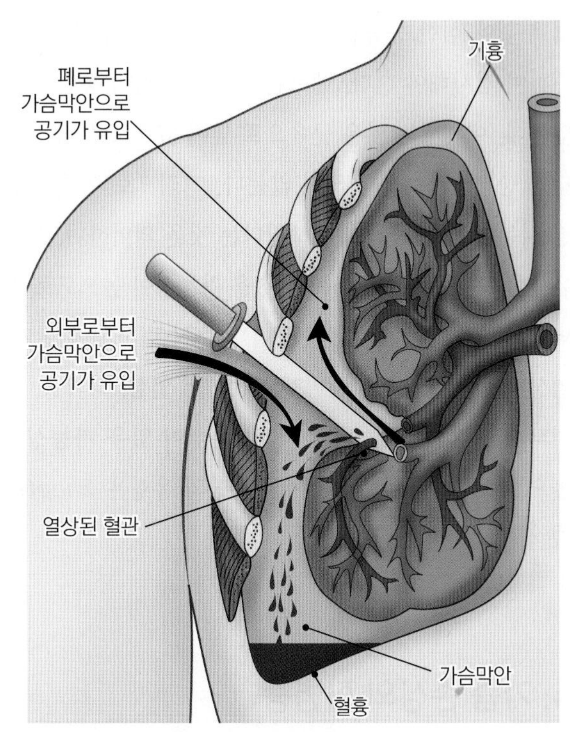

• 그림 26-4 이물질에 의한 관통상은 폐 손상, 심장 손상, 대혈관 손상을 유발할 수 있다.

4) 압박 손상

담벽 등이 붕괴되어 무거운 물체가 가슴을 갑자기 압박할 때는 가슴 안의 내부 압력이 급격히 상승하며, 다발성 갈비뼈 골절과 동요가슴을 유발시킨다. 더욱이, 가슴 안 압력의 상승으로 인하여 신체 상부(얼굴, 목 등)는 청색증과 부종이 나타나며, 목정맥이 팽대되거나 안구가 돌출될 수 있다. 또한, 압박 손상(compression injury)이 가슴 안의 장기를 심하게 손상시킬 수 있으므로, 적극적인 호흡처치를 시행하면서 신속히 병원으로 이송해야 한다.

5) 가슴과 배의 손상

가슴과 배에 물리적 충격이 가해지면 타박상, 갈비뼈 골절, 열상, 근육염좌 등을 유발시킬 수 있다. 더욱이, 충격 부위에 심한 통증을 호소하면 척추 손상의 가능성에 대하여 검사해야 한다. 때로는 어깨뼈 골절이 동반될 수 있는데, 어깨뼈는 많은 근육으로 덮여 있으므로 적은 물리적 충격으로는 골절되지 않는다. 그러므로 어깨뼈 골절 시는 상당한 충격이 가해졌다는 것을 의미하며, 또한 유사한 충격이 가슴에도 가해졌을 가능성이 높으므로 흉벽 손상, 폐 손상, 심장 손상이 있는지 검사해야 한다. 임상적으로 제10-12 갈비뼈 부위에서 열상, 타박상, 갈비뼈 골절 등이 발견되면, 신장 손상이 있을 가능성이 높으므로 유의해야 한다. 이런 손상의 유형은 *Chapter 28*에 기술되어 있다.

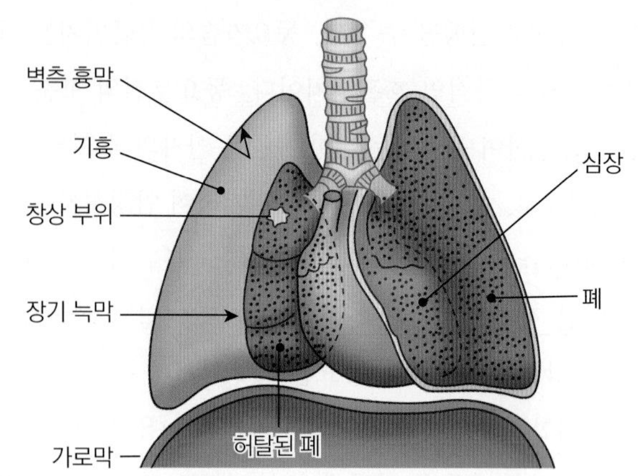

● 그림 26-5 개방성 손상으로 가슴안으로 공기가 유입되면 기흉이 발생한다. 가슴안으로 유입된 공기압력에 의하여 폐가 압박되거나 허탈된다.

4. 가슴 손상의 합병증

가슴 손상은 여러 가지 유형으로 나타날 수 있으나, 대개는 유사한 합병증이 동반된다. 응급구조사는 가슴 손상에 의한 각종 합병증을 숙지해야 한다. 이 단원에서는 합병증의 종류와 응급처치방법에 대하여 기술하였다.

1) 기흉

기흉(pneumothorax)이란 폐와 가슴안 사이에 공기가 존재하는 것을 말한다(그림 26-5). 이 경우 폐는 흉벽과 분리되어 허탈된 상태를 초래한다. 폐용적이 감소하고 또한 폐환기량도 감소하여 호흡기능 장애가 유발되며, 결국 저산소증이 나타난다.

기흉은 흉벽의 개방성 창상을 통하여 공기가 가슴막안으로 유입되면서 발생할 수 있고, 또한 골절된 갈비뼈가 폐조직을 파열시켜서 호흡 시 흡입된 공기가 가슴안으로 유출되어 발생할 수 있다. 가슴 안의 공기압력으로 인하여 폐조직이 정상적으로 팽창되지 않으므로 정상적인 산소교환이나 이산화탄소 배출이 저해된다. 개방성 가슴 손상 시는 개방성 창상부위를 신속히 폐쇄시킴으로써 기흉이 점차 커지거나 발생하는 것을 방지할 수 있다. 응급처치는 기도를 유지하고 산소를 투여하며, 개방창을 밀폐시키며 신속히 병원으로 이송시키는 것이다.

2) 긴장 기흉

외상이나 폐조직의 자연적인 파열로 인한 기흉환자의 일부에서는, 가슴안에 축적되는 공기가 계속 증가하면서 주위의 장기(폐, 가로막, 가슴세로칸, 심장)를 압박하는 긴장 기흉(tension pneumothorax)이 발생할 수 있다. 공기가 가슴안에 계속 축적되면, 폐는 완전히 허탈(collapse)되고, 가로막이 아래로 밀리면서, 때로는 종격동이나 심장이 반대편으로 전이되는 경우도 있다. 공기압에 의하여 심장이 눌리면 대정맥을 통하여 심장으로 유입되는 혈액이 감소한다. 즉, 가슴안 내압이 정맥압보다 높게 되면 심장으로 혈액의 유입이 방해되어 심박출이 감소하고, 결국은 사망에 이르게 된다(그림 26-6).

흉벽이 외부와 개방된 기흉에서는 가슴안의 공기압이 증가하면 외부로 공기가 누출되므로, 긴장 기흉이 나타

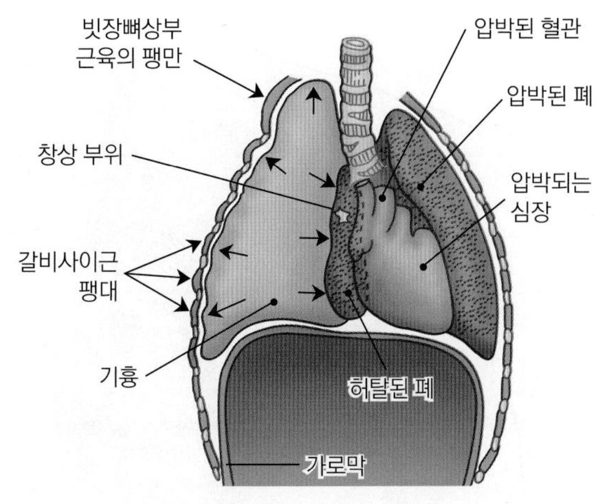

• 그림 26-6 긴장 기흉은 공기가 가슴안에 계속 축적되면서, 주위 장기(심장, 가로막, 폐, 가슴세로칸 등)를 상당한 압력으로 압박하는 것이다.

나지 않는다. 반대로 가슴 개방창과 심한 폐열상이 동반된 경우에 개방창을 완전히 밀폐시키면 폐열상으로부터 공기가 계속 누출되고 축적되어 긴장 기흉이 발생할 수 있다. 그러므로 개방성 창상부위를 밀폐시키는 경우에는, 멸균거즈를 덮고 반창고를 붙이는 과정에서 한쪽 면 혹은 한쪽 면의 반 정도는 반창고를 부착하지 않는 것이 바람직하다.

긴장 기흉의 증상으로는 급격히 악화되는 호흡곤란, 목정맥팽대, 청색증 등이 있다. 환자상태는 급격히 악화될 수 있으며, 때로는 손상 발생 후 수분 이내에 사망할 수도 있다. 긴장 기흉의 응급처치는 빗장뼈의 중앙부를 관통하는 가상의 선과 제2 갈비뼈 사이의 교차부위에 가슴 바늘감압술을 시행하여 응급감압술을 시행한다. 개방성 가슴 손상을 밀폐한 후에 긴장 기흉의 소견이 나타나면, 즉시 개방창을 밀폐한 멸균거즈를 제거함으로써 일시적으로 공기압이 감소하고 호흡곤란이 호전된다. 그러나 개방창을 통하여 외부 공기가 가슴안으로 유입되어 폐를 허탈시키므로 호흡기능 장애는 계속된다. 그러므로 긴장 기흉 환자는 산소투여와 함께 신속히 병원으로 이송하는 것이 가장 바람직하다.

3) 혈흉

혈흉(hemothorax)이란 가슴막안으로 혈액이 유입되어 축적된 것이다(그림 26-7). 혈흉은 개방성 또는 폐쇄성 가슴 손상에서 모두 나타날 수 있다. 출혈은 흉벽의 혈관 손상, 가슴 안의 대혈관 손상이나 폐손상이 원인이다. 가슴안 출혈이 심하면 허혈성 쇼크에 빠질 수 있다. 혈흉은 가슴막 안으로 혈액이 유입되어 축적되는 것이므로, 가슴막안에 축적된 혈액이 많으면 폐가 눌리거나 허탈되면서 호흡기능이 저하된다. 혈흉의 징후와 증상은 기흉과 매우 유사하지만, 다만 혈액손실로 인하여 혈압이 저하될 수 있다는 것이 다르다. 외관상 외부출혈이나 골절이 발견되지 않으면서 허혈성 쇼크가 있으면 혈흉의 가능성도 생각해야 한다. 응급처치는 기도유지, 산소투여와 함께 호흡처치를 시행하면서, 신속히 병원으로 이송해야

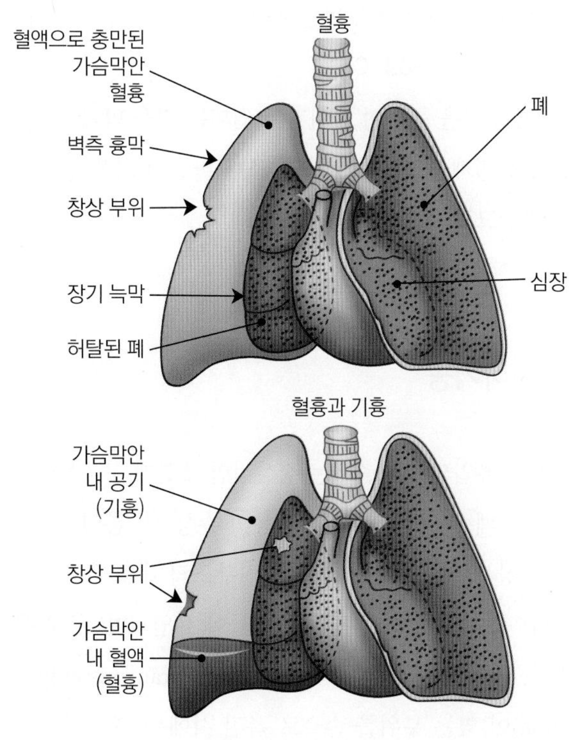

• 그림 26-7 혈흉은 가슴막안으로 혈액이 유입되는 손상이다.

한다.

4) 흡입성 가슴창상

개방성 가슴창상은 흡입성 가슴창상(sucking chest wound)으로 진행될 수 있다. 들숨 시에 대기중의 공기가 창상부위를 통하여 가슴막안으로 빨려들어가는 것을 흡입성 가슴창상이라고 한다(그림 26-8A). 정상인에서의 가슴안 압력은 대기압보다 약간 낮으며, 들숨 시에는 더욱 낮게 된다. 흉벽에 개방창이 있으면, 정상호흡 시에 코와 입을 통하여 공기가 폐로 유입되는 것과 마찬가지로, 외부공기가 가슴창상을 통하여 가슴막 안으로 유입된다. 창상을 통하여 가슴안으로 유입된 공기는 공기가슴증을 유발하고, 기흉에 의한 호흡기능 장애가 나타난다. 환자의 들숨 시에 공기가 창상부위를 통하여 이동하면서 흡입되는 소리가 들리는 경우도 있다. 응급처치는 기도유지와 산소투여를 하면서, 창상을 밀폐시키는 것이다(그림 26-8B, C).

즉, 창상을 통하여 공기가 유입되는 것을 막기 위하여 창상을 밀폐시키는데, 멸균거즈나 바셀린 거즈 등을 덮고 반창고로 밀폐시킨다.

5) 피하기종

공기가 유입되고 배출되는 정상적인 호흡계 구조물이 파괴되는 폐손상이나 기관지 계통의 손상 시, 흡입된 공기가 손상부위를 통하여 피부밑 연부조직 내로 유출될 수 있다. 즉, 피부밑으로 작은 공기들이 유입되며, 주로 목, 가슴, 배에서 관찰된다. 피하기종(subcutaneous emphysema)이 있는 부위를 손으로 촉진 시에는, 손끝에서 공기가 밀어내는 듯한 감촉을 느낄 수 있다. 피하기종이 심한 경우에는 얼굴, 목, 가슴, 배 등의 여러 부위에서

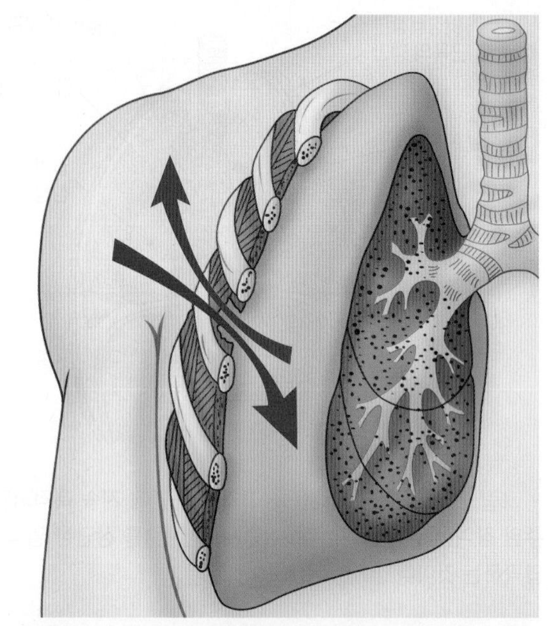

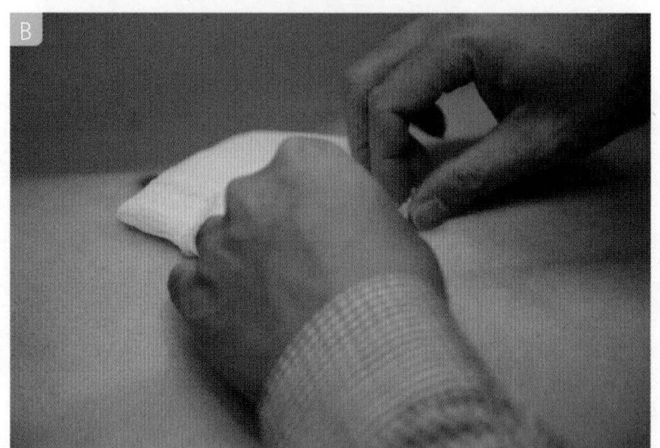

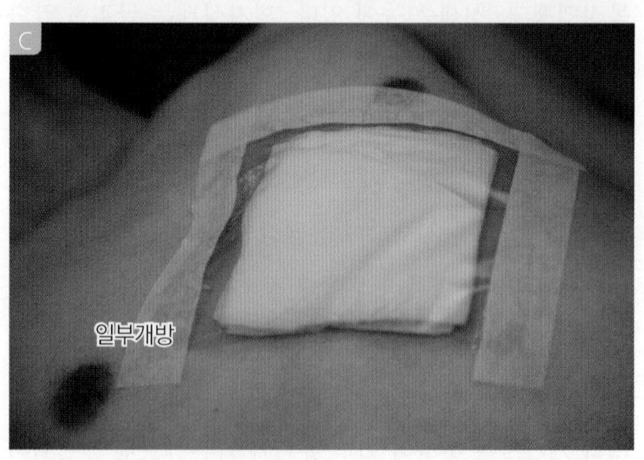

• 그림 26-8 **A.** 흡입성 가슴창은 외부공기가 가슴안으로 유입되는 것이다. **B.** 흡입성 가슴창상은 멸균거즈나 바셀린 거즈를 덮고 공기가 통하지 않도록 폐쇄시킨다. **C.** 거즈는 반창고를 이용하여 완전히 밀폐시킨다.

관찰할 수 있다. 가장 흔한 원인은 폐열상이 동반된 갈비뼈 골절이다. 피하기종은 호흡계통의 손상을 의미하므로, 기도유지를 포함하여 산소투여와 호흡처치를 시행하면서 신속히 병원으로 이송해야 한다.

6) 폐 타박상

폐 타박상(pulmonary contusion)은 폐포에 충격이 가해져서 폐포의 작은 혈관들이 파열되는 것이다. 폐조직은 매우 연약하여 충격에 쉽게 손상을 받는다. 폐포의 모세혈관이 손상되면 혈액이 폐포 내로 유입되고 또한 폐포로 여러 물질이 축적된다. 그러므로, 흡입된 공기가 폐포로 유입되지 않으며 또한 폐포와 모세혈관 사이에서 산소와 이산화탄소가 교환되지 않는다.

폐 타박상은 자동차 사고나 추락사고와 같은 둔상에 의하여 주로 발생한다. 폐 타박상 시에는 통증보다도 심한 호흡곤란을 호소하는데, 호흡기능 장애의 중증도는 폐 타박상이 분포하는 범위이다. 광범위한 범위의 폐 타박상은 저산소증을 유발할 수 있다. 환자는 호흡이 빨라지고, 호흡곤란이 심하면 청색증을 관찰할 수 있다. 응급처치는 충분한 산소를 투여하고 가능한 호흡처치를 시행하면서, 신속히 병원으로 이송하는 것이다.

7) 심근 타박상

가슴둔상은 심장에 물리적 충격이 전달되어 심근 타박상을 유발할 수 있다. 현장에서는 심근 타박상(myocardial contusion)을 진단할 수 없으며, 정확한 진단은 병원에서 정밀검사에 의한다. 심근 타박상 시에는 심박동을 조절하는 전도계의 기능장애를 유발하므로, 맥박을 관찰하는 것이 바람직하다. 맥박을 촉지하여 분당 맥박수, 규칙적인 여부 등을 검사한다. 출혈이나 호흡곤란 등의 특별한 소견이 없으면서 맥박이 빠르거나, 맥박이 불규칙하게 촉지되는 부정맥이 있는 경우에는 심근 타박상을 의심해야 한다. 특히, 다발성 갈비뼈 골절이나 복장뼈 골절 시에는 심근 타박상의 가능성이 많다. 심근 타박상은 치명적인 부정맥이나 심근경색을 유발할 수도 있으므로 주의해야 한다.

현장에서의 응급처치는 특별한 것이 없으나, 산소를 투여하면서 맥박을 주의 깊게 관찰해야 한다. 심근 타박상이 의심되거나 맥박이 불규칙하거나 매우 빠르면 응급의료진에게 즉시 통보해야 한다. 부정맥이 지속되면 심장기능상실증이나 급작스런 심정지가 발생할 수 있으므로 지속적인 관찰과 함께 심정지에 대비해야 한다.

8) 심장눌림증

심장을 둘러싸고 있는 심낭(pericardium)으로 혈액이나 액체가 유입되어 심장을 압박하는 것이 심장눌림증(pericardial tamponade)이다.

가슴 손상 시에 심장이나 혈관손상으로 인하여 출혈된 혈액이 심낭으로 유출될 수 있으며, 심장이 계속 박동함에 따라서 유출되는 혈액은 점차 증가하게 된다. 손상으로 인하여 심낭으로 유출된 혈액이 50 mL 정도로 작더라도 심장눌림증을 유발할 수 있다(표 26-3).

심장눌림증은 급격히 악화되므로 매우 위급한 상황

표 26-3 심장눌림증의 증상과 징후

1. 심음이 미약하다(청진기로도 청진하기 어렵다).
2. 맥박이 약하고 빠르게 촉진된다.
3. 혈압이 저하된다.
4. 맥박압의 차가 좁아진다(수축기 압력과 이완기 압력의 차이가 좁아진다).
5. 목정맥이 팽대된다.

이다. 즉, 심낭내압을 신속히 감압시키지 않으면 심장의 박동운동을 저해시켜서 급격히 혈압이 저하되어 치명적인 결과를 유발한다. 산소투여와 적극적으로 호흡처치를 시행하면서 신속히 병원으로 이송해야 하며, 현장이나 이송 중에 응급의료진에게 통보해야 한다.

9) 대혈관 손상

가슴에는 위대정맥, 아래대정맥, 폐동맥, 폐정맥 그리고 대동맥과 대동맥 분지 등의 대혈관들이 위치한다. 이러한 혈관이 손상되면 짧은 시간 내에 출혈량이 상당히 많으므로 환자상태가 급속히 악화된다. 외상 직후에 허혈성 쇼크가 나타나면 대혈관 손상을 생각할 수 있다. 응급처치는 충분한 산소를 투여하고 호흡처치를 시행하면서 신속히 병원으로 이송하는 것이 바람직하며, 이송 시간이 길거나 혈압이 매우 저하된 경우에는 다량의 수액공급이 이루어져야 한다. 대혈관 손상(great vessel injury) 시는 수분 이내에도 사망할 수 있으므로 응급의료진으로 통보하면서 신속히 이송해야 한다.

당신이 응급구조사라면

1. 혈흉과 기흉의 차이점과 각각의 응급처치법을 기술하시오.
2. 가슴 손상 시 나타나는 증상과 징후를 열거하고, 가슴막통증에 대하여 기술하시오.
3. 동요가슴이 중증손상으로 간주되는 이유를 기술하고, 응급처치에 대하여 기술하시오.
4. 긴장 기흉의 응급처치법을 기술하시오.

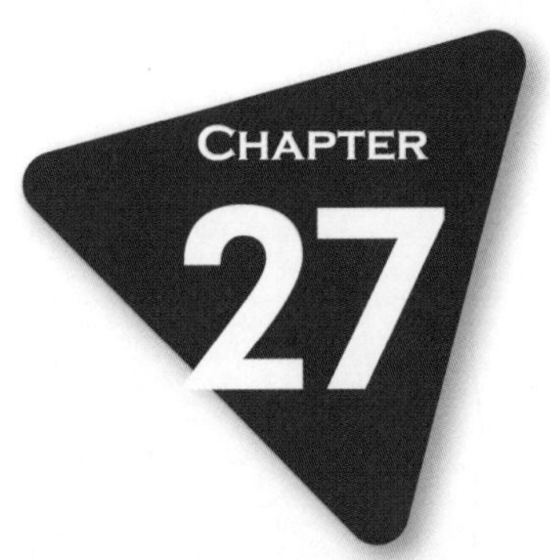

배 및 생식기

응 급 구 조 와 응 급 처 치
RESCUE AND EMERGENCY CARE

개요

배는 가로막 아래로부터 골반에 이르는 매우 커다란 배안을 형성하여, 내부에는 소화기계통과 생식기계통 등의 여러 장기들이 위치한다. 응급구조사는 배안 장기들의 해부학적 위치와 기본적인 기능을 숙지해야 하며, 질병이나 손상 시 중증 정도를 평가할 수 있어야 한다.

본 장에서는 배안의 해부학적 경계와 각 기관의 해부학적 위치, 소화계를 구성하는 장기, 비뇨생식계통의 장기에 대하여 기술하였다.

목표

- 배안의 경계, 각 장기의 해부학적 위치를 학습한다.
- 소화기 계통의 기능과 소화되는 과정을 학습한다.
- 음식이 꿈틀운동에 의하여 소화되는 과정을 배운다.
- 비뇨기계 장기의 해부학적 위치와 기능에 대하여 숙지한다.
- 생식기계 장기에 대하여 알아보고 생식과정을 배운다.

1. 배안

배안의 해부학적 경계는, 위로는 가로막이고 아래로는 두덩뼈와 엉치뼈 사이의 가상적인 선이다. 전방은 복부 근육이며 후방 경계는 척추와 주위의 근골격계이다(그림 27-1). 배안은 복막으로 싸여있다. 배안은 간, 담낭과 쓸개길, 지라, 위장, 소장과 대장 등의 여러 소화기계통의 장기들이 포함되어 있다(그림 27-2). 복막의 후방에는 신장, 요관, 부신, 췌장과 십이지장이 위치하는데, 이 공간을 후복막강(retro- peritoneum)이라고 한다(그림 27-3).

배안의 최하단부는 두덩뼈와 엉치뼈를 연결하는 가상

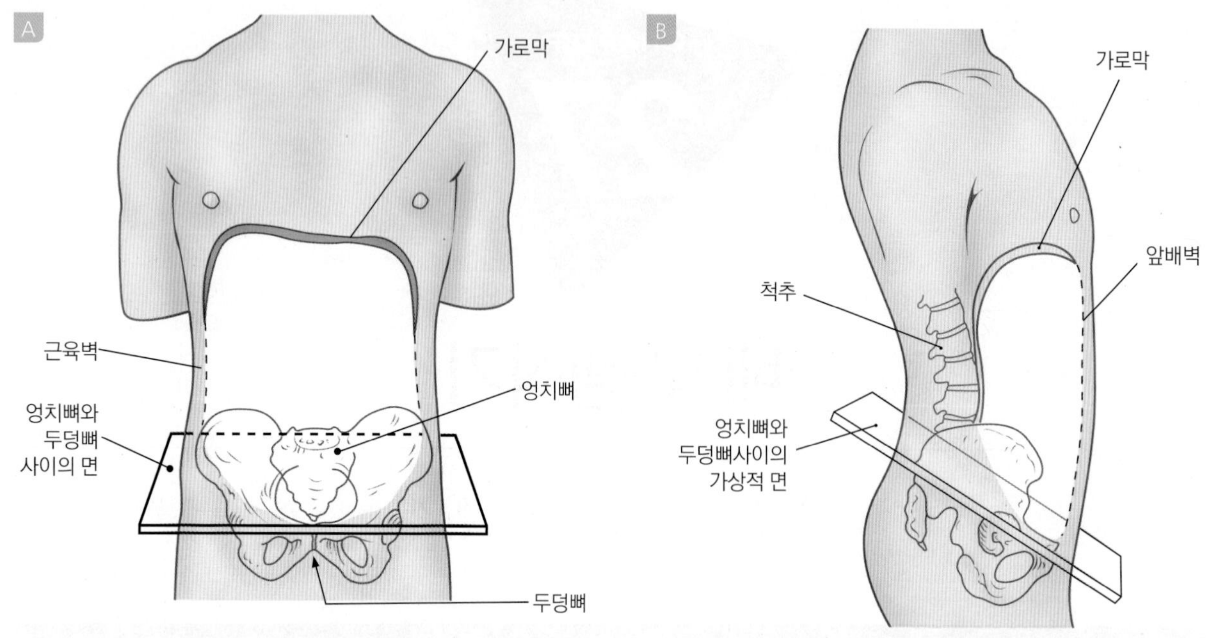

● 그림 27-1 배안의 경계는 앞배벽, 뒤배벽, 가로막 그리고 두덩뼈와 엉치뼈 사이의 가상층이다. **A.** 전면. **B.** 측면

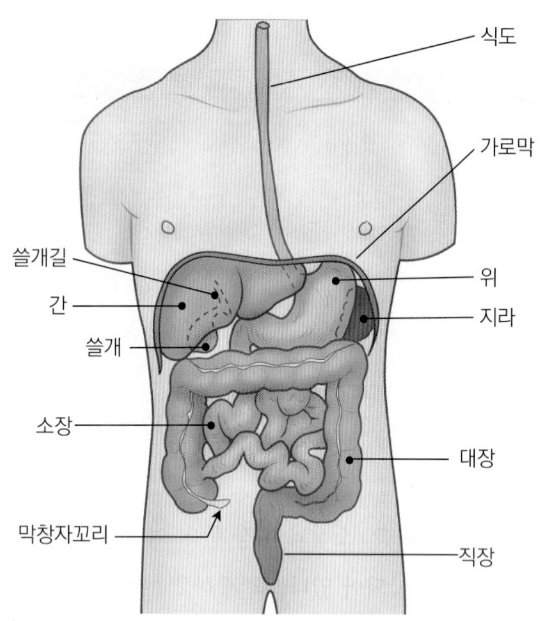

● 그림 27-2 배막안의 주요 장기들

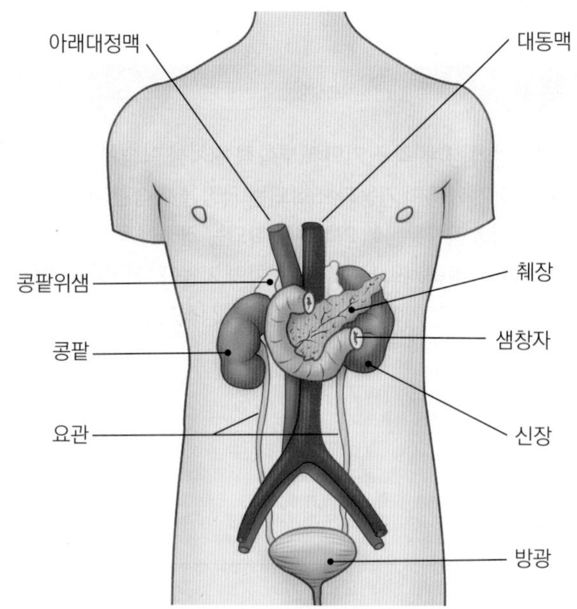

● 그림 27-3 뒤배벽과 배부근육들 사이에 위치하는 후복막강의 주요 장기들. 대동맥과 아래대정맥도 배막뒤공간에 위치한다.

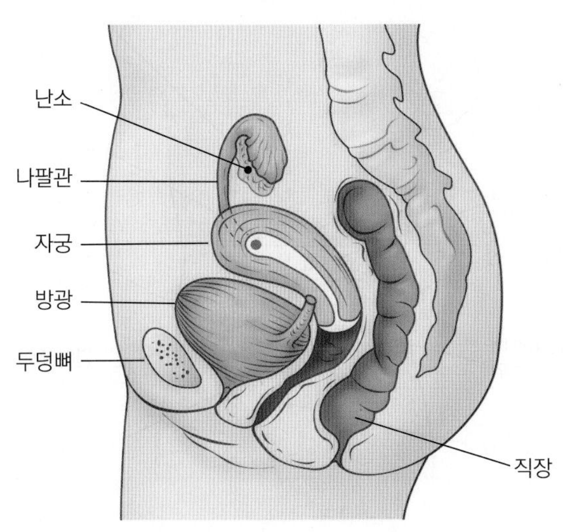

• 그림 27-4 골반안의 주요 장기에는 여성 생식기관도 포함된다.

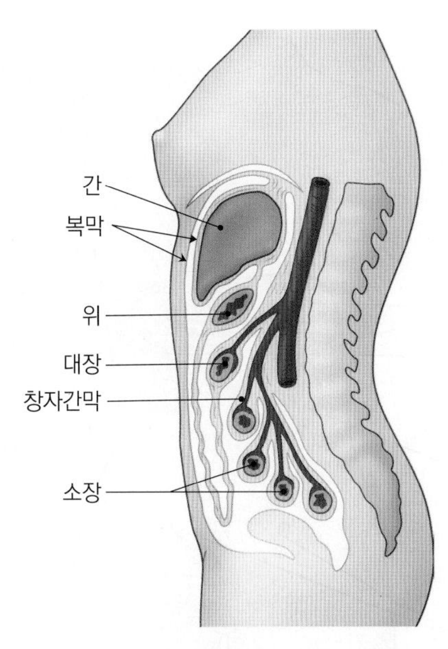

• 그림 27-5 창자간막이라고 불려지는 조직에 의하여 체벽에 매달려 있는 배안의 장기들. 창자간막에는 많은 혈관이 위치하여 이들 장기로 혈액을 공급한다.

적인 선의 아래에 골반안이 있다. 골반안에는 직장, 방광 그리고 여성에서는 내부 생식장기 등이 위치한다(그림 27-4).

소화계통의 장기들의 대부분은 창자간막이라는 조직에 의하여 체벽에 고정되어 있다. 창자간막은 복막으로 구성된 매우 섬세한 조직으로, 장기가 비교적 자유스럽게 복강내에 매달려서 움직일 수 있으며, 장기의 정상적인 연속적 운동에 필수적이다(그림 27-5). 복벽 내면은 여러 가지 감각을 감지할 수 있으나, 창자간막과 복부장기를 둘러싼 복막은 국소적인 통증보다는 전반적인 통증만 느낄 수 있다. 복막에 분포하는 신경계는 신체의 다른 부위에도 분포하므로, 복막의 통증은 동일한 신경이 분포하는 다른 부위에서도 통증이 있는 것으로 감지되며, 이러한 통증을 연관통증(referred pain)이라고 한다. 관련통에 대하여는 *Chapter 36*에서 세밀히 다루었다.

일반적으로 배안이나 골반안을 포함하여 후복강에 위치하는 장기들은 체내에서 생성되는 물질을 저장하거나

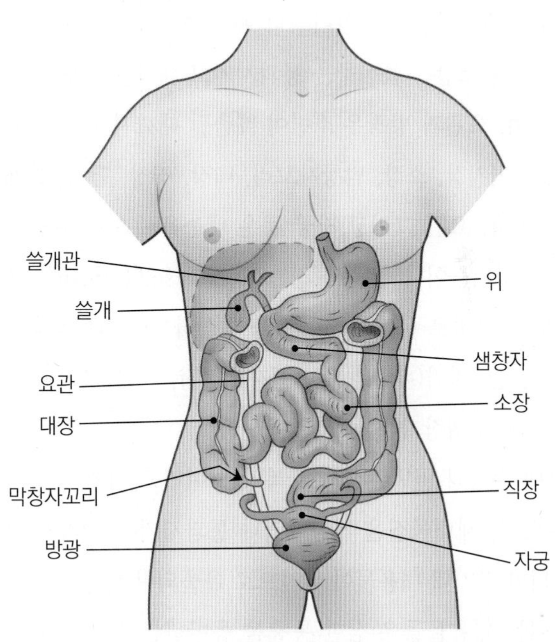

• 그림 27-6 배안과 후복막강 및 골반안 내부의 공동 장기들

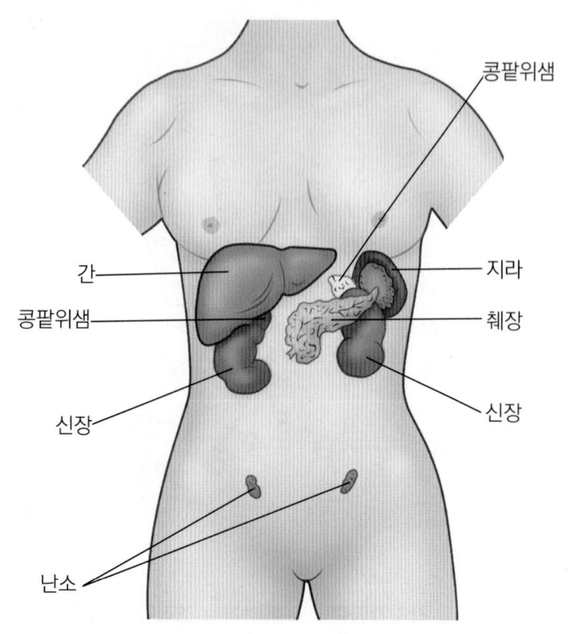

● 그림 27-7 배안, 복막뒤동간 및 골반안 내의 고형장기들

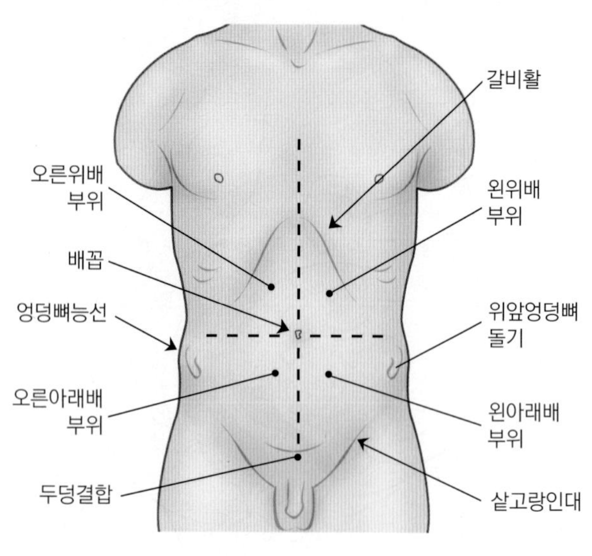

● 그림 27-8 배의 외형적 경계와 배꼽. 배는 4개의 구역으로 나뉜다.

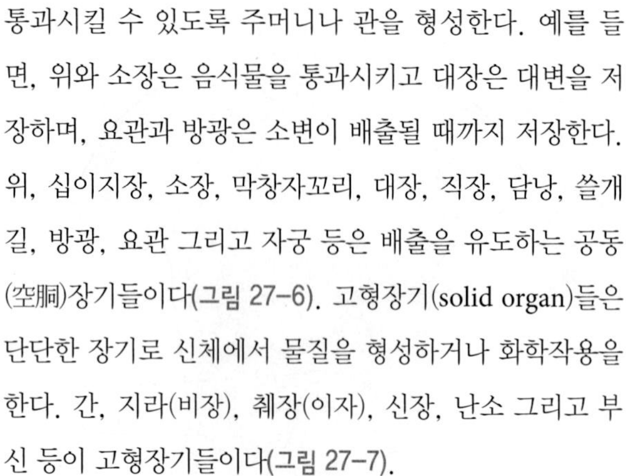

통과시킬 수 있도록 주머니나 관을 형성한다. 예를 들면, 위와 소장은 음식물을 통과시키고 대장은 대변을 저장하며, 요관과 방광은 소변이 배출될 때까지 저장한다. 위, 십이지장, 소장, 막창자꼬리, 대장, 직장, 담낭, 쓸개길, 방광, 요관 그리고 자궁 등은 배출을 유도하는 공동(空胴)장기들이다(그림 27-6). 고형장기(solid organ)들은 단단한 장기로 신체에서 물질을 형성하거나 화학작용을 한다. 간, 지라(비장), 췌장(이자), 신장, 난소 그리고 부신 등이 고형장기들이다(그림 27-7).

배 손상과 골반손상으로 복강내 여러 장기가 손상될 수 있다. 체내물질을 저장하거나 통과시키는 장기가 손상되면 장기내 내용물이 배안으로 유출되며 복강으로 유출되는 내용물들은 심한 통증을 동반하는 염증성 반응(복막염)을 일으킨다. 반면에, 고형장기가 손상되면 대부분의 경우에 출혈이 심한 경향이 있다. 고형장기의 출혈은 대부분 출혈량이 많으므로 혈압이 급속히 저하된다. 장간막이 손상되면 출혈을 유발하며, 혈관손상으로 인하여 혈관이 분포하는 부위로 혈액공급이 차단되므로 괴사(necrosis)가 발생할 수 있다.

배를 육안적으로 나눌 수 있는 경계표에는 두덩뼈결합, 갈비활, 엉덩뼈능선, 앞위엉덩뼈돌기, 배꼽 등이 있다. 배는 배꼽을 횡단하는 수직선과 수평선에 의하여 크게 네 부분으로 나눌 수 있다(그림 27-8).

2. 소화기 장기

소화기 계통은 입안, 타액선, 인두, 식도, 위장관, 간, 담낭, 췌장, 소장, 대장, 직장 그리고 항문으로 구성되어 있다(그림 27-9). 소화기 장기의 기능은 음식을 각각의 세포가 이용할 수 있게 소화시키는 것이다. 음식의 소화는 구강에서부터 시작되어 음식물이 분해되고 흡수되어, 세포로 영양분이 공급되는 모든 과정을 지칭하므로 상당히 복잡한 과정을 거친다. 타액선, 위, 간, 췌장 그리고 소장에서 분비되는 물질에 의하여 음식물이 분해되어, 탄수화물, 지방산과 아미노산이 생성된다. 생성된 성분

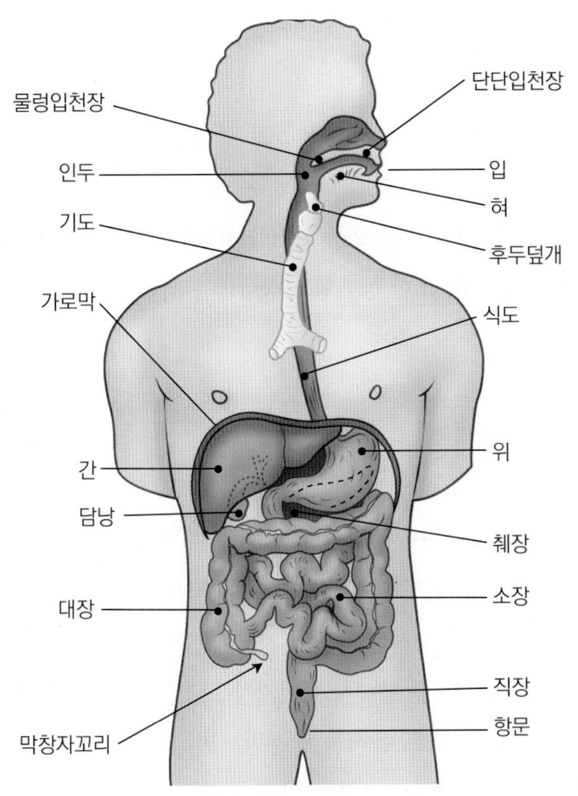

● 그림 27-9 소화계는 얼굴, 가슴, 배 및 골반 내에 위치한다. 많은 기관들이 음식물을 분해하여 탄수화물, 지방산 및 아미노산으로 전환시킨다.

들은 소장에서 흡수되어 혈액을 통하여 간으로 이동된다. 간에서는 여러 과정을 거쳐서 필요한 영양분을 생성하고, 영양분들은 모세혈관과 세포벽을 통과하여 세포로 공급된다. 소화작용의 부산물로서 일부 독성물질이 만들어지지만, 독성물질은 간에서 분해되어 체외로 배설된다. 또한 소장에서 흡수되는 독성물질도 간에서 분해되어서 체외로 배출된다.

1) 입안 및 타액선

입안은 입술, 뺨, 치아주위조직, 치아, 혀로 구성되어 있다. 입안의 내면은 점막으로 덮여 있고, 입안의 천장부는 단단입천장과 물렁입천장으로 구성되어 있다. 단단입천장은 입안의 위앞쪽에 위치하는 골격으로 구성된 판이며, 물렁입천장은 입안의 뒤쪽에 위치하며 단단입천장에서 목으로 연결되는 점막의 주름이다.

입천장은 입안내에서 음식을 씹을 때 저장과 연하를 시작하는 곳이다. 세 쌍의 타액선은 혀의 하부, 하악의 양측 그리고 양측 뺨에 위치하며, 하루에 분비되는 타액은 약 1.5L에 이른다. 타액의 98%는 수분이며, 나머지 2%는 점액, 염분, 유기물질 등이다. 점액은 저작된 음식이 연하되기 쉽게 하며, 입안에서 윤활기능을 한다. 타액에 함유되어 있는 소화효소는 최초로 전분을 분해한다.

2) 인두

인두(pharynx)는 입안의 후부에서부터 식도와 기관(trachea)까지 수직으로 길게 연결되는 약 12.5 cm 길이의 관 모양의 구조이다. 기관은 식도의 전방에 위치하며 후두덮개로 덮여 있다. 음식물을 연하하는 동안에는 후두덮개가 후두를 폐쇄함으로써, 음식물이 기관으로 들어가는 것을 방지한다.

3) 식도

식도(esophagus)는 길이가 약 25 cm 가량되는 관이다. 식도는 인두의 끝부분에서 위까지 연결되어 있으며, 등뼈의 앞쪽에 위치한다. 식도벽의 근육운동으로 음식물이 위로 이동되며, 액체는 거의 저항없이 쉽게 이동된다.

4) 위

위(stomach)는 명치부위에 위치하며, 갈비뼈에 의해 잘 보호되어 있다. 위벽의 수축 및 이완 운동과 점액이 풍부한 위액에 의하여 음식물은 연한 덩어리로 바뀐다. 위의 주기능은 음식물을 수용하여 저장하고, 조금씩 소장으로 운반하는 데 있다. 음식물을 섭취하고 1-3시간이 경과하면 음식물이 소장의 첫 번째 부분인 십이지장으로 이동된다. 중독이나 외상에 의하여 위장관 운동이 저하되면, 음식물이 장시간 위에서 머물게 될 수도 있다. 위에서 생산되는 소화효소인 펩신(pepsin)은 단백질을 분해한다.

5) 췌장

췌장은 원통형의 고형장기로서, 위의 후방으로 후복막강에 위치한다. 췌장은 복부의 깊은 곳에 단단히 고정되어 있으므로 쉽게 손상받지 않는다. 췌장에는 두 종류의 효소분비선이 있다. 한 종류의 분비선은 매일 약 2 L의 췌장액을 분비하며, 지방, 단백질, 탄수화물을 소화시키는 많은 효소들이 포함되어 있다. 췌장액은 췌장관을 통해 직접 십이지장으로 분비된다. 다른 종류의 분비선인 랑게르한스섬(islets of Langerhans)은 소화관과 연결되지 않고, 모세혈관을 통하여 혈액으로 분비된다. 이 분비선에서 생산되는 것은 호르몬인 인슐린으로 혈액내의 포도당을 조절한다.

6) 간

간(liver)은 배안에서 가장 커다란 고형장기로서, 가로막 바로 아래에 위치하며 오른쪽 상복부의 대부분을 차지한다. 간은 복강내 장기 중 가장 크므로 외부 충격에 의하여 손상되기 쉽다. 간은 소화작용에 의해 발생된 독성물질들을 해독하며, 혈액응고에 관여하는 혈장성분에 필요한 인자들을 합성한다. 지방의 소화를 돕는 담즙은 하루에 약 0.5-1 L 정도 생산되어 담낭으로 배출된다. 또한, 간은 당분을 저장하는 장소이며, 면역반응을 적절히 조절할 수 있는 많은 인자들을 생산한다.

간은 세포, 담관과 혈관들로 구성된 큰 덩어리로서, 외상에 의하여 쉽게 부서지고 손상받기 쉽다. 간장은 위장관에서 유입되는 모든 혈액을 공급받으므로 혈류량이 매우 많으며, 또한 동맥혈도 공급받는다.

7) 쓸개계통

쓸개계통(biliary system)은 담낭과 쓸개길로 구성되며, 쓸개길은 십이지장으로 연결된다. 담낭은 쓸개길 외낭이며, 간에서 생성된 담즙이 저장되는 장소이다. 담낭의 담즙은 총담관을 통해서 십이지장으로 분비된다. 위로부터 십이지장으로 음식물이 운반되면, 담낭이 수축하여 담즙을 십이지장으로 분비하게 된다. 여러 가지 원인으로 인하여 담낭내에 돌이 형성된 것을 쓸개돌이라고 하며, 쓸개돌이 총담관을 막아서 담즙이 분비되지 않으면 황달이 생긴다.

8) 소장

소장(small intestine)은 대장보다 직경이 작으며, 소장은 해부학적으로 십이지장, 공장, 회장으로 구성된다. 십이지장은 약 25-30 cm의 길이로, 위와 공장을 연결하며 형태는 'C' 모양을 나타낸다. 십이지장은 후복막에 위치하며, 'C' 모양의 움푹 들어간 부위에는 췌장의 두부가 위치한다. 십이지장으로 이동된 음식물은 쓸개와 췌장으로부터 분비되는 소화효소와 섞이게 된다.

공장과 회장의 길이는 약 5.4-6 m이며, 이중 1/2이 공장이며 나머지 1/2이 회장이다. 회장과 대장이 연결되는 부위에 맹장과 돌막창자판막(ileo-cecal valve)이 위치하며, 돌막창자판막을 통해 대장으로 이어진다. 이러한 판막은 장의 내용물이 한 방향으로만 통과하도록 작용한다. 소장과 대장이 연결되는 부위는 배안의 오른쪽 하복부에 위치한다. 소장은 창자간막에 의하여 후복벽과 연결되어 있으며, 창자간막은 소장이 자유롭게 움직일 수 있는 조건을 부여한다. 창자간막에는 장으로 분포하는 혈관들이 위치한다.

소장의 내벽을 둘러싸고 있는 세포는 소화효소와 점액을 분비하거나 분해된 영양성분을 흡수한다.

담즙은 간에서 생성되어 담낭 안에 저장되는데, 음식물 섭취 시에 십이지장으로 분비된다. 담즙의 색깔은 암녹색이며, 소화관으로 분비되어 소화작용을 하는 과정에서 전형적인 갈색으로 변화하여 대변의 특징적인 색상을 나타낸다. 담즙의 주요 기능은 지방을 소화시키는 것이다. 소화작용을 통하여 분해된 단백질, 지방, 탄수화물이나 수분, 비타민, 미네랄 등은 회장에서 흡수되어, 정맥을 통하여 간으로 운반된다.

9) 대장

대장(large intestine)은 소장과 연결되어 있으며, 다시 맹장, 결장, 직장(곧창자)으로 구분된다. 대장의 길이는 약 1.5 m이며, 복강의 가쪽을 따라 위치하여 외부경계를 완전히 둘러싸고 있다. 대장에서는 장내용물 중에서 수분을 흡수하여, 결과적으로는 대변을 형성하게 된다.

10) 막창자꼬리

막창자꼬리는 작은 원추형의 관으로 오른쪽 하복부에 위치하며, 소장이 대장으로 연결되는 맹장과 연결되어 있다. 즉, 막창자꼬리는 한쪽 끝이 막혔으며, 다른 쪽은 맹장과 연결되어 있고, 길이는 8-10 cm 정도이다. 막창자꼬리는 많은 임파선이 분포하며, 청소년기에는 염증이 자주 발생하여 막창자꼬리염을 유발한다.

11) 직장과 항문

결장의 가장 끝 부분이 직장(rectum)이며, 대변이 배출될 때까지 저장하는 장소이다. 직장의 길이는 약 5 cm 정도이며, 끝은 항문(anus)으로 이행된다. 직장과 항문은 소화관에서 생성된 최종산물(액체, 기체, 고체)의 유출을 통제하며, 통제기능은 항문조임근이라 불리는 복잡한 윤상근육에 의해 수행된다.

12) 지라

주요 고형기관인 지라(spleen)는 간보다 작고, 대부분이 혈관으로 구성되어 있으므로 외부 충격에 손상되기 쉽다. 왼쪽상복부에 위치하며, 왼쪽 가로막 바로 밑에 위치한다. 지라는 3개의 인대에 의하여 고정되어 있고, 왼쪽 갈비뼈에 의해 보호된다. 왼쪽 아래부위의 갈비뼈 골절이 있는 경우에는 지라 손상의 가능성이 높으며, 지라 손상 시에는 출혈이 심하므로 허혈성 쇼크에 빠지는 경우가 많다. 즉, 왼쪽의 8-12번째 갈비뼈 골절 시에는 지라 손상이 유발되기 쉽다.

지라는 소화작용과는 연관이 없으며, 주로 면역기능과 혈액계통과 관련이 있다. 즉, 주된 기능은 혈액세포의 정상적인 생성과 파괴에 있으며, 지라적출 시는 지라기능의 일부가 간과 골수에서 대행된다.

3. 꿈틀운동

식도에서 직장까지의 소화관에서는 2개의 근육층을 관찰할 수 있으며, 외층은 평활근이며 내부층은 원형근이다(그림 27-10). 음식물이 소화관으로 유입되면 이러한 근육의 수축과 이완에 의하여 다음으로 이동되는데, 이러한 운동을 꿈틀운동(peristalsis)이라고 한다. 꿈틀운동은 식도에서 시작되어 물결이 퍼지는 모양과 같이 항문으로 계속되어, 식도에서 직장으로 음식물이 이동된다(그림 27-9). 특히 꿈틀운동이 강할 경우와 장폐쇄증과 같이 꿈틀운동은 있으나 음식물이 이동되지 않는 경우에는 상당한 복통을 유발한다.

음식물이 소화되면서 발생하는 가스와 액체가 꿈틀운동에 의하여 소화관을 통과하는 과정에서 소리를 발생시키는데, 이러한 소리를 창자소리라고 한다. 창자소리는 청진기로 청진할 수 있으며, 정상인에서는 1분에 3–5회 정도로 창자소리가 들린다.

4. 비뇨기계

비뇨기계(urinary tract)는 혈액의 노폐물을 축출하여 소변으로 배출시키는 장기이다. 비뇨기계의 장기로는 신장, 요관, 방광, 요도로 구성된다(그림 27-11).

1) 신장

신체에는 2개의 신장(kidney)이 있으며, 1–3번째 허리뼈 부위의 후복막강에 위치한다. 신장은 혈액내의 노폐물을 제거하고, 수분과 염분 등의 조절기능을 수행한다. 신장의 기능이 마비되거나 소실되면 혈액내에 노폐물이 축적되어 요독증이 발생된다. 즉, 노폐물이 혈류내에 축적되고, 수분과 염분의 불균형으로 인하여 전신적인 증상이 나타나고, 결국에는 사망하게 된다. 심장에서 박출된 혈액의 20% 정도가 신장으로 유입된다. 콩팥동맥은 대동맥으로부터 직접 분지되며, 콩팥정맥은 대정맥으로 직접 유입된다. 신장은 혈액내의 노폐물과 수분을 여과하여 소변을 생성하고, 여과된 소변은 요관을 통하여 방광으로 보내진다.

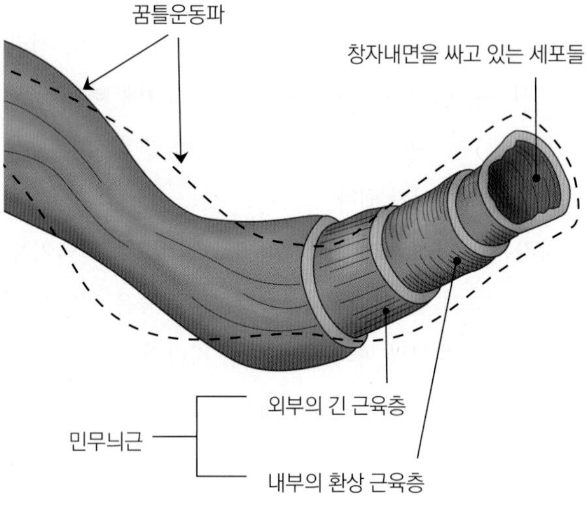

• 그림 27-10 꿈틀운동은 리듬이 있으며, 파동처럼 장의 평활근 수축을 일으킨다.

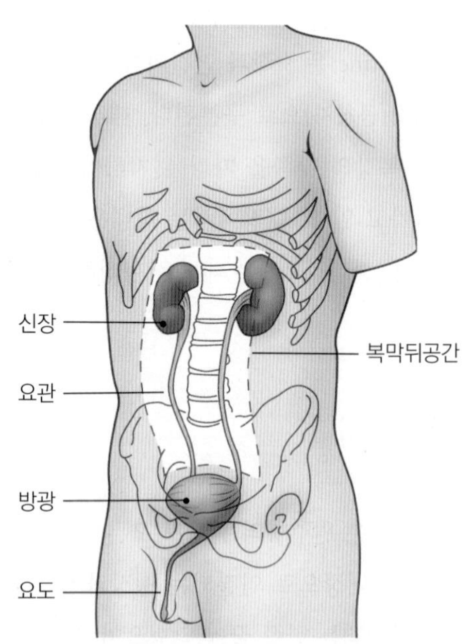

• 그림 27-11 비뇨기계는 뒤쪽의 후복막강에 위치한다. 신장은 고형기관이며, 요관, 방광 및 요도를 통하여 소변을 배설한다.

2) 요관

요관(ureter)은 신장의 신우에서 시작하여 후복벽 표면을 따라 방광으로 연결된다. 요관은 직경이 0.5 cm 정도 되는 작은 관이며, 요관의 꿈틀운동에 의하여 소변이 방광으로 배출된다.

3) 방광과 요도

방광(urinary bladder)은 골반안의 아래부위에 위치하며, 두덩결합 부위의 바로 뒤쪽에 위치한다. 요관은 방광 기저부의 가쪽 후방에서 방광과 연결된다. 방광으로 유입되는 소변은 요도(urethra)를 통해서 체외로 배출되는데, 남성의 요도는 음경의 중심부에 위치하며(그림 27-12), 여성은 요도가 질의 앞쪽으로 열려있다(그림 27-13). 방광은 여러층의 근육으로 구성되며, 배뇨는 자율신경계의 지배를 받지만 자의적으로도 통제된다. 방광이 소변으로 가득차게 되면 방광의 감각세포는 방광이 팽창되었다는 정보를 뇌에 알린다. 뇌는 배뇨의 긴급함과 필요성을 인식하게 되고, 자의적인 조절에 의해서 괄약근은 풀어지고 자율적으로 방광이 수축되면서 요도를 통해 소변을 내보낸다. 정상적 성인의 경우 배설되는 소변량은 하루에 1.5–2 L이다.

5. 생식계통

생식계는 난자와 정자를 생성하고 결합시켜서 생명이 만들어지는 과정을 통제한다. 남성생식기의 대부분은 골반안의 외부에 위치한다(그림 27-12). 자궁, 난소, 나팔관 등의 여성생식기는 모두 골반내에 있다(그림 27-13). 남성과 여성의 생식기관은 구조적으로는 차이는 있지만 유사성을 가지고 있다. 생식기관들은 정자와 난자의 생성, 생식에 필요한 호르몬 분비, 성교행위를 위한 구조 등을 갖추고 있다.

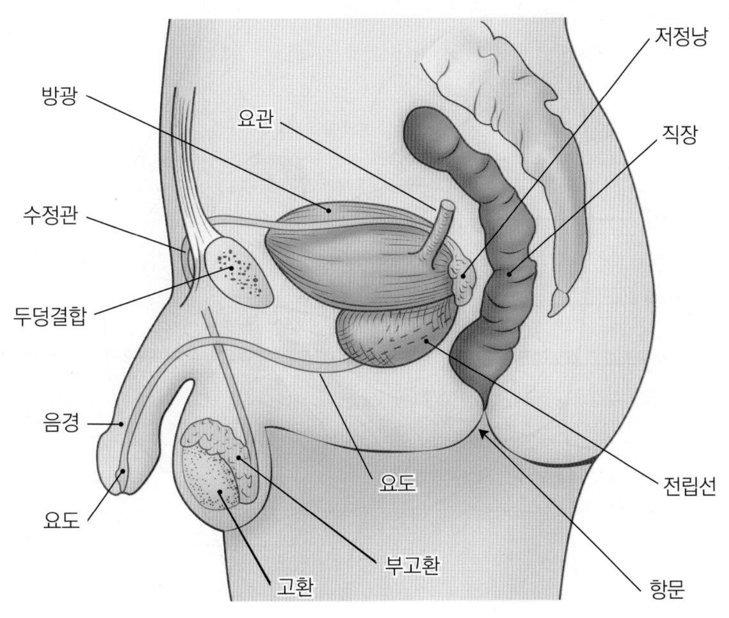

● 그림 27-12 남성 비뇨생식계

1) 남성생식계

남성생식계는 고환, 수정관, 저정낭, 전립선, 요도 및 음경을 포함한다(그림 27-12). 각 고환은 특수한 세포와 도관으로 구성된다. 일부 세포는 남성호르몬을 생산하고 다른 세포는 정자를 생산한다. 호르몬은 고환에서 직접 혈류로 유입된다. 수정관은 고환 상부에서 복벽의 피부 밑으로 연결되어 있고, 복강을 지나가고 전립선내로 들어가 요도와 연결된다. 수정관은 고환에서 요도로 정자를 운반하며, 정낭은 정자와 정액을 위한 작은 저장액낭이다. 정낭도 역시 요도로 비워진다. 정액은 각 고환에서 만들어진 정자, 정낭과 전립선에서 생성되는 분비액으로 형성된다. 전립선은 요도를 둘러싸고 있는 작은 분비선이다. 전립선과 정낭의 분비액은 성교행위를 하는 동안에 혼합되어, 성교동안 신경계의 특수기전에 의하여 요도내의 배뇨 통로를 차단한다. 음경은 발기성 조직으로, 풍부한 혈관조직으로 구성된다. 혈관조직으로 혈액이 유입되면 팽대한 압력으로 음경이 단단해지면서 발기된다. 발기된 음경은 성교 시에 여성의 질 내부로 삽입될 수 있으며, 음경을 통한 정액의 사정으로 정자를 난자와 결합시킬 수 있다.

2) 여성생식계

여성생식기계는 난소, 나팔관, 자궁, 질로 구성된다(그림 27-13). 난소는 고환과 같이 성호르몬과 생식을 위한 특수세포(난자)를 생산한다. 여성호르몬은 혈류내로 직접 유입되며, 난자는 성인 여성의 가임기 동안 규칙적으로 생산된다. 난소는 약 28일마다 난자를 배란시키며, 생산된 난자는 나팔관을 통하여 자궁으로 이동한다. 나팔관은 자궁과 연결되어 있고, 자궁강으로 난자를 운반한다. 자궁은 원추형이며 여러층의 근육층으로 이루어져 있다. 자궁에서 질로 이행되는 부위를 자궁경관이라 한다. 질

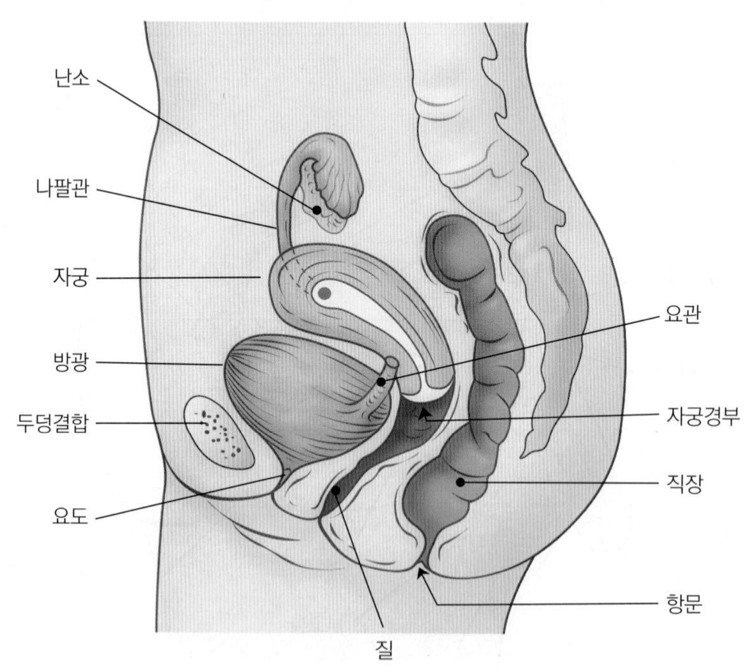

• 그림 27-13 여성 비뇨생식계

은 팽창할 수 있는 근육성 관으로 외음부와 자궁에 연결되어 있다. 질은 성교하는 동안에 음경을 통하여 사정된 정액과 정자를 받는다. 정자는 질을 통하여 자궁내로 진행하고, 한 개의 난자와 수정하여 임신이 된다. 수정 후 10개월이 되면 태아가 완숙하게 되고, 질을 통하여 출산된다. 또한 정기적으로 자궁의 일부 내층이 퇴화되어 출혈이 되는 것을 월경이라고 하며, 월경의 출혈은 질을 통하여 외부로 배출된다.

3) 월경주기

월경기간은 대개 28일 주기로 하여 발생하며, 초경(최초의 월경)은 약 12세에 시작하여 50세 정도에는 폐경(월경이 없어짐)을 맞게 된다. 자궁내막은 특별한 여성호르몬에 의하여 주기적으로 성장과 퇴화를 하며, 이러한 자궁내막의 변화는 수정된 수정란이 자궁에 착상될 수 있도록 준비하기 위한 것이다. 월경 후 약 15일이 경과하면 난소에서는 한 개의 난자를 배란하며, 배란된 난자는 나팔관을 통과하여 자궁으로 이동한다.

정자가 질과 경관을 통하여 유입되어 자궁 또는 나팔관에서 수정이 되면, 수정된 수정란은 자궁내에 착상되어 성장을 시작한다. 만일 수정란이 자궁내막에 착상하지 않으면, 수일 후부터 자궁내막이 퇴화되기 시작하여 월경이 유발된다. 즉, 자궁내막이 자궁으로부터 분리되어 출혈 형태로 질을 통하여 밖으로 배출된다. 월경에 의한 출혈이 계속되는 기간은 약 5일 정도 지속되며, 월경 후 수일이 경과하면 자궁은 수정란이 착상될 수 있도록 자궁내막을 다시 형성하기 시작한다.

당신이 응급구조사라면

1. 췌장에서 생성되는 물질들에 대하여 설명하시오.
2. 간의 기능 두 가지를 설명하시오.
3. 신장의 역할과 해부학적인 위치에 대하여 기술하시오.
4. 지라와 막창자꼬리는 생명유지와는 직접적인 관련이 없는 장기이다. 만일 지라가 적출된다면 어떤 장기에서 지라의 기능을 대신하는가?

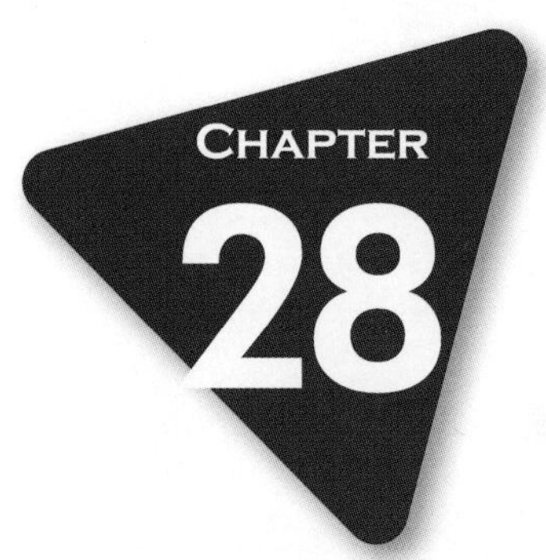

배 및 생식기의 손상

응급구조와 응급처치
RESCUE AND EMERGENCY CARE

개요

복부 손상은 둔상이나 관통상에 의하여 발생할 수 있다. 자동차 운전대나 계기판에 충돌하거나 운동 중의 둔상 등에 의하여 배안의 장기들이 손상될 수 있으며, 칼이나 총상 같은 관통상은 배안의 많은 장기들을 손상시킨다. 또한 남성이나 여성의 생식기도 손상되기 쉽다. 남성의 성기는 외부에 노출되어 있으므로 더욱 손상받기 쉬우며, 성기의 손상은 치명적이지는 않지만 심한 통증을 유발한다. 응급구조사는 성폭행을 당한 피해자의 개인권리를 최대한으로 보장하면서, 환자의 심리적 불안감을 최대한으로 안정시켜야 한다.

Chapter 28의 전반부에서는 복부 손상의 유형과 응급처치법에 관하여 기술하였고, 후반부에서는 신장, 방광, 비뇨생식계의 손상에 대하여 언급하였다. 마지막으로 성폭행에 대하여 간단히 약술하였다.

목표

- 복부 손상의 유형과 응급처치법을 학습한다.
- 신장, 방광, 비뇨생식계의 손상과 응급처치법을 배운다.
- 성폭행 피해자를 다루는 방법을 학습한다.

1. 복부 손상

1) 복부 손상의 유형

복부 손상은 폐쇄성 손상과 개방성 손상으로 구분되며, 폐쇄성 또는 복부둔상은 자동차 운전대에 부딪히거나 운동경기 중의 충격 등의 둔상에 의한 경우로서 복벽이 관통되지 않은 경우이다(그림 28-1). 개방성 또는 복부 관통상은 이물질이 복벽을 통과하여 배안의 장기가 외부로 노출된 손상을 말한다. 개방성 손상은 자상이나 총상 시에 흔히 관찰된다(그림 28-2). 관통상의 일부에서는 단순히 복벽만 손상되고 배안은 보존되는 경우도 있다. 총상이나 자상의 경우는 반드시 탄환이나 칼이 복벽을 통

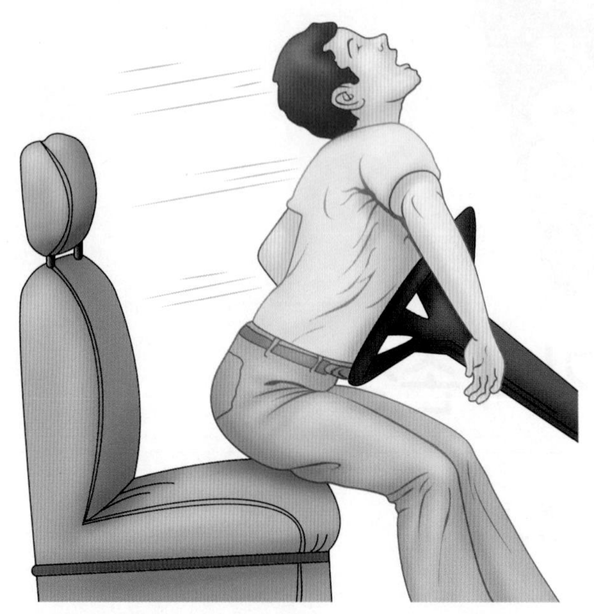

• 그림 28-1 둔한 배 손상의 흔한 기전이 자동차 핸들에 의한 것이다. 그런 손상이 비록 폐쇄성이라 할지라도 공동장기를 파열시키고, 지라나 간을 찢으며, 창자간막을 찢기도 한다.

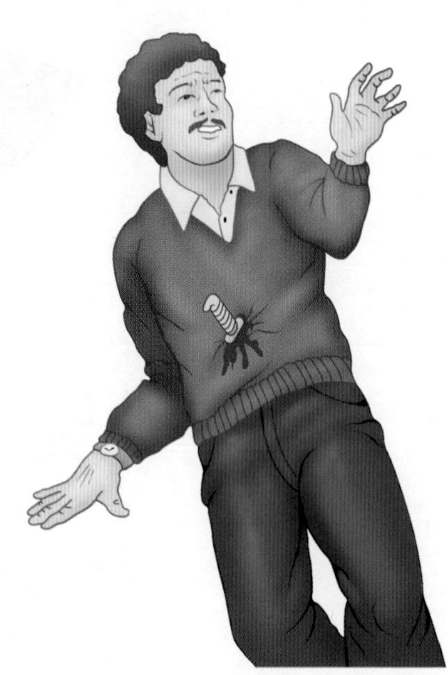

• 그림 28-2 복부의 관통손상을 일으키는 흔한 수단이다. 응급구조사는 손상 시 환자의 위치나 뚫고 들어간 물체의 길이를 알지 못했다면 관통상과 내부 장기의 손상이 있는지를 확인해 봐야 한다.

표 28-1 배 손상의 유형

유형	예
개방성 복부 손상(복부 관통상)	총상, 자상, 내장적출 등
폐쇄성 복부 손상(복부 둔상)	차량사고, 구타 등

과하여 복강내로 들어갔는지를 판단해야 한다. 외형적으로는 손상된 장기를 정확히 판단할 수 없으며, 정확한 장기손상과 손상정도는 복부수술에 의하여 진단된다(표 28-1).

소화관(위, 소장, 담도계, 대장 등)이 손상되면, 소화관 내부에 있는 음식물, 장 내용물, 소화효소 등이 배안으로 유출되어 염증을 유발하는데, 이러한 염증을 복막염이라고 한다. 복막염은 심한 복통, 복부 근육의 강직, 심한 동통, 장운동 마비, 복부 팽만 등의 증상이나 징후를 나타낸다.

고형장기(간, 지라, 췌장, 신장 등)는 혈관이 풍부하므로, 손상 시는 출혈이 심하다. 개방성 또는 폐쇄성 복부 손상으로 대동맥이나 아래대정맥에 열상이 생기면, 짧은 시간에 대량으로 출혈이 되므로 매우 치명적이다. 배안으로 유입된 혈액은 복부를 심하게 자극하지 않기 때문에 복막염보다 통증은 적지만, 출혈에 의한 혈압저하 혹은 출혈성 쇼크를 유발한다.

2) 복부 손상의 평가

복부 손상을 인식하는 것은 매우 간단할 수도 있고 상당히 어려울 수도 있다. 일반적으로 복부 손상 환자의 주요 증상은 동통이다. 복부 둔상 시 멍이나 타이어 자국이 손상 원인을 아는데 도움을 주기도 한다(그림 28-3). 복부 관통상은 일반적으로 복부 관찰로 발견된다. 약간의 외부 출혈이 있을 수 있고, 손상 부위가 클 때는 장이나 지방이 외부로 돌출될 수 있다. 복부 손상 시에는 동통 외에도 오심과 구토를 호소할 수 있다. 복막 자극으

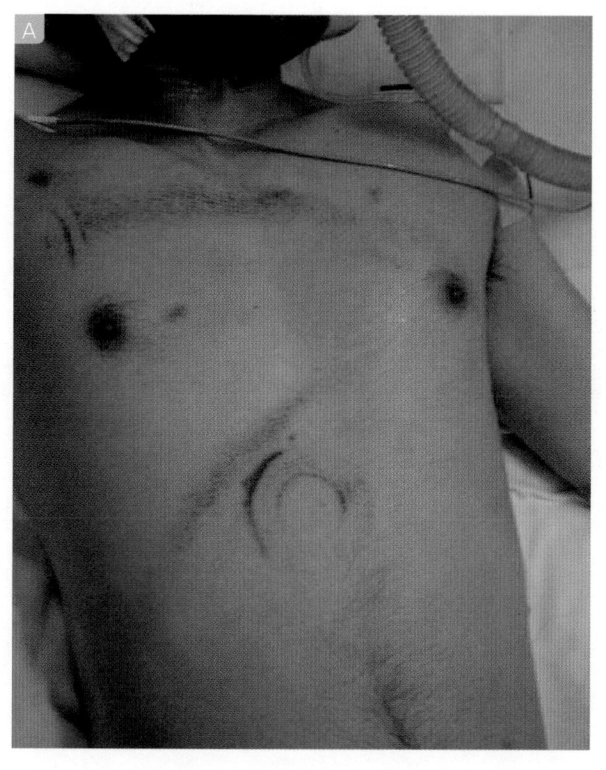

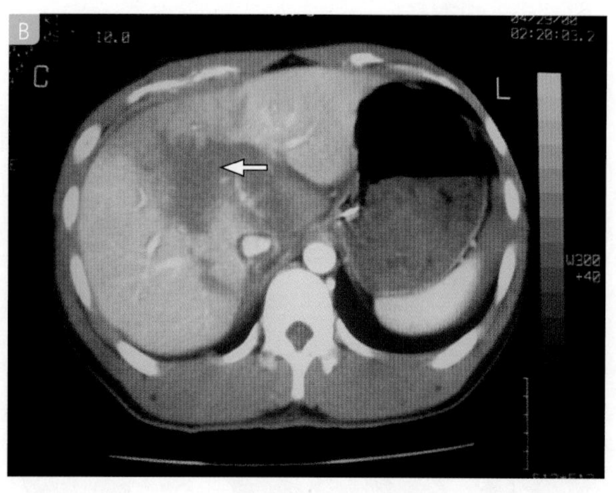

• 그림 28-3 **A.** 운전대에 부딪혀 복벽에서 타박상이 발견되면 복부 손상을 의심한다. **B.** 이 환자에서의 복부전산화 단층 촬영상 간손상이 관찰됨(화살표 표시부분).

표 28-2 복부 손상 시의 증상과 징후

징후	증상
1. 멍	1. 복부동통
2. 타이어, 안전벨트 자국	2. 연관통
3. 사입구, 사출구	3. 오심
4. 열상, 자상	4. 불안감
5. 혈압 감소	5. 움직임을 피함
6. 빠른맥	
7. 빠르고 얕은 호흡	
8. 창백	
9. 국소적 또는 전반적 복부압통	
10. 복부팽만	
11. 쇼크	
12. 구토	

로 인한 복막염 발생 시 환자는 움직일 때마다 아프기 때문에 일반적으로 완전히 누워서 가만히 있기를 원한다. 복부 손상의 징후는 환자 증상보다 더욱 명확하다. 복부압통 특히 국소적 복부압통은 매우 중요한 임상적 징후이다. 복통으로 인한 운동 제한도 또한 중요한 징후이다. 사입구와 사출구가 있는 확실한 상처(총상 등)나 멍 등은 손상의 좋은 단서가 된다. 혈압하강, 빠른맥, 얕은 호흡도 또한 중요한 징후이다(표 28-2).

응급구조사가 처음으로 현장에 도착하면 환자가 어떻게 누워 있는지를 관찰해야 한다. 심한 복부질환이나 손상을 입은 환자는 무릎을 당기고 조용히 누워 있기를 원한다.

복부 내용물의 과도한 움직임을 방지하기 위하여 환자는 빠르고 얕은 호흡을 한다. 몸이나 복부 장기들은 움직일 때 염증이 있는 복막을 자극하여 동통을 발생시키므로 환자는 본능적으로 움직임을 피한다. 복부 손상의 평가방법은 둔상이나 관통상 모두 같다. 환자의 무릎을 약간 굴곡시키고 가능한 한 편하게 눕히고, 의복은 벗기거나 느슨하게 한다. 가장 먼저 환자의 활력징후들을 평가한다. 환자의 활력징후를 가능한 한 빨리 그리고

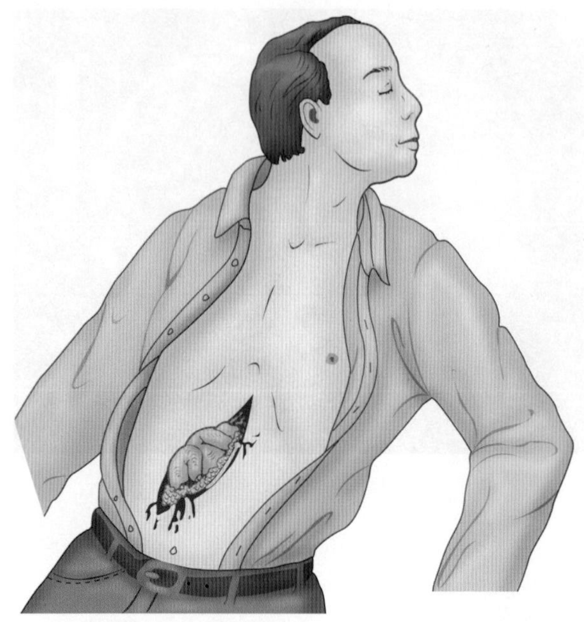

• 그림 28-4 복벽의 큰 열상으로 그 결손부위를 통해 일부 복부 내용물들이 튀어나온다.

규칙적으로 기록하는 것은 절대 필수적이며, 후에 병원에 도착했을 때 의사가 환자상태의 진행과 정도를 파악하는 데 도움이 된다.

총탄, 칼 또는 다른 무기들에 의한 창상을 관찰한다. 총상 시 사입구는 작은 반면에 사출구는 매우 크고 조직 결손이 많다. 칼과 같은 물체가 신체에 삽입된 경우에는 현장에서 제거하지 말고 거즈와 붕대로 안정되게 고정시킨다. 멍이나 타이어 자국 등은 둔상의 원인과 정도를 아는 데 큰 도움이 된다. 자동차 핸들이나 안전벨트는 복부나 가슴에 그들의 특징적인 멍을 만든다. 멍이나 상처의 위치로 손상된 장기를 짐작할 수 있다. 심한 복벽 열상 시 내부 장기들이 상처를 통해 돌출될 수 있다. 이 상태를 내장적출이라 한다(그림 28-4). 환자가 응급구조사에게 복부 손상을 어떻게 어느 곳에서 받았는지, 오심이나 구토를 했는지 말할 수도 있다. 특히 의식이 없는 환자에서 구토를 했을 경우 응급구조사는 반드시 인후의 구토물을 청결히 하여 폐로 흡인되지 않게 한다. 그리고 환자의 머리를 한 쪽으로 기울이고 가슴보다 낮은 위치로 한다. 토물의 종류(음식, 혈액, 점액 또는 담즙 등)를 조사하는 것 또한 중요하다. 초기 평가의 목적은 손상의 종류, 가능한 손상 범위, 쇼크의 존재 여부 등의 결정에 있다.

3) 복부 손상의 치료

(1) 복부 둔상

복부 둔상은 복벽에 심한 멍을 만들 수 있다. 배안의 간이나 지라의 열상을 유발할 수도 있으며, 내장도 파열될 수 있다. 장간막이 열상을 입어서 창자간막내의 혈관이 손상받기도 하며, 신장도 파열되거나 그들의 혈관이 열상을 입기도 한다. 방광도 천공될 수 있으며, 이는 만취 상태와 같이 방광이 충만되어 있을 때 특히 잘 천공된다. 이러한 복부 손상 환자들은 심한 배안의 출혈이나 복벽 자극과 공동장기의 파열로 염증을 유발할 수 있다. 복부둔상 환자들은 반드시 엎드린 자세로 편하게 눕히고 머리를 한쪽으로 돌려야 한다. 입안과 인후의 구토물을 깨끗이 제거한다.

창백, 식은 땀, 빠르고 약한 맥박, 저혈압 등 쇼크의 증상을 감시하기 위해서 활력징후를 주의 깊게 측정한다. 필요시 산소공급을 해주며 병원으로 즉시 후송시켜야 한다.

(2) 안전벨트에 의한 손상

안전벨트를 함으로써 많은 손상들을 예방하고 생명을 구할 수 있다. 그러나 때때로 부적절한 안전벨트 사용 시 복부 장기의 둔상을 가져올 수 있다. 안전벨트는 엉덩뼈능선 이하부 골반의 앞위엉덩뼈가시에 편안히 매야 한다. 안전벨트를 너무 높게 맨 상태에서 자동차가 갑자기 정지하게 되면 안전벨트가 복부를 압박함으로써 복부 장기나 대혈관의 손상을 유발할 수 있다. 그러나 이러한 경우라도 벨트의 사용이 치명적인 손상으로부터 치료 가

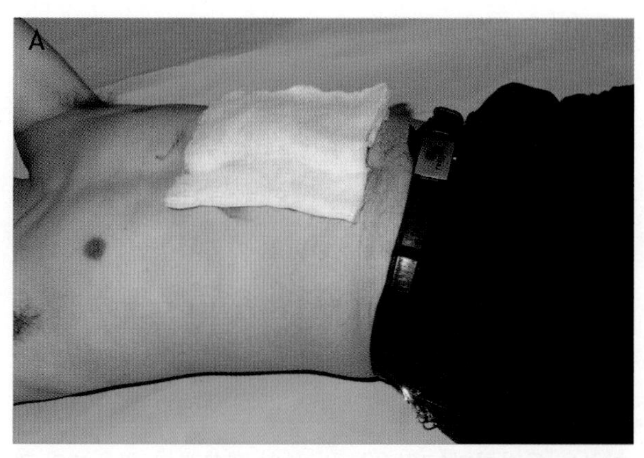

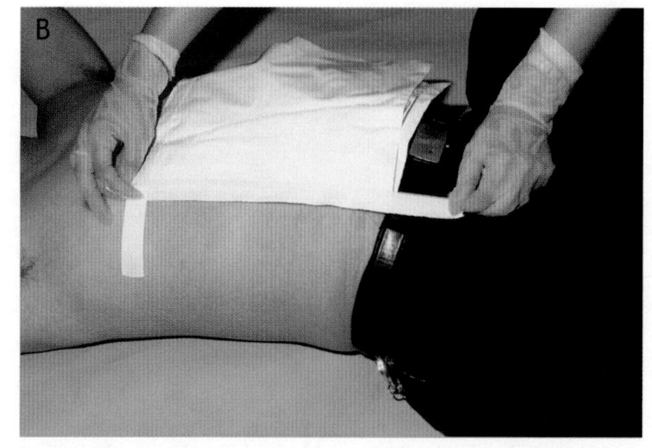

● 그림 28-5 젖은 멸균 드레싱을 모든 노출된 장기에 덮어야 한다. 그런 다음 조직들을 촉촉한 상태로 유지하기 위해 드레싱 위에 멸균된 랩이나 호일을 덮어준다.

능한 손상으로 줄일 수 있다는 것은 확실한 사실이다.

최근의 자동차에는 무릎벨트와 어깨벨트가 같이 있어 같이 사용하게 되어 있다. 무릎벨트만 있거나 무릎벨트와 어깨벨트를 개별적으로 사용하는 오래된 자동차도 있다.

어깨벨트만 단독으로 사용 시 가슴 타박상, 갈비뼈나 복장뼈 골절, 간 열상, 심하면 목이 부러지는 등의 신체 상부의 손상을 입을 수 있다. 그러나 무릎벨트와 어깨벨트를 같이 사용하면 머리와 목 손상의 빈도가 매우 낮다.

(3) 복부 관통상

복부 관통상은 특별한 문제를 유발하며, 이러한 경우에 수술하지 않고는 어떤 장기가 손상 받았는지 알기가 어렵다. 즉각적인 특별한 증상이 없더라도 중증의 손상이 있을 가능성을 염두에 두어야 한다. 배안 손상의 징후들이 늦게 나타나는 경우가 가끔 있다. 관통상에 의하여 공동장기가 파열되었을 때에 장의 내용물이 배안으로 흘러서 복막염을 유발한다.

대혈관이나 고형장기가 열상을 입었을 때에는 출혈이 심하다. 복부 둔상의 모든 치료 과정에서도 가능한 관통상의 여부를 확인해야 한다. 그리고 응급구조사는 관통상의 여부를 체크해야 하고, 관통된 위치를 반드시 확인해야 한다. 등쪽과 옆을 잘 관찰하여 사출구를 찾고, 창상은 마르고 살균된 거즈로 드레싱하여 개방성 창상을 모두 막아야 한다. 만일 관통한 물체가 아직 신체 내부에 있다면 현장에서 제거하지 말고 물체가 움직이지 않도록 거즈와 붕대로 고정시킨다.

(4) 내장탈출 (Evisceration)

복벽의 광범위한 열상 시 내부 장기가 창상을 통해 외부로 탈출될 수 있다. 응급구조사는 외부로 탈출된 장기를 드레싱으로 덮어주어야 한다. 멸균 거즈를 멸균된 세척액으로 적셔주며 멸균적으로 드레싱한다. 장기를 덮어주고 습기와 온도를 보호하는 것은 매우 중요하다. 탈출된 장기를 화장지, 종이 수건이나 솜과 같이 물기가 있을 때 느슨해지거나 달라붙는 물질로 덮어서는 안 된다. 멸균거즈가 없을 때는 멸균된 비닐이나 호일로 덮고 잘 밀봉한다(표 28-3).

표 28-3 내장탈출의 응급처치

1. 생리식염수로 적신 거즈로 탈출된 내장을 덮는다.
2. 소독된 비닐로 드레싱을 덮고 밀폐시킨다.
3. 드레싱 부위를 압박하지 않으면서 병원으로 이송한다.

2. 비뇨생식기계의 손상

1) 신장 손상

신장 손상은 흔하지 않다. 신장 손상을 가져올 정도의 상해는 대부분 갈비뼈 골절이나 다른 심각한 복강내 장기 손상을 동반한다. 신장은 관통상으로부터 잘 보호되는 위치에 놓여 있으므로 대부분 다른 장기손상과 동반되어 나타난다. 하부 갈비뼈, 옆구리 또는 위쪽 배의 타박상, 열상 또는 관통상이 있을 때 응급구조사는 신장의 손상을 생각해야 한다(그림 28-6).

멍이나 열상 같은 심한 피부 손상의 징후 외에는 환자의 외부검진으로는 잘 나타나지 않는다. 신장파열에 의하여 대량 출혈이 발생할 수 있으며, 혈뇨를 동반하는 경우가 많다. 그러므로 응급구조사는 배출된 환자의 소변을 보관하여 병원의 의료진에게 인계하여야 한다. 환자가 신장 손상이 의심될 때는 환자가 움직이지 않도록 절대 안정시켜야 한다. 또한 병원에 도착할 때까지 활력징후를 주의 깊게 관찰해야 한다.

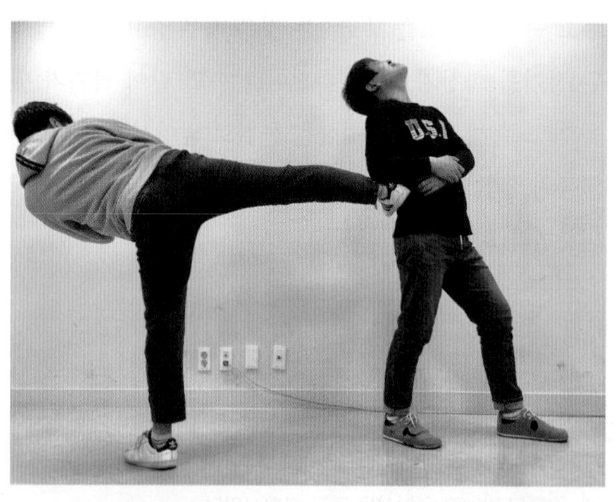

• 그림 28-6 아래쪽 갈비뼈가 있는 부위나 옆구리에 둔상을 받으면 신장 손상을 일으킬 수 있다.

2) 방광 손상

방광 손상은 둔상이나 관통상으로 유발되는데, 소변이 복강내 혹은 주위 조직으로 새서 복막염의 증상을 나타낸다. 방광손상 시 요도를 통하여 배출되는 소변은 혈액이 섞인 혈뇨이다. 하복부와 골반의 둔상은 주로 방광의 천공을 유발하는데 특히 방광이 팽만한 상태에서 둔상을 당하는 경우에 호발한다. 골반 골절 시에도 흔히 방광의 천공을 동반한다(그림 28-7). 중앙 하복부나 회음부의 관통상은 방광을 직접 침범할 수 있다. 위에서 기술한 모든 종류의 손상, 하복부, 골반 또는 회음부의 손상, 혈뇨 등은 모두 방광 손상을 시사한다. 방광 손상이 의심될 때 응급구조사는 환자를 안정시키고 활력징후를 감시해야 한다. 다른 손상이 동반되었거나 쇼크가 있을 때 즉각적인 응급이송이 필요하다.

방광 손상이 의심되는 환자의 소변은 병원에서 자세한 검사를 위해 보전해야 한다. 소변에 소량의 혈액이 섞인 경우에는 소변이 적색으로 나타나지 않고, 현미경적 검사로서만 혈액의 유무가 판정된다.

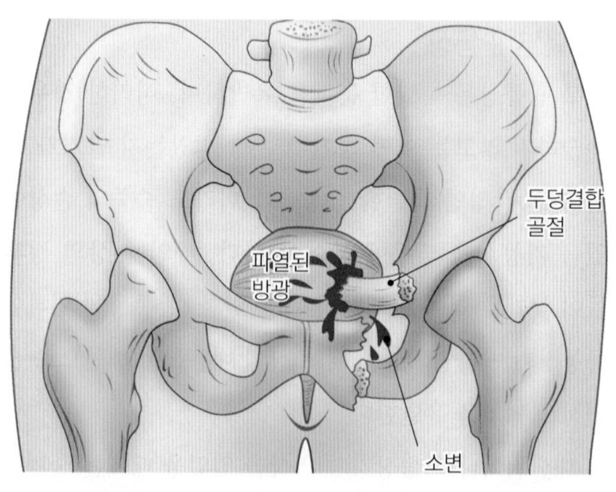

• 그림 28-7 골반 골절은 흔히 날카로운 골편에 의해 팽만한 방광에 열상을 입힌다. 그러면 소변이 골반안으로 흘러나오게 된다.

3) 남성 외부생식기의 손상

남성 외부생식기의 손상은 연부조직 손상의 모든 형태로 나타날 수 있다. 거의 대부분의 환자에서 생명에 위협이 되지는 않으나 대부분은 심한 통증을 호소한다. 특히 비포경인 사람에서는 사고에 의하여 음경의 피부가 벗겨질 수 있는데, 이러한 경우에 벗겨진 음경을 현장에서 생리식염수로 적신 거즈로 드레싱하고 병원으로 이송시켜야 한다. 벗겨진 피부(결손 피부)를 구하기 위한 노력을 강구해야 하지만, 손상된 피부를 구하기 위해서 2분 이상 치료를 늦추거나 이송을 미뤄서는 안 된다. 음경의 부분적 또는 완전한 절단 시 출혈이 발생되는데, 이러한 경우에는 남아 있는 음경에 멸균거즈를 대고 압박함으로써 지혈시켜야 한다. 음경이 완전히 절단된 경우에는 절단된 부분을 잘 보전해야만 나중에 접합할 수 있다. 절단된 부분은 생리식염수로 적신 멸균거즈로 잘 감싸고, 플라스틱통이나 비닐주머니에 넣어서 냉장용기에 보관하여야 한다(표 28-4).

발기된 음경이 전부 복벽에 대하여 심한 각도를 취하게 되면 음경을 지지하는 발기조직이 손상되어 음경절단을 유발한다. 이러한 경우는 주로 성교 시에 발생할 수 있으며, 심한 동통, 출혈과 공포를 동반한다. 수술적 교정이 필요하므로 즉각적인 이송이 필요하다.

음경 귀두의 피부열상은 주로 발기된 상태에서 발생하는데 많은 출혈을 동반한다. 멸균드레싱으로 출혈부위를 압박하면 지혈된다. 가끔은 귀두의 표피가 바지 지퍼에 끼는 수가 있는데 주로 소아에서 자주 발생한다. 지퍼의 1-2개 이빨에 귀두가 물렸을 때는 지퍼를 풀면 되지만, 소아가 매우 초조해 하거나 심하게 물렸을 경우에는 지퍼를 잘라서 편안한 상태로 이송시킨다.

남성에서 요도 손상은 드물다. 요도 열상은 주로 안장손상(straddle injury), 골반 손상, 회음부의 관통상에 의하여 발생하며, 심한 출혈을 동반할 수 있다. 요도는 소변의 통로이므로 요도손상 시 소변에 혈액이 섞이게 된다. 그러므로, 현장 혹은 이송 중에 환자가 배출한 소변은 병원에서의 자세한 검사를 위해서 반드시 보전되어야 한다. 요도로부터 돌출된 이물은 병원에서만 제거되어야 한다.

음낭의 피부는 벗겨질 수 있다. 응급구조사는 가능한 한 벗겨진 피부를 멸균된 드레싱으로 보전하여 후에 접합에 사용하도록 한다. 벗겨진 음낭의 내용물이나 회음부는 생리식염수로 적신 거즈로 드레싱을 해준다. 음낭의 직접적인 타격으로 정낭의 천공이나 정낭내 혈액이 고일 수 있는데, 응급구조사는 이송 중에 음낭부에 얼음주머니를 반드시 대주어야 한다.

4) 여성생식기의 손상

(1) 내부 여성생식기

자궁, 난소, 나팔관도 손상받을 수 있지만, 크기가 작고 골반에 의하여 잘 보호되어 있으므로 쉽게 손상받지 않는다.

표 28-4 절단물의 처리방법

절단물의 처리방법
1. 생리식염수로 멸균거즈를 적신다.
2. 적신 거즈로 절단물을 잘 감싼다.
3. 거즈로 싼 절단물을 비닐주머니(플라스틱 통)에 넣는다.
4. 비닐주머니로 물이 유입되지 않도록 봉한다.
5. 비닐주머니를 얼음물에 담그거나 냉장용기에 보관한다.

표 28-5 남성 외부생식기 손상 시의 일반적인 처치 원칙

- 동통이 심하므로 가능한 한 환자를 안정시킨다.
- 생리식염수로 적신 거즈로 드레싱하여 출혈을 막고 벗겨진 부위를 덮어준다.
- 삽입된 기구나 요도내 이물은 현장에서 제거하지 않는다.
- 가능한 한 결손된 부분을 찾아서 보전한다.
- 생명을 위협하는 위독한 경우는 아니므로 다른 중증의 손상을 우선 처치한다.

즉, 골반 골절 시에도 방광과 같이 쉽게 손상받지 않는다.

(2) 외부 여성생식기

외부 여성생식기로는 음문, 음핵, 질입구의 대음순과 소음순이 있다. 여성의 요도는 질의 전방에 있다. 외부 여성생식기의 손상은 다른 연부조직 손상의 모든 형태로 나타날 수 있다. 외부 생식기에는 신경이 풍부하므로 동통이 매우 심하다. 열상, 박리 등에 대한 치료는 습식압박(moist compress), 지혈을 위한 국소압박과 드레싱을 유지하기 위한 기저귀 같은 드레싱을 한다. 질내로의 드레싱이나 패킹은 금한다. 삽입된 이물은 드레싱으로 고정한 후에 병원으로 이송시켜야 한다. 타박상이나 다른 둔상들은 모두 병원에서의 정밀검진이 필요하다.

일반적으로 외음부 손상은 매우 심한 동통을 동반하지만 생명을 위협하지는 않는다. 출혈이 매우 심할 수 있는데, 이는 모두 국소적 압박으로 지혈시킬 수 있다. 응급이송의 우선권은 동반된 손상들, 출혈량, 쇼크의 존재 등에 달려 있다.

3. 성폭행

성폭행은 비교적 흔하며, 응급구조사는 가끔 성폭행 피해자를 이송하는 경우가 있다. 명확한 생식기 출혈로 드레싱을 하는 경우를 제외하고는 응급구조사는 생식기를 검사해서는 안 된다. 병원에서의 검사 전까지는 질 세척이나 소변이나 대변을 보지 않도록 환자를 교육시킨다. 다른 모든 손상은 일상적인 방법으로 처치 후 이송한다. 응급구조사는 가능한 범위 내에서 병력을 기록한다. 병력과 필요한 처치는 조용히 가능한 한 빠르게 시행하고, 구경꾼을 멀리해야 한다. 침착하고 전문적인 태도가 중요하며 개인적인 호기심을 버려야 한다.

응급구조사는 '피해자가 협조를 거부하거나 병원에 가는 것을 거부할 권리가 있다'는 것을 알아야 한다. 성폭행의 경우 피해자가 협조를 거부할 수도 있다. 응급구조사가 현장에 도착 후 환자가 도움을 거절하는 것이 당연할 수 있다고 할지라도 근본적으로는 도움은 필요하다. 이러한 선택 역시 피해자의 특권이다. 이러한 상황에서는 성폭력 상담소에 조언을 구하는 것이 좋다.

성폭력 피해자 지원을 위한 기관으로는 대표적으로 해바라기센터가 있다. 해바라기센터 사업은 여성가족부와 자치단체, 경찰청, 의료 기관 등이 협업하여 시행하고 있는 기관이다. 해바라기센터는 성폭력방지 및 피해자 보호 등에 관한 법률 제 18조에 근거하여 피해자를 위한 통합지원센터의 운영을 목적으로 설립되었다. 해바라기센터는 성폭력뿐만 아니라 가정폭력 등에 대하여 상담 및 의료, 법률, 수사, 행정 지원을 제공하고 있으며 추후 2차 피해 예방을 위한 지원도 함께하고 있다. 해바라기센터는 의료기관 내에 설치하는 것이 원칙으로 되어 있으며 2021년 1월 전국 39개소가 운영하고 있어 365일 24시간 상담 및 지원을 받을 수 있다.

당신이 응급구조사라면

1. 복부 관통상 시 볼 수 있는 특별한 문제는 무엇이며 치료방법은 무엇인가?
2. 신장손상의 가능성을 나타내는 임상징후를 기술하시오.
3. 골반 골절 시 잘 천공되는 복부내 장기는 무엇인가? 이때의 치료는?
4. 복막염이란 무엇인가? 복막염을 유발하는 복부 손상은 무엇인가? 복막염의 특이한 증상은 무엇인가?

PART

내과계 응급질환

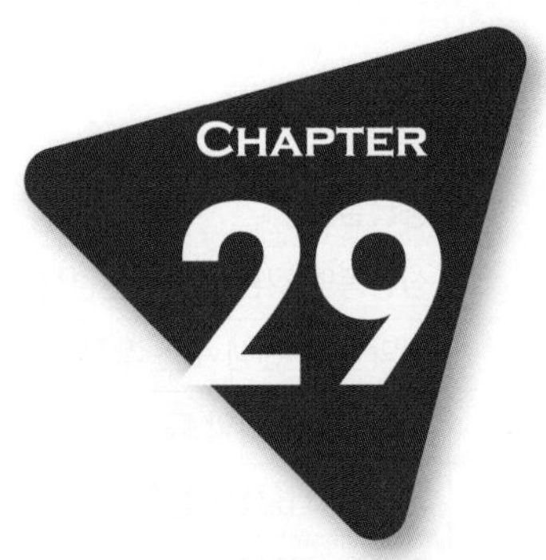

내과계 응급

응급구조와 응급처치
RESCUE AND EMERGENCY CARE

개요

응급질환을 발생 빈도별로 본다면, 응급을 필요로 하는 질환 중 내과계 응급질환의 비중이 가장 높다. 따라서 응급구조사는 상해나 사고에 의한 외상 환자만큼이나 다양하고 많은 내과계 응급질환자를 접하게 된다.

내과계 응급질환은 갑작스럽고 예상하지 못한 질병이 새로 생기거나, 기왕에 있던 질환의 악화 또는 합병증의 병발에 의하여 발생하게 된다. 내과계 응급질환은 외상 환자와는 달리 매우 다양한 임상양상으로 발현되므로, 응급구조사가 환자의 증상만으로 환자의 질환을 진단할 수는 없다. 따라서 내과계 응급질환을 치료하는 과정에서 응급구조사의 역할은 질환을 정확히 진단하는 것이 아니라, 응급질환의 발생을 인지하고, 해당 임상 증상에 적절한 기본응급처치를 제공하면서 신속히 환자를 병원으로 이송하는 것이다.

Chapter 29는 내과계 응급질환의 일반적인 내용에 대하여 기술하였으며, 전반부는 내과 질환의 주요 원인, 후반부는 내과계 응급질환의 증상과 징후에 대하여 기술하였다.

목표

- 내과계 응급질환의 특징과 원인을 알아야 한다.
- 내과 질환의 증상과 징후를 구별할 수 있어야 한다.
- 발병양상(급성, 만성, 주기적)에 따른 내과계 응급질환의 원인을 알 수 있어야 한다.

1. 내과계 응급질환의 원인

내과계 응급질환은 다음의 원인에 의하여 발생할 수 있다(표 29-1).

① 정상 조직의 퇴화 또는 노화
② 감염(박테리아, 기생충, 바이러스)
③ 신생물(neoplasm)에 의한 조직파괴
④ 내분비기능의 장애(endocrine dysfunction)
⑤ 공동기관(hollow organ)의 폐쇄
⑥ 선천성 질환(congenital diseases)
⑦ 물린상처 등 동물에 의한 손상
⑧ 온열손상, 한랭손상 등의 환경변화에 대한 적응장애

표 29-1 내과계 응급질환의 발병원인

발병 원인	응급질환
정상 조직의 퇴화 또는 노화	심장동맥 질환(급성심근경색증), 뇌졸중
감염(박테리아, 기생충, 바이러스)	뇌막염, 선천성 또는 후천성 면역결핍증, 패혈증, 폐렴, 장티프스, 식중독
신생물(neoplasm)에 의한 조직파괴	위암, 폐암, 간암 등
내분비기능의 장애	당뇨병, 갑상샘기능항진증 또는 저하증, 쿠싱증후군, 뇌하수체기능저하증
공동기관(hollow organ)의 폐쇄	장폐색, 콩팥돌, 쓸개돌
선천성 질환(congenital diseases)	선천성 심장질환, 탈장, 선천성 황달
물린상처 등 동물에 의한 손상	물린상처, 자상
온열손상, 한랭손상 등의 환경변화에 대한 적응장애	열사병, 저체온증, 동상
원인이 알려지지 않았거나 원인이 불분명한 질환	뇌전증, 전신성 홍반성 낭창

⑨ 원인이 알려지지 않았거나 원인이 불분명한 질환

1) 정상조직의 퇴화 또는 노화

평균 수명이 연장됨에 따라 인구가 노령화되면서 퇴행성 질환이 점차 증가하고 있다. 인체가 노화되면 인체의 모든 조직이 퇴화되어 점차 정상적인 기능을 수행할 수 없게 된다. 예를 들어 관절이 퇴행성 과정을 겪게 되면 퇴행성관절염이 발생되고, 퇴행성관절염에 의하여 손상된 관절은 정상적인 관절운동이 불가능하므로 보행장애 등의 기능적 장애가 발생하며, 통증을 유발하게 된다. 수년 이상의 흡연과 지속적인 도시 매연의 흡입만으로도 폐와 기관지 조직이 파괴되어 만성폐쇄폐질환과 폐기종이 초래될 수도 있다. 영양 결핍, 흡연, 고혈압, 운동부족 등은 퇴행성 질환을 유발하는 중요한 원인이다. 동맥경화증은 몸의 모든 조직에 있는 크고 작은 동맥을 경화시켜 혈액순환에 장애를 유발함으로써 궁극적으로 심장병 또는 뇌졸중 등의 질환을 일으킨다. 또한 동맥경화증은 신체내의 모든 동맥을 침범하므로, 심장이나 뇌뿐 아니라 다리나 내부장기의 동맥에도 변화를 초래한다. 즉 퇴행성 질환의 증상은 퇴행성 변화가 발생하여 영향을 받은 인체의 어느 기관에서나 나타날 수 있다. 또한 그 증상은 퇴행성 변화가 발생한 조직의 특성에 따라 달라지며, 퇴행의 과정이 진행될수록 점차 악화될 수 밖에 없다.

우리나라에서도 생활양식과 식이습관이 서구화됨에 따라 동맥경화증에 의하여 발생되는 심장질환(심장동맥질환)과 뇌졸중이 증가하고 있다. 심장동맥질환은 흉통으로 발현된다. 심장동맥질환은 심한 운동 후에 흉통이 발생하는 환자에서부터 휴식 시에도 가슴통증이 발생하는 경우, 때로는 심장발작으로 갑자기 사망하는 환자에 이르기까지 다양한 양상으로 발생한다. 심장동맥질환은 심장동맥의 동맥경화증에 의하여 심장동맥이 좁아져 심장이 적절한 기능을 하는데 필요한 산소공급이 결핍됨으로써 심근의 허혈(ischemia)이 발생하거나, 심장동맥이 폐쇄됨으로써 심근의 괴사가 발생하는 것을 말한다. 심근의 허혈에 의한 일시적 가슴통증을 협심증(angina pectoris)이라 하는데, 협심증의 특징은 운동, 대사량 증가 등으로 심근의 산소 요구량이 증가되면 가슴 앞쪽에 통증이 발생하며 대개는 휴식을 취하면 통증이 가라앉는다. 그러나 심장동맥이 완전히 폐쇄되는 급성 심근경색(acute myocardial infarction)에서는 협심증과 같은 양상의 통증이 발생하나 통증이 30분 이상 지속된다.

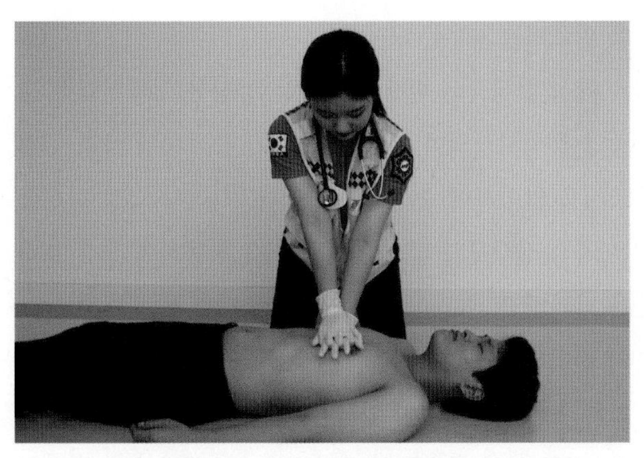

● 그림 29-1 심장질환이나 뇌혈관질환에 의한 응급환자에서는 생명을 위협하는 증상에 대한 응급치료가 가장 우선된다.

뇌혈관의 퇴행은 뇌혈관 질환을 유발한다. 만약에 뇌에 영양을 공급하는 동맥 중 하나가 막히거나 혈관이 터지면, 뇌로의 혈액 공급이 부분적 또는 전체적으로 감소되거나 차단될 수 있다. 뇌혈관의 폐쇄로 뇌의 일부분에 혈액공급이 중단되는 것을 뇌졸중이라 한다. 뇌졸중이 발생하면 혈액공급이 차단된 뇌가 지배하는 영역의 기능이 소실되므로, 삼키거나 말하는 기능이 상실되거나 편마비(hemiplegia), 혼수상태 등을 초래할 수 있고 때로는 사망할 수도 있다.

응급구조사가 접하게 되는 내과계 환자 중 가장 중증의 환자는 심장동맥질환에 의한 심근경색이나 뇌졸중에 의한 의식장애 환자이다. 이러한 환자에서는 기도(airway)의 유지 및 호흡과 혈액 순환의 보조 등과 같이 생명과 직결되는 기본적인 응급처치가 우선적으로 시행되어야 한다(그림 29-1).

2) 감염

감염에 의한 전염성 질환은 가벼운 감기에서부터 생명을 위협하는 뇌막염이나 간염에 이르기까지 다양하다. 감염질환에 대한 예방주사, 세균에 대한 항생제의 개발, 면역요법 등 전염성질환을 예방하고 치료하기 위한 노력이 진행됨에 따라 감염질환에 의한 사망률은 점차 감소하고 있는 추세이다. 이러한 노력의 결과로서 천연두, 페스트 등의 몇몇 질환은 사실상 지구상에서 사라졌으며, 결핵의 발병률도 감소되는 추세이다. 그러나 항생제에 대한 세균의 내성증가 또는 과거에는 발견되지 않았던 새로운 감염질환이 발생하여 인류에 새로운 위협을 가하고 있다. 특히 후천성 면역결핍증후군(acquired immunodeficiency syndrome: AIDS)은 1975년 이전에는 발견되지 않았던 질환이며, 현재까지도 뚜렷한 치료방법이 없는 상태이다.

세균에 대한 방어 기전인 면역작용이 없다면, 인체는 박테리아, 바이러스, 진균, 기생충 등의 미생물이 자라기에 매우 좋은 조건을 갖추고 있다. 인체를 감염시킨 세균 등의 감염체는 인체의 조직에 기능 장애를 유발하거나 조직을 파괴시킨다. 예를 들어 폐렴균에 의하여 감염된 폐조직은 염증반응으로 인하여 정상적인 호흡활동을 할 수가 없게 된다(그림 29-2). 세균에 감염된 신체는

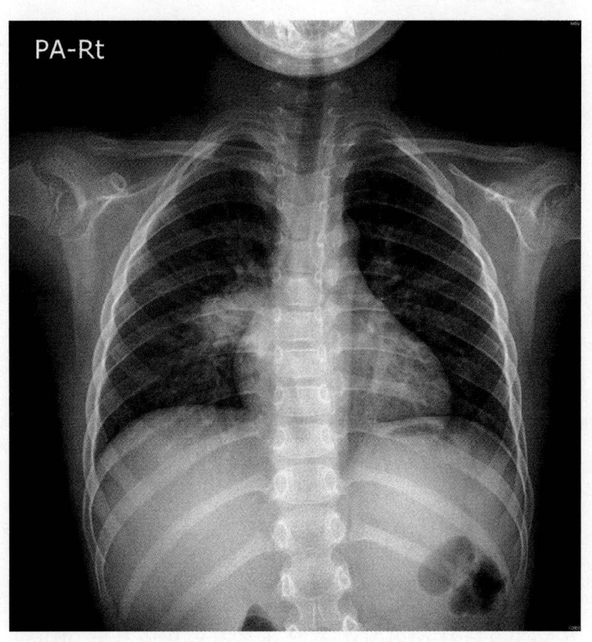

● 그림 29-2 폐렴균에 의하여 폐렴이 발생한 환자의 가슴 X-선 촬영 소견. 깨끗한 왼쪽 폐에 비하여 오른쪽 폐는 세균에 의한 조직파괴의 음영(희게된 부분)이 관찰된다.

감염에 대한 반응이나 조직의 기능장애의 임상증상으로서 발열(fever), 오한(chill), 오심(nausea), 구토(vomiting), 설사(diarrhea), 기침(cough), 호흡곤란, 복통, 감염부위의 통증, 발적(erythema) 등이 발생한다. 따라서 이러한 증상이 관찰되면 인체가 세균에 감염되었다는 사실을 알 수 있다.

세균에 감염된 환자들 중에는 중증의 임상증상이 초래되거나 호흡, 순환장애 등이 발생할 수 있으므로, 응급치료를 요하는 경우가 많다. 따라서 감염에 의한 응급환자를 위하여 응급구조사가 출동하였을 때, 감염환자를 적절히 치료할 수 있도록 응급구조사는 감염의 증상과 징후를 알고 있어야 한다. 또한 감염환자를 다룰 때 주의하지 않으면 응급구조사가 오히려 세균에 감염될 수 있으므로, 응급구조사는 환자로부터 감염되지 않도록 모든 주의를 다 하여야 하며, 환자를 이송하는 도중 운송기구 등에 세균이 오염되지 않도록 주의하여야 한다.

3) 신생물에 의한 조직파괴

신생물이란 신체의 정상조직이외에 비정상적으로 새로 생성되는 조직을 의미하는 말이다. 이러한 신생물은 임상적 예후가 양호한 양성(benign)일 수도 있고, 임상적으로 예후가 불량하고 일반적으로 암(cancer)이라고 일컫는 악성(malignant)일 수도 있다. 정상조직의 성장과는 달리 신생물은 항상 종양(tumor)이나 종괴(mass)를 형성한다. 양성 신생물은 발생된 장소에 국한되어 성장하는 경향이 있고, 주변조직을 침습하지는 않는다. 즉, 양성 신생물은 종양의 크기나 위치에 따라 인접 기관을 압박할 수도 있으나 주변조직을 파괴하지는 않는다. 따라서 양성 신생물에 의한 임상증상은 주로 종양의 크기가 커짐으로서 이차적으로 정상 조직을 압박하여 압박된 조직의 기능 장애를 초래함으로써 발생한다. 양성 신생물은 보통 서서히 자라므로 응급치료를 요하는 임상증상을 일으키는 경우는 드물다.

악성 신생물은 발생 초기에는 양성 신생물처럼 작은 종양에서 시작되며, 종양의 크기가 증가함에 따라 주위 조직을 압박하여 증상을 나타낸다. 그러나 악성 신생물은 양성 신생물과 달리 인접 조직을 침범하여 정상 조직을 파괴하고, 혈관이나 림프관을 통해서 몸의 먼 부분까지 전이된다. 전이된 악성 신생물의 세포는 그곳에서 정착하여 성장함으로써 결국은 다른 조직을 침범하게 된다. 결국 악성 신생물은 발생부위의 조직뿐만 아니라 원거리에 있는 정상조직까지도 파괴시켜 환자의 생명을 위협하게 된다.

응급구조사는 만성 질환의 악화로 응급처치가 필요하게된 환자의 상당수가 암 환자라는 것을 알게 될 것이다. 암 환자에서 발생하는 응급질환은 악성 신생물이 발생한 조직과 전이된 조직의 기능과 연관되어 있는 경우가 많다.

인체의 모든 조직에서 악성 신생물이 발생할 수 있으나, 가장 흔히 발생하는 부위는 위, 간, 폐, 잘록창자, 유방 및 여성 생식기이다. 또한 악성 종양이 전이되는 가장 흔한 경로는 임파선과 혈관이며, 가장 잘 전이되는 조직은 림프절, 폐, 간, 척추, 뇌 등이다. 몇몇 종류의 암은 특정 가족에 잘 발생하는 경향이 있으나 전염되지는 않는다. 특히 바이러스에 의하여 발생하는 종양이 있으나, 감염을 일으키는 바이러스와는 달리 악성 종양을 유발하는 바이러스는 사람에서 사람으로 전파되지는 않는다. 일반적으로 암 환자에 대한 응급구조사의 응급치료는 생명을 위협하는 합병증에 대한 기본적인 조치를 취하는 것이다.

4) 내분비 기능의 장애

내분비선(endocrine gland)에서 과다한 호르몬(hormone)이 분비되거나, 호르몬의 생성이 부족하면 다양한 형태의 질환이 발생할 수 있다. 내분비선은 각각 독특한 작용을 할 수 있는 호르몬을 분비하며, 분비된 호르몬은 인체의 각 기관이 적절한 기능을 할 수 있도록 한다. 따라서 호르몬이 지나치게 많아지면 해당 호르몬에 의한 기능이 과다하게 일어나므로 인체에 해를 유발할 수 있으며, 호르몬 분비의 결핍은 그 호르몬에 의한 특정 기능이 소실되는 결과를 가져온다.

당뇨병은 내분비 질환의 하나로 인슐린이라는 호르몬의 분비감소나 효과의 감소로 발생한 고혈당 및 이에 따른 대사장애가 장기간 지속되는 상태이다. 당뇨병에 의한 급성 합병증은 ① 저혈당, ② 당뇨병성 케톤산증(Diabetic ketoacidosis), ③ 고혈당성 고삼투성 증후군(Hyperglycemic hyperosmolar syndrome)이 있다. 당뇨병이 발생하면 인체의 작은 혈관까지도 손상되어 혈관 질환이 발생하며, 혈관 질환에 의한 조직의 손상이나 기능장애는 당뇨병의 만성 합병증으로 발현되어 신경손상, 실명, 콩팥기능상실(renal failure)을 초래한다.

갑상샘에서 분비되는 갑상샘호르몬은 몸의 전반적 신진대사를 조절하며 부갑상샘호르몬은 몸의 칼슘농도를 조절한다.

부신(adrenal gland)은 혈액 내에서 염분의 농도와 성기능을 조절하는 호르몬을 분비한다. 난소(ovary)와 고환(testis)에서 분비되는 호르몬은 성발달과 생식을 조절한다.

내분비 기능의 장애로 발생되는 질환 중에서 응급구조사가 가장 흔히 접할 수 있는 질환은 당뇨병이다. 당뇨병에 의한 응급상황은 혈당의 급격한 상승에 의한 당뇨성 혼수와 인슐린의 과다 투여에 의한 저혈당이다. 당뇨에 의한 경우 이외에도 급격한 갑상샘 기능항진, 부신기능부전 등도 응급상황을 초래할 수 있다.

5) 공동기관(소화기관, 쓸개길, 요관)의 폐쇄

인체내에는 영양을 흡수하고 노폐물을 배설하는 여러 가지의 공동기관과 관이 있다. 인체내에서 형성된 돌, 응고된 혈액, 종양, 이물(foreign body) 등은 공동기관을 폐쇄하여 질병을 유발할 수 있다. 공동기관이 폐쇄되면 공동기관 내의 내용물이나 분비물이 배출되지 않으므로, 폐쇄된 몸쪽부분(proximal part)은 조직액 등이 고여서 점차 부풀어 오르게 된다(그림 29-3). 따라서 폐쇄된 곳의 몸쪽부분이 팽만되면, 팽만된 부위의 근육이 경련성 수축을 함으로써 경련성 통증을 유발한다. 또한 팽만된 부위는 감염에 대한 저항이 약해져 감염이 발생할 수도 있으므로, 환자에게는 폐쇄에 의한 임상증상과 더불어 감염과 연관된 증상이 동시에 나타날 수 있다. 창자(intestine)가 막히는 경우를 창자막힘(intestinal obstruction)이라 하며, 장의 유착이나 종양, 창자 꼬임 등에 의하여 발생할 수 있다. 창자막힘이 발생하면 복통이 유발되며, 창자내 가스의 배출이 없어지고 대변이 배설되지 않는다. 쓸개길이나 요로가 쓸개돌이나 요결석에 의하여 막히면 경련성 통증이 반복하여 발생할 수 있다. 때로는

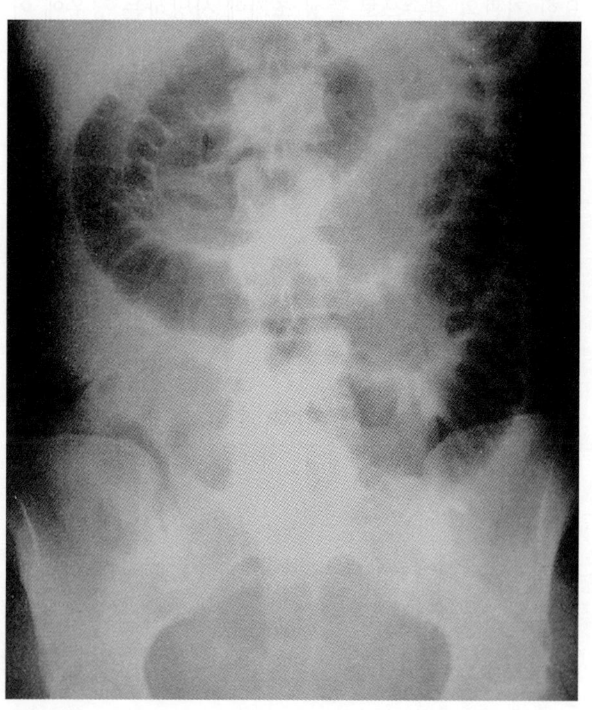

• 그림 29-3 소화관이 폐쇄된 환자의 복부 X-선 촬영 소견. 폐쇄부위의 몸쪽 부분에 있는 소장이 공기로 팽만되어 있다.

기관 또는 폐가 점액, 이물, 종양에 의해 막힐 수 있으며, 만약 폐쇄된 부위가 적절히 치료되지 않으면 폐렴이 생길 수 있다.

공동기관이 폐쇄된 환자에 대한 궁극적인 치료는 주로 외과적으로 처치(수술)하거나 특수한 의료장비를 사용하여야 한다. 따라서 이러한 환자의 응급치료에 있어서 응급구조사의 역할은 환자의 임상증상을 관찰하면서 빠른 시간 내에 환자를 응급의료센터로 이송하는 것이다.

6) 선천성 질환

선천성 질환은 출생 시부터 나타나는 신체적 결함을 말한다. 선천성 질환의 일부는 유전질환에 의하여 발생하며, 일부는 자궁내에서 태아가 성장, 발달하는 과정에서 발생하기도 한다. 선천성 질환은 신체의 어떤 기관에도 발생할 수 있다. 선천성 질환은 샅굴부위 탈장과 같이 비교적 쉽게 교정될 수 있는 질환에서부터 드물게는 중요한 기관의 결손으로 출생 초기에 사망하는 경우에 이르기까지 다양한 양상으로 나타난다. 선천성 질환은 출생 시 발견되어 치료 가능한 경우도 있으나, 선천성 질환 중에는 출생 직후에는 발견되지 않거나 발견되더라도 치료될 수 없는 경우도 있다. 선천성 질환에 의한 응급상황은 주로 선천성 심장질환 등의 순환기 장애에 의하여 발생하는 경우가 많으며, 창자막힘이나 호흡기능상실 등의 형태로 나타나기도 한다.

선천성 질환을 가진 소아환자에서 발생하는 주요 증상은 호흡곤란, 구토, 황달, 청색증, 삼킴곤란 등이다. 이런 임상증상 중 호흡곤란, 부정맥, 청색증 등과 같이 즉각적인 응급치료가 필요한 경우도 있지만, 황달, 삼킴곤란 등과 같이 응급구조사의 즉각적인 응급조치를 요하지 않는 경우도 있다.

7) 환경적 요인

기후나 환경변화에 의한 자연 재해를 제외하고도 우리 주변에는 응급질환을 유발할 수 있는 여러 가지의 위험 요인이 도사리고 있다. *Chapter 39* '약물중독, 곤충 또는 동물에 의한 손상'에서 집중적으로 다루겠지만 응급구조사는 우리를 둘러싸고 있는 환경으로부터 발생하는 여러 가지 응급질환과 자주 접하게 될 것이다. 예를 들면 우리가 가정에서 일상적으로 먹고 마시는 것들도 인체에 해가 되는 경우가 있다. 벌에게 쏘이고 뱀 또는 개에 물리는 일들도 자주 볼 수 있고, 또한 꽃가루, 음식, 주사약 등에 의한 알레르기도 다양하게 일상생활에서 마주치는 것들이다.

환경적 요인에 의하여 발생하는 응급질환의 증상과 손상의 범위는 물질의 독성, 물질에 대한 환자의 민감성 및 독성 물질에 대한 노출의 정도에 달려있다. 환경적 요인에 의한 응급질환에서 응급구조사의 역할은 환자가 노출된 환경의 위험으로부터 환자를 보호하는 것에서부터 증상이 심한 환자에게 심폐소생술을 시행하는 것에 이르기까지 다양하다.

환경적 요인에 의하여 흔히 발생하는 응급질환에 대처하기 위하여 응급구조사는 환경 응급질환에서 발생하는 임상증상과 이에 대한 적절한 응급치료에 익숙해야 한다.

8) 알려지지 않았거나 원인이 불분명한 질환

내과계 질환 중 원인이 알려지지 않았거나 분명하지 않은 경우가 많다. 예를 들면 뇌전증(epilepsy)은 뇌 손상 또는 뇌종양에 의하여 발생할 수 있으나 특별한 원인 없이 발생되는 경우가 더 많다. 응급을 요하는 질환 중에도 특별한 원인을 발견할 수 없는 경우가 있다. 이와 같이 내과계 응급질환 중에는 원인에 의한 분류에 포함될 수 없는 질환이 많으며, 응급구조사가 이러한 질환을 접하였을 때는 일반적인 응급치료만을 시행할 수밖에 없다.

2. 내과계 질환의 증상과 임상적 징후

증상(symptom)은 환자들이 호소하는 불편감으로서 환자에 의한 주관적 호소이다. 따라서 똑같은 질환에 의한 같은 증상이 사람에 따라 아주 다르게 표현될 수 있다. 임상적 징후(sign)는 의사나 응급구조사에 의하여 관찰되거나 진찰에 의하여 알게 된 객관적 소견이다. 예를 들면 환자가 복통을 호소하는 것은 임상 증상에 속하는 것이고, 환자의 배를 눌렀을 때 환자가 통증을 호소하는 것(압통)은 임상 징후가 되는 것이다. 따라서 주관적 표현인 증상에 비하여 객관적 사실인 징후가 환자의 질환을 진단하는데 더 도움이 되며, 질병에 대한 객관적 증거로서 더 유용하다.

일반적으로 증상과 징후는 질환을 일으킨 장기나 조직에 따라 다르게 나타난다. 그러나 내과적 응급질환 중에는 열, 오한, 무력감과 같은 비특이적이고 전신적인 증상이나 징후만이 나타나는 질환도 있다.

내과계 응급질환에서 흔히 발견되는 증상 및 징후는 표 29-2에 요약되어 있다.

3. 내과계 응급질환의 발생과정 및 경과

내과계 응급질환은 갑자기 신체에 물리적 힘이 가해져 발생하는 외상과는 달리 질병발생의 시간경과가 각기 다르다. 급성경과를 밟는 질환은 질병의 발생이 건강한 상태에서부터 갑자기 발생하며, 아무런 전구증상이 없이도 응급질환이 발생할 수 있다. 만성 경과를 밟는 질환은 수년 간에 걸쳐 서서히 진행되므로 초기에는 임상증상이 거의 나타나지 않다가, 질환이 진행됨에 따라 증상이 보

표 29-2 내과계 응급질환의 일반적 증상 및 징후

질병 발생 부위	증상	징후
전신적	쇠약	열
	어지러움	맥박의 변화
	욕지기	피부색의 변화
	오한	피부결의 변화
심혈관계	가슴통증	불규칙한 맥박
	호흡곤란	• 저혈압 • 거품 또는 혈액섞인 가래 • 청색증
뇌혈관계 (신경계)	두통	의식의 변화
	어지러움	마비
	허약감	• 특정기능의 장애 • 감각이상 • 동공크기의 변화
위장관계	복통	설사
	욕지기	• 구토 • 혈변, 토혈 • 복부팽만 • 복부압통 • 복부종물
호흡계	호흡곤란	호흡수의 변화
	가슴통증	• 호흡곤란 • 가래양의 증가 • 거품섞인 객혈 • 천명음, 수포음(거품소리)
비뇨생식계	배뇨 시 작열감	혈뇨소변
	빈뇨	• 흐름의 변화 • 복부 종물
내분비계 (당뇨)	다뇨, 다갈, 다식 욕지기/구토, 복통 (당뇨병성 케톤산증) 기립성 저혈압(당뇨병성 케톤산증 또는 고혈당성 고삼투성 증후군)	의식 수준 감소 혹은 이상한 행동 차고 습한 피부(저혈당) 따뜻하고 건조한 피부와 점막(당뇨병성 케톤산증 또는 고혈당성 고삼투성 증후군) 호흡에서 달콤한 과일향(당뇨병성 케톤산증) 깊고 바른 호흡(당뇨병성 케톤산증)

다 빈번히 나타나며 점차 악화된다. 때로는 최초 발현된 임상양상이 응급조치를 요하는 상황으로 발생할 수 있으며, 때로는 만성질환의 치료과정 중에 응급상황이 발생하기도 한다.

만성 질환에 의한 응급환자에서는 질환의 발병과정에 대한 과거력을 알아야, 그 환자에서 발생한 응급상황의 원인을 알 수 있다. 환자의 과거력은 환자가 말을 할 수 있으면 환자에게서 얻는 것이 가장 효율적이지만, 환자가 의식이 없거나 정상적인 판단이 불가능할 때에는 환자 가족 및 친구들로부터 얻을 수도 있다.

1) 급성으로 발병되는 내과계 응급질환

급성으로 발병되는 내과계 응급질환의 가장 좋은 예는 급성 심근경색 또는 심정지이다. 급성심근경색 환자의 상당수에서는 이미 협심증(가슴조임증)을 앓고 있는 수도 있으나 때로는 갑자기 발생할 수 있다. 급성심근경색은 대부분 심장동맥의 동맥경화증이 오랜 기간 동안 진행된 환자에서 발생하므로 만성적 경과를 밟아온 질환이지만, 동맥경화증에 의하여 심장동맥이 충분히 좁아지기 전까지는 아무런 임상증상이 없으므로 전구증상 없이도 심근경색이 발생할 수 있다.

당뇨병에 의한 급성 합병증은 ① 저혈당, ② 당뇨병성 케톤산증(Diabetic ketoacidosis), ③ 고혈당성 고삼투성 증후군(Hyperglycemic hyperosmolar syndrome)이 있다. 저혈당은 환자에게 많은 양의 인슐린이 투여되었거나 경구 혈당강하제가 복용되었을 때, 또는 너무 적은 양의 음식물을 먹었거나 과도하게 노력해서 이용 가능한 모든 포도당을 소모했을 때 발생할 수 있다. 당뇨병성 케톤산증은 심한 인슐린 결핍에 의해 나타날 수 있는 잠재적으로 생명을 위협할 수 있는 제1형 당뇨병에서 보일 수 있는 급성 합병증이다. 고혈당성 고삼투성 증후군은 일반적으로 제2형 당뇨병과 관련된 생명을 위협할 수 있는 심각한 급성 합병증이다. 지속적인 고혈당증이 심한 탈수증을 일으킬 정도의 삼투성 이뇨를 야기하고, 수분 섭취가 부족한 체액량을 따라가지 못할 때 발생할 수 있다.

2) 만성질환에서 발생하는 응급질환

임상증상이 발현되어 치료 중인 만성질환을 가진 환자에서 임상증상이 악화되면 응급질환이 될 수 있다. 만성폐쇄성 폐질환이나 폐기종이 있는 환자는 항상 호흡곤란을 느끼고 있다. 이들은 자신의 질환으로부터 근본적으로 자유로워질 수는 없으나 합병증이 없는 상황에서는 약물 등으로 호흡곤란을 조절하며 살아갈 수 있다. 그러나 급성호흡기능상실, 감염 등의 합병증이 발생하면 기존의 치료방법으로 그들의 호흡곤란을 해결할 수 없다. 따라서 이들에게는 건초열 등의 가벼운 알레르기 반응이나 감기와 같은 단순한 감염으로도 심한 호흡곤란이 초래되고 때로는 생명을 위협받기도 한다. 만성질환이 있는 환자는 의사들에게 매우 귀중한 자료가 되는 내과적 과거력이 있다. 명석한 응급구조대원이라면 가능한 빨리 환자의 응급상황과 연관되어 있는 질환의 과거력을 환자에게서 알아낼 수 있어야 한다.

3) 주기적인 질환

어떤 질환은 일정한 주기를 두고 반복적으로 발병할 수 있다. 즉, 질병이 발현된 후 치료되면 아무런 증상 없이 지내다가 일정한 시간이 경과하면 또 다시 질병이 발현되는 것이다. 예를 들면 뇌전증 환자는 발작이 없을 때에는 정상적인 생활을 할 수 있으나 적절한 약물을 복용하지 않으면 뇌전증은 재발된다. 또한 식물의 화분과 같은 특정 물질에 알레르기가 있는 환자는 꽃가루가 발생하는 계절에 따라 발병하는 수도 있다. 이들은 만성질환자와는 달리 질환이 발병되는 일정한 시기를 제외하고는 대부분의 시간을 정상적으로 지낸다.

당신이 응급구조사라면

1. 뇌혈관질환이 의심되는 환자가 있다. 환자의 증상은 두통, 현기증 및 무력감이다. 이 환자에서 발생할 수 있는 임상적 징후를 말해보시오.
2. 당뇨병의 원인은 무엇이며, 당뇨병은 어떤 응급상황을 초래할 수 있는가?
3. 환자의 평가에 있어서 증상과 징후란 무엇인가? 전신적 증상과 징후의 예를 들어보시오.
4. 응급환자의 증상이 급성, 만성 또는 주기적인지 아는 것은 중요하다. 그 이유를 들어보시오.

응급을 요하는 임상증상

응 급 구 조 와 응 급 처 치
RESCUE AND EMERGENCY CARE

개요

사고 이외의 원인에 의한 여러 가지 응급질환은 다양한 임상 증상을 유발한다. 사고환자인 경우에는 환자의 외관상 환자가 응급상황임을 알 수 있지만, 내과질환에 의한 응급질환을 가진 환자는 외관으로는 예측할 수 없는 경우가 많다. 이러한 임상증상은 환자의 일상생활에 장애를 줄 뿐 아니라, 때로는 환자의 생명을 위협하는 위급한 응급상황을 유발하기도 한다.

위장관계의 질환은 일상적인 소화불량에서부터 응급을 요하는 대량출혈에 이르기까지 다양한 양상을 보인다. 응급을 요하는 위장관계 증상으로는 삼킴곤란(dysphagia), 구토(vomiting), 토혈(hematemesis), 설사(diarrhea), 혈변(melena), 황달(jaundice), 복통(abdominal pain), 배고픔 통증(hunger pain), 속쓰림(gastric soreness), 변비(constipation), 식욕부진(anorexia) 등이 있다.

비뇨생식계에서 발생하는 증상은 환자의 생명을 위협하지는 않으나 환자에게 심한 고통을 주거나 이차적인 합병증을 유발할 수 있다. 비뇨생식계에서 나타날 수 있는 응급을 요하는 증상으로는 배뇨 통증 또는 작열감(화끈감), 혈뇨, 빈뇨, 요도 폐쇄, 배변 곤란, 요실금(urinary incontinence), 요도에서의 분비물, 질출혈, 콩팥돌증 및 자궁외임신이 있다.

Chapter 30에서는 위장관계 및 비뇨생식계에서 발생할 수 있는 응급을 요하는 임상 증상과 더불어 현기증(vertigo) 및 딸꾹질(hiccup)을 다루고자 한다.

목표

- 외상 이외의 원인에 의하여 흔히 발생하는 위장관계 증상에 대하여 알아야 한다.
- 비뇨생식계에서 발생하는 임상 증상의 의의에 대하여 알아야 한다.
- 현기증과 딸꾹질의 원인을 알아야 한다.
- 일반적인 임상 증상이 노인 환자에서는 어떤 의의를 갖는지 알아야 한다.

1. 위장관계에서 발생하는 임상증상

1) 삼킴곤란

삼킴곤란(dysphagia)은 음식을 삼킬 때 불편감이나 막히는 느낌이 드는 것을 말한다. 삼킴곤란은 식도내 이물(foreign body), 종양 등에 의한 식도의 폐쇄, 식도의 협착, 식도운동 장애 등에 의하여 발생한다. 삼킴곤란의 발생양상은 이물에 의하여 갑자기 발생할 수도 있으나, 종양이나 협착에 의하여 서서히 발생하는 경우도 있다. 삼킴곤란이 있는 환자는 보통 음식물이 복장뼈의 하방이나 인후 후방에서 걸리는 것 같거나 가슴이 조이는 것 같다는 증상을 호소한다.

삼킴곤란은 증상이 심해질 때까지는 대부분 환자가 증상을 호소하지 않고 살아간다. 예를 들면 일상적인 식사 중에는 삼킴장애가 없던 환자가 고기를 먹다가 목에 걸리는 듯한 느낌을 받게 된다. 그러나 이러한 증상을 느낀 환자는 처음에는 물을 마심으로써 삼킴장애를 해결하려고 한다. 물을 마시고 난 후 환자는 통증이 없으므로 다시 삼킴장애가 발생할 때까지는 자신의 증상을 잊고 살아간다.

그러나 시간이 지남에 따라 환자는 점점 액체나 부드러운 음식밖에 먹을 수 없게 된다. 따라서 삼킴곤란을 주소로 내원하는 환자는 대개 거의 음식을 삼킬 수가 없을 정도의 심각한 상태이며, 환자의 영양 상태도 매우 나빠져 있다.

응급구조사는 환자가 삼킴곤란을 호소하여 응급의료체계에 연락을 할 정도라면 심각한 상태라는 것을 인식하여야 한다. 따라서 삼킴곤란이 발생한 환자는 발생과정이 급성 또는 만성인 것에 관계없이 응급환자로 판단하여야 하고, 삼킴곤란의 정도에 따라 경증이라 환자를 간과하였을 때 삼킴곤란을 유발한 중요한 질환을 진단하지 못하는 경우도 있을 수 있다. 삼킴곤란이 진행되어 환자가 더 이상 삼키지 못하게 된 경우에는 음식물이 폐로 흡인될 수 있으므로 매우 위험하다. 음식을 삼킬 수 없는 삼킴곤란 환자는 즉시 응급의료센터로 이송되어야 한다.

2) 구토

위장관계 증상 중 흔히 접하게 되는 것이 구토(vomiting)이다. 구토는 여러 가지 자극, 감염, 위장관의 폐쇄 등에 대한 위의 반응이다. 구토는 위에 공기나 액체가 너무 많이 들어가 위가 팽만되어 일어나는 역류(regurgitation)와는 다르다.

(1) 구토의 원인

구토는 여러 가지 원인에 의하여 유발된다. 구토를 유발하는 중요한 원인중의 하나는 급성복증을 유발하는 복막염이다. 복막염이 발생하면 이차적으로 위장관 근육의 수축이 적어져 장의 내용물이 정지 상태로 있게 되므로 환자는 구토를 하게 된다. 구토는 위의 내용물이 저류되어 내려가지 못할 때 위를 비울 수 있는 유일한 기전이다. 위장관 특히 위점막을 감염시키는 어떤 질환도 구토를 유발할 수 있다. 위나 장을 바이러스나 박테리아가 감염시키면 위장관염이 발생하며, 위장관염의 흔한 증상 중의 하나가 바로 구토이다. 위장점막을 자극하는 물질인 알코올 등도 구토를 유발한다. 특히 알코올은 위점막을 자극할 뿐 아니라 위액의 생성을 촉진하므로 구토를 유발한다. 아스피린과 같은 약물의 과다복용도 위막을 자극하여 구토를 유발한다. 식중독에 걸렸을 때에도 흔히 구토하는데, 식중독 환자에서의 구토는 위가 식중독을 유발한 독성물질을 제거하려는 방어기전의 일종이다. 위장관이 막히면 음식물이나 장내 분비물의 저류로 인하여 구토가 유발된다. 위장관 폐쇄는 종양이나 이물에 의하여 생길 수 있다.

어린이에서 발생하는 구토는 주로 식사를 많이 한 후

에 우유나 음식물이 역류되거나, 식사할 때 위 속으로 함께 들어간 공기로 인하여 위가 팽만되어 발생한다. 선천적으로 위와 십이지장의 연결 부위가 협착되어 지속적인 구토를 하는 경우도 있다. 어린이는 박테리아나 바이러스에 의한 위장관염에 잘 걸리므로 구토가 빈발한다.

(2) 구토 환자의 응급치료

구토 환자를 응급치료할 때에 응급구조사는 구토의 원인을 잘 알 수 없는 경우가 많으므로 곤란을 느낄 때가 있다.

수일 동안 계속된 구토는 많은 양의 수액과 영양분을 소실시켜 탈수를 유발하고, 심각한 전해질 문제를 야기한다.

소아와 유아에서는 수 시간 동안의 구토로도 쉽게 탈수와 전해질 이상이 나타나며 24시간 이상 구토가 계속되면 심한 탈수로 쇼크 상태에 빠질 수 있다(*Chapter 14* 참고).

구토를 하는 환자가 의식이 명료하면 구토물이 폐로 흡인되는 경우는 매우 드물다. 즉 기도내로의 흡인을 방지하는 기침 등의 방어기전이 정상이면 구토물이 폐로 들어갈 수 없다. 그러나 의식이 있는 환자에서도 환자의 자세에 따라서는 기도로 구토물이 흡인될 수 있고, 의식이 명료한 환자에서도 기도의 방어기전에 장애가 있는 경우에는 흡인될 수 있으므로 응급구조사가 환자를 이송할 때에는 적절한 환자의 자세를 유지하여야 한다. 특히 환자를 이송할 때 구급차가 움직임에 따라 환자가 구토를 더 심하게 할 수 있으므로 이에 대비하여야 한다.

의식장애가 있거나 기도의 방어기전에 장애가 있는 환자에서는 구토물이 쉽게 기도로 흡인된다. 또한 이러한 환자에서는 기도 내로 구토물이 흡인되어도 기침 등의 증상이 나타나지 않는 경우가 있으므로, 응급구조사가 알지 못하는 사이에 계속 흡인이 일어날 수 있다. 구토물에 들어 있는 위산이 폐로 흡인되면 위산은 폐조직을 빠르게 파괴시킨다. 폐포와 소기관지도 파괴되며 손상받은 폐조직은 쉽게 감염되어 흡인성 폐렴을 일으키고 폐고름집을 형성하기도 한다.

의식이 전혀 없는 환자가 구토를 하면 응급구조사는 기도유지에 특히 주의를 기울여야 한다. 대량의 구토물이 흡인되면 기도가 완전히 폐쇄되어 질식할 수 있으므로 구토물이 흡입되지 않도록 하여야 한다. 구토물에 의한 흡인을 막으려면 응급구조사는 환자를 한쪽으로 눕힌 채 머리를 발보다 낮게 해준다. 환자의 인두를 조사하여 인두에 어떤 물질도 남아 있지 않도록 하여야 한다. 구토물을 받아낼 수 있는 큰 용량의 용기를 가까이 두어 구토가 발생하면 즉각 사용할 수 있도록 한다. 기도를 유지하기 위하여 머리기울임-턱 들어 올리기(head tilt chin lift)를 시행할 수도 있다.

응급구조사가 환자에게 도착하기 전에 이미 환자의 폐로 구토물이 흡인되어 있는 경우가 있다. 폐로 구토물이 흡인된 환자는 기도가 폐쇄되어 심한 호흡장애가 있거나 기도로부터 많은 분비물이 배출되기도 하며 이미 저산소증이 발생하기 시작했다면 청색증이 나타난다. 기도내로 구토물이 흡인된 환자는 호흡기에 의한 기계호흡이 필요할 수 있으므로 즉시 응급의료센터로 이송하며 산소를 투여한다. 흡인된 구토물은 기계적 흡입장치를 이용하여 제거한다(그림 30-1).

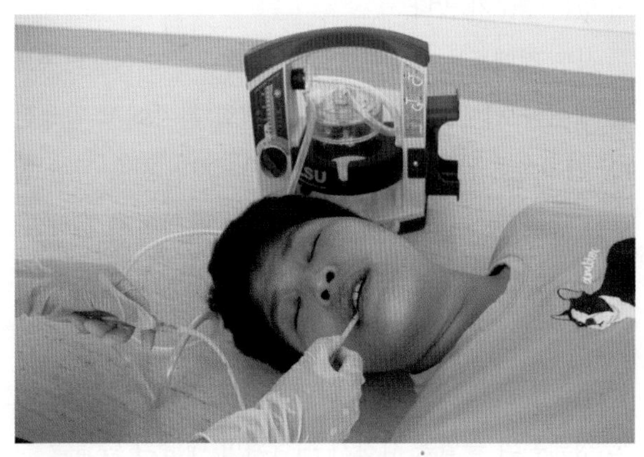

● 그림 30-1 의식장애가 있는 구토 환자에서는 기도유지가 매우 중요하다. 응급구조사가 환자의 기도가 막히지 않도록 흡인관으로 이물을 제거하고 있다.

구토에 의한 탈수로 환자가 쇼크상태(탈수, 저혈압, 빠른맥)인 경우는 심한 화상이나 출혈에 의한 쇼크 환자와 같이 다량의 수액, 전해질, 혈장의 투여가 필수적이다. 따라서 응급구조사는 환자의 기도유지에 필요한 기본적인 처치만을 시행하면서 산소를 투여하고 가능한 빨리 응급의료센터로 환자를 이송해야 한다.

3) 토혈

토혈(hematemesis)은 피를 토하는 것으로 주로 식도, 위 또는 십이지장과 같은 상부 위장관 구조물에서 출혈이 되어 위점막이 자극됨으로써 구토를 유발하여 발생한다.

(1) 토혈의 원인

토혈을 일으키는 가장 흔한 질환은 위염이나 위궤양, 십이지장염이나 궤양, 식도 정맥류의 파열, 식도점막 파열 등이다. 때로는 위암 등의 종양에 궤양이 생겨 출혈이 될 수도 있다.

위장이나 십이지장 질환의 원인은 매우 다양하다. 환자들이 호소하는 주된 증상은 상복부의 통증으로 식사와 연관되어 나타나는 경우가 많다. 대부분 통증을 치료하기 위하여 약물을 복용하였거나, 과거에 토혈을 한 경험이 있는 경우가 많다.

식도 정맥류는 식도벽의 정맥이 팽대되어 식도벽쪽으로 튀어나오는 질환으로 주로 간경화 환자에서 발생한다. 간경화로 간이 섬유화되어 딱딱해지면 간을 통한 혈류를 방해하므로 정맥의 혈류가 간을 통과하지 못하고, 식도를 통한 측부순환으로 이동하게 된다. 따라서 식도의 정맥이 높은 압력에 의하여 팽대되어 식도벽으로 튀어나오게 되고, 정맥벽이 얇아져 쉽게 터지게 된다. 식도 정맥류의 출혈은 갑자기 시작되며 대량의 출혈을 일으키는데 선홍색을 띠며 출혈 시 통증이 없다. 식도 정맥류의 파열은 대량의 실혈을 가져오므로 치명적인 출혈성 쇼크를 유발하는 경우가 많다.

위막의 감염이나 자극에 의한 반응으로서 나타나는 위염은 정신적 충격이나 알코올, 아스피린 등의 위장점막에 자극을 줄 수 있는 물질을 복용한 경우에 발생한다. 위염이 있는 환자는 명치부위 동통과 압통을 호소한다.

(2) 토혈 환자의 응급치료

위장관내 출혈의 양이 적어 장시간 동안 출혈된 후 발생한 토혈은 커피색이나 출혈의 양이 많아 단시간 내에 토혈이 발생하면 선홍색의 구토물을 배출한다. 커피색 구토는 점액이나 위액에 커피 가루와 같이 변색된 혈액이 부유하고 있는 것이다. 커피색의 토혈은 위내에서 소량의 출혈이 있어 토혈이 유발될 때까지 장시간이 소요되어 혈액이 위산에 소화되어 암갈색으로 변한 것이다. 그러나 많은 양의 출혈이 있으면 출혈된 혈액을 그대로 토하기 때문에 토혈된 구토물은 선홍색을 띠는 것이다.

토혈된 구토물의 색에 관계없이 토혈은 위장내 출혈을 의미하므로 응급구조사는 토혈이 있는 환자를 즉시 응급의료센터로 이송하여야 한다. 또한 토혈된 양을 예측할 수 있도록 환자의 구토물을 관찰하고 기록하여야 하며, 구토물에 실제로 혈액이 포함되어 있는지를 확인할 수 있도록 구토물의 일부를 환자와 함께 가져온다.

토혈을 하고 있는 환자는 출혈에 의한 쇼크에 빠질 수 있으므로, 환자의 활력징후를 시간별로 측정하여 기록하여야 한다. 또한 구토 환자에서와 같이 구토물의 흡인을 방지하기 위한 조치를 하여야 한다.

4) 설사

(1) 설사의 원인

설사(diarrhea)는 장운동의 항진이나 흡수장애 등으로 액성의 대변을 배설하는 것을 말한다. 설사의 원인은 매우 다양하여 배설물만으로 원인을 판단하는 것은 불가능하다. 설사를 일으키는 원인으로는 스트레스, 위장관염, 바이러스감염, 장티프스, 아메바 등의 기생충 감염 등이 있다. 궤양성 대장염, 대장의 종양과 같이 흔하지 않은 원인이 설사를 유발하기도 한다. 노인에서는 대변이 뭉쳐서 장을 부분적으로 폐쇄하여 설사를 유발하기도 한다. 대장에서 대변이 저류되어 뭉쳐있게 되면 장내의 액성물질만이 통과되어 설사가 유발된다.

(2) 설사 환자의 응급치료

설사로 인한 즉각적인 응급상황은 드물지만 설사가 수일간 지속되고 환자가 설사로 손실된 양만큼의 수액이나 음식을 섭취하지 못하면 탈수가 발생한다. 탈수가 심해지면 전해질 이상과 더불어 저체액성 쇼크가 발생한다. 따라서 응급구조사는 장기간 설사를 한 환자에서는 쇼크가 발생할 수도 있다는 사실을 알아야 한다. 응급구조를 요청할 정도로 설사가 심한 환자는 설사의 원인을 조사하고 적절한 수액치료를 위하여 응급의료센터로 이송되어야 한다.

5) 흑색변 및 혈변

"대변의 색이 검다"고 호소하는 환자들이 종종 있다. 위장관으로 흘러나온 혈액이 소화되면 검은색으로 변하므로 검은색의 대변은 위장관내 출혈을 의미한다. 출혈에 의한 검은색의 대변은 끈적끈적한 묽은 변이며, 특히 고약한 비린 냄새가 특징적이다. 일반적으로 출혈에 의한 검은색 대변은 상부 위장관내 궤양, 종양으로부터 느리게 지속된 출혈에 의해 초래된다. 철이 함유된 약물도 대변을 검게 만들 수 있지만, 출혈에 의한 대변에서와 같은 고약한 냄새가 없다. 소량의 위장관 출혈에 의한 흑색변은 심한 빈혈을 유발하지 않는 한 응급상황은 아니다. 그러나 흑색변을 호소하는 환자에서는 장출혈을 일으키는 원인이 가능한 한 신속하게 규명해야 한다는 것을 간과해서는 안 된다. 때로는 토혈과 함께 동반되거나 저체액성 쇼크의 증상이 동반되어 있는 환자는 즉시 응급의료센터로 이송하여야 한다.

배변 시 대변에 선홍색의 혈액이 보이는 것을 혈변이라 한다. 혈변은 대장암 혹은 직장암과 같은 중증의 질환에서부터 치질과 같은 흔히 볼 수 있는 질환에 이르기까지 여러 질환에 의하여 발생할 수 있다. 혈변은 소수의 환자를 제외하면 다량의 출혈을 일으키는 경우는 없다. 그러나 혈변을 야기한 원인을 찾기 위한 진단적 검사는 반드시 필요하다. 여자환자에서는 직장 출혈이 질출혈로 오인되는 경우도 있으니 유의하여야 한다.

응급구조사는 원인에 관계없이 대변으로의 출혈이 의심되는 환자는 활력징후를 주기적으로 관찰하면서 원인을 찾기 위하여 환자를 응급의료센터로 이송해야 한다. 응급구조사 기록지에 환자가 배변한 혈변의 양과 특성을 정확히 기술하는 것은 의사가 환자의 질환을 평가하는데 도움을 줄 수 있다.

6) 황달

응급구조사는 종종 황달(jaundice)이 있는 환자를 접하게 된다. 황달은 그것 자체가 하나의 질환이 아니라, 피부가 노랗게 변색된 상황을 의미하는 것이다. 여러 가지 질환이 황달을 유발할 수 있으나, 황달을 유발하는 대부분의 질환은 간이나 쓸개길에 발생한 질환이다. 간에서 생성되는 담즙은 노란색의 화합물로서 지방의 소화에 필수적인 역할을 한다. 담즙은 간에서 생성되어 쓸개길을 통해 십이지장으로 배출된다. 분비된 담즙의 상당량이 장에서 재흡수 되어 간으로 되돌아가고 나머지 담즙은 대변으로 배설된다. 대변의 색깔은 바로 담즙에 의하여 나타나는 것이다.

간기능을 손상시키는 모든 질환은 담즙의 생성이나 분비에 장애를 일으켜 황달을 야기할 수 있다. 간기능장

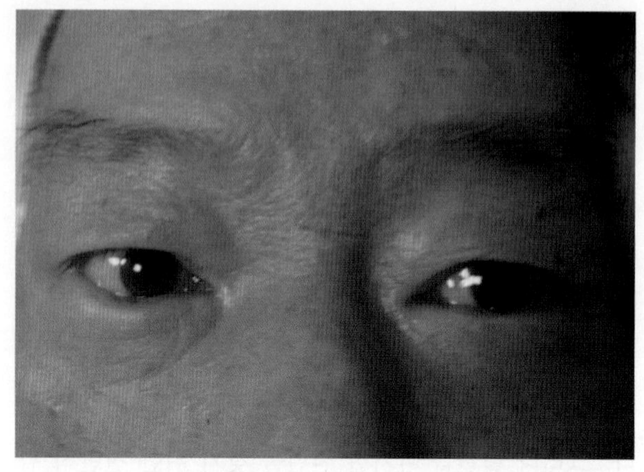

● 그림 30-2 공막이나 안구의 흰 부분을 주의 깊게 관찰해 보면 경미한 황달이라도 알아낼 수 있다.

애의 흔한 원인으로는 간염과 간독성을 가진 물질에 의한 간세포의 손상이다. 간염이나 만성적인 알코올의 섭취는 간경화증이라는 영구적인 간손상을 유발한다. 간기능의 손상은 간의 담즙생성능력을 저하시키거나 담즙의 배출에 장애를 가져와 황달을 유발할 수 있다. 담즙이 배출되는 통로인 쓸개길을 쓸개돌이나 종양이 막으면 담즙이 배출되지 않아 황달이 발생하기도 한다.

황달이 심할 때는 환자의 피부색변화를 금방 알 수 있으나, 황달이 심하지 않으면 밝은 조명 아래에서 하얀 피부를 가진 사람에서만 발견할 수 있다. 황달을 볼 수 있는 가장 좋은 신체부위는 눈의 공막이므로 황달을 확인하기 위해서는 반드시 공막을 관찰해 보아야 한다(그림 30-2).

황달 자체가 응급상황을 유발하지는 않지만, 황달의 원인을 찾기 위하여 환자는 의사에게 검진을 받아야 한다.

황달은 간염 환자에서도 발생하므로 황달 환자를 다룰 때는 간염에 전염되지 않도록 주의를 기울여야 한다.

7) 급경련통

급경련통(colicky pain)은 협소한 장기가 폐쇄되었을 때 유발되는 특징적인 복부 통증이다. 산통에서의 통증은 간헐적이면서 갑자기 나타났다가 소실된다. 산통은 위장관이 종양, 이물질, 협착 등에 의하여 폐쇄된 경우 발생한다. 소장의 폐쇄는 일반적으로 배꼽 주위에서 느껴지는 급경련통으로 인지된다.

대장의 폐쇄는 폐쇄된 대장의 옆구리에서 통증이 느껴진다. 콩팥돌이나 요로결석은 극심한 급경련통을 유발하여 발생한 부위의 옆구리에서 배부나 샅굴부위로 전이되는 양상을 보인다.

급경련통은 위장관의 운동이 활발한 젊은 연령층에서 흔히 발생한다. 성인에서는 장운동의 증가로 심한 설사를 유발하는 질환에서 주로 발생한다. 급경련통을 호소하는 환자는 흔히 "장이 꼬이는 듯 아프다" 등의 표현으로 복통을 표현한다. 따라서 응급구조사는 급경련통을 호소하는 환자들의 표현에 익숙하여야 환자들의 호소가 급경련통을 의미한다는 것을 알 수 있다. 급경련통을 호소하는 환자는 원인 규명과 통증완화를 위하여 응급의료센터로 이송하여야 한다.

8) 식도역류에 의한 통증

식도는 피부와 유사한 조직으로 둘러싸여 있다. 식도는 점액을 분비하지 않기 때문에 위액에 있는 소화효소의 강력한 소화작용에 의하여 손상될 수 있다. 따라서 위액이 식도로 역류되면 식도는 손상될 수밖에 없다. 식도에 대한 손상은 경미한 미란에서부터 깊은 궤양, 심지는 식도의 천공까지도 발생할 수 있다.

식도역류(esophageal reflux)는 복장뼈 아래부위에 타는 듯한 명치쓰림(heartburn)을 유발한다. 식도역류에 의한 통증은 가슴앓이로 표현되기도 하는데, 주로 '가슴속이 타는 듯한 작열감'으로 호소된다. 통증은 과식이나 과음 후, 환자가 서있는 자세보다는 누워 있게 되는 밤중에 주로 발생한다. 식도역류는 주로 비대하고 키가 작은 사람에게 흔히 발생하고, 물건을 들거나, 쪼그려 앉는 자세와 같이 배안의 압력을 증가시키는 상황에서 악화된다.

식도역류는 환자들이 흔히 호소하는 증상이지만 응급상황은 아니다. 그러나 복장뼈 하부의 흉통은 심장질환이나 폐질환, 대동맥질환과 같은 위험한 질환에서 발생할 수 있다는 사실을 알아야 한다. 따라서 응급구조사는 환자가 식도역류에 의한 증상으로 추정되는 흉통을 호소하더라도 환자의 임상증상이 급성 심근경색이나 협심증, 대동맥 박리와 같은 위험한 질환이 아닌지 주의 깊게 관찰하여야 한다.

9) 폭식(증)과 신경성 식욕부진(증)

폭식(증)(bulimia)은 환자가 식사를 한 후 스스로 구토를 유발하고 또 다시 과다한 식사를 하는 양상으로 발현된다. 따라서 폭식(증)이 있는 환자는 식사를 많이 하는 것 같지만 실제 섭취하는 음식의 양은 많지 않으므로, 환자는 먹는 양에 비하여 정상적인 체중을 유지한다.

신경성 식욕부진증은 폭식(증)에 상응하는 증상으로서 식욕의 결핍 혹은 상실로 정의된다. 신경성 식욕부진증 환자는 매우 적은 양의 음식을 섭취하므로 여위어 있고 영양실조상태에 있다.

폭식(증)은 연령에 관계없이 발생할 수 있으나, 노년층에서는 발현되지 않는다. 신경성 식욕부진증은 젊은 여성에서 주로 발생한다. 만약 신경성 식욕부진증이 영양에 심각한 문제를 야기하여 응급구조사가 출동하였더라도 엄밀한 의미에서는 응급상황은 아니다. 폭식(증)이나 신경성 식욕부진증 환자에서 오히려 중요한 것은 식사를 하지 않는 것이 아니라 잠재된 정신적 질환의 발현이다. 이러한 질환을 가진 환자는 장기간 전문가의 치료를 받아야 한다.

응급구조사는 이러한 환자에서의 근본적인 문제를 이해할 수 있어야 한다. 이들 환자에 있어서 응급상황은 신경성 식욕부진증에 의한 심한 탈수나, 폭식(증) 환자에서 구토와 연관된 문제가 발생한 환자에서만 발생한다.

10) 변비

변비(constipation)는 대변이 저류되어 단단해짐으로써 점차 배변하기가 어려워졌을 때 발생하는 임상증상이다. 노년층에 있어 변비는 흔하며 진행성으로 발현된다. 육체적 활동이 줄어들면 장운동도 감소하는 경향이 있다. 노년이 되면 점차 씹기 쉽고 딱딱하지 않은 음식을 먹게 되고, 특히 부드러운 연동식이나 섬유질이 적은 음식을 주로 먹게 된다. 노년층에서의 이러한 식이 습관으로 인하여 대변량이 줄어들고 점차 단단한 대변을 배변하게 되면 배변 시 상당한 어려움이 동반된다. 육체적인 활동이 점차 적어지게 되는 노인들은 점점 배변이 어려워질 것이다. 이와 같은 상황이 지속되면 대장에는 대변이 축적되어 점차 팽창되며, 대변에 의하여 폐쇄된 대장으로는 액성의 대변만이 통과하여 물 같은 설사를 유발시킬 수도 있다. 변비는 위에서 언급한 바와 같이 나이 든 환자에서 흔히 발생하는 문제의 하나이다. 오래 지속되는 변비는 대변에 의한 장의 부분 폐쇄의 원인이 될 수 있다. 대장암 중에는 장의 일부가 폐쇄하여 변비에 의한 장 폐쇄와 유사한 양상으로 나타나는 경우가 있으므로, 종종 기왕에 있던 변비에 의하여 대장암의 증상이 가려져 버리는 경우도 있다. 따라서 변비를 호소하는 환자는 대장검사를 위하여 병원으로 이송되어야 한다.

2. 비뇨생식계 질환에 의한 임상증상

1) 배뇨통

배뇨통(dysuria)은 환자가 배뇨 시에만 통증이나 불편감을 느끼는 증상이다. 배뇨통의 원인은 주로 하부 요로관의 감염이다.

하부 요로관이란 요도와 방광을 포함하는 비뇨기관을 말한다. 여성에서 요로감염이 남자보다 흔히 발생하므로, 배뇨통은 여성에서 많다. 배뇨통은 중요한 응급상황은 아니다.

2) 혈뇨

소변에 피가 섞여 나오는 것을 혈뇨라 한다. 혈뇨(hematuria)는 육안으로 관찰될 수 있을 정도로 많은 양의 출혈이 있는 경우도 있고, 출혈량이 적을 경우에는 소변검사상 현미경적으로만 증명되기도 한다.

혈뇨에는 여러 가지 원인이 있는데 요로의 종양, 신장 혹은 요관의 콩팥돌 및 외상이 가장 흔한 원인이다. 손상에 의한 경우를 제외하면 혈뇨는 응급상황이 아니다. 손상에 의한 경우가 아닌 혈뇨 때문에 응급구조사가 출동하는 경우는 거의 없다. 그러나 만약 혈뇨가 육안으로 쉽게 관찰된다면, 요로 계통에 매우 심각한 문제가 발생하였다는 것을 시사한다. 특히 환자가 혈뇨와 연관된 통증을 호소하지 않으면(통증이 동반되지 않은 혈뇨가 발생하면) 신장에 중요한 질환이 발생하였을 가능성이 있으므로 신속한 진단이 요구된다. 배뇨통과 동반된 혈뇨는 요로계의 감염을 의미한다. 외상으로 인한 혈뇨는 *Chapter 28*에서 다루었다.

3) 빈뇨

빈뇨(urinary frequency)란 배뇨횟수가 비정상적으로 증가되는 증상이다. 빈뇨는 주로 배뇨통과 함께 하부 요로계의 감염으로 발생한다. 요로계의 감염은 방광을 자극함으로서 잦은 배뇨를 유발한다. 방광감염이 없더라도 빈뇨가 발생할 수 있다.

남자에서 요도의 상부를 둘러싸고 있는 전립선이 비대되면 요도를 압박하여 요도가 폐쇄됨으로써 배뇨에 장애를 유발한다. 전립선 비대에 의한 초기 증상은 빈뇨이다.

성인이 잠을 자는 동안은 대개 1회 이하의 배뇨를 한다. 그러나 울혈성심부전이 있는 환자에서는 밤에도 자주 배뇨를 하는 야간뇨(nocturia)가 있는 경우가 많다.

빈뇨와 야간뇨가 있는 환자가 증상 자체만으로는 응급상황이 유발되는 경우는 없다. 그러나 전립선 비대가 있는 환자에서 빈뇨가 있다가 완전히 요도가 폐쇄되어 소변을 배출할 수 없는 상황이 발생하면, 심한 통증과 함께 고혈압이 유발될 수 있다.

정상적인 사람은 배뇨를 스스로 조절할 수 있다. 그러나 배뇨가 조절되지 않는 경우가 있는데 이를 요실금이라 한다. 요실금은 몇몇 응급상황에서 발생할 수 있다. 예를 들면 간질발작 환자는 발작하는 동안 요실금이 발생할 수 있다. 그러나 이러한 상황에서의 실금자체는 특정질환이 아니다. 척추 손상에 의한 신경마비가 있는 환자는 배뇨와 배변을 조절하는 괄약근의 조절이 상실되어 실금이 발생한다. 알코올 중독자에서는 알코올중독으로 인한 의식장애로 실금이 발생하는 경우가 있다. 나이든 환자에서는 요도의 괄약근을 조절하는 뇌세포가 퇴화되어 실금이 발생한다. 특별한 원인 없이 발생하는 실금은 하부 요로 혹은 직장에 중요한 질환이 발생하였다는 사실을 알리는 신호이다.

4) 요도 분비물

소변과 정액 이외에 요도로 배출되는 분비물을 요도 분비물(urethral discharge)이라 한다. 요도 분비물은 요도의 감염을 시사하는 증상으로 주로 성병에 감염되었을 때 발생한다. 일반적으로 남성에서의 요도 분비물은 양이 적고 물과 같은 성상일 수도 있으나 대개는 화농성이다.

요도 분비물은 응급상황을 시사하는 증상은 아니다. 그러나 요도 분비물이 있는 환자는 나중에 치명적인 합병증을 유발하는 성병에 감염되었을 가능성이 있으므로 병원에서의 치료를 요한다.

5) 산통

비뇨생식계에서 산통을 유발하는 가장 중요한 원인은 콩팥돌이다. 일단 형성된 콩팥돌은 저절로 없어지지 않는다. 콩팥돌이 신장내에 있으면 통증을 일으키지 않는다.

대부분의 콩팥돌은 단지 현미경적으로 확인할 수 있을 정도의 혈뇨를 유발할 뿐이다. 신장내에서 형성된 콩팥돌이 소변의 흐름을 따라 요관으로 배출되면 요관을 폐쇄시킬 수 있다. 신장에서는 하루에 약 1 L의 소변이 생성되어 요관으로 배출된다. 방광의 상부에는 소변을 저장하는 장기가 없고, 요관과 신장의 집합관의 용적은 매우 작기 때문에 소변이 요관을 통해 방광으로 잘 배출되어야만 한다. 소변이 지나가는 통로가 좁아지거나 막히면 소변을 배출시키기 위하여 요관 근육이 수축함으로서 통증이 발생한다(그림 30-3).

즉 요관이 콩팥돌에 의해 폐쇄되었을 때 특징적인 심한 신산통(renal colic)은 요관 근육이 콩팥돌에 연접된 부위에서 매우 심한 연동에 의해 폐쇄를 극복하기 위한 시도로 발생한다.

콩팥돌은 등쪽 양옆의 옆구리에서 날카로운 통증으로 인지된다. 콩팥돌이 요관을 따라 아래로 지나가면 통증은 샅굴부위와 외부생식기(성기)쪽으로 방사된다. 콩팥돌이 일단 방광으로 들어가게 되면 통증은 중지된다. 신산통이 발생한 환자는 일반적으로 안절부절못하고 누워있거나 일어서는 등 좀 더 편한 자세를 찾기 위하여 노력한다. 신산통은 통증 중에 가장 심한 형태의 통증으로 알려져 있다. 환자의 고통이 심하므로 환자는 자신이 매우 위급한 상황에 빠졌다고 생각하게 된다. 일반적으로 신산통이 환자의 생명에 위험을 초래하지는 않는다. 그러나 환자의 통증이 워낙 심하기 때문에 환자의 고통을 경감시킬 수 있는 치료를 위하여 즉시 응급의료센터로 이송되어야 한다.

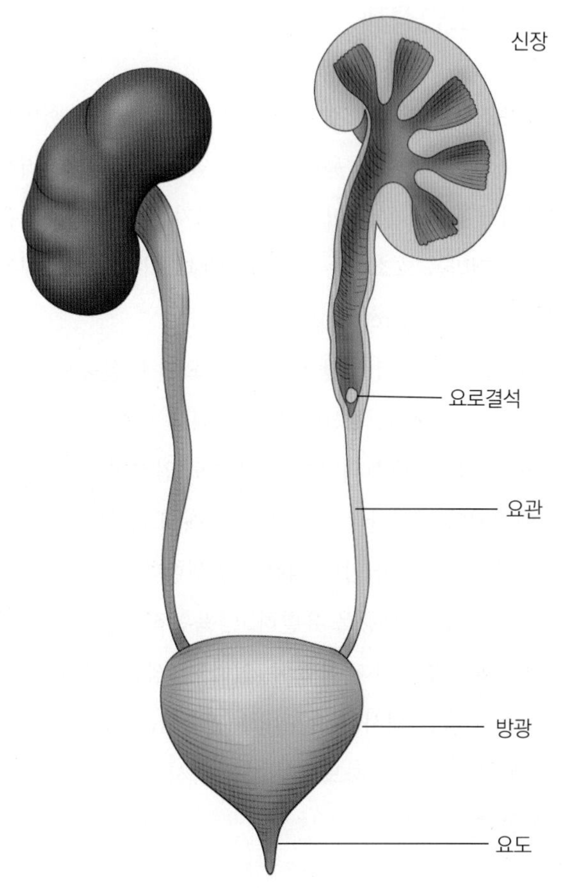

• 그림 30-3 신장에서 생성된 콩팥돌이 요로를 폐쇄하면 심한 통증이 발생한다.

6) 급성소변정체

응급구조사는 가끔 노령의 남자환자에서 환자가 소변을 볼 수 없다는 호소를 듣는 경우가 있을 것이다. 이러한 환자에서 갑자기 소변이 전혀 배뇨되지 않아 급작스러운 방광의 팽만을 호소하는 경우가 있는데 이를 급성소변정체(acute urinary retention)라 한다.

급성소변정체가 발생한 환자는 요의 배설능력의 점진적인 상실, 빈뇨, 야뇨의 오랜 병력을 가지고 있다. 대개 요저류는 전립선의 진행성 비대로 인하여 요도가 점차 폐쇄되어 발생한다. 전립선의 비대 또는 확장은 양성 전립선 비대증이나 암에 의하여 발생한다. 방광의 급격한 팽창은 심한 통증을 유발하고, 육안적으로도 방광의 팽만을 하복부에서 관찰할 수 있다. 급성소변정체가 발생하면 숙련된 의사가 요도내 도관을 삽입하거나 방광천자를 시행하여야 하므로 환자를 즉시 응급의료센터로 이송한다.

7) 질출혈 또는 질분비물

사춘기 후부터 폐경기 전까지 임신하지 않은 여성은 모두 1개월에 한 번 정도의 횟수로 자궁내 배설물이 질출혈(vaginal bleeding)의 형태로 배출된다. 이와 같은 주기적인 질출혈을 월경(menstruation)이라 하며, 월경의 양, 주기, 기간, 통증의 유무는 사람에 따라 조금씩 다르다. 월경 이외의 다른 질분비물(vaginal discharge)은 어떤 것이라도 비정상적이다. 비정상적 질분비물의 가장 흔한 원인은 세균 또는 곰팡이에 의한 감염이다. 질분비물은 응급질환이 아니며, 병원으로의 응급 이송은 필요하지 않으나 산부인과적 진료를 요한다.

월경 이외의 질출혈 역시 비정상적이다. 질출혈의 가장 흔한 원인은 비정상적인 월경 주기와 관계가 있다. 질출혈은 종종 여성 생식기계 내의 악성 질환의 임상증상인 경우도 있다. 예를 들면 성교 후 발생한 출혈은 질 또는 자궁경부 종양이 원인인 경우가 있다. 일반적으로 질출혈은 출혈량이 매우 적기 때문에 응급상황이 아니다. 그러나 질출혈이 통증과 동반되지 않는 경우가 많으므로, 환자가 질출혈을 무시하고 출혈의 원인을 찾기 위한 진료를 받지 않는 경향이 있다. 따라서 응급구조사는 질출혈이 있는 환자에게 산부인과적 진찰을 받도록 충고하고 진단을 위하여 응급의료센터로 이송하여야 한다.

응급구조사는 여성 성기와 질을 검진해서는 안 되며, 출혈을 막기 위하여 질 속으로 어떤 것을 집어넣거나 막아서도 안 된다.

8) 자궁외임신

자궁외임신(ectopic pregnancy)은 보통 나팔관에 비정상적으로 착상된 태아가 성장하여 발생한다. 자궁외임신은 난소에서 나온 난자가 나팔관을 통해 자궁까지 통과되는 중간에 임신되었을 때 발생한다. 또는 난소가 자궁으로 들어가지 않고 나팔관 내에 머물러 있음으로써 나팔관에서 임신이 될 수도 있다. 나팔관은 자궁에 비하여 상대적으로 적은 근육 조직으로 된 얇은 벽으로 이루어져 있다. 나팔관은 태아가 성장할 때 함께 팽창될 수가 없다. 만약 수정된 난자가 나팔관에서 착상되면, 나팔관은 약 6주 정도까지 태반과 태아의 성장을 견딜 수 있다. 그러나 태아가 점차 성장하면 나팔관은 팽창된 용적을 이기지 못하고 터져버리게 된다.

나팔관의 파열은 배안의 출혈을 유발한다. 환자는 하복부 통증과 압통(tenderness)을 보이고 즉시 출혈에 의한 쇼크가 발생된다. 최근 성접촉한 적이 있는 젊은 여성이 한두 번의 월경 기간을 걸렀고, 하복부의 통증과 쇼크가 발생하였다면 자궁외임신을 강력히 의심하여야 한다. 자궁외임신 환자에서는 쇼크가 빠른 속도로 발생하므로 응급구조사의 역할은 쇼크의 치료에서와 같다.

따라서 저체액성 쇼크를 방지하고 쇼크가 발생한 환자에서는 산소를 투여하고, 쇼크자세를 취한 후 즉시 응급의료센터로 이송하여 응급수술을 받도록 하여야 한다.

3. 현훈 또는 딸꾹질

1) 현훈

현훈(vertigo)은 어지러움에 대한 객관적인 증상이나 징후를 환자들이 호소하는 현상이다. 현훈은 뇌혈관 질환, 내이의 기능장애, 약물 등의 다양한 원인에 의하여 발생할 수 있다. 노인의 경우는 뇌혈관의 동맥경화증에 의하여 유발되며 뇌어지럼혈액 순환에 장애가 있을 때 자주 발생한다. 속귀(inner ear)의 기능장애는 연령에 관계없이 흔하게 발생하며 내이의 손상에 의한 현훈은 보통 이명을 동반한다. 일반적으로 현훈은 응급상황이 아니지만 환자의 증상이 심한 경우에는 증상을 완화시켜, 다른 질환에 의한 이차적인 징후인지를 규명하기 위하여 환자를 응급의료센터로 이송해야 한다.

어지럼이 있는 환자는 욕지기나 구토를 하는 경우가 많으므로, 응급구조사는 구토에 대비하여야 한다. 보통 평평하고 안락한 곳에 환자를 눕히고 구토를 하는 경우 기도로 흡인되지 않도록 한다. 공간이 회전하는 듯한 감각인 어지럼은 어질어질함(lightheadedness) 혹은 어지러움(giddiness)과 구별되어야 한다. 어질어질함이나 현기증이 어지러움보다는 흔한 증상이다.

2) 딸꾹질

다양한 원인으로 발생하는 딸꾹질(hiccup)은 빠른 공기의 흡입이 후두덮개의 갑작스런 닫힘에 방해되어 발생한다. 딸꾹질은 건강한 사람에서 위의 급격한 팽만으로 발생하지만, 불안 혹은 중추신경계질환에서도 유발된다. 가로막의 자극(특히 수술 후 환자에 있어 감염이 있을 때)이 지속적인 딸꾹질의 원인이 될 수도 있다.

딸꾹질은 응급상황이 아니지만 때때로 딸꾹질이 몇 시간 혹은 며칠간이나 계속되고 식사와 잠을 자는데 방해를 받을 정도라면 응급상황이다. 치료는 흡입한 공기를 다시 들이마시도록 하는 것으로부터 정맥내로 진정제를 투여하여야 하는 경우까지 다양하다. 일반적으로 증상이 응급치료를 요할 정도로 심하거나 지속된다면 응급의료센터로의 이송이 요구된다.

4. 노인 환자를 위한 배려

이 장에서 논의된 문제들의 대부분은 성인에게서 발생하며 특히 일부의 질환은 노인에서 많이 발생한다. 익숙한 환경으로부터의 갑작스런 변화는 노인 환자를 쉽게 불안하게 할 수 있으므로 특별한 관심을 가져야 한다.

노인 환자들은 치료를 거부하거나 비협조적일 수도 있다. 따라서 응급구조사는 노인 환자를 대할 때 침착하게 인내력을 가지고 환자의 친구나 가족들의 도움을 받아 응급구조사의 임무를 수행하여야 한다. 특히 환자와 환자 가족의 요구는 명백히 생명을 위협하는 응급상황이 아니라면 받아들여야 한다.

당신이 응급구조사라면

1. 환자가 오랜 시간 구토를 하고 나면 쇼크에 빠진다. 왜 구토가 심한 화상이나 조절되지 않는 내부출혈만큼이나 중요한 상태를 초래하는가?
2. 토혈 환자에서 토혈의 원인을 설명하여 보시오.
3. 신경성 식욕부진증이란 무엇이며, 폭식(증)과 다른 점은 무엇인가? 왜 이러한 질환이 여성에서 더 흔히 나타난다고 생각하는가?
4. 콩팥돌이란 무엇이며, 콩팥돌에 의한 통증은 왜 유발되는가?

응급 심혈관질환

응 급 구 조 와 응 급 처 치
RESCUE AND EMERGENCY CARE

개요

심장정지(cardiac arrest)를 포함한 심장질환에 의한 응급상황은 응급구조사가 접하게 되는 가장 심각한 응급상황이다. 2019년 발표된 통계청 자료에 따르면 심장 질환에 의한 사망률은 암에 이어 전체 2위로 인구 10만 명당 31,030명이 사망한 것으로 보고되었다. 다른 질환에 의한 사망률은 의학의 발전에 따라 점차 감소하고 있으나 심장질환과 암에 의한 사망은 점차 증가하고 있다. 암과는 달리 심장질환에 의한 사망은 대부분 예측할 수 없으므로 응급구조사는 심장질환에 의한 응급상황을 자주 접할 수밖에 없다.

Chapter 31에서는 심장의 기능과 심장질환을 일으키는 원인 및 치료에 대하여 수록되어 있다. 또한 심장의 수축기능 장애에 의하여 발생하는 심장기능상실 및 심장박동조율기가 시술되어 있는 환자에 대한 내용도 수록하였다. 심혈관질환은 발병양상에 비하여 매우 심각한 응급상황을 유발할 수 있으므로 응급구조사는 협심증, 급성 심근 경색 등의 심혈관질환에 대하여 적절히 대비할 수 있어야 한다.

목표

- 심장의 기본적인 기능을 알아야 하며, 심장의 산소요구량이 증가하거나, 심장으로의 산소공급이 부족할 때 나타나는 현상을 설명할 수 있어야 한다.
- 협심증(angina pectoris)의 증상을 설명할 수 있어야 하며, 니트로글리세린(nitroglycerin)이 어떻게 가슴통증을 감소시키는지를 이해하여야 한다.
- 급성심근경색증(acute myocardial infarction)의 원인과 합병증을 설명할 수 있어야 한다.
- 급성심근경색증의 임상증상과 문진(history taking)을 통하여 다른 질환과 감별하는 법을 알아야 한다.
- 만성 울혈성심부전(chronic congestive heart failure)의 원인과 치료를 설명할 수 있어야 한다.
- 심장수술을 받은 과거력이 있는 환자에서 고려하여야 할 사항을 알아야 한다.
- 심장박동조율기가 시술되어 있는 환자에서 발생할 수 있는 응급상황을 설명할 수 있어야 한다.
- 대동맥 박리 환자의 증상과 치료를 설명할 수 있어야 한다.

1. 심장의 기능

심장의 고유기능은 조직으로의 혈류가 유지되도록 펌프 작용을 수행하는 것이다. 심장이 자신의 기능을 효과적으로 수행하려면 충분한 산소와 영양분이 심근(myocardium)에 공급되어야 한다. 심근에 산소와 영양분을 공급하기 위하여 심장에도 혈관이 있는데, 이 혈관을 관상동맥(coronary artery)이라 한다. 운동이나 스트레스 상태 등과 같이 심근이 조직으로 더 많은 혈류를 보내야 하는 상황이 발생하면 심근은 더 많은 일을 하게 되고, 심근이 하여야 할 일의 양이 증가할수록 심근에 더 많은 양의 산소를 공급하기 위하여 심장동맥을 통한 혈류량이 증가하여야 한다.

정상상태에서는 심근으로의 혈류량을 증가시킬 필요가 있을 때에는 심장동맥이 확장되어 혈류량을 증가시킴으로써 심근에 충분한 양의 산소를 공급할 수 있다.

혈관벽에 지방이 축적되어 발생하는 죽상경화증(atherosclerosis)은 혈관벽에 죽종(atheroma)을 형성하므로, 관상동맥의 내경이 감소하고 관상동맥의 확장 장애를 유발한다. 따라서 죽상경화증이 발생한 관상동맥으로는 심근의 산소요구량이 증가하더라도 적절한 양의 혈류증가가 이루어지지 않으므로, 심근은 허혈 상태에 놓이게 된다. 죽상경화증에 의하여 관상동맥의 내경이 심하게 좁아지면, 심근의 산소요구량이 증가되지 않는 휴식상태에서도 심근에 산소가 결핍될 수 있다. 때로는 죽상경화증이 있는 관상동맥이 완전히 폐쇄되어 심근에 산소와 영양분의 공급이 완전히 차단될 수도 있다. 관상동맥을 통한 혈류량이 심근의 산소요구량보다 적을 때 환자는 통증을 느끼게 되는데, 이것을 협심증(angina pectoris)이라 한다. 관상동맥이 완전히 차단되면 지속적인 통증과 함께 심근의 허혈성 괴사(ischemic necrosis)가 발생하며, 이것을 급성심근경색증(acute myocardial infarction)이라 한다. 관상동맥의 죽상경화증은 서서히 진행되므로 대부분의 환자에서는 협심증이 있다가 급성심근경색증이 발생하지만, 때로는 협심증이 전혀 없던 환자에서 최초의 임상증상으로서 급성심근경색이 발생하기

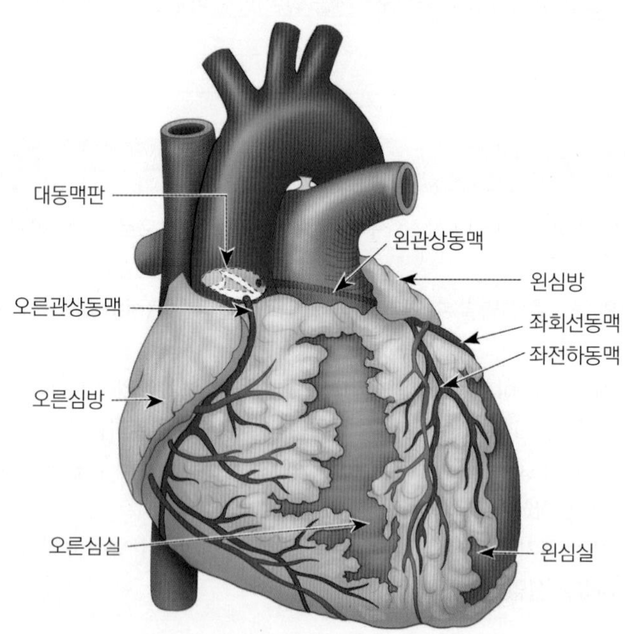

• 그림 31-1 관상동맥은 심장으로의 혈액공급을 담당하는 혈관으로서, 심장이 운동하는 데 필요한 영양소와 산소를 공급한다. 오른관상동맥은 오른심실, 왼관상동맥은 왼심실에 분포한다.

도 한다. 급성심근경색증과 불안정협심증은 같은 범위의 질환으로 이를 급성관상동맥증후군(acute coronary syndrome)이라 한다. 이들은 죽종의 파열이나 침식을 병태생리를 가지는 동일한 범위의 질환들이다.

관상동맥은 대동맥이 시작되는 부분인 대동맥판막의 바로 위에서 시작한다. 오른관상동맥(right coronary artery)은 오른심실의 대부분과 왼심실의 일부에 혈류를 보낸다. 왼관상동맥(left coronary artery)은 좌전하동맥(left anterior descending artery)과 좌회선동맥(left circumflex artery)으로 나누어지며, 왼심실에 혈류를 공급한다(그림 31-1).

관상동맥의 손상을 유발하는 질환인 죽상경화증은 동맥벽 내에 동맥경화가 진행되는 현상이다. 동맥경화는 18세경부터 시작될 수 있으며, 시간이 지남에 따라 동맥벽 내에 지방질이 더욱 많이 축적되어 혈관의 내경(직경)이 감소하게 된다(그림 31-2). 지방질의 축적과 더불어 혈관의 내벽이 파괴되므로, 손상된 혈관벽에 의하여 혈액 응고가 쉽게 일어난다. 또한 지방질 내에 포함되어 있는 칼슘은 동맥의 이완을 방해하여 내경이 더욱 협소해지고 혈관의 확장능력을 저해한다. 관상동맥의 죽상경화증이 있는 환자가 40-50대가 되면 관상동맥의 손상이 광범위하게 진행되어 심근의 산소요구량이 증가되더라도 심장동맥이 확장되지 못하므로 심근으로의 혈류를 증가시키지 못한다.

따라서 운동을 하거나 스트레스 상태에서도 환자의 심근으로의 산소공급이 증가되지 않으므로 심근은 쉽게 산소결핍상태에 빠지게 된다.

관상동맥질환은 40대 이후의 장, 노년층에서 주로 발생하는 질환이지만, 죽상경화증은 20대를 전후하여 시작되고 환자에 따라서 그 진행속도가 다르므로 20대의 환자에서도 관상동맥중상경화증에 의한 심근경색이 발생할 수 있다. 따라서 응급구조사는 협심증이나 급성심근경색은 어느 연령에서라도 발생할 수 있는 질환이라는 사실을 염두에 두어야 한다.

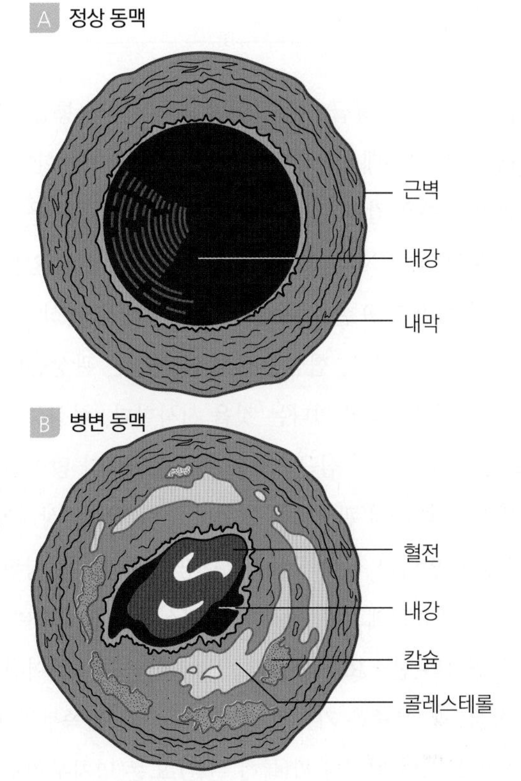

• 그림 31-2 관상동맥의 절단면. **A.** 정상 동맥의 소견으로 동맥의 내벽이 정상이다. **B.** 관상동맥경화증에 의한 혈관 병변. 동맥의 내막이 콜레스테롤과 칼슘의 축적물에 의해 혈관의 내경이 좁아져 있으며, 혈관의 내부에는 혈액응고가 진행되어 있다.

급사(sudden death)란 원인에 관계없이 심장이 정지한 상태를 말한다. 심장정지의 가장 많은 원인은 관상동맥질환에 의한 급성심근경색이다. 관상동맥 질환의 위험인자(risk factor)란 특정한 질환이나 조건이 관상동맥 질환의 유발과 연관되어 있는 경우를 말한다. 관상동맥 질환의 위험인자로서는 주요 위험인자와 부수적 위험인자가 있다. 주요위험요소는 고혈압, 혈중 콜레스테롤 농도의 증가, 흡연과 같이 조절이 가능한 인자와 연령, 성별, 유전적 요소, 당뇨병과 같이 조절될 수 없는 인자로 구분될 수 있다. 부수적 위험인자에는 성격적 특징이나 비만 등이 포함된다.

2. 협심증

심근으로의 산소공급이 결핍되면 환자는 가슴통증(chest pain)을 느끼는데, 이러한 증상을 협심증이라 한다. 협심증의 통증은 갑자기 발생하며, 환자들은 '가슴을 쥐어짜는 듯한' 혹은 '마치 코끼리가 내 가슴 위에 서 있는 듯한 통증'이라고 표현한다. 협심증의 발생은 관상동맥의 병변을 의미하므로, 협심증의 발생 사실은 관상동맥 질환이 있을 가능성이 있다는 것을 시사한다. 협심증은 심장의 산소요구량이 심근으로의 산소공급보다 많아질 때 발생한다. 따라서 관상동맥 질환이 있더라도 평상시에는 협심증이 없다가 심장의 산소요구량이 증가되는 상황(운동, 정신적 스트레스)이 발생하면 협심증이 발생하며, 휴식을 취하면 산소요구량이 감소되어 협심증이 없어진다.

협심증의 통증은 가슴의 중앙이나 약간 왼쪽부위에서 통증을 느끼며 턱이나 팔(특히 왼팔) 또는 명치부위로 전이될 수 있다. 통증은 보통 3-8분간, 드물게는 10분 이상 지속되며 호흡곤란, 오심, 발한 등을 동반하기도 한다. 통증은 휴식 등으로 심장의 산소요구량을 감소시키거나, 심근으로의 산소공급을 증가시키면 소실된다. 협심증의 발생은 심근의 일시적 산소부족상태를 시사하는 것이므로 협심증이 발생하더라도 심근의 괴사가 발생하는 것은 아니다. 따라서 협심증만으로는 환자를 사망에 이르게 하거나, 심장에 영구적인 손상을 주지는 않는다. 그러나 협심증의 발생은 심각한 관상동맥 질환이 어느 정도 진행되어있다는 것을 시사하는 증상이다(표 31-1).

협심증 환자에서 항상 협심증의 특징적인 증상이 나타나는 것이 아니라, 변형된 여러 증상이 나타나기도 하므로 응급구조사는 협심증의 다양한 양상에 익숙하여야 한다. 종종 환자들은 통증을 느끼지는 않지만 쥐어짜는 듯한 불편한 느낌이나 가슴이 답답한 느낌, 혹은 호흡곤란만을 느낄 수도 있다. 가끔 환자들은 통증이 가슴이외의 부위에서 발생되어 턱, 왼팔, 명치부위에서의 통증만을 호소하는 경우도 있다. 때로는 '소화가 안 되는 것 같다.' 혹은 '궤양이 발생한 것 같다.' 등으로 표현되는 수도 있다. 또한 육체적인 운동뿐 아니라 정신적인 스트레스, 과다한 식사, 흥분 상태 등도 협심증을 유발할 수 있다.

표 31-1 협심증의 임상증상

통증 부위	가슴앞, 복장뼈 아래
통증의 특징	누르는 듯한 통증, 쥐어짜는 듯한 통증, 가슴의 답답함, 뻐근한 듯한 통증 등으로 표현
통증의 지속시간	3-5분(20분 이내)
통증의 유발인자	운동, 정신적 스트레스, 흡연
통증을 경감시키는 요소	휴식
전이통	왼쪽 팔의 통증, 목의 통증, 턱의 통증
병발되는 임상증상	식은땀, 호흡곤란, 실신
니트로글리세린에 대한 반응	1, 2회의 설하투여로 통증 소실

협심증 환자에게는 니트로글리세린(nitroglycerin)이라는 약물을 투여하여야 한다. 응급구조사는 환자의 가슴통증이 계속되면 의사의 지시 하에 환자가 혈역학적으로 안정된 상태, 심박수가 분당 50-100 회인 경우에 니트로글리세린을 3-5분 간격으로 3알까지 투여한다. 다만, 수축기혈압 〉90 mmHg이거나 평상시 혈압보다 30 mmHg 아래보다 적은 경우, 심한 서맥(분당 50회 미만)이나 심한 빈맥(분당 100회 초과), 우심실경색이 의심되는 상황, 24-48시간 이내 환자가 발기부전제(sildenafil, tadalafil)를 복용한 경우는 니트로글리세린을 사용해선 안 된다. 이런 경우 니트로글리세린 사용이 환자의 상태를 더 악화시킬 수 있다. 니트로글리세린은 하얀색의 작은 알약으로(그림 31-3), 니트로글리세린을 환자의 혀 밑에 넣으면 수초 내에 작용이 시작된다. 니트로글리세린은 혈관의 민무늬근을 이완시켜 심근의 산소 요구량을 감소시키며, 관상동맥을 확장시켜 심근으로의 산소공급을 증가시킨다. 니트로글리세린은 뇌의 혈관도 확장시키므로 심한 두통을 유발할 수 있고 위장관에서의 민무

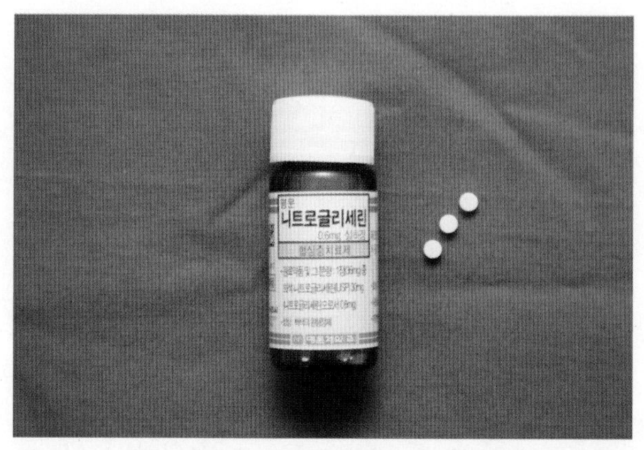

● 그림 31-3 니트로글리세린 정제는 작은 하얀 알약으로 아스피린 정제의 1/2 크기이다. 니트로글리세린은 혀 밑에 투여하며, 협심증의 통증을 감소시킨다.

뇌근도 이완시킬 수 있다. 니트로글리세린은 햇빛에 노출되면 파괴되므로 차광된 병에 보관하여야 하며, 3개월 이상 경과한 것은 교환하여야 한다.

3. 급성심근경색증

죽상경화증이 진행되어 심장동맥이 협착되어 있다가 죽상반의 파열 및 혈액응고로 심장동맥이 막히면, 그 동맥에 의하여 혈액이 공급되는 부분의 심근에 산소공급이 완전히 차단되어 심근의 괴사가 발생한다(그림 31-2B). 관상동맥이 폐쇄되어 심근이 괴사되는 현상을 급성심근경색증이라 한다.

급성심근경색증(acute myocardial infarction)은 오른심실보다는 주로 왼심실에서 발생한다. 즉 왼심실은 심실벽이 두껍고 일의 양이 많아 오른심실보다 많은 양의 산소를 필요로 하므로, 관상동맥 질환이 있을 때 왼심실이 오른심실보다 쉽게 산소결핍상태에 빠지게 된다(그림 31-4).

1) 심근경색의 경과

급성심근경색은 심근의 일부가 괴사되므로 심각한 합병증을 야기할 수 있다. 즉, 심근경색이 발생하면 경색부위의 심근수축력이 급격히 감소하여 심장의 기능인 조직으로의 혈류공급에 장애가 발생하고, 심근경색부위의 심근세포가 전기적으로 불안정한 상태가 되어 부정맥(arrhythmia)이 발생할 수 있다. 따라서 심근경색이 발생하면 심박출량의 감소에 의한 심장성 쇼크(cardiogenic

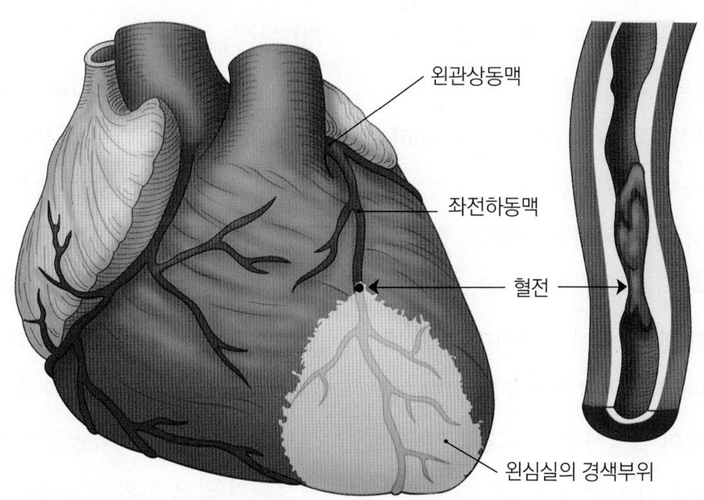

● 그림 31-4 급성심근경색은 관상동맥이 폐쇄되어 심근으로의 혈류가 차단되어 발생한다.

shock) 및 울혈성심부전, 부정맥에 의한 급사가 발생할 수 있다.

(1) 급사

급성심근경색증으로 사망하는 환자의 40−65%는 심근경색이 발생한 후 1시간 이내에 사망하므로 주로 병원에 도착하기 전에 사망한다. 심근경색 발생초기의 사망 원인은 심장리듬의 이상으로 인하여 심장이 효과적인 펌프작용을 할 수 없는 상태가 발생하는 것이다. 심근경색 후 부정맥이 가장 호발하는 시기는 심근경색 후 한 시간 이내이며, 3−5일이 경과한 후에 발생하는 경우는 매우 드물다. 부정맥의 양상은 각각의 심근세포의 수축이 전혀 일치되지 않음으로서 심근의 비조직적 떨림 상태가 유발되는 심실세동(ventricular fibrillation)이나 전혀 심장의 박동이 없는 상태인 무맥성전기활동(pulseless electrical activity) 등으로 나타난다(그림 31−5). 이와 같이 심근경색의 초기에는 심장의 부정맥이 임상적으로 가장 중요한 관심이 되며, 부정맥에 의하여 심정지가 초래된 경우에는 즉시 심폐소생술과 전문심장소생술이 시작되어야 환자의 생명을 구할 수 있다.

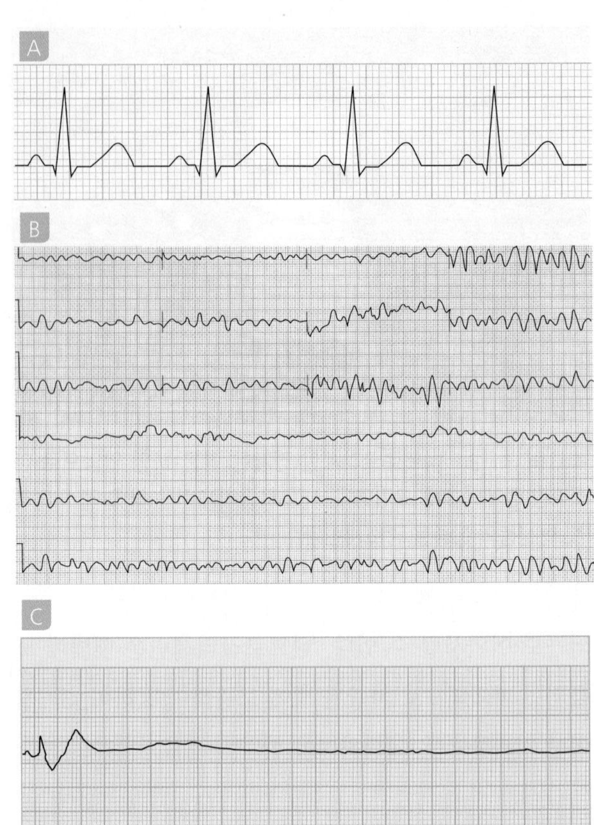

• 그림 31-5 심전도 소견. 정상리듬(A), 심실세동(B), 무수축(C). 심실세동과 부전수축은 심정지상태이므로 심폐소생술을 하여야 한다.

(2) 울혈성심부전

심장기능상실은 심근경색으로 심근의 상당부분이 손상을 입었을 때 심장의 수축기능에 장애가 발생하여, 몸에서 필요로 하는 적절한 양의 혈액을 공급해 주지 못하는 경우에 일어난다. 울혈성심부전(congestive heart failure)은 심근경색 후 언제라도 발생할 수 있으나, 주로 경색 후 처음 수 시간에서 수일 사이에 발생한다. 울혈성심부전이 발생한 환자에서는 심장이 혈액을 효과적으로 내보내지 못하므로, 폐정맥의 압력이 증가하여 폐포 내 수액이 증가하는 현상인 폐부종이 발생할 수도 있다. 심장기능상실에 의한 폐부종이 발생하면 핑크빛의 거품이 섞인 가래가 배출되며, 폐의 산소 교환 장애로 호흡곤란이 발생한다.

(3) 심장성 쇼크

심장성 쇼크(cardiogenic shock)는 심근경색 후 처음 24시간 내에 일어나는 조기 합병증이다. 심장성 쇼크는 심장이 정상 수축기 혈압을 유지할 수 없을 정도로 손상받았다는 것을 의미한다.

심장성 쇼크는 왼심실 총 질량의 40% 이상이 손상될 경우에 발생한다. 심장성 쇼크가 발생하면 심장의 수축기능이 극도로 손상되어 수축기 혈압을 유지할 수 없으므로, 조직으로의 혈류공급이 부족하게 되어 적극적으로 치료되지 않으면 환자는 사망하게 된다. 심장성 쇼크의 치료는 *Chapter 14*에서 다루었다.

2) 급성심근경색증의 임상 양상(표 31-2)

심근경색의 임상양상은 특별한 원인이 없는 갑작스런 무력감, 오심, 발한과 같은 비특이적 전신증상에서부터 협심증에서 볼 수 있는 양상의 가슴통증, 폐부종, 부정맥과 이로 인한 급사와 같은 심각한 양상에 이르기까지 다양한 형태로 나타날 수 있다.

불행하게도 관상동맥 질환의 첫 번째 임상증상으로 급사가 발생하는 경우가 있다. 급성심근경색증이 발생한 환자 중에는 병원에 도착하기 전에 발생하는 심실세동으로 급사하는 경우가 많다. 심실세동에 의한 심정지 환자를 살릴 수 있는 유일한 방법은 신속한 심폐소생술과 전기적 세동제거(electrical defibrillation)이다. 때로는 무수축 또는 무맥성 전기활동으로 환자가 사망할 수도 있다. 일반적으로 심실세동에 의한 심정지 환자보다 무수축 또는 무맥성 전기활동에 의한 심정지 환자에서 소생률이 낮다. 심정지를 유발할 수 있는 심장의 부정맥은 주로 심근경색이 발생하는 순간에 발생하므로, 심정지가 이미 발생한 환자에서 심장 부정맥의 종류를 확인하기는 어렵다. 그러나 응급구조사가 환자에게 도착하였을 때 심실세동 상태라면 심폐소생술과 더불어 즉각적으로 전기적 제세동을 시행하고 응급의료센터로 이송하여야 한다.

표 31-2 급성 심근경색증의 임상증상

임상증상의 발생기전	임상증상
부정맥	현기증, 실신, 심정지
왼심실 수축력의 감소	호흡곤란, 폐부종, 분홍빛 가래, 무력감
심근의 허혈	흉통

의식이 있는 모든 급성심근경색증 환자는 가슴통증을 호소한다. 심근경색에서 발생하는 가슴통증은 심근의 산소결핍에 의하여 발생하므로 가슴통증의 양상은 협심증에서의 가슴통증과 같으나 몇 가지의 차이점이 있다. 첫째, 심근경색의 통증은 협심증보다 오래 지속된다. 협심증의 통증은 3-10분을 초과하지 않는 반면, 심근경색의 통증은 30분 이상 지속되며 수 시간 동안 지속될 수 있다. 둘째, 협심증과는 달리 심근경색의 통증은 운동이나 정신적 스트레스와 연관이 없다. 심근경색의 통증은 잠에서 깨는 순간이나 앉았다 일어나는 순간, 또는 조용히 독서를 하는 순간 등 언제라도 발생할 수 있다. 셋째, 심근경색의 가슴통증은 휴식이나 니트로글리세린의 투여로 소실되지 않는다. 협심증에서는 휴식을 취하거나 니트로글리세린을 혀밑에 투여하면 수분 이내에 통증이 소실되나 심근경색에서는 휴식을 하더라도 심근의 허혈이 해소되지 않으므로 통증이 지속된다(표 31-3).

심근경색 환자의 약 90%에서 심장부정맥이 발생한다. 심근경색 환자에서 발생하는 부정맥의 대부분은 손상된 심실에서 발생하는 기외수축이다. 심실에서 발생하는 기외수축을 조기심실수축(premature ventricular contraction)이라고도 하는데, 하나씩 발생할 수도 있고, 서로 무리 지어서 나타날 수도 있으며, 때로는 규칙적이면서 빠르고 연속적인 심실빈맥(ventricular tachycardia)의 형태로 나타날 수도 있다. 심실빈맥은 심실세동으로 진행되어 심정지를 유발할 수 있다.

표 31-3 협심증과 급성심근경색에서 흉통 양상

감별점	협심증	급성 심근경색증
통증 지속 시간	30분 이내	30분 이상
흉통 발생 양상	주로 운동 시 발생, 휴식이 경감	운동과 무관하게 발생, 휴식으로도 경감되지 않음
니트로글리세린에 대한 반응	흉통의 경감 또는 소실	흉통이 경감될 수는 있으나 소실되지는 않는다.

심근경색 환자 중 흉통은 없으면서 부정맥에 의한 심박동의 불규칙성만을 호소하는 환자도 있다. 심실성 부정맥(ventricular arrhythmia)은 심박출량을 감소시켜 실신(syncope)이나 현기증을 유발할 수 있다. 따라서 가슴통증이나 불편감을 호소한 후 실신이나 현기증을 호소하는 환자는 심근경색에 의한 부정맥을 의심하여 신속하게 치료를 하여야 한다.

심근경색으로 왼심실 기능상실이 갑자기 발생하면 폐부종이 초래되어 환자는 호흡곤란을 느끼게 된다. 일부의 심근경색 환자는 가슴통증 없이 호흡곤란만을 호소하는 경우가 있으므로 유의하여야 한다.

폐부종은 왼심실의 광범위한 경색으로 왼심실의 심박출량이 감소한 상태에서 손상되지 않은 오른심실이 폐로 계속 혈액을 보냄으로써 폐의 모세혈관 내 압력이 증가하여 폐혈관에서 폐포로 수액이 새어 나와 발생한다. 폐부종으로 인하여 폐를 통한 산소교환장애가 발생하면, 환자는 호흡이 가빠지는 것을 경험한다. 중증의 폐부종 환자에서는 폐포 속의 물이 기관을 거쳐 나옴으로써 핑크빛의 거품이 있는 가래로 배출되기도 한다(그림 31-6). 만약 환자가 호흡곤란이나 심장기능상실의 과거력이 없고 폐부종이 갑자기 발생하였다면 응급구조사는 급성심근경색증에 대한 응급처치를 시작해야 한다. 폐부종 환자에서는 환자를 앉힌 자세로 이송하여야 하며, 산소를 공급하고 기도내 분비물을 제거한다.

왼심실이 심근경색으로 손상을 받게 되면 심박출량이 감소하여 조직으로의 혈류량이 감소하기 때문에, 환자가 서있는 자세에서 오래 견디지 못하거나, 무력감을 호소할 수 있다. 때로는 심근경색에 병발된 부정맥으로 환자가 서있지 못하거나 보행할 수 없는 경우가 발생할 수도 있으므로 유의하여야 한다.

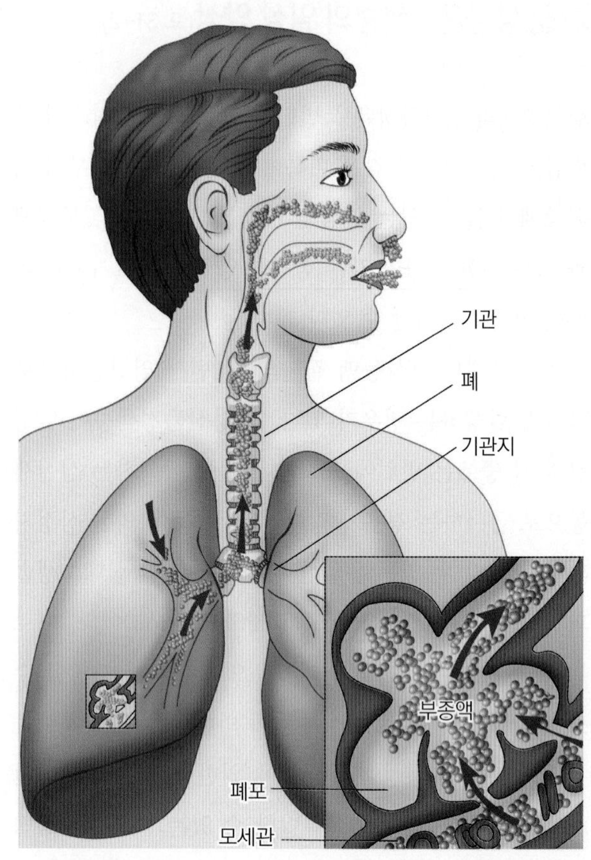

• 그림 31-6 폐부종이 있는 환자의 폐에는 물이 차있고 환자는 호흡곤란을 느낀다. 폐에 차있는 물의 일부는 입을 통해 핑크빛의 거품이 있는 가래로 배출될 수 있다.

3) 급성심근경색증의 이학적 소견

급성심근경색증의 이학적 소견은 심근 손상의 정도에 따라 다르다. 급성심근경색증 시 흔히 볼 수 있는 이학적 소견은 다음과 같다.

① 심박동수

일반적으로 심근의 급성 손상에 대한 정상적인 반응은 심박동이 증가하는 것이다. 부정맥이 발생하면 심박동은 불규칙해진다. 그러나 급성심근경색증 환자의 일부에서는 심장내 전도장애에 의하여 오히려 느린맥이 나타날 수 있다.

② 혈압

수축할 수 있는 심근량의 감소로 심박출량이 감소되어 혈압이 떨어질 수 있다.

③ 호흡

호흡은 폐부종이 발생하지 않는 한 정상적이다. 폐부종이 발생하면 저산소증으로 인하여 호흡이 얕고 빨라진다.

④ 전반적인 외관

환자는 급성 병색을 보이며, 식은땀을 흘릴 수 있다. 메스꺼워하거나 구토를 하기도 한다. 심박출량의 감소로 인한 피부 관류혈액의 감소로 창백해 보인다. 폐부종이 발생하면 혈액의 산소화에 장애가 발생하여 청색증이 관찰되기도 한다. 급성 울혈성심부전이 발생하면 환자가 앉아 있어도 목정맥의 팽대를 관찰할 수 있다.

⑤ 의식상태

심근경색이 발생하더라도 의식의 장애가 수반되지는 않는다. 그러나 대부분의 환자가 정신적으로 매우 동요되어 있고, 곧 죽을지 모른다는 불안감을 가지고 있다. 급성심근경색에 병발된 부정맥이나 심장기능상실으로 쇼크가 발생하면 의식혼미, 심장정지가 발생할 수도 있다.

4) 급성심근경색증의 초기 응급치료

응급구조사가 급성심근경색증이 의심되는 의식이 명료한 환자에게 시행하여야 할 초기 응급조치는 다음과 같다.

급성심근경색증 환자에서는 언제든지 심정지가 발생할 수 있다는 사실을 명심하고 환자의 응급치료에 임해야 한다.

① 환자를 안심시킨다

능숙하고 차분하게 행동한다. 환자에게 너무 크거나 급한 목소리로 이야기하지 않는다. 환자에게 전문가가 환자를 치료할 것이고 즉시 병원으로 옮겨진다고 이야기해준다. 모든 환자가 신체의 갑작스런 변화에 놀라 있다는 것을 기억하여야 한다. 대부분의 환자가 치료를 원하지만 일부의 환자는 공포감으로 인하여 처치를 거절할 수도 있다. 응급구조사의 능숙한 태도가 환자의 협조를 얻기 위한 가장 중요한 요인이다. 환자를 화나게 하거나 불안하게 만들면 심박동수의 증가를 초래하거나 부정맥의 발생을 조장할 수 있다. 심박동수의 증가나 부정맥은 심실작용에 장애를 가져오며, 심근의 산소요구량을 증가시켜 심실세동이나 사망을 초래할 수 있다. 따라서 응급구조사의 적절한 치료태도는 환자의 상태가 악화되는 것을 방지할 수 있다.

② 환자의 과거력

환자로부터 간단한 과거력을 획득한다. 환자와 함께 있는 가족이나 친구가 도움을 줄 수 있다. 한 명의 응급구조사가 과거력을 얻는 동안에 다른 응급구조사는 심박동수, 혈압, 호흡수 등의 활력징후를 측정해서 기록해야 한다. 활력징후를 측정한 후에는 측정한 시간을 함께 기록해야 한다.

③ 환자의 자세

환자가 편안한 자세로 앉거나 어디에 기댈 수 있도록 한다. 환자에게 호흡은 정상이며 기도폐쇄의 위험이 없다는 것을 확신시켜 준다.

④ 산소의 공급

과산소증(hyperoxia)이 합병증이 없는 심근경색증 환자에게서 심근의 손상을 증가시킬 수 있어 오히려 산소 투여가 해롭다는 의학적 근거가 밝혀진 후 산소투여에 대한 고민이 필요하게 되었다. 현재의 권고는 산소포화도를 확인한 뒤 90% 미만의 저산소화 상태에 있는 환자에게만 산소를 제공한다. 따라서 90%가 넘는 산소포화도

표 31-4 급성 심근경색증 환자의 이송 중 주의하여야 할 사항

1. 환자를 안심시켜 안정 상태를 유지한다.
2. 주기적으로 환자의 활력징후를 측정한다.
3. 이송중 항상 심전도 감시장치 또는 자동 제세동기로 환자를 감시한다.
4. 심실세동의 발생가능성에 항상 유의한다.
5. 환자가 앉은 자세로 이송하며, 산소를 흡입시킨다.
6. 응급의료센터로 신속히 이송하여 빠른 시간 내에 재관류요법을 받을 수 있도록 한다.

를 보이는 심근경색증 의심환자에게 일상적인 산소투여는 권고되지 않는다. 산소 공급은 비강 캐뉼라, 마스크 등 여러 선택이 있을 수 있으며 만일 마스크를 사용 시 환자에게 산소마스크를 씌우기 전에 산소가 투여될 것이라는 사실을 미리 설명해 준다. 저산소증이 지속된다면 산소포화도 감시 하에 투여 방법(비강캐뉼라, 단순 산소마스크, 재호흡 마스크)을 바꿔 산소투여량을 늘릴 수 있다.

⑤ 응급의료센터로 연락

응급의료센터에 무전기를 통해 보고한다. 환자의 과거력, 활력징후, 투여된 약물, 시행한 치료 등을 보고한다. 응급의료센터로 연락할 때에는 환자가 보고내용을 듣고 놀라지 않도록 하여야 한다. 더 이상의 응급치료는 지도의사의 감독 하에 시행되어야 한다.

⑥ 환자의 이송

환자를 가장 가까운 병원으로 신속히 이송해야 한다. 급성심근경색 환자를 이송할 때 주의하여야 할 사항은 표 31-4와 같다.

⑦ 니트로글리세린 투여

지속적인 흉통을 호소하는 환자에게는 니트로글리세린 설하 투여할 수 있다. 투여 방법과 적응증, 주의 사항은 협심증에서 기술한 방법과 같다.

병원 응급의료센터는 환자의 상태와 도착 예정시간에 따라 미리 환자에 대한 응급처치를 준비하고 있어야 한다. 응급의료센터의 의사에게 구두로 환자의 상태에 대해 설명해 주고, 응급의료센터의 병원기록을 위해 구급활동일지의 복사본을 남기도록 한다.

5) 급성심근경색증의 재관류 치료

급성심근경색증의 궁극적인 치료는 폐쇄된 심장동맥을 다시 개통시키는 것이다. 폐쇄된 심장동맥을 재개통시키는 치료를 재관류요법(reperfusion therapy)이라 한다. 폐쇄된 관상동맥을 빠른 시간 내에 재관류시키면 허혈에 의하여 손상되는 심근의 양을 줄일 수 있다. 급성심근경색의 예후는 손상된 심근의 양에 따라 달라지므로, 재관류요법이 조기에 시행되어 손상된 심근의 양을 줄이면 생존율을 증가시킬 수 있는 것이다. 따라서 재관류요법은 심근의 괴사가 완전히 진행되기 전에 시행되어야 한다. 일반적으로 급성심근경색증의 전형적인 가슴통증이 발생한 후부터 12시간 이내의 환자에서는 재관류요법이 도움이 되는 것으로 알려져 있다.

재관류요법에는 혈전용해제를 투여하는 약물요법과 폐쇄된 관상동맥을 물리적인 방법으로 개통시키는 기계적 방법이 있다. 약물요법은 정맥을 통하여 혈전용해제를 투여하여 심장동맥을 폐쇄하고 있는 혈전이 녹아 심

장동맥이 개통되도록 하는 방법이다. 이 방법은 정맥내로 약물을 투여하므로 간단한 방법이지만, 전신적으로 투여하므로 뇌출혈, 장출혈 등의 치명적인 합병증을 초래할 수 있다. 기계적 방법은 숙련된 심장내과의사가 폐쇄된 관상동맥부위에 풍선도자를 사용하여 기계적으로 협착 부위를 넓혀주는 방법이다.

응급구조사는 병원 도착 전 환자가 혈전용해제 투여의 금기 사항이 있는지 파악하여 병원 의료진에게 알려야 한다. 확인해야 할 사항은 그림 31-7과 같다.

4. 만성 울혈성심부전

우리는 이미 왼심실의 펌프작용이 심장동맥 질환에 의하여 장애를 받을 수 있다는 것을 알았다. 심근경색뿐 아니라 심장판막질환이나 고혈압 등으로도 심근의 수축작용에 장애가 생길 수 있다. 심근의 수축력이 감소하면 심장은 심박출량을 유지하기 위하여 보상작용을 하게 된다. 심근의 수축력이 감소되면 심장에는 두 가지의 기능변화가 나타나는데 그것은 ① 심박동수의 증가와, ② 분당 배출되는 혈류량을 증가시키기 위한 왼심실의 비대이다. 이러한 보상기전으로도 감소된 심박출량을 더 이상 보상하지 못하면 울혈성심부전이 발생하게 된다. '울혈성'이란 말은 심장이 심장내의 혈액을 효과적으로 배출시키지 못하기 때문에 폐에 물이 고이는 것과 같은 상태가 유발되어 붙여진 것이다.

심장이 심장내의 혈액을 충분히 배출시키지 못하면 혈액은 폐정맥으로 저류되어 폐의 모세혈관압을 증가시킨다.

모세혈관의 압력이 어느 정도 이상으로 올라가게 되면, 수액(주로 물)이 모세혈관의 벽을 통해 새어 나오는데 이런 상황을 폐부종이라고 한다(그림 31-7). 만성 울혈성심부전은 심근경색과 같은 갑작스런 상황에 의하여 급격히 발생할 수도 있고, 다른 만성적 원인에 의하여 서서히 몇 달에 걸쳐 발생할 수도 있다. 오른심실의 수축력이 감소되거나, 왼심실 수축력의 감소로 증가된 폐혈관 압력을 오른심실이 이기지 못하여 오른심실 부전이 발생하면, 정맥압이 증가하여 몸의 다른 부분에서 부종이 일어난다. 보통 수액은 중력의 영향을 많이 받는 다리나 발에 모여 다리와 발의 부종을 초래하게 되는데, 이것을 다리부종이라 한다. 부종은 급성으로 나타날 수도 있고 오랜 시간에 걸쳐 서서히 나타날 수도 있다. 부종은 부종이 유발된 부분의 불편감 이외에는 다른 증상을 유발하지는 않지만 심장질환이 있다는 것을 시사하는 임상증상이다.

1) 만성 울혈성심부전의 증상과 소견(표 31-5)

심장기능상실증으로 인하여 혈액내의 수액이 모세혈관에서 폐포로 나오게 되면 환자는 호흡곤란을 느끼게 된다. 폐포내 수액량이 증가하면 폐의 산소교환에 장애가

표 31-5 울혈성심부전의 임상양상

임상증상	운동성 호흡곤란
	체위성 호흡곤란
	야간성 호흡곤란
	거품 섞인 가래
	야뇨증
	불안
	무력감
임상징후	하지 부종
	목정맥 팽대
	수포음(거품소리)의 청진
	천명음의 청진
	간비대
	복수
	심잡음

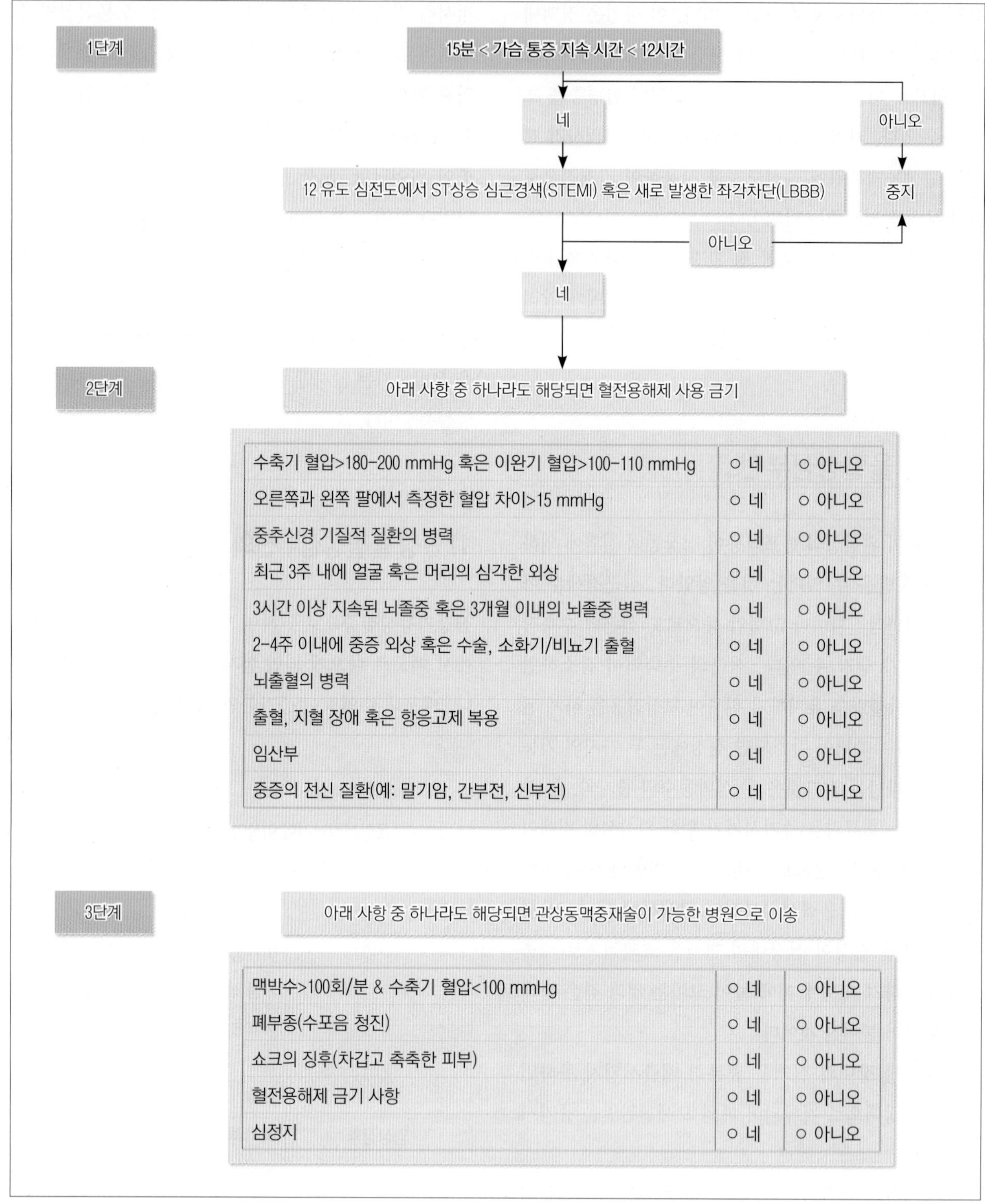

수축기 혈압>180-200 mmHg 혹은 이완기 혈압>100-110 mmHg	○ 네	○ 아니오
오른쪽과 왼쪽 팔에서 측정한 혈압 차이>15 mmHg	○ 네	○ 아니오
중추신경 기질적 질환의 병력	○ 네	○ 아니오
최근 3주 내에 얼굴 혹은 머리의 심각한 외상	○ 네	○ 아니오
3시간 이상 지속된 뇌졸중 혹은 3개월 이내의 뇌졸중 병력	○ 네	○ 아니오
2-4주 이내에 중증 외상 혹은 수술, 소화기/비뇨기 출혈	○ 네	○ 아니오
뇌출혈의 병력	○ 네	○ 아니오
출혈, 지혈 장애 혹은 항응고제 복용	○ 네	○ 아니오
임산부	○ 네	○ 아니오
중증의 전신 질환(예: 말기암, 간부전, 신부전)	○ 네	○ 아니오

맥박수>100회/분 & 수축기 혈압<100 mmHg	○ 네	○ 아니오
폐부종(수포음 청진)	○ 네	○ 아니오
쇼크의 징후(차갑고 축축한 피부)	○ 네	○ 아니오
혈전용해제 금기 사항	○ 네	○ 아니오
심정지	○ 네	○ 아니오

● 그림 31-7 급성심근경색증 혈전용해제 투여 금기 사항 체크 리스트(checklist)

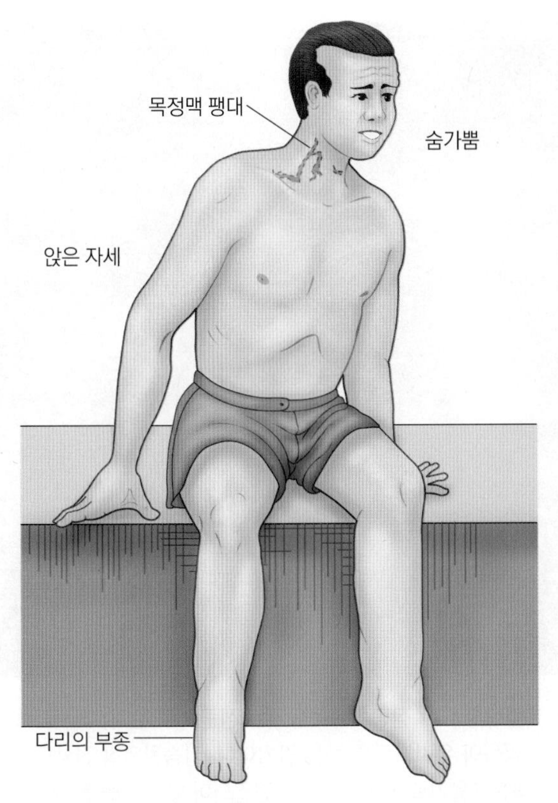

• 그림 31-8 만성 울혈성심부전이 있는 환자는 누우면 호흡곤란이 심해지므로 숨쉬기 편하도록 앉아 있다. 이학적 소견으로 다리 부종과 경정맥의 팽대를 관찰할 수 있다.

오고, 폐포내의 표면활성물질(surfactant)이 희석되어 호흡 기능에 장애가 온다. 따라서 환자는 빠르고 얕은 호흡을 하며, 서있거나 앉아 있는 것보다 누워 있을 때 호흡곤란이 심해진다. 즉 환자가 눕게 되면 오른심실과 폐로 되돌아오는 혈류량이 증가하여 폐울혈을 악화시키므로 환자가 누우면 호흡곤란이 심해지고(체위성 호흡곤란), 밤중에 자다가 호흡곤란으로 잠을 깨는 경우(야간성 호흡곤란)가 많아진다.

만성 울혈성심부전이 있는 환자는 심한 호흡곤란과 함께 약간 신경질적이며 똑바로 앉아 있으려고만 한다. 가슴통증은 있을 수도 있고 없을 수도 있다. 환자의 목정맥 팽대 및 다리 부종이 있다(그림 31-8). 혈압은 정상 또는 약간 높은 상태이고, 심박동이 빠르며, 호흡은 얕고 가쁘다. 가슴을 청진하면 물속에서 기포가 형성될 때처럼 뽀글뽀글하는 듯한 소리가 들리는데, 이 소리를 거품소리(rale)라고 하며, 주로 폐나 기관지에 분비물이 차 있을 때 들리게 된다. 심장기능상실 환자에서 청진하면 쌕쌕거림(wheezing)이 들리는 경우도 있다. 울혈성심부전이 심하면 수포음압 천명음이 폐의 기저부(가장 아래쪽)뿐 아니라 폐의 첨부(가장 위쪽)에서도 들을 수 있다. 환자의 폐음을 청진할 때는 환자의 등에서 들으면 가장 잘 들을 수 있다.

2) 만성 울혈성심부전의 치료

만성 울혈성심부전이 있는 환자는 심근경색 환자와 같은 방법으로 치료한다. 응급구조사는 활력징후를 측정하고 청진소견 등의 이학적 소견을 기록하며 산소를 투여한다.

환자의 다리를 내리고 상체를 올린 자세(앉은 자세)를 취하도록 한다. 앉은 자세 자체가 환자 스스로 폐울혈에 대한 호흡곤란을 보상하고 있는 상태이므로 환자를 눕히려고 애쓰는 것은 오히려 증상을 악화시킬 수 있다. 환자를 안심시키고 진정시키는 것이 중요하다. 만성 울혈성심부전을 앓고 있는 환자의 대부분은 이미 심장기능상실에 대한 투약을 하고 있으므로 응급구조사는 환자가 복용하고 있는 약제를 모아서 함께 가져와야 한다. 심장기능상실이 있는 환자는 즉시 응급의료센터로 이송하도록 한다.

5. 이전에 심장수술을 받았거나 심장박동조율기를 시술받은 환자

미국에서는 1년에 10만건 이상의 관상동맥우회술(coronary artery bypass graft, CABG)이 시행되고 있으며, 국내에서도 상당수의 관상동맥 질환자가 관상동맥 우회

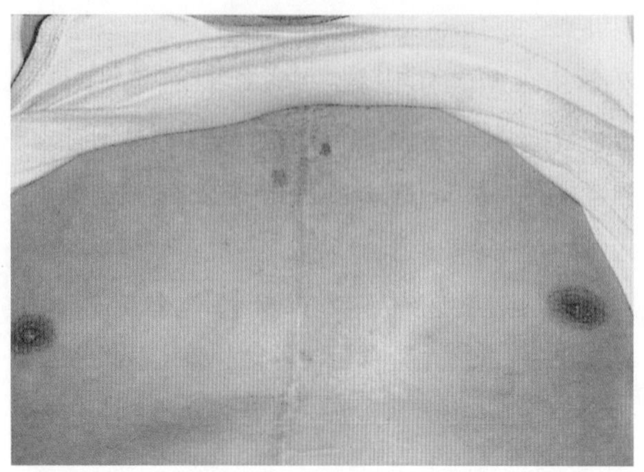

• 그림 31-9 이 환자의 가슴에 있는 수술 흉터는 환자가 관상동맥우회술과 같은 심장 수술을 받았었다는 사실을 시사한다.

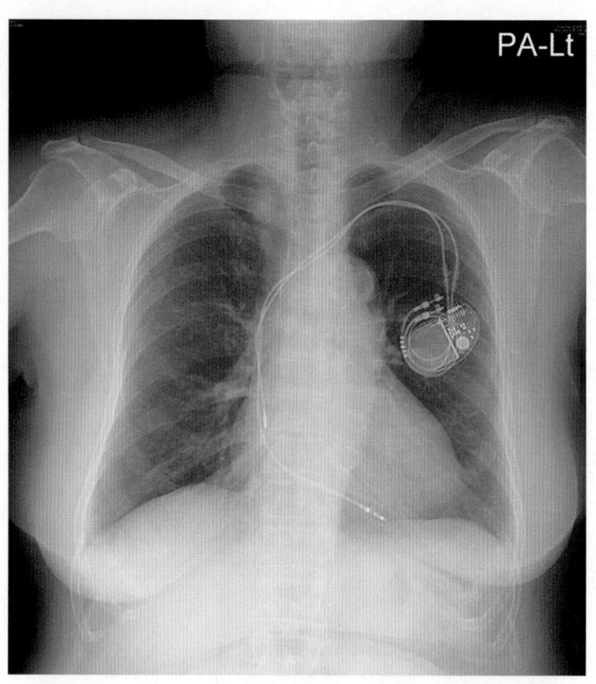

• 그림 31-10 심장박동조율기는 심근으로 전기 자극을 보내어 심박동이 유지되도록 하는 장치이다. 가슴촬영상 전극도자가 심장박동조율기로부터 심근까지 연결되어 있는 것을 볼 수 있다.

술을 받고 있다. 관상동맥우회술은 다리의 정맥이나 인공혈관으로 대동맥에서 병든 관상동맥의 이하 부위를 연결하여 관상동맥의로의 혈류를 개선하는 시술이다.

심근경색이나 협심증이 있는 환자에서 복장뼈의 위로 가슴에 긴 수술흉터를 가지고 있다면 관상동맥우회술을 시술받은 것으로 생각해야 한다(그림 31-9). 관상동맥우회술은 협심증의 치료에 현저하게 좋은 결과를 나타내지만, 이 수술 후에도 우회혈관의 재협착이나 관상동맥질환의 진행으로 협심증이나 심근경색이 다시 발생할 수 있다. 따라서 이러한 시술을 받은 환자에서 흉통이 발생하였다면 다른 관상동맥 질환자와 같은 조치가 시행되어야 할 것이다. 또한 심정지가 발생한다면 가슴수술의 여부와 관계없이 똑같은 방법으로 심폐소생술을 시행하여야 한다.

국내에서도 심장병 환자의 상당수가 인공심장박동조율기를 가지고 있다. 인공심장박동조율기는 심근에 연결되어 있는 전선을 통해 심근에 전기적인 자극을 보냄으로써 규칙적인 심박조율을 유지하도록 하는 장치이다. 자극을 생성하는 장치는 피부나 근육 아래에 위치시킨다(그림 31-10). 심장박동조율기는 심장이 정상적인 심박동을 시작할 수 없거나, 심장의 전기전도체계가 손상을 입어 심박동이 지나치게 느려지거나, 정지될 경우에 삽입한다.

보통 응급구조사는 인공심장박동조율기에 관하여 잘 모르거나 관심이 없어 환자가 인공심장박동조율기를 가지고 있는지를 모르고 환자를 치료할 수 있다. 심장박동조율기는 건전지에 의하여 작동되며, 한번 시술된 인공심장박동조율기의 전지는 몇 년 동안 전지를 갈아줄 필요가 없다. 심장박동조율기와 심장을 연결하는 전선과 건전지가 보호되어 있으므로 손상되지 않는다. 과거에는 인공심장박동조율기를 시술받은 환자가 전자오븐에 너무 가까이 가서 고장이 날 수도 있었지만 최근 사용되는 인공심장박동조율기에서는 문제가 되지 않는다. 다만 인공심장박동조율기에 의하여 부정맥이 초래되거나 심박조율이 정상적으로 이루어지지 않을 수도 있으므로, 인공심장박동조율기를 시술받은 모든 환자에서 인공심장박동조율기가 적절한 기능을 발휘하고 있는지 관찰하도록 하여야 한다.

만약 인공심장박동조율기가 제대로 작동하지 않으면 환자는 실신, 현기증, 무력감을 느끼게 된다. 심박동은 40회 이하로 느려지거나 불규칙해진다. 심장박동조율기 전지의 수명이 다하면 심장박동조율기가 전기적 자극을 유발하지 못하여 환자의 심장은 자신의 심장박동에 의하여 박동하므로, 심장박동조율기가 시술되어 있지 않은 상황과 같은 현상이 발생하는 것이다. 따라서 심박동이 환자가 정상적으로 활동하기에 불충분할 정도로 느리게 유지되거나 심박동이 정지되어 사망할 수도 있다. 인공심장박동조율기의 작동에 이상이 발생한 환자는 문제의 해결을 위하여 인공심장박동조율기를 재삽입하거나 또는 조절하여야 하므로 신속히 응급의료센터로 옮겨야 한다.

6. 대동맥 박리

1) 개요

대동맥 박리는 급성대동맥증후군(acute aortic syndrome)의 한 유형으로 발생 빈도가 높지는 않지만 수술 후 10년째 사망률이 57%에 이를 정도로 높아 매우 위험한 질환이다.

2) 병태생리

대동맥 박리는 이엽대동맥판막, Marfan 증후군, Ehlers–Danlos 증후군, 대동맥 박리 가족력 및 심장수술의 기왕력 등 대동맥 중간벽이 약해져 있는 사람이 고혈압을 앓게 되면 반복적인 스트레스가 혈관벽에 작용하여 발생한다. 대동맥 박리가 발생하면 혈액이 대동맥 중간벽 사이로 침투하여 내벽과 외벽이 벌어지게 되며, 대동맥의 상방이나 하방으로 박리가 진행하게 된다(그림 31–11).

선천적으로 대동맥 내벽이 약한 사람은 젊은 나이에 발생할 수 있으나, 일반적으로는 50세 이상의 고혈압 환자에서 발생하게 된다.

대동맥 박리는 오름대동맥의 침범 여부에 따라 분류하는데, Stanford A 유형은 오름대동맥에 대동맥 박리가 생긴 경우를 말하고, Standord B는 오름대동맥 아래

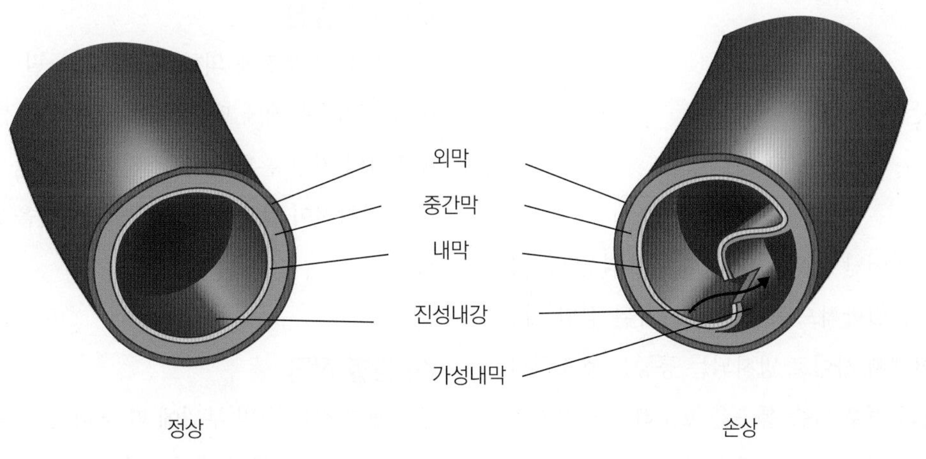

● 그림 31-11 정상 대동맥과 대동맥 박리

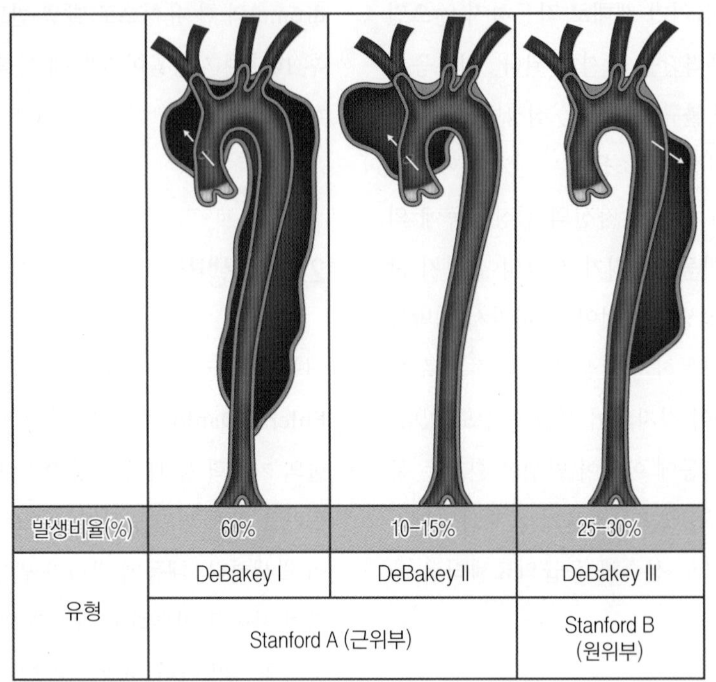

● 그림 31-12 대동맥 박리의 분류

부위에서 발생한 대동맥 박리를 일컫는다. 전체 대동맥을 침범한 경우를 DeBakey 1형, 오름대동맥만 침범한 경우를 DeBakey 2형, 오름대동맥 이하 부위만 침범한 경우를 DeBakey 3형으로 분류하기도 하나, 오름대동맥을 침범한 경우에는 수술적 처치가 필요하므로 최근에는 Stanford 분류법을 주로 사용한다(그림 31–12).

3) 임상 양상

(1) 병력

대동맥 박리가 일어난 부위에 따라 다양한 임상 양상을 보일 수 있으나, 일반적으로 갑자기 시작된 심한 가슴 통증이 양쪽 어깨뼈 사이로 방사되는 통증을 호소한다. Stanford A형의 경우 가슴 통증을 호소하는 경우가 많고 Stanford B형의 경우는 복통을 주로 호소한다는 보고도 있다. 대동맥활(aortic arch)이 침범되는 경우 목동맥으로 혈류가 전달되지 않아 기절하는 경우도 있고 마치 급성 뇌경색과 같은 신경학적 증상을 보이는 경우도 있다. 척추 혈관을 침범하면 하반신 마비로 나타날 수도 있고 대동맥 기시부까지 박리가 침범한 경우에는 심낭압전이 생기는 경우도 있다.

(2) 신체 검진

대동맥 판막 부전에 의한 심잡음이 들릴 수 있고 노동맥이나 넙다리동맥에 맥박이 안 만져지는 경우도 있으나, 고혈압이 가장 흔한 검진 소견이다. 대동맥이 파열되거나 심낭압전이 발생한 경우에는 저혈압을 보이는 경우도 있다.

(3) 감별 진단

대동맥 박리는 침범 부위에 따라 다양한 임상 증상이 생길 수 있으므로 급성 관상동맥 증후군, 심장막 질환, 뇌졸중, 근골격계 병변, 척수신경 질환, 폐색전증, 폐렴,

가슴막염, 기흉 등 다양한 질환과의 감별이 필요하다.

(4) 진단

몇 가지 진단 방법이 있으나, 가장 유용하고 정확한 방법은 CT 촬영이다. 따라서 임상 양상이 대동맥 박리를 시사하는 경우 환자를 CT가 가능한 병원으로 되도록 빨리 이송하는 것이 중요하다. 경우에 따라 경식도 초음파(transesophageal echocardiography)를 이용하여 진단하는 경우도 있다.

4) 치료

(1) 혈압 및 맥박 조절

대부분의 대동맥박리 환자는 상당히 높은 수치의 혈압을 보인다. 단위 시간당 대동맥 박리 부분에 가해지는 압력을 최소화하기 위해 혈압과 맥박을 함께 조절하는 것이 중요하다. 일반적으로 Esmolol이나 Labetaol과 같은 베타 차단제를 우선 투여하고 혈압 조절이 충분히 되지 않을 경우 Nitroprusside와 같은 혈관확장제나 Nicardipine 등의 칼슘통로차단제를 추가할 수 있다.

(2) 수술

Stanford A형 혹은 여러 합병증이 동반된 B형은 수술적 처치가 필요하며, 많은 경우에서 응급 수술을 해야 한다. 대동맥 박리가 의심되는 경우 되도록 흉부외과 의사가 있는 병원으로 환자를 이송하는 것이 좋다.

당신이 응급구조사라면

1. 심근경색이나 협심증과 같은 관상동맥 질환에서 죽상경화증은 어떤 역할을 하는가?
2. 당신은 흉통이 있는 환자를 치료하려 한다. 환자의 흉통이 협심증에 의한 것인지 또는 급성심근경색증에 의한 것인지를 판단할 수 있는 방법은 무엇인가?
3. 환자는 무의식 상태이고 심근경색이 의심된다. 응급구조사로서 환자의 응급치료를 설명하시오.
4. 만성 울혈성심부전 환자가 있다. 만성 울혈성심부전의 원인, 증상과 징후를 설명하여 하시오.

뇌졸중

응급구조와 응급처치
RESCUE AND EMERGENCY CARE

개요

뇌졸중(cerebral stroke)은 뇌로 가는 혈류가 차단되어 뇌가 손상을 입는 질환이다. 허혈성 뇌졸중은 흔히 뇌경색이라 하고, 출혈성 뇌졸중은 뇌출혈이라 명칭한다. 뇌는 산소와 당의 계속적인 공급을 필요로 하며, 지속적인 산소와 당의 공급을 위하여 뇌로의 혈류가 적절히 유지되어야 한다. 만약 뇌혈류가 4분 이상 차단되면, 혈류 공급이 차단된 부분의 뇌는 비가역적인 손상을 입게 된다. 뇌의 각 부분은 몸의 특정한 기능을 조절하므로, 뇌 손상 시 나타나는 임상 양상은 손상된 부위의 조절기능과 손상범위에 달려 있다. 예를 들면, 운동조절을 담당하는 오른쪽 뇌로의 혈류차단은 신체 왼쪽부위의 마비를 유발한다.
비록 뇌졸중 후의 뇌 손상이 광범위하더라도 뇌졸중 환자는 보통 즉시 사망하지는 않는다. 대부분은 서서히 호전되며, 치료 후에는 부분적 또는 전체적인 기능이 정상으로 회복될 수도 있다.
Chapter 32는 뇌의 혈액순환에 대하여 설명하는 것으로 시작하여 뇌졸중의 주요 원인(혈전, 동맥파열, 뇌색전증)과 임상양상에 따른 응급치료에 대하여 서술하였다.

목표

- 뇌의 혈액순환을 이해하여야 한다.
- 뇌졸중의 세 가지 원인을 설명할 수 있어야 한다.
- 뇌졸중의 증상과 징후를 알아야 한다.
- 뇌졸중의 병원전 평가도구를 이용한 평가방법을 알아야 한다.
- 뇌졸중 환자의 응급처치 과정을 익힌다.

1. 뇌졸중의 원인

뇌에 지속적으로 적절한 혈류를 공급하는 것은 생명유지에 매우 중요하다. 뇌에 혈액을 공급하는 동맥은 대동맥에서 분지하는 목동맥과 빗장밑동맥에서 분지하는 척추동맥이다. 뇌의 앞쪽은 두 개의 목동맥을 통하여 혈류를 받고, 뇌의 뒤쪽은 두개의 척추동맥으로부터 혈류를 받는다. 척추동맥은 뇌의 바닥에서 서로 합쳐져 바닥동맥

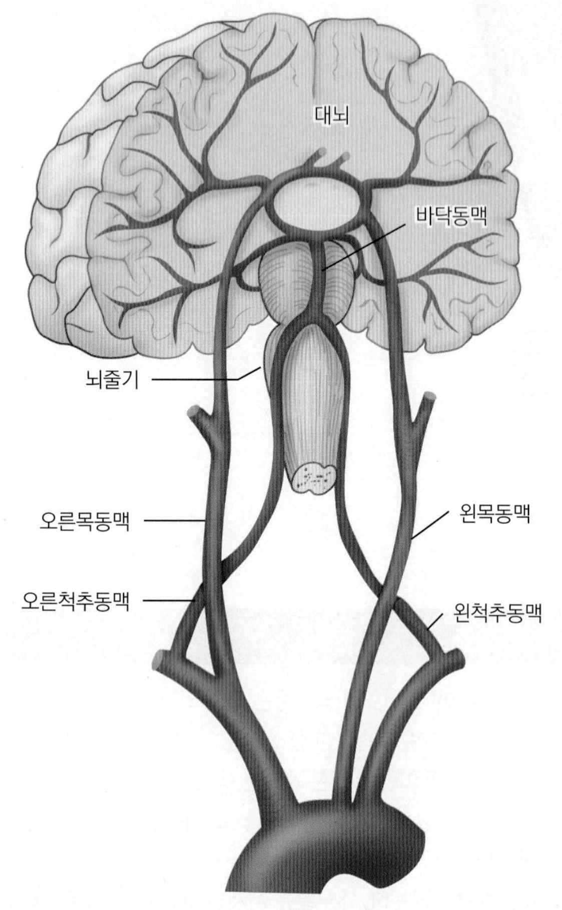

● 그림 32-1 뇌는 목동맥과 척추동맥으로부터 이중의 혈액공급을 받는다.

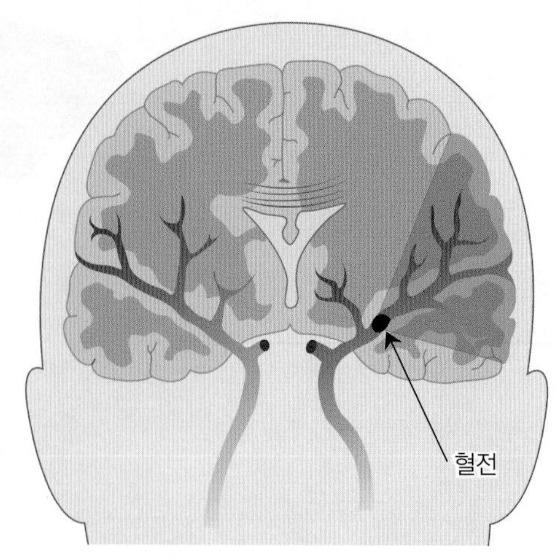

● 그림 32-2 혈전에 의한 뇌졸중. 동맥경화증은 뇌동맥의 벽에 손상을 주어 혈관의 협착과 혈액응고를 야기한다. 뇌졸중은 뇌혈관이 폐쇄되어 혈류가 차단됨으로써 발생한다.

표 32-1 뇌졸중의 발생기전과 원인질환

발생 기전	원인 질환
혈전에 의한 뇌혈관의 폐쇄	죽상경화증
뇌동맥 파열에 의한 출혈	고혈압, 뇌동맥류, 혈관기형
색전에 의한 뇌혈관의 폐쇄	심장판막질환, 심방세동, 심근경색, 대동맥 죽상경화증

이라 불리는 하나의 커다란 혈관을 형성한다. 바닥동맥은 뇌실질부에서 두 개의 목동맥과 만나 원형 혈관의 고리를 형성하게 된다. 이와 같이 목동맥과 바닥동맥이 서로 연결되어 있으므로, 한쪽 혈관이 막히더라도 다른 혈관에서의 혈류가 뇌 손상을 최소화시킬 수 있다. 즉, 뇌혈류는 뇌로의 혈류유지에 지장이 오더라도 이를 극복할 수 있는 이중의 혈류공급 장치를 가지고 있는 것이다(그림 32-1).

뇌졸중, 흔히 뇌혈관질환은 뇌에 손상을 발생할 정도로 혈류가 차단되어 나타난 증상과 징후의 조합이다. 비록 어떤 사람에게도 뇌혈관 질환이 발생할 수 있으나 죽상경화증이나 만성 심장질환 또는 고혈압이 있는 사람에게서 주로 발생한다.

뇌졸중은 표 32-1과 같은 원인에 의하여 발생할 수 있다.

1) 혈전

관상동맥질환에서와 같이 죽상경화증은 뇌동맥의 폐쇄나 차단을 야기시킬 수 있다. 혈관벽에 죽상경화증이 진행되면, 죽상반에 의하여 혈관의 내경이 감소하고 죽상반의 파열 및 혈전(thrombosis)형성으로 인하여 뇌혈관이 폐쇄될 수 있다(그림 32-2). 혈전은 뇌졸중의 가장 흔한 원인이다.

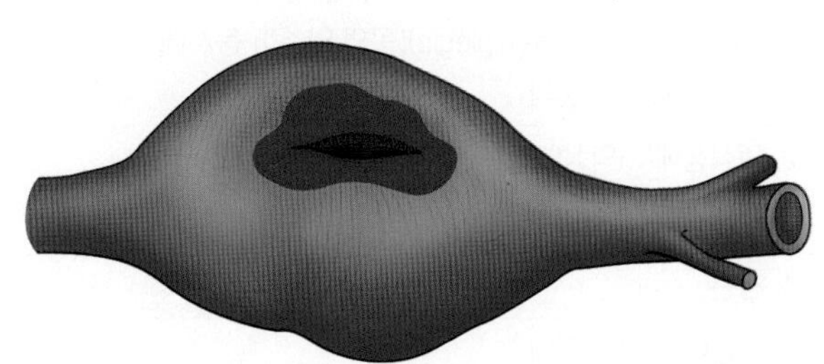

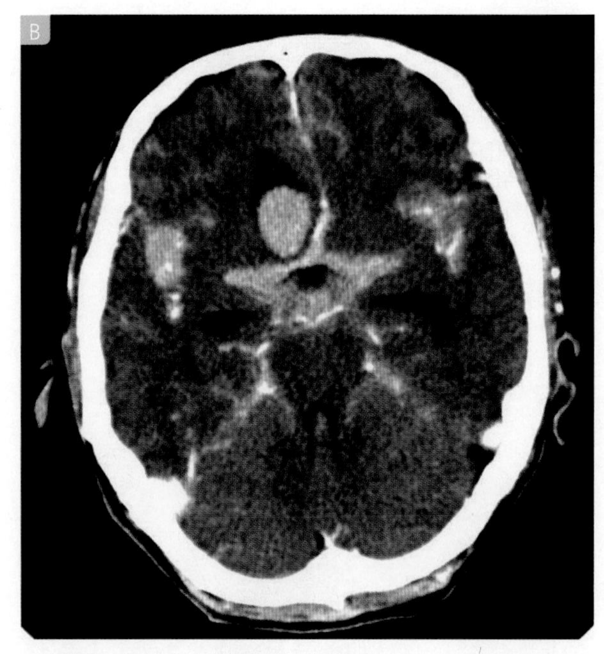

• 그림 32-3 뇌출혈에 의한 뇌졸중. **A.** 혈관벽이 약화되어 이완된 부분을 동맥류라 한다. 동맥류는 파열되어 뇌출혈을 일으킬 수 있다. **B.** 파열된 동맥류의 컴퓨터 단층촬영 사진. 흰 부분: 거미막밑출혈과 뇌실질내 출혈

2) 동맥파열에 의한 뇌출혈

뇌동맥의 파열은 뇌실질로의 출혈을 야기한다. 뇌출혈이 발생하면 출혈부위의 동맥수축을 야기하여 그 혈관으로의 혈류량을 감소시킨다. 뇌출혈 시 발생하는 뇌 손상은 조직 내로의 출혈에 의한 주위조직의 물리적 손상과 출혈부위 동맥의 수축으로 인한 혈류감소로 발생한다. 일반적으로 뇌출혈은 뇌혈관벽이 약화되어 있는 부위가 점차 이완되어 확장된 곳에서 발생한다. 혈관이 약화된 부분을 동맥류(aneurysm)라 하는데 동맥벽이 죽상경화증에 의하여 손상받은 부분에서 발생한다(그림 32-3). 동맥류는 죽상경화증이 없더라도 출생 시부터 혈관벽이 약한 선천적인 병변으로서 나타날 수 있다. 선천적 동맥질환은 젊은 환자에서 뇌졸중의 흔한 원인이 되나, 건강한 성인에서는 흔치 않다. 고혈압 환자에서 발생하는 뇌출혈은 혈관의 변화 때문이 아니라 정상 동맥이 견딜 수 없을 정도의 높은 혈압으로 인하여 혈관이 터져서 발생한다.

3) 뇌색전증

순환계 내에서 형성된 혈전이 형성된 장소로부터 이동하여 다른 장소의 혈관을 막는 현상을 색전증(embolism)이라 한다. 뇌혈관으로 색전되는 혈전이 형성되는 장소는 주로 왼심방, 왼심실 및 대동맥이다. 즉, 판막질환이 있거나 심방세동이 있는 환자의 왼심방이나, 심근경색이나 만성 심장기능상실이 있는 환자의 심실벽에서는 혈류가 저류되면서 혈전이 형성되는 경우가 많다. 이와 같이 이미 형성되어 있던 혈전이 동맥을 따라 이동하여 뇌혈관을 폐쇄하면 뇌졸중을 초래하는 것이다(그림 32-4).

색전을 일으키는 원인은 주로 혈전이지만, 때로는 심장 내 종양이나 대동맥의 죽상종이 색전의 원인이 될 수 있다. 드물게는 수술이나 주사 중 실수로 체내에 공기가 주입되어 색전될 수도 있다.

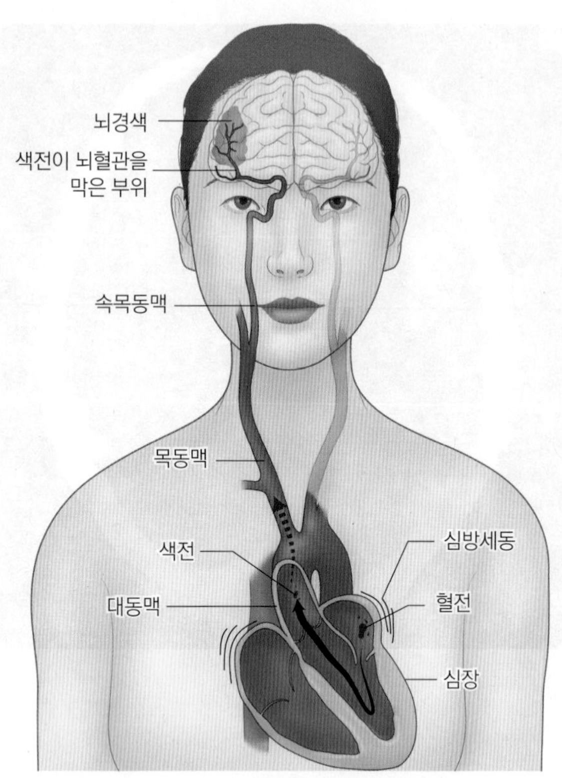

• 그림 32-4 색전에 의한 뇌졸중. 심장판막질환이나 심방세동에 의하여 심장 내에서 형성된 혈전이 동맥을 통하여 이동하여 뇌동맥을 막으면 뇌졸중이 발생한다.

2. 뇌졸중의 증상과 징후

앞에서 언급되었던 뇌의 혈류를 차단할 수 있는 세 가지 원인은 각각 다른 임상증상을 야기한다. 뇌동맥의 응혈은 보통 통증이나 경련이 없이 특이한 신체기능의 소실을 유발한다. 따라서 특정 신체기능의 소실은 해당 신체부위를 지배하는 뇌조직으로의 혈류가 차단되었다는 것을 의미한다. 동맥파열에 의한 뇌출혈이 발생하면 갑자기 심한 두통과 의식소실이 발생한다. 뇌출혈에서의 두통은 단단한 머리뼈 내에서 뇌의 부종으로 인한 뇌압의 급격한 상승에 의한 것이다. 뇌색전증은 갑작스러운 마비 또는 경련, 의식 소실 등을 야기한다.

비록 뇌졸중의 임상양상이 다양하지만, 결국은 손상된 뇌의 손상위치와 손상정도에 따라 유사한 임상양상을 보이게 된다. 뇌졸중에서 관찰할 수 있는 증상 또는 징후는 표 32-2와 같다.

표 32-2 뇌졸중의 임상양상

1. 몸의 편측으로 발생하는 부분적 또는 전체적 마비 (hemiparesis or hemiplegia)(몸의 양측이 동시에 마비되는 경우는 매우 드물다)
2. 의식장애(기억장애, 의식 혼미, 혼수상태)
3. 언어 또는 시력장애
4. 경련
5. 호흡이나 연하 장애
6. 얼굴 근육의 마비 또는 표정의 상실
7. 두통

대부분의 뇌졸중은 집에서 발생하고, 이 중 반 정도의 환자들이 응급이송체계를 이용하여 병원을 방문하게 된다.

뇌졸중의 환자에서 본인의 증상을 부정하거나 합리화를 하는 경우가 있는데 이로 인해 응급의료체계의 연락이 늦어지고 치료가 지연되어 유병률과 사망률이 증가한다.

뇌졸중의 증상이나 증후가 약하게 나타날 수 있다. 얼굴부, 한쪽 팔과 다리의 근력저하나 감각이상, 갑작스러운 언어장애나 생각의 혼란, 한쪽이나 양쪽의 시력손실, 갑작스러운 보행장애, 어지러움, 평형감각이나 운동조절기능 마비, 원인 불명의 심한 두통 등 다양하게 나타난다.

3. 뇌졸중 평가 방법들

응급구조사는 신시내티 병원전 뇌졸중 척도(Cincinnati Prehospitals Storke Scale, CPSS)나 로스앤젤레스 병원전 뇌졸중 검사(Los Angeles Prehospital Stroke Screen, LAPSS)와 같이 간단한 병원전 평가방법들을 이용하여

표 32-3 신시내티 병원전 뇌졸중 척도(Cincinnati Prehospitals Storke Scale, CPSS)

얼굴근육이상(치아를 보이게 하거나 미소를 만들게 한다) 정상소견 – 양쪽 얼굴이 동일하다. 이상소견 – 얼굴의 한쪽이 반대편처럼 움직이지 않거나 표정이 없다.
팔근육 검사(환자의 눈을 감게 하고 양팔을 펴서 손바닥을 위로 향하게 한 후 10초 이상 들고 있게 한다) 정상소견 – 양쪽 팔이 같이 움직이거나 같이 움직이지 않는다. 이상소견 – 한쪽 팔을 움직이지 못하거나 다른 팔에 비해 아래로 떨어진다.
발음이상 정상소견 – 정확하게 발음을 한다. 이상소견 – 말을 못하거나 잘못된 발음, 발음이 늘어지게 된다.

표 32-4 로스앤젤레스 병원전 뇌졸중 검사(Los Angeles Prehospital Stroke Screen, LAPSS)

	예	모름	아니요
1. 45세 이상	□	□	□
2. 발작이나 뇌전증의 과거력 없음	□	□	□
3. 증상발현 〈 24시간	□	□	□
4. 평상시에 휠체어나 병상에 누워 지내지 않음	□	□	□
5. 혈당 60-400	□	□	□
6. 다음 3 검사에 명확한 양측의 이상	□	□	□
	양측동일	오른쪽약화	왼쪽약화
얼굴미소	□	□ 처짐	□
손쥐는힘	□	□ 약함	□ 약함
		□ 힘없음	□ 힘없음
팔의 힘	□	□ 아래로 처짐	□ 아래로 처짐
		□ 급격히 감소	□ 급격히 감소

*급성, 비혼수송, 비외상성 신경학적이상을 조사하기 위해 1-6번까지 모두 예(혹은 모름)로 조사되면 병원 도착 전에 뇌졸중 의심환자로 보고하도록 한다.

객관적으로 뇌졸중 환자를 확인할 수 있다. CPSS는 이학적 검사로만 구성되어 있다. 응급구조사는 얼굴마비, 팔의 근육약화, 언어장애를 평가하면 된다(표 32-3). LAPSS는 의식의 변화를 초래하는 요인들(예: 경련의 과거력, 저혈당)을 파악한 후에 얼굴의 미소, 손의 쥐는 힘, 팔의 힘을 검사한다(표 32-4).

일반적인 뇌졸중의 인지교육으로 응급구조사가 뇌졸중 환자를 확인하는 민감도는 61–66%이다. 뇌졸중 평가도구를 이용하면 86–97%로 높아진다는 보고가 있다. 응급구조사는 CPSS나 LAPSS 등과 같이 실증적이고 간략한 병원전 평가도구를 사용하여 뇌졸중 환자 인지를 숙달해야 한다.

4. 뇌졸중 환자의 응급치료(표 32-5)

뇌졸중 환자를 대하는 응급구조사는 주의 깊게 활력징후, 혈압, 호흡 등을 관찰해야 한다. 먼저 호흡이 규칙적

표 32-5 뇌졸중이 의심되는 환자의 응급치료순서

1. 의식 정도의 확인
2. 기도유지 및 기도유지를 위한 조치
3. 호흡 확인 및 호흡보조
4. 활력징후의 측정
5. 구강내 이물질 또는 타액의 흡입
6. 환자 이송 준비: 의식장애가 있는 환자에서는 마비된 쪽을 아래로 위치시킨다.
7. 이송 중 감시: 기도유지, 호흡상태, 심박동수, 경련발생 유무

인가 불규칙적인가를 관찰한다. 뇌졸중이 있는 환자의 호흡에서는 특징적인 지연현상이 나타난다. 어떤 환자는 호흡이 힘들어 보이지는 않으나 호흡이 빠를 수도 있다. 호흡횟수를 관찰하고 호흡보조가 필요하지 않은지를 판단하여야 한다.

환자의 기도가 잘 유지되는지를 확인한다. 뇌졸중 환자는 인후 근육의 마비가 발생하여 기도를 유지하기가 어려울 때가 있다. 만약 기도를 유지하기 어렵거나, 호흡이 불규칙하거나 느리면 산소를 투여하고, 필요하면 기도내의 분비물을 흡입하여 제거하여야 한다. 이러한 조치 후에도 기도가 유지되지 않으면, 기도를 유지할 수 있는 보조기구를 사용하여 기도를 유지한다. 기도유지를 위한 보조기구를 기도에 삽입한 후에는 기도가 잘 유지되는지를 다시 한번 확인하여야 한다. 다만, 기도가 잘 유지되고 있는 환자나 구역반사가 있는 환자에게 기도 보조기구를 삽입하여서는 안 된다.

기도를 유지한 후 응급구조사는 목 또는 손목에서 심박동을 확인한다. 심박동이 유지되고 있는지를 확인하고 심박동의 규칙성에 주목한다. 심박동이 불규칙한 환자는 심장질환에 의한 뇌졸중일 가능성이 많고, 심장질환에 의한 뇌졸중 환자에서는 혈전에 의한 색전이 연이어 발생할 수 있다는 사실에 유의하여야 한다. 혈압의 측정도 역시 중요하다. 심박동이 매우 느리고 혈압이 높으면 뇌의 심한 부종이 진행되고 있다는 증거이다. 뇌는 단단한 머리뼈 내에 국한되어 있으므로 부종이 진행되면 뇌세포를 압박하여 뇌세포를 파괴시키고 영구적인 손상을 입힌다. 뇌부종은 매우 빠른 속도로 진행될 수 있으므로, 뇌부종이 의심되는 환자는 의사에 의하여 신속하게 뇌부종에 대한 치료가 진행되어야 한다.

말을 할 수 없거나 의식이 없는 환자라도 주변에서 일어나는 상황을 알 수 있고 들을 수 있는 경우가 있다. 따라서 응급구조사는 환자의 치료에 불필요하거나 부적절한 말을 하지 않아야 하며, 환자의 상태를 알아내는 데 필수적인 소견을 찾기 위해 환자와 대화를 시도해야 한다. 즉 환자가 말을 못하더라도 할 수 있는 눈짓, 응시, 손가락이나 손으로의 지적, 말하려는 노력, 머리를 끄덕이는 것 등의 간단한 표시를 통해 환자와 대화할 수 있다.

환자와 대화를 나눌 수 있으면 환자를 안심시키는 데 도움이 된다. 뇌졸중이 발생하면 입안 및 인후의 근육이 마비될 수 있으므로 구강을 통하여 어떤 것도 투여하여서는 안 된다. 비록 의식이 있는 환자라도 삼키지 못할 수 있다.

때로는 환자의 타액이나 분비물을 환자가 삼키지 못하여 질식하는 경우도 있으므로 기도를 흡입기로 흡입하여 깨끗하게 유지하고, 필요하다면 산소를 투여해야 한다. 혀가 마비되어 입이 막힌 경우에 구강이 기도를 유지하는 데 중요한 역할을 하기도 한다. 기도를 유지하기 위하여 기도 내에 인공 기도를 삽입할 때에는 구토를 유발하지 않도록 주의해야 한다. 뇌졸중 환자는 응급의료센터로 빠르게 이송되어야 한다. 의식상태가 좋지 않거나 의식이 없는 환자는 마비된 쪽을 아래쪽으로 하여 이송해야 한다(그림 32-5).

즉, 마비된 쪽을 아래로 하여 환자가 움직일 수 있는 팔다리를 자유롭게 해주어야 한다. 환자를 이송할 때는 들것이나 침대를 충분히 푹신하게 하여 마비된 쪽이 손상을 받지 않도록 하여야 한다.

허혈성 뇌졸중(뇌경색)의 증상 발현 시간이 명확하고 그 시간이 6시간 이내인 경우 뇌동맥내 혈전용해술 등

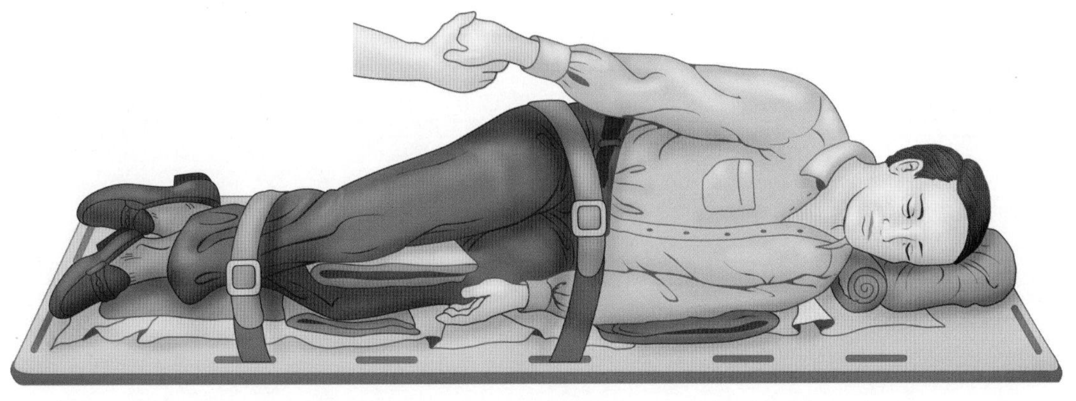

● 그림 32-5 의식장애가 있는 뇌졸중 환자는 마비된 쪽을 아래로 한 채 손상되지 않도록 보호하면서 이송해야 한다.

의 시술을 통해 혈전을 제거하고 증상의 호전을 기대할 수 있다. 다만, 병원에서 우선적으로 환자에게 쓰게 되는 혈전용해제 약물은 투여할 수 있는 시간이 증상 발생 4시간 30분 이내에만 효과적인 것으로 알려져 있다. 그래서 실제로는 증상이 발생한 후 가능한 빨리 치료 가능한 병원으로 이송되어야 환자의 좋은 예후를 기대할 수 있다. 출혈성 뇌졸중(뇌출혈)의 경우도 최대한 빠른 시간 내에 이송되어 지혈제의 투약이나 수술적 치료를 받아야 환자의 상태 악화를 막고 합병증을 줄일 수 있다. 따라서, 응급구조사는 환자 이송 중 보호자에게 환자의 뇌졸중 발현 시간을 정확히 청취하여 병원 의료진에게 전달하여야 한다. 만약 환자가 수면 중 증상이 발현하였거나, 정확한 발현 시간을 알 수 없는 경우 마지막으로 뇌졸중의 증상 없이 활동하던 시기를 청취하여 기록한다.

응급구조사가 뇌졸중 환자를 다루는 동안 환자의 가족에 대한 배려를 하여야 한다. 가족이 지나치게 불안해하면 뇌졸중 환자의 불안을 증가시킬 수 있으므로, 가족들이 흥분하지 않고 환자의 치료에 협조할 수 있도록 배려한다. 특히 뇌졸중 환자를 접하는 응급구조사가 당황하거나 불안해 하면 환자와 환자의 가족이 안심할 수 없으므로 응급구조사의 능숙한 태도가 중요하다.

당신이 응급구조사라면

1. 뇌졸중의 원인별 특성을 설명하여 보라.
2. 환자가 편측마비가 있는 것을 발견하여 뇌졸중이라고 생각하였다면 뇌졸중을 의심할 수 있는 다른 증상과 징후에는 어떤 것들이 있는가?
3. 뇌졸중이 의심되는 환자의 응급치료과정을 기술하라.
4. 뇌졸중 환자에게 먹을 것이나 마실 것을 주어서는 안 되는 이유를 설명하라.

호흡곤란

응급구조와 응급처치
RESCUE AND EMERGENCY CARE

개요

호흡곤란은 호흡이 어렵다고 느끼는 증상으로 일상용어로는 '숨이 차다'로 표현된다. 호흡곤란은 환자가 호소하는 주관적 증상으로 호흡장애의 다른 증상과 함께 동반될 수 있다. 외상에 의한 호흡곤란의 원인은 Chapter 26에서 기술하였다. Chapter 33에서는 외상 이외의 원인에 의한 호흡곤란, 즉 내과적 원인에 의한 호흡곤란을 기술하였다.

Chapter 33은 호흡계 생리학부터 산소와 이산화탄소의 교환에 관여하는 폐의 역할과 이러한 기능의 장애가 있을 때 발생하는 문제들을 다루었다. 호흡곤란을 유발하는 질환별로는 상기도 또는 하기도의 감염, 급성폐부종, 천식 또는 알러지 반응, 기도 폐쇄, 폐색전증, 과다환기 등에 관하여 서술하고 있다. 이 장의 마지막 부분은 내과적 문제로 발생하는 호흡곤란의 응급치료에 대하여 기술하였다.

목표

- 호흡생리를 이해한다.
- 호흡곤란의 내과적 원인을 구분하는 법을 알아야 한다.
- 호흡곤란 환자의 응급처치를 알아야 한다.

1. 폐의 생리

1) 폐의 기능 및 구조

폐의 주요 기능은 혈액에 산소를 공급하고 혈액의 이산화탄소를 추출하여 대기로 배출하는 것이다. 산소와 이산화탄소의 교환이 원활히 이루어지려면, 들숨 시 폐로 흡입되는 공기와 날숨 시 폐포로부터 배출되는 공기의 흐름에 장애가 없어야 하며, 폐포와 폐모세혈관 사이의 가스교환에도 장애가 없어야 한다. 폐포는 아주 작고 얇은 벽으로 싸인 공기주머니이다. 폐포는 폐동맥과 폐정

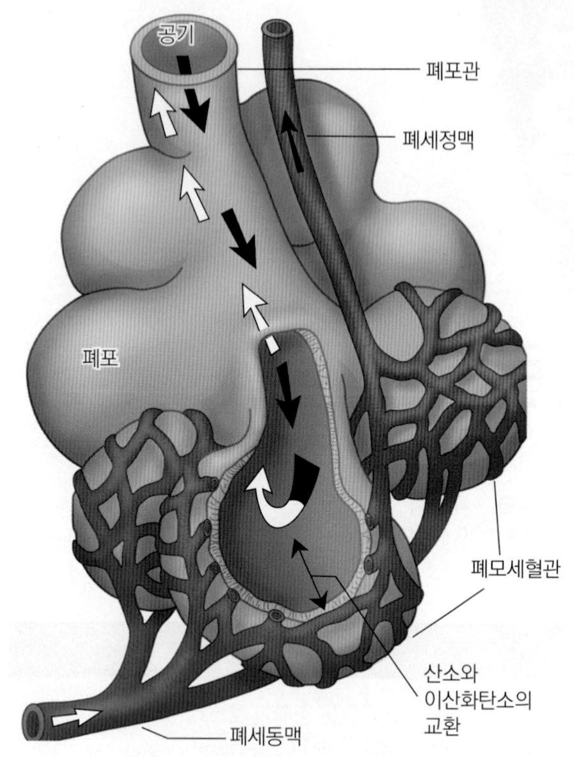

• 그림 33-1 산소와 이산화탄소의 교환이 일어나는 폐포의 확대 소견

맥을 연결시켜주는 폐모세혈관에 둘러싸여 있다. 폐포와 폐모세혈관의 혈액에 있는 산소와 이산화탄소의 교환은 빠르고 쉽게 일어난다(그림 33-1). 폐에서 발생하는 질환에 의한 가스교환의 장애는 표 33-1과 같은 기전 및 원인에 의하여 발생한다.

폐혈관의 이상이 있을 때에도 폐혈류의 장애로 인하여 산소와 이산화탄소의 교환에 지장을 초래한다. 폐질환에 의하여 체내 산소압이 감소하면 조직의 대사에 이상을 초래하게 된다. 폐환기상태의 이상은 이산화탄소의 증가를 초래한다.

2) 호흡의 조절

우리 몸에서 호흡을 조절하는 중추는 뇌줄기에 있으며, 호흡중추의 주요 자극인자는 동맥혈의 이산화탄소 농도이다. 동맥혈 이산화탄소압은 호흡량에 따라 조절되며, 정상상태에서는 35-45 mmHg로 조절되고 있다. 만약 동맥혈 이산화탄소 농도가 너무 낮으면 환자의 호흡이 느려지고 얕아지게 된다. 즉, 호흡량을 감소시켜 이산화탄소의 배출을 줄임으로써 혈중 이산화탄소 농도를 상승시킨다. 반대로 동맥혈 이산화탄소의 농도가 높으면 호흡이 빨라지고 깊이 호흡을 하여 호흡량을 증가시킴으로써 이산화탄소를 배출하여 혈중 이산화탄소의 농도를 감소시킨다. 따라서 정상상태에서 혈중 이산화탄소 농도는 호흡으로 조절되고 약간의 변화가 있어도 즉시 자동적으로 교정된다.

동맥혈 이산화탄소압을 증가시키는 몇 가지 원인이 있다. 폐질환에서 관찰되는 동맥혈 이산화탄소압의 증가는 이산화탄소의 배출장애에서 비롯된다. 때로는 이산화탄소의 체내 생성이 증가하여 동맥혈 이산화탄소압이 상승되는 경우도 있다.

표 33-1 가스교환장애를 초래하는 기전 및 호흡기 질환

기전	질환
액체나 감염에 의하여 폐모세혈관과 폐포사이가 분리되는 경우	폐렴, 폐부종
폐포가 손상되어 폐포벽을 통한 가스교환에 장애가 발생하는 경우	폐기종, 기관지 확장증
공기가 드나드는 통로가 기관지의 경련이나 점액으로 폐쇄되는 경우	기관지 천식

3) 이산화탄소혼수

혈중 이산화탄소가 서서히 증가하여 높은 수준에 올라간 후 오랫동안 유지되면 호흡중추가 증가된 이산화탄소에 반응하지 않는 경우가 발생한다. 이와 같은 상태에서 호흡중추는 더 이상 이산화탄소 변화에 반응하지 않으므로, 호흡을 유발할 수 있는 이차적인 자극이 없으면 호흡은 정지될 수 밖에 없다. 이산화탄소에 대한 호흡중추 반응이 없어질 때 호흡을 유발하는 2차적인 자극은 혈중 산소압의 저하이다. 혈중 산소압의 저하는 이산화탄소의 증가만큼 강하지는 않지만 호흡을 유발시킬 수 있다. 따라서 만성폐쇄폐질환을 앓고 있는 환자에서와 같이 만성적인 혈중 이산화탄소의 증가에 의한 고탄산혈증을 가지고 있는 환자에서는 동맥혈 산소압이 호흡을 유지시키는 유일한 자극이다. 이런 상황에 있는 환자에게는 치료과정 중에 매우 위험한 상황이 닥칠 수 있다. 즉, 이산화탄소압의 증가에 반응하지 않는 환자에게 고농도의 산소를 흡입시키면 환자의 동맥혈 산소압이 상승하고, 동맥혈 산소압의 상승은 환자에게서 호흡을 유발하는 유일한 자극인 동맥혈 저산소증을 없앰으로서 환자의 호흡이 정지되고 동맥혈 이산화탄소압이 급격히 상승되는 현상[이산화탄소혼수, carbon dioxide (CO_2) narcosis]을 유발시키는 것이다. 만약 이산화탄소가 급격히 증가하면 환자의 뇌혈관이 확장되어 의식장애가 발생하며, 호흡이 중단되어 급성 호흡기능상실에 빠지게 된다. 그러므로 폐질환이 만성으로 있는 환자에게 고농도의 산소를 투여하는 것은 금기이다. 이산화탄소혼수는 만성 폐질환 환자에서 산소를 투여하는 과정 중에 흔히 발생할 수 있으므로 주의를 요한다. 만성 폐질환이 있는 환자에서는 호흡근의 약화, 폐렴 등으로 갑자기 호흡기능상실이 발생할 수도 있으므로 이산화탄소혼수와 감별하여야 한다.

2. 호흡곤란의 원인(표 33-2)

1) 상기도 또는 하기도의 감염

호흡곤란을 유발하는 감염증은 기도의 모든 부분에서 발생할 수 있다. 기도 감염은 약간의 호흡곤란부터 기계호흡을 필요로 하는 경우까지 다양한 형태로 나타날 수 있다.

감염에 의한 호흡곤란은 기도를 통한 공기 흐름장애(감기, 디프테리아, 후두개염)나 폐포와 모세혈관의 가스교환 장애(폐렴)와 같은 경우에 나타난다.

감기는 코점막 부종과 코곁굴에서의 분비물생성 증가

표 33-2 호흡곤란의 원인질환

원인	질환
상기도 감염	급성 후두염, 급성 후두개염, 디프테리아
하기도 감염	기관지염, 폐렴
급성 폐부종	급성심장기능상실, 성인호흡곤란증후군, 패혈증, 화상
만성폐쇄폐질환	폐기종, 만성 기관지염, 기관지 확장증
천식 또는 알레르기성 폐질환	기관지 천식, 세기관지염, 과민성 폐렴
기도 폐쇄	이물질에 의한 기도폐쇄, 기도내 종양, 기도내 삽관의 합병증
폐혈류의 장애	폐색전증
기능적 이상	과다환기, 공황장애, 불안신경증

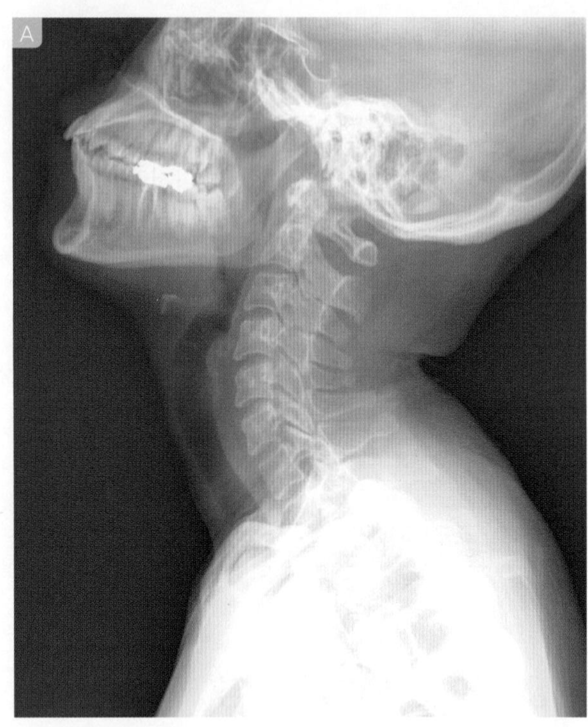

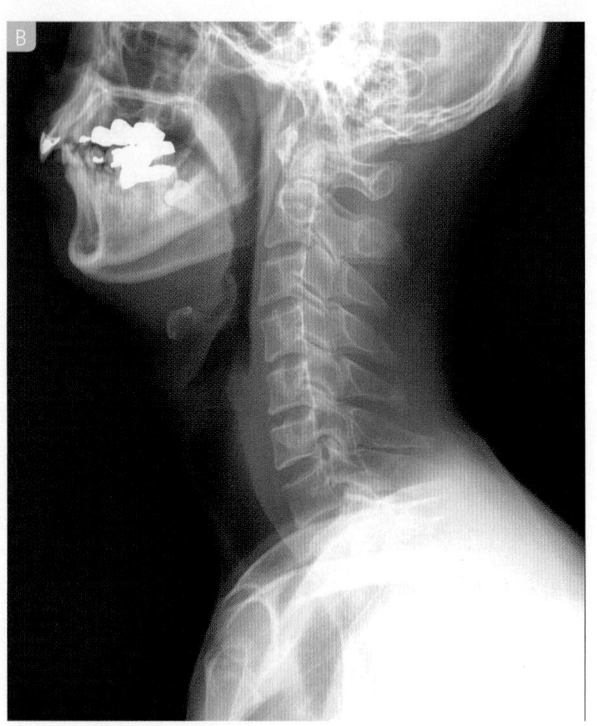

● 그림 33-2 상기도 감염에 의한 상기도의 폐쇄. **A.** 상기도 감염이 없는 환자의 목 연부 조직 촬영소견: 편도선이 정상이고 인후와 깨끗하게 경계 짓고 있다. **B.** 편도선염 환자의 목 연부 조직 촬영소견: 편도선이 심하게 부어서 상기도를 거의 폐쇄할 정도이다.

가 동반된다. 호흡곤란을 심하게 유발하지는 않으나, 주로 코막힘과 호흡 시 불편함 등을 호소한다. 오랜 연구에도 불구하고 확실한 치료는 없고, 응급사태를 유발하는 경우도 거의 없다.

디프테리아의 발생은 매우 드물지만, 일단 발생하면 높은 전염력과 위험성이 있다. 이 질환은 인후를 덮고 있는 분비물, 감염세포, 점액으로 이루어진 막을 생성한다. 디프테리아 막은 빠르게 퍼져나가서 인후로의 공기흐름을 차단하여 기도를 폐쇄할 수 있다.

급성편도염(acute tonsillitis)은 편도선의 감염으로 특히 어린이에서는 인후를 덮을 정도로 부종이 발생한다(그림 33-2). 부종이 매우 심해지면 급성으로 기도가 완전히 폐쇄될 수 있다. 급성편도염은 *Chapter 41*에서 다루기로 한다.

크룹(croup)은 기도가 가장 좁아지는 인후부의 감염과 표면의 부종에 의해 일어난다. 상기도막힘증의 가장 흔한 증상은 그렁거림(상기도의 협착이나 부분폐쇄로 들숨 시에 발생하는 높은 호흡음)이다. 그것은 인후에서의 기도가 매우 좁아져 있으며 기도 폐쇄로 진행될 수 있다는 것을 시사한다.

폐렴(pneumonia)은 세균, 바이러스, 균류 등에 의해 폐가 감염되어 염증이 생기는 것이다. 감염된 폐조직은 손상되고 파괴되며, 주변 정상 폐조직에 액체 축적이 된다. 폐포와 폐모세혈관 사이가 두꺼워지고, 폐의 산소와 이산화탄소 교환능력에 장애가 온다. 폐의 가스교환장애로 인한 저산소증이 유발되면 폐환기량을 증가시키기 위하여 호흡수가 증가한다.

2) 급성폐부종

급성폐부종(acute pulmonary edema)은 폐와 폐포내에

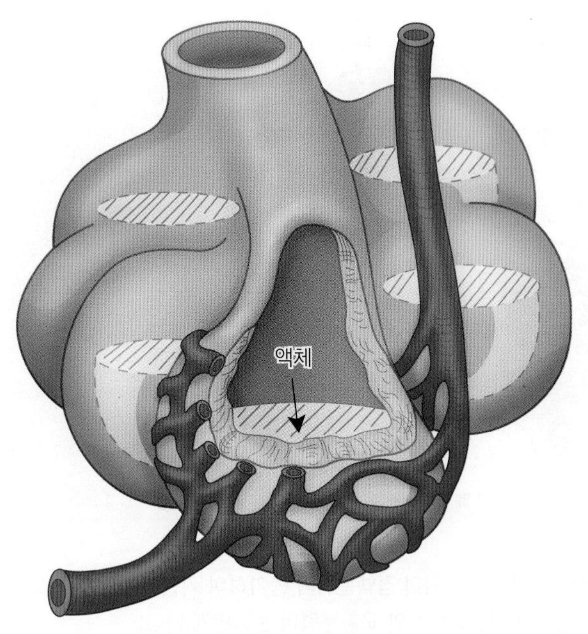

• 그림 33-3 급성폐부종에서 오는 호흡곤란: 액체가 폐포에 차게 되어 폐포벽과 모세혈관사이의 가스교환에 장애가 온다.

물이 차는 것을 말한다. 폐부종이 생기면 가스교환 장애가 생기고 호흡기능상실이 발생한다. 심근이 손상을 받아서 혈류를 적절히 순환시키지 못하게 되는 급성심근경색증 후에도 나타난다. 급성심근경색 같이 심근이 손상되면 심장 심박출량이 감소한다. 심근의 손상이 왼심실에 발생하면 왼심실이 정상적인 오른심실로부터 배출된 혈액을 충분히 배출해내지 못하며, 그 결과로서 폐정맥압이 상승하면 폐부종이 발생한다. 폐부종이 발생하면 폐포와 폐모세혈관 사이에 액체가 축적되므로 산소와 이산화탄소의 교환이 방해받게 된다(그림 33-3). 폐부종이 있는 환자에서는 호흡곤란과 함께 호흡수가 증가하게 된다. 폐부종이 심해지면 폐포내의 액체가 기관지를 통하여 배출될 수 있으며, 이때 환자는 핑크색의 거품이 있는 가래를 뱉어낸다.

심장질환이 없이도 폐부종이 발생할 수 있다. 콩팔기능 이상에도 폐부종이 생길 수 있고, 연기 흡입, 화학 성분이나 독성이 있는 자극적인 기체를 흡입하는 경우에 폐포의 직접 또는 간접 손상에 의하여 폐부종이 발생할 수 있다.

일단 폐부종이 발생하면 원인에 관계없이 폐포의 가스교환에 장애가 생겨 저산소증을 유발하고 환자는 호흡곤란을 호소한다.

3) 만성폐쇄폐질환

만성폐쇄폐질환(chronic obstructive pulmonary disease, COPD)은 비교적 흔히 볼 수 있는 폐질환이다. 특히 인구가 고령화되고 대기오염이 심해지면서 만성폐쇄폐질환 발생 빈도가 점차 높아지고 있다. 만성폐쇄폐질환은 매우 느린 경과로 정상기도나 폐포, 폐혈관을 손상시키며, 어느 정도 폐손상이 진행될 때까지는 아무런 증상이 없다가 서서히 임상증상을 유발한다. 만성폐쇄폐질환의 원인은 매우 복합적이며, 주로 반복되는 감염, 공업용 가스나 흡연에 의한 독성 물질 흡입에 의하여 유발되는 것으로 알려져 있다. 담배가 폐암의 직접적 원인이듯이 만성폐쇄폐질환의 발생에도 매우 중요한 역할을 한다.

흡연으로 흡입되는 담배연기는 그 자체가 기도 자극물질이다. 담배연기와 같이 기도를 자극하는 물질이 기도와 기관지를 만성적으로 자극하면, 기관지내의 이물을 제거하기 위하여 분비되는 기관지 점액 분비를 자극하여 점액분비량이 증가한다. 기관지 점액 분비가 증가되면 분비된 점액에 의하여 작은 기관지와 폐포가 폐쇄될 수 있다. 폐쇄된 폐포에는 세균이 쉽게 감염되고, 반복적인 세균감염으로 인하여 폐조직이 파괴되어 폐포가 점차 확장됨으로서 폐기종이 발생한다(그림 33-4). 일단 폐기종이 발생된 폐포는 회복될 수 없으며, 폐기종이 점진적으로 환자의 전체 폐로 진행되면 폐의 가스교환상태에 영향을 주어 동맥혈 산소압은 감소하고 이산화탄소압은 증가한다.

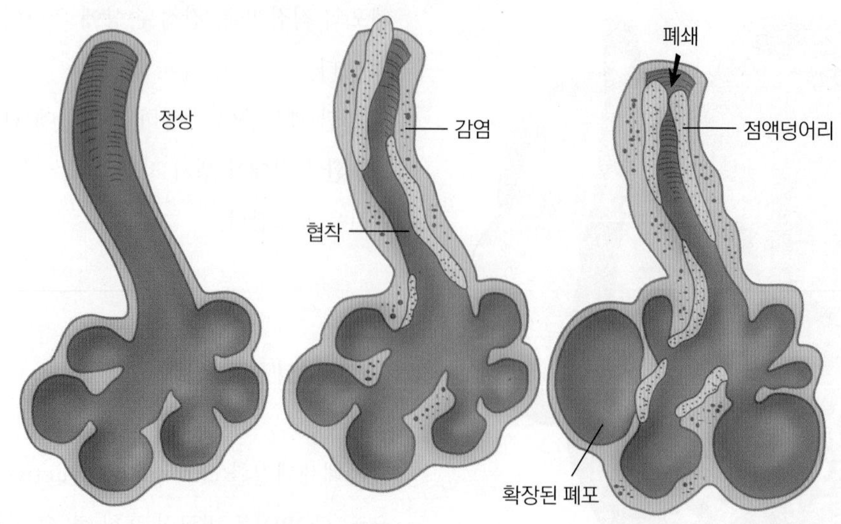

● 그림 33-4 만성폐쇄폐질환에 의한 호흡곤란. 기관지에 만성자극이나 감염이 반복되어 점액분비가 증가하여 기관지의 부분적 또는 전체적 폐쇄를 일으킨다. 기관지가 폐쇄되면 폐포는 확장되고 손상되어 산소와 이산화탄소의 교환능력이 손상받게 된다.

만성폐쇄폐질환 환자에서 세균이 감염되면 심각한 가스교환 장애로 동맥혈 산소압이 급격히 감소하는 상황이 발생하며, 호흡기능상실에 의하여 동맥혈 이산화탄소압이 상승하면 이산화탄소혼수가 발생할 수도 있다.

만성폐쇄폐질환 환자는 기도 내 점막이 손상되어 있으므로, 감염으로 생성되는 점액이나 타액이 배출되지 않아 폐감염증이 잘 치료되지 않는다. 또한 호흡을 깊이 해야 폐포내의 분비물이 잘 배출되는데, 만성폐쇄폐질환 환자는 호흡을 깊게 할 수 없어 폐포내 분비물을 쉽게 배출할 수 없다.

만성폐쇄폐질환 환자는 보통 노령이며 폐질환을 반복적으로 앓은 병력이 있다. 환자들은 가슴이 답답하고 항상 피곤하다고 호소한다. 대부분 환자가 흡연 과거력이 있다.

환자 흡연력을 기록할 때는 흡연량을 알 수 있도록 연도별 흡연개수로 기록한다. 예를 들어 일 년 동안 하루에 한 갑씩 피운 경우는 1년당 한갑(1 pack year)으로 기록한다. 하루 1갑 이상의 담배를 피우는 경우가 많으므로, 60세 노인의 흡연력이 100갑년(100 pack year)인 경우도 드물지 않다. 연당 흡연 숫자와 만성폐쇄폐질환 발생과는 직접적인 연관이 있다.

4) 천식 또는 알러지에 의한 폐질환

천식은 여러 세포와 다양한 매체들이 관여하는 기도의 만성 염증성 알러지 질환이다. 기도 염증은 기도과민증과 연관되어 반복적인 천명, 호흡곤란, 가슴 답답함, 기침 등의 증상을 일으킨다. 기도(특히 기관지)의 수축으로 인한 기도 폐쇄와 기도 내 점액의 과다 생성에 의하여 발생되는 호흡곤란을 특징으로 하는 질환이다(그림 33-5). 천식 환자에서는 공기가 좁아진 기도를 지나갈 때 생기는 쌕쌕거림을 들을 수 있다. 천식이 발생하면 환자는 들숨보다는 날숨 시 기관이 폐쇄되므로 날숨 시에 더욱 힘들어 한다. 천식이 심할 경우에는 청색증이 발생할 수도 있다.

천식은 연령에 관계없이 환자가 과민반응을 일으킬 수 있는 물질을 섭취, 흡입, 주사할 때 발생한다. 기도에

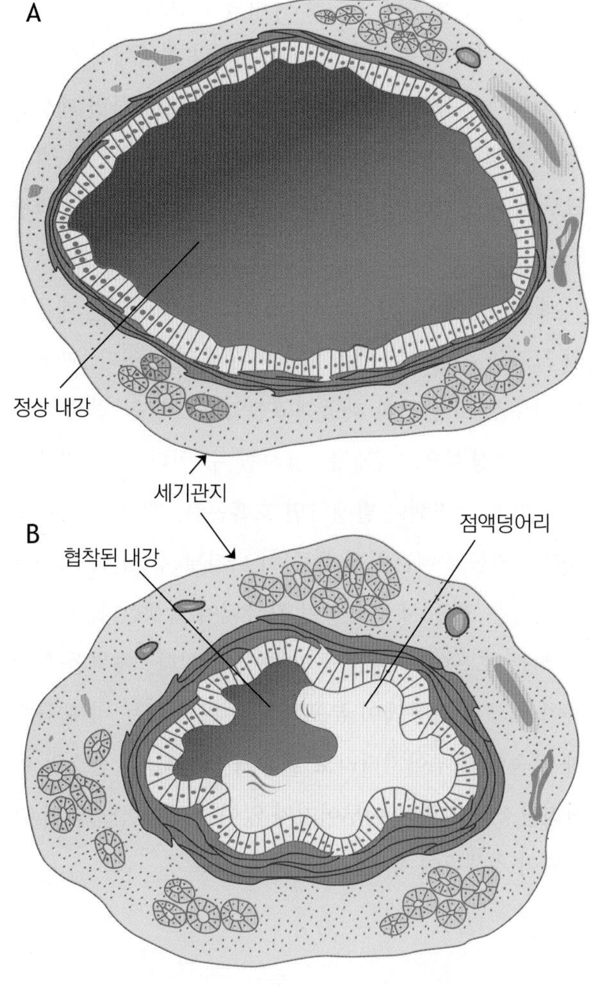

• 그림 33-5 천식에 기관의 변화. **A.** 정상상태의 기관. **B.** 천식발작 상태의 기관: 기관의 경련성 수축과 기관 내 점액의 증가로 기관이 좁아져 있다.

서 발생하는 과민반응은 항원(환자가 예민해 하는 물질)에 노출될 때 환자의 면역체계에 의하여 시작되는 정상 방어기전이 급격하게 시작됨으로써 발생한다. 환자가 항원에 노출되지 않으면 환자는 정상적인 폐기능을 유지하므로, 평상시에는 정상적인 생활을 할 수 있다. 벌에 쏘이거나 다른 물질에 대한 알러지반응이 급성 천식발작을 야기하기도 한다. 심한 경우 알러지반응은 아나필락시스 쇼크(anaphylactic shock)를 일으킬 수도 있으며, 아나필락시스 쇼크가 발생하면 호흡기능상실이나 혼수상태가 될 수 있으며 사망에 이르는 경우도 있다(아나필락시스 쇼크는 *Chapter 14*에서 다루었다). 과민반응이 약하게 나타나는 흔한 질환으로 '건초열(hay fever)'이 있다. 건초열은 꽃가루, 식물의 씨앗 등으로 발생하므로 꽃가루가 일 년 내내 공기 중에 있는 지역에서는 건초열이 흔히 볼 수 있는 질환이다. 건초열은 일반적으로 응급상황을 야기하지는 않으나 상기도 감염-코막힘, 콧물, 재채기와 같은 증상을 유발한다.

5) 기도폐쇄

기도폐쇄는 의식이 없거나 의식장애가 있는 환자에서 기도내로 이물이 흡입되거나 혀가 기도를 폐쇄하여 발생할 수 있다. 기도 폐쇄가 있는 환자들은 대부분 말을 할 수 없는 상태에서 힘들어하는 모습을 보이거나, 부분 폐쇄인 경우 쉰목소리나 꺽꺽소리를 내며 도움을 요청하게 된다. 의식이 없는 환자에서 기도폐쇄를 방지하려면 머리를 젖히고 턱을 당겨 기도를 열어 주어야 한다. 이와 같은 방법은 목뼈를 뒤로 젖히게 되므로 머리나 목에 손상이 없다는 것을 확인한 후 시행하여야 한다. 만약 단순한 기도조작으로써 문제가 해결되지 않는다면 상기도 폐쇄에 대한 검사를 해야 한다.

이물에 의한 상기도 폐쇄 원인으로 어린아이가 물체(구슬, 사탕, 동전 등)를 삼키다가 기도로 흡인되었거나 성인에서 고깃덩어리 같은 것에 의하여 기도가 막혔을 경우 등이 있을 수 있다. 실제적으로 급성 상기도폐쇄 원인은 외상에 의한 경우가 더 많다. 급성 기도폐쇄에 대한 응급치료는 *Chapter 11*에 기술하였다.

기도폐쇄 환자를 치료하는 응급구조사에게 중요한 점은 원인을 예상하여 그것을 적절히 치료할 수 있어야 한다는 것이다.

6) 폐색전증

색전(embolus)은 혈전이 형성된 장소에서 혈류를 따라 다른 장소까지 이동하는 것을 말한다. 색전이 발생하면 혈전의 크기에 따라 혈관이 폐쇄될 수 있고, 폐쇄된 혈관의 먼 쪽부분으로의 관류량이 급격히 감소된다. 색전은 동맥계에서도 발생할 수 있고 정맥계 내에서 발생할 수 있다.

혈전 이외에도 색전을 일으킬 수 있는데, 예를 들면 혈류 내에 들어간 공기거품이 태아의 양수도 색전이 될 수 있다.

색전에 의하여 혈류가 완전히 차단되는 것을 색전증(embolism)이라 하는데, 색전증은 매우 심각한 합병증이나 급사를 유발할 수 있다.

폐색전증(pulmonary embolism)은 정맥계에서 생성된 색전이 그 경로를 통해 오른심방, 오른심실을 거쳐 폐동맥을 폐쇄하는 것을 말한다.

정맥계의 혈전은 혈류가 느려지거나, 혈관벽의 손상, 비정상적으로 증가된 혈액 응고 등에 의하여 생성된다. 따라서 침대에 누워있는 거동할 수 없는 환자 등에서 주로 발생한다. 심부정맥에서 형성된 정맥계의 혈전(deep vein thrombosis)은 대부분 길고 반듯한 모양을 가지고 있어 혈괴를 형성하기 쉬운 다리나 골반의 정맥에서 발생한다. 이렇게 형성된 혈전이 다리의 정맥에서 이탈되어 폐동맥을 통과하다가 걸려 폐동맥을 폐쇄하면 폐색전증이 발생하는 것이다. 다리에서 발생하는 혈전은 길고 크므로 폐동맥의 혈류를 완전히 차단시킬 수 있다(그림 33-6).

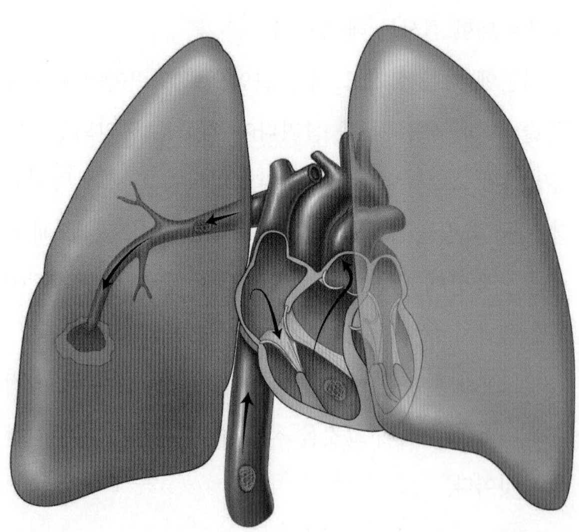

그림 33-6 폐색전증의 발병 원리

폐색전증의 증상은 폐색전에 의하여 폐쇄되는 폐동맥의 크기와 손상받는 폐조직의 범위에 달려 있다. 폐색전이 아주 커서 급격한 폐동맥고혈압을 유발할 경우 오른심실기능상실으로 환자는 급사할 수 있다. 폐색전증이 발생한 후 폐경색이 발생하면 호흡곤란, 객혈, 가슴막성 흉통(날카롭고 베는 듯한 통증)이 나타날 수 있다. 가슴막성 통증은 호흡 시 가슴막이 자극되어 발생한다. 이외에도 빠른 호흡이나 실신 등의 증상도 있다. 폐색전에 의하여 폐쇄된 폐동맥이 분포하는 부위의 폐는 비록 들숨과 날숨이 이루어지더라도 혈류가 차단되어, 산소와 이산화탄소의 교환이 이루어지지 않아 동맥혈 산소압이 감소되어 청색증이 유발된다.

표 33-3 혈전형성의 위험 환자

혈전형성의 위험 환자
운동이 제한된 경우
장기입원이나 오래 누워있는 경우
뇌졸중, 척수 손상 환자
장기여행자(고정된 자세로 오랫동안 여행하는 경우)
최근의 수술
외상(다리, 골반의 손상)
비만
심장질환자
화상
혈전증 과거력 또는 유전성 혈전증
혈액응고 이상
임신, 분만 후
혈액병
종양
여성호르몬 치료, 경구피임약
비감염성 염증 질환(루푸스, 염증성 장질환, 신증후군 환자)

폐색전증은 비교적 흔히 발생하지만 진단하기가 어렵다. 미국에서는 매년 약 65만 명의 환자가 발생하여 그 중 10%는 급사한다. 대부분 폐색전은 환자에게 아무런 자각증상을 유발하지 않거나 일시적인 호흡곤란만을 유발하는 경우가 많다. 폐색전증은 정맥 내에 혈전이 형성되기 쉬운 환자(운동을 할 수 없는 환자, 혈액질환자)에서 흔히 발생하며, 건강하고 활동적인 사람에게서 발생하는 경우는 극히 드물다. 혈전형성의 위험이 있는 환자에서 위의 증상의 일부가 나타나도 혈전증을 의심해야 한다(표 33-3).

7) 과다환기증후군

폐에 이상이 없는 환자가 호흡수나 호흡의 깊이를 증가시키는 현상을 과다환기증후군(hyperventilation syndrome)이라 한다. 과다환기로 너무 많은 양의 이산화탄소가 배출되면 혈중 이산화탄소가 정상 이하로 떨어지고, 혈중 pH는 정상보다 증가하여 호흡성 알칼리상태가 된다. 환자가 과다환기를 할 때 호소하는 증상은 대부분 호흡성 알칼리 상태에 의하여 유발되는 것이다. 과다환기증후군은 대부분 정신적 불안감등에 의하여 야기되는데, 환자는 과다환기 전에 두통이나 메스꺼움 등을 호소하기도 한다. 과다환기 시 발생하는 대부분의 증상은 심호흡을 하면 5분 내에 소실될 수 있다. 과다환기증후군의 일반적인 증상으로는 감각의 둔함, 손발의 저림, 호흡곤란 등이 있다. 호흡 빈도는 분당 40-50회까지 올라간다. 과다환기 시 발생하는 대부분의 증상은 정상적인 심호흡을 하면 5분 내에 소실될 수 있다. 최근 연구에 따르면 좌우 뇌의 혈류에 이상이 있을 때 공황발작(panic attack)이 올 수 있다고 알려져 있으나 과다환기증후군 환자에서는 이런 증상을 설명할 만한 기질적 장애는 존재하지 않는다.

3. 호흡곤란의 치료

1) 상기도 또는 하기도의 감염

급성 감염에 의한 호흡곤란은 흔히 발생하지만 위험하지는 않다. 감기 환자에서 급격히 발생하는 코의 충혈이나 코막힘을 해소해주어야 하는 경우는 있을 수 있다.

급성 감염으로 상기도가 폐쇄되면 아무리 능숙한 마취과 의사라도 인후를 볼 수 없으므로 혼자서 기관삽관을 한다는 것은 불가능하다. 따라서 상기도 폐쇄가 임박한 환자는 즉시 응급의료센터로 이송하여 어려운 기도처치에 대한 준비가 된 상태에서 기관삽관을 해야 한다. 응급구조사는 따뜻한 산소를 투여하고, 충분한 습도를 유지해야 하며, 기도내 분비물을 흡입할 때에는 기도를 자극하지 않도록 부드럽게 하여야 한다.

폐렴 환자에서의 호흡곤란은 상기도 폐쇄에 의한 것이 아니라, 폐용량 감소와 산소교환 장애로 발생한다. 따라서 기관 내 삽관이나 인공기도보다는 산소를 투여하는 것이 도움이 된다.

2) 급성폐부종

급성폐부종(acute pulmonary edema)에 의한 호흡곤란은 급성심근경색과 연관이 있다. 급성심근경색에 의한 폐부종의 치료는 *Chapter 31*에서 이미 서술하였다. 폐부종의 증상이 심장질환과 관련이 없는 경우에는 폐의 직접적인 손상 때문이다. 폐부종 환자에서는 산소공급과 기도내 분비물의 제거가 중요하며, 응급의료센터로 신속한 이송을 필요로 한다. 심장질환이 의심되거나 직접적인 폐자극에 의한 폐부종 환자에서는 환자가 호흡이 편한 자세(앉은 자세)를 취해주고, 산소 투여 및 기도내 분비물제거에 주력하여야 한다. 폐부종 환자에서도 상기도

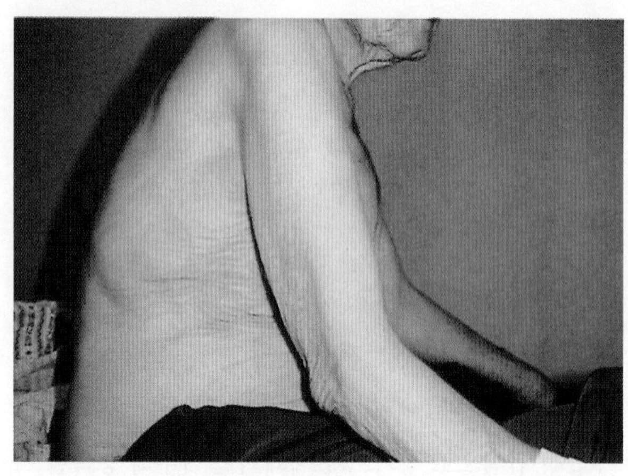

그림 33-7 만성폐쇄폐질환 환자의 전형적인 모습: 맥주통 모양의 가슴, 불룩한 입술, 호흡 시 보조근육의 사용 등이 관찰된다.

폐쇄가 없는 한 기도내 삽관은 필요 없다. 의식이 없는 급성폐부종 환자는 인공호흡, 기도유지, 산소투여, 기도내 분비물 흡입 등이 필요하다.

3) 만성폐쇄폐질환

만성폐쇄폐질환(폐기종, 만성기관지염) 환자는 일반적으로 노령이다. 만성폐쇄폐질환 환자의 가슴은 공기가 폐에 점진적으로 축적되면서 부피가 증가하여 맥주통 같은 모양을 하고 있고 몸무게가 서서히 빠져서 마른 체형을 보인다. 임상증상으로 의식 혼미, 혼수상태, 급성 호흡곤란, 이산화탄소혼수, 저산소증이 나타날 수 있으며 청색증이 관찰되기도 한다. 만성폐쇄폐질환 환자는 호흡시 목과 어깨에 있는 호흡보조근육을 사용하기도 한다(그림 33-7). 만성폐쇄폐질환이 있는 환자는 흡연의 과거력이나 흡연을 하고 있고, 오랫동안 지속되어온 호흡곤란이 있는 경우가 많다. 환자는 최근 '감기'를 앓는다고 생각하고 있으며, 열이 나면서 가래량이 증가하였다고 말할 것이다.

가래가 많은 환자에서는 짙은 노랑이나 청색의 가래를 뱉어낸다. 만성폐쇄폐질환이 있는 환자는 흡연의 과거력이 있거나 흡연을 하고 있다.

만성폐쇄폐질환 환자의 혈압은 정상이지만 심박동은 빠르다. 그러나 이산화탄소혼수가 발생한 경우에는 심박동이 매우 느릴 수도 있다. 가슴을 청진할 때 거품소리나 쌕쌕거림을 들을 수 있다. 호흡음은 종종 들리지 않거나 뒤쪽 가슴에서만 들을 수 있다. 환자의 활력징후는 특히 호흡수에 중점을 두고 측정하여 기록해야 한다.

산소를 투여할 경우에는 산소를 투여한 이후의 호흡수를 주의 깊게 관찰하여야 한다. 산소를 투여할 때 응급구조사는 환자의 산소에 대한 반응과 호흡수를 최소한 5분마다 관찰해야 한다. 산소를 투여하면 전술한 바와 같이 저산소증에 의한 호흡중추의 자극효과가 소실되어 환자가 호흡을 하지 않게 되므로 호흡수와 환자 의식 상태를 주의 깊게 관찰하여야 한다.

만성폐쇄폐질환 환자에게 산소를 공급하는 가장 좋은

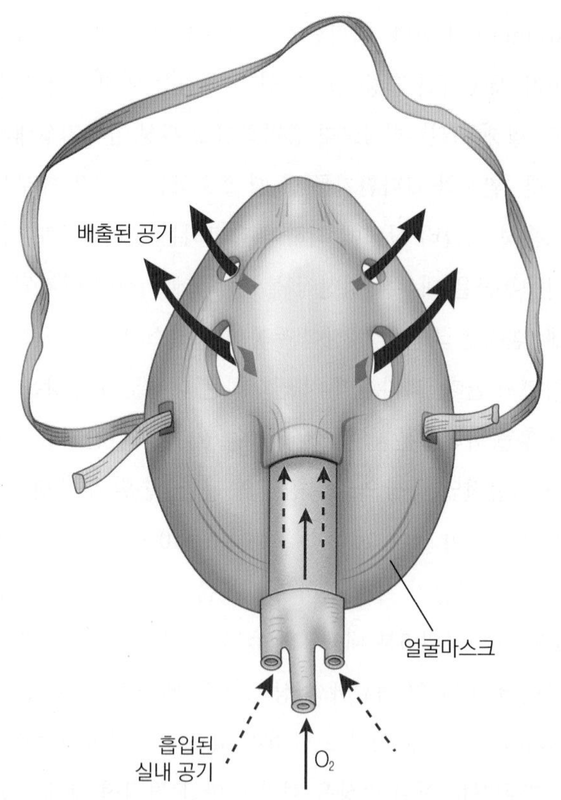

그림 33-8 벤츄리 마스크. 특정 농도의 산소를 흡입시킬 수 있으므로 만성폐쇄폐질환 환자에게 산소를 투여하는데 적합하다.

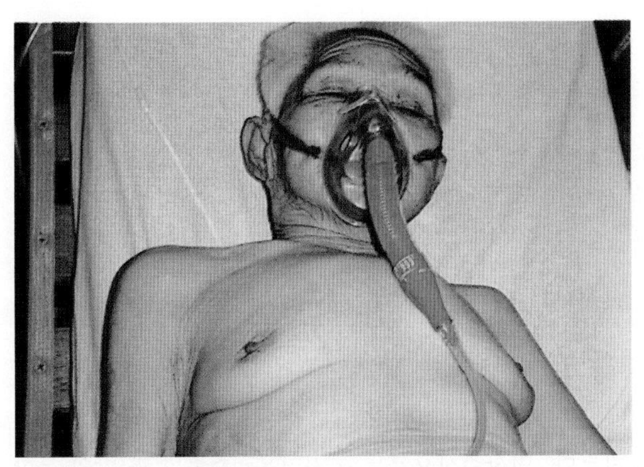

• 그림 33-9 만성폐쇄폐질환 등 호흡곤란이 있는 환자는 앉은 자세에서 이송해야 한다. 이송 중 호흡수는 매 5분마다 측정하여야 한다.

방법은 벤츄리 마스크를 사용하는 것이다(그림 33-8). 벤츄리 마스크에서는 100% 산소가 비교적 낮은 속도(분당 2-5 L)로 공급된다. 마스크 내에서는 투여되는 산소 농도를 조절할 수 있으므로 환자에게 불필요한 고농도 산소를 흡입시켜 이산화탄소혼수를 발생시킬 위험이 적다. 벤츄리 마스크의 장점은 비교적 낮은 농도의 산소를 많은 공기와 함께 흡입시킬 수 있다는 점이다. 어느 정도의 산소농도가 환자에게서 이산화탄소중독을 유발하는지를 미리 알 수는 없다. 그러므로 마스크가 사용될 때는 응급구조사는 환자 반응을 매우 주의 깊게 관찰하면서 환자가 호흡을 깊이 하도록 도와주고, 가능한 한 빨리 응급의료센터로 환자를 이송한다. 만성폐쇄폐질환이 있는 환자는 이송 시 앉아 있게 하면 편안해 한다(그림 33-9).

4) 천식과 알러지에 의한 폐질환

천식은 연령에 관계없이 발생한다. 천식 환자에서 호흡장애가 심하면 청진기 없이도 호기 시 쌕쌕거림을 들을 수 있다. 천식발작 중에는 들숨보다는 날숨 시에 호흡곤란이 심하다. 따라서 들숨시간보다 날숨시간이 훨씬 길어지며, 날숨의 어려움으로 인하여 환자는 점차 지치게 된다. 천식 발작이 없을 때의 폐기능은 정상이므로, 천식발작이 없을 때에는 환자에게 호흡곤란은 없다. 따라서 환자가 평상시는 정상이면서 재발을 한 것인지를 확인하는 것이 천식을 진단하는 데 중요하다.

천식 환자에서 심박동은 정상이거나 증가한다. 혈압은 환자가 경험하는 불안이나 치료약 투여의 효과로 약간 상승할 수도 있다. 호흡수는 증가할 것이다. 활력징후를 측정하고 과거력을 조사해야 한다. 꿀벌이나 말벌에 쏘였을 때에는 과민반응에 의한 쇼크 상태가 올 수 있다.

천식 환자를 응급 치료할 때는 산소를 투여하고 환자를 앉힌 자세에서 호흡이 편하도록 해준다. 다른 응급상황 시와 마찬가지로 응급구조사는 환자의 불안감을 줄여 줄 수 있도록 노력하여야 한다.

천식이 벌 또는 환자에게 과민한 물질에 노출되어 발생한 경우에는 과민반응의 징후일 수 있으므로, 과민반응에 대한 약물을 투여한다. 과민반응에 투여하는 약물은 응급구조사가 투여할 수 있다. 아나필락시스 쇼크를 경험한 환자들은 아나필락시스 쇼크가 발생할 수 있다는 것을 진단하기 쉽도록 표식을 지니고 있다.

감작반응이 일어난 환자는 빠르게 무의식 상태로 빠지므로 산소와 호흡보조를 필요로 한다. 외측 허벅지에 근육주사로 1:1,000 에피네프린을 0.3-0.5 cc를 주사한다. 에피네프린은 감작반응을 감소시키거나 빠르게 역전시킨다. 과민반응이 있는 일부 환자는 스스로 자신에게 투여되어야 할 약제를 휴대하고 있다. 응급구조사는 과민반응이 있는 환자에서 에피네프린의 투여가 얼마나 중요한지를 알아야 한다. 또한 이런 약제를 얼마나 빨리 투여하여야 하는가를 잘 알고 있어야 한다. 에피네프린은 심혈관계에 매우 강력히 작용하는 약물이므로 많은 부작용을 유발한다. 그러므로 에피네프린을 투여할 경우에는 과민반응에 대한 확실한 진단이 전제되어야 한다.

환자가 의식이 있는 상태에서는 기도내의 분비물을

흡입하여 주고 산소를 투여할 준비를 한다. 환자가 혼수 상태인 경우에는 기도유지가 필요하며 심정지가 발생하여 심폐소생술을 필요로 하는 경우도 많다.

5) 기도의 폐쇄

3세 이하 어린이나 호흡곤란이 발생하기 이전에 어떤 것을 먹은 것이 확인된 환자에서는 급성 호흡장애 원인이 흡입이나 흡인된 이물에 의한 것으로 추측해야 한다. 기도폐쇄가 의심되는 환자에서 첫 번째로 해야 할 일은 상기도내의 이물을 제거하는 것이다. 응급구조사가 기도내 이물을 제거하는 데 실패한 경우에는 신속히 응급의료센터로 환자를 이송한다. 기도폐쇄에 의한 환자의 응급처치는 *Chapter 11*에서 다루었다.

6) 폐색전증

폐색전증(pulmonary embolism)의 위험인자를 가지고 있는 환자이거나, 젊은 사람에서도 오랫동안 몸을 움직이지 않은 상태(긴시간 비행, 컴퓨터 작업, 게임 등)에서 갑자기 발생한 호흡곤란이나 심정인 경우 폐색전을 의심해야 한다. 일반적으로 관찰되는 임상 증상은 급성 흉막성흉통, 저산소증, 호흡수 증가 등이며, 드물게는 객혈이 발생할 수도 있다.

기도폐쇄가 없는 한 기도유지에 필요한 조작은 필요없다. 광범위한 폐조직이 기능을 못하게 되어 저산소증이 발생하면 산소를 투여한다. 환자를 안락한 상태로 앉은 자세에서 호흡을 보조하면서 이송한다. 객혈이 발생하면 흡인되거나 기도가 막히지 않도록 유의한다. 심박동은 빠르거나 부정맥이 발생하기도 한다. 폐색전증에 대한 급성 반사 반응으로 심정지가 발생할 수도 있으므로 심폐소생술을 요하는 경우도 있다. 폐색전증이 의심되면 환자를 응급의료센터로 신속히 이송해야 한다.

7) 과다환기증후군

과다환기(hyperventilation) 환자는 보통 신경질적이고 죽음을 두려워하며, 평상시보다 많은 양의 공기로 호흡함에도 불구하고 공기가 가슴으로 들어오지 않을 것으로 믿는다. 임상증상으로는 어지러움, 종종 손과 발의 둔함과 얼얼함이나 차가워지는 느낌이 든다고 하며, 때로는 조이는 듯한 예리한 가슴통증이 호흡증가와 함께 발생할 수 있다. 호흡과 심박동수가 증가하며 혈압은 정상이다. 청색증이 발생하지 않는다는 사실이 과다환기가 호흡곤란의 원인이라는 열쇠가 되기도 한다.

다른 질환도 과다환기와 유사한 반응을 일으킬 수 있다. 혈액내 산–염기의 균형을 유지하기 위한 기본적 보상방법은 호흡 횟수이다. 만약 당뇨성케톤산증, 쇼크, 산의 섭취 등으로 pH가 감소하면(산증), pH를 정상으로 회복시키기 위하여 과다환기로 이산화탄소가 배출된다.

폐색전증도 역시 과다환기를 유발할 수 있다. 그러므로 응급구조사는 환자의 상태를 조사하고 과거력을 알아

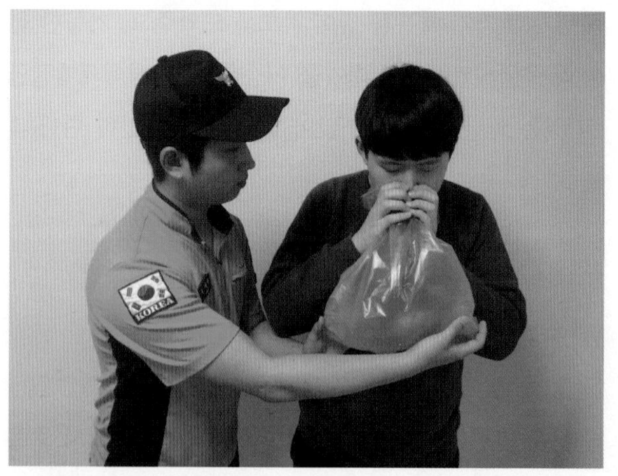

• 그림 33-10 단순한 과다호흡은 봉지나 마스크로 배출된 공기를 재흡입하도록 하므로써 효과적으로 치료될 수 있다.

냄으로써 과다환기의 원인을 알아내는 데 주력해야 한다. 또한 가슴통증, 심장질환, 객혈, 당뇨의 유무를 조사하여 기록함으로써 과다환기의 원인을 추정하는 데 도움을 줄 수 있다.

과다환기의 특별한 원인이 없는 경우에는 응급구조사가 환자를 안심시키는 것으로도 충분한 치료가 될 수 있다.

혈중 이산화탄소압을 올리는 방법으로 종이봉지를 이용한 호흡이 있다(그림 33-10). 이 방법은 환자가 배출된 공기를 재흡입 혈중 이산화탄소를 증가시킬 수 있다. 배출공기에는 이산화탄소만 있는 것이 아니고 최소한 16%의 산소가 있으므로 산소결핍이 생기는 경우는 드물지만, 간혹 저산소증이 발생할 수 있으므로 오랜 기간 적용하는 것은 추천하지 않는다. 과다환기증후군 환자에서 다른 질환의 기왕력이 있는 경우에는 신속히 응급의료센터로 이송해야 한다. 응급구조사뿐만 아니라 경험 있는 전문가도 과다환기 환자의 원인을 판단하는 데 오진을 하는 경우가 많다. 오히려 과다환기 자체보다는 원인이 되는 질환, 상황이 더 중요한 문제일 가능성이 있다. 따라서 과다환기가 있는 환자는 좀 더 정확한 원인을 규명하고 적절한 치료를 제공하기 위하여 주의 깊게 관찰하고 조사해야 한다.

당신이 응급구조사라면

1. 호흡곤란의 원인은 빠르게 규명되어야 하는데 그 이유는? 호흡곤란의 원인을 설명하시오.
2. 만성폐쇄폐질환이 있는 환자에게 고농도의 산소를 투여하지 않아야 하는 이유는 무엇인가?
3. 과다환기 상태의 환자를 치료하도록 지시 받았다. 도착하자마자 당신은 어떤 사람이 환자에게 종이봉지에 호흡하라고 지시하는 것을 보았다. 당신은 이 치료를 계속해야 하는가? 계속한다면 혹은 계속하지 않는다면 그 이유는 무엇인가?
4. 벌에 쏘인 환자에게 천식발작이 발생하였다. 그것은 무엇을 의미하는가? 만약 아나필락시스 쇼크로 진행한다면 어떤 치료를 할 것인가?

당뇨

응 급 구 조 와 응 급 처 치
RESCUE AND EMERGENCY CARE

개요

당뇨병은 일반적으로 췌장기능의 장애로부터 오는 내분비계의 질환으로 당대사의 장애로 전신적인 합병증을 유발하는 진행성 질환이다. 당뇨의 합병증으로 생명유지에 중요한 신장이나 심장 등의 질환이 초래되면 마침내는 생명을 앗아가게 된다. 대부분의 당뇨 환자들은 자신들이 당뇨 환자라는 것을 알게 되면 당뇨를 조절하게 되어 식이요법을 통하여 식사량을 조절하고, 자신들의 인슐린 요구량에 맞게 적절한 식이를 한다. 그러나 때때로 환자가 너무 많은 양의 식사를 하거나, 인슐린을 적게 투여하면 혈당이 증가될 수 있고, 반대로 투여된 인슐린의 양보다 적은 양의 식사를 하거나 투여된 인슐린의 양이 너무 많으면 혈당이 지나치게 낮아질 수 있다.

혈당의 과도한 변화가 오면 의식장애, 경련, 집중력의 감소, 지남력의 상실 등이 올 수 있다. 이러한 임상증상을 보이는 환자들은 혈당이 낮거나 높을 수도 있기 때문에 응급구조사가 진단하기 어려운 경우도 많다. 그러나 당뇨성 혼수나 저혈당에 의한 쇼크는 수분내 치료하지 않으면 치명적인 결과를 초래할 수 있기 때문에 환자의 임상증상을 고려하여 가장 적절한 치료를 하도록 노력하여야 한다.

Chapter 34는 인슐린이 체내에서 어떻게 작용하는가에 대한 설명으로 시작된다. 이 장에서는 당뇨병에 대한 분류 및 그에 대한 설명과 더불어 당뇨에서 발생할 수 있는 응급상황인 당뇨성 혼수와 저혈당 쇼크에 대하여 기술하였다. 또한 응급구조사가 당뇨성 혼수와 저혈당 쇼크가 구분되지 않는 환자에서 어떻게 응급치료를 하여야 하는가를 설명하였다.

목표

- 정상 혈당유지에 있어 췌장의 역할을 논의할 수 있어야 한다.
- 인슐린과 글루카곤의 작용 기전을 설명할 수 있어야 한다.
- 소화과정이 혈액내 포도당 치에 어떻게 작용하는지 파악하여야 한다.
- 주요 증상과 징후를 기초로 하여 당뇨병의 병태생리를 논의할 수 있어야 한다.
- 당뇨병 관리에 있어 인슐린과 경구용 혈당강하제 역할을 설명할 수 있다.
- 주요 증상과 징후, 환자평가, 저혈당증, 당뇨성 케톤산증과 고삼투질비케토산혼수 등의 당뇨성 응급상태를 진단하고 처치할 수 있어야 한다.

1. 췌장의 해부와 생리

췌장은 탄수화물, 지방, 단백질의 흡수와 사용에 중요하며 혈당을 조절하는 중심장기이다. 췌장은 오른쪽으로는 십이지장에 인접하고, 왼쪽으로는 지라까지 걸쳐진 후복강내 장기이다. 건강한 췌장은 외분비기능과 내분비 기능을 가지고 있다. 외분비 부분은 췌장액을 분비하는 선(acini)으로 이루어져 있어 관 체계를 통하여 소장으로 췌장액을 옮긴다. 내분비 부분은 췌장 섬으로 이루어져 있어 호르몬을 생산한다.

1) 랑게르한스세포와 췌장 호르몬

췌장 관과 선 사이에 50,000에서 백만 개의 췌장 섬이 흩어져 있다. 각 섬은 인슐린을 분비하는 베타세포(75%), 글루카곤을 분비하는 알파세포(25%)와 기타 밝혀지지 않은 기능을 수행하는 세포(5%)로 그중에는 소마토스타틴을 분비하는 델타세포가 포함된다. 2가지 자율신경이 췌장 섬에 분포되어 있으며 개개의 섬은 잘 발달된 모세혈관 망에 둘러싸여져 있다.

2) 인슐린

인슐린은 혈당치가 올라갈 때 베타세포에서 유리되는 작은 단백질이다. 인슐린의 일차적인 기능은 세포내로 포도당 운반을 증가시키고, 세포에 의한 포도당 대사를 증가시켜 간장내 당원치를 증가시키며, 혈당치가 정상이 되도록 농도를 줄이는 것이다. 이러한 기능의 많은 부분에서 인슐린은 글루카곤의 길항제로써 작용한다.

3) 글루카곤

글루카곤은 혈당치가 저하되었을 때 알파세포에서 유리되는 단백질이다. 글루카곤의 두 가지 주요 효과는 간에 저장된 당원과 기타 포도당 저장소에서 포도당을 유리시키도록 자극하여 혈당을 증가시키는 것(당원분해)과 지방과 지방산을 파괴시켜 당생성을 자극하여 정상 혈당치를 유지하는 것이다.

4) 인슐린과 글루카곤 분비 조정

교감 신경계자극과 혈당농도의 저하는 글루카곤의 분비를 상승시키는데 글루카곤은 일차적으로 간세포가 당원분해속도를 증가시키도록 하여 간에서 포도당 분비를 증가시킨다. 간에서 유리된 포도당은 혈중 포도당 수치를 정상으로 유지시킨다. 혈당수치의 상승은 글루카곤 분비에 대해 억제하는 효과가 있다. 포도당과 아미노산의 혈중 농도 상승은 인슐린이 분비되도록 췌장의 베타 세포를 자극한다. 인슐린은 모든 세포에서 포도당과 아미노산의 흡수를 증가시키게 된다. 포도당과 아미노산의 혈당농도가 저하되면 인슐린 분비속도 또한 저하된다.

5) 성장호르몬

성장호르몬은 뇌하수체 전엽에서 생산되어 분비되는 호르몬이다. 성장호르몬은 수많은 생리적 자극(운동, 스트레스, 수면, 저혈당증)에 의하여 유발된다. 혈당치가 상승될 때 성장호르몬의 분비가 억제되며 소마토스타틴 호르몬이 이를 중개한다. 성장호르몬은 근육, 지방세포, 및 간세포에서의 포도당 흡수력을 저하시키고 세포막에 대한 인슐린의 작용에 길항제처럼 작용한다.

2. 포도당 대사의 조정

정상 상황에서 신체는 혈청 포도당 농도가 60–110 mg/dL의 범위를 유지하도록 한다. 포도당 대사를 이해하기 위하여 음식물 섭취와 소화를 이해하여야 한다.

1) 식이 섭취

음식물의 세 가지 주요 유기물질은 탄수화물, 지방, 단백질이다. 탄수화물은 전분성 음식에서 발견되며 바로 사용이 가능한 에너지로 식사 후 혈류로 들어가는 첫 번째 음식물이 된다. 탄수화물은 단당류 포도당을 형성하여 즉시 에너지로 소모시키지 않으면 간장과 근육 속에 단기적인 에너지 필요를 위하여 당원으로 저장되고 중장기적인 필요를 위해서는 지방세포에 의해서 지방으로 전환되어 저장된다. 음식물의 지방은 사용되지 않는 형태로 전환되는 것이 느리며 효소에 의하여 분해되어 지방산과 글리세롤로 되어 혈액 속으로 흡수된다. 과다한 지방은 간장과 지방세포 속에 저장되며 대부분 피부 밑에 쌓이게 된다.

2) 소화과정

음식물은 체세포에 의해 사용되기 전에 소화되어 혈류 내로 흡수되어야 한다. 소화는 입안에서 시작되며 이는 물리적인 힘(저작)과 화학적(효소)인 힘(아밀라제)에 의해서 수행된다. 이렇게 시작된 과정은 물에 녹을 수 있고 흡수될 수 있을 만큼 충분히 작은 입자로 음식 크기를 줄인다.

음식이 삼켜진 후에 위장으로 들어가 여러 가지 영양소들, 포도당, 소금, 물, 기타 물질들이 순환기계 안으로 흡수된다. 남아있는 유미즙은 위장에서 장내로 다시 소화되기 위해 옮아간다.

십이지장이 자극되면 호르몬을 유리시키며 췌장을 활성화시켜 담낭에서 담즙이 유리되도록 한다. 이러한 효소와 담즙은 산을 중화시키고 지방을 유화시킬 수 있도록 한다.

탄수화물은 단당류로, 지방은 지방산과 글리세롤로, 단백질은 아미노산으로 흡수된다. 이 영양소들은 소장에서 문맥을 따라 간장으로 이동한다. 수분과 남아있는 염은 대장에 이른 음식 잔여물로부터 흡수된다. 간장은 흡수된 포도당으로 당원을, 흡수된 지방산으로부터 지질단백을, 아미노산으로부터 건강에 필요한 수많은 단백질, 즉 알부민, 글로부린, 응고요소를 합성한다.

3) 탄수화물 대사

인슐린 분비는 화학적인, 신경성, 호르몬성 통제 하에 있다. 혈당농도의 증가, 부교감신경의 자극, 소화조절에 관련된 위장관 호르몬은 탄수화물 섭취 후에 췌장의 베타세포가 인슐린을 유리하도록 한다.

인슐린은 체세포가 에너지로 포도당을 사용할 수 있도록 하고, 다른 에너지원(단백질과 지방세포)의 분해를 방지하며 간장에서의 포도당의 흡수를 증진시켜 이곳에서 저장하기 위한 당원으로의 전환을 증가시킨다. 정상적으로 이렇게 신속한 포도당의 흡수와 저장은 비록 정상적인 식사 직후라도 혈당치의 상당한 증가를 예방한다.

혈당치가 저하되기 시작하면 간장은 포도당을 순환혈액 내로 되돌려서 유리시킨다. 간장은 식이섭취 후에 포도당이 과다할 경우에는 혈액에서 포도당을 제거하고, 식간에 포도당이 필요할 경우에는 혈류로 이를 되돌린다. 정상상태 하에서 식사 중의 약 60%의 포도당이 당원으로써 간장에 저장되고 후에 다시 유리된다. 만약 식사 후에 근육이 운동하지 않을 경우 포도당이 인슐린에 의해 근육세포내로 운반되어 당원으로 저장된다. 근육당원은 간장당원과 차이가 있어 포도당으로 재 전환된다거나 순환내로 유리되지 않는다. 저장된 당원은 에너지용으로 근육에 의해서만 사용된다.

뇌는 포도당 흡수와 관련지어 다른 세포와 상당히 차이가 있다. 인슐린은 뇌에서 포도당을 흡수하거나 사용에 거의 작용이 없다. 뇌세포는 적절한 저장능력이 없으며 뇌는 에너지용으로 오직 포도당만 사용하며 당원으로 저장된 포도당에 의존하지 않는다. 그러므로 뇌세포에 적절한 에너지를 공급하기 위해 혈당치의 유지가 매우 중요하다. 혈당치가 너무 저하되면 저혈당증의 증상과 징후가 빠르게 진전된다. 점진적인 흥분상태, 실신, 경련, 혼수까지 초래된다.

4) 지방 대사

인슐린은 탄수화물이나 지방뿐 아니라 단백질도 저장시킨다. 성장호르몬과 인슐린의 활동에 의하여 아미노산은 능동적으로 신체의 여러 세포 안으로 운반된다. 대부분의 아미노산은 새로운 단백질을 형성하기 위한 재료로써 사용되나 어떤 것은 간에서 처음부터 부서져 포도당으로 전환된 후 대사과정에 투입된다.

인슐린이 없을 경우에는 단백질 저장이 중단되며 단백질 파괴가 시작(특히 근육)되어 순환내로 상당량의 아미노산이 방출된다. 과다 아미노산은 에너지로 직접 사용되거나 당질 신생을 위한 재료로써 사용된다. 아미노산의 소모는 소변내 요소분비를 증가시킨다. 이러한 단백질 소모는 당뇨병에 심각한 영향을 미치며 신체장기에 기능부전을 초래한다.

5) 글루카곤의 기능

글루카곤은 인슐린과 반대되는 기능을 가지는데 가장 중요한 것이 혈당치를 상승시키는 것이다. 포도당에 대한 글루카곤의 두 가지 주요작용은 간당원의 파괴와 당질신생의 증가이다.

식사 후 혈당치가 정상으로 돌아오며 공복상태가 되면 인슐린 분비가 저하되며 혈당치가 떨어지기 시작한다. 그 결과로 글루카곤, 코티솔, 성장호르몬, 에피네프린(교감신경 자극)이 분비되고, 당원이나 기타 포도당 저장장소에서 포도당이 방출된다. 당원은 포도당으로 다시 바뀌어 혈액으로 나온다. 대부분의 세포에 의한 포도당의 흡수는 정상 기능에 필요한 정도에서 혈당치가 유지되도록 돕는 기전들에 의하여 유지된다(표 34-1).

3. 당뇨병의 병태생리

당뇨병의 특성은 인슐린의 부족이나 인슐린에 신체가 반

표 34-1 혈당치를 조정하기 위한 네 가지 기전

1. 간은 혈중 포도당이 과도할 경우 포도당을 제거하고 혈당치와 인슐린 분비가 줄어들면 혈액으로 포도당을 돌려준다.
2. 인슐린과 글루카곤은 정상 혈당치를 유지하기 위해 상호보완관계로 작용한다. 혈당치가 올라가면 정상치로 낮추기 위해 인슐린이 분비된다. 반대로 혈당치가 떨어지면 글루카곤은 포도당치를 올리기 위해 분비된다.
3. 혈당치가 떨어지면 교감신경계가 자극을 받아 에피네프린이 분비된다. 에피네프린과 이보다 다소 작용이 떨어지는 노르에피네프린은 간 당원분해를 증진시키는 글루카곤과 비슷한 효과가 있다.
4. 성장호르몬과 코티솔은 즉각적이진 않지만 혈당을 조절하는 역할을 담당한다. 이들은 보다 긴 시간의 저혈당(예를 들면 한밤중의 공복)에 대한 반응으로 분비되어 포도당 생산 속도를 증가(당질신생)시키며 포도당 사용 속도를 늦춘다.

표 34-2 당뇨병의 분류

원발성 당뇨병	소아형 당뇨병(인슐린 의존형)
	성인형 당뇨병(인슐린 비의존형)
이차성 당뇨병	만성 췌장염, 췌장 절제술, 외상에 의한 췌장손상

응하지 못하는 것이다. 이 질병은 다음, 다뇨, 다식, 체중감소가 빈번하게 발생한다. 당뇨는 일반적으로 1형(인슐린 의존성)과 2형(인슐린 비의존성)으로 분류한다(표 34-2).

1) 제1형 당뇨병

제1형 당뇨병의 특성은 췌장에서 생물학적으로 효과가 있는 적절한 인슐린을 생산하지 못한다. 당뇨병 환자 10명 중 1명은 제1형 당뇨병이며 생후 언제라도 발병할 수 있으며 통상 청소년기와 청년기에 발병한다. 제1형 당뇨병은 유전적인 요소가 있으며 신체가 자신의 인슐린을 파괴시키는 유전적인 비정상과 과민성에 의한 자가면역 현상으로 보인다. 제1형 당뇨병은 전 생애동안 인슐린 투여, 운동, 식이조절이 요구된다. 제1형 당뇨병의 증상은 갑자기 생기는데 다뇨, 다음, 현기증, 시야장애, 이유 없는 체중감소가 일어난다.

2) 제2형 당뇨병

제2형 당뇨병의 특성은 췌장의 베타세포에서 인슐린의 생산이 저하되고, 세포의 인슐린에 대한 민감성이 저하되는 것이다. 이 질병은 거의 대부분 40세 이상의 비만자가 걸린다(비만은 정상체중의 사람보다 비만자에서 대사조절에 요구되는 인슐린이 더 많이 요구되기 때문이다).

제2형의 당뇨병 환자 대부분은 질병을 조절하기 위하여 경구용 혈당강하제, 운동, 식이 조절이 필요하다. 일부 환자에서는 인슐린 주사가 요구된다. 증상 및 징후는 점진적으로 나타나며, 제1형 당뇨병과 관련된 모든 증상과 징후가 포함된다. 피로, 의욕저하, 팔다리의 타진통, 혼몽, 동통도 포함된다.

4. 당뇨병의 증상 및 징후

당뇨병의 임상증상과 징후는 인슐린이 감소되면서 여러 가지 생체반응이 변화하여 발생된다(표 34-3).

1) 소변으로 포도당 상실

신 세뇨관에 포도당이 들어와서 포도당 재흡수 역치(80 mg/dL)를 초과하면 포도당의 잉여부가 소변으로 빠져나간다. 소변으로 포도당이 상실되면서 다뇨가 일어나는데 그 이유는 세뇨관에서 포도당의 삼투효과가 체액의

표 34-3 인슐린 저하가 임상증상과 징후를 초래하는 3가지 원인

1. 체세포에 의한 포도당 사용저하로 혈중 포도당 증가
2. 비정상적인 지방대사가 원인이 되어 지방 저장소에서 지방의 이동을 현저하게 증가시켜 단기간으로는 케톤성 산독증을 일으키고 장기간으로는 죽상경화증을 초래
3. 체세포 내 단백질 고갈 및 근육 소모

세뇨관 재흡수를 방해(삼투성 이뇨)하기 때문이다. 세포 외, 세포 내 공간에서는 탈수가 일어난다.

2) 당뇨병에서의 산독증

탄수화물 대사에서 지방대사로 바뀌면 케톤체가 형성되는데 케톤체는 강산이므로 지속적인 케톤체 생산은 대사성 산독증을 초래하고, 이는 호흡성 알칼리혈증에 의해서 부분적으로 보상된다. 신장에 의해 산부담을 없애려는 신체기전은 계속되는 케톤체 생산에 의해 망가지고 결과적으로 엄청난 산독증이 일어난다. 이 산독증은 삼투성 이뇨에 의해 2차적으로 심한 탈수가 동반되어 사망을 초래한다.

3) 시력상실

당뇨망막병증으로 인한 시력상실이 발생한다.

4) 신장질환

모든 당뇨병 환자의 10%가 어떤 형태든 신장질환을 가지고 있으며 투석이나 신장이식이 필요한 말기 콩팥기능 상실도 포함된다.

5) 말초 신경장애

손, 발의 신경이 손상되어 족부의 감염 빈도를 올린다. 자율신경 장애는 수의적, 불수의적인 기능을 조절하는 신경을 손상시켜 방광, 장관기능 조절, 혈압에 영향을 미친다.

6) 심장질환과 뇌졸중

고혈당과 혈중 지방은 죽상경화증을 일으킨다. 당뇨병 환자는 당뇨병이 아닌 사람보다 심장질환은 2-4배, 뇌졸중은 2-6배나 더 많이 발생한다.

5. 치료

당뇨병의 치료는 약물학적 치료(인슐린이나 구강용 혈당저하제), 식이조절, 운동으로 거의 정상에 가깝게 환자의 대사를 조절할 수 있다.

1) 인슐린

신체의 자연 호르몬과 비슷한 효과가 있는 인슐린 제제가 1920년에 발견되었는데 과거에는 돼지나 소의 췌장으로부터 생산했다. 현재는 유전공학이 항체형성이 보다 덜한 인슐린을 생산한다. 이러한 형태의 모든 인슐린은 즉효성, 중간 지속형, 장시간 지속형 제제가 있다. 인슐린이 주사로 투여되는 이유는 단백질이기 때문에 입안으

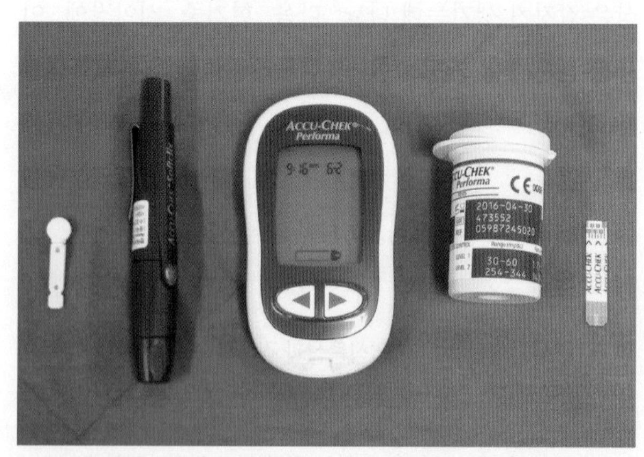

● 그림 34-1 자가 혈당측정기. 손가락에서 한 방울의 피를 작은 기구로 채취한다. 화학적으로 처리된 종이에 혈액을 묻힌 후 기계에 넣으면 혈당이 측정된다.

로 투여될 경우 소화되기 때문이다.

인슐린 의존성 당뇨병은 하루에 한 번 장시간 지속형을 자가 투여하고 식사시간처럼 혈당이 상승되는 특정한 시간에 맞춰 즉효성 인슐린을 첨가한다.

인슐린을 자가 투여하는 환자를 위한 다른 투여방법으로는 인슐린 주입펌프가 있다. 이 기구는 인슐린을 지속적으로 투여하여 혈당치가 일정하게 조절되도록 맞춘다. 환자 스스로 혈당치를 규칙적으로 감시하여 적절한 약용량 조절을 확인하는 것이 필요하다(그림 34-1).

2) 경구용 혈당강하제

경구용 혈당강하제는 췌장에서 인슐린이 유리되도록 자극한다. 베타 세포가 기능을 하고 있는 환자에게만 효과가 있다. 보통 처방되는 혈당강하제는 chlorpromide (Diabinase), acetohexamide (Dymelor), Glucotrol, glyburide (Micronase)이다.

6. 당뇨성 응급질환

1) 저혈당증

저혈당증은 혈당치가 70 mg/dL 미만으로 저하되면서 발생한다. 보통 저혈당의 증상은 60 mg/dL 이하이거나 이보다 약간 더 높은 혈당 수치라고 해도 떨어지는 속도가 빠를 때 일어난다. 대한당뇨학회에서 발간한 당뇨병 진료지침에 따르면 저혈당의 기본적인 정의는 혈장포도당 농도가 낮으면서(70 mg/dL 미만), 자율신경항진 또는 신경당결핍 증상이 있고, 포도당 섭취 혹은 투여 혈당이 정상으로 회복되면 이러한 증상이 소실되는 경우를 말한다.

저혈당의 정도를 세분화 할 수 있는데 ① 주의가 필요한 저혈당(54–70 mg/dL, 즉시 섭취하거나 약제 종류 및 용량조절을 시행해야 할 정도의 저혈당) ② 임상적으로 명백한 저혈당(54 mg/dL 미만; 저혈당 방어체계의 장애를 유발할 정도의 저혈당, 중증저혈당, 치명적인 부정맥과 사망의 위험이 유의하게 증가함), ③ 중증저혈당(특정 포도당 역치 수준 없음, 저혈당 상태를 해결하기 위해 외부의 도움이 필요한 수준)으로 분류할 수 있다. 저혈당증은 비당뇨성 환자에서도 발생할 수 있는데 과도한 신체활동, 알코올이나 약제복용, 임신과 수유, 식이섭취 부족에 대한 결과이다. 당뇨병 환자에 있어서 저혈당증은 너무 많은 양의 인슐린(혹은 경구용 혈당강하제), 식이섭취 부족, 과도한 신체 활동, 정서적인 스트레스 등으로 호발하고, 드물게 만성 알코올중독, 부신기능상실, 간 질환, 영양실조, 췌장 종양, 암, 저체온증, 패혈증, 베타차단제 투여, 영아와 어린이의 아스피린 복용, 인슐린, 경구용 혈당강하제, 아스피린의 과량 투여 등이 유발한다.

(1) 증상과 징후(표 34-4)

저혈당증의 증상과 징후는 보통 신속히 발생한다. 초기에 환자는 극심한 배고픔을 호소하며 뇌에서 사용할 수 있는 포도당이 저하되어 신경과민, 불안정, 이상(공격적인) 행동, 허약과 부조화, 혼미, 중독된 모습, 약하고 빠른 맥박, 차갑고 축축한 피부, 기면상태, 경련, 혼수 등

표 34-4 저혈당의 임상증상 및 징후

저혈당의 임상증상 및 징후
1. 정상 또는 빠른 호흡
2. 창백하고 축축한 피부
3. 발한(diaphoresis)
4. 현기증과 두통
5. 빠른맥, 정상 혈압
6. 손 떨림
7. 실신, 발작, 혼수
8. 비정상적인 행동
9. 배고픔

을 나타낸다.

(2) 주의사항

당뇨병 환자에서 행동 변화, 혼돈, 비정상 신경학적 징후, 무의식인 경우 저혈당증을 의심해야 한다. 이런 상황에서는 영구적인 뇌 손상이나 사망을 예방하기 위하여 즉각적으로 포도당을 투여하여야 한다.

2) 당뇨성케토산증

당뇨성케토산증은 인슐린에 대한 저항이나 인슐린 부재로 인해 발생한다. 인슐린이 적으면 포도당이 세포내로 들어갈 수 없어 혈중에 축적된다. 그 결과 세포는 포도당을 공급받지 못하여 에너지원으로 지방을 사용하게 된다. 지방대사는 지방산과 글리세롤을 만든다. 글리세롤은 세포에 약간의 에너지를 공급하지만 지방산은 케톤산으로 대사되어 결과적으로 산증을 일으킨다.

산증은 세포 안에서 혈관내로 칼륨이동을 증가시키게 되고, 이뇨작용에 의하여 고칼륨뇨증을 초래하여 전신의 칼륨 고갈상태를 초래한다.

(1) 당뇨성케토산증의 일반적인 원인

너무 소량의 인슐린, 인슐린 섭취 실패, 감염, 스트레스 증가(외상, 수술), 식이섭취 증가, 대사율 감소 등이 흔하고, 드물게 정서적인 스트레스, 알코올 남용(저혈당증과 관련), 임신 등이 초래한다.

(2) 증상과 징후

이뇨와 산증에 주로 관련되어 서서히 발생하는데 이뇨와 관련되어 따뜻하고 건조한 피부, 건조한 점막, 빠른 맥, 약한 맥박, 체위성 저혈압, 체중감소, 다뇨, 다음 등이 나타난다. 산증과 관련되어서는 전반적인 복통, 식욕부진, 오심, 구토, Kussmaul 호흡, 의식수준의 저하 등이 나타난다.

(3) 주의사항

당뇨성케토산증은 깊은 혼수에 빠지는 일은 드물기 때문에 반응이 없는 환자는 머리 손상, 뇌졸중, 약물중독 같은 다른 원인을 평가해 보아야 한다.

3) 고삼투질비케토산혼수

고삼투질비케토산혼수는 제2형 당뇨병이나 진단되지 않은 고령의 당뇨병 환자에서 자주 일어나는 치명적인 응급이다. 증후군이 고삼투질비케토산혼수와 차이가 나는 것은 남아 있는 인슐린이 케톤체 형성과 케톤성 산증을 예방할 수 있을 정도로 적절하지만 말초세포가 포도당을 사용할 정도가 아니고 간에서 당질신생이 저하되기 때문이다. 고혈당증은 고삼투성 상태를 만들고 삼투성 이뇨, 탈수, 전해질 상실이 뒤따른다.

혈당치가 높으면 높을수록 보다 더 심하게 탈수되며 케톤 형성은 줄어들므로 간에서 인슐린의 현존은 유리지방산이 비케톤성 경로를 향하게 되므로 당뇨성케토산증 환자보다 산독혈증은 덜하다.

(1) 고삼투질비케토산혼수의 원인

제2형 당뇨병, 고령자, 이전의 심장병, 신장질환자, 부적절한 인슐린 분비나 활동, 인슐린 요구량 증가(스트레스, 감염, 외상, 화상, 심근경색증), 약물 사용(thiazide 이뇨제, glucocorticoid, phenytoin, 교감신경 작용제, 베타차단제, 면역 억제제), 비경구적인 장 영양공급 등이다.

(2) 증상과 징후(표 34-5)

허약, 갈증, 빈뇨, 체중감소, 중증 탈수, 붉게 달아오른 건조한 피부, 건조한 점막, 체위성 저혈압, 피부 탄력도 저하, 의식수준 저하, 빠른맥, 저혈압, 빈호흡 등이 나

표 34-5 고삼투질비케토산혼수의 임상증상 및 징후

1. 과다환기: 빠르고 한숨과 같은 깊은 호흡(Kussmaul 호흡)
2. 탈수 또는 체액의 과다 손실로 인한 건조한 피부와 움푹한 눈
3. 혈중 산에 의해 야기되는 호흡시의 달콤하고 향긋한 냄새(아세톤향)
4. 빠르고 약한 맥박
5. 정상 또는 약간의 저혈압
6. 의식장애

타난다.

4) 당뇨와 알코올

당뇨 환자 중에는 음주 환자로 오인되어 음주자 수용소에 수용됨으로써 당뇨에 대한 치료를 받지 못하고 사망하는 경우가 있다. 알코올 중독이 있는 환자 중에는 당뇨가 합병되어 있는 경우가 종종 있다. 특히 알코올 중독과 당뇨성 혼수 및 저혈당성 쇼크는 증상과 징후가 유사하다는 것을 알고 있어야 한다. 알코올 중독과 구분이 되지 않는 저혈당이나 당뇨성 혼수가 발생한 환자에서는 때때로 당뇨병에 대한 환자인식표나 카드를 발견함으로서 환자의 생명을 건지는 수가 있다. 응급실에서는 환자의 혈당을 측정함으로써 알코올 중독 환자와 당뇨 환자를 감별할 수 있다.

7. 당뇨성 응급의 평가와 치료

1) 평가

환자평가(일차 평가, 이차 평가, 치명적인 질환이나 손상)에 첨가하여 의학적으로 중요한 정보 즉, 인슐린 투여용 주사기, 당뇨병 약물(냉장고에 보관)이 있는지 조사한다. 당뇨병 환자 평가에 있어서 중요한 병력요소는 증상 발현, 음식 섭취, 인슐린이나 경구용 혈당강하제 사용, 알코올이나 다른 약제 복용, 운동, 감염, 질병, 스트레스, 다른 관련 증상들이다.

환자가 의식이 없거나 의식이 있더라도 당뇨가 있다는 것 외에는 저혈당증인지 당뇨성 혼수인지를 진단할 수 있는 정확한 정보를 환자 스스로가 제공하기 어려운 경우에는 환자나 가족에게 아래의 두 질문을 반드시 하여야 한다.

① 오늘 식사하셨습니까?

② 오늘 인슐린을 투여했습니까?

만약 환자가 식사를 하고 인슐린을 투여하지 않았다면 그 상태는 당뇨성 혼수이다. 또한 환자가 인슐린을 투여하고 식사를 하지 않았으면 저혈당성 쇼크이다. 따라서 환자의 진술을 주의 깊게 청취하고, 표 34-6의 내용에 따라 감별 진단하여 치료에 적용하여야 한다.

2) 치료

(1) 의식이 있는 당뇨병 환자 관리

당뇨병 환자가 의식이 있고 대화할 수 있다면 환자의 기도, 호흡, 순환을 평가하면서 병력을 청취하여야 한다. 고농도 산소를 투여해야 하고 적절하다면 포도당을 투여해야 한다.

표 34-6 당뇨성 응급질환들의 감별진단

		저혈당증	당뇨병케토산증	고삼투질비케토산혼수
병력	음식섭취	불충분	과다	과다
	인슐린 용량	과다	불충분	불충분
	발현 양상	급속	점진적	점진적
	감염	드물다	흔하다	흔하다
위장관계 호흡계	갈증	부재	강력함	강력함
	허기	강력함	부재	강력함
	구토	드물다	흔하다	흔하다
	호흡양상	정상 혹은 빠른	깊고 빠른	얕고 빠른
	호흡냄새	정상	아세톤 냄새	정상
심맥관계	혈압	정상	낮음	낮음
	맥박	정상 혹은 빠른	빠르고 약한	빠르고 약한
	피부	창백, 습한	따뜻하고 건조한	따뜻하고 건조한
신경계	두통	있음	없음	없음
	의식	불안정	혼미	불안정
소변	당	부재	현존	현존
	아세톤 수준	보통 부재	보통 현존	부재
혈당치		70 mg/dL 이하	300 mg/dL 이상	600 mg/dL 이상
		포도당 투여직후	점진적	점진적
치료 반응		반응이 지연 시 재차 투여	투약이나 수액보충 후 6-12시간 이내	투약이나 수액보충 후 6-12시간 이내

응급의료센터에서 포도당을 투여하기 전에 병리 검사에 필요한 혈액을 뽑아두는 것이 의학적인 권유 사항이다. 70 mg/dL 이하의 혈당으로 판독되고, 저혈당증의 증상과 징후와 일치하는 환자는 포도당을 투여한다. 당뇨성 반응을 보이는 환자는 그 중증도와 상관없이 의사의 평가를 받아보도록 환자를 인지시킨다. 이송 중에도 환자의 의식수준, 활력징후, 심전도를 계속적으로 감시한다.

정맥내 포도당 투여시 50% 포도당은 영아나 소아에게 투여하지 않는다. 50% 포도당은 알코올 중독증 환자와 티아민 부족 환자에게 투여할 경우 신경학적 합병증을 촉발할 수 있다. 따라서 티아민 부족이 의심되는 환자는 포도당을 투여하기 전이나 투여 중에 티아민의 투여가 고려되어야 한다.

구토반사가 있고 연하할 수 있는 의식이 있는 환자라면 막대사탕이나 오렌지 주스에 설탕을 타서 구강으로 먹이거나 설탕이 포함된 음료수나 포도당 젤을 설하나 입안으로 넣어준다. 대안은 50% 포도당을 정맥으로 천천히 투여하는 것이다.

(2) 의식이 없는 당뇨병 환자 관리

무의식 환자에 대한 병원전 관리는 기도유지, 고농도 산소투여, 호흡보조를 해주어야 한다. 유산화 링거액이나 생리 식염수의 정맥로를 확보하여 수액과 전해질을 보충하고, 병리 검사를 위한 채혈을 한다. 알코올 중독이거나 약물중독이 의심되는 경우는 포도당을 투여하기 전에 티아민이나 날록손을 투여하는 것이 치료에 도움을 준다.

의식이 명료한 환자와 달리 환자의 의식이 명료하지 않은 상태에서 설탕물, 꿀물 또는 사탕 등 당원으로 역할이 가능한 음식물을 먹이는 것은 기도 관리 차원에서 위험한 행위이므로 하지 않아야 한다.

환자의 연령이 50세 이상이거나 뇌졸중의 병력이 있을 경우, 고농도의 포도당 투여가 대뇌 손상을 더욱 악화시킬 수 있다. 그러나 알려지지 않은 원인에 의한 혼수환자는 포도당을 투여받아야 하며 특히 저혈당증의 가능성이 배제되지 않았을 경우에는 특히 그러하다. 저혈당이 즉시 치료되지 않으면 뇌의 손상이 급격히 진행되어 영구적인 뇌의 장애가 발생하거나 사망할 수 있기 때문이다. 또한 당뇨성 혼수상태에서는 소량의 당이 투여되어도 환자의 예후에 중대한 영향을 미치지 않으므로 환자를 더 위험하게 만들지는 않는다.

당신이 응급구조사라면

1. 당은 뇌에 있어서 산소만큼이나 중요하다. 너무 많은 양의 인슐린이 투여되거나 너무 적은 양의 식사를 할 때 뇌의 혈당이 감소되는 기전을 설명하라.
2. 어린이는 활동을 조절하기가 어렵기 때문에 소아의 당뇨는 부모가 식사와 주사를 잘 조절해 주어도 성인보다 저혈당성 쇼크에 잘 빠진다. 소아에서 활동량의 증가가 저혈당의 원인이 되는 이유를 설명해 보시오.
3. 혼수상태인 환자가 있다. 환자가 저혈당상태라고 생각한다면 환자에게서 관찰할 수 있는 임상징후와 이 환자에서의 치료를 설명하시오.
4. 당뇨가 있는 소녀가 모임 중에 술을 많이 마시고 있다면 당신의 조치는?

갑상샘질환과 부신질환

개요

갑상샘 호르몬은 산소 소모를 증가시키며, 열을 생성하고, 저밀도지질단백 콜레스테롤(low density lipoprotein, LDL) 수용체와 결합되어 LDL의 파괴를 유도한다. 심근에서는 T3가 심근의 수축과 이완을 증가시키고, 심장전도 체계에서는 심장박동 수를 증가시킨다.

이외에도 각성상태의 증가와 환기구동의 증가, 장운동 촉진 및 골대사 과정에 중요한 역할을 한다.

이 장에서는 갑상샘과 관련된 응급 질환들을 나열하여 그 특징을 알아보고 적절한 치료법에 대해 알아두어야 한다. 또한 부신질환에서 응급 상황인 부신위기의 진단과 처치에 대해 간략하게 정리해 본다.

목표

- 갑상샘 항진증의 증상과 징후, 치료를 안다.
- 갑상샘 급성 발작의 증상과 징후, 치료를 안다.
- 점액부종혼수를 포함한 갑상샘 저하증의 증상과 징후, 치료를 안다.
- 부신위기를 진단하고, 치료법을 안다.

1. 갑상샘의 성장과 호르몬 분비

갑상샘은 태생기에 원후두부 기저부에서 성장하여, 태령 3개월부터 기능이 시작되어 태령 5개월이 되면 갑상샘호르몬을 정상적으로 생산한다. 갑상샘의 기본 단위는 colloid-filled follicle (0.05-0.5 mm 크기의 포도알 모양), 약 40 follicles이 모여 소엽을 형성하는데, 콜로이드(colloid) 내에는 갑상샘글로불린(thyroglobulin)이 꽉 차있고, 갑상샘글로불린 내에 갑상샘호르몬인 T4와 T3가 저장되어 있다. 갑상샘 세포는 갑상샘호르몬을 갖고 있는 콜로이드를 세포내로 흡수, 포식(phagocytosis) 세포내의 단백질 분해 효소를 이용하여 분해, 갑상샘 호르몬만을 혈액 내로 분비한다.

2. 갑상샘 항진증

갑상샘 항진증(thyrotoxicosis)은 갑상샘 자체에서 호르몬이 과량 분비되어 혈액 내에 갑상샘 호르몬 T3, T4가 증가된 상태이다.

한 발 더 나아가 갑상샘 항진증은 갑상샘 자체 내에서 호르몬 생산이 많은 것뿐만 아니라 갑상샘의 파괴에 의해, 혹은 갑상샘 호르몬의 과다복용 등에 의해 혈액 내의 갑상샘 호르몬이 증가되어 여러 가지 임상 증상을 유발하는 상태를 말한다. 갑상샘 항진증은 모든 연령에서 발생가능하며, 여성에게서 빈도가 높은 병이다. 이 병의 발생 원인으로 가장 많은 것은 그레이브스병(Graves' disease)이며 우리나라의 경우 약 90% 이상의 비율을 보인다. 다음으로 많은 원인은 중독성 다발성 갑상샘종이며, 그 외 종양이나 요오드를 함유한 약물에 의한 원인, 아미오다론, 리튬, 갑상샘염 등의 원인들이 있다.

그레이브스 병은 자가면역 질환으로 갑상샘 자극항체(thyroid stimulating Ab)의 존재에 의해 발병된다. 갑상샘 자극항체는 갑상샘 자극호르몬(thyroid stimulating hormone, TSH) 수용체에 결합하여 갑상샘글로불린의 합성을 증가시키고, 요오드의 갑상샘내로의 유입을 연속적으로 증가시켜 갑상샘 항진증을 유발한다. 그레이브스병이 발생한 환자의 연령은 대략 20–40대에 호발하고 남성보다 여성에서 5–10배 더 많이 호발한다.

임상 3증상(clinical triad)으로 미만성 갑상샘종, 안병증, 피부병증이 있다. 거의 대부분의 환자들에서 갑상샘종이 발견되나 약 1% 정도의 환자들은 정상크기의 갑상샘을 갖기도 한다. 또한 남성의 경우 주위 근육으로 덮여 잘 발견이 안 되는 경우도 있다. 눈에 나타나는 소견은 안구돌출, 안구 주위 부종, 윗눈꺼풀 말림 등으로 눈동자 위아래로 보이는 흰자 영역이 많거나 동안근의 위축으로 복시나 시야흐림이 나타난다. 피부병증으로는 경골 앞으로 부종이 생기는 현상을 겪게 된다(pretibial myxedema).

그 외 갑상샘 호르몬 증가에 의하여, 혹은 자율신경계 과민반응에 의한 다양한 증상을 나타내게 되는데, 환자들은 전형적으로 열못견딤증, 빠른맥, 체중감소, 발한, 떨림, 신경과민, 무력감, 심한 피로감, 수면장애, 호흡곤란, 생리불순 등을 보인다.

갑상샘 항진증을 감별하기 위해서는 혈중 갑상샘 자극호르몬(TSH)의 감소를 확인해야 한다. 더불어 유리 T4의 증가여부를 확인하여 진단할 수 있다. 정상 갑상샘 호르몬 농도를 갖고 있음에도 혈중 갑상샘 자극호르몬(TSH)의 감소를 보이는 경우, 불현성 갑상샘 항진증으로 진단하며, 이들의 경우 전형적인 증상들이 잘 나타나지 않는다.

경증의 갑상샘 항진증의 경우 베타차단제를 투여하며 프로프라놀롤이 가장 흔히 사용된다. 치료의 목표는 맥박수 분당 80회 이하로 하강 유지, 떨림의 조절, 저하된 근력의 회복 등이다. 그레이브스병의 치료에는 장기간 항갑상샘 약물 프로필티오우라실(propylthiouracil), 메치마졸(methimazole)의 투여, 방사선 요오드 치료, 외과적 갑상샘 절제 등이 있다.

3. 갑상샘 급성발작

과량의 갑상샘 호르몬으로 인해 체내의 항상성 유지 능력을 지키지 못하고 생명에 위협을 주는 상태를 말한다.

발열과 의식저하를 동반하며, 주로 갑상샘 항진증과 동반된 다른 질환 때문에 유발된다. 흔히 발생하는 질환은 아니지만 내과적 응급질환이다. 이 질환은 이전에 진단받지 않고, 병을 모르고 있던 갑상샘 항진증이 존재하거나 진단 받은 환자가 적절한 치료를 받지 않았을 때 발생한다. 갑상샘 급성 발작을 촉발시킬 수 있는 원인들은 다양한데, 폐렴을 포함한 감염, 수술, 외상 후, 스트레스, 당뇨병성 케톤산혈증, 분만, 심혈관질환, 뇌혈관질환, 요오드 함유 약제 등이 있다. 이들 중 가장 많은 원인은 감염이다.

갑상샘 급성발작의 전형적인 임상양상으로는 38.5도 이 상의 발열, 의식의 변화, 발열에 비해 높은 빠른맥, 위장관 증상 등이 있으며, 부정맥, 심장기능상실, 발한, 탈수, 황달, 비장비대 등 다양하다. 갑상샘 급성발작의 발병은 지속적으로 감소하고 있으나, 일단 발생하면 치료에도 불구하고 사망률이 높은 질환이다. 특히 치료를 받지 않으면 사망률은 20-30%로 높다.

초기 치료로는 기도유지, 산소 공급, 5% dextrose 함유 생리 식염수 정맥 내 투여를 통해 환자를 안정화 시키고, 집중 감시를 위해 중환자실 입원이 필요하다. 그 이후 갑상샘호르몬의 생성과 분비 억제를 위해 프로프라놀롤을 투여하고 항갑상샘 약물인 프로필티오우라실(propylthiourasil)을 투약한다. 천식이나 울혈성심부전, 만성폐쇄폐질환의 과거력으로 프로프라놀롤을 사용하기 어렵다면, 선택적 베타-1 차단제인 에스몰롤(esmolol)을 사용하도록 권고된다. 고열에 대해 감염의 근거가 있다면 항생제 투약도 고려하여야 하며, 환자의 체온을 떨어뜨리기 위해 냉각패치를 부착하거나 냉각담요를 덮는 것도 방법이 될 수 있다. 해열제로는 아세트아미노펜이 권장되며, 아스피린은 갑상샘글로불린에서 T4, T3를 분리시켜 혈중으로 유리시키기 때문에 금기시 된다. 환자의 상태가 안정되었다면, 완치를 위해 방사성 요오드 치료나 외과적 수술을 고려한다.

4. 갑상샘 저하증

갑상샘 저하증은 대부분 호르몬의 생성 또는 분비의 부족으로 말초 조직의 대사가 저하된 상태이다. 이 질환 역시 여성에게서 호발하며, 고령 환자에게 호발한다. 가장 흔한 원인으로는 자가면역성 갑상샘염(하시모토 갑상샘염)이며, 그 외 특발성 원인, 외과적 갑상샘 절제술 후, 요오드 섭취 결핍 등이 원인으로 알려져 있다. 전형적인 혈액 검사상의 특징은 감소된 농도의 T4와 증가된 갑상샘 자극 호르몬(TSH) 농도를 보인다. T3 농도는 진단에 유용한 지표는 되지 못한다. 가장 특징적인 증상은 단단한 갑상샘종과 심부건반사의 지연이다. 하지만 특징적인 증상이 아닌 주된 증상자체가 질환이 상당히 진행된 후 나타내기 때문에 초기 진단은 어려울 수 있다. 갑상샘 저하증을 의심할 수 있는 임상 소견은 다음과 같다.

- 식욕이 불량한데도 체중 증가가 있거나 몸이 부을 때
- 심한 피로, 기억력 감퇴, 의욕 상실 등의 증상이 있을 때
- 근육이 뻣뻣하고, 근육통이 있고, 저리고 쥐가 자주 날 때
- 추위를 잘타고, 목소리가 쉬고, 변비가 있을 때
- 출산 후 3-6개월 경에 갑상선종이 나타나고, 상기 증상이 있을 때

갑상샘 저하증의 치료는 갑상샘 호르몬인 티록신의 투여로 이루어진다. 보통 1일당 티록신 50-100 μg의 용량으로 경구 투약을 시작하고 점차 증량한다. 기저질환으로 심혈관계 질환이 있는 노인들의 경우는 초기 투약을 더 낮은 농도로 시작한다. 이러한 치료는 응급실에서 빠르게 이루어질 필요는 없으며, 치료를 하면서 6-8주 뒤 시행한 혈중 갑상샘자극호르몬 농도가 적정 수준으로 유지되어야 한다.

5. 점액부종혼수

중증 갑상샘 저하증 환자에서 특정 유발인자에 의해 저체온증, 혼수 등이 나타나는 상태로, 발생빈도는 굉장히 낮지만 일단 발생하면 70%가 사망하는 치명적인 상태이다.

중증의 갑상샘 저하증을 치료 없이 방치한 경우, 감염, 안정제, 진통제 투약, 급성심근경색증, 추위에 장기

표 35-1 갑상샘 항진증과 갑상샘 저하증의 원인 비교

갑상샘 항진증	갑상샘 저하증
일차성 갑상샘 항진증 그레이브스병 중독성 다발성 갑상샘종 중독성 결절갑상샘종(샘종성 갑상샘종) 요오드 섭취	일차성 갑상샘 저하증 만성 자가면역 갑상샘염(하시모토, 림프구성) 의인성: 방사성 요오드 투여, 외과적 갑상샘 절제술, 방사선치료 약물: PTU, Methimazole, 과염소산염, 리튬, 아미오다론 갑상샘 침윤성 질환: 림프종, 사르코이드증, 아밀로이드증 특발성
중추성 갑상샘 항진증 TSH 분비 뇌하수체종양	중추성 갑상샘 저하증 이차성: 뇌하수체 TSH 결핍(시한 증후군, 뇌하수체 종양, 수술, 두부외상, 방사선치료)
갑상샘염 동통성 갑상샘염 무증상 아급성 갑상샘염 방사성 유발 갑상샘염	일과성 갑상샘 저하증 아급성 갑상샘염 산후 갑상샘염
비갑상샘질환 난소 갑상샘종 전이성 갑상샘암	선천성 갑상샘호르몬 저항(유전적 소인 관여)
약물 유발성 리튬 요오드 아미오다론 갑상샘 호르몬 과량 섭취	

간 노출 등이 유발인자이며, 특히 고령의 일차성 갑상샘 저하증 환자에게서 잘 발생한다고 알려져 있다.

임상적 특징으로는 혼수를 동반한 의식장애, 36도 미만의 저체온, 느린맥, 저혈압, 저나트륨혈증, 저환기, 호흡성 산증, 저혈당, 현저히 낮은 혈중 T4 수치를 확인할 수 있다.

점액부종혼수를 진단하는 과정은 보통 설명할 수 없는 혼수나 의식장애, 저체온이 있다면 의심해 볼 수 있는데, 병력, 진찰을 통해서 다른 가능성을 배제하고 혈중 T4, TSH, 크레아틴인산효소(creatine phosphokinase, CPK)를 포함한 근효소를 측정한다. 보통 T4 수치는 매우 감소된 반면에 TSH 수치는 매우 증가된 소견을 보이는데, 여기서 주의해야 점은 앞서 기술한 갑상선호르몬 검사 결과를 기다리지 않고 즉시 치료를 해야 한다는 점이다.

점액부종혼수의 표준 치료법은 아직까지 확정된 것은 없다. 하지만 초기 치료는 환자의 안정화에서 시작하며, 기도 확보, 인공호흡기를 통한 인공환기, 담요나 재가온 요법을 이용한 저체온의 교정, 유발인자의 교정, 갑상샘 호르몬의 보충 등으로 치료가 되어야 한다. 갑상샘 호르몬 투여는 고용량의 레보치록신(T4 단독 투약) 정맥 투약으로 시작되며, 초기 하루에 총 300−500 μg 정주 후 매일 50−100 μg 투약한다. 이때 호르몬의 정주로 드물게 심장허혈과 치명적인 부정맥이 발생할 수 있기 때문에 반드시 환자를 집중 감시하여야 한다. T4 투약 대신 T3를 투약하거나 T4/T3를 병합 투여하는 경우도 있지만, 아직까지 표준화된 방법은 없다.

그 외 부수적인 치료로는 스테로이드(hydrocortisone

100 mg IV q8hr) 투여, 고장성 식염수(3% NaCl) 투여를 통한 저나트륨혈증 교정, 1,000 mL/day로 수액 제한, 저혈압 교정을 위한 일시적 혈압상승제 투여 등이 있다.

6. 부신의 기능

부신은 부신피질과 부신속질로 나눠져 있다. 부신피질은 체내에서 스테로이드를 분비하여 포도당, 단백질, 지방 대사를 조절하고 혈관의 긴장성과 심장의 수축성에 관여하여 혈압을 유지하는 데 관여한다. 또한 체내의 수분과 혈중 Na-K 균형을 유지하고 남성호르몬의 효과를 나타내기도 한다. 감염, 외상, 수술, 저혈당, 화상 등과 같이 스트레스 상황에서 글루코코티코이드와 염류코티코이드 분비가 응급으로 5-10배로 증가한다. 이렇게 분비되는 자세한 기전은 알려져 있지 않으나 그 효과는 즉시 나타나 몇 분간 지속된다. 부신 속질은 신경계에 의해 조절되어 자극을 받았을 때, 부신 정맥으로 에피네프린과 노르에피네프린을 분비한다.

7. 부신위기

환경적 요인이나 신체적 요인으로 인한 스트레스 상황에서 신체가 요구하는 만큼 반응하여 필수 스테로이드를 분비하지 못하는 상태를 부신위기라 한다. 갑작스러운 부신기능의 상실의 원인으로는 부신의 출혈, 혈전, 항응고제 투약, 과도한 스트레스, 여러 요인에 의한 파종성 혈관내응고 증후군, 심한 감염의 합병증으로 발생할 수 있다. 환자들이 일반적으로 호소하는 증상으로는 복통, 측복통(옆구리통증), 치료에 반응하지 않는 저혈압 상태 유지 등이 있다. 심지어는 중추신경계 증상인 혼돈, 기면, 지남력 장애 등이 발생하기도 한다. 부신위기라고 판단될 시 치료의 신속성이 환자의 예후를 결정하기 때문에 치료는 가능한 빨리 시작하는 것이 좋다.

부신위기에서 가장 중요한 요소는 글루코코티코이드 감소로서, 실제 이 호르몬의 보충이 치료 방법의 주축이라 할 수 있다. 하지만 우선 치료 순서를 볼 때, 스테로이드 투약 전에 5% dextrose 생리 식염수를 준다. 이는 환자가 저혈당과 저나트륨혈증을 동반하는 경우가 많기 때문이며, 수액 주입을 통한 저혈압 상태 해결을 위함이다. 그 이후 스테로이드를 투약하는데, hydrocortisone 100 mg을 정맥주사를 통해 투입한다. Dexamethasone 4 mg를 대체해서 줄 수도 있다. 이러한 처치에도 저혈압 상태가 해결되지 않는다면, 노르에피네프린, 도파민, 페닐에프린 등의 혈압상승제 투약을 고려한다. 환자를 치료할 때, 혈압상승제와 수액투여에 반응하지 않는 저혈압 상태에서 설명되지 않는 저나트륨혈증과 고칼륨혈증, 저혈당까지 동반하고 있다면 부신위기를 반드시 감별해 주어야 한다.

당신이 응급구조사라면

1. 갑상샘 항진증 환자들의 증상과 징후에 대해 말할 수 있다.
2. 갑상샘 저하증 환자들의 증상과 징후에 대해 말할 수 있다.
3. 갑상샘 응급 질환 발생 시 적절한 초기 대처를 할 수 있다.
4. 부신위기 시 보이는 증상을 나열하고 적절한 초기 대처를 할 수 있다.

급성복증

응급구조와 응급처치
RESCUE AND EMERGENCY CARE

개요

응급구조사는 복통을 호소하는 환자를 흔히 접하게 된다. 복통을 호소하는 환자의 대부분은 경증이거나 자연적으로 통증이 소실되는 경우가 많으나 때로는 응급수술을 요하는 경우도 있다. 복통을 유발하는 원인은 매우 다양하므로, 그 원인을 규명하는 것은 매우 어렵다. 아무리 복부질환에 능숙한 의사라 할지라도 복통에 대한 문진과 진찰만으로 질병을 알아내기 어렵기 때문에 응급구조사가 복통의 원인을 찾지 못하였다고 하여 문제가 되지는 않는다. 다만 복통을 호소하는 환자를 접한 응급구조사의 책임은 환자의 복통이 얼마나 위급한 것인지를 이해하고 판단하는 데 있다. 복통을 일으키는 질환 중에는 매우 빠르게 진행되어 환자를 사망하게 하는 경우가 있으므로 복통 환자의 이송이 지연될 경우에는 환자의 질환을 중증으로 만들거나 사망하게 할 수가 있다. 따라서 복통을 호소하는 환자에 대한 응급구조사의 응급처치 원칙은 생명을 위협하는 문제만을 해결하고 지체 없이 응급의료센터로 환자를 옮기는 것이다.

Chapter 36은 급성 복통을 유발하는 원인에 중점을 두었다. 이 장은 '급성복증'이라는 용어의 정의로 시작하여 급성복증의 원인, 증상 및 징후, 응급처치에 대하여 서술하였다.

목표

- 급성복증의 용어를 정의할 수 있어야 한다.
- 급성복증의 증상과 징후를 이해하여야 한다.
- 급성복증의 원인을 알아야 한다.
- 급성복증이 있는 환자에서의 응급치료를 알아야 한다.

1. 급성복증의 정의

급성복증이란 복강을 싸고 있는 얇은 막인 복막에 대한 급성 자극에 의하여 초래되는 일련의 과정을 시사하는 의학 용어이다. 급성복증은 복막염(peritonitis)이 발생함으로써 시작되며 심한 복통과 복부 팽만을 수반한다.

복부를 관통한 자상이나 복부 타박상 등도 복부기관을 손상시켜 급성복증을 일으킬 수 있다. 손상 이외의 질환에 의한 급성복증도 흔히 발생한다. 급성 복증은 특정질환을 지칭하는 용어가 아니라 복부 내에 복막염을 유발하는 어떤 질환이 있다는 것을 의미하는 용어이다. 급성복증은 다양한 질환이나 손상에 의하여 발생할 수 있으므로, 임상 양상도 급성복증을 유발하는 원인에 따라 다르게 나타난다. 따라서 급성복증 환자가 발생하였을 때 응급구조사는 복증을 일으킨 원인에 관계없이 환자의 중증도에 따라 행동하여야 한다.

2. 급성복증 환자의 환자평가

일차 평가를 시행하며 기도, 호흡, 순환을 적절히 유지시킨 후에는 환자의 주된 증상과 정확한 병력을 수집한다.

1) 병력

복부 통증의 병력을 파악할 때 응급구조사는 통증의 위치와 유형, 다른 증상과 징후가 병발하였는지 파악해야 한다. 환자의 병력에서 중요한 요소는 최근의 질병, 과거의 의미 있는 질병, 심장 또는 호흡질환, 알코올 및 약물의 사용, 그리고 복부수술의 기왕력 등이 포함된다. 여성은 생리를 규칙적으로 하는지, 임신의 가능성이 있는지, 그리고 경구 피임약을 복용하거나 자궁내 피임장치의 제거를 한 적이 있는지에 관하여 질문하여야 한다.

복부 통증을 진단하기 위한 PQRST평가는 다음과 같다(표 36-1).

2) 복막의 구조와 복통

복강을 싸고 있는 복막은 해부학적으로 2개의 막으로 구분된다. 배벽쪽을 덮고 있는 벽쪽복막과 장기를 덮고 있는 내장쪽복막이 있다. 두 개의 복막에 분포하는 신경이 서로 다르기 때문에 각각 감지할 수 있는 감각이 서로 다르다. 벽쪽복막에서 감지할 수 있는 감각은 통증, 촉감, 압력, 냉온감 등 피부의 감각과 유사하므로 벽측 복막이 자극되면 자극된 부위를 인지하고 알 수 있다. 반면 장측 복막에 분포하는 신경은 자율신경계에서 분지되어 벽쪽복막의 자극 시와는 달리 어느 한 부위의 통증만으로 나타나지 않는다. 따라서 불특정한 '장의 통증'으로 느껴지며 매우 심하고 간헐적인 통증을 느끼게 된다. 또한 장측 복막의 자극은 통증이 마치 다른 부위에 있는 것처럼 느껴지는 연관통증(referred pain)을 유발하기도 한다. 연관통증(일명 방사통 또는 전이통)이란 다른 부위의 감각신경과 복부 장기의 자율신경이 하나의 척수신경에서 기시하여 동시에 통증을 느낌으로써 발생한다. 예를 들면 급성쓸개염은 오른쪽 어깨에 통증을 유발한다. 즉 담낭으로 가는 자율신경은 어깨의 피부에 분지되는 감각신경과 같은 위치의 척수에서 기원하기 때문에 쓸개염에 의한 통증이 마치 어깨부위의 통증과 같이 느껴지는 것

표 36-1 PQRST평가

P (provocative)	통증이 어떻게 초래되었는가? 통증이 어떻게 완화되거나 악화되었는가?
Q (quality)	통증은 어떤 느낌과 같았는가?(예리함, 둔함, 뜨거운 느낌, 찢겨지는 느낌)
R (region)	통증의 위치는 어디인가? 방사 여부
S (severity)	• 통증의 정도가 가벼운가? 보통인가? 심한가? • 아픈 정도를 1에서 10까지로 나누었을 때 어느 정도인가?
T (time)	통증이 시작된 시간, 통증이 지속된 시간

표 36-2 복통의 위치와 유발 원인

위치	질병
상복부	위염, 식도염, 췌장염, 쓸개염, 대동맥 동맥류, 심근허혈, 창자막힘, 천공, 일반적 복막염
오른쪽 상복부	쓸개염, 간염, 췌장염, 궤양성 천공, 오른쪽 신장염
오른쪽 하복부	막창자꼬리염, 복부 대동맥 파열, 자궁외임신의 파열, 오른쪽 난소낭종, 골반염, 요로결석, 탈장, 난소 또는 고환의 염전
왼쪽 상복부	췌장염, 위염, 왼쪽 신장염
왼쪽 하복부	결주머니염, 복부 대동맥 파열, 자궁외임신의 파열, 왼쪽 난소낭종, 골반염, 요로결석, 탈장, 난소 또는 고환의 염전

표 36-3 급성복증과 연관통의 위치

질환	연관통의 위치
막창자꼬리염	배꼽근처
쓸개염	오른쪽 어깨
십이지장궤양	등의 상부
대동맥류(파열)	등 또는 오른쪽 하복부
콩팥돌	생식기나 샅굴부위
췌장염	등의 중앙부

이다(그림 36-1).

위장관과 비뇨생식기관의 해부학적 위치와 구조를 파악하는 것은 질병의 판단에 유용하다. 복통의 위치와 호발하는 질병을 표 36-2에 열거하였다. 복통의 유형은 만성과 급성, 장측과 벽측, 연관통증으로 분류할 수 있고, 각각의 질환에 따른 연관통증의 위치는 표 36-3에 열거하였다.

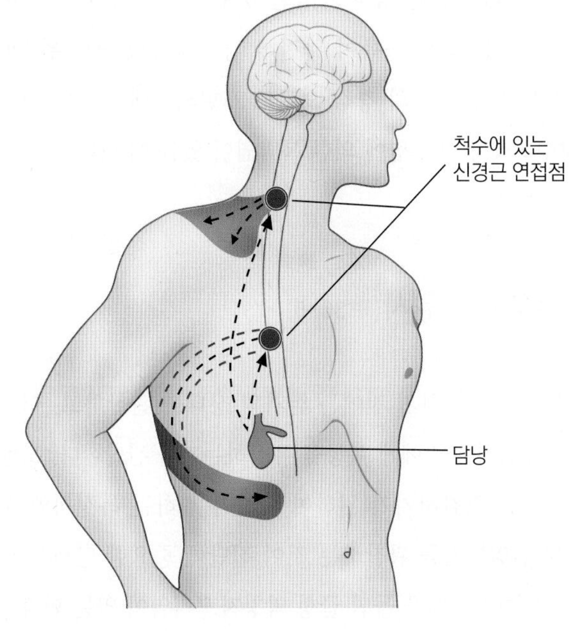

● 그림 36-1 급성 쓸개염은 복통과 함께 오른쪽 어깨로의 연관통을 유발할 수 있다.

3) 급성복증의 증상 및 징후

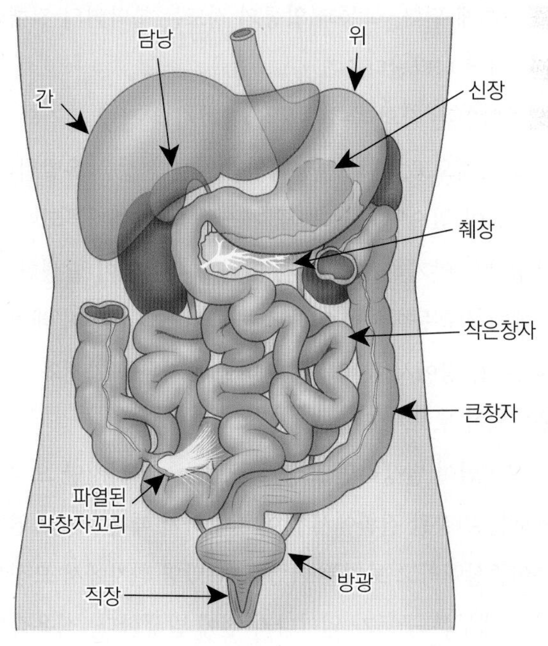

● 그림 36-2 복강내에 있는 모든 장기가 복막염을 일으킬 수 있다.

표 36-4 급성복증의 증상 및 징후

급성복증의 증상 및 징후
1. 국소적 또는 전반적인 복통
2. 국소적 또는 전반적인 복부 압통(tenderness)
3. 식욕감퇴, 오심, 구토
4. 체위 변화 시 복통의 악화
5. 빠르고 얕은 호흡
6. 빠른맥
7. 저혈압
8. 복부 강직, 복부팽만
9. 연관통(referred pain)
10. 열
11. 배변 곤란 또는 변비
12. 복부 팽만

복막의 자극이나 감염 시에는 원인에 관계없이 표 36-4와 같은 공통적인 증상과 징후가 발생한다. 복막염이 있는 환자는 움직이지 않는 상태에서도 복통을 호소하고, 복부를 촉진하거나 환자가 움직이면 더욱 심한 통증을 느끼게 된다. 복통과 압통의 정도는 복막염의 진행과 연관되어 나타난다.

복막염은 장의 수축운동을 저하시켜 장내 물질의 저류를 가져오고, 때로는 장폐색과 같은 현상을 유발한다. 복막염이 있으면 종종 장내 가스와 대변이 저류되어 복부팽만을 야기하기도 한다. 따라서 복막염이 발생한 환자에서 장운동이 마비되면 장내에 가스와 대변이 배출되지 않고, 장에서 분비되는 분비물의 저류를 가져와 장이 팽대되어 토하기도 한다.

복막염이 발생하면 오심과 구토가 나타나지만 오심과 구토는 위장관 질환에서 많이 발생하기 때문에 복막염의 특이증상이라고 보기는 어렵다. 복막염 환자에서 오심은 거의 대부분 구토가 일어나기 전에 발생한다. 식욕감퇴도 발생하지만 역시 복막염에만 특이하게 나타나는 증상이 아닌 복부 질환의 일반적 증상이다. 그러나 오심, 구토, 식욕감퇴 등이 없다면 환자의 상태가 중증이 아니라는 것을 시사한다. 설사는 장의 마비로 인하여 복막염의 초기에는 잘 나타나지 않는다. 변비는 여러 형태로 나타날 수 있다.

복막염이 발생하면 체액이 복강 내로 손실되므로 혈액량이 감소할 수 있다. 많은 양의 체액손실이 일어나면 순환량이 감소되어 저체액성 쇼크가 발생되기도 한다. 따라서 복막염의 진행 상태에 따라 환자의 활력징후도 다양하게 변화한다. 만약 복막염과 함께 출혈이 동반되면 쇼크는 빠른 시간 동안에 발생할 수 있다. 급성복증의 원인에 따라서는 열이 날 수도 있다. 즉 곁주머니염이나 쓸개염에 의한 복막염 환자에서는 체온이 상승된다. 그러나 급성 막창자꼬리염이 있는 환자는 막창자꼬리가 터져 농을 형성하기까지는 열이 없다.

급성복증은 복통과 더불어 압통을 유발한다. 통증은 아주 국소적일 수도 있고, 복부 전반에서 나타날 수도 있다.

국소적인 통증은 복통의 원인을 추정하는데 매우 유용하다. 압통은 경미한 경우에서부터 환자의 배를 건드리지 못하게 할 정도로 심한 경우까지 다양하다. 어떤 경우에는 복부 근육이 완전히 경직되어 있어 소위 "판 같은 복부 근육의 경직"으로도 표현되는데 궤양의 천공이나 췌장(이자)염에 의한 복막염이 있을 때 나타난다.

4) 이학적 검사(표 36-5)

복부를 진찰하기 전에는 환자의 상태를 관찰하고, 어떤 움직임이 환자에게 복통을 유발하는지를 관찰한다. 또한 복통을 경감시키기 위하여 환자가 취하는 특징적인 자세가 있는지를 관찰하는 것이 진단에 중요한 단서가 되기도 한다. 예를 들면 급성 막창자꼬리염이 있는 환자는 오른쪽 무릎을 구부린 자세로 있다. 췌장염이 있는 환자는 몸을 앞으로 구부린 채 웅크리고 앉아 있다. 이러한

표 36-5 급성 복증 환자를 진찰할 고려하여야 할 사항

1. 활력징후를 측정하여 혈역학적으로 안정된 상태인지를 파악한다.
2. 복통을 경감시키기 위한 특이한 자세를 취하는지를 관찰한다.
3. 복부의 팽만 여부를 관찰한다.
4. 압통이 있는지를 확인한다.
5. 압통부위에는 반사압통이 있는지를 확인한다.
6. 복부 경직이 있는지를 확인한다.
7. 장음이 들리는지를 확인한다.
8. 복부 진찰을 위하여 이송을 지연시키지 않는다.

환자의 자세는 인접 장기나 근육을 이완시키거나 감염원과 분리시킴으로써 통증을 완화시켜 준다. 호흡에 따라 감염부위가 자극되어 심한 통증을 느끼는 경우도 있다. 환자의 의복을 벗기고 타박상, 상처, 복수, 복부 팽만, 혹은 복부 종괴(덩이)가 있는지 복부벽을 관찰한다.

장음(창자소리)을 청진하여 매 분마다 최소 4번 이상 청진되는지를 장음의 강도를 바뀌게 할 수 있는 촉진법 전에 시행한다. 자주 들리고 오래가거나 크게 나는 장음은 위장염이나 장폐색증의 가능성을 암시한다. 소리가 감소하였거나 없을 때는 복막염이나 장마비를 의심한다.

통증이 있는 부위에서 먼 부위부터 시작하여 통증이 있는 부위를 마지막에 촉진한다. 복부를 부드럽게 촉진하여 복부강직이 있는지 판단한다. 복부강직이 있으면 환자가 진찰하는 사람의 요구에 따라 복부를 이완시킬 수 있는지를 판단한다. 압통이 있는 곳에 반사통이 있는지를 확인한다. 복부의 진찰은 복통의 위급성을 판단하는데 중요한 정보를 제공할 수 있다. 그러나 응급구조사는 환자의 진찰을 위하여 환자의 이송을 지연시켜서는 안 된다. 복통의 원인을 판단하기 위한 진찰은 의사가 병원에서 자세히 시행할 것이다.

3. 급성복증의 원인질환들

급성복증을 유발하는 흔한 질환으로서는 급성 막창자꼬리염, 소화성 궤양의 천공, 쓸개염, 곁주머니염 등이 있다. 급성복증을 유발하는 질환은 거의 대부분이 복강내 장기와 연관이 있다. 때로는 연관통으로 인하여 급성복증이 다른 질환으로 오인되는 경우도 있다. 복통의 원인 질환들에 대한 현장처치보다는 신속히 병원으로 이송하여 치료를 받도록 하는 것이 좋다.

1) 식도염

식도염은 식도 괄약근이 약해져 위산이 역류하여 말단식도에 염증을 유발하여 발생된다. 식도염의 증상과 징후는 복장밑 통증, 체중 감소, 출혈과 냄새나는 호흡이다. 식도염으로부터의 출혈은 구토 시 커피찌꺼기 같은 물질을 생성한다.

2) 위염

위염은 위산과다, 알코올, 약물투여, 담즙의 역류로 일어나는 위점막의 염증이다. 위염의 증상과 징후는 상복부 통증, 오심, 구토, 점막의 출혈과 촉진 시 상복부가 유연하다.

위염 환자에서 출혈이 계속되면 저혈량증이 발생하거나 흑색변을 나타내게 된다. 만성 위염의 가장 흔한 원인은 알코올, 아스피린, 비스테로이드항염증약 등의 사용이다.

3) 막창자꼬리염

막창자꼬리염(급성 충수돌기염, acute appendicitis)은 맹장이 분비물에 의해 폐쇄되었을 때 일어나며 가장 흔한 복부 통증의 응급상황이다. 만약 방치하면 괴저, 복강내의 파열, 복막염으로 발전할 수도 있다.

막창자꼬리염의 중요한 증상은 복통, 오심, 식욕부진이다. 통증은 처음 명치부위나 배꼽주위에서 넓게 발생하고, 나중에는 오른아래배부위 즉 엉덩뼈능선의 안쪽에 국한되어 심해진다.

4) 췌장염

췌장염은 음주에 의하여 갑자기 발생하며 오심, 구토, 상 복부 동통, 상복부 압통과 팽만이 함께 나타난다. 복통은 상복부에서 배꼽부위에 심하고, 환자의 등과 어깨에도 연관통이 발생한다.

5) 쓸개염

쓸개염은 거의 쓸개돌과 결합되어 나타나는 담낭의 염증이다. 이 질환은 남자보다 30-50세의 여자에게서 더 많이 일어나고 미국에서 흔히 볼 수 있다. 원인은 쓸개돌에 의한 폐쇄로 담낭내 압력이 높아지면 오른쪽 명치부위의 동통이 발생한다. 담낭 질환의 가족력, 열, 오심, 구토, 쓴맛, 오른위배부위를 촉진하는 경우 압통을 느끼게 된다.

6) 창자막힘

창자막힘은 장내용물의 정상적 흐름을 방해하는 유착, 탈장, 용종과 종양에 의한 폐쇄가 원인이다. 창자막힘의 증상과 증후는 오심, 구토, 복통, 변비, 복부 팽만을 포함한다.

증상과 징후의 정도는 폐쇄의 해부학적 위치에 따라 좌우된다. 폐쇄상태의 가장 많은 합병증은 복막염과 패혈증이다. 창자막힘이 진행될수록 구토, 장흡수 감소, 장내 액체손실 등에 의하여 탈수가 심해진다.

7) 탈장

탈장은 선천적이거나 후천적으로 샅굴부위나 복벽을 통한 배안의 장기돌출이다. 복부 압력의 증가, 굽히거나, 기침하거나, 무거운 물체를 들어 올릴 때 복부 근육조직이나 샅굴부위내 틈을 통해 복막을 밀고 외부로 나간다. 대부분의 탈장은 의사에 의해 배안으로 되돌릴 수 있다.

8) 소화성 궤양

소화성 궤양은 위산과 단백질 분해요소가 점막과 상호작용하며 소화기계의 궤양이 발생한다. 궤양은 영향 받는 부분의 점막층이 부식되어 조직 괴사나 분열에 의해 생긴다. 궤양 통증은 위산 과다, 음식을 섭취전, 스트레스를 많이 받는 동안 위나 왼쪽위배부위에 동통이 발생한다. 출혈성 궤양인 경우에는 흑색변을 보이기도 한다.

9) 곁주머니염

곁주머니는 잘록창자의 벽에 생성된 주머니로 섬유질이 낮은 식이요법과 연관된다. 불규칙한 배변 습관(변비와 설사가 교대로 일어나는), 열, 왼아래배부위 통증이 포함된다.

10) 상부위장관 출혈

식도 정맥류, 식도 정맥의 열상, 악성종양, 식도염 등, 식도 출혈이 있는 환자는 선명한 적색 토혈이 나타난다. 정맥류 출혈은 보통 대량 출혈이고 일반적으로 조절이 어렵다.

4. 급성복증 환자의 응급처치

급성복증이 발생한 환자에서 응급처치의 주된 부분은 응급수술이 필요한지를 결정하는 것이다. 따라서 응급수술의 결정을 빨리 내리기 위하여 환자를 신속히 응급의료센터로 이송하여야 한다. 응급구조사가 환자의 이송을 위하여 준비하거나 이송중일 때 취하여야 할 조치는 표 36-6과 같다.

급성복증 환자에서는 환자가 응급실로 도착하기 전에 구토를 하면 기도를 유지하고 구토물을 제거해준다. 급성복증 환자에서 복통이 심한 경우에는 호흡 중에도 통증을 느낄 수 있으므로 호흡을 얕고 짧게 한다. 따라서 호흡량이 적어져 저산소증에 빠질 수 있으므로 산소를 투여한다.

급성복증 환자에서는 어떤 원인에 의한 것이건 입을 통하여 아무 것도 투여해서는 안 된다. 음식이나 음료수를 환자에게 먹이면 오히려 환자의 증상을 악화시킬 뿐이다. 또한 복막염이 있는 상태에서는 장의 수축기능이 마비되므로, 음식이 통과하지 못하여 구토를 유발하게 된다. 만약 응급수술이 필요할 때, 장내에 음식물이 있으면 수술을 더욱 어렵고 위험하게 만들 수 있다. 환자가 아무리 심한 통증을 호소하더라도 통증을 경감시키는 약물을 투여해서는 안 된다. 진통제에 의하여 환자의 복통이 경감되면 의사가 환자의 복통부위를 정확히 알 수 없으므로, 중증의 환자를 경증으로 오인하거나 수술이 필요한 환자를 내과적 치료가 필요한 환자로 오진할 수 있다.

급성복증 환자에서는 저체액성 쇼크가 발생하는 경우가 많으므로 쇼크의 증상이 있는지 조기에 찾아내야 한다. 쇼크가 발생하였거나 쇼크가 진행되고 있는 환자는 신속히 응급실로 이송되어야 한다. 환자를 이송할 때는 가능한 환자가 편안한 자세를 취할 수 있도록 도와주고, 쇼크가 발생한 환자에서는 체온유지에도 유의하여야 한다.

표 36-6 급성 복증 환자의 이송 중 취하여야 할 조치

조치
1. 기도를 유지한다.
2. 구토에 대비한다.
3. 산소를 투여한다.
4. 저체액성 쇼크에 대비한다.
5. 입으로 아무 것도 투여하지 않는다.
6. 진통제나 진정제를 투여하지 않는다.
7. 모든 환자에 대한 정보(발병 시간, 임상양상, 중증도 등)를 기록한다.
8. 이송 시에는 환자가 가장 편안한 자세로 해준다.

당신이 응급구조사라면

1. 급성 쓸개염에 의한 심한 복통을 호소하는 환자가 어깨의 통증도 호소하고 있다. 어깨의 통증이 발생한 이유를 설명하라.
2. 급성 막창자꼬리염에서 막창자꼬리가 파열되었을 때 발생하는 응급상황에 대하여 설명하라.
3. 급성복증은 정상적인 복막액이 아닌 물질이 복강내로 들어가서 발생한다. 급성복증을 유발할 수 있는 물질을 기술하여 보라.
4. 복통을 호소하는 환자가 급성복증인지를 알 수 있는 증상과 징후를 설명하고, 급성복증 환자에서의 응급처치를 기술하라.

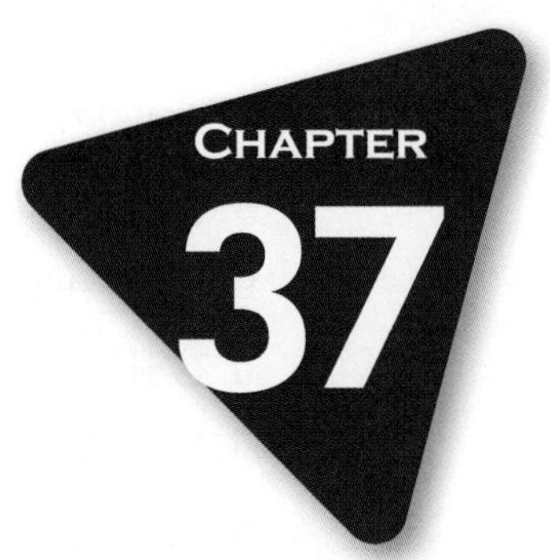

소화기 이물

개요

소화기내 이물이란 소화가 되지 않는 이물을 먹어 그 이물이 식도-위-소장-대장 등에 정체 되어 있는 상태를 말한다. 응급실에서 이물을 삼키고 오는 환자들을 모든 연령대에서 볼수 있는데, 거의 대부분은 소아들이다. 사실 이물을 삼킨다고 해도 대부분은 크게 해가 되지 않고 체외로 배출되지만, 몇몇 종류의 이물은 체내에 밀착되어 생명을 위태롭게 하기도 한다. 실제 미국 통계에 따르면 연간 약 1,500명의 환자가 삼킨 이물 때문에 여러 합병증이 동반되어 사망하는 것으로 추정되고 있다.

소화기내 이물의 밀착된 위치와 이물의 크기 및 종류에 따라 부위 통증, 삼킴 곤란, 구토, 질식, 기침, 침분비 증가, 가슴 불편감, 속쓰림, 복부 통증과 같은 다양한 증상이 나타날 수 있다. 다만, 이러한 다양한 증상 중 생명을 위태롭게 할 수 있는 증상들을 잘 알고 있어야 하며, 이물을 삼킨 후 응급실로 내원하는 호발 연령대에 따라 이물의 종류와 호발 원인이 다를 수 있기 때문에 응급구조사는 환자들의 연령, 기저질환, 발생 원인등을 자세한 문진을 통해 정확히 알아야한다.

이 장에서는 이물을 삼킨 환자의 호발 연령에 따른 이물의 종류를 소개하고 다양한 임상 양상과 함께 응급처치를 요하는 경우를 다루고자 한다.

목표

- 소화기내 이물에 의한 병태 생리를 알아야 한다.
- 호발 연령대에 따른 이물의 종류와 연관성을 알아야 한다.
- 위장관계 임상 양상과 응급 처치에 대하여 알아야 한다.
- 소화기내 이물을 진단 및 치료 방법을 알아야 한다.

1. 병태 생리

이물질을 삼켜 응급실에 내원하는 환자들은 모든 연령에서 일어나기는 하지만, 전체 환자의 80%는 만 18개월에서 48개월의 소아들이다. 특히 인두와 식도 사이에 대부분의 이물이 박히게 되는데 이는 해부학적으로 '협부'인 식도근위부에서 발생한다.

① 반지인두협부(C6 level): 이물질이 박히거나 걸리는

가장 흔한 부위(m/c)

② 가슴우리 입구부(T1 level)

③ 대동맥활(T4 level)

④ 기관분기부(T6 level)

⑤ 가로막 열공(T10-11 level)

이물의 종류에 따라 박히는 위치도 다양한데, 생선가시와 같이 날카롭고 뾰족한 물질들은 인두와 하인두 사이의 위치에서 발생하고, 동전이나 부피가 큰 음식물들은 식도나 큰 창자 협부의 위치에서 발생한다. 특히 소아 식도 폐색의 대부분은 식도 근위부에서 발생하는데, 이는 앞에서 언급 하였듯이 해부학적인 구조가 원인이다.

식도에 걸린 이물(반드시 날카롭고 불규칙한 형태에 국한되지 않음)은 기도 폐색, 협착 또는 세로칸염을 일으킬 수 있는 천공, 심장눌림증, 부식성 농양, 대동맥기관식도루등의 합병증을 유발하기도 한다. 특히, 식도 천공은 생선가시와 같은 날카로운 뼈조각이 식도에 박혀 지속적인 기계적 자극에 의한 궤양으로 발생하며, 단추형 건전지와 같은 날카롭지 않은 이물일지라도 화학성분에 의한 식도 부식으로 발생한다.

한편 삼킨 이물이 식도를 지나 위(stomach)의 유문부를 통과하게 되면 보통 위장관계(GI tract)를 지나 대변으로 배출된다. 그러나 폭이 넓은 물질(>2.5 cm), 길이가 긴 물질(>5 cm)의 경우, 불규칙하거나 모서리가 날카로운 경우에는 유문 원위부(distal pylorus)에서 걸릴 가능성이 높으며, 설사 이곳을 통과하였다 할지라도 위장관의 어느 부위에서든 걸릴 수 있다.

2. 호발 연령에 따른 이물

① 영아 및 어린 소아는 식욕에 대한 본능과 물체에 대한 호기심 때문에 물체를 입으로 가져가는 습관이 있으며 이러한 과정에서 종종 삼키는 경우가 발생한다.
예) 동전, 장난감, 볼펜 뚜껑, 단추형 배터리

② 일반 성인은 대체적으로 음식물을 섭취하는 과정에서 발생한다.
예) 고기의 뼈, 생선 가시

③ 노인: 대부분이 음식물을 섭취하는 과정에서 발생하기는 하나 연하 반사나 연하장애가 원인이 되어 발생

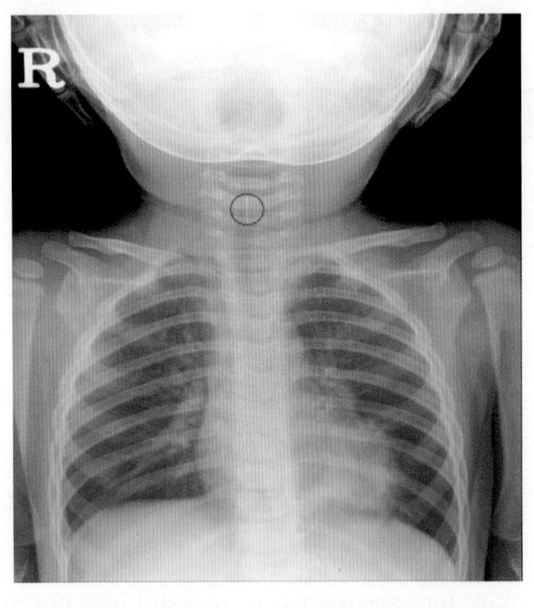

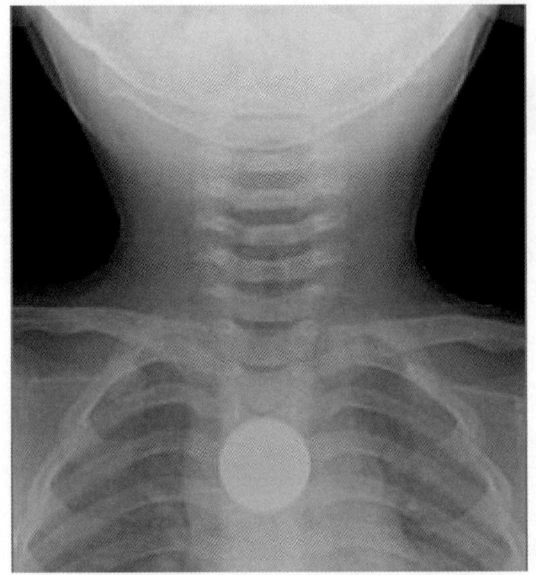

• 그림 37-1 기도(왼쪽)와 식도(오른쪽)의 이물의 차이 - 동전

한다.

예) 고기의 뼈, 생선가시, 틀니 조각, 떡 등의 덩어리 음식

④ 정신과 환자 또는 교도소 수감자: 일반적인 물질이 아니며, 이차적 이득(secondary gain)을 위하여 삼키는 경우가 대부분이다.

예) 나뭇가지, 돌, 칼, 못, 철사, 숟가락

3. 임상 양상 및 응급 처치

1) 복장뼈후부의 통증 및 불편감

식도에 이물이 걸린 성인 환자들의 대부분은 이물이 걸린 식도 근처 부위의 불편감과 불안함을 호소한다. 불편감을 느끼는 곳이 이물이 걸린 위치와 거의 일치하는데 이는 식도에 몸신경(somatic nerve)이 분포되어 있기 때문인다. 대부분의 복장뼈 뒤쪽의 통증(retrosternal pain)과 불편감(discomfort)은 심근경색과 같은 심혈관계 질환에서의 가슴통증 및 불편감과 양상이 다르지만, 판단이 어려운 경우 응급구조사는 즉시 응급의료센터로 이송하도록 한다.

2) 삼킴곤란

삼킴곤란(dysphagia)은 음식을 삼킬 때 불편감이나 막히는 느낌이 드는 것을 말한다. 식도내 이물에 의한 식도 폐쇄, 식도의 협착 등은 급성으로 발생하는 연하 곤란의 원인으로 복장뼈 아래 또는 인후 후부에서 걸리는 것 같거나 가슴이 조이는 것 같다는 증상을 호소한다. 응급 구조사는 환자가 삼킴곤란을 호소하여 응급의료체계에 연락을 할 정도라면 심각한 상태라는 것을 인식하고 즉시 응급의료센터로 이송하도록 한다. 특히 식도가 폐쇄될 정도의 크기의 이물이 있다면 기도에도 영향을 줄 수 있기 때문에 호흡곤란과 기침과 같은 증상이 동반되고 있는지를 살펴보고 이송 과정에서 기도 확보에 주의하여야 한다.

3) 구토

식도내 이물에 의해 식도 폐쇄가 되면 구역질(gagging)이나 구토하는 경우가 많다. 이는 이물을 밖으로 뱉어내기 위한 의식적인 행동과 신체 보호 작용(physical protection system)과 같은 반사적 행동이다. 구토를 하는 환자가 의식이 명료하면 구토물이 폐로 흡인되는 경우는 매우 드물지만, 환자의 자세에 따라 기도로 구토물이 흡인될 수 있고, 기도의 방어기전에 장애가 있는 경우에는 흡인될 수 있다. 구토물이 흡인되면 기도가 폐쇄되어 질식할 수 있으므로 응급구조사는 환자를 이송할 때 기도 확보를 위한 적절한 환자의 자세를 유지하도록 한다.

4) 침흘림

식도내 이물을 밖으로 뱉어내기 위해 침분비도 증가한다. 하지만, 식도 폐쇄가 심한 경우 침조차도 넘어가지 않아 입밖으로 흘러나오는 상태가 되는데, 이럴 경우 침과 같은 분비물이 넘쳐 기도로 흡인되는 상황이 발생할 수 있다. 응급구조사는 심각한 응급상황임을 인지하고 되도록 빠른 시간 내에 응급의료센터로 이송하여야 한다.

5) 복부 통증

삼킨 이물이 시간이 지나 식도를 지나 위장관계에 있는

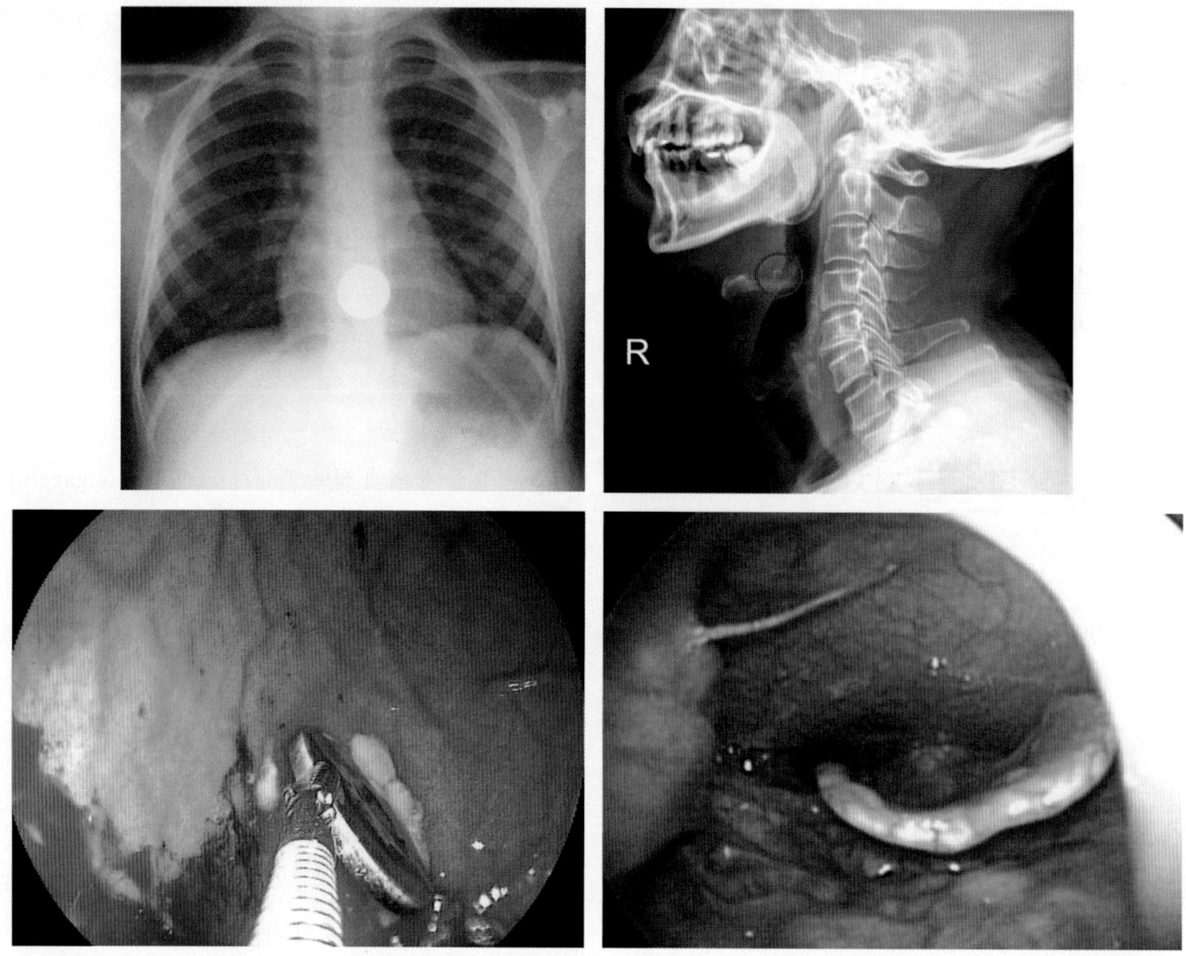

● 그림 37-2 인후두 및 식도 이물질의 내시경적 제거

경우는 위와 같은 증상이 나타나지 않을 수 있다. 하지만, 위장관계에 머물며 다른 음식물들과 섞이면서 위석(bezoar)을 형성하게 되면 더 위험할 수 있다. 이물 삼킴의 병력과 갑작스런 복부 통증(abdominal pain)이 발생 때에는 이물에 의한 창자막힘 또는 장 천공을 의심하여야 한다. 따라서 응급구조사는 복막염 여부를 판단하여 즉각적인 응급개복술을 위해 지체 없이 응급의료센터로 이송하여야 한다.

6) 그 밖의 다양한 증상

성인과 달리 어린 소아환자에서는 진단과 치료에 필요한 정보를 병력 청취를 통해 얻기 힘든 경우가 많다. 따라서 다음과 같은 증상들이 있다는 이물 삼킴을 의심해 볼 수 있다.

① 음식을 먹는 게 힘들어 보이거나 먹지 않으려고 하는 경우

② 목통증(neck pain) 또는 인후통(throat pain)

③ 그렁거림(stridor)

④ 질식(chocking)

⑤ 복부 팽만(distension)

4. 진단 및 치료

1) 진단

이물 삼킴의 대부분의 진단은 병원 밖에서 이루어지기 어렵다. 따라서 응급의료센터에 내원하여 진단하는 게 가장 효율적인 방법이다. 이물의 삼킨 병력과 전신상태를 파악하여 환자가 안정적인 경우 X-ray를 촬영하여 식도와 기도의 이물을 감별하여야 한다. 또한 이물의 위치를 확인하고 며칠 후 재촬영하여 소화기관을 통과했는지 확인하여야 한다. 그 밖에도 단순 촬영에서 발견되지 않는 이물에 대해서는 식도 조영술이나 내시경, CT 촬영과 같은 방법으로도 진단할 수 있다.

2) 치료

삼킨 이물의 대부분은 특별한 문제없이 위장관계를 지나 몸 밖으로 나오기 때문에 위의 유문부를 통과했다면 환자 상태를 지켜보며 기다려 보도록 한다. 하지만 이물의 위치 및 종류에 따라 치료 방법이 다르기 때문에 상황에 따라 치료 방법을 결정해야 한다.

(1) 위치에 따른 치료

① 인후두의 이물

직접 눈으로 관찰되는 경우에는 조심스럽게 겸자(forceps)를 이용하여 이물을 제거한다. 만약 겸자를 이용하여 이물을 제거하기 어려운 경우에는 후두경(laryngoscopy)을 이용하여 제거한다.

② 식도의 이물

식도의 상부나 중간 부위에 있는 경우에는 위내시경을 이용하여 이물을 제거하고 식도의 하부인 경우 24시간 이내에 위내로 통과하였다면 추적 관찰을 하고 만약 통과하지 못했다면 위내시경을 이용하여 제거한다.

③ 위내의 이물

위나 장내의 이물의 치료는 추적 관찰하는 것이 일반적이다. 실제로 이런 경우에는 이물의 위치보다는 종류에 따라 치료가 결정된다.

④ 직장내의 이물

직장내의 이물은 삼켜서 발생하는 이물보다는 외부에서 항문을 통하여 직장내로 삽입하는 경우가 많다. 이런 경우는 진통제와 수면마취 후, 항문을 통하여 이물을 외부로 신중하고 조심스럽게 빼내도록 한다.

(2) 종류에 따른 치료

① 음식물이 걸린 경우

식도에 고기가 걸린 경우에는 환자 스스로 침분비를 조절하며 기다려 볼 수 있다. 환자를 진정시키고 기다리면 고기가 저절로 위까지 내려가는 경우가 많다. 그러나 12시간 이상 고기가 식도에 걸린 상태로 있는 경우에는 내시경을 이용하여 제거하도록 한다.

② 동전을 삼킨 경우

소아 이물의 대부분을 차지 하는 동전은 약 35%에서 증상이 없을 수 있기 때문에 의심이 되는 경우에는 단순 x-ray를 촬영하여 동전의 유무 및 그 위치를 확인하여야 한다. 동전인 경우에는 일반적으로 도뇨관 제거법을 이용한다. 도뇨관을 식도로 집어 넣어 동전 아래까지 내려 보낸 뒤 풍선(balloon)을 확장시킨 뒤 도뇨관을 천천히 끌어 올려서 동전이 함께 끌려 올라오도록 한다. 이 방법으로 제거되지 않는 경우에는 위내시경을 이용하여 제거하도록 한다.

[Tip] 동전을 삼켜 응급실에 내원하는 소아환자들을 흔히 볼 수 있다. 동전의 위치와 모양으로 식도에 위치해 있는지 기도에 위치해 있는지를 단순 x-ray 촬영으로 알 수 있다(그림 37-1).

③ 단추형 건전지를 삼킨 경우

단추형 건전지는 알칼리성 성분이 있어 식도 점막에 매우 빠르게 작용하여 화상과 천공을 유발하기 때문에 초응급 상황이라는 점을 기억해야 한다. 건전지의 방전 상태와 관련이 전혀 없고, 화학 성분과 관련이 있다. 특히 리튬전지인 경우에는 예후가 좋지 않기 때문에 위내시경을 이용하여 빠르게 제거하도록 한다.

- 식도에 위치한 경우: 반드시 응급 내시경을 이용하여 제거하도록 한다.
- 위내에 위치한 경우: 식도를 통과한 경우에는 48시간 경과를 관찰하여 위 유문부를 통과하지 못하고 위내에 머물러 있는 경우에는 내시경을 이용하여 제거하도록 한다.
- 위 유문부를 통과한 경우: 추적관찰하며 대부분 48-72시간 내에 몸 밖으로 배출된다.

④ 날카로운 이물을 삼킨 경우

바늘을 제외한 날카롭고 뾰족한 이물을 삼킨 경우에는 크기와 모양에 따라 치료가 결정되는데, 바늘과 뾰족한 모양의 폭이 넓은 물질(>2.5 cm) 또는 길이가 긴 물질(>5 cm)의 경우에는 위를 통과하기 전에 반드시 내시경과 개복술을 시행해야 한다.

⑤ 코카인을 삼킨 경우

아직 국내에서는 발생 사례가 거의 드물지만, 미국에서는 심각한 사회 문제 중의 하나이다. 마약을 숨겨 운반하기 위해 콘돔과 같은 라텍스 재질을 삼키고 있다가 터지면서 생명에 치명적인 손상을 가져오게 된다. 만약 위내에 머물러 있는 경우에는 환자의 상태가 안정적일지라도 내시경으로 꺼내려고 하다가 터질 가능성이 높기 때문에 위내시경이 아닌 개복술을 권고하고 있다. 만약 위장관을 통과한 상태를 확인될 경우에는 직장을 통해 배출되기를 기다려 보면서 환자 상태를 관찰한다.

당신이 응급구조사라면

1. 식도 내 이물이 일반적으로 자주 발생하는 위치는 어디인가?
2. 식도 내 이물을 의심할 수 있는 증상들은 어떤 것들이 있는가?
3. 식도 및 위장관계 이물로 인해 응급 조치 및 이송 시 주의해야 할 사항은 어떤 것들이 있는가?
4. 대부분의 이물은 응급 상황이 아닐 수 있다. 하지만, 초응급상황인 경우로 빠른 이송이 필요한 경우는 어떤 것들이 있는가?

신장질환

개요

만성신부전이란 여러 원인에 의해 비가역적으로 신장기능이 소실되어 체외로 배출되어야 할 독소가 체내에 축적되고 우리 몸의 항상성에 불균형을 가져오게 되는 만성질환을 의미한다. 이전에는 만성신부전(chronic renal failure, CRF)이라 하였으나 최근에는 만성신부전(chronic kidney disease, CKD)이라 부르며 더 진행되어 요독증의 증상을 보이는 정도까지 진행된 경우를 말기신질환(End Stage Renal Disease, ESRD)이라 부른다. 만성신부전의 치료로는 투석이나 신장이식 등의 방법이 있으며 투석에는 혈액투석과 복막투석 2가지 방식이 있다. 말기신질환에서 초래되는 요독증의 경우에는 신장이식이나 투석 등의 치료를 하지 않는 경우에는 매우 치명적인 질환이다. 신장은 우리 몸의 항상성 유지를 위해 여러 기능을 하기 때문에 신장기능 저하 시 발생되는 합병증은 매우 많고 복잡하므로 이번 장에서는 만성신부전과 관련된 몇몇 응급상황에 관하여 주로 다루기로 한다.
요로결석이란 전체 인구의 10-15% 정도에서 발생하는 것으로 알려져 있는 비교적 흔한 질환으로 재발률도 비교적 흔하다. 생명이 위중할만큼의 심각한 질환은 아니지만 산통이라 할만큼 매우 심한 통증을 유발하며 신기능 장애를 일으킬수 있는 질환이기도 하다.

목표

- 신장생리를 이해한다.
- 만성신부전의 합병증에 대하여 알아야 한다.
- 투석과 관련된 합병증에 대하여 알아야 한다.
- 결석의 생성원리를 이해한다.
- 요로결석과 감별해야 할 질환에 대하여 알아야 한다.

1. 만성신부전

1) 신장의 생리

신장은 우리 몸의 배설과 관계된 가장 중요한 장기이다. 배설(excretion)이란 대사로 인해 발생된 노폐물들이 체내에 쌓이는 것을 방지하고자 체외로 버리는 과정으로 엄밀하게는 소화관을 지나면서 소화되지 않고 남은 찌꺼기를 밖으로 내보내는 배변활동(defecation)과는 다르다. 신장은 소변(urine)을 생성하고 배출함으로써 우리 몸의 기능을 유지하며 크게 4가지 기능을 수행한다. 대사후 노폐물을 체외로 버리는 작용, 체내 나트륨과 물의 균형을 유지하는 작용, 산-염기 상태를 유지하는 작용, 호르몬을 생성하는 작용 등으로 구성된다(표 38-1).

2) 요독증

요독증(uremia)이란 혈액에 소변이 섞인다는 뜻으로 urea 등의 질소화합물이 증가하는 고질소혈증(azotemia)과는 구분된다. 우선 배설장애(excretory faiure)로 인해 소변으로 배출될 수십여 가지의 독소들이 체내에 축적되고 이런 독소들의 영향으로 중요 장기에 기능부전이 초래되어 요독증의 증상을 나타낸다. 요소(urea) 자체는 독소가 아니지만 cyanate, guanidine, β2-microglobulin 등이 독소로 작용하는데 여러 독소 중 상당수가 투석으로 여과가 잘 이루어지지 않으므로 요독증에 의한 장기 부전은 투석이후에도 지속되는 경우가 많으므로 주의해야 한다. 또한 신장에서는 1,25 (OH) 2-vitamin D3, erythropoietin 등 여러 호르몬이 생성되는데 erythropoietin은 vitamin D 3 활성화에 필수적인 호르몬이며 85% 정도가 신장에서 생성되므로 ESRD 환자는 빈혈이 발생하게 된다(biosynthetic failure). vitamin D 3 결핍은 위장관에서의 칼슘 흡수 능력 저하를 초래하며 골생성 장애 역시 유발하게 된다.

표 38-1 만성신부전의 흔한 원인

- 당뇨병성 콩팥병증
- 사구체신염
- 고혈압성 콩팥병증
- 다낭신장(polycystic kidney)
- 기타 요세관사이질콩팥병(other tubulointerstitial nephropathy)

(1) 임상양상

요독증이란 임상적인 진단으로 단순한 한 가지의 증상이나 징후, 혈액 및 소변검사 결과만으로 판단해서는 안되며 우리 몸의 거의 모든 장기에 영향을 미친다. 사구체 여과기능이 저하될수록 요독증의 증상은 심해질수 있지만 혈액검사상 BUN, creatinine 등의 검사수치는 정확하게 요독증의 심각성을 반영하지 못하므로 해석에 주의해야 한다. 응급투석을 시행해야하는 경우는 대부분 고칼륨혈증, 심한 산염기 장애, 일반적 치료에 반응하지 않는 폐부종 등이 대부분이다.

신경학적 합병증으로는 요독성뇌병증(uremic encephalopathy)이 발생할수 있다. 비특이적인 신경학적 장애를 보이는 질환으로 뇌출혈이나 뇌경색, 중추신경계 감염 등과 감별진단이 필요하다. 그 외 뇌졸중 역시 호발하게 되는데 전체 투석환자의 6%에서 발생하는 것으로 보고되고 있고 경막밑혈종(SDH)은 일반사람에서보다 약 10배 정도 호발하는 것으로 되어있다.

심혈관계 합병증으로 인한 사망률은 만성신부전 환자군에서 일반환자군에 비해 10-30배 정도 호발하는 것으로 되어 있다. 관상동맥질환, 심장기능상실, 심비대 등이 흔하며 만성신부전 환자에서는 심근경색 없이도 심근경색 표지자인 트로포닌(troponin)이 상승되어 있는 경우(위양성)를 흔히 관찰할 수 있다. 그러나 이런 경우에도 심혈관계 합병증으로 인한 장기사망률은 높은 것으로 되어 있으므로 주의해야 한다. 고혈압은 대다수의 신부전 환자에서 관찰되며 폐부종은 체액 과다에 의한 경우도 많지만 급성관상동맥 증후군의 발생하는 경우도 적지 않다. 초기치료는 산소를 포함한 ABC 안정화이며 체액 과다에 의한 폐부종인 경우에는 투석을 시행해야 한다. 심장막염이 발생하기도 하며 심장막삼출액과 심장눌림증이 발생할 수도 있으므로 응급심장초음파를 시행해야 하는 경우도 있다.

콩팥기능상실 환자에서는 적혈구형성인자의 감소, 투석으로 인한 실혈, 적혈구 수명 단축 등이 원인이 되어 빈혈이 흔히 관찰된다. 빈혈과 더불어 혈소판의 기능 저하로 인해 출혈성 경향을 보이기도 하는데 위장관 출혈, 경막하혈종, 간혈종, 안구내 출혈 등이 발생할 수 있다. 더구나 심혈관 질환으로 아스피린, 와파린(warfarin) 등을 복용중인 환자라면 출혈위험이 더욱 증가하게 되므로 주의해야 한다. 면역기능 저하로 인해 콩팥기능상실 환자는 감염에도 취약한데 이는 투석을 시행한다 해서 개선되지는 않는다.

위장관 증상으로 오심, 구토, 식욕부진 등이 나타날 수 있다. 신장 기능이 저하됨에 따라 인(phosphate)의 배출이 감소되어 인의 혈중 농도가 증가하게 되는데 이로 인해 칼슘-인 결합체가 생성되게 되면 석회화를 형성하게 되고 이런 물질들이 관절내 침착하게 되어 거짓통풍(pseudogout)이 발생하기도 한다. 콩팥기능상실이 진행함에 따라 비타민 결핍에 의한 이온화 칼슘의 농도가 감소하게 됨에 따라 부갑상샘을 자극하게 되어 부갑상샘항진증(hyperparathyroidism)을 유발하기도 한다.

(2) 체액 및 전해질장애

대다수의 만성신부전 환자는 임상적으로 명확하지 않더라도 체내 나트륨과 체액량이 증가되어있는 편이다. 소변으로의 배출되는 양보다 섭취량이 많기 때문인데 이로 인해 체액량이 증가하게 된다. 따라서 혈압이 상승하게 되고 이로 인한 신장손상이 더 가중된다. 또한 칼륨의 배설 저하로 인해 고칼륨혈증이 발생할 수 있다.

3) 고칼륨혈증

칼륨(K)은 주로 세포내에 존재하는 양이온으로 98%가 세포 내에 존재하고 2% 정도가 세포외에 존재하고 있다. 세포외 정상농도는 3.5-5.0 mEq/L를 유지하고 있다. 일반적인 칼륨의 섭취는 대부분 음식을 통해서 섭취하게 되는데 야채, 과일, 고기 등에 다량 함유되어 있다. 섭취된 칼륨은 주로 신장으로 배설된다. 이런 이유로 신기능 저하 환자들이 고칼륨혈증에 노출될 수 있다. 고칼륨혈증의 의심되는 콩팥기능상실 환자를 만났을 때는 최근 식이 등에 관해서도 병력 청취를 해야 한다(표 38-2).

고칼륨혈증이란 체내 칼륨의 농도가 5.5 mEq/L 이상일 때를 말한다. 6.0 이상일 때를 심각한 고칼륨혈증이라 하며 사망률이 높으므로 주의해야 한다. 고칼륨혈증은 응급상황으로 심근의 활동전위에 영향을 미쳐 치명

표 38-2 고칼륨혈증 원인

- 토니켓(tourniquet) 사용
- 용혈(hemolysis)
- 백혈구증가, 혈소판증가
- 산증(acidosis)
- 심한 육체적 활동이나 운동
- 베타차단제
- 디지털리스 중독
- 고칼륨혈증성 주기마비
- 칼륨보충 혹은 식품 섭취
- 칼륨용액 정맥주사
- 수혈
- 위장관출혈
- 횡문근융해증
- 콩팥기능상실증
- 칼륨-유지 이뇨제 및 약물들
- 알도스테론 결핍증

표 38-3 고칼륨혈증에 의한 심전도 변화

[K+](mEq/L)	ECG Changes*
6.5–7.5	Prolonged PR interval, tall peaked T waves, short QT interval
7.5–8.0	Flattening of the P wave, QRS widening
10–12	QRS complex degradation into a sinusoidal pattern

*In chronic or slowrly developing hyperkalemia, ECG changes may not occur until higher [K+] levels are reached.

적인 부정맥을 유발할수 있다. 고칼륨혈증때 나타날 수 있는 부정맥으로는 굴느린맥, 동성무수축, 방실차단, 느린 심실고유리듬(slow idioventricular rhythm), 심실빈맥(ventricular tachycardia), 심실세동(ventricular fibrillation), 무수축(asystole) 등이 나타날 수 있다. 초기에 나타나는 심전도 이상소견은 T파의 높이가 커지고 뾰족해지는 현상이다(tall & peak T). 이후에는 PR 간격, QRS 간격이 증가되며 이후 P파 소실, QRS의 넓어짐, 사인파, 심실세동 등이 나타날 수 있다. 고칼륨혈증의 증상은 근무력감, 마비되는 느낌, 반사소실, 오심, 구토 등이지만 무증상인 경우도 많으므로 콩팥기능상실 환자인 경우 항상 고칼륨혈증의 가능성을 염두에 두어야 한다(표 38-3).

4) 고칼륨혈증의 치료

즉시 심전도를 시행하여 심전도상 고칼륨혈증의 소견들이 관찰된다면 즉시 치료를 시작해야 한다. 고칼륨혈증의 치료는 3가지 원리에 의하여 구분된다. 심근막의 안정화, 세포내로의 칼륨을 이동, 체외로의 칼륨 제거 등이다. 치료 도중 지속적인 심전도 모니터링이 필요하다.

우선 심근막의 안정화를 위해 칼슘을 사용한다. 칼슘투여가 칼륨을 체외로 배출시키는 것은 아니지만 심근막의 안정화를 시켜 심실세동의 발생가능성을 잠시 낮출수 있다. 세포내로 칼륨의 일시적인 이동을 위해 $NaHCO_3$, 인슐린과 포도당용액, albuterol로 네불라이저를 시행해 줄수 있다. 인슐린이 투여되면 포도당을 세포내로 이동시키는 역할을 하게 되는데 이때 세포막 통과시에 칼륨을 같이 이송하는 역할을 하며 albuterol 네불라이저는 천식 악화 환자의 경우와 같은 방식으로 시행하게 된다. 체내로 배출하는 방식으로는 furosemide 같은 이뇨제, 폴리스티렌설폰산칼슘(polystyrene sulfonate calcium)의 경구 투여 및 관장, 또는 투석 등의 방법이 있다(표 38-4).

5) 투석

투석의 방식에는 혈액투석과 복막투석 2종류가 있다.

(1) 혈액투석

혈액투석(hemodialysis, HD)은 혈액을 몸에서 약 300–500 mL/min의 속도로 제거하여 혈액투석기를 거쳐 독소를 여과한후 다시 체내로 돌려보내는 방식을 취한다. 이런 혈액투석을 하기 위해서는 직접적인 체내 동맥이나 정맥보다는 동정맥루(arteriovenous fistula)를 수술로 만들어 시행하게 된다. 따라서 환자의 팔에서 이런 모습을 보이는 경우 만성신부전 환자임과 동시에 혈액투석을 시행받는 환자임을 항상 고려해야 한다.

혈액투석과 관련된 응급상황으로는 가장 흔한 것은 저혈압이다. 가장 흔하게는 환자의 체중에 비해 혈액여과속도가 빠를 때 나타나게 된다. 이 경우 오심, 구토, 불안, 어지러움, 실신, 빠른맥, 기립성 저혈압 등이 나타날 수 있으며 이 경우 투석을 중지하고 100–200 cc 정

표 38-4 고칼륨혈증의 치료

치료	Dose & Route	Action onset	Duration	Mechanism
Calcium chloride	5-10 mL IV	1-3 min	30-50 min	막-안정화
Calcium gluconate	10-20 mL IV	1-3 min	30-50 min	막-안정화
$NaHCO_3$	50-150 mEq IV	5-10 min	1-2 hr	칼륨을 세포내로 이동
Albuterol(네불라이저)	10-20 mg in 4 ml of N/S 10 min간 네불라이저	15-30 min	2-4 hr	칼륨을 세포내로 이동
Insulin & glucose	5-10 unit regular insulin IV Glucose 25 gram IV	30 min	4-6 hr	칼륨을 세포내로 이동
Furosemide	40-80 mg IV	various	various	신장으로 칼륨 배설
Polystyrene sulfonate calcium	25-50 gram PO or PR	1-2 hr	4-6 hr	소화관으로 칼륨 배설
Hemodialysis	-	minutes	various	칼륨 제거

도의 등장성 수액을 투여해 볼 수 있다.

혈액투석 중 이유는 명확하지 않으나 근육경련도 자주 발생한다. 또한 투석불균형증후군(dialysis disequilibrium syndrome)이 나타날 수도 있는데 이는 투석 도중 과도하게 우리 몸의 큰 용질(solute)들이 제거되면서 삼투압 농도차에 의한 뇌부종으로 인해 오심, 구토, 고혈압, 경련, 혼수, 사망에까지 이를수 있는 상태이다. 응급치료로는 즉시 혈액투석을 중지하고 만니콜을 정주한다. 그 외에도 전해질 이상이나 저혈당 등이 발생할 수 있다.

그림 38-1과 같은 동정맥루와 관련된 합병증으로는 출혈, 감염, 협착이나 혈전 생성 등이 있을 수 있다.

환자 병력 청취 시 만성신부전 여부와 더불어 혈액투석의 스케쥴 및 최근 규칙적으로 시행했는지 혹은 응급상황 직전에 투석이 이루어졌는지 등에 대한 부분이 꼭 이루어져야 한다.

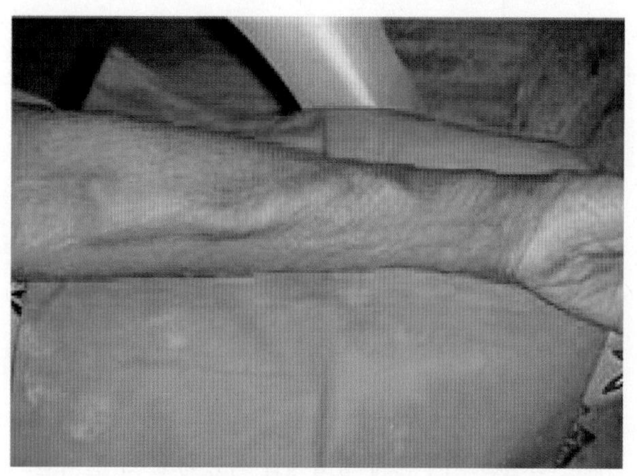

● 그림 38-1 동정맥루(arteriovenous fistula)

(2) 복막투석

복막투석(peritoneal dialysis, PD)은 투석액을 복강내로 투여하여 복강내에서 투석이 이루어지도록 한 치료이다. 보통 하루에 4회 정도 하는 경우가 대다수이며 복막투석과 관련한 가장 흔한 합병증은 투석액의 염증으로 인한 복막염(peritonitis)이다. 복막염이 발생하는 경우 열, 복통, 반발통, 투석액의 색깔 변화 등이 발생하게 된다. 진단은 투석액을 검사해서 mm^2당 100개 이상의 백혈구가 관찰될 때 진단하게 된다. 치료로는 즉시 투석액을 새로 교환해주고 1세대 세팔로스포린 계통의 항생제를 투석액에 섞어주는 등의 치료를 시행할 수 있다. 그 외에도 아주 흔하진 않지만 복막내 투석액에 의한 복벽탈장(abdominal wall hernia) 등이 발생할 수 있다.

2. 요로결석

요로결석이란 전체 인구의 10-15% 정도에서 발생하는 것으로 알려져 있는 비교적 흔한 질환으로 재발률도 비교적 흔하다. 생명이 위중할만큼의 심각한 질환은 아니지만 산통이라 할만큼 매우 심한 통증을 유발하며 신기능 장애를 일으킬수 있는 질환이기도 하다.

1) 병태 생리

결석 형성은 소변내 용질들이 축적되어 발생한다. 소변의 양이 증가하거나 용질의 양이 줄어든다면 요로결석이 발생하는 것을 예방할 수 있다. 요로결석의 80%는 칼슘 옥살산염 혹은 칼슘인산염으로 구성되어 있다. 칼슘 결석이 많다고 해서 칼슘 섭취를 너무 줄이게 되면 오히려 칼슘 결석 형성이 증가하는데 옥살산에 결합할 칼슘의 부족으로 장에서 옥살산의 흡수를 더 증가시키기 때문이다. 약 10% 정도의 결석은 마그네슘-암모니움-인산 등이 결합된 스트루바이트(struvite) 결석으로 이는 보통 세균에 의해 발생하게 되고 신우를 차지할 정도로 크기가 큰 결석을 이루는데 항생제를 사용해도 이 결석안으로 작용을 나타내기가 쉽지 않아 패혈증에 이르기 쉽다.

요산에 의한 결석도 10% 정도를 차지한다. 통풍 환자의 25% 정도가 요로결석을 동반하기도 한다. 요산에 의한 결석은 보통 엑스레이나 CT촬영 시에도 잘 나타나지 않는 것이 일반적이다.

요로결석에 의한 통증은 보통 결석이 요관(ureter)을 막아 수신증이 발생하면서 옆구리통증을 나타내게 된다. 신우(renal pelvis) 안에 단독으로 있는 작은 결석의 경우는 요관을 막지 않는다면 통증을 잘 유발하지 않는다. 급성으로 요관을 막는 경우에도 반대쪽 신장의 기능이 상승되어 유지하므로 혈액검사상 크레아틴의 농도는 올라가지 않는다(표 38-5).

표 38-5 요로결석의 위험요소

- 비만, 적은 소변량
- 육류과다섭취, 나트륨의 과다섭취
- 가족력, 통풍, 장수술
- 일차성 부갑상선기능항진증, 오랜시간의 부동자세(prolonged immobilization)

자연적으로 결석이 배출되는 가능성은 결석의 크기, 위치, 요관폐쇄정도 등 여러 가지 요소에 의해 결정된다. 모양이 불규칙적이고 가시돌기등이 많이 발달한 결석은 자연배출의 가능성이 더 적고 요관이 완전폐쇄된 경우도 가능성이 적다. 5 mm 이하의 크기인 경우 98%가 4주 이내에 자연배출될 수 있다.

(1) 임상양상

가장 전형적인 증상은 급성 옆구리 통증이다. 이 통증은 샅굴부위로 퍼지기도 하며 50% 정도에서는 구토를 동반하기도 하고 간혹 반발통이나 복막자극증상이 동반되는 경우도 있다. 80% 정도가 혈뇨를 동반하며 30% 정도는 육안적 혈뇨가 관찰된다. 그러나 결석 환자의 10-15% 정도는 혈뇨가 나타나지 않을 수 있으므로 주의해야 한다. 기타 소변 시 통증, 잔뇨감, 잦은 소변, 급박한 소변감 등이 있기도 하다. 어린 소아에서는 비특이적 증상이 나타나는데 복통, 골반통 등으로 나타나기도 한다. 신체 검진상 갈비척추각에 압통을 호소하기도 한다.

요로결석의 임상양상은 신장경색증(renal infarction) 혹은 파열된 복부대동맥류(ruptured abdominal aortic aneurysm) 등과 유사하기 때문에 주의해야 한다. 요로결석은 통증은 심해도 생명을 잃을 수 있는 질환은 아닌 반면 신장경색이나 혹은 파열된 복부대동맥류 등은 심각한 합병증을 초래하고 생명을 잃을 수 있다.

(2) 진단

소변검사를 비롯하여 혈액검사를 통해 신장기능의 평가

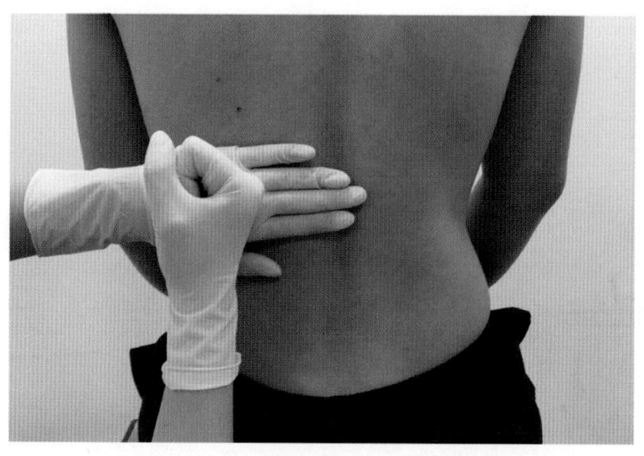

● 그림 38-2 갈비척추각(costovertebral angle) 압통 검사법

가 필요하다. 또한 가임기 여성의 경우 반드시 소변검사를 통해 임신여부를 측정해야 한다. 최근에는 CT나 복부초음파를 통해 진단한다.

(3) 치료

치료는 통증조절과 동반증상에 대한 조절이다. 정맥내 과한 수액 투여는 최소한의 수액투여와 비교했을때 큰 도움이 되지 않으므로 기본적으로 투여할 필요는 없다. 비스테로이드성 항염증제(NSAID) 정맥주사 사용이 가장 일반적으로 권장된다. 또는 마약성진통제(hydromorphone 0.5–2 mg IV)도 좋은 효과를 나타낸다. 구토가 심할 경우 메토클로프라미드(metoclopramide)를 사용할 수 있다. 진통제에 통증이 조절되고 감염이 동반되지 않으며 크기가 작은 경우에는 진통조절 후 퇴원이 가능하다(표 38–6).

표 38-6 입원이 필요한 경우

- 패혈증 동반된 경우
- 콩팥이 하나이거나 이식한 경우
- 급성콩팥기능상실이 동반된 경우
- 고칼슘혈증이 동반된 경우
- 기타 여러 가지 동반질환이 많은 경우

(4) 임산부

임산부 1,500명당 1명 정도에서 발생하는 것으로 되어 있다. 증상이 비임산부와 비슷하며 진단은 CT보다는 초음파로 하는 것을 권장한다. 임산부에서는 NSAID를 권장하지 않으므로 마약성 진통제를 사용하는 것이 좋다.

당신이 응급구조사라면

1. 만성신부전 환자가 의식저하를 주소로 신고되었다. 가능성 있는 원인에 대하여 설명하라.
2. 혈액투석을 받는 만성신부전 환자가 최근 투석을 시행하지 않았다고 한다. 이런 환자에게 심전도를 시행해야 하는 이유는 무엇인가?
3. 만성신부전 환자가 호흡곤란을 호소한다. 이때 여러분이 시행하게 될 기본 처치 중 주의해야 할 점은 무엇이라 생각하는가?
4. 옆구리 통증을 호소하는 환자가 있다. 요로결석 이외 감별진단이 필요한 것은 무엇이 있는가?
5. 요로결석을 자주 앓던 환자가 증상은 비슷하지만 소변색깔은 괜찮다고 말한다면, 여러분은 어떻게 설명할 것인가?

중독 및 곤충 또는 동물에 의한 손상

응급구조와 응급처치
RESCUE AND EMERGENCY CARE

개요

매년 수천 명의 어린이와 성인들이 약물의 흡입, 복용, 주사 또는 피부노출 등으로 독극물에 중독(poisoning)되고 있다. 소아에서의 중독은 대부분 사고에 의한 중독이지만, 성인에서는 자살이나 쾌락을 위한 의도적인 중독이 많다. 응급구조사는 약물에 중독된 환자를 처음 대하는 의료인이므로 중독 환자에 대한 응급처치에 익숙하여야 한다. Chapter 39에서는 독성물질의 종류를 구분하는 방법에서부터 중독 환자를 치료하는 방법에 이르기까지 중독에 관한 전반적인 문제를 다루고 있다.

동물에 의한 자상(찔림, sting)과 교상(물린상처, bite)은 일반적인 손상(injury)과는 달리 손상부위뿐 아니라 중독에 의한 전신증상을 유발할 수 있으므로 생명을 위협하는 응급상황을 초래할 수 있다. 예를 들면 꿀벌이나 말벌(hornet)에게 쏘인 경우, 어떤 사람들은 쏘인 부위의 일시적 부종만 나타나는 데 반하여, 어떤 사람은 전신적인 과민반응이 발생하여 생명을 잃을 수도 있다. 또한 곤충이나 동물에 의한 교상은 동물이 보유하고 있는 독특한 독성에 의하여 손상의 중증도가 결정된다. 예를 들면 개에게 물린 경우라면 광견병을 우려해야 하고, 거미나 뱀에 의하여 손상 받았을 때에는 해당 동물이 가지고 있는 독특한 독성에 따라 중증도가 달라진다. Chapter 39에서는 독이 있는 동물과 독이 없는 동물을 구분하는 방법과 이러한 동물에 의한 자상과 교상의 증상을 구분하는 방법에 대하여 기술하였다. 후반부에는 사람에 의한 교상과 해양동물에 의한 손상에 대해서도 다루었다.

목표

- 우발적 또는 의도적인 중독에 의하여 야기되는 문제점과 중독 환자를 발견하였을 때의 행동요령을 알아야 한다.
- 중독에 의하여 발생하는 임상 증상을 숙지하여, 임상 증상으로 독물의 종류를 감별할 수 있어야 한다.
- 중독 경로(섭취중독, 피부노출 등)에 따른 응급처치법을 알아야 한다.
- 식물에 의한 중독의 응급처치를 알아야 한다.
- 꿀벌, 말벌, 개미에 의한 자상 또는 교상의 증상을 구분할 수 있어야 한다.
- 꿀벌, 말벌에 의한 자상 또는 교상으로 발생하는 아나필락시스반응의 발생을 인지할 수 있어야 하며, 적절한 응급처치를 할 수 있어야 한다.
- 지네에 의한 자상 환자에서 중독유무를 판단하고 응급처치를 할 수 있어야 한다.
- 독성이 있는 뱀과 독성이 없는 뱀을 구분할 수 있어야 하며, 뱀에 의한 교상의 응급처치를 알아야 한다.
- 개에게 물린 환자의 응급처치를 알아야 하며, 광견병의 발병 가능성에 대하여 설명할 수 있어야 한다.
- 사람에 의한 교상 및 해양동물에 의한 손상의 응급처치를 알아야 한다.

1. 중독

독소(toxin)란 비록 적은 양이라도 체내에 들어오면 자체의 화학 작용에 의하여 인체조직을 손상시키거나 기능상의 장애를 야기하는 물질을 말한다. 독물의 정의에 있어서 핵심적인 내용은 '비록 적은 양이라도'와 '자체의 화학적 작용에 의하여'라는 구절이다. 독물은 아주 적은 양이라도 인체에 심한 손상을 일으킬 수 있고, 때로는 사망에 이르게 할 수도 있다. 중독에 의한 손상은 외상에 의하여 발생하는 물리적 손상이라기보다 화학적 손상에 의한 것이다. 독물은 세포의 정상적인 대사작용을 방해하거나 세포 자체를 파괴시킴으로써 독작용을 나타낸다.

독물이 인체 내로 들어오는 경로에는 여러 가지 방법이 있다. 독물은 독물의 복용, 흡입, 주사, 또는 피부나 점막을 통한 흡수 등으로 체내에 들어올 수 있다. 소아에서의 중독이나 자살을 목적으로 하는 성인에서의 중독은 주로 복용되는 약물에 의하여 발생하며, 쾌락을 목적으로 하는 성인에서의 중독은 주로 주사, 흡입에 의하여 발생한다. 피부접촉에 의한 중독은 주로 산업근로자, 농부 등에서 독극물을 취급하다가 발생한다.

매년 수천 명의 어린이와 성인이 독물에 노출되어 중독된다. 중독 환자 중 자살목적의 약물복용과 마약 등에 의한 의도적인 중독이 해마다 증가하는 추세이다. 또한 5세 미만의 소아의 약물중독은 점차 감소하는 반면, 노령층에서의 약물중독과 이로 인한 사망률은 점차 증가하고 있다.

즉, 우발적으로 발생하는 소아에서의 중독은 점차 감소하고 자살을 목적으로 하거나 약물을 통하여 쾌락을 얻으려는 성인에서의 중독은 증가하고 있다. 특히 1970년대 이후로는 중독의 원인이 우발적인 사고에 의한 경우보다는 약물의 남용과 관련이 있다. 남용되는 약물은 수면제계통의 약물과 아편계통의 약물이 주류를 이루지만 최근에는 코카인, 필로폰 등의 마약류와 더불어 여러 종류의 치료제의 중독 비율이 높아지고 있다. 우리

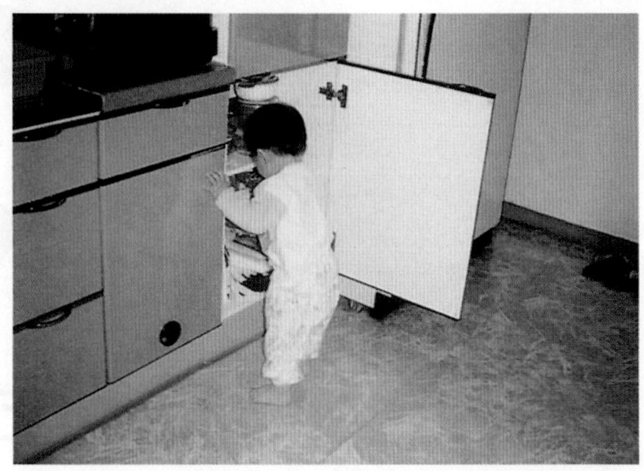

• 그림 39-1 아이들은 호기심이 많으므로 어느 것이나 맛을 보거나 삼키려 한다. 독성물질의 우발적 섭취로 많은 어린이가 중독된다.

나라에서는 주로 자살목적의 약물중독이나 쾌락을 얻기 위한 의도적인 중독이 중독 환자의 주류를 이루고 있으며, 최근 본드 또는 부탄가스 등의 비의료용 약물에 의한 중독 환자도 증가하고 있는 추세이다.

중독약물의 종류는 주로 환자의 환경에 따라 달라진다. 예를 들면 농촌지역에서의 약물중독 환자는 주로 농약(유기인제, 제초제 등)을 복용한 경우가 많지만, 도시지역에서는 수면제, 살서제 등의 중독 환자가 많다. 또한 환자가 특정질환을 앓고 있었던 경우에는 그 질환에 대한 치료제를 과량 복용하여 중독되는 경우(항응고제, 항우울제, 항부정맥제 등)도 있다. 따라서 환자의 중독약물을 추정할 때에는 지역적 특성과 주거환경, 질병의 과거력 등을 반드시 참고하여야 한다.

1) 독성치료센터

독성치료센터(poison control center)는 중독약물에 관한 모든 치료를 제공하는 기관이다. 우리나라에는 아직 이러한 기능을 갖춘 독성치료센터가 없지만, 미국 내에는 중독 환자들을 위하여 수백 개의 독성치료센터가 있는

데, 일부는 큰 병원의 응급의료센터에 부속되어 있거나, 응급의료센터와는 독립적으로 설립되어 있다. 독성치료센터의 요원들은 중독을 일으키는 약물이나 화학물질, 독극물에 대한 정보를 보유하고 있으므로, 독물에 대한 정보를 의뢰한 사람은 전화상으로도 특정 약물에 대한 정보를 쉽게 얻을 수 있다. 또한 독성치료센터는 약물 자체에 대한 정보뿐 아니라 해당 약물에 대한 적절한 해독제나 항독작용을 하는 물질을 알려줌으로써 환자의 치료에 도움을 준다. 미국의 독성치료센터는 24시간 운영되고 있으므로 중독문제가 발생하면 언제나 연락이 가능하다. 독성치료센터의 요원들은 약물의 학명뿐 아니라 약물의 상품명만으로도 특정 약물에 대한 정보를 제공할 수 있다. 따라서 미국의 응급구조사는 자신이 근무하는 지역에서 가까운 독성치료센터의 위치와 전화번호를 알고 있다. 약물중독에 의한 응급상황이 발생하여 응급구조사가 출동하였을 때는 중독에 연관된 환자 및 주변상황에 대하여 응급정보센터에 연락을 하게 되고, 연락된 내용은 다시 독성치료센터로 즉시 연락되어 응급구조사에게 환자의 응급처치에 필요한 정보가 통지된다. 따라서 응급구조사는 중독사태가 발생하였다는 사실을 통보하면서 환자의 키, 몸무게, 나이, 중독 경로, 중독시간, 중독이 의심되는 물질, 중독증상 등에 관하여 통지하여야 한다. 독성치료센터에서 중독 환자의 치료에 대한 지시는 구체적이고도 실제적이다. 복용에 의한 중독 환자에서는 복용 초기의 신속한 약물에 대한 전문적인 치료가 환자의 생명을 구할 수도 있으므로 응급구조사는 환자를 신속히 의료기관으로 이송하여야 한다.

국내에는 아직까지 중독 환자에 대한 적절한 정보를 체계적으로 제공할 수 있는 기관이 없으므로 중독 환자의 현장처치와 초기 응급치료에 어려움이 많다. 따라서 응급구조사는 우리나라에 흔한 중독약물(수면제, 농약, 제초제, 살서제 등)에 대한 기초지식을 습득하여야 하며, 병원 내에 있는 응급의학 전문의에게 연락하여 적절한 자문을 구하여야 한다. 국내의 경우 보건복지부 산하 중앙응급의료센터를 통해 중독정보관리 시스템(https://www.e-gen.or.kr/toxinfo/main.do)을 이용할 수 있다. 해독제 및 희귀약물 비축과 중독분석실 위탁, 중독접수 시스템 등을 운영한다. 급성중독환자에게 필요한 해독제를 거점병원에 배포, 관리하며 지역 내 응급중독환자 발생 시 관련 정보를 신속하게 제공하는 업무를 맡고 있다. 응급실 의료진의 요청을 통해 중독분석 위탁업무 사업도 시범적으로 운영 중이다.

2) 중독의 일반적 증상과 중독물질을 알아내기 위하여 응급구조사가 취하여야 할 조치

중독이 의심되는 환자를 위하여 응급구조사가 출동하였을 때, 응급구조사의 첫 번째 임무는 환자의 중독 여부를 확인하는 것이다. 비록 소량이라도 환자가 독물을 복용했다면 응급구조사는 응급처치를 시작하여야 한다. 약물중독이 의심되는 환자는 중독물질을 섭취하였으나 아직 중독증상이 발생하지 않은 경우와 중독증상이 이미 발생한 경우로 나눌 수 있다. 중독약물에 의한 임상증상이 아직 발생하지 않은 경우에는 빠른 시간 내에 체내에서 약물을 제거하는 것이 가장 중요하므로, 환자를 빨리 병원으로 이송한다. 중독증상이 발생된 환자에서는 중독정도에 따라 환자에 대한 치료가 달라지지만, 현장에서는 환자에 대한 기도유지, 흡인방지 등의 기본적인 응급처치가 시행되어야 한다.

중독 환자에서 흔히 나타나는 증상과 징후는 오심, 구토, 호흡곤란, 복통, 동공의 수축 또는 확장, 과다한 타액분비 및 발한, 의식장애, 경련 등이다. 만약 환자의 호흡상태가 적절치 못한 경우에는 청색증이 발생할 수도 있다. 일부의 화학물질은 피부나 점막에 발적, 수포 또는 심한 화상을 유발할 수도 있다. 환자의 입 주위에 손상이 생긴 경우는 섭취한 원인물질에 의한 현상으로서 환자가 약물을 복용하였다는 것을 알 수 있는 중요한 증거가 되며, 발생한 손상의 양상을 통해 중독약물이나 화학물질의 성상을 추정할 수 있다. 일부 약물에는 색소가 들어있으므로, 환자의 손이나 입 주위에서 이러한 색소 침착을 관찰할 수도 있다.

중독물질을 알아내기 위하여 응급구조사는 환자의 주변을 관찰하여 중독에 사용되었을 가능성이 있는 알약, 화학 물질, 음식물, 음료수, 약병 등을 수거하여 환자를 이송할 때 병원으로 가져와야 한다. 중독 가능성이 있는 물질을 발견하지 못하였을 때는 환자의 구토물을 비닐백 등에 담아서 가져오면 중독물질을 찾기 위한 분석에 사용될 수 있다. 또한 중독이 의심되는 물질이 들어있던 포장용기도 가져와야 한다. 용기 속에 남아있는 알약의 숫자는 약의 이름과 용량과 함께 따로 표시하여야 한다. 즉 포장용기 속에 어느 정도의 양이 남아 있는지를 알면 환자가 어느 정도의 양을 복용하였는지 알 수 있다. 포장용기에 명기되어 있는 상품명을 독성치료센터에 알려주면 독물의 화학성분을 알아낼 수도 있다. 해당 물질의 제조업체에 연락하여 중독물질에 대한 정보를 얻게 되는 경우도 있다. 따라서 중독 환자의 현장처치에 있어서 환자에 대한 직접적인 응급처치 외에 중독에 대한 정보를 수집하는 것은 응급구조사의 중요한 임무이다.

3) 중독 경로 및 응급처치

일부 중독물질은 해당 물질에 특이하게 작용하는 치료제나 해독제가 있으나 대부분의 중독물질에는 특이한 치료제나 해독제가 없다. 중독된 환자에 대한 응급처치는 단순히 불안에 빠진 환자를 안심시키는 것에서부터 심폐소생술에 이르기까지 다양하다. 일반적으로 중독에 대한 가장 중요한 치료방법은 표 39-1과 같이 물리적 방법으로 독물을 체내에서 제거하는 것이다. 이러한 방법으로는 피부가 중독물질에 노출되었으면 피부를 씻어 내거나 닦아내는 방법, 독성물질을 흡입한 경우에는 산소를 공급하는 방법이 포함된다. 주사로 주입된 독물인 경우에는 해독제가 필요한 경우가 있다. 독물의 체내 전파가 매우 빠르고, 독물을 희석시키거나 제거하기가 어렵기 때문에 환자는 단시간 내에 응급상황을 맞게 된다.

표 39-1 중독 물질을 제거하는 방법

1. 오염물질의 제거(의복 등)
2. 세척(눈, 피부, 입안)
3. 활성탄 투여
4. 위세척
5. 특정 중독물질에서는 해독제 사용

(1) 중독물질의 복용에 의한 중독

① 경로

약품, 음료수, 오염된 음식물이나 독성 식물 등은 대부분 입을 통한 섭취로 중독된다. 가정에서 우발적인 중독사고의 희생자는 대부분 어린이이며, 어린이에서의 중독은 주로 중독물질을 복용함으로써 발생한다. 성인에서는 오염된 음식물을 제외하고는 자살 목적이나 독물에 의한 살인의 희생자로서 독물을 섭취하게 된다. 중독물질의 복용에 의한 중독은 대부분 약물에 의하여 발생하며, 약 1/3은 약물 이외의 액체 또는 고체성 독물, 세척제, 세탁제, 산, 염기에 의하여 발생한다. 식물에 의한 중독은 관목이나 덤불의 잎을 만지거나 깨무는 것을 좋아하는 어린이들에게서 자주 발생한다(식중독은 기능적으로 복용에 의한 중독에 속하나 *chapter 40*. 전염성 질환과 면역의 식중독 파트에서 다루기로 한다).

② 응급처치

중증 중독 환자의 치료는 기도유지와 호흡보조, 순환보조, 신속한 평가로 시작한다. 가능하다면 빨리 보호자와 환자로부터 섭취약물에 대한 정보를 수집하고 약병 안의 물질, 약국기록, 환자의 이전 병원기록 등을 확인한다.

자살 의도로 약물을 섭취한 환자는 한 가지 이상 물질을 섭취하는 경우가 많다. 포괄적인 다약물 진단검사는 초기 치료방법의 결정에 실질적으로 거의 도움이 되지 않는다. 중독 환자는 갑자기 빠른 속도로 상태가 악화될 수 있다. 증상이 심각하거나 중독물질의 노출여부를 검사하는 동안, 중추신경계 기능저하 또는 혈역학적 불안정성, 경련의 발생을 신속하게 찾아내고 치료할 수 있도록 환자감시가 가능한 구역에서 진행한다.

독성물질을 섭취한 환자에 대한 대표적 치료인 위장관 오염제거는 최근 중독치료에서 큰 역할을 하지는 않는다. 아주 드문 예외적인 상황을 제외하고는 위장관 세척, 전장관 세척, 토근시럽의 투여는 더 이상 권장되지 않는다. 적절한 해독제가 없는 치명적인 독성물질을 섭취하고 1시간 이내인 환자에게 활성탄(activated charcoal)을 1회 투여하는 것이 일반적으로 권장된다. 활성탄 반복 투여(multiple dose activated charcoal, MDAC)는 몇 가지 약물(carbamazepine, dapsone, phenobarbital, quinine, theophylline)의 치사량 섭취 시에 고려할 수 있다.

활성탄은 숯과 같은 물질로서 매우 넓은 흡수표면을 가지고 있으므로, 중독물질이 효과적으로 흡착되어 체내로의 흡수를 막을 수 있다. 활성탄을 환자에게 투여할 때에는 물 한 컵에 식탁용 수저로 한 숟가락 정도의 활성탄을 잘 섞은 후 복용시킨다. 그러나 일부 중독물질(알코올, 휘발유 등)은 활성탄에 흡착되지 않으므로, 의사의 지시가 있을 때에만 활성탄을 투여하여야 한다. 대부분의 어린이들은 활성탄이 검기 때문에 먹지 않으려고 하는 경우가 많으므로, 아이들을 잘 설득하여 활성탄을 스스로 복용하도록 하여야 한다. 아이들이 활성탄을 복용하지 않으려 할 때 강압적으로 환아의 입에 활성탄을 밀어 넣어서는 안 된다.

국내 농약중독 환자의 수를 추정하기가 쉽지 않을 정도로 농약은 매우 흔한 중독물질이다. 독성이 강하고 흔히 음독하는 농약제제로는 유기인(organophosphate)계 살충제, 카바메이트(carbamate)계, 피레스로이드(pyrethroid)계 등이 있다. 대부분의 유기인계 농약의 독성작용은 신경계 시냅스에서 콜린에스테라아제(cholinesterase) 기능을 저하시켜 아세틸콜린(acetylcholine)의 대사를 억제함으로써 일어난다. 아세틸콜린은 말초신경뿐 아니라 뇌, 척수, 심근 등의 신경말단에서 신경전달물질로 작용하기 때문에 유기인계 농약은 중추신경과 심근에도 강한 독성을 나타낸다. 중추신경계 증상으로 불안, 진전, 현훈, 두통, 섬망, 경련, 혼수 등이 나타날 수 있고 호흡중추를 마비시켜 호흡성심정지를 유발할 수 있다. DUMBBELLS (diarrhea, urination, miosis, bradycardia, bronchospasm, excitation, lacrimation, lethargy, salivation) 등의 부교감 신경 항진증상이 나타날 수 있고 기관지 경축이나 기관분비물 과다로 인한 호흡기능상실이 나타나기도 한다. 니코틴수용체 연관증상으로 빠른맥, 고혈압, 골격근 속상수축이나 근무력 등이 동반될 수 있다.

유기인계 중독 치료의 해독제는 2-PAM (pralidoxime)과 아트로핀이 있다. 2-PAM은 초기 성인에서 1g, 소아에서 20-40 mg을 생리식염수에 희석하여 30분에 걸쳐 천천히 투여하고 1시간 이내 반복 투여하거나 보통 24-48시간 동안 500 mg/hr (400-1,000 mg/hr) 정도 점적 투여하며, 증상이나 징후가 회복될 때까지 사용한다. 아트로핀은 중등도 이상의 독성증상을 보이는 성인에서 2-4 mg, 소아에서 0.05 mg/kg를 일시주사하고 증상이 호전될 때까지 10-30분마다 반복 투여하거나 증량한다. 아트로핀 과다 투여 시에는 흥분, 환각, 정신착란, 경련 등의 중추신경계 부작용이 나타날 수 있다. 카바메이트계 농약중독에서는 해독제로 아트로핀 투여를 권장하나 2-PAM의 사용에 대해서는 논란이 있다. 피레스로이드계 농약중독의 특정 해독제는 알려진 바가 없다. 농약중독에 의한 심정지 상황에서의 소생술은 해독제 사용과 함께 일반적인 기본소생술과 전문소생술을 한다.

약물의 섭취에 의하여 중독이 발생할 때 주로 복용되는 약물은 진통제, 진정제, 수면제계통의 약물이다. 이러한 약물은 주로 중추신경계에 작용하여 호흡이나 의식의 장애를 동반하므로, 응급구조사는 환자의 호흡과 의식상태의 변화를 주의하여 관찰하여야 한다. 특히 이러한 약물은 흡수가 매우 빠르므로 중독 초기부터 적극적인 관찰이 필요하며, 때로는 호흡을 보조하거나 심폐소생술을 하여야 할 경우도 있다. 어떠한 중독 환자에서도 임상적으로 중독 증상이 발생하면, 응급구조사는 생명을 유지하기 위한 기본적인 응급처치만을 시행하면서 즉시 응급의료센터로 환자를 이송하여야 한다.

(2) 피부를 통한 중독

피부를 통한 중독에는 두 가지 형태가 있다. 중독물질이 부식성 물질인 경우에는 피부나 점막, 눈 등에 접촉될 때 피부를 부식시킴으로써 피부에 손상을 입힌다. 산, 염기, 등유나 벤젠계통의 물질은 접촉된 부위의 조직을 손상시킨다. 부식성 물질과의 접촉은 병변부위에 감염, 화상, 발적, 구진 등의 특이한 병변을 초래한다. 반면 피부에 직접적인 손상을 주지는 않지만 피부에 접촉된 후 피부를 통하여 독물이 흡수됨으로써 전신적인 중독 증상을 초래하는 경우가 있다. 이러한 물질은 독물에 접촉되더라도 피부에는 아무런 임상증상도 일으키지 않지만, 피부를 통한 흡수로 치명적인 임상증상을 초래할 수 있다.

독물에 의하여 피부가 오염되었을 때에는 중독물질을 가능한 한 빨리 제거해 주어야 한다. 말라버린 물질은 떼어낸 뒤 비누로 그 부위를 닦아주거나 흐르는 물로 씻어주어야 한다. 많은 양의 물질이 환자에게 엎질러진 경우에는 가능한 한 빨리 목욕을 하도록 한다. 독물이나 자극성 물질에 의해 오염된 의복류는 즉시 제거하여야 하며, 해당 부위의 피부는 가능한 한 빨리 흐르는 물로 씻어준다. 눈이 오염된 경우에도 가능한 한 빨리 충분한 양의 물이나 생리식염수로 씻어준다. 눈이 오염된 환자에서 오염물질이 산인 경우에는 5분, 염기인 경우에는 15-20분 정도의 세정시간이 필요하다. 피부를 오염시킨 물질을 다른 물질을 통해 중화시키려는 시도로 시간을 낭비하는 것보다는 신속하게 물로 세정하는 쪽이 훨씬 좋다. 특히 중독물질을 화학적으로 중화시키는 것은 피부에 또 다른 손상을 유발할 수도 있으므로 절대 금기이다.

중독물질이 물과 격렬하게 반응하는 경우에는 접촉부위를 물로 씻는 방법을 사용하지 말아야 한다. 예를 들면 인이나 나트륨 등은 건조한 고형의 화학물질이지만 물과 접촉하면 부식작용을 시작한다. 이런 물질에 노출되는 빈도는 높지 않지만 일반적인 피부의 독물오염과는 다른 치료방법을 사용하여야 하므로 유의하여야 한다. 이런 물질에 오염되었을 때는 다른 건성 화학물질에 노출되었을 때와 마찬가지로 그것들을 벗겨내어 제거하고 화상부위에 있는 환자의 의복을 제거한 후 건성 붕대로 감아준다.

(3) 독물의 흡입에 의한 중독

천연가스, 일산화탄소, 염소가스 등의 흡입에 의한 중독 환자에서 최초의 응급처치는 중독이 계속되는 것을 방지하기 위하여 중독물질이 없는 장소로 환자를 신속히 옮겨주는 것이다. 장시간 동안 독물을 흡입하여 전신적인 중독 증상이 발생한 환자에서는 별도의 산소공급과 기본적 소생술이 필요할 수 있다. 흡입에 의한 중독 환자를 구조할 경우에는 응급구조사도 독성 물질을 흡입할 수 있으므로 환자뿐 아니라 응급구조사도 중독되지 않도록 주의를 기울여야 한다. 일산화탄소는 무색, 무취, 무미, 비자극성 가스로 모든 탄소가 포함된 물질의 불완전연소 시에 발생할 수 있다. 일산화탄소 중독은 혈색소의 산소운반능을 저하시키고 뇌와 심근에 직접적인 세포독성을 나타낸다. 고압산소치료는 심각한 부작용의 발생률이 낮기 때문에 심각한 중독증상을 보이는 급성 일산화탄소 중독 환자의 치료로 유용하다. 또한 일산화탄소에 의한 이차적인 체내 염증반응을 차단하는 유일한 치료방법이므로 중독환자 발생시에 가용 가능한 고압산소치료

시설을 확인해야 한다. 일산화탄소 중독에 의한 심정지 상황에서는 우선적으로 일반적인 기본소생술과 전문소생술에 따라 치료한다. 고압산소치료는 일산화탄소 노출 후 6시간 이내에 가장 좋은 치료효과가 있다. 일반적으로 일시적인 의식소실을 포함한 의식저하 및 두통, 어지럼증 등의 신경학적 증상이 있는 경우 모두 고압산소치료의 적응증이 된다. 임신 중인 환자에서는 일산화탄소 혈색소 농도만으로 고압산소치료의 필요성을 결정하기 어렵다. 대개 일산화탄소 혈색소 농도가 20% 이상이거나 태아의 심박동수에 이상이 있거나 태아부전이 발생할 때 고압산소치료를 한다. 심근손상이 발생한 일산화탄소 중독 환자는 고압산소치료에도 불구하고 손상 후 7년 이내 심혈관계뿐 아니라 다른 모든 원인에 의한 사망률이 증가하는 것으로 알려졌다.

염소가스는 매우 자극적이며 폐부종과 기도폐쇄를 유발할 수 있다. 흡입에 의한 중독 환자에서는 저산소증, 폐부종, 기도폐쇄가 발생할 수 있으며, 모든 환자에서 산소공급이 필요하다. 때로는 기도 내에 있는 분비물을 환자가 배출하지 못하여 흡입(suction)이 필요하거나, 호흡기능의 장애가 발생하여 인공호흡이 필요할 수도 있다. 특히 독성가스에 의하여 상기도의 부종이 발생하면 매우 빠른 속도로 기도가 폐쇄될 수 있으므로, 초기에 호흡곤란 등의 임상증상이 없더라도 환자가 발성장애나 쉰 목소리를 내면 빠른 시간 내에 응급의료센터로 이송하여야 한다. 또한 독성 가스에 의하여 폐조직의 부종이 발생하는 경우에는 시간이 경과함에 따라 점차적으로 폐손상에 의한 저산소증이 발생할 수 있으므로 산소를 투여하면서 가능한 한 빨리 의료기관으로 이송하여야 한다. 또한 독성가스를 흡입한 초기에는 증상이 없다가 시간이 지난 후에 폐부종이 생기는 경우도 있으므로, 폐기능이 정상으로 회복되기까지의 2–3일 동안 중점적인 관찰을 요한다.

불화수소가스 누출로 인해 생기는 불화수소산(불산)은 일반적인 산과는 달리 깊이 침투하여 지속적으로 조직 손상을 일으키며 국소적 영향뿐만 아니라 호흡기계나 전신적으로도 영향을 끼친다. 수소 이온에 의한 단백질 변성과 불소이온의 유리를 통해 세포내 양이온이 제거 및 세포막 파괴가 조직 손상 기전이다. 체내 양이온 제거로 인하여 전신적으로 저칼슘혈증, 저마그네슘혈증, 고칼륨혈증이 초래된다. 피부노출의 경우 불소이온이 중화될 때까지 심한 통증을 유발하며 우선 빠른 오염제거가 중요하다. 농도에 따라 50% 이상은 즉시 통증과 조직 손상을 일으키나 20% 미만은 12–24시간 동안 증상과 징후가 없을 수 있다. 피부가 청회색으로 변하고 주위에 홍반이 생긴다. 즉시 5–30분간 물로 피부를 세척하며 병원으로 후송하여 불소이온 중화를 위한 치료를 받을 수 있도록 한다. 글루콘산칼슘의 국소적 도포, 피하나 피내주사, 동맥 내 주입과 마그네슘 투여가 필요하므로 의료기관으로의 후송이 중요하다. 동맥 내 주입 치료는 화상 초기 6시간 이내 시행되어야 하므로 유의한다. 심한 화상 환자는 전해질 장애와 같은 전신 독성이 있을 수 있으므로 이송 중 심실세동 발생을 모니터링하기 위한 심전도 감시를 반드시 한다. 흡입에 의한 폐손상은 지연되어 나타날 수 있으므로 불화수소산 흡인이 의심되는 경우 경과관찰을 위해 반드시 입원을 요한다. 안구노출의 경우 30분 이상 물로 세척을 시행하며 심한 손상과 안구 괴사 및 안구를 통한 흡수로 인해 전신 독성이 나타날 수 있으므로 의료기관으로 이송한다.

(4) 주사에 의한 불소가스 중독

주사(injection)에 의한 독물 중독은 주사기를 사용하여 약물이 체내에 주입되는 경우이다. 주사된 독물은 다른 어떤 경로에 의한 중독에서보다 체내에 빨리 흡수되어 순식간에 전신적인 중독을 야기한다. 따라서 응급구조사가 주사에 의한 중독 환자를 접하였을 때 환자가 중독증상이 없더라도 독물의 빠른 전파에 대비하여 기본적 소생술을 시행할 준비를 하고 응급의료센터로 환자를 신속히 이송한다.

4) 독성 동물 및 식물에 의한 중독

(1) 복어 중독

복어로 인한 중독은 매년 심심치 않게 볼 수 있는 중독으로 본 절에서 자세히 다루고자 한다. 복어는 표준명으로는 복섬이라 불리며, 지방에 따라 복쟁이, 졸복 등으로 불린다. 학명은 복섬(Takifugu niphobles)이다. 우리나라 전 연안에 살면서 수온이 따뜻한 계절에 떼 지어 다닌다. 복어류는 대개 4개의 이빨로 이루어져 있으며, 복어를 가리키는 명칭은 배를 부풀린다거나, 그 모습이 두꺼비를 닮았다 하여 붙여진 경우가 많다. 복어류는 모두 행동이 느리며 느긋느긋하게 움직이는데 그것은 나름대로의 독을 보유하고 있어 굳이 빨리 움직여서 적을 피해야 할 이유가 없기 때문이다. 우리나라 연안 갯바위 낚시에서 가장 흔히 낚을 수 있는 복섬은 독을 가지고 있어 전문가에 의해 요리되지 않는 것은 극히 위험하므로 함부로 전통적 방법으로 요리하지 말아야 한다. 복섬은 작은 복어류로 대개 20 cm 이하이며 이빨은 판상인 앞니로 바위에 붙어 있는 생물을 뜯어먹기에 편리하게 생겼다. 우리나라 연안에서 가장 흔하고 육안으로도 발견 가능한 복어류로 지방에 따라서 "졸복, 복쟁이"라 불리는 이 종은 크기가 작고 포구나 하천 하류, 하구 부근에 떼지어 몰려다니므로 흔히 볼 수 있는데, 온몸에 흰색 점이 산재해 있는 특징을 가지고 있다.

복어류는 간장이나 난소 등의 내장에 테트로도톡신(tetrodotoxin)이라고 하는 유독 성분이 함유되어 있기 때문에 중독사할 수가 있다. 실제 복어 한 마리에는 성인 33명의 생명을 빼앗을 수 있는 맹독을 지니고 있다. 일본 내에서는 복어 조리 면허증이 없는 사람은 복요리를 하지 못하도록 법률로 규제하고 있다. 우리나라에서도 몇 년 전부터 면허제도가 실시되고 있으므로 자격시험을 치러 자격을 취득해야 한다. 복어 중독에 걸린 사람은 거의 대부분이 내장을 먹은 것이 원인이다. 복어의 독은 정도의 차만 있을 뿐 상당수 종류의 복어 내장에 함유되어 있으며, 그 중 간장, 난소는 독성이 강하다. 계절별로는 산란기 직전인 4–6월에 독력이 강하다는 의견과 산란기 이후 서서히 독성이 증가하고 7–9월에 걸쳐 독력이 최고에 이른다는 의견이 있다. 복어독은 열에 매우 강하여 120도에서 1시간 이상 가열하여도 불활성화 되지 않는다.

복어 중독에 의한 증상은 대개 섭취 후 3–6시간에 발현한다. 호흡마비로 사망하기까지는 대략 4–6시간인 경우가 많다. 사망률은 40–80 %로 알려져 있으나 증세가 경미하면 회복은 비교적 빠르다.

중독증상의 특징은 마비로, 먼저 입술, 혀끝, 팔다리 말단의 마비로 시작하여 두통, 구토가 일어나고 운동, 지각 등에 마비가 온다. 그 결과 말초혈관의 확장에 의한 혈압저하, 마비에 의한 호흡곤란이 수반된다. 의식은 사망 직전까지 명료하지만 곧 의식도 상실되고, 그 후 호흡중추의 완전한 마비에 의해 죽음에 이른다.

복어 중독 시 처치는 호흡마비가 발생할 가능성이 있으므로 이에 대한 적극적인 처치가 요구된다. 호흡마비에 대해서는 인공호흡이 가장 좋은 치료법이며 위세척이나 관장, 구토의 유발, 해독제 등은 필요 없다. 호흡마

표 39-2 복어 중독 증상

복어 중독 증상
제1도: 입술 및 혀끝의 지각 둔하, 오심, 구토
제2도: 팔다리말단의 지각 둔하, 피부감각, 미각 및 청각의 둔하, 운동마비
제3도: 운동불능, 골격근 이완, 근반사 소실, 발성 불능, 삼킴곤란, 혈압 하강
제4도: 의식혼탁, 호흡정지, 허탈(말초혈관마비)

비가 발생한 환자는 인공호흡을 시행하며 빨리 병원으로 이송한다. 복어 독의 배설은 비교적 빨라서 5-9시간이지만 증상은 신속히 진행되므로 지체 없이 의사의 치료를 받아야한다.

(2) 조개 독소에 의한 중독

조개, 피조개, 홍합 등 조개류의 독소로 인하여 설사, 구토, 복통 등의 소화기계증상이 발생할 수 있으며 발열, 근육통과 같은 전신적 증상이나 감각이상, 어지럼증, 기억 상실, 의식저하, 착란, 심한 경우 혼수 등의 신경학적 증상도 보고되고 있다. 섭취 후 짧게는 2시간에서 길게는 3일 후에 발생 가능하며 대증적 치료와 증상 완화가 주된 치료이나 제대로 조리되지 않은 조개나 젓갈의 경우는 A형 간염이나 비브리오균에 의한 감염에 대한 감별이 필요할 수도 있다.

(3) 독성 식물에 의한 중독

독초(독성 식물)에 의한 중독은 소아에서는 어린이들의 호기심에 의하여 우발적으로 섭취되거나, 성인에서는 독초와 식용식물을 혼동하여 섭취함으로써 발생한다. 독초 중에는 피부를 자극하여 접촉성 피부염을 유발하는 것에서부터 섭취하였을 때 순환장애나 중추신경계의 손상을 유발하여 사망에 이르게 하는 것까지의 다양한 종류가 있다. 구토물은 보관하여 병원으로 가져온다. 환자가 섭취한 식물이나 몇 개의 잎사귀라도 중독물질의 감별을 위하여 가져오도록 한다.

① 순환장애

독초를 먹은 후 30-50분 뒤에 순환계장애가 발생할 수 있는데, 대개는 빠른맥, 혈압 하강, 발한, 무력증, 차고 축축한 피부 등의 전형적인 순환기계 쇼크의 증상을 보인다. 순환기계 쇼크를 일으키는 식물에 중독되면 특이한 해독제가 없으므로, 쇼크의 일반적인 치료와 동일한 방법으로 치료하게 된다. 즉 환자의 다리를 체간부보다 높게 올린 상태로 눕히고 산소를 공급하면서 환자를 병원으로 신속히 이송하여야 한다.

② 위장관장애

어떤 식물은 적은 양으로도 위장관증상을 유발한다. 독초를 섭취한 경우에 나타나는 위장관증상은 다른 독물에 의한 경우(구토, 설사, 경련)와 동일하다. 임상증상은 섭취 후 20-30분경에 나타난다. 만약 환자가 구토를 하면 구토물을 보존해야 할 경우도 있다. 필요하다면 구토를 계속하면서 응급의료센터로 이송하여야 한다.

독초 중에는 구강과 인두의 점막을 지속적으로 자극하거나 중추신경계에 영향을 주어 구토가 유발되기도 하는데, 이런 경우에는 구토제 등을 투여하여 환자를 자극하는 것이 더 해로울 수도 있다. 또한 독초를 섭취한 환자에서 위장관 증상이 조기에 나타날 경우에는 구토가 환자의 치료에 도움이 되지만, 아무 증세가 없는 경우에는 지나치게 구토를 유발하지 않는 것이 좋다.

③ 중추신경계 장애

독초 중에는 중추신경계에 장애를 유발하여 우울증, 과다행동증, 흥분, 착란이나 혼수, 경련을 일으키는 종류가 있다. 중추신경계 장애가 동반된 환자에 대한 초기 응급처치는 기도, 호흡, 순환을 유지하기 위한 기본소생술이다.

중추신경계 장애증상이 있는 환자를 이송하는 동안에는 구토물의 흡인을 방지하기 위한 기도유지가 매우 중요하다. 또한 혼수 등 의식장애가 있는 환자에서는 절대로 구토를 유발시켜서는 안 된다. 중추신경장애가 발생하면 환자를 신속히 응급의료센터로 이송하여야 하며, 독초를 환자와 함께 가져오도록 한다.

④ 독초에 의하여 유발되는 피부증상

피부 증상은 식물에 의한 중독의 가장 흔한 형태로 가려움증, 작열감, 수포형성 등으로 발현된다. 국내에서는 옻나무에 의한 접촉성 피부염이 흔하다. 일반적으로 피부증상은 식물과의 직접 접촉이나 식물의 수액이나 즙이 피부에 묻은 경우에 발생한다. 독초에 피부가 노출되어 중독증상이 발생하였을 때의 응급처치는 비누와 물을 사용하여 피부를 세척하는 것이다. 이러한 처치는 독초에 노출된 후 30–60분 이내에 해주는 것이 효과적이다.

접촉 피부염의 특징은 자극 물질이 직접 닿았던 부위에만 국한되어 발생한다는 것인데, 손, 발, 얼굴, 귀, 가슴 등 우리 몸 어디에서나 발생할 수 있다. 즉, 손이나 발, 얼굴 등 자극 물질이 닿았던 부위에 1–2시간 이내에 급성 피부염 증상이 발생하여 24–48시간 이내에 최고조에 달했다가, 보통 48–72시간이 지나면 점점 약해진다.

그 증상은 홍반, 구진(솟음), 수포 등의 병변과 함께 가려움증, 화끈거림, 발적감이 있으며 심하면 붓거나 물집(수포)이 생기기도 한다(그림 39–2). 넓은 부위의 피부에 걸쳐 증상이 발생한 경우에는 춥고 떨리며 열이 나는 몸살감기 비슷한 증상과 함께 심하면 혈압이 떨어지는 (아나필락시스 쇼크) 등의 전신 증상이 나타날 수도 있다.

접촉 피부염에 대한 치료는 원인 물질을 빨리 찾아 없애주는 것이다. 그러면 저절로 좋아지지만, 증상의 정도에 따라 찬물이나 더운물로 찜질을 해야 할 경우도 있다. 부신피질 호르몬제의 연고를 바르면 좋아지는데 그래도 심하면 부신피질 호르몬이 함유된 약을 먹는 것이 좋다. 아나필락시스 쇼크 시에는 수액치료와 에피네프린 주사, 항히스타민제 투여 등의 치료가 필요하며, 호흡 부전이 발생할 수 있으므로 산소를 투여하며 빨리 병원으로 이송하는 것이 안전하다.

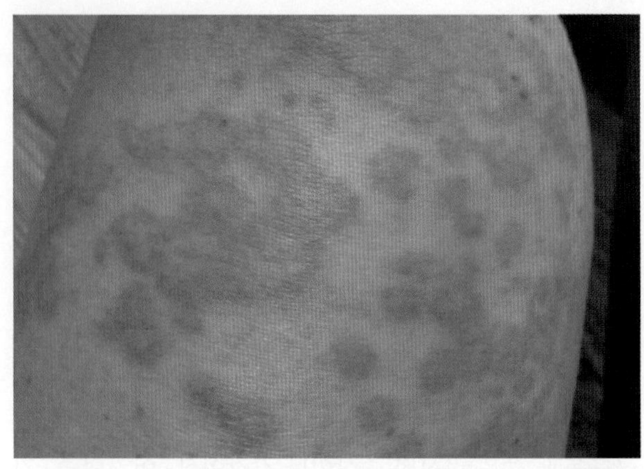

• 그림 39-2 옻나무에 닿은 후 발생한 접촉성 피부염. 소양감, 작열감, 수포 형성 등의 독작용이 나타난다.

2. 독충(독벌레)에 의한 중독

독을 가진 여러 종류의 곤충은 사람을 쏘거나 물어서 중독을 유발시킬 수 있다. 벌레에 의한 손상은 대부분 일과성 통증이나 손상부위의 부종 등 가벼운 증상으로 나타나지만, 일부의 꿀벌, 말벌, 황봉, 개미, 전갈, 거미 등의 독충에 의한 손상은 생명을 위협하는 경우도 있다. 우리나라에는 독을 가진 곤충이 외국에 비하여 적지만, 일부의 곤충에 의한 손상은 심각한 중독 증상을 초래할 수 있다.

1) 꿀벌, 말벌, 개미에 의한 손상

벌의 종류는 약 10만종이 있다. 곤충에 의한 손상의 빈도는 뱀에 의한 교상보다 훨씬 많다. 벌레에 쏘이는 경우의 65%가 꿀벌, 말벌과 같은 벌에 의한 것이다. 꿀벌이나 말벌이 다른 동물을 쏘는 데 사용하는 기관은 복부에 있는 길고 가느다란 침이다. 벌의 독액은 이 침을 통하여 피부로 직접 주사된다. 꿀벌의 침이 일단 피부에 박히면 다시 빠지지 않도록 침 표면에 갈고리 모양의 구조물이 있다. 따라서 꿀벌이 다른 동물을 침으로 쏜 후 다시 날아가려면 자신의 내장을 다른 동물의 피부에 남기게 된다. 말벌(wasps 또는 hornet)종류는 꿀벌과는 달리 침을 쏜 후에 피부에 침을 남기지 않으므로 반복하여 침을 쏠 수 있다. 곤충은 피부에 손상을 입히고 곧 바로

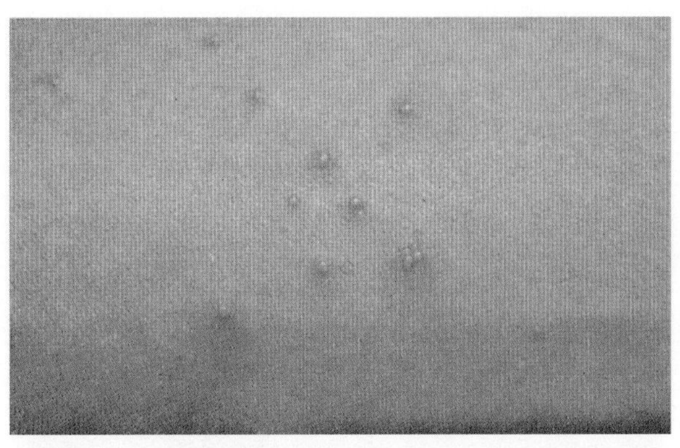

• 그림 39-3 불개미는 자극적인 독소를 주사하고 여러 번 물 수 있으므로 단시간 내에 여러 군데에 교상흔을 남기는 경우가 많다.

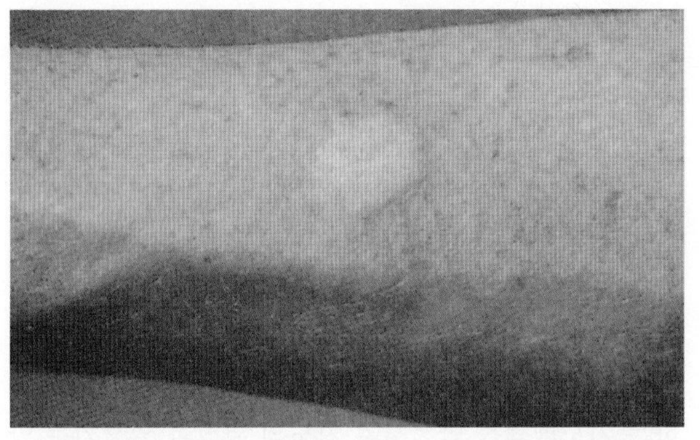

• 그림 39-4 곤충에 쏘이거나 물린 후 피부에 하얗고 융기된 부분(팽진)이 발생할 수 있다.

날아가 버리기 때문에 곤충에 쏘이고 난 후 쏘인 곤충의 종류를 알아내기 어려울 때가 많다.

개미 중에는 피부를 물고 난 후 그 자리에 자신의 독소를 주입해 넣음으로써 중독을 유발하는 종류가 있다. 특히 불개미는 한 개체를 반복하여 물 수 있고 그 자리에 자극적인 독소를 주사해 넣는다. 개미에 의한 교상은 보통 다리나 발에 생기며 단시간 내에 여러 부위의 손상을 남기는 경우가 많다(그림 39-3).

벌레에 쏘이거나 물렸을 때의 임상 증상은 손상이 발생한 병변의 위치에서 가장 먼저 발생한다. 이때의 국소 증상으로는 병변부위의 급작스런 통증, 종창(부기), 작열감과 발열 등이 나타난다. 가끔 가려움증과 갑작스럽게

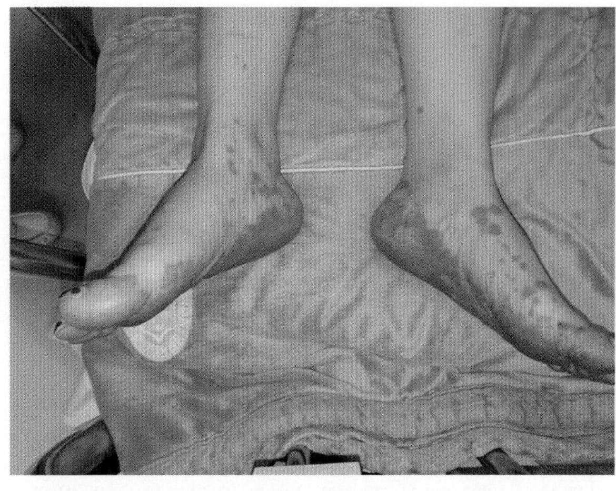

• 그림 39-5 곤충에 쏘인 뒤 발생하는 두드러기는 과민반응의 전구 증상이다.

피부에 흰색의 단단한 융기가 나타나기도 한다(그림 39-4). 때로는 벌레에 쏘인 부분이외의 장소에 두드러기 등이 발생할 수 있는데, 두드러기는 과민반응의 전구증상으로서 발생할 수 있으므로 과민반응의 발생에 대비하여야 한다(그림 39-5).

벌레에 의한 국소적인 손상에는 별다른 치료가 없는데 얼음을 대주는 것이 환자를 편안하게 해줄 수 있다. 벌레에 의한 손상 시 발생되는 부종 때문에 환자가 놀라는 경우가 있으나 심각한 장애가 유발되지는 않는다. 꿀벌의 침은 그것에 부착된 근조직과 함께 벌레가 날아간 뒤에도 침이 병변에 계속 남아 약 20분 정도까지 독소가 계속 주사될 수 있다. 따라서 꿀벌에게 쏘인 환자에서는 환자의 피부를 긁어주어 피부에 남아있는 벌의 침을 제거하여야 한다. 침을 제거할 때 집게나 핀셋을 사용하면 침을 짜는 결과를 가져와 환자에게 더 많은 독물을 투여할 수도 있기 때문에 집게나 핀셋으로 침을 집어내지 않는다. 어떤 곤충에 의한 교상은 봉와직염이 발생하거나 피부의 발적과 부종이 퍼질 때까지 아무런 증상도 나타나지 않는 경우도 있다. 벌레에 쏘이거나 물린 환자는 병변 부위를 고정시킨 상태로 응급실로 이송하여야 한다.

2) 벌레 독에 대한 과민반응

곤충에 쏘인 사람에서 일반적으로 관찰되는 국소 반응 이외에 알레르기를 가진 일부의 환자에서 유발되는 전신적 알레르기반응을 과민반응이라 한다. 꿀벌, 말벌 장수말벌 등에 쏘인 환자의 5%에서 벌의 독에 대한 과민반응(hypersensitivity reaction)이 발생한다. 미국에서는 벌에 대한 알레르기반응으로 연간 약 200명 정도가 사망한다. 벌레 독에 대한 알레르기반응은 예측할 수 없고, 임상증상이 매우 심하게 나타나므로 응급구조사가 벌레에 쏘인 환자를 위하여 출동하였을 때 벌레 독에 의한 알레르기반응의 발생에 항상 대비하여야 한다.

과민반응의 임상증상으로는 전신적인 가려움증, 작열감, 두드러기, 입이나 혀의 부종, 기도부종에 의한 기도폐쇄, 천식음, 가슴압박감, 기침, 호흡곤란, 불안감, 복부통증 등 전신적인 증상이 발생하며 호흡장애를 동반하는 경우가 많다. 과민반응은 일단 시작되면 매우 빠른 경과를 밟으므로 초기에 치료를 시작하지 않으면 생명을 위협하는 경우가 많다. 따라서 응급구조사는 벌레에 쏘이거나 물린 환자에서 피부의 발진과 팽진, 천식성 호흡 등이 있다면 과민반응이 진행되고 있다는 것을 알아야 한다. 임상적으로 과민반응이 나타난 환자에서는 즉시 산소의 투여, 기도유지 등을 포함하는 기본소생술을 시행하면서 신속히 응급의료센터로 이송한다. 만약, 시간적 여유가 있으면 손상부위의 상하부에 정맥압박대(압박대 하단에서는 맥박이 촉진되어야 한다)를 대고, 칼의 가장자리로 조심스럽게 손상부위를 긁어 병변에서 침을 제거하는 시도를 하도록 한다. 병변 부위의 냉찜질은 독소의 흡수 속도를 느리게 할 수 있다. 벌레에 의한 손상 후 발생하는 과민반응으로 사망하는 환자의 2/3 이상이 쏘인 후 한 시간 이내에 사망한다는 사실은 과민반응을 일으킨 환자에서 초기처치와 신속한 이송이 얼마나 중요한지를 알려주는 사실이다.

벌레 독에 대한 심한 알레르기 반응의 과거력이 있는 사람은 환자 스스로가 벌의 침을 제거하고 과민반응을 치료할 수 있는 약제가 들어 있는 세트를 소지하여야 한다(그림 39-6). 이러한 세트에는 에피네프린(epinephrine)이 주사기 속에 들어 있어 환자가 스스로 쉽게 주사할 수 있게 되어 있다. 에피네프린은 과민반응 시 발생하는 기도폐쇄를 반전시켜 기도의 확장을 일으키는 약물로서 주사하였을 때 그 작용이 매우 신속히 일어난다. 에피네프린은 약물의 작용시작이 매우 빠른 반면, 작용기간은 짧으므로 임상증상이 지속되면 반복하여 사용할 수 있다. 또한 이 세트에는 경구용 또는 근육주사용 항히스타민제(antihistamine)가 들어 있다. 항히스타민제의 주요 작용은 과민반응을 일으키는 물질인 히스타민의 생성을 차단하는 것이다. 응급구조사는 환자 자신이 벌레에 과민반응이 있는지를 알고 스스로 응급처치를 할 수 있는 환자에서는 환자가 약물을 투여하고 벌의 침을 제거하는 것을 도와주어야 한다.

에피네프린의 사용에 대한 지침은 세트 내에 있다. 만약 지침서가 없는 경우에는 1:1,000 에피네프린 0.3–0.5 mL를 근육이나 피하에 주사하도록 한다. 에피네프린 주사 후에도 임상증상이 점차 진행하면 5–15분의 간격을 두고 반복하여 주사하도록 한다. 에피네프린을 주

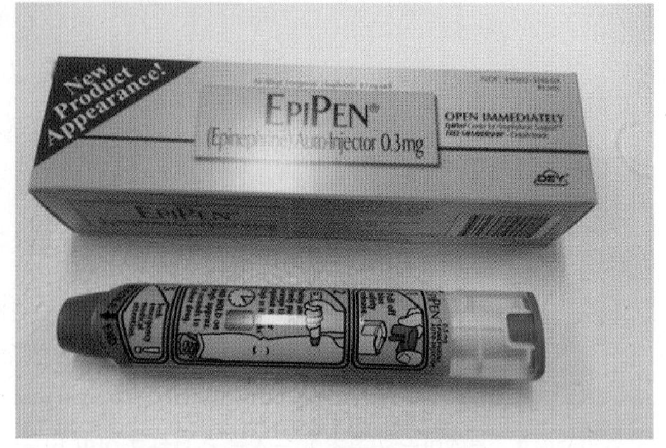

● 그림 39-6 벌에 쏘였을 때 사용하는 교상처리세트 내에는 에피네프린과 항히스타민제가 들어 있으며, 주사하기 쉽게 주사기내에 약제가 채워져 있다.

사한 환자에게서는 종종 빠른맥이나 불안감, 신경과민 반응이 나타날 수 있다. 과민반응이 발생된 환자는 즉시 응급의료센터로 이송하여 전문적인 응급치료를 받도록 한다.

3. 물린상처(교상)

1) 뱀에 의한 교상

뱀에 의한 교상은 유럽을 제외한 세계 곳곳에서 발생한다. 매년 30만명 이상이 뱀에게 물리고 그 중 3만–4만 명이 목숨을 잃는다. 뱀에 의한 사망자의 대부분은 동남아시아와 인도(2만 5천–3만 명), 남미(3천–4천 명)에서 일어난다.

미국에서도 뱀에 의한 교상은 매년 4만–5만 명이 보고되고 있으며, 7천 명 정도는 독사에 물리는 것으로 알려지고 있다. 그러나 미국내에서 뱀에 의한 사망자는 1년에 15명 정도로 흔치 않다. 우리나라에서 뱀에 의한 교상의 빈도는 알려지지 않고 있으나 상당수의 환자가 발생하고 있으며, 이로 인한 사망자도 종종 보고되고 있다.

미국에는 약 150종의 뱀이 있는데 그 중 4종류가 독사(방울뱀, 아메리카살무사, 늪살모사, 산호뱀)이다. 뱀은 소심하며 은닉하고 있으므로 뱀을 자극하거나 우발적으로 부상을(사람이 그들에게 다가간 경우에도) 입히지 않는 한 물지 않는다. 여기에는 몇 가지 예외가 있다. 늪살모사(Moccasin)는 오히려 공격적인 뱀이고, 방울뱀(rattlesnake)은 작은 유발동기만으로도 사람을 물 수 있다. 산호뱀(Coral snake)은 반대로 매우 부끄러워하고 움츠러들며 단지 손으로 만진 경우에만 문다.

국내에서 서식하는 독사는 살모사, 까치살모사, 쇠살모사, 유혈목이 등 네 종류가 알려져 있으며, 명칭은 지역마다 조금 다르다(표 39–3, 그림 39–7A, B, C, D). 국내에서는 연간 최저 192명, 최고 621명이 물리고 연평균 5명이 사망하는 것으로 조사되었다. 뱀의 독소는 계절과 뱀이 섭취하는 먹이에 따라서 구성하는 성분과 비율이 다르며, 주입되는 독소의 양에 따라 중독의 정도와 회복되는 시간이 달라질 수 있다. 또한 중독의 임상증상도 부종, 혈액응고기능장애, 조직 괴사와 신경독성으로 다양하다.

대부분 뱀에 의한 교상은 동물들의 활동이 활발한 4월에서 10월 사이에 일어난다. 대부분은 젊은 남자에게서 일어나고 시골 및 산악 지역에서 주로 일어난다. 따라서 뱀에 의한 교상이 많이 발생하는 지역에서 근무하는 응급구조사는 뱀에 의한 교상의 문제를 처리하는 데

표 39-3 국내 독사의 종류와 특징

	다른 명칭	특징적 생김새	생태
살모사	까치독사	몸길이 40–50 cm. 상대적으로 짧고 굵음. 밝은 갈색이나 회색 몸통에 점박이 무늬. 눈 뒤쪽의 어두운 줄무늬와 흰 가장자리. 노란색 꼬리. 까치살모사와 유사.	저지대 계곡의 초원에 서식. 종종 발견됨.
쇠살모사	불독사, 부독사	살모사와 비슷하나 무늬가 더 흐릿함. 몸길이는 60 cm 정도며 가늚. 혀가 붉음.	습지를 선호하며 물가, 초원, 낮은 언덕에 서식. 가장 풍부한 종.
까치살모사	칠점사, 칠점백이	몸길이 50–65 cm. 비교적 두껍고 큼. 특징적인 가로 줄무늬. 눈 뒤쪽 줄무늬가 없어 살모사와 구별.	해발 500 m 이상의 고지대에 서식. 제주도를 제외한 한국 전역에 분포.
유혈목이	꽃뱀, 화사, 너불대, 너불대기	몸길이 50–120 cm. 녹색 몸통에 붉은 무늬. 어금니에 독. 다른 독사와 달리 삼각형 머리가 아님.	평지 또는 낮은 산에 서식.

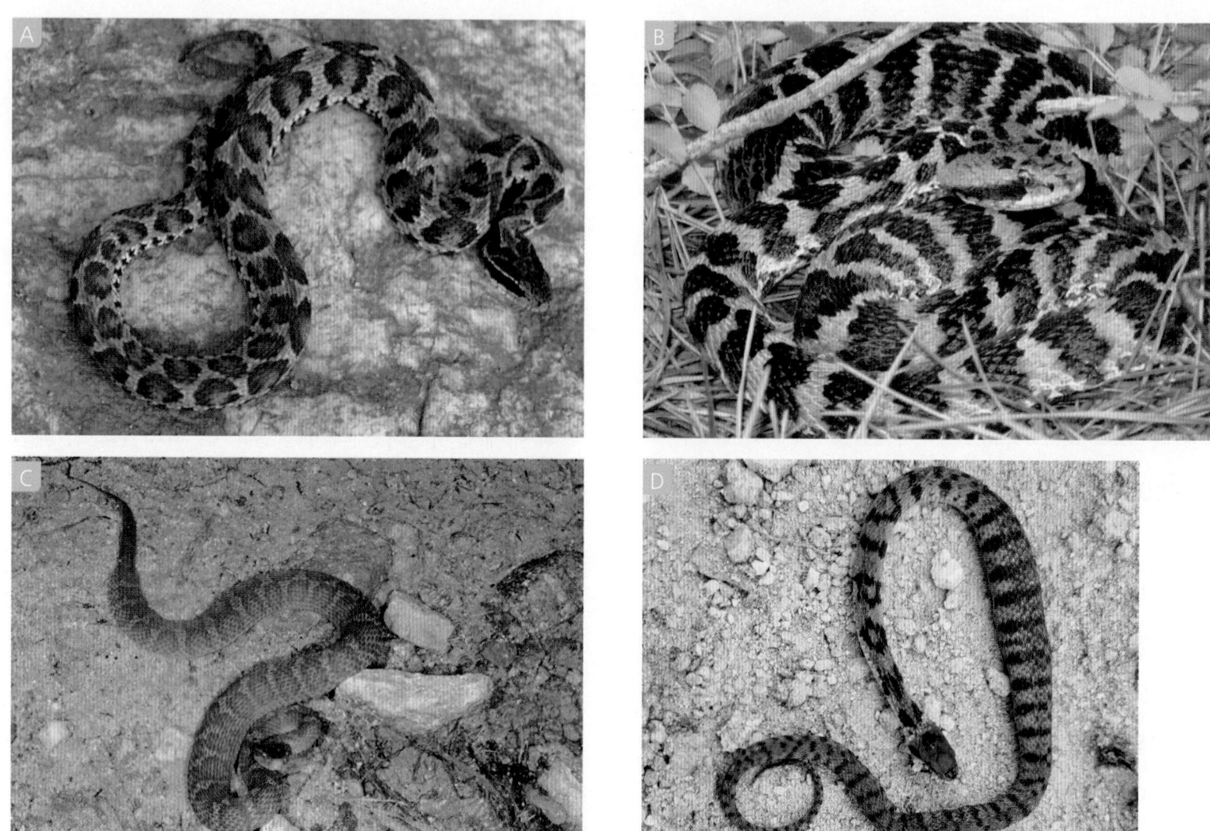

● 그림 39-7 국내에 서식하는 독사. **A.** 살모사. **B.** 까치살모사. **C.** 쇠살모사. **D.** 유혈목이

능숙하여야 한다.

뱀에 물린 환자를 치료하는 응급구조사는 교상부위에 독이 투입되었는지를 판단하는 것이 중요하다. 한 통계에 의하면 뱀에게 물리더라도 27%는 교상부위에 독이 투입되지 않았고 37%는 아주 소량의 독만이 투입되었다고 보고되고 있다. 따라서 뱀에 의한 교상 환자의 1/3에서만 국소자의 혹은 전신자의 증상이 발생한다. 독이 있는 뱀에 물리더라도 독이 투입되지 않는 원인은 여러 가지가 있으나, 가장 많은 이유로는 뱀이 최근에 다른 동물에게 공격당해 독액을 소진해 버린 경우이다. 독이 없는 뱀도 역시 물 수 있는데 이때의 교상자국은 말굽 모양이다. 산호뱀을 제외한 독사는 입천장에 기다란 송곳니를 가지고 있고 두 개의 독주머니에서 독액을 주사한다. 그러므로 독사에 의한 교상은 두 개의 작은 천공이 각각 약 5 mm 정도 떨어져 있고 주변에 변색, 부종, 통증 등

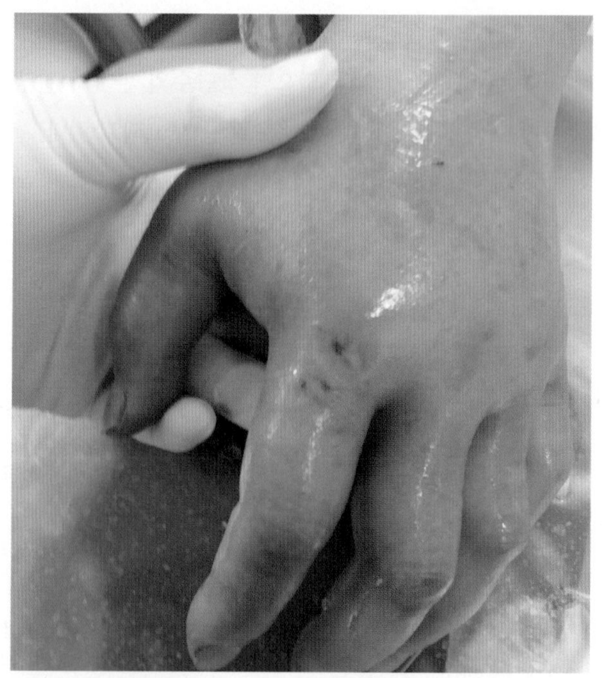

● 그림 39-8 송곳니의 흔적은 독사에 의한 교상을 의미한다. 손의 부종과 변색은 독이 조직 내로 들어갔음을 의미한다.

표 39-4 뱀에 의한 교상의 일반적인 응급처치 순서

1. 환자를 진정시키고 안심시킨다. 환자를 반듯이 눕히고 환자에게 조용히 안정하는 것이 독소가 전신으로 퍼져나가는 속도를 느리게 할 수 있다는 것을 설명해 준다.
2. 교상부위를 확인하고 비누와 물로 부드럽게 교상 부위를 닦아낸다.
3 교상부위를 부목으로 고정시켜 움직임에 의해 뱀독이 전신으로 퍼지지 않도록 한다.
4. 혈압, 심박동, 호흡 등의 활력징후를 측정한다.
5. 쇼크의 징후가 나타나면 환자를 쇼크 자세로 유지하면서 산소를 공급한다.
6. 뱀의 종류를 알 수 있으면 항독소를 투여하는데 중요한 자료가 되므로, 공격한 뱀을 관찰할 수 있으면 잘 관찰하고 뱀이 죽었을 때는 뱀을 가져온다.
7. 환자를 신속하게 병원으로 옮긴다.
8. 이송중 환자가 구토를 할 수 있으므로 유의하여야 한다.
9. 구강을 통하여 어떤 것도 복용시키지 않는다. 특히 알코올을 투여하면 순환량이 증가하여 독소가 전신으로 퍼지는 속도가 빨라지므로 절대로 투여하지 말아야 한다.

의 특징적 양상을 보인다(그림 39-8). 어떤 독사는 송곳니뿐만 아니라 이빨도 가지고 있다.

뱀에 의한 교상의 일반적인 응급처치는 표 39-4에 요약되어 있다.

2) 개에 의한 교상과 광견병

개에게 물린 사람들의 대부분이 의료기관에 내원하지 않기 때문에 개에 의한 교상의 빈도는 정확히 알려져 있지 않으나, 때로는 심각한 상황을 초래할 수 있다. 개의 입 속에는 전염성이 있는 세균이 많으므로 손이나 얼굴을 물리게 되면 심한 감염이 발생할 수 있다. 개에 의한 교상부위는 대부분 천공형으로 피부를 손상시키며, 파상풍의 발생가능성이 매우 높은 병변이다. 따라서 개에 의한 교상은 심하게 오염된 병변으로 간주되어야 하며 파상풍 예방을 필요로 한다(파상풍은 몸의 심한 경직과 경련을 특징으로 하는 매우 치명적인 감염성 질환이다). 때로는 맹견에 의하여 신체의 일부가 손실되거나 치명적인 물리적 손상을 받을 수 있다.

개에게 물린 환자는 매우 당황하고 불안에 떨게 되므로, 응급구조사는 우선 환자를 안심시킨 후 의료기관으로 환자를 이송한다. 개에 의한 교상은 의사에 의해 치료되어야 한다. 교상의 병변 자체는 봉합을 필요로 하는 경우도 있고 필요로 하지 않는 경우도 있지만, 항파상풍 치료와 항생제 치료가 반드시 고려되어야 한다. 개의 교상에 있어서 응급구조사의 응급치료는 병변의 중증도에 관계없이 교상부위를 소독하고 마른 거즈로 덮은 후 가능한 빨리 병원으로 이송하는 것이다. 개에 의한 교상은 때로 갈기갈기 찢어진 복잡한 상처이므로, 능숙한 외과적 기술로 봉합하여야 하는 경우도 있다.

개에 의한 교상의 치료에 있어 중요한 관심은 광견병의 전염여부에 있다. 광견병은 중추신경계를 침범하는 바이러스에 의한 급성 감염질환이다. 일반적으로 광견병 바이러스는 감염된 전파자나 숙주의 타액에 존재하다가 개가 사람을 물거나, 손상되어 있는 피부를 핥음으로써 전염된다. 모든 온혈동물이 광견병 바이러스에 감염될 수 있으며, 일단 감염되면 치명적인 중추신경손상을 유발한다. 광견병을 전염시키는 동물은 광견병 바이러스를 보균하고 있는 개뿐 아니라, 다람쥐, 너구리, 스컹크, 여우, 박쥐 등의 다른 동물들도 광견병을 전파시킬 수 있다. 광견병 바이러스를 보균하고 있는 동물에 사람이 물리게 되면 광견병에 걸리게 되고, 일단 광견병 바이러스가 체내에 침입하여 광견병을 일으키면 효과적인 치료방법이 없다. 광견병 바이러스는 항생제의 투여로 치료될 수 없으며, 질병의 진행을 막을 수 있는 다른 치료 방법도 없다.

광견병에 걸린 동물은 아무런 임상증상 없이 정상적으로 활동할 수도 있으며, 타액의 분비가 증가한다거나 비정상적인 행동을 보이기도 한다. 따라서 동물의 행동만을 관찰하여 광견병에 걸렸는지의 여부를 판단하기는 매우 어렵다. 따라서 애완동물로서 개를 기를 때에는 개에게 광견병이 없다는 표시로 목걸이를 해주면, 그 개가 사람을 물었을 때 환자의 경과를 예측하는 데 도움이 된다. 만약 광견병의 이환 여부를 모르는 개에게 물렸을 때에는 개를 생포한 후 격리 관찰하여 광견병의 발병여부를 확인하여야 하며, 개가 광견병에 걸렸을 경우에는 개를 희생시켜 뇌를 검사함으로써 환자의 치료에 도움을 줄 수 있다. 만약 동물을 찾지 못하거나 확인을 못한 경우에는 환자가 광견병이 걸린 것으로 간주하고 치료해야 한다. 치료를 일찍 시작할수록 광견병의 진행을 막을 수 있다. 광견병에 대한 예방주사는 심각한 부작용을 유발할 수도 있으나 반드시 시행하여야 한다.

3) 사람에 의한 교상

사람에 의한 교상은 비교적 드물지만 매우 심각한 손상을 야기한다. 사람의 구강에는 광범위한 종류의 세균이 있고 그 중의 몇 종은 혐기성세균이다. 사람의 입 속에서 발견되는 균은 개나 다른 동물에서 발견되는 종류보다 훨씬 다양하다. 따라서 사람에 의하여 피부가 관통된 교상은 매우 심각하게 오염된 손상으로 간주하여야 한다 (그림 39-9). 사람에 의한 교상이 적절히 치료되지 않으면 교상부위의 병변은 심각하게 감염될 수 있다. 사람에 의한 교상의 응급처치는 부목이나 붕대로 손상 부위를 신속히 고정하고 상처를 소독하여야 하며, 병변을 외과적으로 치료할 수 있는 응급의료센터로 즉시 이송하여야 한다.

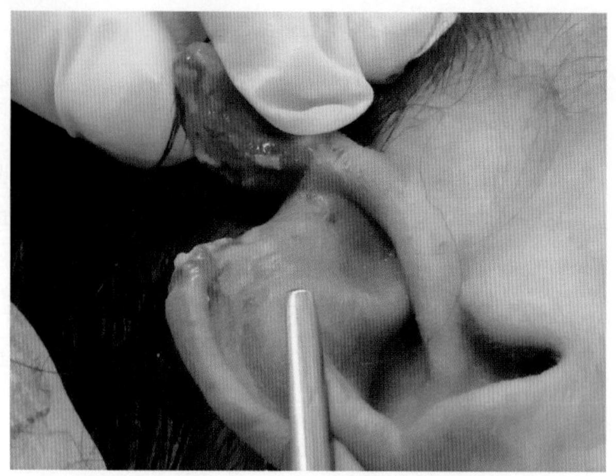

• 그림 39-9 사람에 의한 교상은 감염의 가능성이 매우 높다.

사람에 의한 교상의 응급처치는 부목이나 붕대로 손상 부위를 신속히 고정하고 상처를 소독하여야 하며, 병변을 외과적으로 치료할 수 있는 응급의료센터로 즉시 이송하여야 한다.

4) 해양동물에 의한 부상

해양동물에 의한 교상의 응급처치는 다른 손상에 의한 상처의 치료와 같다. 환자를 물에서 옮겨 출혈을 멈추게 하고, 소독한 후 부목을 대주며, 쇼크치료를 하고 신속히 응급의료센터로 옮기도록 한다.

해양동물에 의한 여러 가지 손상이 있을 수 있으나 대개는 치명적이지 않다. 상어를 제외한 대부분의 해양동물은 공격적이지 않으므로 사람에게 먼저 공격을 가하지 않는다. 해양동물에 의한 손상은 실수로 그들을 밟거나 자극하는 경우에만 일어난다. 해양동물에 의한 가장 흔한 부상은 수영을 하다 해파리의 촉수 속으로 들어가거나 가오리의 등을 밟는 경우이다.

응급구조사는 자신이 근무하는 지역의 특징적인 해양 동물의 생태를 알고 있어야 한다. 해파리, 말미잘, 히드라 등에 의한 자상 환자에게는 피부의 물기를 닦아 낸 후 병변부위에 알코올을 부어주고 그 부위에 단백질 분해효소인 근육연화제를 뿌린 뒤 마지막으로 탈쿰가루(talcum powder)를 뿌려준다. 이 치료는 피부에 저장되어 있는 독을 중화시켜주는 유일한 치료법이다. 알코올은 독소를 고정시키거나 분해시키고 근육연화제는 독소를 파괴한다. 드물게는 해양동물에 의한 자상 후 전신적인 과민반응이 나타날 수도 있다. 이때의 치료는 과민성 쇼크의 치료에서와 같다.

최근 기후변화로 아열대성 해역에서 서식하는 파란고리문어가 국내 연안에서 발견되고 있다. 전체적으로 노란색 또는 황갈색 바탕에 몸통과 다리의 푸른색 고리 무늬가 특징적이며, 먹이를 마비시키기 위해 복어독과 같은 성분인 테트로도톡신을 분비한다. 입술, 혀, 말초 부위 마비와 구토 등의 증상으로 시작하여 치명적인 호흡마비로 이어진다. 응급처치는 필요시 빠른 기도확보와 적극적인 인공호흡이며 가까운 응급센터로의 이송이 중요하다.

표 39-5 해양동물에 의한 손상 시 응급처치와 진단

손상의 종류	관련된 해양동물	응급처치	합병증
외상(교상과 열상)	상어	출혈방지	쇼크
	악어	쇼크 예방 기본심폐소생술 신속한 약물치료	감염
교상(침)	해파리	알코올	과민반응
	말미잘	근육연화제	호흡정지
	산호	탈쿰파우더	
	히드라		
천공(바늘)	조개껍데기	뜨거운 물로 씻는다	과민반응
	가오리		감염
	메기류		파상풍 육아종형성
중독(섭취)	복어	기본심폐소생술	쇼크
	스크럼보이드(참치 일종)	경련 방지	과민반응
	갑각류		체온저하 호흡정지와 순환장애
전기쇼크	전기물고기	대증적 치료	쇼크
피부접촉	해양 기생충		

해파리에 찔렸을 때 일어나는 심한 작열통은 촉수위의 선모낭(침세포: stinging cells)에 의해 발생한다. 바다 생물(해파리)을 해변에서 씻은 후에도 침세포(stinging cells)가 수일간 생존할 수 있다고 한다. 찔렸을 때에는 95% 알코올로 피부 위의 선모낭을 고정하여 더 이상 찌르는 것을 방지하고 연육제로 선모낭의 단백질 독소를 중화한다. 탈쿰가루로 찔린 부위를 말리고 세포들을 고정시키면 문지르기만 해도 쉽게 제거 할 수 있다. 독소는 주로 찔린 상처를 통해 들어간다. 대부분 상처의 통증을 호소한다. 상처로 들어간 이물질이나 독소는 열에 잘 파괴된다. 30-60분 정도 매우 뜨거운 물에 씻거나 담그면 치료가 될 수 있다. 그러나 물이 너무 뜨거워서 화상을 입지 않도록 해야 하며 상처의 통증이 열에 의한 정상 반응으로 감춰질 수도 있다. 만일 독성 물고기를 먹었을 때는 독이 있는 해양동물에 대한 정보가 수록되어 있는 Halstead의 책을 찾아보거나 독물치료센터의 즉각적인 도움을 받는 것이 좋다.

성게나 가오리, 메기류 물고기의 바늘에 찔린 경우에는 그 부위를 고정시키고 따뜻한 물로 30분 동안 씻어준다. 이들의 독소는 열에 예민하여 잘 파괴되므로 환자가 화상을 입지 않을 정도의 뜨거운 물로 씻는다. 뜨거운 물로 처치한 이후에 국소적인 통증이 극적으로 감소되는 경우도 있다. 해양동물에 의한 손상에서도 다른 경우의 손상과 마찬가지로 파상풍이나 감염의 위험성이 있으므로 환자를 응급의료센터로 이송하여 관찰하도록 한다.

표 39-5은 해양생물에 의하여 흔히 발생할 수 있는 손상과 응급처치를 요약한 것이다.

당신이 응급구조사라면

1. 중독의 경로를 설명하고 중독 경로에 따른 중독의 특징을 설명하여 본다.
2. 중독 환자에서 구토를 유발하여야 하는 경우와 구토를 유발하는 방법 및 구토를 유발하지 않아야 할 상황을 설명하여 본다.
3. '벌'에 대한 과민반응을 경험한 적이 있는 환자가 말벌에 쏘였다면 즉시 취하여야 할 응급조치는 무엇인가?
4. 야영하던 사람이 뱀에 물렸다고 할 때, 뱀의 모양으로 독사여부를 판단하는 방법을 설명하고, 교상 부위의 관찰로 독이 상처부위에 투입되었는지를 감별하는 방법을 기술하여 본다. 또한 상처부위의 관찰로 독이 투입되었다고 판단될 때의 응급처치는 어떻게 할 것인가?

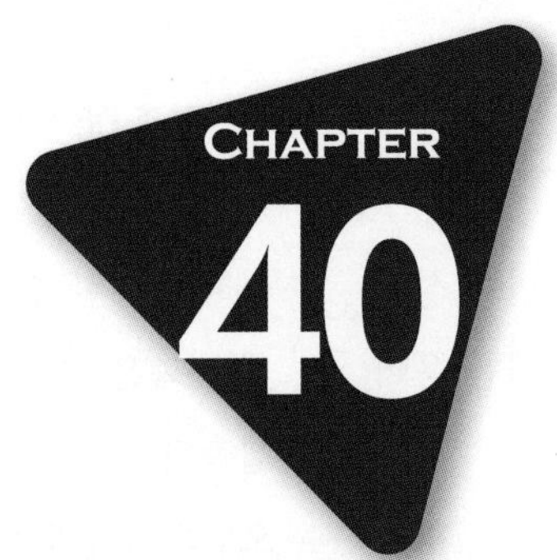

전염성 질환과 면역

응 급 구 조 와 응 급 처 치
RESCUE AND EMERGENCY CARE

개요

전염병은 인간의 역사가 많은 영향을 끼쳐 전염병이 유행하였던 시기에는 전쟁이나 천재지변에 의한 사망자보다 전염병에 의한 사망이 훨씬 많았던 것으로 기록되고 있다. 천연두, 장티푸스, 인플루엔자의 대유행은 인간의 역사를 변화시킬 정도의 큰 재난이었다. 전염병에 대한 계속적인 연구, 백신의 개발, 공중위생의 개선 등이 많은 전염병을 근절시켜왔지만 현재에도 세균에 의한 여러 질환이 사람이나 곤충, 동물들에 의하여 전파되고 있다. 전염성 질환 중에는 의학의 발달로 사라져버린 경우도 있으나, 면역 결핍증과 같이 최근에 새로 생겨나는 전염성 질환도 있다.

정상적인 인체의 면역력은 세균이나 바이러스등과 같은 질병을 일으킬 수 있는 외부 항원으로부터 인체를 보호하는 기능을 말한다. 여러 가지 원인에 의해서 발생하는 면역력의 소실은 면역부전을 일으키고 이로 인해 감염의 빈도와 중증도가 증가 될 수 있는 것이 임상적 주요관심이 된다.

응급구조사를 포함한 의사, 간호사 및 기타 의료종사자는 전염성 질환에 노출될 기회가 많고, 환자에게서 감염된다면 중증 질환을 앓을 수도 있고 심할 경우에는 생명을 잃는 수도 있으므로 전염성 질환의 위험성을 잘 알고 있어야 한다. 따라서 응급구조사는 자신이 감염되지 않도록 주의하여야 하며, 감염환자에게 노출되었을 때는 사후 조치를 철저히 하여야 한다. 또한 감염력이 낮은 병원체에도 취약한 면역부전의 환자를 조기에 인지할 필요가 있으며 의료종사자에 의해 전파될 수 있는 환자의 감염 발생의 경로를 이해하고 차단 방법을 알아야한다.

이 장에서는 응급구조사에게 감염되기 쉬운 전염성 질환과 정상 면역계의 기능을 설명하며, 감염환자와 면역부전 환자를 처치할 때 발생할 수 있는 감염의 위험과 그 예방법을 다루고 있다.

목표

- 전염성 질환과 감염 과정을 이해하여야 한다.
- 전염성 질환과 치료 시 응급구조사의 역할을 이해하여야 한다.
- 일반 전염성 질환의 특징과 그 기본역학을 알아야 한다.
- 전염형태, 병태생리학, 병원전 단계 대처양식, 전염병에 대한 개인적인 보호조치를 숙지한다.
- 면역계의 기능과 면역부전을 일으키는 질환들의 병태생리를 이해한다.
- 면역부전환자를 처치할 때 감염의 전파를 막기 위한 조치들을 이해해야 한다.

1. 전염성 질환과 연관된 용어

다음 용어는 전염성(감염성 혹은 접촉성) 질환을 설명할 때 흔히 사용되는 단어이다. 응급구조사는 다음 용어들을 숙지하고 있어야 한다.

① 감염체(organism): 감염을 일으킬 수 있는 세균, 바이러스, 기생충 등의 유기체
② 감염(infection): 세균, 바이러스, 기생충 같은 유기체가 숙주 또는 숙주조직내로 침투한 상태
③ 오염(contamination): 의복, 물, 음식 혹은 환자의 몸에 감염원이 묻거나 있는 상태
④ 전염성(contagiousness) 질환: 타인에게 전파 가능한 질환
⑤ 병원소(reservoir): 감염체가 살 수 있고 증식할 수 있는 장소(고인 물, 하수도)
⑥ 감염원(source of infection): 감염을 유발하는 원인, 즉 사람, 사물 혹은 세균, 바이러스, 기생충을 가지고 있는 물질
⑦ 전염 가능 기간(period of communicability): 감염원이 보균자로부터 숙주로 전파 가능한 기간
⑧ 잠복기(incubation period): 숙주가 감염원에 노출된 후, 감염증상이 나타날 때까지의 시간
⑨ 보균자(carrier): 감염성 질환을 전파할 수 있는 감염체를 가지고 있는 동물이나 사람
⑩ 전파(transmission): 감염원이 퍼지는 현상, 감염의 전파방법에는 접촉(contact), 공기전염(air-borne), 매개체(vehicles), 중개물(vectors)에 의한 전파가 있다.
⑪ 숙주(host): 감염원에 의해 공격받는 유기체나 개체

2. 전파양식

전염성 질환은 한 개체로부터 다른 개체로 전파될 수 있는 병이다. 전파방법을 전파양식이라 하는데, 다음과 같은 전파양식이 있다(그림 40-1).

1) 접촉에 의한 전파

접촉에 의한 전파에는 두 가지 방법이 있는데, 직접 신체 접촉은 감염체를 가지고 있는 개체와 감염자가 직접 접촉되는 경우이며, 간접 신체 접촉은 감염자에 의하여 오염되어 감염원을 가지고 있는 무생물체(매개체 표면, 의복류, 장비, 침대 시트 등)에 접촉되는 경우이다.

2) 공기에 의한 전파

환자의 기침에 의해 감염체가 공기 중으로 퍼져 나간 후 감염체가 포함되어 있는 점액비말을 다른 사람이 호흡하면서 전염된다.

3) 매개성 전파

감염체가 오염된 음식이나 물을 섭취하거나 오염된 약물, 혈액이 체내에 주사되어 감염체가 숙주 내로 직접 들어오게 된다.

4) 중개성 전파

감염체를 가지고 있는 곤충 등에 의하여 전파되는 방법이다.

매개성 전이와 중개성 전이는 응급구조사에게 직접적인 위험을 주지 않는다. 응급구조사에게 전염될 수 있는 전염성 질환의 대부분은 직접 혹은 간접 접촉 전파에 의한 것이다. 의료종사자 중에는 환자나 오염된 물질에 직접 접촉한 후에도 손을 깨끗이 씻지 않는 경우가 있는데, 이러한 사소한 실수로 감염가능성이 높아지며, 특히 환자치료 후 코나 입을 만졌을 때 감염빈도는 훨씬 증

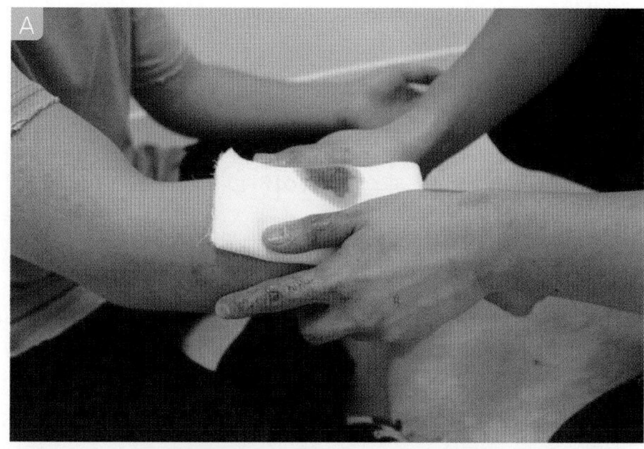

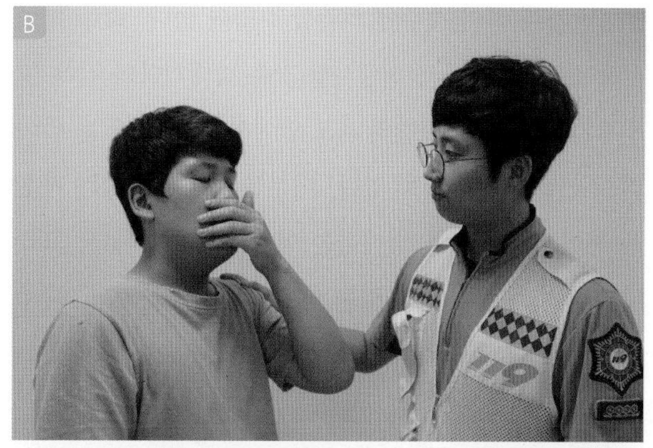

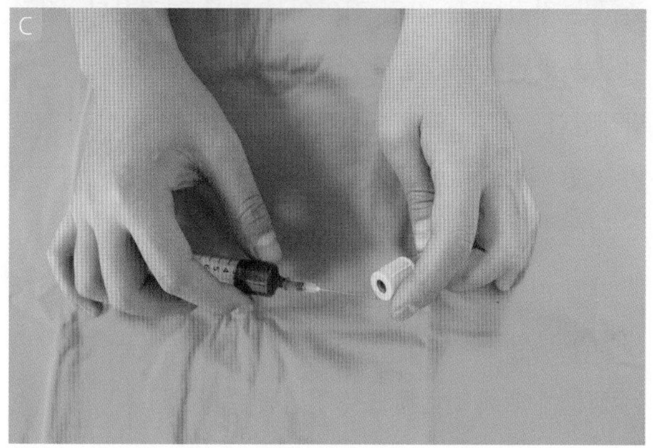

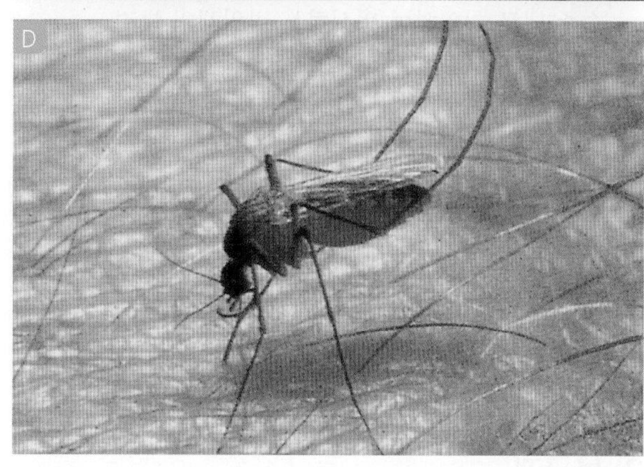

• 그림 40-1 감염질환의 전파에는 4가지 유형이 있다. **A.** 접촉-감염체에 오염된 물질과의 직접 접촉에 의한 감염. **B.** 공기전염-감염체가 포함된 비말의 흡입에 의한 감염. **C.** 매개체-오염된 주삿바늘이나 기구에 의한 감염. **D.** 중개물-감염체를 동물이 곤충에 전파하여 감염

가한다. 공기에 의한 전염성 질환은 감염의 위험이 있지만, 접촉성 전파보다는 전염빈도가 낮다.

전염에 있어서 중요한 것은 감염체의 전파방법과 환자에게 노출된 시간이다. 환자에게서 감염된 의료종사자의 대부분이 대체로 기침이나 재채기, 가래에 노출되었거나 환자와 장시간의 직접 접촉이 있었던 경우가 많다. 그러나 환자 이송에 소요된 시간이나 응급구조사의 신체 상태가 전염성 질환의 전파와는 무관하다.

3. 전염성 질환의 병태생리

감염의 발생은 감염체의 양, 빛이나 공기에 감염체가 노출될 때 감염체의 생존율 및 감염체의 독성, 감염에 대한 개체의 내성에 의하여 좌우된다.

이러한 요소들은 다음의 식과 같은 관계를 이루게 된다.

$$\text{감염} = \frac{\text{감염체의 양} \times \text{독성}}{\text{숙주의 내성}}$$

이에 더하여 다음과 같은 요인들이 연결되는 사슬이 형성되면 전염성 질환이 발생하기 쉽다.

1) 병원체

병원체는 아미노산을 합성할 수는 없으므로 영양물질을

공급받기 위하여 숙주에 의존할 수밖에 없다. 숙주 밖에서도 살 수 있도록 신진대사를 갖춘 박테리아와 같은 병원체가 있는 반면 인간의 세포 안에서만 살 수 있는 바이러스와 같은 병원체도 있다. 대부분의 박테리아는 자신을 죽이거나 성장을 방해하는 항생물질에 약하다. 그러나 바이러스는 생존해 있는 동안 세포 내에 있고, 숙주 세포의 DNA에 복잡하게 얽히게 되기 때문이다. 감염을 위하여 병원체에 영향을 미치는 요소는 다음과 같다.

- 숙주 내로 침입하여 번식하는 병원체의 능력
- 병원체의 번식 속도
- 병원체의 독소를 생산하는 능력
- 병원체가 일으키는 조직손상의 범위
- 병원체의 잠재력
- 숙주에서 면역 반응을 유도하는 병원체의 성질

2) 보균자

병원체가 살아가고 재생산되는 환경은 인간숙주 또는 다른 동물숙주, 식물, 흙, 물, 음식 등이 있는데 사람이 다른 숙주에게 병원체를 전염시키면서 징후가 나타나지 않는 경우를 보균자라고 한다.

3) 출구

다른 숙주를 침범하기 위해 숙주를 벗어나는 병원체는 출구를 이용한다. 인간숙주의 출구는 병원체에 따라 비뇨생식로, 장관로, 구강, 호흡기, 개방창(열린상처, open lesion) 등 단독 혹은 복수로 관여한다.

4) 전염

출구는 직접 또는 간접 전염의 형태를 결정한다. 직접전염은 병원체에 감염된 사람과 신체적 접촉이 있을 때 발생한다. 직접전염의 예로는 구강전염, 점액 비말의 공기 전염, 분뇨에 의한 전염, 성 접촉에 의한 전염을 들 수 있다.

간접 전염일 때 세균은 인간숙주가 없어도 어느 정도 생물과 무생물에서 생존한다. 질병은 공기, 물, 토양 또는 생물에 의해 간접적으로 전염될 수 있다.

5) 입구

병원체가 새로운 숙주에 들어가는 부위를 입구라 한다. 입구는 음식물 섭취 시 위장관, 흡입 시 호흡기, 주사에 의한 점막 손상부위, 태반 교차도 될 수 있다. 전염성 병원균에 노출되었다고 해서 항상 전염되는 것은 아니고, 병원체에 대한 노출의 지속여부와 병원체의 수가 숙주 민감성을 변화시키는 과정이 필요하다.

표 40-1 숙주 민감성에 관여하는 요소들

신체적 특징	나이, 성, 민족적인 특성, 유전
일반적인 건강상태	영양 상태, 호르몬 균형, 질병 발병률, 과거 질병력
면역 상태	질병에 노출된 과거력(항체 생성), 질병에 대한 항체의 영향력(숙주의 면역성)
지형과 환경적인 상태	
행동의 통제	먹는 습관, 개인적인 위생상태
성행위	

6) 숙주 민감성

숙주 민감성은 개인의 면역반응과 그 외의 여러 요인(표 40-1)에 의해 영향을 받는다.

4. 감염성 질병의 단계별 특성

감염체에 노출되어 만성질병으로 진행되기까지 병의 진행은 단계적으로 진행된다. 각각을 살펴보면 감염체와 개개의 숙주에 따라 전잠복기, 후잠복기, 감염기, 질병기로 나눈다.

전잠복기는 신체에 병원체가 침입하여 병원체가 전염될 때를 말한다. 후잠복기는 병원체가 전염되어 질병이 시작될 때까지를 말하고, 이 기간 동안에 병원체가 증식한다.

감염기는 전잠복기가 끝나고 병원체가 다른 숙주에 전염될 때까지 장시간 동안 지속된다. 질병기는 후잠복기 이후에 나타나서 특정 질병의 다양한 증상과 징후들을 발현시킨다. 감염은 잠복기에 주로 이루어지는 것으로 생각된다.

5. 면역계

1) 면역계의 기능

인간의 면역계(immune system)는 인체 내에서 박테리아나 바이러스, 기생충과 같은 병원체나 종양 세포 등을 탐지해 제거하여 질병으로부터 인체를 보호하는 기능을 지닌 생물학적 구조 및 과정을 말한다. 이러한 기능이 정상적으로 이루어지기 위해서는 인체 내의 여러 단백질과 세포, 기관, 조직들이 유기적인 시스템을 형성하여 온전한 세포 또는 조직을 빠른 속도로 진화하는 병원체들로부터 구별해 낼 필요가 있다. 인체는 자신의 조직적합항원(HLA)이 적혈구를 제외한 신체에 모든 세포에서 존재하여 병원체의 항원과 구분하여 면역반응을 일으킨다.

2) 면역계의 구성

면역계의 구성은 외부 항원에 대한 계층화된 방어를 위해 선천성 면역체제(innate immune system)와 적응면역계(adaptive immune system)의 단계로 세분화할 수 있다.

선천성 면역체제는 항원에 대해 즉각적이지만 비특이적 반응을 보이게 되며, 이런 선천성 면역반응을 병원체가 회피하였을 때는 적응면역계가 촉진된다(표 40-2). 특정 병원체들을 보다 효과적으로 인지하도록 적응해온 인간의 면역계는 적응 면역(adaptive immunity) 과정으로 면역기억(immunological memory)이 가능해진다. 특정한 병원체에의 1차적인 면역 반응에 2일에서 2주 정도가 소요되며, 이후 형성된 면역기억으로 인해 동일한

표 40-2 면역계의구성

선천성 면역체제	적응면역계
병원체 또는 항원에 비특이적 포괄적 반응	병원체 또는 항원에 특이적 반응
즉각적인 최대의 반응 유발	항원에의 노출과 최대의 반응 사이에 시차 존재
세포성 및 체액성 구성요소	세포성 및 체액성 구성요소
면역기억 현상 없음	면역기억 현상 유도

병원체에 대한 두 번째의 인체의 반응 시 보다 효과적인 2차 반응이 일어나게 된다. 이러한 면역의 적응 과정은 예방 접종 백신 주사의 개발에 이론적인 받침이 된다.

(1) 세포성 면역반응

백혈구의 한 종류인 T림프구는 항체를 생성하진 않지만 항원을 인식하고 직접적으로 병원체의 세포나 이물질 파괴를 일으킨다. 면역의 이러한 형태를 세포성 면역반응이라고 하고 T림프구에 의한 세포매개면역은 일시적인 효과를 나타낸다. T림프구에는 여러 종류로 세분화되며 그 중 보조 T림프구는 B림프구와 T림프구의 활성화에 관여하기도 한다.

(2) 체액성 면역반응

백혈구의 한 종류인 B림프구의 기억세포와 이로부터 형성되는 항체(면역글로불린)와 병원체의 항원과의 반응이나 땀이나 침과 같은 점액성 분비성 면역체계가 체액성 면연반응을 이룬다. B림프구는 직접적으로 항원을 공격하지는 않지만 면역글로불린을 형성하여 항원을 결합해 항원-항체 복합체를 만들고 항원을 불활성화(직접작용) 시키거나 포식작용(간접작용)을 증가하게 만드는 역할 등을 하게 된다. 면역글로불린M (IgM)은 1차 면역반응에 주로 관여하며 면역글로불린G (IgG)는 되풀이되는 면역원에 대한 2차 면역반응에 주로 관여하게 된다. 땀, 눈물, 침, 유즙과 같은 점액 분비물에도 면역글로불린(대부분이 IgA)이 존재하고 항원과의 반응을 일으킨다.

3) 면역부전과 과민반응

면역계의 활성이 부적절할 때 면역결핍 증상이 일어나게 되는데, 이로 인해 감염의 빈도와 중증도가 증가될 수 있는 것이 임상적인 주요 관심이 된다. 선천성 면역결핍증은 중증복합면역결핍증(SCID), DiGeorge 증후군(흉선의 발달 저하로 T림프구 저하), 무감마글로빈혈증 같은 유전질환으로 발생된다. 후천성 면역 결핍증(AIDS)은 임신, 감염, 당뇨, 영양결핍, 외상과 스트레스, 장기이식, 항암치료, 약물의 오남용 등과 같은 요인과 사람면역결핍바이러스(HIV)의 감염에 의한 AIDS 등에 의해 발생될 수 있다. 노인 또는 신생아에도 면역세포의 기능 저하로 인한 면역결핍이 발생할 수 있다.

면역계가 과도하게 활성화 될 때에는 제1형 당뇨(자가 항체가 인슐린을 형성하는 췌장세포에 반응), 홍반성 낭창, 류마티스관절염(자가항체가 관절 조직에 반응), 만성 림프구성 갑상샘염 등과 같은 자가면역질환(autoimmune diseases)이나 꽃가루나 벌독과 같은 환경적인 항원에 대한 알레르기반응이 발현될 수 있다. 알레르기항원에 노출된 B림프구는 면역글로불린E (IgE)를 생산하고 IgE는 혈관 근처 조직의 비만 세포에 있는 수용체와 결합 후 비만세포의 탈과립을 유도하고, 히스타민을 방출하여 과민반응을 일으킨다.

4) 면역 부전환자의 처치

일반적으로 면역부전환자와 접촉하는 의료종사자와 환자의 가족은 손씻기 및 알코올이 첨가된 손소독제를 사용하는 등의 청결을 유지해야한다. 감염의 전파 중 손을 통한 경로가 많은 비율을 차지하기 때문이다. 또한 마스크착용과 멸균가운을 입고 접촉할 수 있도록 한다. 환자의 가족들은 인플루엔자 등의 예방접종을 하는 것을 추천하며 환자는 구강의 청결을 유지하도록 노력한다.

면역글로불린 대체 요법은 장기이식 후 B림프구의 기능저하가 발생하거나 항체기능의 이상이 있는 질환에서 사용해볼 수 있으며, 면역혈구생성의 장애가 발생하는 질환에서 골수 이식등의 방법을 고려해볼 수 있다. 면역장애를 일으키는 불완전한 유전자를 치유하는 유전자요법 등은 개발단계에 있다.

6. 응급구조사를 감염시킬 수 있는 주요 질환

1) 간염

간염(hepatitis)은 전신쇠약, 근육통, 심한 피로감, 식욕부진, 관절통, 오심, 구토를 보이며 오른위배부위의 복통을 호소하고 황달, 짙은색 소변 등을 나타낸다. 간염은 화학물질, 알코올, 약물, 바이러스 등이 원인이지만 바이러스에 의한 간염만이 전염된다. 바이러스에 의한 간염을 바이러스성 간염이라 하는데 간염의 바이러스 중 중요한 종류는 다음과 같다.

(1) A형(바이러스 감염성)

이 병은 A형 바이러스가 있는 음식이나 물을 섭취하여 발생하는 항문-경구로를 통해 전염된다. A형 바이러스는 간에서만 번식하고 담즙을 통해 장으로 옮겨져 분변에 혼합되어 전파는 임상적 증상이 발생하기 전인 후잠복기에 일어난다. 잠복기는 4주이며 항체는 발병 후 조기에 형성되지만 임상양상은 2주 내지 3주간 지속된 후 소실되고 9주가 지나야 완전히 회복된다. A형 바이러스는 만성 간질환이나 만성 보균자 상태를 초래하지 않는 유일한 간염바이러스이다. 비록 A형 간염 환자와 접촉하는 사람은 면역글로불린을 접종받아야 하고, 만연지역을 여행하는 경우나 위험군, 소아는 백신을 접종받아야 한다. A형 바이러스에 일단 감염되면 평생토록 면역성이 생긴다. 소아에서는 많은 경우에 임상증상이 심하지 않아 감기에 걸린 것 같은 양상을 보여주지만 20세 이상의 성인에서는 급성 간염이 유발되고 한 달 이상 입원이나 요양을 해야 하는 심각한 증상이 나타날 수 있고 특히 연령이 증가하거나, B형 간염, C형 간염 등의 만성 간염을 보유하고 있는 경우에는 급격하게 악화되어 전격성 간염으로 진행될 수 있으므로 유의해야 한다.

(2) B형(혈청성)

현재 우리나라 인구의 약 5–8%가 보균자로 파악되는 B형 간염을 혈청성 간염(serum hepatitis)이라고도 하는데 B형 바이러스는 다음과 같은 경로를 통하여 전염된다.

- 감염된 장액이나 혈장이 직접 피부를 관통하여 접종되거나 감염된 혈액이나 혈액생성물의 수혈과 주사로 인한 발병
- 피부 상처를 통하여 감염된 장액이나 혈장이 체내로 들어가서 발병
- 눈이나 입의 점막을 통해 감염된 장액이나 혈장의 흡수, 태반이나 출산 시 어머니의 감염된 혈액으로부터의 감염(수직감염)
- 성행위 시 점막을 통해 감염된 분비물(타액이나 정액)의 흡수
- 생명이 없는 주위의 표면이나 곤충을 통한 감염된 장액이나 혈장의 전염

B형 간염 바이러스에 감염된 간세포에 대해 체내에서는 면역반응을 일으키고 따라서 간세포들이 파괴되면서 간에 염증이 생기게 된다. B형 간염의 잠복기는 노출 후 6주에서 6개월이고, 2주 내지 3주간 피로, 식욕부진, 구역, 구토, 근육통, 짙은 소변, 심할 경우 황달이 발생하는 등의 임상양상을 나타내고 호전되어 16주가 경과되어야 완전히 회복된다. B형 간염도 95%는 양호한 경과를 보이며 완치되지만 1%에서는 전격성 간염으로 진행되어 60%의 사망률을 보이고, 나머지에서는 만성 보균자나 만성 간염으로 진행된다. 만성 간염으로 진행된 환자는 25% 정도에서 만성 활동성 간염이나 간암을 나타냈다. 일부의 환자는 보균자가 되어 본인도 모르게 간염바이러스를 전파하기도 한다.

그러므로 B형 간염에 감염될 위험성이 높은 집단에서는 백신을 사용하여 근절하도록 노력해야 한다. 응급구조사는 환자의 혈액과 접할 기회가 많기 때문에 B형 간염에 대하여 노출되기 전이나 노출된 후의 대처법을 숙

지하여야 한다.

① 노출 전 예방법

의료종사자들은 B형 간염 환자에 대한 노출 위험도가 높으므로 예방에 관심을 가져야 하는 질병이다. B형 간염 바이러스에 대한 예방접종 후 항체가 형성되면 약 22년 정도의 긴 기간까지도 항체역가가 유지되어 면역성을 가지게 된다고 보고되고 있다. B형 간염 예방 접종은 보통 6달 동안에 3번의 근육주사를 맞아야 한다.

② 노출 후 예방법

예방접종을 하지 않은 사람이나 예방접종 스케줄을 끝내지 않은 사람이 B형 간염 바이러스에 노출되면 면역성이 있는지 알아보기 위해 혈액 검사를 시행한다. 의뢰자가 B형 간염 바이러스에 대한 항체가 음성이면 B형 간염 바이러스 백신 주사와 B형 간염 바이러스에 대한 피동적인 면역을 제공하기 위해 항체인 B형 간염 면역글로불린을 투여한다.

(3) C형(수혈성)

C형 간염은 수혈, 오염된 바늘 사용으로 발생하며 잠복기가 7주 정도이고, 75%의 환자만 완전히 회복되는데 4개월 정도가 소요되고 나머지는 회복이 지연된다. C형 간염 바이러스에 노출되면 면역글로불린을 투여하여도 효과를 바랄 수 없으므로 혈액공혈자의 선별검사를 통한 예방이 가장 좋은 예방법이다.

2) 헤르페스 바이러스 감염

헤르페스 바이러스(herpes virus infections) 병원체는 유형 1 (HSV−1)과 유형 2 (HSV−2)로 나눌 수 있다. 2가지 유형은 신체 어느 곳에서든지 유발될 수 있으며 임상적으로 감별하기는 어려우나 유형 2가 유형 1의 생식기 감염보다 2배 정도 재활성화가 잘되고, 빈도는 8−10배 정도이다.

전염은 주로 감염된 신체의 피부끼리 접촉하여 바이러스가 피부나 점막으로 들어가서 발생하므로 헤르페스 바이러스에 감염된 수많은 어린이들은 아마도 부모나 친척에게서 가벼운 키스나 접촉을 통하여 바이러스에 전염되었거나 자가 접종에 의해서 다른 신체부위로 퍼졌을 것이다. 잠복기는 1−26일 정도이며 치은 구내염과 인두염이 유형 1의 초발감염에 가장 흔한 임상양상이지만 재활성화된 감염의 경우에는 구순포진이 가장 흔하다. 경구−얼굴 단순포진 바이러스 감염의 임상증상은 발열, 권태감, 근육통, 음식섭취 곤란, 초조감, 목 림프절종대가 나타나며 궤양이나 수포가 발생한 후 3−14일 정도가 경과되며 소실된다.

생식기 헤르페스 바이러스 감염은 발열, 두통, 권태감, 근육통이 나타나고 국소증상으로는 동통, 소양감, 배뇨곤란, 생식기 분비물, 압통성 샅굴부위 림프절종대와 외음부에 넓게 퍼진 양측성 병변이 특징이다. 바이러스가 손상된 피부로 들어오면 표피와 진피의 세포에서 복제를 통한 증식을 시작하고, 자율신경 말단에 전염되고 결국 신경절까지 감염되어 바이러스의 복제가 일어나게 되고, 재활동 하기까지 잠복기 상태로 남는다. 다른 전염병, 월경, 스트레스, 외상 혹은 면역억제에 의해 활동이 시작되면 바이러스는 말초신경을 경유해 표피에 이르러 보통 4−10일 동안 지속되며 재발하여 임상증상과 함께 통증을 유발하는 피부병변이 발생한 후 수포로 진행된다. 단순포진 바이러스는 순환하는 항체가 있음에도 생존하므로 감염된 많은 사람들에게 평생 동안 주기적으로 재발된다. 항바이러스약품인 acyclovir는 질병 기간을 줄일 수 있으며, 자주 발병하는 경우 예방제로도 유용하다.

3) 뇌막염

뇌막염(meningitis)이란 유막, 지주막과 지주막하강의 뇌척수액에 바이러스나 세균에 감염되어 발생하는 염증성 반응이다.

대부분의 뇌막염은 혈행성으로 감염되는데 세균성인 경우에는 기관지 분비물이 접촉되거나 흡입되어 비인두강에서 증식하면 세포를 침투하여 혈류로 들어가고 증식하여 혈뇌장벽을 침투하여 발생하고, 바이러스성 뇌막염은 음식이나 물을 통하여 전파되기도 한다. 세균성 수막염이 바이러스성 수막염보다 더 전염이 빠른 것으로 알려져 있다.

세균성 뇌막염은 합병증이 발생하는 경우 생명에 위협을 줄 수 있는 질환이다. 6세 미만의 소아에서는 헤모필루스 인플루엔자(hemophillus influenza)가 90% 이상에서 원인균이고, 6세 이상에서는 축농증, 후두덮개염, 폐렴, 중이염, 뇌척수액 유출이 동반된 머리외상, 면역억제 환자 등과 같은 선행요인이 있는 경우에 발생한다.

발열, 두통, 목강직이 주로 나타나고, 오심, 구토, 경직, 심한 발한, 쇠약, 근육통, 눈부심 등이 나타나기도 한다. 세균성 뇌막염을 일으키는 통상적인 병원체에는 B군 연쇄상구균은 신생아, 6세 미만의 소아는 헤모필루스 인플루엔자, 소아와 청년은 뇌막구균성 뇌막염, 30세 이상의 성인에서는 폐렴구균성 뇌막염이 호발한다.

바이러스성 수막염은 전신성 바이러스 질환(예: 유행성 이하선염)과 일반적으로 관련되는 경우가 많고, 후유증이 없이 완전한 회복을 하므로 예후가 매우 좋다. 발열, 두통, 목강직을 보이고, 근육통, 권태, 식욕부진, 오심, 구토, 복통, 설사가 동반되고, 기면상태에 빠지기도 한다.

뇌막염이 심해지면 경련, 간질발작, 혼수상태, 쇼크를 동반하기도 하고, 실명, 청력소실, 관절염, 심근염, 심낭염 등의 합병증을 초래하여 결국 사망에 이르게 한다.

응급치료는 응급실에 도착한 후 신속히 적절한 항생제를 투여하는 것이다. 모든 세균성 뇌막염이 전염되는 것은 아니나 일부의 특정 세균에 의한 감염은 쉽게 의료종사자를 감염시키므로 유의하여야 한다.

4) 결핵

결핵(tuberculosis)은 환자를 치료하는 의료종사자에게 중요한 감염문제를 일으키는 질환 중의 하나로 고도의 전염성 질환은 아니지만 많은 의료종사자들이 결핵에 감염되는 것으로 보고되고 있다. 결핵의 원인균은 마이코박테리움 튜버쿨로시스(mycobacterium tuberculosis)이고, 전염은 호흡기를 통하여 일어나는데 결핵에 감염된 환자가 기침을 할 경우 배출되는 호흡기 분비물이 액체 형태로 전파가 되거나 건조되어 핵의 형태로 공기 중에 부유하다가 감수성이 있는 사람이 흡입하면 전염된다. 대개의 경우 결핵에 감염된 환자가 내보내는 균의 수가 많지 않으므로 일상적인 가정생활을 통하여 전염되는 경우에는 몇 개월이 필요하나 후두결핵, 기관지내 결핵, 최근에 기관지를 통한 전염, 공동성 폐질환이 있는 경우에는 전염성이 상당히 강하다.

결핵은 전신적인 염증반응, 만성적인 폐질환을 일으킬 수 있는 육아종과 결핵 공동을 형성하고 세포매개성 과민반응을 유발한다. 결핵균에 전염될 가능성은 일반적으로 3살 이하 어린이와 65세 이상의 노인, 만성 질환자, 영양실조, 면역이 억제된 사람에게서 매우 높다. 이 질병은 초기 감염기, 잠복기, 반복되는 잠재기로 구분할 수 있다.

결핵 증상과 징후로는 기침, 미열, 야한증, 체중감소, 피로, 객혈 등이 나타난다. 다른 전염성 질병과 마찬가지로 통상적인 예방법을 취하도록 하여야 한다. 1차 결핵은 증상과 징후가 경미하거나 없을 수 있으나 결핵 피부반응검사(PPD)와 가슴 엑스레이 검사를 통해 밝힐 수 있다. PPD 검사에 대한 양성 반응은 과거에 감염되었으며 항체가 있음을 알려주므로 결핵의 이환율이 높은 지역에 종사하는 의료인은 PPD 검사를 주기적으로 받아야 한다.

5) 이와 개선

이와 개선(lice and scabies)은 모든 응급의료종사자들에게 해가 될 수 있는 것으로 전염성 피부 질환과 피부염이 전신에 걸쳐 일어나게 한다.

(1) 이

이는 인간의 피를 빨아먹고 사는데 이에서 나온 분비물이 작고 붉은 반점과 소양증을 일으킨다. 이의 타액과 배설물에 대해 민감하게 되면 염증이 발전할 수도 있다. 2차적 감염은 병변을 긁어서 발생되는데 뒤통수 부위와 목에 상처가 호발한다. 사람에게서 떨어져 나와도 공기 중에서 몇 주 동안 살 수 있으므로 공동생활을 하는 사람에게 옮겨간다.

모든 타입의 이에 대한 치료는 충은 물론 알을 박멸시키고 재발예방에 목표를 둔다. 환자는 흔히 옷, 침구류, 그리고 휴대품을 뜨거운 물에 철저하게 세탁하고, 감마벤젠 헥사클로라이드 샴푸(Kwell), 유락스, 리드, 혹은 닉스로 모발세척을 하고 감염된 신체를 닦도록 한다.

(2) 개선(옴)

인체에 사는 개선 진드기는 숙주의 표피에서 일생을 마감하는 기생충이다. 옴은 일반적으로 손과 발, 팔꿈치, 무릎이 접히는 부분, 배꼽, 샅굴부위, 성기에 발생하는데 특히 손가락과 발가락 사이에 집중되고, 얼굴은 유아에서만 발생한다. 개선 진드기는 보통 친밀한 접촉이나 감염된 침구, 가구, 의복으로부터 전염된다.

개선 감염 후 4주 내지 6주가 지나면 밤에 심한 소양증이 유발되고, 지간사이에 수두가 발생하며 피부표면에는 구진(숫음)과 찰과상이 나타난다. 심각한 경우에는 냄새와 부스럼, 그리고 2차 감염이 일어날 수 있다.

치료는 이의 감염 시 치료법과 동일하고, 증상이나 증후는 진드기와 진드기 생성물이 표피에 있는 동안은 1달 이상 지속될 수 있어 재감염이 흔히 생긴다. 따라서 몇 주 안에 가려움증이 완화되지 않는다면 환자는 재검사를 받아야만 하고, 2차 감염이 발생하면 항생제 요법이 필요하다.

6) 면역 결핍증

면역 결핍증은 바이러스에 의하여 유발되는 질환으로 면역체계의 백혈구를 공격하여 백혈구의 면역능력을 손상시켜 질병을 야기한다. 이 바이러스는 신체 외부의 환경에 노출되거나, 건조, 일반 소독약에 의하여 쉽게 파괴된다. 면역 결핍증은 면역기능 세포가 어느 정도 파괴되느냐에 따라 임상적으로 여러 단계로 나누어진다. 이미 감염되었으나 임상 증상은 나타나지 않고 혈액검사에서만 면역 결핍증 항체에 대해 혈청학적으로 양성반응만을 보이는 보균자상태에 있는 환자, 뉴모시스티스 카리니(pneumocystis carini) 폐렴, 카포시 육종, 기타 다른 감염질환이 동반되는 면역 결핍증관련복합증후(AIDS related complex, ARC)로 발병된 환자는 회복이 가능한 경우가 많다. 그러나 면역 결핍증이 완전히 발현된 환자는 만성적인 경과로 진행되며 전신쇠약, 심한 피로감, 고열, 야간 발한, 원인 모를 체중감소, 만성 재발성 설사, 호흡장애, 임파구 침윤, 피부질환, 치매 등이 나타난다.

면역 결핍증 바이러스는 혈액, 정액, 질분비물, 모유, 태반을 통해 감염을 일으킬 수 있다. 그러나 현재까지는 눈물, 침 혹은 다른 분비물이나 배설물로 전염된다는 역학적 증거는 없다. 면역 결핍증은 악수, 화장실 시트, 입맞춤, 칫솔, 면도칼, 음식, 모기, 전화, 물통, 수영장 등으로는 전염되지 않는다. 일단 면역 결핍증 바이러스에 감염되면 체내에 면역 결핍증 바이러스에 대한 항체가 생기는데 이런 항체는 ELISA, Western blot으로 알려진 효소분석(EIA) 혈액검사에 의하여 검출될 수 있다. 이러한 항체검사는 민감성이 매우 높아 감염된 후 6-12주가 지나면 면역 결핍증 항체를 검출할 수 있으나 가음성 반응이 있을 수 있고 길게는 6개월에서 1년 뒤에서야 양성 반응으로 나타나기도 한다. 항체검사 결과가 양성이라는 것은 환자 체내에 바이러스가 존재한다는 것을 의미한다.

면역 결핍증 환자의 94% 이상이 정맥내 약물투여, 동성연애 남자, 양성애자 또는 보균자와 성적 관계를 가졌던 사람이고, 혈우병 환자, 면역 결핍증 항체양성 산모에게서 태어난 아이 등도 감염될 위험성이 높다.

면역 결핍증 환자의 혈액을 채취한 주삿바늘에 찔렸을 때 건강한 의료인이 면역 결핍증에 감염될 가능성은 0.32%, 점막에 노출된 경우에는 0.032% 정도이다.

만일 감염력이 높은 경우로 추정되는 환자에게 노출되면 반드시 1-2시간 내에 zidovudine (ZDV, AZT)와 lamivudine (3-TC)을 투여하고 위험성이 높은 경우에는 indinavir 또는 nelfinavir를 예방요법으로 투여하여야 한다. 의료종사자가 감염이 의심되는 환자를 다룰 때에는 표 40-3과 같은 주의사항이 요구된다.

만약 환자가 면역 결핍증 양성으로 판정되면 응급구조사는 표 40-4와 같은 조치를 취한다.

면역 결핍증의 전파를 방지하는 데 가장 어려운 점은 환자의 임상증상이 환자의 질환상태에 비하여 늦게 나타난다는 점이다. 심지어 완전히 발현된 후에도 면역 결핍증 환자의 임상증상이 만성 질환을 앓고 있는 환자와 크게 차이가 없다. 따라서 이 질환에 대하여 항상 주의하여 병력조사를 하고 전염에 주의한다면 이 질환의 감염 위험성에 대하여 크게 두려워할 필요는 없다.

7. 식중독

'식중독(food poisoning)'이란 용어는 1870년경부터 사용되었으나, 이 용어는 식중독의 원인에 대한 적절한 표현이 아니다. 왜냐하면 식중독은 음식 자체의 독성에 의하여 중독되는 것이 아니라 음식물에 들어 있는 세균이나 세균이 배출한 독성물질에 의하여 발생하기 때문이다. 즉 식중독에는 두 가지 형태가 있는데, 하나는 음식물내의 세균 자체가 질병을 일으키는 경우이고 다른 하나는 세균이 생성한 독소로 인하여 질병이 유발되는 경우이다. 음식이나 식수와 관련되어 발생하는 질환은 새로운 병원균, 과거 병원균의 재발, 항생제에 대한 내성의 증가에 따라서 변화되고 있다.

표 40-3 면역 결핍증이 의심되는 환자를 다룰 때 주의하여야 할 사항

1. 환자와 접촉할 때는 장갑을 낀다.
2. 환자 혈액이나 체액에 노출될 위험이 크다고 판단되면 가운을 입는다.
3. 바늘은 잘 뚫어지지 않고 버릴 수 있는 용기에 반듯하게 놓는다.
4. 모든 장비와 매개체는 깨끗이 하고 감염에 대해 잘 통제한다.
5. 노출로부터 눈을 보호하기 위해 보호 안경을 쓴다.
6. 환자의 체액에 노출되었다면 옷을 갈아입고, 철저히 피부를 씻은 후 H_2O_2(과산화수소수)나 수술적 세척을 하거나 알코올 용액으로 소독한다.

표 40-4 면역 결핍증 환자를 다루었을 때 취하여야 할 조치

1. 응급의료진에게 알린다.
2. 노출 후 가능한 한 빨리 항체검사 받는다.
3. 검사가 음성이면 노출된 후 6주, 12주에 다시 항체검사를 받는다.
4. 노출 12주 내에 발열이 동반된 질환이 발생하면 내과의사에게 진료 받는다.

식중독 환자의 임상증상은 주로 구토, 설사, 복통 등의 소화기 증상이므로, 응급구조사가 소화기 질환에 의한 임상 증상과 식중독의 임상증상을 구분하기는 어렵다. 따라서 응급구조사는 임상증상이 나타난 중독 환자를 조속히 응급의료센터로 이송하는 데 주력해야 한다. 또한 한 집단에서 2명 이상의 환자가 같은 증상을 나타내는 경우, 환자들이 섭취한 음식물을 가져오면 식중독의 원인을 밝히는 데 도움을 줄 수 있다.

1) 역학

식품매개성 질병으로 가장 많은 사망률을 유발하는 질환은 살모넬라, 리스테리아, 톡소포자충이고, 새로 알려진 병원균으로는 공장캄필로박터(Campylobacter jejuni), 대장균 O157:H7, Listeria monocytogenes, 원포자충이 포함된다. *E. coli* O157:H7은 덜 익힌 고기나 저온살균하지 않은 유제품에 의하여 전파된다. 여행자들에게 잘 발생하는 여행자 설사는 창자독소생산대장균이 주된 병원균이지만 창자출혈과 창자침투대장균에 의해서도 발생할 수 있다.

국가간 여행에서 감염될 수 있는 병원균으로는 Brucella, A형 간염, 비브리오(vibrio), 시겔라(shigella), 캄필로박터(campylobacter), 람블편모충(Giardia lamblia), 와포자충(cryptosporidium)이 있다.

수인성 질병은 표면의 물과 기저면의 물을 소독하여 탁도, 대장균 수, 인체 장관바이러스들, 작은 와포자충(cryptosporidium parvum), 람블편모충낭과 같이 치료의 효과를 평가할 수 있는 목표체의 존재를 척도로 이용한다.

2) 병태생리

음식물내의 세균자체가 질병을 일으키는 경우로 대표적인 것은 장티푸스균에 의한 식중독이다. 장티푸스균에 의한 식중독은 음식물을 섭취하고 72시간 후에 특징적인 위장관 증상을 유발한다. 증상의 발병 여부는 섭취된 세균의 독성과 수에 달려있다. 세균에 의한 식중독은 음식물을 적절히 조리함으로써 예방할 수 있다. 장티푸스균을 가지고 있는 환자 중에는 질병을 앓지 않으면서도 대변으로 장티푸스균을 계속 배출하는 보균자가 있을 수 있으며, 보균자는 질병 전파의 주요 원인이 된다.

장티푸스에 의한 식중독과는 달리 음식물 내에 이미 생성되어 있는 세균의 독소에 의하여 임상증상이 발생하는 경우가 있다. 우리가 흔히 접하는 형태의 식중독은 세균의 독소가 들어 있는 음식물을 섭취함으로써 발생하게 되며, 이러한 식중독의 가장 흔한 원인은 포도상구균에 오염된 음식물이다. 포도상구균이 음식물에 오염되면 음식물에 강력한 독소를 생성하므로, 이렇게 오염된 음식물을 섭취하면 식중독이 발생한다. 포도상구균에 의한 식중독은 대량 급식을 하는 학교, 군대, 직장 등에서 집단적으로 발생할 수 있다. 즉 대량 급식 시에는 음식물을 미리 조리해 놓은 뒤 따뜻한 곳에서 수 시간 보관함으로써 포도상구균이 자라나 독소를 생성할 기회를 제공하기 때문에 빚어지는 결과이다. 보통 포도상구균에 의한 식중독은 섭취 후 1–3시간 내에 심한 위장관 증상(오심, 구토, 설사)이 나타나지만 6–8시간 정도 경과하면 증상이 소실된다.

미국에서 가장 흔한 세균성 식품매개성 질환은 캄필로박터, 살모넬라, 시겔라, 대장균이 있다. 콜레라균과 창자독소생산대장균이 생산하는 단백질 독소는 장점막을 통한 체액과 전해질 이동에 변화를 주어 대량 설사와 탈수를 일으킨다. 캄필로박터, 살모넬라, 시겔라, 창자독소대장균, 장염비브리오균은 점막세포에 직접 침투하여 세포를 죽인다. 이질이질균(shigella dysenteriae)에 의한 시가 독소(shiga toxin)나 창자출혈성대장균 O157:H7, 창자병원성 대장균에 의해 생산되는 시가 독소와 유사한 독소는 세포막을 파괴하고 세포를 파괴시킨다.

독소 섭취에 의한 가장 심한 형태의 식중독은 보튤리누스식중독(일명 소시지 중독증: botulism)이다. 보튤리누스식중독은 1800년대에 독일 남부지방에서 소시지를 먹은 후 신경마비증상이 발생되었던 환자에서 분리된 간균인 보튤리누스균에 의하여 발생하는 치명적인 질환이다. 보튤리누스균은 매우 서서히 자라므로 저장된 음식에서 주로 발생하며, 특히 세균이 자라서 독소가 이미 생성되어 있는 통조림 음식을 먹은 경우에 발병된다. 중독 증상은 섭취 후 24시간경부터 나타나며 대개 임상증상이 발생하면 환자는 사망하게 되며, 만약 환자가 살아있는 경우라면 신경마비증상이 몇 주 동안 지속된다.

바이러스성 질환에 감염된 요리사가 냉한 요리를 만들면서 전파를 시키는 경우에는 샐러드, 샌드위치, 얼음을 이용하는 음식과 같이 손이 많이 가는 음식을 준비하는 경우이다. 수인성 바이러스 질환은 우물, 소규모 식수원이나 도시의 수도시설을 통하여 전염되고, 노워크(Norwalk) 위장염은 호수나 풀장을 통하여 계절적으로 전염된다. A형 간염은 감염된 조개류나 조리하지 않은 굴 등에 의하여 전파된다.

3) 평가와 치료(표 40-5)

표 40-5 세균성 식품매개성 질환

균주	잠복기	증상과 징후	발현기	치료
탄저균	2일-4주	오심, 구토, 혈액설사, 복통	수 주	페니실린, ciprofloxacin
Bacillus cereus(설사독소)	10-16시간	수액성 설사, 오심, 경련	24-48시간	보존적 치료
Bacillus cereus(장독소)	1-6시간	갑작스런 발열, 오심, 구토, 설사	24시간	보존적 치료
Brucella 속	7-21일	발열, 오한, 두통, 몸살, 관절통, 혈액성 설사	수 주	Rifampin과 doxycyclin
캄필로박터	2-5일	혈액성 또는 수액성 설사, 경련, 발열	2-10일	erythromycin 또는 ciprofloxacin
클로스트리듐-보툴리늄 (Clostridium botulinum) (성인, 소아)	12-72시간	구토, 설사, 복시, 삼킴곤란, 하행성 근육약화	다양	botulism 항독소
Clostridium botulism(영아)	3-30일	권태, 식욕부진, 긴장 감퇴	다양	botulism 면역 글로블린
클로스트리듐 퍼프린젠스 (Clostridium perfringens)	8-16시간	수액성 설사, 오심, 경련	24-48시간	보존적 치료
장출혈성대장균	1-8일	혈액성 설사, 복통, 구토	5-10일	보존적 치료
창자독소생산대장균	1-3일	수액성 설사, 구토, 경련	3-10일	ciprofloxacin 또는 TMP-SMX
Listeria monocytogenes	9-48시간	발열, 권태, 오심, 임산부의 설사, 감기 증상, 조기 분만, 패혈증, 뇌수막염	다양	ampicillin 또는 TMP-SMX
살모넬라 속	1-3일	설사, 발열, 경련, 구토, Salmonella typhi와 paratyphi는 오한, 몸실, 두통, 드물게 설사	4-7일	ciprofloxacin 또는 TMP-SMX
시겔라 속	24-48시간	혈액성 설사, 발열, 경련	4-7일	감수성이 있으면 TMP-SMX
황색포도구균 (staphylococcus aureus)	1-6시간	갑작스런 심한 오심, 구토, 설사	24-48시간	보존적 치료
콜레라균	24-72시간	심한 수액성 설사, 구토	3-7일	성인: ciprofloxacin, 소아: TMP-SMX
패혈증비브리오균 (vibrio vulnificus)	1-7일	구토, 설사, 복통, 패혈증, 상처 감염, 간질환, 노인: 수포	2-8일	doxycyclin 또는 ceftazidime
예르시니아(yersinia)	24-48시간	막창자꼬리염과 유사, 발진	1-3주	ciprofloxacin, doxycyclin, ceftriaxone, 또는 gentamycin

8. 소아의 전염성 질환

소아의 전염성 질환을 표 40-6에 나열하였고, 대표적인 질환에 대하여 살펴보기로 한다.

1) 풍진

풍진(rubella)은 발열, 홍반성 구진(솟음), 림프절 종창(부기)을 특징으로 하는 급성 감염성 바이러스 질환이다. 이 질환은 감염자의 비인두 분비물 또는 작은 비말입자와 직접 접촉하거나 임산부가 감염되어 태반을 통하여 전염되어 태아에게 감염된다. 10대 소아나 청년층에서 호발하고, 발진이 나타나기 7일 전부터 감염력이 있다. 선천성 풍진증후군은 임신하고 처음 3개월 동안에 풍진에 감염된 산모에게서 태어난 아이의 약 25%에서 선천적 기형, 정신지체, 선천성 심장질환 등이 초래된다. 대개 17일 정도의 잠복기가 지나면 귀 뒤나 목 뒤, 뒷통수 부위의 림파절이 동통을 동반한 종창(부기)을 나타내고, 발진은 얼굴에서 시작하여 머리, 몸, 팔다리로 진행되는데 연분홍색 홍반성 구진이다.

응급의료종사자들은 풍진감염의 기왕력으로 면역이 발생하지 않았다면 노출의 위험성과 그들이 대하는 환자의 노출 위험성을 줄이기 위하여 면역주사를 받도록 권고하고 있다.

표 40-6 소아에서 흔히 발생하는 전염성 질환과 감염예방 방법

질환	증상 · 징후	전파 방식	전염물질	예방	매개체 조치
세균성 뇌막염	열, 심한 두통	구강		접촉 부위소독	
	목 경직	직접 접촉	비강분비물 마스크 세척		
	인후통				
수두	열, 발진	공기 전염	호흡 분비물	마스크	접촉 부위소독
		경피 매개체		손세척 세척	
풍진	열, 발진	공기전염	입안 분비물	마스크	접촉 부위소독
		분비물과 직접 접촉		세척	
A형간염	열, 식욕부진	직접 접촉	마스크		
	피로, 황달	바이러스	소변대변	마스크	접촉 부위소독
		경구섭취			세척
홍역	열, 발진	공기전염	입안 분비물	장갑	접촉 부위소독
	기관지염	분비물과 직접 접촉		손세척	세척
볼거리	열	공기전염			접촉 부위소독
	타액선(이하선)	직접 접촉	타액	마스크	세척
	팽대				
백일해	심한 기침	공기전염	분비물	마스크	접촉 부위소독
		직접 접촉			세척
성홍열	열, 두통	공기전염	입안 분비물	마스크	접촉 부위소독
	오심, 구토	직접 접촉			세척

2) 홍역

홍역(measles)은 발열, 콧물, 결막염, 홍반성 반점 구진의 융합성 발진을 특징으로 하는 전염성이 매우 높은 급성 바이러스 질환이다. 한 번 걸린 후 회복되면 평생 면역을 얻게 되어 다시 걸리지 않는다. 홍역 바이러스는 혈액, 소변, 인두분비물에서 발견되는데 보통 감염된 호흡기 분비물을 통해 직접, 간접으로 전염되며 노출 후 호흡기 상피를 침입하여 임파관을 통해 퍼져나간다. 전염은 발진이 나타나기 7일 전부터 발진이 나타나고 5일까지 일어나므로 이 기간 동안 환자를 격리하여야 한다.

홍역 환자는 초기에 발열, 기침, 콧물, 결막염을 나타내다가 3–4일이 경과하면 입안점막에 모래알 같은 회백색 반점이 나타났다가 소실되며 피부발진이 발생한다. 홍반성 구진상 발진은 귀 뒤에서 생겨 얼굴, 목, 팔에서 2일째는 넓적다리, 3일째는 발까지 퍼진 다음 발생한 순서대로 소실된다. 발진이 나타나고 2–3일째 임상증상이 가장 심하게 나타난다. 발진이 소실되면 색소침착과 함께 작은 겨껍질 모양의 가피가 벗겨지면서 7–10일 내에 소실된다. 호흡기 합병증이 가장 흔하고 급성 중이염, 뇌염 등이 발생할 수 있다.

3) 유행성 이하선염

유행성 이하선염(mumps)은 감염성이 매우 높은 전신성 바이러스 질환으로 겨울이나 봄에 호발하고, 감염된 사람의 타액비말과 직접 접촉함으로써 전염된다. 전염성은 종창(부기)이 발생하기 2일 전부터 종창이 사라진 후 3일까지 지속된다. 바이러스는 호흡기의 상피에 침입해 1차 증식한 후 혈액으로 들어가 타액선을 침범한다. 발열, 두통, 근육통, 식욕부진, 구토 등이 1–2일간 나타난 후 85%에서 일측 이하선의 종창이 발생하고 2–3일 후에 양측을 모두 침범하고 나서 7일 이내에 소실된다. 수막뇌염이 가장 큰 합병증이고, 사춘기 이후의 남자의 경우에는 고환염, 부고환염이 발생하지만 절대적 불임증은 드물다. 대부분 자연치유가 되므로 대증요법과 필요시 진통제를 투여한다.

4) 수두

수두(chicken pox)는 예방 백신을 접종받지 않은 아이들에게 흔히 발생하는 질병으로 수두–대상포진바이러스에 의하여 초래되고 전염력이 매우 강하고 전신적인 발진을 동반한다. 감염된 사람의 호흡기 분비물에 의한 비말감염과 직접 접촉으로 유행된다.

수두는 고열, 권태감, 식욕부진, 두통, 관절통 등이 발진이 나타나기 24시간 전에 선행되며 성인에게서 심하다. 수포는 반점, 구진(솟음), 수포, 농포, 가피의 순서로 진행되는데 동시에 모든 발진의 형태를 관찰할 수 있다. 수포는 가슴, 배, 몸통에서 발생하여 얼굴, 어깨, 팔다리의 순서로 옮겨진다. 합병증은 2차적 세균 감염이 발진부위에 나타나는 경우가 가장 많고, 폐렴, 무균 뇌수막염, 단핵세포 증가증, 라이 증후군이 생길 수도 있다. 합병증이 없는 경우에는 대중적인 치료만 시행하면 되고 수포부위에 칼라민로션을 도포하여 준다.

회복 후 바이러스는 비증식성 잠복기 상태로 지각 신경절을 따라 후근 신경절에 잔존하다가 스트레스나 면역억제기 동안에 재활성화되어 대상포진을 일으키며 발병할 수 있다. 대상포진은 일측의 피판에만 동통과 수포를 유발하는 것이 특징이다.

9. 전염성 질환의 예방

전염성 질환자를 치료할 때에는 전염성 질환에 감염될 가능성이 있으므로 감염되지 않도록 예방하여야 감염의

표 40-7 응급구조사가 받아야 할 예방접종

응급구조사가 받아야 할 예방접종
1. 풍진 백신, 파상풍-디프테리아(10년마다)
2. 볼거리 백신
3. 인플루엔자 백신(매년마다)
4. B형 간염백신
5. BCG주사
6. 장티푸스, 뇌염예방주사(해마다)

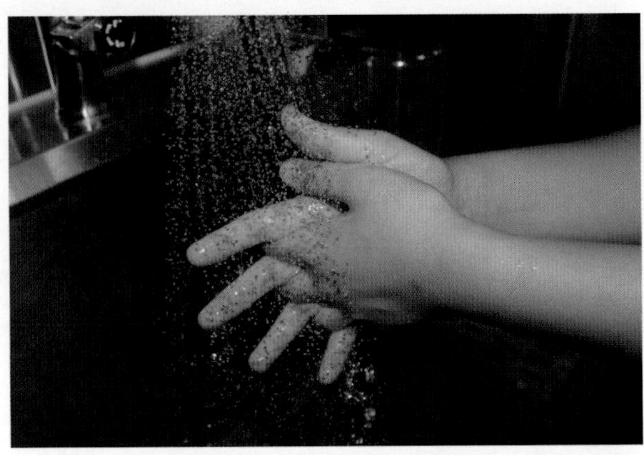

● 그림 40-2 접촉에 의하여 전염되는 질환에 대한 예방의 가장 중요한 방법은 환자와 접촉 전후에 흐르는 물에 손을 깨끗이 씻는 것이다.

위험도를 극소화시킬 수 있다. 따라서 응급구조사는 스스로 건강을 유지하도록 노력하여야 하며, 해마다 정기 건강검진을 받음으로써 전염성 질환의 이환을 조기에 알아낼 수 있다. 또한 예방백신이 있는 감염질환의 백신을 접종받음으로써 감염을 적극적으로 예방할 수 있다. 응급구조사가 경험할 수 있는 모든 소아감염질환(예: 홍역, 볼거리, 백일해, 수두) 및 만성 감염을 유발하는 질환에 대한 예방주사기록을 자세히 기록하여 보관하여야 한다. 응급구조사가 받아야 할 예방접종은 표 40-7과 같다.

미국에서는 과거에 결핵을 앓았던 사람과 접촉한 응급구조사는 결핵 피내반응(PPD) 검사를 받아야 한다. 그러나 우리나라에서는 소아기에 결핵 예방주사(BCG)를 접종받은 사람이 많으므로 결핵 피내반응상 양성이 나타나도 결핵의 이환을 시사하는 소견이 아니다.

이송된 환자가 전염성 질환을 가지고 있다는 것을 미리 아는 것은 아주 중요한데, 이미 질환을 가진 적이 있거나 그 질환에 대한 예방접종을 받은 응급구조사는 감염의 위험이 별로 없다. 그러나 전염성 질환자 모두가 처음부터 감염사실이 확인되는 것은 아니므로 미리 가능한 예방책을 취해 놓아야 한다.

전염성 질환에 감염되어 있어도 증상이 없는 환자들이 많다. 가령 출혈이 있는 환자를 치료하는 과정에서 혈액검사상 환자도 모르는 간염이 발견되는 경우가 있다. 이러한 환자를 치료하는 응급구조사의 몸에 개방성 창상이 있었다면 간염 바이러스가 체내로 침입하여 감염될 수 있다.

장갑을 착용하거나 손을 깨끗이 씻는다는 것은 가장 중요한 감염 예방방법이다. 환자를 만지기 전과 만진 후 흐르는 물에 손을 씻는 것이 좋지만 손 세척용 약품(알코올을 포함하는 것)이 있으면 흐르는 물이 꼭 필요하지는 않다(그림 40-2).

10. 전염성 질환의 임상증상에 따른 예방책

전염성 질환이 의심되는 환자를 알아내기란 쉬운 일이 아니다. 응급구조사는 특정 전염성 질환을 진단할 수는 없으나, 현재 나타나는 증상에 입각하여 환자가 전염성 질환에 감염되었는지를 알 수 있어야 한다(그림 40-3). 표 40-8은 전염성 질환이 의심되는 증상이 나타난 환자를 처치할 때 응급구조사가 감염되지 않기 위하여 취하여야 할 예방 방법을 보여주고 있다. 또한 응급구조사는 병원에서의 감염을 줄이기 위하여 치료 중 다루어야 하는 환자의 체액(혈액, 침, 정액 등)에 의한 감염에 주의하여야 한다. 예를 들면 환자의 혈액을 채취한 주사침 등

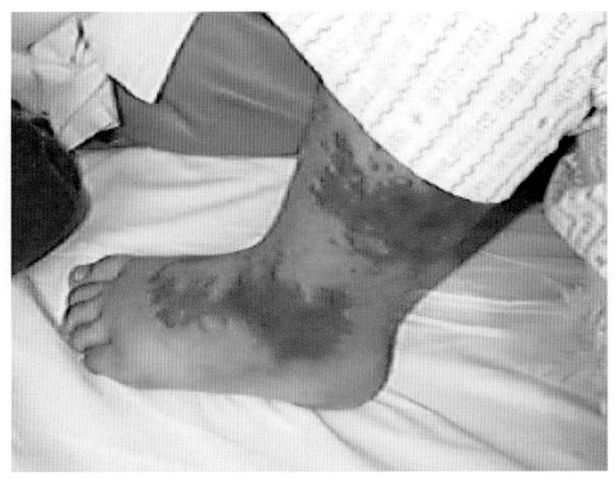

• 그림 40-3 수막구균 혈증의 피부 소견

표 40-8 전염성 질환의 증상 · 징후에 따른 감염 예방 방법

증상 · 징후	예방 방법
고열, 발적	마스크를 쓴다.
설사	환자대변을 다룰 때에는 반드시 장갑을 사용하고, 장갑을 벗은 후에는 손을 씻는다.
상처 배액	농 또는 혈액이 배출되는 상처를 다룰 때는 장갑을 사용하고, 상처치료 후 장갑을 벗은 후에도 손 세척을 한다.
황달	혈액이나 분비물을 만질 때에는 장갑을 사용하고, 장갑을 벗은 후에는 손세척을 한다.

에 찔리는 것은 바늘 자체에 의한 감염이나 면역 결핍증이나 B형 간염의 전파를 유발할 수 있으므로 주의하여야 하고, 주사침에 찔렸을 때는 환자의 질환유무를 즉시 확인하여야 한다.

11. 전염성 질환의 감염을 방지하기 위한 예방조치

간염과 면역 결핍증을 다시 한 번 살펴보면 치료자에게 가장 큰 위험을 주는 것은 환자의 혈액을 직접 다루는 경우이다. 혈액 취급에 대한 중요성은 아무리 강조하여도 지나치지 않는다. 매개체에 묻은 혈액은 깨끗이 닦아내야 하는데 이때에는 반드시 깨끗한 고무장갑을 착용하여야 한다. 매개체에 대한 세척은 감염성 질환의 예방과 관리에 필수적이다. 세척은 날마다 필요하고 전염성 질환자를 운반한 후에는 곧 바로 시행하는데 매개체에 접촉이 많이 된 부분을 향해 시행한다. 일반적으로 매개체에 대한 세척은 살균성, 항바이러스성 세척제를 사용하도록 권장되고 있다. 매개체내의 표면(유리, 창문)에는 부식제 대신 알코올이 사용된다. 에어로졸 스프레이는 대부분의 용액이 공기 중에서 소실되어 효과가 적기 때문에 별로 사용하지 않는다.

전염성 질환이 의심스러운 환자는 이송한 후에 다음과 같이 세척한다.

① 환자를 병원으로 옮긴 후 환자의 의복과 가방을 치운다.

② 살균성, 항바이러스성 용액으로 접촉이 있었던 부위를 세척한다.

전염성 질환의 증상 및 징후, 전염방식, 감염성 물질(혈액, 타액, 주삿바늘), 예방법, 운반 후 매개체 관리법 등의 지식을 숙지하는 것만이 응급구조사가 전염성 질환에 감염되지 않는 가장 좋은 방어 방법이다. 표 40-9는 성인에 흔한 전염성 질환을 요약한 것이다.

표 40-9 성인에서 흔히 발생하는 전염성 질환과 감염예방 방법

질환	증상 · 징후	전파 방식	전염 물질	예방	매개체 조치
후천성면역결핍증후군	열, 야간 발한, 체중 감소, 기침	성적 접촉, 혈액, 주사침	혈액, 정액, 질 분비물	글러브, 손세척	접촉 부위 소독, 세척
임질	하복부 통증열	성적 접촉	질 또는 요도 분비물	장갑	없음
B형 간염	열, 피로, 식욕감퇴, 황달, 구역질	혈액, 주사침, 성적 접촉, 구강분비물	혈액, 타액, 정액	글러브, 손세척	접촉 부위 세척
C형 간염	열, 투통, 피로, 황달	혈액	혈액	손세척	없음
말라리아	오한, 열	혈액	모기 혈액	손세척	없음
단핵구증	열, 인후통, 피로,	입맞춤	혈액	손세척	없음
폐렴	열, 기침	공기전염	가래	마스크	접촉 부위 세척
매독	생식기와 피부 병변	성적 접촉, 혈액	혈액	글러브	없음
결핵	열, 기침, 야간 발한	공기전염	가래	마스크	없음

당신이 응급구조사라면

1. 말라리아는 곤충 매개성 질환인데 모기에 의해 사람에게 전파된다. 전염성 질환의 세 가지 전파방법과 각각의 예를 들어라.
2. 환자를 이송하다가 환자에게 사용하였던 주사침에 찔렸다. 감염을 예방하기 위하여 취해야 할 조치는?
3. 1일 전 이송하였던 환자가 B형 간염 환자로 판명되었다. 간염의 감염을 방지하기 위한 예방법을 설명하시오.
4. 당신은 후천성 면역결핍증 환자로부터 감염되지 않기 위하여 어떠한 예방방법을 취하여야 합니까?

약물 남용

응 급 구 조 와 응 급 처 치
RESCUE AND EMERGENCY CARE

개요

남용(abuse)이란 용어가 과거에는 알코올, 마약의 사용에만 제한적으로 사용되었으나, 오늘날에는 약품사용이 통상적인 사용 기준을 훨씬 초과하여 사용되고 있으므로 흔히 사용되는 용어로 바뀌었다. 약물 남용에 의한 폐해는 개인뿐만 아니라 국가 사회적으로도 엄청난 손실을 불러일으킬 수 있다. 응급구조사는 약물 남용으로 인하여 의학적 문제가 야기된 환자들을 접할 기회가 많으므로 약물 남용에 대하여 숙지하고 있어야 한다.
Chapter 41에서는 응급구조사가 약물 남용에 대한 문제를 이해하기 위하여 자주 사용되는 용어를 설명하고 정리하였다.

목표

- 남용, 약물, 중독, 의존성, 내성 등의 용어를 이해하여야 한다.
- 알코올의 일반적인 영향을 알아야 한다.
- 알코올 남용의 결과로 야기되는 질환과 이 질환의 응급치료를 알아야 한다.
- 약물의 특성, 투여 경로, 한 가지 이상의 약물을 한꺼번에 사용할 때 생기는 내성과 과민성 등 약물의 남용과 관계있는 일반적 문제점을 알아야 한다.
- 약물 남용의 심각성과 약물 금단 증후군 시의 치료를 알아야 한다.
- 약물 남용의 일반적인 처치를 알아야 한다.

1. 약물 남용과 용어 정의

'약물 남용'에 대해 언급할 때 흔히 마약중독만을 생각하지만 알코올, 설사제, 구토제, 아스피린과 같은 일상 의약품도 역시 남용되고 있다(그림 41-1). 약물 남용의 공통적인 문제점은 이러한 약물들이 의학적으로 적절한 통제를 받지 않고, 사용자들에 의하여 마음대로 복용된다는 것이다. 특정 약제는 특정 질환에만 적절히 사용되어야 하나 적절한 이유 없이 계속 투여되어 약물에 대한 의존성을 초래하여 결국 환자를 중독 시키게 된다. 병원에서 사용되는 약물은 처방 없이는 구입할 수 없으며, 특히 향정신성 의약품은 법적 제한을 철저히 받고 있으므

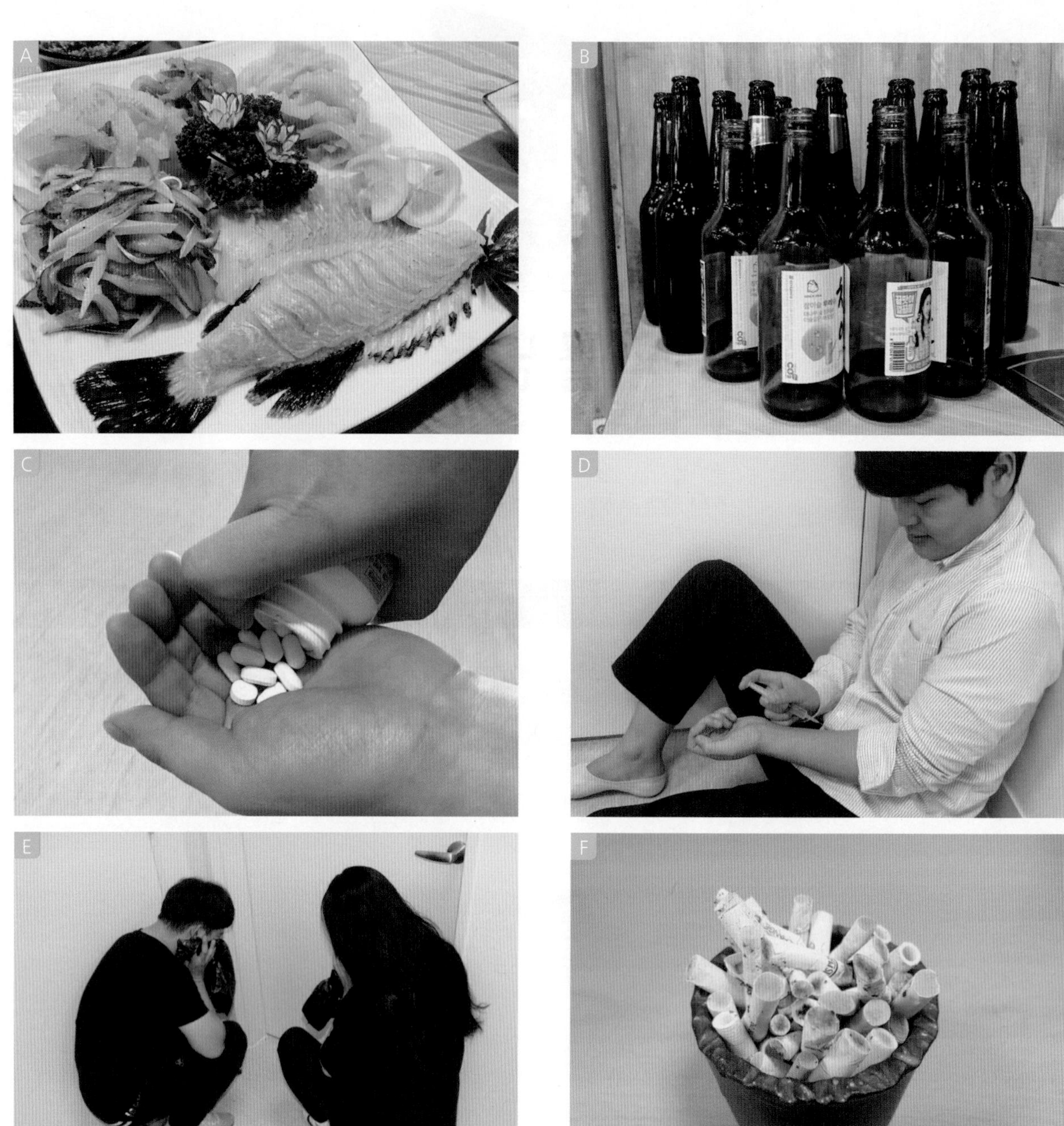

● 그림 41-1 남용(abuse)은 마약에만 국한된 문제가 아니다. **A.** 음식. **B.** 알코올. **C.** 아스피린. **D.** 약물. **E.** 용매. **F.** 니코틴 등이 남용될 수 있다.

로, 남용환자는 자신이 중독된 약물을 구하기 위하여 범법행위도 서슴지 않으므로 심각한 사회문제를 일으킨다. 약물 남용으로 인한 중독 환자나 약물 의존성 환자의 치료는 매우 장시간의 노력이 필요하며, 단순히 약물중독에 의한 신체적 변화뿐 아니라 환자에서 약물 남용을 유도하였던 여러 가지 정신적 요소 및 주변 환경에 대한 조치가 병행되어야 한다.

일반적으로 약물 남용을 이해하기 위하여 응급구조사

는 다음과 같은 용어를 알아야 한다.

1) 남용

투여방법에 관계 없이 정상적인 사용으로 경험할 수 있는 약물의 효과 이외의 효과를 얻기 위하여 약물을 오용 및 과용하는 것을 말한다.

2) 약물

질병의 예방 또는 치료를 위하여 투여되는 물질, 대부분의 약물(drug)은 정도의 차이가 있으나 부작용을 가지고 있다.

또한 약물의 효과를 극대화시키기 위하여 정상적으로 투여되는 양보다 많은 양의 약물이 투여되는 경우도 있다.

3) 중독

특정 약물을 지속적으로 사용하기를 지나치게 원하거나 필요로 하며, 어떤 수단을 써서라도 그 약물을 얻으려고 하는 상태로서 점차 양을 증가시키는 경향이 있다. 정신적 및 육체적으로도 약물의 효과에 의존하고 있으며, 약물을 중단하면 금단증상이 발생한다.

4) 의존성

금단증상이 발생하지는 않으나, 특정약물에 대한 정신적으로 의존되어 있는 상태로서 중독과는 달리 약물을 중단하여도 육체적인 금단증상은 없다.

5) 내성

남용에 의한 중독 환자에서 흔한 상황으로 특정 약물의 계속적인 투여로 동일한 효과를 얻기 위하여 점차적으로 약물의 용량이나 투여횟수를 증가하여야 하는 상태를 말한다.

2. 일반적인 처치원칙

① 현장을 안전하게 하고, 환자의 예측할 수 없는 행동에 대비한다.
② 적절한 기도유지와 환기, 필요하다면 순환유지를 시행하도록 한다.
③ 사건에 대한 과거력과 의학적이거나 정신의학적인 병력을 청취한다.
④ 이차 평가를 시행하고, 환자의 활력징후와 심전도를 계속적으로 감시한다.
⑤ 정맥로를 확보하고, 혈액검체를 채취하여야 하는데 이런 환자의 대다수는 간염과 후천성 면역결핍 바이러스의 보균자일 가능성이 높으므로 개인 보호수단에 주의하여야 한다.
⑥ 위장관 세척, 활성탄의 투여로 추가적인 약물의 흡수를 방지한다.

3. 알코올 남용

일반적으로 가장 많이 남용되고 있는 물질은 알코올이다. 미국에서는 1년에 약 1,000만 명이 알코올에 의한 질환을 경험하고, 약 20만 명이 알코올에 의한 질환으로 사망한다. 우리나라에서도 3, 40대의 사회생활을 왕성하게 하는 사람들의 알코올 섭취가 많으며 최근에는 대학생 및 청소년들의 알코올 섭취가 늘고 있다. 알코올 남용은 모든 계층의 사람에게 올 수 있으며 알코올은 강력한 중추신경 억제제이다. 교통사고 사망자나 부상자 중 50% 이상이 알코올 복용자이고 살인자의 67%, 자살자의 33%가 알코올 사용자들이다. 또한 음주하는 산모로부터 태어난 어린이는 전반적 발달지연, 지적장애가 될 수 있다.

1) 인체에서의 알코올의 효과

(1) 중추신경계 효과

알코올은 중추신경을 강력하게 억제한다. 반복적인 음주는 내성을 유발하며 알코올에 중독된 환자는 동일한 효과를 얻기 위해 점차 더 많은 양의 알코올을 섭취하게 된다. 알코올 중독 환자는 대뇌의 여러 가지 기능에 장애가 옴으로 사물에 대한 인지능력이 감퇴되고, 반사 및 반응시간이 길어진다. 때로는 알코올 중독 환자가 머리외상, 약물중독, 당뇨성 혼수 등과 혼동되는 경우도 있다. 따라서 응급구조사는 술에 취한 환자를 다룰 때 항상 이 환자에서 신체적 질환이 동반되어 있을 수 있다는 것을 명심해야 한다. 특히 두피에 상처가 있을 경우 만성경막하 출혈이 있을 수도 있다. 응급구조사는 질환이나 외상이 알코올로 인한 직접적인 결과로 생각될 때에는 사소한 문제라도 환자를 응급의료센터로 이송해야 한다.

알코올 섭취량의 과다로 인해 때때로 중추신경 억제효과가 나타나 호흡마비가 오는 경우도 있다. 호흡장애가 발생한 환자는 인공호흡이 필요하다. 지나친 과음을 할 경우에는 사망할 수도 있다.

(2) 행동장애

알코올 중독이 의심되는 환자에서는 환자의 가족이나 친지로부터 환자의 음주습관에 대해 알아본다. 술에 취한 환자는 저돌적이고 부적절한 행동을 하며 쉽게 넘어지고 공격적으로 변한다. 자해를 하는 경우도 있지만 환자는 자신의 손상을 잘 알지 못한다.

(3) 위장관계에 대한 효과

다량의 알코올은 위장을 자극하여 구토를 일으킨다. 알코올 중독 환자는 혈액을 토하는 경우가 종종 있는데 이를 토혈(hematemesis)이라 한다. 토혈은 식도의 하단부가 잦은 심한 구토에 의해 열상을 받거나 위장벽의 직접적인 자극(위염)으로 출혈되어 일어난다. 또한 알코올성 간질환(경화증) 때문에 식도 정맥류(esophageal varix)가 파열되어 토혈를 할 수도 있다. 구토로 인해 기도폐쇄나 흡인성 폐렴이 생길 수도 있다.

(4) 알코올의 금단증상

장기간의 알코올 남용은 근육실조, 기억상실, 무표정, 만성적인 두뇌기능의 손상 등이 나타나는 특이한 증후군을 유발하기도 한다. 계속적으로 알코올을 복용하던 환자가 술을 끊었을 때에 나타나는 알코올 금단 증후군은 다음과 같은 4가지 유형을 보이게 된다.

① 경증반응

경증반응(minor reaction)은 알코올 섭취 중단 후 대략 6-8시간이 지나면 발생한다. 이 증후군은 24-36시간이 최고조이고, 10-14일 정도 간다. 알코올 금단 증후군이 경증반응으로 국한되면 예후가 양호하다. 대개 갑작스럽고 뜻밖의 놀람, 홍조를 띤 얼굴과 발한, 식욕 부진, 오심과 구토, 불면증, 전신 근육의 허약, 가벼운 혼란, 전신적인 떨림, 빠른맥, 고혈압, 과다 반사항진 등을 나타낸다.

② 환각

환각(hallucination)은 보통 알코올 섭취를 중단한 후 24-36시간 정도 지나서 발생된다. 지각 장애는 일반적이고, 명확한 환각으로 인해 청각과 시각적인 착각이 발생할 것이고, 흥분, 공포, 공황장애를 유발한다. 이 기간 동안 환자는 자살, 또는 살인적인 성향과 경증반응이 더 명백해질 것이다.

③ 알코올 금단 발작

알코올 금단 발작(alcohol withdrawal seizures)은 보통 알코올을 중단한지 7시간에서 48시간 후에 발생된다. 떨림, 불안, 환각이 발생하고, 저절로 소실되거나 섬망으로 진행되기도 한다.

알코올 중독 환자의 약에 대한 내성 때문에 간질발작 시 많은 양의 diazepam (5 mg을 5분마다 30 mg까지)이 정맥내로의 투여가 필요하다. Diazepam은 환자의 생체 내에서 에탄올의 누적으로 인해 상호간에 상승효과를 보일 수 있으므로 활력징후, 호흡, 정신적인 상태 등을 확실하게 관찰하여야 한다.

④ 진전섬망

진전섬망(delirium tremens)은 위험한 상황으로 알코올 섭취를 중단한 후 72시간에서 96시간 때 나타나고 14일 이상 연장되기도 한다. 이 증후군은 자율신경계 과민반응, 혼동, 지남력 장애, 망상, 선명한 환각, 떨림, 흥분, 불면증 등이 특징적으로 나타난다.

자율신경계 과민반응은 빠른맥, 발열, 고혈압, 확장된 동공, 심한 발한 등이고, 심한 경우에는 심근기능 저하가 나타난다. 진전섬망은 15% 정도의 사망률을 나타내는 응급질환이다.

2) 알코올 남용자의 치료(표 41-1)

음주하는 사람 중 어떤 사람에서 급성 알코올 중독의 응급처치가 필요한지를 결정하기는 어렵다. 응급구조사가 음주자에서 치료하여야 할 문제는 중추신경억제에 의한 문제, 호흡곤란, 구토, 토혈, 흡인, 상해 등의 문제이다. 이러한 문제가 발생한 음주자는 일반적인 응급처치를 시행하면서 환자를 응급의료센터로 이송하여야 한다.

환각이나 진전성 섬망으로 고통 받는 환자는 즉각적인 응급처치를 필요로 하는 중증의 환자이다. 환각과 불안상태가 나타난 후에는 경련발작이 발생할 수 있다. 경련이 일어나면 다른 간질발작과 같은 방법으로 치료되어야 한다. 환자의 자해를 예방하기 위해 환자를 혼자 두지 말고, 환자가 구토하는지 잘 관찰하며 산소를 공급해 준다. 이러한 환자를 다룰 때에는 가능한 침착하게 환자를 안심시키고, 조용하고 편안하게 접근해야 한다.

발한, 체액상실, 불충분한 체액공급, 구토 등으로 인하여 혈액량이 감소되어 저혈량성 쇼크(hypovolemic shock)가 발생하기도 한다. 저혈량성 쇼크의 증후가 나타나면 응급구조사는 환자를 빨리 이송하여야 하며, 이송 중에는 다리를 약간 올려주고 기도를 유지하여야 하며, 머리를 한쪽으로 돌려주어 구토물의 흡인을 방지한다.

만성 알코올 중독 환자는 치매인 경우가 많으므로, 환자가 손상 받기 쉬운 장소나 복도, 공원벤치 등에 버려지지 않도록 하는 것이 중요하다. 이러한 환자는 대부분 알코올성 간경화를 앓고 있으므로 식도정맥류 파열로 인

표 41-1 알코올 남용자의 응급치료

알코올 남용자의 응급치료
1. 의식이 없는 환자에서는 기도유지가 최우선이다.
2. 호흡을 관찰하고 필요시 호흡을 보조한다.
3. 구토에 대비하여, 폐흡인이 발생하지 않도록 한다.
4. 행동장애가 발생할 수 있으므로, 환자나 타인이 다치지 않도록 주의한다.
5. 가족으로부터 병력을 채취하여 금단증상이 발생할 것인지를 예측한다.
6. 금단증상이 발생한 환자는 즉시 응급의료센터로 이송한다.

표 41-2 주요 남용 약물

약물 분류	약물명
아편제제(opium compounds)	헤로인, 아편, 데메롤
중추신경 억제제(CNS depressants)	수면제
중추신경 흥분제(CNS stimulants)	암페타민, 메타메펜아민, 코카인, 에페드린
니코틴(nicotine)	담배
마리화나(marijuana, cannabis)	대마초
환각제(hallucinogens)	LSD
흡입제(inhalants)	아세톤, 톨루엔, 가솔린, 에어로졸 스프레이 상태의 할로겐화탄화수소

한 토혈에 대한 응급치료가 필요할 때도 있다.

4. 약물 남용

1) 약물의 종류

알코올 이외에 남용되고 있는 약물은 표 41-2와 같다.

(1) 아편제제

아편성 진통제(opium compounds)는 아편의 표피 씨앗에서 추출하거나 합성된 물질이다. 여기에는 헤로인, 아편, 데메롤(demerol), 코데인 등이 있다. 대체로 이 계통의 약물은 통증을 경감시켜주며 중추신경계에 광범위한 작용을 한다. 우리나라에서는 병원에서의 사용을 제외하고는 아편류의 진통제를 사용할 수 없도록 법에 규정하고 있다. 따라서 의사의 처방 없이 아편류의 약물을 사용하는 것은 불법이다. 아편류의 약물을 투여하면 특징적인 환각이나 흥분상태를 유발하므로 이러한 환각이나 흥분상태를 얻기 위하여 남용되는 경우가 많으며, 반복적으로 투여하면 내성이 빨리 생기므로 점차 많은 양을 투여하게 된다. 아편류를 과량 투여하면 감각이상(행복감, 도취감), 오심, 동공축소, 경련, 호흡억제와 중추신경 기능장애에 의한 응급상황이 발생할 수 있다.

(2) 중추신경 억제제

수면제(바비튜르산, barbiturates 등) 등의 중추신경 억제제(CNS depressants)는 알코올과 아주 비슷한 효과를 갖는다. 중추신경 억제제는 통증을 경감시키지는 않으며, 독특한 환각작용도 없다.

그러나 가끔 효과를 증가시키기 위해 알코올이나 아편성 진통제와 함께 투여되는 경우가 있다.

바비튜르산은 복용 시 중추신경을 억제하여 외부에 대한 반응이 늦어지고, 판단력을 흐리게 하므로, 이 약을 은어로 '무능자(goofball)'라고 한다(그림 41-2). 작용시간이 짧은 페노바비탈(phenobarbital)과 세코바비탈(secobarbital)이 작용시간이 긴 다른 바비튜르산보다 많이 사용된다. 중추신경 억제제는 중추신경 활동을 억제하여 의식을 기면상태로 변화시킨다. 부작용은 과도한 졸음과 혼비백산한 모양, 역설적인 흥분성이 나타나기도 한다. 몇몇 중독의 경우에 환자들은 혼수상태에 빠지거나 호흡저하와 저혈압, 쇼크가 올 수 있고, 동공은 수축하지만 종종 고정되기도 한다. 이런 약제를 복용한 환자를 접한 응급구조사는 환자에게서 심한 중추신경 억제작용, 호흡장애, 혼수가 발생할 수 있다는 것을 알아야 한다.

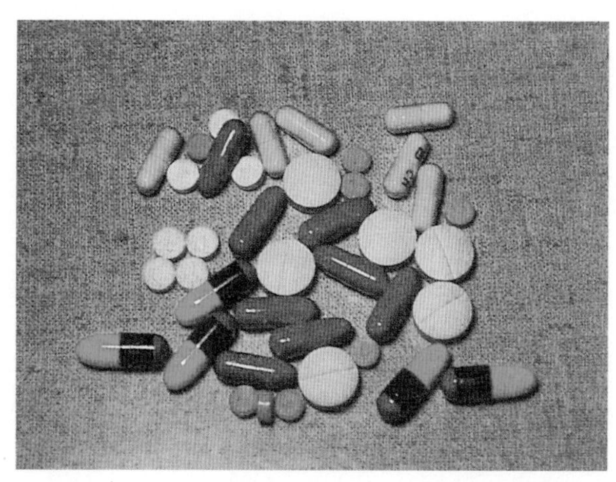

• 그림 41-2 바비튜르산 수면제. 페노바비탈(황색 표피), 세코바비탈(빨간색) 등은 수면작용을 일으키는 중추신경 억제제이다.

(3) 중추신경 흥분제

중추신경 흥분제(CNS stimulants)의 효과는 투여경로, 약물의 종류, 용량, 주위환경에 따라 다르다. 암페타민(amphetamine)은 흔히 운전사나 학생 등이 복용하고 있으며 기분을 좋게 하고, 작업수행력을 높여주며 식욕을 감퇴시키고 졸음을 억제한다. 암페타민, 메타메펜아민 등이 특징적인 약물이다. 커피나 콜라에서 발견되는 카페인(caffeine)은 아드레날린, 아미노필린과 같은 항천식약물처럼 약간의 중추신경 흥분작용이 있으며, 에페드린, 아이소프로테레놀과 같은 경비강성 충혈제거제(nasal decongestant)도 마찬가지이다. 이러한 약물은 빠른맥, 혈압상승, 흥분, 빠른 호흡, 두통, 불안상태(agitation), 불면증을 일으키고 도취감이나 행복감에 젖어들게 한다. 다량의 중추신경 흥분제를 오랫동안 복용한 환자를 주시해 보면 비이성적이고 편집광적인 행동을 나타내는 것을 볼 수 있고, 흉통을 호소하기도 한다. 계속해서 3, 4일간 다량의 흥분제를 복용한 사람이나 어쩔 수 없이 복용하게 되는 사람은 깊은 수면에 빠진 후 깨어날 때 허기, 가면상태, 우울상태에 빠진다. 급작스러운 흥분제의 금단은 혼수를 야기할 수도 있다.

코카인(cocaine)은 코크(coke)라고도 부르는데, 암페타민보다 강력하며 중추신경흥분작용을 나타낸다. 눈과 코 수술 시에 국소 마취제로 사용되기도 한다. 자극제로 사용할 때는 약제를 흡입하여 흥분효과를 얻는다. 만성적으로 흡입 사용 시에는 비천공과 비중격 파괴를 야기한다.

(4) 니코틴

니코틴은 흡연을 계속하도록 만드는 물질이다. 니코틴은 비록 아편화합물이나 중추신경 억제제처럼 강력한 것은 아니지만 약한 중추신경흥분작용이 있다. 지속적인 흡연 후 금연을 하면 특이한 금단증상이 없을 수도 있으나 불안, 적대감, 우울증 등 다양한 금단증상이 나타날 수 있다. 흡연은 만성폐쇄폐질환을 야기하는 주원인이다. 흡연의 부작용은 폐, 기도 및 방광의 암 발생과 연관이 있고, 말초혈관질환을 유발한다. 이러한 영향들은 니코틴과 직접적으로 관계가 있고 니코틴은 흡연을 계속하게 하는 주요 원인물질이다.

(5) 마리화나

카나비스 사티바(canabis sativa)라 부르는, 꽃이 핀 대마로부터 추출해 낸 제제인데 미국에서는 마리화나(marijuana) 혹은 pot(그림 41-3)이라 불리고, 아프리카 특히 중부 인디아에서는 인도삼(hashish)이라 불린다. 이

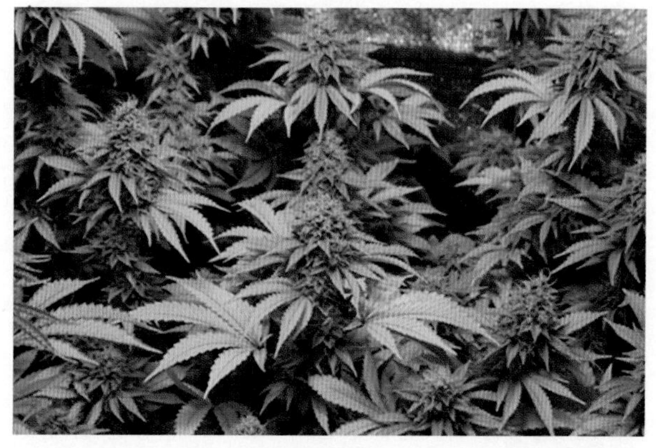

• 그림 41-3 마리화나는 미국에서 'pot'으로 알려져 있고 다른 지역에서는 '인도삼(hashish)'이라 부른다. 이 식물에서 얻은 추출물을 흡연하면 이완감, 가면 상태가 발생한다. 때로는 급성 불안감, 기억장애, 환각 등이 발생할 수도 있다.

식물의 줄기와 잎에서 추출한 비교적 약한 추출물을 방(bhang), 차라스(charas)라 한다. 마리화나는 적은 용량에서 최근기억(short-term memory)에 장애를 가져온다. 도취감이 발생하지만 우울증과 혼란을 야기하기도 한다. 때로는 환시, 불안감과 함께 공포감(panic)이 나타난다. 다량 사용 시에는 환각이 나타난다. 미국에서는 인구의 1/4이 이 약물을 사용한 경험이 있는 것으로 알려져 있다.

마리화나가 인체에 유익한 효과가 있다는 것은 의학적으로 알려진 바가 없으나 최근 항암제 투여 환자에게서 구역질을 조절할 수 있는 작용제를 마리화나에서 추출하려는 연구가 진행중이다. 마리화나를 사용한 환자에서의 응급조치는 환각제 사용 시 나타난 증상의 치료 시와 같다.

(6) 환각제

환각제(hallucinogens)는 뇌에서 신경흥분을 전달해 주는 신경전달물질의 구조를 그대로 닮아 있다. 환각제들은 세로토닌과 도파민 신경전달물질계의 이상 자극을 통해서 환각과 여러 가지 정신병 작용을 나타낸다. 환각제는 자기인지에 변화를 초래하여 불안정한 정신상태와 비정상적인 행위, 자살, 공포반응을 일으키고, 환시와 환청을 호소하고 조현병이 나타나서 사회에 파멸적인 영향을 끼치기도 한다. 가장 흔히 사용되는 약제인 엘에스디(LSD)와 마리화나(대마초), 시로신 환각제는 세로토닌 신경계를 통해서, 히로뽕(필로폰)과 메스카린, 코카인 환각제는 도파민 신경계를 통해서 환각 작용 이외에 혈압 상승작용, 근육의 경련, 시력의 감퇴가 나타날 뿐만 아니라 면역 기능의 하강과 뇌하수체 호르몬 기능의 감소가 나타나서 감염과 불임을 초래할 수도 있다. 병원전 처치는 안정을 취하면서 응급의료센터로 이송한다. 응급의료센터에 도착한 후 이들 환자는 대부분 조용한 환경에서 관찰되어야 한다. 최근 청소년에게 환각물질 사용이 늘어나고 있다. 청소년들에게 더욱 나쁜 것은 병적인 망상과 주의 집중의 결여, 판단 장애가 나타나서 정상적인 사회생활의 영위가 힘들게 된다는 것이다. 이러한 현상은 우리 사회에 가장 많이 남용되고 있는 히로뽕 환각제에서 가장 뚜렷하게 볼 수 있다.

(7) 흡입제

약제가 가지고 있는 고유의 기능 이외에 사용되어 중독을 일으키는 경우가 있다. 흡입으로써 중독을 일으키는 제제에는 아교질 상태의 아세톤이나 톨루엔, 가솔린, 에어로졸 스프레이 상태의 할로겐화탄화수소 등이 있다. 이들은 알코올처럼 중추신경계에 현저한 영향을 끼치는데 중추신경 억제작용이 있다.

사용자들은 흡입용 장치, 가령 비닐봉지 또는 플라스틱 가방 안에서 약제를 기체로 만들어 쉽게 들이마신다(그림 41-4). 만약 환자가 냄새를 맡는 동안에 의식이 없어지면 이 흡입용 장치는 기도 폐쇄의 중대한 원인이 된다. 이러한 경우에 환자는 심한 저산소증에 빠지고, 이러한 상황이 지속되면 심폐정지와 같은 심각한 상황에 이르게 된다. 뿐만 아니라 오랫동안 흡입제를 사용하면 간세포가 파괴되어 간염이 발생하며, 중추신경세포의 파괴로 뇌기능에 장애가 온다. 중추신경세포의 손상은 흡입제 자체 때문인지 반복적인 저산소증으로 인한 것인지 판단이 어려울 때가 있다.

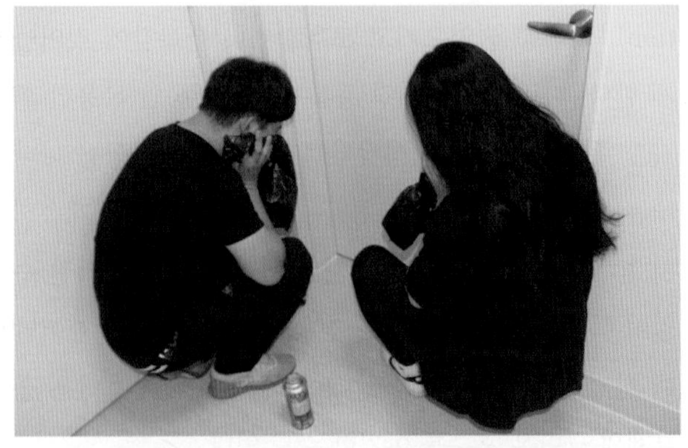

• 그림 41-4 분무용 페인트와 같은 흡입제는 비닐봉지와 같은 밀폐된 용기를 사용하여 들이마신다. 흡입제는 중추신경세포뿐만 아니라 간세포도 파괴시킬 수 있는 중추신경 억제제이다.

2) 약물 남용 시 발생하는 제반 문제점들

약물 남용의 문제점은 투여 약물의 특성, 환자에 대한 효과, 투여경로, 동시에 투여된 다른 작용제와의 병합효과에 따라 달라진다. 임상증상의 중증도는 환자의 약물에 대한 내성의 발생정도와 약물에 대한 감수성과도 연관이 있다.

(1) 약물의 특성과 연관된 문제

약물을 남용하면 환자의 의식상태가 대부분 변하기 때문에 반복적인 남용을 초래한다. 약물 중에는 중추신경을 억제하는 것들이 많다. 중추신경을 억제하는 약물을 투여한 환자에서는 가벼운 기면상태에서 혼수까지 모든 단계의 의식장애가 올 수 있으며, 구토, 폐흡인, 호흡 억제나 정지, 자해 등으로 인한 다른 문제가 병발한다.

약물 남용환자에서는 약물을 사용한 후, 의자나 소파의 아래나 위에 엎어져서 팔다리를 꼰 상태에서 수면에 빠질 수도 있다. 이러한 상태에서는 팔다리의 혈관이 눌리게 되고, 수 시간 이상 혈관이 눌려 혈액순환이 감소되면 영구적인 팔다리의 손상을 가져올 수도 있다. 중추신경 억제제에 심하게 중독된 환자는 본인이 인지할 수 없는 손상을 입기도 한다. 중추신경 흥분제는 불안을 야기하며 장기간 복용한 환자에서는 편집광적인 정신병과 유사한 양상을 띤다.

중추신경흥분제를 갑자기 끊었을 때 환자에게 발생하는 금단증상으로서 급성 우울증이 발생할 수 있다. 과량의 중추신경흥분제를 사용하면 경련발작도 생길 수 있다. 중추신경흥분제는 청각, 시각 혹은 다른 감각이상을 야기하며, 이러한 상황을 유쾌하게 여기는 환자도 있으나, 이러한 환각 상태가 공포로 인식되는 경우도 있다.

(2) 투여 경로

경구로 투여되는 남용 약물도 있지만, 정맥, 경피, 근육주사 등으로 투여되는 약물도 있다. 경구 투여는 환자에게 큰 영향을 끼치지는 않는다. 비합법적으로 구입된 약물은 살균이 안 되어 있거나 구성 성분도 맞지 않는 경우가 있다. 중독 환자들은 약제가 어떤 물질이건, 어떠한 경로로 투여되건 새로운 '최고'를 경험하기 위하여 끝없이 시도한다. 때로는 주사용이 아닌 약제가 주사제로 투여되는 경우도 있다. 중독 환자들은 빠른 효과를 얻기 위하여 대체로 주사를 이용하는데, 종종 바늘 한 개를 여러 명이 사용하거나 때로는 한 명이 하나의 바늘로 여러 번 주사하기도 한다. 이로 인해 주사 부위의 정맥, 피하조직, 근육에 세균이 들어가 감염을 일으킬 수 있다. 약물 남용환자들이 소독되지 않은 주삿바늘을 사용하기 때문에 정맥염이나 간염, 뇌농양, 심내막염이 흔히 발생하며, 환자에게 치명적인 경우가 많다. 혈액을 통해 전달되는 면역 결핍증의 위험도 크다.

(3) 내성과 과민성

약제에 따라서는 내성(tolerance)이 빨리 생기기도 하고, 작용제에 대한 교차내성이 생길 수도 있다. 극단적인 효과를 경험하기 위하여 다량의 약제를 투여할 때도 내성이 생긴다. 약의 사용을 중단하면 내성이 빠르게 없어지기도 한다. 절제 혹은 금단기간 후에 다시 중독된 환자는 예전보다도 훨씬 과량의 약물을 사용하는 경향이 있다.

약물에 대한 과민성(sensitivity)이 생길 수도 있다. 급성으로 나타나는 과민성은 알레르기 반응 등으로 관찰된다. 알레르기성 과민성은 피부 가려움, 두드러기, 가슴 불쾌감, 기침, 천식성 호흡음이 나타나는 게 특징이다. 투여경로와는 관계없이 과민증이 발생할 수 있다. 드물게는 전신적 과민반응이 나타나거나 심한 세기관지 경련, 다량의 점액 분출을 수반하는 천식발작으로 나타나 호흡이 어렵거나 불가능해 질 수도 있다. 중독 환자에서는 이미 약제에 반복적으로 노출되었으므로 과민반응이 매우 드물다.

3) 약물 남용자의 치료

(1) 환자의 평가

응급구조사가 약물 남용환자를 접하였을 때는 환자의 의식과 기도, 호흡 등을 확인하는 것이 중요하다. 우리나라에서는 외국보다 마약성 약물에 중독된 환자가 적기 때문에 마약 이외의 약물에 의한 중독 환자를 치료할 경우가 더 많을 것이다. 그러나 환자의 주변상황 등으로 환자가 마약류의 약물에 중독되었는지를 확인하는 것은 매우 중요하다. 스푼, 주사기, 파이프 등은 환자가 어떠한 약물을 사용하였으리라는 실마리를 제공할 수 있다(그림 41-5).

아편성 진통제의 만성 사용자는 동공에 빛을 비추더라도 더 이상 동공이 축소하지 않을 만큼 동공이 작게 수축되어 있다. 수면제를 사용한 환자는 동공이 확대되고 동공이 빛에 민감하게 반응하지 못한다(그림 41-6). 팔이나 다리에 여러 개의 주사자국이 있거나 작은 농양이 있으면 만성적으로 약물을 주사하였다는 증거이다.

마약이나 향정신성 의약품의 비의학적 사용은 법으로 금지되어 있으므로, 이러한 약물에 의한 중독 환자를 응급구조사가 다룰 때는 법률적인 처리를 위하여 현장보존이나 약제의 수거에 유의하여야 하며, 이러한 환자는 범죄와 연관되어 있을 수 있으므로 환자의 치료 시 유의하여야 한다.

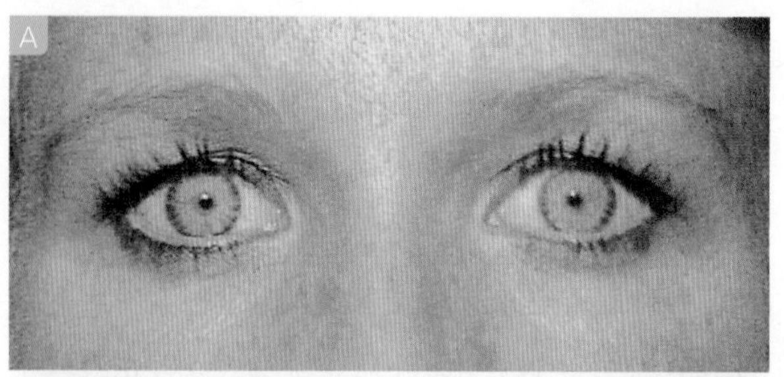

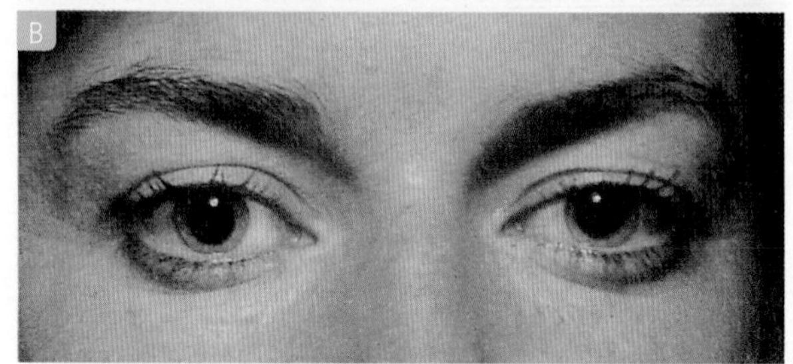

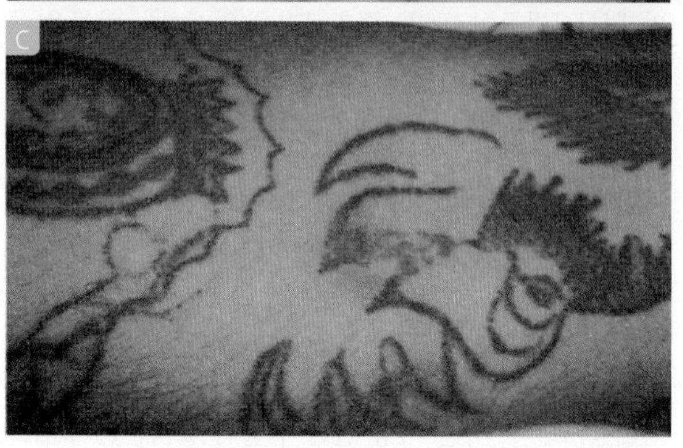

• 그림 41-6 만성 약물 남용자에서의 소견. **A.** 작게 수축된 동공(아편 사용자). **B.** 크게 확대된 동공(바비투르산 사용자). **C.** 팔이나 다리에 있는 정맥주사자국이나 작은 피부농양

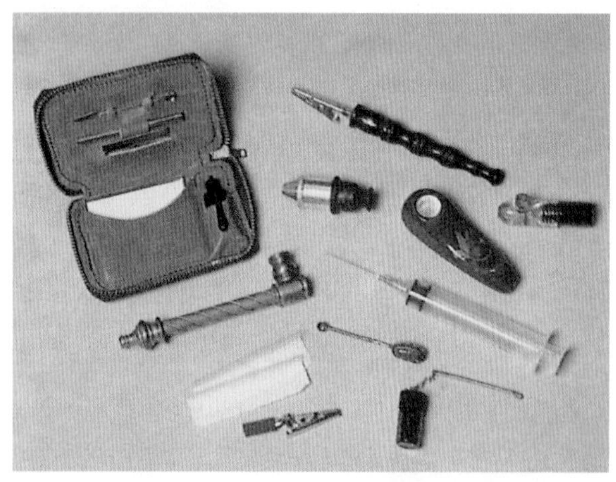

• 그림 41-5 약물투여에 사용한 기구는 응급구조사가 환자에게 약물이 투여되었다는 추측을 하는 데 중요한 단서를 제공한다. 병이나 주삿바늘, 기구들은 환자와 함께 병원으로 가져와야 한다.

(2) 중추신경 억제제 남용환자

중추신경 억제제에 심하게 중독되지 않은 환자는 말, 가벼운 자극, 빛에 대해 반응을 한다. 응급구조사는 환자의 상태가 더 진행할 것인지, 곧 깨어날지 알 수가 없다. 만일 환자의 상태가 진행하면 호흡정지의 위험성이 있으므로 환자를 응급의료센터로 이송하는 동안 환자를 깨어 있는 상태로 유지해야 한다. 응급구조사는 이송 중 환자의 호흡을 유지하는 데 유의하고 환자의 구토에 대비하여야 한다. 산소 공급이 환자에게 도움이 될 수 있다. 약물을 경구 복용하였더라도 응급구조사는 의식상태가 명료하지 않은 환자에게 구토를 시켜서는 안 된다. 호흡장애가 발생한 환자는 즉시 호흡을 보조하면서 응급의료센터로 이송한다.

(3) 중추신경 흥분제 남용환자

중추신경흥분제로 인하여 불안, 흥분, 편집광적인 증상을 갖는 환자는 침착하게 다룬다. 조용한 태도로 온화하게 환자에게 접근하면 환자가 응급구조사를 신뢰할 수 있다. 환자가 타인에게 해를 주거나 자해할 것 같지 않으면 환자를 묶지 않는다. 환자를 묶으면 환자에게 불안과 공포감을 증가시킬 수 있다. 중추신경 흥분제를 사용한 환자는 자해하거나 자살할 위험이 있으므로 혼자 방치해서는 안 된다. 경련이 발생한 환자는 경련 중 환자가 손상받지 않도록 보호해야 한다. 산소를 공급해주고 항상 기도를 깨끗이 유지시켜야 한다. 중추신경흥분제에 의한 중독 환자는 복합적인 치료가 필요하므로 가능한 한 빨리 병원으로 이송한다. 중추신경 흥분제를 만성적으로 사용하던 환자에서 약물을 갑자기 끊으면 심한 우울증을 나타낸다. 금단증상으로는 무관심, 무표정, 허기감 등이 나타난다.

(4) 환각제

환각제로 인해 '나쁜 여행(bad trip)' 즉 무서운 환각을 경험한 환자도 역시 중추신경흥분제로 인한 환자처럼 치료하면 된다. 혼수나 심한 우울증이 나타날 정도로 사용하지는 않기 때문에 이러한 환자는 침착하고 노련한 방법, 감정적인 도움을 필요로 한다. 꼭 필요한 경우가 아니면 환자를 묶지 않는다. 환각제로 인해 환각이 생기면 환자는 차 속이나 창문에서 뛰어내리기 쉬우므로 결코 부주의하게 내버려두어서는 안 된다. 응급구조사는 환자가 병원에 무사히 도착할 때까지 주의 깊게 환자를 감시하여야 한다.

(5) 흡입제

흡입제로 인한 가장 큰 문제는 저산소증이다. 저산소증은 환자가 약제를 기체상태로 흡입하기 위하여 사용하는 비닐봉지 등의 흡입장치를 사용하기 때문에 발생한다. 저산소증이 발생하면 응급구조사는 산소를 즉시 공급하고, 저산소증에 의하여 발생 가능한 심폐정지 등에 대비하여야 한다. 환자가 사용한 약제가 중추신경 억제제일 경우에는 약물에 의한 호흡장애로 저산소증이 발생할 수도 있다.

때로는 약물에 의한 중추신경계의 증상이 저산소증과 혼동되는 경우도 있다. 이러한 환자는 산소를 투여하면서 즉시 응급의료센터로 이송한다.

(6) 손상

약물중독 환자에서는 약물에 의한 임상증상 이외에도 중독상태에서 손상을 입거나 자해하는 경우가 많으므로, 신체적인 손상이 있는지를 반드시 확인하여야 한다. 골절이 발견되면 부목을 대야 한다. 압박을 받아 종창성 청색증을 보이는 팔다리는 부목을 대주고 가능하면 편하고 자연스러운 자세를 취해주어야 한다. 약물중독 환자에서 머리 손상이 동반되어 있으면 약물에 의한 효과 때문에 간과되거나 쉽게 발견되지 않을 수 있으므로 주의하여야 한다. 신체적인 손상이 동반되어 있는 약물중독 환자는 응급의료센터로 이송되어야 한다.

(7) 감염

약물을 투여하는 과정에서 약물 사용자는 전신 또는 국소감염에 이환될 수 있다. 국소적인 문제점에는 농양이나 봉와직염 등이 있다. 봉와직염은 그 부위가 빨갛게 부어오르고, 열이 있고 동통이 있는 것이 특징이다. 약물을 주사한 부위의 팔 또는 다리에 잘 생긴다. 감염된 팔다리는 부목을 대주고 빨리 이송하여, 입원시키고 정맥용 항생제를 투여하여야 한다. 특히 농양이 저절로 터져 배농되면 소독된 밴드로 드레싱하고 조심스럽게 개방된 상처 부위를 치료한다.

전신성 감염환자는 대부분 치명적인 감염질환에 이환되어 있다. 발작, 혼수, 신경학적 증상, 열을 동반하는 뇌농양, 급성 심장기능상실증, 발열, 혈전색증을 동반하는 심내막염 등이 발생한다. 감염에 대한 전신 반응이 있는 환자는 신속히 병원으로 이송한다. 간염이나 면역결핍증이 의심되는 황달 증세의 환자의 응급조치는 '전염성질환' 부분에서 다루었다.

(8) 약물의 혼합투여

응급구조사는 약물중독 환자가 효과를 극대화시키기 위하여 3–4종류의 약물을 한꺼번에 투여하는 경우가 있다는 것을 알아야 한다. 알코올과 약물을 함께 투여하기도 한다. 여러 약물을 동시에 투여하면 각각의 약물을 따로 사용하는 것보다 상호작용에 의하여 효과가 증대되거나 상쇄될 수 있다. 따라서 응급구조사는 환자가 투여한 약물의 종류 및 용량을 가능한 정확히 파악하여야 한다.

(9) 과민반응

급성 과민반응(hypersensitivity)이 발생한 환자는 급성 천식 반응에 의하여 호흡장애가 발생하므로, 기도유지와 호흡보조가 우선적으로 필요하다. 과민반응이 발생한 환자는 치료가 지연되면 생명을 잃을 수 있으므로 응급의료센터로 신속히 이송한다.

4) 약물 금단증상

약물중독 환자는 약물 투여가 갑자기 중단되면 심각한 반응을 나타낸다. 이러한 증상을 금단증상이라 하는데 금단증상의 임상양상은 불안, 구역질과 구토, 경련, 섬망, 심한 발한, 빠른맥, 환각, 심한 복부통증 등이 나타난다. 일반적으로 응급구조사는 급성 금단 증상을 직접적으로 치료할 필요는 없다. 급성 금단증상이 나타난 환자는 자신이 처한 문제점을 응급구조사에게 호소하며, 응급구조사는 환자에게서 발생할 수 있는 급격한 신체적 변화에 대비하면서 환자를 안심시켜야 한다. 급성 금단 증상을 나타내는 환자는 매우 고통스러워하며, 이들에게는 계속적인 의학적, 정신적 도움이 필요하므로 환자를 신속히 응급의료센터로 이송하여야 한다.

5. 정신적 문제로 인한 남용

강박적으로 물만 마시는 사람, 알약을 계속 복용하는 사람(pill popper), 음식을 과다하게 먹고 토하는 사람(bulimia) 등은 정신적인 문제로 음식이나 약물을 복용한다. 이들 환자들의 특징은 환자 본인에게 해가 될지라도 할 수 있는 것은 기어이 해야만 하는 환자의 강박적 욕구가 있다는 것이다. 따라서 응급구조사는 이러한 형태의 남용환자의 정신역학을 이해하고 있어야 한다.

1) 아스피린

아스피린(aspirin)은 오늘날 가장 널리 사용되는 약물 중의 하나이다. 아스피린은 통증 치료제로 많은 사람들이 사용하고 있지만 신체에 두 가지 독작용을 가지고 있다. 아스피린은 위와 소장의 점막을 자극하여 염증과 궤양을 일으켜 출혈을 야기한다. 또한 혈소판 기능에 장애를 주어 혈액응고에 장애를 가져온다. 다량의 아스피린 복용 후 위장출혈이 발생하여 토혈하는 환자를 위하여 응급구조사가 출동하는 경우도 있다. 이러한 경우의 응급치료는 상부 위장관 출혈에 의한 응급환자에서와 동일하다.

2) 설사제

설사제(laxatives)와 대변 연화제는 처방 없이 사용할 수 있다. 심한 설사가 생길 정도로 설사제를 사용하는 사람도 있다.

하제의 과다한 사용은 지속적인 설사를 유발하여 심한 탈수를 가져온다. 설사제를 남용하는 환자를 접하였을 때, 응급구조사의 역할은 환자에게 탈수에 의한 저체액성 쇼크 증상이 있는지를 확인하는 것이다. 쇼크 증상이 있을 경우 혈관확보 및 수액투여를 필요로 한다.

3) 비타민 제제

거의 모든 약국, 슈퍼마켓에서 다양한 비타민류를 팔고 있다. 비타민은 부족하여도 질병을 일으키지만 과도하게 복용하여도 병이 될 수 있다. 비타민 제제(vitamins)를 과도하게 복용하는 사람들은 의외로 많으며 과도한 비타민의 복용에 의한 임상증상은 복용된 비타민의 종류에 따라 다르다. 외국에서와 마찬가지로 우리나라에서도 비타민의 과용은 심각한 문제이다.

4) 음식물 남용

미국에서 과식으로 인한 병적 비만은 수백만 명에 달하는 영양 장애의 중요 부분이다. 우리나라에서도 비만은 성인뿐만 아니라 소아에서도 심각한 건강문제로 대두되고 있다. 과식으로 비만해진 사람은 보통 하루에 5,000 kcal 이상을 소모한다. 비만 환자에서 발생하는 응급문제는 비만으로 인하여 호흡곤란과 활동장애가 발생하는 것이다.

강박적인 과식은 개인이 스스로 식사량을 조절할 수 없다는 점에서 알코올 섭취를 조절하지 못하는 알코올 중독자와 비슷하다. 강박적으로 먹어대는 사람 중에는 식사 후에 구토를 해서 자신의 몸무게를 조절하는 사람도 있다.

이것을 '폭식증(bulimia nervosa)'이라고 한다. 폭식증 환자는 음식에 대한 탐닉과 함께 토근(ipecac)시럽이나 구토제를 과다하게 남용한다. 반면 음식을 보는 것조차 견딜 수 없어 굶는 사람들도 있다. 이것을 '신경성 식욕부진(anorexia nervosa)'이라 한다. 이들 중 일부는 식욕억제제를 계속 복용하는 환자도 있다.

당신이 응급구조사라면

1. 술에 취해 정신 잃은 환자의 치료를 요구받았다. 이 환자의 친구들이 환자를 재운 상태라면 당신은 이 환자를 어떻게 하겠는가?
2. 환자가 수면제(barbiturate)를 과용했다. 이 약물은 중추신경억제제인가? 자극제인가? 이 환자에게 생길 수 있는 문제점은 무엇인가?
3. 환자가 환각제를 복용한 후 환각상태(bad trip)에서 자신이 슈퍼맨이라고 생각한다. 이 환자가 복용한 약물은 어떤 종류일 것인가? 당신은 이 환자를 어떻게 치료하겠는가?
4. 15세 소녀가 자기 가족이 자신을 죽이려 한다고 비명을 지른다. 그녀의 아버지는 자기 딸이 절대 약물을 복용하지 않았다고 이야기 했지만, 그녀의 여동생이 언니 방에서 알약을 발견했다고 내놓았다. 당신은 그녀 아버지에게 어떻게 이야기 해주겠는가? 그녀가 그러한 행동을 일으키게 한 약물은 무엇이겠는가? 당신은 이 환자를 어떻게 치료하겠는가?

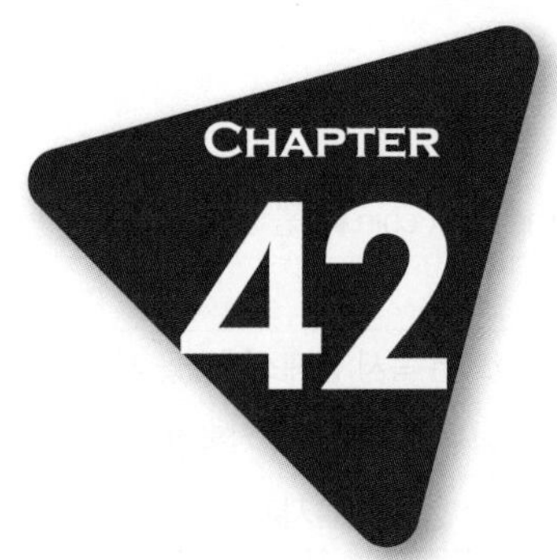

의식소실과 뇌전증

개요

의식이 없는 사람을 평가하는 것은 매우 어려운 일이다. 혼수환자는 말을 할 수 없으므로 환자의 병력을 알 수도 없고, 뚜렷한 임상증상을 찾아내기도 쉽지 않아 의식변화의 원인을 명확히 규명하기 어렵다. 그러나 원인에 관계없이 의식이 없는 환자에서는 의식이 있는 환자에서 발생하지 않는 몇 가지 의학적 문제가 발생할 수 있으므로 이를 파악할 수 있어야 한다. 혼수상태인 환자는 기도가 유지되지 않을 가능성이 많고, 심정지 상태이거나 심정지가 임박한 상황일 수도 있으므로 기도유지 등의 기본소생술을 우선적으로 시행하여야 한다. 기본적인 처치를 시행하면서 환자에게 혼수를 유발한 가능한 원인을 찾도록 노력하여야 한다. 어떤 환자는 심폐정지의 결과로써 혼수상태에 빠질 수도 있으며, 질환, 손상, 환경적 원인, 약품 혹은 신경학적 질환에 의하여 의식을 잃는 경우도 있다.

Chapter 42의 전반부는 의식소실을 유발할 수 있는 원인질환을 나열하고 각각을 설명하였고, 후반부에는 의식소실의 흔한 원인인 뇌전증에 대하여 기술하였다. 머리 손상, 뇌막염, 뇌종양 등 뇌전증의 원인이 될 수 있는 질환의 생존율이 증가함으로써, 이러한 질환에서 생존한 환자가 후유증으로 뇌전증이 동반되는 경우가 점차 증가하고 있는 추세이다. Chapter 42는 여러 형태의 뇌전증에 대하여 기술하고 응급구조사가 뇌전증 환자를 어떻게 치료하여야 하는지에 관하여 설명하고 있다.

목표

- 의식소실(혼수) 환자에서 우선적으로 취하여야 할 기본처치를 알아야 한다.
- 의식소실의 원인과 치료를 알아야 한다.
- 뇌전증의 종류와 치료를 알아야 한다.

1. 의식소실 환자에서 우선적으로 취하여야 할 응급처치

의식을 잃은 환자는 원인에 관계없이 적절한 초기 응급처치가 필요하다. 일반적으로 응급구조사는 표 42-1과 같은 단계에 따라 환자를 치료한다. 의식이 없는 환자에서 우선적으로 시행되어야 하는 치료는 기도를 개방하여 유지하는 것이다(그림 42-1). 혼수상태인 환자가 반듯하게 누워 있다면 환자의 혀가 이완되어 기도를 막거나 구토물과 분비물에 의하여 기도가 막히거나 기도내로 흡인

표 42-1 의식이 없는 환자에서의 응급치료 순서

1. 기도를 유지를 위하여 머리기울임-턱 들어 올리기(head tilt chin lift)를 한다.
2. 호흡이 있는지 확인한다.
3. 목동맥을 확인하여 심정지 여부를 확인한다. 맥박이 없으면 즉시 심폐소생술을 시행한다.
4. 호흡과 맥박이 유지되고 있는 환자에서는 환자의 활력징후를 측정하여 기록한다.
5. 의식소실의 원인이 될 수 있는 증거가 있으면 환자상태와 함께 기록지에 기록한다.
6. 환자를 주의 깊게 관찰하면서, 신속하게 응급의료센터로 이송한다.

되어 질식될 가능성이 높다.

의식이 없는 환자는 기본소생술에서의 행동요령에 따라 환자의 의식과 호흡을 확인하고 구조를 요청한 후 의식이 없고 호흡과 맥박이 있는 환자는 기도유지를 적절히 하며 환자의 머리를 한쪽으로 돌린 상태인 회복자세를 취해 준다. 처치자는 자세를 계속 유지하면서 호흡과 활력징후를 관찰하여야 한다. 손상에 의하여 의식이 소실된 환자에서는 목손상을 유발하거나 악화시킬 수 있으므로 기도유지 시 주의하여야 한다.

무의식 환자에서 호흡이 정지된 상태(의료인의 경우 맥박도 추가로 확인)이면 즉시 심폐소생술을 시행하여야 한다(그림 42-2). 의식이 없는 환자에서는 일단 심폐기능이 회복되고 안정된 후에 병력을 문진한다. 환자의 병력을 아는 것은 환자에게서 발생한 의식소실의 원인을 찾는 데 매우 중요하다. 의식이 없는 환자는 자신이 병력을 제공할 수 없으므로, 응급구조사는 환자의 가족이나 친지에게 의식소실 이전의 환자상태, 뇌전증의 유무, 다른 질환의 이환 여부, 약물 사용여부 및 약물 과용의 가능성 등에 대하여 물어보아야 한다. 병력을 청취하는 이외에도 응급구조사는 의식소실의 원인을 제공할 만한 상황이 있는지 확인하여야 한다. 전기 쇼크, 고열이나 추위에 대한 노출 등의 환경적 원인도 고려하여야 한다.

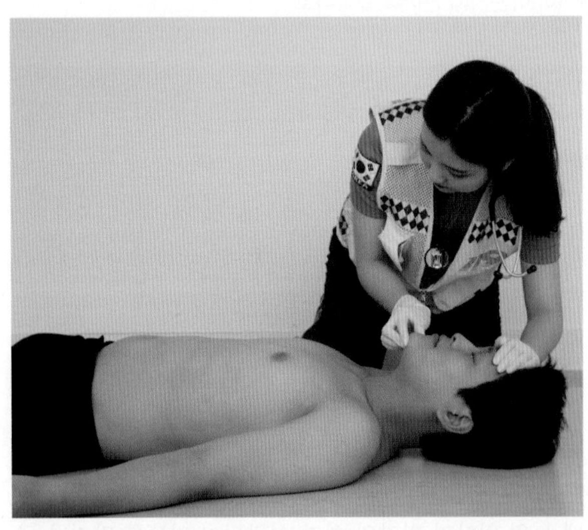

• 그림 42-1 의식이 없는 환자에서는 기도유지가 가장 중요한 초기 응급처치이다.

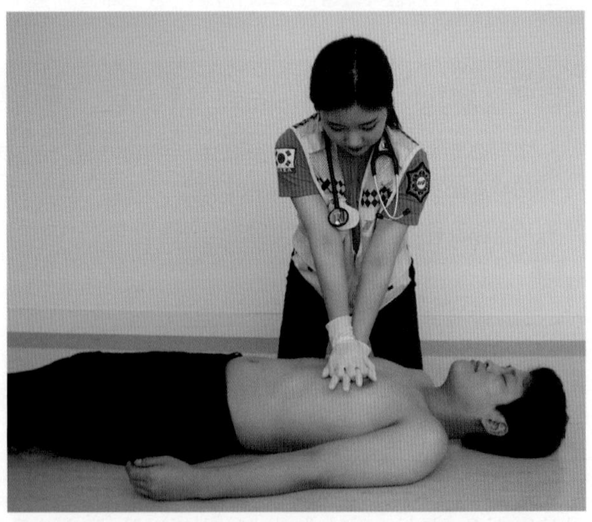

• 그림 42-2 의식이 없는 환자가 심폐정지상태라면 즉시 심폐소생술이 시도되어야 한다.

머리 손상의 증거가 있는지도 확인한다. 응급구조사는 의식소실의 원인이 될 수 있는 음식, 약병, 기타 다른 물질 등을 수집하여 환자와 함께 응급실로 가지고 온다. 이러한 물질은 응급실에서 환자의 병력을 확인하는데 도움을 준다. 활력징후를 주기적으로 기록해야 하며 사소한 손상에도 주시해야 한다. 의식소실이 갑자기 발생했든지 천천히 발생했든지, 계속적으로 의식의 변화를 관찰하여 기록하고 의식소실이 발생한 시간도 기록해야 한다. 의식의 정도는 AVPU 점수에 따라 기록해야 한다. 동공이 수축되었는지 확장되었는지를 확인하고 빛에 대한 동공반응을 기록한다. 마지막으로 환자를 신속히 응급실로 이송한다.

2. 의식소실의 원인과 치료

의식이 없는 환자에서 활력징후를 안정시키는 치료를 한 후 응급구조사가 하여야 할 일은 의식소실의 원인을 찾는 것이다. 일단 원인이 밝혀지면 환자가 의식을 회복할 수 있도록 적극적인 의학적 처치가 시작될 수 있다. 의

표 42-2 의식소실(혼수)의 원인과 응급치료

의식소실의 원인		원인 질환	기전	응급치료
심폐정지		심장질환, 외상 등	뇌혈류의 중단	심폐소생술
내과적 질환	당뇨성 혼수	당뇨에 의한 고혈당/산증	부적절한 당뇨조절	내과적 치료
	저혈당 쇼크	저혈당증	인슐린 과용	포도당 공급
	심근경색	부정맥, 심근 손상	심박출량 감소	산소공급
	뇌졸중	뇌출혈, 뇌경색	뇌실질의 손상	이송
	출혈성 쇼크	대량 출혈	심박출량 감소	외부출혈조절
	호흡기능상실	폐질환, 흡입산소부족, 가슴 손상	저산소증	기도유지, 산소공급
	뇌 타박상 또는 뇌진탕	머리 손상	뇌기능의 일시적 장애	이송
	뇌전증	뇌 손상, 감염, 원인불명	뇌의 과도한 전기작용	손상으로부터 환자보호
약물 또는 독물	알코올	과도한 복용	뇌활동 장애	기도유지
	약물	과도한 복용	뇌활동 장애	기도유지
	식물 독	접촉, 복용	뇌에 대한 독성효과	식물확인, 상처치료
	동물 독	접촉, 복용, 교상	뇌에 대한 독성효과	기도유지, 이송, 동물 확인, 상처치료
환경적 요인	열사병	고열, 발한장애	열에 의한 뇌 손상	환자를 냉각시키며 이송
	과민반응	감작물질에 노출, 알레르기 반응, 기관지경련	호흡기능상실	산소 및 에피네프린투여
	감전	전기 접촉 심정지	호흡정지	전류차단, 심폐소생술
	저체온증	한냉에 장시간 노출	뇌기능 저하, 심장 부정맥	심폐소생술, 가온
	익수	저산소증	뇌 손상	심폐소생술
	공기색전증	혈관내로 공기유입	공기 입자에 의한 동맥폐쇄	심폐소생술, 고압산소치료
	감압병	혈관내 질소	가스에 의한 동맥폐쇄	심폐소생술, 고압산소치료

식소실은 여러 가지 질환, 머리 손상, 환경적 원인, 독극물, 뇌전증 등에 의하여 유발될 수 있다. 표 42-2는 의식소실의 원인이 될 수 있는 가장 흔한 원인들을 요약한 것이다.

1) 혼수를 유발하는 질환: 당뇨와 동맥경화증

(1) 당뇨에 의한 혼수

당뇨의 경우 충분한 음식 섭취 없이 다량의 인슐린을 투여하면 혈당이 떨어져 의식이 소실될 수 있다. 이러한 상황을 저혈당성 쇼크라 하며, 혈중 포도당이 감소되어 뇌에서 뇌의 기능을 유지하기 위한 포도당이 부족하여 발생하는 뇌의 기능장애 현상이다. 저혈당성 쇼크는 매우 급속히 진행되므로, 어떤 형태의 포도당이라도 즉시 투여되어야 한다. 장시간 저혈당증에 빠지면 영구적인 뇌 손상으로 의식을 찾지 못하거나 사망할 수 있다. 반대로 인슐린의 양이 충분하지 않아 혈당이 너무 높아서 발생하는 당뇨성 혼수는 비교적 서서히 의식소실이 발생한다. 당뇨성 혼수에서 의식소실의 원인은 신장으로 너무 다량의 체액과 당이 손실되어 발생한 탈수 현상으로 혈장의 삼투압이 급격히 증가하거나, 인슐린 부족으로 인하여 대사된 지방산의 노폐물이 혈액 내에 축적되어 발생한다. 저혈당성 쇼크와 당뇨성 혼수는 *Chapter 34*에서 자세히 다루었다.

(2) 급성심근경색과 심정지

동맥경화에 의한 질환은 신체의 모든 동맥에서 발생할 수 있다. 심근에 분포하는 심장동맥이 막혔을 때에는 심근경색증이 유발된다. 심근경색증에서의 의식소실은 혈액공급이 중단되어 손상된 심근의 수축력이 감소하거나 부정맥이 발생하여 급격히 심박출량이 감소함으로써 발생하는데 즉시 부정맥이 교정되지 않으면 심정지 상태에 이르게 된다. 심장동맥질환 및 급사에 대한 내용은 *Chapter 9*에서 다루었다.

(3) 뇌졸중

동맥경화증에 의한 혈관질환이 뇌에 혈액을 공급하는 뇌동맥에 유발되면 혈관이 막히거나 파열되게 되며 이로 인하여 뇌에 심각한 손상이 야기된다. 뇌졸중이 급사의 원인이 되는 경우는 거의 없지만 의식장애를 유발하는 흔한 원인이다. 뇌졸중은 *Chapter 32*에서 자세히 다루었다.

2) 손상에 의한 의식소실

손상(injuries)에 의하여 의식이 소실되는 경우도 많다. 손상에 의하여 다량의 혈액이 소실되면 저혈량성 쇼크가 발생하고 따라서 심장에 공급되는 혈액량이 부족해져 환자는 서서히 의식을 잃을 수 있다. 대량 출혈에 의하여 의식장애가 온 환자는 매우 신속한 수혈이 필요하므로 즉시 응급의료센터로 이송하여야 한다.

저산소증에 의한 의식소실은 환자의 뇌에 산소가 부족하다는 것을 시사하므로 매우 위험하다. 산소공급이 중단될 경우 뇌의 기능은 10초 이내에 정지되어 버리며 저산소증 상태로 5분 이상이 경과되면 뇌세포가 손상되어 영구적인 합병증을 초래하게 된다.

흉벽이나 폐에 관통상을 입었을 때 발생하는 혈흉이나 기흉은 산소를 받아들이고 교환하는 폐의 능력에 장애를 유발한다. 목뼈 손상에 의한 신경의 손상은 호흡에 관여하는 근육의 부분적 또는 완전마비를 초래할 수 있다. 이러한 상황에서 응급구조사가 우선적으로 취해야 할 조치는 가능한 한 빨리 충분한 산소를 공급하고 호흡을 보조하는 것이다.

뇌진탕, 뇌타박상, 뇌출혈 등을 동반한 머리 손상은 의식 소실의 가장 흔한 원인이다. 머리 손상을 받은 사람을 치료하는 데 있어서 가장 고려해야 할 것은 환자

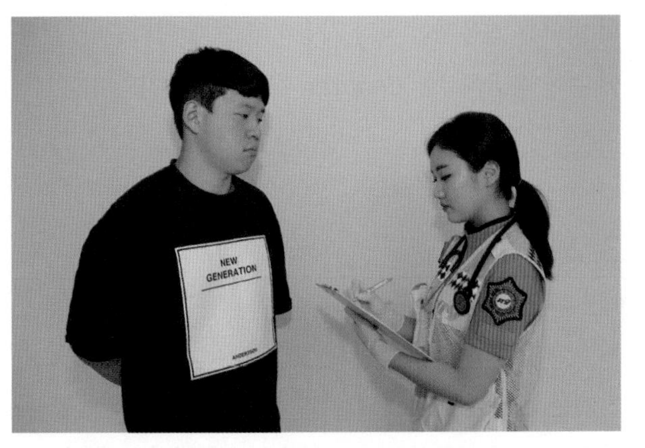

• 그림 42-3 응급구조사에 의한 병력청취 모습

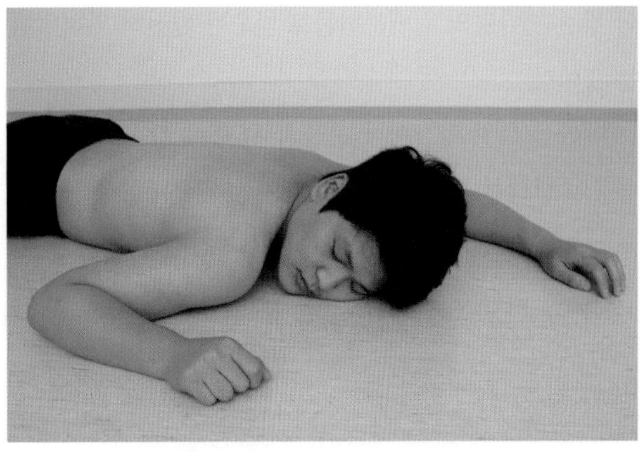

• 그림 42-4 쓰러져 있는 환자의 모습

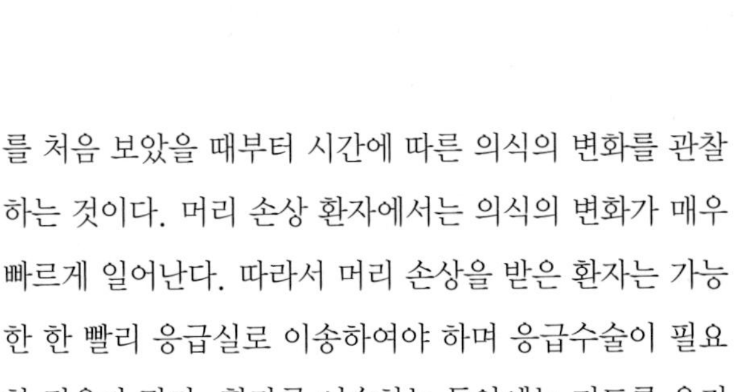

를 처음 보았을 때부터 시간에 따른 의식의 변화를 관찰하는 것이다. 머리 손상 환자에서는 의식의 변화가 매우 빠르게 일어난다. 따라서 머리 손상을 받은 환자는 가능한 한 빨리 응급실로 이송하여야 하며 응급수술이 필요한 경우가 많다. 환자를 이송하는 동안에는 기도를 유지하고 목뼈를 고정하여야 하며, 산소를 공급해야 한다.

3) 감정변화에 의한 의식 소실

심한 흥분상태에서 발생하는 실신은 심박출량의 증가 없이 순간적이고 갑작스러운 혈관확장이 기립성 저혈압을 초래하게 된다. 따라서 일시적으로 심장이나 뇌로 가는 혈액량이 감소하게 되어 뇌기능에 장애가 발생함으로써 순간적으로 의식을 잃거나 이에 준한 상황에 처하게 된다.

일반적으로 이러한 환자는 별다른 처치 없이 눕힌 상태를 취해 주기만 하여도 의식이 빨리 회복된다.

4) 환경적 원인에 의한 의식소실

의식소실을 일으킬 수 있는 환경적 요인에는 외부의 고열, 추위, 전기감전, 익수, 높은 압력의 가스 노출, 과민반응 등이 있다.

열(열사병)이나 추위(저체온증)로 인한 의식소실은 주위 환경과 환자의 체온을 고려하면 진단하기 쉽다. 이러한 문제에 대한 자세한 설명은 *Chapter 48*에 기록하였다.

감전 상태에 있는 환자를 다룰 때는 응급구조사 자신이 감전되지 않도록 하여야 한다. 전극에 닿아 있는 환자는 전도체이므로 환자와 접촉하면 응급구조사도 감전될 수 있다. 환자를 구조하려면, 전류를 먼저 차단한 후 환자를 만지도록 한다. 감전에 의한 쇼크 환자의 치료는 *Chapter 46*에서 다루었다.

물에 빠진 사람은 기본적인 응급처치 후에 가까운 응급실로 이송한다. 자세한 내용은 *Chapter 49*에 수록되어 있다.

신경학적 증상을 동반한 공기 색전증이나 감압병 의심 환자에서는 가능한 최대 농도의 산소를 공급하며, 고압산소 치료가 가능한 응급실로 이송하여 치료를 받도록 한다. 감압병 환자에 대한 자세한 내용은 *Chapter 49*에 기술되어 있다.

약물의 주사, 복용, 흡입 등에 의한 과민반응은 가장 심한 형태의 알레르기 반응이다. 심한 과민반응은 환자를 수분 내에 호흡기능상실로 사망시킬 수 있다. 과민반응이 발생한 환자에서 가장 중요한 것은 기관지 및 후두의 경련과 다량의 점액분비물로 기도가 완전히 막혀버리는 것이다.

따라서 특정 약물이나 곤충의 독 등에 감작되어 과민반응이 발생할 가능성이 많은 환자는 해독제로서 근육용 또는 피하용 에피네프린 키트를 지니고 다녀야 한다. 과민반응에 대한 내용은 *Chapter 39*에서 다루었다.

5) 약물이나 독성 물질에 의한 의식소실

알코올, 약물, 독극물(동물성, 식물성) 등의 물질이 주사나 섭취되어 체내로 들어오면 의식장애를 유발할 수 있다.

의식소실을 유발하는 물질은 대부분 뇌에 직접 또는 간접적으로 독작용을 함으로써 의식장애를 유발한다. 이러한 물질 중에는 소량만으로도 아주 강한 독작용을 나타내는 것도 있고, 알코올같이 매일 다량 섭취하여 독작용을 나타내는 것도 있다. 환자가 이러한 약물에 중독된 것으로 의심되면 응급구조사는 환자에게 의식소실 환자에서의 일반적 응급처치를 한 후 환자를 신속히 응급의료센터로 이송한다.

또한 의식장애의 원인이 될 수 있는 물질을 발견하였다면 환자와 함께 응급의료센터로 가지고 간다.

독성물질, 알코올, 약물 등에 중독되어 의식이 소실된 환자에 대한 의학적 치료는 그 약물이 체내에서 완전히 대사될 때까지 환자의 생명을 유지하기 위한 치료를 제공하는 것이다. 특정 길항제를 투여할 수도 있다. 토근 시럽은 구토를 일으켜 환자가 복용한 물질을 체내로 배출시킬 수 있다. 그러나 환자가 의식이 없는 경우에는 토물이 폐로 흡인될 위험이 있으므로 구토를 유발하지 않는다.

약물 남용으로 혈압이 떨어진 환자에서는 환자의 다리를 30° 정도 거상시켜 준다. 빛에 대한 동공의 반응도 약물 남용의 원인과 연관될 수 있다. 산동은 수면제류의 약물 사용 시 나타나며, 축동은 헤로인, 아편, 데메롤 등의 마약류 진통제를 과량 사용하였을 때 나타난다. 남용에 관한 응급치료는 *Chapter 41*에서 기술하였다.

3. 뇌전증

뇌전증(epilepsy)은 재발성 발작을 특징으로 하는데 과거에는 사망률이 높았던 머리 손상, 뇌막염, 뇌농양 환자들이 오래 생존할 수 있게 되므로써 뇌전증의 빈도는 점차 증가하는 추세이다. 뇌전증은 약물로 조절할 수 있다. 뇌전증이 있는 환자가 약물치료를 받지 않거나 뇌전증이 약물로 조절되지 않으면 간질 발작이 일어난다.

발작은 의식상실과 함께 전신근육의 수축운동을 동반한다. 발작은 심각한 전신 경련에서부터 단지 몇 초간의 의식소실만을 특징으로 하는 다양한 형태로 나타난다. 뇌전증은 뇌종양, 뇌졸중, 중추신경계의 감염, 발열, 유전의 결과로서 발생할 수 있다. 발작은 뇌에 비정상적으로 전기 작용을 일으키는 부분이 있기 때문이며 뇌전증을 일으키는 뇌조직의 전기 작용이 전체의 뇌로 전달되어 심한 전신근육의 수축과 의식장애를 유발한다. 대부분의 발작은 의식변화를 동반하며 발작시간은 사람에 따라 다르다. 간질발작 후에는 수면상태에 빠지거나 무의식상태가 뒤따르게 된다.

재발성 발작을 갖는 뇌전증 환자는 의학적 검사를 통하여 진단될 수도 있으나, 대개 가족에게 환자의 병력을 채취하는 과정에서 확인된다. 발작 환자는 모두 뇌전증 환자라는 등식은 성립되지 않는다. 뇌전증 이외에도 다른 질환에 의하여 발작이 생길 수 있으나, 이러한 경우에는 발작을 일으킨 원인이나 질환이 치유되면 발작은 자연히 없어진다. 따라서 과거에 발작의 병력이 없는 환자에서 발작의 원인을 찾는 것은 매우 중요하다. 발작의 원인을 확인하기 위하여 모든 환자는 응급의료센터로 이송되어 검사를 받아야 한다.

1) 발작의 분류

발작은 발작의 정도와 뇌에서 비정상적인 전기활동을 시작하는 해부학적 부위에 따라 분류된다. 발작은 크게 전신 발작과 부분 발작으로 분류된다.

전신발작(경련성 또는 경직성-강직성 발작)은 대부분의 뇌가 발작에 영향을 받는다. 전신발작은 조짐(aura), 경련, 발작 후 기면 상태의 3가지 단계가 있다. 전조는 발작에 의한 경련이 일어나기 전에 환자가 무엇인가 일어날 것 같은 느낌을 받는 것이다. 전조는 여러 가지 형태[이상한 소리, 단일수축(twitch), 독특한 냄새, 현기증이나 불안감]로 나타나지만, 사람에 따라 항상 동일하며 곧 발작이 시작된다는 경고이다. 전조가 몇 초간 지속되다가 경련이 뒤따른다. 경련 중 턱근육이 수축하는데 이때 혀나 입술을 물어뜯는 수가 있다. 경련 중에는 장이나 방광의 조절능력을 상실하여 무의식적인 배뇨, 배변이 발생하기도 한다. 계속적인 경직성 근육수축(tonic muscular contraction)은 몸이 뻣뻣해지므로 기묘한 체형을 보이게 되며 수 분간 지속된다. 간대성 근육수축(clonic muscular contraction)이나 강직은 경직성 근육수축이 끝나고 나면 이어서 발생한다. 수 분 후에 강직이 끝나면 발작 후 기면상태가 온다. 발작 후 기면상태는 10-30분간 지속되는데 환자는 의식이 계속 없고, 기도는 점액, 토물, 이완된 인두근육에 의하여 막힐 수 있으며 호흡이 느려지기도 한다.

부분발작은 국소적인 뇌 부위에서의 전기 작용이다. 발작은 하나 이상의 팔다리와 신체의 한 부분에 국한되며 이것을 '단순 부분발작'이라 한다. 의식이 모호하고 씹는 표정이나 옷을 매만지는 행동, 목적 없이 걸어다님, 중얼거림, 무반응 같은 기계적인 행동으로 표현되는 발작은 '복합 부분발작'이라 한다.

2) 발작의 치료(표 42-3)

전신발작 치료의 첫 단계는 환자의 신체손상을 방지하는 것이다. 신체손상을 막으려면 뇌전증 환자가 발작이 막 시작될 때 즉각적인 행동을 취해야 한다. 발작으로부터 환자의 손상을 최소화하려면 환자를 바닥에 눕힌다. 환자의 주변에 손상을 줄 수 있는 물건이나 부딪칠 수 있는 물건은 치운다. 환자의 머리, 팔, 다리를 보호해야 하지만, 너무 심하게 눌러서는 안 되고 옷은 느슨하게 해준다. 특히 환자가 이를 악물거나 몸부림치면 강제로 환자의 입을 열려고 힘을 가해서는 안 된다. 입을 벌리고 있는 경우에는 설압자에 부드러운 물질을 감아 치아 사이에 넣음으로써 환자가 입술, 뺨, 혀를 물어뜯는 것을 방지해야 한다. 설압자는 어금니 사이에 끼워 넣어야 물리는 것을 예방할 수 있다.

손가락을 환자의 입속에 넣는 행동은 절대 금물이다. 일단 발작이 시작된 경우에는 입안에 어떤 것도 넣지 않

표 42-3 발작 환자의 응급치료

1. 신체손상을 방지한다. 주변에 손상을 줄 수 있는 기물을 치우고 환자를 눕힌다.
2. 입안 손상을 방지하기 위하여 보호 기구를 넣는다. 이미 발작이 시작된 후에는 입안에 어떤 것도 넣지 않는다.
3. 발작 후 기도를 유지한다.
4. 산소를 공급한다.
5. 구토물 또는 분비물의 흡인을 방지한다.
6. 발작 중에 발생한 신체손상을 확인한다.
7. 환자를 응급의료센터로 이송한다.

는다. 가슴의 호흡근이 경직되므로 기도 폐쇄를 가져와서 청색증이 유발될 수 있다. 발작 후에는 거의 정상호흡으로 회복된다. 경련이 계속적으로 발생하지 않으면, 발작 동안의 호흡 부족은 문제가 되지 않는다. 경련 후 기면상태가 되면 환자의 몸을 한쪽 방향으로 기울이고 머리를 아래쪽으로 하여 기도를 유지시켜 준다. 격렬한 근육활동이 지나면 환자는 무기력해지고 지남력이 상실된다. 일부에서는 부분적으로나마 의식이 남아 있을 수도 있으나, 이 시점에서는 기도를 살펴보아야 한다. 점액이나 토물을 깨끗이 제거하고 환자가 완전히 깨어날 때까지 기도를 적절히 유지시킨다. 기도가 적절히 유지된 상태에서 산소를 공급한다.

일단 활력징후가 유지되면 환자에 대한 자세한 진찰을 하여야 한다. 즉, 응급구조사는 발작 동안에 생길 수 있는 신체손상을 찾아보아야 한다. 뇌전증 병력을 가지고 있고 자주 재발하는 발작을 가진 환자는 발작 후 즉시 의식을 회복한다. 이러한 환자는 반드시 응급의료센터로 이송할 필요는 없다. 다만 발작 뒤에는 환자를 일정기간 쉬게 하여 완전히 회복되도록 한다. 하지만 과거에 발작의 병력이 없이 처음으로 발작이 발생한 환자는 병원에서 철저하게 검사를 받아야 한다. 발작 후에 응급구조사가 평가하여 어떠한 비정상적인 소견(기도 곤란, 발작에 의한 손상)이 있으면 발작의 병력이 있는 환자라도 병원으로 옮겨 계속적인 치료를 받도록 하여야 한다. 대부분의 발작 환자는 평소에 발작에 대한 약물을 복용하기 때문에 모든 약물을 병원으로 가져와야 한다.

흔하지는 않으나 뇌전증 환자 중에서 발작 후에도 의식이 회복되지 않고 다시 발작이 시작되는 뇌전증지속상태(status epilepticus)로 진행하는 경우가 있다. 뇌전증 지속상태 시에는 환자가 지속적인 호흡장애로 저산소증에 빠지며, 발작의 스트레스에서 회복할 수 있는 시간적 여유가 없으므로 매우 심각한 상태이다. 뇌전증 지속상태가 아니라도 발작이 10분 이상 지속되면 뇌전증지속상태와 똑같은 문제가 발생할 수 있다. 한번 발작 후에 곧 다른 경련이 지속(10분 이상)되거나 반복적으로 발생하는 발작 환자에서는 충분한 산소공급이 필요하고 신속하게 병원으로 이송하여야 한다. 뇌전증지속상태에서는 항경련제를 계속 정맥주사를 하여도 발작이 조절되지 않는 경우가 있다.

부분 발작 환자의 치료는 전신 발작 환자의 치료와 같다. 복합 부분발작의 진단에 있어서 어려운 점은 복합 부분발작에서의 임상양상이 약물의 중독 또는 남용이나 비정상적인 행동을 야기하는 다른 상태와 유사하다는 점이다. 정상에서 벗어난 이상한 행동을 하는 환자를 다루는 데 있어서의 기본규칙은 환자의 안전에 꼭 필요한 경우를 제외하고는 신체적으로 환자를 구속하지 말아야 한다는 것이다. 복합 부분발작이 15분 이상 지속되면 환자가 혼수상태에 빠질 수 있다. 부분발작을 하는 환자에서는 환자가 의식이 있는 경우가 많으므로 환자를 안심시켜주어야 하며, 비정상적인 행동이 멈출 때까지 환자를 주의 깊게 관찰해야 한다. 부분 발작 환자도 발작의 원인을 밝히기 위하여 응급의료센터로의 이송이 필요하다.

당신이 응급구조사라면

1. 한 노동자가 사다리에서 떨어져 의식을 잃었다. 이 환자의 응급처치로서 처음 시도해야 할 세 가지 단계는 무엇인가?
2. 뇌졸중은 뇌로의 혈류 공급을 방해하여 의식소실을 야기할 수 있다. 다음의 경우는 어떻게 의식소실의 원인이 될 수 있는가를 설명하시오(예: 저혈당성 쇼크, 공기색전증, 출혈성 쇼크).
3. 뇌전증이 있는 환자에서 발작의 형태를 설명하고 각각의 치료를 말해보시오.
4. 환자가 뇌전증 발작 후 상태에 있다. 응급구조사로서 하여야 할 조치는?

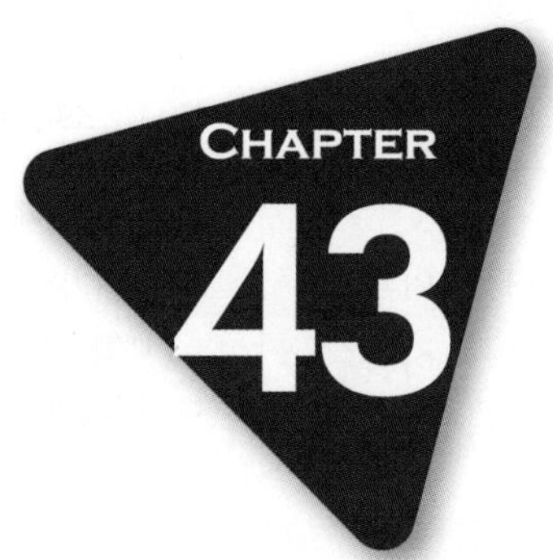

소아 응급

개요

응급구조사에게 가장 어려운 응급환자는 소아 응급환자이다. 소아에서의 응급은 외상에 의한 손상과 여러 가지 내과적 질환에 의한 경우가 있다. 소아에서 발생한 응급상황은 적절히 치료되지 않으면 영구적인 손상이나 장애를 남기게 되므로, 현장에서 환자를 최초로 다루게 되는 응급구조사의 역할은 매우 중요하다.

소아는 신체 크기나 생리가 어른과는 다르다. 소아에서의 응급질환은 성인에서 발생하는 응급질환과 다르므로, 성인에서의 응급상황과는 다른 방식으로 대처하여야 하는 경우가 많다.

1세에서 15세 사이의 사인 중에 가장 빈도가 높은 원인은 외상이다. 소아에서의 손상이나 질환에 대한 응급치료의 기본 원칙은 성인에서와 비슷하지만 몇 가지 차이점이 있다.

Chapter 43은 소아에서 흔히 발생하는 응급질환을 설명하고, 소아환자에서 발생하는 응급질환에 대한 기본소생술, 기도가 막혔을 때 시도하는 응급조치, 외상에 의한 손상의 응급치료 등을 설명하고 있다. 소아에서 발생하는 질환 중 발열, 복통, 중독, 소아 전염병, 급성 영아사망 증후군 등에 대하여 수록되어 있으며, 특수한 형태의 응급상황인 아동학대, 성학대에 대하여 설명하고 있다. 또한 응급상황에 있는 소아를 다루는 방법과 소아환자의 이송시 고려하여야 할 점에 대하여 다루었다.

목표

- 소아환자의 영역을 설명할 수 있어야 한다.
- 소아응급환자에서 기본소생술을 할 수 있어야 한다.
- 소아에서 기도 폐쇄에 대한 응급조치를 할 수 있어야 한다
- 소아 외상의 치료원칙을 알아야 한다.
- 발열, 복통, 중독, 전염병, 급성 영아 사망증후군 등 소아에서만 발생하는 특정질환을 알아야 한다.
- 아동학대, 성학대 등에 관하여 알아야 한다.
- 유아, 소아환자를 이송하는 방법을 알아야 한다.

1. 소아환자

소아과는 소아환자만을 치료하는 의학 분야이다. 소아과가 다른 임상과와 분리되어 있는 가장 큰 이유는 소아환자에서는 소아만의 독특한 질환이 발생할 수 있기 때문이다. 성인에서 발생하는 많은 질환은 소아에서는 발생하지 않으며, 소아에서의 일부 질환은 성인에서는 발견할 수 없다. 외상을 입었거나 질병상태에 있는 소아환자를 다루는 것은 어렵고, 많은 노력과 경험을 요한다. 특히 응급구조사는 환자가 질병상태에서 최초로 만나는 의료인이기 때문에 소아환자를 다루는데 있어서 특히 주의하여야 한다.

신생아기는 생후 첫 30일간이다. 생후 1개월부터 1살까지를 영아기라 한다. 1–8세까지를 유아기(young children), 8–15세까지를 학동기(old children)로 나누는데, 학동기의 주요 사인은 교통사고, 추락, 가정 내 사고로 인한 외상과 약물중독이다. 소아환자의 응급질환을 다루는 데 있어서 고려하여야 할 점은 표 43-1과 같이 소아의 연령에 따라 발생하는 질병의 유형이 달라진다는 점이다.

소아과 질환은 홍역, 볼거리, 수두와 같은 흔하고 경미한 감염성 질환에 한정되어 있지는 않다. 드물지만 소아에서도 암이 발생하며 매우 심각한 양상을 띤다. 바이러스 혹은 세균에 의한 감염도 치명적일 수 있다.

표 43-1 소아의 연령별 호발질환

1. 신생아: 0–1개월 ㄱ. 호흡기능상실(respiratory distress) ㄴ. 패혈증과 수막염(sepsis and meningitis) ㄷ. 황달(jaundice) ㄹ. 구토(vomiting) ㅁ. 열(fever)
2. 영아(1–6개월) ㄱ. 호흡기능상실(respiratory distress) ㄴ. 열 ㄷ. 영아 돌연사증후군(SIDS) ㄹ. 탈수를 동반한 구토 및 설사 ㅁ. 수막염(meningitis) ㅂ. 아동학대(child abuse)
3. 영아(6–12개월) ㄱ. 열, 열성경련(febrile seizures) ㄴ. 탈수를 동반한 구토 및 설사 ㄷ. 세기관지염(bronchiolitis) ㄹ. 크룹(croup, 상기도막힘증) ㅁ. 수막염(meningitis) ㅂ. 호흡기능상실(세기관지염, 이물질 흡인, 크룹) ㅅ. 아동학대 ㅇ. 섭취 ㅈ. 이물질 기도폐쇄
4. 소아(만1–3세) ㄱ. 열, 열성경련 ㄴ. 탈수를 동반한 구토 및 설사 ㄷ. 호흡기능상실(세기관지염, 이물질 흡인, 크룹) ㄹ. 수막염(meningitis) ㅁ. 아동학대 ㅂ. 섭취 ㅅ. 이물질 기도폐쇄
5. 소아(3–5세) ㄱ. 크룹 ㄴ. 천식(asthma) ㄷ. 후두덮개염(epiglottitis) ㄹ. 열, 열성 발작(fever, febrile seizures) ㅁ. 수막염(meningitis) ㅂ. 화상(burns) ㅅ. 익수(drowning, near-drowning) ㅇ. 아동학대

2. 기본소아소생술

성인과 마찬가지로 소아에서도 수 분 이상의 심정지는 뇌의 저산소증을 야기하여 영구적인 기능장애를 일으킬 수 있으므로 기본소생술이 필요하다. 소아에서는 신체의 크기가 작고, 생리작용이 성인과 차이가 있으므로 성인과 똑같은 기본소생술을 적용할 수는 없다.

성인에서 심폐정지는 주로 심장질환에 의한 심정지가

원인이 되는 경우가 많다. 그러나 소아에서는 선천성 결함이 아니면 원발성 심장질환은 드물다. 소아에서의 심폐정지는 대부분 호흡정지가 먼저 발생하고, 호흡정지에 의한 산소결핍의 결과로서 심장이 정지된다. 그러므로 소아환자의 심폐정지를 치료할 때에는 기도를 유지하고, 호흡을 보조하는 것이 매우 중요하다. 소아에서 심폐정지를 유발할 수 있는 특정 원인에는 이물(foreign body) 흡입, 익수(drowning), 상기도 감염(크룹, 급성 후두덮개염), 급성 중독, 영아돌연사증후군 등에 의한 질식이다.

성인과 비교해서 심장정지된 소아를 치료할 때 기본적인 차이점은 환자의 크기이다. 따라서 8세 이상의 소아에서는 성인에서 적용되는 기본소생술을 시행하도록 권장되지만, 8세 이하 환아에서는 약간의 변형을 가하게 된다. 8세 근처의 소아환아에서 심장정지가 발생하였을 때, 성인 기본소생술을 선택할 것인지, 소아 기본소생술을 선택할 것인지를 결정하는 데에는 단순히 8세라는 나이기준뿐 아니라 환자의 체격조건을 고려하여 신축성이 있게 결정하여야 한다. 예를 들면 비교적 작은 체격의 9–10세 된 아이는 소아에서의 방법으로 하여야 한다.

3. 기도 폐쇄

의식이 없는 환자에서 기도를 유지하는 법은 소아나 성인이나 같다. 소아에서도 기도유지를 위한 조작으로 머리를 뒤로 신전하고 턱을 받쳐주는 머리기울임–턱 밀어올리기(head tilt chin lift)를 한다. 영아나 체구가 작은 소아의 목은 매우 신축성이 있어 심한 목의 신전은 오히려 기도를 폐쇄시킬 수 있다. 오히려 소아에서는 목을 반듯하게 펴주면 기도가 잘 유지된다(그림 43–1). 소아가 구토를 하면 응급구조사는 손가락이나 흡입기로 인후부를 깨끗이 해주고 머리를 한쪽으로 돌려준다. 인공호흡을 시행하기 전에 기도를 항상 깨끗이 한다. 영, 유아들은 입보다는 코로 호흡하기 때문에 응급구조사는 항상

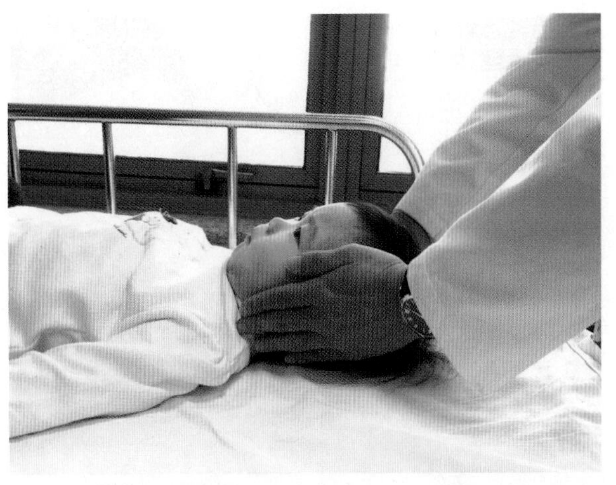

• 그림 43-1 어린 소아나 영아에게 기도폐쇄 시 목을 신전시키는 것보다 반듯하게 해줌으로써 기도를 유지할 수 있다. 성인에서 기도유지를 위하여 사용되는 목의 신전은 영아나 어린 소아에서는 기도폐쇄를 조장할 수도 있다.

코안 호흡로를 유지시키는 데 유의해야 한다.

이물에 의한 기도폐쇄는 소아에게서 흔히 있는 일이다. 이물이 폐로 들어갔을 때는 병원에서 마취를 한 후 꺼내주어야 한다. 이물이 기도를 부분적으로 막고 있으면 환자가 기침을 하거나 소리를 낼 수 있으며, 숨을 들이마시고 내쉴 수는 있으나 매우 어려워 보일 것이다. 만일 이물이 소아의 입에서 확실히 보이고 쉽게 제거될 수 있으면 제거해준다. 그러나 이물이 상기도내에 있으나 쉽게 보이지 않고 손가락을 넣어 빼낼 수 없거나 소아가 아직 호흡을 하고 있는 경우에는 이물을 제거하려고 해서는 안 된다. 이러한 상태로 흡인되어 있는 이물을 잘못 다루면 부분폐쇄가 완전폐쇄로 될 수 있기 때문이다. 부분 기도폐쇄 시 소아를 신속하게 병원으로 이송한다. 어린이의 코와 입에 산소 마스크를 씌워 산소를 공급해 주어야 한다. 어린이들은 본인의 얼굴이나 코에 무엇을 덮어씌우는 것을 매우 꺼려하므로, 산소를 투여하기 전에 어떤 행위를 할 것인지를 미리 설명하여 아이가 놀라지 않도록 한다. 마스크는 얼굴에 착 달라붙게 해서는 안 되며, 마스크를 환아의 얼굴에서 어느 정도의 거

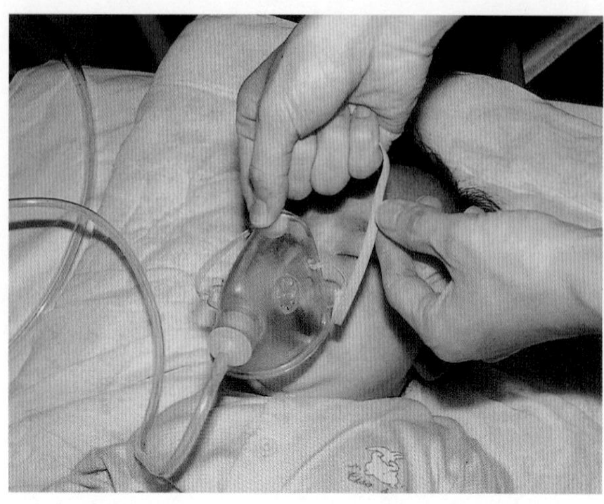

• 그림 43-2 소아에서는 산소마스크를 입이나 얼굴에 바로 대지 말고 약간 떨어진 상태로 유지시킨다. 이때 산소의 농도를 높여줌으로서 충분한 산소를 공급할 수 있다.

리를 유지하더라도 다량의 산소를 공급하면 충분한 산소를 공급할 수 있다(그림 43-2).

1세 이상의 소아에서 기도가 완전히 폐쇄되어 호흡을 할 수 없거나 100%의 산소를 투여하였는데도 계속 청색증이 있는 경우, 기도 내 이물을 제거하기 위한 첫 시도로써 등두드리기를 5회 연속 시행한다. 등두드리기를 5회 연속 시행한 후에도 효과가 없다면 5회의 복부 밀어내기(abdominal thrust, 하임리히법)을 시행한다. 하임리히법(Heimlich maneuver)은 복부를 강하게 압박함으로써 가슴안 압력을 증가시켜 이물이 배출되도록 하는 방법으로 성인의 기도폐쇄 시 사용하는 방법이다.

기도가 완전히 폐쇄되거나 청색증이 지속되는 환자의 이물을 제거하기 위하여 응급구조사는 표 43-2와 같은 순서로 환자를 치료하여야 한다. 영아에서는 5회의 등 두드리기와 5회의 가슴 밀어내기 방법을 이물이 나오거나 또는 의식이 없어질 때까지 교대로 반복 시행한다. 구조자의 한 손으로 영아의 아래턱을 단단히 받히고, 영아의 얼굴을 아래로 하여 구조자의 팔뚝에 가슴과 배를 대고 엎드린 자세를 취하게 한다. 영아의 머리를 몸통보다 낮추어 비스듬히 거꾸로 기울인 상태로, 다른 손바닥 손꿈치로 어깨뼈 사이를 5회 강하게 두드린다. 등 두드리기가 끝나면, 두드리던 손으로 영아의 뒤통수를 단단히 잡아서 뒤집어서 영아의 얼굴을 위로 하고 구조자의 팔뚝에 영아의 등을 대고 바로 누운 자세를 취하게 한다. 영아의 머리를 몸통보다 낮추어 비스듬히 기울인 상태로, 젖꼭지 사이 가슴뼈 중앙을 두 개의 손가락으로 5회 강하고 빠르게 압박한다(그림 43-3). 환자의 반응이 없거나 이물 제거 시술 도중 없어진 경우는 맥박의 유무와 상관없이 심폐소생술을 시행한다.

1) 크룹(상기도막힘증)과 후두덮개염

(1) 크룹

크룹(croup, 상기도막힘증)은 소아환자에 있어 흔한 염증성 호흡기 질환이다. 보통 3개월에서 3세 사이의 연령층

표 43-2 이물에 의한 기도폐쇄가 의심되는 소아 환자의 응급치료

1. 즉시 등 두드리기(back flow)를 시행한다.
2. 등 두드리기를 5회 연속 시행한 후에도 효과가 없다면, 하임리히법을 5회 시도한다.
3. 환자가 의식을 잃으면, 환자를 바닥에 눕히고 심폐소생술을 시행한다. 가슴 압박 후, 호흡을 하기 전, 입 안에 이물질이 보일 때는 손가락으로 이물을 제거해 볼 수 있다. 훈련받은 응급의료종사자는 후두경과 마질 겸자(magil forceps)을 이용하여 이물제거를 시도할 수 있다.
4. 이물이 제거되면 기도를 열린 상태로 유지시키고 필요하면 인공호흡을 시행한다.
5. 환자가 호흡을 하면 산소를 공급해 주고, 비록 이물이 완전히 제거되었다 하더라도 환자를 빨리 병원으로 옮긴다.

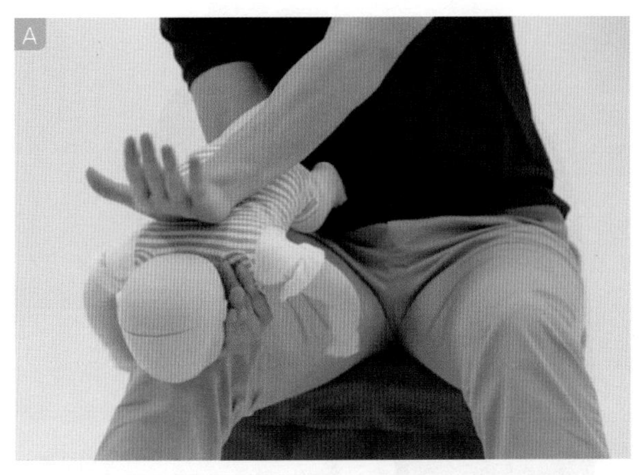

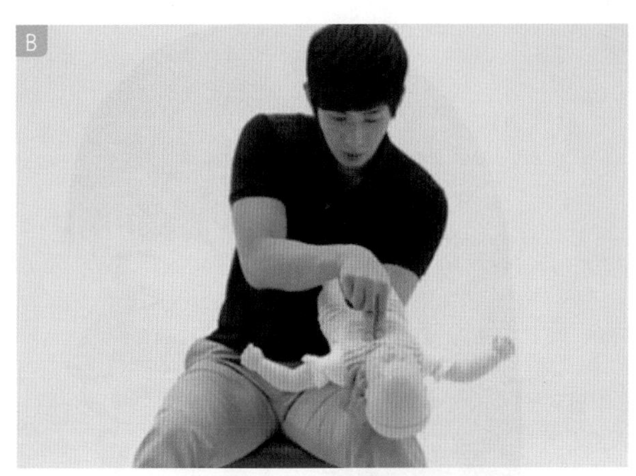

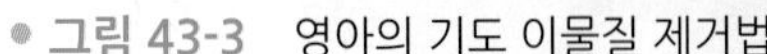

● 그림 43-3 영아의 기도 이물질 제거법

에서 늦가을과 초겨울에 흔히 발생하는 바이러스성 상기도 감염이다. 병원체는 보통 parainfluenza virus이지만 RSV, rubeola 그리고 adenovirus 또한 입증되었다. 크룹은 호흡기계 전체를 포함하지만 그 증상은 반지연골에 퍼져 있는 후두의 염증수준에 기인된다.

크룹 환아는 보통 최근의 상기도 감염과 미열의 병력이 있다. 환자는 목이 쉬고 상부성문부종으로 천명음(쌕쌕거리는 소리)이 있으며 발성 시 성대의 부종으로 인하여 개가 짖는 듯한 기침을 한다. 대개 증상발현은 잠자리에 들고 난 후인 자정 무렵에 발생한다. 환아는 바로 앉아 앞으로 기댄 상태에서 호흡을 하는 자세를 보인다. 호흡 보조근을 사용하며 청색증이 나타난 경우는 중증이다. 병원전 처치로는 기도유지, 산소공급, 그리고 편안한 자세로의 이송인데 차고 가습된 공기를 투여하면 증상이 호전된다.

(2) 후두덮개염

후두덮개염(epiglottitis)은 3세-7세 사이의 연령에서 신속히 진행되며 생명에 위험을 초래하는 박테리아 감염이다. 이 질환은 보통 Haemophilus influenza type B와 연관되어 발생하고, Streptococcus, Pneumococcus, Staphylococcus도 역시 원인균이다. 박테리아 감염으로 인하여 후두덮개와 성문 상부구조에 부종이 발생하므로 신속하고 전문적인 치료를 요하는 말 그대로 응급질환이다.

후두덮개염은 갑자기 시작되는 인후통과 연하 시 동통을 호소한다. 소아는 고열이 날 수 있으며 성대를 덮고 있는 점막의 부종으로 인하여 변성되고, 삼킴곤란에 의하여 입에 고여 있는 타액을 흘리게 된다. 후두덮개염 환아는 전형적으로 바로 앉은 자세를 취하고 있으며 호흡을 촉진시키기 위하여 머리를 신전시키고 앞으로 몸을 기댄 자세(tripod position)로 발견된다. 환아는 혀를 내밀고 입을 벌리고 있으며 청취가 가능한 흡기성 천명음을 낸다. 이들 환아는 호흡을 유지하는 데 집중하고 있어 울거나 보채지 않는다. 환아는 헐떡거리며 공기를 삼키는 호흡기능상실의 전형적인 양상을 보이게 된다. 후두덮개염의 확실한 치료는 병원 내에서의 기관내삽관(endotracheal intubation)과 비경구 항생제요법이다.

급성 후두덮개염 환아는 기도의 완전 폐쇄와 호흡마비로 진행될 위험이 있다. 기도폐쇄는 갑자기 일어날 수 있으며 인후의 국소 자극, 질환의 악화, 그리고 불안 등으로 촉발된다. 그러므로 후두덮개염이 의심되는 환아는 조심스럽게 다루어야 한다. 다음은 병원전 처치방법이다.

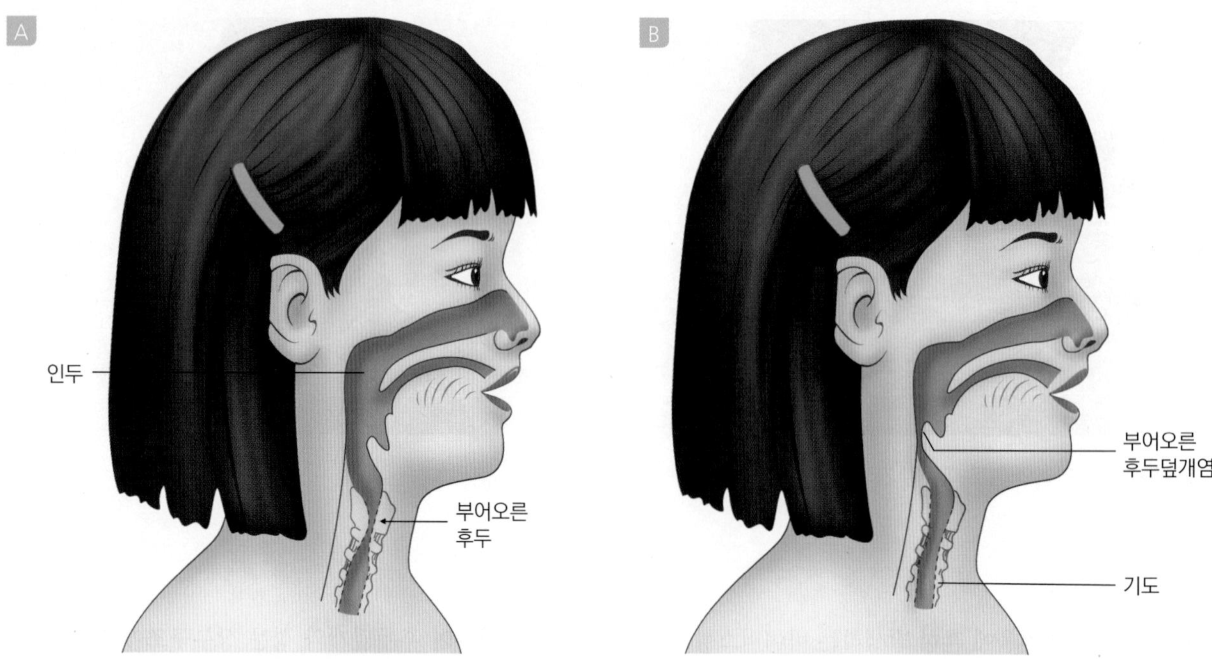

● 그림 43-4 상기도 감염에 의한 기도폐쇄부위. **A.** 후두에 부종을 일으키는 바이러스감염질환인 '크룹'. **B.** 후두덮개의 부종을 초래하는 세균성 질환인 '급성 후두덮개염'

① 불필요하게 환아의 자세를 변경하지 않는다.
② 환아가 적절한 환기를 하고 있을 때에는 불필요한 기도조작을 하지 않는다.
③ 얼굴마스크를 이용해 100% 가습 산소를 공급한다.
④ 치료받고자 하는 병원으로 환아를 편안한 자세로 이송한다.

2) 기도유지를 위한 보조기구

의식이 소실된 유아나 소아는 알맞은 크기의 '입인두기도기'를 혀와 구개 사이에 끼워 넣는다. 입인두기도기의 알맞은 크기는 환자의 입 주변부에서 귓볼까지의 거리를 재어 정한다(그림 43-5). 어느 정도 의식이 있는 환아는 기도보조기구를 넣기도 어렵고, 넣은 후에는 내뱉을 수도 있다. 기도보조기구를 내뱉는 어린아이는 기도보조기구 없이도 호흡이 가능한 경우가 많으므로 기도를 유지하기 위한 보조기구를 넣지 않는 것이 좋다.

4. 외상

자동차 교통사고는 소아사망의 주원인 중의 하나이다. 보행자 사고나 자전거나 오토바이를 타다가 사고를 당하는 어린이가 많다. 여러 가지 운동이나 오락을 하다가 손상을 입는 경우도 있다. 소아외상 환자의 치료는 성인 외상치료의 기본 원칙(기도유지, 호흡유지, 목뼈고정, 출혈조절 등)이 적용된다.

1) 쇼크

소아에서 손상으로 발생하는 쇼크는 대부분 출혈에 의한 실혈로 발생한다. 소아들은 혈액량이 적으므로 성인보다

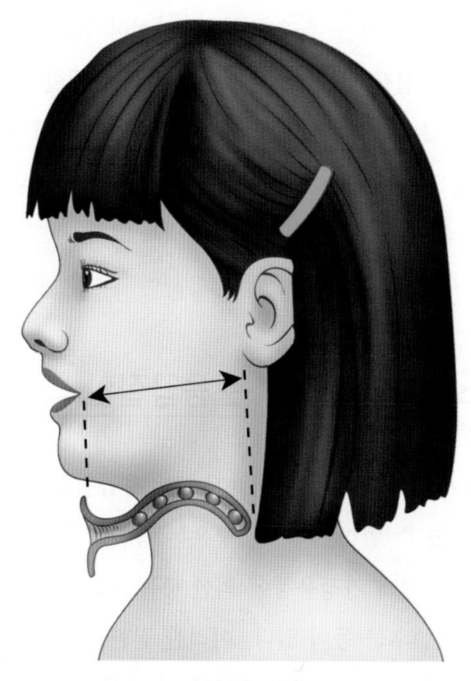

• 그림 43-5 소아에서 '입인두기도기' 삽입 시 알맞은 크기를 정하는 방법. 기도기의 길이는 입의 한쪽 모서리에서 귓볼까지의 간격과 비슷하다.

적은 출혈로도 쇼크가 발생할 수 있다. 영아의 총 순환 혈액량은 300−500 mL이다. 맥박수의 증가보다는 늦게 나타나지만 쇼크의 중요한 지표는 수축기 혈압이 낮아지는 것이다. 만일 수축기 혈압이 5세 이하에서 50 이하, 5−12세에서는 60 이하, 10대 혹은 젊은 사람에서는 80 이하이면 쇼크 상태로 판정하여야 한다. 실제 혈압이 떨어지기 전에 맥박수의 증가와 같이 심박출량을 유지하기 위한 생리적 변화가 선행한다. 정확한 혈압을 측정하려면 크기가 다른 세 가지의 소아용 혈압 커프를 환아의 크기에 맞도록 적절히 사용해야 한다. 적절한 커프의 크기는 어린이 어깨에서 팔꿈치까지 길이의 약 2/3 정도를 덮을 수 있는 크기라야 한다.

쇼크가 발생하면 환자의 기도를 유지하고, 계속되는 외부 출혈을 중지시키기 위하여 출혈부위의 상처를 치료하여야 하며, 골절이 있는 곳에는 부목을 대주고, 산소를 투여한다. 쇼크 상태의 어린이는 응급수술이 필요할 수 있으며, 수술을 하려면 위내에 내용물이 없어야 하므로 환아에게 먹을 것을 주어서는 안 된다. 쇼크 상태의 소아가 물을 요구할 수도 있는데 이때 응급구조사는 상냥하게 거절해야 한다.

2) 머리 또는 목뼈 손상

교통사고, 추락, 다이빙 사고에 의해 머리 또는 목뼈가 손상될 수 있다. 사고 시 의식이 없는 소아는 목뼈 손상이 있다고 간주해야 한다. 척추 손상이 의심되는 소아는 성인에서의 척추 골절 환자 이송방식으로 운반되고 같은 방법으로 치료되어야 한다.

① 목이나 등이 구부러지지 않도록 한다.
② 기도유지에 유의하고 환자를 이송시키기 전에 신체를 운반 기구에 고정시킨다.
③ 필요하면 인공호흡을 하고 구토에 대비한다.
④ 화재나 주변에 위험한 상황이 계속되고 있으면 환자를 신속히 이송시키는 것이 필요하지만 그 외에는 다친 환아를 너무 서둘러 움직이는 것을 피한다.
⑤ 머리 손상을 받은 소아는 머리를 몸보다 약간 높이 유지한 상태에서 이송한다. 머리 손상 환자를 다루는 모든 수칙이 소아에게도 적용된다(*Chapter 22* 참조).
⑥ 환자가 안정되면 환자의 의식정도를 관찰한다. 환자의 의식은 시간에 따라 간격을 두고 기록하면서 응급실로 환자를 옮길 때까지 관찰해야 한다. AVPU 점수를 사용하고 5분마다 관찰한 것을 기록한다.

머리 손상 환자는 15−20분 내에 정상상태에서 갑자기 혼수상태로 빠질 가능성이 있으므로 응급수술이 필요할 수가 있다. 의식 정도와 그 변화를 평가하는 것은 머리 손상 환자의 치료에 있어서 응급구조사가 하여야 할 중요한 임무이다.

3) 팔다리 손상

대체로 팔다리 손상은 생명을 위협할 정도의 위험한 손상은 아니다. 개방성 연부조직 손상은 깨끗한 마른 압박붕대로 치료한다. 개방성 골절은 성인뿐만 아니라 소아에게서도 상당한 출혈을 야기할 수 있다. 소아에서는 혈액량이 성인보다 적으므로 출혈의 신속한 처치는 특히 중요하다.

팔다리에서 출혈이 발생한 경우 지혈대 사용이 꼭 필요한 것은 아니지만 국소압박에 의해 출혈이 조절될 수 있다. 출혈 조절을 위해 지혈대를 사용할 때는 성인의 경우와 동일한 방법으로 한다(*Chapter 13* 참조). 소아에게 혈압용 커프를 압박대로써 사용할 때에는 커프의 압력을 100 mmHg 내외까지 올려 출혈을 완전히 조절할 수 있다.

소아의 팔다리에 대주는 부목도 성인에서와 같다. 물론 소아의 크기에 적절한 크기의 부목이 필요하다. 다친 팔다리에 부목을 대거나, 뼈를 일직선으로 맞추기 전에는 골절부의 먼쪽부분에 위치한 신경과 혈관의 기능(맥박, 모세혈관 재충혈, 감각, 운동기능)을 확인하여야 한다. 부목을 댄 후 환자가 병원에 도착할 때까지 반복하여 먼쪽부분의 신경 및 혈관 상태를 관찰해야 한다.

4) 몸통부분 손상

소아에서 흔하지 않는 일이지만 복부나 가슴 관통상이 발생하면, 성인에서와 같은 치료방법으로 치료한다. 소아에서의 몸통손상은 일반적으로 추락이나 교통사고로 인한 둔상으로 발생한다. 복통을 호소하는 아이는 신속하게 응급실로 옮겨 의사의 진료를 받도록 한다. 활력징후를 주의 깊게 감시함으로써 환자가 쇼크에 빠지는지를 초기에 알아낼 수 있다. 소아에서는 몸통손상 시 장운동이 급격히 감소하는 경우가 있으므로, 응급구조사는 환아가 구토하는지를 주의하여 관찰하여야 한다. 가슴 둔상에 의한 심장 및 폐의 심각한 손상이 발생할 수도 있다. 가슴 손상을 받은 환아는 활력징후를 관찰하면서 즉시 병원으로 환아를 이송하여야 한다. 가슴 손상 시의 병원전 처치는 성인에서의 치료방법과 같다.

5. 소아에서 발생하는 응급질환

성인에서는 없거나 잘 발생하지 않는 응급질환이 소아에서 발생할 수 있다. 이러한 경우는 경련을 동반하는 고열, 복통, 여러 가정용품에 의한 중독, 특정 전염병, 영아돌연사증후군 등이 있다. 이러한 질환들 중에는 때때로 환자의 생명을 위협할 수 있는 응급상황을 유발하는 경우도 있다.

1) 고열

소아는 성인과는 달리 감염질환 등에 의하여 쉽게 고열(high fever)이 발생한다. 성인에서는 39.4℃(103℉) 이상의 고열이 발생하는 경우는 드물지만 소아에게서는 비교적 흔하다. 유아나 어린아이에서는 직장 온도를 측정해서는 안 된다. 영유아의 직장은 아주 작아 체온계에 의하여 쉽게 손상을 입을 수 있기 때문이다. 고열이 발생한 아이들은 홍조를 띠며 보채고 몸이 뜨겁다. 어느 정도 나이를 먹은 소아에서는 알맞은 온도계를 사용함으로써 구강이나 직장 온도를 알 수 있다.

소아에서도 열사병(heat stroke)에 의한 고열이 발생하는 경우가 있다. 열사병의 기본적인 치료원칙은 성인과 비슷하다(*Chapter 48* 참조). 햇빛에 오랫동안 노출된 아이, 지나치게 따뜻하고 통기가 불량한 방에서 키우는 아이, 밀폐된 차내에 오래둔 아이 등에서 열사병이 발생할 수 있다. 열사병이 의심되는 아이는 체온을 떨어뜨리는 것이 가장 중요하므로, 옷을 벗기고 시원하게 해주면서 신속히 응급실로 옮긴다. 차갑게 젖은 시트로 아이를 감싸주면 체온을 빨리 떨어뜨리는 데 도움을 준다. 열사병에 걸린 아이는 치료하는 동안에도 주의 깊게 살펴보아야 한다. 아이들은 체중에 비해 체표면적이 크며, 체온조절능력이 어른에 비하여 낮으므로 체온이 쉽게 변한다. 열사병 이외의 원인에 의하여 발생된 고열은 단순히 체온을 떨어뜨리는 것만으로는 치료될 수 없다. 고열을 일으킨 원인 질환을 찾아 치료를 하여야 한다.

2) 탈수

설사, 구토, 수분섭취의 감소, 고열 또는 화상으로 인하여 소아환자는 심한 체액과 전해질 불균형이 초래될 수 있다. 영아 또는 소아가 총 몸무게의 7-10% 정도의 체액을 상실하거나, 청소년이 5-7%의 체액을 상실하면 탈수(dehydration)로 인하여 심박출과 체계적 관류에 지장을 초래할 수 있다. 만일 이러한 상태가 계속 진행되면 신부전, 쇼크, 심한 경우에는 사망에까지 이르게 된다.

3) 열성경련 및 간질발작

발열은 감염에 대한 인체의 반응이므로 고열 그 자체가 질환이 아니다. 열이 아주 높다 할지라도 소아에서는 대부분 심각한 정도는 아니며 영구적인 뇌 손상을 일으키지는 않는다. 고열이 있는 소아의 약 5%는 열성경련(febrile convulsion)을 일으킨다. 열성경련이란 두개내 감염이나 기타 명백한 원인 없이 고열과 관련되어진 발작으로, 보통 6개월에서 5세 사이의 연령층에서 명백하다. 7세 이하의 아동 20명당 1명 정도가 열성경련을 경험하고, 그들 중 30% 내지 50%가 재발을 경험한다. 열성경련 환자의 반수 이상이 9개월에서 20개월 사이에 호발한다. 열성경련 환자의 20%에서 가족력이 있다.

열성경련은 보통 바이러스 감염(상기도에 가장 흔함), 위장염, 장미진, 중이염 또는 기타 열성질환과 관련되어 나타난다. 경련은 일반적으로 체온의 급격한 상승 시 허약한 환자에게 일어나지만 경련의 강도는 발열의 정도와 관련성이 없다.

열성경련은 일반적으로 강직-간대성 행동(tonic-clonic activity)으로 나타나거나 또는 거의 포착하기 힘든 경우가 많다. 대체로 전형적 열성경련은 짧은 주기(보통 5분 이내 지속)를 보이고, 비복합성이며 짧은 마비기간을 갖는다.

병리기전과는 상관없이 발작을 보이는 모든 소아환자는 의사의 평가를 위하여 후송되어야 한다.

뇌전증이 있는 아이에서도 열이 날 수 있고, 간질발작이 계속 이어지는 경우에도 열이 날 수 있다. 뇌전증 자체가 고열에 의하여 시작되는 환자도 있다. 따라서 열성경련과 고열로 시작되는 간질발작과는 구분이 되어야 한다. 이러한 구분은 매우 어려우나 대체적으로 열성경련 시에는 발작시간이 극히 짧은(1-2분) 반면 간질발작은 오랫동안 지속된다. 응급구조사는 청색증을 동반하는 발작이 있으면 기도를 유지하는 데 주력하여야 한다. 경련 중인 아이는 물어버릴 수 있기 때문에 아이의 입에 손가락을 집어 넣어서는 안 된다. 응급구조사는 아이의 턱을 움직이게 하여 입을 열려 해서도 안 된다. 목을 가볍게 신전시키면 부분적이나마 기도가 열릴 수 있을 것이다. 이를 악물고 있는 환자는 구강을 통한 호흡이 불가능하므로 비강을 깨끗이 유지하여 주어야 한다. 산소는 항상 얼굴마스크를 통해서 공급한다. 간질발작이 끝나면 성인에서처럼 발작 후 상태가 지속된다. 발작 후 상태에도 환아는 의식이 혼미하고, 호흡이 느려져 잠자는 것과 같은 상태가 지속된다. 응급구조사는 기도를 유지하며 산소를 공급하면서 신속히 환아를 병원으로 이송하여야 한다.

고열이 아니더라도 발열과 연관되어 경련을 유발할 수 있는 중요한 원인은 수막염이다. 수막염은 두뇌와 척수를 감싸고 있는 뇌막에 바이러스 또는 세균에 의하여 감염이 일어나는 것을 말한다. 수막염은 매우 중증의 질환이지만 일부의 세균감염을 제외하면 쉽게 전염되지는 않는다. 수막염에 감염된 소아에서는 수막염의 전형적인 증상인 두통, 목경직, 경련 등이 나타나기 전에 인후통(목앓이)이나 상부 호흡기감염과 같은 증세가 선행한다. 수막염이 의심되는 소아는 신속하게 응급실로 이송시킨다.

4) 복통

소아에서 복통(abdominal pain)의 중요한 원인으로 급성 충수염을 들 수 있는데 이 질환은 나이에 관계없이 발생하지만 10-25세에서 가장 흔히 발생한다. 학동기의 어린 5세에서 진행성의 복통을 호소하는 병력을 가지면 일단 급성 충수염을 의심하여야 한다. 통증은 배꼽상부에서 답답한 느낌으로 시작되어 점차 진행된다. 시간이 지남에 따라 통증의 위치는 오른아래배부위로 이동하면서 점차 심해진다. 헛구역질이 나오고 식욕이 없어지며 가끔 구토가 있을 수 있다. 복통을 호소하로 못하는 영, 유아는 자꾸 보채며 발열이 있는 경우가 있다.

영아나 유아에서 급성 충수염을 진단하는 데 있어서 가장 큰 어려움은 확실한 병력을 얻을 수 없는 경우이다. 영유아기에 발생하는 급성 충수염의 특징은 바이러스성 혹은 세균성 위장관염과 거의 비슷하므로 오진되거나 진단이 지연될 수 있다. 따라서 응급구조사는 복통을 호소하는 어린이는 증상의 경중에 관계없이 환아를 응급실로 이송하여 원인을 알아내도록 하여야 한다. 응급구조사가 복통이 있는 환아를 스스로 판단하여 환자의 이송을 미루거나 그대로 두어서는 안 된다.

영아나 소아에서는 복통을 호소하며 설사나 구토가 동반되어 탈수가 동반되는 경우가 많다. 설사나 구토가 있을 때 소아에서는 성인보다 쉽게 탈수가 발생할 수 있다. 때로는 복통 없이 수일간 설사나 구토가 발생하여 응급구조사가 복통을 호소하는 환아를 접하였을 때는 심각한 탈수가 발생해 있는 경우가 있다. 탈수는 쇼크의 원인이 될 수 있는데 탈수상태의 소아는 피부와 점막이 건조하며 탈진되어 있다. 탈수되어 있는 환아는 신속히 응급실로 이송한다.

5) 중독

어린이들은 호기심이 많고 색깔을 띠는 병이나 깡통제품을 모으는 것을 좋아한다. 또한 색깔이 있는 물질을 좋아하며 어떤 것이든 입에 넣어보려는 경향이 있다. 따라서 소아에서는 성인과는 달리 주변에 놓여있는 물질을 우연히 집어먹거나, 독성물질에 접촉되어 중독(poisoning)되는 경우가 많다. 일부 가정용 제품 중에는 독성이 있는 것이 많으므로, 부주의하게 관리되면 소아에서의 중독을 일으킬 수 있다.

응급구조사가 소아 중독 환자를 다룰 때에는 다음과 같은 방법으로 한다. 독성물질을 섭취하였을 때의 응급처치는 *Chapter 39*에 수록되어 있다.

① 부식성(자극성) 물질이 어린이에게 엎질러졌으면 물로 깨끗이 씻어 낸다. 옷에 묻어 있으면 옷을 벗긴다. 이러한 물질이 눈에 들어갔으면 물로 몇 분간 천천히 씻어 낸다.

② 만일 소아가 약병에서 알약을 꺼내어 먹었으면 약을 잘 모아서 개수를 확인하여 환자를 응급의료센터로 이송하였을 때 의사에게 알려준다. 이러한 정보를 토대로 응급의학의사는 실제 이 아이가 얼마나 많은 약을 먹었는지 추정할 수 있다.

③ 어린이가 무엇인가를 섭취했으면 그것이 무엇인지를 확인하고 복용한 양을 추정한 후, 아이가 먹고 남은 것을 잘 모아 약병이나 용기와 함께 응급실로 가져온다.

④ 중독이 확인되면 독극물치료센터와 응급의료센터에 중독 사실을 통보하고 환자의 나이, 크기, 약물, 복용

량을 확인한다. 환자를 즉시 응급의료센터로 이송하고 응급실 종사자에게 복용한 물질에 대해 정보를 제공해 준다.

⑤ 독극물치료센터에서 구토를 유발하라고 지시하면 한 스푼 정도의 구토 시럽을 복용시킨 후 신속히 병원으로 이송한다. 20분 내에 구토하지 않으면 다시 한 스푼을 더 준다. 만약 환자의 의식이 나빠지면 더 이상 구토제를 복용시켜서는 안 된다. 구토할 때를 기다리느라고 환자의 이송을 지연시켜서도 안 된다.

⑥ 강산이나 강알칼리 제제(양잿물 등), 석유 화학제품을 복용한 아이에게는 구토를 유발하여서는 안 된다.

⑦ 의식이 없는 아이에서는 구토물이 폐로 흡인될 위험이 있으므로 구토를 유발해서는 안 된다. 중독된 소아가 구토를 하면 구강, 인후로 나온 구토물을 흡입하여 제거해주고, 구토물은 분석을 위하여 가져온다.

⑧ 중독된 환아에서는 약물에 의한 호흡억제기능이나 의식장애로 인한 호흡기능상실이 발생하는 경우가 있으므로, 모든 중독 환아에서는 철저히 호흡기능을 감시하여야 하며, 호흡장애가 발생하면 즉시 응급처치를 하여야 한다.

6) 전염성 질환

소아에서의 전염병은 홍역, 풍진, 수두와 같이 특징적인 형태의 발진이 나타나 구분하기가 용이하다. 그러나 응급구조사는 감염을 막기 위하여 환아를 돌본 후 반드시 손을 씻고, 환아에게 노출된 장비와 노출물을 처리하며, 마스크를 착용하여야 한다. 전염질환에 대한 자세한 내용은 *Chapter 40*을 참조하기 바란다.

7) 영아돌연사증후군

미국에서는 해마다 약 10,000명의 영아가 영아돌연사증후군(sudden infant death syndrome; SIDS)으로 죽어간다. 영아돌연사증후군의 정확한 원인은 잘 알려지지 않았지만 바이러스 감염으로 예상된다. 건강한 유아가 잠자는 동안에 발생하므로 '요람사, 영아돌연사'라고도 한다. 현재로서는 예견 또는 예방이 불가능하고, 치료법도 없는 것으로 알려져 있다. 발생은 수면 중인 자정에서 오전 6시 사이에 발생한다. 호발 연령층은 1세까지이지만 대부분의 사망은 처음 6개월 이내에서 발생하며 2개월에서 4개월 사이에서 정점을 보인다. 대부분의 연구에서 남아가 여아보다 3:2의 비율로 흔히 더 사망하고, 계절적 분포도 10월에서 3월 사이이다. 추운 날씨에서 발병이 증가하는 경향은 설명할 수 없는 세계적인 현상이다.

영아돌연사증후군 환자를 설명하기 위하여 제시할 수 있는 여러 생리학적인 면은 임신 중 중추신경계의 미성숙, 특발무호흡(idiopathic apnea), 상기도 폐쇄, 과민성 상기도 반응, 심전도 장애와 저산소증과 과이산화탄소증에 대한 비정상적인 반응 그리고 지방대사의 변화를 포함한다. 영아돌연사증후군의 원인은 정확하게 밝혀지지 않았지만 많은 위험인자가 이 증후군과 관련성이 있다. 그들은 표 43-3과 같다.

영아돌연사증후군 환자를 다루는 과정에서 응급구조사는 정신적 고통과 혼란에 빠진 부모와 대면하게 될 것이다. 따라서 응급구조사는 시간과 노력을 기울여 부모를 안정시키도록 노력하여야 한다. 응급구조사가 현장에 도착하기 전에 아이가 이미 심정지가 발생하였더라도 얼마 동안은 아이를 살리기 위하여 최선을 다해야 한다. 즉, 응급구조사는 응급실에 도착하여 의사가 아이의 사망을 선고하기 전까지는 기본소생술을 계속하여야 한다.

표 43-3 영아돌연사증후군의 원인

영아돌연사증후군의 원인
1. 낮은 부모 연령
2. 낮은 사회경제적 집단
3. 출생순위에서 두 번째 또는 세 번째, 특히 쌍둥이와 세쌍둥이 또는 SIDS로 사망한 형제가 있는 경우
4. 조산
5. 정상 임신기간에 작게 태어난 영아

6. 소아영역에서 발생하는 특수 응급상황

1) 아동학대

아동학대(child abuse)의 정확한 발생률은 잘 알려져 있지 않다. 하지만 아동학대는 일반인들이 생각하는 것보다 훨씬 많이 일어나는 사회적 문제이다. 아동학대는 육체적인 학대뿐 아니라 정신적으로 소아를 학대하며, 일단 시작되면 점차 심하게 진행되어 결국 죽음을 초래할 때까지 계속 소아를 학대하게 된다. 아동학대는 어떠한 가족에게도 발생할 수 있고 경제, 사회적 수준과는 관계없이 발생한다. 학대받은 소아는 신체적 손상을 치료받고, 학대자에 의한 계속적인 학대로부터 격리하기 위하여 병원으로 이송되어야 한다.

소아가 예측되지 않는 손상부위(예를 들면, 아직 걷지 못하는 영아가 넙다리뼈 골절이 발생하는 경우)에 손상을 받거나, 아이의 손상과정에 대한 병력이 아이의 진술과 보호자의 진술이 일치하지 않는다면 일단 아동학대를 의심하여야 한다. 학대받은 소아는 특징적으로 다발성 손상을 가지고 있으며, 손상부위의 치유상태가 각각 다르다. 이러한 소아는 두려워하는 경향을 보이며, 배타적이며 영양실조 상태일 수도 있다. 아동학대가 의심되는 환아를 다룰 때, 응급구조사는 아동학대를 확인하려고 애쓰지 말고 환아가 진술하는 병력과 환아의 보호자가 진술하는 병력을 각각 자세히 기록하고, 상해가 사소할지라도 병원으로 신속히 옮긴다. 대부분의 국가에는 아동학대가 의심되면 사회봉사자나 경찰에게 신고하여 아이를 격리하여 보호하도록 규정하고 있다. 이러한 신고의 책임은 의사에게 있으므로 아동학대가 의심되는 상황을 접한 응급구조사는 이러한 정보를 의사에게 알려주어야 한다. 학대를 받은 것으로 의심되는 소아는 손상이 심하지 않더라도 보호를 위하여 병원에 입원시켜야 한다. 하지만 응급구조사는 원칙적으로 부모의 동의 없이 아이를 병원으로 데리고 갈 수 없다. 따라서 부모가 동의하지 않으면 응급구조사는 아이가 엑스레이나 다른 검사가 필요하다고 부모를 설득시켜야 한다. 응급구조사는 학대자가 명백하게 밝혀지더라도 누구를 고소해서는 안 된다. 아동학대에 대한 결정은 법정에서 이루어진다. 응급구조사를 포함한 의료종사자의 책임은 아동학대가 의심스러운 경우에 이를 빨리 확인하여 필요한 절차가 취해질 수 있도록 하는 것이다. 아동학대에 관한 법률을 살펴보면 아동학대처벌법 제10조 제2항에 '신고의무자는 직무를 수행하면서 아동학대범죄를 알게 된 경우나 그 의심이 있는 경우에는 아동보호전문기관 또는 수사기관에 신고하여야 한다'고 되어 있다. 또한 신고의무자가 아동학대를 신고하지 않을 경우 500만원 이하의 과태료가 부과된다(아동학대처벌법 제63조 제1항 제2호, 제10조 제2항). 이러한 신고의무자에는 소방기본법 제34조와 응급의료에 관한 법률 제36조에 따라 구급대원 또는 응급구조사가 포함되기 때문에 아동 학대가 의심되는 경우 적극적으로 신고하도록 해야 할 것이다. 아동학대 신고는 2015년 6월 이전에는 아동보호전문기관신고센터로 하고 있었으나 번호가 길어 외우기가 쉽지 않고 널리 알려지지 않아 2015년 7월부터는 112로 통합하여 신고하도록 되어 있다.

2) 소아에서의 성폭행

성폭행은 성인뿐만 아니라 소아에게도 일어난다. 성폭행은 영아, 소아, 사춘기의 모든 시기에 있을 수 있다. 성폭행을 당하는 대부분의 소아 희생자는 10세 이상의 소아이다. 성폭행을 당한 소아를 위하여 출동한 응급구조사는 치료해야 할 외부출혈이나 다른 손상이 없으면 환아의 생식기 부분을 검사해서는 안 된다. 성폭행의 과정 중 소아가 구타를 당해 멍이 들거나 심지어 골절을 입을 수 있으므로 성기 이외 부분의 손상이 있는지 확인하고 치료하여 준다.

응급구조사는 소아가 성폭행 당한 것이 의심스러울 때 응급실 의사가 검사하기 전에 환아가 미리 생식기 부분을 씻거나, 소변 또는 대변을 보지 않도록 하여야 한다. 피해를 당한 아이가 여자아이면 남자 응급구조사는 여자 응급구조사나 경찰의 도움을 요청해야 한다. 성폭행 당한 환자를 다룰 때 응급구조사는 침착성을 잃지 말고, 환자에게 관심을 가지면서 외상에 대한 치료에 집중하여야 한다. 피해를 받은 아이는 구경꾼 등으로부터 격리시켜야 한다. 피해자나 목격자로부터 환자의 상황에 대한 충분한 병력을 들을 수 있으나, 가해자가 가족, 친지 혹은 친구인 경우에는 피해자가 병력을 이야기를 하지 않는 경우도 있다. 응급구조사는 현장에 가장 먼저 도착하여 사건에 대한 가장 정확한 정보를 알아낼 수 있으므로, 입수된 정보를 주의 깊게 기록해야 한다. 성폭행을 당한 모든 소아는 응급실로 이송하여야 한다. 소아의 성폭행은 범죄이므로 응급구조사는 환아를 다루는 과정에서 경찰과 협조하여야 한다.

7. 소아의 이송

영아나 나이가 적은 소아는 온도 변화에 매우 민감하다. 소아는 체표면이 체중보다 커서 체온의 손실이 크므로, 소아를 이송할 때에는 항상 담요에 싼 채로 이송하여야 한다. 아주 어리거나 질병을 앓고 있는 소아는 쉽게 감염될 수 있으므로, 응급구조사는 이러한 아이를 직접 가까이 대고 호흡하거나 기침해서는 안 된다. 따라서 소아가 세균으로부터 감염되지 않도록 응급구조사는 본인의 코, 입, 손으로부터 가능한 한 거리를 충분히 유지한 상태로 환아를 이송하여야 한다.

신생아는 습도와 온도가 조절되고, 산소를 충분히 공급할 수 있는 장비를 사용하여 이송해야 한다. 응급구조사는 미숙아나 소아중환자를 이송할 수 있는 장비를 갖추고 있는 병원의 위치를 알고 있어야 한다(그림 43-6).

학동기 아이들은 본인에게 응급사고가 생겼다는 사실은 알 수 있지만, 발생한 응급상황의 실제적 문제나 심각성을 모르는 경우가 많다. 따라서 학동기의 응급소아 환자는 쉽게 놀라고 호전적이며 히스테리적인 태도를 보이기도 한다. 따라서 가능하면 어린이를 이송할 때는 아이와 친한 사람이나 친밀한 상대와 같이 있도록 한다. 부모, 친지, 가까운 친구는 아주 큰 도움이 될 수 있다. 소아환자에서는 때때로 곰인형, 장난감, 담요 같은 것들을 매우 소중하게 여기는 경우가 있으므로, 환아를 이송

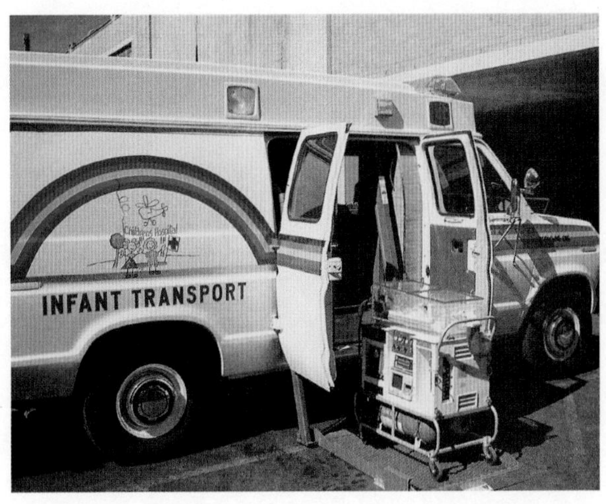

• 그림 43-6 미숙아 및 소아 중환자의 이송을 위한 특수구급차

할 때 이러한 것들을 병원으로 함께 가져가도록 한다(그림 43-7). 응급구조사는 부모와 격리된 아이를 보호해야 하는 경우도 있으므로, 환자의 치료가 방해받지 않으려면 환자의 형제나 자매들은 가까운 친지에게 돌보도록 한다.

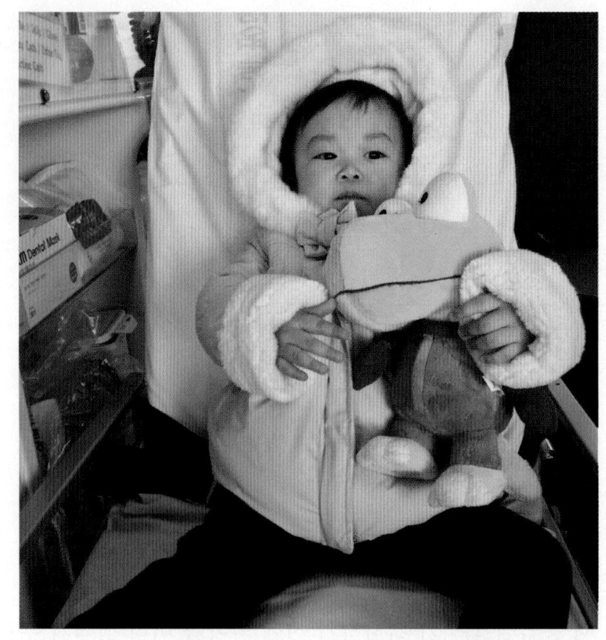

• 그림 43-7 소아를 병원으로 이송하는 동안에 아이가 좋아하는 인형이나 담요를 가지고 있게 하면 아이를 덜 놀라게 할 수 있다.

당신이 응급구조사라면

1. 크룹 환자에서 기도를 어떻게 유지해야 할 것인가? 산소는 어떻게 공급하여야 할 것인가?
2. 소아에서 쇼크의 가장 흔한 원인은 무엇인가? 쇼크 상태의 소아를 어떻게 치료하겠는가?
3. 체온이 매우 높은 아이가 있다. 엄마는 아이가 다른 질환이 없었다고 하며 아이가 햇빛에 화상을 입었다고 말한다. 열사병의 증상에는 어떤 것이 있는가? 이 환자에 대한 응급처치를 어떻게 하겠는가?
4. 침대에서 굴러 떨어진 2세 소아가 왔다. 골절이나 머리 손상은 없다는 것은 확인되었으나, 오래된 피멍 자국을 발견했다. 소아 학대가 의심되지만 실제 증거가 될 만한 것이 없다. 당신은 어떻게 하겠는가?

노인 응급

응급구조와 응급처치
RESCUE AND EMERGENCY CARE

개요

노인인구가 증가함에 따라 응급구조사도 노인환자를 처치하거나 이송하는 빈도가 증가하고 있다. 그러나 노인환자는 동일한 질병에도 다양한 증상을 호소하거나 중증임에도 불구하고 가벼운 증상을 호소하는 등 여러 질환이 비전형적인 임상증상을 보이기 때문에 응급구조사의 역할이 매우 중요하다. 노인에서의 응급은 외상에 의한 손상과 내과적 질환에 의한 경우로 분류할 수 있다. 현장에서 노인환자는 대화도 어려운 경우가 많기 때문에 병력 청취에도 불구하고 보호자 혹은 주위 사람들의 도움이 필요한 경우가 많다.

Chapter 44는 노인 환자가 일반 성인환자와의 다른점을 설명하고, 노인환자에서 발생하는 응급질환과 외상에 대해 설명하고 있다.

목표

- 뇌졸중과 심근 경색환자의 특성과 응급처치를 이해한다.
- 심정지가 발생하였을 때 응급조치 과정을 알아야 한다.
- 성인과 소아 및 영아에서 시행하는 심폐소생술의 술기를 할 수 있어야 한다.
- 심폐소생술의 합병증을 나열할 수 있어야 한다.
- 이물에 의한 기도폐쇄의 응급처치 방법을 알아야 한다.

1. 노인환자

노인의 의학적 정의는 65세 이상을 가리키는데 노인도 두 그룹으로 분류한다. 젊은 노인(the young old)은 65세 이상 80세 미만으로 늙은 노인(the old old)은 80세 이상으로 분류한다. 소아과가 오래전부터 일반 임상과에서 분류되어 온 것은 소아만의 독특한 질환의 발생과 외상이나 소아를 처치하는 것이 일반성인 환자와 다르기 때문이다. 소아가 일반성인과 다른 것처럼 노인도 일반성인과 여러 질환에서 병태생리가 다른 경우가 많기 때문에 최근에는 의학에서도 노인의학이 학문의 새로운 분야로 정착되고 있다. 노인환자를 초기에 평가할 때에는 시간을 더 많이 투자해야 하고, 평가를 하기까지 어려움이 많기에 시간을 더 많이 투자해야 한다. 이런 환자 청취의 어려움으로 인해 병원전에서 일하는 응급구조사들에게도 노인환자의 평가는 어려움이 많다. 또한, 노화에 따른 생리적 기능의 변화는 병의 증상 변화를 일으킬 뿐 아니라 약역동학의 변화를 일으키게 되고, 사회적 문제뿐만 아니라 기능적인 감소를 일으키게 된다. 이러한 변화로 노인의 증상은 비전형적으로 나타나 가벼운 증상이 큰 병을 가리고 있는 경우가 많다.

2. 노인인구의 증가와 응급의료에 미치는 영향

우리나라에서 1960년도에는 노인인구가 전체인구의 2.0%, 1990년도에는 5.1%, 2000년도에는 7.1% 그리고 2025년에는 19.8%를 차지할 것으로 예상된다. 또한 젊은 노인보다는 85세 이상의 가장 나이 많은 그룹이 급격하게 증가하는 추세이다. 이 그룹은 가장 건강상의 문제가 많으며 또한 의료를 가장 많이 필요로 하는 그룹이다.

미국에서 노인환자가 응급실을 방문할 때는 30% 이상에서 구급차를 이용하였고 나이가 증가할수록 구급차 이용률이 증가하였다. 성인 환자에 비해 구급차 이용률이 노인환자에서 4배가 높다. 85세 이상 환자에서는 50% 이상 환자가 구급차를 이용하므로 응급의료서비스의 이용이 필요한 경우가 성인환자나 소아환자에 비해 높고 1990년대에 전체 응급실 내원환자의 15%가 노인환자로 조사되었다. 노인환자가 성인환자에 비해 응급실 내원 시 입원율은 5배, 중환자실 입원율도 5배가 높다. 응급실에 내원해서도 진단을 위한 혈액검사나 방사선 검사 등 보조적인 검사가 더 필요하여 결과적으로 응급실에 체류하는 시간이 길어지게 된다. 미국 국립 건강보건센터의 조사에 의하면 65-74세의 사람은 일 년에 100명당 31.4회의 응급실을 방문하고, 75세 이상의 경우 55.8번 방문한다.

그러므로 노인환자는 병원전 이송 및 처치나 병원내 처치에 필요한 시간과 노력이 성인에 비해 많이 소요되고 전반적인 응급의료서비스의 이용이 높다.

3. 노인환자의 임상적인 특징

노인환자는 임상증상이 대부분 복잡하다. 환자가 호소하는 증상이 대부분 모호하고 불분명하여 의료인에게 혼동을 초래하는 경우가 많다. 예를 들면, 몸에 기운이 없다거나 쇠약감을 느낀다 혹은 일상적인 생활이 어렵게 되었다는 증상이 폐혈증, 경막하 출혈, 뇌졸중, 심근경색과 같은 중증도가 높은 병인 경우가 많다.

노인환자는 임상증상이 비전형적이다. 성인환자에서의 임상증상은 대부분 전형적이고 비전형적인 경우도 있다. 임상증상이 전형적이다는 것은 충수염을 예로 들면 명치부위가 아프다가 배꼽주위로 동통이 옮겨가고 마지막에는 오른아래배부위에 복통이 발생하여 이런 과정을 통하여 의료진은 충수염이라고 진단이 가능하다. 그런데 비전형적 증상이란 처음부터 오른아래배부위가 아프다든지 오른위배부위 혹은 충수염을 임상적으로 진단할 수 있는 증거들이 부족한 경우이다. 급성 충수염을 앓고 있는 노인환자의 절반만이 병원에 입원하여 진단을 받고 증상들이 생긴 지 48시간이 지난 후에 증상을 호소한다.

복통은 모호하고 그 위치 또한 한 곳으로 집중이 되지 않으며 오심과 구토를 동반한 전형적인 통증은 급성 막충수염을 가진 노인환자의 일부에서만 관찰된다. 노인환자에서 심근경색 환자의 경우 절반 이하에서만 흉통을 호소하고 나머지 환자들은 숨이 차거나, 실신, 쇠약감, 어지러움, 명치부위 복통을 호소한다. 복막염이 진행되면 환자는 복근의 강직이 있고 배를 눌렀을 때 복통을 호소하고(직접 압통) 배에서 손을 뗄 때도 복통을 호소한다(반동압통, rebound tenderness). 반면 노인환자의 경우 복막염이 발생하거나 진행해도 복근의 강직이 나타나지 않고 직접압통이나 간접압통이 미약한 경우가 많다. 노인환자는 쇼크상태에 빠지더라고 빠른맥이 발생하지 않고 저산소증에 빠져도 빈호흡이 잘 발생하지 않기 때문에 경한 증상을 호소하거나 활력징후가 안정되어 있어도 중증 환자 기준으로 환자평가를 시행하고 처치를 해야 한다.

노인환자는 질환이 두 가지 이상인 경우가 많다. 노인환자가 증상을 호소하면 기존 질환의 악화인지 아니면 새로운 증상이 나타난 것인지에 대해서 평가를 해야 한다.

노인환자의 대부분이 기존 질환으로 인해 많은 약물을 처방받고 있는 경우가 흔하기 때문에 약물에 대한 병력을 자세하게 청취하는 것이 병원에서의 치료에 도움을 준다.

약물복용의 흔한 합병증은 섬망, 우울증, 기능적 감퇴, 치매의 악화, 기립성 저혈압, 쇠약감, 어지러움, 낙상, 요실금 등이 있다.

노인의 경우는 다양한 원인으로 인지적 손상을 종종 갖는 수가 있다. 갑자기 발생한 인지적 손상은 패혈증(sepsis), 울혈성심부전, 전해질 이상, 약물의 부작용, 경막밑출혈의 중요한 증상이다.

기능적 수준의 감소는 노인환자들에서 예상되는 것이다. 대부분 환자의 경우 증상들이 발현할 정도의 역치에 도달할 때까지 증상이 없다. 대부분 신체 기관의 기능은 나이에 따라 감퇴한다. 휴식기 심박출량(ejection fraction)은 30세 이상의 경우 일년에 약 1%씩 감소하고, 면역 기능 또한 나이가 들어감에 따라 감소한다. 예를 들면, 노인이 극심한 열이나 추위에 노출될 때 조절 기능이 효과적이지 못해 저체온증에 빠지거나 일사병으로 사망할 수 있다.

표 44-1 노인환자의 임상적 특성

노인환자의 임상적 특성
1. 임상증상이 복잡하다.
2. 임상증상이 비전형적이다.
3. 질환이 두 가지 이상인 경우가 많다.
4. 기존질환으로 여러 약물을 동시에 복용한다.
5. 여러 원인에 의한 인지적 손상을 잘 동반한다.
6. 기능적 수준의 감소가 항상 존재한다.

4. 외상

노인환자에게 있어 외상은 이환율과 사망률의 주요 원인이다. 노인은 기능의 감소로 인해 약한 외상에 의한 골절이 흔하고 외상으로 인해 심혈관계나 다른 장기에 심각한 합병증이 발생하여 입원 기간의 연장을 가져온다. 추락은 노인에게서 가장 흔한 손상의 원인이며, 그 뒤로 자동차 사고, 보행 사고에 의한 손상이 있다. 손상의 심각성, 기전과 상관 없이 50세 이상의 환자에게서 사망률의 증가를 초래하고 이는 나이가 들수록 증가한다. 다기관 외상(multisystem trauma)을 입는 노인환자는 증상이 미약하더라도 악화 될 여지가 많기 때문에 응급구조사는 후송 중에도 적절한 모니터링이 필수적이다. 노인환자는 급격히 활력징후가 악화되기 전에도 여러 활력징후나 모니터링 결과가 종종 정상 범위를 유지하는 경우가 있기 때문이다.

심각한 외상을 겪은 모든 노인 외상 환자에게 초기 집중적인 혈역동학적 감시와 현장에서 병원까지의 빠른 이송이 외상 초기에 숨겨진 쇼크를 감지할 수 있고 노인외상 환자의 생존율을 높일 수 있다.

노인 학대는 사람들에게서 그 심각성이 낮게 인식되어져 신고가 잘 이루어지지는 않지만, 노인 이환율과 사망률의 중요한 원인 중 하나이다. 우리나라의 경우 보건복지부가 발표한 '2017년 노인학대 현황 보고서'에 따르면 노인 학대 신고 건수는 총 1만 3,309건으로 이 가운데 4,622건이 노인학대로 판정되었다.

5. 감염

노인에 있어서 나이가 들면서 면역계의 변화뿐 아니라 여러 가지 요인이 감염에 대한 감수성을 증가시킨다.

또한 노인은 비전형적인 질병 양상을 나타내거나 감염의 국소적인 증상 및 징후가 없을 수 있다. 그 대신에 식욕 부진, 허약, 피로 같은 특정치 않은 증상이 나타날 수 있다.

또한 열 대신에 저체온이 나타날 수 있다. 감염의 가장 흔한 위치는 폐, 요로계, 복부 그리고 피부이다.

당신이 응급구조사라면

1. 노인환자가 어떤 임상적인 특성을 가지고 있나?
2. 노인환자를 처음 진단할 때 어떤 질환을 의심하겠는가?
3. 심근경색이 발생한 노인환자의 임상증상은 무엇인가?
4. 노인환자에서 세균감염의 다변수 요인은 어떤 것이 있는가?
5. 집에서 넘어진 78세 노인을 이송하기 위해 방문하였다. 골절이나 머리 손상은 없다는 것이 확인되었으나, 오래된 피멍 자국이 여러 군데에서 발견되었고 영양공급이 불충분해 보였다. 노인학대가 의심되지만 실제 증거가 될 만한 것이 없다. 당신은 어떻게 하겠는가?

PART

출산과 산부인과 질환

출산과 산부인과 질환

응급구조와 응급처치
RESCUE AND EMERGENCY CARE

개요

대부분의 신생아들은 병원에서 태어나지만, 갑작스런 진통과 함께 산모를 병원으로 옮길 시간적 여유가 없거나 자연재해, 재난 등 특수한 상황에 의해 집이나 병원으로 이송 중에 분만하는 경우가 있을 수 있다. 이런 경우 드물지만 난산 혹은 제대(탯줄)가 태아의 목을 감은 상태로 분만이 진행되어 태아가 위험해지거나 분만 후에 자궁의 수축장해로 인하여 과다한 출혈로 산모가 위험한 상황이 발생할 수도 있다. 이러한 상황에서 응급구조사는 분만을 담당해야 하므로 분만과정에 대한 많은 것을 알고 있어야 하며, 여러 응급상황에 신속하고 효율적으로 대처하여야 한다.

Chapter 45에서는 태아의 발생과정과 임신 중에 발생할 수 있는 응급상황에 대해 알아보며, 분만이 시작되는 단계 및 현장에서 응급분만을 결정해야 하는 상황과 방법에 대해 알아보겠다. 그밖에 분만에서의 여러 상황과 부인과적 응급질환을 알아보겠다. 또한 유산, 탯줄탈출, 조기양막파수, 볼기분만, 산후출혈, 다태아 분만, 오염된 환경에서의 분만, 미숙아 등의 비정상 분만과 합병증에 대하여 설명하고 있으며 후반부에서는 산부인과적인 응급질환에 대하여 설명하고 있다. 진통과 분만이외의 가임기 여성에서 가장 흔히 나타나는 응급증상은 복통과 질출혈이 있다. 이러한 증상들은 여러 가지 원인에 의해서 발생하지만 응급구조사로서 현장에서의 자세한 평가 및 처치는 어렵다. 이러한 산부인과적인 응급증상이 있을 경우 생명에 위협을 줄 수 있는 질환을 이해하고 적절한 처치를 시행할 수 있어야 한다.

목표

- 태아 발생의 기본적인 해부학을 이해한다.
- 임신의 합병증을 인식한다.
- 응급분만이 필요한 경우에 산모에게 접근하는 방법을 배운다.
- 분만의 3단계 과정과 응급분만 시 응급구조사 역할에 대하여 학습한다.
- 비정상적인 분만과 분만의 합병증에 대한 응급처치법을 알아야 한다.
- 산부인과적인 응급질환을 알아야 한다.
- 산부인과적인 응급질환에 대한 응급처치법을 알아야 한다.

1. 태아의 발생

사람에서 평균 임신기간은 마지막 월경일의 시작일부터 약 280일, 40주이다. 임신이 된 후 태아가 성장함에 따라 자궁도 커지며, 비례적으로 산모의 복부도 커진다. 태반(placenta)은 산모의 자궁 내벽에 밀착되어 있으며, 태아와 태반은 탯줄(umbillical cord)에 의하여 연결되어 있다. 태아의 성장에 필요한 영양분과 산소는 산모의 혈액에서 공급받는다. 즉, 산모의 혈액이 태반으로 유입되고, 태반의 혈액은 탯줄을 통하여 태아에게 공급된다. 또한, 태아는 양막(amniotic membrane)이라고 하는 막에 의하여 둘러싸여 있으며, 양막 내에는 양수(amniotic fluid)라는 액체로 채워져 있다(그림 45-1). 양수는 태아의 움직임을 용이하게 하고, 외부 충격으로부터 태아를 보호하며, 온도를 일정하게 유지시켜 주고, 분만 시 자궁경부가 열리는 데 중요한 역할을 한다. 또한 양수를 검사함으로써 태아의 성숙 정도와 건강에 관한 유용한 정보를 얻을 수 있다.

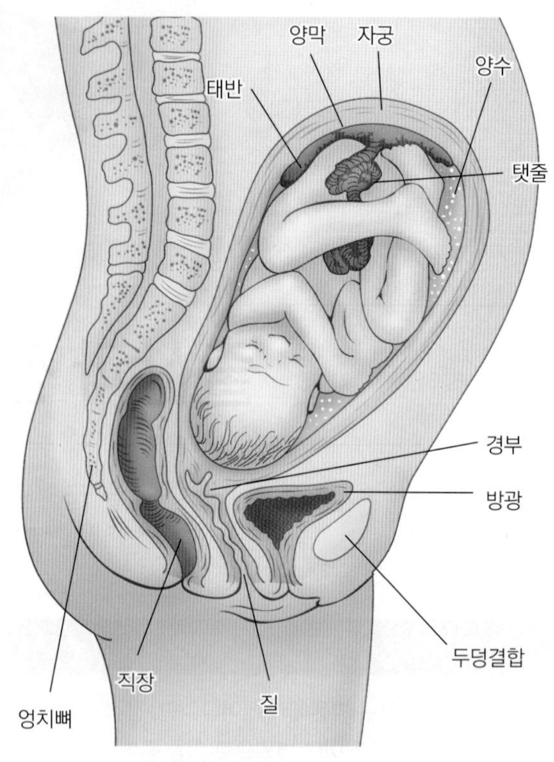

• 그림 45-1 임산부 복부의 해부학적 구조

2. 임신 중 합병증

임신이 진행됨에 따라 산모에게 여러 합병증이 발생할 수 있으며, 이에 대한 인지 및 신속한 처치가 산모 및 태아의 안전에 결정적인 영향을 줄 수 있다.

고혈압, 단백뇨, 부종으로 특징지어지는 자간전증(preeclampsia)은 대부분 산전 진찰을 통해 주기적인 점검 및 치료가 이루어지지만 드문 경우에는 경련을 동반하는 자간증(eclampsia)이 발생하고나서야 알게 되는 경우도 있다. 자간증은 산모의 주요 사망원인으로 즉각적인 치료가 필요하다. 자간증 산모에 대한 응급처치는 기도 확보를 통한 충분한 산소공급으로 태아의 저산소증을 방지하는 것이다. 자간증의 응급처치는 산모의 기도를 확보해 주고 충분한 산소를 투여함으로써 태아가 저산소증에 빠지지 않도록 해야 한다. 구토가 발생하면 구강내의 이물질을 흡인기나 손가락을 이용하여 제거하고, 이미 기술된 여러 방법으로 기도를 유지시켜 주어야 한다.

정상적인 분만이 시작되기 전에 질(vagina)에서 출혈이 되는 것은 심각한 상황을 의미한다. 임신 초반기의 질출혈은 유산이나 자궁외임신의 징후가 될 수 있고, 임신 후반기의 질출혈은 태반에 이상이 있다는 것을 암시하며 흔히 태반조기박리나 전치태반 등이 그 원인이다. 태반조기박리는 태반과 자궁 사이의 출혈로 인하여 태아의 배출 이전에 태반이 자궁벽에서 떨어져 나가는 것으로 태아에게 저산소증을 유발하게 된다. 대개 복통을 동반하지만 정도에 따라 증상이 다양하며, 자궁수축을 대부분 수반하므로 출혈이 없는 복통의 경우에는 진통에 의한 복통과 감별이 어렵다. 전치태반이란 수정란의 착상 시 태반이 자궁경부의 입구(internal os)를 막게 되는 경우로 경부입구를 완전히 막거나 부분적으로 막을 수 있다. 출혈은 임신말기에 자궁 부위가 점차 얇아지면서 태반이 분리되기 때문에 일어나며, 출혈 시 통증을 동반하지 않는 것이 특징이다.

이와 같이 임신후기 산모에서의 질 출혈은 심각한 징후이므로 신속하게 병원으로 이송하여 전문적 치료를 받아야 한다. 산모에서 쇼크의 징후가 있으면 체위를 옆으로 돌린 자세(왼쪽위)로 유지하면서 이송시킨다. 이송 중 출혈된 양을 측정하기 위하여 소독된 패드나 위생적인 냅킨을 사용하여 질의 아래부위에 받쳐 놓고, 사용된 모든 패드를 모아서 응급의료진에게 전달한다. 그러나 지혈하기 위하여 질 내부로 어떠한 것을 삽입하는 것은 감염위험 및 전치태반의 악화로 인한 대량출혈을 야기할 수 있으므로 절대로 금해야 한다. 혹시 질을 통하여 외부로 나온 조직이 있다면 모두 보관하여 응급의료진에게 전달해야 한다.

임산부의 자동차 사고인 경우는 산모나 태아에게 매우 심각한 상황이 발생할 수 있다. 손상으로 출혈이 심한 임산부는 쇼크 정도를 신속히 파악하고 응급처치를 하면서 병원으로 이송해야 한다.

양막파열은 진통이 시작된 후에 진행된다. 진통이 시작되기 전에 양막파열이 된 경우를 조기양막파열이라고 한다. 양막이 파열되면 감염의 가능성이 증가하며 진통이 뒤따르게 되어 대부분 조산이 야기되므로, 적절한 신생아 관리가 가능한 곳으로 이송하도록 한다.

3. 분만 개시

분만의 시작은 자궁이 규칙적으로 수축하기 시작하고 자궁문(경부)이 열리기 시작하는 것이며, 자궁수축은 특징적인 분만통(분만 시 발생하는 진통)을 유발한다. 분만통의 시작부터 분만이 완료되기까지에 소요되는 시간은 경우에 따라 다르지만, 일반적으로 경산부(출산 경험이 있는 산모)에 비하여 초산부(출산경험이 없는 산모)에서 더 길다.

분만통이 시작되는 징후로는 이슬맺힘(bloody show)이 있다. 이슬은 자궁 경부에서 형성된 점액 덩어리로 진통이 시작되면서 밖으로 밀려나온 것을 말한다. 분만통은 태아가 산도(birth canal)를 따라서 밑으로 내려올수록 점점 심해지며, 분만통의 시간간격도 더욱 규칙적이며 짧아진다. 분만이 시작되면, 산모는 하복부의 압력이 증가하고 장이 움직이는 것을 느끼게 되며, 이러한 느낌은 정상적인 증상이다. 이러한 증상은 태아가 출산경로를 따라서 내려오면서 태아의 머리가 직장을 압박하기 때문이다.

분만은 3단계로 나누어지는데(표 45-1), 제1기는 분만통의 시작과 함께 자궁경부가 완전히 열릴 때까지이다. 경산부의 경우에 대개 6 내지 8시간이 소요되고 초산부의 경우에는 8 내지 12시간이 소요된다. 대부분의 산모는 이 시기의 말기에 양막이 파열되어 양수가 자궁 밖으로 나오게 된다. 제2기는 자궁경부가 완전히 열린 후부터 태아가 나올 때까지로 분만통은 더 강해지고 잦아지며(2-3분 간격), 이때 흔히 산모는 과호흡을 하게 된다. 이 시기에 소요되는 시간은 산모에 따라 다양하지만 경산부의 경우 평균 20분 내외, 초산부의 경우 50분 정도 소요된다. 제3기는 태아가 산모 밖으로 나온 후부터 태반이 자궁에서 박리되어 체외로 나올 때까지이며 5-30분이 걸린다. 제1기 동안에는 산모를 병원으로 이송할 만한 시간적 여유가 있으나, 만일 제2기 상태라면 응급구조사는 산모의 집에서 분만시킬 것을 고려해야 한

표 45-1 분만의 3단계

제1기	분만통의 시작과 함께 자궁경부가 완전히 열릴 때(약 10 cm)까지
제2기	자궁 경부가 완전히 열린 후부터 태아가 나올 때까지
제3기	태아가 산모 밖으로 나온 후부터 태반이 자궁에서 박리되어 체외로 나올 때까지

다. 제3기에서는 태아가 이미 나온 상태이며, 태아의 분만부터 30분 이내에 태반이 박리되므로 태반이 배출된 후에 이와 함께 이송한다.

4. 응급분만의 필요성 평가

응급구조사는 '집에서 분만시킬 것인가? 또는 병원으로 옮길 것인가?'에 대하여 결정을 내려야 한다. 다음과 같은 상황에서 응급구조사는 현장에서의 분만을 고려해야 한다.

① 수분 이내에 태아가 분만될 것으로 예상되는 경우
② 천재지변이나 교통사고 때문에 병원으로 이송할 수 없을 때
③ 이용할 만한 이송차량이 없을 때

응급구조사는 산모에게 몇 가지 질문을 하거나, 태아의 머리가 산모의 외음부에서 관찰되는 환상형태의 머리출현('crowning', 일명 '배림' 또는 '발로'라고도 함)을 관찰함으로써 언제 분만될 것인지를 예측할 수 있다. 즉, 분만 전의 외음부는 길쭉한 타원형이나 태아의 머리가 외음부로 돌출됨에 따라서 외음부가 원형으로 바뀌는 것을 머리출현이라고 하며, 이 머리출현은 곧 태아가 산모 신체 밖으로 나온다는 것을 의미한다. 먼저 산모가 출산 경험이 있는 경산부인지를 물어보아야 한다. 경산부는 분만 경험이 있으므로, 지금 분만을 할 것 같은지 아닌지를 응급구조사에게 이야기해 줄 수 있다. 만일 산모가 분만을 할 것 같다고 이야기하면 응급구조사는 산모의 말을 믿고 분만을 위한 준비를 갖추어야 한다. 또한 장이 움직이는 느낌이 있는지를 산모에게 물어보아야 하며, 느낌이 있다면 태아의 머리가 직장을 누르고 있다는 것이므로 곧 분만이 시작된다는 것을 의미한다. 응급구조사는 산모의 질을 관찰하여 태아의 머리가 보이는지를 관찰해야 한다. 외음부에서 신생아의 머리출현을 관

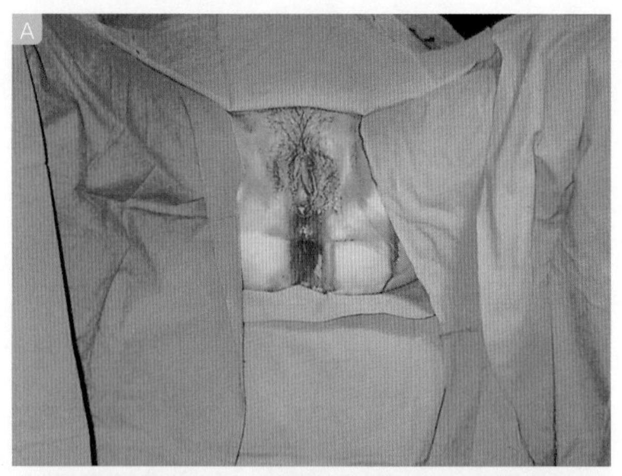

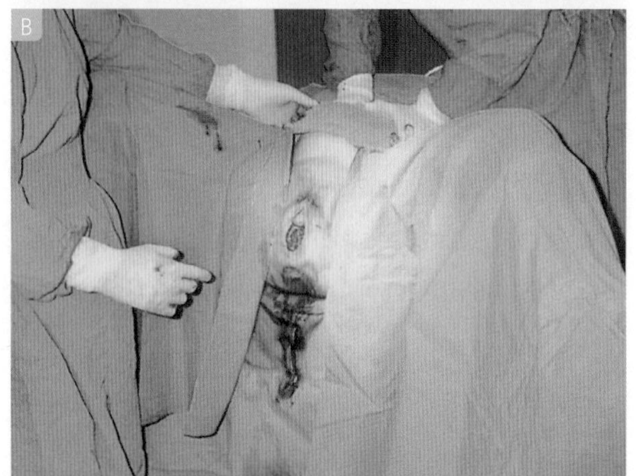

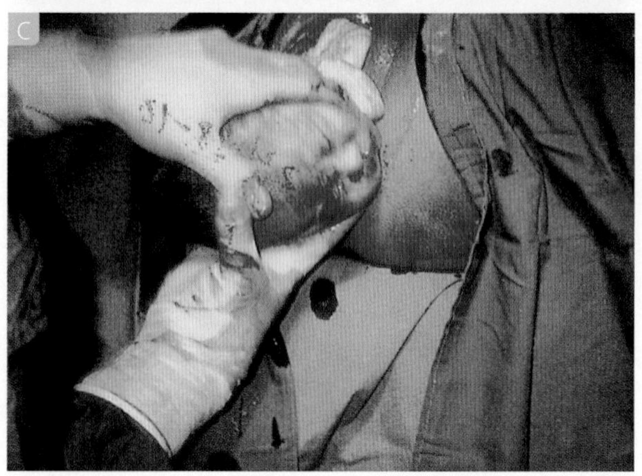

● 그림 45-2 분만이 진행되는 중의 질. **A.** 분만이 시작되기 전에 닫혀진 상태의 정상적인 질. **B.**' 머리출현'이란, 질이 열린 상태에서 태아의 머리가 보이는 것을 의미한다. 자궁이 수축하는 동안 신생아의 머리가 빠져 나오도록 충분히 벌려져야 한다. **C.** 신생아의 얼굴이 오른쪽 혹은 왼쪽으로 돌려진 상태에서 분만한다.

찰하기 위하여 부드럽게 산모의 다리를 양옆으로 벌려야 한다. 외음부에서의 머리출현은 분만이 곧 일어날 것을 의미한다(그림 45-2). 일단 분만이 시작되면 인위적으로 분만을 진행시키거나 멈추게 할 수는 없다. 즉, 분만의 진행을 억제하기 위하여 산모의 다리를 서로 겹쳐 놓는 것은 무의미한 행동이다. 산모가 장이 움직이는 것 같은 느낌을 받는다고 하면, 응급구조사는 정상적인 증상이며 곧 분만하게 될 것이라고 산모를 안심시켜야 한다.

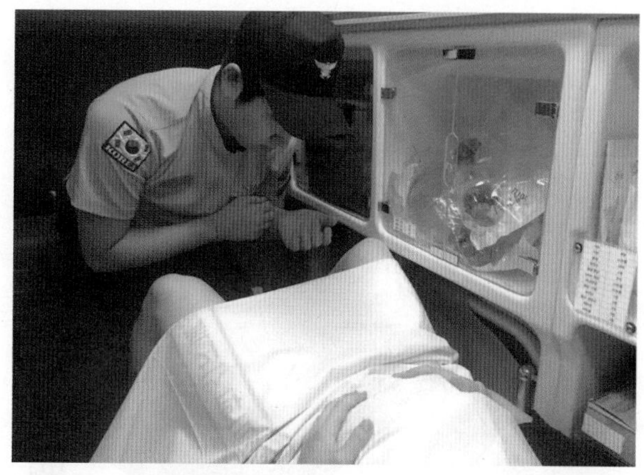

• 그림 45-3 차량 내에서 응급분만을 위하여 위치를 선정

5. 분만 제1기의 응급처치

응급구조사가 일단 현장이나 집에서 분만시킬 것으로 결정하면 모든 조치가 신속하고 조용하게 이루어져야 한다. 분만은 최소한 2명의 도움이 필요하다. 1명의 응급구조사가 분만을 유도해야 할 경우에는 간호사, 경찰관 혹은 분만 경험이 있는 가족이나 이웃에게 도움을 요청해야 한다. 집에서 분만하기로 결정한 순간부터는 응급구조사가 산모의 곁을 떠나서는 안 된다. 부득이한 사정으로 인하여 응급구조사가 산모 곁을 떠날 때는 반드시 다른 사람이 산모 곁에 있어야 한다.

1) 준비물

다음의 준비물이 갖추어진 소독된 분만용 응급장비가 필요하다.

① 한 쌍의 수술용 가위
② 3개의 지혈감자(hemostat)나 제대감자(cord clamp)
③ 탯줄 결찰기(umbilical clamp)
④ 구형 흡인기(고무제제)
⑤ 5장의 수건
⑥ 3–4개의 소독장갑
⑦ 담요 1장
⑧ 멸균거즈 혹은 위생냅킨
⑨ 4×4 cm 크기의 스폰지

2) 분만 전 준비사항

산모는 탁자나 바닥 위에 담요, 시트 혹은 수건을 깔고 바로 눕힌다. 자동차 안에서의 분만인 경우에는 산모의 무릎과 엉덩관절을 구부린 채로 들것에 눕힌다(그림 45-3). 집에서 응급으로 분만시킬 경우에는 가능하면 튼튼한 탁자 위에 산모를 눕힌다. 산모를 침대나 바닥에 눕히는 것보다는 탁자 위에 위치시키는 것이 분만을 유도하는데 훨씬 수월하기 때문이다.

엉덩관절과 무릎을 구부린 채로 눕히고, 산모의 머리에는 1–2개의 베개를 받쳐 주어야 한다. 산모의 양 다리를 양측으로 벌리고 신문지나 시트를 엉덩이 부위에 깔아 놓아서 바닥으로부터 5 cm 정도 높게 하고, 양막파열 시 흘러나오는 양수가 스며들게 한다(그림 45-4).

응급구조사에게 도움을 줄 수 있는 사람은 산모의 머리 맡에 위치하여, 분만하는 동안 산모를 편안하게 해주고 진정시키며 안정을 유지시킨다. 산모는 다른 사람의 손을 꼭 쥐기를 원하므로 자연스럽게 도와준다.

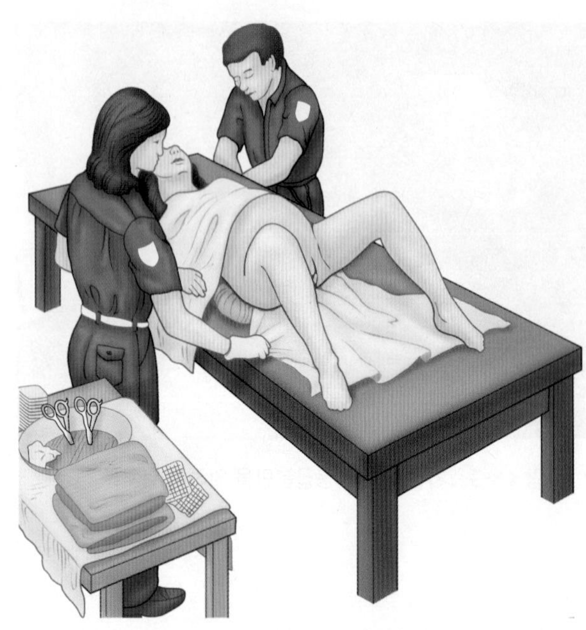

• 그림 45-4 가정에서의 응급분만을 위한 위치 선정. 그림은 응급구조사가 오른손잡이의 예이다. 산모의 질 아래쪽으로 충분한 공간을 두어, 분만 시 신생아가 떨어지는 것을 방지한다.

산모가 구토를 할 경우에 응급구조사는 산모의 머리를 한쪽으로 돌려주어 기도를 확보해야 한다. 응급구조사가 오른손잡이면 산모의 오른쪽에 위치하고, 왼손잡이면 왼쪽에 위치한다. 테이블의 가장자리와 산모의 엉덩이 사이에 충분한 공간을 두도록 하여, 나중에 태아가 분만되면 신생아를 이곳에 위치시킨다.

응급구조사는 분만용 응급장비를 가까운 의자나 테이블에 위치시켜서 손에 쉽게 닿을 수 있도록 한다. 철저히 손을 세척한 후에 분만용 응급장비를 조심스럽게 열어 장비를 깨끗하게 유지한다. 응급구조사는 미리 소독된 장갑을 준비해 두고, 소독된 1장의 수건은 산모의 엉덩이 밑에 깔아 준다. 다른 1장은 질 바로 아래에 깔고, 다른 1장은 산모의 복부를 넓게 덮어준다.

응급구조사는 항상 선 자세로 산모의 질 부위를 관찰해야 한다. 자궁이 수축되어 진통이 시작되는 시간부터 다음 진통이 시작되는 시간을 측정하여 분만통의 시간간격을 계산한다. 자궁수축이 없는 사이에는 산모에게 안심하라고 용기를 북돋아 준다. 자궁 수축 시는 산모가 긴장하지 않도록 하고, 입으로 심호흡을 하도록 유도한다.

6. 분만 제2기의 응급처치

분만 2기는 신생아의 머리출현(crowning)부터 자궁밖으로 완전히 배출될 때까지의 시기를 말한다.

1) 분만

응급구조사는 태아의 머리가 질 밖으로 나올 때는 머리를 주시해야 한다. 자궁수축에 의하여 태아의 머리가 외부로 나오면, 응급구조사는 한 손바닥을 머리에 두고 다른 한 손은 태아의 턱을 부드럽게 들어 올림으로써 정상적인 신전을 돕고 태아가 갑자기 질 밖으로 나오는 것을 예방한다. 태아의 머리는 대부분이 단단한 머리뼈로 구성되지만, 2곳의 부드러운 부위를 갖고 있다. 이곳을 '숫구멍(fontanelle)'이라 부르며, 머리의 앞쪽(이마부위)과 뒷쪽(뒷통수부위)에 위치한다. 이곳에는 머리뼈는 없으며, 뇌는 피부와 막으로만 싸여져 있다. 그러므로 응급구조사는 숫구멍 부위를 손가락으로 누르지 않도록 주의하여야 하며, 태아의 머리를 만질 때는 손바닥으로 부드럽게 만져야 한다(그림 45-5).

탯줄(umbilical cord)이 태아의 목을 감는 경우를 드물게 볼 수 있다(그림 45-6). 태아의 머리가 외부로 나오자마자, 탯줄이 목을 감고 있는지를 확인해야 한다. 응급구조사는 태아의 머리를 잡지 않은 다른 손의 인지를 사용하여 조기에 감지할 수 있으며, 또한 목 부분이 외부로 노출되면 육안적으로 확인할 수 있다. 목 주위를 꽉 죄고 있는 탯줄은 태아를 질식시킬 수 있으므로 즉시 제거시켜야 한다. 탯줄이 느슨하면 아기의 머리 위로 빼낼 수 있다. 만약 탯줄을 빼낼 수 없으면 즉시 탯줄을 잘

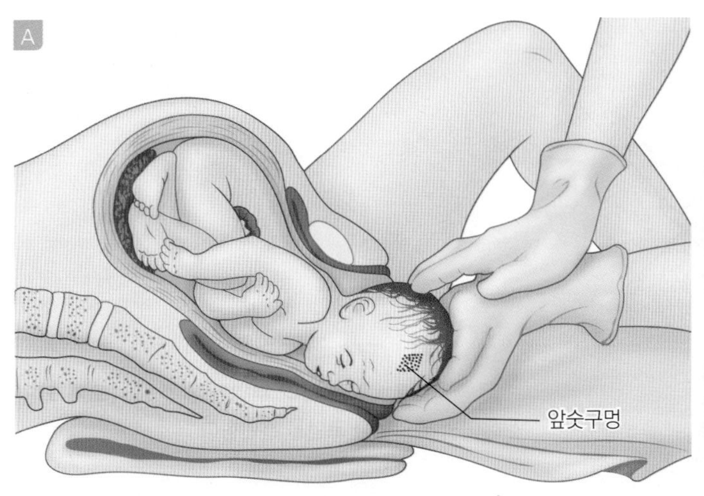

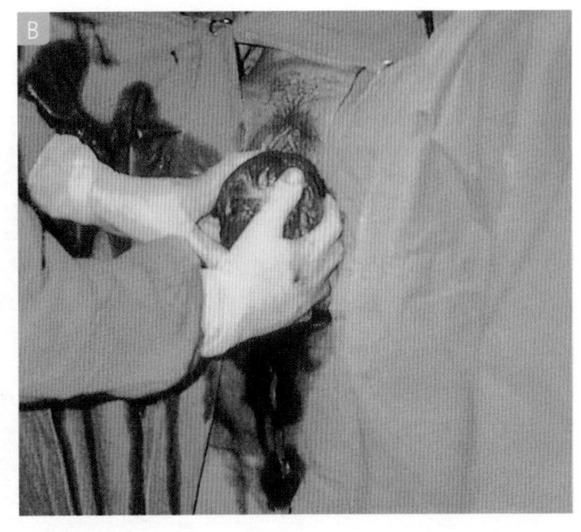

• 그림 45-5 신생아의 머리가 질 밖으로 나오려 하고 있다. 얼굴부가 산모의 뒤쪽 부분을 바라보고 있으며 머리가 한쪽으로 치우쳐 있다. 응급구조사는 신생아가 빠르게 돌출되어 나오는 것을 방지하여야 한다.

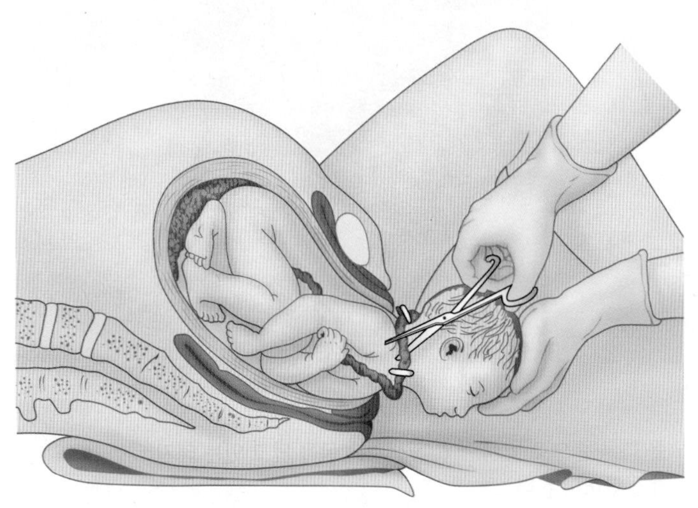

• 그림 45-6 만일 탯줄이 신생아의 목을 꼭 조인 상태로 감겨져 있으면, 탯줄을 느슨하게 해주고 감자로 결찰한 후에 탯줄을 자른다.

라야 한다. 우선 탯줄에 2개의 제대감자를 물리고, 제대감자 사이의 탯줄을 가위로 잘라준다. 그러면 태아의 목에서 탯줄을 풀어줄 수 있다. 절단된 탯줄의 양끝을 완전히 묶어주기 전까지는 제대감자를 풀지 않도록 해야 한다.

태아의 머리가 외부로 나오게 되면 응급구조사는 한 손으로 태아의 머리를 받쳐준다. 턱이 나오고 머리 전체가 나오게 되면 태아의 얼굴이 한쪽 방향으로 돌아가게 되며, 이때 태아의 얼굴 전체가 확인되면 태아의 호흡으로 인한 흡인을 방지하기 위하여 구형 흡인기로 입과 코의 내용물을 제거한다. 구형 흡인기를 신생아의 입안으로 집어넣어 점액, 혈액, 수분, 양수 등을 흡입해 준다. 흡인기가 없다면 손가락으로 입을 씻어야 한다. 흡인은 입안에서 2–3번, 콧속에서 2–3번 되풀이 한다. 신생아는 주로 코를 통하여 호흡하므로 콧속을 깨끗이 한 후에도 계속 호흡을 관찰해야 한다(그림 45-7).

신생아의 신체 중에서 머리가 가장 크므로, 머리만 외부로 나오면 나머지 신체부위는 쉽게 나온다. 어깨가 나

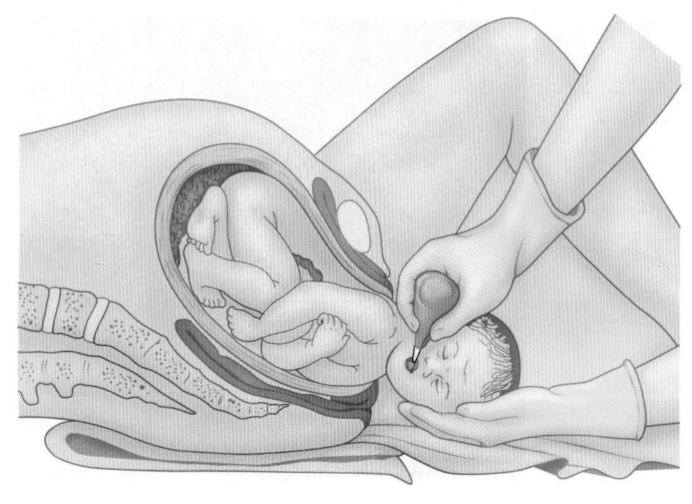

● 그림 45-7 일단 머리 부위가 완전히 나오게 되면 신생아의 입안이나 코안을 흡인한다.

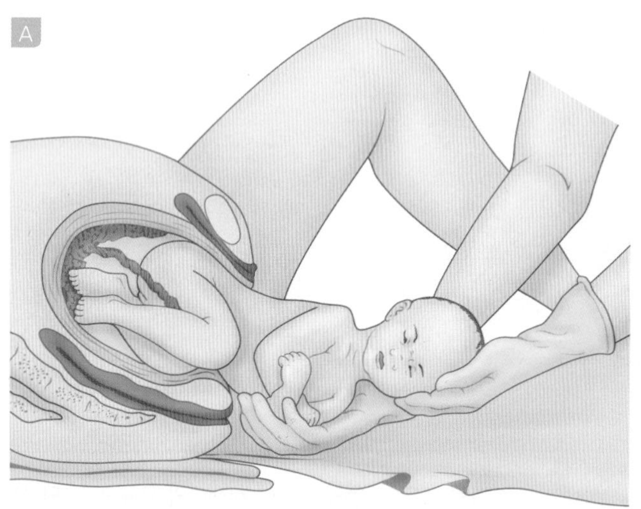

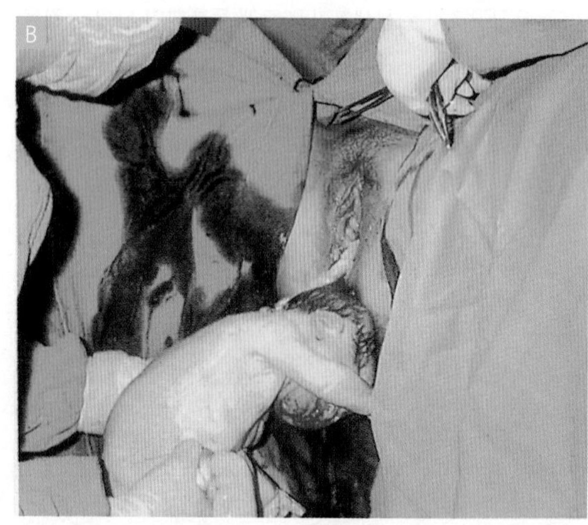

● 그림 45-8 신생아의 머리를 한 손으로 받쳐주고 몸통부위를 다른 손으로 받쳐준다. 신생아는 몸을 덮고 있는 태지(태아기름막)와 양수로 인하여 매우 미끄럽기 때문에 단단히, 그러나 부드럽게 잡고 있어야 한다.

올 때까지 신생아의 머리와 신체 상부를 받쳐 준다. 복부와 엉덩이가 나오면 다른 손으로 이 부위를 받쳐준다. 신생아의 신체가 미끄러우므로 응급구조사의 손에서 떨어질 수 있다. 그러므로 양손과 가슴으로 신생아를 품는 자세가 안전하다(그림 45-8).

신생아는 분만 즉시 한쪽에 마련해 놓은 테이블이나 침대 위의 수건 위에 눕힌다. 이물질이 기도를 폐쇄하지 않도록 신생아의 머리를 다른 신체보다 약간 아래로 내려주고, 머리를 한쪽으로 약간 돌려놓는다. 멸균거즈를 사용하여 신생아의 구강 속을 깨끗이 닦아내고, 다시 구형 흡인기를 이용하여 입과 코의 내용물을 흡인한다. 신생아를 산모의 질과 같은 높이로 유지시킨다. 만일 신생아가 산모의 질 부위보다 높게 위치하면 신생아의 혈액이 탯줄을 통해서 산모에게 역류되기 때문이다(그림 45-9).

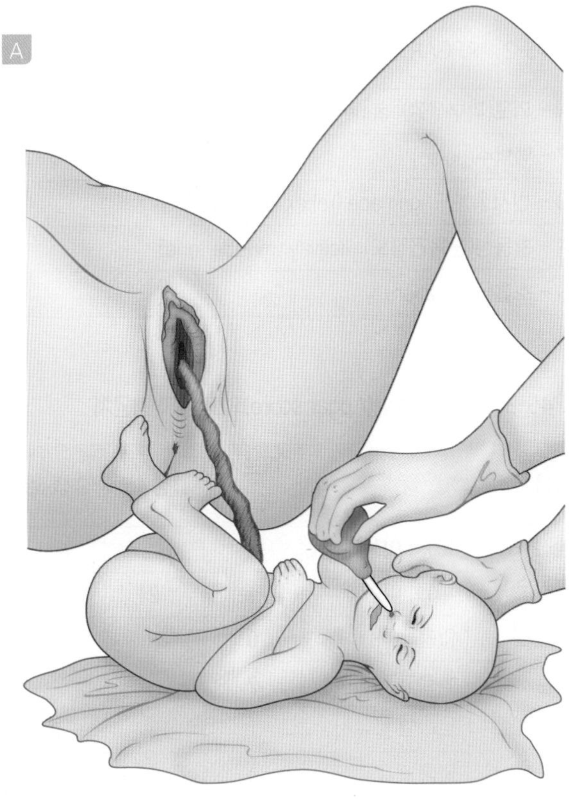

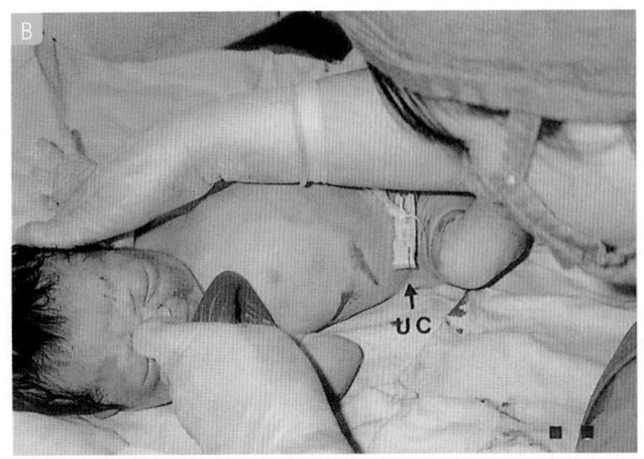

● 그림 45-9 분만 후, 신생아는 산모의 질 높이에서 눕히고 머리는 약간 낮춘다. **A.** 입안과 코안은 구형 흡인기를 다시 사용하여 깨끗이 해준다. 탯줄을 절단한 후에도 필요에 따라 구형 흡인기를 이용하여 입안과 코안의 이물질을 제거한다. **B.** 화살표는 탯줄묶음기(umbilical clamp)를 가리킨다.

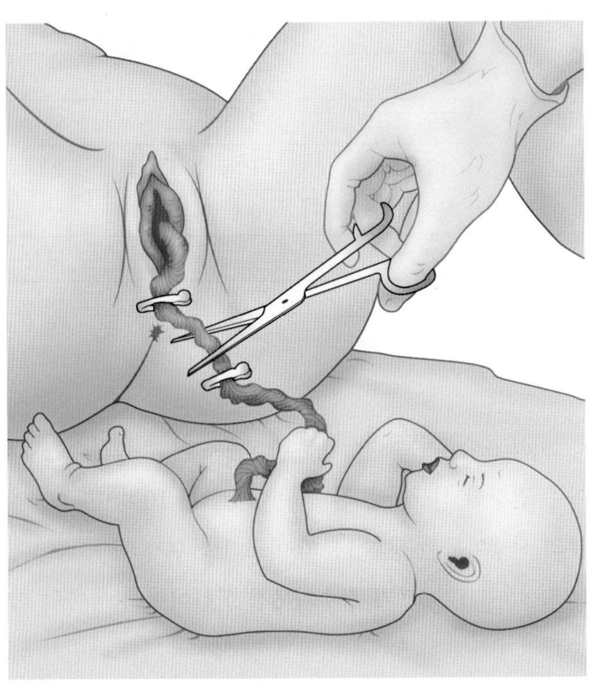

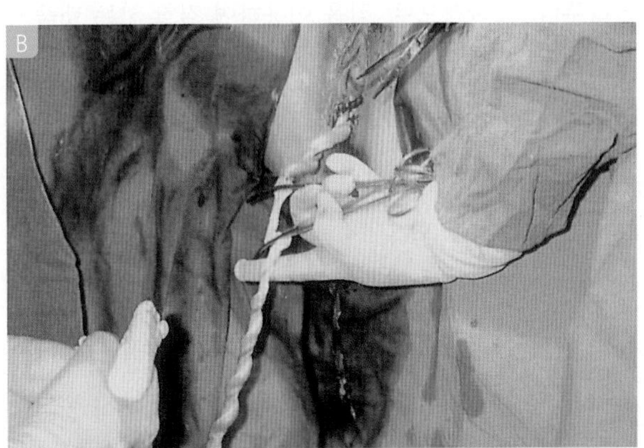

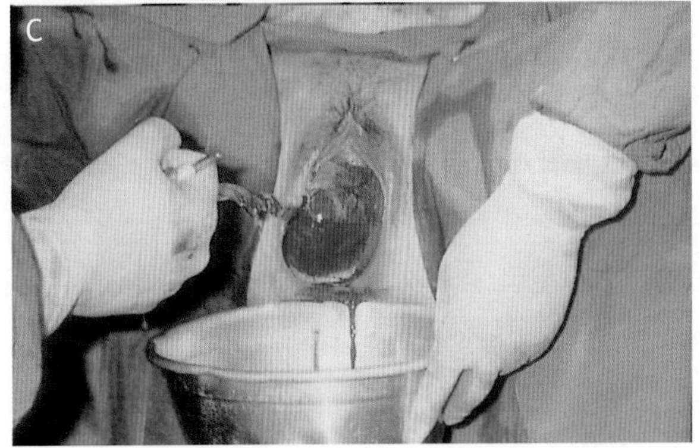

● 그림 45-10 A, **B.** 탯줄은 2개의 소독된 감자를 사용하여, 신생아와 산모의 질 사이의 중간 부위에서 약 7 cm의 간격을 두고 결찰한 후 감자 사이를 잘라 준다. **C.** 태반이 나오는 모습을 보여주고 있다.

2) 탯줄묶음

탯줄묶음은 탯줄을 2개의 제대감자(clamp)로 결찰한 후에 제대감자 사이의 탯줄을 소독가위로 잘라준다. 첫 번째, 제대감자는 신생아의 복부로부터 10 cm에 위치한 탯줄을 결찰하고, 2번째 탯줄묶음은 첫 번째 제대감자 부위에서 신생아 쪽으로 제대감자로부터 5 cm 정도의 위치에서 탯줄을 결찰한다. 결찰이 완료되면 소독가위로 제대감자 사이의 탯줄을 잘라준다. 일단 탯줄이 결찰된 후에는 너무 서둘러 탯줄을 절단할 필요는 없다. 탯줄은 쉽게 터지고 찢어지므로 주의 깊게 다루어야 한다. 탯줄을 너무 거칠게 조작하면 신생아의 복부에서 찢어지게 되어 치명적인 출혈을 유발할 수 있다. 탯줄을 가위로 절단하면 신생아의 복부에서 2–3 cm에 위치한 탯줄을 정식으로 탯줄묶음기(umbilical clamp)로 단단히 결찰한다. 탯줄묶음기와 제대감자 사이의 탯줄을 소독가위로 잘라준다. 일반적으로, 실을 이용하여 결찰 시는 탯줄의 부드러운 조직이 파열될 수 있으므로 실을 사용하지 않고 플라스틱 탯줄묶음기를 이용한다. 탯줄의 나머지 부위는 태반에 붙어 있으므로, 태반이 나올 때는 모든 탯줄이 함께 빠져 나온다(그림 45–10).

신생아의 얼굴부를 제외한 모든 부위를 담요로 감싸준다. 신생아의 구강과 코에 내용물이 있는 경우는 다시 흡인하며, 신생아는 추위에 민감하므로 따뜻하게 유지시켜 준다.

표 45-2 APGAR 점수

A – 외모(피부색깔): appearance (color)
P – 맥박수(pulse)
G – 반사흥분도: grimace (reflex irritability)
A – 활동성(근육긴장도): activity (muscle tone)
R – 호흡(respiration)

표 45-3 아프가 점수(Apgar score)의 적용과 평균치

항목		아프가 점수	출생 1분	출생 5분
심장 박동수	100회 이상	2		
	100회 미만	1	2	2
	없음	0		
호흡	빠르고 규칙적	2		
	느리고 불규칙	1	2	2
	없음	0		
근육 긴장도	활동적	2		
	약한 팔다리운동	1	1	2
	없음	0		
반사성 흥분도	강함	2		
	약함	1	2	2
	없음	0		
피부색	모두 핑크빛	2		
	일부 핑크빛	1	1	2
	청색 / 창백	0		
	합계		8	10

3) 신생아의 평가

신생아의 상태는 '아프가 점수(Apgar score)'를 이용하여 평가한다. 이것은 신생아의 상태를 5가지 항목으로 평가하는데, 심박동(맥박)수, 호흡, 근육 긴장도, 반사 흥분도, 피부색으로 구성된다. 'APGAR'의 첫 문자를 이용하면 5개의 구성요소를 기억하는 데 도움이 된다(표 45-2, 45-3).

'아프가 점수'는 출생 1분과 5분에 각각 측정하는데, 아주 건강한 신생아는 전체 수치의 합이 10점이다. 대부분의 신생아들은 생후 1분의 아프가 점수가 8–10점이다(그림 45–11). 아프가 점수가 6점 이하이면 신생아의 집중관리가 필요하므로 기도확보 및 체온유지를 하면서 신속히 병원으로 이송한다.

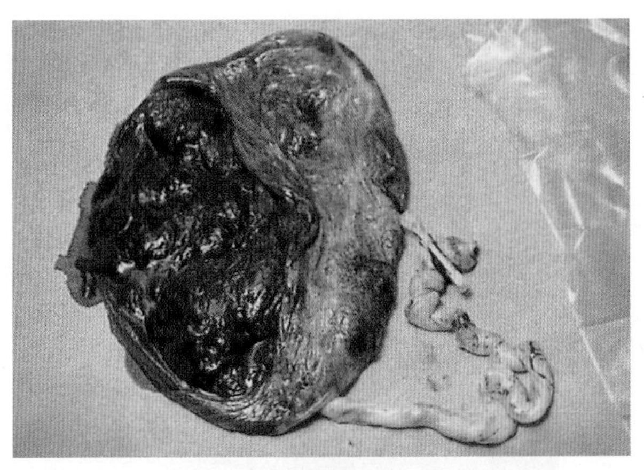

• 그림 45-11 정상적인 태반은 둥그스름하고 직경이 약 18 cm이고 두께는 2.5 cm 정도이며, 무게는 약 500 mg 정도이다. 한쪽 면은 매끄럽고, 다른 쪽 면은 거칠고 소엽화되어 있다. 태반도 용기에 담아서 병원으로 가져온다.

(1) 심박동

신생아의 맥박수는 100회/분 이상이어야 한다. 청진기를 사용할 수 없는 경우에는 손가락으로 탯줄의 박동수를 촉지하여 측정한다. 100회 이상의 맥박수는 2점이고, 100회 이하이면 1점, 맥박이 없으면 0점이다. 물론 맥박이 없으면 심장 활동이 없음을 의미하므로 바로 심폐소생술이 시행되어야 한다.

(2) 호흡

정상적으로 신생아의 호흡은 규칙적이고 빠른 편이어서 울음소리가 크고 강하다. 만일 호흡이 느리며 깊이가 얕고, 호흡곤란이 있거나 울음소리가 약하면 호흡기능상실증이 있을 수 있다. 호흡이나 울음이 완전히 없으면 매우 위험한 징후이다. 규칙적이며 빠른 호흡(울음)은 2점, 느리고 불규칙적이면 1점, 호흡이 없으면 0점이다.

(3) 근육 긴장도

근육 긴장도의 정도는 신생아의 각 조직에 대한 산소공급의 정도를 나타낸다. 정상적으로는, 엉덩이와 무릎을 구부린 상태로 신생아는 저항하려고 하며, 어느 정도까지는 무릎을 곧장 뻗으려고도 한다. 이런 경우에는 2점이다. 약간의 근육 긴장력이 있지만 엉덩이나 무릎을 약하게 뻗을 수 있으면 1점이다. 근육 긴장력이 없으면 0점이다.

(4) 반사 흥분도

이것은 자극에 대한 신생아의 반응 정도를 측정하는 것이다. 코 안쪽을 자극할 때, 신생아가 기침이나 재채기를 하면 2점, 얼굴만 찡그리면 1점, 반응이 없으면 0점이다.

(5) 피부색

대부분의 신생아들은 태어날 때는 청색을 띄지만, 곧 분홍빛으로 변한다. 발과 입술은 출산 후 수분 이내에 완전히 분홍빛을 띠어야 한다. 몸 전체가 분홍색이면 2점, 몸은 분홍빛이지만 발과 입술이 푸르스름하면 1점, 몸 전체가 청색을 띄거나 창백하면 0점이다. 때로는 신생아에서 피부색을 적용시킬 수 없을 경우도 있는데, 이때는 입술과 혀를 이용한다. 이들도 생후에는 청색을 띠지만 수분 내에 완전히 분홍빛으로 변한다.

7. 분만 제3기의 응급처치

분만 제3기는 태아가 배출된 후부터 태반이 자궁으로부터 분리되어 나올 때까지의 시기이다. 태아가 분만되면 담요로 신생아를 감싼 채로 산모 옆의 보조자에게 건네준다. 그 후부터는 주의 깊게 태반의 자연방출을 기다려야 한다.

태아를 분만한 후에는 태반이 자궁에서 자연적으로 분리되어 저절로 나온다. 태반이 자연적으로 분리되기 전에 인위적으로 태반을 박리시키려는 시도는 자궁 내 손상을 유발할 수 있으므로 탯줄을 잡아당겨서 자궁 속의 태반을 체외로 방출시키는 강제적인 방법은 절대로 시행하지 말고 태반이 박리되어 나오는 것을 관찰만 하

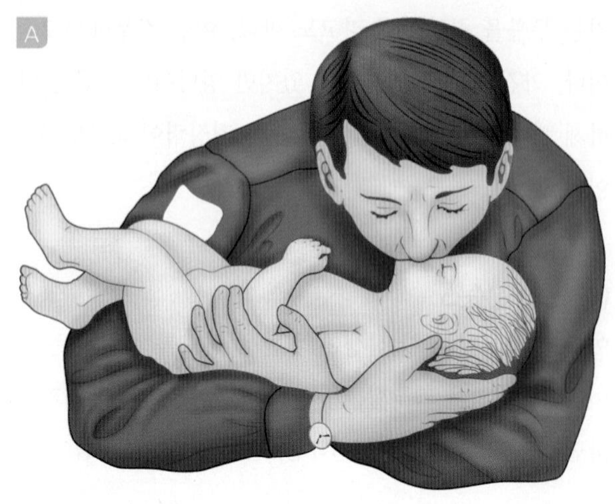

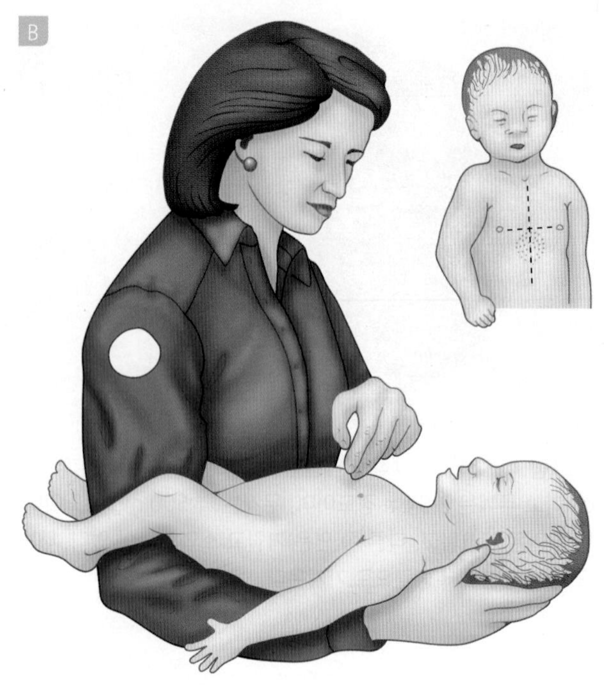

• 그림 45-12 심폐소생술은 성인보다는 신생아에서 힘들다. **A.** 인공호흡은 가슴이 부풀어 오를 정도로 충분한 공기를 불어넣어야 한다. **B.** 가슴압박은 손가락 2개(검지와 중지 또는 두개의 엄지)를 사용하여 실시한다.

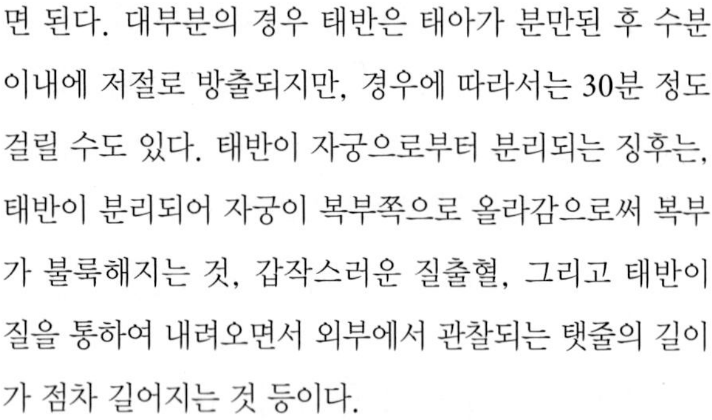

면 된다. 대부분의 경우 태반은 태아가 분만된 후 수분 이내에 저절로 방출되지만, 경우에 따라서는 30분 정도 걸릴 수도 있다. 태반이 자궁으로부터 분리되는 징후는, 태반이 분리되어 자궁이 복부쪽으로 올라감으로써 복부가 불룩해지는 것, 갑작스러운 질출혈, 그리고 태반이 질을 통하여 내려오면서 외부에서 관찰되는 탯줄의 길이가 점차 길어지는 것 등이다.

태반이 분리되면 산모에게 하복부에 힘을 주라고 하여 증가된 복부압력으로 태반을 방출시키는데 도움을 줄 수 있다. 이러한 시도가 실패한 경우에는 산모의 복부를 손으로 원을 그리면서 부드럽게 마사지를 해주면 태반의 방출이 빨라질 수도 있다. 태반이 나오면서 약 250 cc 정도의 질출혈이 있을 수 있다. 일단 태반이 외부로 나오면 약간의 출혈만 있으므로, 지속적이거나 대량 출혈은 응급상황을 의미한다. 만일 다음 3가지의 응급상황이 분만 3기 중에 발견되면, 산모를 병원으로 신속히 이송시켜야 한다.

① 태아분만 후 30분 이상이 지나도 태반이 나오지 않을 때
② 태반이 나오기까지 250 cc 이상의 출혈이 있을 때
③ 태반이 나온 후에 지속적인 출혈이 있을 때

이상의 경우에서는 산모와 함께 신생아도 병원으로 이송해야 한다. 응급구조사는 소독된 패드나 멸균거즈를 산모의 질부위에 덮어놓는다. 쇼크에 대한 응급처치와 함께 충분한 산소를 투여하면서 반복하여 활력징후를 측정한다. 산모의 질 속으로는 아무것도 넣어서는 안 된다.

일단 태반이 나오면 태반을 주의 깊게 관찰한다. 정상적인 태반은 둥그스름하고, 직경이 약 17–18 cm 정도이고 두께는 2.5 cm 정도이다. 한쪽 면은 매끈하고 빛나는 막으로 덮여 있고, 다른 쪽 면은 거칠고 소엽화되어 있다(그림 45–12). 태반과 탯줄은 용기에 담아서 병원에 전달함으로써 응급의료진이 태반을 검사하여 자궁에서 모두 방출되었는지를 판정할 수 있게 한다. 만일 태반이 자궁에 약간이라도 남아 있으면, 지속적인 질출혈이나 감염의 원인이 될 수 있다. 산모를 병원으로 이송하기 전에 응급구조사는 소독된 패드나 거즈로 산모의 다리와 질을 덮어준다. 또한 도움을 준 사람들에게 감사의 뜻을

전하고 산모에게 축하를 해주며, 신생아가 태어난 시간과 측정한 아프가 점수를 기록한다.

8. 비정상 분만과 합병증

정상적인 분만이 아닌 경우 응급구조사는 가급적으로 병원에 연락하고 산모를 신속히 병원으로 이송한다. 이때 분만을 늦춰줄 수 있는 방법으로는 산모의 둔부 아래에 베개나 이불 등으로 높여주면 분만시간을 늦출 수 있다. 따라서 병원으로 응급이송해야 하는 비정상 분만 산모는 둔부를 거상한 상태로 분만의 진행상황을 살펴보며 신속하게 병원으로 이송해야 한다.

1) 유산

임신 20주 이전 즉, 태아가 생존가능성이 없는 시기에 태아와 태반을 분만되어 임신이 종결되는 것을 유산이라고 하며, 자연유산과 인공유산 또는 치료적 유산으로 구분한다. 유산의 원인과는 무관하게 유산에 의한 합병증이 발생할 수 있으며, 유산의 가장 심각한 합병증은 출혈과 감염이다. 출혈은 유산 후에도 자궁에 남아 있는 태아나 태반에 의하여 유발될 수 있으며, 이러한 경우를 불완전 유산이라고 한다. 또한 유산은 자궁벽을 손상시켜서 출혈을 일으킬 수 있으며, 감염도 같은 원인에 의하여 발생할 수 있다. 산모가 쇼크 상태이면 쇼크에 대한 응급처치를 하면서 신속히 병원으로 이송시킨다. 질을 통해 빠져 나온 모든 조직을 모아서 병원으로 이송해야 되며, 응급구조사는 어떠한 조직도 자궁 내에서 인위적으로 빼내려고 해서는 안 된다.

질에서 조직이나 내용물이 유출되는 경우에는 외음부를 멸균된 패드나 거즈로 덮어주어야 한다. 드물지만, 유산에 의하여 대량출혈이 생길 수 있으며 이는 심각한 출혈성쇼크의 원인이 된다.

2) 탯줄탈출

태아가 분만되기 전에 탯줄이 먼저 질 밖으로 나올 수 있는데, 이것을 '탯줄탈출'이라고 하며 드물게 발생한다. 분만 중 태아의 머리가 이미 질 밖으로 나온 탯줄을 압박하고, 탯줄의 혈관압박에 의하여 태아로의 혈액순환이 차단될 수 있다. 탯줄탈출은 분만의 초기에 일어나므

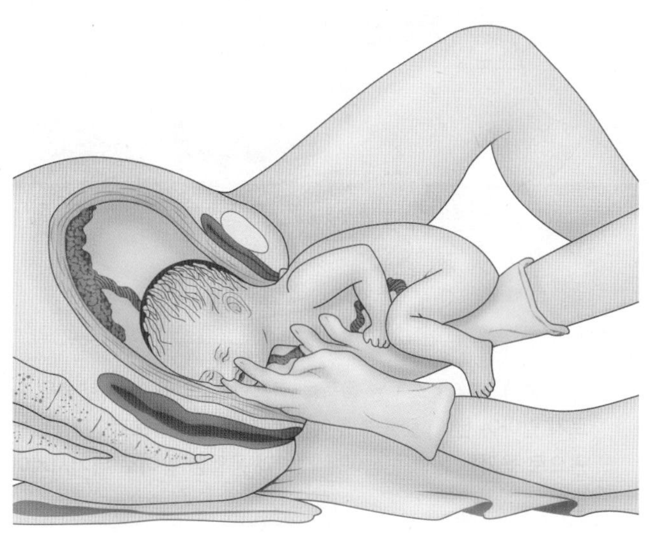

● 그림 45-13 볼기태위의 경우 태아의 다리와 엉덩이가 외부로 먼저 나온다. 태아의 머리는 마지막으로 나오게 되며 분만이 어려운 경우가 있다. 이런 경우 질 내부로 손을 넣어 태아의 질식을 방지하면서 머리를 나오게 할 수 있다.

로 산모를 병원으로 이송시킬 시간적 여유가 있다. 응급구조사는 이미 유출된 탯줄을 질 속으로 다시 집어넣으려고 시도하는 것은 금기이며, 다만 태아의 머리가 탯줄로부터 압박받는 것을 방지하도록 시도해야 한다. 산모가 쇼크 상태이면 산모의 엉덩이와 다리를 약간 들어 올린 자세를 유지해야 한다. 응급구조사는 소독장갑을 착용하고, 태아의 머리를 질 속으로 가볍게 밀어서 탯줄에 가해지는 압력을 줄여줄 수 있다. 생리식염수를 적신 멸균된 수건이나 거즈로 빠져 나온 탯줄을 잘 감싸주어야 하며, 산모에게 산소를 투여하면서 신속히 병원으로 이송한다.

3) 조기 양막파수

양막파수는 양막이 파열되면서 양수가 흘러나오는 것이며, 양막의 자연파수는 분만통이 본격적으로 진행되는 과정 중에 일어나는 정상적인 상황이다. 양막은 자궁이 수축하는 동안에 파수되는데, 외견상으로는 외부로 양수가 흘러나오는 것으로 인지할 수 있다. 그러나 분만통이 발생하기 전에 비정상적으로 양막파수가 발생할 수 있으며, 이때 문제가 되는 것은 다음과 같다.

① 태아의 선진부가 골반안의 출산경로에 위치되지 않으면, 탯줄이 먼저 유출되어 탯줄탈출을 유발할 수 있다.

② 임신기간이 만삭이거나 만삭에 가까우면 분만이 곧 일어나게 된다.

③ 양막이 파열된 후에도 태아가 24시간 이상 자궁 내에 머물러 있게 될 경우에는 세균감염이 될 수 있다. 따라서 병균의 자궁 내 침입으로 심각한 자궁내감염이 발생할 수 있다.

이런 문제가 발생할 수 있기 때문에 조기에 양막이 파수된 임산부는 입원하여 적절한 치료를 받아야 한다. 드물게는 양막이 완전히 파열되지 않아서 태아를 덮게 되며, 태아의 머리가 외음부로 돌출되는 시기에 주머니 모양의 양막이 태아의 머리와 얼굴을 덮고 있는 것을 관찰할 수 있다.

이것은 정상적인 분만을 방해할 수 있으므로 손가락이나 소독된 가위를 사용하여 양막을 제거해야 한다. 가위를 사용할 때는 신생아가 다치지 않도록 주의해야 하며, 양막이 터진 후에는 흡입기를 이용하여 신생아의 코와 구강을 깨끗이 해야 한다.

4) 볼기태위

대부분의 태아는 분만 시 머리부터 나오는 볼기태위(breech presentation)로 출생하지만 약 3% 정도에서는 때로는 머리보다 엉덩이가 산모의 외음부로 먼저 나오는 볼기태위가 발생할 수 있다. 볼기태위는 정상적인 두위분만에 비하여 산모나 태아에 대한 위험성이 높다. 볼기태위는 천천히 진행되므로 초기에는 산모를 이송할 시간

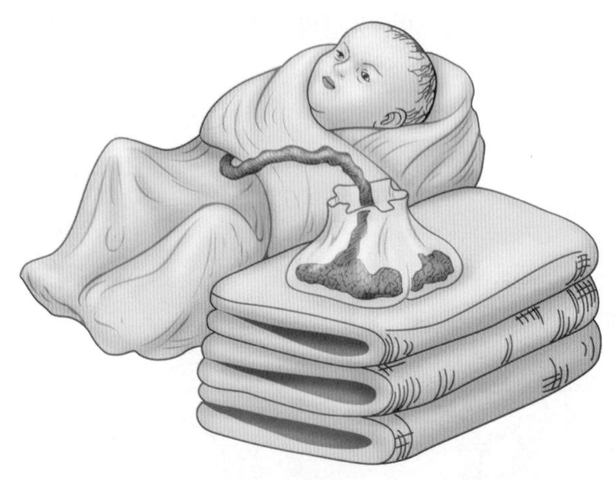

• 그림 45-14 소독된 물품을 이용할 수 없을 때는 탯줄을 자르지 말아야 한다. 탯줄에 붙어 있는 태반을 소독포로 감싸고, 병원으로 옮기는 동안 신생아는 태반과 동일한 높이로 위치시켜야 한다.

적 여유가 있으나, 이미 엉덩이가 질을 통해 외부로 빠져 나왔으면 현장에서 응급처치가 실행되어야 한다.

볼기태위에 대한 준비는 볼기분만과 비슷하다. 응급구조사는 분만용 응급장비를 준비하여 정상분만과 같이 대응해 나간다. 엉덩이와 다리가 나오면 태아의 몸을 부드럽게 잡고 90° 회전시켜 어깨가 쉽게 빠져 나올 수 있도록 한다.

태아의 몸을 위로 살짝 들어주어 뒤쪽 어깨를 나오게 하고, 몸을 아래쪽으로 내려주어 앞쪽 어깨가 빠져 나오도록 한다. 대부분에서 태아의 어깨가 나오면 머리는 스스로 나오게 한다. 어깨가 나온 후에 머리가 나오지 않으면 태아의 질식을 방지하기 위하여 소독장갑을 낀 손을 질 속으로 집어넣어 태아의 얼굴을 감싼 후(검지와 중지를 V자형으로 하여 코의 양쪽에 댄다) 질 쪽으로 힘을 가하면서 머리의 배출을 유도한다. 만일 태아의 머리가 3분 내에 나오지 않으면, 태아의 질식을 방지하면서 병원으로 신속히 이송시킨다. 아주 드물게는 처음 나오는 부위가 태아의 둔부가 아니라 한쪽 다리나 발인 경우도 있으며, 이 경우를 불완전 볼기태위(incomplete breech presentation)라고 한다. 불완전 볼기태위는 응급구조사의 능력으로는 처리할 수 없으므로, 산모를 신속히 병원으로 이송시켜야 한다. 태아의 노출된 부위는 소독된 수건이나 거즈로 덮어 주고, 산모를 눕힌 상태에서 신속하게 병원으로 옮긴다.

5) 산후 출혈

약간의 출혈은 분만 시에 정상적으로 나타날 수 있다. 그러나 분만 3기가 끝난 후 500 mL 이상의 출혈을 분만 후 출혈이라 한다. 분만 후 자궁수축이 불완전하거나 분만 중 자궁이나 질의 손상 또는 자궁 내 태반이 잔류하는 경우에는 출혈이 멈추지 않고 계속되어 치명적일 수 있다. 과다출혈 시는 질 부위를 소독된 패드로 덮어 주는데, 가능하면 출혈로 적셔진 패드를 자주 교환해 주어야 한다. 교환된 패드는 모두 수집하여 응급의료진에게 전달해야 하며, 의료진은 패드에 흡수된 혈액량을 추정하여 환자상태를 평가하게 된다. 생리대 한 개가 흠뻑 젖으면 약 100 mL 정도의 출혈이 되며, 혈괴(blood clot)는 그 양의 약 2배의 출혈로 판단한다. 또한 출혈과 함께 외부로 유출되는 모든 조직이나 내용물도 응급의료진에게 전달해 주어야 한다. 응급구조사는 산모에게 충분한 산소를 투여하고, 자주 활력징후를 측정하면서 병원으로 신속하게 이송한다. 지혈시킬 목적으로 질 내로 패드나 거즈를 삽입하는 것은 절대 금기이다.

6) 다태아 분만

동시에 둘 이상의 태아를 임신한 경우를 다태아 임신이라고 하며, 태아 수에 따라 쌍태, 삼태, 사태 등으로 호칭하며 쌍태임신(태아의 수가 둘)이 가장 흔하다. 쌍둥이 출생빈도는 인종에 따라 차이가 있으며, 한국에서는 70−80회의 분만에 한번 정도의 비율로 발생하고 있다. 쌍둥이는 임신 초기에 진단될 수 있지만, 임신 초기부터의 산전관리를 받지 않은 산모는 분만 전까지도 잘 모를 수 있다. 일반적으로 태아가 2명 이상인 다태 임신에서는 각종 합병증의 발생률이 매우 높으며, 조기진통, 자궁기능장애, 태위이상, 탯줄탈출, 전치태반, 태반조기박리 또는 산후출혈 등의 임신합병증이 더 자주 발생한다. 그러므로 다태아의 분만은 능숙한 산과 전문의에 의하여 시행되어야 한다. 쌍둥이의 분만은 제왕절개술을 이용하는 경향이 있으나, 간혹 응급구조사가 분만을 유도해야 되는 응급상황이 발생할 수도 있다. 신생아가 작거나 출산 후에도 복부가 계속 부른 상태이면 쌍둥이 임신을 의심해야 한다. 2번째 신생아는 첫 아이가 나온 후 30 내지 45분 이내에 분만된다. 첫 신생아가 분만된 후 약 10분이 경과하면 다시 분만통이 시작된다. 쌍둥이의 분

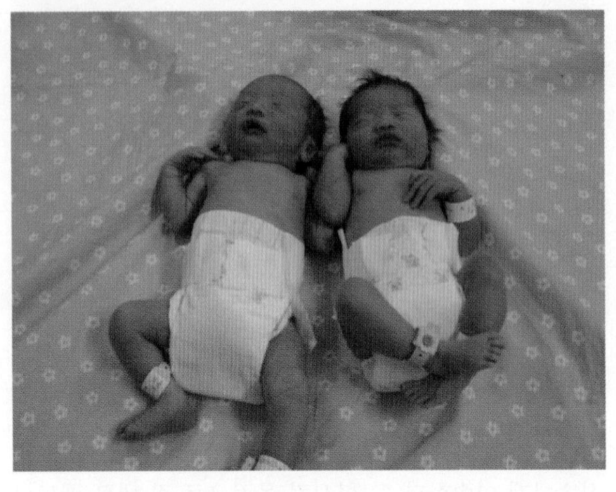

● 그림 45-15 쌍둥이의 사진

만처치는 단일 신생아와 비슷하다. 첫 신생아가 나오자마자 탯줄을 결찰하여, 2번째 신생아가 나오기 전에 첫 신생아의 탯줄을 잘라준다. 2번째 신생아는 첫 번째 신생아의 태반이 나오기 전이나 태반이 나온 후에 분만된다. 쌍둥이의 분만 시는 태반이 1개일 수도 있고 2개일 수도 있으므로, 태반이 나올 때는 탯줄이 1개인지 2개인지를 확인해야 한다. 일란성 쌍둥이는 두 신생아의 성별이 같으며, 신생아의 성별이 다르면 이란성이다. 그러나 성별이 같다고 반드시 일란성은 아니며, 이란성 쌍둥이도 성별이 같은 경우가 있다. 분만 후에는 각 신생아의 출생시간과 '아프가 점수'를 각각 평가하여 기록해야 한다. 쌍둥이는 미숙아인 경우가 많으므로, 이들을 조심스럽게 다루어야 한다.

7) 오염된 환경에서의 분만

드물지만 소독된 분만용 응급장비가 없는 상황에서도 분만해야 하는 경우가 있다. 일단 사용하지 않은 깨끗한 침대보나 수건을 사용해야 하고, 소독된 장갑이 없으면 비누로 깨끗이 손을 씻어야 한다. 분만은 가능한 청결한 환경에서 시행되어야 한다. 분만이 되면 신생아의 입안에 손가락을 넣어서 혈액, 점액 등을 깨끗이 제거해 준다. 분만용 응급장비가 없으면 탯줄을 자르거나 실로 묶어서는 안 되며, 태반이 나오자마자 깨끗한 수건으로 감싸서 신생아와 함께 이송한다. 태반과 신생아는 탯줄로 연결되어 있으므로 때로는 태반의 오염된 혈액이 태아로 유입될 수 있으므로 유의해야 한다. 그러므로 태반의 혈액이 신생아에게로 유입되지 않도록 태반과 신생아는 동일한 높이에 위치시켜야 한다. 신생아의 몸을 따뜻하게 해주고 산모, 신생아, 태반을 신속하게 병원으로 이송시킨다.

8) 미숙아

세계보건기구(WHO) 기준에 의하면 임신 37주 이전에 출생한 신생아를 조산아(조기출생아)라고 하고 임신기간에 관계없이 출생 시 체중이 2,500 g 이하인 경우를 저체중아(또는 발육지연아)라고 정의하였으나 최근에는 임신기간에 따른 신생아 체중이 10% 미만인 경우를 저체중아라 한다. 가끔 정확한 임신기간이나 태아의 체중을 모를 수도 있다. 이러한 미숙아의 경우 정상아에 비하여 작고, 여위며, 더 불그스름하며, 머리가 다른 신체부위에 비해서 크다.

미숙아가 생명을 유지하기 위해서는 특별한 주의가 필요하다.

① 체온을 유지시킨다

태어나자마자 담요로 따뜻하게 감싸준다. 얼굴은 담요의 외부로 드러내놓고 머리 부위는 덮어준다. 외부 환경의 온도가 32–34℃ 정도로 유지되는 것이 가장 바람직하다.

② 입안과 코안의 점액이나 혈액을 깨끗이 없애준다

모든 신생아처럼 미숙아도 코로 호흡하며, 성인에 비하

여 비강의 통로가 좁아서 쉽게 막힐 수 있다. 구형 흡인기를 이용하여 구강과 비강을 자주 흡인시켜 준다.

③ 복부와 연결된 탯줄의 절단된 끝부분을 주의 깊게 살피고, 출혈 여부를 확인한다

소량의 출혈로도 미숙아는 위험한 상황에 빠질 수 있다.

④ 산소를 투여한다

따뜻하고 적절한 습도의 산소를 사용하며, 미숙아의 얼굴에 직접 투여하지 말아야 한다.

⑤ 감염에 유의해야 한다

미숙아는 감염에 매우 민감하므로 주위의 오염원으로부터 보호되어야 한다. 미숙아에 사용되는 장비와 물품은 소독된 것을 이용해야 하며, 가능하면 외부인의 접근을 막아야 한다.

⑥ 응급의료진에게 사전 연락을 취한다

신생아와 산모를 이송하기 전에 병원으로 통보하고 환자의 가족과 함께 병원으로 이송한다.

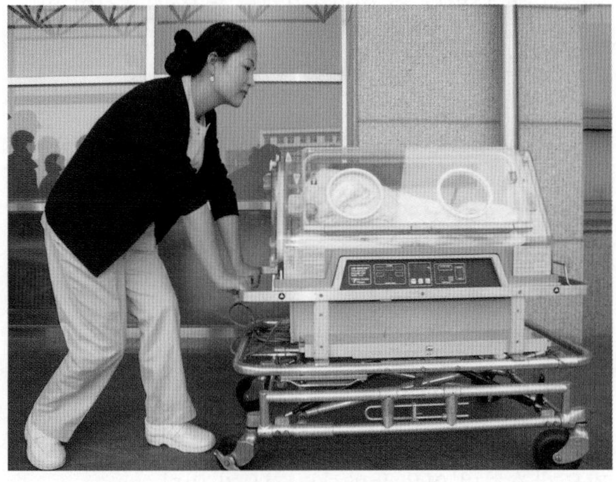

• 그림 45-16 영아이송차량은 미숙아와 상태가 위험한 신생아를 이송하기 위하여 사용된다.

규모가 큰 의료기관에는 영아이송차량(mobile infant carrier)을 갖추는 것이 바람직하며, 위험한 상태의 조산아나 신생아를 이송하는 데 사용하여야 한다(그림 45-16). 미숙아를 이송하는 차량에는 미숙아의 응급처치뿐만 아니라, 미숙아를 안전하게 이송하는 데 필요한 물품(소아용 담요, 기저귀, 체온계, 흡인관, 흡인구, 살균된 결찰감자, 그리고 따뜻한 물병과 산소통 등)이 필요하다. 뜨거운 물병은 표면을 수건으로 잘 싸서 신생아의 피부에 직접 닿지 않도록 사용하며, 체온을 유지하는 방법으로 이용된다. 병원으로 이송하는 동안 지속적으로 관찰하면서 내부온도를 32–34℃로 유지시킨다.

9) 신생아의 소생술

신생아는 출산 후 30초 이내에 스스로 호흡할 수 있다. 호흡을 하지 않거나 '아프가 점수'가 낮으면 다음과 같이 소생술을 시행한다.

① 입안과 코안을 통해 내용물을 흡인한다.

② 신생아를 자극한다. 신생아의 발바닥을 때리거나 긁어 주든지 등을 문질러서 자극한다. 이 과정에서 반응이 없으면 인공호흡을 시행한다.

③ 인공호흡은 신생아의 입과 코를 통해서 불어 주며, 신생아의 가슴이 부풀어 오를 정도로 충분한 공기를 불어넣는다. 지나치게 세게 불어넣어서는 안 되며, 공기가 신생아의 코 속으로 들어가는 것을 확인해야 한다. 인공호흡의 속도는 분당 40–60회이다. 신생아가 자력으로 호흡을 시작하면 산소마스크를 코와 입에 씌워주고, 피부가 분홍빛을 띨 때까지 산소투여를 계속한다. 만일 적절한 산소투여 및 인공호흡에도 심박동수가 분당 60–80회 미만이면 가슴압박을 하여야 한다.

④ 가슴압박은 신생아를 단단한 면에 눕힌 상태로 실시하며, 양손으로 신생아의 가슴을 감싼 후 두 개의 엄

지를 이용하여 누르거나, 둘째손가락과 가운데손가락을 이용하여 압박할 수 있다. 압박위치는 양쪽 젖꼭지를 연결하는 선과 복장뼈가 교차하는 지점 바로 아래이다. 압박깊이는 1.2-2.2 cm 정도 함몰되도록 눌러주며, 압박횟수는 분당 120회이다. 가슴압박과 인공호흡의 비율은 3:1이다.

⑤ 신생아를 병원으로 이송하는 동안에도 심폐소생술은 계속 시행되어야 한다. 신생아가 자력으로 호흡할 때까지 혹은 의사가 사망을 선언할 때까지는 심폐소생술을 계속 한다.

⑥ 신생아의 체온을 유지한다. 신생아는 자신의 체온을 조절하는 능력이 미숙하고 체중에 비해 상대적으로 체표면적이 넓으므로 외부온도에 따라서 체온변화가 심하다. 그러므로 주위 환경을 따뜻하게 유지시켜 보온해야 한다.

⑦ 분만 시 신생아가 물집으로 덮혀 있거나 악취가 나는 등 신생아의 사망이 분명하면 심폐소생술을 시행할 필요가 없다. 심폐소생술로 신생아의 생명을 건질 수 있다고 판단되는 상황에서만 심폐소생술을 실시한다.

9. 기타 산부인과적 응급질환

기타 산부인과적 응급질환을 응급구조사가 감별하기는 어려우나 가장 흔한 증상으로는 복통 및 질출혈이 있으며 이러한 환자에 대하여 대부분의 처치는 보존요법에 의한다. 만약 심각한 출혈이 있을 경우 쇼크에 대한 응급처치를 하여야 있다. 응급구조사는 환자의 생명을 위협하는 문제점이 있을 경우 즉각적인 기도유지 및 호흡보조와 순환에 대한 처치를 시행하여야 하며 만약 생명을 위협하는 문제점이 없다고 판단될 경우라도 환자를 병원으로 이송하여 적절한 처치를 받도록 하여야 한다.

1) 골반염증성 질환

가임기 여성환자의 비외상성 복통의 가장 흔한 원인이며 이의 원인은 세균 및 바이러스 또는 곰팡이에 의해서 발생할 수 있다. 감염의 경로로는 여성 생식로의 감염이며 주변의 복막이나 장들도 감염될 수 있어 복막염과의 감별이 어려울 수도 있다. 성적으로 활동적인 나이에 가장 많이 감염되며 어떠한 경우에는 급성막창자꼬리염과 구별이 어려운 경우도 있다.

2) 배란통

배란 시 출혈이나 난포의 파열로 인해 유발될 수 있다. 월경주기 중간에 나타나며 출혈이 동반되기도 한다. 통증은 복부의 한쪽에 국한되어 나타난다. 보존적인 치료를 요한다.

3) 방광염

요로감염의 하나로서 하복부의 중앙에 통증을 유발하며 빈뇨, 배뇨곤란 등의 요로기계의 증상이 나타나며 때로는 혈뇨가 나타날 수 있다. 진행될 경우 신우신염 및 급성 신부전으로 이행할 수 있다.

4) 자궁내막염

자궁내막에 감염을 일으킨 경우를 말하며 유산, 분만, 소파수술과 같은 수술을 받은 경우에 합병증으로 흔히 나타날 수 있다. 이때는 냄새가 나는 분비물을 동반하는 경우가 흔하며 열을 동반하는 경우가 있다.

5) 파열된 난소 낭종

난소의 액체로 채워진 주머니 형태의 난소가 점차 커져서 파열되는 것을 말하며 이로 인해 복통이 발생한다. 이때 소량의 출혈이 복강내로 들어가게 되고 복막을 자극하게 되기 때문에 복막자극증상이 나타나게 된다. 이러한 증상은 갑자기 발병하며 복부의 한쪽에 국한되어 나타난다.

6) 자궁외임신

자궁 이외의 곳에 태아가 착상된 것을 말하며 난관 및 복막 등에 발생한다. 호발부위는 난관이며 난관의 파열로 인해 많은 양의 출혈을 일으키며 저혈량성 쇼크를 동반하기도 한다. 환자는 하복부에 간헐적인 심한 복통을 호소하며 가끔 복막자극 증상이 나타나기도 한다. 약간의 혹은 중간 정도의 질출혈이 동반되기도 하는데 이러한 경우에는 외과적 응급상태이므로 산소투여 및 쇼크자세를 유지하고 쇼크 환자의 처치에 준해서 혈관을 확보한 후 다량의 수액을 투여하며 병원으로의 빠른 이송이 필요하다.

7) 성폭행

성폭행이라고 함은 상대방의 동의가 없는 상태에서 행하는 성적인 접촉을 말한다. 모든 폭력범죄의 5%를 차지하고 있지만 많은 수에서는 알려지지 않는 경우가 많다. 대부분의 가해자는 피해자가 알고 있는 사람인 경우가 많은 것으로 보고되고 있으며, 이웃사람, 친척, 가족, 친구인 경우가 많다. 성폭행은 피해자에게 신체적 손상 및 정신적인 손상을 줄 수 있으므로 응급구조사는 성폭행 피해자를 평가할 경우 주의하여야 한다. 우선 피해자의 정신적 지지가 필요하며, 수치심을 느끼지 않도록 배려하여야 한다. 또한 법적인 증거물 수집도 필요하다. 피해자가 여성일 경우 가급적 여성 응급구조사로 환자를 다루도록 하며 병원까지 이송하도록 한다. 이차적인 신체적 손상유무를 확인하며 이때 환자의 생명에 문제가 되지 않는 경우라면 생식기에 대한 평가를 하려고 해서는 안 된다.

응급처치로는 피해자에 대한 배려와 함께 정신적 안정 및 보존적이 치료이다. 손상된 신체부위에 대한 처치와 법적인 증거물 수집, 현장이 훼손되지 않도록 노력하며 환자에게 충분한 설명과 하도록 하며 환자를 병원으로 이송한다.

당신이 응급구조사라면

1. 산모가 곧 분만할 것 같다고 말하고 있으며, 병원으로 이송할 시간적인 여유가 없다. 산모를 병원으로 이송할 것인지, 혹은 집에서 분만시킬 것인지를 어떻게 결정하겠는가?
2. 태반이 나오기 전에 탯줄을 잘라야 하는 이유는 무엇인가?
3. 당신이 신생아의 건강상태를 평가하였는데 '아프가 점수'가 10점이다. 검사하는 항목과 항목별 상태를 설명하고, 각 부위가 2점이면 무엇을 의미하는 것인지 설명하라.
4. 임신 36주의 조산아를 분만하였다. 신생아는 작지만 혈색도 좋고 울음도 크다. 다음 단계로 당신은 어떻게 이 신생아를 치료하겠는가?

PART

환경 응급

화상

응급구조와 응급처치
RESCUE AND EMERGENCY CARE

개요

화상은 조직이 손상받지 않고 흡수할 수 있는 양보다 많은 에너지에 노출될 때 발생한다. 모든 화상 환자의 손상 정도는 화상을 발생시킨 원인 물질의 성질 및 에너지의 양에 비례하며, 접촉시간과도 비례한다. 화상이 발생된 원인에 따라서 열 화상, 화학 화상, 전기화상 등으로 분류한다. 일반적으로 지칭되는 화상은 열 화상을 의미한다. 화재나 폭발에서 발생되는 화염에 의해 발생하거나 고온의 물이나 물체의 접촉(주전자, 온돌방, 스토브 등)에 의해서도 발생된다. 화상으로 정상 피부가 손실되면, 체액의 손실 및 세균감염이 동반되기도 한다. 화상 환자는 피부손상 이외에도 기도부종에 의한 기도폐쇄, 기관지염이나 폐부종, 심장부정맥 등이 합병될 수 있으며, 경우에 따라서는 치명적이기 때문에 전문적이고 신속한 처치가 요구된다.

응급구조사는 화상 환자와 접하였을 때, 다른 문제가 동반될 수 있다는 것을 명심하여야 한다. 예를 들면 독극물이나 화학물질에 의한 화상 환자를 다룰 때에는 응급구조사도 화상의 원인 물질에 접촉될 수 있으므로 구조하는 자신도 주의해야 한다. 전기화상의 경우는 일시적인 의식소실로 추락사고가 동반되는 경우가 많으므로 척추 손상이나 기타의 외상이 있는가를 확인해야 한다. 또한 방사선에 노출된 환자, 독성 연기에 질식된 환자, 전류에 의한 화상 환자에서도 응급처치와 더불어 환자 및 구조자의 안전이 고려되어야 한다.

Chapter 46은 화상에 가장 많이 노출되는 피부에 대한 조직학적 서술부터 시작하여 가장 흔한 형태의 화상인 열 화상에서 화상의 중증도를 평가하는 방법과 응급치료에 대하여 기술하고 있다. 또한 화학물질에 의한 화상, 감전에 의한 화상, 태양광선 또는 방사성 물질에 노출되어 발생하는 화상도 기술하였다.

목표

- 정상 피부의 조직학적 특성 및 기능을 이해해야 한다.
- 화상의 깊이를 구분할 수 있어야 하며, '9의 법칙'으로 화상의 범위를 평가하는 방법을 알아야 한다.
- 화상의 중증도를 평가하는 법과 중증도에 따른 치료방법을 숙지하여야 한다.
- 화학물질에 의한 화상을 확인하고 치료하는 법을 배운다.
- 번개를 포함한 전기에너지가 신체를 통과하는 과정과 신체에 손상을 유발하는 과정을 이해하여야 하며, 치료법을 알아야 한다.

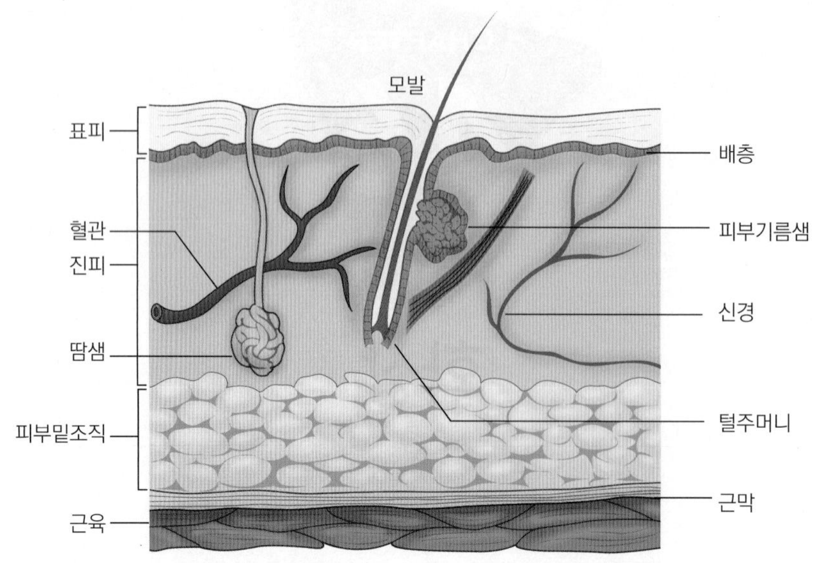

● 그림 46-1 피부의 구조. 화상 시 피부의 일부층 또는 전층이 손상될 수 있다.

1. 정상 피부의 조직학

화상 환자에서 주로 손상 받는 부위는 피부다. 피부의 조직 형태는 *Chapter 16*에서 다루었다. 피부는 표피, 진피 그리고 피부밑조직으로 구성된다. 표피는 단단하고 유연한 막으로 전신의 표면을 덮고 있으며 얇고 혈관이 없는 상피세포로 구성되며 진피의 모세혈관으로부터 영양분을 받는다.

표피의 두께는 종이 한 장 정도로 얇지만 안쪽으로부터 기저층, 극층, 과립층(과립막), 투명층, 그리고 가장 바깥에 있는 각질층 등 다섯 층으로 구성되어 있다. 표피세포는 닳아 없어지지만 기저층에서 생성된 새로운 세포로 계속 대치되고 있다. 진피는 표피의 바로 아래층으로 모낭, 땀샘, 신경 말단과 모세혈관 등을 포함하고 있다. 진피 밑에는 피부밑조직이 있는데, 피부밑조직에 있는 지방층의 두께는 사람에 따라 또는 신체 부위에 따라 다르다. 피부밑조직의 아래에는 근육이 있으며, 화상이 심할 경우에는 근육까지도 손상될 수 있다(그림 46-1).

피부는 외부의 충격이나 오염원으로부터 신체를 보호하며, 체온을 유지하고 조절하는 기능이 있다. 또한 외부환경에서 전해지는 자극(통증, 온도감각, 위치감각 등)은 피부에 분포하는 풍부한 감각신경에 의해 감지되어 뇌로 전달되어 인체를 보호할 수 있게 한다. 따라서 피부가 손상되면 세균의 침입에 의한 감염, 체액 손실, 체온 조절장애 등이 발생하게 된다.

2. 열 화상

화상의 가장 흔한 형태는 열 화상(thermal burns)으로 주로 어린아이들에서 발생한다. 화상의 중증도는 화상을 입은 부위를 관찰하여 화상의 깊이(정도)를 판정하고, 화상부위의 면적을 측정하여 결정한다. 1도, 2도, 3도 화상이라는 용어는 화상의 깊이를 측정하는 데 이용한다(그림 46-2).

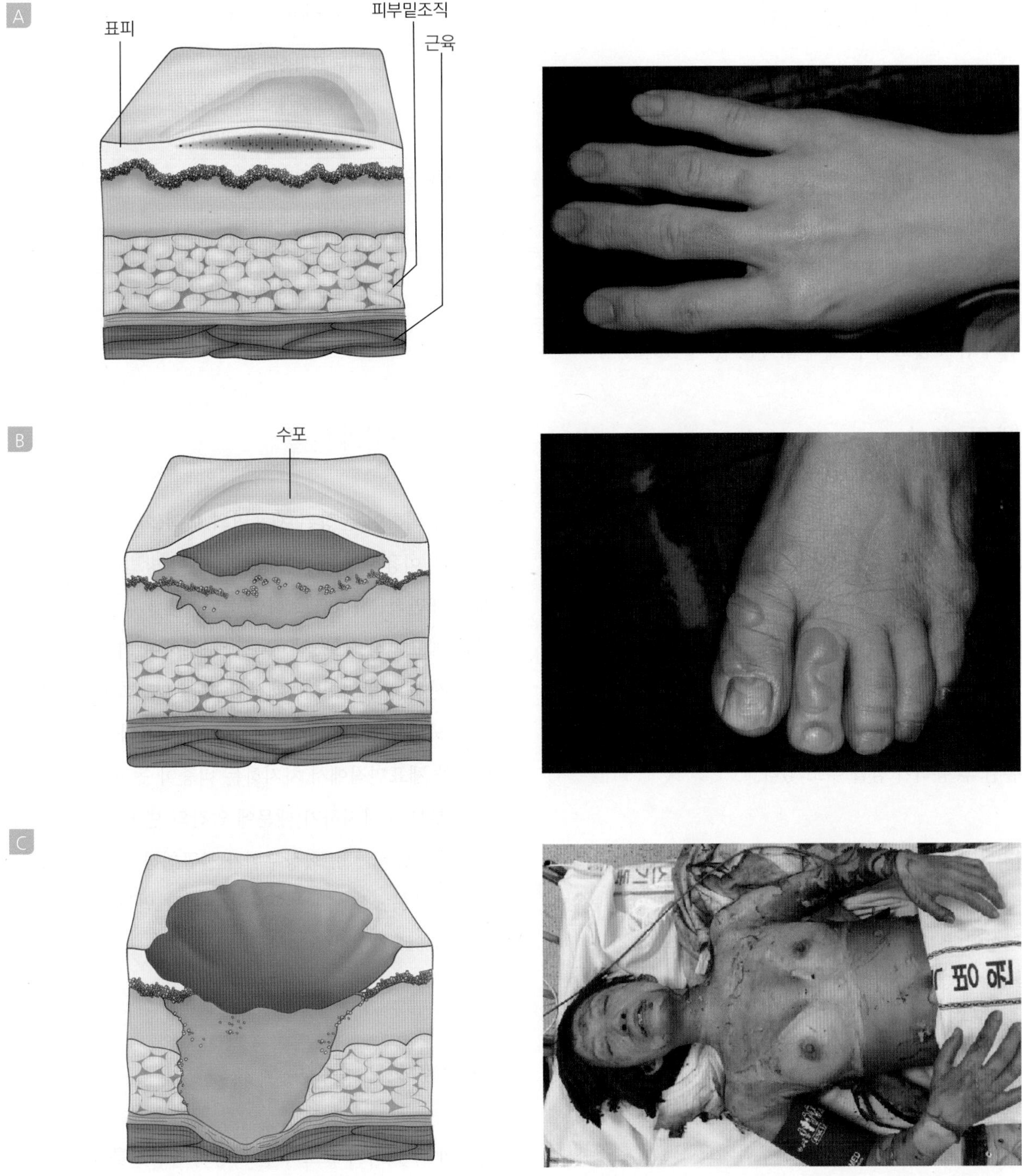

• 그림 46-2 열 화상에 의한 손상의 정도. **A.** 1도 화상. 표피의 일부만이 손상된 경우로 피부가 붉은 색으로 변한다. 통증이 심하다. **B.** 2도 화상. 표피뿐 아니라 진피의 일부까지도 손상되는 경우로 수포가 형성되는 것이 특징이다. 통증이 심하다. **C.** 3도 화상. 표피와 진피의 파괴는 물론이고 심지어 피부아래의 심부조직까지도 손상된다. 통증이 없다.

1) 화상 깊이에 따른 분류

(1) 1도 화상

1도 화상은 피부의 표피층만 손상된 상태로서, 동통이 있으며 피부가 붉게 변하나 수포는 생기지 않는다. 저온의 열에 오랫동안 노출되거나(일광화상-태양열에 장시간 노출된 경우), 열원에 짧은 시간 동안 노출되었을 경우에 발생하며, 단지 표피의 일부 세포만 파괴되므로 대개 흉터가 남지 않고 수일 내에 회복된다(그림 46-2).

(2) 2도 화상

2도 화상은 피부의 진피층의 일부가 손상된 화상으로 심한 통증과 수포가 형성되는 것이 특징이다. 수포는 감염이나 체액 손실을 유발하지 않으므로 현장에서 터트려서는 안 된다. 현장에서 터트리게 되면 세균에 감염될 가능성이 크다. 감염 등의 합병증이 발생하지 않으면 일반적으로 2주에서 3주 안에 치유되나, 손상의 정도가 깊거나 세균 감염이 있는 경우에는 치유기간이 길어지며 치유된 후 흉터가 남을 수도 있다.

(3) 3도 화상

진피의 전 층이나 진피 아래의 피부밑지방까지 손상된 화상이다. 3도 화상을 입은 부분은 건조되어 피부가 마른 가죽처럼 되면서 색깔이 변한다(갈색 또는 흰색). 응고된 혈관이 화상부위의 피부 아래에서 관찰될 수 있으며 피하지방이 보이기도 한다. 말초신경과 혈관이 파괴되므로 3도 화상을 입은 부분은 감각이 마비된다. 손상 정도가 3도보다 깊지 않은 주변부위에서 심한 통증을 느낄 수 있다(그림 46-2).

분류에서는 근육, 건막(널힘줄), 골막(뼈막), 골 등을 침범하는 화상의 경우를 4도 화상이라고 구분하기도 한다. 이러한 화상은 심부조직이 파괴될 정도로 깊은 열화상이나 전기적 화상에 의해 발생한다.

표 46-1 화상의 깊이에 따른 분류

1도 화상	피부 표피층만 화상
	피부가 붉게 변함, 통증동반
	일광 화상 시 주로 발생
2도 화상	표피와 진피일부의 화상
	수포형성, 동통동반
3도 화상	진피의 전층이 손상
	갈색 또는 흰색으로 변함
	동통은 3도 화상 주변에 주로 발생

2) 화상면적의 산출

화상에 의하여 손상된 체표면의 면적(화상면적)은 '9의 법칙'을 이용하여 계산할 수 있다. 이 방법은 신체의 전체 체표면적을 100%로 하였을 때, 신체 각 부분이 차지하는 체표면적을 9%의 배수로 구분하여 화상면적을 쉽게 계산하는 방법이다. 계산할 때는 1도 화상은 제외하고, 2도와 3도 화상만을 계산한다. 영아와 소아에서는 머리가 체표면적에서 차지하는 비중이 높고, 다리는 더 작은 부분을 차지하기 때문에 약간의 변형된 방법을 적용한다(그림 46-3). 화상부위가 불규칙하거나 전신에 산재 되어 있는 경우에는 환자의 손바닥 면적을 체표면적의 약 1%로 가정하여 계산할 수도 있다.

3) 열 화상의 중증도(표 46-2)

다음의 다섯 가지 요소가 열 화상의 중증도를 결정한다.

이들 요소를 고려하여 화상을 중증(critical), 중등도(moderate), 경증(minor) 등으로 분류할 수 있다.

① 화상의 깊이(1도, 2도, 3도)

② 화상부위의 면적(9의 법칙)

③ 중요 신체부위(손, 발, 얼굴, 회음부)의 포함 여부

④ 환자의 나이(고령 또는 영아)

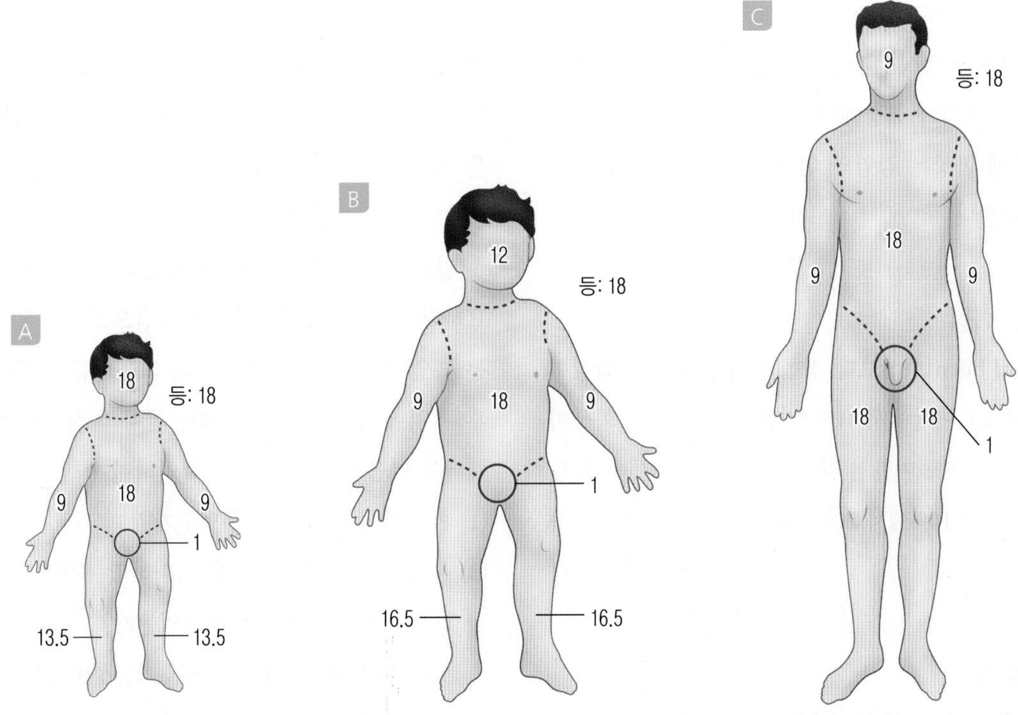

• 그림 46-3 9의 법칙(rule of 9). **A.** 영아. **B.** 소아. **C.** 성인

⑤ 환자의 건강상태(합병된 손상 또는 기왕의 질환)

(1) 중증 화상

가장 심한 형태의 화상이다. 기도의 흡입 화상이나 골절을 동반한 화상, 전기화상, 화상 범위가 체표면적의 10% 이상의 3도 화상의 모든 환자, 25% 이상의 2도 화상(10세 미만과 50세 이후에서는 20% 이상의 2도 화상), 그리고 영아나 노인, 기왕의 질환이 있는 환자에서의 화상

표 46-2 **열 화상의 중증도**

중증 화상(critical burn)	• 흡입 화상이나 골절을 동반한 화상 • 손, 발, 회음부, 얼굴화상 • 체표면적 10% 이상의 3도 화상인 모든 환자 • 체표면적 25% 이상의 2도 화상인 10세 이상 50세 이하의 환자 • 체표면적 20% 이상의 2도 화상인 10세 미만, 50세 이후의 환자 • 영아, 노인, 기왕력이 있는 화상 환자 • 전기화상
중등도 화상(moderate burn)	• 체표면적 2% 이상, 10% 미만의 3도 화상인 모든 환자 • 체표면적 15% 이상, 25% 미만의 2도 화상인 10세 이상 50세 이하의 환자 • 체표면적 10% 이상, 20% 미만의 2도 화상인 10세 미만, 50세 이후의 환자
경증 화상(minor burn)	• 체표면적 2% 미만의 3도 화상인 모든 환자 • 체표면적 15% 미만의 2도 화상인 10세 이상 50세 이하의 환자 • 체표면적 10% 미만의 2도 화상인 10세 미만, 50세 이후의 환자

은 중증의 화상으로 분류한다. 또한 손이나 발에 화상을 입으면 활동이나 일상생활에 지장을 줄 수 있으며, 얼굴의 화상은 음식의 섭취장애나 흡입 화상의 가능성이 있고, 회음부에 화상은 감염의 위험도가 높으므로 중증화상으로 분류한다.

(2) 중등도 화상

중증(critical burn)화상보다 경한 손상이다. 3도 화상이 체표면적의 2% 이상에서 10% 미만인 환자, 2도 화상이 15% 이상에서 25% 미만인 환자(10세 미만, 50세 이후 환자에는 2도 화상 10%에서 20%이니 환자)가 이 범주에 속한다.

(3) 경증 화상

3도 화상이 체표면적의 2% 미만인 모든 환자, 2도 화상이 15% 미만(10세 미만, 50세 이후 환자에서는 2도 화상 10% 미만)인 환자가 이 범주에 속한다.

4) 화상 환자의 평가

화상 환자의 응급 처치는 다른 외상 환자와 동일하게 일차 평가를 시행하고, 치명적인 손상부터 치료해야 한다.

(1) 일차 평가

환자의 기도를 평가하는 것이 일차 평가에서 가장 중요하다. 특히 응급구조사는 호흡곤란, 천명(환자의 상기도가 막혔다는 위험 신호), 얼굴부 화상, 눈썹이나 코털이 탄 경우, 코와 구강내의 그을음, 기침, 가래에 그을음이 섞인 경우, 쉰 목소리, 목 주위를 둘러싼 화상 등이 있는지 자세히 관찰하여야 한다. 이런 징후가 발견되면 흡입화상의 가능성이 크므로 기도유지에 주의한다.

호흡은 횟수, 깊이, 쌕쌕거림이나 거품소리의 유무 등을 관찰하여야 한다. 환자의 순환상태를 파악하기 위하여 맥박의 횟수, 특징, 리듬 등을 평가하며, 모세혈관 재충혈, 피부색 등을 관찰한다. 또한 환자의 신경학적 상태를 평가하여야 한다. 화상 환자에서 의식저하의 원인은 저산소증, 저혈량증에 의한 뇌관류의 감소, 화상과 동반된 머리 손상 등이다.

일차 평가를 시행하면서 사고 상황에 대한 조사도 필요하다. 현장에서 환자나 주위사람으로부터 입수된 정보는 흡입 화상이나 동반 손상의 가능성을 파악하거나 향후 처치에 많은 도움이 된다. 환자의 사고력을 조사할 때에는 다음과 같은 정보를 확인하여야 한다.

(1) 환자의 주요 호소는 무엇인가?
(2) 손상 당시의 주변상황은 어떠하였는가?
  ① 폐쇄된 공간에서 발생하였는가?
   (맞다면 흡입손상이 동반될 가능성이 높다)
  ② 폭발물이 있었는가?
  ③ 위험한 화학물질이 있었는가?
  ④ 외상과 관계된 것인가?
(3) 화상의 원인 물질이 무엇인가?
  (화염, 금속, 액체, 화학물질 등)
(4) 이전에 질환을 갖고 있던 과거력이 있는가?
(5) 환자가 약물을 사용하였는가?
  (불법적인 약물이나 술 등)
(6) 정신을 잃은 적이 있는가?
(7) 파상풍 예방접종은 하였는가?

(2) 이차 평가

이차 평가를 시작할 때는 활력징후를 우선 측정한다. 화상이 없는 팔다리에서 혈압을 측정하여야 유용하지만 팔다리 전체가 화상을 입었으면 멸균거즈를 상처부위에 감고 측정한다. 심혈관 질환 등의 병력이 있었거나 심한 화상을 입은 경우에는 심전도 감시를 한다. 현장치료나 치료할 병원의 결정은 화상의 깊이와 범위, 그리고 동반된 질환이나 손상유무에 따라 결정된다.

5) 열 화상의 치료

응급구조사는 열 화상에 대한 응급처치에서 다음과 같은 네 가지의 기본사항을 잊지 않아야 한다.

① 화상이 더 진행되지 않도록 조치를 취한다.
② 화상 부위를 건조시키고 멸균거즈나 화상거즈로 덮어 열의 손실을 막고, 감염의 위험을 최소화한다.
③ 환자의 활력징후를 유지한다.
④ 화상 환자를 치료를 할 수 있는 병원으로 신속하게 이송한다.

화상 환자의 응급처치에서, 응급구조사가 행하여야 할 첫 번째 임무는 환자의 손상이 계속적으로 진행되는 것을 방지하는 것이다. 즉, 환자를 화재 지역에서 안전지대로 대피시켜 열과 연기 흡입으로 인한 추가적인 손상을 막는다. 그을린 의복은 제거한다. 만약 피부와 의복이 여전히 뜨겁다면, 찬물에 담그거나 젖은 거즈로 덮어 열을 떨어뜨린다. 이러한 조치는 화상부위의 통증을 경감시키고 열에 의한 추가적인 화상을 방지할 수 있다. 그러나 화상 환자가 찬물에 지나치게 오래 노출되면 체온이 손실되어 저체온증을 유발할 수 있기 때문에 찬 물에 10분 이상 노출되지 않게 하며, 열이 식는 즉시 물기를 제거한다.

응급구조사는 화상의 중증도를 빠르게 평가하여야 한다. 중증의 화상 환자는 쇼크 상태로 쉽게 빠질 수 있으므로 즉시 화상전문응급의료센터로 이송해야한다. 화상부위는 멸균거즈나 화상거즈로 덮어야 한다. 화상부위가 넓지 않다면 무균 거즈를 사용하는 것이 좋다. 만약 멸균거즈가 충분하지 않으면 깨끗한 시트를 사용할 수 있다. 현장에서 연고나 로션은 사용하지 않는다. 중증의 화상 환자에게는 반드시 산소를 투여하도록 한다. 중증의 화상 환자는 이송 전에 쇼크가 발생할 수 있으므로 이에 대비한다.

3. 흡입 화상

흡입 화상(inhalation burn)은 화염이나 화학물질을 흡입하여 발생한다. 짧은 시간 내에 호흡기능상실로 진행될 수 있기 때문에 반드시 숙지해야 할 심각한 형태의 화상이다. 응급구조사는 환자가 호흡 곤란을 호소하거나, 현장의 공기 중에 연기가 있거나, 또는 환자 자신이 연기를 흡입했다고 말할 때에는 흡입 화상이 있는 것으로 가정해야 한다. 이러한 환자는 즉시 산소를 투여하면서 신속히 병원으로 이송하여야 한다. 환자가 현장에서는 호흡곤란의 분명한 증상이 없었더라도 병원으로 이송하는 도중이나 병원에 도착한 후에 심각한 호흡 곤란이 발생할 수 있다.

연기의 흡입은 건물내부나, 자동차, 비행기 등 주로 밀폐된 공간에서 발생한 화재에서 발생하지만, 개방된 공간에서도 발생할 수 있기 때문에 모든 화상 환자에서 반드시 흡입 화상의 가능성을 평가해야 한다.

화재현장에서 화상 외에 환자의 생명을 위협하는 요소는 (1) 연소에 따른 대기 중 산소의 감소(저산소증), (2) 불완전 연소에 의한 일산화탄소의 발생, (3) 그 외의 다른 독성가스의 발생 등이다.

연기의 흡입과 흡입 화상은 화재에 의해 발생되는 일련의 과정이다. 본문에서는 일산화탄소 중독, 상부기도의 흡입 화상, 하부기도의 흡입 화상으로 나누어 설명하겠다.

1) 일산화탄소 중독

일산화탄소는 무색, 무미, 무취의 가스다. 탄소를 함유한 연료가 연소하면서 발생하며, 대부분의 화재에서 발생한다. 산소는 적혈구 안에 있는 혈색소와 결합하여 이동한다. 마찬가지로 일산화탄소도 혈색소와 결합하게 되는데, 결합력이 산소보다 200배 이상 강하여 일단 일산화탄소와 결합된 혈색소는 산소와 결합할 수 없게 된다. 그래서 환자는 심각한 저산소증에 빠지게 된다. 불타는 건물이나 방에 갇혔던 사람은 일산화탄소 중독에 쉽게 노출된다. 일산화탄소 중독 증상은 실내의 일산화탄소 농도나 노출된 시간에 영향을 받는다. 증상이 없거나 가벼운 두통, 구토 등의 경미한 증상에서부터 혼수 등의 중증 증상까지 다양하게 나타날 수 있다.

일산화탄소의 반감기는 실내공기에서 약 4시간이며, 100%의 산소 투여하면 40분으로 감소한다. 그러므로 일산화탄소 중독이 의심되면 일단 100% 산소를 투여해야 한다. 의식이 없을 경우에는 기도유지 및 구토에 대한 대비를 하면서 이송하여야 한다.

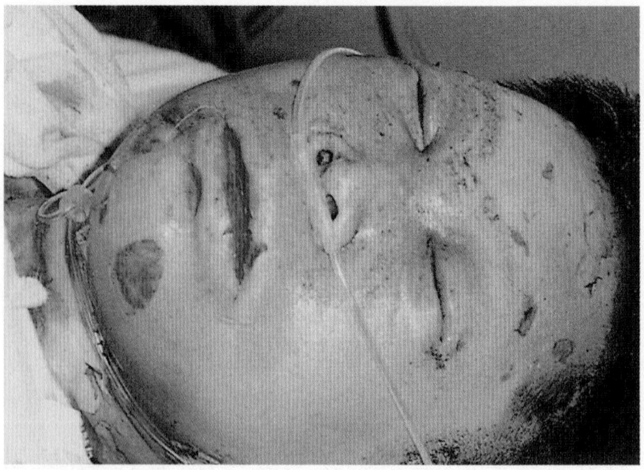

2) 상부기도의 흡입 화상

상부기도는 혈관분포가 풍부하고 표면적이 넓어 고온의 외부의 공기가 유입될 때 쉽게 급성손상이 발생한다. 그러나 하부기도는 열에 의한 직접적인 손상은 드물게 발생한다. 상부기도는 열에 의한 손상으로 인두와 후두에 즉각적인 부종이 발생될 수 있으며, 이로 인하여 급성 기도폐쇄가 나타나기도 한다. 기도상태의 확인과 보호는 매우 중요하며, 기도협착이 진행될 가능성이 있는 환자에서는 기도확보를 즉시 실시해야 한다.

3) 하부기도 흡입 화상

폐포의 손상은 열이나 독성물질이 흡입되어 직접적으로 발생한다. 하부기도는 열로 인한 손상이 드물지만 고온의 증기가 포함된 공기를 흡입하게 되면 열손상이 발생할 수 있다. 대부분의 하부기도 흡입 화상은 연소되는 물질에서 발생된 가스형태의 독성물질이 흡입되어 발생되는데, 일반적으로 수 시간 이후에 발생한다. 기도확보 및 산소공급을 포함한 호흡보조가 필수적이다.

• 그림 46-4 호흡기의 화상은 얼굴에 화상을 입었거나, 연기를 흡입한 사람에서 반드시 의심하여야 한다.

4. 화학 화상

화학 화상(chemical burn)은 화학반응을 일으키는 물질이 피부와 접촉할 때 발생한다. 대부분의 화학 화상은 피부나 의복이 강산이나 강알칼리와 접촉하여 발생한다. 일반적으로 알칼리성 물질이 산성물질보다 조직손상을 심하게 일으킨다. 때때로 연무 형태의 강한 화학물질로 인하여 화상이 발생되기도 하는데, 이러한 경우에는 기도나 눈에 화학 화상이 발생하기도 한다.

대부분의 화학 화상은 공장이나 실험실에서 일어난다. 화상이 진행되는 것을 막기 위하여 화학물질을 환자의 피부로부터 제거하여야 한다. 아주 드문 경우를 제외하고 화학물질을 피부에서 제거하는 가장 좋은 방법은 흐르는 물로 씻는 것이다. 대부분의 산업체에는 화학물질에 노출되었을 경우를 대비하여 특별한 샤워시설이나 호스가 있다(그림 46-5). 화상부위를 물로 씻기 시작하는 것만으로도 화상부위의 통증이 멈추기도 한다. 시간이 지난 후에도 피부에 손상을 줄 수 있는 화학물질도 있

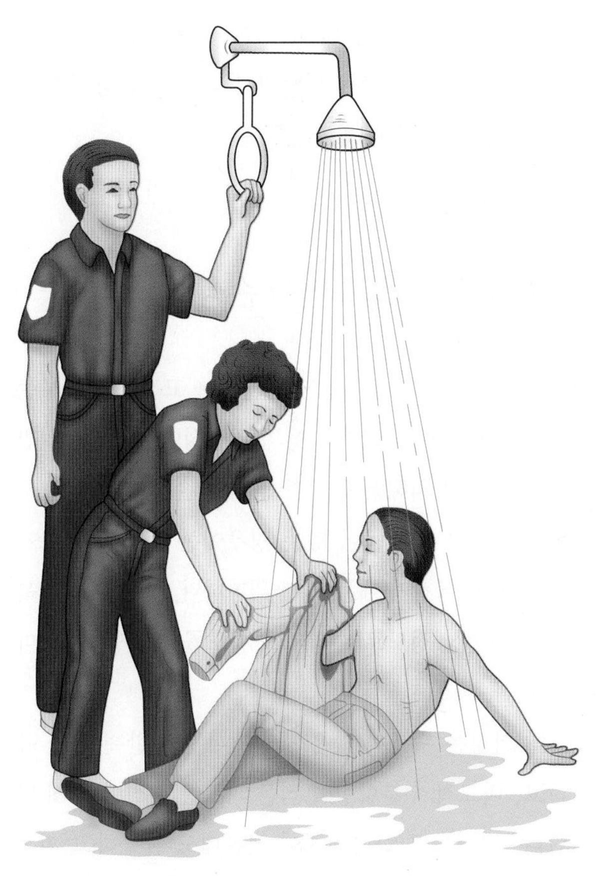

• 그림 46-5 화학 화상에서는 환자의 손상된 부위를 물로 씻어주어야 한다.

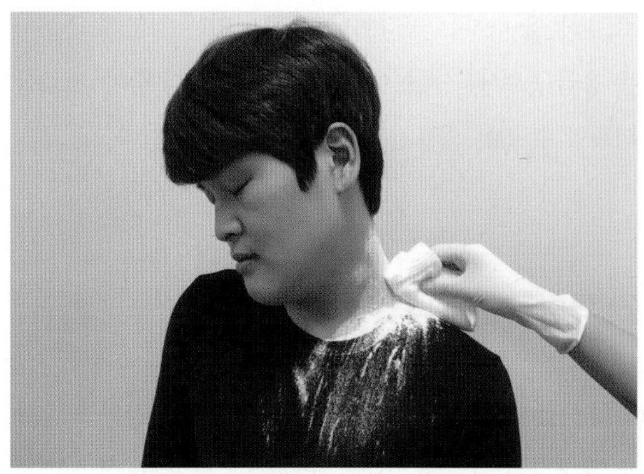

• 그림 46-6 고형의 화학물질에 노출되었을 때에는 물로 씻기 전에 반드시 고형물질을 제거하여야 한다. 고형의 화학물질은 물과 혼합되면 더 심한 조직손상을 유발할 수 있다.

으며, 손상이 진행되는 과정에도 아무런 통증도 유발하지 않는 화학물질도 있다. 화학물질을 씻어낸 후에는 열화상 환자와 같이 멸균거즈로 화상부위를 덮어주고 환자를 병원으로 이송한다.

화학물질에 의한 화상 환자를 치료할 때는 구조자의 안전을 고려해야 한다. 응급구조사는 현장에 접근하기 전에 화학물질에 따라서 장갑, 보호안경, 보호의, 호흡 보조기와 같은 개인 보호 장구를 착용하도록 한다.

1) 화학물질에 의한 피부손상

산이나 알칼리와 같은 화학물질은 심한 피부 손상을 일으킬 수 있다. 농축된 수산화나트륨(NaOH)이나 수산화칼륨(KOH) 등의 강알칼리는 피부에 깊숙이 침투할 수 있으므로 강산보다 더 심한 화상손상을 일으킨다. 산이나 알칼리에 의한 화상의 초기치료는 물로 화상 부위를 충분히 씻는 것이다. 환자의 전신상태가 안정되어 있다면 산성물질의 경우는 20분–30분 이상, 알칼리성 물질은 1시간 이상 현장에서 세척한다. 중화제는 원인물질과 화학반응을 일으킬 수 있으며, 이때 발생되는 열로 인하여 조직손상이 더욱 악화될 수 있으므로 사용하지 말아야 한다. 만약 석회 같은 고형물질에 노출되었을 때에는 피부에 손상을 일으키기 전에 솔 등을 이용하여 털어낸 후 물로 세척한다. 고형의 화학물질은 물과 반응하면 더 활성화되어 조직에 더욱 심한 손상을 유발할 수 있다(그림 46–6). 화학물질이 의복에 남아 있을 수 있으므로 환자의 의복을 제거한다. 신발, 스타킹, 장갑 등도 역시 제거되어야 한다.

화상이 페놀(phenol)에 의한 것이라면 일단 다른 화학 화상에서처럼 물로 씻어낸다. 그러나 페놀은 물에 잘 녹지 않기 때문에 세척 후에는 글리세롤, 기름, 비눗물 등 페놀과 결합하는 용매로 피부를 씻어야 한다. 페놀 화상에 대한 응급치료는 전문적인 치료를 필요로 하므로, 페놀을 다루는 공장이나 회사가 있는 지역에 근무하는 응급구조사는 페놀에 노출된 환자를 다룰 때 치료를 의뢰할 수 있는 의료전문가를 알고 있어야 한다.

2) 화학물질에 의한 눈의 손상

화학물질에 의한 눈의 손상은 아주 짧은 시간의 노출로도 영구적인 실명을 초래할 수 있으므로 매우 신속히 치료되어져야 한다. 화학물질이 눈에 노출되었을 때에는 피부에 노출된 경우와 같은 방법으로 치료한다. 먼저 물로 손상된 부위를 씻는다. 눈에 화학손상을 받으면 방어기전에 의하여 눈을 감게 된다. 따라서 눈을 세척하는 동안에는 환자의 눈꺼풀이 열려있도록 하여야 한다.

부드러운 물줄기를 이용하여 세척하여야 하며, 손상된 눈이 아래쪽으로 향하게 하여, 손상되지 않은 눈으로 화학물질이 들어가지 않도록 조심해서 씻어야 한다. 이러한 세척을 생리식염수나 깨끗한 물을 이용하여 병원에 도착할 때까지 계속한다. 화상의 원인 물질에 상관없이 물 이외에는 다른 물질을 이용하여 눈을 씻거나, 눈에 넣어서는 절대로 안 된다. 다른 물질이 눈에 추가되면 그 자체로 화학반응을 일으켜서 더 심한 손상을 야기할 수 있기 때문이다(그림 46-7).

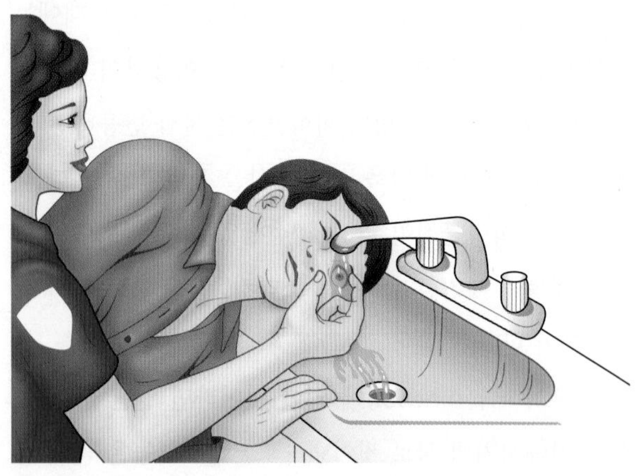

• 그림 46-7 눈에 화학물질이 들어간 경우에는 환자의 눈을 흐르는 물로 씻는다. 눈을 씻을 때에는 눈을 벌려 세척이 잘 되도록 한다. 눈을 세척할 때 오염되지 않은 반대쪽 눈으로 오염물질이 들어가지 않도록 한다.

5. 전기 및 번개에 의한 손상

고압선 근처에서 작업하는 사람들이나 고전압을 다루는 사람들에게 전기로 인한 손상의 위험성이 높으며, 일반 가정용 전기에 의해서도 전기에 의한 손상이 발생할 수 있다. 특히 물기가 묻어 있는 경우에는 전기의 전도가 더욱 잘 이루어지기 때문에 더 위험하다. 전기화상의 특징은 피부손상 정도로 손상의 중증도를 판별할 수 없다는 것이다.

전기화상은 수분이 많은 조직에서는 심한 손상을 유발하고, 비교적 수분함량이 적은 피부는 손상이 적게 나타난다. 그러므로 화상면적이 적은데도 불구하고 피부 밑의 근육, 신경, 혈관 등의 손상이 심하게 발생될 수 있다. 전기에 신체가 접촉되면 접촉면을 통하여 전기가 체내로 유입되고, 다른 신체부위로 전기가 나오게 되는데, 전기가 몸으로 들어가는 곳과 나오는 곳은 심한 조직손상(화상)이 발생한다. 일반적으로 들어가는 입구의 상처는 작으나, 출구는 상처가 깊고 심하다(그림 46-8). 고전압의 전기에너지는 특히 근육 등 심부조직의 파괴가 심하여 팔다리를 절단하여야 하는 경우도 있다

또한 전기화상에서 유의해야 할 점은 전기흐름에 의해 심장부정맥을 유발할 수 있으며 치명적일 수 있다는 것이다. 특히 신체를 가로지르는 전기의 흐름이 있는 경우, 예를 들면, 한쪽 팔에서 반대편 다리로 진행한 경우에는 전기가 심장을 통과할 가능성이 높기 때문에 부정맥이 발생할 가능성이 높다. 부정맥은 직류보다는 교류에서 흔하게 발생한다. 전기에너지는 일반적으로 심한 조직 손상을 유발할 수 있다.

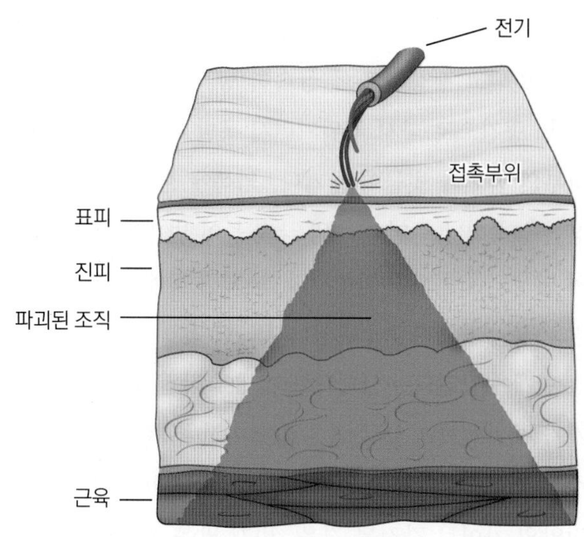

• 그림 46-8 전기화상은 심한 심부조직손상을 유발한다. 전기손상의 피부면은 손상의 크기가 작더라도 내부에 심한 손상이 동반된다.

1) 전기에 의한 손상

높은 전압의 전류는 몸을 통과하면서 심장의 정상전기리듬을 파괴하여 부정맥을 유발함으로서 심정지를 일으킨다. 또한 전류는 심한 근육수축을 유발하여 골절이나 어긋남을 유발하기도 한다. 전기충격으로 의식이 소실되면서 환자가 높은 곳에서 떨어지게 되면 추락에 의한 손상이 동반되기도 한다. 그러므로 응급구조사는 전기로 인한 사고현장에 출동할 때는 심정지나 다발성 손상, 심한 화상을 입은 환자 등을 평가하고 치료할 준비가 되어 있어야 한다.

전기 손상을 받은 환자의 치료는 환자의 손상양상에 따라서 치료하게 된다. 심정지가 발생한 환자에서는 심폐소생술을 시행하고, 상처부위는 마른 무균 붕대로 덮고, 골절이 의심되면 부목을 착용한다. 모든 전기화상 환자는 화상전문 응급의료센터에서 치료를 받아야 한다.

응급구조사가 전기사고현장에 도착하였을 때 전선이 그대로 늘어져 있는 상황이라면, 늘어진 전선에는 항상 전기가 흐른다고 생각하여야 한다. 따라서 우선적으로 전기회사에서 전력을 끄도록 조치하여야 한다. 전선으로는 보통 115 볼트에서 5만 볼트까지의 전기가 흐른다. 전화선에는 더 낮은 전압이 흐르지만 쇼크를 일으키기에는 충분하다.

늘어져 있는 전선이 낮은 전압선으로 확실하게 확인되지 않았다면, 고압선으로 생각하고 절대로 전선에 접촉해서는 안 된다.

만약 전선이 자동차를 가로질러 걸려 있다면, 자동차 안에 있는 사람은 안전하다. 자동차의 고무 타이어가 절연체 역할을 하기 때문이다. 전기가 흐르기 위해서는 전원에서 지면까지 연결되어져 있어야 한다. 전기의 흐름을 완전히 차단하는 물체를 절연체라고 한다. 예를 들어 고무는 절연체이다. 이에 반해서 전류를 흐르게 하는 물질을 전도체라고 한다. 물과 대부분의 금속은 전도체다. 인간의 몸도 역시 전도체다. 전기에 의한 손상은 우리 몸 또는 신체의 일부가 지면과 연결되었을 때 전기가 지나가 발생하게 된다(그림 46-9).

가정에서도 전기화상이 흔하게 발생한다. 불량 전기

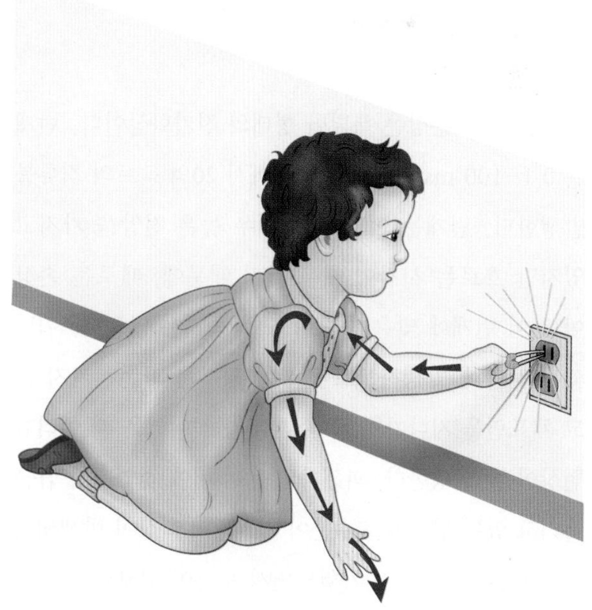

• 그림 46-9 인체는 전도체이다. 전기화상은 전원으로부터의 전기가 인체를 통하여 지면으로 연결될 때 발생한다.

기구를 사용하거나 전기기구를 사용할 때 주의하여 사용하지 않았기 때문이다. 아이들에게서 발생되는 전기화상은 자신의 입에 전기 코드를 넣거나, 쇠 젓가락을 손에 쥐고 콘센트에 넣어서 발생하는 경우가 많다. 집 밖에서의 전기화상은 늘어진 고압선에 닿거나, 굴착공사 도중 건설인부들이 전선과 접촉하여 종종 발생한다. 응급구조사는 전선이나 전기기구에 닿아 있는 사람에게 어떠한 처치를 하기 전에 반드시 전원을 차단해야 한다. 만약 전선에 닿아 있는 차 안에 환자가 있고 차에 화재가 발생하였다면, 땅과 차에 동시에 닿지 않게 하면서 차에서 뛰어내리도록 지시해야 한다. 소아들은 우선적으로 응급구조사가 구조하여야 한다. 전선은 확실히 전기가 흐르지 않는 것이 확인되었거나, 응급구조사가 전선을 다루는 특수 훈련을 받았을 경우를 제외하고는 전선을 제거하려고 하지 말아야 한다.

종종 응급구조사가 응급환자를 구하려다 전선에 실수로 접촉하여 치명적인 손상을 받는 경우가 있으므로 주의해야 한다.

2) 번개에 의한 손상

번개에 의한 손상은 특별한 형태의 전기화상이다. 번개는 0.1−100 ms 동안에 수천만에서 20억 볼트의 직류를 발생한다. 번개는 이와 같이 매우 높은 전압을 가지고 있지만 흐르는 시간이 매우 짧기 때문에, 때로는 손상이 적어 번개에 맞은 사람이 모두 죽지는 않는다. 워낙 짧은 시간에 발생하므로 전류가 피부를 파손시키지 않고 체표면을 지나가게 된다. 피부가 젖어있을 때 이러한 현상이 잘 발생한다. 피해자의 옷이 비에 젖었거나 땀을 흘리고 있는 경우에는 수분이 가열되어 화상이 발생되기도 하며, 갑작스럽게 가열되면서 수분이 팽창되어 의복을 폭파시키거나 태워버리기도 한다.

손상기전은 폭발파(blast wave)에 의하여 고막 파열이나 내부 장기의 타박상이 발생된다. 번개로 인하여 공기가 가열되고 팽창된 후에 급속히 냉각되어 공기의 흐름이 빈 공간으로 다시 채워지면서 폭발효과가 나타난다. 피부의 땀이나 빗물이 끓거나, 의복에 불이 붙거나, 치장한 금속이나 주머니 속의 금속 등이 번개에 의하여 열이 발생되어 화상이 발생된다. 번개의 빛에 의해서도 망막 손상이나 백내장이 발생하기도 한다.

번개에 감전되는 형태로는 번개에 직접 맞는 경우, 번개가 주변물체나 옆 사람에게 떨어진 후 튀어서 손상을 주는 경우, 번개가 지면에 떨어진 후 지표면에 발생된 전압의 차이로 감전된 경우, 번개 맞은 기구나 물체에 신체의 일부가 접촉하고 있어서 전기가 전달된 경우 등이 있다.

번개손상을 받은 사람들은 대개 일시적으로 의식을 상실하게 된다. 환자들은 감각저하, 손발의 저림, 부분 또는 완전 마비, 시력 또는 청력의 상실, 실어증을 호소하기도 한다. 이러한 증상은 번개에 의한 손상 후 일시적으로 나타났다가 사라진다. 번개에 의한 손상에서 중요한 문제는 중추신경계의 손상에 의한 호흡정지와 심장

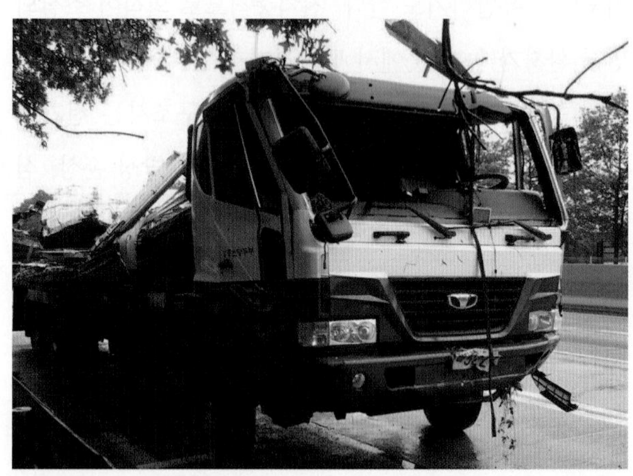

• 그림 46-10 늘어져 있는 고압선은 전기회사에서 전기를 차단하기 전에는 절대로 접촉하지 않아야 한다. 전선이 차에 접촉되어 있으면 차안의 승객들에게 전기가 차단될 때까지는 절대로 밖으로 나오지 않도록 지시한다. 만약 차에 화재가 발생할 우려가 있으면 차와 지면에 동시에 접촉되지 않도록 유의하면서 뛰어내리도록 한다.

부정맥(cardiac arrhythmia)이다. 번개의 높은 전류로 인하여 심실세동이나 무수축 등이 유발되어 심정지가 발생하기도 한다. 그러므로 응급구조사는 번개에 손상된 환자가 심박동이 없다면 이러한 부정맥의 발생을 의심하여 즉시 심폐소생술을 시행하여야 한다. 이러한 환자는 신속한 기본인명구조술을 시행하면 성공적으로 소생시킬 수 있다.

번개에 손상된 환자와 접촉하여도 감전될 위험은 없다. 또한 번개에 손상된 환자는 골절이나 척추 손상이 동반될 수 있으므로 병원으로 이송할 때에는 반드시 목뼈 고정 및 척추고정을 하여야 한다.

6. 방사선에 의한 손상

방사선 물질에 노출될 경우에는 급성 화상의 발생부터 각종 암과 같은 만성 질병에 이르기까지 많은 문제를 일으킬 수 있다. 방사선에 의한 화상은 열 화상에서와 같이 치료한다. 방사선 사고의 응급처치에 있어 가장 중요한 처치는 환자를 방사선으로부터 피신시키고 방사선의 근원을 제거하여 계속적인 노출을 방지하는 것이다. 만약 방사선 물질이 환자의 의복에 묻어 있으면 의복을 벗긴 후 환자를 씻겨야 하며, 환자의 의복은 특수 용기에 담아야 한다. 응급구조사는 방사능에 노출된 환자를 치료할 때 환자로부터 방사능 물질에 오염되지 않도록 주의해야 한다. 마치 환자가 화재 장소에 있는 것과 같다. 환자가 방사능 노출에서 벗어난 후에 기본적인 응급처치가 시행되어야 한다.

방사능물질에 접촉되어 오염된 환자를 병원에 이송한 후 응급구조사 본인 및 구급차량에 오염된 방사능물질은 제거하여야 한다.

당신이 응급구조사라면

1. 1도와 3도 화상 중 어느 것이 더 심한 것인가? 1도, 2도, 3도 화상을 구분하는 방법은 무엇인가?
2. 2살 된 어린이의 엄마가 뜨거운 차를 엎질러 어린이가 화상을 입었다. 기저귀만 입고 있던 아이의 가슴, 배, 넓적다리에 2도 화상을 입었다. 이 환자에서 화상의 중증도는 중증, 중등도, 경증 화상 중 어느 것인가? 화상의 중증도에 영향을 미치는 요소는 무엇인가?
3. 전기화상의 특징과 유의해야 할 점은 무엇인가? 전기화상 환자를 어떻게 치료할 것인가?

위험물질 및 화학손상

응 급 구 조 와 응 급 처 치
RESCUE AND EMERGENCY CARE

개요

우리 주변에는 다양한 종류의 위험물질들을 적재한 차량이 운행되고 있으며, 운송량 역시 증가하고 있다. 이러한 차량의 정확한 사고빈도를 알 수는 없으나 위험물질을 운반하는 차량의 사고는 드물지 않다. 위험물질은 고체, 액체, 가스의 형태로 구성되며, 내용물은 화학물질, 방사선물질, 독극물 등 그 종류가 매우 다양하다. 위험물을 적재한 차량의 사고는 부상을 당한 환자뿐만 아니라 현장으로 출동한 응급구조사나 구조대원, 혹은 인근 주민 등과 같이 위험물질에 노출된 모든 사람에게 위험하기 때문에 신속히 처리되어야 한다.

위험물질 사고를 접하게 된 응급구조사는 그들의 임무를 수행하는데 많은 제약을 받게 된다. 현장을 파악하고 지역을 통제하는데 많은 시간이 소요되기 때문이다. 다시 말하면 위험지역의 범위를 파악하고, 환자를 옮길만한 안전지대를 확보해야 하며, 위험한 물질의 오염으로부터 자신을 방어하기 위한 수단을 준비할 시간 등이 필요하다. 그중에서도 응급구조사 자신의 안전이 무엇보다도 중요하다. 환자는 신속한 구조를 요청할 것이지만 위험물질의 위험성이 계속 존재하는 상황에서 방어수단을 취하지 않고 구조를 시행한다면 응급구조사를 포함한 주위의 많은 사람들이 희생될 수 있다. Chapter 47에서는 위험물질 사고에 직면하여 응급구조사가 현장에서 취해야 할 안전예방책에 중점을 두고 있다. 앞부분에서는 위험물질사고의 초기평가로 안전지역 확보, 위험물질의 판정에 대해 다룬다. 다음으로는 오염 제거법에 대하여 설명하고, 마지막으로 위험물질 사고에서의 환자분류 및 이송과정에 대해 설명하고 있다.

목표

- 위험물질을 판정하고, 응급처치 전에 위험지역의 범위를 추정하는 것을 포함한 위험물질 사고현장에 대한 초기 대처요령에 대해 기술한다.
- 환자와 응급구조사에 대한 위험물질의 오염제거 과정을 설명한다.
- 위험물질에 의한 대량사고에서 환자의 분류, 응급처치 및 이송방법에 대해 설명한다.

1. 위험물질 사고의 초기 평가

위험물질을 적재한 차량사고를 접하는 경우 위험물질의 위험성을 사전에 정확하게 인지하는 경우도 있지만, 위험물질 사고에 대하여 사전에 정보를 입수하지 못하였거나 정보를 입수하였어도 위험성을 인지하지 못하는 경우가 흔히 있다. 결국 응급구조사들이 위험물질의 잠재적인 위험에 대한 이해와 인식이 부족하면 자신이나 주변 사람들의 생명을 위협할 수 있다. 응급구조사나 구조대원은 일반적으로 사고현장을 정확히 평가하지 않고 우선적으로 환자를 신속하게 구조하고 응급처치를 시행하는 것이 가장 중요하다고 생각할 수 있다. 이들은 환자를 신속히 구출하는 것에 상당한 자부심을 갖고 있으며, 환자의 구조나 응급처치가 지연되는 경우에는 동료로부터 비난을 받기도 한다. 그러나 위험물질의 사고현장으로 출동하는 경우와 같이 현장에 위험요소가 존재하는 상황에서는 환자의 구조와 응급처치 이전에 현장을 정확히 평가하는 것이 응급구조사에게 가장 중요한 첫 번째 임무이다. 응급구조사가 사고현장의 희생자가 되면 환자를 구조할 수 없으며, 또한 동료 응급구조사의 정상적인 구조업무에 지장을 주므로 자신의 안전을 우선 확보하는 것이 환자와 동료 응급구조사를 위한 최선의 방법이다.

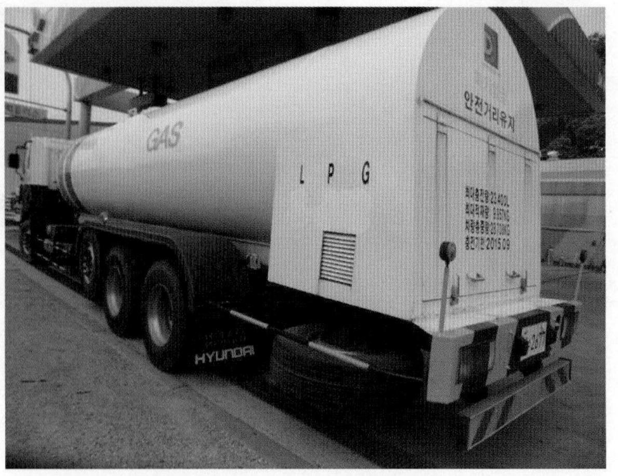

• 그림 47-1 위험물질을 운반하는 차량이나 열차에는 위험물질의 내용물을 알 수 있는 판별숫자를 외부에 표시하도록 되어 있다. 사고 현장에서는 이러한 판별숫자를 신속히 파악하여 위험물질의 성분을 확인해야 한다.

1) 안전지역 확보

현장에 도착하여 시행해야 할 초기 임무는 위험물질에 노출되어 있는 위험지역의 범위를 추정하는 것이다. 우선 구급차를 바람을 등지고 비교적 높은 곳에 위치하며, 사고현장에서 50−90 m 떨어진 장소에 주차시킨다. 위험지역의 범위를 추정하는 간단한 방법으로는 '엄지의 법칙'을 이용하는 것이다. 방법은 응급구조사의 팔을 똑바로 펴고 엄지를 상방으로 가리키도록 한다. 엄지손가락을 위험지역의 사고차량이나 위험물질이 확인되는 지역의 중앙에 위치시킨다. 사고차량이나 흘러나온 위험물질이 엄지손가락의 끝마디로 모두 가려지면 자신이 위치한 지역이 안전한 지역일 가능성이 높다는 것을 의미한다. 그러나 엄지손가락의 밖으로 사고차량이나 주위의 위험물질이 보이면 자신이 위치한 지역이 위험한 지역임을 의미하므로, 즉시 현장에서 더욱 먼 거리로 이동해야 안전하다. 만약에 위험물질이 독성가스라면 더욱 특별한 주의를 요한다. 이 경우의 안전지대는 응급구조사의 전면이 사고현장을 향한 상태에서 바람을 등진 위치가 안전한 장소이다. 즉, 바람을 안고 있으면 독성가스가 자신으로 향하므로 위험한 지역임을 의미한다. 그러나 바람의 방향은 시간에 따라서 수시로 바뀔 수 있다는 점에 주의해야 한다.

2) 위험물질의 판정

위험물질 사고에 있어서 가장 중요한 과정은 관련된 물질을 정확히 확인하는 것이다. 국제연합(UN)에서 분류하는 위험물질의 종류는 표 47-1과 같이 9가지로 분류하

표 47-1 운송에 대한 위험 물질의 UN 분류

1등급	폭발성 물질
2등급	가스, 압축가스, 액체 혹은 압력하에서 녹은 것 (a) 영구 가스 (b) 액화 기체 (c) 용해 가스 (d) 완전 냉각된 영구가스
3등급	인화성 액체
4등급	가연성 고체(4.1), 자연연소로 불안정한 물질(4.2), 물과 반응해서 가연성기체를 방출하는 물질(4.3)
5등급	산화성 물질(5.1), 유기과산화물(5.2)
6등급	독성 물질(6.1), 전염성 물질(6.2)
7등급	방사성 물질
8등급	부식성 물질
9등급	기타 위험한 물질

표 47-2 위험물안전관리법상 위험물분류와 UN의 위험물분류 비교

위험물안전관리법상 위험물 분류	UN의 위험물 분류
1류 산화성 고체	Class 5.1 산화성 물질
2류 가연성 고체	Class 4.1 가연성 고체
3류 자연발화성 및 금수성 물질	Class 4.2 자연발화성 Class 4.3 금수성
4류 인화성 액체	Class 3 인화성 액체
5류 자기반응성 물질	Class 1. 폭발성물질 Class 5.2 유기과산화물
6류 산화성 액체	Class 5.1 산화성 물질 Class 8중 부식성물질중 산화성 액체

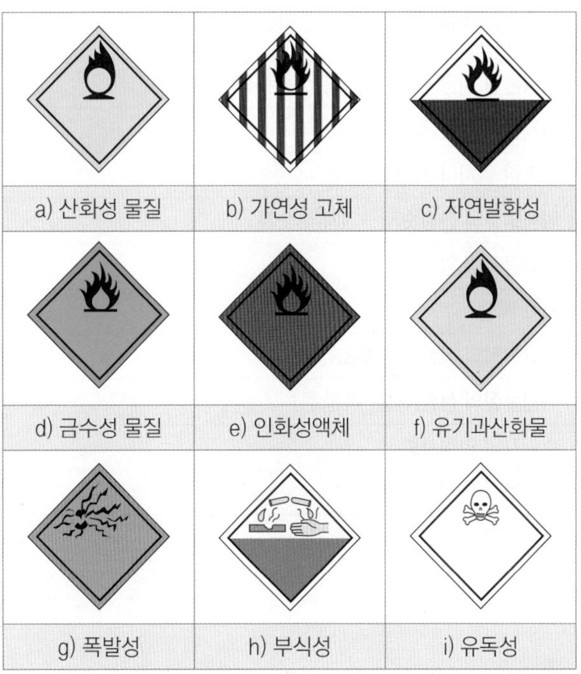

• **그림 47-2** 위험물질을 운반하는 사람은 일정 양식의 물질 명세서를 지니고 있다. 운전자가 갖고 있는 물질명세서를 참조하면 위험물질의 성분을 조기에 파악할 수 있다.

고 있다. 그러나 우리나라 위험물안전관리법상 분류는 **표 47-2**에서 보는 바와 같이 UN의 분류와 다르다. 우리나라 위험물질의 정확한 판정을 위해서는 사고현장에서 **그림 47-2**를 참조하여 위험물질이 들어 있던 박스나 차량에 표시되어 있는 정보를 이용하며, 또한 이러한 물질을 생산하는 회사명도 확인한다. 생산자나 수송자는 위험물을 수송하는 저장탱크나 차량, 열차에 위험물질의 종류를 의미하는 판별숫자를 기입하도록 법적으로 규정하고 있다. 판별숫자는 국제 분류에 의하여 전 세계적으로 4자리의 공통숫자로 사용하고 있으며, 어떤 경우에는 UN (united nations)과 같은 글자를 숫자의 앞에 붙여 쓰기도 한다. 예를 들면, 화학물질인 'chlorine'의 위험물질 판별숫자는 1027이므로, 통이나 서류에는 '1027' 혹은 'UN 1027'이라는 표시가 있을 것이다. 또한 정보가 서류나 포장에 기재되어 있는 경우가 많다. 위험물질 사고현장에 도착했을 때에 응급구조사는 이러한 표시를 확인해야 하며 숫자를 정확히 인식해야 한다. 응급구조사는 결코 위험물질에 개인적으로 노출되어서는 안 되며, 현장에 투입되기 구조사반드시 보호 장구를 갖추어야 한다. 현장에서 확인된 정보는 위험물응급 정보센터로 송신하여 전화상담원에게 물질의 종류를 통보한다. 그리고 이송하던 회사와 제조회사로 문의하여 내용물을 정확히 파악한 후 위험물질 전문가에게 도움을 요청하게 된다. 위험물질사고의 정도와 위험도를 정확히 판정하기 위해 응급의료전화상담원(dispatcher)은 **표 47-3**과 같은

표 47-3 위험물질 사고 시의 필요한 정보

위험물질 사고 시의 필요한 정보
위험물질 취급 전문단체 혹은 전문가의 연락처
적재물의 보관용기
수송한 열차나 차량의 번호
위험물질의 판별숫자 – 4자리 숫자
위험물질의 양
사고 지점
사고현장의 상황과 기후조건
위험물질의 상황(유출, 폭발 등)
수송자의 인적사항
위험물질의 제조회사
선적자와 수취인

정보를 충분히 입수하여 전문가에게 의뢰해야 한다.

3) 위험지역의 설정

위험물질을 판정하는 동안에 다른 응급구조사는 위험지역을 설정하여야 한다. '엄지의 법칙'을 이용하여 위험지역을 대략 평가하여 주위로부터 위험지역을 구분해야 한다. 응급구조사는 바람을 등지거나 위쪽에 위치하여 독성 가스가 위치할 수 있는 낮은 지대를 피하도록 한다. 인근 주민이나 구경꾼들이 위험지역 내로 진입하지 못하도록 통제하며, 자원봉사자라도 위험물질 사고에 대하여 훈련된 사람을 제외하고는 접근을 금지시킨다. 위험물질 취급소의 안전요원과 같이 위험물질에 대한 경험이 있고 지식이 풍부한 자원봉사자는 응급구조사나 구조대원에게 유용한 도움을 줄 수가 있다. 이러한 전문가들에게 현장의 상황을 의뢰하고 응급구조사는 그들의 지시나 조언을 따르는 것이 안전한 방법이다.

현장에서 환자나 구조자가 위험물질에 의하여 피해가 나타나기 시작하면 더 이상의 노출을 피하기 위해 다른 지역으로 옮겨야 한다. 환자나 구조자 모두에게 위험물질의 속성이나 위험의 정도에 대한 정보가 거의 없으므로, 이런 것들에 대한 확인이 이루어지기 전까지의 상황들은 매우 불안정하고 위험한 것으로 간주해야 한다. 응급구조사는 현장의 위험요소가 완전히 제거될 때까지 지역 내에 들어가서는 안 된다. 오염물질이 제거된 후에도 오염물질의 종류에 따라 호흡에 필요한 호흡장비를 갖추어야 하며, 특히 저장탱크나 건물과 같이 밀폐된 공간에 진입 시에는 호흡장비가 반드시 필요하다.

위험 회피 및 응급처치 방법

① 위험을 회피하는 방법

위험을 피하기 위해서는 구체적으로 어떤 행동을 취해야 하는가를 표시한다. 문장은 간단명료하고 알기 쉽게, 오해가 일어나지 않도록 한다. 그리고 표 47-4에서와 같이 「‧ ‧ ‧ ‧ ‧ 할 것」, 「‧ ‧ ‧ ‧ ‧ 하지 말 것」 등 행동지시 표현을 명확하게 하여 위험을 방지해 주는 것이 필요하다.

② 응급처치 방법

화학제품으로 인하여 사고가 발생한 경우 초기의 응급처치가 미흡하면 심각한 피해를 끼칠 우려가 있으므로 구체적인 응급처치방법을 표시한다. 또 표 47-5에서와 같이 반드시 「가능한 빨리 의사의 검진을 받을 것」이라는 문구를 표시한다.

2. 오염제거

환자를 안전지역으로 옮긴 후에는 응급처치의 기본인 ABC's를 시행하고, 상처처치와 함께 골절부위를 부목으로 고정한다. 응급구조사는 어떠한 위험물질과도 접촉을 피해야 하지만, 만약 위험물질에 노출되었다면 환자와 응급구조사, 오염된 기구나 장비는 병원으로의 이송 전에 현장에서 오염원을 제거시켜야 한다. 신속하고 효

표 47-4 위험을 회피하는 방법(예시)

위험성	위험회피방법
부식성물질	• 용기를 강하게 밀봉하고 환기가 잘 되는 곳에 보관할 것 • 취급 시 적절한 보호복과 얼굴보호구를 착용할 것 등
고독성물질	• 잠금장치를 하여 어린이의 손에 닿지 않는 장소에 보관할 것 • 음식물, 음료, 동물사료와 격리하여 보관할 것 등
유독성물질	• 가스, 연기, 증기, 분무 등을 호흡하지 말 것 • 취급시 적절한 보호복과 보호장갑을 착용할 것 등
고인화성물질	• 완전히 밀봉된 용기에 보관할 것 • 점화원으로부터 10 m 이상 멀리 둘 것 등

표 47-5 응급처치 방법(예시)

사고 유형	응급처치 방법
눈에 들어갔을 때	• 즉시 다량의 물로 20분 이상 씻어내고 눈꺼풀 안쪽까지 완전히 씻어낼 것 • 가능한 빨리 의사의 검진을 받을 것 등
흡입 또는 섭취하였을 때	• 즉시 공기가 신선한 장소로 옮겨 안정을 시킬 것 • 호흡이 불규칙하거나 멈췄을 때에는 인공호흡을 시킬 것 • 내용물을 토하게 할 것(의식불명인 경우는 구토 금지) • 산 · 알칼리성 물질의 경우는 구토를 못하게 하고 다량의 물이나 우유를 섭취하게 할 것 등
피부와 접촉하였을 때	• 오염된 옷이나 신발을 제거한 후 환부를 비누로 세척하고 다량의 물로 20분 이상 씻을 것 등

표 47-6 오염 경로

1) 환자를 구조하는 과정에서 위험물질이 튀거나 유출되어 오염
2) 위험물질이 유출된 지역을 통과하는 과정에서 오염
3) 위험물질의 가스, 작은 입자, 증기 등에 의한 오염
4) 오염된 사람이나 장비를 만지거나 접촉하여 오염

표 47-7 오염 제거법

1) 모든 의복(내복도 포함)과 신발 등은 즉시 제거하여 비닐주머니에 넣고 밀폐시킨다.
2) 신체를 물로 약 15분간 세척해야 한다. 세척은 머리부터 시작하여 하체로 점차 내려가며 시행하고, 특히 머리털, 겨드랑이, 손톱, 발톱 등을 비누를 이용하여 깨끗이 세척한다. 피부를 솔 등으로 문지르는 것은 피해야 한다.
3) 피부에 상처가 있는 경우는 상처 주위를 우선 세척하여 주위의 오염원이 상처 내로 유입되지 않도록 한다. 상처 주위가 세척되면 상처부위를 소독한다.
4) 세척이 완료되면 깨끗한 수건으로 신체를 건조시킨 후에 시트로 감싸서 병원으로 이송한다.
5) 오염제거를 완벽히 시행하였다고 생각되더라도 환자를 이송하기 전에는 병원의 응급의료진에게 오염원이 일부가 남아 있을 가능성이 있다고 미리 연락하도록 한다.

율적인 오염제거가 현장에서 즉시 시행되지 못하고 오랫동안 위험물질에 노출되었을 때에는 매우 심각한 손상을 초래할 수 있다. 또한, 현장에서 오염제거를 시행하였어도 불충분하게 제거된 경우에는 다른 응급구조사나 병원 의료진에게도 위험물질을 전파할 수 있을 것이다. 결과적으로 더 많은 사상자나 환자를 발생시킬 수 있으며, 환자를 치료할 의료 인력의 손실을 초래하게 된다. 현장에서 환자나 응급구조사가 오염되는 경로는 표 47-6과 같다.

오염제거는 오염된 의복을 제거하는 것으로 시작되는데, 오염제거의 방법은 표 47-7과 같다. 응급구조사는 응급처치를 담당하는 팀과 환자를 이송하는 팀 등 2개의 팀으로 분류하는 것이 바람직하다. 이렇게 함으로써 오염제거가 시행된 후에는 현장에서 구조와 응급처치를 시행하지 않은 응급구조사가 병원으로 환자를 이송하는 것이 외부로의 위험물질 전파를 최소화시킬 수 있다. 또한, 현장에서 임무가 완료된 응급구조사와 구조대원은 자신이 착용하였던 보호 장비나 의료장비를 현장에서 세척하고, 세척된 것들은 밀폐된 비닐주머니에 넣은 후에

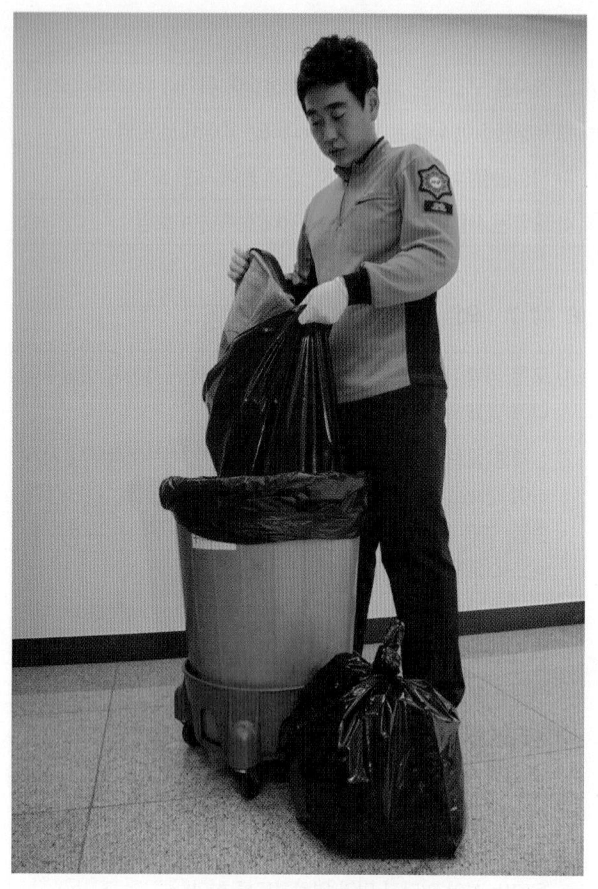

● 그림 47-3 위험물질에 오염된 의복이나 기구들은 비닐주머니에 넣고 다시 밀폐 용기에 보관되어 다른 지역이나 사람에게 피해가 되지 않도록 한다.

본부로 귀대해야 한다. 오염제거를 위한 세척에는 응급차량도 포함된다는 것을 간과해서는 안 된다.

3. 위험물질 사고에서의 환자분류

충분한 응급처치를 할 수 없을 만큼 많은 환자가 발생하는 경우에 대처하는 방법을 의미하며, 환자를 중증도에 따라서 분류하는 재해의료대책의 일부라고 생각할 수 있다. 대부분의 대량 환자 발생은 항공기 충돌이나 열차사고와 같이 많은 환자가 손상되는 것에 초점이 맞추어지지만, 위험물질 사고는 현장의 손상받지 않은 사람이나 인근주민들의 오염까지도 포함한다. 그러므로 응급구조사는 위험물질 사고현장에서 실제로 위험물질에 오염되었거나 손상된 환자를 신속히 구분해 내야 한다. 오염된 중환자들은 현장의 안전지역으로 옮겨져서 오염제거와 필요한 응급처치를 받고 병원으로 이송되어야 하기 때문이다. 노출되었을 가능성이 있는 경증환자들은 관찰을 위해서 안전한 격리지역으로 옮겨야 한다. 노출의 증상이 지연돼서 나타날 수도 있으므로 주의를 기울인다.

위험물질에 노출된 환자에 대한 응급처치는 대부분 대증적인 치료이다. 위험물질로 인한 손상에서는 해독제나 특별한 치료제가 거의 없는 실정이다. 다행히 대부분의 환자들은 보존적 치료 이외에 특별한 치료를 필요로 하지 않는 경우가 대부분이다. 위험물질로 인한 사망이나 심각한 손상은 대부분 기도와 호흡기능상실로 유발되기 때문에 호흡 상태는 초기부터 정확히 평가되어야 한다. 기도를 유지시키고 필요하면 산소를 투여하며, 혈압이 저하된 경우에는 쇼크 치료를 시행한다.

위험물질 사고로 인한 환자를 이송하는 경우에도 많은 문제가 발생할 수 있다. 발생한 환자의 수가 많은 경우에는 중증도 분류를 시행하여 이송순위를 결정하게 된다. 이송을 기다리는 동안에도 지속적인 관찰이 필요하며, 임상적 증세가 갑자기 나빠지면 이송의 우선순위가 바뀌어야 한다.

이송 전에 적절한 오염제거를 하는 것이 매우 중요하다. 오염원이 제거되지 않은 환자를 응급차량이나 헬리콥터로 옮길 때에는 환자나 응급구조사에게 매우 위험하다. 일부 독성 가스는 환자나 환자의 의복으로부터 이송차량의 내부를 오염시켜서 응급구조사나 운전자 등에게 손상을 가할 수 있다. 오염된 의복이나 물건들은 비닐주머니에 넣어서 밀폐하며 현장에서 따로 수거하도록 하는 것이 바람직하다. 즉, 환자를 이송할 때에 오염된 환자의 의복이나 소지품을 넣은 밀폐된 주머니를 환자와 함께 운송하는 것은 부적절한 방법이다. 병원으로 환자를 이송하기 전에는 위험물질에 의한 사고환자가 언제쯤 이

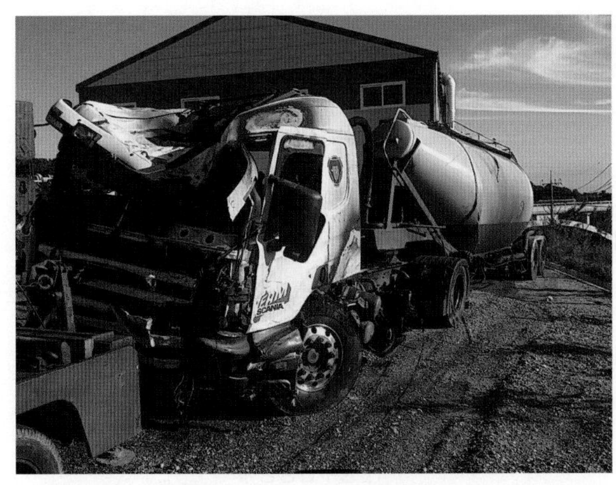

• 그림 47-4 위험물질에 의한 사고로 대량 환자가 발생할 수 있으므로, 응급구조사는 재해의료대책에 관한 교육과정과 훈련과정에 충실해야 한다.

송될 것이라는 것을 사전에 연락하여 응급의료진이 오염환자 처리기준에 따라서 적절히 대처할 수 있는 시간적 여유를 제공해야 한다.

위험물질 사고가 완전히 진압된 후에는 현장에 투입되었던 장비와 인원에 대하여 오염제거를 시행하여야 하고, 가능하면 훈련된 청소요원들을 이용하여 청소하는 것이 바람직하다. 응급구조사는 오염제거에 대한 완벽한 검사가 필요하며, 자신의 신체뿐만 아니라 의료장비, 보호 장비와 의복 등에 대하여도 오염제거를 시행해야 한다. 이런 것들은 개인의 위험을 감소시킬 뿐만 아니라, 사고현장에서 우연히 위험물질이 가정이나 다른 곳으로 전파되어 유발될 수 있는 위험으로부터 가족과 이웃들을 보호할 수 있다. 보호 장비를 사용하였음에도 불구하고 구조대원이나 응급구조사는 오랜 시간동안 위험물질에 노출되었기 때문에 위험물질에 오염된 증상이 나타날 수 있다. 이런증상이 나타난 응급구조사나 구조대원은 신속한 평가를 위하여 병원으로 이송되어야 한다.

위험물질에 대한 예시와 표시방법에 대한 자세한 내용은 부록을 참고하도록 한다.

당신이 응급구조사라면

1. 당신은 현장상황을 판단할 때까지 위험물질 사고지역에 함부로 진입할 수 없다는 것을 교육 받았다. 위험물질 사고지역에서 현장상황을 판단하는 방법을 기술하시오.
2. 위험한 지역 내에 있는 응급환자의 응급처치를 위하여 현장으로 들어가야만 하는 경우가 있다. 지역 내에 진입하기 전에 자신을 보호하는 방법을 열거하시오.
3. 오염제거는 위험물질 사고에 있어 반드시 시행되어야 한다. 현장에서 응급환자의 오염을 제거하는 방법을 열거하고, 현장에서의 임무가 완료된 후에 취해야 할 오염제거에 대하여 기술하시오.

부록

부록 표 1 국내 유통 위험물질의 종류와 노출 시 발생 가능 장애

유해물질	용도	주요한 건강장애
포름알데히드	수지가공제	점막자극 피부알레르기
Hexachloro-epoxy-octahydro-endo, exo-dimethanonaphthalene [60-57-1] 4, 6-Dichloro-7-(2,4,5-trichlorophenoxy) -2-trifluoromethyl-benzimidazo(DTTB)	방충가공제	간장장해 중추신경장해 경피, 경구 급성독성 간장장해, 생식기장해
유기수은화합물 트리페닐주석화합물 트리부틸주석화합물	방균곰팡이방지제	중추신경장해 피부장해 경피, 경구 급성 독성 피부자극성, 생식기능장해
Tris(1-aziridinyl)phosphineoxide (APO) Tris(2,3-dibromopropyl) phosphate (TDBPP) Bis(2,3-dibromopropyl) phosphate, 화합물	방염가공제	조혈기능장해 발암성
염화 비닐	분사제	발암성
메탄올 테트라클로로에틸렌 트리크로로에틸렌	용제	시신경장해 중추신경장해 중추신경장해, 간장장해
염화수소, 황산, 수산화나트륨 수산화칼륨	세정제	피부, 점막장해

부록 표 2 경고표시관련 외국 및 국제규격 현황

규격	규격 내용
ANSI Z129.1	혼합물의 위험성 표시(for Hazardous International Chemical Precautionary Labeling)
ANSI Z535.4	제품 안전표시 및 라벨(Product Safety Sign and Labels)
ISO 3864	안전표시의 색상 및 표시(Safety Colours and Safety Signs)
JIS Z9101	안전색 및 안전표식(일본규격)

부록 표 3 화학제품 PL사고유형 및 사고요인

제품 종류	PL사고유형	사고요인
일반화공약품	건강장해, 사망, 알레르기, 직업병, 암 발생, 환경오염, 기계장치오염,	작업환경불량, 독성, 누출, 운송사고, 경고미비, 잔류, 부적합한 용도사용
염료	건강장해	독성
도료 · 접착제	피부염, 건장장해, 사망, 기형	작업중 흡입, 경고미비, 화재, 폭발
가정용품	건강장해	경고미비
나프타 · 가스	사망, 화상, 질식	폭발, 화재, 누출
단열제 · 내화제	화상, 화재, 건강장해, 화재확대, 환경오염	작업 중 흡입, 유해가스발생, 가연성, 독성
건축자재	부상, 건강장해, 화재확대, 환경오염	유해상태폐기, 누출

※ 자료출처: 化學工業日報社(日本) 세미나 발표자료

부록 표 4 픽토그램 종류(산업안전보건법, ISO, ICE, JIS 등 참조)

구분	픽토그램의 종류(일부)
상태의 경고 (위험, 주의포함)	경고일반, 폭발성, 산화성, 인화성 독성, 유해성, 부식성
특정행위 금지	금지일반, 화기엄금, 소화시 물사용금지 용접금지, 허가자외 출입금지
특정행위 강제	강제일반, 보호마스크 착용 보호장갑 착용, 보호신발착용, 압력유지

부록 표 5 유독물 분류기준 및 표시 유해그림(유해화학물질관리법 제28조)

분류	분류기준	유해그림
고독성물질	흡입, 섭취 또는 피부를 통하여 흡수될 때 매우 적은 양으로 사망케 하거나 건강에 급성 또는 만성장해를 일으키는 물질로서, 다음 각호의 1에 해당하는 물질을 말한다. ① 경구투여 시 LD50≤25 mg/kg (rat) ② 24시간 경피처리 시 LD50≤50 mg/kg (rat 또는 rabbit) ③ 4시간 연속흡입 시 · 가스 또는 증기 LC50≤0.5 mg/L/4 hr (rat) · 분진 또는 미립자 LC50≤0.25 mg/L/4 hr (rat)	고독성
유독성물질	흡입, 섭취 또는 피부를 통하여 흡수될 때 소량으로 사망케 하거나 건강에 급성 또는 만성장해를 일으키는 물질로서, 다음 각 호의 1에 해당하는 물질을 말한다. ① 경구투여시 25<LD50≤200 mg/kg (rat) ② 24시간 경피처리 시 50<LD50≤400 mg/kg (rat 또는 rabbit) ③ 4시간 연속흡입 시 · 가스 또는 증기 0.5<LC50≤2 mg/L/4 hr (rat) · 분진 또는 미립자 0.25<LC50≤1 mg/L/4 hr (rat)	유독성
유해성물질	흡입, 섭취 또는 피부를 통하여 흡수될 때 급성 또는 만성독성을 일으킬 우려가 있는 물질로서, 다음 각호의 1에 해당하는 물질을 말한다. (1) 급성독성 ① 경구투여 시 200<LD50≤2,000 mg/kg (rat) ② 24시간 경피처리 시 400<LD50≤2,000 mg/kg (rat 또는 rabbit) ③ 4시간 연속흡입 시 · 가스 또는 증기 2<LC50≤20 mg/L/4hr (rat) · 분진 또는 미립자 1<LC50≤5 mg/L/4hr (rat) (2) 반복투여독성(90일) ① 경구투여 시 NOAEL≤50 mg/kg/day (rat) ② 경피처리 시 NOAEL≤100 mg/kg/day (rat) ③ 6시간 연속 흡입 시 NOAEL≤0.5 mg/L/6hr/day (rat)	유해성
부식성물질	동물 또는 인체피부 접촉 시 피부조직(세포)을 완전히 파괴하거나, 그 결과가 예측되는 물질(pH2 이하의 강한 산 또는 pH 11.5 이상의 알칼리물질에 의한 반응을 포함)	부식성
과민성물질	흡입하거나 피부와 접촉할 때 다음 각 호의 1에 해당하는 물질을 말한다. ① 피부과민성: 피부접촉 시 상당수의 사람 또는 동물에게서 과민반응을 일으키는 물질 ② 흡입과민성(*): 인구집단을 대상으로 실시한 흡입과민성 조사결과 과민반응이 예상되는 빈도보다 많은 물질	자극성(유해성*)
자극성물질	흡입하거나 피부 또는 눈과 접촉할 때 다음 각호의 1에 해당하는 물질을 말한다. ① 호흡기계자극성: 실제 사람에게서 심각한 호흡기계의 자극을 일으키는 물질 ② 피부자극성: 피부자극성시험 시 4시간동안 노출 후 적어도 24시간동안 지속되는 심각한 피부염증을 일으키는 물질 또는 실제 사람의 피부에 심각한 염증을 일으키는 물질 ③ 눈자극성: 눈자극성 시험 시 노출 후 72시간 이내 각막혼탁, 결막충혈, 결막수종 또는 홍채의 손상이 발생하며 24시간 이상 지속되는 물질 또는 실제 사람의 눈에 병소를 일으키는 물질	자극성

분류	분류기준	유해그림
발암성물질	흡입, 섭취 또는 피부를 통하여 흡수될 때 국제암연구센터, 미국산업위생전문가협의회 등 국제적 전문기관에서 인간에 암을 유발한다고 분류하거나 인간에 암을 유발할 우려가 있다고 분류한 물질	유독성
유전독성물질	유전자변이 또는 결함을 유발하거나 그 발생을 증대시킬 우려가 있는 물질	유독성
생식독성물질	수정능력에 손상을 주거나, 그 태아 또는 자손에게 발육독성을 일으키거나 일으킬 우려가 있는 물질	유독성
폭발성물질	대기중의 산소 없이 급속하게 기체를 발생시킴으로써 발열적으로 반응하여 폭발 또는 폭연되는 고체, 액체, 페이스트, 제라틴 상태의 물질 또는 기체	폭발성
산화성물질	다음 각호의 1에 해당하는 물질을 말한다. ① 스스로 화재를 일으키거나 ② 다른 물질(특히 가연성물질)과 접촉 또는 혼합되는 경우 화재 또는 폭발하는 물질	산화성
환경유해성 물질	다음 각호의 1에 해당하는 물질을 말한다. 1. 환경생태독성 ① LC50 (96 hr)≤1.0 mg/L (fish) 또는 ② EC (48 hr)≤1.0 mg/L (daphnia) 또는 ③ IC50 (72 hr)≤1.0 mg/L (algae) 2. 난분해성 또는/그리고 옥탄올물분배계수(logPow)가 3 이상(생물농축계수가 100 이하인 경우는 제외)인 물질로 환경생태독성이 다음에 해당하는 물질 ① 1.0 mg/ <LC50 (96 hr)≤10 mg/L (fish) 또는 ② 1.0 mg/ <EC (48 hr)≤10 mg/L (daphnia) 또는 ③ 1.0 mg/ <IC50 (72 hr)≤10 mg/L (algae)	환경유해성

분류	분류기준	유해그림
극인화성물질	다음 각호의 1에 해당하는 물질을 말한다. ① 인화점이 0 미만이고 끓는점이 35 이하인 액체물질 또는 ② 상온, 상압하에서 공기와 접촉하면 인화성을 갖는 기체물질	극인화성
고인화성물질	다음 각호의 1에 해당하는 물질을 말한다. ① 인화점이 21 미만인 액체물질 또는 ② 에너지 공급없이 주위의 온도에서 공기와 접촉하여 발열하며 최종적으로 발화하는 물질	고인화성
인화성물질	인화점이 21 이상, 55 이하인 액체물질	
금수성물질	물 또는 습기찬 공기와 접촉하여 폭발성 또는 인화성 기체를 방출하는 물질	고인화성

기술표준원, 2006년부터 GHS 시행

유해물질의 그림표지가 바뀌고 고압가스에 대한 경고성 그림표지 제도가 도입된다.

산업자원부 기술표준원은 화학물질의 분류 및 위험물 표지와 관련된 세계조화시스템(GHS-Globally Harmonized System of classification and labelling)을 2006년부터 자발적으로 시행하고 2008년부터 전격 시행하기로 정부합동위원회에서 합의했다고 밝혔다.

GHS 제도가 국내에 도입되면 우리나라에서 유해물질로 분류되던 물질이 유독물로 표시되며, 유독물의 표지방법도 9개의 그림으로 분류된다. 우리나라는 7개의 그림이 사용되고 있어 초기에는 국내 업계의 혼란이 예상되나 추후 생산 및 물류비용에 있어서 상당한 이득을 얻게 될 것으로 보인다.

GHS의 유해성 표지방법은 우리나라의 것과 유사하나 유해성, 자극성 그림표지는 느낌표로 바뀌고 우리나라에는 전혀 없는 표적장기독성과 고압가스에 대한 경고성 그림표지가 추가된다.

기술표준원은 GHS도입과 관련하여 화학물질의 분류기준을 한국산업규격(KS)으로 제정하고 관련부처에서는 개별법에서 이를 인용하기로 했다.

UN환경개발회의에서 발의된 세계조화시스템은 전 세계가 동일하게 화학물질을 독성에 따라 등급별로 분류하고 위험물표지를 함으로써 화학물질에 의한 사고를 사전에 예방함은 물론 화학물의 사용, 운송, 폐기 등에 따른 안전성을 확보하여 화학물질의 노출관리 및 사람과 환경을 위한 인프라를 구축하여 안전성을 확보한다는 것이다.

우리나라는 산업자원부, 환경부, 노동부, 소방방재청 등 6개 부처에서 각기 다른 소관법령에 따라 화학물질을 분류하여 관리하고 있으나, 2004년부터 기술표준원 주도하에 관계부처 합의가 이루어져 GHS의 시행에 적극 대비하고 있다.

구분	현재(국내)	GHS
유해 위험 그림		
기타	물질명, 유해 · 위험에 따른 조치사항	물질명, 신호어, 위험문구, 안전문구, 응급조치내용, 생산자/공급자 정보

액체 위험종의 외포장된 결합용기의 표시 표찰방법

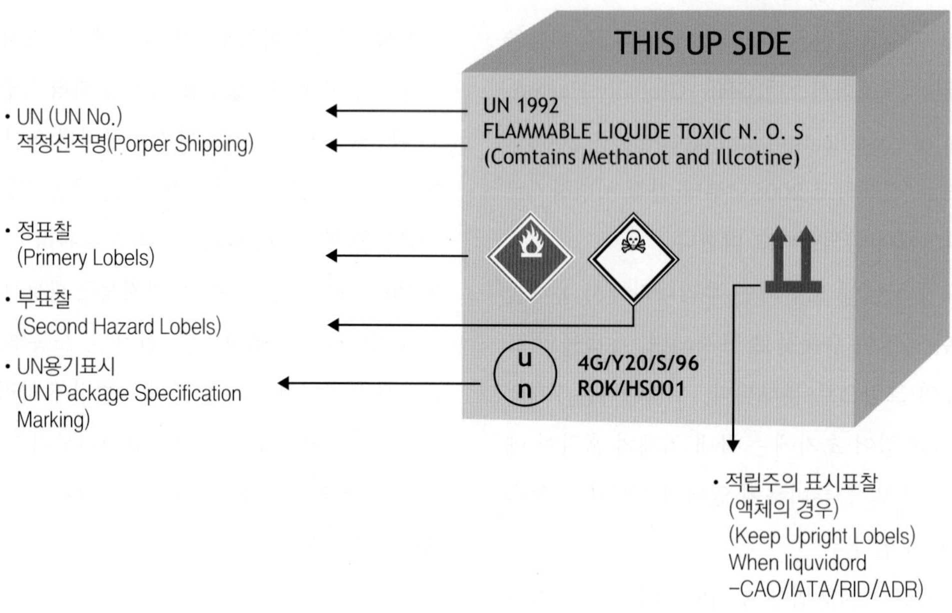

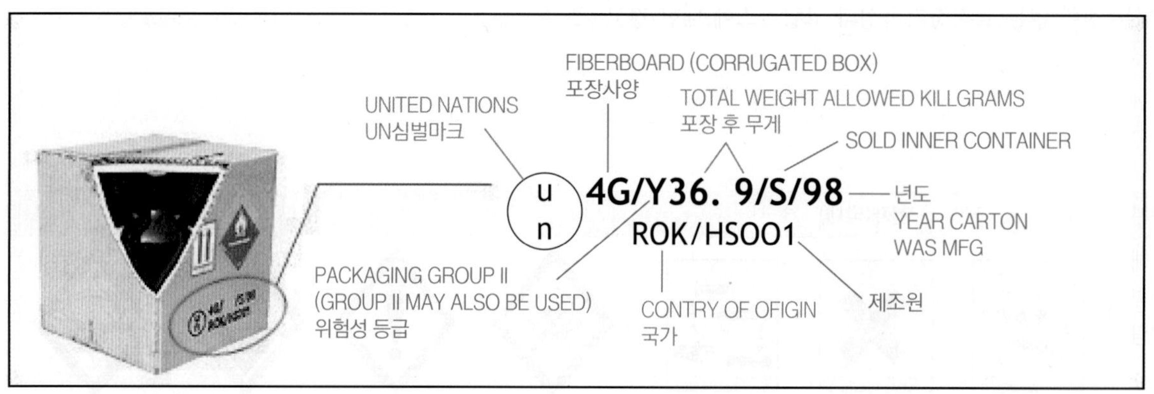

열손상 및 한랭손상

응 급 구 조 와 응 급 처 치
RESCUE AND EMERGENCY CARE

개요

열이나 한랭에 노출되어 생기는 환경적인 응급질환은 도심이나 산간지역 어디에서나 발생할 수 있다. 열이나 한랭의 노출로 손상받은 환자에게 신속하고 효율적인 응급처치가 시행된다면 회복속도도 빨라지고 합병증도 최소화할 수 있다. 반면에 응급처치가 지연되거나 비효율적으로 시행되면 환자상태가 급격히 악화되며 심지어는 사망을 초래할 수도 있다. 그러므로 열과 한랭이 신체에 미치는 영향에 대하여 정확히 인지해야 하며, 이들 손상에 대한 응급처치법을 알아야 한다.
Chapter 48의 앞부분에서는 열손상에 대하여 기술하고 있다. 신체가 외부의 열을 극복하는 과정에서 어떠한 변화가 나타나는가를 설명하고, 열손상의 세 가지 유형인 열경련, 열탈진(혹은 열피로) 및 열사병에 대하여 기술한다. 후반부에서는 한랭손상에 대해서 설명하고 있다. 한랭에 노출될 때 나타나는 신체의 반응과정을 설명하고 저체온증의 응급처치에 대하여 기술하고 있다. 한랭에 노출되면 저체온증 외에도 동창과 같은 국소적인 한랭손상을 일으킬 수 있다. 또한 현장에서의 구조업무를 수행하는 응급구조사들이 한랭에 노출되지 않도록 주의를 환기시키고 있다.

목표

- 열손상의 3가지 형태(열경련, 열탈진, 열사병)를 설명한다.
- 신체가 열을 소실할 수 있는 5가지 방법을 분류한다.
- 저체온증의 증상 및 응급처치에 대하여 설명한다.
- 국소적인 한랭손상, 특히 동상의 응급처치법을 배운다.
- 한랭에 노출되지 않도록 자신을 방어하는 방법을 숙지한다.

1. 열손상 (Heat injury)

신체 내부의 온도는 주위온도의 변화에도 불구하고 거의 일정하게 유지된다. 뜨거운 환경에 인체가 노출되었을 때, 혹은 격렬한 신체적 활동에 의해서 과량의 체열이 생성될 때에 신체는 여러 가지 기전으로 체온을 조절하게 된다. 체온을 내리는데 가장 효과적인 기전은 땀을 흘리는 것과 피부혈관의 확장이다. 신체의 체온조절기능은 매우 능률적이어서 상당한 온도변화에도 잘 견딜 수 있다. 체온조절기능의 작동은 피부, 내장, 중추신경계 등의 온도감지기에 의해서 감지된 정보가 시상하부의 체온조절중추를 자극하여 피부혈관 확장, 땀샘기능 항진 등을 유발시킴으로써 이루어진다. 열을 소실하는 방법으로는 발한에 의한 증발, 복사, 대류, 전도 및 대소변을 통한 방법이 있다. 그러므로 열에 노출되어 발생하는 열손상은 정상적인 조절기능이 압도되어 신체가 더 이상 열에 견딜 수 없을 때 발생한다. 열손상의 유형에는 열경련(heat cramp), 열탈진(heat exhaustion), 열사병(heat stroke)의 3가지 형태로 크게 분류할 수 있다. 열손상은 주로 노년층, 영아나 비만한 사람에서와 같이 체중/체표면적의 비율이 큰 경우, 항콜린성 및 정온작용 약물을 복용하고 있는 경우에 발생률이 높으며, 운동선수나 훈련을 받고 있는 젊고 활동적인 성인에서도 발생한다.

1) 열경련 (Heat cramp)

열손상 중에서 가장 경미한 유형으로서, 통증을 동반한 근육경련이 주된 증상이며, 근육통은 보통 다리에서 나타난다. 격렬한 운동 후에 발생하지만 반드시 더운 환경에서만 발생하는 것은 아니며, 공장의 노동자들이나 심지어는 양호한 상태의 운동선수들에게도 발생할 수 있다. 열경련의 정확한 원인은 알려져 있지 않으나, 전해질의 불균형(특히, 나트륨)으로 유발된다고 추정된다. 특히, 더운 환경에서 격렬하게 운동하는 동안에 생성되는 땀은 신체의 전해질 평형에 변화를 유발하며, 세포에 필수적인 전해질의 불균형을 초래할 수 있다고 알려져 있다. 탈수 또한 근육경련을 악화시키는 데 중요한 역할을 할 수 있다. 많은 양의 수분이 과량의 발한으로 인하여 신체에서 소실될 수 있으며, 소실된 수분이 근육에 영향을 주어 열경련을 유발할 수도 있다. 또한 과호흡도 열경련을 유발하는 인자로 보고되고 있다. 격렬한 운동으로 인한 국소적인 젖산의 축적으로 인하여 과호흡이 유발되며, 이로 인하여 발생한 호흡성 알칼리증과 이미 동반된 저칼륨혈증에 의해 근육경련이 나타난다. 열경련에 대한 응급처치법은 다음과 같다.

① 경련이 진정될 때까지 환자를 앉히거나 눕힘으로써 경련중인 근육을 쉬게 한다.

② 수분을 공급한다.

③ 환자를 더운 환경으로부터 그늘진 곳으로 옮겨 놓는다.

이런 환자들에게 고농도의 염분용액이나 염분 알약을 주어서는 안 된다. 열경련이 유발된 환자들은 체액에 충분한 양의 전해질을 갖고 있지만, 단지 전해질이 적당하게 분배되지 않았을 뿐이다. 적당히 휴식을 취하면 신체는 염분을 균등하게 분배하여 경련은 소실될 것이다.

2) 열탈진 (Heat exhaustion)

열탈진은 열손상 중에서 가장 흔한 유형이며, 심한 발한으로 인하여 많은 양의 수분과 전해질을 소실하여 체액이 고갈되는 경우에 발생한다. 발한은 피부로 땀을 배출하여 수분을 기화시킴으로써 체온의 하강을 유도하는 신체의 방어기전이다. 만약, 땀만 배출하고 땀이 증발되지 않는다면 체온의 하강을 유도하기는 매우 어려울 것이다. 예를 들면, 뜨거운 태양 아래에서 여러 겹의 옷을 입고 있는 사람들은 많은 땀을 흘리지만 땀의 증발이 비교적 적으므로 신체의 내부 열을 충분히 식히지 못할 것이다. 또한 옷이 두꺼우면 습도가 높은 환경에서도 증발되는 땀의 양을 감소시킬 것이다. 그러므로 격렬하게 운동하는 사람들이나 뜨겁고 습기찬 환경에서 두껍게 옷을 입는 사람들은 열탈진에 노출되기 쉽다.

열탈진이 유발된 환자들은 많은 수분소실로 인하여 경미한 저혈량성 쇼크(hypovolemic shock)가 동반되어 있으므로, 열탈진의 징후와 증상은 저혈량성 쇼크와 유

표 48-1 열탈진의 응급처치

① 더운 환경에서부터 그늘지고 선선한 장소로 격리시켜야 한다.
② 의복을 충분히 제거하고, 꽉 끼는 의복은 느슨하게 한다.
③ 의식이 있으면 입으로 1 L의 수분이나 평형 전해질 용액을 투여한다.
④ 의식이 나빠지거나 체온이 더욱 상승하면 즉시 병원으로 이송한다.

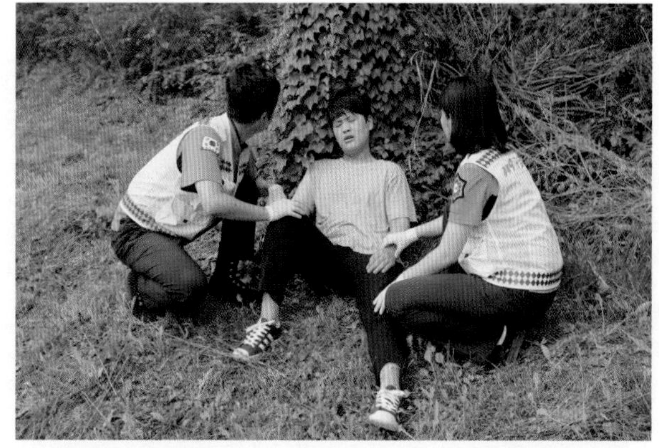

• 그림 48-1 열탈진의 증상이 나타나는 환자는 그늘진 서늘한 곳으로 옮겨야 한다. 의식이 있다면 물이나 전해질이 희석된 음료를 마시게 한다.

사하게 나타난다. 증상이나 징후로는 오심이나 두통을 수반하는 현기증이나 전신쇠약 등이 있으며, 맥박이 빠를 수도 있지만 활력징후는 대부분 정상이다. 구강이나 직장의 체온은 보통 정상이거나 약간 상승하지만, 드물게 40℃ 정도로 높을 수도 있다. 열탈진의 응급처치법은 표 48-1과 같다.

의식이 명료하지 않은 환자에게 입으로 수분을 투여하는 경우는 폐로 흡인되어 호흡기 합병증을 유발할 수 있으므로 이러한 경우에는 정맥으로 수액을 투여해야 한다. 대부분의 환자는 그림 48-1과 같이 응급처치를 시행하면 증상이 30분 이내에 상태가 좋아진다. 만약 의식이 나빠지거나, 체온이 점차 상승하고, 증상이 신속히 좋아지지 않으면 즉시 병원으로 이송해야 한다. 이송 시에는 가능한 한 수액을 정맥으로 투여하며 활력징후를 반복적으로 측정하는 것이 바람직하다.

3) 열사병 (Heat stroke)

열사병은 드물게 발생하지만 열손상 중에서 가장 중증인 유형으로서, 40.6℃ 이상의 고열과 신경학적 이상 증상이 특징이다. 열사병은 신체가 조절할 수 있는 체온의 방어기전보다 더욱 많은 열을 받을 때에 일어난다. 일반적으로 환자는 땀을 흘리지 않지만, 이러한 증상만으로 열사병을 진단할 수 없다. 열경련이나 열탈진과는 달리 열사병은 사망률이 매우 높으므로 신속하고 효율적인 응급처치가 시행되어야만 한다.

열사병은 격렬한 육체적 활동이 있으면서, 밀폐되고 환기가 충분하지 않는 습기 찬 환경에서 자주 발생한다. 통풍장치나 공기조절장치가 충분히 가동되지 않은 밀폐된 건물에서 거주하는 노령자에서도 일어날 수 있으며, 더운 여름날에 문이 잠긴 차량 안에 갇힌 어린 아이들에서 사망하는 경우 열사병이 사망의 원인이 된다.

대부분의 열사병의 징후와 증상은 열탈진의 증상이 나타난 후에 관찰되며, 일부에서는 열탈진을 치료하지 않아서 열사병으로 진행되는 경우도 있다. 즉, 체온이 상승된 열탈진 환자는 열사병으로 진행될 수 있다는 것을 명심해야 한다.

열탈진 환자들의 피부는 뜨겁고 건조하며, 붉은색으로 변한다. 대개 땀을 분비하는 기전이 억제되어 땀을 흘리지 않는다. 이러한 육체적 징후는 땀이 많은 열탈진과 대조적인 소견을 나타내며, 열탈진에서 열사병으로 진행하는 경우는 피부가 약간의 습기를 보유하고 있다. 열사병 환자의 체온은 빠르게 상승하여 중심체온이 42℃ 이상으로 높게 상승하게 된다. 환자의 의식은 점차 저하되어 외부 자극에 대한 반응도 느려지게 되며, 경련이나 섬망 같은 신경학적 이상증상도 발현할 수 있다.

표 48-2 열사병의 응급처치

① 환자를 서늘하고 그늘진 곳으로 옮긴다.
② ABC's를 시행하면서, 충분한 산소와 수액을 공급한다.
③ 환자의 의복을 제거하고 젖은 타월이나 시트로 환자를 덮고 바람을 분다.
④ 병원으로 연락하고 신속히 환자를 이송시킨다.

일반적으로 호흡수가 빠르며, 초기의 맥박은 빠르고 강하지만, 시간이 경과하면서 맥박은 더욱 약해지고 혈압은 저하된다.

열사병은 생명을 위협하는 응급상황으로서 신속히 치료하지 않으면 환자는 사망하게 된다. 환자의 회복은 응급처치의 신속도와 효율성에 달려 있다. 환자는 더운 환경으로부터 서늘하고 그늘진 곳으로 이동시키고, 냉방된 응급차량을 이용하여 병원으로 신속히 이송되어야 한다. 열사병의 응급처치법은 표 48-2에 열거된 것과 같다.

2. 한랭손상

정상적인 체온은 36.5–37℃의 범위에서 유지되고 있으며, 더위나 추위에 대하여 자체적으로 신체를 보호할 수 있는 방어기전을 갖추고 있다. 그러나 신체가 저온에 장시간 노출되게 되면 방어기전이 억제되어 체온을 유지하지 못하고 체온이 저하되게 된다. 수분은 공기보다 온도 전도율이 30배 정도 높기 때문에 체온강하가 심하게 나타난다. 체온이 35℃ 이하로 저하된 경우를 저체온증이라고 한다. 때때로 발, 손, 귀, 코와 같은 신체의 일부분이 추위에 노출되어 국소적인 한랭손상이 오기도 한다.

1) 체온의 소실 과정

(1) 전도

전도(conduction)는 신체의 한 부분에서 차가운 외부나 물체로 열을 직접 이동시키는 것이다. 전도는 따뜻한 손이 차가운 금속이나 얼음을 만지거나 접촉했을 때 발생할 수 있다. 전도에 의한 열손실은 신체나 신체의 일부분이 체온보다 낮은 온도의 물에 잠겼을 때도 일어난다.

(2) 대류

대류(convection)는 신체표면으로부터 공기의 흐름에 의하여 열이 소실되는 것이다. 추운 환경에서 얇은 의복을 착용하고 외부에 서 있는 사람은 대류에 의해서 열을 잃을 것이다.

(3) 기화

액체가 기체로 전환되는 것을 기화(evaporation)라고 하며, 이러한 전환이 발생하는 과정에서 주위의 열에너지를 필요로 한다. 피부의 표면으로부터 땀이나 물이 증발할 때에 이러한 과정에 필요한 열은 신체로부터 얻어진다. 이런 연유로 물속에 있다가 밖으로 나온 사람이 피부에서 물이 증발함에 따라서 신체의 열을 잃게 되어 한기를 느끼게 되는 것이다.

(4) 호흡

추운 환경에서 정상적인 호흡(respiration)에서도 폐 속의 따뜻한 공기를 호흡하는 동안 대기로 내뿜게 되어 체열을 잃게 된다.

(5) 복사

열은 비록 물체가 서로 접촉하지 않더라도 항상 따뜻한 물체에서 보다 차가운 물체로 이동한다. 추운 방에 서 있는 사람은 복사(radiation)에 의해 열을 잃을 것이다.

신체에서 열을 잃는 비율과 양은 상황에 따라서 달라

질 수 있으며, 또한 소실된 열을 보충하기 위한 신체의 반응은 세포의 대사량을 증가시켜서 열을 보충하거나 의도적으로 운동을 하여 에너지를 얻는 방법이 있다.

동물들이 추운 환경이나 바람으로부터 은신처를 찾는 것은 복사와 대류로부터의 열손실을 감소시키는 방법이라고 할 수 있다. 열을 전도하지 않는 물질을 절연체라고 하는데, 건조한 공기는 훌륭한 절연체 중의 하나이다. 그러므로 공기나 양털, 솜털 혹은 작은 공기층을 갖는 합성형태의 의복들은 좋은 절연체이다. 방한복은 발한을 막고 기화를 방지하며, 기화하지 않는 발한작용은 체온이 저하되는 것을 막을 수 있다.

2) 저체온증

노약자, 영아, 음주 및 약물중독 환자 등에서 저체온증이 발생할 가능성이 높다. 노약자는 추위에 대한 감수성이 저하되어 있으므로 저체온증의 가능성이 높으며, 영아는 체격에 비하여 체표면적이 크므로 열손실이 많기 때문이다.

또한 중추신경계장애가 있는 환자나 약물중독 및 음주상태에서 추위에 노출된 경우에도 감각장애로 인하여 혹은 이완된 혈관에 의하여 저체온증이 유발될 수 있다. 약물로 인한 저체온증은 술이 가장 흔한 원인이고 중추신경계를 억제하는 진정제나 수면제 계통의 약물을 복용한 사람도 저체온증에 빠지기 쉽다. 그 외에 인슐린 과다로 인하여 저혈당이 유발되면 저체온증이 생길 수 있다. 화상에 의하여 광범위하게 피부가 손상된 경우에도 저체온증이 발생할 수 있다.

저체온증은 추운 겨울에만 발생하는 것은 아니며, 16–21℃ 사이의 기온에서도 바람이 불고 비를 맞아 열손실이 과도하게 발생하는 환경에 노출되면 저체온증이 나타날 수 있다.

임상적 증상으로는 체온저하와 함께 의식이 명료하지 않다는 것이다. 피부색은 회색이나 흰색을 띠며, 활력징후는 다양하게 나타난다. 특히 심한 저체온증에서는 호흡 및 심박동이 상당히 미약하여, 주의 깊게 관찰하지 않으면 호흡정지나 심정지 상태로 오인할 수 있다.

(1) 저체온증의 임상양상

일반적으로 체온이 35℃ 이하로 저하되면 저체온증이라고 정의하며, 저체온증에 빠진 환자는 체온에 따라 표 48-3과 같은 임상증상이 발생한다.

(2) 저체온증의 응급처치

비록 경도의 저체온증(32–35℃) 환자일지라도 심각한 결과와 합병증이 초래할 수 있으므로, 모든 환자들은 즉시 병원으로 이송되어야 한다. 필요한 경우는 ABC's에 준하여 응급치료를 현장에서부터 시행한다. 전술한 바와 같이 30℃ 이하의 저체온에서는 호흡과 맥박이 상당히 미약하여 심정지 상태로 오인할 수 있는 반면, 심근이 매우 불안정한 상태이므로 조그만 외부자극이나 충격에도 심실세동이 발생할 수 있다. 그러므로 환자의 처치나 이송 시는 조심스럽게 행동을 취해야 한다.

저체온증에서 체온을 상승시키는 방법에는 외부에서 열을 가하지 않으면서 체열이 발산하는 것을 방지하는 수동재가온법(passive rewarming)과 외부에서 열을 가하여 체온을 올려주는 능동 재가온법(active rewarming)이 있다.

수동 재가온법은 체온이 30℃ 이상으로 체내에서 체

표 48-3 저체온증 환자에서 체온에 따른 임상양상

체온	임상양상
32–35℃	오한, 말초혈관 수축, 대사량 증가, 빠른맥, 과다환기
28–32℃	대사량 감소, 호흡수감소, 오한소실, 의식장애, 느린맥, 부정맥
28℃ 이하	느린맥, 저혈압, 혼수, 무수축, 심실세동

온을 상승시키는 기전(오한, 대사량의 증가 등)이 유지되고 있는 환자에게 사용하는 방법으로서, 담요 등으로 신체를 덮어서 환자의 체열이 발산되는 것을 방지한다.

능동 재가온법에는 인체의 외부에서 열을 가하는 능동 외부 재가온법과 신체 내부로 열을 가하여 체온을 올리는 능동 내부 재가온법이 있다. 능동 외부 재가온법은 환자를 따뜻한 욕조에 담그거나, 전기담요를 이용하여 체온을 올리는 방법이 여기에 속한다. 반면에 능동 내부 재가온법에는 40℃의 따뜻한 수액의 정맥투여, 40℃의 고온다습한 산소의 투여, 40-45℃ 정도의 수액을 이용하여 위, 장, 복강 등을 세척하거나, 혈액투석이나 체외순환을 이용하여 재가온시키는 것을 말하며, 체온상승효과가 가장 높다. 체온이 30℃ 미만인 중증 저체온증 환자에게 외부에서 열을 가하면 차가운 피부의 혈관이 확장되면서 혈압이 저하되거나 피부의 차가운 혈액이 내부로 순환되어 중심체온이 하강하는 현상이 발생할 수 있다. 따라서 중증의 저체온증에서는 우선 능동 내부 재가온법을 시행한 후에 체온이 30℃ 이상으로 유지되면 능동 외부 재가온법을 시행하여야 한다. 통상적으로 경도의 저체온증에는 수동적 가온법과 능동 외부 재가온법이 사용될 수 있으며, 중등도의 저체온증 환자에게 능동 외부 재가온법을 사용할 경우 주의할 점은 신체의 몸통부에 국한하여야 한다는 것이다.

응급처치의 단계는 다음과 같다.

① 응급구조사는 환자의 체온이 계속 내려가지 않도록 응급처치를 시행한다. 즉, 추운 외부환경으로부터 체온을 보호하기 위하여 환자를 현장에서 따뜻한 장소로 옮겨야 한다. 옮기는 장소는 따뜻한 실내가 가장 바람직하지만 실내공간이 없으면 응급차량 내부로 옮겨야 한다.

② 저체온증 환자는 심근이 매우 불안정한 상태이므로 환자의 움직임을 최소화해야 한다.

③ 경도나 중등도의 저체온증 환자에게는 가능한 따뜻하게 가습된 산소를 공급하여야 하며, 환자의 젖은 의복을 벗기고 건조하고 따뜻한 담요로 덮어 준다.

④ 심정지가 발생하지 않은 중등도의 저체온증(28-32℃)에서는 사정이 허락하면 환자의 체온을 유지하기 위한 가능한 응급처치를 시행한 후에 병원으로 이송한다. 30℃ 이하의 중증 저체온 환자의 체온을 부작용 없이 올리기 위해서는 능동 내부 재가온법이 필요하므로 현장에서의 응급처치에 대해서는 아직 논란의 여지가 많다. 이송 중에는 중심체온의 적절한 측정을 위해 고막이나 직장에서의 체온측정이 필요하며, 심전도감시나 정맥로 확보가 필요하다. 또한, 체위성 저혈압을 방지하기 위하여 수평상태로 이송하여야 한다.

⑤ 환자를 이송할 병원으로 환자의 상태를 미리 연락하여, 환자가 병원에 도착하는 즉시 저체온증에 대한 적극적인 응급처치를 시행할 수 있도록 한다.

(3) 저체온증 환자에 대한 심폐소생술

저체온증 환자에서 심장마비를 목격하는 순간에는 즉시 심폐소생술을 시행하면서 환자의 체온을 신속히 상승시키는 방법을 취해야 한다. 그러나 저체온증 환자의 맥박이나 호흡은 매우 약하며, 불필요한 심장압박은 부정맥을 유발시켜 환자상태를 더욱 악화시킬 수 있으므로 심정지와 저체온에 의한 심각한 느린맥을 구분하기 위하여 30-45초에 걸친 세심한 맥박확인이 필요하다.

저체온증인 환자에서 심정지가 발생하면, 체온을 정상화시키기 전에는 심박동이 회복되지 않는다. 저체온증에 의한 심정지 환자의 일부는 신경학적 후유증 없이도 회복될 수 있으므로, 체온이 35℃ 이상으로 도달할 때까지 심폐소생술이 지속되어야 한다.

(4) 질환자나 손상 환자가 한랭에 노출되었을 때의 처치

응급구조사는 추운 환경에서 장시간 노출되어 있는 질환자나 손상 환자를 가끔 접하게 된다. 이러한 환자들은

표 48-4 한랭손상 혹은 저체온증을 방지하기 위한 응급처치

① 젖은 의복을 제거하고 신체를 건조시킨다.
② 환자를 축축한 곳이나 차가운 곳에 위치시키지 말아야 한다(즉, 열전도에 의한 체온손실을 방지한다).
③ 담요 등으로 신체를 덮어서 체온강하를 방지하며, 특히 환자의 머리도 감싸야 한다.
④ 환자의 주위로 바람막이를 세우거나 바람이 없는 장소로 옮겨서 대류에 의한 체온손실을 방지한다.
⑤ 가능한 한 빨리 추운 환경으로부터 따뜻한 곳으로 환자를 이동시킨다.

이미 저체온증이 유발된 상태이거나 국소적인 한랭손상을 받았을 가능성이 높으므로 질환이나 손상 이외에도 이러한 동반된 문제점을 신속히 파악해야 한다. 다음 단계는 한랭손상 혹은 저체온증이 악화되거나 발생하는 것을 방지하기 위하여 필요한 응급처치를 기술하였다(표 48-4).

3) 국소적인 한랭손상

추위에 의한 한랭손상은 외부에 노출된 신체부위에 국소적으로 발생하는 경우가 대부분이다. 특히, 말단 부위인 발이나 발가락은 한랭손상을 받기 쉽다. 동상(frostbite)은 조직의 수분이 결빙되어 조직괴사가 나타난 것을 지칭한다.

반면에, 동창(chilblain)은 신체의 일부분이 추위에 노출되었으나 조직의 수분은 결빙되지 않아서 조직괴사가 발생하지 않은 상태를 말한다.

국소적인 한랭손상의 중증도에 영향을 미치는 3가지의 요인은 ① 노출된 시간, ② 주위환경의 온도, ③ 노출된 동안의 풍속이다. 특히, 다음과 같은 요소가 동반되면 한랭손상이 더욱 잘 유발된다.

① 추위나 바람으로부터 절연되지 않는 환경
② 꽉 조이는 의복이나 신발, 혹은 순환계 질병에 의한 혈액순환 장해
③ 피로가 동반된 경우
④ 영양상태가 나쁜 경우
⑤ 흡연, 알코올이나 약물의 남용

저체온증 시는 중심체온의 유지를 위해 말초혈관이 수축하기 때문에 혈액공급이 감소하게 되어 국소적인 한랭손상이 더욱 빈번하고 심하게 발생한다.

(1) 동창과 침수족

동창(chilblain)은 추운 환경에 지속적으로 노출된 경우에 발생하지만 조직이나 세포의 수분이 결빙되지는 않는다. 그러므로 동창 부위에서는 통증이 심하지 않으며 환자도 동창이 발병하였는지 인지하지 못하는 경우가 많다. 동창은 주로 귀나 코에서 빈번히 발생하며, 손상된 피부는 창백하게 나타난다.

침수족(immersion foot)은 참호족이라고도 하며 찬물에 지속적으로 노출된 후에 나타난다. 그러므로 오랜 시간 동안 신체의 일부가 차가운 물에 접촉하거나 노출되는 도보여행자, 사냥꾼, 군인들에게서 자주 발생한다. 침수족은 주로 발에 자주 발생하며, 임상적으로는 피부에 주름이 잡히고 창백하고 차게 나타난다.

국소적인 한랭손상의 응급처치는 춥고 습한 환경으로부터 따뜻한 장소로 환자를 옮기고 신체부분을 따뜻하게 하는 것이다. 동창일 경우에는 손상부위를 응급구조사의 손, 환자의 신체 또는 따뜻한 물체에 접촉시켜서 따뜻하게 한다. 다만, 동상과 감별이 되지 않으면 손상 부위를 손으로 문지르지 않도록 주의한다. 동상의 경우에 손상부위를 문지르면 세포의 결빙된 얼음이 주위 조직에 2차적인 손상을 가할 수 있기 때문이다. 온기를 회복하는 과정에서 창백하였던 손상부위가 붉게 변할 것이며 환자는 따갑거나 화끈거림을 호소할 것이다. 특히, 침수족에서는 젖은 신발이나 양말을 모두 벗기고 발을 점차적으로 따뜻하게 한다.

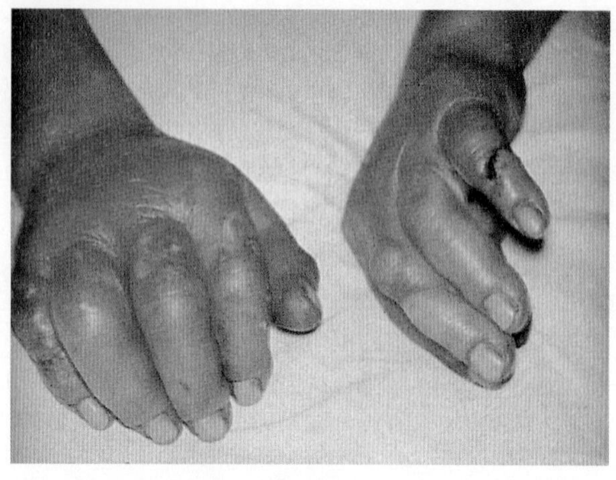

● 그림 48-2 동상 부위는 피부색이 회색이거나 푸르스름한 흰색을 나타내며, 촉진상 부위가 차고 딱딱하게 느껴진다. 손상의 중증도는 시간이 경과하면서 정확히 판정할 수 있다.

표 48-5 동상의 응급처치

① 추운 환경으로부터 환자를 따뜻한 장소로 옮긴다.
② 손상된 부위가 외부의 물리적 자극을 받지 않도록 보호한다. (손상받은 조직을 문지르면 세포내의 결빙된 날카로운 얼음 결정으로 인하여 주위의 세포에 더 많은 손상을 초래한다. 또한, 동상으로 손상된 발로 서 있거나 걷는 것을 금하는 것도 같은 이유이다. 항상 부드럽게 손상부위를 보호해야 한다.)
③ 젖었거나 신체에 꼭 조이는 의복을 제거한다.
④ 건조하고 멸균거즈로 손상부위를 덮어주고 느슨하게 붕대를 감는다.
⑤ 환자상태를 평가하여 저체온증의 증세나 징후가 있는지 관찰한다. 환자의 생명을 유지하기 위한 ABC's를 시행하면서 병원으로 이송한다.

(2) 동상

동상(frostbite)은 국소적 한랭손상의 가장 중증인 상태로서 조직이나 세포의 수분이 결빙된 것이다. 손상이 일어나는 정확한 기전은 알려지지 않았으나, 세포내의 수분이 결빙되었다는 것은 세포가 비가역적으로 손상을 받은 것이다. 결빙된 세포가 녹을 때는 더욱 많은 화학적 변화가 세포에서 일어난다. 결과적으로 손상을 받은 세포는 괴사되거나 정상적인 기능을 상실하게 되는 것이다.

손상받은 조직을 촉진하면 매우 딱딱하게 느껴지며 외견상으로는 회색이나 청백색으로 보이는 경우가 많다(그림 48-2). 동상에 의한 조직손상의 정도는 손상의 깊이와 범위에 따라 분류된다. 경미한 동상인 경우에는 피부로부터 표층부만 손상된 경우이며, 중증인 경우는 피부 심층까지 손상된 경우로 드물게는 근육이나 골격까지 손상되기도 한다. 그러나 손상된 깊이를 측정하는 것은 매우 어려우며, 치료와 함께 일정한 시간이 경과하면서 손상 깊이를 판정할 수 있다. 동상의 처치는 다음과 같다(표 48-5).

동상 말단부위를 따뜻하게 하는 것은 가급적 현장에서는 시행하지 않는다. 손상된 조직에 직접 열을 가하는 것은 조직손상을 더욱 심하게 만든다. 그러므로 손상부위에 대한 적극적인 치료는 응급의료센터에서 시행되어야 한다. 그러나 병원까지 이송하는 데 많은 시간이 소요되거나 고립된 환경에서는 응급구조사가 직접 시행할 수도 있다. 이 경우 손상된 동상부위를 직접 문지르면 안 되며 38-42℃의 따뜻한 물에 담가야 된다. 특히, 동상부위를 담그기 전에 물의 온도를 온도계로 정확히 측정해야 한다. 상기 치료는 동상부위가 따뜻해지면서 피부색이 붉은색으로 회복될 때까지 시행한다. 만약 환자가 병원에 도착하기 전에 동상부위가 다시 추운 환경에 노출될 가능성이 있다면 뜨거운 물에 담그는 것을 시행해서는 안 된다. 동상에 의한 손상부위가 일시적으로 녹았다가 다시 결빙되는 경우에는 조직손상이 더욱 심하게 된다.

4) 추운 환경에서의 응급구조사

추운 환경에서 임무를 수행하는 응급구조사도 저체온증이나 한랭손상의 피해자가 될 수 있다. 그러므로 응급구조사도 한랭손상에 대비한 예방책을 배워야 한다. 응급구조사는 자신이 속해있는 지역의 기후적인 특성과 각종 상황을 정확히 알고 있어야 하며, 업무를 수행하기 전에 매일 기상예보를 청취하면서 기상변화에 귀를 기울여야 한다.

또한, 체온을 보존할 수 있는 방한복과 방한화를 착용해야 하지만, 거추장스러운 의복에 의하여 응급의료 업무가 방해되어서는 안 된다(그림 48-3). 추운 환경에서 이용되는 들것이나 응급장비가 적절하게 구비되어 있어야 하며, 응급구조사는 위험한 상황에서도 환자를 도울 수 있도록 자신의 신체관리에 충실해야 한다.

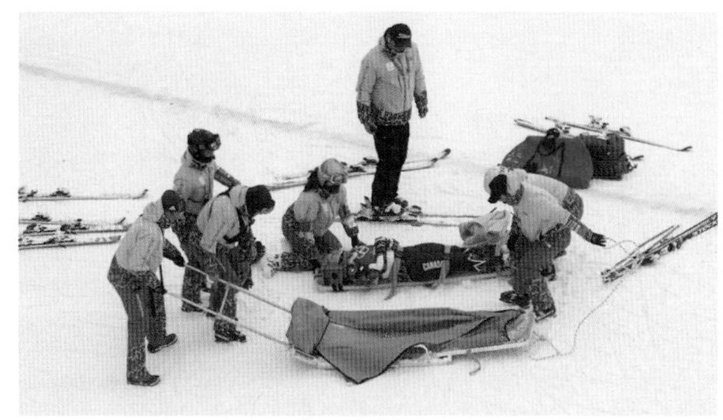

• 그림 48-3 추운 환경에서 구조 활동을 하는 응급구조사는 한랭손상을 예방하기 위해 방한복과 방한모를 착용하고 활동해야 한다.

당신이 응급구조사라면

1. 열경련의 원인은 무엇인가? 열경련으로 근육경련이 발생한 환자에게 소금을 주어서는 안 되는가?
2. 축구경기 중에 40℃의 고열이 발생한 16세의 소년을 치료하게 되었다. 의학적인 문제나 손상은 없으나, 소년이 열에 노출되었다는 것을 알았다. 이 소년이 열탈진인지 열사병인지 감별하는 방법을 열거하고, 응급처치법을 기술하시오.
3. 고막을 통해 측정된 중심체온이 29℃인 저체온증 환자를 발견하였다. 현장에서 체온을 높이기 위해 수동적 가온법이나 능동적 능동 외부 재가온법을 시행해서는 안 되는 이유를 기술하시오.
4. 동창과 동상의 차이를 설명하고, 동상 환자에서 손상부위를 문지르면 안 되는 이유를 말하시오.

수중사고

응 급 구 조 와 응 급 처 치
RESCUE AND EMERGENCY CARE

개요

1998년 사망통계 자료에 의하면 익사에 의한 사망자가 인구 10만 명당 4명이었고, 10세 미만에서는 교통사고에 이어 두 번째로 높은 사망률을 보였으며, 10대와 20대에서는 교통사고, 자살 다음으로 조사되었다. 이것은 아마 젊은 연령층이 더 빈번하게 수상 스포츠나 물놀이를 즐기며, 모험심이 강하고 안전사고에 대한 주의가 부족하기 때문으로 생각된다. 또한 대부분의 사망자가 여름철에 발생하였으며, 계곡 근처에서 야영하다가 폭우에 의해 텐트가 급류에 휘말리면서 사망하거나 음주나 피곤한 상태에서 수영하다가 익사하는 등 사전에 예방 가능하였던 경우가 많았다. 그러므로 수중사고에 대한 경각심을 고취시키고 안전에 대한 국민 홍보가 이루어져야 하며, 사고 발생 시 신속한 응급처치로 인명피해를 최소화해야 한다.

Chapter 49에서는 익수사고 시 폐 손상에 의한 저산소증이 일어나는 기전에 대해 설명하고, 익수(溺水)환자에 대한 응급처치법과 척추 손상이 동반된 환자의 처치에 대해서 기술한다. 다음에는 잠수에 따른 문제점, 특히 잠수로 유발되는 고막의 손상, 폐과팽창증후군(공기색전증, 기흉, 폐출혈 등) 및 감압병에 대해 논의한다. 마지막으로는 기타 수중사고에 의한 위험에 대하여 언급한다.

목표

- 물에 침수된 후 발생할 있는 익사(溺死)나 익수(溺水)의 상황을 이해한다.
- 익수 환자들에 대한 응급처치법을 배운다.
- 척추 손상이 동반된 익수 환자의 응급처치법을 학습한다.
- 익수 환자의 구조 및 수상구조 장비에 대한 적용법을 익힌다.
- 잠수와 연관된 문제들에 대하여 기술한다.
- 기타 수중사고의 위험성에 대하여 학습한다.

1. 익사와 익수

익사(drowning)란 물에 잠긴 후에 질식에 의하여 사망하는 경우로 정의된다. 익수(near drowning)는 물에 잠긴 후에 최종결과에 관계없이 일시적이더라도 환자가 생존한 경우를 의미한다. 익사는 물속에 빠진 후 돌연한 공포로 인하여 생길 수 있다. 소량의 물이라도 기도로 유입되면 심한 후두자극을 초래하며, 이로 인하여 후두의 근육이 수축하여 기도를 폐쇄시킬 수 있다. 이러한 현상을 후두경련(laryngeal spasm) 혹은 성문폐쇄(glottic closure)라고 한다. 후두경련은 후두를 폐쇄하여 어떠한 물질이 폐로 들어가는 것을 막기 위하여 생기는 현상이지만, 공기의 흐름도 차단되어 폐로 산소가 유입되지 않으므로 환기가 일어나지 않게 된다. 결국, 환자는 저산소증으로 의식을 잃게 되거나 사망하게 된다. 이와 같이 물이 폐로 유입되지 않고 후두경련에 의하여 발생하는 경우를 건성익사(dry drowning)라 하며, 익사 환자의 10–20%에서 관찰된다.

저산소증은 익수 후 사고의 정도와 시간, 흡인한 물의 양에 따라서 나타나는 중요한 소견 중 하나인데, 심한 저산소증이라도 조기에 적극적인 치료를 시행한다면 결과가 양호한 경우가 많다.

저수지나 호수와 같이 담수에 의한 익수 시에는 담수가 혈액보다 삼투압이 낮기 때문에 폐로 유입된 담수는 폐포벽을 통과하여 혈류로 흡수된다. 결과적으로 혈액의 전해질이 희석되고, 폐포의 모세혈관벽이 손상되며, 폐포를 싸고 있는 표면활성제(surfactant)의 변성을 초래하여 환기 장애가 일어남으로써 저산소증이 유발된다. 해수가 폐로 유입되면 농축된 바닷물은 삼투압이 높기 때문에 혈액내의 혈장성분과 혈장(plasma)이 폐포 내로 급속히 이동하여 폐부종(pulmonary edema)이 유발되며, 이로 인해 공기 중의 산소가 혈액내로 유입되지 못하여 저산소증을 일으킨다. 결과적으로 해수나 담수에 관계없이 저산소증이 발생하게 된다.

저산소증은 심장의 기능에도 영향을 주어서 심방세동이나 심실조기수축 같은 부정맥도 유발할 수 있으며, 익수 후 갑작스럽게 사망하는 경우는 심실세동에 의한 경우가 많다.

1) 익수의 응급처치

익수상태에서 구조된 환자에게는 즉각적인 인공호흡을 시행하여야 한다. 만일 맥박이 촉지되지 않는다면 심폐소생술이 실시되어야 한다. 많은 양의 물이 폐로 유입되지 않은 환자는 적당한 산소환기로 저산소증이 회복될 가능성이 높다. 호흡이 있다면 응급구조사는 통풍이 잘 되는 곳에 환자를 위치시키고 충분한 산소를 투여하면서 신속히 병원으로 이송해야 한다. 만약 의식이 있고 여전히 물속에 있다면 수상구조가 필요하다. 그러나 수상구조에 대한 훈련이나 경험이 적은 응급구조사는 물속에서의 수상구조를 시도하지 말아야 한다. 숙련되지 않은 사람이 무리하게 수중구조를 시도하면, 자신도 수중사고의 희생자가 될 수 있기 때문이다. 이러한 경우에는 밧줄이나 생명보호구와 같이 물에 뜰 수 있는 것을 조난자에게 던져 주어야 한다.

호수, 강, 바다에 근접한 지역에서 종사하는 응급구조사는 수상구조훈련을 충분히 받아야 하며, 구명복과 다른 구조장비의 확보와 사용방법을 숙지하는 것이 매우 중요하다.

2. 익수자 구조

물에 빠진 사람을 보았을 때 이를 구조하려고 시도하는 것은 인간의 본능적 행동이다. 그러나 그 본능적으로 취하는 행동이 반드시 무리가 없고 성공한다고는 말할 수 없다. 그저 구조해 보겠다는 생각으로 무작정 행동하다가 구조하려던 사람마저 위험에 처하게 되는 상황이 빈번하게 발생하기 때문이다.

즉, 가능한 한 직접 물에 들어가지 않고 로프, 구명대 등을 익수자(溺水者)에게 던지거나 노, 장대 등 잡을 수 있는 물체를 건네주어 잡을 수 있도록 하는 방법을 가장 우선적으로 시도하고 이러한 방법이 불가능할 때에는 보트 등을 이용 수상에서 직접 접근하는 것이며 구조자가 수영해서 구조하는 것은 최후로 선택하는 구조방법이다.

상당한 수영실력이 있는 구조대원일지라도 별도의 전문적인 수중구조 훈련을 받지 않았으면 맨몸으로 익수자를 구출한다는 것이 매우 어려운 일임을 명심해야 한다.

1) 구조자의 신체를 이용하는 방법

(1) 기본적 구조

물에 빠진 사람이 손이 닿을 수 있는 거리에 있을 경우 구조자는 엎드린 자세에서 몸의 상부를 물 위로 펴고 익수자에게 손을 내민다(그림 49-1). 그러나 손이 물에 빠진 사람에게 미치지 않는 경우 구조자는 그 자세를 반대로 한다. 즉, 기둥이나 물건 등을 단단히 붙잡은 채 몸을 물속에 넣어 두 다리를 쭉 펴게 되면 익수자가 그 다리를 잡고 나올 수 있다(그림 49-2).

어느 경우나 구조자가 몸을 충분히 지지할 수 있어야 익수자가 잡아당길 때 물에 빠지지 않고 안전하게 구조할 수 있다(그림 49-1, 49-2).

(2) 신체 연장에 의한 구조

익수자와의 거리가 멀어서 손으로 붙잡기가 곤란한 경우에는 그 주위에 있는 물건 중 팔의 길이를 연장하는데 쓰일 수 있는 도구를 이용하여 신체의 길이를 연장시킬 수 있다. 주변에 마땅한 도구가 없을 때에는 옷을 벗어 로프로 대용할 수도 있다(그림 49-3).

(3) 인간사슬 구조

다수의 구조자가 손을 맞잡고 물에 빠진 사람을 구조하는 방법은 물살이 세거나 수심이 얕아 보트의 접근이 불가능한 장소에서 적합한 방법이다. 4-5명 또는 5-6명이 서로의 팔목을 잡아 쇠사슬 모양으로 길게 연결한다. 서로를 잡을 때는 손바닥이 아니라 각자의 손목 위를 잡아야 연결이 끊기지 않는다(그림 49-4).

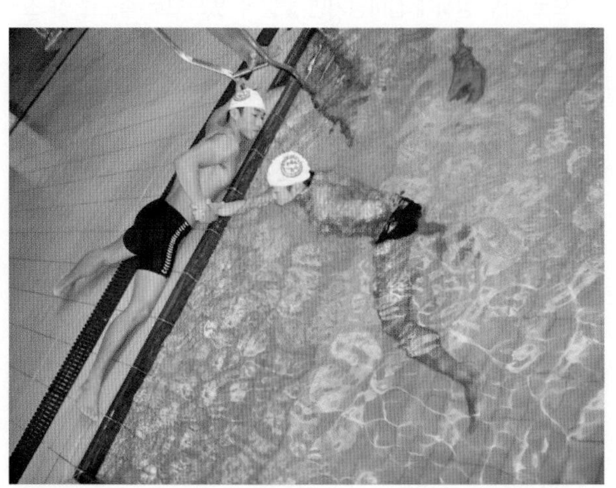

● 그림 49-1 기본적 구조 (1)

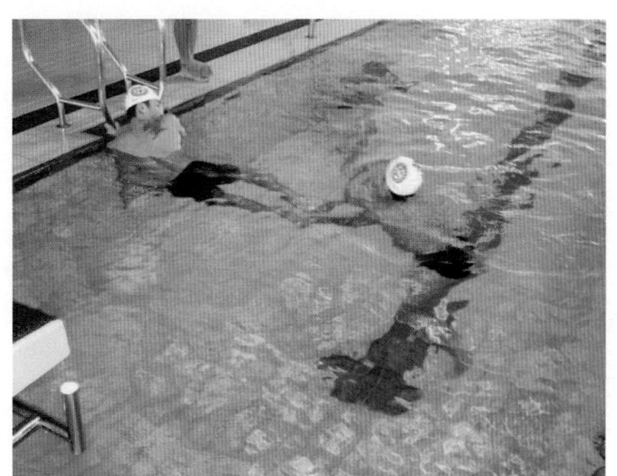

● 그림 49-2 기본적 구조 (2)

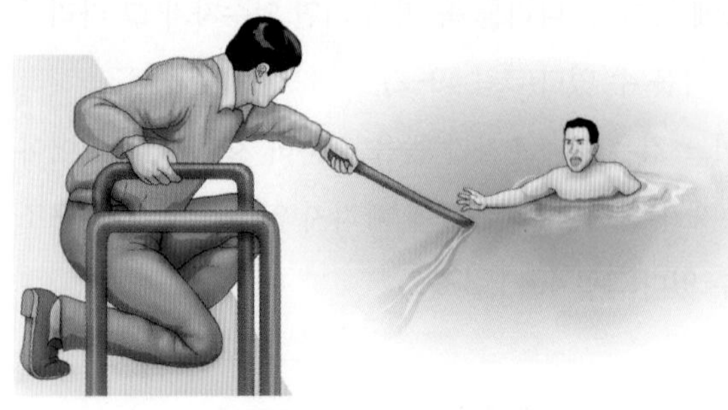

• 그림 49-3 신체 연장에 의한 구조

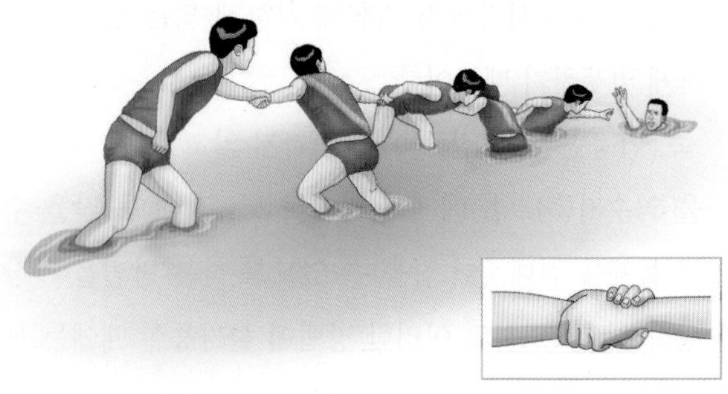

• 그림 49-4 인간사슬 만들기

2) 장비를 이용한 구조기술

(1) 구명환과 로프를 이용한 구조(표 49-1)

익수한 사람을 구조하기 위하여 만들어낸 최초의 기구는 구명환(Ring buoy)이었다(그림 49-5). 이것은 카아데(Carte)라는 영국 사람이 1840년에 고안하여 만들었으며 그 후 전세계적으로 널리 사용되어 왔다. 익수자는 수중에서 부력을 받는 상태이기 때문에 구명환에 연결하는 로프는 일반구조용 로프보다 가는 것을 사용해도 구조활동이 가능하다. 구명환을 던지는 기술은 그리 어려운 것은 아니다. 그러나 정확을 기하려면 연습을 많이 하여야 한다.

손으로 던질 수 있는 거리보다 먼 경우에는 로프발기(구조 로켓환)를 이용할 수도 있고 구명환이 없는 경우에는 구명조끼나 목재 등 물에 뜰 수 있고 주변에서 쉽게 구할 수 있는 물체를 연결해서 던져도 된다.

(2) 구조용 튜브

구조장비가 없을 때 사용하는 다가가기 기술에 비해 속도가 느린 점은 있지만 구조원에게 안정감을 주기에는 유리하다. 장비를 이용한 다가가기 기술들은 다음과 같다.

① 먼 거리 접근

구조대상자의 거리가 먼 경우에는 개인구조장비의 어깨

표 49-1 구명환과 로프를 이용한 구조 방법

1. 익수자와의 거리를 목측하고 로프의 길이를 여유 있게 조정한다.
2. 구조자가 익수자를 향하여 반쯤 구부린 자세로 선다.
3. 오른손잡이일 경우 오른손에 구명부환을 쥐고 왼손에 로프를 잡으며 왼발을 어깨 넓이만큼 앞으로 내민다. 이때 왼발로 로프의 끝부분을 밟아 고정시킨다.
4. 구명환을 던질 때에는 풍향, 풍속을 고려하여야 하며 일반적으로 바람을 등지고 던지는 것이 용이하다.
5. 구명환이 너무 짧거나 빗나가서 익수자에게 미치지 못한 경우에는 재빨리 회수하여 다시 시도하며 물위에서 익수자에게 이동시키려고 해서 시간을 낭비하지 않는다. 이러한 이유로 익수자보다 조금 멀리 던져서 익수자 쪽으로 이동시키는 것이 보다 용이할 수 있다.
6. 익수자가 구명환을 손으로 잡고 있을 때에 빨리 끌어낼 욕심으로 너무 강하게 잡아당기면 놓칠 수 있으므로 속도를 잘 조절해야 한다.

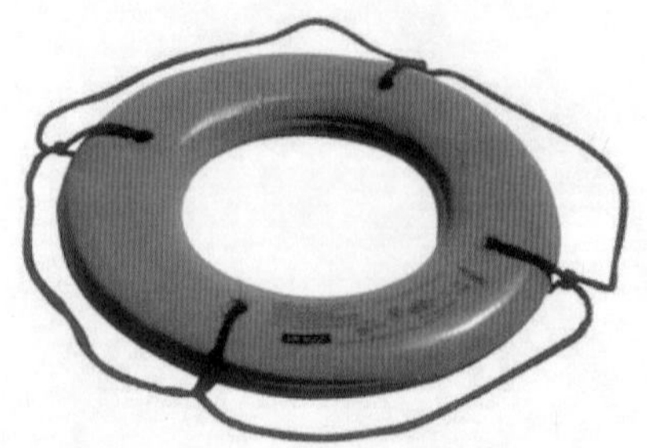

• 그림 49-5 구명환

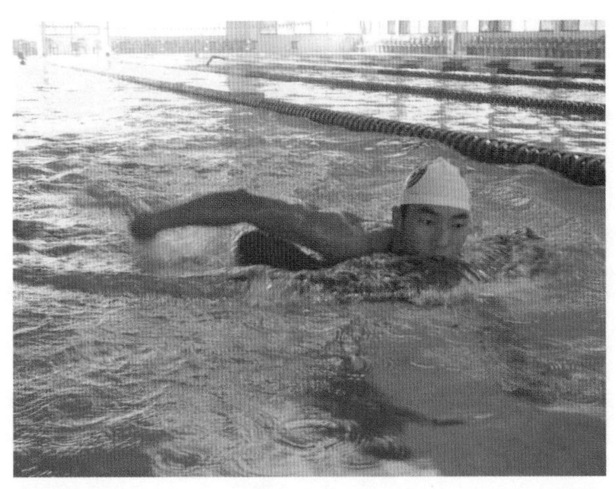

• 그림 49-6 먼거리 접근

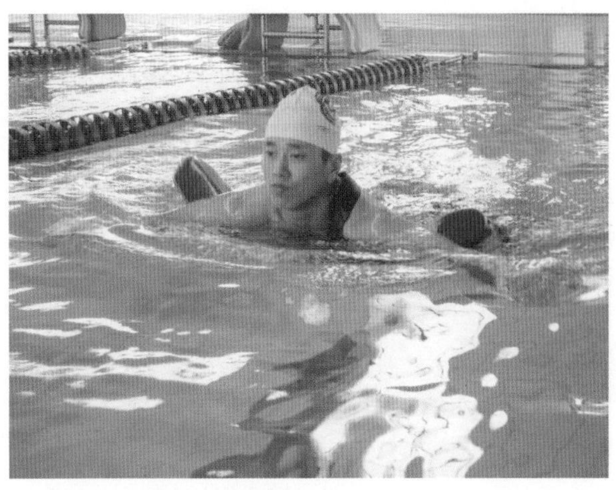

• 그림 49-7 짧은 거리 접근

끈은 맨 채로 뒤에 달고 다가서기를 시도한다. 이때는 자유형이나 평영을 사용한다. 자유형을 하는 경우에는 지속적으로 구조대상자를 주시한다(그림 49-6).

② 짧은 거리 접근

구조대상자와의 거리가 짧을 경우에는 레스큐 튜브를 수상인명구조원의 가슴에 수평으로 껴안고 다가가기를 한다. 이때는 자유형이나 평영을 이용한다(그림 49-7).

③ 구조방법

i. 의식 있는 구조대상자의 구조

대화로 구조대상자의 안정 유도

ii. 의식 없는 구조대상자의 구조

구조대상자가 수면이나 수면 바로 아래 위치하여 의식이 없는 경우, 그리고 척추부상이라고 판단되지 않는 경우에는 다음과 같은 구조 기술들을 사용한다.

(3) 레스큐 캔

대체적으로 레스큐 튜브와 동일하게 사용하며 해변 쪽에서 주로 사용한다.

(4) 구조보드

구조보드(The Rescue Board)는 바람, 조류, 파도의 영향을 받는다.

(5) 구명보트에 의한 구조

수영이나 구명환 등에 의한 구조가 불가능한 경우 구명보트를 이용하여 구조를 행하는데 기본적으로 구조자는 구명보트의 조작요령을 완벽히 숙지하여야 한다.

구명보트가 익수자에게 접근할 때 무엇보다도 중요한 것은 익수자에게 붙잡을 것을 빨리 건네주어 가능한 한 물 위에 오래 떠 있을 수 있게 하는 것이다. 만일 익수자가 뒤집힌 보트나 부유물, 목재 등을 잡고 있을 경우에는 안전을 고려하여 천천히 구조하여도 무방하지만, 긴급한 상황에서는 먼저 로프를 연결한 구명환 등을 건네주어 오래 떠있도록 조치한다.

3) 직접구조

(1) 구조기술

① 의식 있는 익수자

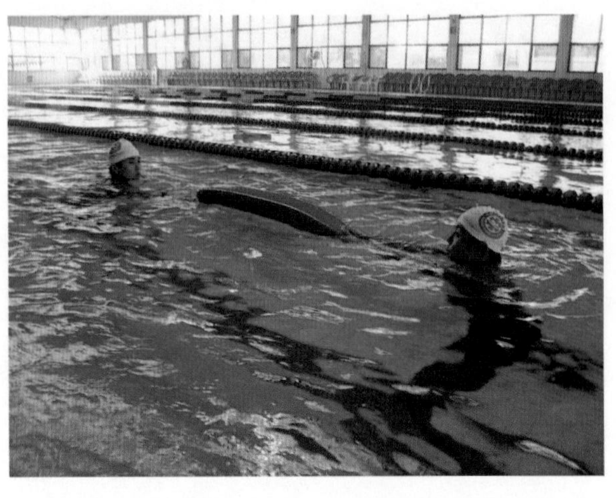

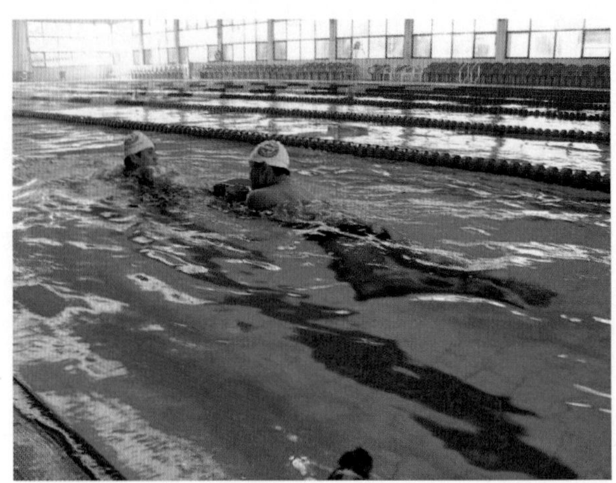

● 그림 49-8 전방접근 후 의식 있는 구조대상자 구조 방법

표 49-2 전방접근 후 의식 있는 구조대상자 구조 방법

1. 전방접근을 한다.
2. 레스큐 튜브의 연결끈 반대쪽 끝을 내밀어 주어 잡도록 한다.
3. 구조대상자가 다리차기를 할 수 있다면 그렇게 하도록 권장한다. 만약 다리차기를 못하면 "옆으로 끼세요"하고 말을 한 다음 뒤로 돌아가 평영 발차기를 하면서 나온다.
4. 안전지대로 구조대상자를 끌어 이동한다.

표 49-3 후방접근 후 의식 있는 구조대상자 구조 방법

1. 후방접근을 한다.
2. 레스큐 튜브를 구조원의 양 겨드랑이 밑에 껴 넣은 상태에서 구조대상자의 양 겨드랑이를 아래서 위로 감아 잡는다. 동시에 레스큐 튜브를 구조원과 구조대상자 사이에 꼭 끼도록 한다.
3. 구조대상자를 뒤로 젖혀 자세가 수평이 되도록 한다. 이때 두 사람의 머리가 서로 부딪치지 않게 조심한다.
4. 대화를 통해 안정을 유도한다.
5. 기본배영의 다리 차기를 사용하여 안전지대로 이동한다.

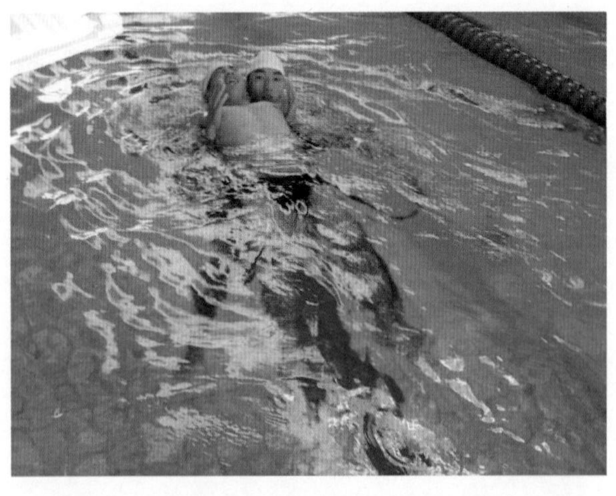

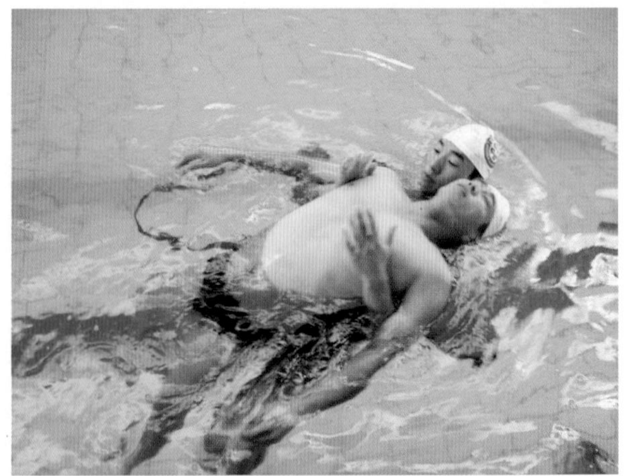

● 그림 49-9 후방접근 후 의식 있는 구조대상자 구조 방법

익수자가 의식이 있을 때에 가장 많이 사용되는 방법은 '가슴잡이'이다. 구조자는 익수자의 후방으로 접근하여 오른손을 뻗어 익수자의 오른쪽 겨드랑이를 잡아 끌 듯이 하며 위로 올린다. 가능하면 익수자의 자세가 수평을 유지하도록 하는 것이 좋다.

이와 동시에 구조자의 왼팔은 익수자의 왼쪽 어깨를 나와 오른쪽 겨드랑이를 감아 잡는다. 이어 힘찬 다리차기와 함께 오른팔의 동작으로 익수자를 수면으로 올리며 이동을 시작한다. 그러나 익수자가 물위로 많이 올라올수록 구조자가 물속으로 많이 가라앉아 호흡이 곤란할 수도 있음을 유의하여야 한다(표 49-3, 그림 49-9).

표 49-4 후방접근 후 의식 없는 구조대상자 구조방법

1. 후방으로 접근한다.
2. 레스큐 튜브를 수상인명구조원의 양 겨드랑이 밑에 수평으로 껴 넣은 상태에서 구조대상자의 양 겨드랑이를 아래에서 위로 감아 잡는다. 동시에 레스큐 튜브를 수상인명구조원과 구조대상자 사이에 꼭 끼도록 한다.
3. 구조대상자를 뒤로 젖혀 자세가 수평이 되도록 한다. 이때 두 사람의 머리가 서로 부딪치지 않게 조심한다.
4. 구조대상자와 함께 옆으로 굴러 대상자의 가슴과 얼굴이 수면 위로 나오고 수상인명구조원이 위로 위치하게 한다.
5. 안전지대로 이동하는데 가능하면 이때 구조대상자를 잡은 수상인명구조원의 팔은 구조대상자의 어깨를 위에서 아래로 끼워 구조장비와 함께 잡을 수도 있다.

② 의식 없는 익수자

익수자가 의식을 잃었을 때 구조하는 방법으로 '한 겨드랑이 끌기', '두 겨드랑이 끌기', '손목 끌기'가 있다. 이 방법은 익수자가 수면에 떠 있거나 수중에 가라앉은 경우 모두 활용할 수 있다.

한 겨드랑이 끌기는 구조자가 익수자의 후방으로 접근하여 한쪽 손으로 익수자의 같은 쪽 겨드랑이를 잡는다. 이때 구조자의 손은 겨드랑이 밑에서 위로 끼듯이 잡고 익수자가 수면과 수평을 유지하도록 하고 횡영 동작으로 이동을 시작한다(표 49-4, 그림 49-10).

두 겨드랑이 끌기도 같은 방법으로 하되 구조자가 두 팔을 모두 사용하는 것이 다르다. 익수자의 자세가 수직일 경우에는 두 팔로 겨드랑이를 잡고 팔꿈치를 익수자

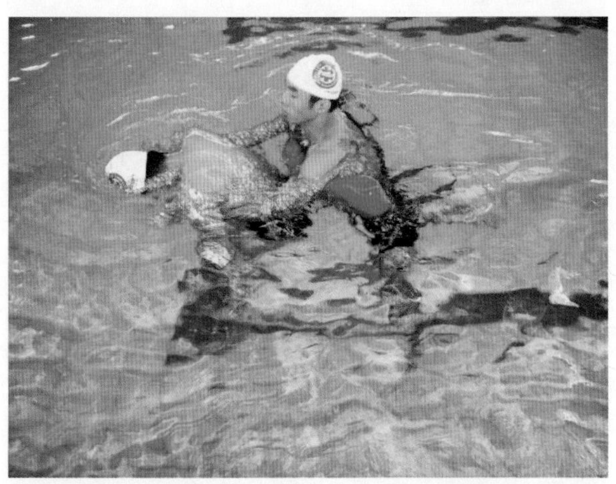

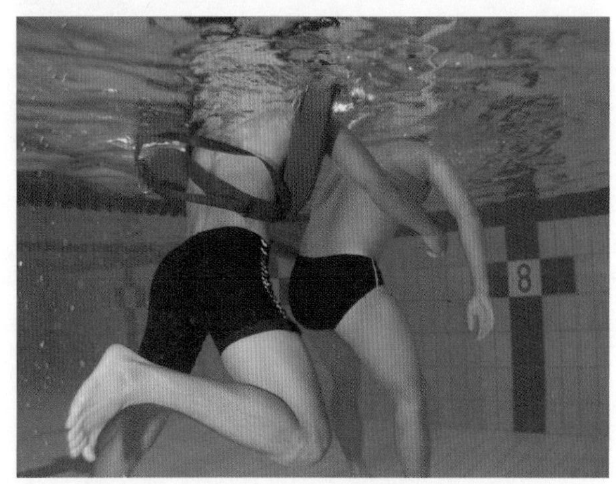

• 그림 49-10 후방접근 후 의식 없는 구조대상자 구조 방법

표 49-5 깊은 물에 가라앉은 구조대상자 구조

1. 한 겨드랑이, 두 겨드랑이, 손목끌기를 사용하여 구조대 상자를 물위로 끌어올린다.
2. 한 손으로 물위에 놓았던 구조장비를 수거하여 수상인명구조원과 구조대상자 사이에 놓고 양쪽 또는 한쪽 겨드랑이를 감아쥔다.

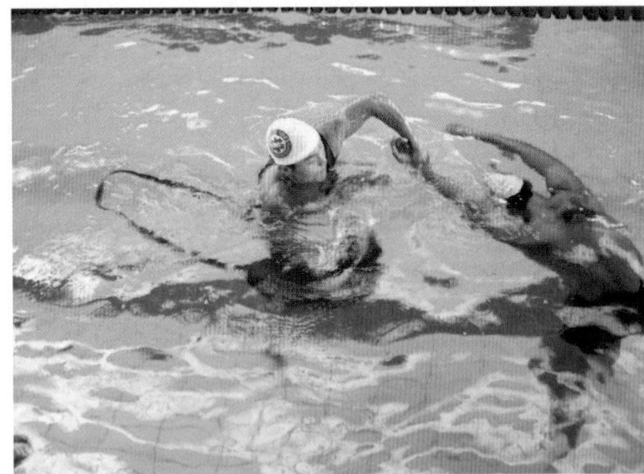

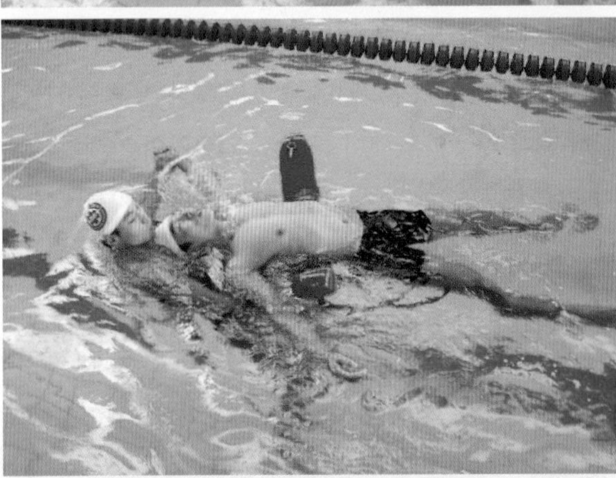

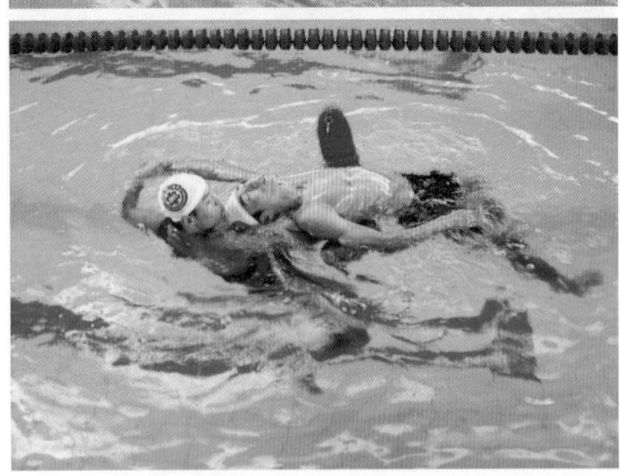

• 그림 49-11 전방접근 후 의식 없는 구조대상자 구조방법

표 49-6 전방접근 후 의식 없는 구조대상자 구조방법

1. 전방으로 접근을 한다.
2. 개인구조장비를 수상인명구조원과 구조대상자 사이에 일자로 위치하도록 가로막기를 하고 손목 끌기 방법으로 구조대상자를 뒤집는다. 이때 구조장비를 구조대상자의 어깨 바로 밑 등 부위에 위치하도록 눌러 넣는다.
3. 조대상자의 손목을 잡고 있던 팔로 대상자의 어깨와 레스큐 튜브를 동시에 위에서 아래로 감아 잡는다. 레스큐 튜브일 경우에는 팔로 어깨를 감아 잡고 그 손으로 레스큐 튜브를 잡는다.
4. 횡영으로 구조대상자를 안전지대로 이동시킨다. 레스큐 튜브는 구조대상자를 그 위에 올려놓는데도 사용되며, 또는 구조대상자를 감아 묶는데도 사용할 수 있다.

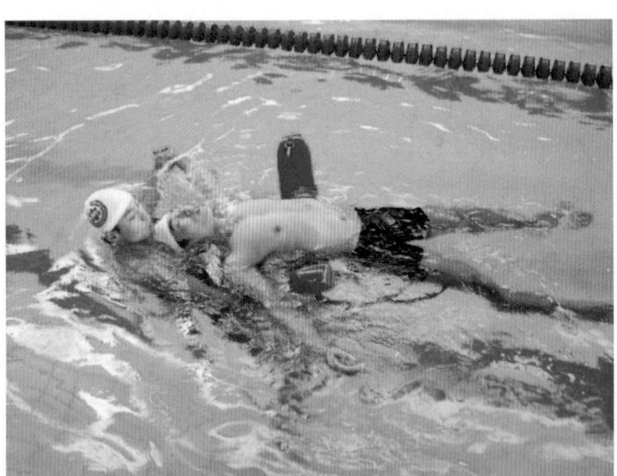

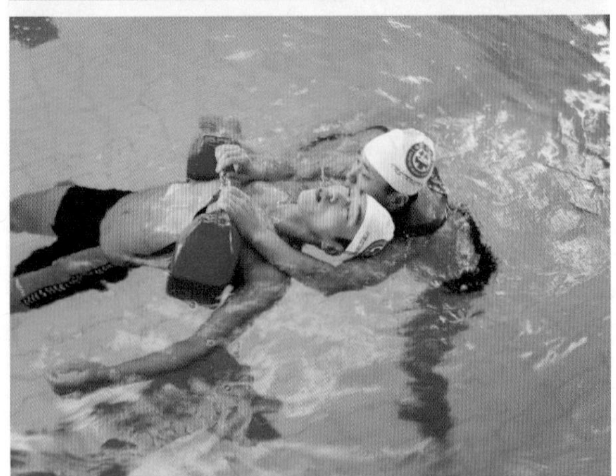

• 그림 49-12 구조대상자 감아 묶는 방법

표 49-7 구조보드 사용법

구조보드 사용법
1. 입수 시 보드의 중간 위치를 잡는다.
2. 수심이 무릎 깊이가 되면 보드를 옆으로 내리고 밀고 간다. 보드의 중심 약간 위쪽에 탄다.
3. 구조보드 위에서 감시할 때는 무릎을 꿇거나 앉아서 시야를 확보하도록 한다.

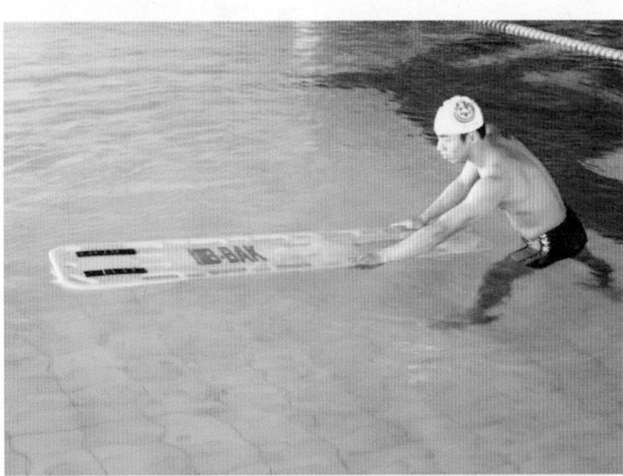

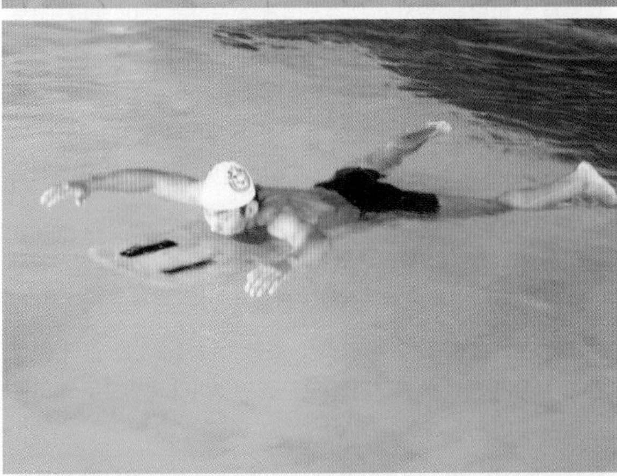

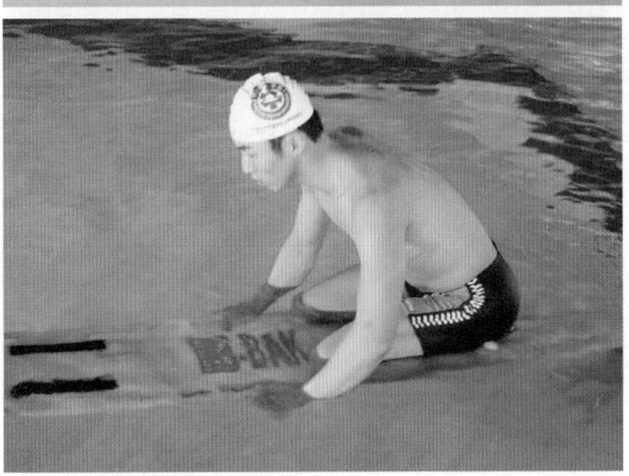

• 그림 49-13 구조보드 사용법

표 49-8 구조보드를 이용해서 구조대상자에게 접근하기

구조보드를 이용해서 구조대상자에게 접근하기
1. 잔잔한 물에서는 보드의 앞쪽을 구조대상자 쪽으로 향하게 한다.
2. 무릎을 꿇은 상태로 접영으로 팔을 젓는다.
3. 머리를 들어서 구조대상자에 대한 시야를 확보한다.
4. 물살이 세거나 또는 강풍에서는 접근방향을 변경한다.

표 49-9 구조보드를 이용한 지친 구조대상자 구조법

구조보드를 이용한 지친 구조대상자 구조법
1. 구조대상자의 측면으로 접근
2. 구조대상자의 손목을 잡고 보드의 반대편으로 미끄러져 내려간다.
3. 구조대상자가 구조보드 위로 팔을 올리도록 도와준다. 구조대상자를 안심시키고 쉴 수 있도록 한다.
4. 구조대상자가 보드에 배를 대고 누워 있도록 한다. 보드 앞부분이 가라앉지 않도록 주의 한다.
5. 발을 저어서 보드를 해안가로 향하게 위치시키고 구조대 상자의 다리사이로 올라간다. 보드의 전복 방지를 위해 다리는 물속에 위치시킨다.
6. 다리를 저어서 보드를 해안가로 이동시킨다.
7. 구조대상자가 보드에서 내리도록 도와주고 1인 부축하기 운반으로 이동시킨다.

표 49-10 의식이 없거나 보드에 오르지 못하는 구조대상자 구조법

의식이 없거나 보드에 오르지 못하는 구조대상자 구조법
1. 구조대상자의 측면으로 접근하여 구조대상자가 보드의 약간 상단에 위치하도록 한다.
2. 구조대상자의 손목을 잡고 보드 반대편으로 미끄러져 내리면서 보드를 돌린다. [주의] 구조대상자의 겨드랑이가 보드 모서리에 위치하도록 할 것
3. 다른 한 손으로 보드의 반대편 모서리를 잡는다.
4. 보드의 한쪽 끝을 무릎으로 눌러서 보드를 자신 쪽으로 돌리고 보드가 내려올 때 구조대상자의 머리를 잡는다. [주의] 보드를 돌릴 때 팔 상단부가 아닌 겨드랑이가 보드의 모서리에 위치하도록 할 것
5. 구조대상자의 머리를 보드의 앞쪽으로 향하게 하고 보드의 중앙부에 구조대상자를 위치시킨다.
6. 발을 저어서 보드를 해안가로 향하게 위치시키고 구조대 상자의 다리사이로 올라간다. 보드의 전복 방지를 위해 다리는 물속에 위치시킨다.
7. 다리를 저어서 보드를 해안가로 이동시킨다.
8. 구조대상자가 보드에서 내리도록 도와주고 부축하기, 끌기, 어깨운반 등 운반법 중에서 선택하여 이동한다. [주의] 의식이 없는 구조대상자를 보드위로 올릴 수 없다면 보드를 이용해서 구조대상자가 가라앉지 않게 하고 얼굴을 위로 한 상태를 유지시키고 도움을 요청한다.

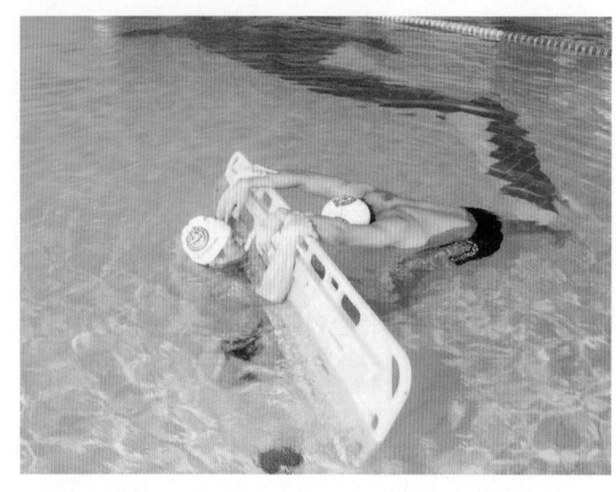
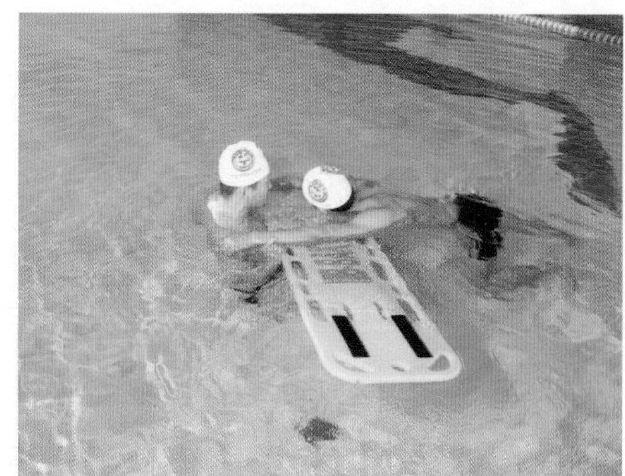

• 그림 49-14 의식이 없거나 보드에 오르지 못하는 구조대상자 구조법

의 등에 댄다. 손으로는 끌고 팔꿈치로는 미는 동작을 하여 익수자의 자세가 수면과 수평이 되도록 이끈다. 두 겨드랑이끌기에서는 팔 동작을 하지 않는 배영으로 이동한다(그림 49-15).

이 두 기술은 번갈아 가며 사용하기도 하는데 일반적으로 먼 거리를 이동할 때에는 한 겨드랑이 끌기를 사용한다(그림 49-16).

손목 끌기는 주로 익수자의 전방으로 접근할 때 사용한다. 구조자는 오른손으로 익수자의 오른손을 잡는다(그림 49-17).

만약 익수자의 얼굴이 수면을 향하고 있을 때에는 하늘을 향하도록 돌려놓는다. 이때에는 익수자를 1 m 이상 끌고 가다가 잡고 있는 손을 물 밑으로 큰 반원을 그리듯 하며 돌려서 얼굴이 위로 나오도록 한다.

표 49-11 보트를 이용한 구조 방법

1. 보트는 바람을 등지고 익수자에게 접근하는 것이 좋다. 강풍이 불 때 맞바람을 맞고 접근하게 되면 구명보트에 익수자가 부딪혀 다칠 우려가 있다. 익수자가 흘러가는 방향으로 따라가면서 구조하는 것이 보다 용이하다. 그러나 풍향과 풍속, 유속, 익수자의 위치 등 고려해야 할 여건이 많으므로 일률적으로 적용하는 것은 곤란하다.
2. 익수자가 격렬하게 허우적거릴 때에는 너무 가까이 접근하지 말고 먼저 구명환 또는 노 등 붙잡을 수 있는 물체를 건네준다.
3. 작은 보트로 구조할 때에 좌우 측면으로 익수자를 끌어 올리면 보트가 전복될 우려가 있으므로 전면이나 후면으로 끌어올리는 것이 안전하다.
4. 모터보트인 경우 익수자가 스크류에 다칠 수 있으므로 보트의 전면이나 측면으로 끌어올리는 것이 적합하며 이 경우 보트가 한쪽 방향으로 기울어지지 않도록 주의한다.
5. 익수자가 의식이 있고 기력이 충분하다고 판단되는 경우에는 무리하게 보트로 끌어올리려고 시도하지 말고 매달고(끌고) 육지로 운행하는 방안도 강구한다.

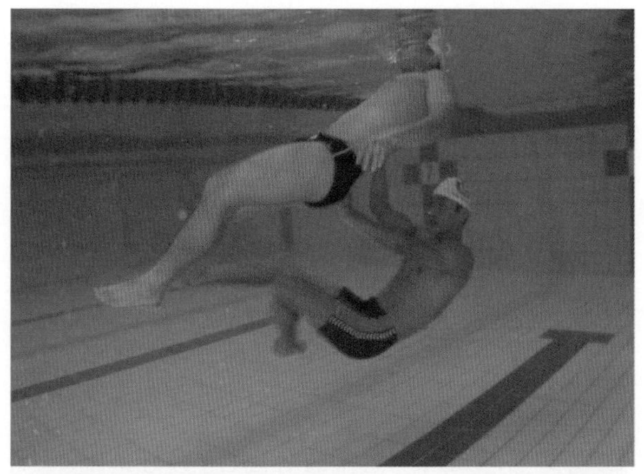

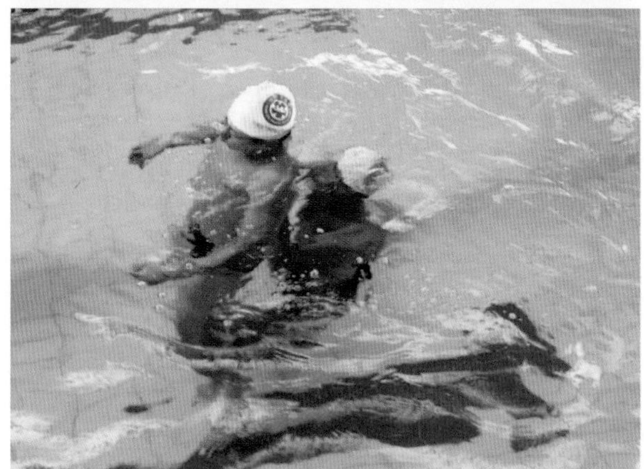

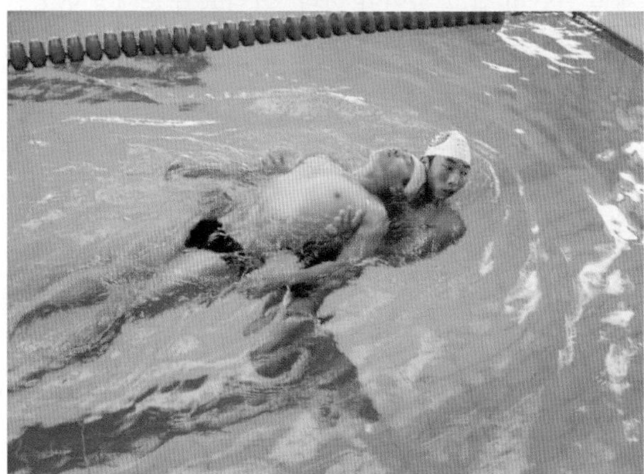

• 그림 49-15 두 겨드랑이 끌기

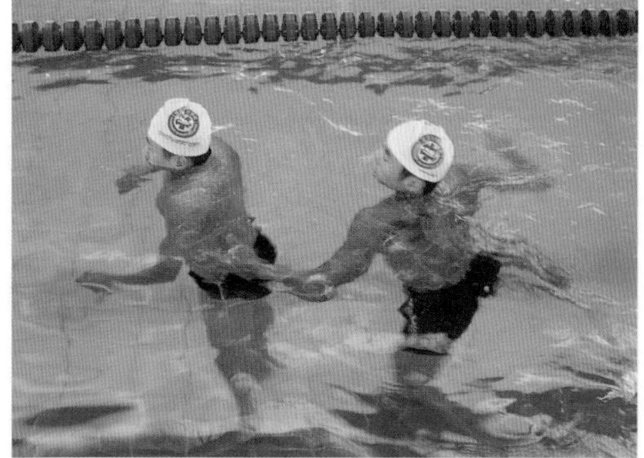

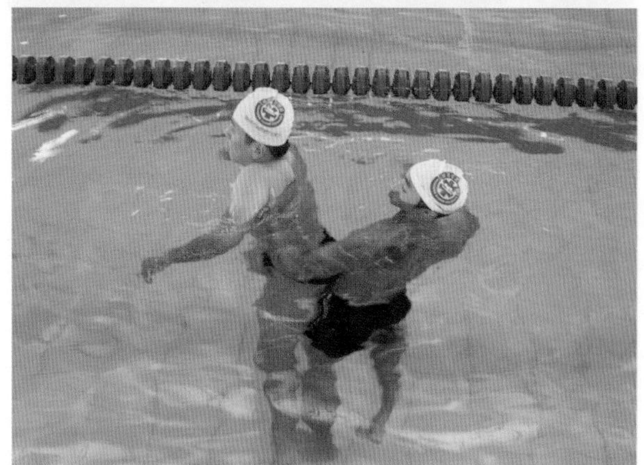

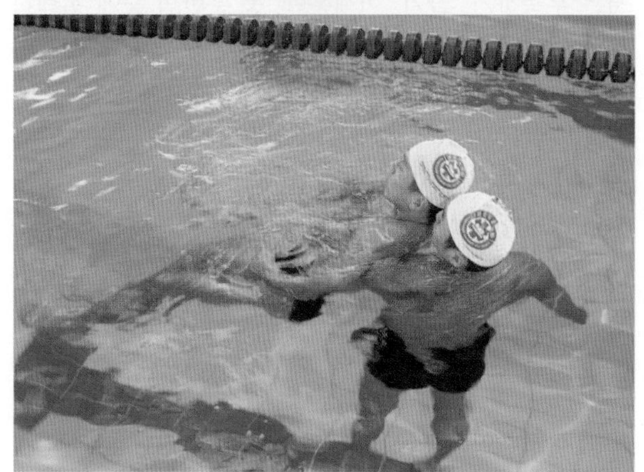

• 그림 49-16 한 겨드랑이 끌기

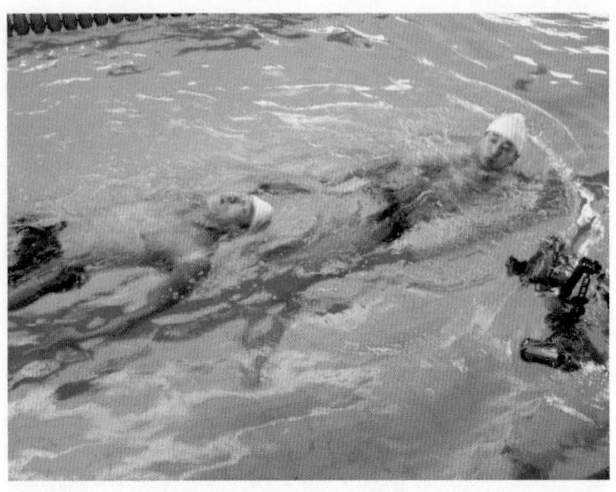

• 그림 49-17 손목 끌기

4) 물 밖으로의 이동

방파제나 등에서 구조대상자를 물 밖으로 이동시키기 위해서는 들것을 이용한 2인 운반법을 사용한다. 해안가에서는 부축하기, 끌기, 어깨운반, 등 운반법 중에 선택하여 사용한다.

(1) 얕은 물에서 환자 운반

수영구조 또는 장비구조를 하여 수상인명구조원이 설 수 있는 깊이에 도달하거나 풀 가장자리나 부판에 도달한 것으로 끝나는 것은 아니다. 이러한 상태까지 이르는 동안 구조대상자는 비록 완전히 의식을 잃지 않더라도 극도로 피로하여 혼자 일어설 수 없거나 안전한 곳까지 가는 데 도와주어야 할 경우가 많다. 가장 효과적이고 신속한 방법으로 이에 대처하기 위하여 얕은 물에서의 운반법과 수중에서 도움을 받지 않고 구조대상자를 들어 올리는 방법이 있다.

① 어깨 운반

수상인명구조원은 물의 깊이가 가슴 정도인 곳에 도달하면 서서 구조대상자를 앞으로 돌려 물에 떠있게 한다.

그리고 구조대상자의 허리 옆에 서서 한쪽 손을 목 밑으로 돌리고 다른쪽 손은 안쪽다리를 거쳐 바깥쪽다리를 무릎으로 가져간다. 다음에는 허리를 편 채 물 속으로 웅크려 앉으면서 머리를 수그린다. 이와 동시에 사고자의 얼굴이 밑으로 가게 돌리면서 어깨 위에 올려놓는다. 구조대상자를 어깨 위에 걸쳐놓은 채 일어선다(구조대상자의 허리가 목뒤로 오게 하여 체중이 양쪽에 고르게 걸려 한쪽으로 미끄러지거나 균형을 잃지 않도록 특히 주의해야 한다). 그리고 다리 사이에 들어간 손으로 구조대상자의 팔을 잡고 육지를 향하여 걸어 나간다.

구조대상자를 내려놓을 때 구조자의 머리 쪽의 무릎을 꿇고 다른 쪽 다리를 앞으로 뻗친다. 그리고 잡고 있던 팔목을 놓고 다른 쪽 손으로 그 팔목을 잡고 구조대상자의 다리 사이에 있던 손을 빼서 사고자의 양다리를 돌려 감는다. 그리고 한 동작으로 구조대상자의 몸을 돌리면서 앞으로 몸을 숙여 땅에 뻗친 다리 위에 내려놓는다. 이렇게 하는 동안 목뒤에 있는 구조대상자의 팔을 계속 단단히 잡고 있어야 한다. 그리고 구조대상자가 반 앉은 자세를 취하게 하고 한쪽 손으로 구조대상자의 목뒤를 받들고 머리를 서서히 땅 위에 내려놓는다.

② 등 운반

등 운반은 구조대상자의 체중이 구조자의 엉덩이 바로 위에 걸리게 하고 운반한다. 이 운반법은 체중의 중심이 밑으로 내려오기 때문에 어깨 운반법에 비하여 힘도 덜 들고 균형을 잃을 염려도 적다. 따라서 이 운반법은 체중이 무거운 구조대상자를 운반하는 데 적합한 운반법이다. 이 운반법은 수상인명구조원이 허리 정도 깊이의 물에 서서 구조대상자를 수평 자세로 한다. 그런 다음 구조대상자의 머리쪽을 향하여 구조대상자 옆에 서서 바깥 쪽 손으로 구조대상자의 먼 쪽 팔목을 잡아 위로 올려 수상인명구조원의 어깨 위에 둔다. 이와 동시에 안쪽 손으로 구조대상자의 어깨 부근을 돌려 잡는다. 이 부분은 잡기가 편하다. 그런 다음 구조대상자에게 등을 돌려 대

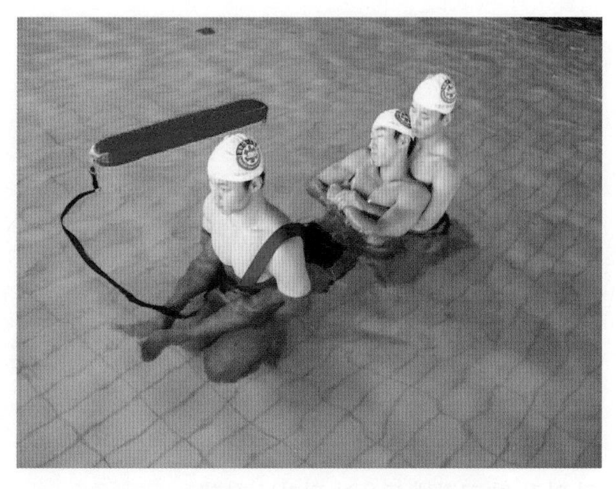
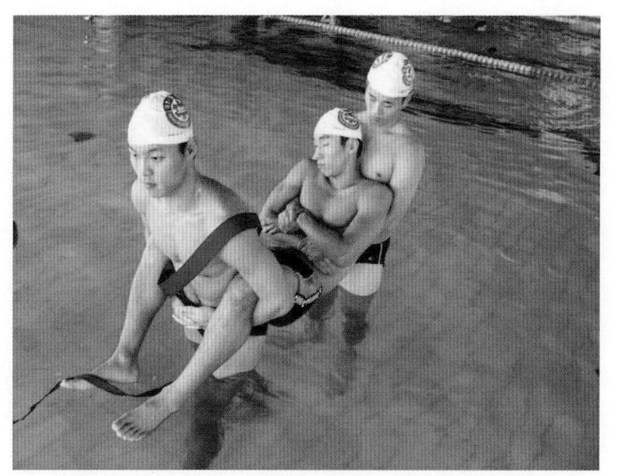
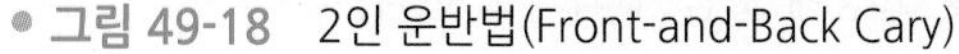

● 그림 49-18 2인 운반법(Front-and-Back Cary)

면서 팔목을 잡았던 손으로 구조대상자의 양다리 무릎을 뒤로 돌려 잡는다. 이렇게 하면 구조대상자의 몸이 구조자의 엉덩이 바로 위에 오게 된다. 다음에는 구조대상자의 어깨 밑에 있는 손을 앞으로 움직여 구조대상자의 목 밑에 댄다. 이렇게 하면 구조대상자의 머리가 물에 닿지 않게 할 수 있다. 이런 자세로 걸어나온다. 육지에 도달하면 양 무릎을 꿇고 앉으면서 구조대상자를 땅 위에 내려놓는다.

③ 부축법

의식이 있는 구조대상자를 물 밖으로 이동시키기 위해서는 부축법을 사용한다.

가. 구조대상자의 팔을 자신의 목과 어깨에 걸친다.

나. 어깨에 걸친 구조대상자의 팔목을 잡고 다른 한 손으로 구조대상자의 허리를 지지한다.

다. 구조대상자를 단단히 잡고 부축해서 물 밖으로 이동한다.

④ 끌기법

경사면의 해안가에서 의식이 없는 구조대상자를 물 밖으로 이동시키기 위해서는 끌기법(Beach Drag)이 안전하다. 구조대상자가 머리, 목, 허리 부상이 예상된다면 이 방법을 사용하지 말아야 한다.

가. 구조대상자의 뒤쪽에서 겨드랑이를 잡고 최대한 머리를 지지한 상태로 고정, 이때 구명 튜브는 옆으로 둔다.

나. 뒤로 걸어서 구조대상자를 물 밖으로 끌어낸다.

다. 의식이 없는 구조대상자나 쇼크 상태인 구조대상자는 머리가 물 쪽으로 향하게 한다. 이것은 구조대상자가 물을 뱉어내기가 편하게 하고, 쇼크에 대해서 구조 대상자의 다리를 올리는 효과도 가져온다.

⑤ 2인 운반법

도움 없이는 물 밖으로 나오지 못하는 사람에게 2인 운반법(Front-and-Back Cary) 실시

가. 오른손은 오른손으로 왼손은 왼손으로 잡는다.

나. 구조대상자의 양손을 가슴으로 모은다.

다. 두 번째 구조원이 구조대상자를 등지고 다리사이에 위치. 구조대상자의 무릎아래를 잡는다.

라. 신호를 맞춰서 둘이 동시에 구조대상자를 이동시킨다(그림 49-18).

5) 수중사고와 척추 손상

수중사고에서도 척추 손상이 발생할 수 있으며, 다이빙에 의한 수중사고에서 흔하다. 수중사고로 인하여 의식장애가 있거나, 의식은 있으나 무기력, 마비 또는 팔, 다리의 저림 등을 호소한다면 척추 손상을 의심해야 한다. 척추 손상이 의심될 때는 척추 손상이 악화되는 것을 방지하기 위한 방법을 시도해야 한다. 수중사고에 의한 척추 손상의 대부분은 목뼈 손상이다. 손상을 받은 환자가 물속에 있는 동안에도 척추는 반드시 고정되어야 한다. 척추 손상이 의심되는 환자의 구조과정은 다음과 같다.

① 환자의 얼굴을 수면위로 위치시킨다. 수면으로 얼굴을 내밀기 위하여 환자의 체위를 변화하고자 하는 경우에는 최소 2명의 응급구조사나 구조원이 필요하다. 척추 손상 환자에서 환자의 머리만 돌리면 손상이 더욱 악화되기 때문에 환자의 머리와 상반신을 동시에 돌려서 척추를 보호해야 한다.

② 기도를 확보하고 인공호흡을 시행한다. 환자의 얼굴을 수면위로 위치시킨 후에 입 대 입, 혹은 다른 호흡보조 장비로 인공호흡을 시작한다. 이때 다른 구조자는 환자의 머리와 몸통을 수평으로 유지하고 있어야 한다. 즉각적인 인공호흡은 익사나 익수 환자에게 우선적으로 시행할 응급처치이다.

③ 환자의 몸체 밑에 척추고정판이나 나무판자를 위치시킨다. 목뼈의 움직임을 방지하기 위하여 머리와 몸통을 척추고정판에 고정시켜야 한다.

④ 심장마비 환자는 환자를 물속에서 구조하여 육지로 이동시킨 후 지상의 척추고정판 위에서 가슴압박을 시작한다. 효율적인 가슴압박은 수면에서 불가능하므로 반드시 지상에서 시행하도록 한다.

6) 척추부상과 구조법

(1) 긴 척추고정대의 사용

부상자의 척추를 안정한 후에는 긴 척추고정대를 사용하여 운반이 가능하도록 완전하게 고정하여야 한다. 척추고정대는 여러 종류가 있는데 재질, 모양, 손잡이 구멍의 수, 부력 등에 따라 그 가짓수가 다양하다. 긴 척추고정대를 사용하는 데는 최소한 두 명의 구조원이 필요한데, 경우에 따라서 여러 구조자가 이용하는 것이 부상자의 안정 및 고정에 도움이 되기도 한다.

① 1차구조원이 풀의 한쪽으로 이동해오면 2차구조원은 척추고정대와 함께 입수한다. 2차구조원은 고정대를 부상자의 키에 맞추어 사선으로 비스듬히 누르듯 하여 부상자 밑으로 집어넣는다.

② 1차구조원이 고정대를 천천히 올리면서 부상자의 뒷면에 부착을 시킨다. 이때 머리턱고정술을 사용하는 1차구조원은 부상자의 밑을 고정하고 있는 팔을 고정대의 밑으로 옮겨 계속적으로 안정을 유지한다. 머리부목술을 사용하고 있는 경우에는 1차구조원이 부상자의 윗쪽에 위치한 팔을 고정대 밑으로 빼면서 2차구조원이 머리턱고정술로 부상자를 고정한다.

③ 2차구조원은 부상자의 머리 위쪽으로 이동하여 가슴과 어깨는 고정대의 윗면 날에 대고 두 팔은 고정대의 옆면을 쥐듯이 고정한다. 동시에 2차구조원은 양손을 부상자의 양귀 쪽을 잡아 1차구조원으로부터 안정을 이임 받는다. 구조자와 도우미는 고정대의 양쪽에서 고정대의 수평유지를 돕는다.

④ 1차구조원은 고정끈을 사용하여 부상자를 고정대에 고정하는데 이때 최소한 가슴, 엉더이, 넓적다리 세 부위를 고정한다. 가슴고정은 겨드랑이 밑 팔 안쪽을 묶는다. 부상자의 팔은 부상자의 옆이나 앞으로 위치하여 엉덩이 고정 시에 손목을 같이 고정한다. 세 번째로는 넙다리를 고정한다.

⑤ 1차구조원은 머리고정대를 사용하여 머리를 고정하

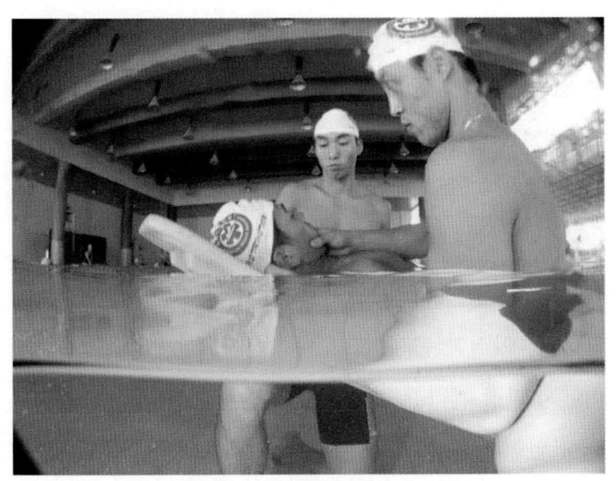

• 그림 49-19 긴 척추고정판의 사용

고 고정끈으로 묶는다. 부상자를 긴 척추고정대에 고정하는 경우에 다른 방법이 동원될 수도 있으나 한 가지 준수해야 할 사항은 기술의 수행 시 척추를 지속적으로 안정시켜야 한다는 것이다. 그리고 머리의 고정 전에 몸통의 고정이 먼저 이루어져야 한다는 것이다. 그리고 가능한 한 고정대 제작 회사의 사용 방법을 따르도록 한다.

(2) 끌어올리기

부상자의 고정이 끝나면 여러 구조원과 구조자 그리고 도우미가 협조하여 부상자를 끌어올린다.

① 구조원이 고정대의 양쪽에 위치하여 부상자의 머리쪽 고정대를 수영장 모서리에 걸친다.

② 한 명의 구조원은 물에서 나와 고정대의 머리 쪽 손잡이를 잡고 다른 한 구조원은 고정대의 다리 쪽에 위치한다.

③ 물 밖에 있는 구조원이 고정대를 끄는 동시에 물 속에 있는 구조원은 고정대를 민다. 이로 인해 고정대는 바닥을 미끄러져 물 밖으로 밀쳐지게 되는 것이다.

(3) 목보호대의 사용방법

목보호대는 목 주위에 돌려 고정하는 기구로 머리와 몸통을 일직선으로 유지하며 목의 동작을 제한한다. 목보호대는 여러 크기와 모양이 있으며 재질도 여러 가지이다. 목보호대를 착용한 경우에 목의 움직임이 30% 정도 제한되므로 착용한 후에도 머리를 고정하는 데 안일하여서는 안 된다. 목보호대는 부상자의 체격에 맞게 선택하는 것이 중요하다. 크기를 측정하는 방법중의 하나는 손가락을 사용하여 목의 길이를 재는 것이다. 그리고 이 길이를 사용하여 목보호대를 선택한다. 목보호대를 제작하는 회사에서 권장하는 방법을 참고하도록 한다.

(4) 깊은 물에서의 기술수행

깊은 물에서는 척추부상이 거의 일어나지 않지만 발생 시에는 얕은 물로 부상자를 이동시켜야 한다. 만약에 부상자를 얕은 물로 이동시킬 수 없는 상황일 때는 레스큐 튜브를 사용하여 구조원 자신과 부상자의 부력에 도움이 되도록 하고 도움이 도착할 때까지 이를 유지하도록 한다.

부상자가 물 속에 가라앉는 경우에 구조원은 레스큐 튜브를 벗고 수직다이빙으로 잠수하여 머리턱 고정술을 사용하여 부상자를 수면위로 부상시킨다. 2차구조원은 1차구조원의 레스큐 튜브를 거두어 1차구조원이 수면위로 부상하였을때 겨드랑이 밑으로 삽입한다.

긴 척추고정대를 사용하는 방법은 기본적으로 얕은 물에서와 같은데 약간의 변형이 요구되기도 한다.

① 1차구조원은 긴 척추고정대에 고정하기 위해 부상자를 수영장의 구석으로 2차구조원은 긴 척추고정대를 부상자의 밑으로 집어넣고 1차구조원은 안정을 유지한다.

② 2차구조원은 수영장 구석에 등을 대고 겨드랑이 밑에 구조튜브를 넣어 그 레스큐 튜브위에 긴 척추고정대를 놓아 고정 시킨 후 머리를 잡아 안정시킨다.

③ 1차구조원은 고정끈으로 부상자를 긴 척추고정대에

고정시킨다.
④ 끌어올린다.

7) 소생을 위한 노력

물에 빠진 심정지 환자를 소생시키는 경우에 응급구조사는 쉽게 환자를 포기해서는 안 된다. 환자가 차가운 물속에 빠져 있는 동안 체온은 상당히 저하될 것이다. 특히 21℃ 이하의 찬물에서는 저체온증이 발생하며, 체온이 저하된 상태에서는 신체의 산소요구량이 낮아지기 때문에 중요한 장기들이 저산소증에서도 오랜 시간을 버틸 수 있다. 일부 저체온증 익수 환자 중에 장시간의 심폐소생술 후에도 심각한 후유증 없이 성공적으로 소생되었다는 보고가 있다. 그러므로 환자가 회복될 때까지 혹은 병원이나 현장에서 의료진(의사)에 의하여 사망이 선언될 때까지는 심폐소생술을 계속해야 한다.

3. 잠수의 문제점

잠수사고는 물에 익숙하지 않고 잠수에 대한 지식이 부족한 사람에서만 일어나는 것은 아니며, 경험이 많은 잠수부에서도 수중에서의 돌발 상황에 의해 언제든지 발생할 수 있다. 잠수 시 발생할 수 있는 응급상황은 일반적인 환경 노출 시와 같은 문제(저체온증, 일광화상 등), 해양활동으로 인한 문제(익수, 해양 동물에 의한 공격 등), 그리고 잠수 시에 특이하게 발생하는 문제(폐과팽창증후군이나 감압병 등)로 구분할 수 있다.

1) 하강 시의 문제점

하강 시의 문제점은 물속으로 깊이 들어감에 따라서 수압이 높아지고, 높아진 수압에 의하여 인체 내에 미치는 압력도 증가하면서 발생한다. 통상적으로 해수면에서 10 m 하강할 때마다 1기압의 압력이 증가한다. 잠수에 의해 증가된 압력은 인체 내의 공기가 들어 있는 구조물(폐, 가운데귀, 코곁굴 등)에 영향을 주어 부피의 감소를 유발함으로써 증상이 나타나며, 잠수속도가 빠를수록 현저하다. 이러한 문제점으로 유발되는 신체의 고통은 중이에서 가장 흔하게 나타나며 잠수부가 수면으로 상승하면서 없어진다. 그러나 일부 잠수부들은 수면으로 상승한 후에도 통증이 남아 있는 경우가 많다. 이러한 증상이 나타나면 병원으로 이송하는 것이 바람직하다.

고막이 파열된 환자나 중이염이 있는 환자가 잠수를 하게 되면, 뚫린 고막을 통하여 외부의 압력이 바로 가운데귀로 전달되고 차가운 물이 유입되므로 잠수부는 평형감각을 상실할 수 있으므로 잠수를 삼가야 한다.

2) 잠수 중의 문제점

잠수 중 사고는 대부분 잠수장비의 문제로 야기되거나 해양 동물의 공격에 의한 손상이 그 원인이다. 이러한 경우에는 잠수부가 수중에서 익사하거나 이를 모면하기 위해 압력 조절 없이 수면으로 수직 상승함으로써 압력변화에 의한 문제점이 발생할 수 있다. 즉시 산소투여 및 인공 호흡을 시행하면서 병원으로 이송해야 한다.

3) 상승 시의 문제점

잠수와 관련된 대부분의 응급상황은 수면으로 상승하는 과정에서 발생한다. 물속의 심부에서 수면으로 이동하면 수압이 점점 감소하는데, 상승속도가 빠르면 체내에 미치는 압력도 급격히 변화가 유발되어 심각한 문제점을 일으킨다. 가장 위험한 상황은 폐과팽창증후군과 잠함병

(bends)이라고 불리는 감압병이다.

(1) 폐과팽창증후군

대부분의 잠수부들이 알고 있으나 간과되기 쉬운 상황이다. 2–3 m의 얕은 잠수 후에도 발생할 수 있으나, 심부에서 급속히 상승하는 경우에 주로 발생한다. 심부에서는 폐의 기압이 높으나 수면으로 상승하게 되면 기압이 낮아지면서 공기가 팽창하게 된다. 천천히 상승하면 신체가 적응할 수 있으나, 빠르게 상승하면 폐포의 공기가 급속히 팽창하고 폐조직이 파괴되어 폐출혈이 생길 수 있다. 폐조직에서 유출되는 공기가 가슴안으로 유입되면 기흉(pneumothorax)을 유발하며, 가슴세로칸(심장과 대혈관을 포함하는 가슴우리 내의 공간)으로 들어가면 종격동기종(pneumomediastinum)을 유발할 수 있다. 또한, 손상된 폐의 혈관을 통하여 공기가 혈류 속으로 유입되면, 공기방울을 형성하고 마치 마개처럼 작용하여 혈관을 막아 버리는 공기색전(air emboli)을 유발할 수 있다. 이렇게 생성된 공기방울은 왼심실과 대동맥을 통해 신체의 어디에도 갈 수 있으며, 수면으로 상승 중 또는 수면 도착 10분 이내에 발생하는 것이 특징이다. 공기색전증의 증상은 색전이 발생한 신체부위에 따라 의식장애, 마비, 발작, 감각이상, 심근경색 등 증상이나 징후가 다양하다(그림 49-20).

(2) 감압병

감압병(decompression sickness)이란 높은 압력에 노출된 후 갑자기 낮은 압력으로 돌아올 경우 조직과 혈류에 녹아있던 질소가 기포형태로 발생하여 이들에 의해 혈류가 기계적으로 막히거나 직접 신경세포에 압력을 가하여 나타나는 질환을 말한다. 잠수하는 동안에는 높은 압력이 가해지므로, 많은 질소가 혈액 속에 용해되어 있다. 그러나 잠수부가 빠르게 상승할 때는 외부 압력이 갑자기 감소하고, 이로 인하여 혈액에 용해되어 있던 질소는 혈관 내에서 작은 공기방울을 형성한다. 이러한 질소의 공기방울은 공기 색전증이 일으키는 것과 유사한 문제점을 야기한다. 즉, 특정부위의 혈류를 차단하여 정상적인 혈액공급이 안되기 때문에 증상이나 징후가 발생된다.

감압병의 위험요인으로는 잠수 깊이와 시간, 과운동,

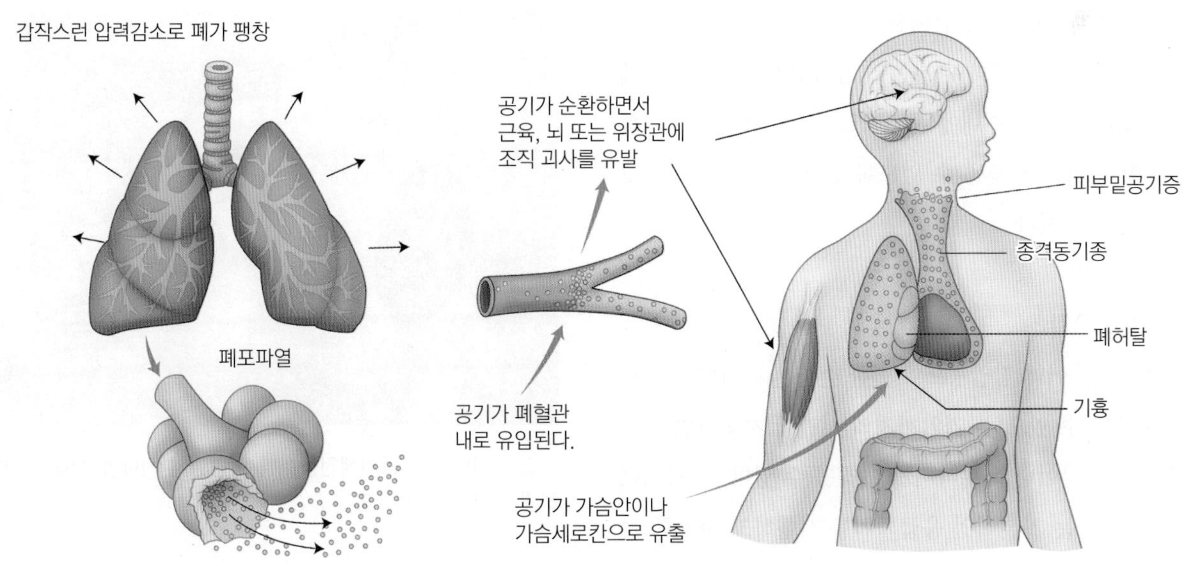

• 그림 49-20 폐과팽창 증후군. 잠수 후 빠른 상승에 의해 폐포내 압력이 갑자기 낮아지면 공기가 팽창하고, 급작스런 공기팽창은 폐포를 파열시킨다. 폐포의 공기가 파열된 혈관으로 유입되어 공기색전증이 발생한다.

피로, 비만, 추운 온도, 노인, 반복잠수, 탈수, 잠수 후 비행 등이 있다.

감압병에 의한 증상은 대부분 잠수 6시간 이내에 발생하며 잠수 후 24시간 이후에 나타나는 증상은 감압병이 아닐 가능성이 높다. 또한 감압표를 철저히 준수했음에도 발병이 가능하다.

감압병은 발생양상에 따라 제1형과 제2형의 감압병으로 분류할 수 있다. 제1형은 근골격계, 피부 등에 문제를 야기한다. 증상발현이 흔한 부위는 팔꿈치와 어깨로 팔다리통이 특징이며, 피부는 가렵거나 붉게 변하게 된다. 제2형은 중추신경계, 호흡기계, 내이 등에 문제를 야기하는 경우로 심한 경우에는 쇼크로 인하여 치명적일 수 있다.

중추신경계는 지방을 많이 함유하고 있으므로 감압병에 더 민감하며, 팔다리마비, 감각이상, 요통 등의 척수신경증상과 두통, 복시, 의식소실, 구음장애 등 뇌신경증상이 나타날 수 있으며, 척수신경증상이 더 흔하다. 제2형 감압병에서의 호흡기계 증상은 호흡곤란, 기침, 흉통, 청색증 등이 나타날 수 있다. 또한 내이의 문제로 인해 오심, 어지러움, 현훈, 안진(눈떨림) 등의 증상이 야기될 수 있다.

감압병을 예방하기 위해서는 수면으로 상승 중 적절한 감압절차를 시행해야 하는데 감압절차란 불활성기체가 호흡기를 통해 체내에 흡수되었으므로 다시 호흡기를 통하여 체외로 배출될 수 있도록 단계적으로 압력을 낮추어 주는 것이다.

(3) 응급처치

공기 색전증이나 감압병으로 인한 손상은 적절한 치료로써 회복될 수 있으나, 가압까지의 시간이 지체되면 영구적인 뇌 손상이나 척수마비가 초래될 수 있다. 그러므로 응급구조사는 기본적인 응급처치를 시행하고 산소를 투여하면서 치료가 가능한 병원으로 신속히 이송해야 한다.

응급구조사가 공기 색전증이나 감압병이 의심되는 환자를 처치하는 단계는 다음과 같다.

① 환자를 수면으로부터 안전한 장소로 옮겨서 안정을 취한다.

② 필요하면 기본 심폐소생술을 시작하고, 충분한 산소를 투여한다.

③ 환자의 머리를 다리보다 낮게 위치시킨다. 이러한 자세는 공기나 질소방울이 뇌혈류로 유입되는 것을 방지한다.

④ 호흡음을 청진한다. 기흉의 경우는 호흡음이 감소하게 되며, 항공후송의 금기가 된다.

⑤ 환자의 처치를 위하여 가압실이 설치되어 있는 병원으로 이송한다(그림 49-21). 병원이 원거리에 위치한 경우에는 항공기로 이송하며, 항공기의 고도는 최대한으로 낮추어야 한다.

⑥ 환자를 이송할 동안에도 계속해서 산소를 투여한다.

⑦ 잠수한 시간과 잠수 깊이를 파악한다.

⑧ 'AVPU'척도를 이용하여 환자의 의식 상태를 평가한다. 의식상태의 판정은 치료자가 가압실에서 가압 정도와 시간을 선택하는 데 도움이 된다.

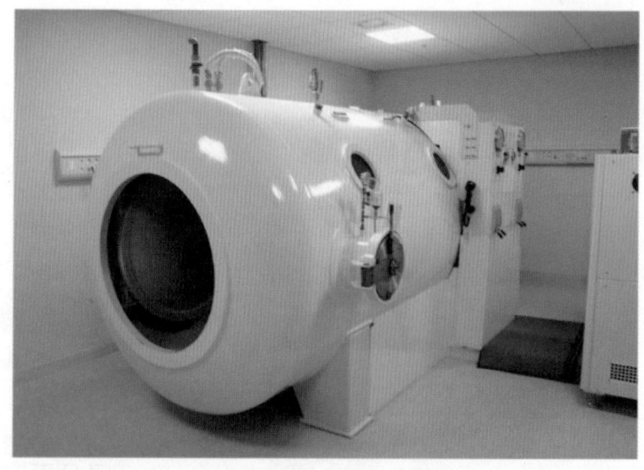

• 그림 49-21 공기색전증이나 감압병 환자에게 신속히 가압하면 생명을 구할 수 있다.

4. 기타: 수중위험

저체온증은 차가운 물에 빠져있던 환자에서 종종 발생한다. 체온의 점진적인 하강은 조난자를 더욱 위험에 빠뜨린다. 응급구조사는 차가운 물속에서 구조된 사람의 체온에 세심한 주의를 기울여야 하며, 즉시 병원으로 이송한다.

여러 유형의 손상들이 수중에서 일어날 수 있다. 예를 들면, 선박의 추진날개, 날카로운 암석, 수상스키 등에 의 한 손상은 수중에서 발생하므로 지상에서 발생한 사고보다 더욱 치명적이다. 수중사고 환자에서 척추 손상의 가능성도 염두에 두어야 한다. 또한 소아학대의 한 형태로 수중사고가 발생하는 경우가 있다. 응급구조사는 익사나 익수가 발생한 소아환자에서 소아학대의 가능성도 고려해야 한다.

당신이 응급구조사라면

1. 당신이 현장에 도착했을 때는 익수 환자의 얼굴이 수면 위로 올라온 상태이다. 환자는 의식이 없지만 미약하나마 호흡과 맥박이 있었다. 인공호흡이 필요하다고 생각되면, 인공호흡은 언제부터 시행하는 것이 바람직한가?
2. 익수 환자가 저체온증이라면 소생할 수 있는 기회가 정상체온의 경우보다 증가하는가, 감소하는가?
3. 감압병과 공기색전증이 어떻게 다르며 공통점은 무엇인가?

PART

행동 응급

위기상황

응급구조와 응급처치
RESCUE AND EMERGENCY CARE

개요

위기상황이란 자신이나 자신의 가족 또는 주변에서 발생한 상황과 정황이 짧은 시간 내에 발생해 정신적으로 감당하기 어려운 상태를 말하며, 심한 경우 극도의 공황상태에 빠질 수 있는 혼란스러운 상황을 말한다. 예를 들면 교통사고로 인해 갑자기 사망한 가족의 소식을 접하거나 전혀 예상하지 못한 사고나 사망을 경험한 경우, 친지로부터 성폭력을 당한 경우 등이다. 이러한 상황은 장기간에 걸쳐 서서히 발생하기도 한다. 질병이나 상해에 관계없이 모든 응급상황은 위기상황으로 진행될 수 있다. 이렇게 받아들이기 힘든 상황에 직면하면 환자나 보호자는 정신적 위기상황에 빠질 수 있고, 이러한 경우 응급구조사는 위기상황에 효율적으로 적절히 대처할 수 있어야 한다.

Chapter 50은 특수한 응급상황[가족의 급사, 말기 질환(terminal illness), 폭행, 아동학대, 자살, 영아 돌연사 증후군 등]에 관하여 언급하고 있다. 본 장에서 중요한 점은, 응급구조사는 동정심을 발휘할 수도 있지만 절대적으로 객관적인 입장을 취해야 한다는 것이다. 마지막 부분은 위기상황이 응급구조사에게 미치는 정신적 충격에 대해서도 기술하고 있다.

목표

- 갑작스럽고 예기치 못한 가족이나 친구의 사망을 접한 경우에 이들을 위해 올바르게 대처하는 방법을 알아야 한다.
- 말기 질환에 대한 응급처치와 가족에게 정서적인 지지와 도움을 제공하는 방법을 배운다.
- 폭행당한 환자를 대하는 방법과 인식요령에 대해 익힌다.
- 아동학대의 징후와 아동학대를 접했을 때 대응하는 방법을 안다.
- 현장에 도착한 이후에도 환자가 자살할 가능성이 있다는 것을 인식한다.
- 가장 어려운 위기상황들(예: 영아 돌연사 증후군 등)에 대처하는 방법을 배운다.
- 응급구조사에게 오는 만성 스트레스에 대한 징후와 증상을 알고 치료의 필요성을 인식한다.

1. 급사의 위기상황

1) 급사에 대한 반응

응급구조사는 갑작스럽고 예상치 못한 죽음을 목격한 환자의 가족이나 이웃을 접하는 경우가 있다. 급사의 이유는 외상, 심장질환, 급성 영아사망 증후군(sudden infant death syndorme, SIDS), 자살, 살인 등 수없이 많다. 환자의 가족이나 친구는 환자의 죽음에 직면하여 여러 유형의 반응을 나타내며, 응급구조사는 이들에 대하여 적절히 대처할 수 있어야 한다. 특히 사랑하였거나 친밀한 관계를 유지하였던 사람의 죽음을 경험하는 경우, 개개인의 반응은 매우 다양하게 나타날 수 있는데, 공통적인 반응으로 비교적 짧은 시간인 5-15분 간 지속되는 극심한 '정신적 고통의 스파이크(spike)'를 경험하게 된다. 이 기간 동안 가족들은 어떠한 결정도 내릴 수 없고, 급성 애도 기간이 끝나면 가족 구성원들은 사망에 대한 부정, 분노, 죄책감 등의 감정을 복합적으로 표현하게 된다. 예를 들어 환자의 죽음에 대해 가족 중에는 '그는 평생 아픈 적이 없었다' 또는 '나는 그에게 오늘 나가지 말라고 경고했다' 등의 표현을 응급구조사에게 호소하는 경우를 종종 볼 수 있다.

급사에 대한 가족들의 반응 중 흔한 것은 부정(denial)이다. '일어날 수 없는 일이다', '사망하지 않았을 것이다'라는 강한 부정을 표출한다. 이러한 부정은 정신의학적 측면에서 보면, 받아들이기 어려운 상황에 시간적으로 적응하기 위한 방어적인 정신 메카니즘으로 이해되고 있다. 대부분의 유족들은 시간이 지나면 급사를 인정하고 적응하여 사실로 받아들인다. 일부 급사를 인정하지 않는 유족은 스트레스 상황을 분노(anger)의 형태로 표출한다. 분노의 대상은 죽은 사람 혹은 응급구조사에게 직접적으로 표출될 수 있다. '왜 너는 그곳에 갔느냐?', '만약 응급구조사 당신이 빨리 도착했더라면 그는 죽지 않았을 텐데...', '너 때문에 그가 죽었다' 등의 표현이 자주 언급될 수 있다. 물론 응급구조사는 받아들이기 어렵지만 이러한 분노의 표출은, 유족들이 죽은 자에 대한 애도의 표현의 일종으로 인식해야 한다. 이러한 분노에 대해 방어적인 자세나 말은 오히려 역효과를 나타낼 수 있다. 응급구조사 본인 자신이 마음속으로 받아들이지 않는 것이 가장 좋은 방법이다. 분노의 표출이 지나가면 유족들의 마음은 애도(grief)의 과정으로 이행된다. 애도의 과정 중 가장 흔히 느끼는 감정은 죄의식이다. '그에게 오토바이를 사준 것이 실수다', ' 그녀가 오늘 집에 머물러 있게 했어야 하는 건데...' 등의 표현으로, 죽은 자에 대한 죄의식으로 자기 비판적인 말을 강하게 표현 한다. 혹은 히스테리적으로 흐느껴 울거나 손을 쥐어 비트는 행동도 죄의식 및 애통한 감정을 표출하는 방식의 한 형태이다.

때때로 이러한 반응은 오래 계속되거나, 다양한 형태로 나타날 수 있다. 일부 사람들은 어떤 반응도 보이지 않거나, 일정시간이 경과한 후에 반응을 나타내기도 한다. 급사에 대한 반응은 때때로 실신, 현기증, 구토 등의 신체적인 증상으로 나타날 수 있다. 기억해야 할 중요한 것은 여러 형태의 감정적 반응들이 급사에 따른 슬픔을 표시하는 정상적인 행위일 수 있으므로, 애도자들의 감정을 표현하도록 시간적 여유를 주는 것이 바람직하며, 응급구조사는 침착하고 침묵을 지켜야 한다. 만약 가능하다면 어떠한 말보다 애도자를 가볍게 접촉하며 애도의 공감을 표현하는 것이 더 중요할 수 있다. 그러나 '신의 뜻입니다', '생명은 계속 됩니다'와 같은 상투적인 말들은 피하여야 한다.

응급구조사나 의료종사자들은 가족들의 다양한 형태의 애도 반응을 자주 접하게 되며, 더 이상 어떤 도움도 줄 수 없다는 것 때문에 좌절감을 느끼게 될 수도 있다. 응급구조사가 죄의식(예: '만약 내가 응급차량을 더 빨리 운전했더라면...')을 느끼게 되면, 죄의식에 대한 심리적 투사현상으로 사망자나 그의 가족들에게 오히려 화를 내거나 질책성의 말을 할 수도 있는데, 이는 정상적인 반응의 하나이다. 즉, '어리석게도 오토바이를 트럭 안으로 몰고 들어가다니' 혹은 '술 먹고 운전하다니' 등으로 나무라게 된다.

회피와 부정도 이러한 상황을 극복하려는 반응으로 나타나지만, 응급구조사는 이러한 상황을 빠른 시간 내에 벗어나도록 노력해야 하고, 기억에서 사라지게 해야 한다.

상황의 감정적인 갈등을 피하려면 응급구조사는 아주 현실적이 되어야 하고, 의료진과 의학적이고 기술적인 면을 매우 상세하게 토론해야 한다. 어떤 극한 상황이나 상황에 연관된 응급구조사를 좋지 않은 농담으로 대응하는 동료나 의료진은 없어야 할 것이다. 때로는 응급구조사 중에서는 당시의 비극적 사건에 대한 기억이 회상되어 악몽을 꾸거나 잠을 이루지 못하는 현상이 나타날 수도 있다. 이러한 반응은 정상적으로 회복해야만 하고, 대부분 시간이 흐름에 따라서 자연적으로 해결된다. 응급구조사는 환자가 급사하는 경우에 유발될 수 있는 가족들의 반응을 인정해야 하고, 이를 극복할 준비가 되어 있어야 한다.

2) 급사에 대한 처치

의사면허증을 획득한 의료진만이 환자의 사망을 선언할 수 있으며, 응급구조사에게는 이러한 권한이 없다. 사망의 결정적인 징후로는 시체얼룩(시반), 사후강직(근육이 뻣뻣해지는 것), 그리고 부패가 있는 경우이다(*Chapter 2* 참고). 사망을 확인하기 전에는 심폐소생술이 시행되어야만 한고, 확실히 사망했다고 판단되어도 가족들이 응급구조사에게 환자를 위해 무엇인가 시도하기를 원한다면 심폐소생술을 시행해야 할 것이다. 일단 심폐소생술을 시작하면 의료진이 사망을 선언하거나 환자가 자발 순환회복이 될 때까지 소생술을 계속해야 한다.

환자가 명백하게 사망했을 때는 가족이나 친구의 슬픔에 대한 지지를 해주어야 하고, 그들에게서 나타나는 다양한 반응에 조심스럽게 대응해야 한다. 그리고 사망의 과정에 대하여 가족에게 설명해 주어야 하며, 가까운 가족이나 친구가 원한다면 사체를 보여주어야 한다. 또한 응급구조사는 가족이나 친구에게 오해의 소지가 생길 수 있는 그릇된 희망을 부여해서는 안 된다. 예를 들면, 거의 명백하게 사망한 사람에게 소생술을 시행하면서 가족에게 모든 것이 잘 되어간다고 이야기해서는 안 된다. 급사의 위기에 직면해 있을 때, 응급구조사는 다음과 같은 태도로 가족과 이야기해야 한다.

① 진실되게 질문에 답하라: 응급구조사가 가족들이 질문한 사항에 대하여 정확한 답변을 할 수 없으면, 솔직히 모르겠다고 답변해야 한다.
② 유쾌하지 않은 사실이라도 숨기지 말아야 한다.
③ 응급구조사가 알고 있는 모든 정보를 가족에게 알려야 한다.
④ 모르는 사항에 관하여는 추측하여 언급해서는 안 된다.
⑤ 가족의 요구를 존중해야 한다: 만약 가족들이 사망자의 곁에 있기를 원하거나, 혼자 있기를 원한다면 그들이 원하는 대로 따르도록 한다.
⑥ 모든 경우에서도 응급구조사는 전문인으로서의 태도를 유지해야 한다: 자신의 감정을 조절하고 사망자와 가족에 대해 관심과 걱정을 표시한다. 그리고 자신의 업무를 조용히 수행하도록 한다.

2. 말기 질환의 위기상황

1) 말기 질환에 대한 반응

오랜 질병으로 죽어가고 있는 환자일 경우, 응급구조사는 환자 또는 환자 가족의 정서적, 정신적 반응에 대하여 유연히 대처해야 한다. 갑작스럽고 예상치 못한 죽음에서 보여지는 가족들의 극단적인 감정반응은 드물지만, 말기질환으로 인한 절박한 죽음에서도 응급구조사를 어려운 상황에 부딪치게 하는 경우가 흔히 있다. 환자는 악성 종양이나 만성적이고 치명적인 질병으로부터 고통받고 있을 수 있고, 대부분의 환자는 나이가 많은 고령자이지만, 젊은 사람일지라도 악성 종양 혹은 선천적 질병으로 죽음을 맞을 수가 있다. 대개의 말기 환자는 자신의 죽음에 대하여 알고 있거나, 죽음을 예견하고 있다. 대부분이 환자는 죽음에 직면하여 다음의 5가지 단계로 감정적 반응을 나타낸다. 물론 이러한 과정을 모두가 경험하는 것은 아니다.

(1) 부정
치명적인 질환이 있다는 현실에 대한 첫 번째 반응으로서, 의사를 신뢰하지 않고 '나는 이 병이 아니다', '의사가 오진하였다.'라는 부정을 하게 된다.

(2) 분노
초기의 부정반응에 이어지는 것이 분노이다. 환자는 '왜 이런 일이 나에게 일어나는가!'라고 분노하며 화를 낸다. 이때가 아마 죽어가는 환자를 돌보거나 도와주려는 사람들에게 가장 어려운 시기일 것이다.

(3) 협상
'그래요. 내가, 하지만...'이란 태도를 나타낸다. 매우 고통스럽고 죽을 수도 있다는 현실은 인정하지만 삶의 연장을 위해 다양한 방법으로 협상하고자 한다. 대개 이런 협상(bargaining)은 비밀스럽게 이루어지며, 흔히 종교적인 수단이나 민간신앙을 이용한다.

(4) 절망
현실에 대한 가장 명백하고 일반적인 반응이다. 환자는 절망(depression)감을 느끼고 우울증에 빠지게 된다.

(5) 수용
환자가 나타내는 가장 마지막 반응이다. 환자는 상황을 현실로 받아들이고, 그들이 할 수 있는 최선을 다하려고 노력한다. 이 기간 동안 가족이나 친구의 적극적이고 많은 도움이 필요하다.

가족들도 환자와 같이 부정, 분노, 협상, 절망, 수용(acceptance)의 반응을 나타낸다. 또한, 응급구조사도 환자의 위기상황에 동반된 자신의 무능력함을 느끼고 같은 감정을 경험하게 된다. 특히, 젊은 환자가 죽어가고 있을 때에는 이러한 감정이 심하고, 응급구조사는 아무런 도움도 줄 수 없다는 것에 대하여 허탈함과 분노를 느끼게 된다.

2) 말기 환자의 처치

말기 환자에게는 가능한 한 편안하게 해주는 것 이외에는 도와줄 것이 거의 없다. 응급구조사는 환자와 가족에게 죽음이 임박했다는 것을 알려 주고, 가족에게는 사망에 대비한 준비를 하라고 조언할 수 있다. 응급구조사는 환자상태를 나타내는 징후(혈압저하, 의식불명, 느린맥 등)를 가족에게 알려줌으로써, 가족들이 이해하고 준비할 수 있도록 도와준다.

환자를 가족과 떨어지게 해서는 안 된다. 응급구조사는 환자와 모든 면에서 친밀해져야 하며, 마지막 순간에도 가족들이 환자 가까이에 있도록 해야 한다. 가족과 환자에게는 다가오는 죽음에 대하여 용기를 갖도록 이야기하며, 그들에 대한 존엄성을 유지하도록 한다. 대체로 환자 주위에 가족이나 친구가 있으면 환자는 외롭게 죽어가지 않는다.

만일 환자를 병원으로 이송시킬 경우에는 환자와 함께 가족을 응급차량에 동승하도록 한다. 가족은 환자를 병원으로 이송시키길 원할 수도 있고, 원하지 않을 수도 있다. 병원으로 옮긴다는 것은 환자에게 어느 정도 용기를 북돋워 주지만, 가족이 원하지 않는 경우에는 병원으로 이송시킬 수 없다는 것을 기억해야 한다. 만일 가족이 환자의 이송을 강력하게 반대하면 그들이 원하는 대로 해야 한다. 환자가 이송될 수 없다면 응급구조사는 환자의 치료를 위하여 마지막으로 할 수 있는 것은 모두 시행해야 한다.

만성질환자라 하여도 급작스럽게 심정지가 발생하면 응급구조사는 가족이 거부하지 않는 한 소생을 위한 노력을 기울여야 한다. 외국의 경우, 일부 회복 불가능한 말기환자는 심정지시에 심폐소생술을 시행하지 않을 것을 의사와 환자 간에 합의한 소생술 포기(DNR) 문서가 있거나, 이러한 표식을 목에 걸고 있는 경우가 있으며, 이런 경우에 환자의 의지를 존중하여 응급구조사는 소생술을 시행하지 말아야 한다. 여기에 표시된 환자의 결정을 최대로 존중되어야 하기 때문이다. 그러나 일부 가족들은 환자의 의지를 외면하려는 경향이 있으며, 응급구조사에게 응급처치를 계속하고 심폐소생술을 시도하라고 요구하는 경우가 있다. 이러한 상황에서의 의학적 처치는 조언을 필요로 한다. 국가와 사회마다 이러한 상황을 다루는 법률에 서로 차이가 있다. 대체로 응급구조사는 환자가 바라는 대로 따라야 하며, 응급구조사는 당시의 결정에 대하여 기록으로 남겨야 한다. 대부분의 판례에서는 본인이 죽을 것을 아는 사람의 진술을 법적으로 인정한다. 가끔 자신이 죽을 것을 아는 환자는 오랜 비밀이나 중요한 정보를 이야기하려고 한다. 응급구조사는 주의 깊게 이야기를 들어야 하며, 중요한 이야기의 내용은 문서로 기록해야 한다. 요약하면, 죽어 가는 환자의 마지막 순간은 평화롭고 존엄성 있게 지나가야 한다.

3. 폭행의 위기

1) 폭행에 대한 반응

폭행은 응급구조사가 접할 수 있는 상황 중에서 매우 유쾌하지 않은 위기상황이다. 폭행은 범죄이다. 응급구조사의 책임은 응급처치와 이송 그리고 법체제에 협력하는 것이다. 타인에게 폭행을 가하고도 범죄로 확신되는 충분한 증거가 확보되지 않아, 많은 범죄자들이 법적제제를 받지 않는 경우가 많다. 때로는 증거가 있더라도 응급처치를 시행하는 과정에서 쉽게 없어지는 경우도 많다. 응급구조사는 항상 폭행이 범죄행위라는 것을 명심하여야 하고, 언젠가는 법정에서 증인으로 요구될 수 있다는 것을 기억해야 한다. 이러한 증거는 범죄를 확실하게 입증할 수 있고, 무죄인 사람들을 자유스럽게 하는데 도움이 된다.

폭행은 구타, 방화, 강간, 살인 등의 여러 형태로 발생한다. 폭행의 피해자는 몇몇 반응을 나타내는데, 분노와 흥분이 가장 많이 나타난다. 가끔 이러한 반응은 가해자, 응급구조사, 경찰, 그 밖의 여러 사람에게 표출될 수 있으며, 응급구조사는 피해자가 화를 자유스럽게 발산하게 해야 한다.

응급구조사는 폭행당한 환자가 언급하는 내용을 개인적으로 받아들여서는 안 된다. 환자가 화를 내는 것은 자연스러운 반응이다. 폭행을 당한 후에는 사회에 대한 불신을 나타내기도 하지만, 이것 역시 자연스러운 반응이다. 응급구조사는 사건의 상황에 관하여 피해자와 논쟁을 하지 않도록 주의해야 한다. 질문을 받았을 때 응급구조사는 항상 진실하게 대답해야 한다.

성폭행이나 아동학대의 피해자는 정신적으로 상당히 위축되어 있으므로, 피해자는 일절 이야기하려고 하지 않으며 치료를 받지 않으려 하고 근처에 누가 있는 것을 원하지 않는다. 그러므로 응급구조사는 환자가 응급구조사의 도움을 받을 수 있을 것이라는 확신을 갖게 해야 한다. 정확하고 완전한 병력을 환자로부터 얻을 수 없으면 응급구조사는 가족, 친구, 목격자로부터 사건에 관한 정보를 얻어야 한다.

폭행을 당한 환자에게서 히스테리 증세가 나타날 수도 있다. 즉, 환자가 비명을 지르고, 고함을 치고, 알 수 없는 이야기를 하며 우왕좌왕하고, 외부의 도움을 거부하기도 한다. 이러한 때에 응급구조사는 약물 남용환자를 대하는 것처럼 환자를 안정시키는 데 주력해야 한다 (*Chapter 41* 참고).

경찰의 동의 없이는 강제로 환자를 이송시킬 수 없으며, 환자가 치료를 거부하면 강제로 치료할 수도 없다. 환자는 우울증상을 나타낼 수도 있다. 피해자는 움츠려들고(위축되고), 때로는 약물 남용자처럼 보이기도 한다. 대부분 위축된 피해자는 내용을 대충 이야기하고 최소한의 검사와 치료만을 허락하는 조건으로, 병원으로 이송에 동의하는 것이 일반적인 특징이다.

2) 폭행의 응급처치

폭행의 원인과는 상관없이, 응급구조사의 책임은 피해자에 대한 응급처치 및 병원으로 이송, 그리고 경찰에 필요한 폭행의 증거를 수집하거나 보관하는 것이다. 만일 환자가 의식이 없다면 외상 환자 처치방법에 따라서 기도를 유지시키고 척추고정판에 고정하고 처치하는 방법이 좋을 것이다. 머리와 얼굴을 구타당한 환자는 기도확보에 특별한 관심을 가져야 한다. 또한, 응급구조사는 갈비뼈 골절과 복부 손상을 주의 깊게 관찰해야 하며, 상처를 거즈로 덮어 고정하고 부목고정을 하였으면 환자를 신속히 이송시킨다. 폭행이 의심되는 경우에는 증거를 수집하는 것도 응급구조사의 중요한 책임범위이다. 응급구조사는 신체적인 증거를 수집하여 중요한 도움을 줄 수 있는 합법적인 사람이다. 응급구조사는 다음과 같이 증거를 수집하는 데 노력을 기울여야 한다.

① 치료를 위하여 필요한 경우가 아니면, 사건 현장에서는 어떤 것도 만지거나 이동시키지 않는다.
② 흉기로 사용 됐을 만한 물품(칼, 총, 깨진 병조각, 기타)들은 만지지 않는다.
③ 응급처치를 위하여 환자의 의복을 찢거나 제거하는 것이 필요하면, 초기의 의복상태를 정확하게 기록하거나 영상매체로 기록한다.
④ 모든 손상 부위를 정확하게 기록하며, 가능하면 그림으로 도시하도록 한다.
⑤ 여러 부위가 손상되면 모든 부위를 도시할 수 있는 기록표에 기재한다.

응급구조사의 관찰내용과 응급처치에 대한 기록은 법정에서 중요한 자료가 된다. 그러므로 응급구조사는 모든 조사내용, 검사결과, 처치한 약 등을 정확하게 기록해야 한다. 환자의 진술내용은 문장으로써 따옴표(“ ”)를 사용하여 기록해야 한다. 자세하고 정확히 기록된 출동기록지는 사건 후 장기간에 걸쳐 수집된 애매한 증거보다도 훨씬 가치가 있다. 그러므로, 응급구조사는 현장에서 우선 응급처치를 시행하고, 현장에서 증거확보와 법적인 연관성을 인식하여 기록하도록 한다.

성폭행의 피해자에게는 응급처치뿐 아니라 정서적인 도움을 주는 것도 중요하다. 응급구조사는 의복, 피부의 반상출혈, 기타 손상과 같은 객관적인 증거를 조사하고 세밀하게 기록해야 한다. 구타의 증거는 환자의 머리와 얼굴에서 흔히 관찰할 수 있다. 명백한 출혈이 없다면 환자의 외음부는 검사해서는 안 된다. 응급구조사는 가능하다면 성폭행 피해자를 위로해 줄 수 있는 여성 응급구조사 혹은 여성 경찰관을 입회시켜야 한다. 응급구조사는 성폭행 피해자를 비난해서는 절대 안 된다. 특히, '우범지역인지 몰랐느냐?' 혹은 '당신이 만난 사람은 위험한 사람이라는 것을 다른 사람들은 알고 있다' 등의 이야기도 하지 말아야 한다. 성폭행 피해자는 정신적으로 위축되어 있기 때문에 의학적인 치료와 함께 정신적인 안정감을 주는 것도 매우 중요하다. 증거보존을 위하여, 성폭행 피해자가 병원에서 검사를 받기 전에 목욕을 하거나 소변을 보거나 좌욕을 하게 해서는 안 된다. 질 부위에 정액이 있을 가능성이 있으며, 이러한 정액의 분석은 나중에 법정에서 성폭행의 증거로서 사용되게 된다. 성폭행 피해자는 응급의료센터로 이송되어 정신적, 신체적인 피해에 대한 전문 의료진의 치료를 받아야 하고, 응급구조사는 이송 동안 피해자에게 편안함과 정서적인 도움을 제공하도록 노력해야 한다.

4. 아동학대의 위기상황

1) 아동학대의 증상과 징후

우리나라 아동복지법에 의한 아동학대란 '보호자를 포함하여 성인에 의하여 아동의 건강과 복지를 해치거나 정상적인 발달을 저해할 수 있는 신체적, 정신적, 성적폭력 혹은 가혹 행위 및 아동의 보호자에 의해서 이루어지는 유기와 방임을 말한다'라고 정의되어 있다. 과거 아동학대가 발생하는 가정은 저소득층이거나 불화가 많은 가정에서 드물게 발생한다고 여겨져 왔다.

국내에서 아동학대에 관한 연구는 선진국에 비해 아직 부족한 상태이며, 아동학대의 발생률이나 빈도가 지속적으로 증가하는 추세에 있다. 보건복지부 조사에 따르면, 2010년 전국아동학대 상담신고건수는 9,100건으로 2001년 4,133건에 비해 2.2배 증가하였다. 그리고 신고의무자 확대, 과태료 부과 등을 내용으로 한 「아동복지법」 및 「아동학대 방지 및 피해아동 지원 등에 관한 법률」 제 · 개정으로 아동학대 신고발생이 지속적인 증가가 예상된다.

미국의 경우 응급의료센터를 방문하였던 소아환자 중에서 10%가 아동학대의 피해자라는 통계가 발표되었고, 매년 15,000건 이상이 보고되고 있으며 이중 5,000명의 어린이들이 아동학대로 죽어가고 있다. 국내에서는 가족 내 문제를 외부에 알리기 싫어하는 국민적인 정서와 남의 일에 참견하는 것을 기피하는 경향 때문에 아주 적은 환자가 보고되고 있으나, 실제로는 상당히 광범위하게 이루어질 것으로 추정되고 있다. 그동안 아동학대에 대하여 많은 사실들이 알려졌다. 예를 들면, 사회적, 경제적 여건의 차이에 관계없이 모든 계층에서 발생하며, 아동학대는 주로 부모, 형제, 자매, 보모, 특히 편모나 편부 등 지인에 의해서 발생한다. 일부는 아동학대의 확실한 증상이 있는 반면에 그렇지 않은 경우도 있다. 아동학대는 계속 진행되면서 시간이 경과할수록 학대정도가 심해지며, 결국 누적손상으로 사망하거나 영구적 장애가 남을 수 있다.

아동학대는 다양한 유형으로 나타나는데, 신체적 학대(physical abuse)는 보호자가 아동에게 신체적 손상을 입히거나 또는 신체적 손상을 입도록 허용한 우발적 사고를 제외한 모든 행위를 말하고 구체적인 학대행위로는 구타(떠밀고 움켜잡는 행위, 뺨을 때리는 행위, 도구를 사용하여 때리는 행위), 담뱃불에 의한 화상, 신체의 특정 부위를 뜨거운 물속에 집어넣는 화상, 주로 어린 소년이나 소녀에게서 발생하고 있다. 정서적 학대(emotional abuse)는 아동의 정신건강 및 발달에 해를 끼치는 학대 행위를 말하고, 구체적인 학대 행위로는 언어적, 정신적, 위협, 감금이나 억제, 욕설을 퍼붓는 행위, 감금행위 등 진단하기는 어렵지만, 이러한 학대는 반복적인 정서적 폭행이 지속되어 정서장애가 나타날 수 있다. 성적 학대는 아동에게 성적 수치심을 주는 성희롱, 성폭행 등의 학대행위를 말하고 구체적인 학대행위로는 성추행, 간음, 유사간음행위, 성인의 성적 만족을 위해 아동의 신체에 접촉하는 행위 등을 포함한다. 유기와 방임(abandonment and neglect)은 섭취하기 부적당한 음식을 제공하거나 더러워진, 부적절한 의복을 착용시키는 등, 아이의 육체적 정신적 발달에 필요한 부모의 역할을 하지 않고 그냥 방치하는 행위를 말한다. 구체적인 학대 행위로는 정상적인 발달을 저해하는 행위들로 음식, 위생, 난방, 의복, 감독, 자극, 의료보호, 아동의 건강과 안전과 행복을 위해 필요한 것을 제공하지 않는 행위 등을 포함한다. 결국 방임과 유기에 의해 어린이의 체중이 미달되거나 성장장애가 유발되게 된다.

응급구조사는 다음과 같은 상태가 발견되면 아동학대를 의심해야 한다.

① 손상경위와 임상증상이 일치하지 않는 경우: 예를 들면, 의자에서 떨어졌다고 보호자가 기술하나 환자는 전신에 타박상이 있거나 넙다리뼈 골절이 있는 경우이다. 즉, 경미한 충격으로는 정상적인 소아에서 넙다리뼈 골절이 발생하지 않으며, 전신에 다발성 타박상을 일으킬 수 없다.
② 사고병력이 애매하거나 병력을 제공한 보호자가 사고순간을 보지 못했다고 말하는 경우
③ 소아의 영양상태가 매우 불량한 경우(그림 50-1)
④ 소아가 상해를 받았다고 진술하거나 상해를 시인하는 경우: 아동이 제공하는 이야기와 양육자가 제공하는 이야기 사이의 모순점이 있는 경우
⑤ 소아가 사고 발생한 경위에 대해 이야기하려고 하지 않는 경우: 아동학대를 당하는 아이들은 대개 학대의 순간이 두려워 치료자의 눈을 회피하고 잘 말하려 하지 않는 경우
⑥ 새로 발생한 상처와 함께, 오래된 멍든 자국이나 치유 단계의 화상 자국들과 같은 다양한 단계의 다발성 손상흔적이 있는 경우(그림 50-2)
⑦ 피부나 성기 부위에 담배불 화상과 같은 흔하지 않은 상처가 있는 경우

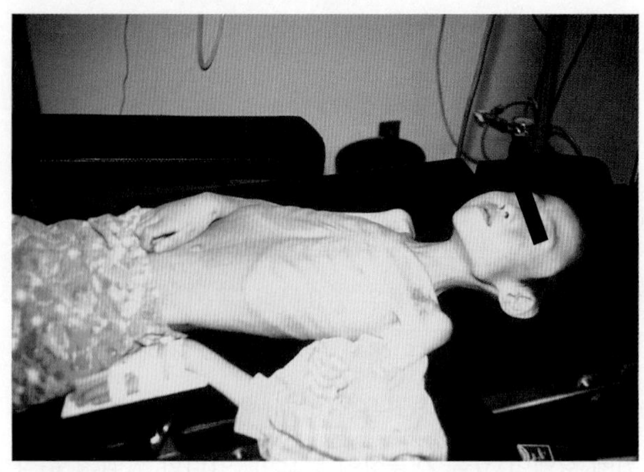

● 그림 50-1 소아의 영양상태가 매우 불량한 경우

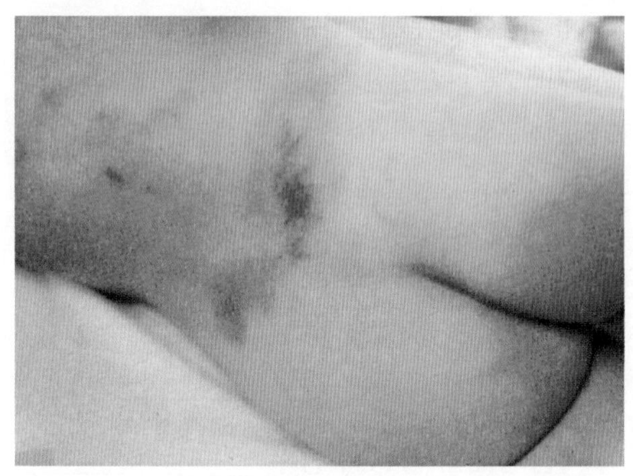

● 그림 50-2 오래된 화상과 다발성으로 멍든 자국이 새로 생긴 상처와 함께 발견되면 아동학대의 징후가 된다.

⑧ 동일한 손상으로 이전에도 응급구조사를 호출한 적이 있는 경우
⑨ 동일한 집에서 유사한 손상이 많이 발생하거나, 단기간에 손상횟수가 많은 경우

2) 아동학대의 응급처치

아동학대가 의심되면 보호자를 안정시키도록 해야 한다. 소아에게 좀 더 나은 처치를 위해서 더욱 철저한 검사가

필요하다는 것을 보호자에게 설명한다. 즉, 병원에서의 정밀검사로만 진단될 수 있는 심각한 손상이 있을 수도 있기 때문이다. 응급구조사는 소아를 학대한 어느 누구도 직접 고발해서는 안 된다. 아동학대 환자는 손상 정도와 관계없이 병원으로 이송되어야 한다. 아동학대 치료의 첫 단계는 학대를 가한 보호자로부터 소아를 격리시키는 것이다.

필요하면 병원 근무자들은 법정판결을 받아서 소아를 격리할 수도 있다. 보호자나 법정대리인이 피해자의 이송을 거절하면, 응급구조사는 진료의 필요성을 강조하여 보호자를 설득해야 한다. 심각한 손상을 진단하기 위하여 방사선검사, 혈액검사, 기타 검사가 필요하다고 강조하고, 병원으로 이송하는 것을 책임질 수 있는 보호자가 있는지 확인해야 한다. 아동학대가 의심될 때는 전화를 포함한 다양한 방법으로 신고할 수 있는데, 우리나라는 범죄신고 전화인 112 또는 182에서 신고 및 상담을 받을 수 있다. 학대받는 아동을 가능한 조기에 신고함으로써 아동은 물론 그 가족들도 적절한 조치가 적절한 시기에 이루어지도록 해야 한다. 아동학대에 관한 신고는 아동복지법에 명시되어 있다. 아동학대를 신고하는 목적은 우선 아동을 더 이상의 학대로부터 보호하기 위한 것이기 때문에 아동학대에 대한 신고는 장려되어야 한다. 따라서 법에는 아동학대 상황을 발견하거나 피해 아동을 알고 있다면 누구나 신고할 수 있도록 규정하고 있다. 아동과 함께 생활하거나 관련이 있는 전문가로 아동복지법에 규정된 유치원 교사, 어린이집 교사, 초등학교 교사, 의료인, 상담관련 기관 종사자, 아동복지원 등은 아동학대 사례를 반드시 신고해야 할 법적 강제의무를 가진다. 아동학대 환자를 다루는 것은 응급구조사에게는 매우 어려운 경험일 것이다. 아동학대가 의심되는 환자를 대하는 응급구조사는 침착성과 전문적인 태도를 유지하여야 하며, 섣불리 아동학대로 판결하거나 가해자를 자극, 또는 고소하는 등의 행위는 삼가야 한다.

5. 자살 위기

1) 자살에 대한 반응

자살을 시도하는 환자의 대부분은 치명적이지 않지만 심각하게 받아들여야 한다. 다른 위기상황에서와 마찬가지로 응급구조사는 필요한 응급처치를 제공하는 것이 우선이다. 자살은 청장년층의 주된 사망원인이며, 자살시도는 여자가 2–3배 더 많이 시도하나 실제 사망률은 낮고, 남자에게서 자살시도의 빈도는 낮으나 자살에 의한 사망률은 오히려 여성보다 2–3배 높다. 자살에 대한 충동은 많은 사람에게서 경험할 수 있으나 실제로 시도하는 경우는 드물다. 전체 인구의 약 2%만이 그들의 삶에 대해서 심각하게 생각하고, 단지 약 1%만이 실제적으로 자살을 시도한다. 자살 성공 확률이 높은 위험군은 고령, 남자, 독신, 이혼, 별거, 해고 당한 상태, 신체적 질병이 있는 사람 등으로 분류할 수 있다. 자살 시도율과 자살 성공률의 비는 40:1 정도이다. 통계적으로 한 번 시도한 사람이 자살을 재시도할 가능성이 높으며, 재시도 시에는 더 확실한 방법으로, 예를 들면 처음 시도는 치명적이지 않은 수면 유도제를 자살 목적으로 사용하였던 사람이 재시도 시에는 고층에서의 추락이나 치명적인 농약을 사용하는 방법을 선택하게 된다. 그러므로 환자 혹은 가족의 요청으로 현장에 도착하였다면, 응급구조사는 어떠한 경우라도 자살의 위험이 없다거나 자살시도를 포기했다고 단정해서는 안 된다. 일단 현장에 도착하면, 응급구조사는 환자 곁에 있어야 하며 혼자 있도록 해서는 안 되고, 짧은 순간에 환자를 놓치지 않도록 관심을 기울여야 한다.

자살을 시도한 환자 중 심각한 정신과적 문제를 갖고 있는 경우가 있다. 많은 환자가 약물 남용(예, 알코올 중독), 정신분열증이나 우울증으로 고통을 받고 있을 수 있으며, 일부는 약물중독으로 인하여 다시 자살을 시도할 수도 있다. 많은 환자가 치료될 수 있으며, 적절한 치료로 더 이상 자살을 시도하지 않을 수도 있다. 그러나 전문적인 치료가 시행될 때까지는 언제라도 다시 자살할 수 있다고 생각해야 한다. 대부분의 응급구조사들은 환자가 정말로 도움을 바라는 것인지 아니면 실패로 끝나버린 자살인지 감별하기 힘들다. 그러므로 모든 자살시도는 심각하게 다뤄져야 하며, 응급구조사는 자살할 기회를 제공해서는 안 된다.

2) 자살의 응급처치

수면제나 농약의 복용, 높은 곳에서의 추락, 달리는 차에서 뛰어 내리기, 팔목이나 목의 자해, 목매달기 등 여러 방법으로 자살을 시도할 수 있다. 자살을 시도하였던 현장에 도착하면, 응급구조사는 우선 자살의 방법을 찾아야 한다.

즉, 약물을 복용했다면 약병을 검사하여 약품의 성분, 복용량 등을 파악하고 환자 이송 시 같이 가지고 와야 한다. 응급구조사는 심폐소생술, 산소투여, 기도확보 등을 시행할 수 있도록 준비한다. 높은 곳에서 뛰어내린 사람은 척추 골절이 발생했을 가능성이 있으므로 척추고정판을 이용하여 환자를 이송한다. 골절 시는 부목으로 고정하고, 외부창상은 멸균거즈를 덮고 붕대를 감아준다. 만일 환자가 한 가지 이상의 방법(안정제를 복용하고 나서 창문 밖으로 뛰어내린 경우)으로 자살을 시도했을 가능성도 고려해야 한다. 이러한 환자에게서 의식이 명료하지 않으면 머리 손상에 의한 것인지 아니면 약물중독에 의한 것인지를 감별하기 어렵다.

자살 환자의 가족은 정서적으로 도움이 필요하다. 응급구조사는 환자 혹은 가족의 인생관이나 사는 방법 등을 판단하려고 하지 말고, 자살시도를 '도와달라는 외침'으로 생각해야 한다. 응급구조사는 자살이 환자의 정신적인 질환이나 일시적인 충동에 의한 것이지 가족이나 친구의 잘못에 의한 것은 아니라고 가족을 안심시켜야 한다.

6. 영아 돌연사 증후군

영아 돌연사 증후군(sudden infant death syndrome)은 대부분 소생술로 생명을 구하는 경우가 거의 없다. 영아 돌연사 증후군은 평소 건강하게 자라던 아기(생후 2-4개월)에서도 자주 발생하며, 특별한 경고도 없이 갑자기 일어날 수 있다. 일반적으로 나타나는 병력은, 부모가 밤에 아이를 침대에 눕히고 나서 밤늦게 혹은 다음날 아침에 살펴보니 아이가 반응이 없다는 것이다.

영아 돌연사 증후군의 위기상황을 접한 응급구조사는 아기의 부모가 매우 당황하는 것을 볼 수 있었을 것이다. 그러나 응급구조사는 부모보다 환자에 관심을 집중시켜야 한다. 비록 아기가 사망하였다고 판단되더라도 응급구조사는 소생술을 시행하면서 신속히 이송시키는 것이 바람직하다. 가능한 응급처치를 모두 시행하며 부모를 정신적 충격으로부터 안정시킨다. 아기의 체온이 낮거나 촉진상에서 싸늘하고, 사후강직이 있고, 수 시간 전에 사망한 것이 확실하면 소생술을 시행하지 않아야 한다. 그러나 사망에 대해 확실한 판단이 되지 않거나 부모가 응급처치를 원하면 응급구조사는 소생술을 시행해야 한다. 대개 성공 가능성은 없고, 설사 잠깐 동안 소생되더라도 몇 시간 후에는 응급실 또는 중환자실에서 사망하고 만다.

응급구조사는 부모에게 희망을 부추기지 않도록 조심해야 한다. 대신에 아기를 살리기 위한 모든 조치를 취했다는 것을 부모에게 인지시켜야 한다. 응급구조사는 아기가 사망했을지라도 가족들을 안정시켜야 한다. 모든 가능한 조치가 취해졌고, 의사가 결정적인 이야기를 할 때까지 기다려야 한다고 가족에게 설명한다. 가족들은 일반적으로 아기와 함께 응급차량에 동승하길 원하므로 가능한 동승시킨다. 응급구조사는 영아 돌연사 증후군과 아동학대를 구별해야 하는데, 감별하는 방법은 다음과 같다. 영아 돌연사 증후군은 대부분 생후 2-4개월의 아기에서 발생하지만, 아동학대는 모든 연령에서 일어날 수 있다. 영아 돌연사 증후군의 특징은 아기에게 외상의 흔적이 없지만, 아동학대는 흉터, 반상출혈 등의 분명한 흔적을 가질 수 있다. 영아 돌연사 증후군 환자의 형제들은 건강하게 보이나, 아동학대로 인하여 사망한 아기는 영양상태가 불량한 것처럼 보이고, 그의 형제들도 대개 영양상태가 불량하다.

영아 돌연사 증후군이 발생한 아기는 아동학대로 인하여 영양상태가 불량한 것처럼 보일 수 있고, 그 가정의 형제들은 건강해 보일 수 있으나, 대개 영양상태가 불량한 경우가 많을 것이다. 전형적인 병력은 아이가 취침에 들어갈 때까지는 매우 건강한 상태였다고 보고되며, 외견상으로도 아기는 정상적이고 잘 먹었던 아기처럼 보인다. 반면, 아동학대를 당한 아기의 부모는 불분명하고 혼돈스러운 병력을 이야기 한다. 그러나 비록 아동학대가 의심스러울지라도 응급구조사가 부모를 직접 고발해서는 안 된다. 응급구조사는 소아와 가족을 위하여 가능한 모든 도움을 제공해야 하며, 아동학대가 의심되면 병원으로 이송한 후에 의료진에게 알려주어야 한다(영아 돌연사 증후군과 아동학대는 *Chapter 43*을 참고).

7. 응급구조사의 스트레스

응급구조사는 매일 삶과 죽음의 현장에서 근무하는 전문가로서, 가장 스트레스가 많은 직업 중의 하나이다. 심한 질병이나 손상에 대하여 자신이 무능력하다고 느낄 때가 있다. 가장 일반적인 문제점들 중의 하나는, 환자와 환자의 문제점에 대하여 지나친 감정이 개입되어 있다는 것이다. 응급구조사들은 환자를 돕고자 하는 사람들이며 정신적으로 혹은 육체적으로 고통 받는 사람을 도울 수도 있다. 그러나 응급처치를 효과적으로 수행하는 데 있어서 너무 지나치게 감정을 몰입하면 업무에 지장을 초래한다. 그러므로, 응급구조사들은 동정적인 관심과 감정적인 몰입에 균형을 유지해야 한다.

응급구조사들의 다른 문제점은 자신들이 부모와 가족, 사회, 동료 등으로부터 부당하게 비난을 받을 수 있다는 것이다. 정확하지 않은 정보나 감정에 의하여 응급구조사를 비난한다면, 응급구조사들은 상당한 좌절감에 빠지게 된다.

응급구조사들은 이러한 문제점으로 인하여 스트레스를 받기 쉬우므로, 응급구조사들은 스트레스의 증상을 알고있어야 한다. 만성 스트레스의 초기 증상과 징후는 분명하지 않다. 다음은 지나친 스트레스가 있음을 나타내는 증상의 예이다.

① 사소한 일에 대한 흥분 또는 분노
② 무감동
③ 만성피로감
④ 뭐라고 표현할 수 없는 불편한 느낌
⑤ 수면 장애
⑥ 지나친 음주
⑦ 약물 남용
⑧ 사회활동 감소
⑨ 식욕감퇴
⑩ 일을 쉬고 싶은 생각
⑪ 신체적인 증상(두통, 소화불량 등)
⑫ 경직된 사고

이러한 증상이 있으면 만성 스트레스를 받고 있다는 것을 의미한다. 응급구조사에게 이러한 증상이 있다는 것은 스트레스를 받고 있다는 것으로 이해해야 하며 조속한 시간 내에 원인을 제거해야 한다. 이와 비슷한 경험을 가졌던 동료들과 관심사에 대하여 의논하는 것도 바람직하다. 응급구조사가 이러한 증상 중 몇 가지가 얼마나 자주 있었는지 일단 인식하며, 토론으로 풀어나갈 수 있도록 노력하고, 이러한 증상이 지속적이고 심각한 증상으로 발전하면 의사나 성직자 등과의 전문적 상담도 필요하다. 만성 스트레스는 문제점은 조기 인식하는 것이 매우 중요하다. 원인이 되는 문제점이 계속 반복되면 해결은 더욱 어려워지며 복잡해지는 경향이 있다. 또한 이러한 증상들이 어떤 질병의 한 증상일 수도 있으므로 의학적인 검사도 고려하여야 한다.

1) 스트레스란 무엇인가?

스트레스(stress)란 협의로는 심신을 자극하는 원인들의 총칭일 수 있으며, 광의로는 한 체계의 과부화된 상태가 더 심해짐에 따라 전체 체계가 붕괴하게 되는 내외의 위협이며 그결과로 나타나는 육체적 · 정신적 각성상태이다. 인간이 스트레스를 받으면 의식적, 감정적, 신체적으로 각종 반응을 나타내고 이에 대처하게 된다. 즉 대응전략(Coping mechanism strategy)과 방어기제(Defence mechanism)가 동원된다. 이때 사람의 신경계는 각성되고 혈중 아드레날린과 에피네프린 등의 증가와 함께 근육계, 심혈관계, 내분비계 등의 신체기능을 활성화시킨다. 그 결과 정신과학적으로 비특이적인 정신–생리적 변화가 나타날 수 있지만 더불어 이에 대한 대응체계도 가동되게 된다. 이러한 대응체계의 기능이 무너지면 극도의 스트레스 상황이 생겨 마침내 정신과적 각종 질환으로 이어지게 된다.

2) 스트레스에 대한 심리현상

(1) 스트레스 발생이론

캐나다의 의학자 H. 젤리는 스트레스라 함은 생체에 가해지는 여러 상해 · 자극에 대하여 체내에서 일어나는 비특이적인 생물 반응이며, 생체 내에 스트레스를 일으킬 수 있는 상해 · 자극을 스트레스라고 정의하고 있다. 어떤 종류의 스트레스도 원인은 다를 수 있지만 공통적인 기전이 생체 내에 일어나, 이로 인해 병변이 발생하는 것으로 명백히 기술했다. 그는 스트레스(상해 · 자극 등)가 가해졌을 때 생체 내에서 일어나는 반응을 3단계로 나누어 제1기를 경고기(alarm reaction), 제2기를 저항기(stage of resistance), 제3기를 소진기(stage of exhaustion)라고 했다. 경고기는 생체에 스트레스가 가해지면 처음은 스트레스에 의한 수동적인 상해 · 쇼크의 상태(체온저하 · 호산구 감소 · 혈액농축 · 산혈증 등)를 볼 수 있다. 이 상해가 치명적이 아닌 이상 계속하여 뇌하수체와 부신계 호르몬이 분비되고, 생체는 스트레스에 대하여 적극적인 저항(혈압 상승 · 체온상승 · 고혈당 등)을 나타낸다. 여기까지가 경고기이며, 장기간 반복해서 스트레스를 받으면 저항기로 이행한다. 이 시기는 스트레스에 대한 생체의 저항성이 가장 증가하고 있는 시기이다. 그러나 한편으로는 다른 종류의 스트레스에 대한 저항력은 감퇴하는 것이 특징이다.

즉, 다른 스트레스에 대한 저항력을 희생시켜 하나의 스트레스에 대항하고 있는 시기이다. 이때는 경고기에서 볼 수 있었던 생화학적 · 조직학적 변화는 정상으로 복구되어 있다. 더욱더 장기간 스트레스가 작용하면 생체의 저항력도 피로해진다. 이것이 소진기이며, 뇌하수체와 부신계가 반응하지 못하게 된 상태로서, 생체 내에서는 가슴샘 · 림프 계의 위축, 부신피질의 지질(脂質) 상실, 위 · 십이지장 궤양을 볼 수 있고 결국 사망까지 가능하다. H. 젤리는 이와 같은 스트레스에 대한 생체의 적응반응이 본래 생체에 있어서는 유리한 것이지만, 이 적응반응이 혼란 · 일탈(逸脫)하여 뇌하수체와 부신계 호르몬의 분비이상으로 이어진 경우에는 어떤 종류의 질병이 발생한다는 것을 지적했다.

이것을 적응실조성 질환(disease of adaptation)이라고 했다. 즉, 이 학설에서 가장 중요한 점은 스트레스에 대한 적응이상에 의하여 여러 질환이 발병할 수 있다는 사실을 설명한 점이다.

(2) 스트레스 반응

Hans Selye은 스트레스란 신체 소모반응(wear and tear)의 총합이라고 정의한다. 스트레스 반응은 내 · 외적 자극에 대한 개체의 비특이적 반응을 말한다. 스트레스는 인체의 모든 기관과 기능에 영향을 주고 변화시킬 수 있는 신경학적, 신경내분비학적 반응으로 신체 각 장기의 기능에 영향을 주게 된다(표 50-1).

(3) 적응과 비적응

모든 종들의 생명체들은 진화과정에서 스트레스에 적응하기 위한 여러 가지 방법이나 기제들을 발전시켜 왔다.

이처럼 적응이란 생명유지에 필수적이다. 생명체는 적응을 위해 신체기관의 진화 등 해부학적인 적응뿐만 아니라 정서적 욕구나 스트레스를 대처할 수 있는 심리적 적응방안도 함께 발전시켰다. 신체가 물리적 과정이나 생화학적과정을 통해 생리적 평형 즉 항상성(homeostasis)을 유지하려는 것과 같이 인격도 자동적이고 무의식적인 심리적 과정을 통해 심리적 안정성을 유지하려는 경향이 있게 마련이다.

3) 스트레스의 종류

(1) 좋은 스트레스

좋은 스트레스(eustress)는 건강과 업무수행능력을 증진시키는 긍정적인 자극을 주는 스트레스이다.

(2) 나쁜 스트레스

나쁜 스트레스(distress)는 질병을 일으키고 건강을 해치기도 하는 부정적인 자극을 준다.

4) 스트레스 관리방안

(1) 스트레스 관리

사람이 살아가는 과정에서 경험하게 되는 스트레스를 보다 잘 조절하고 완화시키며 상호작용을 하기 위한 의식적인 노력을 말한다. 스트레스 관리 기술은 4가지 방법으로 설명될 수 있다(표 50-2).

(2) 현장상황과 소방공무원의 스트레스

① 소방공무원들의 특수입장

각종 재난사고현장에 투입되는 소방공무원들은 삶과 죽음의 극적인 상황을 직접 체험할 수 있어 쉽게 정신적 충격을 받을 수 있기에 구호자인 동시에 육체적, 정신적 피해자가 되기 쉬운 양가적 특수입장이다. 이때 초기 정신건강 관리를 소홀히 다루면 정신장애까지 진행될 수

표 50-1 스트레스반응 및 기전

스트레스원 →	스트레스 반응 →	표적기관 / 결과
예 : 교통혼잡	아드레날린 분비 증가 불안감 증가	심박동수 증가 불안 혈압상승 등

표 50-2 스트레스 관리 기술 4가지 방법

1. 자극체에 노출되는 것을 피하거나 감소시키는 방법 ① 문제해결 ② 시간관리 ③ 영양관리 ④ 인지된 자극체를 피하는 것
2. 자극체의 재평가 혹은 재해석 ① 인지 재구성 ② 정신치료
3. 스트레스 유발 억제 기술 ① 적절한 수면 ② 이완요법(예: 명상, 심상, 바이오피드백 등) ③ 처방된 항 불안제
4. 스트레스 환기 기술 ① 신체적 운동 ② 감정정화(catharsis)

있다. 뿐만 아니라 충격적 스트레스가 아니더라도 현장 활동 자체가 갖는 일반적인 소방공무원의 직업적 스트레스도 무시할 수 없다. 즉 처참한 광경과 위험상황에 노출되거나 단순한 노무업무 및 이와 관련된 갖가지 잡무(multiple role responsibility), 피해자 혹은 불특정 시민들의 원망과 언론의 비난, 현장업무 수행 시 장시간 요구되는 에너지와 수많은 지시사항 등 일일이 거론할 수 없을 정도이다.

② 현장 근무 시 소방공무원들의 심리적 특징

위에서 설명한 상기 현장 업무 시 갖는 양가적 입장 때문에 심각한 정신적 스트레스를 받을 때는 자기 자신이 무능력하다고 느끼기 쉬우며 피해자의 정신적, 육체적 상태에 동정적 관심과 감정적 몰입 등의 감정개입의 여지가 있다.

그리고 현장 활동 결과가 만족스럽지 못하거나 간혹 주변으로부터 부당하게 비난을 받을 때 쉽게 좌절감을 느낄 수 있다. 이때 생길 수 있는 정신적 증상은 미국 정신의학회가 제정한 외상 후 스트레스 장애(Post Traumatic Stress Disorder, PTSD) 진단기준의 세부항목에서 잘 알 수 있다(표 50-3).

표 50-3 미국 정신의학회의 외상 후 스트레스장애 진단기준; DSM-5

A. 거의 모든 사람에게 심각한 고통의 증상을 야기할 수 있는 것으로 인정될 만한 스트레스가 있다
B. 다음 중 최소한 하나로서 증명되는 외상의 재경험이 있다 (1) 사건에 대해 반복적인 침범적인 환상 (2) 사건에 대한 반복적인 꿈 (3) 환경적 또는 상상적 자극과 연관되어 그 외상적 사건이 재발되고 있는 것 같은 갑작스런 활동이나 느낌
C. 외상이 있은 얼마 후 시작되거나, 외계에 대한 반응이 마비되거나, 외계에의 참여가 감퇴되는데 이는 다음 중 최소 한 가지로 나타난다 (1) 하나 또는 그 이상의 활동에 흥미가 현저히 감소됨 (2) 타인과 멀어진 혹은 생소한 느낌 (3) 제한된 정동
D. 외상 전에는 없었던 다음 증상 중 최소 2가지 (1) 과민성, 과장된 놀라는 반응 (2) 수면장애 (3) 다른 사람은 죽고 혼자 살았음에 대한 또는 살려고 행동한 것에 대한 죄책감 (4) 기억장애 또는 주의집중장애 (5) 외상적 사건의 회상을 야기하는 활동의 기피 (6) 외상적 사건을 상징적으로 나타내거나 그와 유사한 사건에 노출됨에 따라 증상이 악화됨

③ 대응방안

스트레스에 대한 대응 방안으로 우리나라에서는 초보단계지만 미국에서는 위기상황 스트레스 해소법(Critical Incident Stress Debriefing, CISD)을 운영하고 있다. 이는 현장 활동 후 투입요원 상호간에 토의와 구술을 통해서 이들이 받은 스트레스를 최소화하여 1차적으로 외상 후 스트레스 장애와 같은 정신장애를 최소화 혹은 예방하기 위해 만든 것으로 정신치료나 정신요법, 상담형식은 절대 아니며 그저 이야기 형식으로 각자의 경험을 털어놓는 방식을 따르고 있다.

④ 위기상황스트레스 해소법(CISD)

위기상황스트레스 해소법과 그것과 유사한 외상 후 스트레스 해소는 특별히 소방관, 응급의료 관계자, 공공안전, 파병 그리고 재난사고 구조사들 같은 고위험 직업군들 중에 생기는 외상 후 스트레스 자체와 외상 후 스트레스 증후군을 예방하기 위해 고안된 중재들로 지난 10년간 상당한 발전을 보였고 전 세계적으로 확대 적용되어 왔다. 스트레스 해소는 고도의 위험에 노출된 전문직업인들이 경험에 대해 과거에 인지적인 과정에서 다루어 오던 것을 감정적인 과정을 거쳐 비위협적인(안전한) 방법으로 구조화하려고 노력해 왔다. 위기상황스트레스 해소법 혹은 스트레스 해소과정은 하나의 외상 사건 혹은 연속된 외상 사건들에 대한 모임 혹은 토론으로 정의되기도 한다. 이는 사건의 정신적 충격을 완화하기 위해 고안되었고, 전문가의 치료를 요하는 외상 후 증상을 조기 발견하여 의뢰하는 데 그 목적이 있다.

일반화된 위기상황스트레스 해소법 진행단계는 아래의 표 50-4에서와 같이 주로 7단계로 구성된다. 즉, 충격적 스트레스에 대한 해소(debriefing)방식에는 7개의 주요 진행단계로 구성되어 있다. 여기에는 도입단계, 사실단계, 사고단계, 반응단계, 증상단계, 교육단계, 종결단계 등이 있다. 도입단계에서는 진행자가 이 과정의 취지와 의미 및 진행방식에 대하여 상호간의 신뢰성에 바

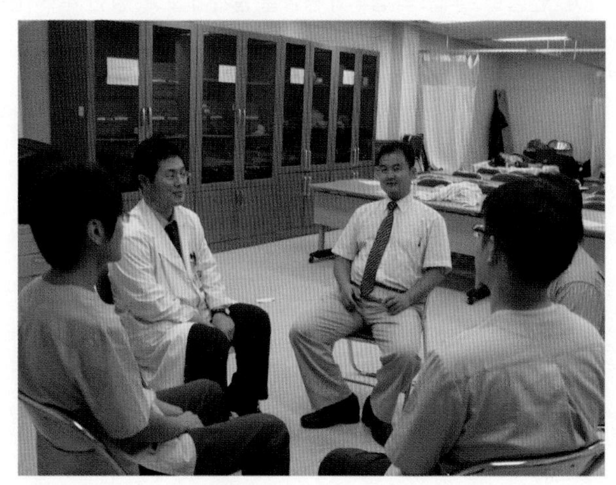

● 그림 50-3 위기상황스트레스 해소법(CISD) 실시장면

표 50-4 스트레스 분산(CISD)의 단계

	단계명	개요
1단계	도입 단계	중재 팀원을 소개하고, 과정을 설명하며, 예상되는 결과를 설정하기 위함
2단계	사실 단계	각 참여자들이 각자가 인지한 대로 사건을 기술하기 위함
3단계	사고 단계	참여자들이 인지적인 반응을 서술하도록하기 위함이며, 정서적인 반응으로 이행하기 위함이다.
4단계	반응 단계	참여자들에게 사건 중 가장 심리적으로 부담이 되었던 면을 확인하기 위함
5단계	증상 단계	개인의 고통스러운 증상들을 확인하고 인지적인 수준으로 다시 돌아오기 위함
6단계	교육 단계	정상적인 반응과 바람직한 대처기전을 교육하기 위함. 예: 스트레스 관리. 인지적인 목표를 제공한다.
7단계	종결 단계	모호함을 명확히 하고 끝낼 준비를 함

탕을 두어 설명하기로 되어 있다. 다음 사실 단계부터 증상 단계까지는 진행자가 유도하는 대로 참석자 전원이 순서대로 돌아가며 당시 상황과 자기의 사고내용과 느낌 등을 말하도록 되어 있다. 그림 50-3은 7단계 진행과정상의 인간 심리적 상태 모식도와 위기상황 스트레스 해소 실시장면이다. 이러한 과정을 통한 스트레스 해소의 최종목표는 구성원으로 하여금 스트레스 상황 이전의 상태로 구성원들을 되돌아오게 하는 데 있다.

당신이 응급구조사라면

1. 당신은 죽음에 임박한 80대 여인의 집에 있다. 그녀는 의식불명 상태이고 혈압이 낮고 맥박이 약하다. 그녀의 남편은 자신의 집에서 편안하게 사망하기를 원하고, 두 딸은 즉시 어머니가 이송되기를 원한다. 당신은 어떻게 하겠는가?
2. 남편이나 남자친구에게 구타를 당한 여성을 처치하고 있다. 당신은 그들의 관계를 확실하게 알지는 못한다. 당신이 관찰할 수 있는 것을 서면으로 기술하되, 법적증거를 확보하기 위한 방법도 포함시켜라.
3. 심각한 아동학대의 경우를 다루고 있다. 아이가 생명을 위협하는 손상을 가지고 있지는 않더라도 당신은 그 아이를 병원으로 이송하려고 한다. 당신이 아이를 이송하기 위하여 부모가 동의하도록 부모에게 어떤 이야기를 할 수 있는지를 적어라.
4. 만성 스트레스의 징후와 증상을 열거해 보고, 당신이 느끼는 증상을 기술하고 원인이 무엇인지 생각해 보라.

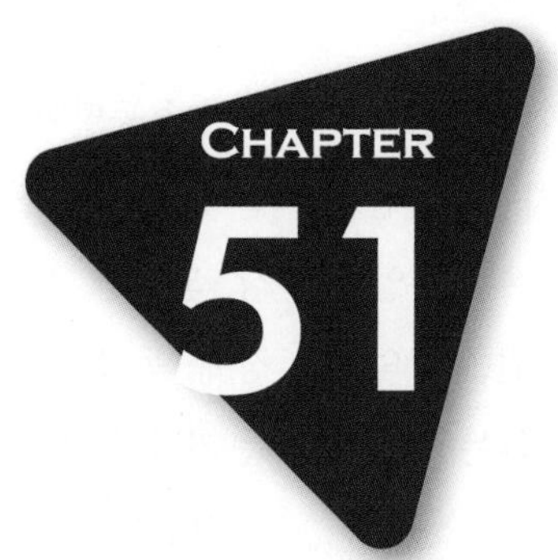

행동 응급

응급구조와 응급처치
RESCUE AND EMERGENCY CARE

개요

응급 현장에서 응급구조사를 매우 당황하게 하는 대상자 중의 하나가 비정상 행동을 보이는 경우이다. 비정상 행동을 나타내는 환자들은 사고, 인지, 행동, 감정 등이 조절되지 않아 상황에 맞지 않고, 충동조절이 안 되는 부적절한 행동을 일으킨다. 뿐만 아니라 자신이나 타해 할 수 있는 위험한 상황이 발생할 수 있다. 이러한 상황을 행동 응급이라 한다. 즉, 행동 응급(behavioral emergency)이란, 비정상적인 행동을 하여 환자 자신이나 타인에게 해를 끼치는 상황을 말한다.
비정상 행동을 일으키는 원인들은 다양하다. 흔히 구조사들이나 일반인들은 비정상 행동이라면 정신질환에 의한 증상들로만 생각할 수 있으나 그렇지 않다. 뇌 손상을 일으키는 기질적 원인과 심리적 원인들 모두에 의해 나타날 수 있다. 여기서는 이러한 원인적 질환들과 왜 그러한 질환들에서 비정상 행동이 나타나는지 대해 간략하게 다루어보고자 한다. 또한 비정상 행동을 보이는 환자를 어떻게 접근하여 안전하게 구조할 것인가? 또 구조 후 어떻게 처치할 것인가에 대해 살펴보려 한다.

목표

- 행동 응급에 대한 개념을 이해한다.
- 비정상 행동에 대한 개념을 이해한다.
- 비정상 행동을 유발하는 원인적 질환들은 나열할 수 있다.
- 비정상 행동이 나타나는 기전을 이해한다.
- 비정상 행동을 보이는 환자에게 안전하게 접근할 수 있는 방법과 주의사항을 숙지한다.
- 비정상 행동 환자의 응급처치에 대해 이해한다.

행동 응급(behavioral emergency)이란, 환자가 상황에 맞지 않는 행동을 하거나 다른 환자나 가족에게 참을 수 없거나 받아들여질 수 없는 비정상적인 행동을 하여 환자 자신이나 타인에게 해를 끼치는 상황을 의미한다.

일반적으로 정상적인 사람의 행동은 그 개인이 속한 사회나 문화에 의해서 형성된 도덕과 양심, 윤리, 가치, 규범, 법체계 내에서 규정되고 허용된 범위 내에서 표현된다. 따라서 개인에 의해 표출된 행동은 비교적 예측

가능하고 상황과 부합되게 나타나며 그 사회의 구성원이라면 누구나 이해할 수 있다. 또한 건강한 사람이라면 자신의 행동이 어떠한 결과를 가져올 수 있다는 것을 알고 있기 때문에 자기 자신뿐 아니라 사회 구성원들에 의해 용납되지 않거나 법 체제 안에서 허용하지 않는 어떠한 행동도 하지 않으려고 한다.

응급현장에 출동한 응급구조사가 만약에 비정상적 행동을 보이는 환자를 만난다면 매우 당황할 것이다. 다른 응급상황과는 달리 환자에게 긴급하게 응급처치하고 신속하게 병원으로 이송해야 할 외상이나 질환은 없어 보이나 환자가 표현하는 감정이나 행동이 쉽게 이해되지 않을 뿐더러 표출된 행동이 충동적, 공격적, 파괴적이어서 환자에게 접근하기조차 쉽지 않기 때문이다. 또한 주변 사람들의 반응을 왜곡하여 그들이 자신을 해칠 거라고 판단한 환자가 주위 사람들을 공격하기 시작한다면 주변 상황은 아수라장이 되어 응급구조사를 더욱 더 힘들게 할 것이다. 출동한 응급구조사가 환자의 비정상적 행동에 대한 이해와 지식을 가지고 있다면, 출동하자마자 현장 주변에 어떠한 안전장치를 취하여 환자를 안전하게 구조하여 신속하게 병원으로 이송할 것이다. 뿐만 아니라 응급현장 주변 사람들에 대한 대책을 마련하여 주위 사람들로 인해 환자가 흥분되지 않도록 하여 또한 환자의 행동으로 인해 일어날 수 있는 상황으로부터 어떻게 주위 사람들을 안전하게 다룰 수 있는가를 강구할 것이다.

그렇다면 비정상적인 행동은 왜 일어나며 그 원인은 무엇일까? 행동 응급을 일으키는 원인은 매우 다양하여 심리적 원인에 의한 정신질환 이외에도 뇌 손상을 가져오는 기질적 원인이 있다. 뇌 기질적 손상에 의한 정신질환을 간략하게 말하자면 다음과 같다. 우리의 뇌는 의식, 사고, 정서, 행동을 포함하는 정신기능을 관장하는데 뇌의 기질적 손상으로 뇌가 정상적으로 기능하지 못하게 되면 주어진 자극을 왜곡하거나 없는 자극도 있는 것처럼 인지하거나 또는 주위 환경이나 상황에 어울리지 않거나 동떨어진 충동적이고 공격적 행동양상을 보이게 된다. 뇌의 기질적 손상을 일으키는 원인 질환으로는 외상, 뇌종양, 뇌 감염 등의 뇌질환, 대사성 장애, 내분비장애, 독극물 중독, 약물 남용 및 뇌 기능 손상을 일으키는 기질적 질환 등이 있다.

그런데 뇌 기질적 손상의 원인 질환들은 이미 앞에서 자세히 다루었기 때문에 여기서는 간략히 다루고 나머지는 주로 심리내적 기전에 의해 나타나는 정신질환을 중심으로 다루게 될 것이다.

1. 비정상적 행동

비정상적인 행동(abnormal behavior)을 일으키는 원인은 크게 기질적 원인과 심리적 원인으로 나누어 볼 수 있다. 비정상 행동의 기질적 원인으로는 뇌혈관 장애, 뇌 감염, 뇌외상 등의 뇌질환, 저혈당이나 당뇨성 혼수 등의 대사성 장애, 내분비장애, 독극물에 의한 뇌 손상, 알코올이나 약물 남용으로 인한 뇌 손상, 그 밖의 뇌 기능 장애를 유발하는 다양한 산소공급 장애 등이 있다. 심리적 원인 질환으로는 조현병, 양극성장애, 불안장애, 망상장애, 외상후스트레스장애 등의 정신질환을 들 수 있다.

기질적 원인에 의한 비정상적인 행동은 일반적으로 심리적 원인에 의한 것에 비해 손상 후 즉시 나타난다. 하지만 만성경막하 혈종과 같이 손상 후로부터 2-3주 후에 나타나는 경우도 있다. 즉, 이전에 정상적으로 기능하던 환자에게서 사고, 감정, 행동의 갑작스런 변화가 나타난다면 이는 뇌에 급성 기질적 변화에 의한 것으로 봐야 한다. 물론 이런 환자들에게는 뇌 손상을 의심하게 되는 다양한 징후들이 같이 나타날 수 있음으로 심리적 원인에 의한 비정상 행동과는 구별된다. 또한 뇌의 기질적 질환의 정신과적 증상으로는 의식장애, 사고 및 판단력장애, 정서장애, 행동장애 및 기억력 장애 등으로 이러한 증상들이 비정상 행동들을 일으키는 것이다. 또한 뇌의 기질적 질환은 뇌세포의 손상으로 파괴가 일어나기 전에 치료하게 되면 병전의 상태로 되돌아갈 수 있는 가역적 질환이므로 뇌의 기질적 손상에 의한 비정상적 행동들도 곧바로 없어진다. 이렇게 기질적 질환에 의한 비정상 행동의 진행 과정은 매우 역동적으로 진행한다.

기질적 원인에 의한 비정상 행동의 예로 갑상선기능항진증과 같은 내분비 기능장애는 극도의 흥분을 일으켜 비정상 행동을 일으킬 수 있다. 뇌 기질적 장애로 환자는 주위의 자극을 잘못 해석하거나 없는 자극을 마치 있는 것처럼 느끼는 환각을 경험할 수 있다. 이때 환자가 주어진 자극이나 환각을 마치 자신을 위협하는 것으로 잘못 판단한 경우, 주위로부터 자신을 보호하기 위해 충동적 · 공격적으로 행동하게 된다. 따라서 출동한 응급구조사는 환자의 비정상 행동의 원인을 파악하기 위해 먼저 기질적 원인에 의한 것이 아닌지를 알아보기 위해 병력에 대한 질문을 해볼 수 있다. "뇌 기질적 장애의 병력이 있는지?", "비슷한 행동양상이 이전에도 일어났었는가?", "현재도 처방 받은 약물 복용하고 있는지?", "최근에 뇌외상과 관련 있는 사고가 있었는지?" 등의 질문을 통하여 원인을 확인하여야 한다.

그에 반해 대부분의 정신질환은 신체질환과 다르게 질환 발생이 어느 한 원인에 의해 일어나는 것이 아니고 생의 전 과정, 즉 가정환경, 모자 및 가족 관계, 대인 관계, 성격 등 다양한 원인 및 소인들에 의해 서서히 발생하기 때문에 어느 한 시점에서의 장애적인 요인에 의해 나타나지 않는다. 정신질환에 의한 행동 장애 또한 신체적 · 기질적 변화에 의한 것처럼 급격한 변화를 나타내지 않고 서서히 점진적으로 진행하기 때문에 비정상 행동이 표출되기 이전에도 이미 사고나 정서, 행동 등의 문제들이 나타났을 가능성이 크기 때문에 가족이나 주위 사람들로부터 정보를 수집하게 되면 이전에도 그와 유사한 비정상 행동들이 나타났음을 알 수 있다. 따라서 대부분의 정신질환은 치료가 어려울 뿐 아니라 치료 효과 또한 서서히 나타나는 것이 특징이므로 이런 점에서 뇌 기질적 장애에 의한 것과 큰 차이를 보인다.

응급구조사가 반드시 알아야 할 비정상 행동을 원인 질환별로 다루어보고자 한다. 비정상 행동을 일으키는 정신질환으로 조현병, 망상장애, 양극성장애, 불안장애, 신체관련장애, 인격장애 그 밖에 자살 등이 있고 비정상 행동을 유발하는 기질적 장애는 앞에서도 언급하였듯이 뇌 기질적 장애 관련한 다양한 질환들이 있으나 여기서는 주로 알코올 및 약물 남용장애와 관련한 물질관련장애를 중심으로 살펴보고자 한다.

1) 정신질환

정신질환은 그 질환들에 의해 주로 나타나는 증상들의 특성에 따라 사고장애, 기분장애, 불안장애, 인격장애 등으로 분류할 수 있다. 사고장애의 대표적인 질환은 조현병과 편집병 같은 망상장애이고, 기분장애에는 우울장애와 양극성 장애가 있다. 불안장애는 공황장애, 공포장애, 외상 후 스트레스장애, 급성 스트레스장애 등으로 세분한다. 불안장애는 중증의 불안상태에서 조절되지 않는 비정상 행동을 보일 수 있다. 인격장애는 임상 유형에 따라 여러 가지로 다시 세분하고 있으나 여기서는 행동 응급과 밀접한 관련이 있는 반사회적 인격장애, 히스테리성 인격장애에 대해 알아보자. 그리고 자살은 우울이나 기타 정신질환에서 언급되긴 하지만 행동 응급에서는 반드시 다루어야 할 중요 개념이므로 자살에 대해 자세히 살펴보자.

(1) 조현병

대표적인 사고장애이며 현실왜곡의 정도가 심한 질환이다. 주 증상으로 한 눈에 봐도 비정상임을 알 수 있을 정도의 자폐적 사고, 지리멸렬한 사고, 괴이한 행동, 망상, 환각 등이 있다. 예를 들면 대낮에 나체로 도로를 뛰어

다닌다거나 주위의 사람도 없는데 혼자 웃거나 말하는 등 상황에 맞게 다른 사람과의 관계에 의해서 사고나 행동이 표현되지 않고 자기 자신의 세계에 몰두하여 현실이나 주위 환경을 전혀 인지하지 못하거나 현실을 왜곡하여 전혀 일어나고 있지 않는 것이 일어나고 있다고 비현실적으로 믿고 있다.

망상이나 환각은 조현병(schizophrenia)에서만 볼 수 있는 특징적인 증상은 아니고 다른 정신장애에서도 나타나는 증상이다. 그러나 조현병 환자의 80% 이상에서 볼 수 있는 대표적인 증상이다. 환자가 망상이나 환각의 상태에서 매우 흥분하고 충동적이며 과격하게 돌변하여 전혀 예측할 수 없는 돌발적인 행동을 할 수 있으므로 이에 대해 좀 더 살펴보기로 하자.

① 망상

망상(delusion)이란, 현실과 다른 비합리적인 생각이다. 망상은 내용에 따라 피해망상과 과대망상 등으로 나누는데, 피해망상은 주로 자신이 남에게 피해를 입고 있다고 생각하거나 타인이 자신을 해하려고 한다고 생각하는 것을 주 내용으로 하고 있다. 과대망상은 현실의 자신이 가지고 있는 능력보다 훨씬 큰 능력을 가지고 있다고 비현실적으로 믿는 것이다. 이러한 망상은 어떠한 논리적 설득에 의해 교정되지 않는다. 따라서 출동한 응급구조사가 환자의 생각을 교정하기 위해 노력하면 할수록 환자는 응급구조사를 자신을 도와주는 사람으로 생각하지 않고 오히려 환자의 적으로 간주하여 공격적으로 반응할 수 있다.

② 환각

환각(hallucination)이란, 지각장애의 하나로 실제 외부에서 5개 감각기관으로 투입된 자극이 없는데도 불구하고 있는 것으로 지각하는 현상이다. 따라서 환각은 청각, 시각, 후각, 미각, 촉각의 감각기관을 통해서 나타날 수 있다. 환각은 환자를 불쾌하게 하거나 비난이나 위협하는 내용들이 많기 때문에 환각을 생생하게 경험하고 있는 중에는 환자가 매우 심리적으로 흥분되어 있거나 공포반응을 나타내며 불안해할 수 있다. 그렇기 때문에 주위의 아주 작은 변화나 자극에 대해서도 예측할 수 없는 충동적이거나 공격적인 행동을 나타내어 그 결과 환자 자신은 물론 주위 사람들에게 위험을 가져다 줄 수 있다.

(2) 망상장애

망상장애(delusional disorder)는 주 증상이 망상인 정신장애로, 망상의 내용을 지속적으로 정교하게 체계화시킨다. 망상은 주로 피해망상과 관련한 내용이 많기 때문에 늘 주변을 경계하고 의심을 갖고 있기 때문에 불안의 정도가 높다. 망상장애는 조현병과는 달리 환각이나 기괴한 증상과 같은 정신병적 증상은 없어 망상 이외의 일반적인 정신기능은 별로 손상되지 않아 보인다. 그러나 망상의 정도가 너무 심하여 주변에서 일어나는 일상적인 것을 자신을 위협하거나 비난하거나 얕보는 것으로 잘못 해석하게 되면 환자는 순간 예측할 수 없는 충동적인 행동을 보일 수 있다.

망상장애의 매우 심한 상태를 편집병(paranoia)이라 하는데, 의처/의부증 등이 이에 해당한다.

(3) 기분장애

기분장애(mood disorder)는 우울장애와 양극성장애(bipolar disorder) 등으로 분류한다. 우울장애 중 행동응급에서 다루어야 할 질환으로 주요 우울장애(major depressive disorder)가 있다.

양극성 장애는 이전에 조울병이라 불렸던 질환으로 조증과 우울증이 교대로 또는 조증이 반복적으로 나타내는 장애를 뜻한다. 주요 우울장애 환자가 1번 이상 조증의 삽화가 나타나면 양극성 장애로 진단한다.

기분장애는 정상적인 기분의 상태를 벗어나는 정서를 보이는 질환으로 외적 환경과 무관하게 기분이 변화하는 것이다. 예를 들면 복권에 당첨이 된다면 누구나 너무

기뻐서 펄쩍펄쩍 뛰며 행복감에 젖어들며 주위의 모르는 사람에게마저도 자신의 기쁨을 표현하고자 할 것이다. 반면에 뜻밖의 나쁜 소식을 접하게 되면 슬퍼지고 불행감에 사로잡히게 되고 말과 행동이 느려지게 될 것이다.

그러나 기분장애는 외부 환경 변화와 관계없이 기분이 변화하는 병리현상으로 정서가 매우 불안정하다. 여기서는 간단히 조증과 우울증에 대해 살펴보기로 하자.

① 조증

조증(mania)도 정도에 따라 경한 조증인 경조증(hypomania)에서 심한 조증까지 다양하다. 조증의 상태에서는 매우 흥분되어 있으며 조절되지 않는 과잉행동을 보이며, 좌절된 소원들에 대한 무의식적 갈망들에 의해 형성된 과대망상에 의해 현실의 자신이 실제와는 다르게 많은 부와 힘을 가졌다고 잘못 믿고 있어 자신이 최고인 양 지나치게 남을 간섭 또는 지시하려고 한다. 만약에 거절당하게 되면 쉽게 짜증을 내거나 화를 내며 극도의 불안감을 나타내며 감정이 매우 불안정해져 충동적 공격적 경향을 나타내기도 한다. 따라서 목적 없이 주위를 미친듯이 돌아다니거나 내용이나 의미가 전달되지 않는 말을 빠르게 말하기도 한다. 또한 현실 판단능력의 손상으로 주위의 위험도 아랑곳하지 않는 등의 행동을 보여 자신이나 타인에게 해를 끼칠 위험이 매우 높다.

② 우울증

우울증(depression)에서는 현실의 자신에 대한 객관적 판단과는 관계없이 무능력, 무기력, 죄의식, 자기비난, 비관, 절망 등의 부정적 감정에 사로잡혀 있다. 사고와 행동의 전반이 우울 정서를 바탕으로 하고 있어 매우 느리고 지연되어 나타나며 어떠한 욕구도 없어 쾌감도 느끼지 못한다. 그 결과 식욕 및 성욕마저도 느끼지 못하게 된다. 자신은 낙오자라는 자책과 자기 증오, 미래에 더 나아질 것이 없다는 절망감 등은 적대감을 동반하게 되고 이 적대감은 결국 자기 자신의 내부로 향하게 되어 결국 자살을 시도하려고 한다. 우울 환자는 자살 욕구가 매우 강하고 비교적 오랜 시간 동안 자살에 대해 깊이 생각할 뿐 아니라 자살 성공이 높은 확실한 방법을 택하여 자살을 시도한다. 즉, 우울증에서의 자살은 단순히 충동적이기보다는 계획적으로 시도되는 경우가 많다. 우울증 시기뿐 아니라 우울증의 회복기에서도 자살 위험성이 높다.

(4) 불안장애

불안은 현대사회의 가장 보편적인 경험일 뿐 아니라 정신역동에서도 중심이 되는 개념으로, 익숙하지 않은 환경에 적응하고자 할 때 또는 자신이 주위로부터 위협을 받고 있다고 느낄 때 발생하는 일반적인 반응양상이다. 이렇게 누구나 경험할 수 있는 보편적 정서라고 하는 불안이 왜 정신질환인 불안장애(anxiety disorder)를 일으키는 것일까?

불안이 발생하면 불안의 원인을 근원적으로 해결하기 위해 무의식적으로 방어기제가 일어나게 된다. 즉, 무의식기전에 의해 생겨난 방어기전의 주목적은 불안을 감소시켜 의식이 현실에 잘 적응하도록 돕는 것이다. 그러나 방어기전은 불안을 근원적으로 감소시켜 의식이 정상적인 정신기능을 하도록 돕기도 하지만, 방어기전에는 파괴적인 방어기전도 있다. 파괴적인 방어기전은 불안을 근원적으로 해결하지 못하고, 일시적으로 의식의 불안을 감소시켜 불안을 유발시킨 원인을 해결하지 못해 결국 불안이 지속적으로 증가하게 된다. 이러한 기전에 의해 불안장애가 발생하게 된다.

불안은 신체적, 정서적, 인지적, 행동적인 증상을 나타낸다. 불안의 신체적 증상은 자율신경계 반응에 의해 나타난다. 교감신경계가 활성화되면 심혈관계가 항진되어 혈압 및 맥박 상승, 가슴통증, 호흡상승 및 호흡곤란, 과환기, 경련 등의 증상이 나타나는데 중증 불안 시에는 환자가 "죽을 것 같았다."라고 표현할 정도로 그 증상들이 매우 심하게 나타난다. 정서적 증상으로는 매우 두렵고 무력하며 절박감을 느끼고, 불안정하고 분노, 죄책감 등이 있다. 인지적으로는 인지영역이 좁아지고 현실 판단 능력이 좁아지며 사고가 왜곡되며, 문제해결 능력이 현저히 떨어진다.

따라서 중요한 자극에는 반응하지 않고 중요하지 않은 사소한 것에 과민하게 반응하는 등의 증상이 나타난다. 행동적으로는 안절부절 못하는 매우 초조한 행동, 불면, 극단적인 행동을 취하거나 아예 행동을 하지 않는 등의 증상이 나타난다.

이와 같이 불안의 정도가 심해지면 환자는 자신이 감당할 수 없을 정도의 공황상태가 되어 갑자기 극단적인 행동을 나타내고 자기 자신뿐 아니라 타인에게 매우 위협적이 될 수 있다.

불안장애는 공황장애, 공포장애, 외상 후 스트레스장애, 급성 스트레스장애 등으로 세분한다. 실제로 위협적이지 않는 대상이나 상황에 대해 죽을 것처럼 불안해하고 두려워하는 것을 공포장애(phobic anxiety disorder)라 한다.

외상 후 스트레스 장애는 심리적 충격을 가져가 줄 정도의 위협적인 사건을 겪은 후에 발생하는 정신장애를 말한다. 외상 후 스트레스장애의 원인이 되는 사건으로는 지진, 태풍과 같은 자연재해, 자동차 및 비행기 사고, 핵방사능 물질 누출과 같은 인재, 전쟁, 강간, 살인과 같은 재난 등이 있다.

외상 후 스트레스장애의 특징적인 증상으로는 외상성 사건의 재경험이거나 외상의 사건에 대해 무감각하거나 부정함, 혼돈, 기억장애, 강박적인 반복행동, 미칠 것 같은 과잉행동, 신체증상 등이 있다.

급성 스트레스 장애(acute stress disorder)는 극심한 외상성 스트레스에 노출된 후 1개월 이내에 증상이 나타나는 것이다. 1개월 이상 증상이 지속할 때 외상 후 스트레스장애라 한다. 급성 스트레스장애의 증상은 심한 불안, 정서반응의 마비, 현실감 상실, 이인증 및 해리성(심인성) 기억상실이 있다.

(5) 인격장애

인격장애(personality disorder)란 개인이 속한 사회 · 문화적 기대로부터 심하게 벗어난 지속적인 행동양식을 보이는 장애이다. 인격장애는 임상 유형에 따라 여러 가지 구분되어지지만 공통적으로 미성숙하고 매우 이기적, 자기중심적, 충동적, 공격적, 경계적이며 자기 통찰력이 결핍되어 있다. 그러나 대인관계나 사회적인 관계에서는 조현병, 조울병과는 다르게 어느 정도 사회생활이 가능하다는 점이다.

정신분석 이론에 의하면 인격장애자들은 어린 시절 부모와의 관계에서 양심과 도덕성의 발달이 장해를 받았을 뿐 아니라 신뢰감 형성의 실패를 경험하였기 때문에 일반 사람들에 비해 현저히 양심과 도덕의 기준이 낮다. 따라서 성장 후에 비도덕적이고 반사회적 행동, 범죄적 행동을 일으킬 가능성이 높다고 한다. 또한 인격장애자들은 비도덕적, 범죄적 행동을 일으킨 후에도 전혀 반성하거나 양심의 가책을 느끼지 않는 경향이 높다. 인격장애의 임상 유형 중에서도 이러한 경향이 높은 유형이 반사회적 인격장애이다. 여기서는 인격장애의 유형 중 반사회적 인격장애와 히스테리성 인격장애에 대해서만 언급하고자 한다.

① 반사회적 인격장애

행동을 조절하는 정신기능의 장애가 있기 때문에 이전에는 사회병질적 장애라 하였다. 반사회적 인격장애의 특성은 사회적응의 여러 면에 걸쳐 부적응의 양상을 나타내는데, 양심 및 도덕의 결여, 미성숙한 감정조절, 책임감과 판단의 결여, 비이성적, 반사회적, 범죄적 행동, 죄의식 없는 행동, 타인을 해치는 행동, 집단이나 조직의 제반 규정이나 규율을 위반하고, 충동적이고 자신이 행한 모든 행동을 그럴듯하게 합리화시켜 주위 사람들이나 사회로 책임을 전가하려고 한다. 자신의 요구가 주위 사람들에 의해 받아들여지지 않게 되면 위협을 느껴 그 대상에게 직접적인 손상을 주고 모욕적인 언행과 폭력을 나타내는데 이러한 행동들이 매우 돌발적이고 충동 · 공격적으로 나타나기 때문에 주위의 사람들이 매우 위험에 처할 수 있다는 것이다.

반사회적 인격장애는 어릴 때부터 가정이나 학교 등에서 가출, 거짓, 폭력 등을 일삼으며 나이가 들면서 공갈, 협박, 사기, 상습도박, 성적 변태 등의 사회범죄를 일으킨다.

종종 타인을 교묘히 조종하기 위한 방법으로 자살위협을 일으키기도 하며 약물 남용을 보이는 경향이 높다.

② 연기적 인격장애

감정이 미성숙하고 매우 이기적이고 자기중심적 성향이 강한 인격장애로 주위의 주의를 끌기 위한 행동이 과장되게 나타나고 사고와 느낌을 과장해서 표현하여 주위를 자기 자신에게 집중시키려는 경향이 높다. 감정 변화가 매우 심하고, 요구가 받아들여지지 않으면 주위를 비난하면서 쉽게 충동적으로 변하여 주위 사람을 매우 당혹스럽게 만들기도 한다. 또한 죽지 않을 정도의 자살소동을 일으켜 상대방에 죄책감을 일으켜 조정하려 하기도 한다. 연기적 인격장애자는 성적으로 매력적으로 보이고 유혹하듯이 자극적으로 행동하여 성적 분위기를 다분히 풍기기도 하지만 성 욕구를 성숙하게 처리할 능력이 없기 때문에 실제로 그 유혹을 받아들여 누군가가 접근하게 되면 정반대의 상황을 만들어 회피하려고 하여 상대방을 곤혹하게 만들기도 한다. 예를 들면 "저 남자가 나를 범하려고 해요!"라는 식으로 상황을 반전시키기도 한다.

(6) 자살

전 세계적으로 자살은 중요 관심거리가 될 정도로 매년 자살로 인한 사망률은 어느 국가를 막론하고 지속적으로 증가하고 있다. 우리나라도 IMF 이후 자살로 인한 사망률이 해마다 꾸준히 증가하는 추세에 있다.

자살의 원인은 복잡하여 분석하기 어렵지만 통계에 의하면 가정불화, 대인관계 부적응, 경제적 문제 등이 있으며 자살을 시도하는 대부분의 사람들은 최근에 자신을 압도 당하는 스트레스를 많이 경험하였다고 한다.

일반적으로 정신질환자들의 자살 위험률은 정상인에 비해 3-12배가 높다. 우울증, 조현병, 알코올 및 약물 남용장애, 인격장애 등이 자살 위험률이 높은 것으로 나타났다. 이중에서도 특히 우울증이 자살의 가장 흔한 정신장애이다. 그 밖에 자살 시도의 경험이 있는 사람이 다시 자살을 시도할 가능성이 높다.

자살은 함부로 의미 없이 저지르는 행동이 아니라 개인이 겪고 있는 심한 고통이나 감당할 수 없는 위기로부터 벗어나기를 원하는 것이며 자신을 둘러싼 외부세계를 향해 중요한 메시지를 표현하고자 하는 것이다. 비록 자살시도로 자신의 생명을 끝내려고 하는 건 아니라 하더라도 그만큼 정서적 혹은 신체적 고통에서 벗어나고 싶으니 도와달라고 보내는 도움요청의 신호라는 사실을 알아야 한다.

일반적으로 자살을 기도하는 사람은 자살에 대한 양가 감정을 가지고 있다. 자신에 대한 무능력감, 무가치감, 절망감 등으로 그 어느 누구도 자신을 도울 수 없다는 고립감에 자살을 시도하기도 하지만 반면에 구조되기를 간절히 바라기도 한다는 것이다. 자살 시도자는 자살을 시도하기 전에 자신이 정말로 죽을 수밖에 없을 정도로 사람들에게 의미가 없고 가치가 없는가를 확인하기 위해 가족이나 친구들에게 자살의도와 관련한 단서를 직 · 간접적인 방법으로 제공하는 경향이 있다. 그러나 주위 사람들은 자살에 대한 그릇된 편견-죽음을 표현하는 사람은 절대 죽지 않을 것이다-들에 의해 자살 단서들을 자살의 징조라고 생각하지 않는다. 그렇게 자살 시도자에게 반응을 보이지 않게 되고 자살 시도자는 결국 자살을 감행하게 되는 것이다.

자살하려는 대부분의 사람들은 "내 곁에는 아무도 없어! 너무 고독해!", "어디론가 사라지고싶어!", "죽고만 싶어!", "날 위해 기도해줘" 등과 같이 자살 의도가 담긴

직간접적인 언어적 단서를 제공하곤 한다. 직간접적 행동으로는 자살 방법을 구체적으로 표현하는 행동을 한다든가, 아끼는 소유물을 친한 사람에게 준다든가, 이전의 우울하고 괴로워하던 것이 없어지고 갑자기 평온해하는 것 등이 있다. 우울감정에 의한 자살과는 다르게 타인이나 주변의 상황을 자신에게 유리하게 만들기 위해 자살 위협이나 소동을 벌이는 경우도 있다.

앞에서 반사회적 인격장애와 히스테리성 인격장애 모두에서 자살위협이나 소동을 다루었다. 인격장애자들은 실제로 자살에 대한 의지는 없으면서 주위를 조정하기 위해 자살이라는 극단적인 방법으로 위협하거나 소동을 벌이곤 한다. 실제 자살에 대한 의지는 없다고 하더라도 자살로 주위를 조정할 때의 환자의 심리는 매우 고통스럽고 감당할 수 없을 정도로 불안하다는 것을 알아야 한다. 때로는 출동한 응급구조사가 이러한 자살위협이나 자살소동을 일으키는 사람은 절대로 자살하지 않을 것이라고 믿고 대상자를 방조하곤 하는데, 절대 그래서는 안 된다. 왜냐하면 이러한 사람들은 자신의 요구가 받아들여지지 않는다고 생각하면 순간 위협을 느껴 충동적으로 자살을 강행할 수도 있기 때문이다.

응급환자를 이송하는 도중에도 환자들은 자살을 시도하는 경우가 있으므로 응급구조사는 자살예방을 위해 긴밀한 관찰을 기울여야 한다.

2) 물질관련장애

물질관련장애(substance related disorder)는 앞에서 약물 남용에서 자세히 다루었기 때문에 여기서는 간단하게 살펴보고자 한다. 물질관련장애에는 물질사용장애와 물질로 유발된 장애가 있다. 물질사용장애는 다시 물질의존(substance dependence)과 물질남용(substance abuse)으로 구분하고, 물질로 유발된 장애에는 물질의 중독과 관련한 장애나 금단과 관련한 장애로 다시 구분한다. 물질이라 함은 중추신경계에 작용하는 물질로 알코올과 향정신성 약물을 말한다.

향정신성 약물은 중추신경억제제, 중추신경흥분제, 환각제, 대마제제(마리화나, marijuana), 흡입제 등으로 나눌 수 있다. 중추신경억제제에는 아편제제, 진정제, 수면제 및 항불안제, 알코올로 다시 나눌 수 있다. 아편제제에는 마약, 헤로인, 코데인, 데메롤 등이 있고, 진정제, 수면제 및 항불안제는 크게 바비튜레이트계(barbiturates)와 벤조다이아제핀계(benzodiazepines) 약물을 들 수 있다. 바비튜레이트계에는 페노바비탈, 세코바비탈 등이 있고, 벤조다이아제핀계로는 다이아제팜(diazepam), 로라제팜(lorazepam) 등이 있다.

중추신경흥분제는 암페타민류, 코카인, 카페인 등이 있으며 교감신경흥분제도 중추신경 흥분효과를 나타낸다. 암페타민류는 매우 탐닉성이 강한 약물로 암페타민(Benzedrine), 필로폰 등이 있다. 암페타민은 처음에는 기분을 항진시키지만 장기적 또는 과도한 사용은 피해망상 등의 정신이상을 초래하여 조현병과 유사한 증상을 보인다.

환각제(hallucinogens)는 정신기능의 장애인 환각 증상을 일으킨다. 환각제에는 LSD, 메스칼린(mescaline), 실로사이빈(psilocybin) 등이 있다. 그 밖에 값이 싸고 쉽게 구할 수 있다는 면에서 가장 많이 남용되고 있는 본드, 부탄가스, 시너 등의 휘발성 유기용매인 흡입제(inhalants)가 있다.

알코올이나 향정신성 약물 등은 중추신경계에 작용하는 물질 등이므로 약물에 따라 약리작용은 다를 수 있으나 공통적으로 다음과 같은 특징을 지니고 있다.

① 뇌기능 손상을 가져와 정신적으로 와해된 사고와 정서 및 행동의 장애를 나타낸다. 따라서 판단력 손실, 인지기능 저하, 감정조절 상실과 충동조절 상실, 환각 및 망상, 흥분되고, 충동적이고 난폭한 행동 등이 유발된다.
② 약리작용의 결과 몽롱하고 행복감에 빠져 현실의 괴로움과 불쾌감을 잊게 되므로 약물 의존성과 약물에

대한 갈망이 매우 강하다.

③ 그런데 향정신성 약물은 법으로 판매 및 복용을 금지하고 있으므로 약물 구입이 쉽지 않고 고가이므로 약물을 구입하기 위해서는 범죄와 연루될 가능성이 매우 높다는 것이다.

④ 밥 먹지 않아도 배고픔을 느끼지 않으며 잠도 자지 않고 흥분되어 움직이기 때문에 외형적으로도 매우 초췌하게 보인다.

⑤ 향정신성 약물은 두근거림, 호흡억압, 간질환, 경련 등의 심각한 신체증상을 나타낼 뿐 아니라 심한 정신기능의 손상으로 자해와 타해할 가능성이 매우 높은 고위험 대상자라 할 수 있다.

⑥ 물질에 따라 다르기는 하지만 대부분 강하여 중독증상과 금단증상을 일으킬 수 있다.

금단증상은 지속적으로 사용해오던 알코올이나 약물을 갑자기 중단하거나 감량한 후에 나타나는데 금단증상이 나타나기 시작과 최고조에 달하는 시간은 물질에 따라 차이가 있다. 특히 알코올, 아편제제, 진정수면제나 항불안제의 금단증상들은 생명에 위협을 줄 정도로 매우 심각하다. 알코올의 금단증상의 하나인 진전섬망은 마지막 음주 후 24-72시간 사이에 발생되는데 생생한 환시, 의식과 지남력 상실, 심맥관계 항진, 발한, 체온증가, 간질발작, 탈수증 등과 같은 심각한 합병증을 초래한다.

2. 비정상 행동을 보이는 환자의 처치

먼저 출동한 응급구조사는 환자가 나타내는 비정상 행동의 원인이 기질적 원인에 의한 것인가 아니면 정신질환에 의한 것인가를 파악하는 것이 중요하다. 왜냐하면 비정상 행동의 원인이 기질적 질환에 의한 것이라면 기질적 질환에 의해 뇌 손상이 진행되었음을 의미하기 때문에 환자의 비정상적인 행동을 진정시키자마자 일차 평가를 하면서 신속하게 병원으로 이송하여야 하지만, 정신질환에 의한 것이라면 신속하게 병원으로 이송할 필요는 없기 때문이다.

1) 원인 파악

비정상 행동의 원인 파악은 신속하고 정확하게 이루어져야 하는데 이를 위해 몇 가지 고려하여야 할 점을 제시하고자 한다.

(1) 상황 평가

출동한 현장에 응급구조사가 도착하자마자 비정상 행동을 보이는 환자를 둘러싸고 있는 포괄적인 현장상황을 평가한다. 이를 통해 많은 정보를 얻을 수 있기 때문이다.

① 주위에 비정상 행동의 원인과 관련한 흔적들 예를 들면, 약병이나 술병 등이 있는지 살펴본다. 또한 자해나 주위를 위협하거나 타해할 무기로 쓰여질 수 있는 도구들이 있는지에 대해 살펴본다.

② 얼마나 흥분되었는지, 충동적인지, 난폭하고 공격적인지 등을 판단하여야 한다.

③ 환자를 둘러싼 주위 환경이나 사람들에 의해 환자의 비정상적 행동이 영향을 받고 있거나 있을 가능성이 있는지? 왜냐하면 주위 환경이나 사람들의 어떤 위협을 환자에게 가하지 않아도 환자들은 정신기능의 장애로 이러한 자극들을 자기를 위협하는 것으로 잘못 해석하여 이에 대한 반응으로 더욱 흥분하거나 충동적으로 변할 수 있기 때문이다. 만약에 주위 사람들에 의해 환자가 더욱 흥분하여 자해 및 타해의 위험 가능성이 있다면 즉시 주위 사람들에게 상황을 이해시켜 차분하게 자리를 피하도록 하여야 한다.

(2) 병력 조사

가족이나 주위 사람들에게서 비정상 행동 원인에 관한

다양한 자료를 수집한다. 병력 조사는 뇌 기질적 질환 관련한 것을 먼저 한 후 심리적 원인에 관한 병력을 조사한다. 만약 출동 즉시 비정상 행동의 원인이 정신적 원인에 의한 것임을 알 수 있다 하더라도 응급구조사는 환자를 안전하게 구조한 후 반드시 이차 평가를 통해 어떠한 기질적 변화가 있는 지에 대해 알아보아야 한다. "머리 손상의 과거력이 있는지?", "최근 머리 손상이 있었는지?" 아니면 "당뇨병을 앓고 있는지?", "당뇨 치료는 잘 하고 있는지 아니면 치료를 받고 있지 않은지?", 뇌신경계 질환이나 다른 신체질환 등에 대한 과거력 및 현병력을 조사한다. 또한 알코올이나 향정신성 약물 남용의 병력이 있는지에 대해서도 조사한다. 환자가 신체질환에 대한 기왕력이나 현재 앓고 있는 질환이 뚜렷하게 나타나지 않는다면 정신적 원인을 알아보아야 한다. "정신질환의 과거력이 있는지?", "환자는 이전에도 유사한 행동을 하였는지?"," 최근에 심한 스트레스를 경험하였는지?", "최근에 학업이나 직장 생활에서의 큰 변화 또는 행동이나 성격에의 변화는 없었는지?", "파괴성 행동이 갑자기 시작된 것인지?" 등의 질문을 통해 알아본다.

(3) 환자평가

환자의 의식 상태는 어떠한지, 피부색, 호흡양상은 어떠한지, 말은 알아듣는 정도인지, 환각 증상이 있는지, 자해로 인한 외상의 흔적은 있는지, 외모나 영양 상태는 정상인지 등을 파악한다. 만약 환자가 알코올이나 약물을 남용하고 있다면 안색이 창백하거나 초췌하고 영양상태도 매우 나빠 보일 것이며, 매우 행동이 불안정하고 불안한 기색이 역력할 것이다.

대부분의 경우에서는 정확한 진단이 어렵고, 기질적 뇌증후군과 정신질환을 감별하기는 쉽지 않을 것이다. 만약 비정상적인 행동이 있는 환자가 당뇨병이나 다른 대사이상에 의해 발생되었다고 판단되면 신속한 응급처치가 필요하다.

2) 처치

비정상 행동의 원인이 기질적이든 정신적이든 간에 관계없이 환자의 응급처치 시 가장 중요한 것은 안전한 구조가 되어야 한다. 환자, 응급구조사, 주위의 사람들 모두 안전하여야 한다는 의미이다. 응급구조사는 원인을 파악한 후 환자를 진정시킨 후 억제대로 환자를 보호하여 병원으로 이송하여야 한다. 앞에서 언급하였듯이 환자들은 정신기능의 손상으로 주위에서 일어나는 것을 정확하게 이해하지 못한다. 도움을 주는 행위마저 자신을 위해하는 것으로 잘못 생각하여 돌발적으로 공격할 수도 있기 때문에 환자뿐 아니라 구조사, 주위의 모든 사람들에게 위험을 줄 수 있다. 환자에게 안전하게 접근하여 진정시키기 위해서는 다음과 같은 방법을 적용한다.

(1) 안전하게 구조

① 먼저 환자 주변의 위험한 물건을 없앤다.

② 주위 사람들은 환자를 자극시킬 수도 있으므로 협조를 구하고 사람들을 다른 곳으로 피해줄 것을 요청한다.

③ 응급구조사는 환자와 일정 거리를 두고 차분하고 부드러운 목소리로 얘기한다. "현재 기분이 어떠세요?", "무엇 때문에 화가 나셨나요?", "무엇이 환자를 두렵게 하나요?", " 어떻게 도와주었으면 좋으세요?", "환자의 심정을 이해할 수 있을 것 같아요." 등으로 환자의 마음을 이해할 수 있다는 메시지를 환자에게 전달하고자 노력한다. 환자는 구조사가 자신을 진정으로 도와줄 수 있다고 믿게 되면 과격하고 난폭한 행동이 수그러지게 된다.

④ 환자가 흥분된 상태에서는 절대로 환자에게 접근해서는 안 된다. 환자에게 다가갈 때에는 환자에게 구조사가 가까이 가도 되는지에 대해 환자에게 먼저 말한 후 환자가 그래도 된다고 하면 접근을 시도해야 한다. 가까이 갈 때 환자의 눈을 보면서 위협적이거나 성급한 걸음으로 다가서지 않도록 한다.

⑤ 구조사는 환자에게 등을 돌려서는 안 된다. 항상 환자의 눈을 쳐다보고 환자의 행동을 관찰할 수 있어야 한다.

⑥ 환자를 혼자 있게 해서는 안 된다.

⑦ 만약 환자가 칼등의 흉기를 가지고 있다면 일정한 간격을 두고 떨어져 있어야 한다. 환자가 흉기를 버리거나 거둘 때까지는 흉기를 빼앗으려는 시도를 하지 않는 것이 바람직하다.

⑧ 구조사 자신의 행동이 환자를 자극할 수 있으므로 불필요하고 환자를 자극할 수 있는 어떠한 행동을 삼가야 한다.

⑨ 전문인으로서 책임감과 자신감을 갖고 대한다. 때에 따라서는 단호하고 분명하게 또는 차분하고 부드럽게 환자를 다룰 수 있어야 한다.

⑩ 안정적 접근이 불가능 할 경우 환자를 육체적으로 제압할 수 있다. 환자를 육체적으로 제압하기 위해서는 가능한 최소 4인 이상의 인원이 필요하다. 1명의 구조사는 환자에게 일정 간격을 두고 부드럽게 안심시키면서 말을 계속 걸면서 환자의 시선을 자기 쪽으로 계속 유지시킨다. 환자가 모르게 적어도 3명 이상의 구조사가 환자의 뒤에서 환자를 덮쳐서 제압한다. 이때 매우 주의해야 한다. 만약 환자가 자신을 속이고 있다는 것을 알게 되면 환자는 더욱 흥분하고 난폭해져 타해와 자해를 가능성이 매우 높기 때문이다. 제압한 후에 넓은 폭으로 된 가죽이나 헝겊을 사용하여 환자를 움직이지 못하게 팔다리에 억제대를 적용한다(그림 51-1). 억제와 관련된 합병증의 비율은 6.7%인데 이 중 절반은 억제로부터 벗어나는 것과 연관이 있으니 더욱 주의한다.

⑪ 환자를 단순하게 취급하는 것에 주의한다. 환자가 술에 취한 상태에서 욕설을 하거나 행패를 부린다고 해서 단순히 '주정뱅이'로 취급해서는 안 되며, 환자의 증세가 중해보이지 않는다고 하여 꾀병 환자로 분류하는 것은 매우 위험하다. 왜냐하면, 이러한 결정은 숙련된 의료진도 정확히 감별하기 어려울 뿐 아니라, 정상인이 보기에 하찮것없는 행동이라도 환자에게는 중요한 의미가 있기 때문이다. 환자의 불평이나 증상은 일단 진실이라고 가정해야 한다.

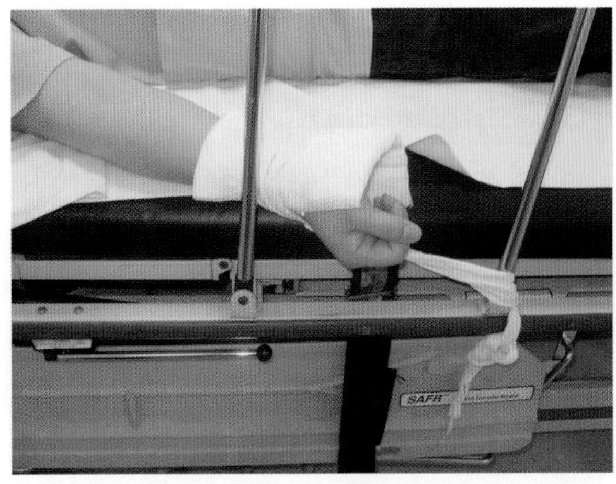

• 그림 51-1 경찰에서 쓰는 수갑이 아니고 부드럽고 넓은 가죽이나 천 등으로 난폭한 행동을 하는 환자를 억제하여야 한다.

(2) 응급처치

환자 상태에 따라 적절한 응급처치를 한다.

① 뇌 기질적 손상의 원인이 되는 질환으로 인한 비정상 행동일 경우 환자를 안전하게 구조하여 억제대를 착용한 후에 활력징후를 측정하면 신속히 병원으로 이송한다. 대부분 당뇨와 같은 대사장애나 알코올이나 향정신성 약물의 금단증상 등의 질환에서는 뇌 손상이 진행되고 있기 때문에 이송 중에 산소공급을 해줘야 한다.

② 정신적 원인으로 인한 비정상 행동일 경우도 환자를 안전하게 구조한 후에는 활력징후 등을 측정하여 신체증상이 있는지 파악한다.

③ 만약 자해한 상처나 기타 손상이 있으면 적절한 응급처치를 시행하면서, 응급구조사가 환자에게 현재 무엇을 하고 있는지를 설명해준다.

④ 이송 도중 환자의 억제대가 풀려지지 않는지에 대해

유의하여야 한다. 환자에게 억제대를 착용하는 이유에 대해서도 설명해준다.

⑤ 이송 도중에도 응급구조사는 어떠한 경우에도 환자를 비난하거나 분노를 자극하는 행동이나 언행을 해서는 안 된다. 이송 도중 너무 조용해도 환자가 불안해 할 수 있으므로 부드러운 어조로 환자를 안심시켜 준다.

응급구조사는 비정상 행동을 보이는 환자에게 쉽게 접근할 수 없을 수 있다. '환자가 도움을 받아야 하며, 응급구조사가 그를 돕기를 원하며, 아무도 환자를 해치려 하지 않는다'는 등의 온갖 노력에도 불구하고, 환자는 자신에게 외부인이 접근하는 것을 거절하며 병원에 가는 것도 거부할 수 있다. 반면에 가족들이나 이웃 혹은 친구들은 환자를 병원으로 데려가야 한다고 주장할 것이다. 그러나 환자가 스스로 자해하거나 타인을 위해하지 않는 상황 하에서 경찰이나 다른 법적기관의 조치 없이 응급구조사가 환자를 강제로 이송할 수 없다. 더구나 경찰의 지시 없이는 환자를 육체적으로 감금할 수도 없으므로, 응급구조사는 환자에 대한 육체적 억압이나 감금에 대한 법적 조항을 정확히 알아야 한다.

당신이 응급구조사라면

1. 비정상 행동을 일으키는 기질적 원인에 대해 설명하라.
2. 비정상 행동을 일으키는 심리적 원인에 대해 설명하라.
3. 심하게 흥분되어 있고 파괴적 행동을 보이는 환자가 있다. 안전하게 접근하여 환자를 구조하기 위한 방법들을 나열하시오.
4. 비정상 행동을 보이는 환자가 있다는 출동요청을 받은 응급구조사가 현장에 도착하자마자 해야 하는 것은 무엇인지 설명하시오.

PART

11 응급환자 관리

환자와의 상호관계

개요

응급상황은 환자와 환자의 가족뿐만 아니라 현장에 출동한 응급구조사에게도 불안과 강박감을 느끼게 한다. 이러한 상황에서 처음으로 환자를 평가하고 치료할 때 가장 중요한 점은 응급구조사와 환자 및 환자가족이 서로 믿고 협조하는 것이다. 환자는 치료자가 누구이며, 무슨 일이 왜 일어나고 있는가를 이해하고, 자신에게 도움을 주는 응급구조사를 신뢰해야만 하며, 응급구조사 또한 환자 및 환자 가족의 상황에 대해 이해하고 도와주려는 진지한 태도를 견지해야 한다. 때로는 환자와 응급구조사 사이에 부적절하고 불충분한 의사전달로 인하여 효과적인 처치가 이루어지지 못하는 경우가 있다. 즉, 신체 장애로 정상적인 의사전달을 할 수 없거나 비정상적인 행동을 하는 환자를 대할 때, 응급구조사는 응급처치를 시작하기 전 환자에 따른 의사소통방법을 여러 각도로 시도하여 난폭한 환자를 진정시켜야 한다. 응급구조사는 이러한 기술과 방법을 습득하여, 비정상적인 행동이 무엇 때문에 일어나는지 알고 있어야 한다. 여러 가지 원인 중에서 일부라도 알게 되면 환자들을 치료하는 데 도움이 될 수 있다.

Chapter 52는 환자들과 효과적인 의사전달을 하는 기본원칙을 제시하는 것으로 시작한다. 다음으로 의사전달에 문제점이 있는 환자(고령자, 청각장애인, 시각장애자, 의식장애 환자) 등에 초점을 맞추고자 한다. 마지막으로 비정상적인 행동의 원인과 이에 대한 응급처치에 대하여 언급한다.

목표

- 효과적인 의사전달의 기본원칙을 설명할 수 있다.
- 의사전달 장애 환자에게 의사 전달하는 방법을 배운다.
- 비정상적인 행동의 원인을 인식하며, 이런 환자를 다루는 방법을 배운다.

1. 효과적인 의사전달의 원칙

응급상황에 직면한 환자는 극도로 불안감을 느끼고 흥분하기 쉬우므로 처치자의 몸짓, 동작, 태도를 오해할 수 있다. 그러므로 이러한 환자와의 효과적인 의사소통을 위해서는 이들을 안정시키는 노력이 필요하며, 진지하고 신뢰를 얻을 수 있는 행동 및 언행이 요구된다. 다음의 지침은 환자를 안정시키는 데 도움을 줄 것이다.

(1) 항상 환자의 눈을 보면서 접근하도록 한다

응급구조사의 주된 관심이 환자라는 것을 알게 하고 처치에 대한 신뢰감을 주기 위하여 환자의 눈을 똑바로 주시하면서 관심을 전달한다.

(2) 진실을 말한다

응급구조사가 이야기해야 할 것이 비록 불유쾌한 것일지라도, 거짓말보다는 진실이 낫다. 거짓을 이야기하는 것은 응급구조사에 대한 환자의 믿음을 파괴하는 것이다. 응급구조사는 환자에게 모든 것을 항상 이야기할 수는 없으나, 만약 환자나 가족들이 특별한 질문을 한다면 진실하게 대답해 주어야 한다. 즉, 정직한 물음은 정직한 답변을 받을 만한 가치가 있다.

(3) 환자가 이해할 수 있는 수준에서 전달한다

대화의 수준을 높이거나 낮추어서 선심 쓰는 식으로 말하지 않는다. 또한, 고령자나 청각장애를 가진 환자라고 해서 응급구조사의 말을 이해할 수 없으리라 추측해서는 안 된다.

(4) 응급구조사는 자신의 신체언어를 알고 있어야 한다

환자들은 응급구조사가 취하는 몸짓 등의 동작을 오해할 수 있다. 의도와 관계없이 대화 중에 응급구조사가 팔짱을 낀다거나 위협적인 자세를 취하는 것은 환자를 불쾌하고 위축되게 만들어 효과적인 의사소통을 방해할 수 있다. 그러므로 응급구조사는 침착하고 전문인다운 자세를 유지해야 하며, 이러한 태도는 환자를 다루는 데 있어서 매우 중요하다.

(5) 항상 분명하고 또박또박하게 이야기한다

발음은 정확히 하고, 가능한 표준말을 사용한다.

(6) 환자에게 적당한 호칭을 사용한다

'아저씨', '아가씨' 등과 같은 용어는 사용하지 않는 것이 바람직하며, 선생님이나 환자의 이름 뒤에 '님' 등을 붙여 대화하는 것이 무난하다.

(7) 만약 환자가 청각장애를 가졌다면 분명하게 발음하여 환자가 당신의 입술 모양을 읽을 수 있도록 한다

(8) 환자가 질문하거나, 당신의 물음에 답변할 시간을 준다

즉각적인 위험요소가 주위에 없다면 환자에게 신속한 답변을 요구하는 등의 행위를 하지 않는다. 병들거나 손상을 입은 환자는 분명하게 생각하지 못할 것이며, 간단한 질문일지라도 대답할 시간이 필요할 것이다.

(9) 환자의 긴장을 풀어주고 편안한 상태를 갖도록 배려한다

'환자가 앉아 있고 싶어 하는가, 아니면 누워 있고 싶어 하는가?', '주변이 환자에게 춥거나 덥지는 않은가?', '함께 있을 친구나 가족을 원하지는 않는가?' 등을 항상 생각해야 한다.

2. 특별한 환자의 의사전달

1) 노인환자

노인은 대개 65세 이상의 사람을 말한다. 다른 생명체와 마찬가지로 인간 또한 일정 기간의 발달 및 성장 과정이 지난 후에 노화라는 필수적인 과정을 겪게 된다. 이 결과 노인들은 나이가 듦에 따라 시력, 청력 등 감각 능력이 저하되어 돌발 상황에서 사고에 쉽게 노출되며, 생리적인 적응능력 및 면역기능의 저하로 외부 변화에 순응하기가 어렵고 질병에 걸리기 쉬우며, 심리적으로는 위축된 경향이 있다. 응급구조사는 이러한 점을 고려하여 노인환자에게 접근해야 하고, 환자가 응급구조사의 물음에 대답할 수 있는 충분한 시간을 주어야 하며, 가능한 한 최대한의 도움을 줄 수 있도록 세심한 배려가 필요하다. 또한, 사람에 따라 개인차가 존재하므로 노인환자라고 반드시 노쇠하거나 의식장애가 있는 것은 아니며, 과거의 질병이나 현재의 병력에 대하여 명확하게 기술할 수 있는 경우도 있으므로 이 점도 유념하여야 한다.

노인환자와의 효과적인 의사소통을 위해서는 노인질환의 몇 가지 특징들을 이해하고 있어야 한다. 노인질환의 특징은 다음과 같다.

첫째, 증상이 거의 없거나 애매하다. 열이 없는 염증, 복통이 없는 맹장염, 흉통이 없는 심근경색증 등 전형적인 증상을 보이지 않는 경우가 흔하다. 따라서 자칫 오진하기 쉽다.

둘째, 노화와의 구분이 어렵다. 즉, 고령에 따른 생리적 노화 현상인지, 질병인지를 가려내기가 쉽지 않다.

셋째, 대부분 노인병은 단독으로 발생하는 경우가 드물며, 여러 질병이 합병되는 경우가 흔하다.

넷째, 심리적 요인이 크게 관여한다. 경제적 부담으로 가족들의 눈치를 보며 질병을 감추려는 경우도 종종 있으므로 의사소통 시 주의를 필요로 한다.

다섯째, 기존의 질병으로 인해 평소 많은 약물을 복용하고 있는 경우가 흔하므로 응급 약물을 사용할 때 더 많은 주의가 필요하다. 70대 노인은 20대보다 약물 부작용이 7배나 많다.

여섯째, 노인 특유의 병적 상태인 노인성 난청, 노안, 노인성 백내장, 노인성 치매, 노인성 우울증, 노인성 골다공증, 노쇠 등이 있는 경우가 흔하므로 의사소통 시 이를 고려해야 한다.

일곱째, 병원에서의 검사결과 판독 시 청장년의 검사기준을 적용할 수 없는 질병이 많다. 혈중 칼슘, 알부민, 갑상선 기능검사의 경우 정상치가 청장년과 다르다.

여덟째, 노인질환은 오랜 기간을 두고 서서히 발병, 진행하며, 퇴행적인 경과를 보이는 경우가 흔하다.

아홉째, 노인은 비교적 경한 손상이라도 젊은 사람에 비하여 사망률이 높다.

가끔, 가족이나 나이든 환자의 배우자에게도 세심한 배려를 해야 한다. 수십 년 동안 사랑해 왔거나 결혼생활을 해온 사람이 구급차로 이송되면, 혼자 남은 배우자는 매우 놀라고 불안하게 될 수 있다. 응급구조사는 환자의 배우자나 가족들에게 환자에게 일어나는 모든 상황에 관하여 설명해 줄 시간을 가져야 한다.

2) 소아환자

응급상황에서 모든 환자는 어느 정도의 걱정과 공포를 갖는데, 소아에서는 더욱 현저하다. 대부분 소아는 응급구조사의 복장이나 구급차를 보고 매우 놀랄 수 있다는 것을 알고 있어야 한다. 말을 잘 못하는 소아도 자기 주변에서 진행되는 상황에 대해 충분히 인지할 수 있으며 낯선 변화에 민감하다. 그러므로 환자와의 대화 전에 환자가 좋아하는 장난감이나 인형같이 낯익은 물건을 갖게 하거나, 가족이나 아이를 돌보는 사람이 환자의 곁에 있게 하는 것이 공포감을 줄이고 환자를 안정시키는 데 도움을 줄 수 있다. 그러나, 일부 보호자들은 환자에게 일어나고 있는 상황에 너무 당황하여 오히려 환자의 불안을 가중할 수 있으므로, 응급구조사는 이런 상황에 침착하고 유연하게 대처할 수 있는 보호자를 선택해야 한다.

응급구조사는 소아에게 일어나고 있는 상황의 이유나 변화에 대해 알기 쉽게 설명해 주어야 한다. 예를 들어 응급처치가 통증을 유발할 가능성이 있으면(골절 환자에서 부목을 고정하는 경우 등), 부목 고정 전에 환자에게 무엇을 할 것이며, 왜 하는지에 대한 필요성에 관해 이야기해주어, 이러한 응급처치가 오랫동안 아픈 것이 아니며, 더욱 중요한 것은 응급처치를 시행함으로써 환자 상태를 좋게 하려고 한다는 것을 설명해야 한다. 응급구조사는 어린이의 수줍음을 이해해 주어야 한다. 대부분 소년과 소녀들은 낯선 사람들 앞에서 옷을 벗어야 한다든지 옷을 벗고 있다든지 하는 것에 대해 당황해하므로 필요 때문에 손상부위를 노출할 때는 낯선 사람에게 보이지 않도록 노력해야 한다.

의사소통 시 응급구조사의 어조 또한 중요하다. 어조는 직업적이기보다는 친근감이 있어야 한다. 응급구조사가 자신에게 도움을 주려고 한다는 확신을 환자가 느끼게 해야 한다. 다른 환자들과 마찬가지로 응급구조사가 소아환자에게 눈을 계속 마주치면서 대화하는 것이 환자로 하여금 응급구조사가 자신에게 도움을 줄 수 있다는 믿음을 확인하게 해준다.

3) 청각장애 환자

청각장애 환자를 다루는 응급구조사는 대부분의 청각장애 환자들이 청각장애라는 것에 대하여 부끄러워하거나 당황하지 않으며 정상적인 지성을 가지고 있다는 것을 이해하고 이들과의 의사소통에 임해야 한다. 대부분의 청각장애 환자는 상대방 입술의 움직임으로 말하는 뜻을 인지하는 경우가 많으므로, 응급구조사는 환자가 입술을 볼 수 있도록 정면에 위치하여 천천히 말해야 한다. 다음과 같은 주의점은 응급구조사가 청각 장애인들과 성공적으로 대화하는 데 도움을 줄 것이다.

(1) 응급구조사의 입을 손으로 가리거나, 중얼거리지 않는다. 천천히 분명하게 또박또박 말한다.
(2) 소리를 지르지 않는다.
(3) '병에 걸리다', '아프다', '돕다'와 같은 간단한 문구는 수화(손으로 의미를 전달하는 방법)를 사용할 수 있도록 한다(그림 52-1).
(4) 응급구조사가 질문사항을 쓰고 환자는 대답을 쓸 수 있도록 필기도구를 준비한다.
(5) 읽기 쉽도록 쓰고, 질문과 대답은 짧은 문장을 사용한다.

4) 시각장애 환자

청각장애 환자들과 마찬가지로 시각장애 환자들도 오래전에 자신들의 결점을 파악하고 해결방법을 터득했다. 대부분의 시각장애 환자들은 청각과 촉각이 발달하여 있으므로, 응급구조사는 시각장애 환자도 정상적인 지성을 가지고 있다고 생각해야 하며, 응급구조사가 시행하고 있는 모든 것에 대하여 매우 자세하게 설명해야 한다. 또한, 응급구조사의 손으로 환자의 어깨나 팔을 가볍게 잡아서, 환자와의 육체적 접촉으로 환자를 안심시킬 수 있다.

시각장애 환자가 움직여야 할 때 응급구조사는 환자의 팔에 손을 끼고서 그를 유도해야 한다. 병원으로 이송해야 하는 경우에는 지팡이와 같은 도구도 함께 이송해야 한다. 일부 시각장애 환자는 맹인견과 함께 생활하면서 환자의 눈을 대신하도록 하고 있다. 맹인견은 그들의 주인을 떠나서는 안 되며, 또한 낯선 사람들의 지시에는 반응하지 않게 훈련을 받았다. 의식이 있는 시각장

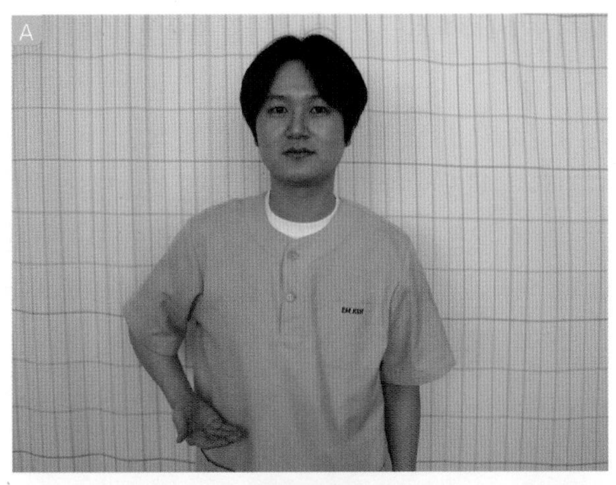

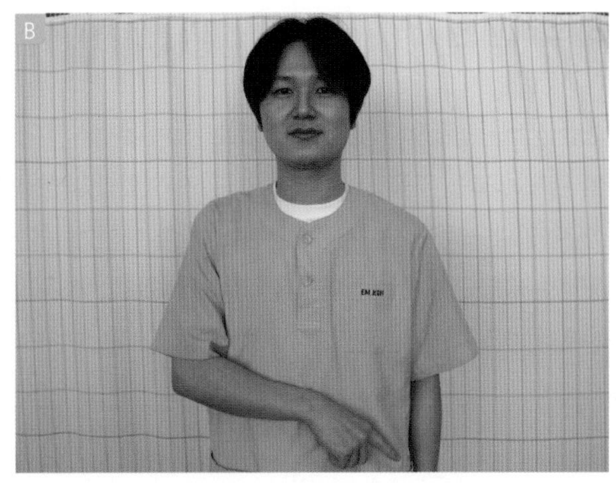

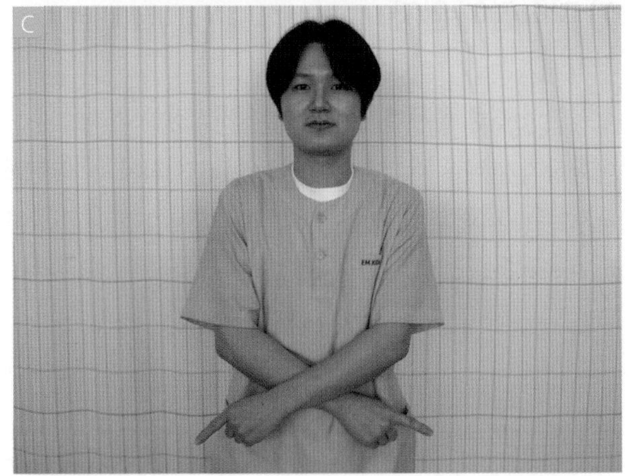

• 그림 52-1 흔히 사용되고 있는 수화로 청각장애인과 의사전달을 할 수 있다. **A.** 아프다(아픈 부위를 손으로 가리킨다). **B.** 다쳤다(양손으로 허리 앞에서 'X'를 만든다). **C.** 도와달라(양손으로 머리 위에서 'X'를 만든다)

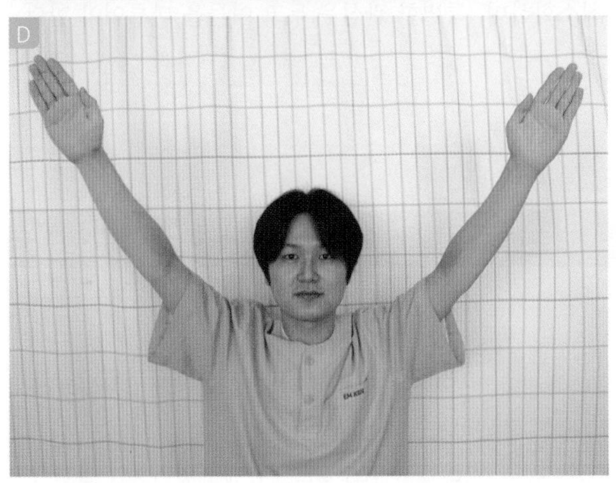

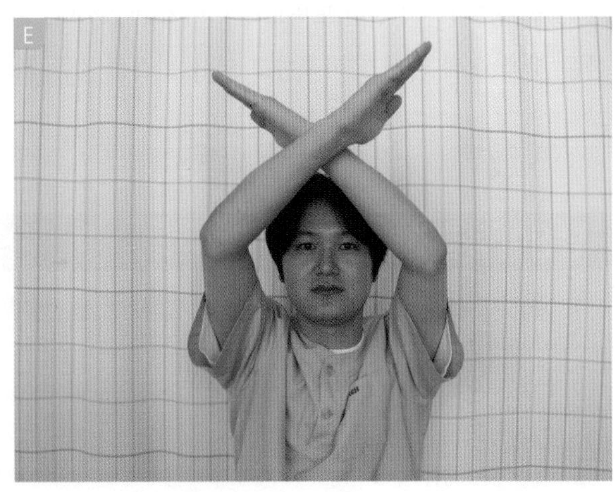

애 환자는 응급구조사에게 맹인견에 대한 특별한 배려를 부탁할 것이다. 맹인견은 보통의 개들에게는 금지된 장소에도 들어갈 수 있다. 만약 상황이 허락한다면 맹인견은 환자와 함께 병원으로 이송될 수 있다. 만약 맹인견이 집에 남아 있어야 한다면 응급구조사는 이에 대한 배려를 해야 한다.

5) 외국인 환자

응급구조사는 환자로부터 병력을 얻는 것이 필수적이다. 이 과제는 모든 의료인의 의무이며, 환자가 한글을 사용할 수 없다고 등한시해서는 안 된다. 만약 대화가 불가능하면 응급구조사는 통역자를 구해야 하는데, 환자의 친구나 가족 중에서 언어소통이 가능한 사람을 선택하도록 한다.

6) 의식이 혼미한 환자

환자들은 여러 가지 원인으로 인하여 의식이 혼미해질 수 있다. 응급상황에 의한 정신적 충격은 정상적인 사람의 의식을 혼란시킬 수 있으며, 때로는 질병이나 손상 자체가 의식을 혼미하게 할 수 있다. 의식이 혼미한 환자와 대화할 때, 응급구조사는 이러한 상황이 단지 일시적이고 곧 정상적인 의식으로 돌아온다고 가정해야 한다. 응급구조사는 천천히 또박또박 이야기해야 하며, 말하는 것에 대해 환자가 이해하고 있다는 것을 자주 확인해야 한다. 때로는 혼미한 환자가 질문에 대답하기까지 많은 시간이 소요될 수도 있으며, 어떤 경우에는 설명과정을 한 번 더 해야만 환자가 이해하는 수도 있다. 그러므로, 환자의 의식이 혼미하여도 충분한 대화를 나누기 위한 모든 노력이 이루어져야 하는 것이 중요하다. 또한, 의식의 혼미가 의학적인 치료를 해야 하는 중요한 질병이나 손상의 징후일 수 있다는 것을 기억해야 한다.

7) 지적장애 환자

심각한 신경증 증세가 있는 환자나 지적장애 환자들과는 대화하기가 매우 어려울 수 있다. 이러면 환자의 가족들로부터 환자에 대한 정보를 얻는다. 지적장애가 있다고 확신하면 응급구조사는 짧고 간단한 단어를 사용하여 천천히 말해야 한다. 의식이 혼미한 환자의 경우와 같이, 환자들이 그들에게 무엇이 일어나고 있는지를 이해할 수 있도록 반복하여 대화한다. 또한, 환자의 공포와 혼란을 최소화하며, 특별한 관심을 두고 이들을 다루어야 한다.

당신이 응급구조사라면

1. 응급구조사가 환자에게 호감과 관심이 있다는 것을 전달할 방법에 관해 기술하여 보시오. 언어로써 의사소통할 수 없다면 어떤 방법을 사용할 것인가?
2. 환자는 60대 할머니로서 심각한 청각장애가 있으며, 방에서 서 있다가 갑자기 쓰러졌다. 응급구조사가 환자에게 질문해야 하는 사항과 질문하는 방법을 기술하시오(가능한 질문은 짧게 하고, 대답도 간단하게 할 수 있게 한다).
3. 거리에서 공을 쫓아가다가 자동차에 치인 6세 남자아이가 있다. 심하게 다치지는 않았지만, 얼굴과 팔에 열상이 있고 출혈이 되고 있다. 병원으로 이송하려고 하는데 환자의 부모는 없었으며, 환자는 몹시 흥분하고 공포에 질려 있다. 응급구조사는 어떤 방법으로 환자를 안심시켜야 하며, 필요하다면 구급차에 함께 탈 이웃 사람들을 어떻게 선택할 것인가?

PART

재난 응급 의료

환자처치와 중증도 분류

개요

고속도로나 가정, 직장 등 어느 곳에서 환자가 발견되든지, 응급구조사는 환자를 안전하게 구조하고 응급처치를 시행해야 한다. 환자에 대한 처치는 크게 두 가지로 분류된다. 첫 번째는 응급구조사가 쉽게 접근할 수 있는 장소에서 환자가 발견되는 경우로, 매우 중한 환자라도 쉽게 병원으로 이송될 수 있다. 두 번째는 응급구조사가 쉽게 접근하기 어려운 장소에 환자가 있는 경우이다. 그러므로 접근하기 어려운 장소에 위치한 환자를 치료하기 위해서는 특수한 장비와 기술이 요구된다(Chapter 47 참조).
Chapter 53은 전염병 환자, 소아환자, 노령 환자, 손상 환자를 다루는 데 있어서 기본적인 것들을 소개하며, 다음으로는 환자를 들어올리거나 들것으로 운반하는 방법을 설명하고 있다. 다음 단락은 응급처치의 보조 장비로 이용되는 척추고정판과 각종 응급장비에 대하여 기술하였고, 마지막으로 환자의 '중증도 분류(triage)'와 사고 시의 대책을 제시해 주고 있다.

목표

- 응급처치의 기본적인 사항과 전염병 환자, 소아환자, 노령 환자, 상해 환자들의 처치법을 안다.
- 한 장소에서 다른 장소로 환자를 이송시키는 방법과 환자를 들어올리는 방법을 배운다.
- 응급차량의 들것을 사용하는 방법을 배운다.
- 환자를 안전하게 이송시키는 데 필요한 방법과 기타 응급장비의 사용법을 숙지한다.
- 중증도 분류(triage)의 개념과 중증도 분류자의 업무를 이해한다.

1. 응급처치의 기본적인 사항

현장에 도착하면 환자나 응급구조사의 안전을 우선적으로 생각해야 한다. 환자와 응급구조사의 안전이 확인된 후에는 환자의 생명을 위협하는 문제점으로 관심을 돌려야 한다. 환자의 기도를 확보하고 호흡이 유지되어야 하며 출혈이 조절되어야 한다. 환자를 구조하고 이송시키는 방법은 잘 되어있지만(*Chapter 56* 참조), 의학적인 응급처치는 미흡할 수 있다. 환자를 치료하고 이송시키는 데 있어서 기본인명 구조술의 ABC's는 가장 중요하다. 때로는 현장에서 환자를 구출하기 전에 정맥로를 확보하는 것이 필요한 경우가 있다. 또한 응급처치 과정이 어렵고 불가능할 때도 가끔 있다. 응급처치가 끝난 후에는 들것이나 기타 응급장비를 사용하여 환자 체위를 적절히 유지하며 이송시킨다. 들것이나 운반 도구는 환자와 가까운 장소에 위치시켜서 가능한 이동 거리를 짧게 하는 것이 바람직하다. 들것으로 환자를 이송시키는 동안에는 환자의 움직임을 최소화시켜야 한다. 긴 척추고정판이나 분리형 들것에 환자를 눕히면, 병원으로 도착한 후에 방사선 촬영이 용이하며 환자의 움직임도 최소화할 수 있으므로 바람직하다. 환자의 생명이 위급한 경우를 제외하고는 환자의 이동에 대한 순위와 계획을 수립하여 서두르지 않는 것이 바람직하다. 이러한 것은 이차손상(추가 손상)을 방지하고 손상정도가 악화되는 것을 방지한다.

환자 이송은 적어도 2명의 응급구조사가 시행하여야 하며, 더 많은 인원이 필요하면 도움을 줄 수 있는 사람을 현장에서 선발한다. 자원자를 이용하는 경우에는 환자를 이송시키기 전에 이송방법과 역할에 대하여 간단하고 자세히 설명해 준다. 환자의 이송방법은 환자를 들어올리고, 내리고, 당기고 고정하는 것 등이다. 만일 이러한 구조작업 중에 하나라도 부적당하면 손상 정도가 더욱 악화된다.

손상 환자는 긴 척추고정판이나 분리형 들것에 눕혀야 하며 필요하면 주위의 도움을 청해야 한다(그림 53-1).

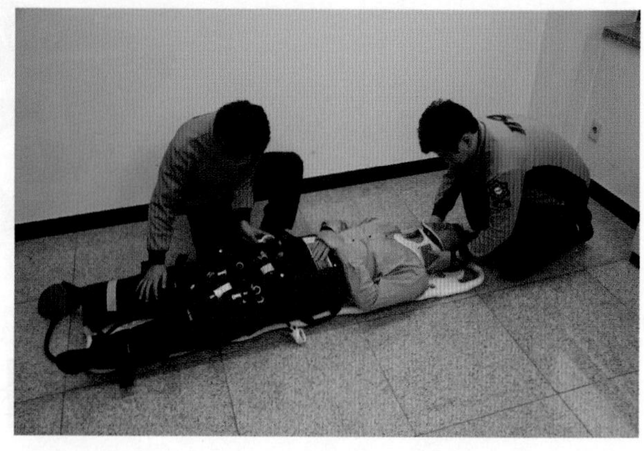

● 그림 53-1 심하게 손상 당한 모든 환자는 현장에서 긴 척추고정판에 눕혀서 이송한다.

위험한 환경에서는 응급처치나 평가를 시행하기 이전에 환자를 안전한 장소로 이동시켜야 한다. 즉 환자가 불타고 있는 건물 내에 있거나 유독가스가 있을 경우와 같이 위험한 요소가 환자 주위에 있는 경우, 혹은 환자가 위치한 장소나 부적절한 체위 때문에 필요한 응급처치를 시행할 수 없는 경우이다.

환자를 들것에 완전히 고정하고 이송하는 것은 연습과 훈련을 통하여 습득해야 한다. 응급구조사가 여러 상황에서 가장 바람직한 방법을 시행하기 위해서는 여러 가지 방법을 꾸준히 연습하는 것이다. 환자 이송이 완료된 후에 응급구조사는 사용한 방법의 타당성을 평가해야 한다. 구조의 결과는 응급구조사의 능력에 의하여 결정되므로, 응급구조사가 현장에서 적절한 판단을 내리고 현장이 안전한 환자와 현장이 위험한 환자를 이동시키는 방법을 학습하는 것이 중요하다.

1) 전염병 환자를 다루는 법

*Chapter 40*에서 기술하였듯이 전염병 환자를 다루는 데 있어서 몇 가지 요점을 다시 반복해 본다. 감염 환자

를 처치하는 경우에는 다음과 같은 사항을 준수해야만, 환자나 응급구조사의 안전을 최대로 보장할 수 있다.

(1) 매각할 수 있는 일회용 장비와 물품을 사용한다

재사용할 수 있는 것은 사용 후에 깨끗이 소독시킨 후 사용한다.

(2) 환자를 진료할 때마다 손을 철저히 씻는다

비누로 손을 깨끗이 씻으며, 특히 항균성 비누를 사용하면 병원균의 확산을 더욱 감소시킬 수 있다.

(3) 오염되었거나 감염된 것들은 철저히 처리한다

환자에게 사용된 것들은 이중가방에 담아서 쓰레기통에 버린다. 백-밸브마스크, 부목, 목보호대, 들것 등과 같이 재사용이 가능한 장비는 소독용 비누로 씻어 준다. 백-밸브마스크처럼 작은 장비는 소독용 압력기에 넣어 소독한다. 침대나 침대 받침이 오염되었다면 햇빛에 말려서 소독한다.

(4) 전염병 환자에 노출된 의복은 모두 세탁한다

의복은 뜨거운 비눗물로 세탁한 후에 건조기로 말린다. 날마다 깨끗한 의복을 사용한다.

(5) 최적의 상태로 자신의 건강을 유지한다

계획에 따라서 제일 나은 방법으로 자신을 면역한다. 환자가 전염병을 가지고 있다는 것을 미리 알면, 어느 정도의 예방책으로 응급구조사나 구급차가 오염되는 것을 막을 수 있다. 취해야 할 예방책은 다음과 같다.

① 감염 환자를 다루기 위해서는 깨끗한 작업복을 착용한다.
② 외과용 마스크를 착용하며, 환자에게도 착용시킨다.
③ 출발하기 전에 필요한 기본 장비만 응급차량에 적재한다.
④ 가능하면 한번 쓰고 매각할 수 있는 일회용 장비를 사용한다(예: 장갑과 침대보).
⑤ 소독된 포로 상처를 감싸고, 소독된 침대보로 환자를 감싼다.
⑥ 이송이 끝난 뒤 근무복을 벗을 때에는 오염물의 확산을 최소화하기 위하여 안과 밖을 뒤집는다.
⑦ 구급차를 깨끗이 하고 소독한다. 모든 분비물이나 내용물은 즉시 물로 씻어낸다.

전염병이 유행하는 경우에는 환자의 체액이나 분비물(특히 혈액, 구토물, 배변)에 접할 가능성이 크므로 일회용 장갑을 사용한다. 특히 환자에게 사용되었던 장비나 환자를 만진 손을 자주 세척하는 것이 바람직하다. 응급구조사를 포함하여 감염자와 접촉할 기회가 있는 소방, 경찰 등의 구조요원들을 위한 제도적 장치가 갖추어져야 하며, 여기에는 면역법, 추가접종법, 감염 예방책, 감염시의 치료법이 포함된다.

2) 소아환자를 다루는 법

소아환자를 치료하고 이송하기 위해서는 여러 가지 방법을 숙달해야 한다. 대부분 소아는 성인보다 체중이 가볍고 체형이 작아서 이송하기는 쉽다. 그러나 소아들은 스스로 느끼고 있는 증상에 대하여 충분히 표현하기 어려운 경우가 있으므로 응급구조사가 의료정보를 얻기가 어렵다. 그리고 낯선 사람을 두려워하므로 소아환자를 치료하고 이송하기 위해서는 가족이나 보호자가 필요하게 된다.

친숙한 사람이 옆에 있으면 소아환자를 다루기가 수월하다. 응급구조사가 소아환자의 응급처치에 자신감을 얻기까지는 기본 평가치가 약간씩 변한다(그림 53-2).

대부분의 이송 장비는 성인의 체형을 기준으로 제작되었으므로, 소아환자를 들것에 고정하기 어려운 경우가 많으며 이송 중에 환자가 떨어질 수도 있다(그림 53-3).

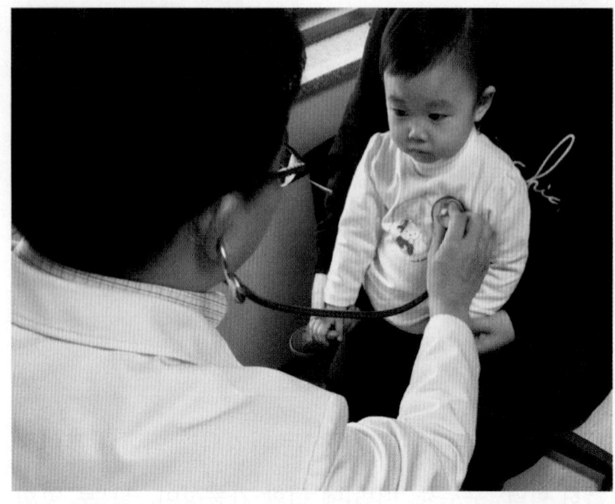

• 그림 53-2 소아는 두려움이 많으므로 기본적인 검사방법을 약간 변화시켜야 한다. 즉 소아의 의복을 그대로 둔 채로 호흡음을 듣는다.

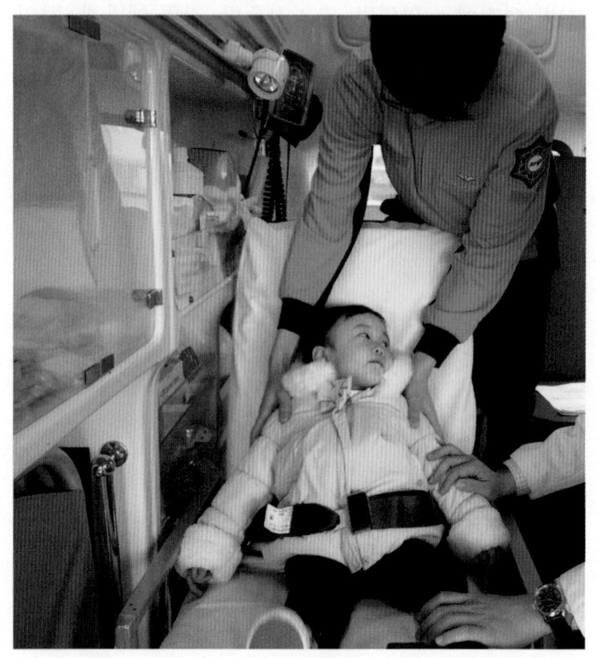

• 그림 53-3 성인 환자를 이송하기 위해서 제작된 들것으로 소아환자를 이송할 때는 안정성이 요구된다.

소아환자의 중요한 문제점은, 체중보다 상대적으로 체표면적이 크기 때문에 체온이 쉽게 소실된다는 것이다. 그러므로 소아가 어릴수록 체온보존에 주의해야 한다. 체온유지를 위하여 보온기나 방한포를 이용하는 것은 물론이고, 모자를 씌워주거나 소아의 머리 부위를 잘 덮어주어 체온 손실을 감소시켜야 한다.

3) 노령 환자를 다루는 법

나이 든 환자를 이송시킬 때 주의해야 할 사항이 있다. 가령, 이동할 때는 아주 천천히 시행하고 조심해야 한다. 노령자는 신체의 움직임이 느리고 시력과 청력이 저하된 상태이므로, 이차적인 손상의 위험이 매우 높다. 노령 환자, 특히 폐경기 여성은 골다공증을 동반하고 있는 경우가 많으므로, 경미한 충격에도 쉽게 골절된다. 노령 환자를 돌보고 도와줄 때, 응급구조사는 이러한 문제점을 인식해야 한다. 또한 응급구조사는 노인에게 현재 진행되고 있는 모든 것에 대하여 분명하고 직접 이야기해 주도록 해야 한다. 통명함이나 조급함을 나타내지 말고 환자를 안심시키고 조용한 상태를 유지함으로써 노령 환자를 성공적으로 돌볼 수 있다.

4) 신체 장애 환자를 다루는 법

국내에서도 신체장애인의 비율이 점점 늘고 있다. 이들은 신체 움직임이 둔하므로 외상에 노출될 위험이 높다. 신체적인 단점으로 인하여 병적 골절의 위험이 높다.

신체 장애 환자를 대할 때는 천천히 그리고 간단히 이야기하는 것이 바람직하다. 신체 장애 환자에게는 따뜻한 배려와 관심을 쏟아야 한다.

2. 환자 들어 올리기와 이동

1) 신체 역학

환자를 한 장소에서 다른 곳으로 옮길 때는 명확한 계획이 수립되어야 한다. 필요에 따라서는 들것, 담요, 부목, 가죽, 끈 등과 같은 장비와 보조도구 등을 사용해야 한다.

(1) 환자를 고정하고 감싸서 이송시킬 때, 고려해야 할 요소

① 이송 중 실제적인 그리고 잠재적인 위험이 포함된 환자의 문제점
② 환자와 응급구조사의 안전에 장애가 되는 위험과 제약
③ 보조 장비나 도움을 줄 수 있는 조력자의 필요 여부
④ 구조대원 자신과 동료의 신체적, 기술적 능력이나 제약

(2) 환자의 이송법으로 환자를 들어 올리는 원칙

① 굴릴 수 없고, 밀 수 없고, 당길 수 없는 환자만 들어 올린다.
② 중력의 중심이 한쪽으로 치우치지 않도록 하고, 근육이 지나치게 긴장하지 않도록 한다.
③ 이동할 때는 가장 강한 근육[두갈래근, 네갈래근(quadriceps), 볼기근]을 사용한다.
④ 허리 높이보다 낮은 곳에서 들어 올릴 때는, 무릎을 구부리고 등은 곧게 편 후에 다리를 펴면서 일어선다. 즉 들어 올리기 위해서 허리를 구부리면 안 된다.
⑤ 한쪽 발을 다른 쪽보다 약간 앞쪽으로 위치하면서, 발바닥은 바닥에 편평하게 유지해서 단단하게 지지한다.
⑥ 환자의 체중이 응급구조사의 양쪽 발에 균등하게 나누어지도록 한다.
⑦ 들어 올리는 힘은 넓적다리와 엉덩이의 근육에 의하여 주어지므로, 환자를 들어 올릴 때는 무릎을 곧게 펴야 한다.
⑧ 들어 올릴 때는 당신의 어깨를 척추와 골반에 일직선으로 맞추고 복부가 단단해지도록 힘을 준다.
⑨ 방향을 바꿀 때는, 신체를 꼬거나(twisting) 회전하는(rotating) 것보다 선회축 이동(pivoting movement)을 한다. 가능하면 당신의 어깨가 골반과 일치하도록 유지한다.
⑩ 머리를 똑바로 세우고 부드럽게 조정하면서 움직인다. 갑작스럽고 과격한 움직임은 지나치게 근육을 긴장시키고 손상을 입힌다.
⑪ 무리 없이 들어 올릴 수 있는 환자만 들어 올린다. 나이, 성별, 근육 정도와 신장 등을 고려하여 환자의 최대 체중을 예측해야 한다.
⑫ 근육 운동을 조절하면서 천천히 움직인다. 환자를 이송할 때의 보폭은 어깨 넓이보다 넓어서는 안 된다.
⑬ 신체의 균형을 유지하기 위하여 가능하면 전방을 향하여 이동한다.
⑭ 가능하면 보조 장비를 최대로 이용한다.

환자의 이송이 끝나면 환자를 병원으로 안전하게 인도한다. 환자를 이동시키는 요원은 이송 계획이 어떻게 짜여지고 각각의 임무가 무엇인지를 알아야 한다. 환자가 응급의료센터로 안전하게 인도되었으면 응급구조사는 다음 구조를 위한 준비를 한다. 응급구조사는 이동하는 동안에 발생했던 문제점들을 다시 검토하고, 개선점에 대하여 평가회 혹은 토론회를 해야 한다. 재검토와 평가를 통하여 수정하거나 추가할 사항이 명확해지고, 교육이나 훈련방법이 개선된다. 이러한 과정을 통하여 응급구조사는 더욱 자신감을 갖게 되며 구조나 응급처치의 능력이 향상된다.

2) 1인 환자 운반법

환자의 생명이 위협받는 위험한 현장에 1명의 응급구조사만 있는 경우이다. 즉 혼자서 환자를 안전한 지대로 이동시키기 위한 방법을 숙지해야 한다. 화재, 유해가스가 가득 찬 지역, 붕괴 위험이 있는 건물 등으로부터 환자를 단독으로 이동시켜야 할 때가 있다. 이러한 구조는 오직 응급을 요구하는 상황에서만 시행해야 한다. 도움을 요청할 시간적 여유가 있다면 1인 구조법을 시도하지 말아야 한다. 1명의 응급구조사에 의한 환자의 끌기, 운반, 이동, 들어 올리기 방법 등이 그림 53-4부터 그림 53-10에 걸쳐 설명되고 있다.

3) 2인 이상 환자 운반법

그림 53-11과 그림 53-12, 그림 53-13은 환자 상태가 안정되고 2인 이상의 구조자가 확보되었을 때 환자를 이동시키는 방법이다.

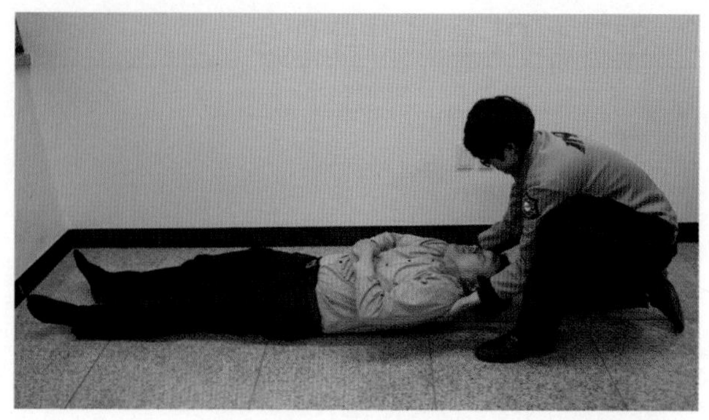

• 그림 53-4 신체 끌기법. 구조자는 환자 상체를 잡고서 환자 체중을 자신의 어깨와 팔의 힘으로 지탱하며 끈다.

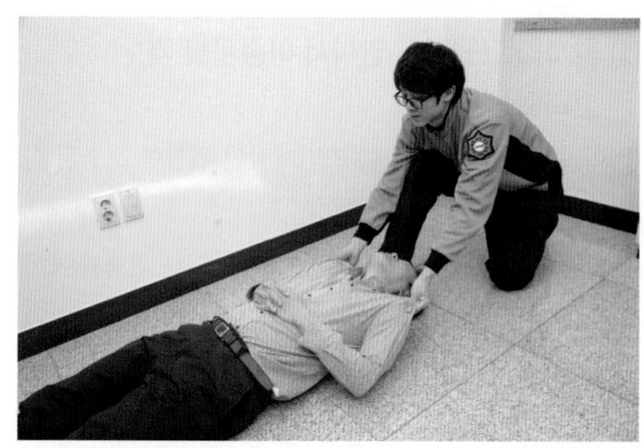

• 그림 53-5 의복 끌기법. 구조자는 환자의 의복을 잡고서 장축(long axis)에 일치하게 끌어 당겨야 한다. 구조자는 자신의 다리와 등의 근육을 사용하고, 팔을 곧게 뻗어서 가장 강하게 끌어당길 수 있다.

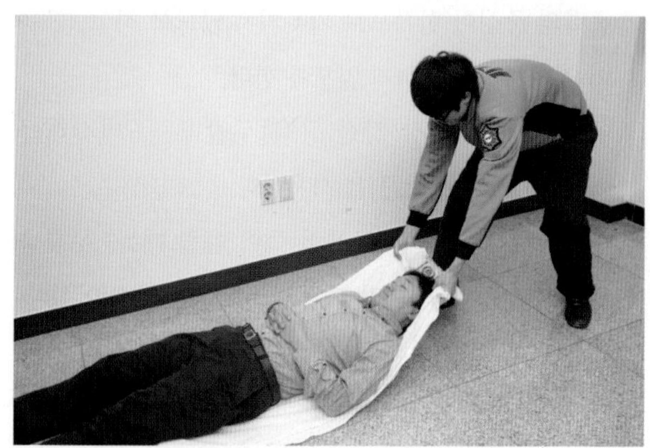

• 그림 53-6 담요 끌기법. 구조자는 환자를 견인하기 위하여 담요를 사용할 수 있다. 이때 다리와 배부(背部) 근육을 사용하고 팔을 곧게 뻗음으로써 가장 강하게 끌어당길 수 있다. 담요로 몸을 둘러싸야 하는데, 이것은 환자의 머리, 목, 팔다리를 보호해 주고 떠받쳐 준다.

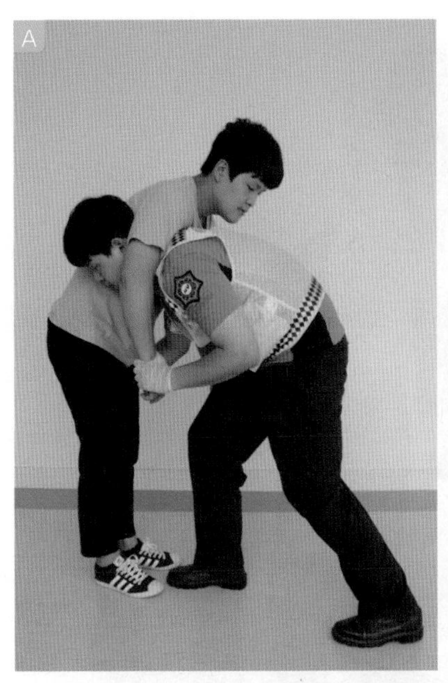

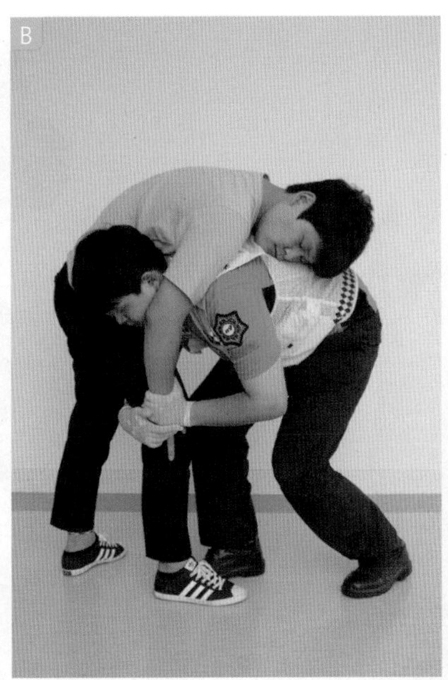

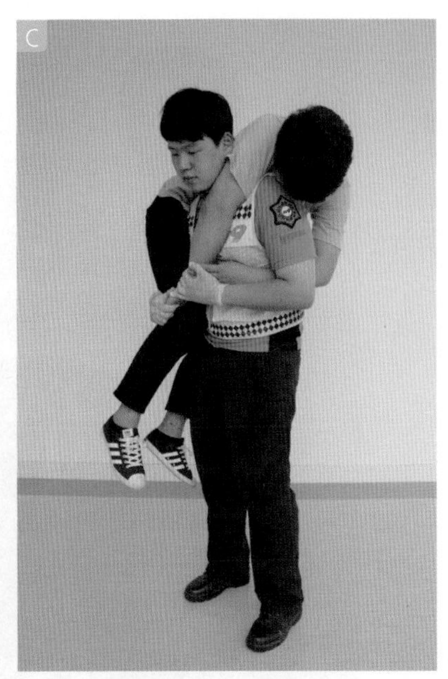

• 그림 53-7 어깨 운반법(1인 구조). **A.** 균형과 체중의 전이는 환자의 상체를 구조자의 어깨에 걸쳐 끌어올려 달성할 수 있다. **B.** 동시에 구조자는 자신의 엉덩이를 환자의 엉덩이 아래로 내리고 무릎을 구부린다. **C.** 구조자는 발로 균형을 유지하면서 다리로 들어 올린다. 갑작스러운 체중 이동으로 균형이 상실되는 것을 조심해야 한다.

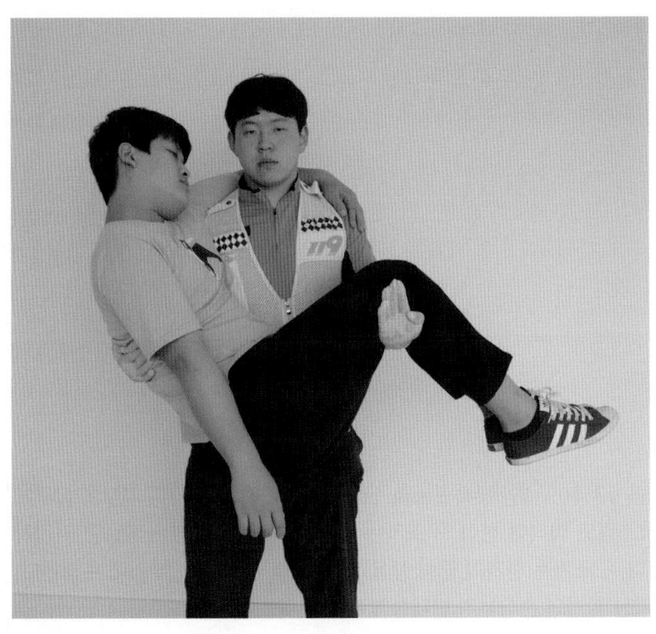

• 그림 53-8 안기 운반법(1인 구조). 구조자의 팔, 어깨 등이 상당한 체중을 견뎌야 한다. 균형과 체중의 전이로써 할 수 있다. 환자 체중의 앞쪽 중심점은 구조자의 팔에 있으므로 환자를 이동시키는 동안에 응급구조사는 균형을 유지하는 데 주의한다.

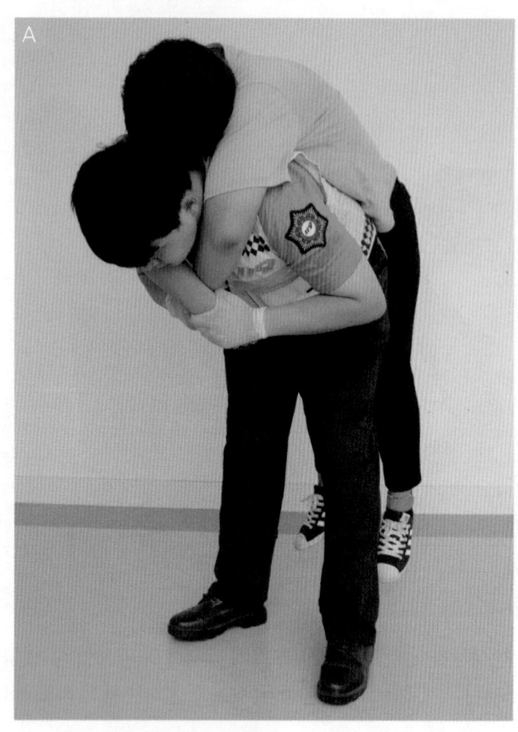

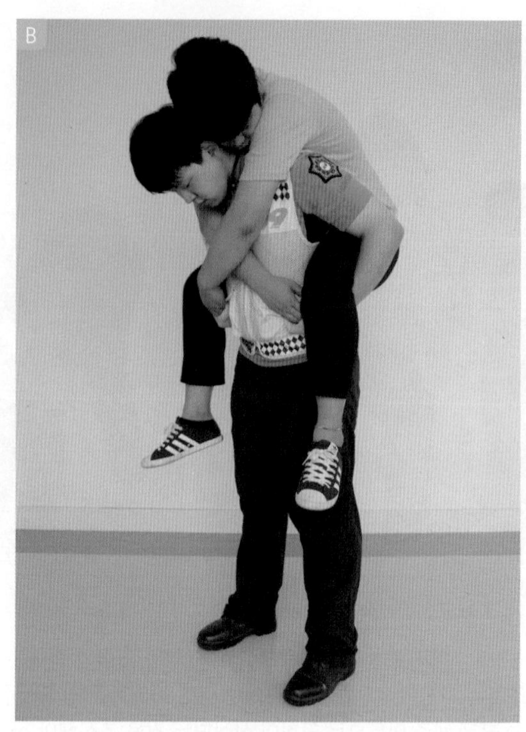

• 그림 53-9 업기 운반법(1인 구조). **A.** 구조자는 환자 체중의 대부분을 자신의 등에서 다리를 따라 견뎌야 한다. 무릎과 엉덩이를 굽히고 다리로 지탱하여 들어 올리면 환자의 체중을 전이할 수 있다. 구조자는 환자의 다리 위치에 항상 관심을 두어야 한다. **B.** 환자를 업는 운반법으로, 환자의 양팔을 'X'자로 하여 구조자의 양손으로 잡는다.

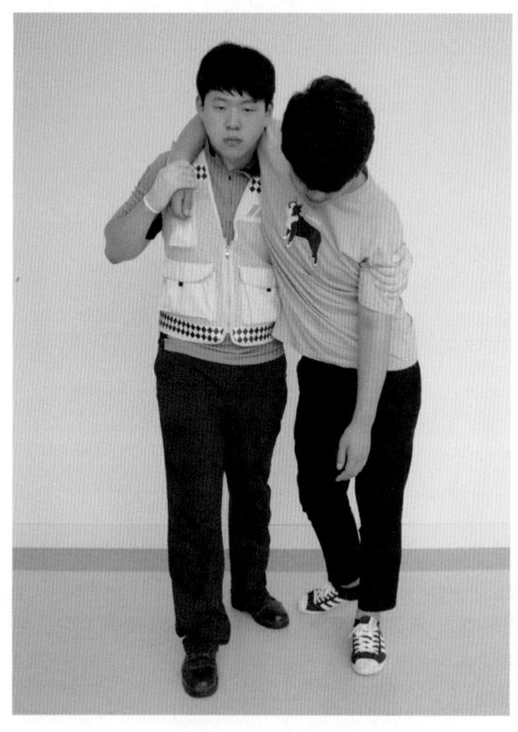

• 그림 53-10 1인 부축법(side crutch support). 환자는 자신의 몸무게를 어느 정도 버텨야 한다. 구조자는 환자가 지탱할 수 없는 체중만 지지하면 된다. 구조자는 환자의 균형 상실과 갑작스러운 체중의 부과에 주의한다. 구조자는 환자의 손상부위 반대쪽에 서야 한다.

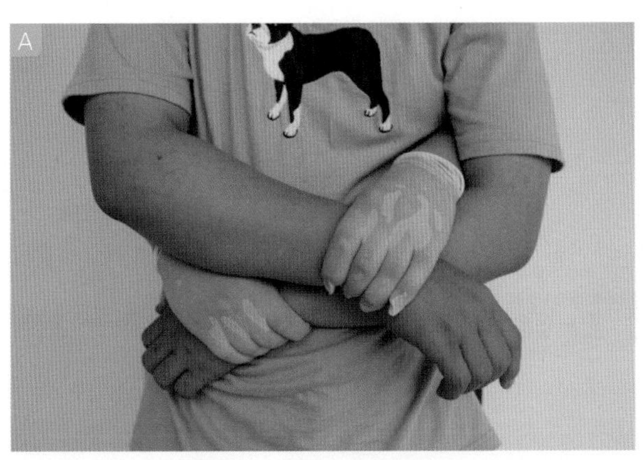

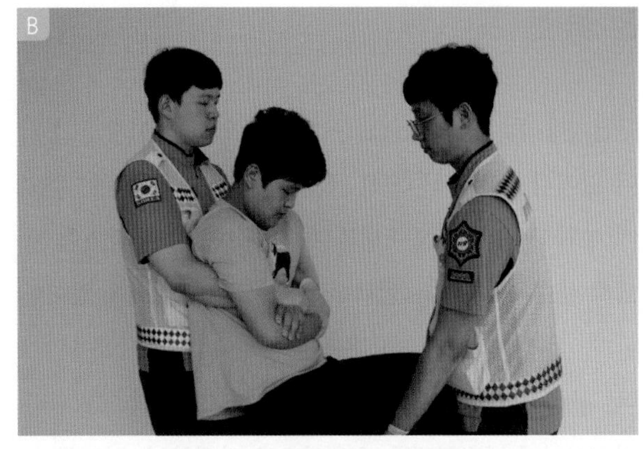

• 그림 53-11 무릎 - 겨드랑이 운반법(extremity lift and carry). **A.** 구조자들은 구령으로 서로의 움직임을 맞춘다. 환자의 양손을 가슴 위로 엇갈리게 놓고 환자의 겨드랑이를 통해서 구조자의 팔을 집어넣어 양팔을 붙잡는다. 다른 구조자는 다리를 붙잡는다. **B.** 구조자는 자신의 엉덩이와 무릎을 구부리고 양쪽 다리를 이용하여 환자를 들어 올려 균형을 잡는다. 이 상태는 가슴에 압박이 가해지기 때문에 환자가 어느 정도 불편을 느낄 수 있다.

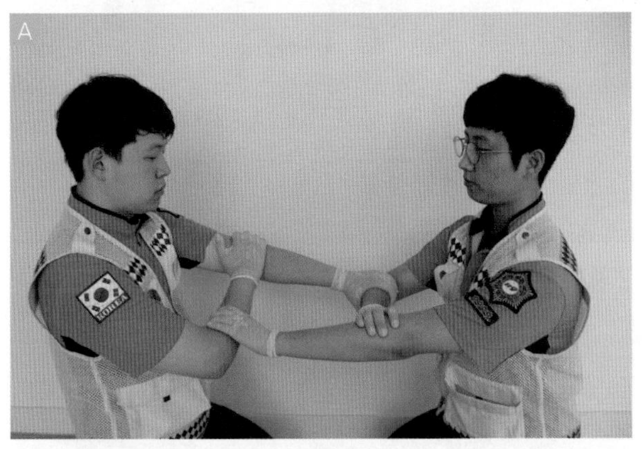

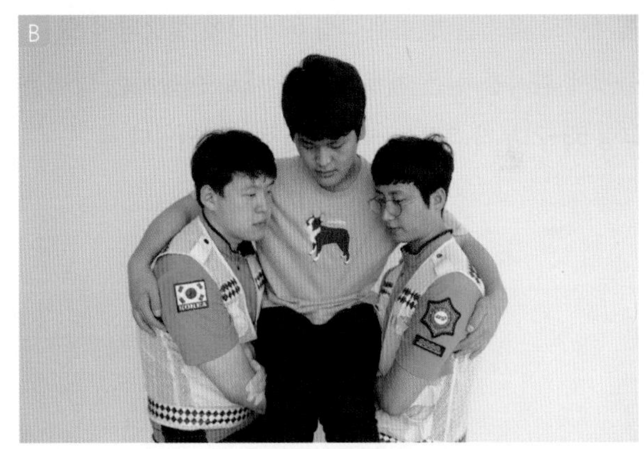

• 그림 53-12 안장 운반법[seat (chair) lift and carry]. **A.** 2명의 응급구조사가 그림에서와 같이 양팔을 이용하여 서로의 다른 쪽 팔을 마주 잡아서 □모양의 안장을 만들고 이때 환자는 양손으로 구조자의 어깨를 안전하게 잡는다(네 손 안장법). **B.** 구조자는 한쪽 팔을 이용하여 서로의 다른 쪽 팔을 마주 잡아서 - 모양의 안장을 만들고 나머지 한 팔은 환자의 등을 받친다(양손 안장법). 안장 운반법 엉덩이와 무릎을 구부리고 다리를 지탱하여 들어 올림으로써 균형 있고 쉽게 들어 올릴 수 있다.

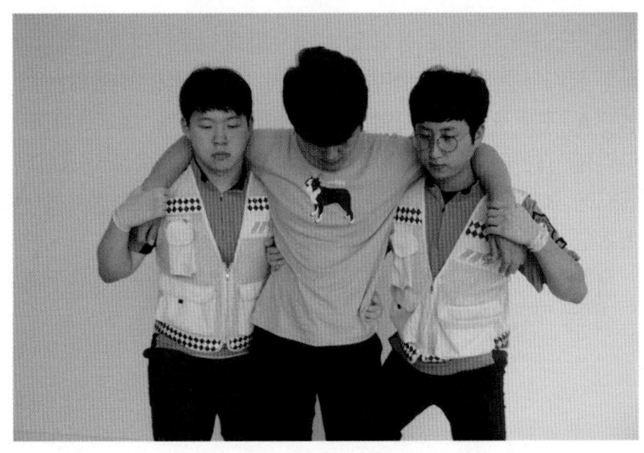

• 그림 53-13 2인 부축법(side crutch support). 환자는 자신의 몸무게를 견뎌야 한다. 구조자는 환자에게 요구되는 체중 부분만을 지탱해 주면 된다. 구조자는 환자의 균형 상실과 갑작스러운 체중 부담에 항상 경계심을 가져야 한다.

3. 들것

구급차용 들것(stretchers)은 바퀴가 있고 높이가 고정되어 있거나 또는 자동으로 조절할 수 있다. 들것의 측면에 부착되어 있는 보호대와 제어용 가죽끈은 환자를 보호해 준다. 들것에는 안락한 받침보(매트리스)가 있어야 한다. 들것의 받침보 아래에는 척추고정판을 위치시키며, 심폐소생술을 시행할 때는 환자 밑에 척추고정판을 위치시켜서 가슴압박을 효율적으로 시행할 수 있도록 한다(그림 53-16).

환자를 들것으로 옮기고 들어 올리는 방법은 그림 53-14부터 그림 53-19에 걸쳐서 도시되었다. 의자에서 휠체어로 옮기는 방법은 그림 53-20에 설명되어 있다. 들것에 환자를 실은 채로 구급차 내로 이동하는 방법은 그림 53-21부터 그림 53-25에 걸쳐 설명되었다.

A

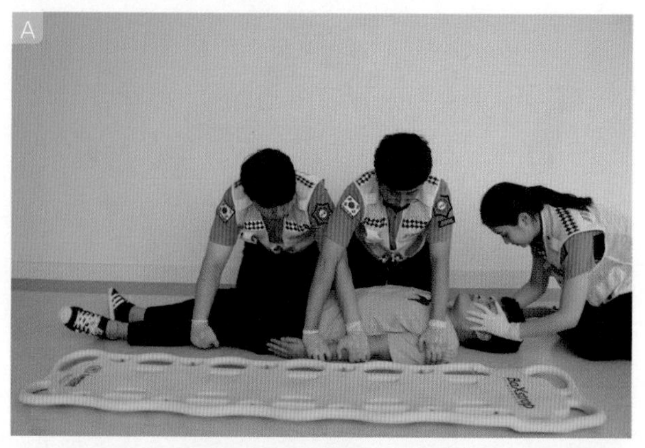

B

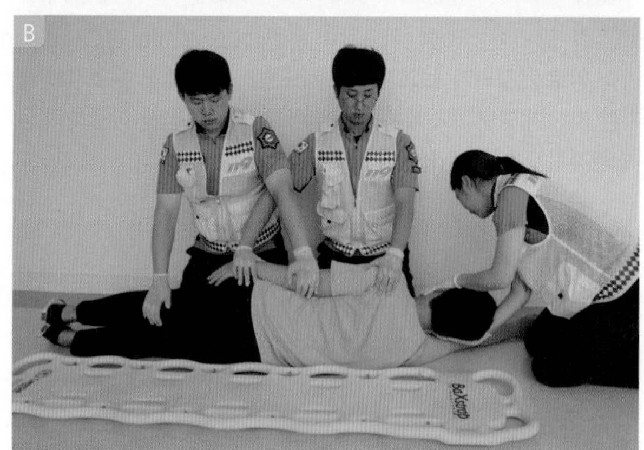

C

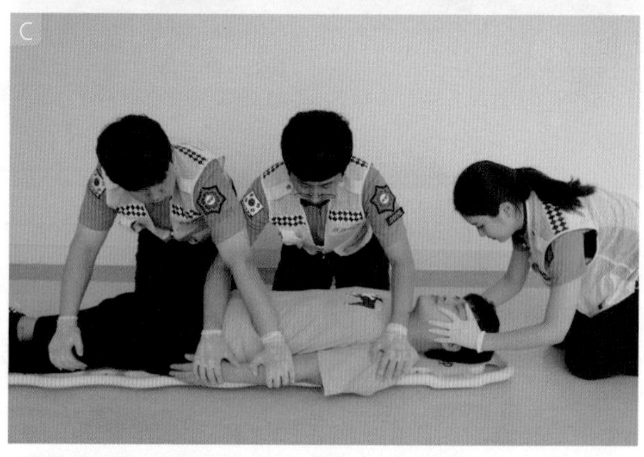

● 그림 53-14 목 손상이 없는 경우의 통나무굴리기 방법(log roll, 통나무를 굴리듯 환자를 굴려 긴 척추고정판에 올리는 방법). **A.** 구조자들이 환자의 각 부위(머리와 어깨, 복부와 허리, 다리)를 잡는다. **B.** 구조자의 체중, 어깨, 배부 근육을 이용하여 동시에 부드럽게 끌어당기면 된다. **C.** 반대 방법으로 환자를 긴 척추고정판에 위치시킨다.

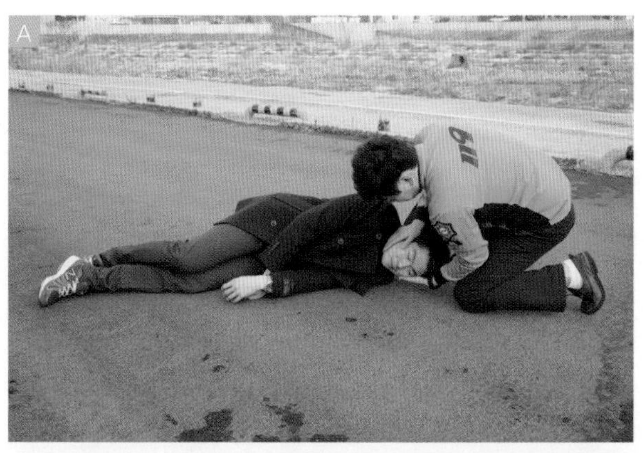

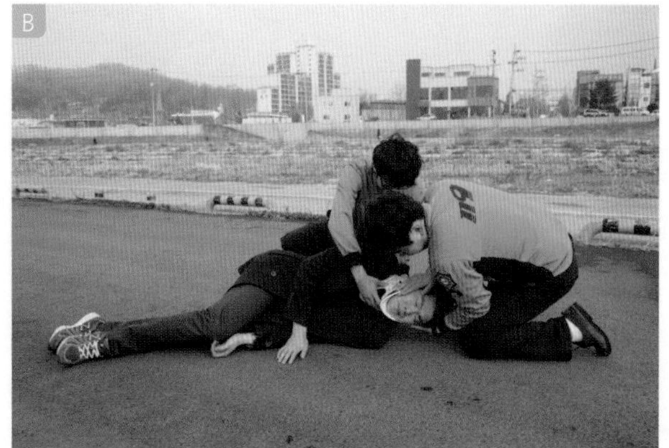

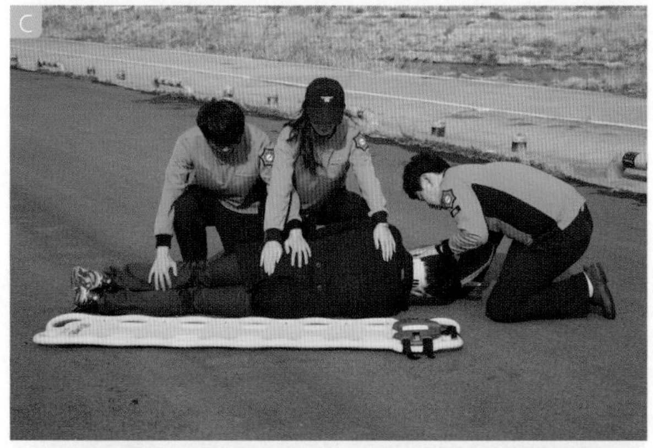

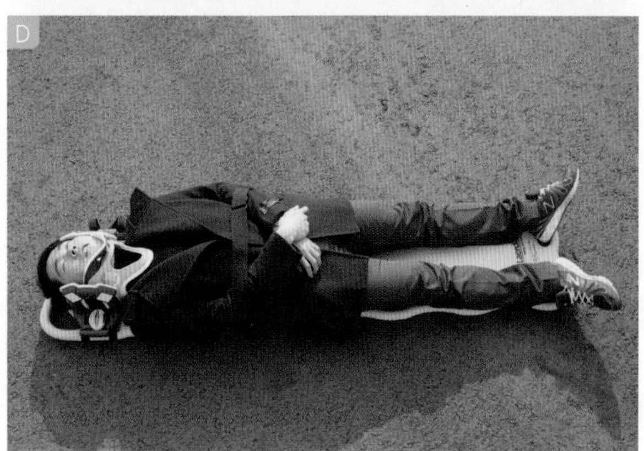

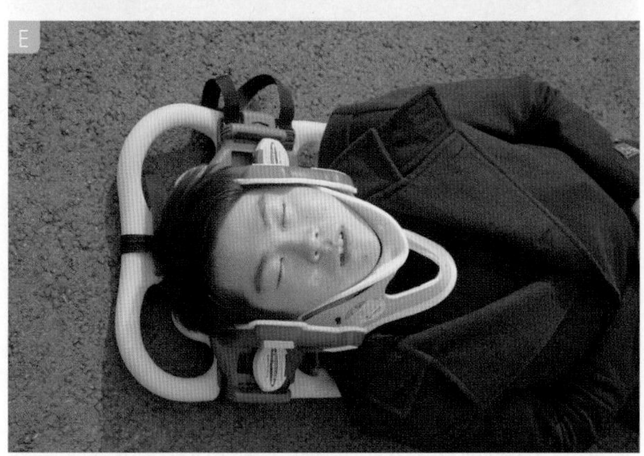

• 그림 53-15 목손상이 의심될 때의 통나무굴리기 방법(log roll, 통나무를 굴리듯 환자를 굴려 들것에 올리는 방법). **A.** 척추 손상이 의심스러운 경우, 도수로 목뼈를 중립적 자세로 고정한다. **B.** 환자를 이동시키기 전에 목보호대를 착용시킨다. 환자를 척추고정판에 안전하게 눕힐 때까지, 그리고 머리와 목이 안정될 때까지 유지한다. **C.** 머리와 목뼈를 보조해주는 구조자의 구령에 따라 log roll을 실시한다. 구조자의 체중, 어깨, 배부 근육을 이용하여 부드럽게 끌어당긴다. 구조자는 환자의 무거운 부분을 집중적으로 잡아당겨야 한다. 긴 척추고정판은 가능하면 환자의 몸에 바짝 대준다. **D.** 환자를 천천히 부드럽게 긴 척추고정판 위로 눕힌다. **E.** 조그마한 패드를 환자의 뒤통수부위에 대주어 목뼈가 과도하게 신전되는 것을 예방해야 한다. 모래주머니, 담요를 사용하여 머리와 목을 긴 척추고정판에 안전하게 대준다. 가죽끈을 이마 위에 설치할 수도 있지만, 뺨 주위에 위치시켜서는 안 된다.

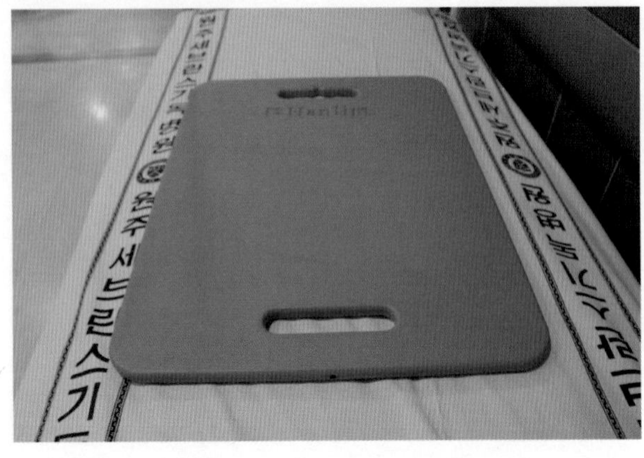

• 그림 53-16 짧은 척추고정판은 심폐소생술을 효율적으로 실시할 수 있도록, 들것 받침포의 아래에 설치한다.

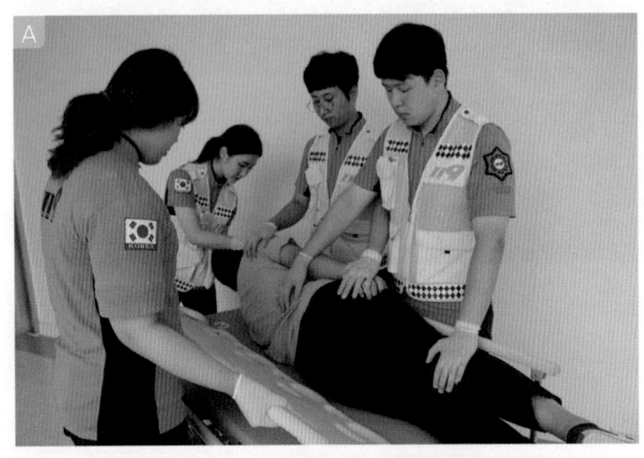

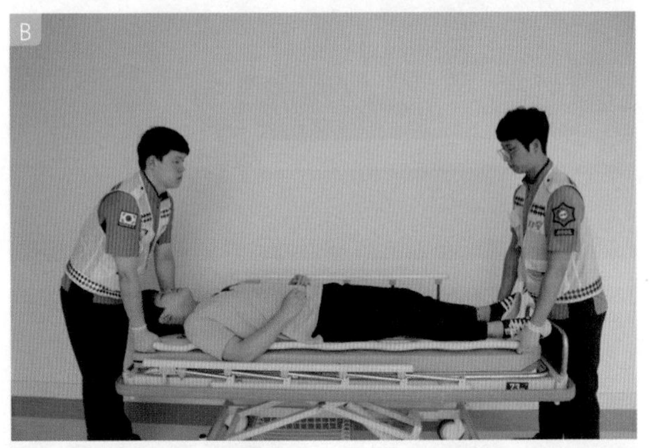

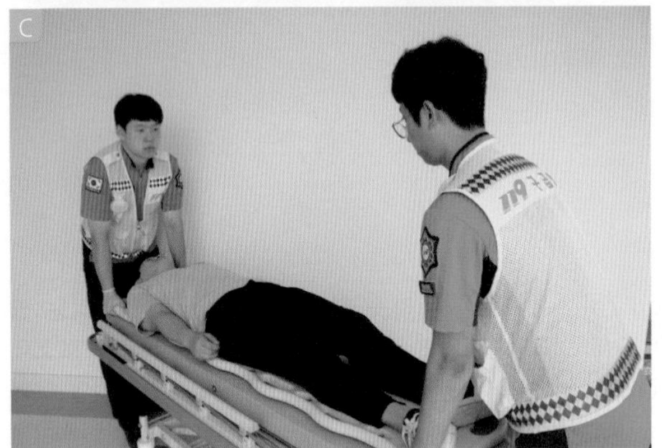

• 그림 53-17 침대 위로 이동법. 환자를 분리형 들것을 사용하여 다른 곳으로 이동하는 방법이다. **A.** 들것을 침대와 평행하게 놓고 그 상태에서 들것을 고정하고 들고 있는다. **B.** 환자를 들것에서 침대로 옮긴다. **C.** 필요하면 고정된 들것을 제거해준다. 구조자는 자신의 몸에 최대한으로 팔을 가깝게 유지해 환자의 체중 전이를 가장 훌륭히 할 수 있다. 그러는 동안에 자신의 머리를 들어 올리고 등을 곧게 편다.

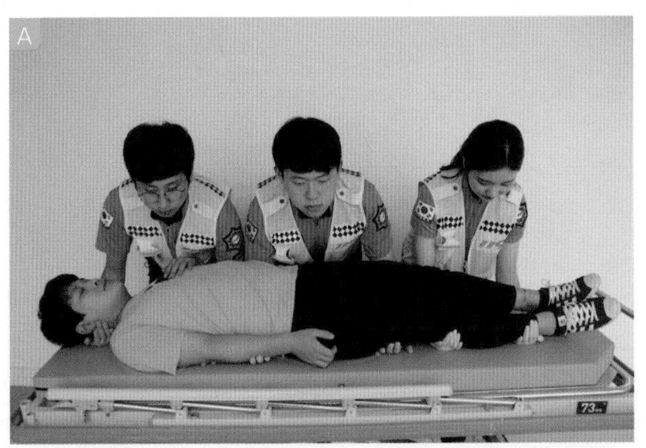

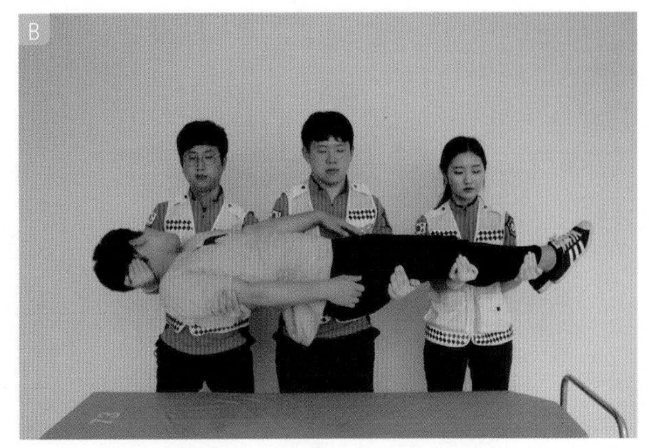

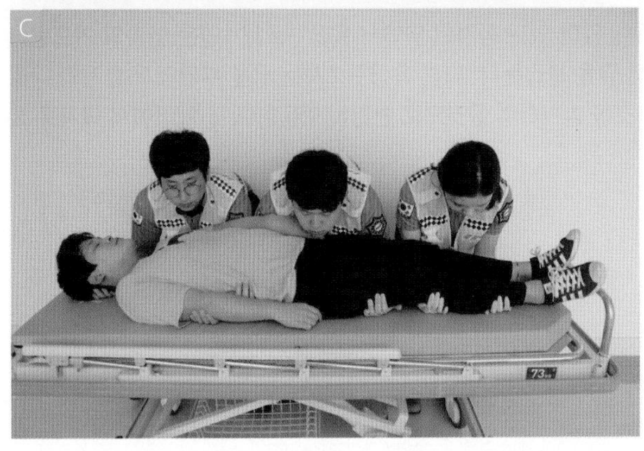

• 그림 53-18 수평 이동법. 세 사람이 동시에 환자를 들어 올려 들것에서 침대로 이동하는 방법이다. **A.** 환자의 발부분이 침대의 머리 방향 쪽에 오도록 하여 들것을 침대와 평행하게 놓는다. 그러고 나서 들것에서 환자를 부드럽게 들어올려야 한다. **B.** 구조자들은 천천히 180도 회전하여 걸으며 환자를 침대로 이동한다. **C.** 환자를 천천히 침대에 눕힌다.

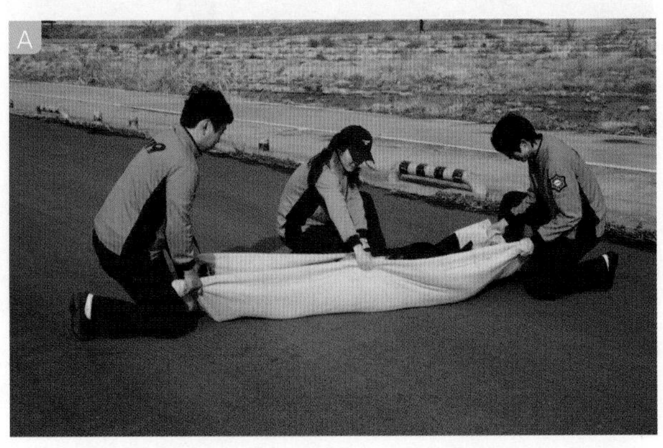

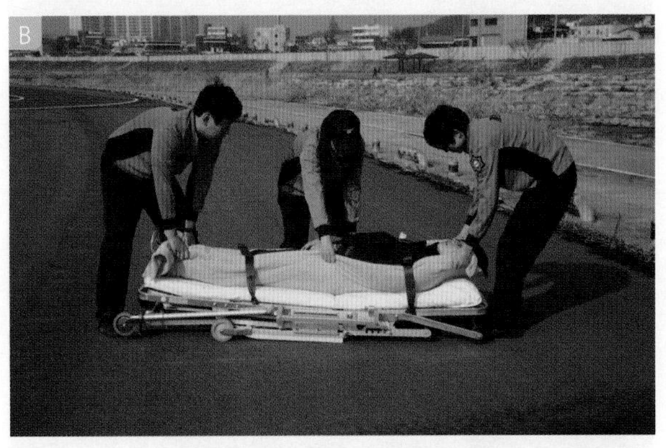

• 그림 53-19 지면 - 들것 이동법. 지면에서 통나무굴리기 방법(log roll)을 시행한 뒤 환자를 시트나 담요를 사용하여 환자를 지면에서 들것으로 이동하는 방법이다. **A.** 환자를 담요 위로 굴린다. **B.** 담요를 이용하여 구조자는 환자를 부드럽게 들어 올려 들것 위에 환자를 눕힌다. 들것은 옮기는 동안 고정되어 안전해야 한다.

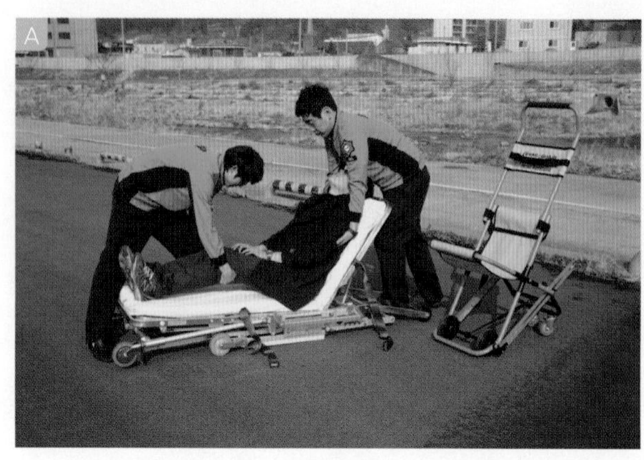

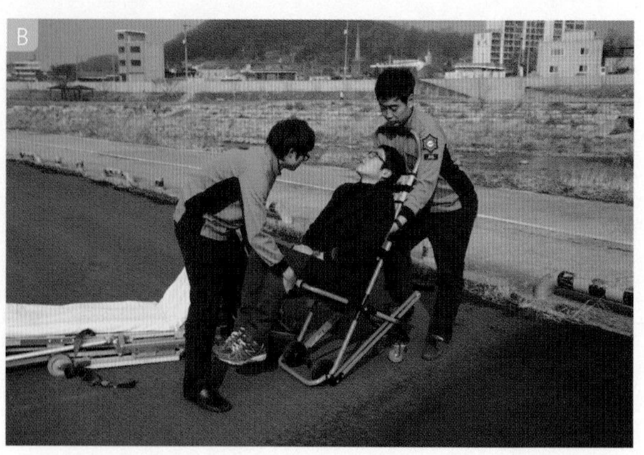

● 그림 53-20 의자 - 들것 이동법. **A.** 의자, 휠체어, 계단형 들 것 등에 앉아 있는 환자의 뒤에서 응급구조사 1인은 환자의 겨드랑이를 통해 자신의 팔을 앞으로 내민 후 환자의 팔을 엇갈리게 가슴에 대서 팔을 붙잡는다. 다른 응급구조사는 무릎 부위에서 환자의 다리를 붙잡는다. **B.** 환자를 부드럽게 들어서 의자 혹은 휠체어가 굴러가는 것을 방지하며 들것으로 천천히 이동한다. 휠체어에서 의자로 혹은 들것으로 환자를 옮기는 것도 이와 비슷하게 이루어진다.

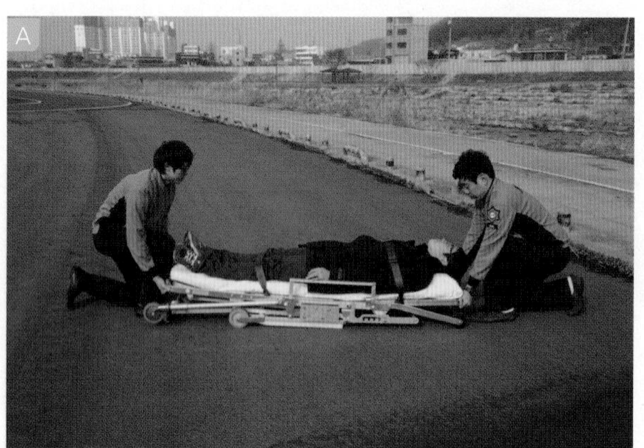

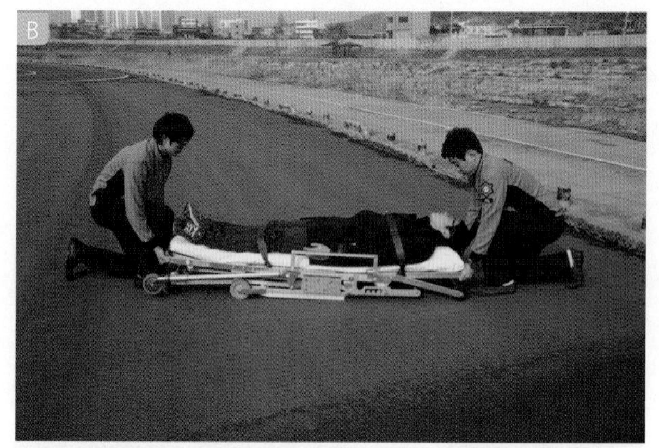

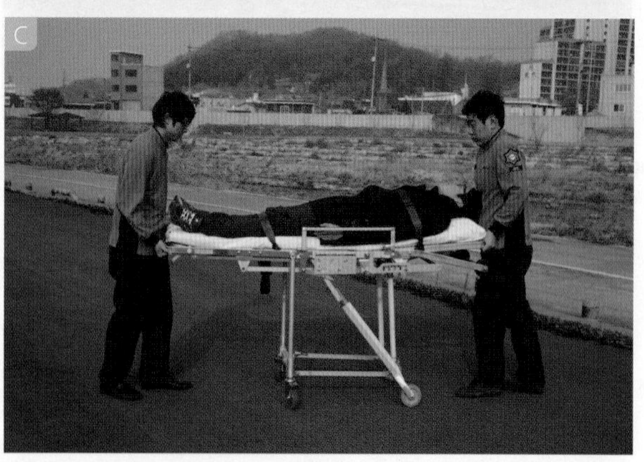

● 그림 53-21 들것 수직 상승법. **A.** 한 명의 구조자는 들것의 머리 쪽을, 다른 구조자는 발 쪽을 잡는다. 무릎과 엉덩이는 구부리고 팔을 편 채로 가능하면 등을 곧게 펴준다. 침대의 발 쪽 부위의 풀림 장치를 작동한다. **B.** 들어 올리기는 두 다리를 편 채로 부드럽게 진행한다. **C.** 구조자들은 동시에 들것의 양쪽 끝과 양쪽 측면을 잡고 들어 올린다.

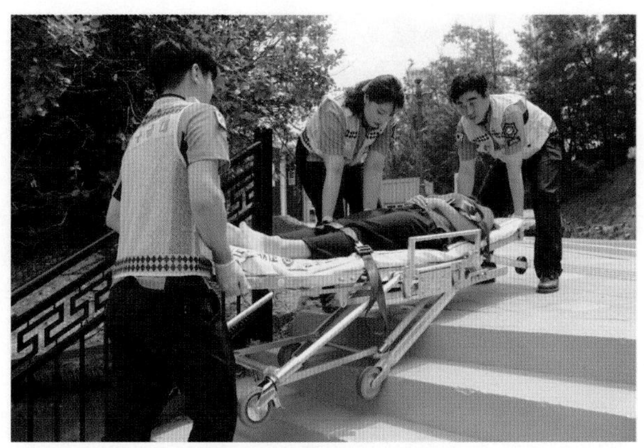

● 그림 53-22 들것 - 계단이동법. 구조자들은 구령으로 서로의 움직임을 일치시킨다. 가죽끈이나 다른 고정장비를 이용하여 환자를 안전하게 한다. 환자를 한쪽으로 치우치게 하여 환자가 미끄러져 내려가는 것을 막아야 한다. 들것은 가능하면 같은 높이를 유지한다. 계단 아래쪽에 1명의 구조자만 있으면 주위의 사람들에게 도움을 요청한다.

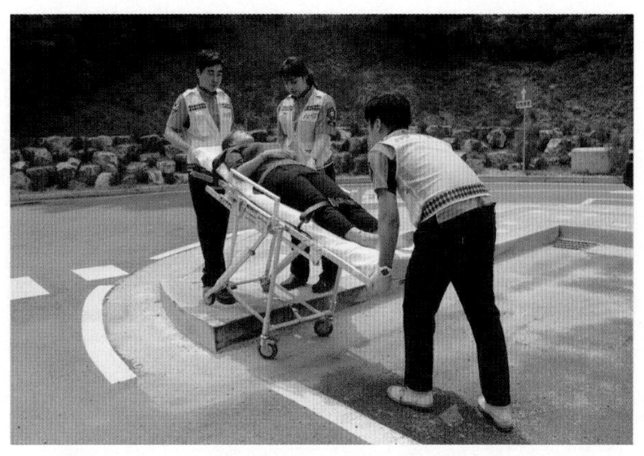

● 그림 53-23 들것 - 장애물 이동법. 장애물이 소방용 호스나 턱이 있는 경우에는 들것을 같은 높이로 유지하면서 들것을 장애물 위로 들어 올려야 한다.

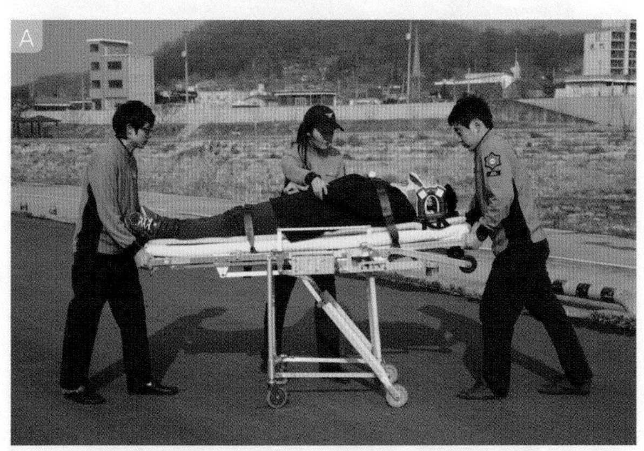

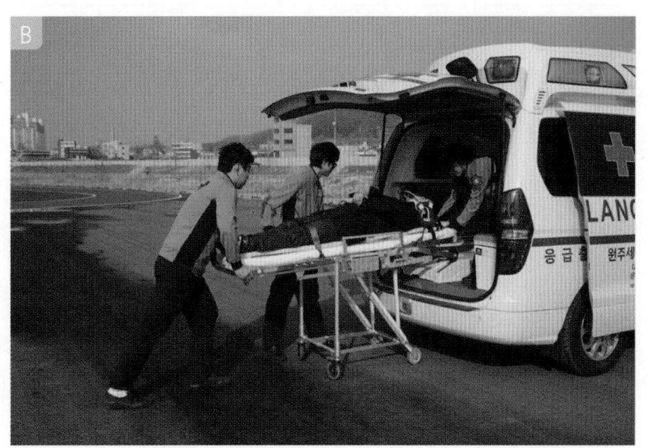

● 그림 53-24 들것 - 구급차 들기 이동법. **A.** 구조자들은 구령으로 서로의 동작을 맞춘다. 들것을 가장 낮은 상태로 하여 잠근다. 응급차량의 문이 열려진 상태에서, 구조자들은 들것 주위에 위치를 잡고 발을 충분히 벌려 안정된 상태를 유지한다. **B.** 엉덩이와 무릎을 굽히고 등과 팔은 곧게 펴면서 다리를 이용하여 부드럽게 들어 올리기를 끝낸다. 2번째로 들것을 응급차량으로 이동시킨다. 한쪽에 적어도 2명 이상의 구조자가 있으면 좋다.

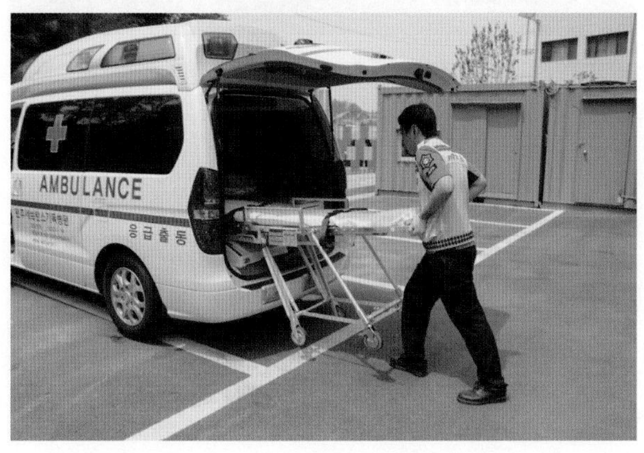

● 그림 53-25 들것 - 구급차 밀기 이동법. 조립 가능한 들것을 구급차 내로 옮기기. 들것을 응급차량의 뒤쪽 입구까지 옮긴다. 응급차량에 있는 바퀴를 이용하여 들것을 자동차 내의 환자를 위치시키는 곳으로 당기고 들것을 접어놓는다.

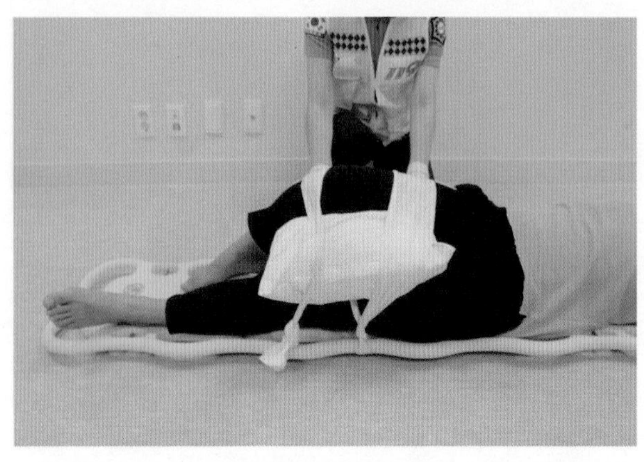

● 그림 53-26 엉덩이관절 어긋남 환자 고정이동법. 환자를 편안한 상태로 누이고 베개나 말아 놓은 담요로 손상 당한 다리를 받쳐준다.

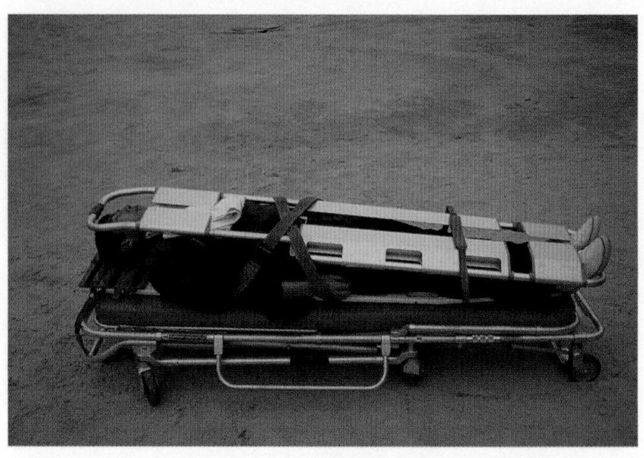

● 그림 53-27 난폭 환자 고정이동법. 분리형 들것(scoop stretcher)은 환자뿐만 아니라 응급구조사를 보호할 수도 있다.

4. 특별한 환자의 감싸는 방법

환자를 특별하게 감싸서 이동해야 하는 경우도 있다. 이 방법 중에 몇 가지가 그림 53-26, 53-27에 설명되었다.

5. 환자를 다루는 데 필요한 보조장비

장비를 사용하는 데는 특별한 기술이 필요하다. 모든 장비는 응급구조사가 환자를 안정시키고 옮기는 데 이용될 수 있는 것이다. 응급구조사는 환자를 옮기는 데 이용될 수 있는 모든 도구를 완벽하게 숙지하여야 하며, 조작 미숙이나 부적절한 사용 등으로 환자에게 손상이 가해지는 일이 없도록 한다. 바퀴 달린 들것이 가장 흔히 볼 수 있는 장비인데, '들것', '간이침대'로 불리며 구급차에 비치되어 있다. 특히 호흡이 힘든 환자를 좁은 장소나 계단 이송 시에는 계단의자를 이용하기도 한다. 그림 53-28에는 계단식 의자에 의한 이동을, 그림 53-29는 휠체어 환자를 다루는 법을 설명하고 있다. 바구니 들것은 산악, 수상 등 거친 지형에서의 구조작업이나 헬기 이송 때 이용된다. 보조 장비 중에서도 분리형 들것은 흔히

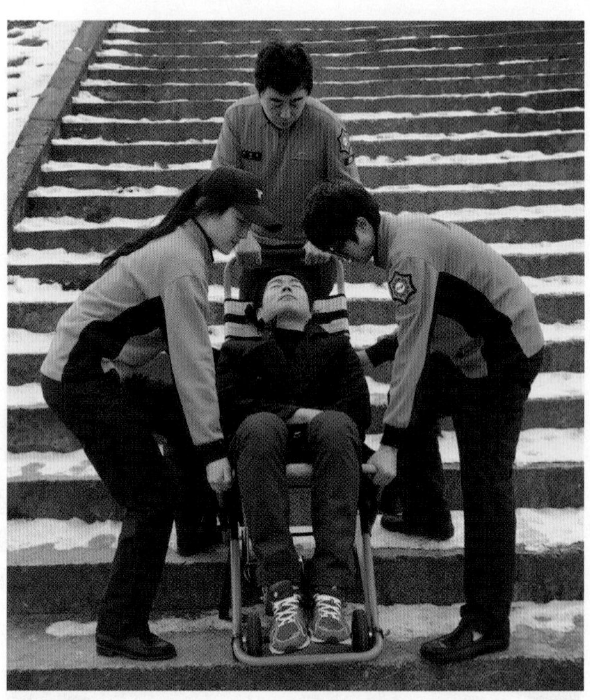

● 그림 53-28 계단형 들것 이동법

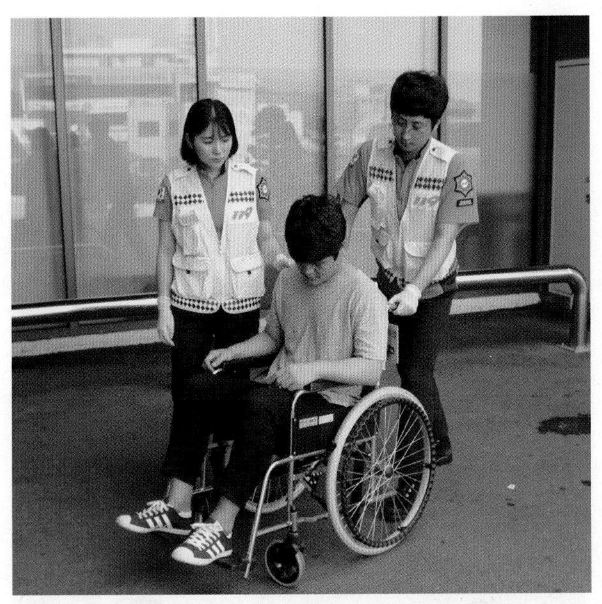

• 그림 53-29 휠체어 이동법. 휠체어는 앉을 수 있는 환자를 옮기기 쉽게 해준다. 그리고 휠체어 내에서 환자를 안전하게 해준다. 적어도 앞쪽에 1명 뒤쪽에 1명의 응급구조사가 휠체어 환자를 다루어야 한다. 환자 이동은 갑자기 잡아당기거나 밀지 않고 가능하면 부드럽게 한다.

이용되는 중요한 장비이다. 분리형 들것은 환자의 체위를 크게 움직이지 않고도 바닥에서 들것으로 환자를 옮길 수 있다. 그러나 척추 손상 환자를 고정하는 데에는 효과가 적은 것이 단점이다. 분리형 들것의 사용에 익숙해지기 위해서는 상당한 연습이 필요하다. 분리형 들것은 중앙 받침이 없으므로 환자의 등이 외부에 노출된다. 그러므로 추운 환경에서는 신체로부터 열전도가 크기 때문에 체온이 저하될 가능성이 높으므로 주의해야 한다(그림 53-30).

추운 환경에서는 환자의 체온을 유지하기 위하여 방한포를 이용한다. 이것은 특수한 재료로 만들어진 것으로 체온유지에는 가장 바람직하다. 방한포를 넓게 편 후에 환자를 위치시키고, 환자를 감싸서 고정한다. 방한포의 양옆에 있는 손잡이를 이용하여 환자를 들어올린다.

6. 환자의 중증도 분류

지금까지는 1명의 응급환자를 진료하는 상황만을 언급하였으나, 때로는 여러 명의 환자를 치료하는 때도 있을 것이다. 이러한 상황은 자동차 사고나 재난 시에 흔히 발생하는데, 이처럼 수 명부터 수천 명에 이르는 응급환자를 소수의 응급구조사가 처치하기 위하여 별도의 계획이 필요하다. 즉 대량 환자에 대비한 대책이나 재난에 대비한 재난의료대책이 수립되어야 한다. 소수의 응급구조사가 많은 환자를 효율적으로 치료하기 위해서는 환자의 중증도에 따라서 처치순위와 이송순위를 결정해야 한다. 이러한 상황에서 순위를 결정하는 방법이 '중증도 분류(triage)'이다.

triage는 프랑스에서 기원한 단어로 '골라내다', '분류하다', '선택하다'는 의미가 있다. 많은 환자가 동시에 발생하였을 때, 환자의 중증도를 분류하여 분류에 따라서 대응책을 세워주는 것이다. 중증도 분류는 대형 사고나 재난이 있을 때 시행되며, 가능하면 응급의료진 혹은 경험이 많은 응급구조사가 시행하는 것이 바람직하다.

최초로 현장에 도착한 응급구조사가 대략적인 피해 정도와 현장 상황을 119구급상황관리센터로 연락하고 중증도 분류를 시행하며, 필요한 장비와 인원을 다시 119구급상황관리센터에 요청한다.

다른 응급구조사는 중증도 분류에 따라서 중증인 환자부터 'ABC's'를 시행한다. 중증도 분류를 시행하는 요원(중증도 분류관)의 첫 번째 임무는 응급처치에 참여하는 것보다는 중증도 분류를 신속하고 정확하게 수행하는 것이다. 중증도 분류를 시행하면 환자의 의복이나 손목에 중증도에 따른 표식을 남기는데, 이러한 표식을 '중증도 분류표(triage tag)'라고 한다. 치료해도 생존하기 어렵다고 판단되는 환자들은 현장에서 치료하지 않고 그대로 둔다. 즉 생존 가능성이 큰 중증 환자부터 치료를 시행하게 된다. 현장에서 시행하는 1차 중등도 분류법에는 MASS triage methods (Move/Assess/Sort/Send)와

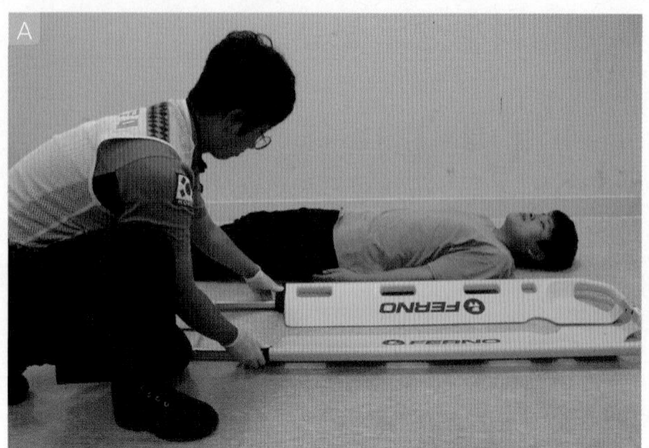

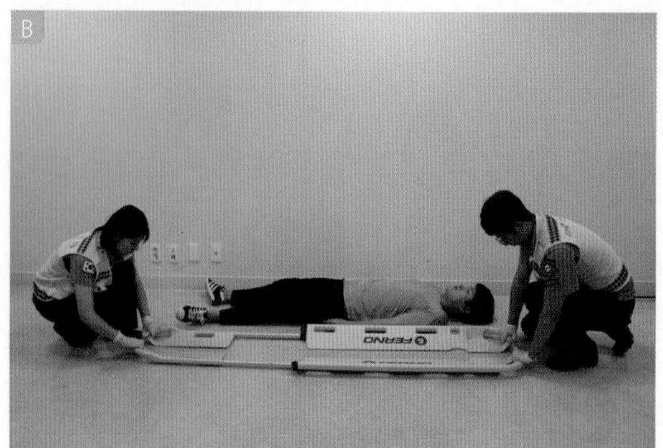

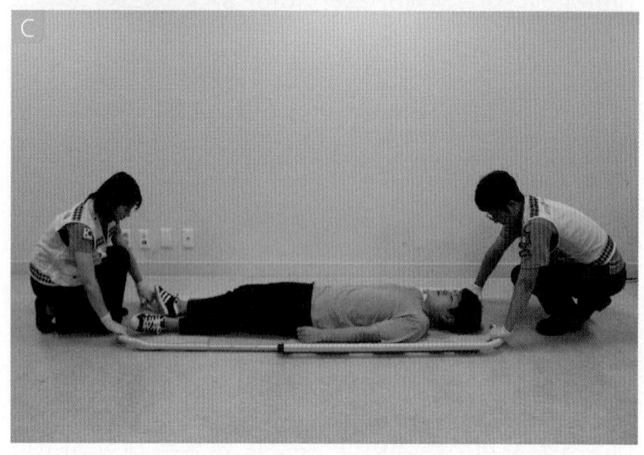

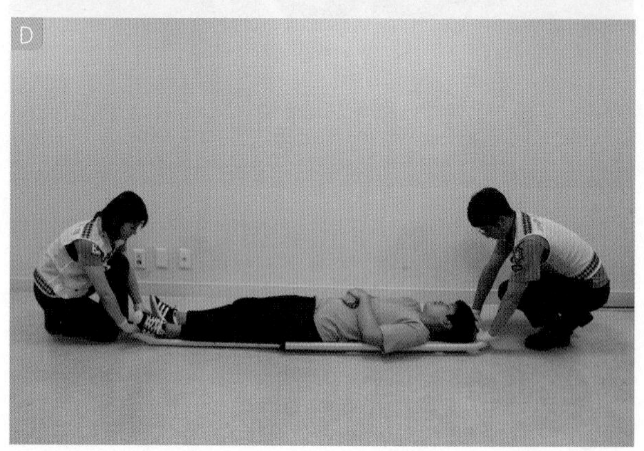

● 그림 53-30 분리형 들것(scoop stretcher)의 이용법. **A.** 환자의 신장에 따라 분리형 들것의 조절기를 이용하여 길이를 조절한다. **B.** 환자의 신장과 분리형 들것의 길이가 일치한는지 확인하고 분리형 들것의 상하단에 있는 분리기를 열어 분리한다. **C.** 분리형 들것을 환자의 양옆으로 밀어 넣으면서 환자의 신체 양쪽을 손으로 약간 들어준다. **D.** 양쪽을 재결합한 다음 환자를 고정한 후 분리형 들것과 함께 환자를 들것 위에 위치시킨다.

SALT법의 크게 두가지가 있다. MASS 중증도 분류법은 현장에서 긴급환자의 파악에 중점이 맞춰져 있으며, '일어나실 수 있는 분은 일어나셔서 이쪽으로 오세요'에 반응하여 이동가능한 환자는 녹색(비응급환자), '걷기 힘드신 분들은 팔이나 다리 흔들어 보세요'에 반응하는 환자는 황색(응급환자), 움직임이 없는 환자는 적색(긴급환자), 호흡 및 움직임이 없는 경우 흑색(사망자)로 분류하는 방식이다. SALT법은 포괄적 선별(Sort)에서 보행평가 및 손 흔들기/의도적 움직임 평가, 명확한 위급상황 평가를 시행하고 개별적 평가(Assessment)에서 주요 출혈조절과 기도개방, 흉부 감압술, 해독제 및 호흡 유무를 평가하여 비응급–응급–긴급–사망을 분류한다. RTS (revised trauma score)나 CRAMS 점수(Circulation: 순환, Respiratory: 호흡, Abdomen: 복부, Motor: 운동, Speech: 언어)(표 53–1)와 같은 외상지표가 환자의 생존 여부를 판단하기 위해 이용되기도 한다. 중증도에 따라서 크게 네 집단으로 분류하는데, 각 집단의 분류기준은 다음과 같다(표 53–2).

(1) 긴급환자(중증도 분류표에 적색으로 표시)

수분 혹은 단시간 내에 응급처치를 시행하지 않으면 생명을 잃을 가능성이 있는 환자이다.

(2) 응급환자(중증도 분류표에 황색으로 표시)

수 시간 이내에 응급처치를 시행하지 않으면 생명을 잃거나, 치명적인 합병증이 발생할 수 있는 환자이다.

표 53-1 CRAMS 점수

순환
2 – 모세혈관 재충혈이 정상이고 수축기 혈압이 100 mmHg 이상 일 때 1 – 모세혈관이 지연되거나 수축기 혈압이 85–99 mmHg 미만일 때 0 – 모세혈관 재충혈이 안 되거나 수축기 혈압이 85 mmHg 미만 일 때
호흡 2 – 정상 1 – 비정상(힘들거나 얕은 호흡 또는 호흡수가 35회/분 이상 시) 0 – 없음
복부 2 – 복부 및 가슴에 압통이 없다. 1 – 복부 또는 가슴에 압통이 있다. 0 – 복부가 딱딱하고 가슴은 덜렁거리며 또는 복부나 가슴에 심부 관통상이 있을 때
운동 2 – 정상(명령에 모두 반응) 1 – 통증에만 반응 0 – 무반응
언어 2 – 정상(조리가 있는) 1 – 혼돈 또는 부적당 0 – 비정상이거나 알아들을 수 없는 언어
총 CRAMS 점수(다섯 항목의 점수를 더함)

주의: 6점 이하는 심각한 손상이다.

표 53-2 중증도에 따른 환자별 중증 정도

분류	환자 소견 혹은 증상
긴급환자	• 기도폐쇄, 심한 호흡곤란 혹은 호흡정지 • 심장마비의 순간이 인지된 심정지 • 개방성 가슴열상, 긴장공기가슴증 혹은 동요가슴 • 대량출혈, 혹은 수축기 혈압이 80 mmHg 이하의 쇼크 • 혼수상태의 중증 머리 손상 • 개방성 복부열상, 골반 골절을 동반한 복부 손상 • 기도 화상을 동반한 중증의 화상 • 목뼈 손상이 의심되는 경우 • 먼쪽 부분 맥박이 촉지 안 되는 골절 • 기타: 심장병, 저체온증, 지속적인 천식 혹은 경련 등
응급환자	• 중증의 화상 • 목뼈를 제외한 부위의 척추 골절 • 중증의 출혈 • 다발성 골절
비응급환자	• 소량의 출혈 • 경증의 열상 혹은 단순 골절 • 경증의 화상 혹은 타박상
지연환자	• 20분 이상 호흡이나 맥박이 없는 환자 • 머리나 몸체가 절단된 경우 • 심폐소생술을 시행하여도 효과가 없다고 판단되는 경우

(3) 비응급환자(중증도 분류표에 녹색으로 표시)

응급처치가 필요 없는 경미한 손상 환자로서, 일명 '보행환자'라고도 한다.

(4) 지연환자(중증도 분류표에 흑색으로 표시)

이미 사망하였거나 생존 가능성이 없는 환자이다.

응급통신망을 통하여 연락된 응급구조사들이 현장에 도착하기 시작하면, 비교적 안전한 지역에 장비와 물품을 하역하고 현장지휘부를 설정한다. 중증도 분류관은 중증도 분류를 계속 진행해야 하며, 경험이 풍부한 응급의료진이 현장에 도착하면 중증도 분류를 응급의료진에게 인계하고 자신의 업무로 되돌아간다. 이때는 중요한 사항들을 간단히 구두로 설명한 후에 임무를 완전히 인계한다. 손상 환자의 숫자와 손상 정도를 설명하는 내용에 포함해야 한다. 중증도 분류와 응급처치에 관하여 시행된 것들은 서면으로 보고하고, 추가적인 인원과 물품을 요구해야 한다.

만일 어떤 환자가 이송되면 중증도 분류관은 이송된 환자의 수와 손상 정도, 어떤 의료기관으로 이송되었는지를 알아야 한다.

중증도 분류관의 두 번째 임무는 기도, 호흡 기능, 순환기능 등을 유지하기 위하여 응급처치가 필요한 환자를 파악하고, 의료기관으로 이송할 준비를 시행한다. 원칙은 '생명보존은 팔다리보호에 선행한다'는 것이다. 다음으로는 긴급한 상태를 벗어난 비교적 경미한 환자를 치료한다.

즉 척추 손상, 개방성 혹은 중요한 골절, 화상, 복부 타박상과 같은 이차적인 손상을 확인하고 안정을 유지한다. 중증도 분류에 따라서 응급처치가 시행되면 의료기관으로 이송할 준비를 한다. 이송은 중증인 환자부터 이송되며, 사망자가 마지막으로 이송된다. 이송을 시행하는 경우에는 동원이 가능한 응급차량 수, 의료장비, 응급구조사 수 등을 모두 고려해야 한다. 또한, 응급환자가 일부 병원으로 집중되는 것을 방지하기 위하여, 환자의 중증도별로 이송할 의료기관을 결정해 주어야 한다. 중증인 환자는 대형종합병원으로 이송하며, 경미한 환자는 원거리에 있는 의원이나 병원으로 이송한다.

병원전 처치에서 환자의 수가 적고 치료요원과 이송수단이 충분할 경우 현장에서의 의료처치는 신속히 안정화시킨 후, 가까운 병원으로 이송하는 일상적인 수준에 가까운 방법으로 이루어질 수 있다. 구출 작업이 장기화하면 환자는 저혈량성 쇼크나 탈수가 진행된 환자는 현장에서 수액투여를 시작할 수 있다. 반면에 화재, 폭발, 건물 붕괴 및 위험물질로 피해자와 구조자가 위험할 때에는 최소한의 처치 후에 가능한 한 빨리 신속한 이송이 이루어져야 한다. 환자의 수가 이송 능력을 넘어서면 중증의 손상을 입은 환자는 이송될 때까지 몇 시간이 소요될 수 있기 때문에 현장에서 전문적인 내과적, 또는 외과적 처치가 이루어지는 것이 유리할 수 있으며, 이를 위해 수술실의 능력을 가진 현장 병원을 구축하는 것이 필요할 수 있다. 부상자들이 재난 현장으로부터 현장 병원으로 이동되어 손상에 대한 추가적인 평가와 초기 처치를 받은 후 집으로 보내지거나 병원으로 이송된다.

방사능 오염으로 고통받는 환자와 방사능 입자를 지니고 있는 환자에 대한 분류의 독립된 범주가 있다. 이 범주는 다른 어떠한 것보다 우선한다. 다른 환자, 응급구조사, 응급차량, 의료기관을 방사능으로부터 오염시키지 않기 위하여 오염된 환자는 즉시 격리되어야 한다. 오염 환자가 정상 환자로 처치 받기 위해서는 유독물질에 대한 노출 종료, 환자의 안정화, 적절한 결정적인 의료 처치의 시작 등이 이루어져야 한다. 방사선 손상의 치료는 *Chapter 46*을 참조한다. 다른 구조기술처럼 중증도 분류 또한 숙련될 정도로 연습을 해야 한다. 재난에 대비한 훈련은 병원이나 다른 공공단체와 연결하여 적어도 연 2회씩 실시해야 한다. 이러한 임무를 수행할 수 있는 병원은 오염 제거를 위한 안전지역, 환자의 외부 오염물을 씻어낼 수 있는 수단, 오염물질을 모으는 방법, 환자를 처리하는 요원 및 다른 병원의 요원을 위한 보호 장비, 일회용 또는 세척 가능한 의료장비 등을 갖추어야 한다.

당신이 응급구조사라면

1. 노령 환자를 다루는 데 있어서 소아환자와 어떤 면에서 비슷하며, 차이점은 무엇인가?
2. 당신 혼자서 구조해야 하는 경우 고려해야 할 점은 어떤 것들인가?
3. 일반적인 들것(standard stretcher)과 분리형 들것(scoop stretcher)의 차이점을 설명하시오.
4. 당신이 속해 있는 지역사회에서 재난이 발생하였을 때 이용할 수 있는 장비와 물품들을 확인해 보시오. 이 상황에 대응하는 사람들과 환자들을 수용하는 기관들은 이러한 장비를 얼마나 보유하고 있는지 검토하시오.

구출과 구조

개요

현재 우리나라는 응급구조사의 업무영역을 법적으로 엄격하게 규정하고 있다. 그러나 이는 구급대원으로서 행하여지는 업무를 규제한 것이지 그 외의 응급구조사가 필요한 영역에서의 업무를 제한한 것은 아니다. 다만 응급처치에 수행되는 모든 행위는 마땅히 법적 테두리 안에서 행해져야 할 것이다.

구조 상황과 구급 상황을 별개로 구분하고 독립적으로 활동할 수 없으므로 구조에 대한 정확한 이해가 필요하다. 또한 현재 전문구조대에서는 구조와 구급을 독립된 행위로 치부하지 못하는 까닭으로 구조대원의 자격요건 중에 응급구조사를 포함하고 있다. 따라서 과거의 구조현장에서의 응급구조사는 구조된 환자를 응급처치하는 보조적인 임무를 수행하여 왔으나, 현재는 구조활동의 주체가 되어 상황을 통제하기도 한다.

사전적인 의미에서 구조와 구출은 위험한 상태에서 구해낸다는 의미에서는 동일하다.

그러나 구조(rescue)는 죽음 또는 순간적인 파괴 등의 위험에서 벗어나는 것을 의미하며, 구출(extrication)은 구조의 한 측면으로서 단순히 환자가 탈출할 수 있는 길을 확보하기 위한 방법(자동차 문을 열어주는 것)에서부터 기차 탈선이나 고층건물의 붕괴와 같은 복잡한 경우 등, 외적인 힘에 의한 억류나 억제로부터 벗어나는 것을 의미하는 넓은 의미가 있다.

구조상황으로는 화재, 붕괴, 폭발, 수상, 수중, 산악, 건물고립, 교통사고 등의 경우가 있으며 이 중에서도 특수한 구출방법을 필요로 하는 응급 상황들도 있다. 응급구조사는 이러한 특수상황에 필요한 특별한 기술과 작업에 필요한 장비를 전문교육을 통하지 않고서는 습득하거나 수행할 수가 없지만, 서두에서도 언급한 것과 같이 구조가 이루어지는 동안 환자를 최대한 보호하고 안전하게 구조할 수 있도록 전체적인 흐름과 단계별 작업의 특수성을 인지해야만 한다. 예를 들자면 산업이 발달되어지고 고속화가 이루어지면서 차량이 급속도로 늘어나고 또한 교통사고가 많이 발생하였다. 따라서 차량구조는 일반적으로 발생하는 구조유형이 되었다.

환자구출이 필요한 자동차 사고의 유형과 영향, 구조방법을 숙지하여만 현장에서 응급구조사의 임무, 즉 구조와 구급활동을 완벽하게 수행할 수 있게 될 것이다. 구조와 구출만 전문적으로 시행하는 구조대원이 별도로 구성돼 활동하고 있으며 이런 구조대원 중에는 응급구조사가 포함돼 있기도 하다.

이 장은 구조작업이 어떻게 분류되는지를 설명하며, 구조의 원칙들과 기술, 구조차량에 적재된 장비들과 구조방법을 설명하고, 일반적으로 접할 수 있는 자동차 사고에서 환자를 사고 차량으로부터 응급차량으로 옮기는 방법과 특수한 구조 등에 대하여 기술하였다.

목표

- 구조대의 편성과 역할들을 알아본다.
- 구조활동을 위한 기본원칙과 수행원칙들을 확인해 본다.
- 구조기술의 기본과 장비들을 확인해 본다.
- 구조상황에서의 안전확보에서 응급처치 후 환자이송에 이르기까지의 전반적인 상황을 알아보고, 특수상황에서의 구조에 대해서 알아보자.

1. 구조대의 편성 및 작업

1) 구조대의 편성

사회가 급변하면서 삶이 윤택해지고 시간적 여유가 생기면서 자연스럽게 안전에 대한 관심도가 높아져 갔다. 따라서 이런 안전에 대한 관심도가 높아지면서부터 구조대의 필요성이 절실해졌고 전문성을 가진 구조대원을 필요로 하게 되었다. 각종 사고는 장소와 때를 가리지 않고 발생하게 되었으며 이러한 사고장소와 종류에 따라 구조대는 편성되고 활동하게 된 것이다. 다시 말하자면 구조대는 그 활동장소와 역할에 따라 편성되고 결정된 것이다.

(1) 일반구조대

교통사고를 비롯한 화재, 수난, 산악사고 등, 가장 기초적인 구조대로서 우리가 구조를 요청 시 일차적인 출동부서이며 가장 기본적인 안전조치를 담당하는 구조대로 현재 각 시 · 군 · 구청에 1대 이상 설치되어 운영되고 있다.

(2) 특수구조대

일반구조대와는 달리 특수한 장소 즉, 화학 공장이나 내수면, 산악사고 등 특수한 사고가 자주 발생하는 지역에 인명구조를 목적으로 별도로 설치하여 운영한다. 특수구조대(표 54-1)는 그 역할에 따라 조금씩 달리하기는 하지만, 그 목적은 인명구조라는 데에서는 동일하다. 때로는 인원이나 예산문제로 인하여 각 지역의 여건에 따라 특수구조대가 갖추어야 할 장비를 일반구조대가 갖추고 두 가지의 업무를 담당하는 경우도 있다.

(3) 항공구조대

항공구조대는 헬기를 이용한 구조대로 고층건물 사고 또는 항공기사고와 산악사고 등의 인명구조 활동을 위하여 각 시 · 도에 설치되어 있으며, 각종 재난현장에서 인명구조뿐만 아니라 광범위한 산불 진화 등, 화재진압의 중요한 업무를 담당하기도 한다.

(4) 직할 구조대

중앙정부나 시 · 도별로 그 지역의 특수성이나 인명구조 활동의 전문성을 위하여 별도로 편성하여 운영하기도 하지만 활성화되어 있지는 않다.

표 54-1 **특수구조대의 종류**

특수구조대의 종류
1. 화학구조대: 화학 공장 밀집지역에 설치
2. 수난구조대: 하천, 댐, 호수, 저수지 등의 내수면 지역에 설치
3. 고속도로구조대: 고속도로에 설치
4. 산악구조대: 국립공원 등의 산악지역에 설치

(5) 국제구조대

현재 우리나라는 제외 국민을 보호하고 국제 협력을 위하여 국외에서 발생하는 화재나 재난 · 재해 시에 해외로 파견하여 활동하는 구조대로 현재는 중앙 119구조대가 그 업무를 담당하고 있다.

2) 구조범위와 역할

현재 우리나라 응급구조사는 일반적으로 환자에게 응급처치를 제공하며, 상황에 따라 간단한 구조장비를 이용하여 구조업무를 수행하기도 한다. 반면에 구조팀에 근무하는 응급구조사는 외부의 위험한 요소로부터 환자를 보호하면서 위험한 장애물을 제거하기 위한 전문적인 구조를 수행한다. 구조와 구출작업에서 응급구조사의 임무는 우선 환자에게 응급처치를 제공하고, 손상이 더욱 악화하는 것을 방지하는 것이다. 사상자의 구조과정 중 응급구조사와 구조대원이 함께 구조하는 과정에서 가장 흔히 발생되는 문제점은 체계화된 협조체계가 미흡하다는 것이다. 즉 구조와 응급처치에 경험이 많은 1인이 구조작업을 책임지고 지휘하여야 한다. 이러한 책임자는 전문적인 구조법과 응급처치법에 대한 경험과 학식이 풍부하며, 각종 상황에서도 정확한 판단력을 내릴 수 있어야 한다. 또한 모든 과정에서 전반적인 지휘와 통솔에 책임감을 느끼고 있을 뿐 아니라 환자의 응급처치를 책임져야 한다. 이런 점에서 볼 때 응급구조사가 구조대원이 된다면 현장을 가장 잘 지휘할 수 있을 것이다. 하지만 서로에 대한 명확한 책임 한계와 업무 범위에 대해서 사전에 조율하고 규정할 필요가 있다. 다음은 구조범위에 따른 구급대원의 역할을 간략하게 기술하였다.

(1) 간단한 구조

간단한 구조(simple rescue)는 경미한 자동차 사고나 안전한 건물에서 발생한 환자의 운반을 말한다. 간단한 구조는 환자를 이송하기 쉽고, 일반적으로 최소한의 장비가 필요하다. 현재 소방서에 배치돼 있는 구급차에는 간단한 구조를 위한 장비들이 배치되어 있다. 그리고 지방이나 도심 외곽에 배치되는 응급차량에는 반드시 간단한 구조를 시행할 수 있는 구조장비를 갖추는 것이 바람직하다. 즉 동시에 많은 환자가 발생할 수 있는 교통사고가 빈발하는 지역이나, 교통혼잡으로 구조 차량의 접근이 어려운 지역에서는 응급차량에 간단한 구조장비를 갖추는 것이 바람직하다. 생명을 위협하는 위험한 상황에서는 구조장비와 구조 차량을 기다릴 시간적 여유가 없다. 이러한 상황에서 응급구조사는 구조업무를 시도할 수밖에 없으며 이를 위해 준비되어 있어야 한다.

(2) 중간 구조

중간 구조(medium rescue)를 수행하기 위해서는 구조 차량과 전문적인 구조장비가 필요하다. 따라서 구급대원은 최대한 안전 조치 및 환자의 생명유지를 위한 응급처치는 선행되어야 한다.

(3) 복잡한 구조

복잡한 구조(heavy rescue)는 건물이 붕괴하거나, 자동차가 심하게 파손된 경우 등과 같은 위험한 상황에서 구조를 수행하는 것으로, 각종 구조장비와 특수 구조 차량과 중장비가 필요하다. 이런 복잡한 구조 상황에서는 응급구조사의 역할이 극히 미약하기는 하지만 좀더 세심한 주의를 기울여야 한다.

그리고 전반적인 구조는 전문구조팀에 의하여 임무가 수행되는 경우가 많다.

2. 구조 원칙

각종 사고현장에서 구조를 수행하는 소방관(구급대원, 구조대원)은 강인한 체력과 함께 전문적인 지식과 경험이 필요하다. 일반 상식과 장비에 관한 기초 지식을 이용하면 구조문제들은 대부분 해결될 것이나 환자를 구조하겠다는 강인한 정신력이 매우 필요하다. 하지만 체력과 경험, 정신력만으로는 완전한 구조를 수행할 수 없다.

현재 구조현장에서 발생하는 사고들을 보면 조금이라도 주의를 소홀히 하면, 환자뿐만 아니라 응급구조사 자신도 위험에 노출되는 경우가 많다. 구조활동의 궁극적인 목적은 환자의 구출뿐만 아니라 구조를 시행하는 응급구조사도 안전하게 탈출하는 것이기 때문에 사고의 양상과 위험 요인을 확실히 파악하고 자신의 능력과 한계를 통제하며 구조활동에 임하여야 한다. 응급구조사 구조의 우선순위(표 54-2)를 확인하고 역할에 충실하여야 한다. 즉 구조 작업에 있어서 제일 먼저 환자의 생명을 보전하기 위한 위험요인제거 및 기도확보와 산소공급, 심폐소생술 등의 긴급을 필요로 하는 조치는 이루어져야 한다. 물론, 환자가 붕괴 직전의 건물 내부에 있거나 폭발 직전의 차량에 있다면 신속하게 현장에서 구출하는 것이 우선시 될 수 있다. 다만 구조대원으로서의 응급구조사가 아닌 응급구조사는 구조가 이루어지는 과정에서 최소한의 생명유지를 위한 조치를 구조대원과 협조하여 시행하고 구출이 원활하게 이루어지도록 협력하여야 한다.

3. 구조의 과정

구조의 원칙과 우선순위에 맞추어 구조가 완벽하게 이루어지기 위해서는 많은 노력과 경험들이 필요하다. 구조활동은 한 사람이 수행하는 것이 아니라 팀이나 조직으로 이루어지기 때문에 더욱 엄정한 규율을 바탕으로 단독행동을 통제하여야 한다. 구조현장에서의 자의적인 판단과 돌출행동은 자신은 물론 현장에서 활동하고 있는 동료들까지도 위험에 노출하게 만든다. 따라서 지휘자와 대원들은 서로의 임무(표 54-3)와 역할을 명확하게 하고 신속하고 정확하게 구출활동을 수행하여야 한다. 모든 사고들이 똑같지 않더라도, 기본적인 구조과정은 모든 상황에서 적용되므로 표 54-4와 같이 서술하겠다.

1) 상황 평가

상황평가는 구조방법을 결정하기 위한 평가이다. 환자를 응급처치하기 전에 환자평가를 하듯이 구조를 위한 가장 기본적인 평가이므로 현장 상황에 영향을 주는 위험요인

표 54-2 구조의 우선 순위

1순위	구명
2순위	구출
3순위	고통경감
4순위	피해의 최소화

표 54-3 구조현장에서의 임무

지휘자	대원
1. 구조대 지휘 감독 및 현장감독	1. 지휘명령 준수 및 자의적인 행동 금지
2. 위험요소를 파악하여 사전에 제거하는 등의 안전조치 강구	2. 위험요인을 주목하고 인지된 정보보고
3. 효율적인 구조활동을 위한 정확한 사고 실태 파악	3. 구조작업의 상황을 수시로 보고
4. 대원 및 기자재를 적절히 배치 및 활용	4. 본인 및 대원 상호 간의 안전 주의

표 54-4 구조의 8가지 기본 원칙

(1) 상황 평가
(2) 구조대원과 환자에게 안정감 제공
(3) 환경 보존
(4) 환자에게 접근
(5) 응급처치 제공
(6) 환자의 구출
(7) 이송을 위한 준비
(8) 환자이송

들을 신속히 파악하고, 문제점을 분석하여 구조방법을 결정해야 한다. 상황평가는 모든 상황 즉, 출동지령을 받고부터 시작된다. 따라서 사고의 발생장소, 사고의 종류와 개요, 출동로의 상황과 건물의 상황, 주위의 환경 여건과 위험도, 장비와 인적자원, 피해자의 수, 사고의 확대 위험성과 구조활동의 장애 요인들을 평가하는 것이다. 그러므로 의료적인 측면의 중증도 분류(triage)와는 약간의 차이가 있다. 구조방법은 상황평가가 일차적으로 이루어지면 결정하고 구조활동이 이루어지는 동안에도 상황평가가 계속되는 것이므로 새로운 문제점이 발생하였을 때는 구조방법을 수정해야 할 필요가 있다. 상황을 평가하는 다음의 사항들도 고려되어야 한다.

(1) 환자가 계단으로 된 건물에 위치하는가? 건물에 승강기가 있는가? 응급차량의 들것은 승강기 내부에서 이용할 수 있는가?

(2) 화재 발생 여부: 화재는 환자 이송을 어렵게 하고 응급처치에 지장을 초래하므로 구조과정도 복잡해진다.

(3) 사고현장의 차량 상태: 불안정한 상태의 차량은 구조가 시작되기 전에 안정되어야 한다. 그러므로 바퀴 받침대와 안전줄이 응급차량 내에 갖춰져야 한다. 불안정한 상태의 차량을 신속히 고정하는 방법으로는 응급차량에 끌어당기는 갈고리를 설치하여 이용한다.

(4) 차량에 에어백이 장착되어 있는지 살펴본다. 에어백 밑에 어린아이가 깔려있는지 살펴보아야 한다. 질식의 위험이 있기 때문이다. 에어백이 터져있다면 연기 등을 감지할 수 있지만 그것은 전분가루이거나 가루먼지일 것이다. 다만 응급구조사나 환자의 피부를 자극할 수 있어 보호 장비에 유념하여야 한다.

(5) 충돌 차량이 정면충돌, 후방추돌, T-자형, 모서리 부분 또는 전복사고인가를 확인하고 응급구조사의 구조작업에 대한 지식과 환자 상태와 우선순위에 대한 측정을 기반으로 활동계획을 진전시켜야 한다.

(6) 차량이 바로 있는가? 뒤집힌 상태인가? 옆으로 누워 있는가?

(7) 안전띠에 매달려 있는가? 혹은 방화벽에 부딪혀 충돌한 후에 누워 있는가?

(8) 구조작업을 시작하기 전에 외부로 옮겨져야 하는 물품들이 사고 차량 내에 있는가?

(9) 구조를 위하여 필요한 장비는 무엇인가? 특별한 장비와 특수요원이 필요한가?

(10) 경증의 환자에게 여러 상황에 대하여 질문하고 상황을 파악한다.

(11) 환자나 구조 요원에게 위험을 가할 수 있는 요소(가스의 유출, 전기선의 낙하, 위험 물질 등)가 현장에 있는가?

(12) 손상을 입은 모든 환자는 최대한 '황금기간' 안에 이송해야 한다는 것을 기억해야 한다.

2) 구조대원과 환자의 안전

상황평가가 이루어지고 구조방법이 결정되면 구조 활동을 시작하여야 한다. 아무리 완벽한 상황평가가 이루어지고 가장 안전한 구조방법이 결정되었다 하더라도 응급구조사는 위험한 환경에서 구조와 구출의 임무를 수행하는 경우가 종종 발생한다. 구조활동에 임하는 응급구조사는 자신의 안전을 최우선으로 지키고 그 안전이 확보

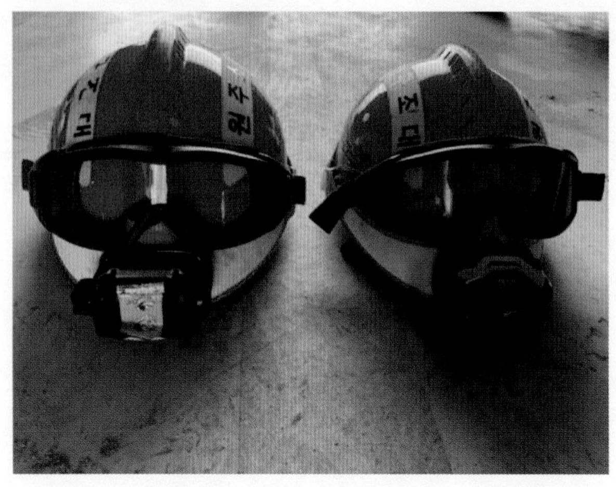

• 그림 54-1 안전모는 구조 행위시에는 필수적인 보호장비이다.

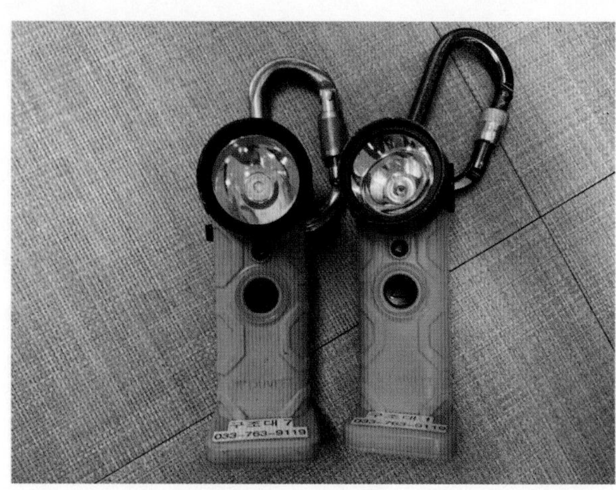

• 그림 54-2 여러 상황에서 축전용 전등이 응급구조사의 구조활동에 빛을 제공한다.

된 상태에서 환자를 위험요소로부터 구출해야 한다. 이러한 위험 상황에서 성공적인 구조 임무를 수행하기 위해서는 응급구조사 자신을 보호할 수 있는 특수한 의복을 착용하거나 자신을 방어할 수 있는 장비(그림 54-1, 54-2)들을 갖추어야 한다. 만약 자신의 안전을 확보하지 못한 응급구조사가 구조활동에 임하게 된다면 위험에 노출된 자신으로 인하여 구조활동에 임하는 구조팀 전체의 위기가 될 수 있다.

(1) 구조 요원의 안전

구조현장에서의 응급구조사는 자신을 보호하기 위해 머리에서 발끝까지 신경을 써야 한다. 신발 바닥이 딱딱하고 튼튼하지 않으면 유리나 못과 같은 예리한 금속에 의하여 손상을 입게 되고 감염될 수도 있다. 또한 더러운 곳에서나 독성 위험이 있는 곳에서는 특수한 장화를 신어야 한다. 의복은 추운 환경 또는 뜨거운 환경에서 체온을 유지하기 위하여 특수한 재질로 제작된 보호복을 입어야 하며, 장시간이 소요되는 구조현장에서는 얼굴부위를 보호할 수 있는 특수한 모자가 달린 의복을 입어야 한다. 그리고 작업을 하는 동안에 자신을 보호할 수 있는 보호장갑을 반드시 착용하여야 한다. 이러한 보호복과 장갑, 신발 등은 구조대원의 체온을 유지해 줄 것이며, 특히 활동에 지장을 주지 않도록 장갑은 가죽으로 된 제품을 사용하면 좋다.

또한 이런 안전모는 여러 가지의 밝은색과 형광물질로 치장되어져 있는데 이러한 안전모는 구조대원을 구분하고 구조대원의 안전을 더욱 확보할 수 있다. 더욱이 현장에서 사용되는 안전모는 낙하하는 모든 물체로부터 구조대원을 보호할 수 있어야 한다. 화재현장에서의 유리 파편과 같은 낙하물과 교통사고 현장에서의 날카로운 금속들로부터 머리를 보호하지 않는다면 완전한 구조는 생각할 수도 없을 것이다. 그 외에도 구조대원의 안전을 위한 개인로프, 공기호흡기, 만능도끼 등의 개인 장비들이 있는데 이러한 보호장비는 구조대원의 생명을 유지하고 지켜줄 뿐만 아니라 구조대원 자신이 탈출을 시도하게 되는 상황에서 유용하게 사용할 수 있는 장비들이므로 항상 관리를 철저히 하여야 한다.

(2) 환자의 안전

구조를 하는 동안 환자에게 가장 중요한 것은 구조작업으로 인한 추가적인 손상을 억제하는 것이다. 구조상황에 있는 환자들은 자의적으로 탈출할 수 없으므로 구조

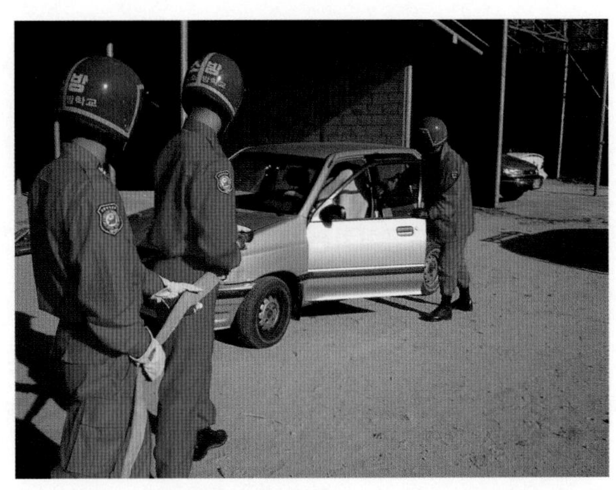

• 그림 54-3 구출 활동 중, 환자는 반드시 불에 타지 않는 담요(방화 담요)로 싸서 보호해야 한다.

작업 시에 발생하는 모든 행위가 환자의 근거리에서 이루어지게 된다. 따라서 안전사고 대부분은 이러한 과정 속에서 환자 가깝게 접근하는 구조장비나 절단, 파괴 시 발생되는 흩날림 물체들에 의하여 발생한다. 예를 들자면 차량내 고립된 환자를 구조하기 위해서는 차량의 유리를 파괴하거나 철판을 절단하여 구출해야 되는데 이때 응급구조사는 불연성의 보호 담요(그림 54-3) 또는 알루미늄 구조 담요로 환자를 감싸서 부서진 유리나 날카로운 물체로부터 환자를 보호하지 않는다면 2차적인 손상을 유발하게 될 것이다.

이 외에도 구조작업을 하기 위해서는 장비를 많이 사용하게 되는데 이때 발생하는 열이나 소음 등을 최소화할 수 있는 장비를 사용하거나 보호 장치를 하여 환자를 보호해야 한다.

(3) 현장 안전

현장의 안전을 확보하기 위해 가장 먼저 이루어져야 할 것은 2차적인 재해를 방지하고 구조활동을 할 수 있는 경계구역을 설정하는 것이다. 안전선이나 로프 또는 안전표지(삼각대) 등을 일정한 거리에 표시함으로써 각종 장비나 대원의 활동범위를 확보하게 될 것이다. 그리고 이러한 현장에서 위험물, 가스, 전기 등의 위험요인들이 발생하였다면 가장 장애가 큰 요인부터 순차적으로 제거하여 나가면서 구조활동을 하면 된다. 사고 차량으로부터 흘러나오는 발화성 물질(휘발유, 경유 등)이 있는 경우 흘러나온 발화성 혹은 가연성 물질은 사고현장에서 씻어내야 하며, 차량에도 가연성 물질이 있을 가능성이 있으므로 구조작업 동안에는 소방호스를 갖춘 소방대원이 곁에 있어야 한다. 응급구조사는 반드시 사고 차량의 시동을 끄고 기어를 멈춤으로 하며, 자동차 열쇠를 제거해야 한다. 위험 물질은 고속도로나 철도로 많이 수송되며, 자동차 사고로 위험물질이 누출되면 주위의 사람들은 위험하게 된다. 위험한 물질을 수송하는 차량은 항상 '위험물질'이라는 표시를 하게 되어 있다. 또한 교통통제를 위해 적절한 위험신호 사용이 필요하다. 즉 직선로, 곡선로, 언덕 등이 있는 사고 현장에 위험신호를 설치하여야 한다. 가능한 3 m마다 위험신호를 설치하여 도로의 차량을 유도한다. 2차로에서 충돌이 있었다면 양방향에서 보일 수 있도록 위험신호를 설치하도록 한다.

응급차량 내에는 망원경을 비치함으로써 먼 거리에서도 응급구조사들이 사고현장을 관찰할 수 있어야 한다. 사고로 인하여 현장에 늘어진 전선은 응급구조사나 환자에게 위험을 줄 수 있다. 즉시 전력공급소에 이러한 상황을 통보하여 해당 지역으로의 전력을 차단해야 한다. 응급구조사들이 늘어진 전선을 직접 취급해서는 안 되며, 또한 늘어진 전선이 물에 잠겨 있는 경우에는 안전한 지대에 위치해야 한다.

충분하지 않은 시야는 구조작업에 심각한 문제를 유발할 수 있다. 응급차량은 충분한 조명등을 갖추어야 하며, 응급차량과 현장이 멀리 떨어져 있는 경우를 대비하여 손전등을 갖추어야 한다. 특히 유독가스가 누출되었거나 폭발의 위험성이 있다고 판단되면 인근 주민을 대피시키는 등 안전조치에 만전을 기해야 하며, 현장에서 필요하지 않은 사람들은 구조작업에 방해가 되므로, 경찰이나 유관기관과 협조하여 현장을 철저히 통제해야 한다. 구조업무에 대한 응급구조사와 구조대원의 업무를 명확히 분배하여 구조작업을 수행하는 것이 바람직하다.

(4) 환자에게 접근하는 방법

구조현장에서 환자에게 접근하는 방법은 사고의 유형에 따라 여러 가지가 있을 수 있다. 즉 사고의 형태와 종류 및 환자의 상태에 따라서도 환자에게 접근하는 방법은 신중하게 고려되어야 한다. 무엇보다도 환자나 보호자 등의 심리상태를 고려하여 사고현장의 군중들과 직접적인 구조에 참여하지 않는 관계자들의 접근과 시선으로부터 환자의 프라이버시를 보호하는 것은 지켜져야 할 것이다. 구조작업 시에는 손상부위와 손상 정도를 고려하여 진행하고 작업이 진행되는 동안 발생하는 문제점 등에 따라 접근법도 변경될 수 있다. 왜냐하면 구조현장에서는 위험한 환경이 수시로 발생하는데 이때 환자를 구출하여 안전한 지대로 옮기고, 심폐소생술 등의 긴급을 필요로 하는 응급처치를 시행할 경우가 발생할 수도 있기 때문이다. 그림 54-4에 도시된 술기는 손상된 신체 부위를 다룰 수 있는 충분한 구조대원이 있을 때, 손상된 척추, 가슴, 팔다리를 고정하는 방법이다. 이 방법은, 차량 화재 시에나 화재의 가능성이 높은 경우, 환자 상태가 급격히 악화하여 기도유지, 인공호흡과 가슴압박과 같은 소생술이 요구될 때, 차량이 언덕이나 비탈길에 위치하여 응급구조사와 환자의 생명을 위협할 때 이용된다. 이와 같은 급박한 상태에서 구조를 성공적으로 수행하기 위하여는, ① 적절한 수의 구조대원을 이용하며, ② 구조의 지휘자는 구조대원들의 작업이 조화를 이루도록 해야 한다. 그림 54-5는 뇌 손상의 위험이 없을 때 특별한 안전줄 멜빵을 이용하여 재빨리 환자를 구출하는 기술이며, 이 방법은 오직 비상사태만을 위한 것이다.

(5) 응급처치

구조현장에서의 응급처치는 초기에 'ABC's' 방법에 따라 응급처치를 하며, 응급처치는 구출작업 이전 또는 작업 중이나 구출 후에도 지속해서 이루어져야 한다. 그러나 가장 좋은 것은 구출작업이 약간 지연된다 하더라도 응급구조사가 구조과정에 참여하여 부상 정도를 정확하게 확인하고 필요한 응급처치를 취한 다음 구조하는 것이다.

앞서 서술한 것과 같이 먼저 'ABC's' 확인한 후에 적절한 응급처치를 시행해도 되지만 환자의 상태에 따라 심폐 소생술 또는 목뼈 · 척추의 보호, 심각한 출혈을 제어하는 등의 즉각적인 응급처치가 필요한 경우도 적지 않다. 따라서 환자의 구명을 위해 매우 중요한 상황이 발생할 수 있으므로 가능하다면 현장에서 최선의 응급처치가 이루어질 수 있도록 하여야 한다. 만약 차량에서 심폐소생술을 시행한다면 앉아 있는 자세이거나 푹신한 자동차 시트에서는 정확한 가슴압박이 이루어질 수 없다.

(6) 환자의 구출

구출의 시기를 환자에게 접근해서 응급처치를 완료하고 환자의 상태가 안정된 후에 실시하는 것이 가장 좋다. 환자를 구출할 때에는 외상이 없더라도 반드시 목뼈 및 척추보호대를 착용시켜 환자평가 시에 발견하지 못한 위험요소를 사전에 예방하고 차단해야 한다. 다만 화재나 폭발 등의 긴급한 위험요인에 노출된 경우에는 응급처치보다 현장에서 이동 · 구출해야 하는 경우도 있다. 따라서 구출은 그 과정에 따라 수시로 변화할 수 있으며 차량 구조 이외의 다른 상황에서는 더 많은 장비와 고도의 구조기술을 필요하므로 여기에서는 간단한 차량 구조술로 대신하겠다.

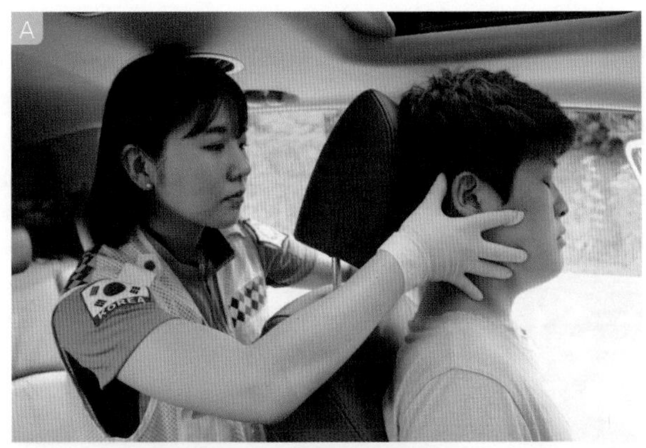

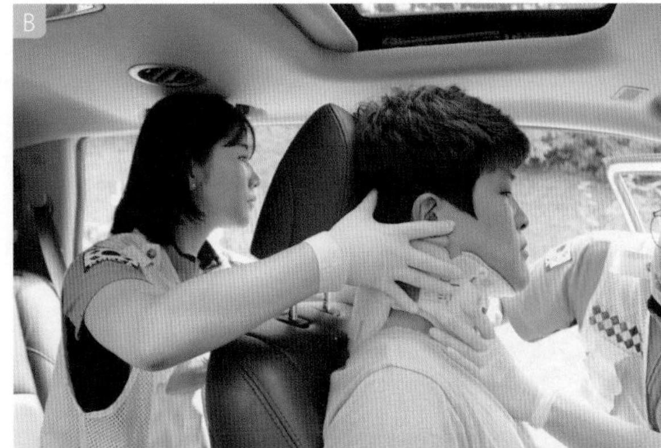

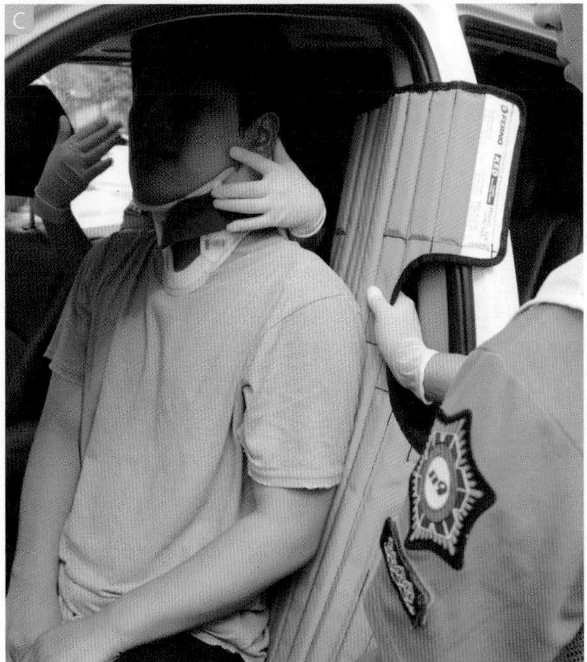

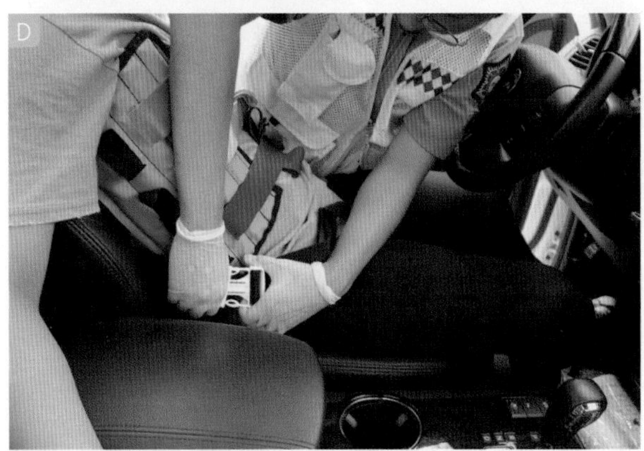

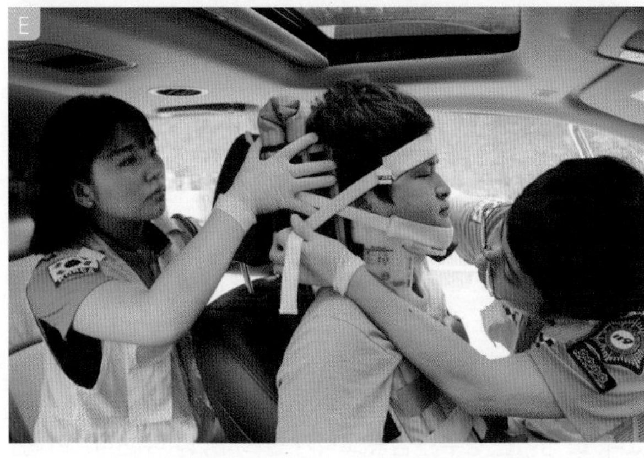

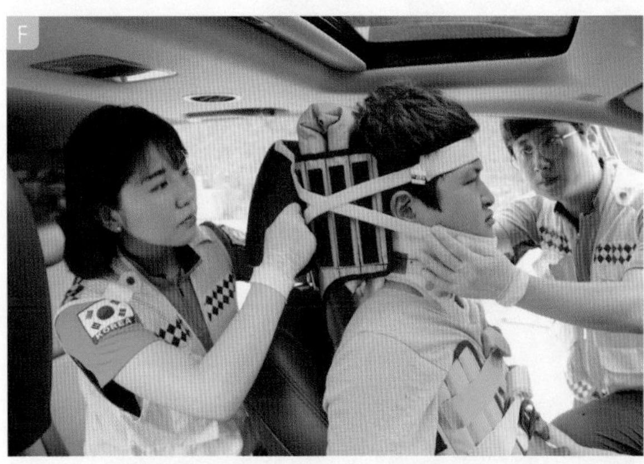

• 그림 54-4 **A.** 우선 구조자가 목뼈 고정을 시행한다. **B.** 환자 평가를 시행하면서 환자에게 목뼈보호대를 착용시킨다. **C.** 한 구조자는 환자의 머리를 고정한 상태에서 긴 척추고정판 또는 구출고정대(extrication device)로 고정한다. **D.** 고정 띠로 환자의 몸통을 고정한다. **E.** 목의 과도한 신전을 막기 위해서 패드를 뒤통수부위에 댄다. **F.** 끈을 이용하여 머리를 척추고정판에 고정하는데, 띠는 환자의 이마를 지나가도록 한다.

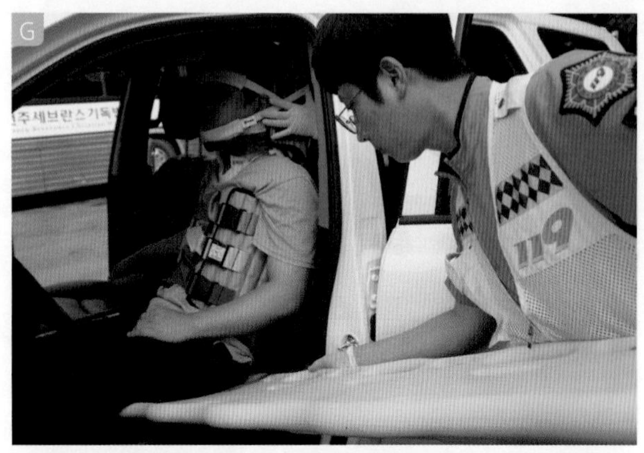

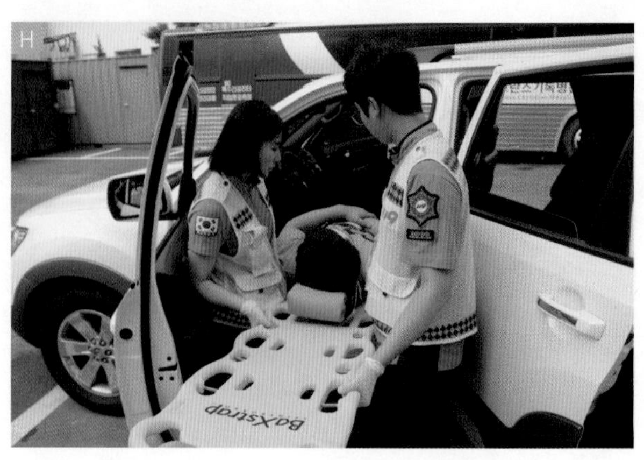

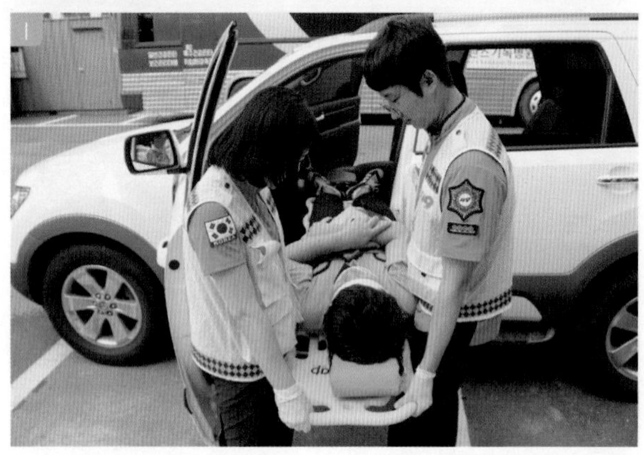

● 그림 54-4 (계속)
G. 긴 척추고정판을 환자의 엉덩이 부위에 위치시킨다. **H.** 응급구조사에 의해서 환자가 긴 척추고정판으로 옮겨 적절하게 위치시킨다. **I.** 척추고정판과 함께 환자를 들것에 싣는다.

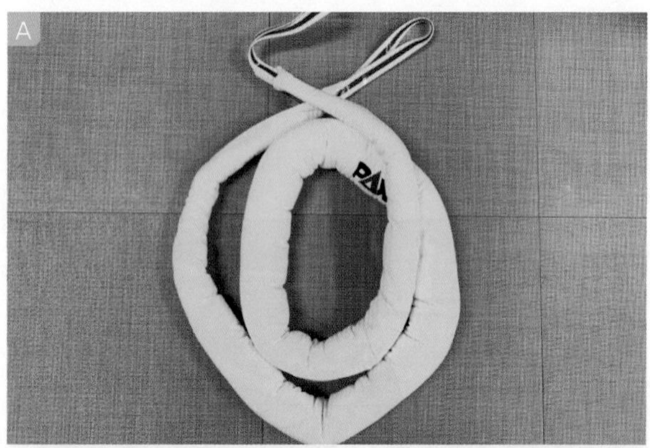

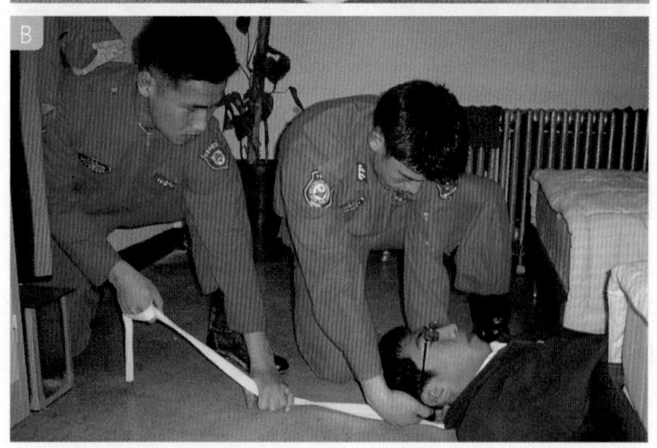

● 그림 54-5 안전줄을 이용한 환자이동법. **A.** 목뼈 손상의 위험이 없고 환자를 위험한 지역에서 빨리 이동시켜야 할 때는, 특수한 안전줄을 사용한다. 안전줄은 나일론으로 된 2.5 m 길이의 줄을 이용하며, 길이를 조절할 수 있는 금속의 고리가 부착되어 있다. **B.** 당기는 경우는 금속 고리가 반드시 있어야 한다. 고리는 안전줄을 매기 전에 안전줄에 두어야 한다. 남자의 경우는 젖꼭지 아래에, 여자의 경우는 유방 아래에 안전줄을 위치시킨다. 안전줄을 잡아당기기 전에 고리는 양쪽 어깨 사이로 당겨내려야 한다. 즉, 환자의 겨드랑이에 힘이 가해져서 주위의 신경이나 혈관이 손상되는 것을 피할 수 있다.

(7) 환자의 이송준비

환자의 이송준비는 생명에 위협을 주는 위험요소의 제거, 상처의 치료, 의심되는 모든 척추 손상의 고정, 의심되는 모든 골절의 부목 고정을 시행하는 것이다. 부목을 이용하여도 일부 손상부위는 고정하기 어려운 경우가 많다. 이러한 경우에는 환자를 척추고정판에 눕혀서 고정한 다음에, 손상된 팔을 몸통에 고정하거나, 손상된 다리를 반대편의 팔다리에 고정하는 방법들을 이용한다. 환자를 이동 시는 신체와 각종 장비를 하나로 구성하는 것이 바람직하며, 척추고정판을 이용하면 수월하게 시행할 수 있다.

(8) 환자 이송

환자의 이송은 안전하게 이송되어야 하며 이 장에서는 환자를 사고현장에서 응급차량까지 옮기는 과정 중 필요한 장비들은 *Chapter 60*에 기술되어 있으며 이송 중에는 환자의 안정을 유지할 수 있도록 도와주어야 한다.

4. 구조방법과 기구들

많은 구조방법 중에서도 가장 일반적이고 많이 발생되어지는 것이 자동차사고이다. 또한 많은 사고와 함께 구조대원이 아닌 응급구조사가 가장 많이 접하는 것도 자동차 사고로 인하여 환자가 사고 차량 안에 갇혀 있는 경우일 것이다. 사고 차량으로부터 환자를 구조해 내는 데는 상황에 따라서 여러 가지 기본적인 원칙과 기술, 그리고 장비들이 사용된다. 자동차 사고에 흔히 사용되는 구조장비(그림 54-6~54-12)는 기본적으로도 구급차에 적재

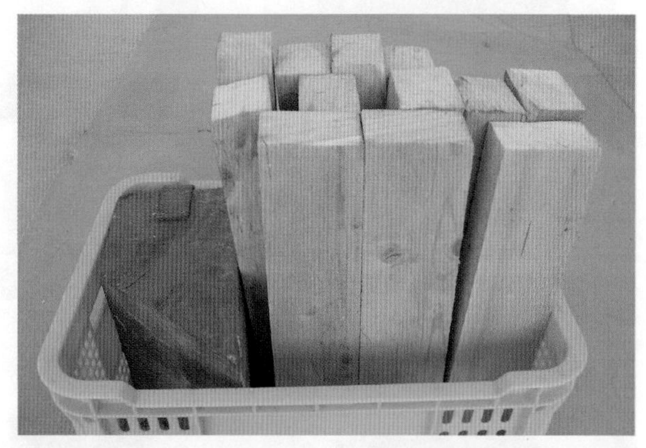

• 그림 54-6 차량 받침대는 운반하기 쉽게 자른 나무와 줄로 구성되어 있다.

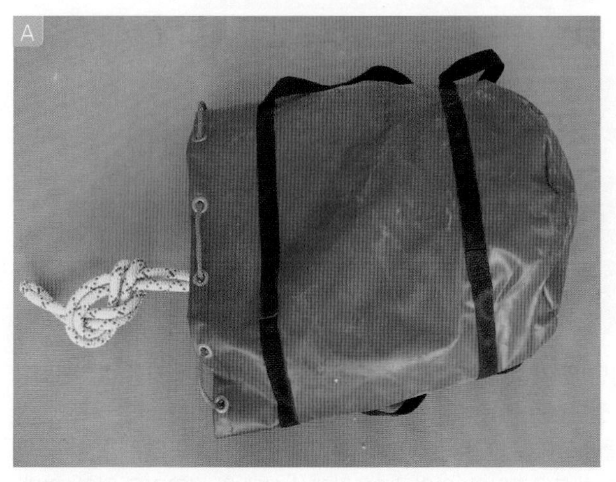

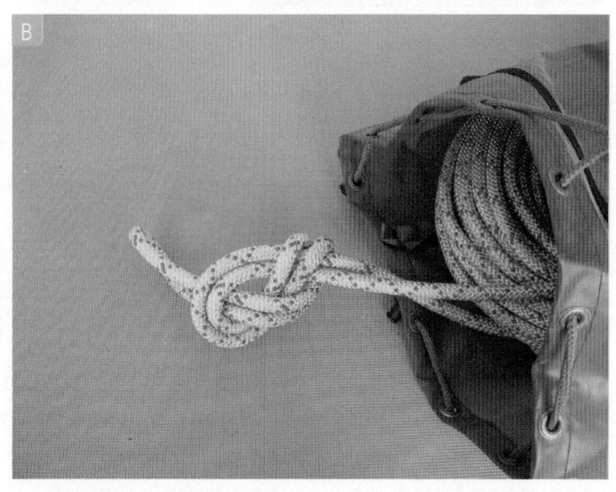

• 그림 54-7 구조에 사용되는 안전줄은 늘어나지 않으면서 큰 힘을 유지할 수 있는 것이 좋다. 보관과 운반을 쉽게 하기 위하여 자루에 넣어 다닌다.

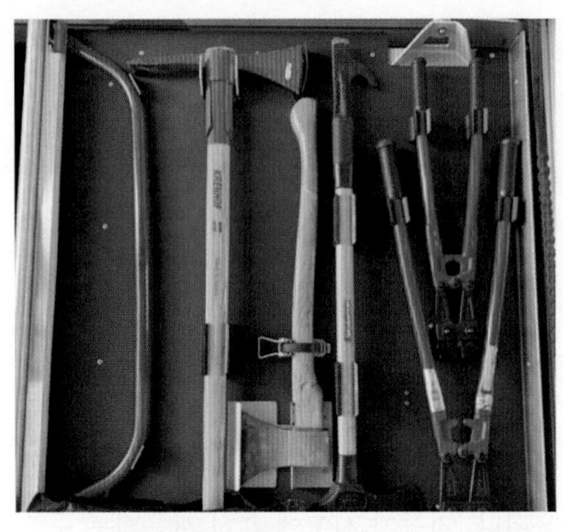

• 그림 54-8 간단한 손장비. 일부 구조기구들이 응급차량에 적재되는데, 파손된 문을 떼어 낼 수 있고, 바닥을 뜯어낼 수 있다. 또한, 차량의 철판 일부를 잘라냄으로써 환자에게 접근할 수 있다.

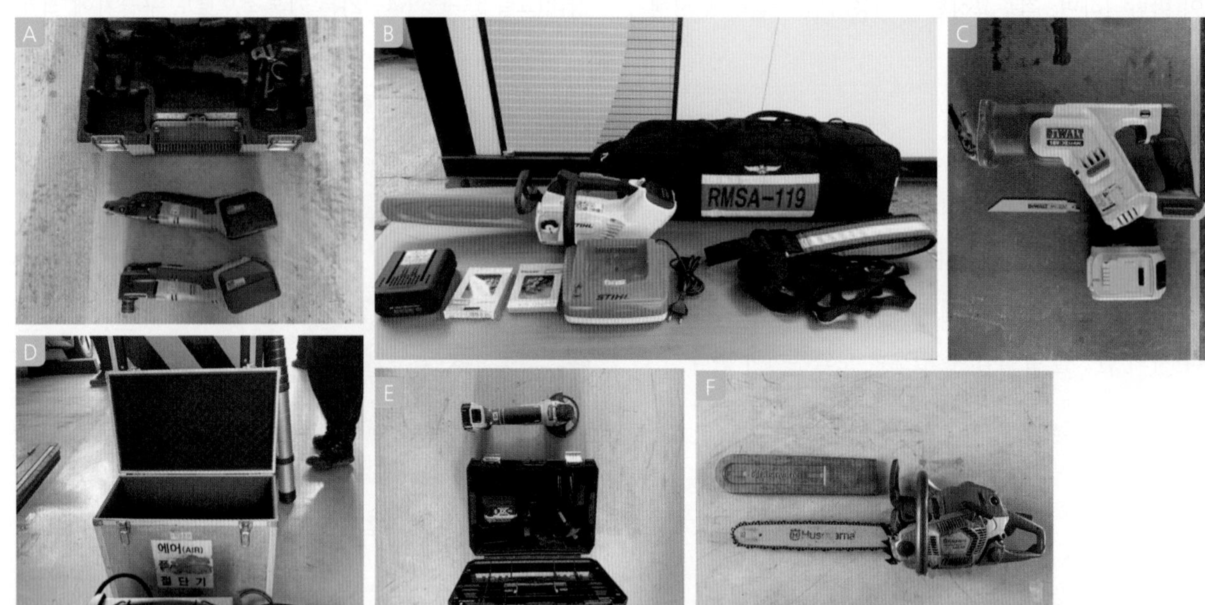

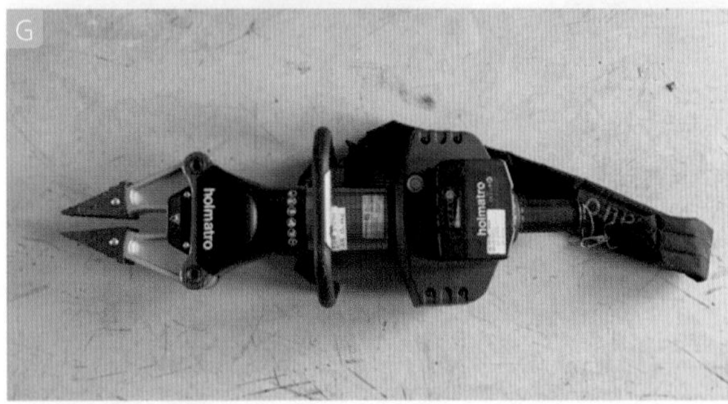

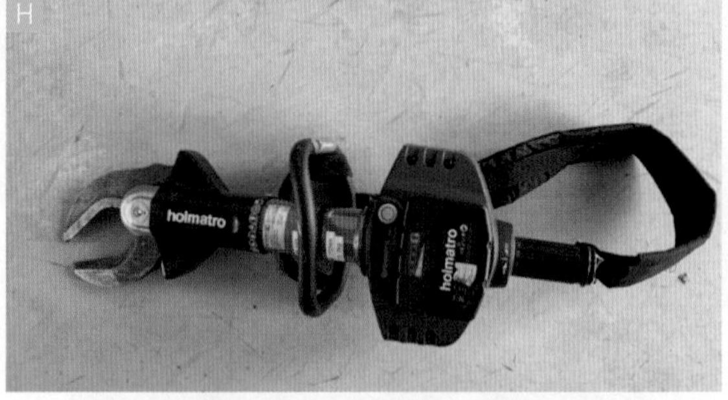

• 그림 54-9 **A.** 근접절단기: 경량, 소형화로 협소한 공간에서의 절단 및 각종 안전사고에서 구조 작업시 유용하게 사용. **B.** 체인톱: 내연기관(가솔린엔진) 체인형 톱날을 원동기로 회전·구동시켜 목재를 절단하는 가동식 기계. **C.** 왕복식 톱: 톱날을 교체하면 목재 및 철재까지도 절단 가능하며 벽에 개구부를 만들거나 수정할 때 사용. **D.** 플라즈마 절단기: 전기에너지를 이용하여 재료를 고온의 플라즈마(이온화된 기체) 상태로 만들고, 압축공기를 불어 넣어 녹여서 절단. **E.** 핸드글라인더: 인명구조현장에서 석재 및 콘크리트 절단, 연마, 표면처리작업 등에 사용. **F.** 모터식 체인톱: 내연기관을 이용하는 체인톱과 달리 내장된 베터리를 이용하여 구동하며 체인형 톱날을 원동기로 회전·구동시켜 목재를 절단하는 가동식 기계. **G.** 유압전개기: 압력펌프로부터 유압이 전개기에 전달되어 구부러진 차량을 펴줌. **H.** 유압절단기: 압력펌프로부터의 유압이 절단기에 전달되어 차량의 지지골격을 빠른 속도로 자름. 불꽃이 튈 수 있어 환자를 담요로 감싼 후 보안경 및 보호장갑 착용 후 작업함

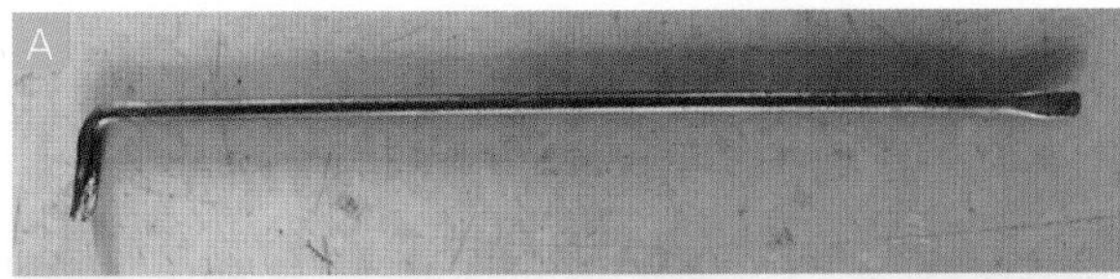

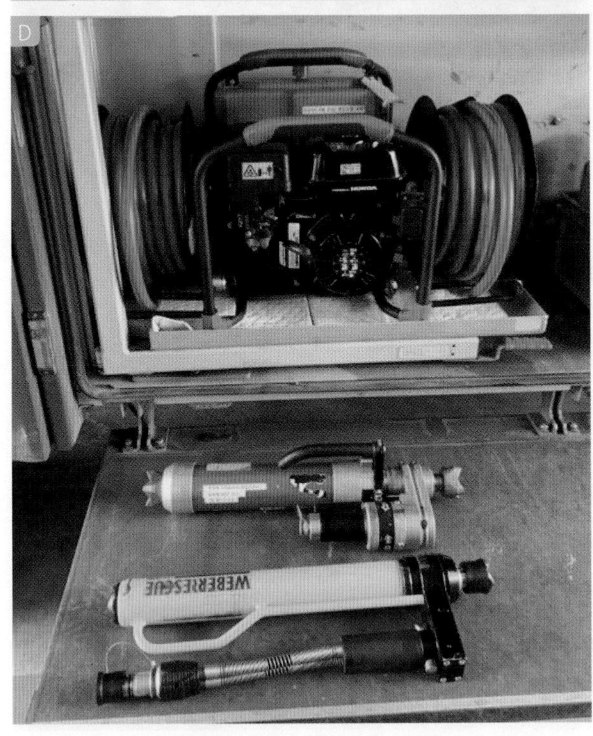

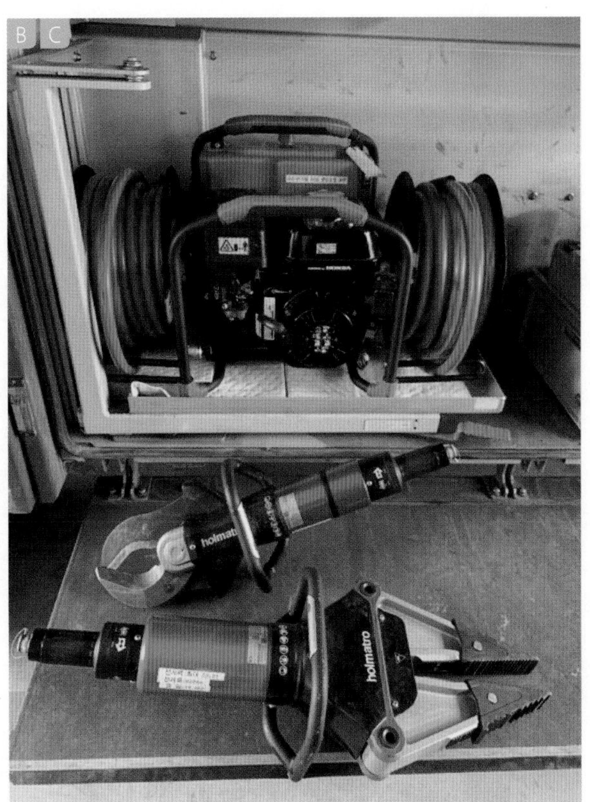

• 그림 54-10 **A.** 지렛대는 잠금장치를 열 때나 금속 철판을 구부릴 때 쓰이는 도구이다. **B.** 휴대용 유압기를 이용하는 벌림기(spreaders)는 힘을 2000 ft/1b로 높이기 위한 매개물로서 유액을 이용한다. 이러한 유압 기구들은 부식성 유액에 의하여 폭발할 위험성이 있으므로 주의하여야 한다. **C.** 유압벌림기는 분력을 10,000-16,000 ft/1b까지 높이기 위하여 수동, 전동, 가솔린 유압펌프를 이용한다. **D.** 유압램은 분력을 8,000-20,000 ft/1b에 걸쳐 높이기 위해 수동, 전동, 가솔린 유압펌프를 필요로 한다. 또한, 들어 올리고 끌어당길 때 이용할 수 있다.

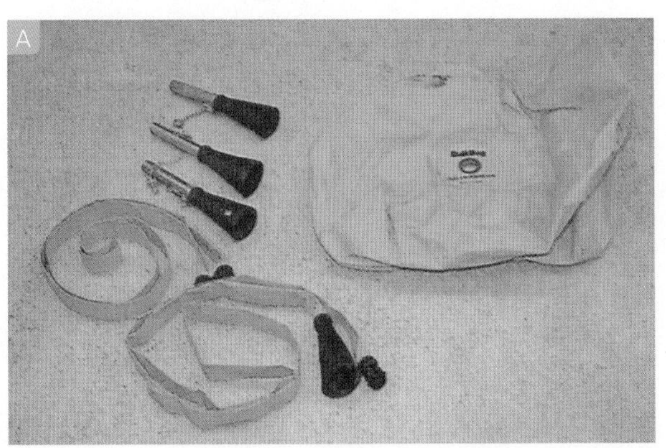

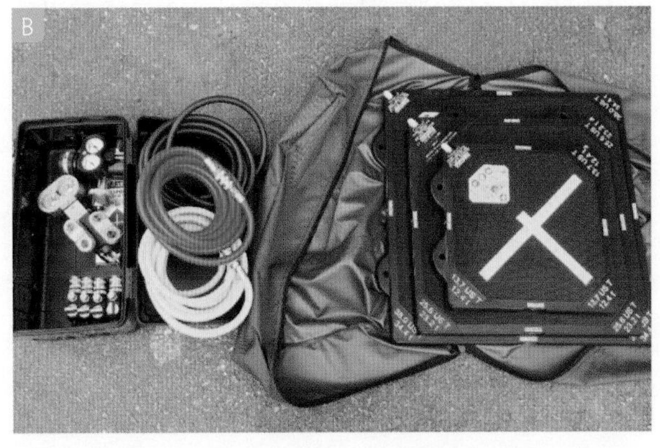

• 그림 54-11 들어 올리는 장비들. **A.** 저압에어백. 낮은 압력의 공기주머니들은 압력기와 가스 실린더에 의하여 팽창된다. 압력은 1평방당 최고 7파운드로 제한돼야 한다. 주머니를 조절하는 조절 밸브가 필요하며, 3-5톤까지 들어 올릴 수 있다. **B.** 고압에어백. 높은 압력의 공기주머니들은 최고 110 psi로 제한되는 압력기 또는 가스 실린더를 사용하며, 조절 밸브가 필요하다. 1개의 주머니는 6-18톤까지 들어 올릴 수 있다.

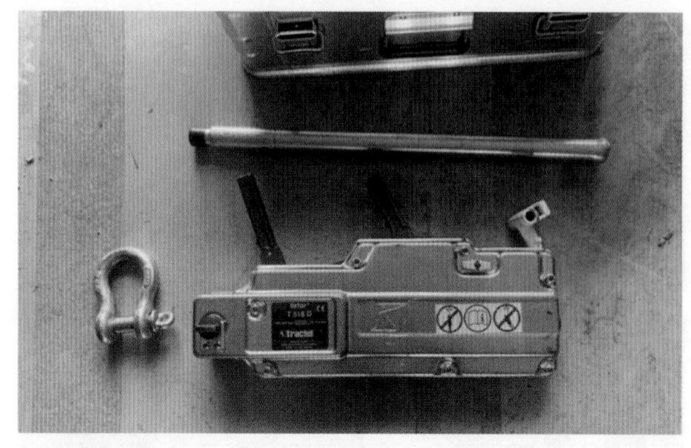

● 그림 54-12 가반식윈치. 끌어당기는 도구로서 특수 도르래는 계속해서 끌어올릴 수 있는 기능이 있으며, 수동으로 조작된다. 안전줄, 도르래, 해체 핸들로 구성된다. 또한 차체에 부착시키기 위해서 안전줄 따위를 필요로 한다. 대개 18톤을 끌어당길 수 있다.

되는 경우도 많이 있다. 이런 구조장비 중 유압을 이용하는 장비가 가장 많이 사용되고 있으며 응급구조사는 기본적인 운용방법에 대하여 숙지하고 있어야 한다.

1) 사고 차량의 안정화

사고 차량에 접근하면 먼저 현장의 안전조치와 함께 사고 차량을 안정시켜야 한다. 차량을 안정시키는 궁극적 목적은 구조 중에도 차량이 움직이지 않도록 고정하는 것이다. 이것은 곧 구조자와 환자의 안전을 확보하게 되는 것이다. 이처럼 현장의 안전을 점검하는 행위들 즉 엔진이 시동 중이면 시동을 끄고, 시동 열쇠가 그대로 꽂혀 있다면 신속히 제거하고 주차용 브레이크 역시 채우고 나면 차량의 내부로 진입하거나 기타 장애 요인을 제거하고 구출을 위한 가장 기본적인 조건을 만들게 되는 것이다. 그림 54-13은 차량을 안정시키려는 방법을 보여주고 있다.

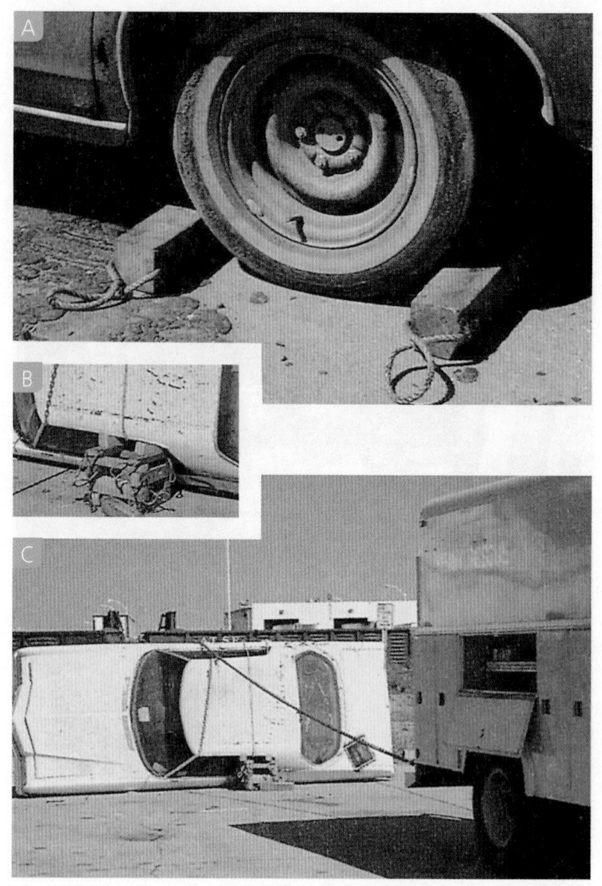

● 그림 54-13 차체 고장. **A.** 자동차가 움직일 가능성이 있다면 차량 받침대를 이용하여 고정한다. **B.** 차량 받침대는 차량이 불안정하고 경사진 바닥면에 놓여 있을 때, 접촉된 바닥 면을 넓히는 데 이용된다. 받침대는 각종 구조장비를 이용하는 동안에 차량을 고정한다. **C.** 안전줄 등은 차량의 움직임을 제한하고 고정하는 데 이용된다.

2) 차량에서의 구출

자동차라는 구조는 기본적으로 차량 자체의 외형을 유지하고, 탑승자의 보호와 힘의 안정성을 부여하는 구조적 골격을 가지고 있다. 모든 차량은 철판과 또는 섬유 유리로 이루어져 있어 구조대원들이 환자를 구조하기 위해서는 차량 밖으로 구출하기 위한 통로를 확보해야 하는데 이 작업을 위해서 다양한 구조장비를 이용하게 된다. 이러한 장비들은 차량 일부를 제거하거나 변형시킨다.

그림 54-14와 55-15는 차량에 갇힌 환자의 구조를 위하여 차량의 문을 여는 방법을 설명하고 있다. 만약 이러한 간단한 방법들로 구조에 실패한다면, 차량의 유리를 파괴하여 잠금 장치를 해제하면 된다. 날카롭고 뾰족한 도구로 자동차 유리에 충격을 가하면 유리는 작은 조각들로 부서진다. 이때 자동차 유리의 외곽모서리를 공략한다면 손쉽게 파괴가 가능할 것이다. 대부분 차량은 옆창문과 뒤창문이 비교적 약한 유리이지만 앞쪽의 유리는 이중으로 되어 있다. 그림 54-16은 일반적인 유리 제거 방법을 보여주며, 그림 54-17은 이중 유리의 제거 방법을 보여주고 있다.

그림 54-18과 54-19는 유압 장비를 이용하는 방법을 보여주고 있다. 가끔은 차량의 지붕을 통하여 환자를 구조해야 할 때가 있다. 차량이 심하게 파손되면 작업공간을 확보할 수 없거나 탑승자가 심한 손상을 입어 움직이

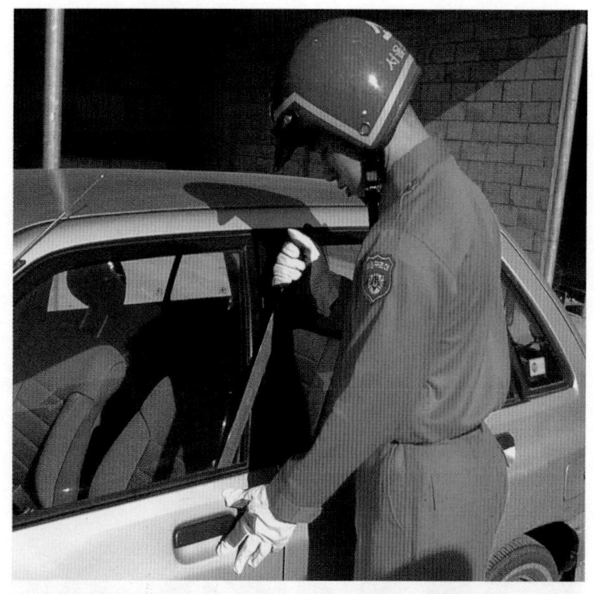

● 그림 54-14 차량을 파손하지 않고 문을 연다. 먼저 잠금장치를 느슨히 하는 시도를 한다. 신형 자동차의 잠금장치는 일상적인 방법으로는 열리지 않는다. 끝에 홈을 가진 얇은 금속 조각은 작업을 신속히 시행할 수 있다. 이것을 잠금 장치의 볼트를 조정하는 고리를 잡을 때까지 차 문의 유리와 고무 사이에 끼운다.

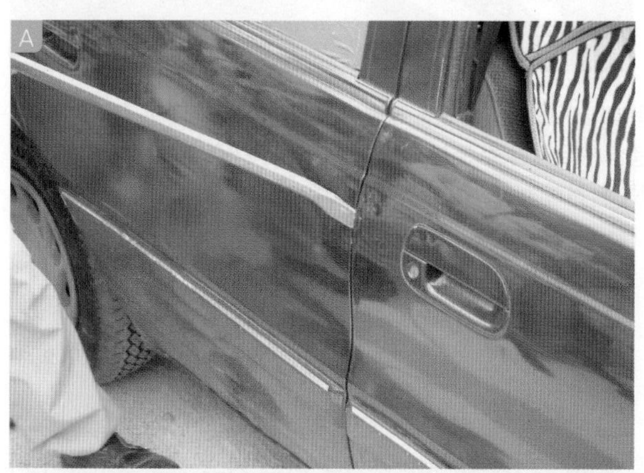

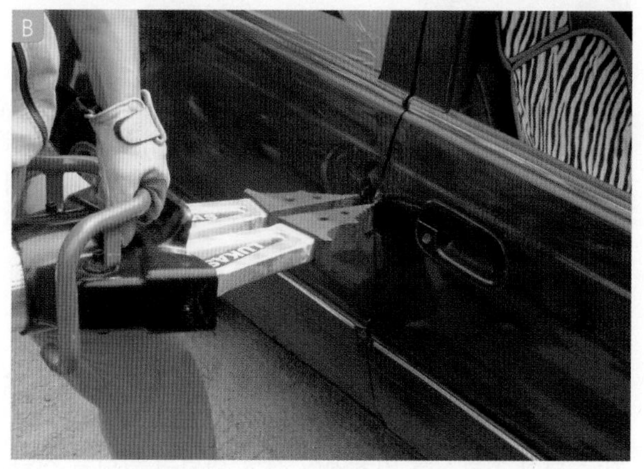

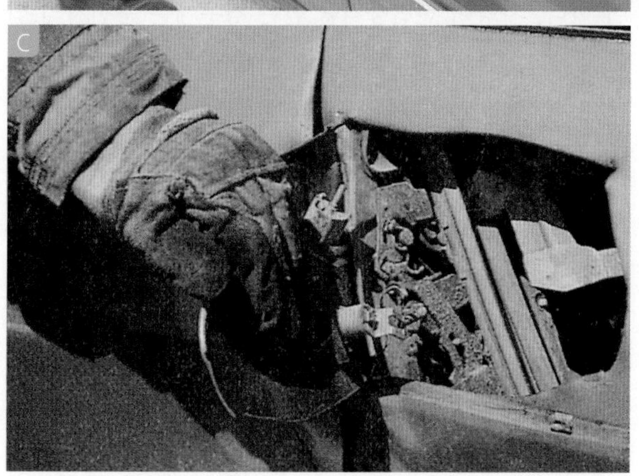

● 그림 54-15 차량을 파손하여 문을 여는 방법. **A.** 문이 가볍게 손상되었거나 열리지 않는다면 지렛대를 이용한다. **B.** 또 다른 방법으로는 쇠가위나 공기끌을 이용하여 문의 손잡이 둘레를 도려내는 방법이 있다. **C.** 잠금 장치를 드러내기 위해 덮개를 뒤로 젖힌다. 문의 기둥을 세게 쳐서 나사를 풀어 문을 열도록 한다.

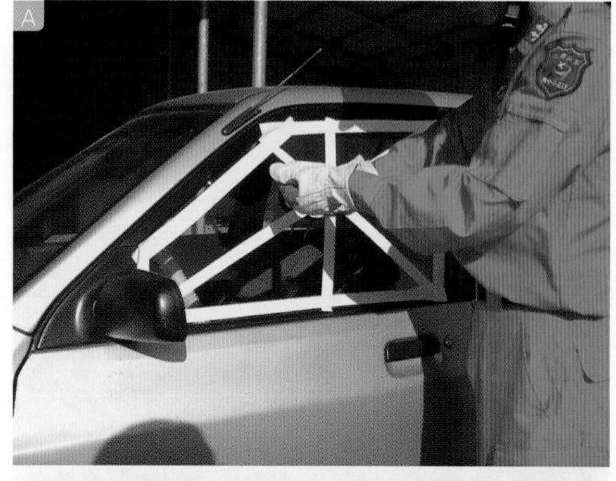

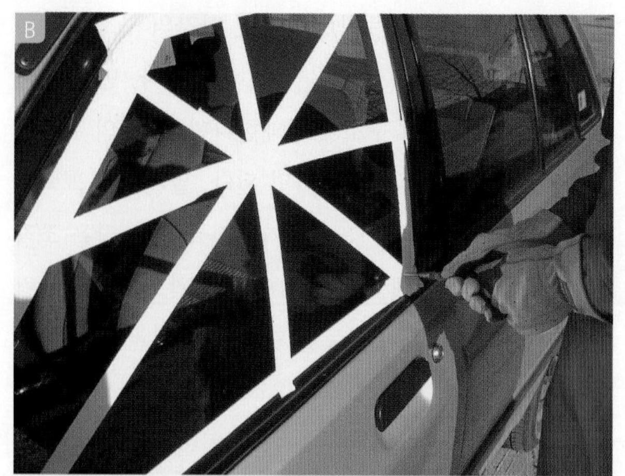

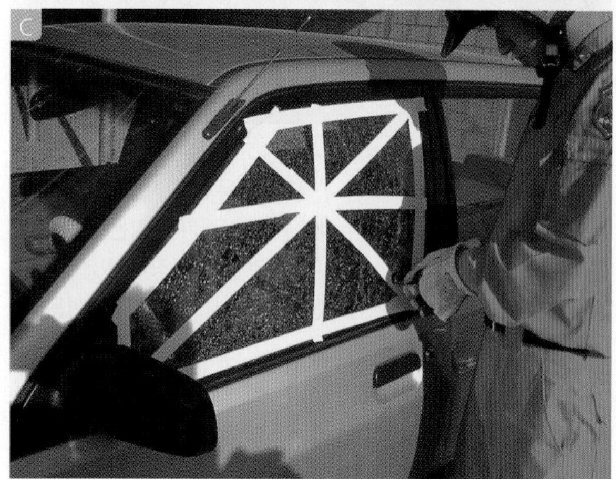

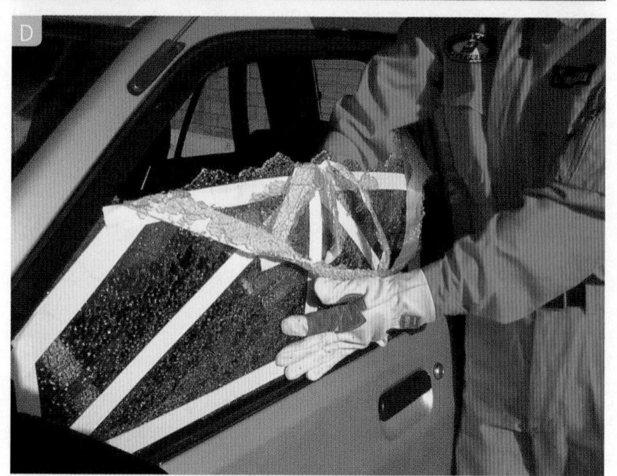

• 그림 54-16 일반적인 유리창의 제거. **A.** 보통의 유리창은 접착용 테이프를 붙임으로써 파편이 날아가지 않게 하여 제거될 수 있다. **B.** 중앙과 가장자리의 모서리에 충격을 가한다. **C.** 중앙에 가해진 충격은 유리가 잘게 부서지게 한다. **D.** 제거된 유리는 차량 내부로 진입할 통로를 제공하며, 유리 조각들에 의한 피해를 막기 위하여 유리를 완전히 제거한다.

기 곤란한 경우가 발생하는데 이럴 때 차체의 지붕을 절단해서 공간을 확보하면 구출을 쉽게 할 수 있다. 이 방법은 먼저 절단기를 이용해서 차량 전면의 필라를 자른 다음 지붕 일부분을 잘라서 접어 올리기 쉽게 한다. 사고 차량의 상황에 따라 먼저 유리창을 제거하고 작업해야 하는 경우도 있다.

그림 54-20과 54-21은 지붕을 통한 구조방법을 보여준다. 때로는 단순히 환자가 운전대 밑에 갇혀 있을 경우가 있는데 이때에는 그림 설명과 같이 수동식 절단기를 사용하기도 한다(그림 54-22). 만약 차량의 문이 완전히 파손되어 문을 열 수 없을 때는 유압 장비를 이용해야 한다. 차량이 전면충격을 받은 경우에는 운전자의 신체가 계기판이나 핸들과 좌석 사이에 끼어있는 경우가 발생하게 되는데, 이때 가장 많이 사용되는 방법은 좌석 조정 레버로 의자를 뒤로 이동시키는 것이다. 하지만 조정 레버가 충격에 의하여 작동하지 않거나 차량이 심하게 파손되었을 때에는 이 방법은 사용할 수 없다. 이때에는 핸들에 체인을 감고 윈치 또는 유압 전개기를 이용

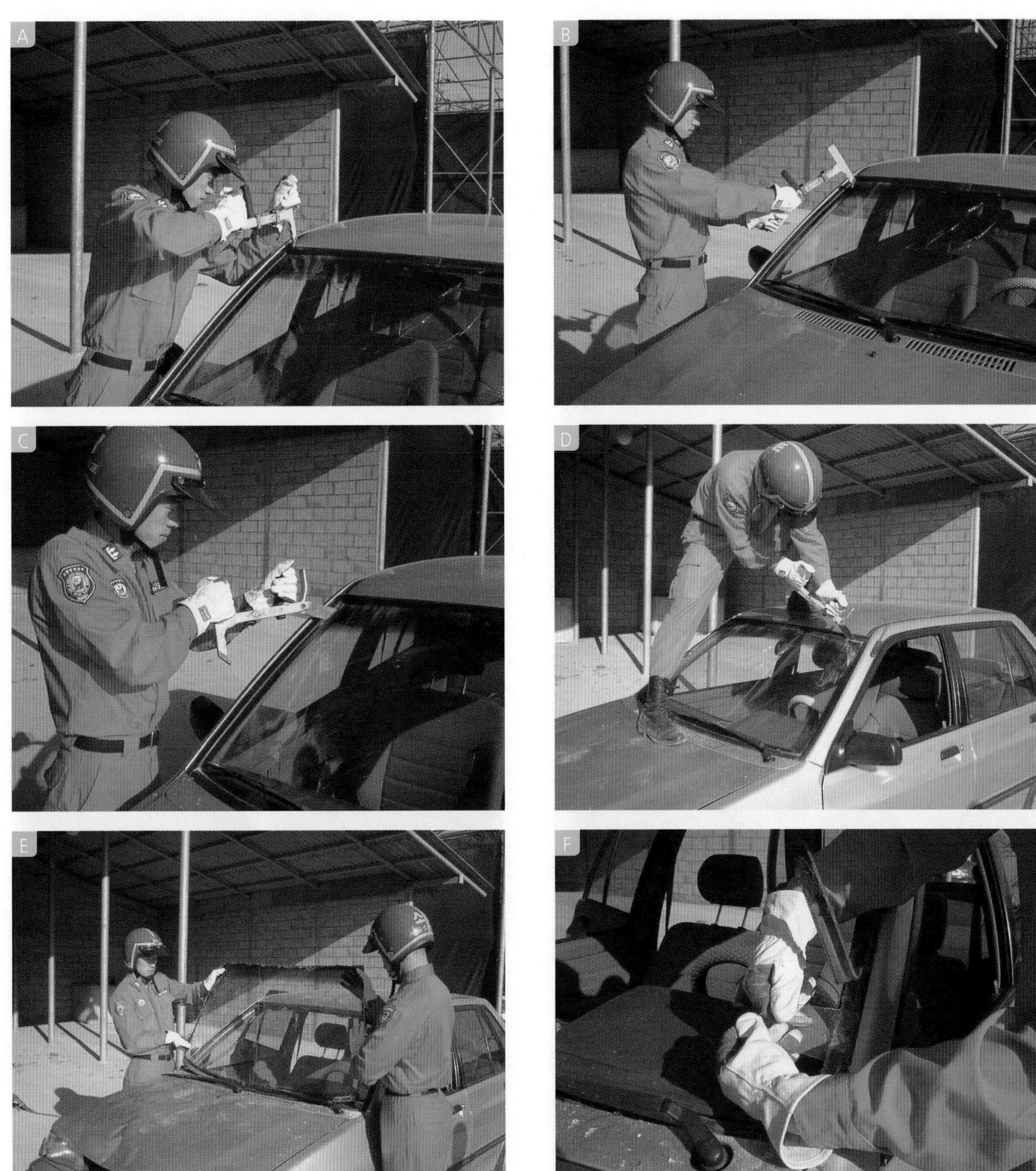

• 그림 54-17 이중 유리창의 제거. **A.** 앞면의 유리창은 이중으로 되어 있다. 이중 유리의 제거는 다른 기술을 필요로 한다. 우선 전면의 유리 받침대를 제거한다. 제거된 철대는 더 이상의 피해를 막기 위해서 차량 아래로 던지는 것이 좋다. **B.** 위쪽 창 모서리에 소방용 도끼를 이용하여 구멍을 낸다. **C.** 창의 양옆을 자른다. **D.** 다른 구조자가 일부를 지지하면서, 소방도끼로 창의 위쪽 면을 자른다. **E.** 유리창을 앞쪽으로 당겨내어 제거한다. **F.** 나머지 유리 조각들도 반드시 제거되어야 한다.

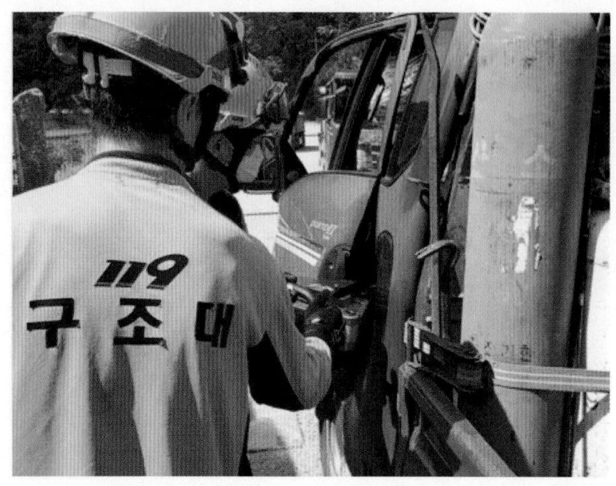

• 그림 54-18 휴대용 벌림기. 자동차 문을 약간 파손하여 틈을 만든다. 벌림기의 양측 날을 틈 사이에 끼워 넣은 후, 휴대용 펌프를 작동시키면 양측 날이 벌어지면서 문이 열린다.

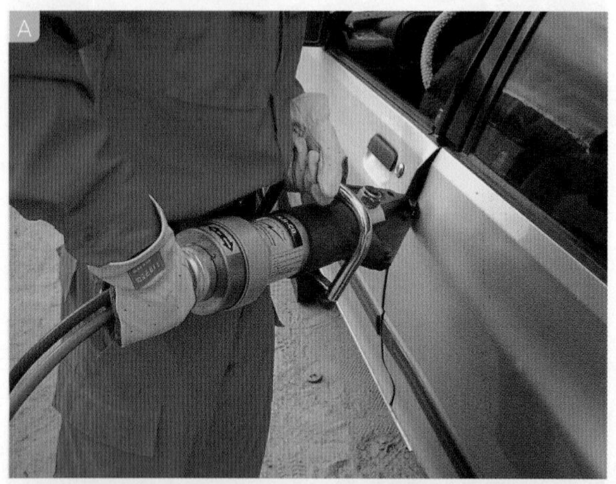

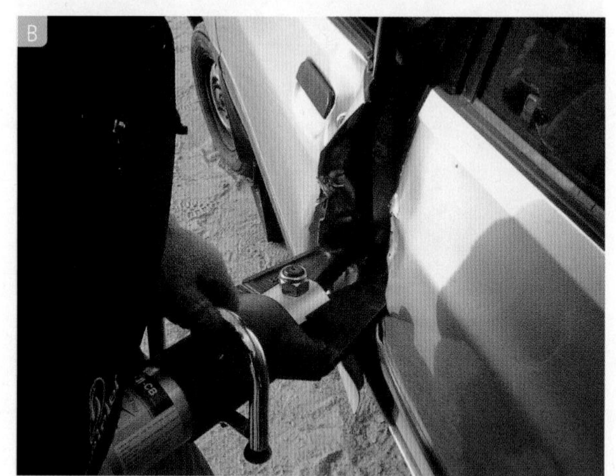

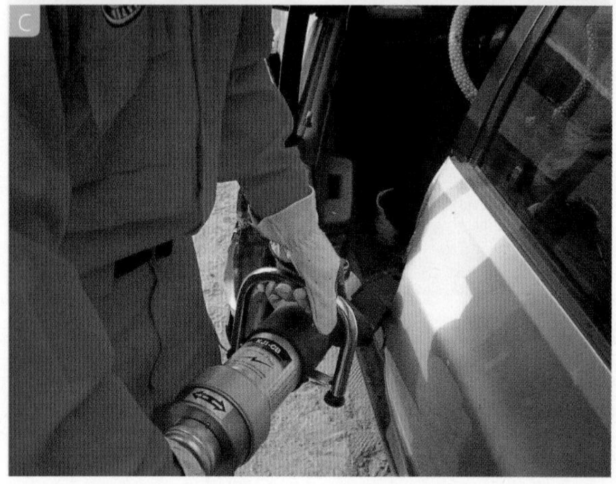

• 그림 54-19 유압식 벌림기를 사용하여 문을 여는 방법. **A.** 벌림기의 양쪽 날은 유압에 의하여 벌어진다. **B.** 휴대용 벌림기로 문을 충분히 연 후에 유압 벌림기의 날을 틈 사이에 넣는다. **C.** 유압을 조절하면 양쪽 날이 벌어지면서 문이 벌어진다.

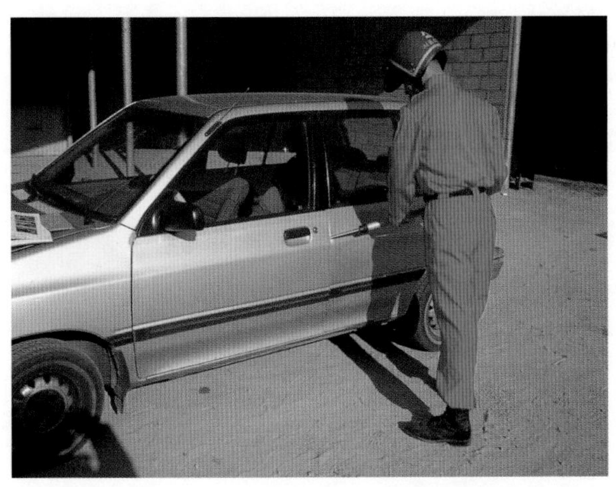

• 그림 54-20 끌을 사용하여 틈사이를 벌릴 수 있다.

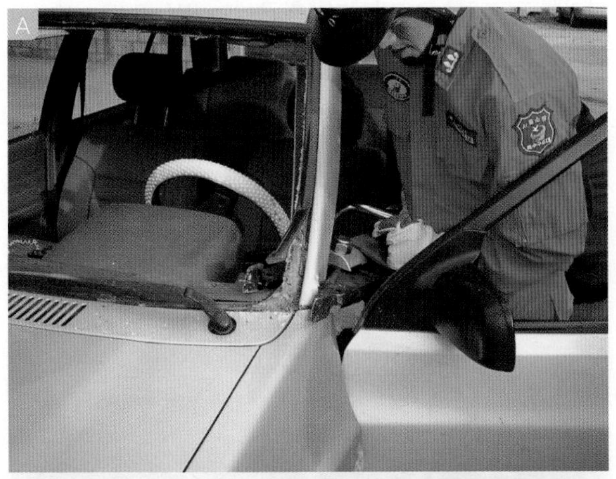

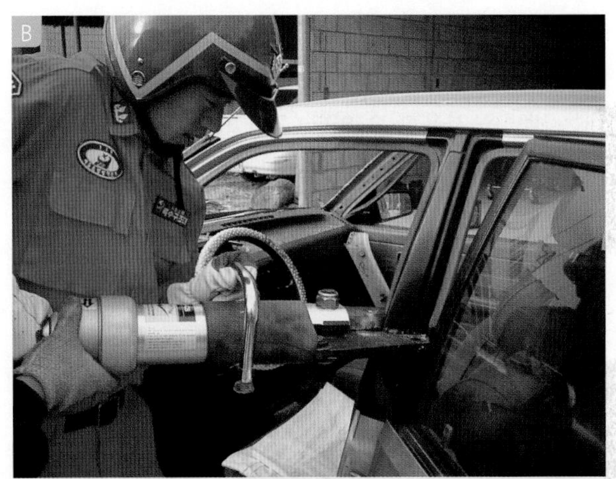

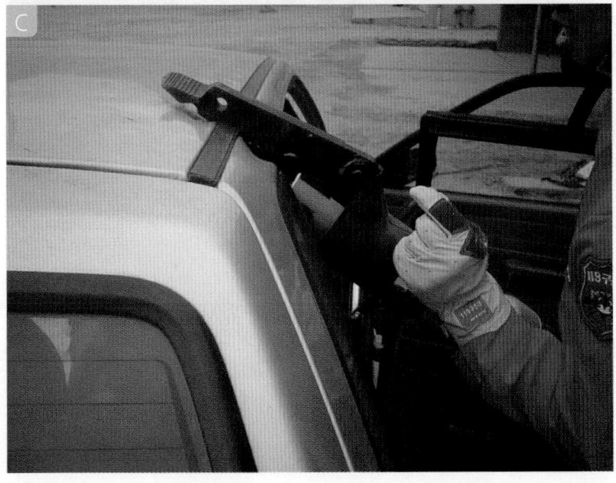

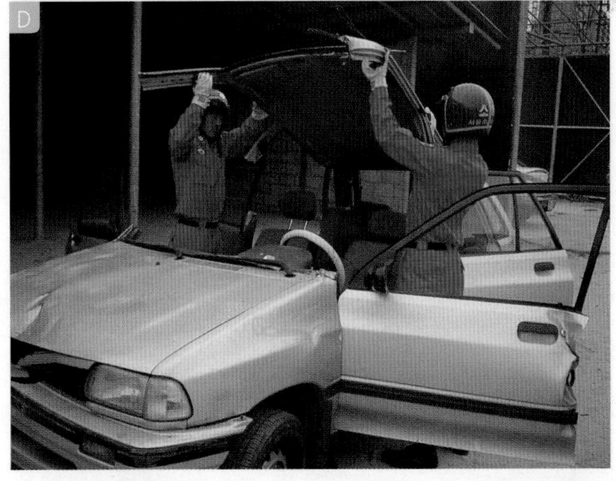

• 그림 54-21 유압절단기를 이용한 자동차 지붕 절단. **A.** 첫째로 바람 창을 없애고 유리창을 내리거나 제거한다. **B.** 창의 중심부위를 창틀 밑에 부분으로 자른다. **C.** 천장의 곡선진 곳을 잘라낸다. **D.** 천장이 들어 올리면서 뒤로 젖힐 수 있다.

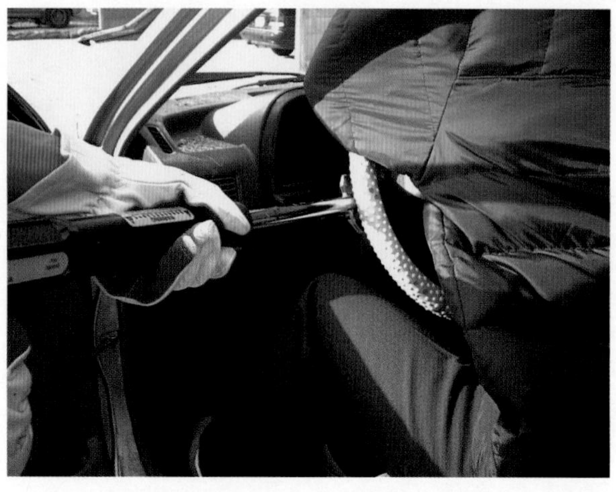

• 그림 54-22 만약 환자가 운전대 밑으로 빠졌을 때는 바닥과 운전대 사이에서 있는 환자를 구조하기 위하여 수동식 절단기를 사용한다.

하여 당기거나 유압 램을 계기판 하부에 설치하여 밀어내는 방법을 사용할 수 있다. 그림 54-23~54-24는 장비를 이용하여 운전대를 제거하는 방법을 설명해 주고 있다. 차량이 사고를 일으키게 되면 본능적으로 운전자는 브레이크를 밟게 된다. 이때 브레이크나 클러치 등 페달 사이에 발이 낀 경우가 발생하게 되는데 유압전개기를 이용 틈새를 확보하고 발판에 체인을 감은 후 윈치 등을 이용하여 당겨서 벌린다. 이 방법은 공간이 확보되지 않으면 공기 톱 또는 유압절단기를 이용하여 페달을 절단, 제거토록 한다. 단, 산소절단기는 요구조자에게 화상을 입힐 수도 있고 누출된 연료에 불이 붙을 수도 있으므로 불가피한 경우에만 사용하고 별도의 안전조치를 꼭 취하여야 한다. 그림 54-25는 틀 사이에 끼인 환자 또는 나무 사이에 끼인 환자를 구조하는 방법이며, 그림 54-26과 54-27은 차량을 들어 올려 차량 밑에 있는 환자를 구조하는 방법이다. 최근에는 RV (Recreational Vehicle) 차량 중에서 해치백(Hatch Back)스타일 즉, 뒷문을 위로 잡아당겨 여는 방식이 많다. 이런 구조의 차량은 사고 상황에 따라 굳이 도어나 지붕을 절단할 필요

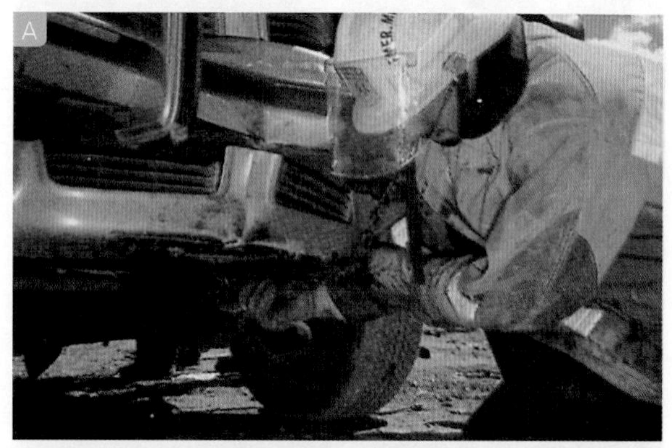

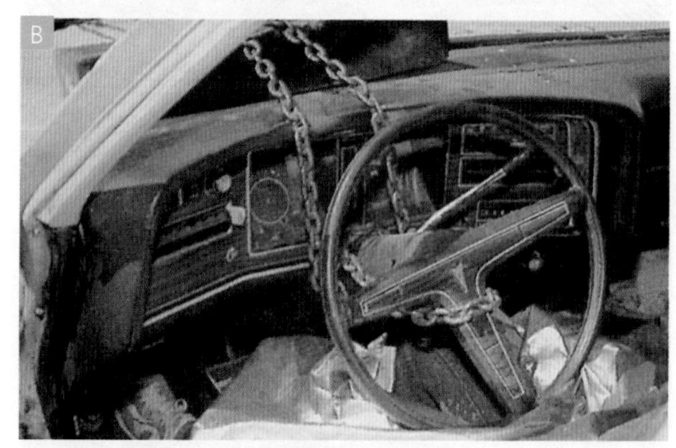

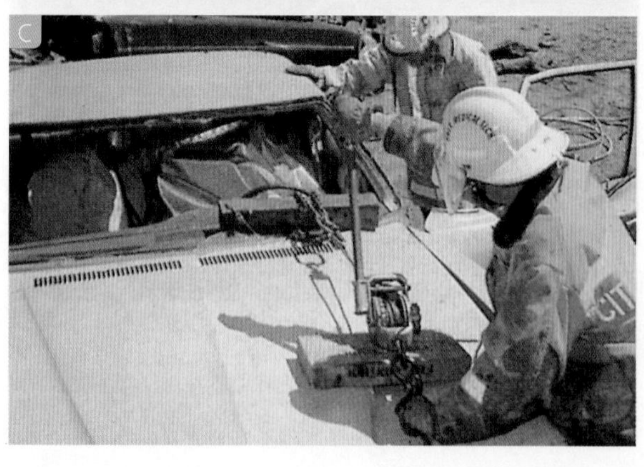

• 그림 54-23 다음과 같이하면 운전대가 당겨질 수 있다. **A.** 특수한 도르래를 이용하며, 차의 앞부분에 쇠줄로 건다. **B.** 쇠줄의 다른 끝을 운전대에 걸고 당길 수 있도록 한다. **C.** 쇠줄에 케이블을 설치하여 작동시키면 된다.

없이 뒷문을 열고 요구조자의 의자를 절단 또는 분해하여 의자와 함께 그대로 밖으로 꺼낼 수가 있으므로 차량의 구조도 잘 눈여겨 보고 구조활동을 해야 한다.

5. 환자 보호

환자 보호의 기본 요소에 대해서는 앞서 기술하였다. 골절의 고정과 상처 부위의 소독은 환자의 예후에 중요한 영향을 미친다. 양측 다리와 팔을 몸체에 고정해도 환자는 약간 움직일 수 있다. 일부 환자는 상태가 급속히 악화되기 때문에 신속하게 옮겨야 할 때가 있으며, 이 경우에는 임상적 판단이 중요하다. 응급차량으로 옮길 때는 긴 척추고정판을 이용해야 한다.

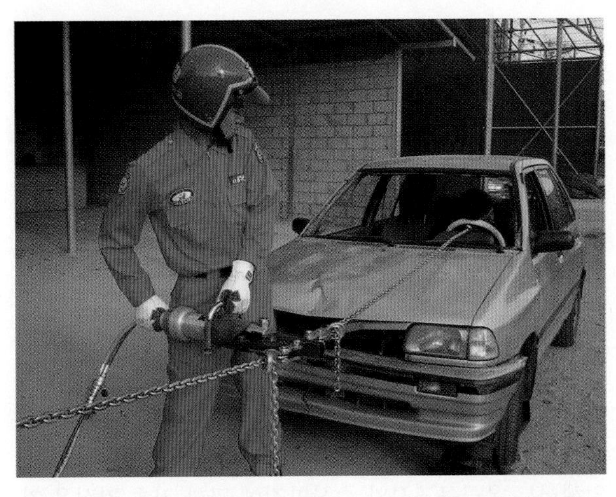

• 그림 54-24 운전대 기둥과 함께 운전대가 당겨질 수 있다. 힘이 전달되는 방향으로 갈고리를 정해서 체인을 걸고 당기면 된다.

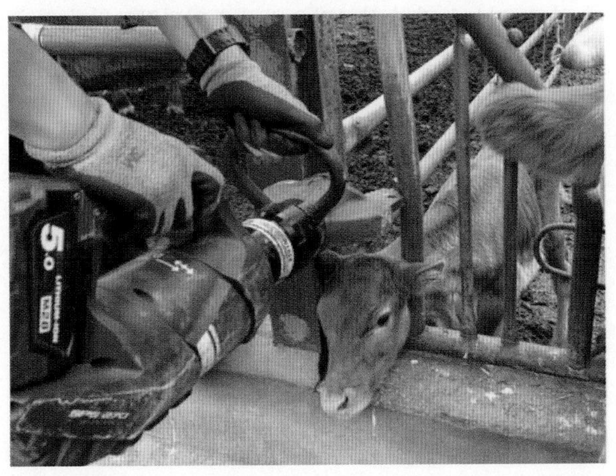

• 그림 54-25 유압절단기를 이용한 쇠창살을 절단한다.

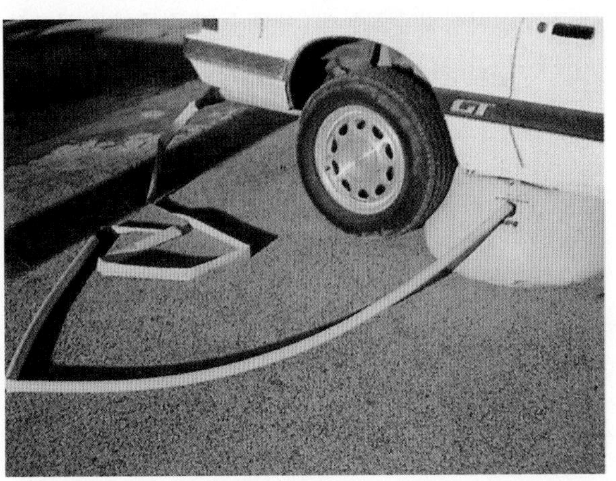

• 그림 54-26 저압 에어백. 공기주머니가 자동차를 약간 들어 올리는 데 사용된다. 이것은 광범위하게 들어 올리는 목적으로 사용될 수 있다. 미끄러짐을 방지하는 데도 이용된다.

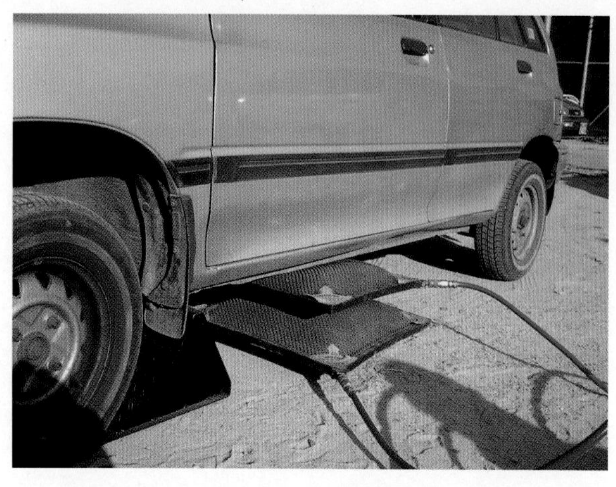

• 그림 54-27 고압 에어백. 공기주머니가 자동차를 들어 올리는 데 사용되기도 하는데, 넓은 지지대를 형성하여 준다.

6. 전문 구조

어려운 구조상황 또는 재난 시에는 전문 구조대가 필요하다. 상황이 허락한다면 응급구조사는 전문 구조대를 요청한다. 전문 구조대원들은 긴급상황에서 전문적인 구조뿐만 아니라, 응급처치도 시행할 수 있어야 한다. 그러므로 응급구조사의 기본적인 훈련뿐만 아니라, 전문적인 기술의 습득과 훈련이 수반되어야만 전문 구조를 시행할 수 있다. 험악한 지형이나 접근하기 어려운 지역에서 구조를 시행해야 하는데, 예를 들면 수중에서 구조하거나, 눈이나 얼음이 많은 지형에서의 구조, 그리고 도심에서의 구조 등이 포함된다.

1) 험악한 지형과 접근하기 어려운 지역에서의 구조

험악한 지형이란 구릉이 많거나, 산악지역, 홍수 지역, 도보여행이 불가능한 곳들을 포함한다. 이런 환경에서 구조하는 경우에는 여러 가지를 고려해야 한다. 즉 환자가 위치한 장소를 찾아내고, 필요한 응급처치를 시행하고, 환자를 이송하기 위하여 적절한 장비를 사용하는 것이다.

험악한 지형에서의 구조는 환자를 들것에 실어서, 개울을 건너고 산을 넘거나 전문적인 암벽등반을 해야 할 경우가 많다(그림 54-28). 험한 산악지역에서 발생한 환자를 이송하기 위해 헬리콥터가 많이 이용되고 있다(그림 54-29).

응급구조사는 헬리콥터가 인근 지형에 착륙할 수 있도록 수신호를 이용하여 헬리콥터를 유도해야 한다. 헬리콥터의 승무원은 응급처치에 관한 훈련을 받지만, 응급구조사는 헬리콥터에 탑승하는 방법, 환자를 싣고 내리는 방법 등에 대하여 배운다. 또한, 안전한 착륙지점을 물색하는 방법도 알아야 한다.

2) 수상 구조

수상구조는 강이나 바다에서의 각종 사고, 선박사고, 폭우에 의한 홍수 지역, 범람하는 댐과 저수지로 인하여 발생한 환자를 구조하는 것이다. 효과적인 수상구조를 위해서는 응급구조사가 수상안전에 관한 기초 지식을 가져야 한다. 수상구조에 참여하는 대원은 수영에 능숙해야 하고, 가능하면 수상안전요원이나 인명구조원과 같은 훈련을 거치는 것이 바람직하다. 수상구조대원은 항상 구명복을 착용해야 하며, 물속으로 들어가기 전에는 두꺼운 의복이나 신발은 벗는 것이 좋다.

고요한 호수나 강에서 부표나 나무 등에 매달려 있는 사람을 구조하는 것과, 환자를 구조하기 위하여 급류의 강을 건너는 것은 커다란 차이가 있다. 또한 바다에서는 조수, 큰 파도, 저류와 같은 부가적인 문제가 있으므로 구조에 신중을 기해야 한다. 위험한 지역에서 수상구조를 할 때는 가능한 구명줄을 해안에 연결한 다음 환자에게 던지거나 안전줄 발사기를 사용하여 구조하여야 한다(그림 54-30).

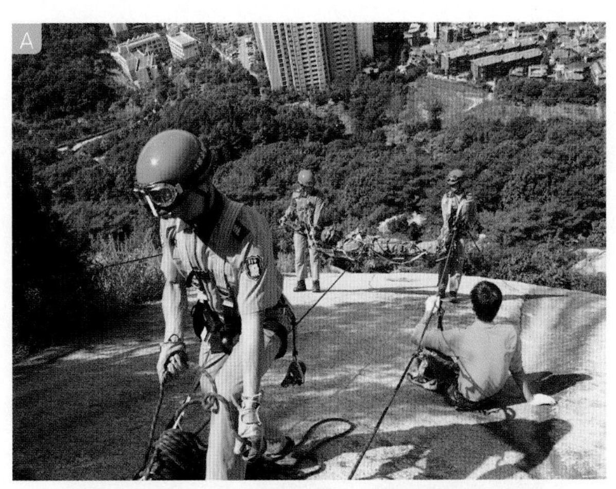

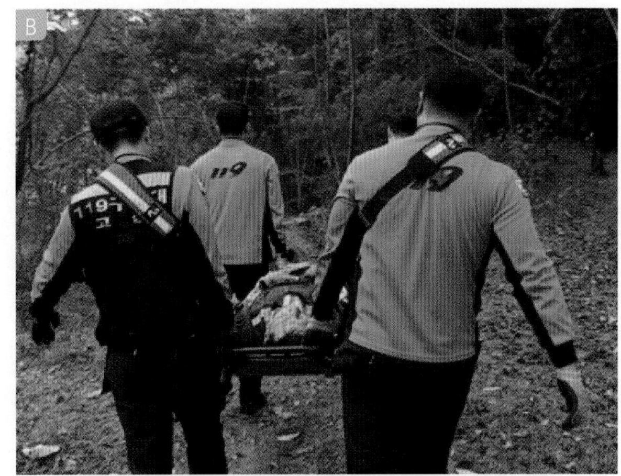

• 그림 54-28 험악한 지형에서의 구조. **A.** 산과 암벽에서 적절한 도구를 사용하여 구조 후. **B.** 환자를 들것에 실어서 이송

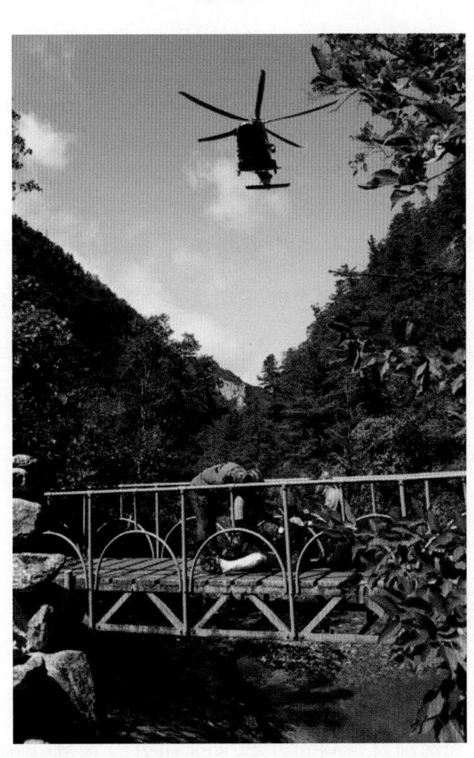

• 그림 54-29 험한 산악지역에서 발생한 환자를 이송하기 위해 헬리콥터가 많이 이용되고 있다.

수상구조대원은 환자의 체온이 저하되지 않도록 주의해야 한다. 체온보존은 물에 빠진 환자의 상태가 악화하는 것을 방지하며, 소생을 가능하게 한다. *Chapter 48*에서 체온저하에 관한 부가적 내용을 다루었다.

3) 추운 환경에서의 구조

겨울 등산, 암벽 등반, 눈 자동차 타기, 얼음낚시, 장거리 스키대회(노르딕) 같은 활동 시 가끔 조난자나 피해자가 발생한다. 또한 제설기 운전자, 농부, 집배원, 산지기 등과 같은 직업에서도 피해자가 발생한다. 춥고 눈이 많은 환경에서 가장 많이 발생하는 사고는 자동차 사고이다. 응급구조사가 출동요청을 받고 현장에 도착하기까지의 반응 시간은 다른 계절에 비하여 겨울철이 더욱 길다. 왜냐하면 방한복 등의 의류나 특수한 운송수단이 필요하며, 운전이 어렵기 때문이다. 자동차는 보온 효과가 작으므로, 자동차 사고의 피해자는 체온이 저하되는 경우가 많다. 그러므로 부목으로 고정하는 방법도 추운 환경에서는 약간 수정된다. 즉, 금속으로 제작된 부목이나 척추고정판 등은 추운 환경에서 사용되는 것은 바람직하지 않으며, 특히 이러한 장비가 직접 피부에 접촉하지 않도록 주의해야 한다.

공기 부목의 경우는 입으로 불어 넣은 따뜻한 공기가 시간이 지나면서 식게 되므로, 처음보다 공기의 부피가 감소되어 고정효과가 감소하게 된다. 그러므로 장시간 착용 시는 주기적으로 공기압을 관찰해야 한다. 반대

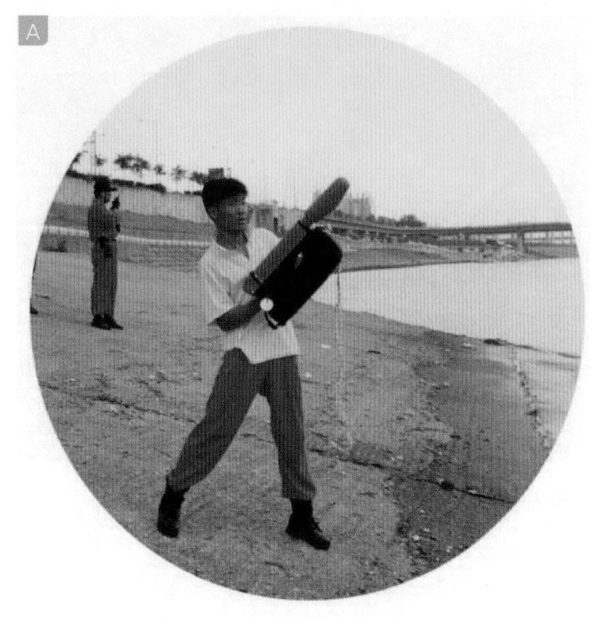

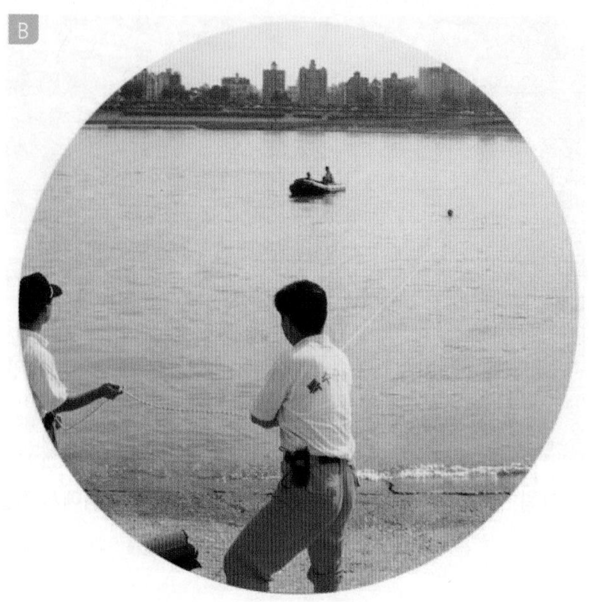

● 그림 54-30 수상구조. **A.** 안전줄 발사기. **B.** 안전줄 발사기로 환자 있는 곳까지 줄을 보낸 후 구조한다.

로, 환자가 따뜻한 응급차량으로 옮겨지면 부목 내의 공기가 따뜻해지면서 팽창되어 피부를 압박할 수 있다. 그러므로 공기압 증가에 따른 조직괴사를 방지하기 위하여 일정한 양의 공기를 빼야 한다. 플라스틱 재질로 제작된 부목과 진공부목은 몹시 추운 환경에서는 깨질 가능성이 있으므로, 추운 환경에서는 사용하지 않는 것이 바람직하다. 추운 환경에서 가장 효과적으로 사용할 수 있는 부목은 박스부목(box splint)으로 보고되고 있다.

옷핀은 추운 환경에서 고정장비로 이용될 수 있다. 추운 환경에서는 상의의 소매와 바지가 길므로 옷핀을 이용할 수 있다. 팔 손상의 경우에는 손상부위의 소매 끝과 의복의 전면을 옷핀으로 연결하여 팔을 고정할 수 있다. 다리 손상의 경우에는 바지의 양쪽 안쪽을 옷핀으로 연결함으로써 다리를 고정할 수 있다.

외투나 장갑에 달린 끈을 이용하여 부목의 효과를 나타낼 수 있다. 끈을 묶어서 목과 팔에 걸면 삼각건을 이용한 고정효과를 얻을 수 있다. 또한 이러한 끈은 응급구조사가 장갑을 착용한 채로도 이용할 수 있으므로, 추운 현장에서도 사용하기 편리하다. 그러나 응급차량으로 환자가 옮겨지면 적절한 장비로 대처해야 한다. 신체에서 발산되는 열의 15%는 머리를 통하여 방출되므로, 현장에서 응급검사가 시행된 후에는 가능하면 환자의 머리를 덮어주는 것이 바람직하다.

4) 얼음 구조

얼음 구조에서 가장 어려운 문제점은 시간적 요소이다. 추운 환경에서는 날씨가 구조에 미치는 영향이 매우 많다. 안전한 구조를 위한 장비를 준비하는 데는 시간이 필요하므로, 사전에 수립된 준비와 계획에 따라서 충분한 장비와 적절한 인원이 투입되어야만 한다. 계획을 수립하는 것에는 다음이 포함되어야 한다.

(1) 주민들은 전문 구조센터에 접근하는 방법을 알아야 한다.
(2) 전문 구조대는 구조활동의 특수성에 따라서 다시 분

류되어 조직되어야 한다. 예를 들면 수중구조팀, 수상구조팀, 수상화재팀 등이다.

(3) 필요한 장비는 비축돼야 하고 협약으로 사용되어야 한다. 장비로는 공기 공급 장비, 사다리차, 구조 선박, 특수 구조장비 등의 공동장비를 포함하여 방수 안전줄, 삼각건, 안전줄걸이 장비, 안전줄 발사기(그림 54-30), 구명대 등의 도구가 개인적으로 지급되어야 한다.

조난자의 위치를 정확히 파악하는 것이 중요하다. 가능하다면 2명의 관찰자가 해안에서 서로 다른 곳에 적당한 거리로 떨어져 위치해야 한다. 그들은 정지된 참고 지점(나무, 산봉우리, 바위 등)을 이용하여 조난자가 마지막으로 남긴 흔적을 추적한다. 얼음이 깨져서 조난자가 물속으로 빠진 경우에는 안전줄 또는 구명대를 던지는 것이 바람직하다. 즉 구조자가 직접 물속으로 뛰어들어서 수영하여 구조하는 것은 매우 위험하다. 또한 조난자가 빠진 근처의 얼음은 두께가 상당히 얇을 수 있으므로 가능한 먼 거리에서 상기와 같은 방법으로 구조하도록 한다. 환자가 구조되면 젖은 의복을 제거하고 방한포나 따뜻한 담요를 이용하여 체온을 유지하도록 한다.

5) 도심에서의 구조

도시 환경에서의 기술적 구조는 해당 지역의 소방서에 의해서 훌륭히 달성됐다. 사다리, 승강기, 건물 지붕, 전철 터널, 다리에 적용할 수 있는 장비들이 개발되고, 구조기술도 상당히 발전해 왔다. 최근에는 등산과 등반에 이용되는 장비들이 변형되어 도심에서의 구조장비로 이용되고 있다. 즉,'8자 모양의 귀'처럼 생긴 연결고리는 구조자와 조난자에게 구명줄을 연결하는 데 사용되고 있다. 소방대원이 조난자에게 접근하기 위해서 사다리를 이용하는 경우에도 부가적으로 안전줄 걸이에 자신을 매는 것이 바람직하다. 안전줄을 매는 방법과 기술을 배워서 자신의 안전을 지켜야 한다. 건물의 파이프나 주위의 가구에 안전줄을 고정하는 경우에, 만약 파이프가 녹슬었거나 가구가 움직일 수 있으므로 상당히 위험하다. 그러므로 파이프나 가구류에 안전줄을 매달아야만 하는 경우에는 다른 물체나 기구에 2차적으로 고정하여 안전을 도모해야 한다. 또한 안전줄에 자신의 체중을 싣기 전에 충분히 당겨 보아서 위험성이 있는지 다시 확인해야 한다.

척추 손상이 의심되는 환자가 높은 건물에 위치한 경우에는 바구니 들것(basket stretcher)을 이용하여 이송한다(그림 54-31, 54-32). 즉 바구니 들것을 안전줄로 연결하여 수평으로 유지하면서 환자를 이송하면, 승강기가 없는 높은 건물에서 지면으로 내릴 수 있다. 바구니 들것에 있는 굴레로 환자의 수평을 조정할 수 있다. 즉 머리 손상에서는 머리를 높인 위치로 조정하며, 쇼크의 경우는 머리를 낮춘 위치로 조절할 수 있다.

환자를 수직으로 세운 자세로 구조하는 방법은 척추 손상 환자에게는 일반적으로 사용하지 않는다. 그러나 광산 갱구, 수직 터널, 하수구 등으로부터 환자를 이송 시에는 바구니 들것이나 구조용 들것(rescue stretcher)을 이용하여 수직으로 구조해야 한다. 그림 54-33은 수직으로 구조하는 방법을 도시하고 있다.

안전줄을 선택하는 경우는 신중히 해야 한다. 최근에는 물에 젖지 않거나 물에 젖어도 무게가 증가하지 않는 안전줄이 생산되고 있다. 나일론 안전줄이 효과적으로 사용되며, 긴장력이 필요할 때면 데크론 재료를 이용한 것이 더욱 효과적이다. 안전줄은 수시로 점검해야 하고, 장기간 사용된 것은 미련 없이 버린다. 안전줄을 이용하는 경우에는 굴림쇠나 도르래를 이용하면 비교적 쉽게 환자를 이송할 수 있다. 도심에서의 구조에는 여러 가지 방법이 있으나, 기초 훈련이 충분해야 하며 정기적으로 재교육을 받아야 하고 여러 번의 실전 경험이 있어야 한다.

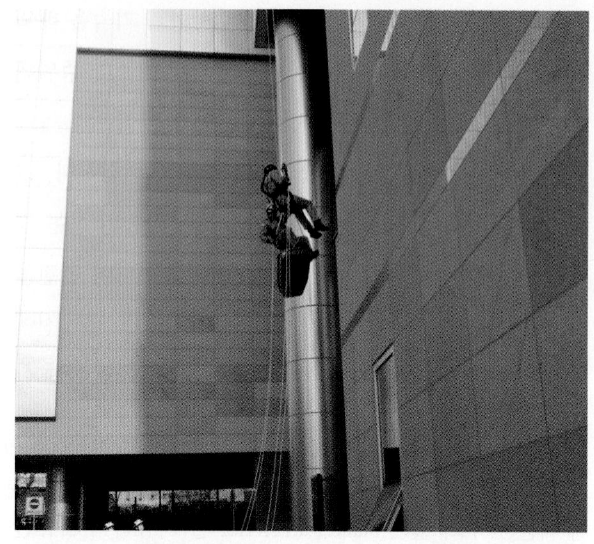

• 그림 54-31 바구니 들것(basket stretcher) 또는 비슷한 장비를 이용해서 환자가 높은 곳에서 지면으로 옮겨지고 있다(중앙 119구조대 구조 장면).

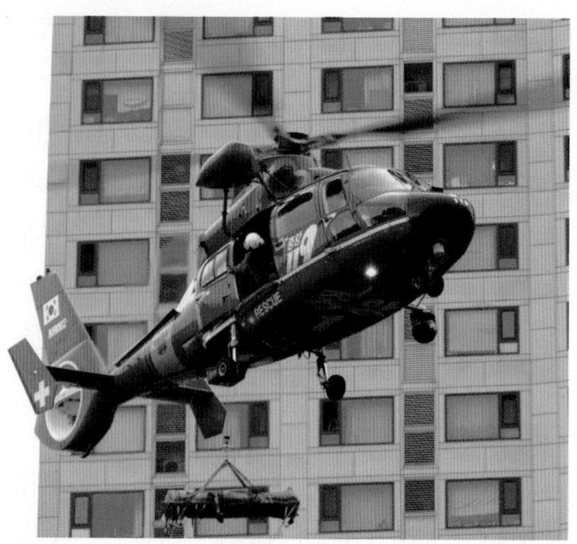

• 그림 54-32 척추 손상이 의심되는 환자가 높은 건물에 위치한 경우에는 바구니 들것(basket stretcher)을 이용하여 이송한다.

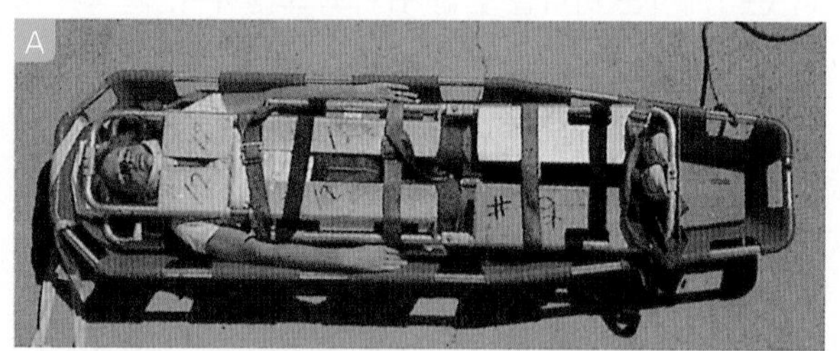

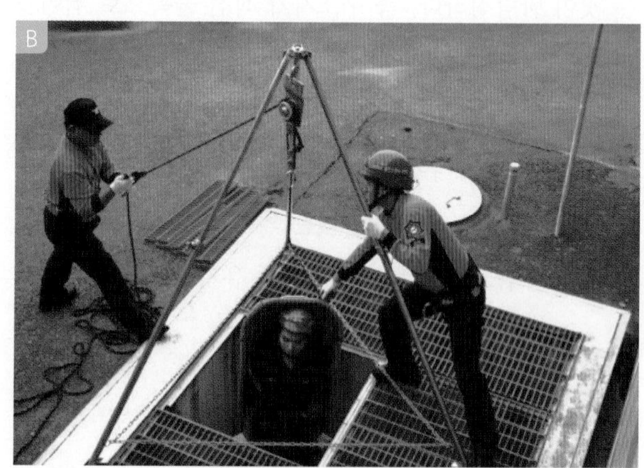

• 그림 54-33 수직 구조는 건물 벽, 갱도, 하수도 맨홀 등과 같은 극단적인 상황 하에서 요구된다. **A.** 환자를 긴 척추고정판에 고정 후 앞면에 분리형 들것을 위치시켜서 고정한 후에 바구니 들것에 고정한다. **B.** 굴레를 바구니 들것의 상부에 부착한다. 이러한 방식은 척추에 압박을 일으킬 수도 있지만, 현재 이용하는 방법 중에서는 가장 좋다. 특히 긴 척추고정판의 사용은 수직으로 이송하는 동안에 척추를 최대로 안정시켜 준다.

당신이 응급구조사라면

1. 부상이 심한 정도를 어떻게 구별하나?
2. 전면의 방풍용 유리와, 옆 유리는 어떻게 다른가?
3. 눈보라가 몰아치는 날 도로를 벗어나 자동차가 공중전화부스에 충돌 후 그 차안에 두 사람이 있다. 처치 중 저체온은 어떻게 해결할 것인가?
4. 로프를 묶는 데 필수적인 상황 4개를 서술하라. 각 예에 사용되는 로프 종류를 열거하라.

대량재난

개요

재난은 "외부의 도움을 필요로 하는 상당한 정도의 갑작스런 생태적 현상"으로 준비되지 않은 상황인 경우가 많다. 재난 발생 시 재난현장에서 제일 먼저 환자의 구조와 이송을 담당하는 의료진에서부터 각 병원으로의 적절한 환자 분산과 분산된 병원에서의 적절한 환자의 의료적 처치를 담당하는 의료진에 이르기까지 재난이란 어떤 의미이며, 어떤 환자가 도착하고, 무엇을 중심으로 환자 치료에 임해야 하는지에 대한 구체적이고 실제적인 지식이 요구된다.
재난 시 사용되는 중증도 분류(triage)의 개념 및 실제적 적용에 대한 적절한 인식도 중요하다.

목표

- 재난의 정의를 이해한다.
- 응급의료센터로 내원하는 환자의 특성을 배우고 적용한다.
- 대량 사상자 관리란 무엇이며 어떤 방법을 적용할지를 학습한다.
- 재난 상황에서의 환자 치료의 우선 순위 개념을 배우고 적용한다.

지진, 토네이도, 홍수, 그리고 태풍 등의 자연 재난는 전세계적으로 발생하고 있으며, 막대한 인명 피해, 재산피해를 동반하고 있다. 과거에는 지역적인 형태의 재난이 주를 이루었다면, 다가올 미래에는 재난 양상의 다양화 및 광범위화 양상을 보일 것이다. 홍수나, 지진, 그리고 태풍 등의 호발하는 지역의 인구 밀도가 높아짐에 따라서, 같은 강도의 재난에 노출되는 인구가 많아지며, 또한 수천 가지 이상의 독성물질 및 화학물질의 개발이 이루어지고 있으며, 이러한 물질에 의한 지역적인 피해가 유발될 수 있다. 그리고 핵, 폭발물, 생물학적 무기, 화학적 무기에 의한 테러들이 미래의 재난의학의 중요 관점으로 변화하고 있는 추세다. 최근의 큰 재난으로는 인도네시아, 인도, 터키, 대만의 지진, 그리고 세계 무역센터의 비행기 테러, 탄저균 테러, 발리 섬 폭탄 테러, 이라크 폭탄 테러 등을 열거할 수 있겠다.

응급의학은 이러한 테러나 재난 후의 환자 발생에서

치료를 담당하는 데 중추적인 역할을 감당하고 있으며, 재난 계획 및 취급, 그리고 환자 간호의 일차적인 역할을 하게 된다. 각 나라별로 다양한 형태의 응급의료 체계가 구축되어 있는 상황이지만, 이러한 재난의학의 가장 큰 특징으로는 단 시간에 많은 수의 환자가 집중되는 점이며, 이에 대한 병원전, 응급실 및 병원 내 처치 및 대비가 재난 의료 서비스의 핵심이라고 할 수 있다. 정상적인 환자 진료가 되지 않는 경우에 프로토콜에 따른 환자 이송, 응급실 밖의 장비 구비, 그리고 빠른 환자 평가, 안정화 및 환자의 확정적 치료를 위한 중증도 분류 등이 필요하다.

1. 재난의 정의

"재난, 재해(Disaster)"란 '재난 및 안전관리 기본법' 제3조 제1호 및 제2호에 의한 재난을 말하며 사상자의 규모를 명시하지는 않는다. 또한 다수사상자 사고(Mass casualty incident, MCI)란, 동시에 다수의 사상자가 발생하였거나, 발생할 우려가 있어 응급의료의 제공을 위해 별도의 의료자원의 동원 등이 필요한 사건 및 사고를 말하여, 중앙응급의료센터의 일반적 기준으로는 10명 이상 사상자 또는 사망자와 중상자의 합이 10명 미만이지만 추가로 중상자 발생 우려가 있는 경우를 말한다.

면 단위의 의원에 교통사고로 화상과 동반되어 3-4명의 환자가 한꺼번에 진료를 요하는 경우에는 일상적인 치료가 불가능하게 된다. 한편으로 서울에 위치한 3차 대학 병원 응급의료센터에 30-40명의 중환자가 일시에 진료를 요하는 경우에도 일상적인 치료가 불가능하다. WHO에서 내린 재난의 정의는 "외부의 도움을 필요로 하는 상당한 정도의 갑작스런 생태적 현상"이다. 응급의료센터의 측면에서 재난를 정의하자면, 환자들이 일시에 내원하여 외부적 도움 없이는 최소한의 간호도 불가능한 상태라고 할 수 있다. 환자의 수 및 중증도 정도, 그리고 재난의 특성에 의한 다양한 병원 내의 재난이 있을 수 있다.

재난의 구분으로는 자연 재난 및 인위적 재난으로 구분할 수 있으나 현재는 이러한 재난이 혼합되어 나타나는 양상이다. 일례로 이전 서남아시아 지진 때에 관광 및 새우 양식 목적으로 해안의 망그로브 나무를 베어낸 결과 사상자 수가 기하급수적으로 증가한 것이 좋은 본보기라고 할 수 있다.

또 다른 구분으로는 규모에 의한 구분이 있다. 재난 1급(level 1)이라 함은 시, 군 단위에서 자체적으로 해결할 수 있을 정도의 규모이며, 2급 재난은 도나 광역시 단위에서 해결할 수 있는 규모이고, 3급 재난는 국가 규모의 재난으로 정의할 수 있다.

다른 구분으로는 내부와 외부 재난으로 구분하는 방법이다. 외부 재난(external disaster)은 병원 밖의 재난이다.

교통사고, 폭발 사고, 테러, 자연 재난 등의 다양한 원인의 재난이 이에 해당한다. 내부 재난(internal disaster)은 병원 내의 재난을 의미한다. 병원내의 기능에 심각한 장애를 유발할 수 있는 정전, 화재, 치료용 방사선 노출 등의 환자 치료에 영향을 미치는 재난을 통칭한다.

2. 응급실에 내원하는 대량 환자의 특징

현재까지의 많은 연구 결과, 응급실 대량 환자 관리의 특징으로는 치료 가능한 환자의 내원 때에도 많은 어려움을 겪는다는 사실이다. 이러한 이유로는 재난 관리의 원칙에서의 혼란, 계획의 부재, 훈련의 부재를 꼽을 수 있다. 보통 병원은 지역 사회의 재난 계획 노력에서 잘 통합되지 못하는 양상을 보이고 있다. 미국 911 사태 때의 병원전 의료 서비스(EMS)의 단점으로 혼란, 통신의 어려움, 접근 통제 등의 요소들이 자체적으로 제시되었으며, 이는 우리에게도 시사하는 바가 크다. 결과적으로 중환들이 가장 가까운 병원으로 이송되었으며, 이곳의 인력 및 병원 수준이 뒷받침되지 못하였고, 경환들도 많이 내원하여 환자의 적절한 치료가 이루어지지 못하였다. 특히 도시 지역의 재난 시 가장 가까운 병원으로는 30분 이내에 환자가 도착하며, 가장 많은 환자의 내원은 사고 후 2–3시간 사이에 집중되는 특징이 있다. 또한 특징적으로 상대적으로 경환들이 앰뷸런스를 이용하여 먼저 내원하며, 구출에 많은 시간이 걸리는 중환이 늦게 내원하는 양상이 나타나며, 주의 깊은 계획이 없는 경우에 중환이 도착하기 전에 상대적인 경환들이 치료가 시작되는 경우가 많다.

다음과 같은 또 다른 요소들은 응급실의 효과적인 재난 환자 치료에 방해가 된다.

① 현장과 치료 시설 간의 통신 부재
② 사고 통제 체계의 부재
③ 응급실내의 구조자, 응급 구조사, 대중 매체의 집중
④ 응급실내의 테러 및 외상, 그리고 특수한 경우의 경험이 없는 다른 의료진의 집중
⑤ 가족 친지들의 집중

결론적으로 이러한 대량 사고가 응급실을 마비시킬 수 있기 때문에 대량 사고의 특징을 이해하고 만반의 준비를 갖추는 노력이 중요하다.

3. 재난 계획

1) 개요

재난이란 예측 불가하며 피할 수 없는 것으로, 사회 전반적인 기능의 파괴와 인명피해와 많은 재산피해, 환경 및 자연적 피해를 야기한다. 재난의학이란 응급의학과 재난 계획 및 처치의 종합적인 형태로, 다양한 상황에 대한 계획 수립이 필요하다. 재난 계획 및 처치에는 크게 '대비' – '대응 ' – '회복'의 3단계가 있으며 이를 재난 패러다임이라고 한다. 재난 동안의 혼란을 최소화하기 위해서는 재난 계획에서 각 반응 단계별로 역할, 책임, 그리고 서로간의 협조 사항이 명문화되어 있어야 하며 훈련되어져야 한다.

재난 계획의 과정에는 다음과 같은 질문에 대한 답으로 시작하는 것이 좋다.

① 지역 사회에서 발생 가능성이 가장 큰 사고의 종류는?
② 재난 계획에 참여하는 위원회의 성격과 구성은?
③ 병원의 능력과 책임 한계는?

2) 위험 분석

병원에서 재난 계획을 세우는 데 있어 그 지역의 재난은 어떠한 종류의 재난이 발생할 것인지를 아는 것이 중요하다. 즉, 지진이 호발 하는 지역인지, 태풍이 잦은 지역인지를 인식하고 지역 내에 있는 경기장, 공항, 항구 등의 위험시설물을 파악하고 대비하여야 한다. 한 예로는 1995년 도쿄에서 있었던 옴 진리교의 사린(sarin)가스 테러 때 해독제로서 2–PAM 및 아트로핀이 필요했던 것처럼 재난의 위험에 맞추어 계획을 세우는 것이 중요하다.

3) 재난 계획 시 병원-지역 사회 간 협조

도시에서 대량 환자(보통 500명 이상) 발생 시 지역에서 체계적으로 환자를 간호하는 모델들이 최근에 서구 지역에서 개발되고 있다. 이 모델에서 중추적으로 보건 의료 체계 및 병원이 핵심적인 역할을 담당하고 있다. 각 병원은 지역의 재난 관리 본부와 연관이 되어 고유한 재난 계획을 갖고 있어야 한다. 이러한 체계는 특히 재난 발

생 인지, 통신, 사상자 이송, 그리고 재난 현장으로의 의료진 파견 등에 매우 유용하게 사용된다. 지역 유관 기관과의(예: 소방서, 지역 구급체계, 관공서 등) 유기적인 관계가 유기적인 재난 반응에 매우 중요한 역할을 하게 된다. 군부대, 대한적십자사, 자원봉사자 그룹, 질병관리청 등의 기관과도 병원의 재난 계획 수립 시 서로 상호 연락이 필요할 수도 있다. 병원 재난 담당자가 또 염두에 두어야 할 사항으로는 특별한 위험에 대한 정보(예: 화학물질, 방사선), 전문가(예: 독성 물질 취급), 그리고 특별한 재난 상황에서 필요할 수도 있지만 바로 사용할 수 없는 특별한 공급 물질(예: 해독제) 등을 예상하고 준비해두어야 한다.

① 다른 반응 주체와의 통합

② 국가 안전 기획부나 군 기무사등과의 협조도 재난 계획 수립 시 고려해야 할 사항이다.

4) 국내 재난발생 시 지휘체계

우리나라는 2004년 소방방재청의 신설과 '재난 및 안전관리 기본법'의 시행, '자연재해대책법'의 일부개정 등을 통해 통합형 재난 관리 체계의 기본틀을 갖추었으며 기존의 방재계획과 재난관리계획을 '안전관리계획'으로 통합하여 중앙부처의 기본 계획과 집행계획, 시도 및 시군구 안전관리계획, 재난관리 책임기관의 세부집행계획을 구분하여 수립하였다. 2009년 행정안전부는 재난 및 안전관리 총괄부서로서 제2차 국가안전관리기본계획('10–'14)를 수립하였는데, 기본적인 골격은 크게 변하지 않았으며 안전관리위원회, 재난안전대책본부, 긴급구조통제단의 세 축을 기본으로 하는 국가재난안전관리체계를 갖추고 있다. 행정안전부가 국내 재난관리의 핵심역할을 수행하며, 재난현장에서의 지휘권은 긴급구조통제단장이 가지며, 재난 현장에 출동한 의료자원관리를 총괄 · 지휘 · 조정 · 통제하고 재난 현장에 임시의료소를 설치, 운영한다. 또한, 현장으로 출동한 보건소의 신속대응반이나 권역응급의료센터의 DMAT (Disaster medical assistance team)은 이 현장응급의료소에서 활동하게 되며, 해당지역 보건소장이 현장응급의료소장을 맡게 된다.

5) 병원전 단계의 재난체계

(1) 재난의료상황의 병원전 단계의 '대비'

'대비'단계의 병원전 단계, 소방은 119 종합 상황실을 통한 통합 감시체계를 운영하여 24시간 재난상황을 감시하고, 재난 핫라인을 운영, 중앙응급의료상황실에 상황을 전파하며 DMAT 요청체계를 유지하여야 한다. 재난 대비 긴급구조대응 계획 수립과 시행을 하며, 긴급구조통제단을 운영하고, 재난상황에 대한 재난 대비 긴급종합구조훈련을 시행하고 유관기관 합동 재난훈련을 시행하며 재난 대응자원(인력 시설, 장비 등)을 관리하고 운영한다.

(2) 재난의료상황의 병원전단계의 '대응'

'대응'단계에서는 신속한 상황 및 보고, 전파, 초기 대응 및 긴급구조통제단 운영, 현장지휘소 및 임시의료소 설치 운영, 신속대응반, DMAT 도착 시 현장응급의료소 합류 및 운영, 재난대응 자원(인력, 장비, 시설) 동원, 특수재난의 경우 재난 대응 자원지원, 필요시 유관기관 지원요청, 필요시 항공구조구급대 동원, 현장 긴급구조 활동 시행이 있다. 재난상황시의 병원전 단계 과정은 크게 6가지로 이뤄진다. 활성화–통제–구조–분류–처치–이송의 6가지이다.

가. 활성화

종합상황실에서 해당 재난상황을 초기 인지하거나, 사건 수보단계에서 재난응급의료체계를 활성화하는 것이 중요하다. 초기 사건 수보 단계에서의 조기 재난 응급의료체계 활성화는 구급대원의 현장도착 시 크로샷(Cross shot)을 통한 중앙응급의료상황실(Disaster Medical Control Center)로의 연락과 모바일 상황실(Mobile Disaster Medical Control Center)의 활성화를 통해 재난의료지원팀(Disaster Medical Assistance Team) 및 현장응급의료소의 운영을 촉진시키고, 이후 최종병원까지의 시간을 줄이고 효율적 운영의 첫 걸음이다. 단, 종합상황실에서의 초기 사건 수보단계에서의 재난응급의료체계 기준에 맞지 않았지만 현장 구급대원 도착 시 추가로 다수 사상자의 가능성이 있는 상황일 때에는 즉시 종합상황실에 보고하여 재난응급의료체계를 재빠르게 활성화하는 것이 중요하다.

나. 통제

재난응급의료체계가 활성화가 된 이후, 짧은 시간동안 다수의 인원들이 유입된다. 구조를 위한 소방인력, 화재의 경우 방화 진압을 위한 방화진압인력, 각 재난거점병원에서의 DMAT 인력, 병원으로의 이송을 위한 추가적인 이송인력, 사건 조사를 위한 경찰 등의 필수 인력 외에도, 재난 취재를 위한 방송국 기자와 보호자, 일반인 등의 다수의 인력들이 섞여 혼란된 상황을 가중시킬 수 있다. 현장응급의료소장의 도움 혹은 권역응급의료센터의 DMAT 팀장의 도움을 받거나, 도착 전에는 해당 재난을 일차적으로 통제하는 리더의 도움을 받아 1차 통제선과 2차 통제선 및 출입관리를 시행하여야 한다. 일반적으로 1차 통제선은 재난현장에서 가깝게 설치되며, 구조 및 2차 인명피해 가능성에 대한 대비를 위해 소방에 의해 설치되고, 2차 통제선은 관할 구역 경찰의 도움을 받아 교통관리, 출입관리, 지역 통제 등의 포괄적인 통제를 통해 2차 통제선 내부의 재난응급의료체계가 원활히 운영되도록 한다. 통상적으로 현장응급의료소는 1차 통제선과 2차 통제선 사이에 설치된다.

다. 구조

재난 현장의 환자를 구조 활동을 통해 재난 현장에서 비교적 안전하게 환자 분류와 처치를 할 수 있는 환자분류소 혹은 현장응급의료소로 환자를 이송하는 과정을 포함한다. '재난 및 안전관리 기본법'에 명시된 다양한 재난 상황과 현장상황에 따라 상황이 변화할 수 있으며 구조자의 안전을 최우선으로 하고 현장에서의 Field triage 법을 통해 1차 분류를 시행하여 1차 구조 및 이송의 긴급도를 파악하여 시행하도록 한다.

(가) 분류

재난 현장에서의 1차 구조 및 환자 분류 이후, 환자분류소 및 현장응급의료소에서 2차 분류를 시행하도록 한다. 재난의 규모와 지원인력에 따라 환자 분류소와 현장응급의료소는 함께 운영되기도 한다. 환자분류기준에 따라 환자를 분류하고, 환자분류표를 작성하여 기록한다. 가능하면 1회의 환자 분류가 아닌 반복적인 환자분류를 통해 잠재적인 긴급환자를 분류하도록 한다.

(나) 처치

재난현장에서의 처치는 제한적이며, 기도보조, 호흡보조, 순환 보조에 해당하는 주요 응급처치와 현장 처치 이후 최종병원까지 이송에 있어, 이송과정 중 악화가능성이 있는 긴급상황에 대한 예방적 기도보조, 호흡보조, 순환 보조의 선제조치가 포함된다. 긴급 환자의 현장처치로 구조가 지연되거나 최종병원으로의 이송이 지연되서는 안 된다.

(다) 이송

현장응급의료소 및 환자 분류소를 통한 환자 분류 및 처치를 시행한 환자는 분류단계에서 최종 이송병원과 이송수단에 대한 고민이 필요하다. 긴급 환자의 경우 해당 관할의 권역응급의료센터나 권역외상센터로의 우선 이송이 고려되며 해당 병원까지의 이송 거리와 시간을 파악하여 가능하면 항공이송을 우선하도록 한다. 그 외 응급 및 비응급 환자의 경우 중앙응급의료상황실에서 주변 병원의 병실 유무와 수용능력에 따라 차선적으로 시행한다.

(3) 재난응급의료상황의 병원전 단계의 '회복'

'회복'은 복구 시 역할을 의미하며, 소방은 재난 피해 상황 파악 및 보고, 긴급 복구반 운영, 필요시 자원집결지, 자원대기소를 설치 및 운영하여야 하며, 필요시 자원(인력, 장비 시설)을 동원하여야 한다. 또한 소방자체의 복구가 어려울 경우, 유관기관 지원 요청을 통해 도움받을 수 있으며 현장 긴급복구 활동을 시행하여야 한다.

6) 병원에서의 재난 체계

(1) 재난응급의료상황의 병원단계의 '대비'

재난거점병원(권역응급의료센터)은 권역 DMAT을 구성하고 구성, 운영 및 출동체계를 유지하여야 한다. 재난상황이 아닌 평상시에 거점병원 자체 훈련, 권역 내 응급의료기관 및 소방, 시도 합동 훈련, 보건소 등의 교육 훈련을 시행하여야 하며, 권역 내 재난의료대응자원 관련 정보를 수집, 보고하고 권역 내 응급의료기관의 교육훈련과 재난대비 점검 및 평가를 하여야 한다. 또한 재난의료지원차량 및 감염대응차량에 대한 관리와 운영, 권역 내 핫라인 관리보고, 재난의료지원 물품관리, 병원 내 재난대응계획을 수립하고 비상연락망 관리를 시행하여야 한다.

권역외상센터, 그 외 응급의료기관 및 응급실 운영기관의 경우, 재난의료 핫라인의 운영 및 관련 정보를 제공하여야 하며, 병원 내 재난대응계획 수립과 비상연락망 관리를 포함한 병원 내 재난 대응체계를 유지하여야 한다. 또한 필요시 현장응급의료소장 교육 및 훈련을 시행하고, 필요시 지역 DMAT 구성하며 권역 내 재난의료 교육, 훈련에 참여하여 대비하도록 한다.

(2) 재난응급의료상황의 병원단계의 '대응'

재난거점병원(권역응급의료센터)은 재난 현장의료(DMAT 파견 및 재난의료지원차량, 의료지원)을 시행하여야 하며, 중증응급환자를 중심으로 현장 진료를 제공하여야 한다. 또한 재난 발생 시 여유병상 확보 및 병상정보 환자 현황 등 실시간 정보를 제공하여야 하며 외부유입 중증환자를 수용하여야 한다. 필요시 현장응급의료소장으로 현장 응급의료소를 운영함에 대비해야하며, 요청시 구급차, 응급의료전용헬기 등의 이송수단을 가동하여야 하고 장기화 대비 계획(인력, 물품 등)을 수립하여야 한다.

권역외상센터의 경우, 권역 내 재난의료를 지원하고 중증외상환자를 중심으로 환자 수용 및 치료를 제공하고 필요시 외상팀, 응급의료전용헬기를 재난현장에 파견하도록 한다. 재난 발생 시 여유병상 확보 및 병상정보, 환자 현황 등의 실시간 정보를 제공하고, 기타 외상센터의 일반적인 역할을 수행한다.

응급의료기관 및 응급실 운영기관의 경우, 재난 발생 시 여유병상 확보 및 병상확보를 진행하고, 환자 현황 등의 실시간 정보를 제공하고, 재난 발생 시 내원한 환자의 진료 제공, 요청 시 구급차 등의 이송수단 출동이 포함되며 현장 의료지원 요청 시 지역 DMAT 출동을 고려할 수 있다.

(3) 재난응급의료상황의 병원단계의 '회복'

재난거점병원(권역응급의료센터)은 재난 지원 및 환자 현황에 대한 결과 보고와 DMAT활동에 대한 결과 보고를 시행하며, 필요시 긴급복구 현장 의료지원에 참가하고 정신건강의학과의 협조를 통해 재난 심리상담을 지원한다.

권역외상센터와 응급의료기관 및 응급실 운영기관은 응급환자, 외상환자를 수용하고 요청 시 의료인력과 구급차 등을 지원하도록 한다.

(4) 재난응급의료상황의 병원단계에서 응급의학과의 역할

응급의학과는 어떠한 종류의 재난 시에도 실질적인 병원의 초기 대응을 담당하는 부서이다. 응급의학과는 일반적으로 재난 발생 시에 처음으로 보고를 받고 피해자들의 발생 시에 환자를 받는 역할을 담당한다.

가. 초기 대응

재난이나 대량 환자의 발생이 가능한 사고에 관한 신고가 접수되면 신고를 접한 사람은 사고의 확인을 위한 절차를 수행해야 한다. 몇몇 기관에서 사용하고 있는 보고 형식은 요원들이 신고자에게 질문할 내용을 확실하게 할 수 있다.

재난이 확인되면 당직 중인 병원 직원이나 관리자에게 이러한 경보가 보고되어져야 한다. 병원 행정부서(이 순간부터 재난 본부)에 경보가 보고된 후에는 재난 대책에 의거하여 일련의 활동들을 시작한다. 경보에 의해 응급실내의 책임이 있는 간호사가 이 사실을 인지 후, 환자들이 내원한다는 정보를 응급의학과의 사무부서, 원무부서, 간호 부서 및 진료 부서에 모두 보고해야 한다. 그리고 다른 과의 진료 도움을 위한 응급의학과의 계획이 활성화되어야 한다. 대부분의 병원들은 특별한 활동을 위한 의료진의 호출이 필요하다(외과의사, 중환자실 의료진, 호흡기 치료팀, 수술방 의료진 등).

주어진 정보를 바탕으로 책임 있는 의료진이 초기에 필요한 평가를 시행한다. 의료진은 현재 응급실내에 있는 환자를 대상으로 환자들의 간호 및 퇴원에 필요한 적절한 결정 및 현재 상태를 파악한다. 응급의학과 의사는 재난발생 시의 책임자로 임명된 의사가 도착하기 전까지는 모든 의료 상황에 대해 책임을 맡는다. 이러한 책임에는 환자 퇴원, 환자 입원, 환자 이송 및 환자 치료에 관여하는 치료 우선순위 결정 등이 포함된다. 응급실내에 있는 비 응급상황의 환자들은 책임 있는 사람(예, 친지들)과 함께 응급실에서 퇴원을 시킨다.

이러한 초기 평가에 기초하여, 응급실에 수용할 수 있는 환자의 수를 파악한 후 현장의 재난 센터와 통신을 통해 교신한다. 책임 있는 의료진은 재난 상황에서 얼마나 많은 의사 및 간호사 등의 의료진이 필요한지를 파악하며 각 의료진의 책임을 부여한다.

이미 수립된 계획에 의거하여, 계획된 보호자 대기 구역을 응급실에서 최대한 멀리 있는 곳에 마련한다.

나. 비상 연락망

응급의학과의 책임자 또는 부 책임자는 재난 상황 시에 연락할 수 있는 주소록을 갖고 있어야 한다. 이 주소록은 모든 핵심 의료진의 주소 및 전화 번호 등을 모두 포함하고 있어야 하며, 최소한 3-6개월 간격으로 갱신이 되어야 한다. 만약 병원의 전화 통신이 불가능한 경우를 대비하여 의료진간의 라디오, 이메일, 휴대폰, 또는 보안 TV에 의한 통신 방법들이 강구되어져야 한다. 보완적으로 책임자, 의사, 또는 간호사 주거지역과의 통신 같은 병원 밖의 전화 체계도 강구되어야 한다.

다. 환자 수용

많은 사상자들이 공식적인 병원전 응급의료체계를 이용하지 않고 응급실로 내원한다. 이런 사상자들은 가족, 친구, 또는 행인들에 의해 이송될 수 있다. 이런 환자들을 위한 중증도 분류 계획이 수립되어 있어야 하며, 또한 이런 환자들보다 나중에 도착하는 중환들을 위해 응급실내에서 혼잡하지 않게 진료를 할 수 있는 계획이 필요하다.

재난 시에는 응급실 입구에 환자를 이송할 수 있는 모든 들것 및 휠체어 등이 구비되어져야 한다. 재난 현장에서 이송된 환자들은 응급구조사 및 병원의 안내 요원에 의해 들것이나 침대 등으로 중증도 분류 구역으로 이송되어 처치가 시행되어야 한다.

기관 내 삽관 튜브, 수액, 목보호대, 부목 및 붕대 같은 필수품 등은 구급차 진입로에 비치하여 시간 지연 없이 환자 이송을 위한 물품 보급이 되게 한다.

(5) 재난응급의료 상황 시 병원의 세부 계획

병원내의 응급 사고 지휘 체계는 재난 상황 동안 병원을 마비시킬 수도 있는 혼란이나 혼동 등을 최소화시키기 위해 발전되어 왔다. 이러한 체계는 분명한 책임 소재 및 명령 체계, 그리고 병원의 각 구성원 간의 명확한 의사 전달 체계 및 이해가 확립되어져야 한다. 이러한 체계의 구성 요소는 다음과 같다.

- 보편화된 언어
- 정의되어진 그리고 예상 가능한 치료 체계
- 유연한 반응
- 우선순위가 있는 반응
- 책임 있는 기능
- 책임을 위한 지침서

가. 병원 계획의 핵심 사항

병원 재난 계획은 행정, 간호, 그리고 의료진의 책임이다. 이 계획은 재난 현장으로부터 이송되어지는 사상자의 치료에 있어 병원에서 조직적인 반응을 포함해야만 한다. 또한 인근 지역 병원의 환자 후송을 포함해야만 한다.

아래의 사항들은 병원 계획의 몇 가지 핵심 기능이다:

- 계획의 활성화
- 병원 능력의 평가
- 재난 명령 체계 확립
- 통신
- 보급
- 병원내의 재난 행정 구역 및 치료 구역
- 연습 및 훈련
- 보안 및 군중 통제

나. 재난 계획의 활성화

이 계획에는 병원 재난 계획이 효과적으로 운영되기 위한 책임자가 있어야 한다. 이 책임자는 병원 경영과 연관된 책임자일 필요는 없다. 또한 계획의 활성화가 필요한 상황들도 정의되어져야 한다. 재난 프로토콜에서는 재난 상황 시 가용 가능한 응급의학과 의료진 및 다른 과의 의료진들을 정의하여야 한다.

계획의 활성화 후에는, 모든 재난 시에 필요한 가용 자원들을 즉시 활용할 수 있는 방안들이 강구되어야 한다. 이러한 자원에는 인력, 공급, 장비, 통신, 그리고 수송 등이 포함된다.

다. 병원 능력의 평가

병원에서 재난으로 인한 사상자들을 수용하기 전, 병원 자체의 재난으로 인한 구조적 피해 유무나, 또는 기능적으로 활동이 가능한지를 반드시 파악하여야 한다. 파악해야 할 문제들은 다음과 같다.

① 통로 폐쇄 또는 승강기 고장
② 화재, 폭발 또는 건물 붕괴의 위험
③ 산소를 포함한 장비나 공급의 부족
④ 어떠한 장비든지 사용을 못하는 경우
⑤ 수질 오염
⑥ 환자 진입 불가능 등

이러한 문제점들에 대한 책임은 보통 병원 기술자나, 병원 안전 책임자들에게 있다. 만약 병원자체의 구조적 문제가 있는 경우에는 환자 및 병원 관계자들의 대피도 고려해야 한다.

병원이 안전하다고 판명되면, 재난 현장으로부터 최대한 몇 명의 환자를 이송해서 안전하게 치료 가능한지를 판단한다. 이러한 판단은 의료 인력, 병상 수, 수술방 및 중환자실 수용 능력, 그리고 공급 및 자원의 활용 정도에 의해 제한되어질 수 있다. 재난 상황 시에는 다음과 같은 사항을 파악하는 것이 중요하다.

① 병원 자체의 능력 평가
② 얼마나 많은 병상 수 확보가 가능 한가
③ 혈액을 포함한 중요한 의료 소모품 및 약제가 얼마나 이용 가능한가

④ 얼마나 많은 의료 인력이 근무 가능한가
⑤ 무슨 손실이 발생했는가
⑥ 얼마나 많은 수술방이 사용 가능한가
⑦ 어떠한 의사들이 병원에 필요한가

기타 예상 가능한 문제들은 이상적으로는 계획 속에 가장 빠른 명령체계를 통해 이러한 자료들을 수집할 수 있어야 한다.

라. 재난 명령의 확립

병원 내의 명령 체계는 별도의 공간을 두어 설치해야 한다(예: 재난 관리 센터). 이 센터는 중증도 분류 구역(재난 현장), 환자 처치 구역, 그리고 지역 구급체계, 경찰, 소방, 그리고 정부 책임자와 통신이 가능해야 한다. 다양한 통신 방법들도 강구되어야 한다(핸드폰, 무전기, 기타 등등). 이 명령 체계 내에는 반드시 의사, 간호사, 그리고 병원 행정책임자가 포함되어야 한다.

또한 명령 체계는 그 자체로 확고해야 한다.

마. 통신

훌륭한 통신의 지속은 어떠한 경우의 재난이나 대량사고 시에도 핵심적 역할을 담당한다. 적절한 통신의 부재는 재난 계획 실패의 가장 큰 원인이다. 불행하게도, 현재까지는 세계 각국의 재난 현장에서는 다양한 원인들로 인한 적절한 통신 유지가 이루어지지 않고 있는 것이 현실이다.

재난 기간 동안에는 다양한 방법의 통신들이 두절되고 있다. 제일 중요한 목적은 사용 가능한 모든 통신 수단을 이용해 통신을 유지하는 것이다. 이러한 통신 방법으로는 휴대 전화, 칠판, 이메일, 통신, 폐쇄회로 텔레비전, 단파 라디오, 또는 심지어 사람을 이용한 통신들도 고려해야 한다.

이러한 통신은 병원 간 또는 병원 내에서도 필요하다. 환자 치료에 필요한 혈액, 항생제, 또는 수액 등 환자의 생명과 연관이 있는 물품이 부족한 경우, 인큐베이터 또는 수술 기구 등이 부족한 경우, 간호사, 의료기사, 물리치료사 등의 인력이 부족한 경우 등의 상황이 발생할 수도 있기 때문이다. 그러나 불행하게도 현재 의료 체계에서 일상적으로도 최대한 기능을 하고 있는 상황에서 재난 시 더 나은 기능을 요구하기에는 많은 무리가 있다. 또한 환자가 과중하게 몰린 병원에서 상대적으로 여유가 있는 병원으로의 환자 이송도 고려해야 한다. 그렇지만 현재 일상적으로 진행되고 있는 병원 간 환자 이송의 문제도 해결 안 된 상태에서 재난 시 이러한 기능을 요구하는 것 또한 많은 문제가 될 것이다.

바. 재난 물품들의 공급

재난 기간 중, 필요한 장비나 물품은 병원 내에서 가장 필요로 하는 곳에 즉시 공급되어져야 한다(휠체어나 침대가 환자 접수 구역에 필요한 것 등).

각 병원들은 재난 시 예상되어지는 사용 물품들을 재고 형태로 정상적으로 현재 사용하고 있는 의료 물품 이상을 보유하고 있어야 한다.

사. 병원 재난 행정 및 치료 구역

재난 계획의 일환으로서 병원 내에 환자 도착 구역, 치료 및 퇴원 구역을 정하는 것은 매우 중요하다. 이 계획은 이러한 구역의 기능에 맞게 특화되어야 하며, 인력 정도, 그리고 기본 물품 등의 개념이 확립되어야 한다. 아래와 같은 기능들이 원활하게 기능을 하여야 한다.

(가) 재난 통제 센터

재난 통제 센터는 응급실에서 가급적이면 멀리 위치하는 것이 적절하다. 병원내의 사고 통제를 제외한 재난 현장의 기능을 조절해야 한다. 적절한 통신 유지는 매우 기본적인 요소이다.

다른 기능으로는 병원의 다른 병동을 개설하는 것, 외부의 도움을 요청하는 것, 위험에 처한 환자의 이송, 환자 처치 구역에 의료진 배정, 그리고 원래 역할의 재조정 등이 포함된다.

(나) 중증도 분류

효율을 극대화하기 위해서는 병원에 내원하는 환자를 한 속으로 집중해야 한다. 즉 중증도 분류 구역으로 집중하는 것이다. 이 구역의 핵심 기능은 모든 내원환자를 빠른 시간 내에 평가하고, 치료의 우선순위를 정하며, 환자의 분류를 전담하는 것이다(즉 적절한 구역으로의 환자 이송 등). 이러한 중증도 분류 구역의 부재 시에는 중요 치료 구역의 혼잡이 가중될 수도 있다.

(다) 환자 간호 구역

일례로 환자 간호 구역을 다음과 같이 구분하는 것도 고려할 수 있다.

①중환 구역

중증도 분류 구역으로부터 중환을 위주로 치료하는 곳으로 응급실내에 위치하는 것이 이상적이다.

②경환 구역

대부분의 재난 상황에서, 대다수의 환자들은 심하게 손상을 받지 않는다. 대부분의 환자들은 보행이 가능한 손상을 입거나 걱정이 많은 환자들이다. 이러한 환자들은 가벼운 치료, 즉 골절에서의 부목치료, 열상의 봉합, 또는 파상풍 예방 접종 등의 치료가 필요하며, 이러한 환자의 치료 구역은 응급실에서 구별된 장소에 마련하는 것이 혼잡도를 줄이는 방법이다.

(라) 수술 전 입원 구역

중환 구역에서 안정화된 대부분의 환자들을 간호 및 관찰하는 구역이다.

(마) 수술

다수의 수술이 필요한 환자의 발생 시 적절한 치료에 영향을 주는 가장 중요한 요소는 사용 가능한 수술방의 수이다. 경험 많은 외과의사에게 가장 빠르게 환자를 의뢰하여 수술하는 것이 중요하다.

(바) 영안실

대부분의 재난 시에는 많은 사망자가 발생한다. 이러한 장소는 되도록 병원에의 장소에 확보하는 것이 바람직하며, 학교, 학교 강당, 교회, 또는 종합 경기장 등이 대안이 될 수 있다. 병원에서는 생존 가능한 환자의 치료에 집중하는 경향이 있기 때문에 사망자에 대해서 소홀해질 수 밖에 없다.

(사) 오염 제거

재난 시 방사선적으로 또는 화학적으로 오염된 경우를 대비하여 몇 가지 필요한 것들이 있을 수 있다.

- 제독을 위한 안전한 장소
- 환자의 외부 오염을 씻어 내기 위한 방법
- 오염 물질을 담을 용기
- 환자로부터 오염을 방지하기 위한 적절한 보호
- 일회용/소독 가능한 의료장비
- 이러한 오염 제거의 목적은 외부 오염의 최소화, 남아 있는 오염 물질의 제거, 그리고 잠재적으로 위험한 물질의 전파 방지에 있다. 이러한 제독 구역은 단지 오염 물질의 제거에만 목적이 있는 것이 아닌 환자 소생을 위한 인력 및 장비도 필요한 구역이다.

(아) 정신건강의학과

재난 시 또는 다른 많은 원인으로 불안 또는 우울증 등의 정신과적 치료가 필요한 경우가 환자들에게서 많이 발생한다. 히스테릭한 사람의 경우(환자, 방문자, 또는 병원관계자)에는 병원의 재난 진료 기능을 방해할 수도 있다. 특히 정신과적 면담이 필요한 경우를 생각하여 분리되고 고립된 치료 구역을 확보해 놓아야 한다. 이러한 정신과적 지지치료가 점점 더 중요하게 간주되고 있다.

(자) 가족 대기 및 퇴원 구역

과거의 재난 현장에서는 가족 및 친지들이 사상자들을 찾기 위해 병원 내에서 혼잡을 초래하는 많은 경우를 경험하였다. 이러한 혼잡은 재난 상황에 최선의 대응을 요구하는 상황에서 병원 기능의 방해를 야기하는 경우가 대부분이다. 이러한 이유로 인해, 가족 및 친지들에게 정보를 제공해 줄 수 있는 별도의 공간을 확보해 놓아야 한다. 이러한 구역은 동시에 병원내의 환자 퇴원 시 그리고 재난 시의 환자들을 위해서도 사용될 수 있다.

(차) 자원 봉사자

대량 재난의 경우에는 수혈 등의 도움을 주기 위한 일반인들이 갑작스럽게 많이 모일 수 있다. 관리되지 않는 자원 봉사자들은 도움보다 병원 기능의 장애를 초래할 수 있으므로, 자원 봉사자 관리인력과 효율적으로 자원인력을 이용할 수 있는 체계확립이 중요할 수 있다. 자원 봉사자를 위한 별도의 공간을 마련하는 것도 중요하다.

아. 교육과 훈련

정기적인 훈련 및 연습이 병원 관계자들이 재난 상황 시에 적절하게 대처하는 데 도움을 줄 수 있다. 또한 이런 훈련을 통하여 취약점이나 생략된 사항들을 확인하며, 계획의 재수립 및 수정을 할 수도 있다. 이러한 훈련들은 실제와 같은 상황을 가정하고 대규모로 할 수도 있으며, 또한 간단하게 가상 상황을 설정하여 훈련으로 끝낼 수도 있다.

4. 대량 사상자 관리: 재난 조작

1) 현장 의료 처치

권역응급의료센터 혹은 응급의료기관 및 응급실 운영기관에서 재난현장으로 권역DMAT 혹은 지역 DMAT이 출동할 경우, 현장응급의료소에서 재난 현장 의료처치를 시행하게 된다. 현장응급의료소의 재난 처치는 크게 '분류반', '이송반', '처치반'으로 나뉘며 소방인력과의 협력 및 이송 목표 병원까지의 협력을 통해 이뤄지게 된다.

2) '분류반'의 역할

재난현장에서의 환자분류는 일반적으로 환자분류소에서 이뤄지나, 재난의 규모와 지원인력의 규모에 따라 현장응급의료소에서 환자분류소의 역할을 함께 시행할 수도 있다. '간단한 중증도 분류 후 신속한 처치 방법' 즉, SALT 분류법을 사용하여 환자의 중증도를 분류한다 (그림 55-1). SALT법은 포괄적 선별(Sort)에서 보행평가 및 손 흔들기/의도적 움직임 평가, 명확한 위급상황 평가를 시행하고 개별적 평가(Assessment)에서 주요 출혈 조절과 기도개방, 흉부 감압술, 해독제 및 호흡 유무를 평가하여 비응급-응급-긴급-사망을 분류한다. 우리나라는 SALT 방식과 같은 4단계 분류체계를 채택하고 있으며, 즉시 응급 치료가 필요한 긴급(적색), 수시간 이내에 응급처치가 필요한 응급(황색), 수시간 후에 치료해도 생명이 지장이 없는 비 응급(녹색), 사망 혹은 생존 가능성이 없는 지연(검정)으로 분류된다. 환자의 분류 이후 환자분류표를 작상하고 환자에게 부착하여 환자의 분류도가 무엇인지 다른 의료인력들이 쉽게 알 수 있도록 해야 하며, 환자분류표는 따로 현장응급의료소에 보관하여야 한다. 현장응급의료소의 분류반은 1회의 분류가 아닌 반복적 분류를 통해 잠재적 긴급환자의 악화를 예방하도록 한다.

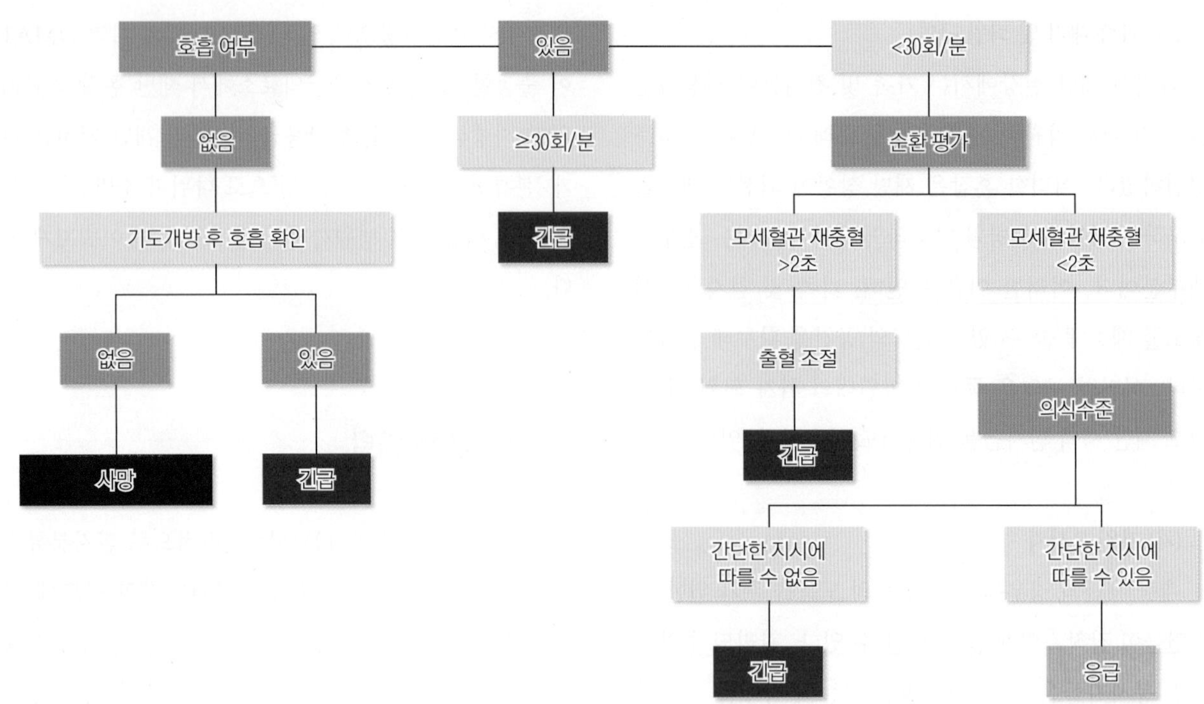

• 그림 55-1 START 분류법

3) '처치반'의 역할

적합한 분류를 통하여 다음에 어떠한 처치가 필요한지 그리고 얼마나 많은 처치가 요구되는지를 알 수 있다. 만약 환자수가 많지 않고 중증도가 낮아서 평상시의 응급구조 체계만으로도 훌륭하게 환자를 돌볼 수 있다고 판단이 되면 현장 처치 후 가장 가까운 병원으로 환자를 이송한다. 만약 구조 시간이 장시간 걸릴 것으로 예상되는 경우에는 저혈량성 쇼크에서 수액 치료를 하는 것과 같은 생명을 구할 수 있는 현장 처치를 병행하여야 한다. 반면에 구조 현장이 화재, 폭발, 건물 붕괴, 위험 물질 노출, 그리고 기상 악화 같은 요인으로 인해 구조자 및 사상자가 위험에 처해 있는 경우에는 현장에서는 최소한의 치료만 시행 후 빠르게 환자를 구조 및 이송하여야 한다.

환자의 이송 능력 이상의 대량 환자 발생 시에는 중환을 구조하는 데 시간이 많이 소요될 수도 있기 때문에 현장에서 전문외상소생술 및 전문심장소생술이 환자에게 도움이 될 수도 있다. 이러한 경우에는 수술이 가능한 현장의 병원이 도움이 된다. 이러한 현장 병원으로 사용될 수 있는 공간으로 교회, 학교나 체육관을 이용할 수 있다. 사상자들을 이런 현장 병원으로 이송 후 환자의 재평가 및 처치 등을 수행한다. 일정기간의 환자 관찰 후 환자의 상태에 따라 퇴원 조치하거나 다른 병원으로 이송할 수 있다.

4) '이송반'의 역할

이송반은 권역DMAT 혹은 지역DMAT의 주 업무보다는 소방인력 혹은 사설 이송인력의 주된 업무이나, 이송과정까지의 환자 감시와 이송병원 선정 및 이송 수단 선정을 함께 해야 한다. 긴급하고 중증환자를 최종치료 병원인 권역응급의료센터 혹은 권역외상센터(외상환자의 경우)로 이송하며 거리와 이송시간을 고려하여 응급의료 전용헬기 혹은 119 구급헬기 등을 통한 항공이송을 활성화 하는 것을 고려한다. 중앙응급의료상황실 및 현장응급의료소의 재난상황판과의 연계로 각 이송병원의 수용상황과 수용가능 병실, 수술실 등의 가용여부를 확인하고 이송 후에는 실시간으로 해당 내용을 공유하여야 한다. 이미 사망한 환자의 경우, 이송 장례식장을 한 군데로 선정하고 이송하게 되면 이후 환자의 신원파악이나 보호자의 혼잡등으로 2차, 3차 혼선을 줄 수 있으므로 사망환자의 이송 역시 분산이송을 원칙으로 하며, 가능하면 신원 파악 후 인계하는 것이 바람직하나 불가능할 경우 해당 이송 장례식장과 경찰의 도움을 받아 추후 행정지원을 받을 수 있게 한다.

5. 병원에서의 대량 사상자 처치

1) 병원에서의 중증도 분류

중환들보다 먼저 도착한 비 응급 환자들과 경환들로 인해 지역 병원의 처치 능력이 마비된 경우, 중환자들을 지역적으로 처치할 수 있다. 이러한 경우 '최종 피해자의 이차 평가(secondary assessment of victim endpoint, SAVE)체계'에 의한 중증도 분류를 할 수 있다. SAVE 체계에 의한 중증도 분류는 열악한 현장 상황에서 어느 환자가 처치를 받는 것이 가장 환자에게 도움이 되는지를 알기 위해 사용한다. 많은 환자가 결정적인 의료 처치를 받기까지의 시간이 지연되는 경우 START 지침과 SAVE 체계를 같이 사용하는 것이 도움이 된다.

SAVE의 분류법은 다음과 같다.

① 어떠한 처치를 해도 사망할 환자

② 처치 여부에 관계없이 생존이 가능한 환자

③ 열악한 환경의 처치로도 의미 있는 도움이 되는 환자

2) 사고 지휘 체계

사고 지휘 체계(ICS: incident command system)는 현장 대응을 조직화하기 위한 유연한 명령 및 조정을 하기 위한 표준 응급 관리 체계를 의미한다. 사고 지휘 체계는 일반적으로 비행기 추락 사고와 같은 확인 가능한 한 장소의 재난의 경우 사용된다. 표준화된 조직 체계와 공통 용어의 사용으로 사고 지휘 체계는 다수의 기관과 여러 관할 지역이 관여되는 사고에 적용할 수 있는 관리 체계를 제공한다. 가장 기본적인 요소의 구성은 다음과 같다.

① 사고 지휘

② 작전

③ 계획

④ 병참

⑤ 재정

현장의 사고 지휘 체계의 원칙은 병원 상황에 적용될 수 있다. 이러한 형태의 하부 구조와 필요에 따른 유연한 조직의 확장 및 축소는 이론적으로 모든 재난 시에 체계적이고 효율적인 대처를 가능하게 한다.

3) 재난 현장과 병원간 통신

지역응급의료체계 또는 재난 센터에서는 지역에서의 재난 또는 대량 사고 발생 시에 지역 병원에 경보를 제공해야 한다. 이상적으로, 이러한 경보에는 부상자의 수, 특별히 많이 다친 중환자의 수(중환자실 치료가 필요한 환자 포함), 그리고 경환자의 수 정도의 정보면 충분하다. 병원에서는 지역응급의료체계에 다음과 같은 사항을 보고해야 한다.

① 병상 수

② 현재까지 수용한 환자 수

③ 병원에서 앞으로 수용 가능한 환자 수

④ 병원 내의 부족한 물품 등

4) 지역 병원으로의 환자 분산

대량 사고 시의 환자들은 위에서 이미 언급한대로 대부분은 불균형하게 이송되는 경향이 있다. 그렇지만, 이러한 불균형한 환자의 이송을 최소화하기 위해서는 병원과 현장의 응급의료체계와 적절한 통신이 유지되어야만 한다.

현장 사고 책임자에게 즉각적으로 환자가 많이 이송된 병원에 대한 정보를 제공해야만 한다. 이러한 상황에서는 상대적으로 안정화된 환자 및 경환들을 지역 외의 병원으로 이송해야 한다. 만약 병원의 환자 치료 능력 범위 밖의 환자 이송 시에는 다른 병원으로 환자를 이송하기 위한 이차적인 중증도 분류를 시행할 수 있다.

심한 화상, 일산화탄소 중독, 척수 손상, 또는 화학적이나 생물학적 테러에 의한 희생자들과 같이 특별한 문제를 가지고 있는 환자들은 환자의 수가 많아서 수용이 불가능한 경우라도 직접적으로 이러한 환자를 치료할 수 있는 시설이 있는 병원으로 이송해야만 한다.

6. 재난 상황에서의 환자 치료

1) 중증도 분류

(1) 목적

일반적으로 중증도 분류는 손상/질병의 중증도, 예후, 그리고 의료 자원의 이용을 고려하여 환자 치료의 우선순위를 정하는 것이다. 중증도 분류를 담당한 의료진은 응급실에 도착한 환자를 정해진 환자 구역으로 보내는 것이 목적이다. 환자가 정해진 구역으로 이송되면 중증도 분류에 의거하여 치료의 우선순위를 정한다. 예를 들면 몇몇의 환자들은 환자의 중증도에 관계없이 도착하자마자 즉각적인 오염 제거를 해야 한다. 호흡기능상실이나 쇼크 상태 등의 즉각적인 치료를 요하는 환자들은 즉각적으로 소생 구역으로 이송해야 하며, 사망자들은 바로 영안실로 이송한다.

중환이지만 즉각적인 소생술이 필요 없다고 판단된 환자는 앞에서 언급한 중환 구역으로 이송하며 이곳에서 진단 및 치료를 시행한다. 보행이 가능한 경환들은 응급실 밖에 위치한 외래나 다른 공간으로 이송하여 진단 및 치료를 담당한다.

(2) 의료진

의사(응급의학과 의사 또는 외과의사), 응급실 간호사 혹은 응급구조사 그리고 의무 기록 요원이나 행정 요원이 팀을 이루어 모든 환자를 평가한다. 아주 드물게 몇 개의 중증도 분류 팀이 필요할 수도 있다. 중증도 분류를 책임진 의사는 중증도 분류 구역의 명령을 내리고, 구분을 위해 색깔 있는 옷을 착용하며, 가능한 모든 중증도 분류법을 숙지하고 있어야 한다.

의사가 중증도 분류를 할 상황이 아닌 경우에는 교육된 간호사가 환자의 중증도 분류를 한 후 환자 평가는 중증도 분류를 담당할 수 있는 병원요원이 도움을 준다.

(3) 책임

현장에서와 마찬가지로 도착한 환자들의 이차 중증도 분류를 시행하는데 보통은 구급차 도착 구역이 가장 선호되는 장소이다.

중증도 분류를 담당하는 의료진의 책임은 다음과 같다.

① 도착한 환자를 의료진의 즉각적인 필요 또는 자원 활용 정도에 따라서 적절한 구역(즉, 소생 구역, 중환 구역, 경환 구역 등)으로 이송하기

② 입인두기도기 삽입, 심폐소생술, 그리고 지혈 등의 가장 기본적인 인명 구조술을 시행하는 것

손상의 정도 평가는 환자 또는 응급구조사 등에게서 병력 청취를 하면서 빠른 일차 평가를 통해 실시한다. 중증도 분류 팀은 사상자의 수, 손상의 정도, 그리고, 더 필요한 추가 자원의 유무 등을 응급실 및 병원 재난 대책 본부와 긴밀하게 의사소통을 통해 파악해야 한다. 만약 이러한 의사소통이 전화로 되지 않는 경우에는 인명편이나, 휴대폰, 또는 무전기 등을 통해 통신을 유지해야 한다. 또한 중증도 분류 요원들은 다양한 치료 구역의 환자 치료 능력을 파악하여 추가적으로 환자를 얼마나 더 수용할 수 있는가 또는 안구 손상 또는 화상 같은 특별한 환자의 치료가 가능한지를 파악하고 있어야 한다. 또한 환자의 혼잡 구역의 위치 파악 및 대처 방법 등도 알 필요가 있다.

중증도 분류 담당 의사는 가족, 친구, 또는 방송 관계자들이 중증도 분류 구역내로 들어오려고 하는 경우가 빈번하므로 행정팀 등의 도움을 받아 통제를 시행하고, 병원내의 가족대기 구역 및 방송 관계 구역 등의 위치도 파악하고 있어야 한다.

중증도 분류 팀의 일원으로 행정 요원의 역할은 사상자에게 환자 분류표를 완성해서 부착하며, 수거 가능한 귀중품이나 의류들을 수거하는 것이다. 또한 수거한 가방에 분류표를 부착한 후 완전하게 보관하는 것이다.

2) 중증도 분류 원칙

대량의 사상자가 발생한 재난 상황에서는 환자의 평가 및 치료적 접근이 일반적인 상황과는 매우 다르다. 대량 재난 상황에서는 한 환자에게 활용 가능한 양질의 치료를 더 이상 제공할 수 없다는 사실이다. 다수의 환자에게 최선의 치료를 제공하기 위해서는, 중증도 분류 팀이 응급실 앞에서 손상 정도와 필요한 치료의 수준을 고려하여 중증도 분류를 시행해야 한다는 점이다. 의학적 치료의 몇몇 원칙들이 최선의 결과를 위해서는 변형될 수도 있다. 이 시기에는 확실하게 소생을 위한 치료 또는 결정적 처치를 시행해서는 되지 않는다. 치료 및 간호는 손으로 시행하는 기도유지 또는 외부 지혈 등의 한정된 치료로 제한해야 한다.

현재 가장 많이 사용하고 있는 중증도 분류 체계는 환자의 손상의 정도 및 예후에 준해서 환자를 네 가지 색깔(적색, 황색, 녹색, 흑색) 중 하나로 분류하는 방법이다. 이 방법은 표 55-1과 같다.

환자의 전신 상태의 현황 및 긴급성뿐만 아니라 중증도 분류 시에는 환자의 나이, 건강 상태, 환자의 기왕력, 그리고 치료자의 수준 및 핵심 의료 물품의 정도 및 장비 등과 같이 예후에 민감하게 영향을 미치는 요소를 같이 고려해야만 한다.

표 55-1 중증도 분류 범주

적색(red)	황색(yellow)	녹색(green)	흑색(black)
1순위(긴급)	2순위(응급)	3순위(비응급)	사망자(지연)
생명을 위협하는 쇼크나 저산소증이 있거나 임박한 경우, 그러나 적절한 치료 시 환자가 안정화 될 수도 있으며, 생존할 수도 있는 경우	손상이 전신적으로 영향을 주거나 효과가 있는 경우지만 아직은 생명을 위협하는 쇼크나 저산소증은 없는 경우; 그렇지만 전신상태의 악화가 예상되며 치료가 이루어지는 경우, 급격한 위험 없이 45-60분 정도 견딜 수 있는 상태	손상이 즉각적인 전신반응 없이 국소적으로 있는 상태; 최소한의 간호가 요구되는 상태, 또는 치료하지 않아도 환자가 일반적으로 수 시간동안에는 악화되지 않을 경우	임상적 사망과 생물학적 사망간의 명확한 구분이 재난 상황 시에는 되지 않으며, 자발 호흡이나 순환이 없는 무 반응환자들은 사망으로 간주한다. 몇몇의 경우에서는 치료에 상관없이 생존 가능성이 희박한 환자들을 포함시키기도 한다.

최선의 치료에도 불구하고 생존 가능성이 희박한 손상 환자는 사망대기(expectant) 환자로 분류한다(즉 흑색: 95% 이상의 화상 환자, 심장 마비 환자, 패혈성 쇼크가 동반된 탄저병 환자 등). 또한 시간이 지남에 따라 치료 도중 생존 가능성이 없는 환자들이 발생한다. 이러한 사망대기 환자의 치료의 목적은 적절한 통증 치료 및 가족 및 친구들과 같이 지낼 수 있는 기회를 제공하는 것이다.

7. 병원외재난에 대한 응급의료기관의 환자 진료

1) 초기 상황

병원 외 재난상황이 발생 시, 재난거점병원(권역응급의료센터)는 권역 DMAT이 활성화 되며, 1차 출동을 시행하게 된다. 중앙응급의료상황실과 응급의학 담당자의 실시간 연락을 통해 현장상황을 파악하고, 필요한 경우 수술실 확보 및 중환자실 확보, 병실확보, 응급실 내 공간 확보 준비를 통해 다수 사상자 발생을 예비한다. 다수 사상자 및 중환자의 발생이 예측될 경우, 준비 단계에서 실행단계로 넘어가며, 재난상황에서 각 응급의료 및 중환자 처치가 가능한 중환자의학 전문의, 외과 전문의 등을 포함한 다양한 진료과에게 협조를 구한다. 비응급환자가 준비기간에 내원 시, 재난상황에 따른 다수사상자의 환자 발생 및 진료로 비응급환자 진료의 공백 및 지연 가능성에 대해 설명하고 귀가 및 추후 조치를 받을 수 있게 하며, 모든 의료진이 재난의료에 몰두하여 현재 응급실에 있는 환자의 악화상황을 야기하는 것보다 현재의 응급실 환자를 치료하고 감시하는 인력과 재난상황에 따른 환자를 대응하는 인력을 구분하는 것이 바람직하다.

2) 중기 상황

중증 응급환자의 경우, 가능한 응급의료전용헬기 혹은 119 구급헬기 등을 통해 먼저 환자를 처치할 수 있도록 한다. 특수 이송수단으로 내원한 중환자는 이송 전 준비과정부터 해당 환자 내원 시까지 정보를 미리 파악하여 해당 중환자에게 가장 필요한 처치를 이송 병원 도착 전 미리 준비하고 응급실에서 대비할 수 있도록 한다. 특수 이송수단을 이용한 환자 내원 이후 대량의 환자가 도로이송을 통해 내원할 가능성이 있으므로, 응급의학 담당자는 해당 구역과 이송 전 정보 공유를 통해 이송 후 우선순위 및 환자 분류를 시행하고, 내원하여 경험있는 응급의학과 의사가 환자를 확인하고 환자 분류를 한 번 더 시행하여 우선 처치 등의 결정을 시행하도록 한다. 수용능력 이상의 환자 발생 시, 당직 인력 호출 및 타 진료부서의 도움을 최대한 받도록 하며 해당 이송병원에서의 처치 불가능 환자(예: 대동맥 박리 혹은 전신 화상 등)가 발생 시 이송체계 및 이송과정을 미리 준비하고 시행할 수 있도록 한다.

3) 후기 상황

중증응급환자의 처치가 종료되거나 진행중이나 신규 환자의 숫자가 줄어들고, 대부분의 환자의 상태가 안정화되는 과정을 후기 상황으로 한다. 응급실에서의 진료 인력은 감소될 수 있으나 입원한 환자의 추가적인 처치와 중환자 처치 등이 지속적으로 이루어지므로 진료인력이 꾸준히 더 필요할 수 있으며 해당 병원에서는 환자 수용정도와 중등도를 파악하여 당직표를 구성하는 것이 좋다. 초기 경상환자의 경우 영상학적 검사와 임상병리 검사를 포함한 대부분의 검사가 누락될 경우가 있으므로 증상 악화 시 재내원을 통해 추가적인 검사 및 진단과정이 필요할 수 있음을 교육하고 필요시 후기상황에 내원하여 진료받을 수 있게 해야 한다. 또한 재난거점병원의 경우 상황 파악 및 상황 보고서 작성, DMAT 활동 작성 및 재난상황실과의 실시간 정보 공유를 통해 내용을 공유하고, 필요시 추가 환자 발생에 대한 준비를 할 수 있도록 한다.

4) 재난 상황시 필요 요소

(1) 방사선 및 임상병리 검사

방사선 검사와 임상병리 검사는 대량 재난의 경우에는 삼가는 것이 좋다. 시행을 하는 경우는 검사 결과가 치료방법을 바꾸는 데 도움이 되는 경우로 한정한다. 예를 들면, 어긋나지 않은 팔다리 골절의 경우에는 적절한 석고붕대 고정과 팔다리 거상 및 냉찜질 치료를 시행하면서 24-48시간 정도 지연되어도 안전하게 x-ray 검사를 시행할 수 있다. 가슴 방사선 검사는 흉통을 호소하는 경우, 호흡곤란, 또는 비정상적인 가슴 운동, 또는 폭발물에 의한 폐 손상이 의심되는 환자에게서 시행할 수 있다. 복부의 단순 방사선 검사는 외상의 경우 환자에게서 얻을 수 있는 유용한 정보가 별로 없다. 목뼈부위, 골반, 그리고 넙다리뼈의 이상 소견이 있는 경우에는 환자가 영구적인 신경 손상이나 쇼크로 인한 사망을 유발할 수도 있기 때문에 의심스러운 경우에는 방사선 검사를 시행할 수 있다. 초음파로 혈복증 및 기흉을 검사하는 것은 시간을 절약하는 방법인 동시에 비용을 줄일수 있는 좋은 방법이다.

임상병리 검사가 적응증이 되는 경우도 매우 제한적이다(예외: 생물학적 무기에 노출이 의심되는 경우). 저혈량성 쇼크인 환자에서 전혈 검사 및 혈색소, 혈액형 검사가 도움이 되며, 신장이나 비뇨 생식기계의 손상의 의심되는 경우에는 혈뇨 막대 검사가 도움이 된다. 호흡곤란이나, 호흡기능상실이 있는 경우에는 동맥혈 검사를 시행한다. 대부분의 임상 병리 검사는 보조적으로 활용하며, 또한 예외적인 경우에만 시행한다(흡입 손상이 있는 경우 일산화탄소 농도 검사).

(2) 혈액 은행

많은 사상자가 발생하는 재난 때에는 다량의 혈액을 확보해야 한다.

또한 헌혈이 가능한 자원봉사자 들을 확보하는 것도 중요하며, 가족이나 친구 등과 같은 인적 자원의 활용도 고려해야 한다.

(3) 환자 인식 및 의무 기록

과거의 재난 환자의 응급실 의무 기록은 없거나 빈약한 경우가 대부분이었다. 환자가 입원하여 치료가 필요한 경우를 제외하고는 치료의 질 평가, 비용, 보험, 등등의 문제가 많이 대두되었다.

환자 기록은 중증도 분류 구역에서부터 시작해야 한다. 병원의 중증도 분류표를 적절하게 부착하는 것이 환자의 신원 확인, 제공된 치료, 그리고 가족이나 방송 등에 환자의 정보를 제공하는 데 매우 중요하다.

중증도 분류 팀의 일부는(보통 병원 행정요원)은 병원 내의 환자 치료 구역으로 이송하는 환자의 중증도 분류표 부착 및 이름 확인 작업을 맡아야 한다. 만약 환자의 신원이 확실하지 않은 경우에는 중증도 분류표에 인종, 성별, 적절한 나이 등의 정보를 기록하여야 한다. 또한 처음의 추정되는 진단명도 같이 기록해야 한다. 이러한 정보는 환자 차트 및 중증도 분류표에 반드시 기재가 필요하다.

(4) 언론 통제

재난 상황에서는 실제적인 사상자 보다 방송 관계자들로 병원이 더 혼잡할 수도 있다. 미국의 경우에는 2001년 탄저병 사태와 2002년 워싱턴시의 저격 사건 등에서 이러한 사태를 경험하였다. 통제되지 않은 방송 관계자들이 환자 치료 구역에 진입할 경우 의료진의 적절한 환자

치료에 많은 장애가 발생할 수 있다. 언론 관계자들을 응급실과 가급적 멀리 떨어진 곳의 장소로 이동시키는 작업이 필요하며, 병원 행정 담당자나 민간 전문가에게 이 역할을 담당시켜야 한다. 책임자는 재난 통제 센터와 긴밀히 연락하여야 한다. 의료진들은 언론과 격리가 필요하며, 또한 언론 관계자들에게 지속적인 정보 제공도 동시에 이루어져야 한다.

5) 가족 친지 통제

동일하게, 환자에 대한 정보를 얻고자 하는 환자 가족들을 위한 구역도 준비해야 한다. 환자 가족들을 환자가 사망하였거나 아주 중환이 아닌 경우에는 치료 구역으로 들여보내서는 안 된다. 또한 많은 전화들은 한 곳으로 집중하며, 이러한 전화를 전담하는 요원을 배치하여야 한다.

8. 재난 이후

가능한 빨리, 병원의 정상적인 기능을 유지하기 위한 노력을 해야 한다. 물품 보충 및 청소뿐만 아니라, 병원의 의료진 및 병원전 응급구조사 등이 겪을 수 있는 스트레스에도 관심을 기울여야 한다. 많은 경우에서 특별히 구조를 담당했던 사람에게서 단시간 또는 장시간 후에 외상 후 스트레스 증후군 등이 발생할 수 있다. 환자 치료에 관계했던 모든 사람을 대상으로 서로 대화 및 위로 등이 반드시 필요하다. 1993년에 소개된 위기상황 스트레스 관리(CISD, critical incident stress debriefing)가 의료진의 스트레스를 해소하는 데 도움을 준다.

이 위기상황 스트레스 관리는 전반적인 재난 반응에서 중요한 부분이다. 의료진의 즉각적인 감정 지지를 위해 사용해야 한다. 과거의 결과를 종합해보면 이러한 방법이 훌륭한 직무 수행 및 만족감, 그리고 더 나은 환자 진료 결과를 도출하는 것으로 나타났다.

재난 기간 동안의 병원 재난 계획의 미비점들의 철저한 기록, 검토 및 비평 과정이 필요하다. 이러한 문제점들은 수정하기 위한 즉각적인 노력이 또한 요구된다.

당신이 응급구조사라면

1. 응급의료센터에서의 재난의 개념이란 어떤것인지 설명하시오.
2. 재난 발생 시 인근 응급실로 내원하는 환자의 양상을 시간 개념에 의해 설명하시오.
3. 재난 현장과 병원간 통신 및 지역 병원으로의 환자 분산의 중요성의 이유를 말하시오.
4. Triage(색깔에 의한 네 가지 분류) 및 START 법을 이해하고 설명하시오.

PART

응급 의료장비 운영

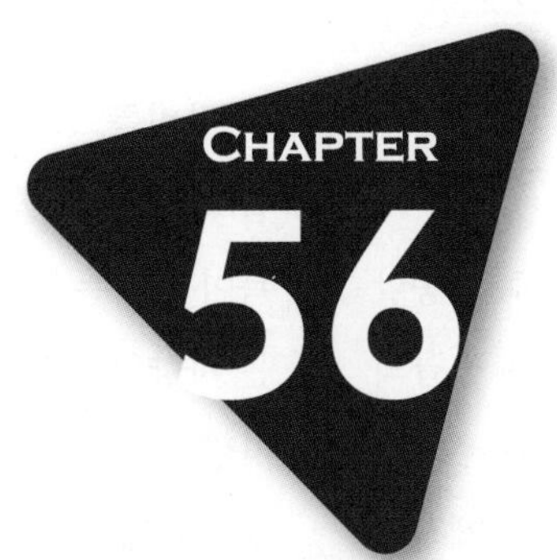

현대의 구급이송수단

응급구조와 응급처치
RESCUE AND EMERGENCY CARE

개요

1906년 처음 구급차가 도입되었는데, 이전에는 환자를 들것에 눕힌 상태에서 이송하였다. 그 이전에는 장의차가 가장 흔히 사용되는 구급차였다. 환자 치료를 위한 응급 장비는 거의 없었고, 환자 곁에서 치료할 수 있는 의료 인력의 공간은 매우 좁았다. 즉, 더 좋은 장비와 더 좋은 기능의 구급차가 필요하게 되었다. 국내·외 구급차는 응급구조사가 활동할 수 있는 장비와 공간이 만족되는 기준에 의거하여 규정에 따라서 제작되고 있다. 미국의 구급차 설계의 가장 중요한 것은 차량의 폭과 길이가 증가하고, 환자가 위치하는 높이가 더 높아졌다는 것이다. 국내에서도 2015년 9월 30일에 개정된 응급의료에 관한 법률시행 규칙안에서 구급차의 사용범위와 구급차의 장비 및 관리, 구급차 제원에 대한 내용이 법으로 제정이 되었다.
이 장에서는 현대의 구급이송수단에 대하여 소개 하려 한다. 우선적으로 구급차의 기능과 구조를 살펴보는 것으로서 시작하고, 구급차의 정의와 구급차의 기본 요건, 구급차에 사용되는 외부 상징이나 표식, 구급차의 가속 능력, 경광등과 경보음 장치, 적재되는 각종 장비, 환자 처치와 자신의 안전을 위한 장비, 환자를 구조하기 위한 장비를 포함해서 설명한다.
또한, 최근 국내에서 활발히 운영되는 응급의료헬기를 통한 항공 이송에 대해 알아보고자 한다. 헬기 이송 적응 질환의 종류, 헬기 이송의 운영, 이송 시 주의 사항 및 안전문제 등에 관해 설명한다. 끝으로 구급차의 관리에 대하여 설명한다.

목표

- 현재의 구급차의 형태와 기능에 대하여 숙지한다.
- 환자 치료를 위한 장비, 차량을 들어 올리는 장비, 환자의 안전과 구출을 위한 장비를 포함한 기본적인 구급차의 장비에 대하여 학습한다.
- 중증환자 이송시 항공이송의 역할과 응급의료헬기운영의 개요를 학습한다.
- 임무 교대 후나 구급차 운행 후에 구급차를 검사하는 과정을 알아본다.

1. 구급차의 구조적 측면

국내 구급차의 개요는, 응급환자를 의료기관으로 이송할 때까지 최소한의 응급처치를 시행할 수 있도록 응급의료관리 운영규칙, 구급차 사용규칙, 구급차 사용 추천요령 및 교통안전기준에 적합하게 구급차의 내부를 제작하도록 시도하였다. 미국의 경우, 구급차 제작회사는 권장하는 구조와 응급구조사와 같은 실제 사용자들이 원하는 구조에 따라서 구급차를 개량시켜 왔다.

환자 공간, 2개 이상의 들것을 위한 공간, 응급처치를 시행하기 위한 넓은 공간, 필수 장비를 보관하는 공간 등을 확보하기 위하여 차량내의 폭, 길이, 높이가 더욱 커졌다.

구급차의 구조를 개량하기 위하여 가장 시급한 것은, 심폐소생술을 시행하기 위한 공간의 확보, 산소를 투여할 수 있는 장비의 설치, 무선 통신장비, 필요한 의료장비의 보관 장소, 환자와 응급구조사를 위한 공간들이다. 구급차는 도심 또는 지방에 관계없이 응급의료에 필수적인 장비를 모두 갖추어야 한다. 그러나, 국내의 도로는 좁고, 매우 구불구불하며, 자동차가 진입하기 어려운 골목이 많다는 것도 고려해야 한다. 응급구조사를 위해서는 차량의 넓은 공간과 장비 수납공간이 있어야 하지만, 차량이 크면 환자가 발생한 현장으로 진입하지 못하는 경우도 많으므로 국내의 실정에 맞는 차량이 필요하다.

일본의 경우에도 초기에는 봉고형 구급차가 이용되다가, 응급의료가 부각되면서 미국형의 구급차가 도입되었었다. 그러나, 일본의 도로도 좁고 굴곡이 심하여 미국형 구급차의 효율성이 저하되자, 자체적으로 구급차를 개발하였다. 즉, 차량의 폭과 길이는 짧으나 높이가 충분한 차량을 개발하여 이용하고 있다

1) 구급차를 위한 기본 요건

미국의 경우는 운전자의 공간과 환자의 공간으로 나누어서, 2명의 응급구조사와 2명의 환자를 태울 수 있게

표 56-1 구급차등의 세부관리기준(응급의료에관한 법률 시행 규칙 제38조 제3항)

1. 감염예방을 위하여 구급차 등은 주 1회 이상 소독하고, 구급차 등에 갖추어진 의료장비도 사용 후 소독하여야 하는 등 청결하게 관리되어야 한다.
2. 감염관리를 위한 소독 약제, 감염관리방법 등 기타세부사항은 보건복지부장관이 정하는 방법에 따른다.
3. 구급차 등의 의료장비, 구급 의약품, 통신 장비, 구급차운행기록장치 및 영상기록장치, 구급차 요금 미터 장치 및 영상정보처리기기가 항상 사용 가능한 한 상태로 유지되어야 한다.
4. 구급차 등의 연료는 최대주입량의 4분의 1 이상인 상태로 유지되어야 하는 등 차량 자체는 항상 사용 가능한 상태로 유지되어야 하며 정기점검 등이 이루어져야 한다.
5. 사고를 대비한 책임보험 및 종합보험에 가입되어 있어야 하고, 비상등, 신호탄, 소화기 및 보온포가 준비되어야 한다.
6. 구급차 등의 통신 장비는 응급의료지원센터 및 응급의료기관과 항상 교신이 이루어질 수 있도록 관리되어야 한다.
7. 구급차는 「구급차의 기준 및 응급환자이송업의 시설 등 기준에 관한 규칙」에서 정하는 사항에 따라 관리 · 운영되어야 한다.
8. 구급차 등의 내부에 환자 또는 그 보호자가 잘 볼 수 있도록 해당 구급차 등의 이송 처치료의 금액을 나타내는 표를 부착하여야 하고, 환자를 이송하는 경우에는 환자 또는 그 보호자에게 구급차의 이송요금에 관한 사항을 알려야 한다.
9. 구급차 요금 미터 장치가 장착된 구급차의 내부에는 신용카드 결제기를 설치하여야 하고, 환자를 이송하는 경우에는 요금 미터 장치를 사용하여 운행하여야 하며, 환자 또는 그 보호자가 신용카드 결제를 요구하면 응하여야 한다.
10. 구급차 등의 운행기록을 기재하는 구급차 등 운행기록 대장을 비치 · 작성하고 구급차 등 운용자는 이를 3년간 보관하여야 한다.

고안된 응급처치를 위한 차량을 구급차로 정의하고 있다. 이송 도중 1명의 환자가 계속 심폐소생술을 받을 수 있는 공간이 갖추어져야 한다. 또한 현장에서나 이송 도중 응급처치를 시행할 수 있는 장비와 필요한 물품을 갖추어야 하고, 응급구조사와 환자를 위험한 환경에서 보호하고 구조도 할 수 있는 장비가 적재될 수 있어야 한다. 또한, 구급차와 응급의학전문의, 전화상담원, 공공안전기관, 의료 통제소와 항시 무선으로 통신할 수 있는 통신 장비가 갖추어져야 한다. 차량은 가장 안전하고 편안하게 구조되어서 이송 중에도 환자 상태나 손상이 악화되지 않도록 해야 한다.

2) 구급차의 구조

구급차의 형태도 초기보다는 많이 세밀해졌으며 들것, 긴 척추고정판, 의료장비 보관함, 수액 걸이, 산소통과 인공호흡기, 응급구조사석, 환풍기, 경광등 및 경음기, 에어컨 등이 기본적으로 갖추어져야 한다.

미국은 주마다 구급차 면허에 있어서 각자의 기준을 가지고 있는 반면에 일본에서는 전국적으로 일원화된 규격과 장비를 갖추고 있다. 구급차의 형태에 따라서 구급차를 다음 두 가지로 나누고, 이에 따라서 차량이 갖추어야 할 의료장비의 기준을 달리하고 있다.

① 특수 구급차: 응급환자이송 및 진료에 적합하도록 된 구급차(그림 56-1A).

② 일반 구급차: 환자 이송에만 주로 이용되는 구급차(그림 56-1B).

3) 외부 인식

구급차를 일반차량과 구분하기 위해서, 바깥 색은 흰색 바탕이고, 전후좌우면 중 2면 이상에 각각 녹십자 표시를 하여야 한다.

구급차의 좌우면 중 1면이상에 구급차를 운용하는 기관의 명칭 및 전화번호를 표시하여야 한다. 다만 119구조구급에 관한 법률에 따른 119구조대 및 119구급대의 구급차에 대해서는 소방관계법령에서 따로 정할 수 있다. 구급차 전후좌우면의 중앙부위에는 너비 5 cm 이상 10 cm 이하의 띠를 가로로 표시하여야 한다. 이 경우 띠의 색깔은 응급의료에 관한 법률 시행규칙 제38조 제1항에 따른 특수구급차는 붉은색으로 일반구급차는 녹색으로 한다. 특수 구급차는 전후좌우면 중 2면 이상에 붉은색으로 응급출동이라는 표시를 하여야 한다.

일반구급차는 붉은색 또는 녹색으로 환자이송 또는 환자후송이라는 표시를 할 수 있다. 다만 응급출동이라는 표시를 하여서는 아니 된다. 구급차의 좌우면 중 1면

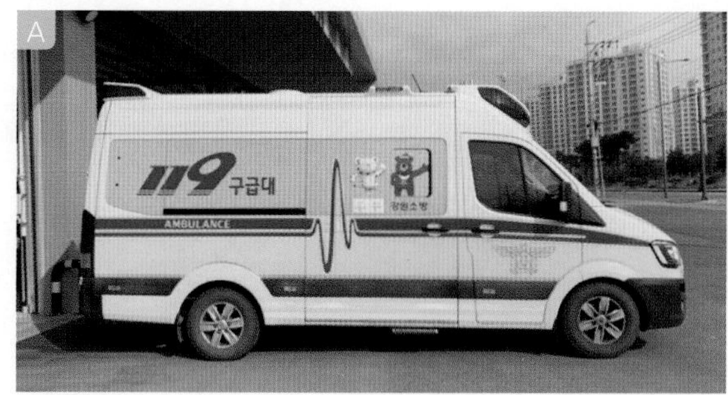

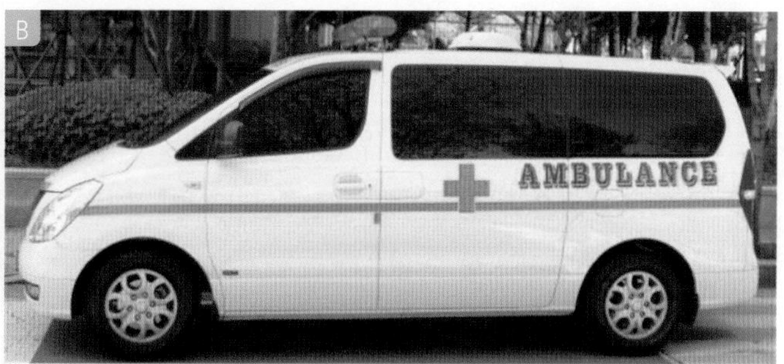

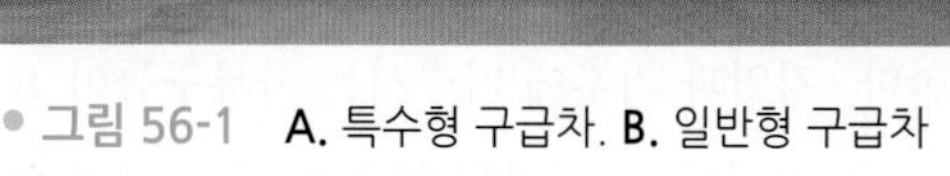
그림 56-1 A. 특수형 구급차. B. 일반형 구급차

이상에 구급차를 운용하는 기관의 명칭 및 전화번호를 표시하여야 한다. 미국은 주와 지역에 따라 차량 고유숫자, 종류, 색, 경고등, 회전등의 위치 등을 따로 정하고 있다. 사이렌은 높이를 변화할 수 있어서 다른 차량의 운전자들이 소리를 알아들을 수 있어야 한다.

구급차의 표시(구급차 기준 규칙 제3조, 119구급차는 소방관계법령에서 정하는 표시 가능)

- 바탕색은 흰색 : 구급차 외관의 50%를 초과하는 면적이 흰색일 것
- 전 · 후 · 좌 · 우면 중 2면 이상에 녹십자 표시

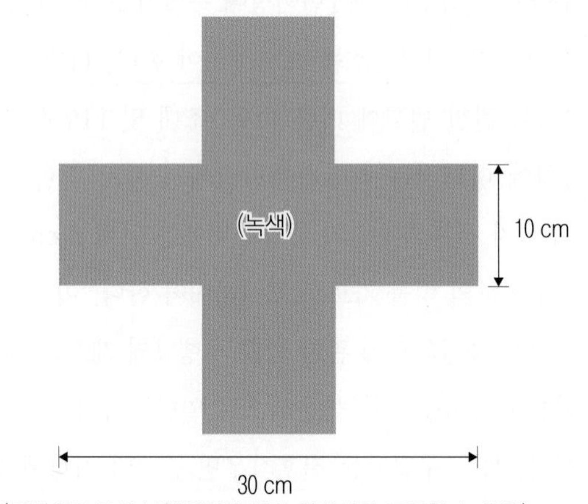

(정방형으로서 부착위치에 따라 확대하여 표시할 수 있음)

- 전 · 후 · 좌 · 우면의 중앙부위에 너비 5–10 cm 띠를 가로로 표시

  ※띠 색깔 : 특수구급차–적색, 일반구급차–녹색
- 구급차 종별 글씨 표기
  - (특수구급차) 전 · 후 · 좌 · 우면 중 2면 이상에 적색으로 "응급출동" 표시
  - (일반구급차) 전 · 후 · 좌 · 우면 중 2면 이상에 적색 또는 녹색으로 "환자이송" 또는 "환자후송" 표시("응급출동" 표시는 할 수 없음)
- 좌 · 우면 중 1면 이상에 구급차를 운용하는 기관의 명칭 및 전화번호 표시

  ※ 상기 구급차 종별 글씨 표기 및 운용기관 명칭/전화번호 표시면은, 해당 표기내용을 명확히 식별할 수 있도록 흰색 바탕을 유지하는 것을 원칙으로 하며, 해당 의료기관의 시설 장비 등 기타 사항 및 광고 등을 기재하는 것은 의료법 제57조 제1항제2호에 따른 옥외광고물 심의절차에 따라야 함

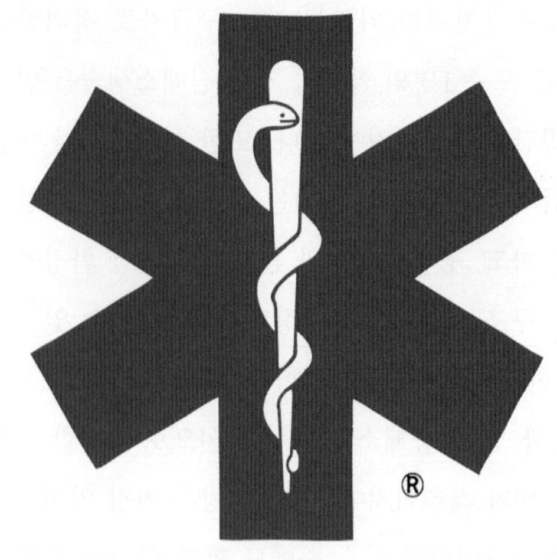

● 그림 56-2 '생명의 별(the star of life)' 표지를 옆·뒷면과 지붕에 표시한다.

- 구급차와 유사한 도색 또는 표지 사용의 금지(도로교통법 제42조)
  - 구급차는 긴급자동차에 해당하며, 긴급자동차가 아닌 차량이 긴급자동차로 오인할 수 있는 색칠 또는 표지 등을 하거나 운전하여서는 안 됨

4) 구급차 차대

차대는 승차 시에 부드러운 느낌을 주어야 한다. 이것은 하중이 실렸을 때 지면에서 최소한 15 cm의 높이를 유지해야 하고, 30 cm 깊이의 물에서도 운행할 수 있어야 한다.

차량은 강력한 제동능력과 튼튼하고 안전한 타이어를 갖추어야 한다. 지역과 기후에 따라서는 사륜구동이 요구될 수도 있을 것이다. 구급차의 차체는 트럭 위에 얹

혀질 수도 있으며, 국내에서도 제작되고 있다. 구급차의 전체 길이는 환자실과 운전실의 구조가 따로 각각 설계되었는지 또는 운전석이 따로 얹혀졌는지에 따라 다양할 수 있다. 국내의 경우는 구급차의 실내 공간에 대한 표준화된 규격이 없으므로, 미국의 규격을 대신 설명하고자 한다. 각 경우에 있어서 제안될 최소한의 환자실 길이가 3 m이며, 차량의 전체 길이는 6.7 m를 초과하지 못하게 하고 있다. 차량의 실제 높이는 2.7 m를 초과하지 못하게 하고 있다. 차량의 높이는 회전 경고등과 같이 차량의 지붕 위로 돌출된 장치도 포함한 높이이며, 안테나의 길이는 제외하고 있다. 현재 미국 정부에서 추천 중인 구급차는 경광등까지 높이가 2.2 m이고 길이가 5.2 m이다.

5) 구급차 차체

차체는 안전해야 하고 내부로 돌출되거나, 환자나 응급구조사에게 위험한 것이 없어야 한다. 차량은 내부 온도가 조절되고, 외부와 격리되며 쉽게 청소될 수 있어야 한다. 또한, 내부공간이 충분하여 2명의 들것 환자와 2명의 응급구조사가 탈 수 있어야 하고, 그 외의 응급 장비와 응급 물품이 적재될 수 있어야 한다. 앞면과 뒷면의 출입문과 환자실의 측면 문을 제외하고는 창문이 없어야 한다. 운전자와 환자실 사이에는 직접적인 출입문이 필요하며, 통로가 있다면 그 문은 운전자 측에서 잠글 수 있어야 한다. 운전실과 환자실 사이에 통로가 없다면, 운전자와 환자실 사이에는 창문이나 통화 장치가 설치되어야 한다. 운전자가 야간에 운행 시에는 후미에 있는 등으로부터 시야가 차단되어야 한다. 들것 사이의 통로에는 돌출이 없어야 하고, 환자의 머리나 가슴 위에도 없어야 한다. 이송 도중 환자에게 필요한 모든 장비는 환자실 안쪽의 장비함에 항상 비치되고 고정돼야 한다. 모든 물품들은 안정된 위치에 놓아서 사고 시 위험한 손상이 발생하지 않도록 한다.

6) 구급차 내의 환자실 길이·너비·높이 (구급차 기준 규칙 제4조)

- 구급차 환자실의 길이: 운전석과의 구획칸막이*에서 뒷문의 안쪽 면까지 250 cm 이상
  ※ 구급차 내에 운전석과 환자실을 구분할 수 있는 차체에 고정설치된 구획칸막이 설치 필요(임시로 덧대놓은 각종 간이칸막이 등은 불인정)
- 간이침대 매트리스의 끝에서 뒷문의 안쪽 면 사이: 25 cm 이상의 공간 확보
- 구급차 환자실의 너비: 간이침대를 바닥에 고정시켰을 때 적어도 한쪽 면과의 통로가 25 cm 이상
- 구급차 환자실의 바닥에서 천장 안쪽 면까지의 높이: 특수구급차는 150 cm 이상, 일반구급차는 120 cm 이상

7) 구급차의 환자실 내부표면 (구급차 기준 규칙 제5조)

- 설치된 장치: 차량 표면에 견고하게 부착되어야 하며 날카로운 부분이 없도록 할 것
- 노출된 구조물의 가장자리: 16분의 5 cm 이상의 반지름으로 깎아 내고, 노출된 모서리는 10분의 12 cm에서 10분의 25 cm의 반지름으로 둥글게 할 것
- 구급차의 환자실 표면
  - 비누나 물이 스며들지 아니할 것
  - 살균할 수 있을 것
  - 곰팡이에 저항성이 있을 것
  - 열에 강할 것
  - 청소하기가 용이할 것

8) 경고 장치(경광등 및 경음기)

경음기와 확성기는 각 구급차에 설치되어야 하며 장방형의 경광등 및 경음기가 부착되어 있다. 경음기의 스피커는 2개가 바람직하며, 때로는 특별한 소리를 발산하는 경고음도 필요할 수 있다. 회전 경고등과 일반 경고등은 차량의 지붕에 일자형으로 설치되어야 하며, 녹색(다른 색은 사용불가)으로 설치하여야 한다.

- 구급자동차는 다음의 기준에 따라 경광등, 싸이렌 설치 가능
  - (경광등) 녹색(다른 색은 불가), 1등당 광도는 135칸델라이상 2천5백칸델라 이하
  - (싸이렌) 싸이렌음의 크기는 자동차의 전방 30미터의 위치에서 90데시벨 이상 120데시벨 이하일 것

2. 구급차의 장비와 물품

구급차 장비와 물품들은 응급구조사의 손에 쉽게 닿을 수 있도록 적절히 배치되어야 한다. 그러므로, 구급차를 제작하는 경우에는 응급 장비나 물품들의 크기와 용도를 고려하여 제작되어야 하며, 특히 전기공급을 위하여 전기단자를 적절한 위치에 적정한 전류를 설정해야 한다. 구급차에 적재하는 응급 장비는 허용된 것 만을 적재하도록 하며, 응급구조사가 사용할 수 없는 장비는 싣지 말아야 한다. 구급차의 기본 장비와 물품은 다음과 같다.

1) 특수구급차(표 56-2)

2) 일반구급차(표 56-3)

응급현장에서 사용되기 위한 많은 물품은 현장 상황에서 효과적으로 사용하기 위하여 최상의 상태를 유지해야 한다. 즉, 물품들을 소홀히 다루어서 파손되거나 작동이 되지 않는다면 의미가 없으며, 또한 소독 유효기간이 지난 물품을 실으면 현장에서도 사용할 수 없기 때문이다. 장비와 물품의 배치는 응급상황에서 흔히 사용되는 빈도수에 따라서 적절히 배치해야 한다. 1년에도 3-4차례밖에 사용되지 않는 장비나 물품을 가장 가까운 곳에 위치시키면 비효율적일 것이다. 그러나, 생명유지와 직접적인 관련이 있는 장비와 물품들은 환자와 가장 가까운 장소에 배치해야 한다. 기도유지, 인공호흡과 산소공급에 필요한 장비는 들것의 머리맡에 배치하여, 응급구조사가 손쉽게 사용할 수 있도록 한다. 순환기 계통에 대한 응급처치 장비나 물품, 출혈에 대한 지혈 장비, 혈압계 등의 장비들은 들것 측면에 위치시켜서, 언제라도 사용할 수 있어야 한다. 응급의료장비와 물품들은 내구성이 강하고 소형이어야 바람직하며, 구급차마다 표준화된 장비를 적재해야 한다. 즉, 응급구조사가 다른 구급차를 이용하여도 눈에 익은 장비나 물품이어야 하며, 장비를 이용하는 데 어려움이 없어야 한다. 또한, 구급차 내에서뿐만 아니라 현장으로 장비를 이동할 가능성이 크므로, 내구성이 강하고 운반이 쉽도록 가볍고 크기가 작아야 한다. 보관함은 쉽게 열리도록 해야 하지만, 이송 도중 차량의 흔들림으로 보관함이 열리지 말아야 한다. 그러므로, 각 보관함은 잠금장치가 있어야 하지만, 여는 방법이 간단해야 한다. 또한, 보관함의 재질은 가능한 투명한 것을 이용함으로써, 안의 내용물을 밖에서도 쉽게 인지할 수 있어야 한다. 보관함의 재질이 투명하지 않은 경우에는 내용물의 목록을 외부에 기재하여 신속히 이용할 수 있도록 하는 것이 바람직하다.

3) 감염병 구급차(음압특수구급차)

감염병 환자 이송 시 내부 압력을 낮춰 바이러스 유출을

표 56-2 특수 구급차의 장비와 물품

구분	장비 분류	장비
가. 환자 평가용 의료장비	신체 검진	가) 환자감시장치(환자의 심전도, 혈중산소포화도, 혈압, 맥박, 호흡 등의 측정이 가능하고 모니터로 그 상태를 볼 수 있는 장치) 나) 혈당측정기 다) 체온계(쉽게 깨질 수 있는 유리 등의 재질로 되지 않은 것) 라) 청진기 마) 휴대용 혈압계 바) 휴대용 산소포화농도 측정기
나. 응급 처치용 의료장비	1) 기도 확보 유지	가) 후두경 등 기도삽관장치(기도삽관튜브 등 포함) 나) 기도확보장치(입인두기도기, 비인두기도기 등)
	2) 호흡 유지	가) 의료용 분무기(기관제 확장제 투여용) 나) 휴대용 간이인공호흡기(자동식) 다) 성인용 · 소아용 산소 마스크(안면용 · 비재호흡 · 백밸브) 라) 의료용 산소발생기 및 산소공급장치 마) 전동식 의료용 흡인기(흡인튜브 등 포함)
	3) 심장 박동 회복	자동심장충격기(Automated External Defibrillator)
	4) 순환 유지	정맥주사세트
	5) 외상 처치	가) 부목[철사 부목(Wire splint), 공기 또는 진공 부목 등] 및 기타 고정장치(목뼈 · 척추보호대 등) 나) 외상처치에 필요한 기본 장비(압박붕대, 일반거즈, 반창고, 지혈대, 라텍스장갑, 비닐장갑, 가위 등)
다. 구급 의약품	1) 의약품	가) 비닐 팩에 포장된 수액제제(생리식염수, 5% 포도당용액, 하트만용액 등) 나) 에피네프린(심폐소생술 사용용도로 한정한다) 다) 아미오다론(심폐소생술 사용용도로 한정한다) 라) 주사용 비마약성진통제 마) 주사용 항히스타민제 바) 니트로글리세린(설하용) 사) 흡입용 기관지 확장제
	2) 소독제	가) 생리식염수(상처세척용) 나) 알콜(에탄올) 또는 과산화수소수 다) 포비돈액
라. 통신 장비		다음의 어느 하나의 장비를 갖추어야 한다. 다만, 「119구조 · 구급에 관한 법률」에 따른 119구조대 및 119구급대의 구급차에 대해서는 소방관계 법령에서 따로 정할 수 있다. 가) 법 제15조에 따라 구축한 응급의료정보통신망 나) 「전파법」에 따라 할당받은 주파수를 사용하는 기간통신서비스의 이용에 필요한 무선단말기기

표 56-3 일반구급차의 장비와 물품

구분	장비 분류	장 비
가. 환자 평가용 의료장비	신체 검진	가) 체온계(쉽게 깨질 수 있는 유리 등의 재질로 되지 않은 것) 나) 청진기 다) 휴대용 혈압계 라) 휴대용 산소포화농도 측정기
나. 응급 처치용 의료장비	1) 기도 확보 유지	기도확보장치(입인두기도기, 코인두기도기 등)
	2) 호흡 유지	가) 성인용 · 소아용 산소 마스크(안면용 · 비재호흡 · 백밸브) 나) 의료용 산소발생기 및 산소공급장치 다) 전동식 의료용 흡인기(흡인튜브 등 포함)
	3) 순환 유지	정맥주사세트
	4) 외상 처치	외상처치에 필요한 기본 장비 (압박붕대, 일반거즈, 반창고, 지혈대, 라텍스장갑, 비닐장갑, 가위 등)
다. 구급 의약품	1) 의약품	가) 비닐 팩에 포장된 수액제제(생리식염수, 5%포도당용액, 하트만용액 등) 나) 에피네프린(심폐소생술 사용용도로 한정한다) 다) 아미오다론(심폐소생술 사용용도로 한정한다)
	2) 소독제	가) 생리식염수(상처세척용) 나) 알콜(에탄올) 또는 과산화수소수 다) 포비돈액

막는 음압형 구급차이다. 2015년 중동호흡기증후군 유행시 전염 확산 우려가 높은 질환 환자 이송시 2차 확산을 차단하며 이송하기 위해 도입되었다. 2020년 유행한 코로나바이러스감염증-19 상황에서도 확진 환자 또는 의심환자 이송시 전염 확산을 막기 위해 이용되었다.

기존 특수구급차의 필수 기준에 음압배출기와 공조기를 탑재한 감염병 확산방지 구급차로서 환자실과 운전실이 완벽히 차단되어 있고 외부와도 완벽 차단되어 있다. 구급차가 정차 또는 운행 중인 모든 상황에서 음압은 최대 -200pa 유지가 가능한 구조로 제작하여야 한다. 음압 설비는 차량충격, 흔들림으로 인한 들뜸, 변형 등이 없도록 제작하여야 한다. 비정상적 음압 해제 시 경고장치가 장착 되어야 하고, 환자실의 안전을 위해 시간당 환기 횟수는 6회 이상으로 환자실의 산소농도 경고 장치가 장착되어 있어야 한다.

(1) 환자평가용 의료장비

- 체온계: 체온을 측정할 수 있는 장비로 고막 또는 비접촉식 체온계 구비바닥에 떨어져 깨질 우려가 있으므로 유리 등의 재질로 된 것으로는 하지 말 것
- 청진기: 환자 청진 또는 수동혈압계, 비위관 삽입 여부 등을 확인할 수 있는 청진기
- 휴대용 혈압계: 구급차 내에 고정식으로 부착되지 않고 휴대하여 환자의 혈압을 측정할 수 있는 전자식 또는 수동식 혈압계
- 휴대용 산소포화농도 측정기(Pulse Oxymetry): 손가락 등에 집게 형태로 물려서 환자의 산소 농도 및 맥박을 측정할 수 있는 전자식 기구. 환자가 호흡곤란을 호소하거나 기관 내 삽관, 기도유지기를 사용한 환자에게는 반드시 사용하여 산소포화도가 적정수준에서 유지되고 있는지 확인하는 데 사용
- 환자감시장치: 일반적으로 'EKG 모니터링'으로 불

리는 장비로, 환자의 심전도, 혈중산소포화도, 혈압, 맥박, 호흡 등의 측정이 가능하고 전자식 모니터로 그 상태를 볼 수 있는 장치를 말함. 구급차에서 분리하여 환자를 현장에서 구급차로 이송 시 휴대할 수 있는 형태로 갖추는 것을 권장하나, 차량에 고정된 형태도 가능

- 혈당측정기: 환자로부터 소량의 혈액을 채취하여 혈당을 전자식으로 측정하는 장비로 측정에 필요한 측정용지 및 이를 버릴 폐기물통 등을 포함

(2) 응급처치용 의료장비

① 기도확보유지 장비

- 기도확보장치: 입인두기도기 크기별*로 1개 이상 및 코인두기도기 크기별로 1개 이상

  ※입(코)인두기도유지기는 사용 후 멸균소독이 가능한 소재로 하며, 사용 전 항상 포장된 상태 유지

  *크기별이라 함은 성인용/소아용 각각 최소 1개 이상씩을 의미

- 후두경 등 기관 내 삽관 장치(기관 내 삽관 튜브 등 포함)
  - 후두경은 손잡이와 블레이드를 크기별로 결합하여 결합이 잘되는지 확인하고 결합 시 블레이드에 불이 들어와야 함
  - 기관 내 삽관 튜브 세트는 크기별* 튜브, 탐침, 기관 내 고정을 위해 공기를 불어넣을 수 있는 주사기(ballooning syringe), 삽관 후 고정을 위한 바이트 블록 등을 포함하며, 인공호흡기와 탈착이 쉬워야 한다.

  *크기별이라 함은 성인용/소아용 각각 최소 1개 이상씩을 의미

② 호흡유지

- 성인용, 소아용 산소마스크(얼굴용, 비재호흡, 백-밸브) 단순 얼굴 마스크, 비재호흡 마스크, 백-밸브마스크를 성인용, 소아용으로 구분하여 각 1개 이상씩(최소 총 6개 이상) 비치하여야 하며, 이는 산소공급장치와 연결하여 환자에게 산소가 투여될 수 있도록 하여야 함
- 의료용 산소발생기 및 산소 공급 장치: 구급차 내부에 환자에게 제공할 수 있는 일정량의 산소를 비치하고 이를 환자에게 마스크, 코삽입관 등을 통해 제공할 수 있는 기구 일체를 의미
- 전동식 의료용 흡인기(흡인 튜브 등 포함): 환자에게서 분비되는 분비물 · 혈액 등을 음압 장치 등을 이용해 빨아들여 입안 또는 상처부위 등에서 제거할 수 있는 흡인기 및 튜브*, 세척액 등 부속품 일체를 의미하며, 흡인기는 수동이 아닌 전기로 작동되는 형태로 갖춰야 함

  *튜브는 1회용으로 사용하여야 함

- 의료용 분무기(기관제 확장제 투여용): 기관지확장제 등을 분무형태로 만들어 환자가 흡입할 수 있도록 하는 네뷸라이저 등
- 휴대용 간이인공호흡기(자동식): 의식이 없는 환자에게 마스크를 통해 산소 등을 압력을 걸어 공급을 해야 할 상황이나, 들것으로 이송하는 등 이송인력의 손 부족으로 이를 하기 어려운 경우 등에 대비, 일시적으로 환자에게 산소를 공급할 수 있는 장비로, 자동식으로 구비

③ 심장박동회복

- 자동심장충격기: 자동심장충격기(Automated External Defibrillator, AED)는 환자의 피부에 부착된 전극을 통하여 전기충격을 심장에 보내 심방이나 심실의 세동(비정상적으로 빠르게 떨려 제대로 된 심장 기능을 하지 못하는 상태)을 제거하는 제세동기를 자동화하여 만든 의료기기로
  - 환자의 심장박동을 자동으로 측정하는 것이 가능하고
  - 환자에게 제세동이 필요한 상황을 확인하는 것이

가능하며
- 이를 음성, 문자, 점멸등의 방법을 통해 사용자에게 안내할 수 있는 기기

④ 순환유지

- 정맥주사 세트: 환자에게 수액을 주사할 수 있는 주삿바늘, 주사기, 수액 라인 등

⑤ 외상처치

- 외상처치에 필요한 기본 장비: 압박붕대, 일반거즈, 반창고, 지혈대, 라텍스 장갑, 비닐장갑, 가위 등
- 부목: 철사 부목, 공기 또는 진공 부목 등
- 기타 고정 장치: 목뼈, 척추보호대 등

(3) 개인 안전을 위한 장비

환자가 발생한 현장은 비바람이나 폭풍이 치는 환경 혹은 추운 환경일 수도 있으며, 주위가 식별이 되지 않을 정도로 어두운 경우도 있다. 이러한 환경에서 환자와 응급구조사의 안전을 유지하기 위해서는 다음과 같은 장비가 필요할 것이다.

① 반사되는 또는 불빛을 비추는 경고등
② 2개의 신호탄: 다른 차량을 안전한 도로로 유도하는 것
③ 소화기
④ 안전모: 얼굴막이가 있는 것
⑤ 2개의 이동 가능한 일광 조명등

(4) 구조 장비

현장에서 사고환자를 구출할 수 있는 간단한 구조장비가 갖추어져야 한다. 구급차의 조건에는 구조장비에 대한 구체적인 언급이 없으나, 쇠 지렛대, 망치, 도끼, 바퀴 받침대, 쇠톱 등이 적재되어 있어야 한다.

3. 항공이송

1) 항공이송의 이해와 역사

항공기는 고정익(비행기)과 회전익(헬기)으로 분류된다(그림 56-3). 대부분 헬리콥터는 직선으로 200 km/hr 이상의 속도로 날아가므로, 이송 시간을 현저히 줄일 수 있는 장점이 있고, 산악지형과 같은 험한 지역에서도 환자를 구조할 수 있으므로 응급의료에는 필수적이다. 항공기에 탑승할 수 있는 의료인력은 일정한 항공교육을 이수한 의사, 간호사 및 응급구조사이며 이송 중 각종 응급처치를 담당한다. 국내에서 고정익(비행기)이송은

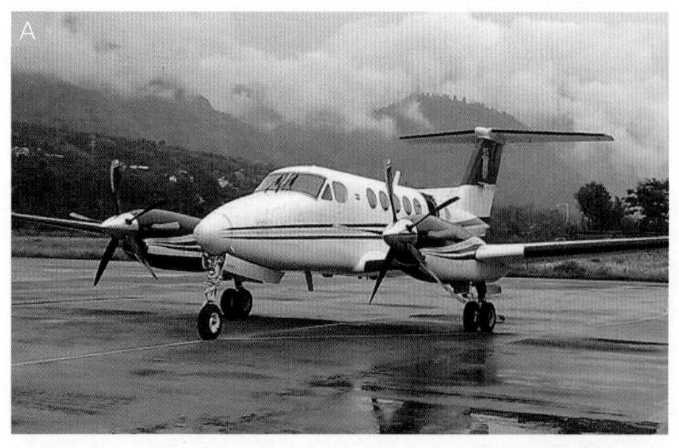

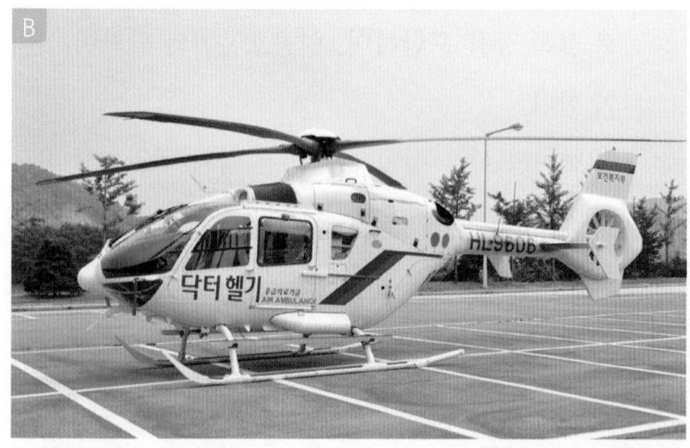

• 그림 56-3 의료용 항공기는 환자의 이송에서 점점 중요한 역할을 맡게 된다. 2가지 유형의 항공기. **A.** 고정익 항공기. **B.** 회전익 항공기

국내 응급환자 이송보다는 국가 간 이상의 장거리 응급환자 이송 수단으로 사용되며, 국내 중증응급환자의 항공이송은 주로 헬기가 담당한다.

1870년 시작된 자동차를 이용한 환자 이송 이전에도 항공기를 이용한 환자를 이송한 전례가 있다. 러시아의 파리 공격 시 160명의 상처를 입은 군인과 시민들이 뜨거운 공기로 부풀린 기구로 안전하게 이송되었다. 헬기를 이용한 항공이송이 처음으로 시도된 것은 1950년에 발발한 6.25 한국전쟁이며 신속한 후방병원으로의 이송을 통해 손상 받은 군인들의 사망률을 크게 낮추었다. 이후, 1955년부터 1975년까지 벌어진 월남전쟁을 통해 헬기 이송의 많은 발전을 이루었으며, 군뿐만 아니라 일반 시민들을 위한 응급의료에 적용되어 현대 응급의료 이송체계의 한 축을 담당하게 되었다.

국내에서는 1980년 서울소방항공대 창설을 시작으로 국내의 항공 이송이 시작되었다. 소방청의 헬기는 화재 진압, 인명구조, 응급환자 이송, 공중 방역, 공중 소방 지위통제 등 다양한 업무를 수행하였다. 하지만, 다양한 목적으로 사용되었기 때문에 응급환자를 위한 신속한 이송 및 전문적인 의료를 제공하기에는 제한점도 일부 존재하였다. 1996년 삼성의료원에서 환자를 위한 헬리콥터 이송을 국내 최초로 시작하였으며, 병원 간 이송을 주로 담당하였다. 2011년 보건복지부와 지방자치정부의 협력으로 '응급의료의 지역간 수혜격차를 해소'하고 '응급환자의 사망과 장애 감소'를 위한 목적으로 응급의료전용헬기 운영을 시작하였다. 2011년 산간지역 2곳에서 시작하여 2020년 전국 총 7대의 응급의료전용헬기(닥터헬기)가 운영되고 있다. 헬기탑승인력은 보건복지부 지침상 항공의료관련 필수 교육과 수련을 받은 응급의학전문의와 간호사/응급구조사만이 탑승 자격을 갖으며, 의료진 및 의료장비 등을 통해 응급환자의 이송, 재난 및 교육을 위해 운용하고 있다.

2019년 소방청 및 참여기관(국방부, 보건복지부, 경찰청, 해양경찰청 및 산림청)에서는 중증응급환자에 대한 헬기 이송의 중요성이 높아짐에 따라 공동운항 및 체계적인 운영을 위한 범부처 응급의료헬기 공동운영에 관한 매뉴얼을 개발하였다. 응급의료헬기는 보건복지부, 소방청, 국방부 등 공공 기관에서 운영하는 헬리콥터로서 의사 및 응급의료종사자가 탑승하여 응급 환자를 이송하는 헬기를 말한다. 응급의료헬기는 닥터 응급의료헬기, 전문 응급의료헬기 및 일반 응급의료헬기 3가지 종류로 분류하였다. 닥터 응급의료헬기(응급의료전용헬기)는 의사가 탑승하고 응급의료장비를 상시 장착하여 응급환자 등을 이송하는 회전익 항공기를 말한다. 전문 응급의료헬기는 간호사 또는 1급응급구조사가 탑승하고 응급의료장비를 장착하여 응급환자 등을 이송하는 회전익 항공기를 뜻한다. 일반 응급의료헬기는 2급응급구조사 또는 일반 승무원이 탑승하고 응급의료장비를 장착하여 응급환자 등을 이송하는 회전익항공기이다. 2019년 9월 기준 소방청은 119 소속 응급의료헬기를 29대 운용하고 있다. 해양경찰청은 18대, 국방부 4대(3대 정비)의 응급의료헬기를 운용한다. 경찰청과 산림청에서도 각각 10대와 13대의 헬기를 운영하고 있으나 응급처치 장비는 미탑재되어 있다.

2) 헬기이송의 적응증 및 요청 방법 (응급의료전용헬기 기준)

일반적인 헬기이송의 적응증은 중증 환자 이송 시 지상이송에 비해 더 나은 치료 결과가 예상되는 경우이다. 신속한 이송 및 전문적인 응급처치가 필요하고 최종치료까지 시간이 중요한 급성흉통, 뇌졸중 및 중증외상환자 등이 주로 적응증에 포함되며, 현장과 응급의료기관에서 모두 이송 요청이 가능하다. 이러한 항공이송의 대표적 적응증은 표 56-4와 같다. 현장에서 헬기 요청은 119 종합상황실을 통해 진행되며 병원간 이송은 119 종합상황실 혹은 응급의료전용헬기 운항관리실을 통해 이루어

표 56-4 응급의료전용헬기의 이송 적응증

가. 구급차 운행 가능 지역: 지상이송보다 항공 이송이 효과적인 경우

분류	기준
중증 외상의 의증	ㅇ 손상기전 – 차량 사고(경운기와 트랙터를 포함) • 동승자가 사망하였거나, 환자가 차량으로부터 방출 • 차량의 50 cm 이상, 객실의 30 cm 이상의 함몰 • 차량의 전복 – 자전거, 오토바이 사고 • 35 km 이상의 속도로 추돌, 탑승자의 이탈 – 추락 등 • 3층 이상 또는 산속에서 추락 • 총상 및 관통상 • 열차, 선박, 항공기 사고 ㅇ 환자의 외관 – 두통, 구토 또는 변형을 동반한 두부 외상 – 2개 이상 사지의 변형 및 절단 – 체강이 개방된 손상 또는 개방성 골절 ㅇ 활력징후 – 의식저하 또는 관찰 중 지속되는 의식 저하 – 촉지되지 않거나 약한 맥박, 얕거나 없는 호흡 – 쇼크의 징후(저혈압 또는 빈맥 또는 빈호흡) – 사지 중 1개 이상의 마비 – 대퇴골, 골반, 척추 및 다발성 늑골골절의 의심 ㅇ 임부의 외상 ㅇ 낙뢰, 감전 및 중증화상(화염과 연기에 노출)
심근경색의 의증	ㅇ 갑자기 발생한 흉통 또는 심계항진 ㅇ 과거력 상 고혈압 또는 당뇨병 있는 환자의 흉통 또는 심계항진 ㅇ 저혈압 또는 호흡곤란
뇌졸중의 의증	ㅇ 갑자기 발생한 사지 중 1개 이상의 마비 ㅇ 갑자기 발생한 사지 중 1개 이상의 감각마비 ㅇ 갑자기 발생한 외안근, 안면근 및 설근의 마비 ㅇ 갑자기 발생한 의식저하 ㅇ 갑자기 발생한 심한 두통
기 타	ㅇ 생명의 위협 또는 사지 손실의 위험에서 벗어나기 위해 전용헬기가 꼭 필요하다고 판단되는 경우

나. 구급차 운행 불가능 지역: 항공이송 외에 신속한 이송 수단이 없는 경우, 구급차 운행 가능지역의 출동요청기준과 더불어 적용

분류	기준
외상	ㅇ 지혈되지 않는 외부 출혈 ㅇ 사교상 ㅇ 벌, 해파리 등에 의한 쇼크
중증 응급질환	ㅇ 경련지속상태(status epilepticus) ㅇ 급성 호흡 곤란 ㅇ 심정지 ㅇ 감압증 ㅇ 복부의 압통을 동반한 급성 복증 ㅇ 소화관의 출혈 ㅇ 농약, 독극물 중독 ㅇ 익수 ㅇ 갑자기 생긴 호흡곤란 ㅇ 분만의 징후가 있는 산모 ㅇ 신생아

진다. 불필요한 경증환자의 이송을 제한하고 중증환자를 선별하여 이송하기 위하여 일반인의 요청은 받지 않으며, 주로 119 구급대원, 소방상황실, 해경상황실, 경찰청상황실, 군 상황실 및 보건의료기관의 의료진 등이 항공 이송을 요청하게 된다.

3) 항공이송의 임무 수행

(1) 인계점에서 이착륙 시 주의사항

인계점은 응급의료헬기가 안전하게 이착륙할 수 있도록 미리 약속된 장소이며 환자와 응급의료전용헬기가 최초로 만나는 곳이다. 인계점은 원칙적으로 응급헬기가 운용되는 지역 전체에서 구급차로 10분 이내에 도착할 수 있는 거리에 골고루 분포할 수 있도록 하여야 한다. 통상적으로 회전익 항공기의 착륙을 위하여, 주간에는 최소 20 m × 20 m 이상의 넓이의 착륙장이 필요하고 밤에는 최소 40 m × 40 m의 넓은 면적이 필요하다. 중형 회전익 항공기의 경우 이보다 큰 면적의 인계점이 필요할 수 있다. 착륙장은 수직장애물이 없는 편평하고 단단한 지반 주위에 고압선이나 전화선 등 장애물이 없어야 한다. 착륙장소와 장애물과의 경사도가 12° 이내로 이착륙이 가능한 곳을 선정하며, 이착륙 경로 30° 이내에 장애물이 없어야 한다. 인계점의 관리 및 통제를 위한 관

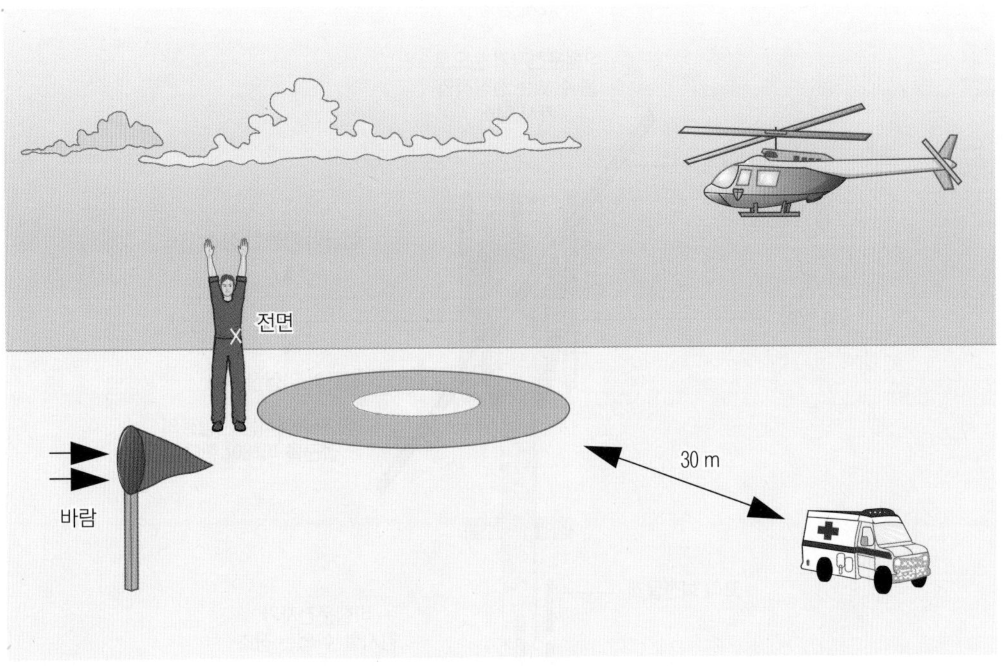

• 그림 56-4 필요한 경우에는 응급구조사가 직접 항공기 착륙을 유도할 경우가 있다. 이 경우에는 응급구조사가 다음과 같은 요령으로 착륙을 유도한다.

리자가 필요하며, 환자 인계는 항상 헬기로부터 30 m 이상의 안전거리를 유지한다. 헬기의 착륙지점 주변의 반경 30 m 이내의 사람들을 대피시키고, 소아의 경우 바람이 닿지 않는 곳으로 이동시킨다. 상황에 따라 바람에 날릴 수 있는 기물을 치우고, 인근에 높이 솟은 장애물을 제거해야 한다. 항공기 날개의 회전력에 의하여 발생하는 소용돌이에 날릴 수 있으므로, 착륙장 주변의 작은 파편이나 이물질들을 제거하고, 상황에 따라 바닥면이 흙인 경우 먼지가 날리지 않도록 표면에 물을 뿌려둔어야 한는 경우도 있다. 항공기가 도로 혹은 고속도로에 착륙할 경우 양방향에서 차량통제를 시행해야 한다.

헬기 착륙 시 환자는 차량 내 또는 안전한 장소에 대기해야 하며, 이후 헬기 탑승 의료진이 차량 등에 탑승하여 환자의 상태를 확인한다. 필요한 응급처치가 끝나면 앰블런스의 응급의료종사자는 의료진의 지시에 따라 헬기까지 환자의 이송을 돕는다. 조종사의 헬기 접근 허가 후 헬기에 접근해야 하며, 이때 눈과 귀를 보호하고, 의복과 몸에 착용된 것들이 강풍에 날아가지 않도록 주의하여야 한다. 허리를 숙인 자세로 헬기의 정면 또는 측면으로 접근해야 하고, 뒤쪽으로는 절대 접근하지 말아야 한다. 들것이나 우산, 폴대 등 긴 물체는 헬기의 회전 날개에 닿지 않도록 수평으로 휴대한다.

필요한 경우, 직접 항공기 착륙을 유도할 수 있다. 우선 항공기가 육안으로 보이면, 착륙 신호를 보내야 한다. 항공기 착륙을 유도하는 사람은 보안경, 헬멧, 두꺼운 복장 등을 착용하여 소용돌이에 의하여 날리는 각종 이물이나 파편으로부터 보호받을 수 있도록 한다. 착륙을 유도하는 방법은 다음과 같다(그림 56-4).

① 착륙을 유도하는 사람은 바람을 등지고 착륙장을 향하도록 위치한다.
② 유도하는 사람은 양팔을 머리위로 올려서 착륙장소를 지시하도록 한다.

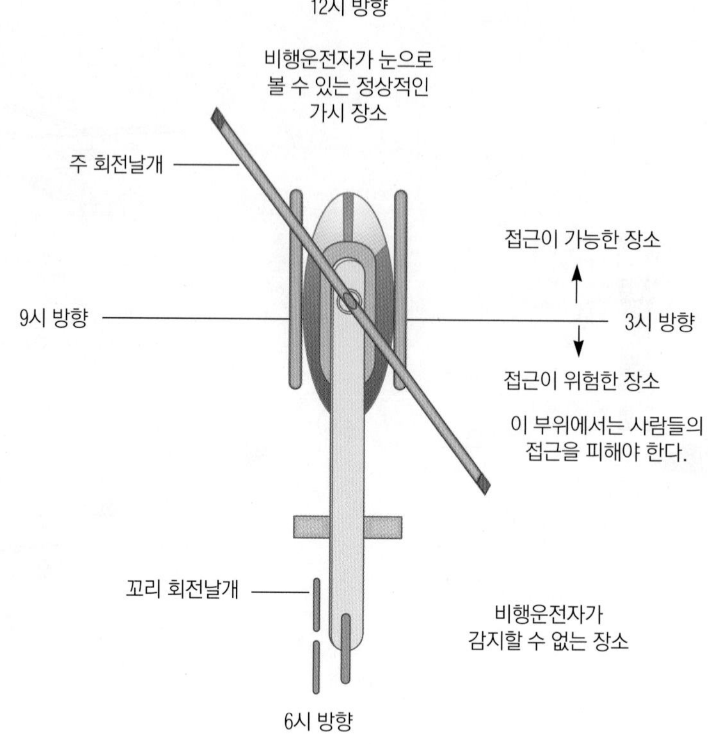

● 그림 56-5 응급구조사 또는 다른 육상구조 요원은 앞쪽에서 헬리콥터 쪽으로 접근해야 한다. 꼬리날개는 너무 빨리 돌아서 보이지 않을 수가 있다. 조종사는 헬리콥터 뒤쪽이나 그 쪽에서 있는 사람을 볼 수 없다.

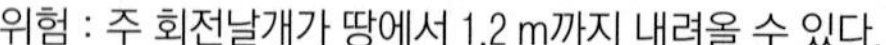

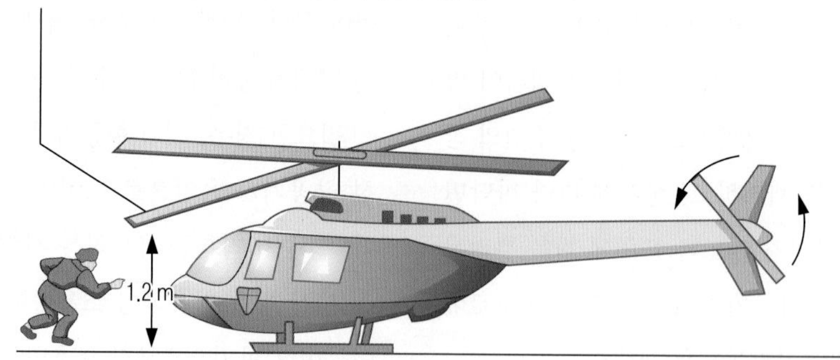

● 그림 56-6 응급구조사는 주 회전 날개가 지면으로부터 1.2 m 정도로 낮게 회전할 수 있으므로 항상 쭈그린 자세로 헬리콥터 앞쪽을 향해 접근해야 한다.

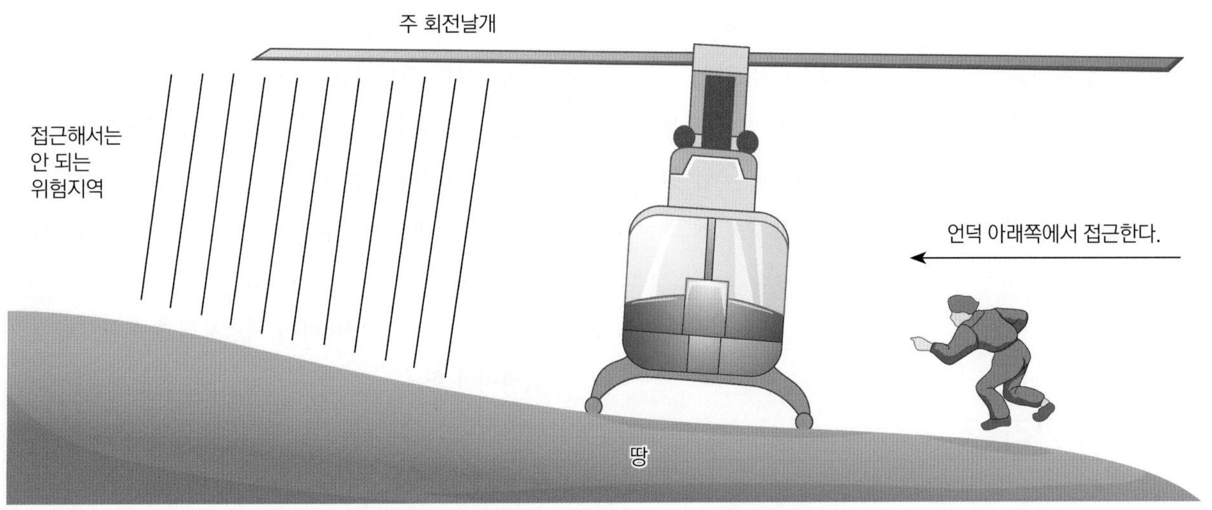

• 그림 56-7 응급구조사는 경사에 있는 헬리콥터에 접근할 때 매우 주의해야 한다. 주 회전 날개가 언덕 쪽에서는 땅에 가까울 것이다. 그러므로, 응급구조사는 언덕 아래에서 접근해야 한다.

③ 항공기가 착륙장에 접근하면, 조정사의 얼굴을 주시하면서 양손으로 신호를 보내어 항공기가 안전히 착륙할 수 있도록 유도한다.

④ 야간의 경우 조명은 필수적이다. 조명이 잘 갖추어져 있는 곳은 조종사의 지각을 도와준다. 그러나 개인적으로는 조명등 사용을 조심하여야 한다. 특히 강한 불빛을 헬기 진행방향의 왼쪽으로 비추거나 조종사에게 직접적으로 빛을 비추는 것은 금지해야 한다. 현장에 자동차가 있는 경우 헤드라이트를 이용하여 착륙지점을 비추면 좋다.

(2) 항공 이송 회황/중단 및 탑승 금기증

헬리콥터 이송의 운항 여부는 날씨와 가시거리의 영향을 받는다. 따라서, 기상 상태에 따라서 운항을 유지하거나 중단을 결정 할 수도 있다. 기상 및 항공 이송은 운항관리사가 정해진 지침에 따라 우선적으로 평가 하고 임무 중 기상 악화 시에는 조종사 및 동승한 의료진의 결정으로 회항할 수 있다. 헬기 출동이 기각되거나 회항으로 인해 중단되는 경우 출동요청자에게 임무 중단의 사유를 설명한 후 대체 이송 수단을 확보하기 위해 해당 구급대 혹은 의료기관에 협조를 구한다.

헬기이송은 헬기탑승인력 및 탑승환자의 안전을 위한 항공 이송의 금기증 및 고려사항은 다음과 같다.

1. 통제되지 않은 정신질환 또는 폭력적인 환자
2. 위험한 물질에 노출되었거나 감염병(혹은 감염병 의심)을 동반한 환자
3. 감압병, 기흉 등과 같은 압력 변화에 예민할 수 있는 질환의 경우 (국내에서는 헬리콥터 이송을 통상 600 m 이하의 높이에서 운항 하기 때문에 압력감소의 영향이 미미하나, 상기 질환의 경우 신중하게 이송을 결정해야 하며, 상황에 따라 흉관삽입 등 적절한 처치 후 이송을 시행한다)

(3) 특수상황에서의 헬기이송

동시에 다수의 환자가 발생한 경우에 헬기탑승의료진 및 응급의료종사자는 중증도 분류를 통하여 중증도가 높은 환자를 우선적으로 이송해야 한다. 또한 현장 구급대와 상의하여 필요한 경우 가용한 응급의료헬기를 종합상황실에 추가 요청한다. 대규모 군중밀집 시 응급환자 발생에 대비하여 응급의료헬기를 배치할 수 있으며, 행

사장 인근에 인계점 혹은 임시 인계점을 지정해야 한다. 2018년 평창동계올림픽 개최 시 의료지원을 위한 응급의료헬기 배치가 좋은 예가 될 수 있다. 이 밖에도 응급의료헬기는 재난 발생 시 재난 지역의 구조, 구급 업무를 위해 출동하며 평상시 재난대비를 위한 훈련에도 참여한다.

4. 구급차 관리

응급구조사는 구급차의 관리에 책임이 있다. 법률에서도 구급차의 세부관리 기준을 정하여 관리하고 있다. 구급차의 외관은 청결하게 관리되어야 한다. 외관이 찌그러져 있거나 도색이 벗겨져 있지 말아야 한다. 또한 외부에 흙이나 먼지 등이 과도하게 묻지 않아야 하며, 안전하고 이동시 쉽게 알아볼 수 있어야 한다. 정기적으로 일반적인 검사를 해야 하는데, 보통 쓰여져 있는 점검표를 이용하며, 이것에 의해서 장비를 교체하고 필요한 장비를 공급한다. 응급의약품은 출동이 끝날 때마다 다시 채워넣어야 한다.

일반적 검사의 첫 번째 종류는 매일 변화하는 것에 대한 검사이다. 다음의 항목들은 목록에 기재되어 있어야 한다.

① 차체 점검표, 제동장치, 전지, 엔진 냉각 시스템, 유액의 양, 팬 벨트, 냉각수와 호스, 모든 내 · 외부의 전등, 경고 장치와 경음기 등
② 바퀴의 압력, 바퀴의 손상 측정
③ 여닫는 문의 상태
④ 온도 조절 장치
⑤ 통신 장비(차량 내 고정용과 휴대용): 정보센터 및 응급의료기관과 항상 교신이 이루어질 수 있도록 관리
⑥ 연료 탱크: 특별한 상황이 아니라면 최소한 1/4 이상 채워져야 한다.
⑦ 용액: 엔진오일, 냉각수, 트랜스미션 오일, 파워 스티어링, 파워브레이크, 유리 세척액
⑧ 브레이크와 핸들링을 정비하기 위해서 매일 시험운행
⑨ 창문과 거울의 청결도와 위치의 검사: 적절한 기능을 위해서 와이퍼를 검사
⑩ 응급의료장비와 물품: 산소, 응급 장비 가방, 흡인기 등
⑪ 차량 공구
⑫ 구급차의 사고에 대비하여 책임보험과 종합보험에 가입하여야 함

두 번째의 검사는 주행검사이다. 매 출동 후에 구급차의 내부를 청소하고 오염을 제거해야 한다. 피와 구토물, 다른 오염물을 바닥, 벽, 천장 등에서 닦아야 한다. 차량의 바깥도 깨끗이 해야 한다. 부서지거나 손상된 장비는 지체 없이 교환해야 한다. 필요한 공급물은 새로 채워야 한다. 만약 연료탱크가 필요량보다 적다면 더 채워야 한다. 윤활유양은 연료를 넣을 때마다 점검해야 한다.

세 번째 검사는 정기검사로서 구급차를 정기적으로 점검한다. 구급차 차체와 엔진 부속물들은 일반적인 차량이나 트럭보다 더 많은 부하를 받게 된다. 그러므로 정기적인 예방 관리를 위하여 제조업체의 권고사항을 엄격히 따라야 한다. 특히 윤활유와 필터 교환, 트랜스미션과 다른 서비스, 브레이크, 휠 정비, 휠 베어링, 방향 조정 부속에 신경을 써야 한다. 많은 출동횟수가 장기적인 관리 요구를 결정하는 데 도움을 주기 때문에, 출동한 거리기록계를 포함하여 호브(Hobbs)나 엔진 운전시간을 사용하고 있다.

응급처치 보고양식과 같이 지역이나 개인에 따른 차량운행이 일반적 검사양식에 영향을 줄 수 있다. 효과적인 관리를 위해서는 일목요연하게 검사항목을 기록한 검사양식을 검사 기간별로 스스로 개발해야 한다. 이 검사양식을 사용해서 중복되거나 생략되는 것이 없어야 한다. 이 양식은 다음의 검사를 위해 법률적 문서로 보관해야 한다.

1) 구급차 및 의료장비의 소독과 청결(응급의료에 관한 법률 시행규칙 제38조 제2항, 별표17)

- 구급차의 소독 : 주 1회 이상 실시
  - 낮은 수준 소독제(low-level disinfectant)*나 이를 함유한 환경소독용 티슈 등을 이용해 환자와 접촉가능성이 있는 구급차 내부 표면(침상, 문손잡이, 조명 스위치를 비롯한 전체 내부) 및 의료장비(환자 접촉면 및 사용자 손잡이를 중심으로)들을 깨끗하게 소독 후 잘 말릴 것

  *10분 이내에 대부분의 영양성 세균과 일부 진균과 바이러스를 제거할 수 있으나 결핵균과 아포는 사멸시키지 못하는 소독제로 1:500으로 희석한 차아염소산나트륨(Sodium hypochlorite, 속칭 락스류), 4급 암모늄염 제제(염화벤잘코늄 등), 70−90% 알코올 제제(Ethanol/Isopropanol), 아이오도퍼 소독제 등을 말한다.

  (의료기관 사용 기구 및 물품 소독 지침, 보건복지부 고시 제2010−61호 준용)

  ※ 일부 구급차 내부 표면의 시트 표면, 의료장비 표면의 특성을 고려하지 않고 위와같은 소독제를 사용하는 경우 부식될 우려가 있으니, 반드시 내장재, 장비특성과 소독제의 특성을 확인한 후 적절한 소독제를 골라 시행할 것

  ※소독제는 식약처에 허가 또는 등록된 제품을 사용할 것
  - 환자의 혈액 등으로 오염된 표면 및 바닥은 1회용 장갑 등을 착용하고 중간 수준 소독제(intermediate−level disinfectant)*를 이용해 제품별 기준에 따라 희석하여 세척 실시

  *세균, 바이러스, 진균과 결핵균은 죽이지만 세균 아포만 죽이지 못하는 수준의 소독제로 1:500으로 희석한 차아염소산나트륨(Sodium hypochlorite, 속칭 락스류), 70−90% 알코올 제제(Ethanol/Isopropanol), 아이오도퍼 소독제 등을 말한다.
  - 환자의 침상에 린넨 등을 사용할 시, 깨끗하게 세탁 또는 소독된 린넨을 사용하고, 한 명이라도 환자에게 사용 후에는 반드시 새 것 또는 세탁된 것으로 교체
- 구급차의 의료장비의 청결 관리: 사용 후 1회용 기구 등은 폐기 또는 소각, 그 외 재사용장비의 소독은 장비제조사의 소독기준에 따르는 것을 원칙으로 함
  - 의료장비의 환자접촉면 및 사용자 손잡이 등은 낮은 수준 소독제나 이러한 성분을 함유한 환경소독용 티슈 등을 이용해 사용 후 즉시 소독
  - 단, 환자에게 사용한 후두경날은 '의료기관 사용 기구 및 물품 소독 지침'을 준용해 준위험기구에 해당하므로 높은 수준의 소독을 실시하고 멸균증류수로 깨끗이 행군 뒤 건조 후 보관

2) 구조장비의 확보(응급의료에 관한 법률 시행규칙 제38조 제2항, 별표17)

- 긴급 상황에서 사용 가능한 구조 출동장비 구비
  - 비상등 : 비상 시 사용가능한 휴대용 조명기구 등
  - 신호탄 : 섬광신호탄 등* 반드시 화약류로 구매하지 않아도 됨
  - 소화기
  - 보온포

  ※기존의 간단한 구조 · 출동장비, 구명대 등은 보유 의무 삭제

3) 구급차의 차량 관리(응급의료에 관한 법률 시행규칙 제38조 제2항, 별표17)

- 구급차의 연료 및 정기점검

– 연료 최대주입량의 4분의 1 이상을 유지하는 등 항상 사용가능한 상태로 유지
– 자동차 정기점검일 준수(1년 1회)

- 구급차별 책임보험 및 종합보험 가입
- 구급차 운행기록 대장을 비치 · 작성하고, 3년간 구급차 운용자가 보관

당신이 응급구조사라면

1. 어떤 종류의 들것이 트렌델렌버그 자세(trendel-enburg position)로 환자를 눕히는 데 필요하겠는가?
2. 응급장비 가방에 갖추어야 할 요소가 무엇인지 내용물을 기술하라.
3. 응급의료헬기의 종류에는 어떤 것이 있는지 기술하라.
4. 응급의료전용헬기의 적응 질환에 대하여 논하시오.
5. 응급의료헬기 출동 시 주의사항에 대하여 기술하시오.

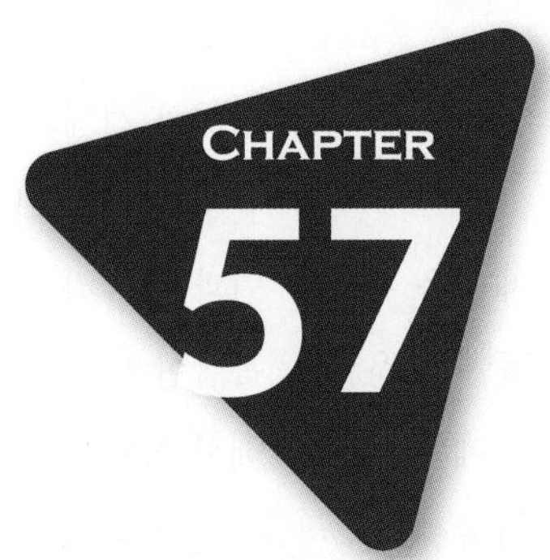

구급차 운전과 차량조작

응 급 구 조 와 응 급 처 치
RESCUE AND EMERGENCY CARE

개요

구급차 운행의 목적은 환자의 생명을 유지 및 보존하면서 신속하고 안전하게 응급의료기관으로 이송하는 것이다. 응급구조사가 구급차를 운행하다 보면 삶과 죽음의 갈림길에 선 응급환자를 자주 접하게 된다. 이런 환자를 응급의료기관으로 이송하다 교통사고를 유발하여 본연의 목적을 달성하지 못하는 경우가 적지 않게 발생한다. 현장출동이나 현장에서 응급의료기관까지 신속하고 안전하게 운행한다는 것은 무척이나 조심스럽고 어려운 일이 아닐 수 없다. 신속하게 움직인다는 것은 응급구조사의 마음을 조급하게 만들며, 선행된 조급한 마음은 '안전하게'라는 임무 수행을 간과하게 되면서, 과속과 주의의무를 무시하게 되어 본인은 물론 응급환자와 동료(응급구조사)의 생명도 위태롭게 만드는 위험을 초래하게 된다.

Chapter 57은 응급구조사가 구급차를 운전하는 데 있어서 "신속함"과 "안전함"이라는 목적을 달성하기 위한 많은 조건 중, 구급차운전자의 조건과 적성, 안전운행을 위한 배려사항과 기본지식, 상황별 운전방법 및 사고현장에서 구급차의 주·정차방법들을 기술하였다.

목표

- 응급이송의 목적을 이해하고 습득한다.
- 구급차의 안전운행을 위한 응급구조사의 자질 및 운전적성의 조건을 확인한다.
- 구급차량 사고발생 원인을 알고 예방법을 배운다.
- 상황별 운전요령, 특수상황에서의 운전을 배움으로써 신속하고 안전한 이송방법을 습득한다.
- 사고현장에서의 구급차 주차 및 교통통제방법을 배운다.

1. 구급차 운전자의 조건과 적성

현재 우리나라에서는 구급차 운전자에 대한 제한을 두고 있다. 예를 들어 1종 보통면허로도 긴급자동차를 운전할 수 있으나 단, 12인승 이하 승용 및 승합차에 한하며, 그 외의 긴급자동차를 운전하기 위해서는 1종 대형면허를 소지하여야만 한다. 또한, 구급차를 운전하기 위해서 법적인 조건을 만족하였다고 모든 대상자가 구급차를 운전할 수 있는 것은 아니다. 구급차를 운행하기 위해서는 응급이송에 관한 중요성을 이해하고 긴급하고 특수한 상황에서도 합리적이고 안전한 운행방법을 알고 있어야 한다.

일반적으로 응급구조사는 구급차 운전을 위한 적절한 적성이 필요로 한다. 이러한 적성이란 운전에 적합한 시력, 청력, 운동능력, 판단능력 등을 골고루 갖추어야 한다. 교통정보에 대하여 신속, 정확한 인지와 수집된 정보를 종합적으로 분석하여 정확한 판단과 조작으로 이어지는 과정에 필요한 능력을 갖추어야 한다. 이러한 능력을 갖추기 위해서는 몇 가지 조건들이 필요하다 (표 57-1).

구급차를 운전하기 위한 가장 기초적인 조건으로는 의학적으로 심신이 건강하여야 한다. 사고의 유형 중 신체적 결함이 원인이 된 사고들이 많다는 것은 이미 밝혀진 사실이다. 운전자는 핸들을 잡고 체인지 레버를 조작하고 각종 페달을 밟기 위해서 상당 시간 운전대에 앉아서 몸을 돌려서 좌우 후방의 안전을 확인하여야 하는데,

표 57-1 운전적성 조건

의학적인 조건	• 건강한 심신
기능적인 조건	• 반응시간의 적정 • 일정한 수준 이상의 시력 • 시각, 지각과 반응동작의 일치된 균형
심리적인 조건	• 강한 자기 억제력 • 주의집중 능력

이러한 신체의 동작이 운전에 견딜 수 있는 운동능력을 갖추고 있지 아니하면 안 된다. 또한, 단순한 기계적 작업과는 달리 높은 지적능력이 필요하다. 그것은 교통이 복잡한 도로 위에서 각종 상황과 차량흐름 변화에 대처해서 적절하고 신속한 판단이 요구되기 때문이다.

통계청 자료에 의하면 부주의로 인한 사고가 전체사고의 절반에 이르고 있다. 예를 들면, 교차로사고, 추돌사고, 끼어들기사고 등이 그런 부주의로 인한 사고라고 할 수 있다. 응급환자를 이송하는 응급구조사는 일반 운전자와는 달리 응급상황에서 고도의 판단력이 요구되는데 이는 많은 경험과 교육을 통해서야만 가능하며, 정서적으로 안정되지 아니하고 자기억제력이 저하되면 주변 교통상황에 부주의하게 되고 판단력이 저하되어 본인은 물론 응급환자와 동료의 생명을 위태롭게 만들게 된다. 따라서 응급이송의 임무를 완료하기 위해서는 신체적, 정신적인 조건뿐만이 아니라 많은 경험과 교육들이 필요하다.

2. 안전운전에 영향을 미치는 요소

사람은 우수한 감각 장치를 가지고는 있지만, 그것을 잘 활용하느냐 못하느냐 하는 것은 모름지기 의식 활동의 여하에 달려있는 것이다. 시각적 자극 · 청각적 자극 · 기타 각종의 정보는 감각기로 받아들여 각각 신경을 통하여 전달되어지게 되고 중추에 전달된 정보는 기억중추 · 종합중추 등의 보조를 얻어서 처리 판단되어 행동으로서의 동작을 결정하게 된다.

이런 동작을 결정하고 실행하는데 영향을 미치는 요소는(표 57-2) 구급차 운전자뿐만 아니라 모든 운전자에 공통된 요소들이나 응급이송의 임무를 수행할 응급구조사에게는 더욱 밀접하고 상호 연관성이 있는 요소들이다. 이러한 요소들에 의하여 긴급출동 중 사고가 증가하느냐 감소하느냐와 밀접한 관련이 있다.

응급구조사가 활동 중에 발생하는 교통상황은 매우

표 57-2 안전운전에 미치는 요소

1) 생리적 특성 가. 연령 나. 인지기능 (1) 시력 (2) 심시력 (3) 시야 (4) 현혹시력 (5) 야간시력 (6) 동체시력 (7) 색채 식별능력 (8) 청력 다. 운동기능 (1) 신체적 조건 (2) 신체적 질환 (3) 정신적 질환 2) 심리적 특성 가. 지능 나. 주의력 다. 판단력 라. 성격 마. 정서적 측면 (1) 감정운전 (2) 자기과신 (3) 신경질 3) 성격 특성

종합적이고 즉흥적이다. 사고를 피해 응급이송이라는 목적을 달성하기 위해서는 운전자의 인지기능, 운동기능, 지능, 주의력, 판단력, 성격, 운전자의 정서적인 측면 등이 정상적인 상태로 유지된 상태에서 사고를 줄일 수 있는 것이다.

3. 구급차의 운전

구급차를 운행하기 앞서서 선행되어야 할 조건들이 있다. 응급구조사가 구급차를 운전하면서 배려되어져야 할 조건들이 있다.

구급차가 출동 명령을 받고 움직인다는 것은 무엇을 의미하는 것인가? 명령을 받은 주체는 응급구조사와 출동차량이 될 것이며, 응급구조사와 구급차는 응급이송이라는 동일한 목적을 가지고 차고지를 떠나 현장과 응급실을 경유하여 귀소하게 될 것이다. 임무를 완수하기 위해서는 운전자와 차량 모두가 교통사고를 일으킬만한 모든 요소를 제거할 필요가 있다. 거기에는 평상시 운전자와 차량의 접촉이 필요하다는 것은 물론이며, 차량에 적재된 장비와 청결 등의 조건이 완료된 상태를 운전자와 차량의 배려가 필요한 부분들을 살펴보도록 하자.

① 운전자 건강상태와 정신상태가 양호한가?
② 운전자가 현장과 주변 교통상황에 대하여 정통한가?
③ 운전 중의 위험방지를 위한 운전기술이나 지식을 갖추고 있는가?
④ 교통법규에 정통하고 안전운전을 위한 강한 신념을 가지고 있는가?
⑤ 교통사고 발생 시 적절한 조치를 마련할 지식이나 방법을 습득하였는가?
⑥ 운전자가 운전하고자 하는 구급차의 장치 조작에 정통한가?
⑦ 운전자가 교대시간에 충분히 점검하고, 이상한 상태가 없는지 확인했는가?

만일 응급구조사의 심리적 또는 신체적 피로 누적 등으로 인하여 출동 임무 수행에 문제가 있을 수 있다면 예비 인력을 준비하고 피로가 누적된 대원은 다음 임무를 수행하기에 충분한 휴식을 배려해 주어야 한다.

상기의 배려조건들이 충족되었다면 응급구조사는 확보된 지역의 교통상황 및 도로망으로 최단거리와 최단시간에 임무를 수행함과 동시에 귀 기관의 안전함과 신속함에 대한 서비스의 질은 높아질 것이다.

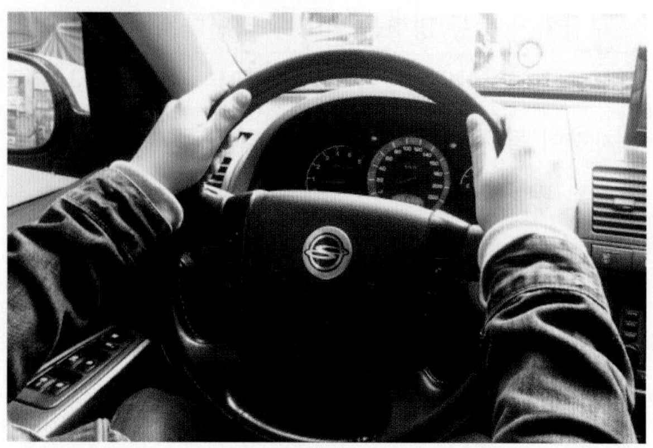

• 그림 57-1 운전대 잡는 법. 직진으로 주행할 때에 운전사의 손은 운전대의 10시 방향(왼손)과 2시 방향(오른손)으로 위치시킨다. 왼쪽으로 회전할 때는 오른손이 운전대를 따라 미끄러지는 동안 왼손이 시계 반대 방향으로 당기는 것에 의해 시작된다. 운전사의 손은 겹쳐져서는 안 된다.

표 57-3 운전자들이 양보하지 않는 이유

가. 응급이송에 대한 불신임(선행권 남용포함)
나. 미숙한 운전자의 심리적 불안감
다. 방음된 차량
라. 기계음에 묻혀 인지하지 못함

표 57-4 경음기 사용시 주의사항

가. 필요한 경우가 아니면 될 수 있는 대로 사용을 자제한다.
나. 일반차량 운전자 모두가 경음기 소리를 인지한다고 생각해서 안 된다.
다. 경음기 소리에 놀란 운전자가 돌발 행동을 할 수 있으므로 방어운전 준비를 해야 한다.
라. 경음기 소리에 환자의 상태가 악화할 수 있다.
마. 부득이하게 경음기 사용 시 환자에게 사전 통보하도록 한다.

1) 운전대를 잡는 방법

구급차 운전자는 앞차의 전방까지 시야를 멀리 두면서 운전대의 10시 방향과 2시 방향에 손을 가볍게 올려놓는다(그림 57-1). 특별한 상황이 아니면 절대 한 손으로 운전하지 말아야 한다. 운전대를 돌리는 시간은 차량의 속도와 비례하여 곡선도로나 차선을 변경하기 위해 운전대를 돌릴 경우에는 달리는 차량의 속도에 알맞게 회전시켜야 한다. 만약 고속으로 달리는 상황에서 운전대를 급회전(오른손이 2시 방향, 왼손이 10시 방향)시키면 차량이 전복될 위험성이 크다.

2) 긴급차량 표시 방법

응급구조사가 혼잡한 도로에서 긴급차량임을 표시하는 방법으로 경음기를 가장 많이 사용하고 있다. 그러나 실제로 사이렌을 울리며 응급환자를 이송할 때 많은 운전자들이 양보하지 않는 경우가 있다(표 57-3).

구급차를 운전하는 응급구조사는 본인이 듣는 것만큼 구급차에 접근하는 차량의 운전자들이 잘 들을 수 있다고 믿고 경음기에 전적으로 의존하여 운행하다 교통사고를 일으키는 경우가 매우 많다. 따라서 사이렌을 사용할 때는 다음과 같이 주의를 하여야 한다(표 57-4)

사이렌을 사용하지 않고도 긴급차량임을 표시하여야 한다. 응급이송 차량임을 표시하기 위해서는 경광등 및 전조등과 비상점멸등 등을 사용하여 긴급자동차임을 표시할 수 있으며, 낮이나 밤에도 차량의 크기나 위치를 확인시킬 수 있도록 점등하여 운행하여야 한다. 이런 등은 일반운전자가 룸미러나 사이드미러로 쉽게 확인할 수 있기 때문이다.

3) 긴급자동차에 대한 특례

구급차를 비롯한 긴급차량이 종종 사고를 일으키는 뉴스를 종종 볼 수가 있다. 이들 긴급자동차는 왜 사고가 나는 것일까? 모든 일반 차량이 긴급차량에 대한 방어운전이나 양보운전을 한다면 사고는 일어나지 않을 것이나,

일반차량 운전자들은 이러한 긴급차량의 갑작스러운 출현에 미처 방어할 준비나 양보할 준비가 되지 않으므로 교차로나 신호등이 있는 도로에서 사고가 많이 발생하게 된다. 이때, 구급차를 운전하는 응급구조사는 긴급자동차에 대한 특례의 잘못된 적용 및 이해로 인하여 신호위반이나 교차로 등의 도로를 가로질러 운전하게 된다. 법에서 제시한 우선 통행 및 특례법은 모든 사고에 대한 방어막이나 면죄부가 될 수가 없다. 이는 사고를 일으키지 아니하고 운전할 때 발생하는 긴급차량의 예외 조건일 뿐이다. 예를 들어, 구급차가 응급상황이 아닌 상태에서 과속을 하거나 불법 유턴을 한다면 차량이나 운전자에게 범칙금이나 벌점을 부여하게 된다. 이러한 긴급차량에 대한 특례법을 잘못 인지하고 운행하다보면 상기 예와 같은 곤혹을 치르게 될 것이다.

따라서, 구급차를 운전할 때는 교통법규를 준수하고 부득이한 경우에는 주위의 교통상황을 잘 살펴 환자와 대원의 생명을 위태롭게 만들지 말아야 할 것이다.

4. 상황별 안전운전법

1) 교차로사고

구급차가 출동 중이나 응급이송 중 교차로에서 사고가 많이 일어난다(그림 57-2). 교차로에서, 특히 신호기가 없거나 앞을 잘 볼 수 없고, 좌·우를 확인할 수 없는 교차로를 통행할 때는 충돌하는 사고가 자주 발생하며 교차로 사고는 차 대 차의 사고가 잦은데, 사망 또는 중상자가 많이 발생한다. 특히 이 경우 신체를 보호하는 구조물이 없는 2륜차 운전자나 자전거를 탄 사람의 사망률이 높은 것이 특징이다. 교차로 사고는, 대체로 출동 중에 많이 일어나는데 일시 정지 및 서행을 이행치 않거나 지극히 기초적인 부분에서의 실수가 원인이 되어 발

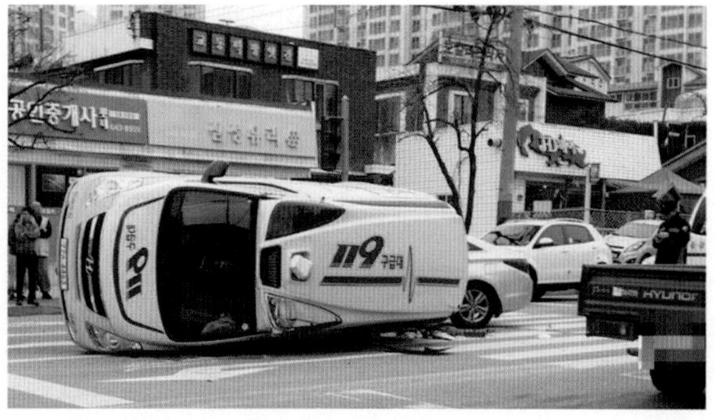

● 그림 57-2 응급이송 중 교차로에서 구급차가 사고를 일으키는 경우가 빈번하다.

생하는 경우가 많다. 이러한 실수는 응급구조사가 자동차 등이 많이 주행하지 않는 시간이나, 응급구조사가 통행의 우선권을 잘못 인지하거나 하는 경우에도 일어난다. 그리고 운전자가 자기 나름대로 판단하거나 교차로를 알아차리지 못하여 일시 정지 또는 서행을 하지 않기 때문에 실수하게 된다. 따라서 다음과 같은 주의가 필요하다.

① 전방의 교통상황을 잘 살핀다.
② 언제든지 브레이크 페달을 밟을 수 있는 마음의 대비를 하고 운전하여야 한다.
③ 안전 운전 행동은 정확하게 실천한다.
④ 신호가 바뀌었어도 조급하게 통과하려 하지 말아야 한다.
⑤ 녹색 신호라도 바로 출발할 것이 아니라 교통의 흐름을 이해하고 따른다.

2) 앞지르기 사고예방법

일반국도나 고속도로 주행 중에 서행운전자를 만나게 된다면 응급구조사는 앞지르기를 시도하게 된다. 특히 국도는 커브 길이 많고 고속주행을 하는 차량이 많아 앞지르기의 판단을 잘못할 경우에는 급제동이나 중앙선 침범

으로 인한 정면충돌을 피하기가 어렵게 된다. 따라서 다음과 같은 앞지르기를 위한 기본행동과 요령이 수반되어야 할 것이다.

① 앞차와의 충분한 거리를 유지하고 전방의 도로 상황을 파악한다.
② 앞지르기에 적절하다고 판단되면 앞지르기 차선으로 나가서 재빨리 가속한다.
③ 앞지르기하려는 앞차와 나란히 되기 전에 차의 속도와 주행 각도를 앞지르기 태세로 안정시킨다.
④ 앞지르기하기 전에 노면표지 및 도로표지등을 활용한 정보를 수집한다.
⑤ 앞지르기가 어려운 도로에서는 앞지르기를 포기하고 안전한 도로에서 시도한다.
⑥ 대향차선에서 오는 차의 크기와 색채에 의해서 그 차와의 거리판단에 착오를 일으키는 경우가 있으므로 주의해야 한다.
⑦ 앞차가 앞지르기하고 있을 때는 앞지르기를 시작해서는 안 된다.
⑧ 경음기와 방향지시등 등으로 앞지르기를 하겠다는 신호를 앞 · 뒤차에 알려준다.

일단, 앞지르기 차선으로 나갔다고 해서 무턱대고 앞지르기를 하려고 해서는 안 된다. 전방에 예상치 못한 장애물이 갑자기 나타났을 때 이를 피하려는 대응조치를 할 수 없으므로 아주 위험하다. 앞지르기하는 하는 도중이라도 앞차의 행동이 이상하다고 느껴질 때는 지체 없이 앞지르기를 포기하고, 본래의 차선으로 되돌아가서 앞차의 행동을 다시 확인하여야 한다.

3) 추돌사고예방법

출동 중에 여러 가지 원인으로 인하여 추돌사고가 빈번하게 된다. 하지만 대부분 응급구조사는 추돌사고를 대수롭게 않게 여기는 경향이 있다. 추돌 사고는 심한 목뼈의 부상을 일으키게 할 뿐 아니라 여러 가지 형태의 대형사고를 일으키는 원인이 될 수 있다. 더구나, 교차로와 그 근처에서 이런 사고가 자주 발생한다는 사실에 주의하여야 한다.

추돌사고가 발생하게 되는 원인으로는 다음과 같다.

① 초행길이나 병원을 찾는 등의 한눈 팔이 운전이 추돌사고의 주요 원인이다.
② 환자 및 동료와 대화 중이거나 흐린 차창을 닦는 등의 차 내부의 상황에 발생한다.
③ 편중된 정보수집, 즉 차선변경을 하려고 뒤차에 많은 주의를 하다가 앞차가 정지하는 것을 미처 못 보고 추돌하는 경우 등과 같다.
④ 앞차의 동향에 대하여 나름대로 추측하다가 잘못 판단했을 때는 발생한다.
⑤ 차간거리의 미확보로 발생한다.

이런 추돌사고를 방지하기 위해서는 앞차의 동향과 그 전방상황을 보고, 앞차가 감속하거나 정지할 것을 미리 예측하고 대비하는 운전을 하는 것이 중요하다. 그러나, 앞차가 버스 · 트럭 등 대형차일 경우에는 그 앞쪽이 잘 보이지 않아 전방상황을 파악하기가 곤란할 뿐 아니라, 대형차의 브레이크는 잘 작동되어 급브레이크가 되는 경우가 많다. 그러므로 차 사이 거리를 길게 확보하거나 대형차에서 떨어져 주행할 방안을 마련하면서 운전을 해야 한다.

응급구조사는 차 사이 거리를 바짝 좁혀 앞차의 제동등에만 주의력을 집중하고 주행하는 경향이 있다. 이러한 운전은 추돌의 위험성이 클 뿐 아니라 안전운전을 무시하는 운전이다. 자동차는 시속 60 km로 주행하면 1초

동안에 17 m를 진행하게 된다. 운전자가 백미러로 후방을 확인하는 데에는 약 2초 정도 걸리게 되므로 앞차와의 사이에 34 m 이상의 거리를 유지할 수 없을 때는 백미러만 보고 있을 수 없게 된다. 더욱이 충분한 차사이 거리를 유지하고 있다 하더라도 한눈을 팔거나, 앞차의 움직임을 무시하면, 차사이 거리가 없는 것과 같게 된다. 또한, 신호등이 있는 교차로에서도 추돌사고가 빈번하므로 신호등이 있다고 해서 전적으로 안심해서는 안된다. 교차로가 가까워지면 우선 감속하고 언제든지 제동할 수 있도록 마음의 준비를 하고 있어야 한다. 교차로 근처에서 신호가 황색으로 바뀌었을 때 적색 신호로 바뀌기 이전에 통과하려고 가속하는 것은 극히 위험한 일이다.

상기 내용이 결코 구급차가 추돌사고를 일으키는 것만은 절대 아니다. 대부분의 사람은 추돌사고와 책임이 전적으로 뒤차에 있다고 생각한다. 그러나 이러한 생각을 버리지 않으면 언젠가는 추돌사고를 일으켜 큰 피해를 보게 된다는 사실을 알아야 한다. 추돌사고는 추돌당하는 측의 배려가 부족하므로 발생하는 일이 많다. 따라서 급제동을 하지 않고 예고 브레이크를 활용한다. 「예고 브레이크」란 제동을 힘껏 걸지 않고 브레이크등(제동 등)을 점등하는 브레이크 조작을 말한다. 이것은 뒤차에 감속 또는 정지를 예고하여 정지준비를 하게 하기 위한 것이다.

좌 · 우회전의 신호는 주위의 차에 필요한 준비를 하도록 하기 위해서 하는 것이다. 그러므로 변경신호를 하자마자 갑자기 좌 · 우회전을 하거나, 진로변경을 하는 것은 추돌해 달라고 하는 것과 다름이 없다. 그러나 상황에 따라서는 법에 규정된 것보다는 신호를 일찍 하는 것이 좋다.

4) 커브 길 사고예방법

커브 길 사고는 기본적으로 과속으로 인한 원심력에 의하여 발생하게 되는데 구급차를 운전하는 응급구조사가 조종의 안정성을 잃기 때문에 발생한다. 원심력에 의해 차가 도로 밖으로 전락하는 사고(왼쪽 커브)나, 중앙선 침범에 의한 정면충돌(오른쪽 커브)사고는 타이어가 커브의 바깥쪽으로 미끄러져 나가면서 발생하게 된다.

더구나 자갈길이나 노면이 젖어 있을 경우와 같이 노면 이 미끄러운 경우에는 타이어와 노면과의 마찰이 적어지기 때문에 원심력은 더욱 커지게 된다. 또한, 원심력은 교차로에서 좌 · 우회전할 때에도 작용하므로 운전에 주의를 기울여야 할 것이다.

구급차는 화물차와 비슷한 구조로 이루어져 있어 원심력이 커지면 전복될 위험성이 아주 크다. 따라서 커브 길을 안전하게 운전하기 위해서는 반드시 다음의 사항을 고려하여 운전을 하여야 할 것이다.

① 커브 길에 들어서기 전에 속도를 낮춘다.
- 액셀 페달에서 발을 떼면서 천천히 감속한다.
- 가볍게 브레이크를 밟으면서 커브 길 전의 직선부분에서 속도를 충분히 낮춘다.
- 액셀을 가볍게 밟고 천천히 돈다. 되도록 먼 곳을 보며 서서히 가속한다.

② 커브 길 안에서는 절대로 급제동을 하지 않는다.
- 부득이하게 브레이크를 밟을 경우 펌프질을 하듯이 밟아 제동을 여러 차례 나누어 건다.

③ 커브 길 안에서는 천천히 주행한다.
- 대향차를 고려하여 운전한다.
- 대향차가 원심력에 의해 중앙선으로 밀려 들어오는 경우도 있으므로 방어운전 한다.
- 커브 길을 빠른 시간에 빠져나가려고 중앙선을 침범하여 돌지 않는다.

커브 길에서는 커브의 바깥쪽에서 진입해서 커브의

정점 부근을 경유해서 안쪽으로, 그리고 정점을 지나서는 다시 바깥쪽 코스를 따라야 한다. 이렇게 하면 주행 코스가 짧아지기 때문에 경제적인 운전을 할 수 있을 뿐 아니라 원심력의 영향을 적게 받으므로 커브 길에서의 안정성을 확보할 수 있다.

5) 뛰어들기 사고 예방법

구급차는 주택가나 아파트 단지 내로 출동하는 경우가 매우 많다. 시가지나 주택가를 주행할 때는 갑자기 뛰어들어 사고를 일으키는 위험한 요소들이 아주 많다는 것을 사전에 예측하고, 정확하게 운전하며, 주의집중 능력을 최대한 발휘하여 운전할 필요가 있다. 갑자기 뛰어들어 일어나는 사고는 주로 어린이, 노인, 장애인 등 교통약자가 피해를 보는 사고가 잦다.

응급환자를 이송하기 위해 출동하였거나 귀소 중에 판단 및 예측 착오로 갑자기 뛰어드는 사고를 방지할 수 없다는 태도는 응급구조사로서 너무 무책임한 생각이다. 그러므로 사고를 예방하기 위해서는 항상 뛰어들 것을 예측하며 운전을 해야 한다. 어린이 · 자전거는 어디서나 항상 뛰어들기를 잘한다고 생각하고, 그 나름대로 예측과 대비를 하여야 한다. 전방을 살펴보고 뛰어들기가 예상되는 장소나 교통상황을 정확하게 파악하여 그에 대처할 수 있는 속도와 방법으로 예측운전을 철저히 하여야 한다.

일반적으로 어린이는 어른보다 시야가 좁고 주의력이 떨어진다. 자동차가 주행하고 있는 쪽을 보고 있는 것 같으면서도 예상 외로 시선이 다른 곳을 향하여 자동차를 발견하지 못하는 경우가 많으므로 보행자에게서 절대로 눈을 떼지 않는 것이 중요하다.

두 번째로 전조등에 의한 현혹 등 야간에 발생하는 뛰어들기 사고는 전조등의 불빛에 의한 현혹이 있다. 그리고 아침이나 저녁 때에 햇빛을 바라보며 주행하면, 태양광선이 낮은 각도로 비치기 때문에 야간의 현혹과 거의 같은 상태가 된다. 이때는 신호를 알아볼 수 없게 되기도 하고, 대향차나 횡단 중인 보행자를 발견하기가 어렵게 되기도 한다. 이처럼 일시적으로나마 시력의 장해가 일어나서 보행자 등을 발견하지 못하여 사고를 일으키게 되는 경우가 많이 있다.

야간에 대향차의 전조등에 의해 현혹되면 회복하는데 걸리는 시간은 약 3초가 걸린다고 한다. 그 때문에 야간에 대향차와 엇갈려 지날 때는 하향으로 비추도록 교통법규에 규정되어 있다. 하지만 하향으로 비추지 않거나 고갯마루 부근에서는 감광을 해도 현혹을 일으키는 경우가 있는데, 이럴 때는 시선을 약간 오른쪽으로 돌려 상대방 차의 전조등 불빛을 직접 보지 않도록 하며, 저녁에 땅거미가 질 때는 특히 위험하므로 낮보다 속도를 낮추어서 운전해야 한다

6) 야간운전 시 사고예방법

야간운전은 매우 위험하고 어렵다. 하지만 대부분의 출동이 야간에 집중돼 있고 이러한 출동상황이 응급구조사로 하여금 위험에 빠지게 되는 주요 원인으로 작용한다(그림 57-3).

야간주행 중에는 대향차의 전조등이나 불빛에 의하여 사물이 가려지거나 증발하는 경우가 발생하여 사물을 정확하게 인지하지 못하여 발생하는 사고와 무의식 중에 단조로운 시계에 익숙해져 운전자는 감각마비 상태에 빠져들게 되고 안구 동작이 활발치 못해 자극에 대한 반응도 매우 둔해지면서 발생하게 되는 사고가 있다.

이런 사고는 단조로움과 자극에 대한 반응이 둔해지면서 발생하게 되므로 야간운전을 하게 되는 구급차 운전자는 마주 오는 차량의 전조등 불빛을 될 수 있는 대로 현혹되지 않도록 대비해야 하고 시야의 제한이 있으므로 전조등 불빛이 비추는 거리와 전방의 장애물과의 거리를

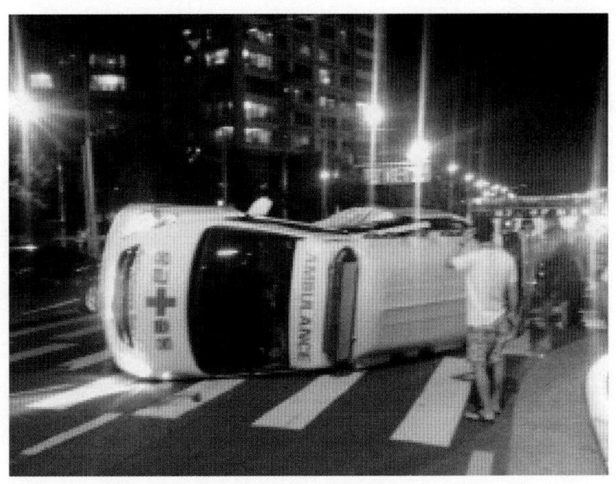

• 그림 57-3 야간 응급이송 임무를 마치고 귀소 중에도 방어운전이 필요하다.

고려하면서 운전하여야 한다. 또한, 앞차와의 거리는 낮보다 크게 가지고 주행속도도 수시로 확인하여 과속하지 않도록 주의해야 된다.

5. 특수상황에서의 운전

우리나라는 봄, 여름, 가을, 겨울의 기후특성이 비교적 뚜렷한 나라이다. 하지만 지구온난화와 더불어 이상기온이 계속되면서 극한 상황이 자주 발생하게 된다. 이러한 환경들은 결국 구급차를 운전하는 응급구조사에게 커다란 위험요소가 된다. 하지만 이러한 환경 속에서도 환자이송의 임무는 계속 주어질 것이고 임무 수행을 위해서는 최대한 안전수칙을 준수하며 주의운전을 해야 한다.

1) 빗길운전

빗길은 구급차가 미끄러지기 매우 쉬울 뿐 아니라 제동거리도 늘어나므로 주행속도를 제한속도보다 20-50% 정도 낮추는 한편, 차사이 거리도 50% 이상 길게 유지하여야 한다.

빗길에서 브레이크를 밟으면서 핸들을 꺾는 것은 삼가해야 한다. 핸들을 꺾어야 할 장소에 이르면 미리 속도를 낮추면서 핸들을 유연하게 조작하여야 한다. 특히 젖은 노면에 진흙이 깔려 있다면 다른 곳보다도 더욱 미끄러우므로 브레이크를 밟았을 때는 물론, 엔진 브레이크를 걸기만 해도 미끄러진다는 것을 주의하여야 한다.

비가 오는 날은 시계상태가 매우 불량하여 운전자의 시야는 와이퍼의 작동 범위 내로 한정되고 후사경에는 물방울이 붙어 있을 뿐 아니라 유리창 내부에는 김이 서리기 때문에 맑은 날씨와 달리 교통사고의 위험 부담이 매우 커진다. 물기로 인해 타이어와 노면과의 마찰계수가 떨어져 잘 미끄러지므로 앞차와의 충분한 차간 거리를 유지해야 하며 창문을 조금 열고 운전함으로써 바깥 공기의 순환으로 인해 유리창에 서린 김을 제거하여 시야를 확보할 수 있다. 비가 오는 날 야간에는 젖은 노면에 의해 전조등 빛이 난반사를 일으켜 운전자의 시야 장애를 초래하게 되므로 조심해야 한다. 또, 브레이크가 물에 젖었거나 물이 고인 곳을 지날 때는 브레이크 라이닝에 물이 스며들어 제동능력이 떨어질 우려가 있으므로 브레이크 페달을 가볍게 여러 번 나누어 밟아 마찰열을 이용하여 말리면 정상상태로 회복하게 된다.

2) 눈길운전

눈이 많이 내릴 때는 교통이 끊기는 것은 물론 길에서 꼼짝달싹 못 하게 될 경우도 자주 생기는 일이다. 이러한 눈길 운전에서는 아스팔트나 혼잡한 시가지 운전과는 다른 운전기술이 필요하다. 적설이나 얼어붙은 노면에서는 자동차가 미끄러지고 공회전을 하기 쉬우므로 반드시 체인을 감아야 한다. 때론 눈 위를 차량들이 서행하면서 지나가게 되면 차량 중량에 의하여 눈이 압축되어 결빙상태가 되기도 한다. 만일 이런 곳에서 타이어가 미끄러지면, 핸들을 차체가 미끄러지는 방향으로 틀어 스핀(spin)을 방지한다. 이것은 상당한 하이 테크닉이 필요하지만, 자동차의 미끄러짐에 대해 주의를 기울이고 있으면 가능하다. 스노타이어는 얼어붙은 노면에서 그 효력이 반감되지만, 어느 정도의 적설 시에는 상당한 위력을 발휘한다. 따라서 겨울철에는 반드시 차량의 타이어를 교체하여 운행하여야 한다.

눈길에서 과속은 절대 금물이다. 특히 얼음 위에 눈으로 덮인 경우가 가장 위험한데 이런 경우 체인을 설치하였다 하더라도 브레이크를 밟으면 마치 스케이트를 얼음 위에 던져놓은 것처럼 자동차가 회전하거나 밀리면서 사고를 일으키게 될 것이다. 혹, 서행한다거나 경사진 곳을 운행할 때는 자동차가 스키드(제동을 걸었을 때 자동차가 옆으로 미끄러지는 것)하지 않도록 모래 등을 뿌려 미끄러지는 것을 예방한다.

급정지, 끼어들기, 급핸들조작, 이 모든 것이 사고와 연결되는 문제이므로 차간 거리를 충분히 두고, 앞차가 통과한 자국을 따라 달리는 것이 가장 안전하다.

급브레이크를 걸어 끼워 둔 체인의 사이로 타이어가 빙판에서 제동되었을 때는 체인을 걸지 않은 상태와 마찬가지다. 따라서 브레이크는 두세 번 정도 밟아서 타이어가 미끄러지지 않도록 제동해야 하며, 물론 엔진 브레이크를 함께 써 주는 것도 좋다.

3) 안개 지역 운전

강변도로와 하천을 낀 도로는 상습적으로 안개가 끼는 지역이므로 이곳을 지날 때는 더욱 주의해야 한다. 안개가 끼었을 때는 시계가 아주 좁아지고, 보이는 거리가 짧아져서 시계가 극히 나빠지기 때문에 속도를 낮추어 주행해야 한다. 그리고 특히 짙은 안개 속에서는 연쇄 충돌사고가 일어날 위험성이 많으므로 운행을 삼가는 것이 현명하다.

안개 속을 운전할 경우에는 차량의 전조등 또는 안개등 · 미등을 켜고 경광등과 보조 점멸등을 켜서 상대방차량과 뒷차량이 추돌하지 않도록 사전에 구급차 위치를 알리고 차선 경계선, 길 가장자리 구역선, 또는 가드레일이나 앞차의 미등을 가늠하여 낮은 속도로 주행하여야 할 뿐 아니라, 갑자기 가속하거나 감속하지 않도록 하여야 한다.

커브 길이나 구부러진 도로에서는 경음기를 울려서 마주오는 차 · 앞차 · 뒤따르는 차가 있는가를 확인하여 안전한 속도로 운행하여야 한다.

안개가 끼었을 때는 눈을 통해 들어오는 교통정보가 현저하게 줄어들므로 창문을 열고 운전함으로써 귀를 통해 교통정보의 일부를 받아들여야 한다. 특히 안개 구간에서 방향을 바꿀 때는 시간과 거리를 충분히 두고 가능한 한 저속으로 주행해야 한다.

4) 강풍 발생 시 운전

태풍이나 강풍 등은 때때로 건물을 부수고 날려버리는 무서운 힘을 지니고 있다. 고속으로 주행하는 차량에 이런 강풍이 옆으로 충격을 준다면 차량이 전복되거나 차선의 변경, 핸들조작의 어려움을 겪게 된다. 일반 승용차에 비해 구급차는 그 영향을 매우 많이 받게 되는데 고속주행 시 급작스러운 핸들조작의 어려움과 차선의 변경 등으로 인해 대형사고가 발생할 수 있다. 따라서 강풍이 불 때는 반드시 서행하여야 하며 교량이나 굽은 길을 주행할 때는 더욱 주의해야 한다.

6. 사고현장에서의 구급차

1) 사고현장에서의 구급차의 정차 및 주차

응급구조사는 출동 중 입수되는 무전이나 신고 사항들의 정보를 가지고 구급차의 위치를 어느 곳에 얼마나 간격을 두고 주차시킬 것인지와 구조 차량이나 경찰 차량 등의 지원 차량이 함께 출동되는지를 확인하여 사전 주차 계획을 출동 중에 세워야 한다.

예를 들어 고속도로에서의 교통사고와 교통이 혼잡하여 차량들이 서행하는 곳, 또는 교차로일 경우에 구급차의 주차위치는 달라질 것이다. 또한, 구조차량이나 견인차량 및 경찰차량 같은 지원부서 차들의 예상 도착시간에 의해서도 구급차의 위치가 달라질 수 있다. 하지만 사전 예상한 주차 위치와 현장 상황으로 인한 현장에서의 주차위치를 변경될 수 있다.

사고현장에 구급차를 부서시키는 경우 여러 상황을 고려하여야 한다(표 57-5).

현장에 주 · 정차시키는 경우 주행방향과 동일한 방향으로 위치시키고, 차량의 후방에 위치시킬 경우에는 비상등과 표지판을 이용하여 뒤에 오는 차량이 당황하거나 추돌하지 않도록 조치하여야 한다. 간혹 구급차 뒷문이 열려있는 경우 비상등과 경광등을 보지 못하거나 전방주시를 소홀히 하여 사고가 일어나기도 하지만, 지원부서 차량이 없거나 현장에 최초로 도착하였을 경우 사고현장 후방에 위치시켜 구조작업 도중 또는 응급처치 중에 달려오는 차량에 의하여 발생되는 사고를 예방하여야 한다.

현장 상황상 부득이하게 교통의 흐름을 방해하게 될 경우에는 최대한 신속하게 환자를 안전한 장소로 옮겨 응급처치를 시행하고, 차량 흐름에 방해가 되지 않도록 노력해야 한다. 사고현장을 지나는 차량에 의하여 응급구조사와 경찰 및 환자들이 상처를 입거나 심지어는 사망하는 사고가 드물지 않게 발생한다. 따라서 가능한 사고현장에서는 대원과 환자의 안전을 제일 우선으로 생각하고 이에 알맞게 행동하여야 할 것이다.

표 57-5 구급차의 안전한 정차 및 주차

가. 출동한 대원의 안전을 고려해서 위치시킨다.
나. 사고현장 바로 옆에 위치하여 교통의 흐름을 방해하지 말아야 한다.
다. 최초 현장도착 시에는 사고현장의 후방 15 m에 위치시킨다.
라. 선착한 구조차나 경찰 차량이 있다면 사고현장의 전방에 위치시킨다.
마. 차량 화재가 있는 경우 30 m 떨어진 곳에 정차시킨다.
바. 인화물질 등의 위험물이 흐를 경우 반대쪽에 정차시킨다.
사. 전선이 늘어져 있는 경우 전봇대 간의 반경으로 하는 원의 밖에 위치시킨다.
아. 폭발물 등을 탑재한 차량이 사고가 난 경우는 700-800 m 떨어진 곳에 위치시킨다.
자. 유독가스 등을 탑재한 차량의 사고의 경우 바람이 불어오는 반대 방향으로 위치시킨다.

2) 사고현장의 교통정리

사고현장에서 응급구조사가 제일 먼저 고려해야 할 사항은 환자의 안전과 응급처치이다. 하지만 현장에 출동을 해보면 교통통제를 담당할 경찰관을 찾아보기가 어려울 때가 많다. 이렇게 구급차가 선착하게 되면 주위사람들에게 도움을 청하고, 때론 동료가 경찰관이 도착할 때까지 교통정리를 하도록 지시하여 응급구조사가 응급처치를 하는 동안 방해를 받거나, 위협을 받지 않도록 조치하여야 한다. 교통통제의 목적은 교통을 원활히 하는 것과 같은 장소에서 비슷한 사고가 일어나지 않도록 통제하는 것이다. 따라서 경찰관이 도착하기 전에 환자가 안정되었거나 응급처치 및 안전한 이송이 완료되면 원활한 교통의 흐름을 위하여 교통통제를 할 필요가 있다. 그리고 경찰 차량이 도착하면 경찰관에게 통제 업무를 인계하고 본연의 업무수행으로 돌아가야 할 것이다.

당신이 응급구조사라면

1. 응급구조사는 과속방지를 위해 어떠한 조건들이 선행돼야 하는가?
2. 응급구조사 운전자는 어떤 올바른 행동을 해야 하는가?
3. 응급구조사 운전자가 어떻게 방어적으로 운전할 수 있는가?
4. 구급차의 통행 특권에 대한 법적 자료를 제출하라.
5. 응급환자 이송 시 모든 도로가 정체된다면 어떠한 방법으로 이송할 것인가?

무선통신 방법

응 급 구 조 와 응 급 처 치
RESCUE AND EMERGENCY CARE

개요

무선통신과 전화통신은 응급의료체계를 구성하는 중요한 요소로서, 응급의료에 관여하는 각 부서를 연결하는 데 중요한 역할을 한다. 즉, 통신체계는 응급구조사, 119 구급대, 경찰서 그리고 응급의료센터를 연결시킴으로써 그들의 기능을 효과적으로 수행하도록 한다. 응급구조사들은 응급의료체계의 통신범위와 통신장비를 파악하고 사용할 수 있도록 훈련하는 것이 필수적이다. 응급구조사들은 응급의료의 통신체계를 효과적이고 충분히 이용할 수 있도록 해야 한다. 뿐만 아니라 구급차의 상황과 현장상황, 그리고 환자의 상태에 대하여 연락해야 한다. 간결하고 정확한 정보를 전할 수 있으려면 통신 용어에 익숙해야 한다. 그러므로 본 장은 중요한 통신용어의 해설과 응급구조사가 효과적인 통신자가 되기 위해서 배워야 할 기술들에 대하여 설명한다. 그 다음에는 응급의료체계가 반드시 제공해야 할 요소들과 환자나 보호자가 응급의료체계에 접근하는 방법에 대해서 알아본다. 또한 응급정보센터에 근무하는 전화상담자의 중대한 역할을 강조한다. 본 장의 마지막 부분은 무선통신에 관한 것이다. 사용되고 있는 장치와 무선통신기 조작 과정 및 의료통신의 특성들에 대해서도 알아보도록 하자.

목표

- 중요한 통신용어의 의미와 이용방법을 배운다.
- 효과적인 통신을 위해서 응급구조사가 갖추어야 할 기술과 훈련을 명시한다.
- 응급의료 통신체계의 사용법에 대해서 알고, 환자가 응급의료체계에 어떻게 접근해야 하는가를 학습한다.
- 응급의료 통신의 긴급 경보와 상황의 급속한 확산을 위하여 취해야 할 사항들을 알아야 한다.
- 무선장비의 형태, 표준화된 조작과정, 의료통신의 특성, 전화상담자의 역할 등에 대하여 알아야 한다.

1. 통신용어 및 전파의 이해

응급구조사가 효과적인 통신을 수행하려면, 중요한 통신용어에 대해서 기본적인 이해를 갖고 있어야 한다.

1) 중요통신용어

(1) 전파

3,000 GHz 이하의 주파수를 이용하는 전자파

(2) 무선전신

전파를 이용하여 부호를 보내거나 받는 통신방식(모르스 부호 이용)

(3) 무선전화

전파를 이용하여 음성 기타 음향을 보내거나 받는 통신방식 시설(휴대폰, 무전기)

(4) 무선국

무선설비와 무선설비를 조작하는 총체. 다만 방송청취를 위하여 수신만을 목적으로 하는 것은 포함하지 아니함

(5) 통신센터

송신기와 수신기를 갖춘 고정된 무선장치를 이용하여 각종 정보를 전달하고 수신하는 시설

(6) 반송파

음성신호나 정보를 전달하기 위해 무선장비에 의하여 발생되는 무선 파형(음성신호나 정보를 실어서 전달하기 때문에 carrier라 불림)

(7) 채널

임의로 지정된 주파수로서 음성이나 다른 정보들을 전송하는데 사용되는 통로

(8) 제어대

통신장치를 작동하기 위한 기계적, 전기적 제어가 가능한 장비

(9) 유효도달범위

신뢰할 수 있는 무선통신이 가능한 지리적 범위를 말한다. 보통 90/90 표준에 기초하는데 90% 횟수에 90% 정도의 신뢰도를 나타낸다. 유효도달범위는 보통 통신장비로부터 몇 마일 안의 반경으로 표시된다.

(10) 지정전화

특별한 전화(통신) 회로로서 두 지점간의 통신에 사용되는데, 통신장치의 원격조정이나 응급구조사 비상대기실의 호출 등으로 쓰인다.

(11) 양(쌍)방 통신방식

특정 주파수를 이용하여 신호를 수신하면서 동시에 송신할 수 있는 통신 방식

(12) 주파수

통신 파장에서 초당 반복되는 cycle의 수로서 측정의 기본 단위는 Hertz (Hz)인데 초당 cycle을 나타낸다. 다음으로 중요한 단위는 MHz인데 이것은 초당 1,000,000 (10^6) Hz을 나타낸다. GHz라 함은 1,000,000,000 (10^9) Hz를 말한다.

(13) 응급 직통전화

두 지점간의 응급통신을 위하여 지정된 전화로서, 항상 개방되어 있거나 각 지점의 독립적인 통제와 조절 하에 있다. 수화기를 들어올림으로써 즉각적으로 이용될 수

있으나 제3자와의 통신은 불가능하다(2개 지점 간 통신만 가능).

(14) 간섭

어떤 무선통신 주파수에 원하지 않는 무선신호가 혼합되는 경우이며, 라디오(무선) 송신기나 전자기 방사와 같은 다른 원인에 의해 생길 수 있다.

(15) 지상 이동통신

지상에서 고정 통신장치와 이동 통신장치 간 또는 2개의 이동통신장치 간에 이용되는 통신시설 또는 통신 방식

(16) 이동통신 중계소

이동 통신기나 휴대용 통신기의 자동적인 재송신을 위해서 설치되는 고정된 통신장치

(17) 이동통신 중계장치

지상에 있는 이동통신 중계장치는 각종 신호를 이동하면서 중계하는데, 이것은 휴대장치나 고정된 통신장치로부터 발생하는 각종 신호를 자동적으로 재송신하기 위해서 만들어진 통신장치이다.

(18) 다중 송신방식

단방향(simplex) 또는 양방향(duplex) 통신방식보다 향상된 방식으로, 2가지나 혹은 더 많은 다른 형태의 정보를 동시적으로 송신할 수 있는 능력을 갖고 있다.

(19) 접속

예를 들면, 무선송신을 전화선으로 송신이 가능하도록 연결하는 것과 같이 다른 통신 장치간의 특별한 연결을 말한다.

(20) 자동전파탐지기

무선신호가 송신될 때 자동적이고 즉각적으로 그 주파수를 찾아서 신호를 수신하는 수신기

(21) 단방향 통신방식

양쪽 방향으로 무선송신은 가능하지만 동시에 송수신을 할 수는 없는 통신방식이다. 한 쪽이 송신을 하면 상대방은 수신을 하는데, 단일 주파수는 이러한 방법으로 통신하게 된다(무전기).

(22) 스치 회로

원하지 않는 무선신호나 잡음의 제거 또는 억제에 사용되는 무선 수신회로

(23) 음질

수신기 신호의 진폭, 또는 신호음의 음색

(24) 극초단파

300–3000 MHz 사이의 파장으로 VHF(초단파)보다 파장이 짧고 지향성(직진성)이 강하기 때문에 서비스 에어리어(도달범위)는 제한되나 보다 많은 채널을 가질 수 있다.

(25) 초단파

30–300 MHz 사이의 무선통신 파장으로 초단파 스펙트럼은 고주파수대와 저주파수대로 나뉜다. 직진하므로 극초단파처럼 지구를 둘러싼 전리층에서 반사되지 않고 통과해 버리므로 초단파를 이용한 통신은 대상물이 일직선 범위내로 한정된다.

(26) 무선종사자

무선 설비를 조작하거나 그 설비의 공사를 하는 자로서 기술 자격을 얻은 자

(27) 시설자

정보통신부장관(체신청장 포함)으로부터 무선국의 허가

를 얻은 자

(28) 무선통신

전파를 이용하여 모든 종류의 기호, 신호, 문언, 영상 또는 음향 등의 정보를 송신하거나 수신행위를 말함

(29) 텔레비전

전파를 이용하여 정지 또는 이동하는 사물의 순간적 영상을 송신하거나 수신하는 것을 말함

(30) 팩시밀리

전파를 이용하여 영구적인 형으로 수신하기 위하여 정지 영상을 송신하거나 수신하는 것을 말함

(31) 고정국

고정업무를 행하는 무선국

(32) 육상국

이동 중의 운용을 목적으로 하지 아니하는 이동업무를 행하는 무선국로서 해안국, 기지국, 항공국, 휴대기지국 및 이동 중계국에 해당하지 아니하는 무선국

(33) 기지국

육상이동국과의 통신 또는 이동중계국의 중계에 의한 통신을 하기 위하여 육상에 개설하고 이동하지 아니하는 무선국

(34) 이동국

이동 중 또는 특정하지 아니하는 지점에서 정지 중에 이동 업무를 행하는 무선국으로서 선박국, 육상 이동국, 항공기국, 휴대국 및 선상통신국에 해당하지 아니하는 무선국

(35) 이동중계국

기지국, 육상이동국, 육상국 또는 이동국 상호간 및 이들 상호간의 통신을 중계하기 위하여 육상에 개설하고 이동하지 아니하는 무선국

(36) 육상이동국

육상(하천기타 이에 준하는 수역을 포함한다)을 이동 중에 또는 특정하지 아니하는 지점에서 정지 중에 육상 이동 업무를 행하는 무선국

(37) 휴대국

육상(하천기타 이에 준하는 수역을 포함한다), 해상 또는 상공 중 이상에 걸쳐 휴대하여 이동 중에 또는 특정하지 아니하는 지점에서 정지 중에 운용하는 무선국(육상 이동국을 포함하지 아니한다)

2) 주파수에 의한 분류(표 58-1)

3) 전파 경로에 의한 분류

(1) 지상파

직접파, 지표파, 회절파, 대지반사파

(2) 공간파

반사파

4) 전리층 이해

(1) 정의

① 지상 50−400 km 상공에 형성되는 일종의 이온화된 가스층으로 산소나 질소 원자들이 태양광선(자외선,

표 58-1 주파수에 의한 분류

0.3 MHz	3 MHz	30 MHz	300 MHz 3000 MHz
중파(MF)	단파(HF)	초단파(VHF)	극초단파(UHF)
주파수가 낮을수록 전리층 반사가 잘되나 복사력이 약하여 흡수가 잘됨		주파수가 높을수록 전리층 투과가 잘되나 복사력이 강함(장거리 전달)	
라디오방송	AM 통신, 아마추어 국제방송, 선박, 항공통신	FM 통신, TV 방송	TV 방송
주파수는 낮을수록 잘 반사되고 높을수록 잘 투과되며, 근거리 통신에서 높은 주파수를 장거리 통신에서는 낮은 주파수를 사용			

표 58-2 전파와 전리층의 관계

구분	주간	야간
전리층	F층에서 주로 반사	F층 반사되며 밀도가 낮아짐
	D층에서 전파가 흡수	D층 소멸
주파수	낮은 주파수일수록 감쇄가 큼	주간보다 낮은 주파수 사용
전리층의 변화는 일출 일몰 때 심하며 따라서 이 시간대의 통신이 대단히 어렵다.		

전자)을 받아 양이온화됨으로써 형성된다.

② 전파는 전리층의 밀도가 높을수록 잘 반사되고 낮을수록 잘 투과된다.

(2) 전리층의 형성 및 특성

① F층: 전자밀도가 가장 높으며 단파(HF) 반사, 야간에도 F1, F2 구분이 없고 전자 밀도가 약해짐(200–400 km 상공에 존재)

② E층: 전자밀도 중간정도 단파(HF) 투과, 중파 반사(100 km 상공에 존재)

③ D층: 전자밀도가 가장 낮고 단파(HF) 투과 시 낮은 주파수 흡수(50–90 km 상공에 존재)

④ 전파와 전리층의 관계(표 58-2)

2. 응급의료통신망 운용

1) 응급의료통신망

응급의료정보센터를 중심으로 병원전 단계와 병원이송 단계, 병원진료단계에서 소방서, 경찰서, 응급의료기관, 사설이송단 등 유관기관과 유기적으로 상황을 파악하고 연결하기 위한 통신체계로 시간과 장소에 관계없이 신속하게 무선통신을 이용하여 구급활동 및 응급의료정보를 제공하여 환자의 생명과 재산을 보호하기 위한 목적으로 구성된 통신망이다.

응급의료정보의 전달에서는 유 · 무선 통신 및 데이터 회선을 이용한 전산망이 이용되고 있는데, 그중에서도 가장 광범위한 전달특성을 보유한 무선통신에 관한 기초적 이론과 송 · 수신기의 허가 등에 필요한 행정절차 및 기술수준을 요약, 정리함으로써 의료기관 및 응급의료정보센터의 무선국 관리업무의 효율성을 제고하고 나아가서는 응급의료기관 및 119상황실과 응급의료전산망 및 응급무선 통신망을 공유함에 있다.

또한 응급의료정보센터와 소방관서 및 응급의료기관의 교신용 무선망으로 119구급대원이 사고현장 또는 환자이송 중 응급의료정보센터의 공중보건의 또는 응급의료기관의 의사로부터 응급처치를 지도받아 구급업무를 수행하거나 응급의료정보센터와 응급의료기관에 이송중인 환자의 정보를 제공하여 환자가 응급의료기관 도착 즉시 응급의료 행위를 받을 수 있도록 하여 시민들에 대한 구급서비스의 질을 높이는 데 있다.

2) 응급의료 통신 운용의 목적

① 응급의료 전반적 질적 서비스 향상
② 신속한 적절한 출동체계 및 의료정보 제공
③ 현장 도착 즉시 구조 구급활동 및 응급처치실시
④ 후송 중에 구급차내의 응급의료지도 및 응급처치
⑤ 병원도착 즉시 전문치료실시
⑥ 대량 환자 사고 발생시 응급의료기관간 응급환자의 적절한 분배

3) 응급의료통신 체계

(1) 병원전 단계 통신

병원전 단계 통신은 응급환자의 신고에 따라 즉시 환자의 상태를 파악하고 구급차 출동, 병원선택, 응급처치지도 등 적절한 응급의료서비스를 제공하기 위한 단계에서 활용하는 통신으로 응급환자 발생 시 신고체계, 적절한 이송 병원 선정, 현장에서의 응급처치지도 및 의료정보 관리체계가 연계되는 필수적인 통신이다.

(2) 이송단계 통신

이송단계통신은 응급환자를 현장에서 병원까지 이송하는 단계이며 구급차 출동 등 이송차량과 무선통신, 이송도중 응급처치실시 등이 이루어지는 통신체계로 구급차와 119 상황관리센터, 응급의료기관과의 통신이다.

(3) 병원진료단계 통신

병원진료단계통신은 응급환자가 병원에 이송되어 의료진에 의한 전문치료를 받는 단계로 응급진료를 위해 필요한 통신으로 119 상황관리센터와 응급의료기관, 전원을 위한 응급 의료기관간 이루어지는 통신이다.

(4) 각 단계를 연결하는 통신체계

응급의료통신망은 이러한 각 단계의 유기적인 연결을 위한 유무선통신망으로 현장, 구급차, 응급의료기관, 소방서, 119 상황관리센터를 연결해주는 혈관과 같은 역할을 하여 신속하고 유기적으로 구성되어진 통신체계를 말한다.

4) 응급의료통신망 구성

(1) 응급통신망 구성

무선통신망, 유선통신망, 전산정보망으로 구성

(2) 무선통신망 구성

기지국, 이동중계국, 육상이동국(차량국, 휴대국)

(3) 통신기관 구성

119 상황관리센터, 응급의료기관, 소방서, 이송단, 경찰서, 군부대

(4) 통신대상 구성

119구급대원, 사고현장, 구급차간, 의료진과 교신

(5) 통신교신내용

응급처치지도, 응급의료정보제공, 현장상황내용 교신

5) 응급의료관련 무선국 종류

(1) 기지국

육상에 개설하고 이동하지 아니하는 무선국, 육상이동국 이동중계국과 교신가능

(2) 육상이동국(차량국)

육상 이동 중에 육상 이동업무를 행하는 무선국

(3) 육상이동국(휴대국)

육상, 해상 또는 상공 중에 걸쳐 휴대하여 이동 중에 운용하는 무선국

(4) 이동중계국

기지국, 육상이동국, 이동중계국 상호간 통신의 중계를 위하여 육상에 개설하고 이동하지 않는 무선국

6) 통신자의 역할

통신장비의 기능, 출력과 작동절차는 응급의료체계에 따라 매우 다양하지만, 모든 시설은 간결하고 정확한 정보를 전달할 수 있도록 정확히 훈련된 요원에 의해서 이용되어야 효과적이다. 효과적이고 능률적으로 통신하기 위해서는 다음과 같은 통신 요소를 고려하여 잘 훈련되어야 한다.

(1) 무선통신기와 유선통신기의 조작방법

(2) 적당한 음성통신 과정

(3) 적절한 정보와 전송시간

(4) 현재 응급구조사의 준비 상태

(5) 설비가 다양한 경우에 설비자간의 관계

(6) 지역사회의 건강관리 체계, 다른 공공기관과 응급구조사와의 관계

응급구조사는 언어통신과 서면기록과 무선통신 기술을 포함하는 통신기술을 숙련해야 한다. 환자를 정확히 치료하고 안정되게 이송하는 응급의료는 응급구조사와 응급의료진간의 통신이 얼마나 원활히 이루어지는가에 달려있다. 응급구조사는 좋은 통신자로서의 역할을 수행하기 위하여 아래사항을 숙지해야 한다.

① 다른 응급구조사와의 통신이 이루어져야 하고, 무선장비를 작동할 때마다 올바른 지식과 판단이 가능해야 한다.

② 내부규정이나 통신규약에 귀를 기울이고 주의 집중이 가능해야 한다.

③ 언어는 간결하고 이해하기 쉽게 한다.

④ 응급의료체계에서 사용되는 모든 통신장비에 익숙해야 하며, 장비를 정확하게 사용할 줄 알아야 한다. 이것은 단지 무전이나 통신조작만을 포함하는 것이 아니라 차량 조명과 경음기와 확성기, 손으로 할 수 있는 신호와 문자통신과 보고방법을 포함한다.

오늘날 선진국에서는 전송수단의 발달로 자동전파탐지기(scanner)의 사용이 일반화되어 응급의료 통신이 더욱 용이해졌다. 사실 한 지역의 응급체계의 수준은 응급의료통신이 얼마나 능률적이고 전문적으로 이행되는가에 의해서 좌우된다. 이러한 전문성은 응급구조사의 수행능력에 달려 있다.

7) 응급의료통신망에서 지켜야 할 원칙

① 필요한 내용을 정확하고 신속하고 간결하게 전달할 것

② 복잡한 부호나 약호보다는 일반적인 언어로 교신할 것

③ 표준 언어를 사용하며 침착하고 흥분하지 말 것

④ 교신내용을 완전히 이해하고 전달할 것

⑤ 신고나 환자에 대한 정보를 충분히 파악하고 적절한 정보제공

3. 응급의료통신망 조작

1) 119 소방무선통신망

화재진압과 구조 · 구급을 위한 목적으로 행정자치부 산하 소방방재청 소속의 화재신고, 현장출동, 화재진압, 구조 활동, 구급활동, 헬기 및 비상통신 등 광역권 소방본부에 설치되어 소방서와 소속 소방차 및 구급차, 관련기관간의 상호 교신하기위해서 설치 된 통신망(그림 58-1)

2) 소방통신망의 활용

(1) 화재진압

1개의 공통주파수와 5개의 운용주파수 사용

(2) 구조업무

대형 재난 구조차량 출동 시 소방서별로 할당된 주파수 활용

(3) 구급후송

응급환자 발생 시 병원으로 환자후송 및 응급처치 활용

(4) 재난재해 비상지원

자연재해 및 대형 재난재해 발생 시 활용

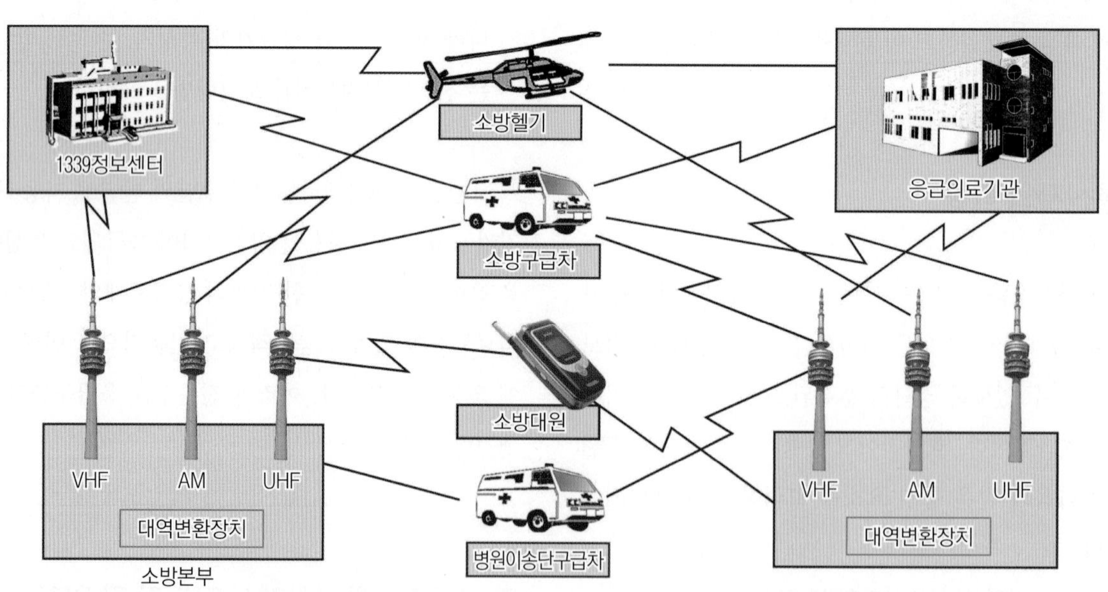

• 그림 58-1 119 소방 무선통신망도

3) 소방정보통신망 구성

(1) 소방무선통신 구성

① 소방지휘통신, 소방무선통신, 중계통신망, 응원기관 통신망, HAM 망

② 전국 16개 소방본부에 설치되어 소방서와 헬기, 구급차와 상호 교신

③ 지방소방본부와 소방서, 구급차와 관련업무(화재, 구조, 구급) 수행

④ 각 해당 주파수와 호환을 위한 대역변환장치 사용

(2) 소방유선통신망 구성(그림 58-2)

① 119 접수전화(전용회선)로 화재신고 및 구조구급신고를 접수하는 목적

② 재난 발생 시 비상통신 지원체계 유지 및 즉각 활용

③ 최소 전용회선: 소방서 10회선, 소방파출소 5회선씩 구축(지역차이 있음)

4) 1339 응급의료 무선통신망의 구성

1339 무선통신망의 구성은 지령망, 운영망, 원거리망으로 구성되어 있다.

(1) 지령통신망

응급의료정보센터에서 각 지역의 중계소 응급의료기관 및 119, 사설 구급대와 교신한다.

① 병원기지국의 2장치 중 1장치는 24시간 "ON" 상태로 응급의료정보센터의 지령에 대기하여야 한다.

② 지령통신망은 정보센터에서 근접한 지역의 중계기까지는 전용회선을 이용하여 VHF무전기를 CONTROL 한다.

③ 통화방식은 1주파 단신방식이다.

(2) 운영통신망

각 응급의료 병원과 구급차, 구급차와 구급차 간의 통신회선을 구성하며 (CH ②–④번) 통화방식은 1주파 단신방식이다.

(3) 원거리 통신망

구급차와 응급의료병원 기지국간의 지역적 및 거리적으로 통신망이 직접 구성되지 않을 때 중계기를 거쳐 통신회선을 구성하는 방법(CH ⑤번)

① 응급의료병원과 구급차간의 운용통신망의 보조통신

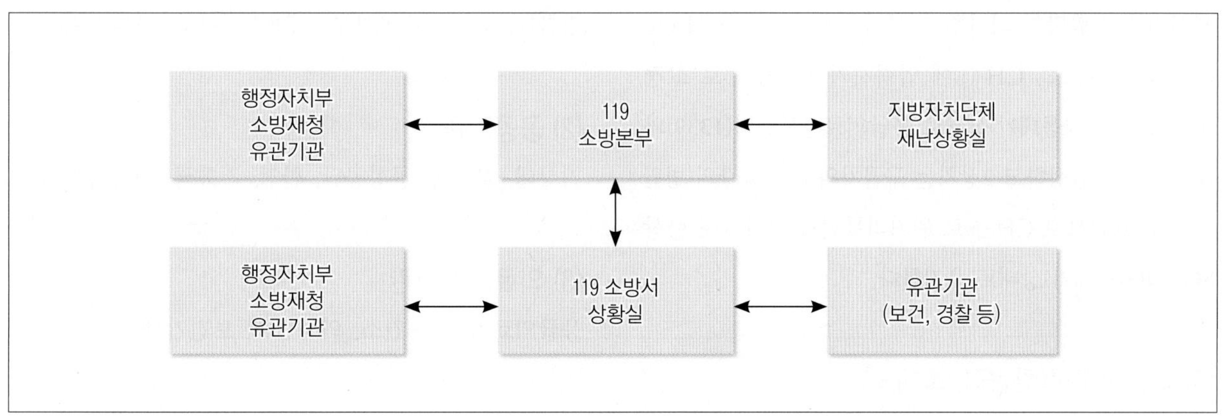

그림 58-2 소방유선통신망 전달체계

표 58-3 사용 주파수 분배

CH	주파수	비고
1	170.740MHZ	• 정보센터 지령망 • 1장치는 항상 고정하여 정보센터와 교신 대기
2	170.820MHZ	• 전국 공통망
3	170.840MHZ	• 의료기관 자체 운영망
4	170.860MHZ	• 의료기관 자체 운용망
5	171.660MHZ 166.660MHZ	• 의료기관 자체 원거리망

망으로서 활용된다.

② 통신방식은 2주파 단신으로 운용된다.

(4) 각 병원의 무선설비 2장치는 아래사항으로 고정하여 운영하여야 한다.

① 각 의료기관의 기지국 무선설비는 1장치는 응급의료정보센터와 응급의료병원과의 응급무선 교신용이므로 CH ①번은 항시 고정하여 통신에 응하여야 한다.

② 각 의료기관의 기지국 무선설비는 2장치는 운용, 소방서, 구급차원거리 교신용이므로 CH ③으로 고정하거나 또는 CH ①-CH ⑤ SCAN으로 활용한다.

(5) 기지국(1장치, 2장치)

체신청에서 할당한 허가주파수를 채널 CH ①, CH ②, CH ③ , CH ④, CH ⑤에 입력시키고 CH ①로 고정 또는 SCAN(자동대기)상태로 응급의료정보센터(1339)와 교신하도록 설정하고 2장치는 구급차와 기지국간의(병원 응급실) 교신으로 CH ⑤로 원거리통신을 실시하며 항상 SCAN(자동대기)상태로 유지한다.

(6) 육상이동국(차량국, 휴대국)

체신청에서 할당한 허가주파수를 채널 CH ①, CH ②, CH ③, CH ④, CH ⑤에 입력시키고 응급의료정보센터(1339)와 교신할 때는 CH ①로 교신하고 병원의 응급실 및 다른 병원의 응급실 CH ②, CH ③, CH ④로 교신한다. 원거리교신은 CH ⑤로 교신하고 휴대국은 병원기지국 및 차량국과 동일주파수로 상호 교신 가능하며 배터리의 방전이 빨라 평균 2년에 1회 정도 교체하는 문제점이 발생 할 수 있다.

(7) 기타무선국(소방서, 사설이송단)

운영목적은 구급활동 및 응급의료정보제공을 위해서 소방서, 이송단의 구급차를 통해 응급의료무선망 공유하고 소방서와 무선교신은 대역변환장치를 통해서 가능하다.

주로 응급실 2장치 무전기로 CH ①-CH ⑤ 교신하고 사용 주파수와 톤이 동일해야 하고 교신 대상국은 의료기관, 소방서, 이송단, 119 상황관리센터, 구급차, 휴대국을 통해서 구급활동이 이루어진다.

5) 관련기관 비상통신망

비상사태를 대비한 유관기관과의 협조체제를 유지하도록 구성된 체계

(1) 행정 관련기관

경찰청, 도 긴급구조본부, 지방자치단체, 군부대 등

(2) 공공기관

기상대, 철도청, 공항공단, 한전, 전화국, 언론기관 등

(3) 의료보건기관

응급의료기관, 보건소, 의사협회, 보건기관

6) 사고관련 비상통신망

사고 유형에 대비한 관련 기관 간 협조체제를 구성된 통신체계

(1) 사고유형

교통사고, 선박전복사고, 가스누출사고, 교량붕괴사고, 열차사고, 건물붕괴사고, 항공기 추락사고, 수난사고, 독극물화생방사고

(2) 관련기관

군부대, 경찰기관, 사고대책반, 적십자사, 의료기관

7) 국내외 재난 무선통신망

(1) 국내 재난 통신망

① 구성: 긴급구조기관, 재난관리책임기관 등 20여 기관

② 특성: 각각 고유주파수 이용, VHF/UHF, TRS로 자체 통신망 구축

③ 무선통신망 구축기관: 30여 기관

(2) 국외 재난 무선통신망

① 목적: 잦은 테러, 자연재해, 대형재난에 신속한 대응

② 운영방식: 디지털 TRS, 무선망 구축, 기존 VHF/UHF

③ 아날로그 TRS 상호연동 운영, 조회기능, 부가서비스 제공

④ 미국: 9.11테러 후 PSWN (public security wireless network: 무선망 공공보안) 강화

⑤ 영국: TETRA 디지털 TRS(주파수 공용통신)로 5년간 구축 중

⑥ 호주: VHF/UHF, A-TRS, D-TRS 상호연동 운영 중

8) 기타 통신망구성

위성장비, 방송장비, 비상동보장비, 위치정보시스템장비, 무선 페이징 시스템 등을 설치하여 운영

9) 응급의료 통신능력

응급의료 통신체계는 24시간 작동되어야 하고, 다음과 같은 수행능력이 제공되어야 한다.

(1) 응급환자의 신고를 응급정보센터에서 접수

(2) 적당한 응급구조사의 선택과 신속한 파견

(3) 현장에서 응급구조사간의 통신

(4) 다른 공공기관과의 통신: 공공기관 즉 경찰, 응급의료센터, 고속도로 순찰대, 소방서, 군부대, 적십자사, 인근 응급구조단 등과의 통신이 되어야 한다.

(5) 환자의 치료는 응급구조사와 응급의료진간의 통신에 의해서 이루어지는데, 증상과 징후의 정보교환, 의학적 조언, 응급처치 과정의 보조 등에 대하여 상호 통신한다.

응급의료 통신체계의 장비와 조직은 다양할 수 있다. 그러나 주된 목적은 응급구조사와 공공기관간의 신속한 운영과 효율적인 협조를 이루는 것이다. 효율적인 통신체계는 모든 지역적인 응급의료단체로 접근하여 응급상황에 대한 정보를 통합할 뿐 아니라, 응급의료에 관여하는 모든 단체의 행동을 조정하고 통제할 수 있는 것이다. 선진국의 응급의료체계는 응급정보센터가 중심이 되어 역할을 수행하게 된다. 이것은 개인이 사용하는 단순한 무선통신기일 수도 있으며, 또는 통신전문가들로 구성된 조직에 의하여 운영되는 컴퓨터나 정교한 전산장비일 수도 있다.

응급정보센터의 첫째 임무는 통신장치, 자동중계장치, 이동 통신소, 휴대용 통신기, 원격조정 계기반, 전화

기와 같은 모든 통신들을 통제하고 감시하는 것이다.

10) 응급의료체계로의 연결

응급의료 통신체계에 있어서 가장 중요하고 기본적인 업무는 응급환자와 응급의료체계를 연결시키는 것이다(그림 58-3). 응급전화는 응급의료체계로 접근하는 최초의 방법이다. 응급환자가 이용하는 응급전화의 번호가 암기하기 어렵거나 번호가 많은 경우에는 문제가 된다. 그러므로 대부분의 국가는 암기하기 쉽고 사용하기 쉬운 번호를 응급전화에 이용하고 있다. 국내의 경우는 119이며, 미국은 911, 일본 119, 영국은 999를 응급번호로 이용하고 있다.

일반 시민이 응급의료체계를 효율적으로 이용하기 위하여 다음과 같은 요소를 충족시켜야 한다.

① 모든 시민이 쉽게 기억하고 이용할 수 있어야 한다.
② 신속하고, 직접적으로 응급의료전화상담원(응급정보센터)과 통화되어야 한다.
③ 충분한 전화회선과 최상의 음질을 선택할 수 있는 요원이 상주해야 한다.
④ 신뢰할 만한 서비스를 제공하기 위하여 응급의료전화상담원이 응답하지 못하거나, 상황을 잘못 판단하거나, 신고자를 기다리게 하는 등의 상황이 발생하지 않도록 한다.

응급전화인 119의 사용은 응급구조를 포함한 재난방지 체계의 기틀을 다지고 있다. 미국의 경우 발달된 911 체계, 즉 E911은 이러한 전화 서비스의 가장 기술적인 발전을 이루었다. 이것은 지방 전화국에서 전자식 교환장치를 설치한 모든 지역에서 이용이 가능하다. E911의 주된 기술적 특징은 자동적으로 신고자의 전화번호를 확인할 수 있으며, 자동적으로 신고자의 위치를 확인할 수 있다. 그러므로 신고 중에 환자가 의식을 잃거나 신고한 정보가 불충분 하더라도 응급의료체계를 효율적으로 가동할 수 있는 것이다. 일본의 경우는 이러한 기능을 포함하여, 신고자의 현장지리와 신고한 집이나 건물에 상주하는 사람들의 인적사항이 자동적으로 알려지는 전산장비를 갖추고 있다.

이러한 기능은 응급정보센터 요원으로 하여금 신고자의 위치, 주소, 전화번호를 계수식 출력으로 찾아낼 수 있도록 만들어졌다. 더욱이 만일 신고자가 수화기를 들면 E911장치는 호출의 단선을 막고, 자동적으로 그 번호를 찾아서 다시 신호를 보낼 수 있다(그림 58-4). 미국의

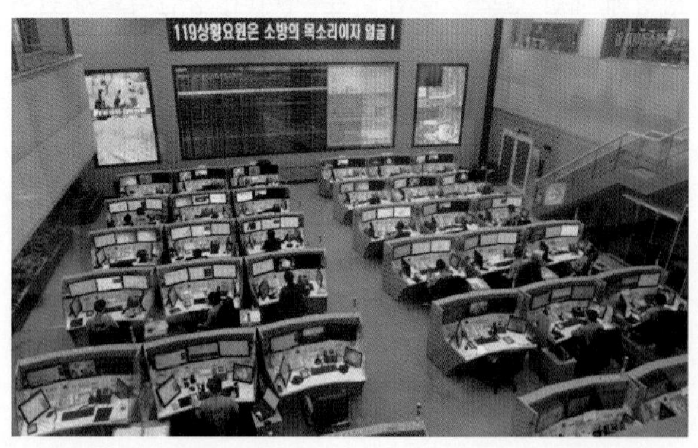

그림 58-3 119 상황실

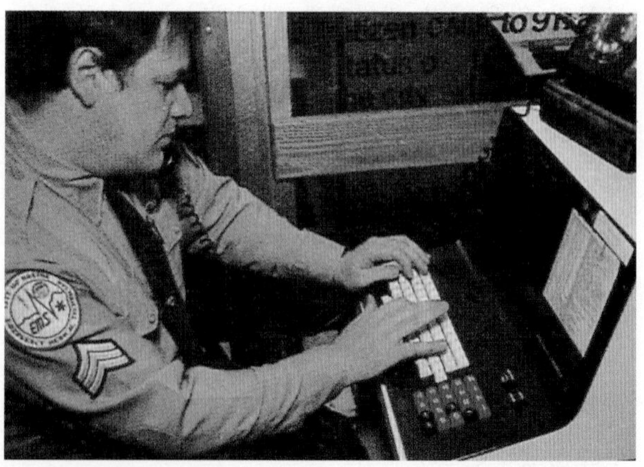

그림 58-4 미국의 911 응급전화 번호와 특별히 향상된 E911 체계는 환자로 하여금 응급구조체계에 쉽게 연결될 수 있도록 한다.

911 응급전화 번호와 E911 체계는 환자와 응급의료체계와의 연락을 쉽게 해준다. 미국의 E911 공공 통신을 위한 기술적인 효과에 대해서는 논란이 전혀 없는 것은 아니지만, 911이 쉽게 기억되고 응급시의 호출이 쉬운 번호라는 것에는 모두가 동의한다. E911체계는 바쁜 상황에서의 업무수행 능력을 극대화시키기 위하여 확실한 신빙성을 제공한다.

미국은 911과 E911의 수행능력에도 불구하고 대부분의 응급의료체계들은 아직도 한 회선의 7자리 전화번호에 의존하고 있다. 일부 지역에서는 다양한 응급구조대 집단을 개별적으로 통제하기 위하여 여러 개의 다른 번호가 필요한 경우도 있으며, 또 다른 지역에서는 응급구조사들에 대한 일반인의 접근 경로가 다를 수도 있다. 이것은 시민들이 개별적으로 사용하는 통신과 아마추어 무선통신자의 통신, 고속도로 비상전화 등을 포함한다. 공공 접근방법이 무엇이든지 간에 응급의료 통신의 주요 요소는 호출을 쉽게 받아들이고, 적절히 조절하며, 응급의료전화상담원이 효과적으로 임무를 수행할 수 있도록 하는 것이다.

4. 응급의료전화상담원

만일 119 종합상황실이 응급의료 통신체계의 중심이라면 응급의료전화상담원(dispatcher)은 종합상황실의 핵심이다. 응급의료 통신체계는 신속한 처리뿐만 아니라 최고의 임무를 수행할 수 있다.

그러므로 119 상황실에 근무하는 응급의료전화상담원은 응급구조사가 알고 있는 응급의료에 대한 기본적인 수준을 초과하는 영역까지 알고 있어야 한다. 이것은 응급의료전화상담원이 신고자로부터 입수한 상황을 분석하여 응급구조사에게 정확한 정보를 제공하고, 또한 응급구조사가 현장에 도착하기 전까지 신고자가 기본적인 응급처치를 시행할 수 있도록 조언하여야 한다. 즉, 응급의료전화상담원은 신고자로 하여금 스스로 효과적인 응급조치를 취하도록 조언할 수 있어야 한다.

더욱이 응급의료전화상담원은 구급차의 의료장비뿐만 아니라, 응급처치를 시행하고 있는 응급구조사의 수준을 정확히 알아야 한다.

응급의료전화상담원의 역할이 지역적으로 특이하고 차이가 있을 수 있으나, 각 응급의료전화상담원은 119 상황관리실에서 이용되고 있는 각종 무선통신장비를 정확히 사용할 수 있어야 한다.

또한, 지역에 위치하는 공공기관(경찰서, 소방서, 군부대, 행정부, 특수구조대, 전력공급소 등)의 조직이나 비상연락 방법, 의료기관의 규모와 응급처치 수준 등에 대하여 정확히 파악하고 있어야 한다. 즉, 현장에 출동한 응급구조사가 특수한 상황에 직면하였을 때에 이들을 도와줄 수 있는 각종 단체나 요원에게 신속히 연락할 수 있는 방법과 대상을 알아야 한다.

응급의료 통신의 준비와 운영 상태는 응급의료전화상담원의 임무수행 능력에 따라 좌우되는데, 몇 가지의 중요한 행동지침은 다음과 같다.

① 각각의 응급신고는 적절하게 선별하고 우선순위를 결정해야 한다.
② 적절한 응급구조대를 선정하고 응급출동을 요청해야 한다.
③ 응급환자가 발생한 위치를 정확하게 파악해야 한다.
④ 상황이 해결될 때까지 다른 응급구조대와의 통신체계를 통합, 유지하고 있어야 한다.

응급신고를 처음으로 접수한 응급의료전화상담원은 신고내용을 토대로 응급상황을 정확히 평가해야 하고, 상황에 적절히 대처할 수 있는 응급구조팀을 현장으로 출동하도록 지시해야 한다. 응급의료전화상담원은 도움을 필요로 하는 환자의 정확한 위치와 현장 상황, 주변 환경의 상태(환자수, 주위의 위험물질 여부, 사고 유형 등), 환자의 주 증상, 환자의 연령과 성별 등에 대한 정보를 신고자로부터 계속 얻어야 한다. 이러한 정보들은 현장으로 출동 중인 응급구조사에게 통신으로 연락하여 응급구조사가 준비할 여유를 부여해야 하며, 상황이 심각한 경우에는 다른 응급구조팀이나 공공 단체(소방서, 경찰서, 의료진 등)의 출동을 요청한다. 응급의료전화상담원은 다음과 같은 표준에 기초하여 적당한 응급구조팀을 할당해야 할 것이다.

① 상황의 심각성에 관한 응급의료전화상담원의 판단(생명에 위협적인가, 아닌가)
② 현장으로 응급구조팀이 접근하는데 소요되는 시간(반응 시간)
③ 신고자가 시행할 수 있는 응급처치의 수준과 출동하는 응급구조사의 수준
④ 추가적으로 필요한 응급의료 단체의 필요성 여부: 다른 응급구조사, 소방서, 위험물 취급소, 경찰서, 항공기, 위험물질취급 팀 등의 필요성 여부를 판단해야 한다.

결정이 이루어지면 응급의료전화상담원의 다음 임무는 적절한 요원들을 대기시키고 동원하는 것이다. 장비의 다양성은 빈틈없이 기능을 수행하는 데 필수적이다. 무선통신체계는 구조나 응급의료를 시행하고 있는 요원들을 통제하고 필요한 정보나 장비를 제공하는 데 사용될 수 있다.

특별한 통신회로나 긴급 직통전화는 119 상황관리센터와 응급구조사 대기소를 신속히 연결하는 방법으로 사용될 수 있다. 이러한 회선은 응급의료전화상담원이 전화기를 들 때마다 번호판을 누르지 않고도 상대방에게 연결된다. 또 다른 방법은 특별한 신호음을 발생시키는 무선통신 장비로서 응급의료전화상담원에 의해서 활성화된다. 이것은 선발된 응급구조사를 대기시킬 뿐만 아니라 119 상황관리센터로부터 수 km 떨어진 거리에서 응급구조사의 거주지역에 조명을 밝히거나 구급차의 차고 문을 열수도 있다.

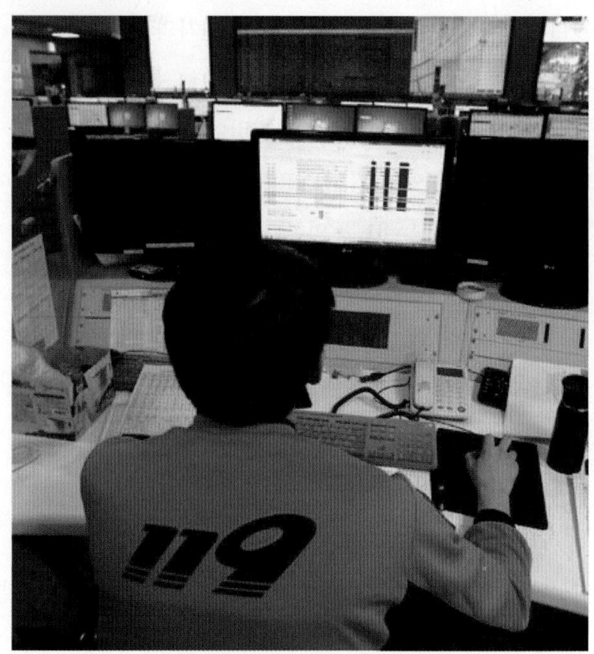

• 그림 58-5 응급의료전화상담원

자원봉사자나 시간제 요원에 의존하여 운영되는 응급구조대에서는 호출기의 사용이 보편화된 경보체계이다. 호출 신호는 몇몇 개인들만을 호출하기 위해 선택적으로 보내질 수 있으며, 일부 특수 신호는 무선통제 하에 있는 모든 무선호출 수신기에 보내질 수 있다. 신호를 받은 요원은 무전기나 전화로 응급의료전화상담원에게 연락하여 응급상황에 대한 정보를 받고 임무를 상세히 지시받아야 한다. 일단 선택된 요원들이 경보를 받았으면 모든 요원들은 응급환자 발생현장으로 출동하게 된다. 모든 응급의료체계는 이러한 표준과정에 따라서 운영되는 것이 바람직하다. 대기하고 있는 요원들에게 내려지는 출동지시는 다음과 같은 세부 사항에 의거하여 주어진 언어 통신규약으로 하달되어야 한다.

① 사고, 손상이나 질병의 상태
② 응급환자가 발생한 정확한 위치
③ 환자의 수
④ 다른 공공기관의 수행 여부
⑤ 주위 도로망의 교통상태나 위험한 환경을 통보

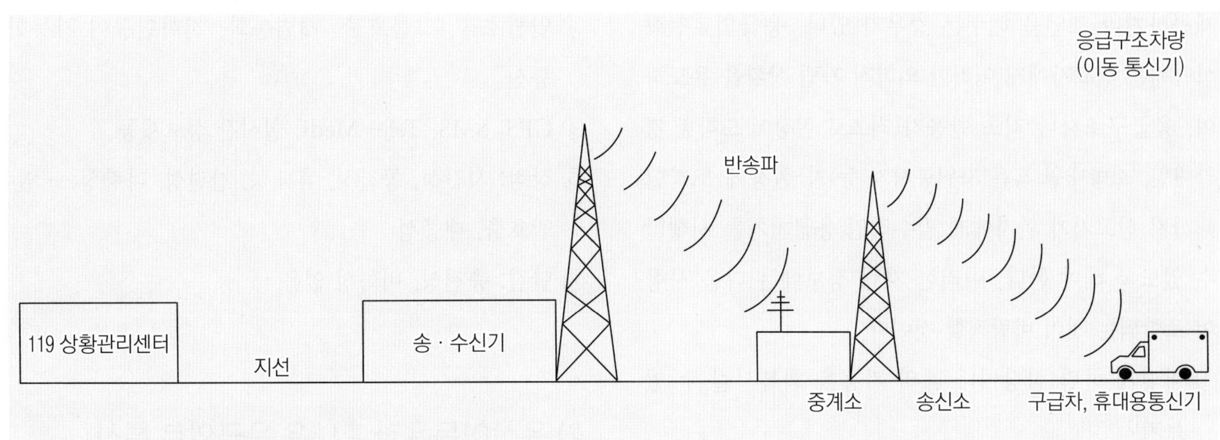

• 그림 58-6 쌍방 무선통신 방식. 정보는 지선에 의해 119 상황관리센터로부터 보내진다. 반송파는 떨어진 방송으로부터 자동중계장치에 의해 수신된 다음 다시 이동 통신기에 송신되고, 되돌아가는 무선 신호는 자동중계장치와 방송국에 의해 흡수되고 응급정보센터로 전달된다.

⑥ 요원들이 출동하는 시간

모든 무선통신의 내용은 간결하고 쉽게 이해되어야 한다. 복잡한 부호보다는 일반적인 언어로 송신을 해야 한다.

응급의료전화상담원의 임무는 응급구조팀과 다른 공공기관의 요원을 정확히 호출할 수 있는 방법을 아는 것이다. 응급의료전화상담원이 응급구조사들이 출동해야 할 위치나 현장 상황을 지시하면 이에 따라 각자가 준수해야 할 의무가 정해져 있다.

응급의료체계의 기본적인 규약은 각각의 상황에 적합한 응급구조팀을 선정하는 것이다. 이러한 규약은 상황에 따라 다양하며, 또한 탄력성 있게 진행되어야 한다. 즉, 단순한 상황에서는 응급구조사 1개 팀을 출동시킬 수 있으며, 복잡한 상황에서는 여러 대의 응급차량이 현장에 출동할 수 있다. 또한, 극한 상황에서는 응급의료진이 직접 현장으로 출동하는 경우도 있을 것이다. 응급구조사가 현장까지 도착하는 데 오랜 시간이 소요될 것으로 판단되는 경우에는 인근의 소방대원이나 경찰대원을 현장으로 출동시켜서, 응급구조사가 도착할 때까지 기본적인 응급처치나 심폐소생술을 시행하도록 지시할 경우도 있을 것이다. 어떤 규약을 사용하든지간에 응급의료전화상담원은 모든 구조대를 신속하고 체계적으로 활용할 수 있도록 정확한 상황을 계속 파악하고 있어야 한다.

응급의료전화상담원이 정확히 숙지하지 못하는 특별한 상황에 직면한 경우에는, 각종 상황에 대비하여 작성된 안내책자나 전산장비를 이용하여 상황에 대처해야 한다. 예를 들면, 방사능 사고가 발생하였다면 방사능 사고에 대처하는 방법이 기재된 책자나 컴퓨터 자료를 이용하여 이에 기재된 사항대로 임무를 수행해 나간다.

환자를 구조하는 동안 응급의료전화상담원은 독자적인 정보를 수립하고 정확한 정보를 교환을 해야 한다. 응급구조팀의 반응시간(신고접수 후부터 현장에 도착하는 시간)이 짧을수록 응급환자의 예후는 양호하므로, 현장에서 가장 가까운 거리에 위치한 응급구조팀에게 출동을 지시해야 한다. 효율적인 응급의료 통신체계는 응급의료전화상담원이 많은 지식과 훈련을 통해서 운영되어야만 하는 것이다.

응급의료전화상담원이 신고자에게 스스로 응급처치를 시행할 수 있도록, 응급처치에 관한 의학적 정보를 제공하거나 조언을 해주는 경우가 있다. 응급의료전화상담원은 신고자에게 이러한 의학적 자립 상황을 유도하여, 응급구조사나 최초 반응자(최초로 현장에 도착한 경찰대원, 소방대원 혹은 자원봉사자 등)가 현장에 도착할 때까지 신고자가 환자에게 필수적인 응급처치를 시행할 수 있도록 해야 한다. 이러한 자립 정보에는 다음 사항이 포함되는 것이 바람직할 것이다.

① 어떻게 하면 심장이나 폐의 기능을 회복시킬 수 있는가?
② 직접적인 압박으로 어떻게 출혈을 막는가?
③ 질식이 의심되는 환자에게 시행하는 하임리히법은 어떻게 하는가?
④ 열사병 환자는 어떻게 보호하는가?
⑤ 열상 환자는 어떻게 처치하는가?
⑥ 목의 손상이나 심각한 골절 환자는 더 이상의 손상을 방지하기 위하여 어떻게 처치하는가?

응급의료전화상담원에 의하여 유도되는 신고자의 응급처치는 응급구조사와 다른 공공기관 요원에게 출동을 지시한 후에 신고자와 지속적인 전화통화를 통하여 이루어진다. 즉, 신고자의 정신적 안정을 유도하고, 신고자가 응급의료전화상담원의 지시에 따라서 차분히 응급처치를 시행할 수 있도록 유도함으로써 효율적으로 수행될 수 있다.

5. 무선통신

1) 무선통신의 특성

① 선로가 필요 없어 시간과 장소에 장애 없이 신속하고 편리한 통신
② 언제 어디서나 시간과 장소에 구애를 받지 않음
③ 일괄호출, 그룹호출, 개별통화, 전화연동이 가능한 통신
④ GPS, SMS, Tele-Medi, 실시간 정보제공
⑤ 장점: 시간성, 공간성, 휴대성, 간편성, 다량성 → 일괄호출, 대중성
⑥ 단점: 충전성, 비화성 없음

2) 육상이동용과 휴대용 응급의료 통신

응급구조사는 다른 응급구조사와의 무선통신에 익숙해야 한다. 이것은 차량에서의 이동중계 통신이나 손으로 휴대할 수 있는 무선통신의 실용적 지식을 의미한다. 응급구조사는 언제 통신기를 사용하고, 송신하고자 할 때는 무엇을 말해야 하는지를 정확히 알아야 한다. 응급의료전화상담원은 응급정보센터에서 조정되는 고정 무선통신국이나 중계소로부터 통신사항을 전송함으로써 응급구조사와 통신을 한다. 유사한 방식으로 응급구조사는 통신을 위하여 이동용이나 휴대용 통신기를 사용한다. 휴대용 통신기는 현장에 있는 응급구조사, 응급의료진, 소방대원, 기타 공공기관과의 통신에 이용된다. 휴대용 무선통신은 많은 희생자가 발생한 사고현장에서 응급구조를 수행하는 데 필수적이며, 또한 도시지역에서 큰 건물 안에 있는 다수의 환자를 구조할 때도 효과적이다. 응급구조사가 현장에 도착한 후에는 먼저 도착한 다른 응급구조사(또는 현장지휘자)에 의해서 적당한 위치를 지정받을 때까지 현 위치에서 대기해야 한다.

구급차는 보통 이동통신기의 구성요소가 되는 확성장치를 장비하고 있다. 구급차는 운전실과 환자실을 연결하는 내부 통신장치도 이동 통신기의 구성요소가 될 수 있다.

응급의료체계는 다양한 양방향 무선통신기를 사용하기도 한다. 어떤 것은 송신을 한 후에 수신하는 단일 양식으로서 초단파를 사용하는 장비이지만, 반면에 다른

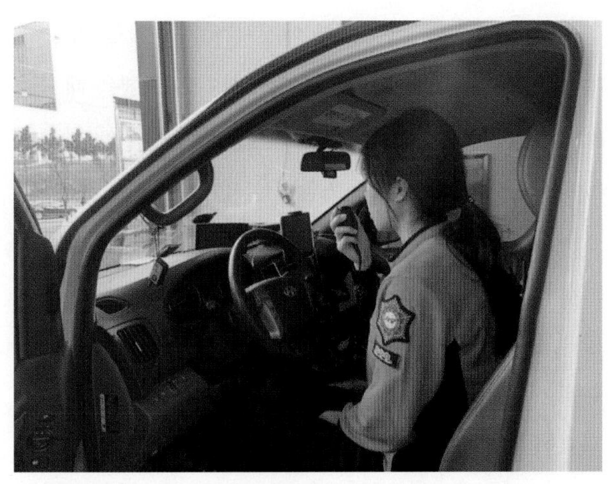

● 그림 58-7 무선기 마이크는 입에서 5 cm 정도를 떼도록 한다. 또박또박 말하되 큰소리를 지르지 않는다.

장비들은 극초단파를 이용하는 것으로 동시에 송수신이 이루어지는 이중 통신방식을 사용한다.

대부분의 응급의료 통신체계는 단순 배열되므로 특별히 위성중계소가 필요하지 않으나, 일부 체계는 통제소와 안테나에서 멀리 위치하므로 중계소 같은 특별한 통신선에 의존한다. 어떤 통신장비가 사용되든지 모든 응급구조 통신체계는 몇 가지의 기초적인 제한이 있다. 평지에서 통신장비가 작동되는 한계를 알고, 이러한 한계를 최소화하기 위한 효과적인 대처 방안을 알고 있어야 한다. 일부 응급의료 무선통신체계에서 통신이 가능한 범위는 이동용이나 휴대용 통신기간의 어느 하나의 저조한 회답능력에 의해서 일차적으로 결정된다.

송신소나 중계소에서는 고출력으로 전파를 출력하고 높은 안테나에서 전파를 송신하므로, 이동용 무선기의 신호 송신보다 일반적으로 훨씬 먼 거리까지 잘 들리므로 이해가 훨씬 쉬울 것이다. 휴대용 통신기나 휴대용 무전기는 가장 적은 출력과 가장 작은 안테나로 운영되므로 통신 효과의 범위가 작다. 평지에 위치한 응급구조사는 비록 그들의 통신기로는 응급의료전화상담원이나 응급의료진으로부터의 내용이 명백하게 수신되더라도, 그들이 듣지 못하거나 이해못할 수 있다는 것을 깨달아야 한다. 휴대용 통신기나 이동용 통신기의 전송위치에 따라 이러한 약간의 변화가 나타날 수 있으므로, 무선통신장비의 효율성과 기능을 정확히 파악해야 하는 것이 통신의 성공 여부에 크게 영향을 미친다.

병원 위에 엉성히 세워진 무선통신 안테나와 손상된 마이크로폰으로는 고음질의 높은 수준의 통신을 수행할 수 없다. 응급구조사와 응급의료전화상담원은 통신장비의 상태를 항상 점검해야 하며, 장비의 결점이나 장애를 수리하거나 교체시킴으로써 각자의 임무를 원만히 수행할 수 있는 것이다.

3) 표준화된 무선통신 운영절차

신고가 접수된 후로부터 임무를 성공적으로 완료할 때까지 응급구조사들은 무선통신체계를 효과적으로 운영해야 하는데, 응급구조사는 통신기술을 자주 점검해야 된다.

모든 응급구조사, 응급의료전화상담원, 그 외 응급의료 통신체계의 구성원들을 효과적으로 지원하기 위해서는 응급의료 통신체계의 관리자들은 표준화된 무선통신 지침을 제정하는 것이 좋다. 이러한 지침서에는 의사를 전달하기 위해 필요한 일정한 형식, 즉 통신에 사용되는 중요한 용어에 대한 정의와 함께 무선통신 중에 실제로 발생될 수 있는 문제점들에 대한 조치법 등이 포함되어야 한다. 예컨대, 2명의 응급구조대가 상호 무선접촉을 시도하려면 우선 상대방 호출이 있어야 하는데, 이는 먼저 호출된 응급구조사에서 확인 송신을 하고, 이어서 호출을 한 응급구조사가 송신을 접수함으로써 이루어진다. 이런 형태를 사용함으로써 처음 호출자는 응답자가 음성신호에 적당한 주파수를 찾을 수 있도록 한다.

(1) 무선통신 시에 지켜야 할 원칙

표준화된 무선통신 운영절차는 송신하는 내용이 잘못 이

해될 가능성을 줄일 수 있도록 설계되어 있고, 또한 응급 상황에 대비하여 통신을 짧게 하여 언제나 통신을 할 수 있도록 하고 있다. 따라서 응급구조사들은 이러한 과정을 잘 익히고, 또한 아래의 사항을 숙지하도록 해야 한다.

① 혼선을 피할 수 있도록 송신하기 전에 회선에 항상 귀 기울이도록 한다.
② 송신기 스위치를 누르기 전에 무슨 말을 할 것인지를 생각하도록 한다. 이렇게 함으로써 송신을 짧고 정확하게 할 수 있다.
③ 또박또박 말하고 마이크에 대고 고함을 치지 않도록 한다. 마이크는 입에서부터 5 cm 정도 간격을 둔다. 가능하면 표준어를 사용해야 한다.
④ 송신할 사항을 즉각 처리하고, 다른 상황이 발생하여 송신을 중단해야 할 상황에는 "Stand by(대기 요망)"라고 알린다.
⑤ 표준어를 사용하고 간결하게 말하도록 한다.
⑥ 알아들을 수 있도록 적당한 속도로 이야기한다.
⑦ 송신할 때는 화를 내거나 짜증스러운 감정 등은 피하고 예의 있는 말투를 사용하되, '미안합니다만', '고맙습니다' 등의 불필요한 말은 언급하지 않도록 한다.

(2) 응급구조사가 응급의료전화상담원과 통신해야 하는 경우

표준 용어와 기술을 숙달한다면 응급의료 통신체계로 구조업무가 효과적으로 이루어질 것이다. 응급의료전화상담원의 호출에서 시작해서 응급처치를 마치고 응급구조사가 철수할 때까지 응급의료체계의 이동 무선통신의 능력은 여러 가지 중요한 면이 있다. 응급구조사는 다음의 각 단계에서 보고하게 된다.

① 응급의료전화상담원이 제공한 정보를 접수했을 때
② 현장에 도착할 것으로 추정되는 예정시간
③ 현장에 응급구조사가 도착했을 때
④ 현장에서 응급구조사가 출발할 때
⑤ 병원(환자수도 포함) 도착 예정시간 등을 알릴 때
⑥ 병원 등의 의료기관에 응급구조사가 도착했을 때
⑦ 병원 등의 의료기관에서 응급구조사가 철수할 때
⑧ 응급구조사가 본부로 귀환했을 때 등이다.

현장으로 출동하거나 환자를 이송하는 도중에 응급구조사는 도로봉쇄, 교량통제 등의 지연을 초래할 만한 사항 등을 응급의료전화상담원에게 보고해야만 한다. 또한 현장에 도착하여 추가로 응급의료장비나 구조장비 등이 필요한 경우에는 무선통신을 이용하여 요청할 수 있다.

(3) 실제적인 무선통신 요령

① 무전기를 든 후, 송신 버튼을 누르고 수신처의 등록명칭을 1회 호출하고 연이어 송신차량의 등록명칭을 1회 알린다.
② 수신처에서 연락이 없으면 상기 방법으로 계속 호출한다.
③ 수신처에서 답신 연락이 오면 송신자의 소속과 성명을 밝힌다.
④ 응급의료진과의 통화를 요청하고 환자의 병력이나 사고력에 대하여 보고한다.
⑤ 자신의 보고나 답변이 끝날 때마다 송신을 끝마쳤다는 표시로 "송신 끝"을 말하고 송신 버튼을 해제한다.
⑥ 수신처에서 질의 후 "송신 끝"이라는 말이 나오면, 상대자는 다시 송신 버튼을 누르고 대화를 시작한다.
⑦ 상호 대화가 모두 끝나면 최종 수신자가 "무선 끝"이라는 답신과 함께 무전기를 원위치 시키고 환자를 관찰한다.

4) 의료분야의 통신이용

모든 응급의료체계에는 응급의료진이 포함되어야 하는데, 이들은 응급구조사들에게 지시하고 조언할 수 있도록 응급의료 통신체계와 지침을 익히도록 해야 한다. 이를 위해서는 병원이나 구급차 등에 무선통신장비를 설치하도록 한다. 응급의료진과 응급구조사가 쉽게 이용할 수 있는 표준화된 응급의료지침과 무선통신 지침을 개발해야 되는데, 개발은 응급의료진, 응급구조사, 응급의료전화상담원, 무선통신 제작진에 의하여 수행되어야 한다. 이러한 지침서는 응급의료진과 응급구조사들간의 의사전달이 정확히 될 수 있도록 도움을 준다.

(1) 구급차와 병원간의 통신

응급구조사들은 응급의료진과 직접 통신할 수 있어야 하는데, 이들은 이동식 혹은 휴대용 무선통신기를 이용하여 응급의료진의 조언을 구하고 환자 상태를 보고한다. 보고 시에는 다음과 같은 사항들이 포함되도록 한다.

① 환자의 연령과 성별(서류 양식에 표시), 문제점과 중증도
② 환자의 주증상, 응급구조사가 판단한 환자의 문제점과 중증도
③ 간단한 환자의 과거력: 약물 알레르기, 당뇨병, 심질환, 임신 등
④ 활력징후(vital sign: 혈압, 맥박수, 호흡수, 체온), 의식상태, 전신 상태, 손상 정도 등을 포함한 이학적 검사 소견
⑤ 환자에게 시행한 응급처치 내용과 응급처치 후의 환자상태
⑥ 병원 도착 예정시간

일시에 여러 명의 환자가 발생한 경우에는 환자에게 일련번호를 부여함으로써 응급의료진이 혼동하지 않도록 한다. 의료 업무에 무선 통신을 이용할 경우는 혼선이 없는 채널을 이용해야 하는데, 응급의료체계의 경우 여러 가지 방법이 동원되고 있다. 응급의료전화상담원이 통신을 청취하고 있다가 혼선이 없는 깨끗한 채널을 지정해 주는 경우도 있고, 특별한 통신체계를 이용하여 응급구조사들에게 채널을 보다 쉽게 배분할 수도 있다. 이러한 체계는 여러 가지 UHF 주파수 중에서 깨끗한 채널을 자동적으로 선택해 주는 장비를 사용하는 것이 바람직하다. 무선통신자들이 응급구조사들에게 적당한 채널을 설정해 주는 방법으로 'real time' 방법이 있는데, 무선통신이 빈번한 기간 동안에 많은 융통성을 발휘할 수 있다. 응급구조 무선채널을 지정하는 다른 방법으로, 일부 지역에서는 지역을 여러 구간으로 나누어 채널을 지정해 주고 있다. 각 채널마다 1차, 2차로 사용할 수 있는 응급구조사들이 정해져 있는데, 이러한 지정 방법은 무선 주파수를 사용하는 데 있어서 융통성이 없는 단점은 있지만, 통신이 빈번하지 않고 여러 요원이 구간별로 동시에 활동하고 있는 지역에서는 유용하게 이용되고 있다.

(2) 병원-병원간의 통신

대부분의 통신은 상업용 전화체계에 의존한다. 일반적인 전화와 직통전화로 병원 내의 여러 임상과 및 이와 관계있는 시설들이 업무상 연결이 되어 있고, 또한 병원에서는 병원 시설 내외의 인력들을 호출하는 호출체계(호출기)를 많이 사용하는 실정이다.

극한 일기 변화나 많은 사상자가 발생하는 사고가 있을 때, 전화선은 과다한 이용으로 기능마비가 초래되는 경우 등이 있으므로, 이를 대비하여 이원화된 통신체계가 필요하게 된다. 실제로 일상적인 방법만으로는 중요한 사항이 응급의료진에게 전달되지 않는 경우가 있다. 이러한 경우 이원화된 통신체계를 이용하면, 병원에 남아 있는 병상 수, 혈액은행의 혈액 보유상태 등의 의료자원 현황 등을 응급 구조 무선통신체계를 이용하여 전달할 수 있다. 응급구조팀의 선임자들은 병원 간 그리고 다른 응급의료체계와 무선통신망을 설치하고, 점검해야 한다.

5) 미국의 통신 위원회 규정

미국의 경우 응급의료체계뿐만 아니라 모든 무선통신은 통신위원회의 조정과 통제에 따라 운영되고 있다. 위원회는 미국 내외의 전신전화국을 관할하고 있는데 때로는 응급구조대 활동도 관할하게 된다. 응급구조에 관계하는 미국 통신위원회의 업무내용을 알아보면 다음과 같다.

(1) 응급구조에 사용하는 무선주파수를 지정하는 업무

미국의 현재 응급의료 통신은 1974년에 시작되었는데, 그때까지 응급구조 활동이 아닌 업무에 의해서 자주 방해를 받던 여러 VHF 주파수에 10개의 UHF 채널을 추가하여 지정해 주었다.

(2) 개개의 무선국 운영과 호출부호를 인가해 주는 업무

5년 기한의 인가를 해주는데, 이때마다 갱신해야 한다.

(3) 응급구조에 사용하는 무선 통신장비의 기준과 운영에 관한 내역 등의 제정

인가를 받기 전에 적합성 여부를 판정받기 위해서 통신위원회에 장비생산자는 상세한 무선통신기 내역서를 제출해야 한다.

(4) 출력한계를 제정하는 업무

(5) 무선통신을 수신해서 통신위원회의 제정 규칙에 따라 통신 영역을 보장해주는 업무

미국의 경우 효과적인 통신기획과 조정에 관한 사항은 통신위원회가 응급의료체계에 이관하고 있다. 응급구조사들이 이 과정에 참여할 수 있는 기회가 여러 가지 있는데 다음과 같다. 현장에서 응급처치를 하는데 있어서 무선통신의 역할, 특정 주파수에 자주 발생하는 혼선이 있는지, 통신이 되지 않는 지역이 있는지 등이다. 또한 기획 과정에 있어서 '언제, 어디서, 누가, 누구와 연락을 필요로 하는가'에 관한 문제가 가장 먼저 고려되고 있다.

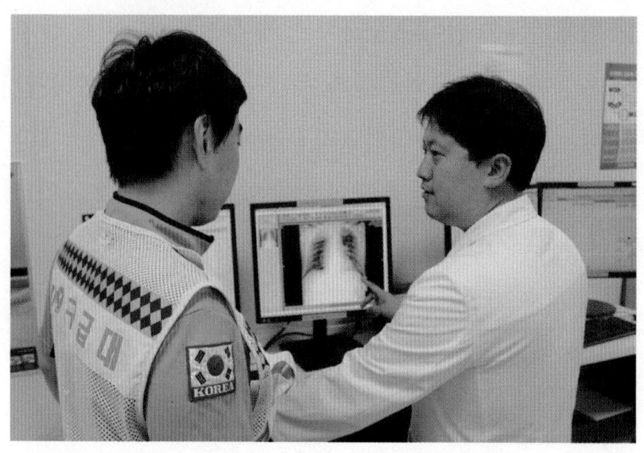

• 그림 58-8 응급의료진은 응급의료체계에 익숙해 있어야 하며, 병원 밖의 응급구조사들에게 의료지식을 전달해 주어야 한다.

국내에서도 전파법에 전파의 효율적인 이용 및 관리에 관한 사항이 규정되어 있다. 전파법 및 동법 시행령과 시행규칙에는 정보통신부 장관이 국방, 치안, 조난구조 등 국가안보, 질서유지, 인명안전의 필요성을 고려 전파자원을 분배하도록 규정되어 있으며, 동법 시행령에는 재해 또는 응급의료 통신에 관해 비상통신업무로 분류하여 전파자원을 할당하고 무선통신국을 인가하도록 규정되어 있다.

6. 무선국 운용 및 통신보안

무선국을 운영할 때는 항상 다음 사항을 준수하여야 하며, 전파이용 질서 확립과 국가기밀누설방지에 유의하여야 한다. 이를 위반할 때는 관계 법령에 의거 불이익한 처분을 받을 수 있음을 유념해야 한다.

1) 목적 외 사용금지(전파법 제34조)

무선국은 허가장에 기재된 목적, 통신의 상대방, 통신사항의 범위 내에서 운용하여야 하며, 위반 시에는 300만원 이하의 과태료 처분을 받게 된다.

2) 무선국의 운용(전파법 제39조)

(1) 무선국은 운용하는 경우에는 무선설비의 설치장소, 호출명칭, 주파수, 공중선 전력, 공중선의 형식은 허가장에 기재된 바에 의하여야 하며

(2) 특히 규정 외 안테나를 사용하거나 증폭기를 사용하면 300만원 이하의 과태료 처분을 받게 된다.

3) 혼신 등의 방지(전파법 제41조)

무선국은 다른 무선국의 운용을 저해할 혼신 기타의 방해를 주지 아니 하도록 운용하여야 하며, 이를 위반하면 200만원 이하의 과태료 처분을 받게 된다.

4) 비밀의 보호(전파법 제42조)

누구든지 타 무선국의 통신을 방수하거나 무선통신에 지득한 타인의 비밀을 누설 또는 도용하여서는 아니 되며, 이를 위반 시에는 1년 이하의 징역 또는 300만원 이하의 벌금을 받게 된다.

5) 무선통신의 원칙(전파법 시행규칙 제36조)

(1) 무선통신은 필요한 최소한의 사항만을 교시하여야 한다.

(2) 통신을 할 때는 지국의 호출부호, 호출명칭을 붙여서 그 출처를 명확히 하여야 한다.

6) 재허가(의무선박국, 항공기국 제외, 전파법 제12조, 시행령 제33조, 34조)

(1) 무선국 허가 유효기간 만료 시 계속운용을 희망할 시 소정의 절차에 따라 재 허가를 받아야 한다.

(2) 재허가 신청은 허가 유효기간 만료 전 2월 이상 4월 이내의 기간에 하여야 하며, 유효기간 1년인 무선국은 유효기간 만료 전 2월까지 신청해야 한다.

7) 변경 등의 허가(전파법 16조)

무선국 시설목적, 통신사항, 통신상대방과 무선설비의 설치 장소를 변경하거나 무선기기의 교체 등 변경하고자 하는 때는 허가를 받아야 한다.

8) 허가의 승계(전파법 제19조)

다음의 경우에는 시설자의 지위를 승계하므로 승계한자는 그 사실을 증명 하는 서류를 첨부하여 즉시 체신청장에게 신고하여야 한다.

(1) 상속이 있을 때

(2) 법인이 합병 또는 분할한 때

(3) 아래 무선국의 소유자가 변경 시(선박국, 항공기국, 선상통상국, 간이무선국, 선박지구국, 항공기지구국)

9) 무선국의 폐지와 운용휴지(전파법 20조)

무선국을 폐지하고자 하는 때 또는 무선국 운용을 1개월 이상 휴지하고자 하는 때는 체신청장에게 신고하여야 한다.

10) 허가장 재교부 및 허가장 반환(전파법 제21조, 동법 시행령 제40조, 41조)

(1) 허가장의 파손, 오손, 분실 등으로 허가장을 재교부 받고자 할 때는 그 이유를 기재한 재교부신청서를 체신청장에게 제출하여야 한다.

(2) 무선국 취소, 폐지, 실효로 허가의 효력이 상실된 때는 즉시 허가장을 반환하여야 한다.

11) 무선국의 허가취소 등(전파법 제67조)

(1) 다음 각 호의 1에 해당한 때는 정보통신부령이 정하는 바에 따라 6월 이내의 기간을 정하여 무선국의 운영정지, 무선국 운용시간과 주파수 또는 공중선전력의 제한 또는 과태료 처분을 받게 된다.

① 허가승계 신고 불이행

② 통신방법 등을 위반한 때

③ 정기검사, 임시검사를 거부하거나 방해한 때

④ 기타 이법에 의한 명령이나 처분에 위반한 때

(2) 다음의 경우에는 무선국을 취소할 수 있다.

① 정당한 사유 없이 계속하여 6월 이상 무선국의 운용을 휴지한 때

② 부정한 방법으로 무선국의 허가 또는 변경허가를 받은 때

③ 운용정지 또는 제한 등의 명령에 위반한 때

④ 전파사용료를 납부하지 아니한 때

⑤ 기타 이법 또는 이법에 의한 명령이나 처분에 위반한 때

12) 형식검정(전파법 제29조의 2)

(1) 무선설비의 기기를 제작 또는 수입하고자 하는 자는 그 기기에 대하여 정보통신부장관이 행하는 형식검정을 받아야 한다.

(2) 다만, 다음 각호의 1에 해당하는 경우에는 그러하지 아니하다.

① 무선통신의 연구 개발을 위하여 시험제작하거나 수입하는 것

② 국내에서 판매하지 아니하고 수출용으로 제작하는 것

③ 외국으로부터 도입하는 선박 또는 항공기기에 설치하는 것

13) 정기검사(전파법 제67조)

(1) 허가 유효기간이 정해진 무선국(허가 유효기관이 만료되는 전해에 검사집행)

(2) 허가 유효기관이 무기한인 무선국(여객선, 화물선, 여객기, 수송기: 1년)

(3) 응급의료정보센터(1339) 무선망(정기검사는 5년에 1회 실시)

(4) 기타 2년

14) 간이무선국 허가업무 우체국 위임

민원인의 불편해소 및 편익증진을 위하여 간이무선국 허가권한을 각 지정 우체국에 위임 하여 시행(93.1.1부터) 하고 있으며 신청인(시설자)의 주소지를 관할하는 지정 우체국에 신청하면 된다.

당신이 응급구조사라면

1. 당신은 교육과정을 무사히 이수하였다. 당신이 응급구조사가 되기 위해서 요구되는 부수적인 요건은 무엇인가?
2. 당신은 응급의료센터에서 많은 교육과 실습을 받을 것이다. 실제로 환자들에 대한 평가와 응급처치법을 배우는 것 이외에 병원실습과 학교교육의 다른 이점은 무엇이 있는가? 당신을 가르치는 응급의학과 전문의로부터 얻을 수 있는 이점에는 무엇이 있는가?
3. 불안정한 사고의 장면을 묘사해 보라. 당신은 어떻게 그 상황을 안정화시킬 수 있을 것인가?
4. 응급구조사로서 당신이 응급환자에게 직접 취할 수 있는 응급처치는 무엇인가? 그 이상의 응급처치가 그 이상의 응급처치가 필요할 것으로 생각되면 어떻게 해야 하는가?

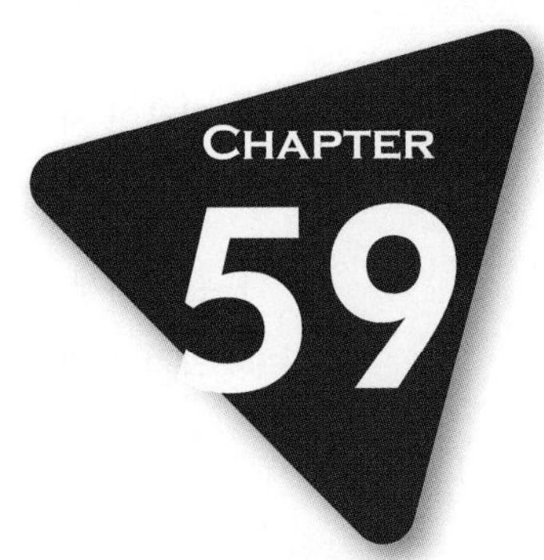

기록

응급구조와 응급처치
RESCUE AND EMERGENCY CARE

개요

현장출동 처치과정의 정보를 정확하고 타당한 논리적 순서로 기록한 자료는 중요한 역할을 한다. 효과적인 처치와 서비스의 질 향상에 대한 도움뿐 아니라 법적 책임소재 등 의료과오 시 공적 문서로 최고의 보호 수단이 된다.
최근 법원 판결 시 증명책임을 요구하는 경우를 위해서도 명확하고 자세한 기록이 요구된다. 즉 출동시각부터 진료의료인에게 환자를 인계하기까지의 사실을 객관적이고 명확하게 기록 한다. 기록 정리 시 유념할 사항은 첫째, 기록되지 않은 행위는 행하지 않은 것이다. 둘째, 불완전하고 정확하지 않은 기록은 비전문적인 처치의 증거로 보일 수 있다.
환자의 관리기록은 관련법에서 기록과 관리에 대하여 정하고 있다.

목표

- '출동 및 처치기록지'를 기록할 수 있다.
- 기록작성 시 유의사항을 안다.

1. 일반사항

응급구조사가 작성한 '출동 및 처치기록' 등 환자의 관련 기록이란 현장에서 환자에 관한 모든 상황과 결과를 제도화된 기준에 의해 기록한 법적 문서이다.

환자의 관련 기록에는 손상이나 질병 상태 그리고 응급구조사가 시행한 초기 응급처치 등 환자의 치료를 위한 자료가 기록되어 있어 연계성 있는 치료가 가능하므로 의료진 사이의 의사전달 도구가 된다.

기록 형식은 기관마다 얻고자 하는 정보가 다르므로 각 기관은 기록에 대한 책임을 명시한 지침이 있으나 다음의 사항 등을 일반적으로 필요로 한다.

1) 환자에 관한 사항

① 환자의 인적사항
② 환자 발생 장소
③ 출동 요청 시각
④ 손상의 원인과 종류
⑤ 발견 당시의 환자 위치(차량사고나 범죄사고 시 특히 중요하다)
⑥ 최초 반응자(first responder)가 시행한 구조와 처치 내용
⑦ 1, 2차에 걸친 평가에서 발견된 징후나 증상
⑧ 현장이나 이송 중에 실시한 응급처치 내용과 시각
⑨ 이송 중의 환자 상태(활력징후) 및 변동사항
⑩ 환자가 복용하고 있는 약물
⑪ 알레르기 유무
⑫ 과거 병력

2) 관리상의 사항

① 신고자
② 신고방법
③ 출동을 지시받은 시각
④ 출동한 시각
⑤ 현장 도착한 시각
⑥ 병원 도착한 시각
⑦ 사무실로 돌아온 시각
⑧ 응급환자가 이송된 의료기관
⑨ 현장 출동 유형: 응급 / 일반
⑩ 병원 이송 유형: 응급 / 일반
⑪ 특이사항

(1) 기록의 목적

① 치료 내용을 바탕으로 연계성 있는 치료가 가능하다
② 의료인 사이의 의사전달 도구가 된다.
③ 의학연구 및 임상 교육 자료가 된다.
④ 환자에게 제공된 의료의 질 검토와 평가 자료가 된다.
⑤ 법적 문제 발생 시 진료행위를 입증해주는 증거자료가 된다.
⑥ 진료비 산정의 근거자료가 된다.
⑦ 통계자료로 보건행정에 기여한다.

2. 환자 관련 기록

초기의 기록은 환자에 관한 기억을 유지하기 위한 메모 정도의 의미를 가졌었다. 그러나 내용이 복잡해지고 이용 대상자가 다양해지면서 최근에는 환자의 손상 정도, 질병 상태, 건강 및 처치상황 등에 대하여 기록한다.

법에서 환자의 사생활 보호 및 노출 방지를 제정하여 보호하는 한편 합법적 공개인 경우 내용 및 작성, 보관에 관한 사항을 명시하고 있다.

1) 기록 작성

응급구조사의 응급처치는 환자와의 계약에 의한 법률행위로 환자의 인적사항과 처치 내용 및 일시 처치자의 서명이 반드시 있어야 한다. 서명은 자필로 자신의 성명을 다른 사람이 알아볼 수 있도록 한글로 표시하는 것이 좋다.

2) 설명 동의

제공하는 의료서비스에 대한 자세한 설명 후 환자(또는 직계가족)가 처치 내용에 대한 설명을 이해하고 동의하였다는 확인기록을 남기도록 한다. 환자의 동의 없이 시

행한 의료는 '전단적 의료행위'로 의료과실이 없어도 법의 제재 대상이 된다.

3) 기록보관

기록은 환자 처치에 적절한 자료를 제공하여 치료의 타당성을 입증해 주며 치료과정을 명백히 나타내주는 정확하고 논리적인 정보가 빠짐없이 기록된 비밀문서이다. '출동 및 처치 기록지'와 '구급활동일지' 등이 있으며 출동사항과 처치내용은 3년간 보존하여야 한다.

4) 비밀유지

환자의 인적사항은 비밀 내용이 아니라 할지라도 불필요하게 노출됨이 없어야 하며 정신과 환자의 경우에는 인적사항 모두가 비밀로 보장되어야 한다.

3. 기록 작성법

응급구조사의 서면보고 양식은 표준화된 규정지침을 따르며 전문적인 응급의료 정보 수행평가가 가능하도록 각 기관은 실정에 맞는 형식을 갖고 있다.

현장 초기 상태 응급처치 기록은 병원 치료기록과 함께 영구 환자 관련 기록의 일부분이 된다.

1) 기록을 위한 지침

정확하고 사실적이며 간결한 처치와 관찰결과에 대한 내용을 기록한다.

'좋다', '정상이다' 등과 같이 읽는 사람에 따라 다른 뜻을 의미할 수 있는 말이나 '오늘은 불편한 것 같다'와 같이 일반화된 말은 피한다. '발 통증이 1−10까지 나타내는 통증 측정 도구상에서 어제의 4−5에 비해 오늘은 7−9이고 활력징후의 변화는 없다'고 적는다.

(1) 사실성

보고 듣고 느끼고 냄새 맡은 객관적 정보를 서술적으로 기록한다. 예를 들면 "호흡수는 16회/분, 규칙적임, 양쪽 호흡음 모두 깨끗함" 등이다.

(2) 정확성

정보는 구체적으로 기록한다. "팔에 상처가 있으나 잘 낫고 있음"보다 "아래팔부위 중 안쪽으로 5 cm 정도의 상처가 있음. 발적이나 부종은 없음" 등이다.

의학 약어와 기호는 간편성과 시간 단축에 용이하나 혼동을 일으킬 수 있는 약어는 정확한 맞춤법으로 정확히 기록한다.

(3) 간결성

논리적 형식과 체계로 불필요한 단어나 부적절한 설명을 피하고 간단명료하게 정리한다.

(4) 현재성

처치와 관찰을 시행한 정확한 시각을 기록한다. 활력징후 약물투여 환자의 상태변화 및 반응 등을 24시간제로 기록한다.

의사의 지시나 보고내용, 치료에 대한 반응에 대해 정확한 시간과 날짜를 기록한다. 만약 통신으로 보고가 이루어졌으면 정확성을 확인하고 기록한다.

2) 기록 작성의 유의사항

기록은 환자의 처치내용 및 환자의 정보를 공유한 문서

로 보기 쉽고 객관적인 사실을 기록한다. 업무상 과실 문제 발생 시 처치 내용의 누락은 처치 사실 등이 없었다고 추정될 수 있으며 부주의에 대한 근거가 된다. 그러므로 현장 상황 및 처치에 대한 기록 작성 시 유의하여야 한다.

기록은 응급처치 후 병원이송 중 기록하며 기록을 위하여 환자평가나 응급처치를 지연시켜서는 안 된다.

수정이나 삭제 등은 기록의 진실성 및 성실성을 의심받을 수 있어 함부로 고치지 않도록 한다. 그러나 기록의 일부분을 삭제 또는 수정할 때는 원안의 글자를 알아볼 수 있도록 글자의 중앙에 가로로 두 줄을 긋고 'error'나 '기록상 실수'라고 줄 위나 옆에 적고 서명 또는 날인한다.

중요한 내용을 삭제 · 수정할 때는 문서의 여백에 수정한 자수를 표시하고 서명 또는 날인하며, 한 면 전체의 수정 시에는 사선을 긋고 'error'라고 쓰고 새로운 기록지인 수정본 뒤에 원본을 첨부한다.

펜은 검정이나 청색을 사용하며 연필로의 기록은 금한다. 공간 발생 시 횡으로 줄을 긋고 서명한다. 한쪽 전체가 남으면 '여백'이라고 쓴다.

4. 기록의 내용

응급처치내용에 대한 기록은 119구급대의 '구급활동일지'와 응급환자 이송업자 등의 기록인 '출동 및 처치 기록지'가 있다.

출동부터 귀소까지의 응급처치 사항을 신속 간결한 기록을 위해 구급대원들의 '구급활동일지'는 점검박스(Check Boxes) 형식을 주로 사용하며 '출동 및 처치 기록지'는 서술형식이다. 서술 시 정확하고 타당성 있는 정보 제공을 위해 논리적 순서 즉, SOAP를 활용한다.

- S (Subjective date: 주관적 자료)
- O (Objective date: 객관적 자료)
- A (Assessment: 평가)
- P (Plan: 계획) 순으로 적는다.

1) 구성요소 및 작성법

기록은 외상 환자 내과 환자 소아청소년과 등 질환류에 따라 기록 내용이 조금씩 달라질 수 있다. 생명이 위급한 경우 응급처치를 먼저 시행한 후 기록한다. 일반적인 사항은 다음과 같다.

(1) 일반적인 사항

① 환자정보

환자의 성명, 나이, 성별, 처음 발견 시의 환자 위치, 최초반응자의 처치 내용, 손상의 종류와 원인 등 1, 2차 평가 내용 등을 발견 및 처치 시각과 함께 기록한다.

② 출동사항

신고일시, 출동시각, 현장 도착 및 출발시각, 병원 도착시각, 귀소 시각, 신고자의 이름 및 전화번호, 처치자의 이름 등을 기록한다.

(2) 활력징후 (Vital Signs, V/S)

생명유지에 필수적인 체온(body Temperature, BT), 맥박(Pulse rate, PR), 호흡(Respiratory rate, RR), 혈압(Blood Pressure, BP)의 기록으로 환자 상태를 바로 알 수 있기에 기록지의 앞부분에 위치하며 측정시각과 함께 기록한다.

(3) 주증상 (Chief Complaint,C.C)

질문에 환자가 처음 반응하는 내용 혹은 환자가 가장 고통스러워하는 증상으로 모든 증상을 환자가 표현한 그대로 구술적으로 기록한다.

(4) 현 병력 (Present Illness)

현재 주증상(C.C)에 대한 조사로 시간에 따라 기록으로 발생상황, 발생 시기, 통증 성질(quality), 증상, 통증 위치, 지속기간 등을 기록한다.

특히 통증 검사 시 'OPQRST'라는 단어를 이용하여 쉽게 기억할 수 있다.

- O (Onset: 발병상황) – 식사 후 일어나는데 어지럽기 시작했다.
- P (Provoke: 유발원인) – 가슴이 아프다가 다음엔 배가 아팠다.
- Q (Quality: 통증의 질) – 통증이 찌르듯이 아프다.
- R (Radiation: 방사) – 가슴 통증이 턱까지 느껴진다.
- S (Severity: 심각성) – 통증 정도가 1–9까지라면 동통의 정도는?
- T (Time: 시간) – 통증이 지속적인가 아니면 간헐적인가?

(5) 과거 병력 (Past medical history, Past Hx)

현재까지의 건강문제나 건강관리에 대한 정보로 현장처치에서 보다는 병원 치료에 더 많은 영향을 준다. SAMPLE 병력이라고 한다.

- S (Signs & symptoms: 증상과 징후) – 어떤 다른 증상을 가졌는가?
- A (Allergies: 알레르기) – 약품 음식 환경에 대한 알레르기가 있는가?
- M (Medications: 투약) – 복용하고 있는 약 이름은?
- P (Pertinent past history: 관련 병력) – 이런 문제가 과거에도 있었는가?
- L (Last oral intake: 마지막 섭취물) – 마지막으로 무엇을 언제 먹었나?
- E (Events Leading to the illness: 질병 발생의 원인이 되는 사건)

(6) 개인 신상력 (Personal Hx)

특이체질 약물 부작용 등 특이사항을 기록한다.

(7) 가족력 (Family Hx)

유전병인 경우 가족력을 통하여 많은 정보를 얻을 수 있다.

(8) 의식상태 (Mental state)

AVPU에 따른 의식상태와 개안 반사, 언어 반사, 운동반사에 따른 GCS (Glasgow Coma Scale)나 GCS에 수축기 혈압, 분당 호흡수를 점수로 측정하는 R.T.S (Revised Trauma Score) 등을 기록한다.

- A (alert) – 깨어 있고 지남력이 있음
- V (verbal) – 언어 자극에 반응이 있음
- P (painful) – 통증 자극에 반응이 있음
- U (unresponsive) – 어떠한 자극에도 반응하지 않음

(9) 전신 기관 증상평가 (Systemic Review, S/R)

환자의 주관적 증상을 환자의 말을 토대로 머리로부터 가슴 배 팔다리의 증상을 기록한다.

(10) 이학적 검사 (Physical Examination, P/E)

환자 진찰 후 발견한 환자 전신에 대한 객관적 징후 즉 시진, 촉진, 청진, 타진 등을 통해 얻은 정보를 기록한다. 비정상 소견뿐만 아니라 정상소견도 기록한다.

2) 전자기록

최근에는 구조화된 자료입력과 동시 다수 접근 용이성 등 치료에 대한 정보습득의 편리함 등으로 전자기록 이용이 늘고 있다. 즉 비전문 업무를 줄이고 질적 서비스에 대한 확충으로 경쟁력 강화와 업무만족도를 높인다.

그러나 보안상 환자정보와 관련된 기록이 침해될 수 있으므로 자료보안을 위한 제도가 필요하다.

키보드나 감광 펜을 사용 정보를 입력하고 검색한다.

저장된 자료가 삭제되지 않도록 주의하며 오류는 수정할 수 있다. 부정확한 정보가 저장되었다면 교정하는 수정 날짜와 시각은 물론 수정자의 서명도 입력한다.

구급대의 구급차 안에 이동 단말기 설치 시 구급대원은 구급활동을 이동 단말기에만 기록하고 응급환자를 인수한 진료 의사의 서명을 받은 후 구급대원의 소속 소방관서에 3년간 보관하도록 하고 있으나 이동 단말기의 장애를 대비하여 구급활동일지를 구급차 안에 비치하여 이동단말기장애 때를 대비하도록 한다.

3) 특수 상황 기록

응급구조사가 접하게 되는 대부분의 환자는 협조적이다. 그러나 뜻하지 않는 문제 발생 방지를 위해 항상 어떠한 상황에서도 언행을 조심해야 한다.

현장에서 이송요청을 거절할 수밖에 없는 경우 또는 환자가 이송을 거부하는 경우 아동학대 총상 환자 성폭력 등 특수한 상황인 경우 정확성과 객관성을 유지하며 동의서 및 확인서를 기록해 놓도록 한다. 이는 도덕적, 의학적 및 법률적 측면에서 응급구조사의 현장 상황 판단 여부에 도움이 될 것이다.

당신이 응급구조사라면

1. 응급구조사는 어느 관련 법규에 의해 '출동 및 처치 기록지'를 기록하는가?
2. 기록 작성 시 주의사항은 무엇인가?
3. 특수상황보고서는 어느 경우에 기록하는가?

■ 응급의료에 관한 법률 시행규칙 [별지 제16호서식] <개정 2015.1.8.>

출동 및 처치 기록지

1. 요청 및 출동에 관한 사항 (앞쪽)

항목	년	월	일	시	분	항목	내용		
요청 연월일*	년	월	일	시	분	요청자(기관)*		연락처	
출동 연월일*	년	월	일	시	분	이송의 종류*	1현장 이송 2의료기관간 이송 9기타		
현장도착 연월일*	년	월	일	시	분	출발지 주소*			
이송개시 연월일*	년	월	일	시	분	출발지 명칭*			
이송종료 연월일*	년	월	일	시	분	도착기관 명칭*		이송거리	km

환자인계의사	면허번호		성명	(서명)	환자인수의사*	면허번호		성명	(서명)
이송지도의사*	소속		성명		의사통신방법*	1전화번호( ) 2TRS 9기타( )			

의료기관 선정자*	선정 이유*	선정 방법*
1환자/보호자 2의사 3구급대(이송자) 9기타( )	1치료받던 병원 2전문진료 가능 3근거리 4환자/보호자원함 9기타:( )	1이송정보체계 2 직접 연락 3구급상황관리센터 4 자체 판단 9기타 ( )

2. 인적사항

구분	항목	내용	항목	내용	항목	내용
환자	성명*	([ ]확인불가)	생년월일*	년 월 일 [ ]확인불가		
환자	성별*	1남 2여 ([ ]확인불가)	주소*	([ ] 확인불가)	연락처	([ ] 확인불가)
보호자	성명		연락처			
보호자	관계	1없음 2부모 3자녀 4친척 5친지 9기타( )				

3. 출발시 환자상태에 관한 사항

중증도*	1 응급 2 비응급 3 사망	분류*	1 질병 2 질병외	의심질환명*					
의식수준*	1A 2V 3P 4U	활력징후	혈압 / mmHg	맥박수	회/분	호흡수	회/분	체온	℃

출발시 처치상태*	
	1 기도: ① 없음 ② 기도기 ③ LMA ④ 기관내삽관 ⑤ 기관절개 ⑨ 기타:___
	2 호흡: ① 없음 ② BVM ③ 인공호흡기 ④ 비관 ⑤ 마스크 ⑥ 산소투여: ___리터/분)
	3 순환: ① 없음 ② 모니터링 ③정맥로1(수액명/잔여량): ___/___ ④ 정맥로2: ___/___
	4 약품: ① 없음 ② 약품1(품명/잔여량) : ___/___ ③약품2: ___/___
	5 고정: ① 없음 ② 경추 ③ 척추 ④ 상지 ⑤하지 ⑨ 기타:___
	6 기타: ① 없음 ② 비위관 ③ 도뇨관 ④ 중심정맥 ⑨ 기타: ___
기타 소견 및 처치	

4. 이송 중 경과 및 처치에 관한 사항

의식수준*	1A 2V 3P 4U	활력징후	혈압 / mmHg	맥박수	회/분	호흡수	회/분	체온	℃

이송/도착시 처치상태*	
	1 기도: ① 없음 ② 기도기 ③ LMA ④ 기관내삽관 ⑤ 기관절개 ⑨ 기타:___
	2 호흡: ① 없음 ② BVM ③ 인공호흡기 ④ 비관 ⑤ 안면마스크 ⑥ 산소투여: ___리터/분
	3 순환: ① 없음 ② 모니터링 ③정맥로1(수액명/잔여량): ___/___ ④ 정맥로2: ___/___
	4 약품: ① 없음 ② 약품1(품명/잔여량) : ___/___ ③약품2: ___/___
	5 고정: ① 없음 ② 경추 ③ 척추 ④ 상지 ⑤하지 ⑨ 기타:___
	6 기타: ① 없음 ② 비위관 ③ 도뇨관 ④ 중심정맥 ⑨ 기타: ___
기타 소견 및 처치	

5. 이송차량 및 이송자 등에 관한 사항

	소속기관명*	종별(차량, 자격, 면허)*	번호(등록, 자격, 면허)*	성명*
이송차량*		1특수구급차 2 일반구급차 3 헬기 9 기타		
운전자*				(서명)
동승자*		1 1급 응급구조사 2 2급 응급구조사 3 간호사 4 의사 8없음 9기타( )		(서명)

비고 1. 전자문서로 작성하는 경우 「전자서명법」 제2조제2호의 '전자서명'으로 환자인계·인수의사, 운전자 및 구급대의 서명을 갈음할 수 있습니다.
2. '*' 표시는 반드시 적습니다.

210mm×297mm[백상지 80g/㎡(재활용품)]

(뒤쪽)

작성방법

1. 요청 및 출동에 관한 사항

① 요청일시는 구급차 출동 요청을 받은 연월일 및 시각을 적습니다.
② 요청자(기관)는 최초 구급차를 요청한 성명(기관명)과 전화번호를 적습니다.
③ 출동일시는 구급차가 출동을 시작한 연월일 및 시각을 적습니다.
④ 이송의 종류는 현장이송, 의료기관간 이송, 기타로 구분하여 표기합니다.
⑤ 현장도착시간은 출동 장소에 도착한 연월일 및 시각을 적습니다.
⑥ 출발지의 주소 및 명칭은 이송을 위해 구급차가 도착한 현장의 주소 및 의료기관명을 적습니다. 다만, 주소를 정확히 알 수 없을 경우에는 주요 도로 및 건물명 등을 적습니다.
⑦ 이송개시일시는 현장(보내는 기관)에서 구급차가 출발한 연원일 및 시각을 적습니다.
⑧ 이송종료일시는 기관(시설)에 구급차가 도착하여 환자를 인계한 연원일 및 시각을 적습니다.
⑨ 도착기관 명칭은 환자가 이송된 기관(시설)의 명칭을 적습니다.
⑩ 이송거리는 구급차에 이송 환자 탑승 후부터 도착 기관(시설)까지의 거리를 Km 단위로 적습니다.
⑪ 환자인계의사 및 환자인수의사는 환자를 인계 및 인수한 의사의 면허번호와 성명을 각각 적어야 하며, 이때 서명은 필하여 합니다. 환자 인계 · 인수의사가 없을 시에는 적지 않습니다.
⑫ 이송지도의사의 소속은 이송지도를 한 의사가 실제 의료지도를 수행한 장소의 기관명을 기준으로 하며, 의사통신방법은 전화, TRS, 기타로 구분합니다. 전화를 이용하였을 경우에는 전화번호를 적습니다.
⑬ 의료기관 선정과 관련하여 이송 의료기관의 선정자 및 선정이유, 선정방법으로 구분하여 표기합니다.

2. 인적 사항

① 환자의 인적사항은 성명, 생년월일, 주소 및 연락처를 적습니다. 인적사항을 확인할 수 없는 경우에는 확인불가에 표기합니다.
② 보호자 인적사항은 성명, 연락처를 적으며, 환자와의 관계를 표기합니다.

3. 출발시 환자상태에 관한 사항

① 중증도는 환자의 응급증상 해당 유무를 나타내며 응급, 비응급, 사망으로 구분하여 표기합니다.
② 응급상황의 분류는 질병에 의한 경우와 질병외로 구분하여 표기합니다. 각종 사고에 의한 경우는 질병외에 해당됩니다.
③ 의심 질환명은 이송 당시의 환자의 병명 또는 주증상을 적습니다.
④ 의식수준은 A(명료), V(목소리에 반응), P(통증자극에 반응), U(반응없음)로 구분하여 표기합니다.
⑤ 활력징후는 환자의 혈압(수축기, 이완기), 맥박수(분당), 호흡수(분당), 체온을 측정하여 적습니다.
⑥ 출발시 처치상태는 출발할 당시 현장 또는 의료기관에서 이미 실시한 처치 및 투약 상태 등을 확인하여 표기합니다.
⑦ 환자와 관련된 기타 소견 및 처치가 있을 경우에 그 내용을 적습니다.

4. 이송 중 경과 및 처치에 관한 사항

이송 중 경과 및 처치에 관한 사항은 이송중의 환자 상태변화와 처치 및 투약 등의 내용을 표기합니다.

5. 이송차량 및 이송차 등에 관한 사항

① 이송차량은 소속기관명, 차량의 구분(특수구급차, 일반구급차, 헬기, 기타), 차량등록번호를 적습니다.
② 이송차 운전자의 소속기관, 성명을 적고, 서명을 반드시 하여야 합니다.
③ 이송차 동승자의 소속기관, 성명, 자격 • 면허의 구분과 그 번호를 적고, 서명을 반드시 하여야 합니다

■ 119구조·구급에 관한 법률 시행규칙 [별지 제5호서식] <개정 2016.1.27.>

구급활동일지

소방서 119구급대(안전센터) 전화)		결재	119구급대장(센터장)
차량번호	구분: [ ]특수 [ ]전문 ([ ]M-ICU [ ]SA) [ ]헬기 [ ]펌뷸런스		

구급출동

신고일시	20 . . . :	신고자	성명 / 연락처		신고방법	[ ]일반전화 [ ]휴대전화 [ ]무선페이징 [ ]기타( )	
사고관할	[ ]센터 [ ]센터 외	환자 인적 사항	성명		나이 세	성별 [ ]남[ ]여	생년월일
출동시각	:		주소	(Tel)			
환자 접촉	:		직업	[ ]영유아 [ ]학생 [ ]주부 [ ]상업 [ ]회사원 [ ]서비스직 [ ]무직 [ ]공무원 [ ]농업 [ ]공업 [ ]수산업 [ ]축산업 [ ]광업 [ ]기타( )		[ ]외국인(국적:)	
거리	km	보호자 등	성명		관 계		연락처
현장 출발	:	환자발생 위치					
병원 도착	:	환자 발생 장소(택일)	[ ]가정 [ ]주택가 [ ]숙박시설 [ ]사무실 [ ]공장 [ ]공사장 [ ]학교 [ ]일반도로 [ ]고속도로 [ ]병원 [ ]산 [ ]공공장소 [ ]강/바다 [ ]논/밭 [ ]지하철 [ ]기타( )				
귀소 시각	:	환자 증상 (복수 선택 가능)	■통증([ ]두통 [ ]흉통 [ ]복통 [ ]요통 [ ]분만진통 [ ]그 밖의 통증) ■외상([ ]골절 [ ]탈구 [ ]염좌 [ ]열상 [ ]찰과상) [ ]의식장애 [ ]기도이물 [ ]호흡곤란 [ ]호흡정지 [ ]심계항진 [ ]심정지 [ ]경련 [ ]발작 [ ]실신 [ ]오심/구토 [ ]설사/변비 [ ]배뇨장애 [ ]객혈 [ ]토혈 [ ]비출혈 [ ]질출혈 [ ]그 밖의 출혈 [ ]고열 [ ]저체온증 [ ]현기증 [ ]현훈 [ ]마비 [ ]전신쇠약 [ ]정신장애 [ ]그 밖의 이물질 [ ]기타( )				
출동 유형	[ ]정상[ ]오인 [ ]거짓[ ]취소 [ ]기타						

환자 발생 유형

병 력 ([ ]없음)			[ ]고혈압 [ ]당뇨 [ ]뇌혈관질환 [ ]심장질환 [ ]폐질환 [ ]결핵 [ ]간염 [ ]간경화 [ ]알레르기 [ ]암(종류:) [ ]신부전(투석여부 :) [ ]기타( )
[ ]질 병			
[ ]질병외	[ ]교통사고	사상자	[ ]운전자 [ ]동승자 [ ]보행자 [ ]자전거 [ ]오토바이 [ ]그 밖의 탈 것( ) [ ]미상
	[ ]사고부상	원인(택일)	[ ]낙상 [ ]추락 [ ]중독 ■화상([ ]화염 [ ]고온체 [ ]전기 [ ]물) [ ]열상 [ ]자상 [ ]그 밖의 둔상 [ ]관통상 [ ]레저활동 [ ]익수 [ ]성폭행 [ ]질식 [ ]화학물질 [ ]동물/곤충 [ ]자연재해 [ ]기계 [ ]농기계 [ ]열손상 [ ]상해 [ ]기타( )
	[ ]비외상성 손상 (택일)		[ ]화상 [ ]목맴·목졸림 [ ]열손상 [ ]한랭손상 [ ]연기흡입 [ ]익수 [ ]질식 [ ]중독 [ ]화학물질 [ ]임신부 [ ]단순주취 [ ]기타( )
	범죄의심		[ ]경찰통보 [ ]긴급이송 [ ]경찰인계 [ ]현장조사상황표 및 질문표 제공

환자 평가

의식상태	[ ]A [ ]V [ ]P [ ]U						사고부위(복수선택 가능)
동공반응	좌 [ ]정상 [ ]축동 [ ]산동			[ ]반응 [ ]무반응 [ ]측정불가			
	우 [ ]정상 [ ]축동 [ ]산동			[ ]반응 [ ]무반응 [ ]측정불가			
활력 징후	시각	혈압	맥박	호흡	체온	SpO_2	혈당체크
[ ] 불가	:	/ mmhg	회/min	회/min	℃	%	mg/dL
[ ] 거부	:	/ mmhg	회/min	회/min	℃	%	mg/dL
환자 분류	[ ]응급 [ ]준응급 [ ]잠재응급 [ ]대상 외 [ ]사망([ ]추정)						
구급대원 평가 소견	◦주 호소: ◦발생시간([ ]추정): :						

응급처치 (복수 선택 가능)

■기도확보([ ]도수조작 [ ]기도유지기 [ ]후두마스크 [ ]기도삽관 [ ]Combitube [ ]King airway [ ]LMA [ ]기타) [ ]흡인기 [ ]기도폐쇄처치
■ 산소투여: ℓ/min([ ]비관 [ ]안면마스크 [ ]포켓마스크 [ ]비재호흡마스크 [ ]BVM [ ]산소소생기 [ ]네뷸라이저 [ ]기타) [ ]인공호흡
■ CPR([ ]실시 [ ]거부 [ ]DNR) [ ]ECG
■ 순환보조([ ]정맥로 확보 [ ]수액공급(cc) 확보 [ ]MAST) [ ]약물투여( ) ■고정([ ]경추 [ ]척추 [ ]부목 [ ]머리)
■ 상처처치([ ]지혈 [ ]상처드레싱) [ ]분만 [ ]보온([ ]온 [ ]냉) ■ AED([ ]Shock [ ]Monitoring) [ ]기타( )

의료지도

의료지도	■요청([ ]연결 [ ]미연결) ■미요청([ ]환자/보호자 거부 [ ]불필요 [ ]기타)	요청시간 :	요청방법: [ ]일반전화 [ ]휴대전화 [ ]무전기 [ ]원격화상장비 [ ]기타( )
의료지도 기관	[ ]소방 [ ]병원 [ ]기타( )	의료지도 내용	[ ]응급처치:[ ]airway [ ]Intubation [ ]Combitube [ ]King airway [ ]LMA [ ]ECG [ ]AED [ ]CPR [ ]IV [ ]BVM [ ]산소투여 [ ]고정 [ ]상처처치 [ ]혈당체크 [ ]보온 [ ]기타( ) [ ]약물투여:[ ]N/S [ ]D/W [ ]NTG [ ]기관지확장제 [ ]lidocain [ ]atropine [ ]기타( ) [ ]병원선정 [ ]환자평가 [ ]CPR유보·중단 [ ]기타( )
의료지도 의사	성명		

환자 이송

	이송(연계)기관명		도착시간 (km)	의료기관 등 선정자	재이송 사유	환자 인수자
1차		[ ]관할 [ ]타시·도 [ ]연계(전문) [ ]연계(헬기)	: (km)	[ ]구급대 [ ]119상황실 [ ]구급상황센터 [ ]환자/보호자 [ ]기타( )	■병상 부족([ ]응급실 [ ]수술실 [ ]입원실 [ ]중환자실) [ ]전문의 부재 [ ]의료장비 고장 [ ]기타 [ ]진료과 없음 [ ]환자/보호자의 변심 ( ) [ ]주취자 등 [ ]1차 응급처치	[ ]의 사 [ ]간호사 [ ]응급구조사 [ ]기 타
2차		[ ]관할 [ ]타시·도 [ ]연계(전문) [ ]연계(헬기)	: (km)	[ ]구급대 [ ]119상황실 [ ]구급상황센터 [ ]환자/보호자 [ ]기타( )	■병상 부족([ ]응급실 [ ]수술실 [ ]입원실 [ ]중환자실) [ ]전문의 부재 [ ]의료장비 고장 [ ]기타 [ ]진료과 없음 [ ]환자/보호자의 변심 ( ) [ ]주취자 등 [ ]1차 응급처치	[ ]의 사 [ ]간호사 [ ]응급구조사 [ ]기 타

※ 본 구급대는 환자의 추가 손상 및 악화(사망 등) 방지를 위해 응급처치에 적합하고 최단시간 이내에 이송이 가능한 ______병원으로 이송을 권유하였으나 ______씨가 원하는 ______병원으로 이송함에 따라 발생하는 민사·형사상 책임을 지지 않습니다. 위 내용을 고지합니다. (서명 또는 인)

미이송: [ ]이송 거부 [ ]이송 거절 [ ]환자 없음 [ ]현장처치 [ ]사망 [ ]경찰차 [ ]병원차 [ ]그 외 차량 [ ]기타( )

이송자

의사	소속: 성명: (서명 또는 인)				
구급대원(1)	[ ]1급 [ ]2급 [ ]간호사 [ ]구급교육 [ ]기타	계급		성명	(서명 또는 인)
구급대원(2)	[ ]1급 [ ]2급 [ ]간호사 [ ]구급교육 [ ]기타	계급		성명	(서명 또는 인)
운전요원	[ ]1급 [ ]2급 [ ]간호사 [ ]구급교육 [ ]기타	계급		성명	(서명 또는 인)

장애요인: [ ]장거리 이송 [ ]보호자 요구 [ ]원거리 병원 [ ]원거리 출동 [ ]만취자 [ ]폭행 [ ]언어폭력 [ ]환자 과체중 [ ]기관협조 미흡 [ ]환자위치 불명확 [ ]교통정체 [ ]폭우 [ ]폭설 [ ]기타( )

일련번호	-	병원의 환자 등록번호	-	뒷장이 동시에 기록되도록 제작

210mm×297mm[백상지(80g/㎡) 또는 중질지(80g/㎡)]

■ 119구조·구급에 관한 법률 시행규칙 [별지 제2호서식] <개정 2016.1.27.>

소방서

구급대·안전센터

이송 거절·거부 확인서

결재	부대장 (부센터장)	대 장 (센터장)

구급일지 일련번호	-		
구분	[ ] 이송 거절(구급대원) [ ] 이송 거부(환자/보호자)		
환자평가	환자의 병력·증상 및 주변상황, 발병 또는 손상의 상태를 종합적으로 평가한 결과 환자의 상태가 심각한가?		[ ] 예 [ ] 아니요
	세부 항목 [ ] 평가 거부	▶자살시도	[ ] 예 [ ] 아니요
		▶머리 손상	[ ] 예 [ ] 아니요
		▶약물중독(intoxication)	[ ] 예 [ ] 아니요
		▶흉통 또는 복통	[ ] 예 [ ] 아니요
		▶호흡곤란	[ ] 예 [ ] 아니요
		▶실신(syncope)	[ ] 예 [ ] 아니요
※ ■부분에 체크한 경우 의료지도에 따를 것	활력징후 [ ] 측정 거부	[ ] 맥박수 비정상 [ ] 혈압 비정상 [ ] 호흡수 비정상 [ ] 의식상태 이상(異常) 또는 당뇨인 경우 혈당치 비정상(Chemstrip/Glucometer) [ ] 흉통, 호흡곤란 또는 의식상태 이상인 경우 SpO_2 비정상(가능한 경우) <정상 범위> 맥박수 60~100회, 수축기 혈압 100~140mmHg, 이완기 혈압 60~90mmHg, 호흡수 12~20회, 혈당치 60mg/d/ 이상, SpO_2 95% 이상	
	※ 비응급환자로 추정되는 상황에서 세부 항목의 평가거부 또는 활력징후의 측정 거부 시에는 이송거절을 원칙으로 함		
이송 거절 확인	거절 사유	[ ] 단순 치통환자 [ ] 단순 감기환자(섭씨 38도 이상의 고열 또는 호흡곤란이 있는 경우는 제외) [ ] 혈압 등 활력징후가 안정된 타박상 환자 [ ] 술에 취한 사람(강한 자극에도 의식이 회복되지 아니하거나 외상이 있는 경우는 제외) [ ] 만성질환자로서 검진 또는 입원 목적의 이송 요청자 [ ] 단순 열상(熱傷) 또는 찰과상(擦過傷)으로 지속적인 출혈이 없는 외상환자 [ ] 병원 간 이송(의사가 동승한 응급환자 제외) 또는 자택으로의 이송요청자 [ ] 구급대원에게 폭력을 행사하는 등 구급활동을 방해하는 경우	
	구두 확인	[ ] 이송을 요청한 사람 [ ] 목격자	
	환자 고지	[ ] 상태가 악화되면 119에 다시 신고 [ ] 다른 이동수단의 종류 및 이용방법 [ ] 이송 거절의 이유, 구급대원의 소속·성명·전화번호 및 이의제기방법	
이송 거부 확인	이송 거부	이송 거부로 인하여 환자에게 미친 영향에 대해서는 본인이 책임을 지겠습니다. 환자/보호자 (서명 또는 인)	
	서명 거부	[ ] 구두 확인 1차 [ ] 구두 확인 2차	
	목격자	본인은 환자 또는 보호자가 119구급대의 이송을 거부하는 것을 목격하였습니다. 목격자 (서명 또는 인) 전화번호:	
	환자 고지	[ ] 상태가 악화되면 119에 다시 신고 [ ] 병원치료가 필요함을 고지	
녹음 등 유무	[ ]녹음/녹화 자료 있음 [ ]녹음/녹화 자료 없음 [ ]그 밖의 자료 있음		

본인은 구급업무와 관련된 본인의 교육·자격 및 경험 등에 따라 환자의 상태를 성실히 평가했으며, 그 결과에 따라 해당 환자에게 필요한 조치를 하고, 환자를 이송하지 않았습니다.

20 . . . : 구급대원 (서명 또는 인)

210mm×297mm[백상지(80g/㎡) 또는 중질지(80g/㎡)]

심전도 및 AED 기록지

(뒤 쪽)

1	현장 초기 AED 심전도 기록(최소 6초간, 총20cm)
2	심전도 분석시 심전도 기록(최소 6초간, 총20cm)
3	제세동 가능 리듬 3초간 심전도 기록(제세동전 3초, 제세동 후 3초, 전후10cm-총20cm)
4	제세동 불가능 리듬, 2분간 심폐소생술 후 심전도 기록(최소 6초간, 총20cm)
5	기타 심전도 (현장상황에 대해 기술) 예: 심전도 변화, 흉부압박 중, 이송 중 등

※ 전산에 입력할 때에는 기록지를 스캔하여 스캔 자료를 가로로 칸 안에 삽입(그림 한개당 5Mbytes, 파일확장자 jpg)하며, 반드시 판독이 가능해야 합니다.

■ 119구조·구급에 관한 법률 시행규칙 [별지 제9호서식] <개정 2016.1.27.>

감염성 질병 및 유해물질 등 접촉 보고서

결재	부대장 (부센터장)	대 장 (센터장)

소방서
구조대·구급대·안전센터

성 명		계급		생년월일	
구조·구급활동 일지 일련 번 호		접촉 일시		접촉지역 주 소	
사고 유형	[ ]화학반응 [ ]누출 [ ]화재현장 [ ]폭발 [ ]유증기 [ ]구조·구급			착용복장 (복수 선택 가능)	[ ]화학보호복 [ ]공기호흡기 [ ]방화복 [ ]보호안경 [ ]기동복 [ ]장갑 [ ]기타(______) [ ]마스크
활동영역	[ ]통제지역 [ ]제한지역 [ ]안전지역 [ ]구조·구급차량 [ ]기타(________________)			현장오염 제거	[ ]예 [ ]아니요
주된 증상 및 활력징후 (보고 당시)	주된 증상: 혈 압: 맥 박: 호 흡: 체 온:				
자각증상					
감염경로	[ ]주사바늘에 찔림 [ ]호흡 [ ]혈액 [ ]기타( )				
접촉시간 (분)	[ ]통제지역: [ ]제한지역: [ ]구조대상자·응급환자 접촉:			검진 내용	[ ]현장확인(구조·구급대원) [ ]병원검진(의사)
위험물질 등 명칭 (감염성 질병명)					

20 . . .

보고자 계급:__________ 성명:____________(서명 또는 인)

210mm×297mm[백상지(80g/㎡) 또는 중질지(80g/㎡)]

휴대 및 구급차 내 의료장비 사용법

응 급 구 조 와 응 급 처 치
RESCUE AND EMERGENCY CARE

개요

효율적인 응급구조 활동으로 환자의 고통과 후유증을 줄여주고 생존율을 높이기 위해서는 이론적 지식 습득과 더불어 의료장비 사용에 숙련되어 있어야 한다. 또한 응급의료장비 사용법은 응급구조사 자격시험에서도 큰 비중을 차지하는 분야로 체계적으로 정리할 필요성이 절실히 대두되었다. 우리나라는 응급의료에 관한 법률에서 구급차량을 특수구급차와 일반구급차로 구분하고 있으며, 구급차 내 탑재하는 장비에 차이를 두고 있다. 그러나 병원전 처치를 담당하고 있는 응급구조사들이 전문소생술을 충분히 시행할 수 여건이 아직까지는 조성되어 있지 않기 때문에 구급차가 차량별 기능을 제대로 못 하고 모호하게 운영되고 있다. 병원전 처치의 주축을 담당하고 있는 소방의 119구급차량 내 장비 적재 기준은 특수구급차의 장비를 기준으로 하고 있으며, 그 외에 필요에 따라 장비를 추가하고 있다. 이 장에서는 이 책의 전 장에 걸쳐 분산되어 있는 장비들을 기능별로 묶어 핵심내용을 요약하였으며, 설명이 부족한 장비에 대해서는 좀 더 세부적으로 다루었기 때문에 응급구조사가 되기 위해 준비하는 수험생이나 현장활동을 하는 응급구조사들에게 도움이 될 것으로 기대된다.

목표

- 각 장비들을 사용목적별로 분류할 수 있다.
- 각 장비들의 기능과 사용법 등에 대하여 정확히 설명할 수 있다.
- 응급상황별로 가장 적절한 장비를 선택하여 정확히 사용할 수 있다.

1. 기도확보 장비

1) 입인두기도기 (Oropharyngeal airway, OPA)

(1) 용도

무의식 환자에게 흔히 발생하는 혀에 의한 상기도 폐쇄를 방지하기 위해 사용한다.

(2) 선정방법

① 환자의 입 가장자리에서부터 귓불 끝까지의 길이
② 환자의 입 중심에서부터 아래턱 각까지의 길이

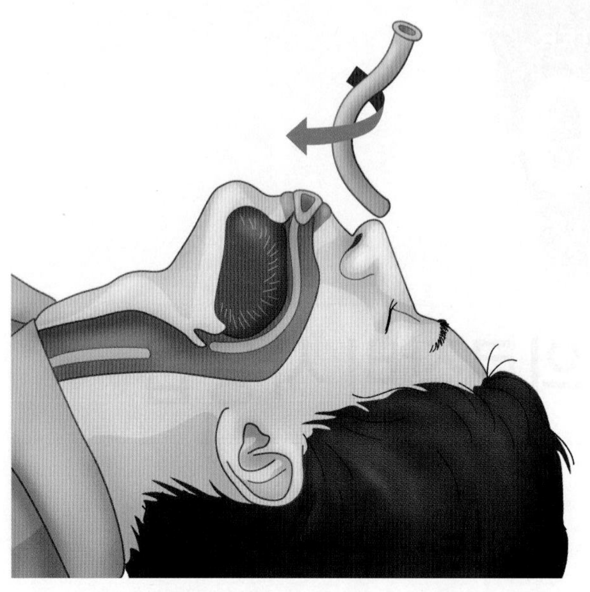

● 그림 60-1 입인두기도기(180°삽입법)

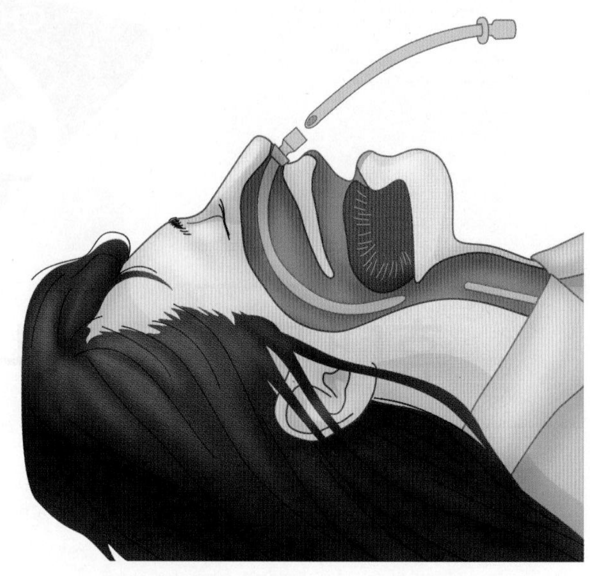

● 그림 60-2 코인두기도기

(3) 삽입방법(그림 60-1)

180°삽입법, 90°삽입법, 설압자를 이용한 방법 등이 있다.

(4) 주의사항

① 의식이 있거나 반혼수 상태의 구토 반사가 있는 환자에게 사용하면 안 된다.

② 부적절한 크기를 환자에게 사용하면 기도유지가 잘 안 되거나 오히려 기도를 폐쇄시킬 수 있다(후두덮개 압박, 성대 경련 등).

③ 구토 반사가 돌아오면 제거해야 한다.

④ 역류되는 위 내용물로부터 기도를 완전하게 보호할 수 없다.

2) 코인두기도기 (Nasopharyngeal airway, NPA)

(1) 용도

구토 반사가 있거나 입안 손상이 있는 환자의 상기도유지를 위해 주로 사용한다.

(2) 선정방법

① 길이: 코끝에서 귓불 끝까지의 길이

② 크기: 콧속의 크기보다 약간 작은 것(기도기의 바깥 지름을 측정하거나 환자의 새끼손가락의 직경 정도)

(3) 삽입방법(그림 60-2)

① 환자의 콧구멍 중 더 큰 쪽(보통 오른쪽)을 선택한 후 기도기에 윤활유를 발라 코의 굴곡을 따라 삽입한다.

② 기도기를 삽입하다가 저항이 느껴지면 억지로 밀어 넣지 말고 다른 쪽 코안으로 삽입한다.

(4) 주의사항

① 너무 무리하게 삽입하면 코피 등 코 손상을 일으킬 수 있다.

② 머리뼈 바닥 골절 시에는 사용을 금한다.

③ 길이가 너무 길면 식도로 유입되어 구토를 유발하거나 호흡곤란을 일으킬 수 있다.

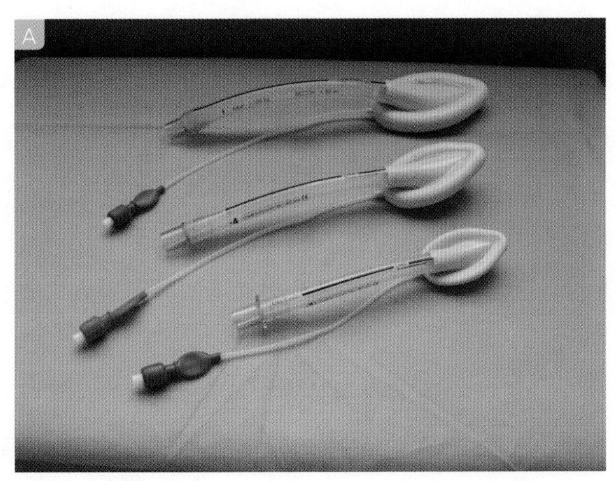

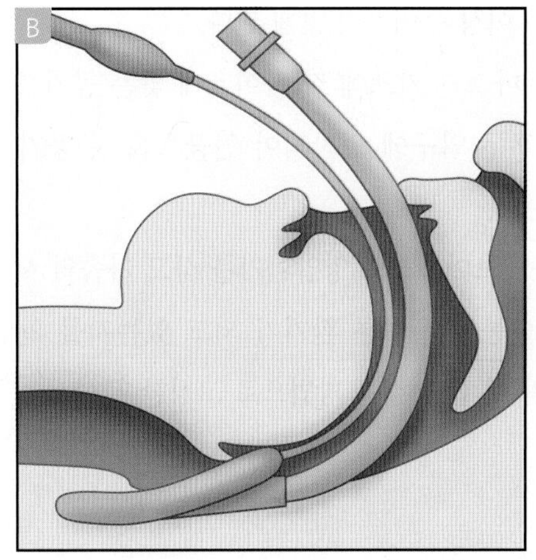

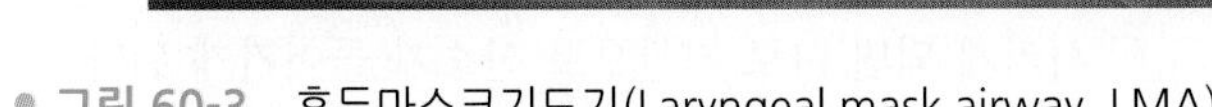

• 그림 60-3 후두마스크기도기(Laryngeal mask airway, LMA)

3) 후두마스크기도기

(Laryngeal mask airway, LMA)

(1) 용도

입(코)인두 기도기보다 기도확보 효과가 탁월하며 후두경을 사용하지 않고 삽입하므로 기관 내 삽관보다 환자에게 자극이 적고 적용이 쉬워 병원전 처치에서 유용한 기도확보 장비이다.

(2) 종류

① LMA-Classic: 표준형으로 병원전 처치에서 주로 사용한다(그림 60-3).

② LMA- Flexible: 튜브 내에 와이어가 내장되어 있어 구부려도 튜브가 접히지 않는다.

③ LMA- ProSeal: 위장관 튜브가 부착된 일체형으로 위 내용물 제거가 쉽다.

④ LMA- Fastrach: 후두경을 사용하지 않고 튜브 내로 기관 내 삽관이 가능하다.

(3) 특징

① 비교적 시간이 짧은 전신마취를 하거나 병원전 심정지 환자의 기도확보 시 유용하다.

② 기관 내 삽관 삽입방법이 간단하며, 목뼈 손상 등 기도삽관이 곤란한 환자에게도 기도확보가 가능하다.

③ 멸균 · 재사용이 가능하다.

(4) 단점

① 흔들림이 심할 경우 빠지는 사례가 종종 발생하므로 고정에 유의해야 한다.

② 기관과 식도가 완전하게 분리되지 않아 위 내용물 흡인을 예방할 수 없다.

③ 마스크에서 공기 누출이 큰 경우는 양압환기가 불충분해진다.

④ 높은 압력(20 cmH_2O 이상)으로 양압환기를 하면 위장으로 공기가 들어갈 수 있다.

(5) 삽입방법

① 환자의 머리맡에서 환자를 냄새 맡는 자세(Sniffing Position)로 취한 다음 왼손으로 환자의 뒤통수부위를 유지한다.

② 공기를 뺀 마스크를 입천정에 밀착시켜 저항을 느낄 때까지 충분히 삽입하면 마스크 끝이 상부식도괄약근위

에서 더 이상 들어가지 않게 된다.

③ 후두마스크 커프에 각 사이즈에 맞는 공기를 주입하면 후두 입구에 밀착되어 인공호흡 시 공기가 새지 않는다.

④ 백-밸브마스크로 양압환기를 하고 가슴의 시진과 통진을 통해 올바른 환기가 되고 있는지를 확인한 후 기관 내 삽관 같은 방법으로 고정한다.

4) 식도-기관 콤비 튜브

(Esophagealtracheal combitube, ETC)

(1) 용도

식도 또는 기관 삽입이 가능한 이중 튜브로 되어 있으며 후두경을 사용하지 않고 삽입하여 튜브의 끝이 어느 쪽으로 들어가든지 상관없이 기도를 유지할 수 있어 병원 전심정지 환자의 기도 처치 시 유용한 기도확보 장비이다(그림 60-4).

(2) 원리

백-밸브마스크를 연결하여 환기를 시킬 수 있는 관이 2개 있다.

① 한쪽 관은 끝이 식도로 들어갔을 때 사용하는 관으로 튜브 끝이 폐쇄되어 있고 약간 위쪽에 환기를 위한 작은 구멍이 몇 개 있어서 환기를 시켰을 경우 작은 구멍을 통하여 기관으로 산소가 들어가게 된다. 일반적으로 튜브를 보지 않고 삽입했을 경우 80% 이상이 식도로 삽입된다.

② 다른 쪽 관은 끝부분이 기관으로 들어갔을 때 사용하는 관으로 끝부분이 개방된 튜브로 되어 있어 환기를 시키게 되면 바로 기관으로 산소가 들어가게 된다.

(3) 사용 금기 대상

① 120 cm 이하의 소아

② 식도질환이 있는 환자

③ 구토 반사가 있는 환자

④ 부식성 물질을 섭취한 환자

⑤ 후두 이물질이나 병변에 의한 상부기도 폐쇄

(4) 크기별 적용 환자

① 37F SA (Small Adult) – 신장이 120–167 cm인 사람에게 사용

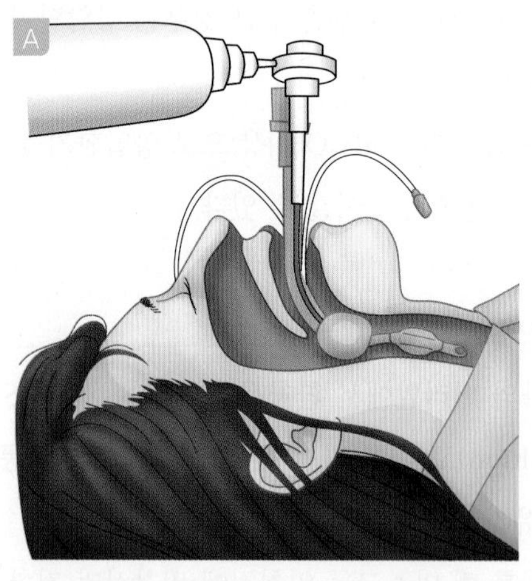

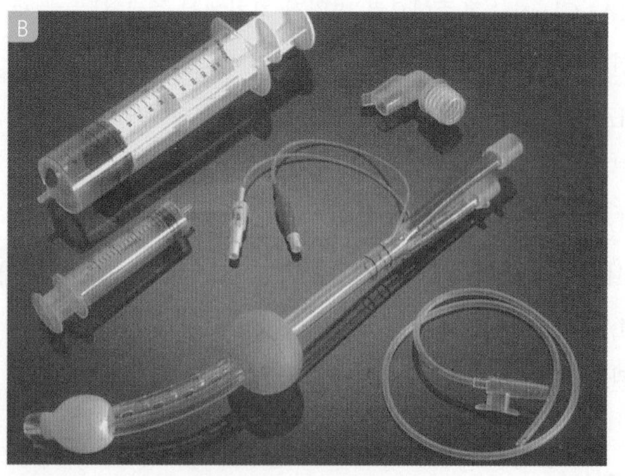

그림 60-4 식도-기관 콤비 튜브

② 41F – 신장이 167 cm 이상인 사람에게 사용
③ 신장 120 cm 이하인 소아에게 맞는 크기의 식도-기관 콤비 튜브는 없음

(5) 삽입방법

① 삽입 전에 충분한 산소를 제공하기 위해 과환기를 시킨다.
② 튜브에 달린 2개의 풍선이 부풀려지는지 확인한다(41F: 청색 100 mL, 흰색 5-15 mL, 37F SA: 청색 85 mL, 흰색 5-12 mL의 공기를 주입 후 뺀다).
③ 튜브 끝에 수용성 젤리를 바른 후 환자의 머리 바로 위에 위치하여 환자의 목을 신전시키고 기도 만곡을 따라 튜브를 환자의 입속으로 삽입한다.
④ 튜브에 그려져 있는 원이 환자의 치아 부분에 올 때까지 튜브를 부드럽게 삽입한다.
⑤ 청색의 인두 커프 공기주입구에 주사기를 통해 공기를 주입하여 인두 커프를 팽창시킨 다음, 흰색의 끝 부분 커프 공기주입구에 공기를 주입하여 먼 쪽 부분 커프를 팽창시킨다.
⑥ 청색 튜브(NO. 1)에 백-밸브를 부착시키고 환기를 하여 가슴우리 상승이 잘 관찰되고 상복부에서 공기음이 들리지 않으면 콤비 튜브는 식도에 잘 놓여져 윗 부분의 작은 구멍을 통해 환기가 이루어지고 있는 것이다.
⑦ 그러나 청색 튜브를 통한 환기 시 공기음이 들리고 가슴우리상승이 없으면 콤비 튜브는 기관 내에 있는 것이므로 즉시 흰색 튜브(NO. 2)에 백-밸브를 부착시키고 환기를 시킨다. 이때 가슴우리상승이 이루어지고 상복부의 공기음이 들리지 않는다면 산소가 기관 내로 잘 들어가고 있는 것이다.

(6) 참고사항

현재 시중에서 판매되고 있지는 않다.

5) 기관 내 삽관 (Intubation)

(1) 용도

후두경으로 후두덮개와 성문을 확인하고 기관까지 튜브(관)를 삽관하여 기도를 유지하는 것으로 가장 효과적인 기도확보 방법이다.

(2) 구성품

후두경, 기도삽관용 튜브, 기도삽관 탐침, 기도기, 고정장비, 주사기, 젤리 등

(3) 특징

① 후두경을 다루는 기술이 기관 삽관술의 핵심이라 할 수 있으며, 후두경의 날은 2종류이다.
- 직선날: 후두덮개를 들어 올려 성대를 잘 보일 수 있도록 한다.
- 곡선날: 후두덮개계곡에 위치하여 목뿔후두덮개(목뿔뼈 후두덮개) 인대를 누르고 후두덮개를 앞쪽으로 당겨서 간접적으로 성대가 보이도록 하며, 주로 성인에서 사용된다.

② 기관 내 삽관은 전문적 기도유지법으로 많은 훈련과 교육이 필요하다.
③ 가장 확실한 기도유지 방법으로 기도와 식도를 완전하게 분리하여 위 내용물이나 분비물이 기관으로 유입되는 것을 방지할 수 있다.
④ 기관이나 폐 내에 저류하는 분비물 등을 흡인하여 기도를 청청화시킬 수 있다.
⑤ 구강을 통한 삽관방법과 후두경을 사용하지 않는 비강을 통한 삽관방법이 있다.
⑥ 삽입 시 보조자가 반지연골 누르기를 실시해주면 삽입이 쉬워진다.

(4) 주의사항

① 후두경 사용 시 치아 손상의 우려가 크므로 주의하여

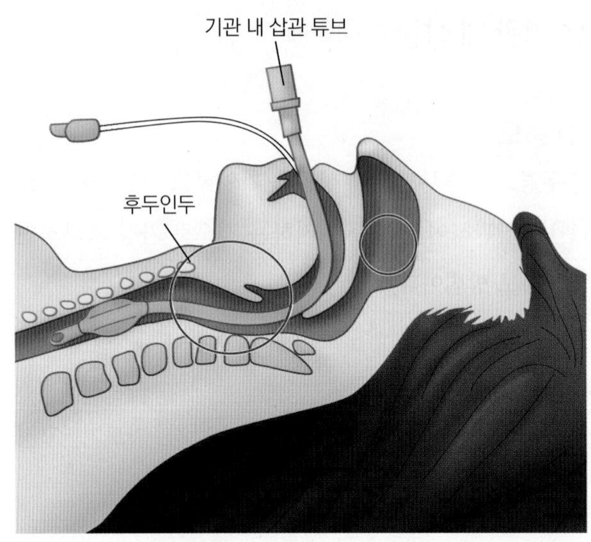

● 그림 60-5 기관 내 삽관

야 한다.

② 시행 중 산소중단 시간을 최소화하여야 한다.

- 삽관 전에는 충분한 산소를 투여하여야 하므로, 백-밸브마스크로 과다환기를 시킨다.
- 가능한 15초 이내에 삽관을 완료하고, 1회 시도에 30초를 초과하지 말아야 한다.

③ 30초 내 삽관에 실패하면 호흡보조로 충분한 산소를 제공한 후 재시도 한다.

④ 기관 내 삽관은 냄새 맡는 자세(Sniffing Position)를 가장 적절한 자세로 보며, 목뼈 손상 환자의 경우 삽입에 어려움이 많다.

(5) 삽입방법

① 환자의 머리를 약간 신전시키고 후두경을 사용하여 성문을 확인한다.

② 튜브가 성문으로 들어가는지 눈으로 확인하면서 삽입한다.

③ 튜브의 끝이 성문을 통과하면 1-2 cm 정도 집어넣고 스타일렛을 제거한다.

④ 커프 공기주입구에 5-10 mL의 공기를 주입하여 커프를 팽창시킨 후 튜브에 백-밸브를 연결한다.

⑤ 환기하면서 위와 양쪽폐에서 호흡음을 청진하여 적절하게 삽관되었는지를 확인한 후 입인두기도기를 넣고 고정한다.

⑥ 튜브의 삽입 깊이를 측정하고 표시하여 치료와 이송 동안 빠져나오는지 감시한다.

(6) 참고사항

기관 내 삽관방법으로 비디오후두경을 이용한 기관 내 삽관법이나 후두경을 사용하지 않는 맹목적삽관법(Blind Intubation)과 발광탐침삽관법(Lighted Stylet Intubation)도 유용하게 사용되고 있다.

6) 호기말이산화탄소 측정기(ET CO_2 검출기)

(1) 용도

기관 내 삽관 후 날숨 시 이산화탄소의 농도를 감지하여 기도확보의 적절성을 확인할 수 있는 작은 크기의 유용한 기구이다(그림 60-6).

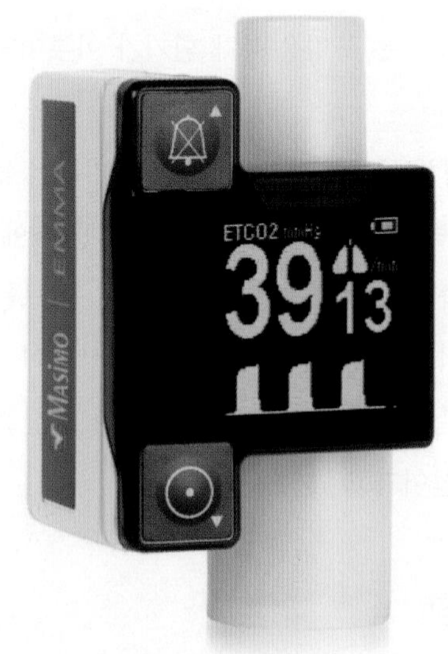

● 그림 60-6 호기말이산화탄소 측정기

(2) 방법

① 백-밸브마스크와 삽관 튜브 사이에 연결한다.

② 기관으로 적절하게 삽입되었으면 허파에서 배출되는 이산화탄소(2–5% 농도)에 반응하여 색의 변화가 일어난다(보라색→노란색).

③ 기도폐쇄 또는 식도 삽관 시에는 색이 변하지 않는다(보라색).

(3) 주의사항

① 이산화탄소 수치로 기관 내 삽관의 적절성을 완벽하게 신뢰할 수 있는 것은 아니므로 보조적인 방법으로 사용하는 것이 바람직하며, 가슴의 팽창, 상복부 청진음 및 양쪽 폐음을 청진하여 기관 내 삽관의 적절성을 평가해야 한다.

② 소아용과 성인용이 구분되어 있으므로 적절하게 사용하여야 한다.

2. 흡인 장비

1) 흡인기

(1) 용도

의식 수준이 저하되어 자신의 기도를 스스로 관리할 수 없는 환자의 체액, 구토물, 이물질 등을 진공압력으로 흡인하여 기도를 유지해 준다.

(2) 종류

① 고정용 흡인기

보통 환자의 머리 쪽에 설치하며, 엔진의 분기관이나 전기 동력원으로 흡인 진공압력을 생성한다.

② 휴대용 흡인기

전기 작동식(축전지나 가정용 전기), 산소 또는 공기작동식

(3) 구성

흡인기, 흡인 물 수집 통, 연결 튜브(관), 흡인 tip, 카테터, 물통

① 흡인기

진공을 발생시키는 근원과 진공압을 측정할 수 있는 계기 포함

② 흡입 연결 튜브

벽이 두껍고 꼬임 방지가 된 구경이 넓은 관

③ 흡인 tip

보통 2종류

i. 흡인 카테터

유연하고 부드러운 플라스틱 또는 고무 튜브로 되어 있으며, 코안 및 입안의 흡인과 기관 내 삽관 튜브를 통한 흡인용으로 사용된다.

Whistle stop이 부착된 것을 사용하고, 번호가 클수록 직경이 크다(14Fr > 8Fr).

ii. 경성 흡인팁

보통 tonsil-tip 또는 Yanker tip이라 불리며 폐 흡인을 피하려고 입안, 인후로부터 과량의 구토물, 혈액, 이물질의 빠른 배출을 위해 사용된다.

④ 흡인 물 수집 통

쉽게 분리해서 소독할 수 있어야 하며, 일회용 용기를 많이 사용한다.

⑤ 깨끗한 물통

생리식염수를 사용하여 부분적으로 튜브를 막고 있는 물질을 청소하기 위해 사용한다.

(4) 특징

① 수집 관의 개방된 끝부분에서 최소한 분당 30 L의 공기가 흡수되거나 수집 관을 막았을 때 300 mmHg 이상의 진공압력이 생겨야 한다(대부분 제품이 500 mmHg 이상의 진공압력이 나옴).

② 흡인압력은 기계 및 사람의 크기에 따라 적절하게 시작하고 약하면 점차 올린다.

- 벽 부착식: 성인(100-120 mmHg), 소아(95-100 mmHg), 영아(50-95 mmHg)
- 이동식: 성인(10-15 cmHg), 소아(5-10 cmHg), 영아(2-5 cmHg)

(5) 사용방법

① 흡인을 하는 동안에는 항상 적절한 감염통제 방법을 사용해야 한다(보호안경, 마스크, 일회용 장갑).

② 환자를 흡인하기 편한 자세로 유지한다.

- 의식이 있는 환자의 입인두 흡인 시: 옆으로 돌린 반좌위
- 무의식 환자의 흡인 시: 흡인자의 얼굴을 마주보는 측위
- 코안 흡인 시: 고개를 과신전시킨 상태

③ 흡인을 하기 전과 하고난 후에는 환자를 과다환기 시킨다.

④ 삽입하는 깊이를 적절하게 측정하고 기구의 흡입능력을 검사한다.

- 입안 흡인: 입 가장자리에서 귓불까지 거리
- 코안 흡인: 코에서 귓불까지의 거리

⑤ 흡인력이 생기지 않도록 Whistle stop을 개방하고 원하는 부위까지 관을 삽입한다. 원하는 부위에 관이 삽입되었으면 흡인력이 생기도록 Whistle stop을 엄지나 검지로 막고 조심스럽게 돌리면서 빼낸다.

⑦ 관을 증류수 등에 통과시켜 부분적으로 막힌 것을 씻어내고 다시 흡입을 한다.

(6) 주의사항

① 흡인 시 tip에서 눈을 떼지 말고, 절대 한 번에 10-15초 이상 흡인하지 않도록 한다. 환기(산소공급)도 매우 중요하므로 5초 이내에 흡인을 종료하도록 노력하고 다시 흡인을 시행해야 할 경우에는 적어도 20초 정도 과다환기 후 재흡인을 시도한다.

② 흡인의 주요 위험인 저산소증, 환기의 지연, 미주신경자극으로 인한 부정맥 촉발, 구토와 흡인의 유도 등을 잘 알고 대응할 준비를 해야 한다.

③ 이동용 흡인기의 경우 배터리 유지 및 조절이 필수적이므로 철저하게 관리한다.

2) 수동식 흡인기

(1) 용도

가볍고 작으며 외부의 배터리에 의존하지 않고 수동으로 즉각적인 흡인이 가능하여 산악이나 야외에서 임시적으로 사용한다.

(2) 종류

V-Vac, Res-Q-Vac, 고무공 등

(3) 단점

① 흡인력이 약하고 흡인물 수집 통이 작다.

② 환자의 입안으로 흡인 도관의 끝을 정확하게 삽입하면서 수동으로 펌프질하는 것이 수월하지는 않다.

3. 호흡보조기구

1) 포켓 마스크 (Pocket mask)

(1) 용도

입대입 인공호흡 시 환자와 직접적인 신체접촉을 피할 수 있으며, 산소 연결 줄을 사용하면 충분한 산소를 보충하면서 인공호흡이 가능하다(그림 60-7).

(2) 특징

① 감염방지를 위해 일방통행 밸브로 되어 있으며, 휴대가 간편하다.

② 포켓 마스크는 분당 10 L의 산소량으로 50%의 산소농도를, 분당 15 L의 산소량으로 55%의 산소농도를 공급할 수 있다.

③ 기도확보와 마스크 밀착을 확실히 해야 효과적인 인공호흡이 가능하다.

④ 성인용을 유아 · 소아에게 사용할 때는 마스크를 거꾸로 밀착시켜서 뾰족한 끝이 턱으로 가도록 위치시킨 다음 사용한다.

2) 백-밸브마스크 (Bag-valve mask, BVM)

(1) 용도

호흡이 없거나 자발호흡이 곤란한 환자에게 수동으로 양압환기를 실시할 수 있으며, 병원 응급실과 병원전 호흡보조 장비로 보편적으로 사용된다(그림 60-8).

(2) 구성품

① 백: 규격은 다양하지만 일반적으로 성인(1,200-1,600 mL), 소아(500 mL), 유아(240 mL)로 구분하여 사용한다.

② 밸브: 일방향 밸브로 되어 있다.

③ 마스크: 유아, 소아, 성인용으로 구분한다.

④ 기타: 산소 저장낭, 산소연결줄 등

(3) 특징

① 산소와 연결하지 않고 사용하면 21% 정도의 산소를 공급할 수 있다.

② 산소 유량이 분당 10-15 L인 경우 산소 저장낭이 없으면 40-50%, 저장낭이 붙어 있으면 85-100%의 산소가 제공된다.

③ 소아와 유아용에는 과압방지용 밸브(Pop Off Valve)

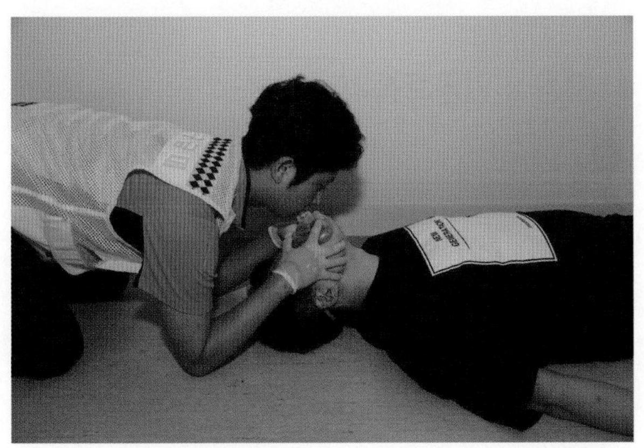

● 그림 60-7 포켓 마스크

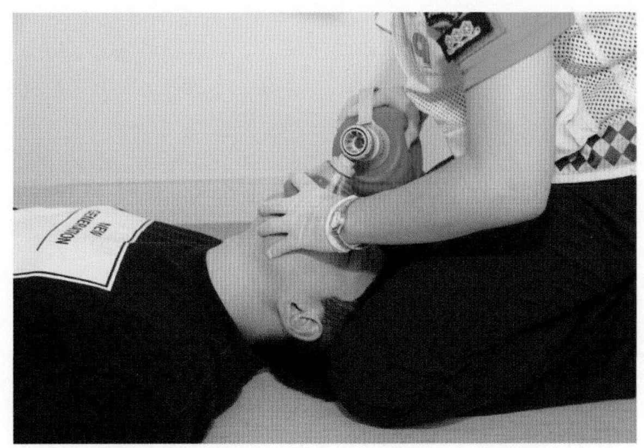

● 그림 60-8 백-밸브마스크

를 장착해야 하나, 성인용에는 기도저항이 크고 폐가 수용할 수 있는 능력이 적은 환자의 경우 과압방지용 밸브가 오히려 효율적인 환기를 방해할 수 있기 때문에 장착하지 않는다.

(4) 사용법

① 1인과 2인이 모두 사용할 수 있다.

② 1회 환기량은 400-600 mL가 되도록 하며 기도유지 후 마스크를 확실히 밀착시키고 백을 짜주어야 효과적인 양압 환기를 시킬 수 있다.

③ 호흡은 있으나 충분한 환기량이 유지되지 않는 환자의 호흡보조 시에는 환자의 들숨에 맞추어 백을 압박해주어야 한다.

④ 고농도의 산소를 투여하기 위해서는 산소 저장낭을 붙여 사용하고, 초기에 분당 15 L 이상의 산소를 틀어 저장낭에 산소가 채워지도록 한 다음 사용한다.

3) 수요밸브 (Demand valve) 소생기

(1) 용도

산소공급원과 연결된 고압 관을 가지고 있어 최대 분당 40 L의 속도로 100%의 산소를 공급할 수 있으며, 호흡이 없는 환자에게 버튼(또는 트리거)을 눌러 수동으로 양압환기를 시킬 수 있다.

(2) 특징

① 수요밸브 소생기는 2단계 압력 감소체계로서 1단계는 조절장치이고 2단계는 밸브의 머리 부분 제어이다.

② 백-밸브마스크 환기와 비교해 사용이 편리하여 미국의 초기 병원전 처치에서 주로 널리 사용되었으나, 적당량의 호흡량을 제공하기가 쉽지 않고 호흡문제가 있을 때 인지하기 어렵다는 단점이 있다.

③ 수동조작 기능이 있어 밸브 머리 부분의 작동 버튼을 누를 때 압력에 의해 산소가 환자에게 들어가며, 버튼을 놓으면 압력이 멈추고 두 번째 밸브와 배출구를 통해 환자의 날숨이 나간다.

④ 자발 호흡이 시작되면 매번 들숨 시 산소를 확보할 수 있도록 수요밸브는 분리되고 들숨에 맞추어 고농도의 산소가 공급된다. 이때는 비재호흡마스크로 교체해 주는 것이 바람직하다.

(3) 단점

① 압력방식이기 때문에 과도한 압력으로 폐 손상이나 위 팽만이 발생할 수 있다.

② 성인용으로 제작되어 소아들에게 사용하여서는 안 된다.

③ 산소 소비량이 많으므로 500 psi 보유 이하인 탱크는 가득 찬 것으로 교체해야 한다.

(4) 참고

우리나라 병원전 응급의료 현장에서는 수요밸브 단독 개념의 소생기는 사용되지 않고 있으며, 수요밸브의 기능이 보완 · 추가된 자동식 인공호흡기가 널리 사용되고 있다.

그런데도 수요밸브소생기를 자동식 인공호흡기와 분리하여 설명한 것은 시험대비를 위한 목적이 강하다.

4) 자동식 인공호흡기

(1) 용도

호흡이 정지된 환자나 호흡기능상실 환자에게 자동 또는 수동으로 적정량의 산소를 공급할 수 있는 호흡보조 및 소생 장비이다.

(2) 종류

① 압력 방식

미리 정해놓은 압력에 도달할 시 환자가 날숨을 할 수 있도록 설계되어 있다.

② 부피/시간 방식

처치자가 원하는 호흡횟수와 1회 환기량을 조절하여 사용할 수 있도록 설계되어 있다.

③ 기능 및 특성(표 60-1)

4. 산소공급기구

1) 코삽입관 (Nasal cannula)

(1) 용도

각 콧구멍에 끼우는 2개의 돌출 관이 있는 산소공급기구로 저농도의 산소를 요구하는 환자에게 주로 사용한다(그림 60-9).

(2) 특징

① 마스크 사용 시 질식할 것 같다고 호소하는 환자에게 유용하며 식사 중에도 사용할 수 있는 장점이 있다.

② 코삽입관 사용 시에는 분당 1-6 L의 산소 유량을 유

표 60-1 자동식 인공호흡기의 기능 및 특성

구분 \ 종류	압력(Pressure cycle) 방식	부피/시간(Volume/Time cycle) 방식
공통점	① 압축산소를 동력원으로 사용함 ② 대부분 제품에 수동버튼 기능을 추가하여 자동/수동을 선택하여 사용 가능함 ③ 대부분 PEEP (positive end-expiratory pressure)기능이 있음 ④ 오염된 자동전환기의 세척 및 교체를 할 수 있음 ⑤ 과압력방지장치(pop-off)가 있음(대부분 50-60 cmH_2O) ⑥ 환자에게 고농도의 산소공급이 가능함 ⑦ 휴대용의 경우 대부분 산소호흡기 및 흡인기의 기능이 부가되어 있음	
차이점	① 순간 유량이 높게 설정되어 있어 호흡 시에 산소가 과다공급될 수 있음 ② 분당호흡횟수 조정이 명확하지 않음	① 환자에 따라 호흡횟수와 1회 환기량을 조절하므로 과다공급 우려가 적음 ② 분당호흡횟수 조정이 확실함
사용 시 주의점	① 인공호흡과 동시에 가슴압박을 병행하는 것은 손상의 우려가 있고 국제기준에 상반되므로 자동전환기를 사용하지 말고 수동 버튼을 이용하도록 함 ② 마스크 연결부위에 이물질이 묻어 있으면 수동버튼을 2-3회 눌러 이물질을 제거한 다음 자동 전환기를 사용함 ③ 인공호흡용 마스크를 환자에게 완전히 밀착시키지 않으면 적절한 환기가 어려우므로 기도확보 및 마스크 밀착에유의해야 함 ④ 장비별 사용법 및 적용 연령을 철저히 지켜야 함 ⑤ 인공호흡기는 현재 응급의료에 관한 법률상 1급 응급구조사가 의사의 지도를 받아서 사용할 수 있는 장비임	

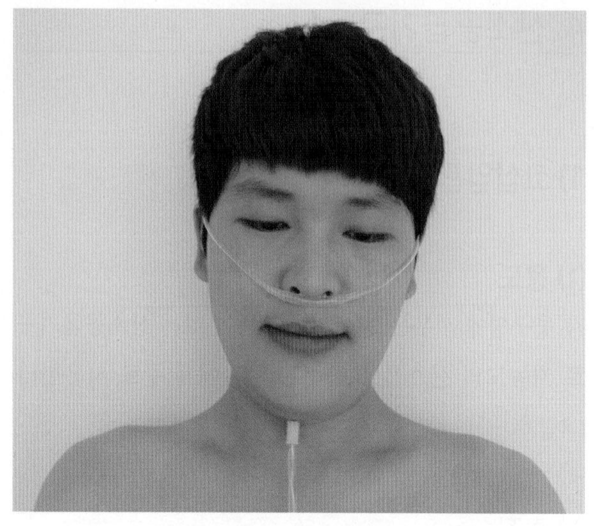

● 그림 60-9 코삽입관

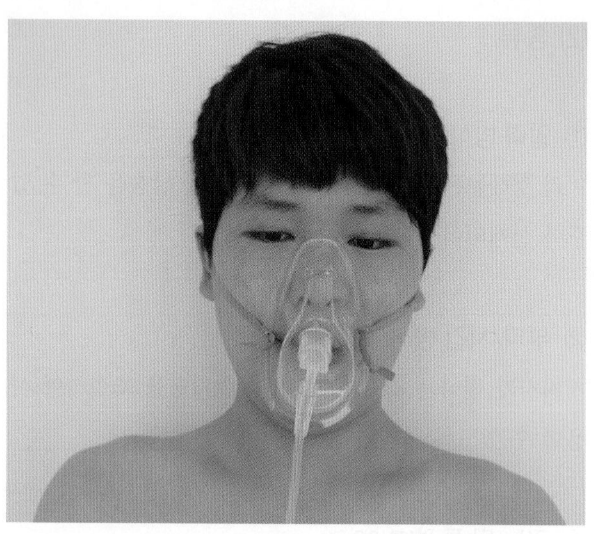

● 그림 60-10 단순 얼굴 마스크

지하도록 하며, 분당 6 L를 초과한 유량을 사용하면 비강에 손상을 줄 수 있다.

③ 호흡곤란, 다발성 외상, 고농도의 산소공급을 요구하는 환자에게는 부적합하다.

④ 분당 1-6 L의 유량을 투여하면 흡입 산소농도를 24-44%로 공급할 수 있다.

⑤ 만성폐쇄폐질환(COPD) 환자에게 산소 공급 시 벤츄리 마스크 대용으로 사용한다.

⑥ 장시간 사용 시 코점막의 과도한 건조를 막기 위해 가습산소를 사용한다.

2) 단순 얼굴 마스크 (Simple oxygen mask)

(1) 용도

경증의 호흡곤란 환자에게 주로 사용되는 산소공급 마스크이다(그림 60-10).

(2) 특징

① 마스크에는 작은 구멍의 배출구가 있어 공기를 흡입시키고 CO_2를 배출한다.

② 마스크는 성인, 소아, 유아용이 있다.

③ 소아에게 산소마스크를 사용할 때는 입이나 얼굴에 바로 대지 말고 약간 떨어진 상태로 하면서 산소농도를 높여준다.

④ 분당 6-10 L의 유량을 투여하면 흡입 산소농도를 35-60%로 공급할 수 있다.

⑤ 자신이 내쉰 공기를 다시 호흡할 수 있으므로 마스크 내 이산화탄소 축적을 방지하려면 최소 분당 6 L 이상의 산소를 공급해야 한다.

3) 비재호흡마스크 (Nonrebreathing mask)

(1) 용도

심한 저산소증이 있으면서 스스로 호흡할 수 있는 환자에게 고농도의 산소를 제공하기 위해 사용하는 산소공급 마스크이다(그림 60-11).

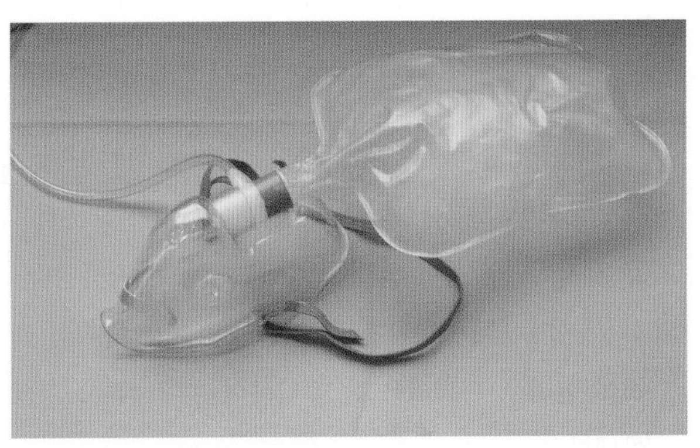

● 그림 60-11 비재호흡마스크

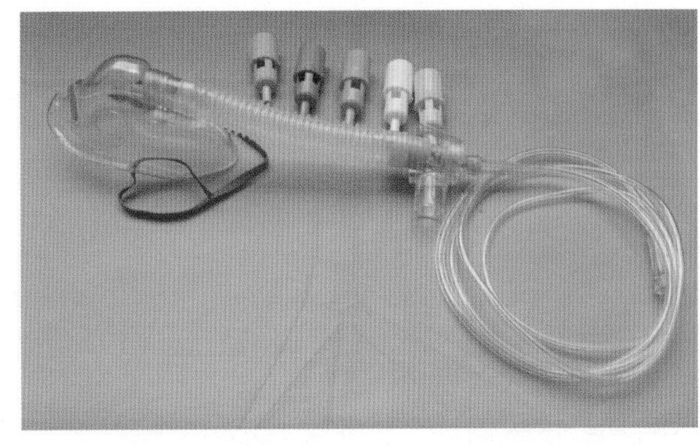

● 그림 60-12 벤츄리 마스크

(2) 특징

① 일방향 밸브가 달려 있어 들숨 시에는 산소 보유주머니의 산소를 흡입하고 날숨 시에 내쉰 공기는 마스크 밖으로 빠져나가기 때문에 100%에 가까운 산소를 제공할 수 있다.

② 분당 10−15 L 유량의 산소를 투여하면 흡입 산소농도를 85−100%로 공급할 수 있다.

③ 산소 저장낭을 팽창시켜 놓고 사용해야 하며, 15 L의 산소를 틀어놓고 마스크와 산소 저장낭 사이의 밸브 위를 엄지로 누르고 있으면 산소 저장낭이 가득 팽창된다.

4) 벤츄리 마스크 (Venturi mask)

(1) 용도

원하는 산소농도를 선택하여 가장 정확한 농도를 투여할 수 있는 산소공급기구로 만성폐쇄폐질환(COPD) 환자에게 유용하다(그림 60−12).

(2) 특징

① 얼굴 마스크에 연결된 공급배관을 통해 특정한 산소농도를 공급해 주는 산소공급기구로 벤트리효과에 의해 산소와 공기가 혼합되며 빨려 들어가는 공기양은 공기가 통하는 구멍의 크기에 달려있다.

② 벤츄리 마스크는 흡입산소를 24, 28, 35, 40(or 53)%의 농도로 공급하게 되어 있다.

5) 산소포화도 측정기 (Pulse oxymetry)

(1) 용도

환자의 손가락 끝(영아는 엄지발가락)에 끼워 맥박과 혈중 산소포화농도를 측정하는 것으로 기도유지상태, 분당 산소투여량, 산소공급의 적절성 등을 확인하는 데 유용

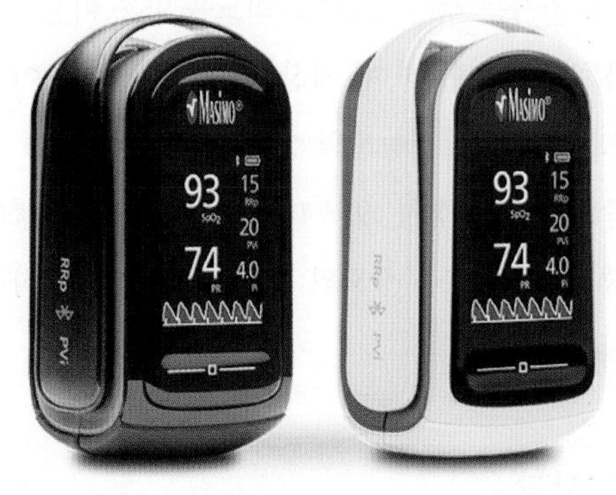

● 그림 60-13 산소포화도 측정기

표 60-2 사용 장비별 흡입산소 농도

종류 및 방법	산소 유량(L/min)	흡입산소 농도(%)
코삽입관	1	24
	2	28
	3	32
	4	36
	5	40
	6	44
단순 얼굴 마스크	6-10	35-60
비재호흡마스크	10-15	85-100
벤츄리마스크(24%)	4	24
(28%)	4	28
(35%)	8	35
(40%)	8	40

하며, 맥박산소측정기라고도 한다(그림 60-13).

(2) 원리

피부와 혈관을 통과하는 적외선을 통하여 혈액의 색깔과 혈관 내에 있는 헤모글로빈의 백분율을 계산하여 산소포화도를 간접적으로 측정하는 장비이다.

(3) 적용

① 환자의 호흡평가, 기도개방의 효과, 환기의 효과, 제공되는 산소의 적절성 등을 평가하는 데 매우 유용하게 사용한다.

② 응급구조사는 적어도 산소포화도를 95% 이상 유지되도록 관리하여야 하며, 저산소증의 징후가 보이면 비재호흡마스크로 고농도의 산소를 공급한다.

- 산소포화도 측정치: 95-100%(정상), 91-94%(저산소증), 86-90%(중증도의 저산소증), 85% 이하(심한 저산소증)

(4) 주의사항

① 환자가 쇼크와 저체온증일 경우 모세혈관을 통하는 혈액이 충분하지 않기 때문에 측정치가 부정확할 수 있다.

② 일산화탄소 중독자나 만성흡연자의 경우 혈액 내에서 헤모글로빈과 이산화탄소의 결합을 장비가 붉은색으로 감지하기 때문에 실제 포화도보다 높게 판독된다.

③ 화상, 혈종, 매니큐어를 칠한 손톱 등에는 정확한 측정이 어려우므로 피하고, 매니큐어는 아세톤으로 닦아낸다.

6) 산소탱크 등 산소저장기구

(1) 용도

산소를 압축된 가스 형태로 저장하고 고압의 산소를 환자가 사용 가능한 압력 및 유량으로 조절하는 기구이다.

(2) 구성

고압 산소통, 압력조절기, 유량계, 가습기 등

(3) 고압 산소통 및 압력조절기

① 고압 산소통의 종류

- D형 – 산소 약 350 L가 들어있다.
- E형 – 약 650 L 정도로 가장 일반적으로 사용한다.
- M형 – 약 3,000 L 정도로 구급차에 고정된 장비로 주로 사용한다.
- G형 – 약 5,300 L가 들어있다.
- H형 – 약 6,900 L가 들어있다.

② 사용 시 주의사항

- 산소통은 2개를 준비하여 사용하는 것이 안전하다.
- 산소탱크의 안전잔유량은 압축계를 보아서 200 psi 이상이며, 200 psi에 도달하기 전에 새 산소탱크로 교환해야 한다.
- 산소탱크의 압력(2,000 psi)은 너무 높으므로 압력조

절기를 산소탱크에 연결하여 30–70 psi 정도로 안전하게 낮추어 사용해야 한다.

- 산소 사용 시에는 항상 화재 및 폭발사고 등에 유의하여야 하며 금연하도록 한다.

▶ 우리나라 구급차의 고압 산소통

① 2.3 L형: 휴대용 인공호흡기에 주로 사용하는 소형 산소통으로 100 kg/cm^{2}의 압력으로 충전 시 230 L 정도 들어간다(계산법: 2.3 L×100 kg/cm^2).

② 10.2 L형: 구급차 내에 탑재하는 산소통으로 100 kg/cm^{2}의 압력으로 충전 시 1,020 L 정도 들어간다(계산법: 10.2 L×100 kg/cm^2).

③ 46 L형: 대형 산소통으로 병원에서 주로 사용한다.

(4) 유량계

① 기능

분당 방출되는 압력을 조절하는 장치로 버튼–게이지 유량계와 압력–보정 유량계가 보편적으로 사용된다.

② 종류

i. 버튼–게이지 유량계

중력에 영향을 미치지 않으므로 어떤 각도에서도 작동하고 튼튼하며, 휴대용 의료장비에 유용하다. 약점은 역압력에 대한 보정능력이 없으며 튜브가 꼬이는 등으로 부분적으로 폐쇄될 경우 실제 유량보다 유량계 눈금이 높아질 수 있다.

ii. 압력–보정 유량계

눈금이 새겨져 있는 관에 부유구가 들어있으며 계량기의 값은 중력에 따라 달라지기 때문에 정확한 측정을 위해서는 똑바로 세워야 한다.

(5) 가습기

① 기능

산소를 가습화하여 기도와 폐점막의 건조로 인한 손상을 방지한다.

② 주의사항

- 가습기에는 물이 들어있는데 쉽게 오염되어 조류, 해로운 세균, 위험한 곰팡이의 서식지가 되어 감염원이 될 수 있다.
- 가습기의 물통에는 증류수나 깨끗한 물을 사용하고 자주 교환해 주어야 한다.
- 감염 위험 때문에 단기간 이송 시 사용하지 않는 추세이지만 소아나 만성폐쇄폐질환 환자에게는 특히 가습산소가 편하다.

5. 순환보조 장비

1) 자동심폐소생기

(1) 기능

가슴압박 부위(복장뼈)에 장착해 놓으면 산소압으로 심폐소생술을 시행하는 장비로 응급실에서 많이 쓰이고 있다.

(2) 종류

활용되고 있는 것으로는 Thumper, X-CPR, Auto Pulse 등이 있다.

(3) 특성

① 주변 여건이나 응급의료종사자의 상태에 상관없이 장시간 효과적인 심폐소생술이 가능하다.

② Thumper 사용 시 적정 산소압력은 25–30 psi이다.

2) 자동심장충격기
(Automated external defibrillator, AED)

(1) 기능
심장에 짧은 시간 강한 전류를 가해 치명적 부정맥을 일으키는 비정상적인 전기적 자극을 제거함으로써 효과적인 심장박동을 유도하여 소생시키는 장비이다.

(2) 종류
① 자동심장충격기는 완전자동과 반자동이 있는데, 우리나라에서 병원전 처치에 사용되고 있는 제세동기는 반자동 형태이다.

② 에너지 전달방식에 따라 단상형(Monophasic)과 양상형(Biphasic)이 있는데, 양상형이 선호되는 추세이며, 에너지 사용량은 다음과 같다.

- 단상형(Monophasic): 초회 200 J로 시작하여 200–360 J의 에너지를 사용한다.
- 양상형(Biphasic): 초회 150–200 J로 시작하여 두 번째 에너지양은 초회 에너지와 동일하거나 또는 더 높은 에너지를 사용한다.

(3) 전극 부착위치
① 흰색(–극)

오른쪽 빗장뼈와 복장뼈 사이에 부착

② 적색(+극)

왼쪽 정중 겨드랑선과 왼쪽 젖꼭지선이 만나는 지점에 부착

(4) 특성
① 전기충격이 가능한 심전도 유형은 심실잔떨림(VF), 무맥성 심실빠른맥(VT)이며, 무수축이나 무맥성전기활동(PEA) 파형에는 제세동이 시행되지 않는다.

② (반)자동심장충격기는 전극을 붙여놓으면 자동으로 심전도 리듬을 분석, 쇼크가 필요한 리듬을 판단하여 음성을 통해 쇼크를 실시하도록 알려준다.

③ 분석 및 쇼크 버튼을 누를 때는 반드시 주변 사람들이 제세동기와 떨어져 있는가 확인해야 한다.

④ 1세 이하의 소아에서도 갑작스럽고 목격된 심정지에서는 사용이 추천된다(AHA G.2015).

6. 이송 장비

1) 주들것 (Main stretcher, Wheeled stretcher)

(1) 용도
환자 이송 시 구급차에 환자를 태우고 내리는 데 사용하는 환자 운반용 장비이다(그림 60–14).

(2) 장점
① 바퀴가 있어 환자를 쉽게 이동할 수 있으며, 응급구조사의 체력소모를 줄일 수 있다.

② 운반자가 들것을 힘들여 들지 않고 펼쳐진 상태로 앰뷸런스에 밀어 넣을 수 있으며 들것을 잡아당겨 꺼내면 자동으로 다리가 펼쳐진다.

③ 높이 조정이 가능하여 앉은자세 등 체위변형이 가능하므로 심장질환자 등에 유용하다.

④ 단계적 변형이 가능한 경우에는 의자형 등으로 변환이 가능하여 승강기 등 좁은 장소에서도 사용할 수 있다.

⑤ 들것의 측면에 부착된 보호대와 안전벨트는 이동 시 환자를 보호해 준다.

(3) 단점
① 바퀴가 있어 환자의 이동에 편리하나 평평한 지형에서만 사용할 수 있다.

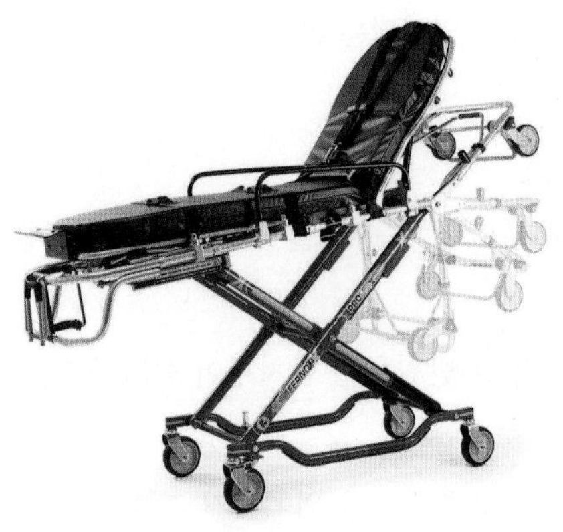

• 그림 60-14 주들것

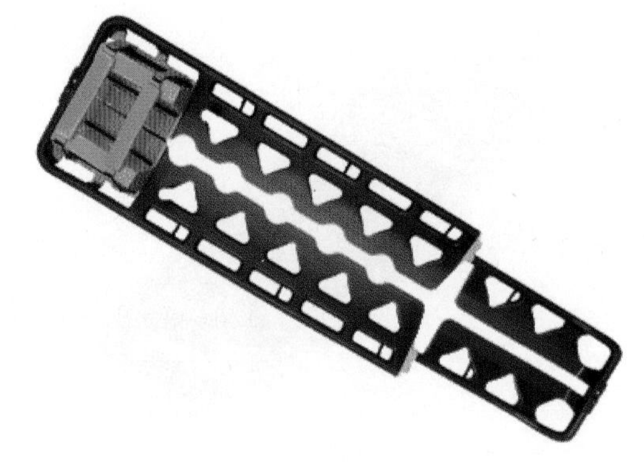

• 그림 60-15 분리형 들것

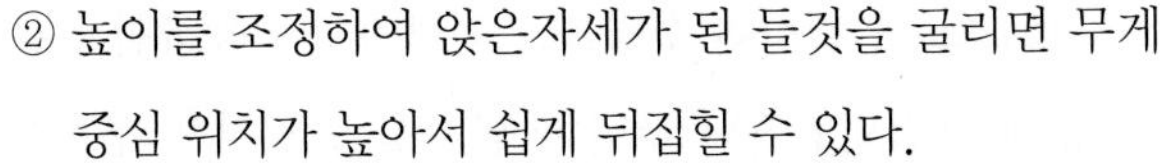

② 높이를 조정하여 앉은자세가 된 들것을 굴리면 무게 중심 위치가 높아서 쉽게 뒤집힐 수 있다.

(4) 사용법

① 환자의 발 쪽이 진행방향으로 위치하도록 하고, 환자의 머리 쪽은 응급구조사가 위치하도록 하여 진행한다.

② 구급차 탑승 시에는 환자의 머리가 앞으로 향하도록 한다.

③ 가능하면 2인 이상으로 짝수의 응급구조사가 환자를 이송하도록 한다.

④ 환자를 구급차로 옮긴 후에는 구급차에 들것을 고정 시켜야 한다.

2) 분리형 들것(Scoop stretcher)

(1) 용도

환자의 체위를 크게 움직이지 않고도 바닥에서 들것으로 환자를 옮길 수 있는 장비이다(그림 60-15).

(2) 장점

① 양쪽으로 분리되므로 누워있는 환자를 움직이지 않는 상태에서 들어 올려 추가 손상을 방지하면서 운반이 가능하다.

② X-선 투시가 가능하다.

③ 난폭한 환자를 들것 위에 눕힌 후 고정할 때 추가 장비로 유용하다.

(3) 단점

① 초기의 환자 체위가 누운 자세로 있는 경우에만 사용할 수 있다.

② 들것 중앙에 받침이 없으므로 척추 손상 환자를 고정하는 데에는 효과가 작다.

③ 추운 환경에서는 신체로부터 열전도가 크기 때문에 체온 저하의 가능성이 높다.

(4) 사용법

① 똑바로 누워있는 환자와 분리형 들것이 일직선이 되도록 위치한 후 환자 키에 맞도록 들것의 길이를 조절한다.

② 측정한 분리형 들것을 두 명의 응급구조사가 구령에 맞추어 양 끝의 결합 버튼을 눌러 분리형 들것을 분리한다.

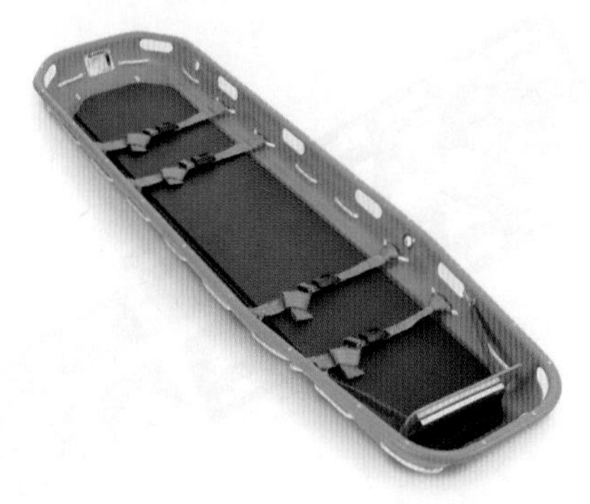

• 그림 60-16 바구니형 들것

③ 들것을 환자 양 측면에서 환자 등 아래에 조심스럽게 삽입한다.

④ 들것의 양쪽 끝을 맞춘 후 양 끝의 결합 버튼을 결합하고 고정벨트로 고정한다.

3) 바구니형 들것(Basket stretcher)

(1) 용도

바구니 모양으로 생긴 들것에 환자를 태워 운반하는 장비로 분리형과 일체형이 있다(그림 60-16).

(2) 기능

① 바구니 모양으로 이송 중 환자의 추락을 방지하면서 환자를 편안하고 안전하게 운반할 수 있다.

② 수평 및 수직구조에 활용하여 환자를 한 단계에서 다른 단계로 이동할 수 있다.

③ 산악, 눈판 등 거친 표면에서 환자를 이동할 때 유용하다.

④ 산악, 눈판, 수중 등에서 환자를 이송할 때 사용되며, 때로는 험한 지형에서 항공기로 환자를 옮기는 경우에도 사용한다.

⑤ 척추 손상이 의심되는 환자를 구출하는 데 용이하다.

(3) 사용법

① 반으로 분리된 바구니 들것을 견고하게 결합한다(분리형).

② 바구니의 발 받침목을 받쳐주어 환자를 편안하게 해준다.

③ 바구니 들것에 환자를 위치시킨 후 들것과 환자 사이 빈 공간은 담요나 시트 등으로 채워 견고히 고정하여 움직임을 최소화한다.

④ 척추 손상이 의심되는 환자의 경우 바구니 들것을 안전로프로 연결하여 수평을 유지하면서 이동하면 높은 곳에 고립되었거나 추락한 환자를 안전하게 구출할 수 있다.

⑤ 바구니 들것을 안전로프로 연결하여 이동 시 머리 손상 환자는 머리를 높인 위치로 조정하며, 쇼크의 경우에는 다리를 높인 위치로 조절하여 이송할 수 있다.

⑥ 수직으로 세운 자세로 구조하는 방법은 척추에 압박을 일으킬 수 있어 일반적으로 사용하지 않지만 바스켓 들것에 환자의 앞면과 뒷면에 분리형 들것을 위치시켜 고정하면 현재 수직구조 방법 중에서는 척추를 최대한 안정시킬 수 있다.

⑦ 산악, 눈판 등 거친 표면에서는 끌면서 이동할 수 있다.

4) 가변형 들것 (Flexible stretcher)

(1) 용도

유연성 있는 장비로 고정과 구출을 할 수 있고 제한된 공간에서 유용하다(그림 60-17).

(2) 특성

이 장비는 주들것을 사용할 수 없는 좁은 공간에서의 이송이 가능한 장비로서 가볍고 튼튼한 폴리에틸렌 재질

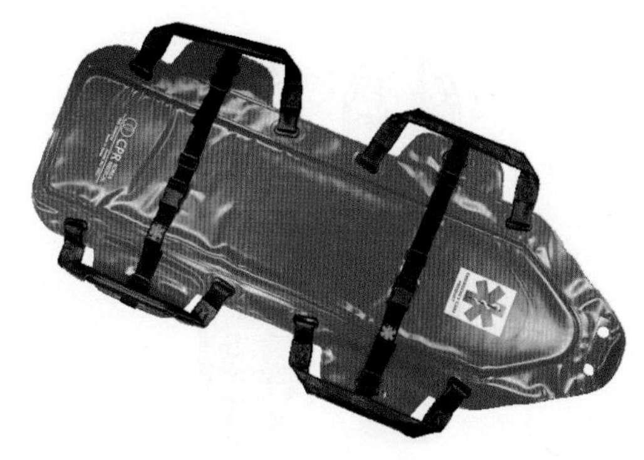

● 그림 60-17 가변형 들것

이다. 매트 외피는 혈액이나 이물질이 스며들지 않는 soltop 재질이며, 논슬립 패드가 부착되어 있어 경사진 곳을 이송 시 환자가 미끄러지는 사고를 방지하도록 설계되었다.

환자보호용 안전벨트가 2개 부착되어 있으며 4개의 이송손잡이가 달려 있어 손쉽게 이송이 가능하다. 또한 손잡이 부분으로 매트가 날개처럼 돌출되어 있는데, 이로 인해 안전벨트를 착용시킬 때 환자를 감쌀 수 있어 보다 안전한 이송이 가능하다.

5) 다목적용 들것 (Combination stretcher, Portable stretcher)

(1) 용도

응급상황 발생 시 환자의 자세에 따라 들것 형태를 변형시켜 환자를 운반할 수 있는 이송장비다(그림 60-18).

(2) 장점

① 휠체어, 의자형 들것, 일반 들것의 용도로 사용이 가능하다.

- 의자 형태로 변형되고 바퀴가 부착되어 있어 휠체어 기능을 하여 엘리베이터, 계단 등 좁은 공간에서 환자 운반이 가능하다.

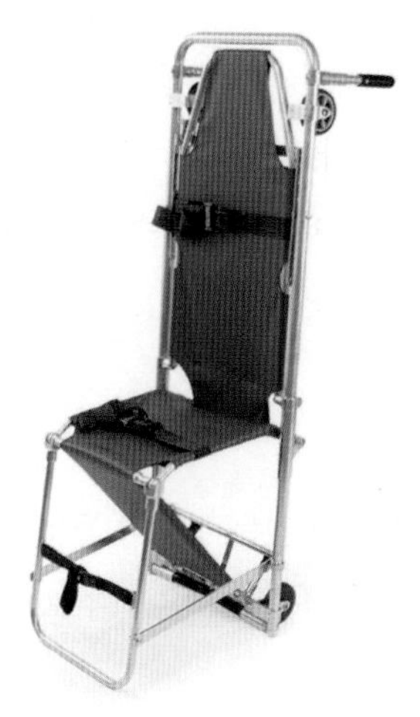

● 그림 60-18 다목적용 들것

- 펼쳐진 상태에서는 일반 들것으로 사용할 수 있다.

② 호흡곤란 환자 등 누운 자세로 이동할 수 없는 환자의 운반에 적합하다.

③ 접어서 보관할 수 있어 보관이 편리하다.

6) 접이식 들것 (Folding stretcher)

(1) 용도

응급환자 발생 시 환자를 신속하게 운반할 수 있고 접어서 보관할 수 있는 장비이다(그림 60-19).

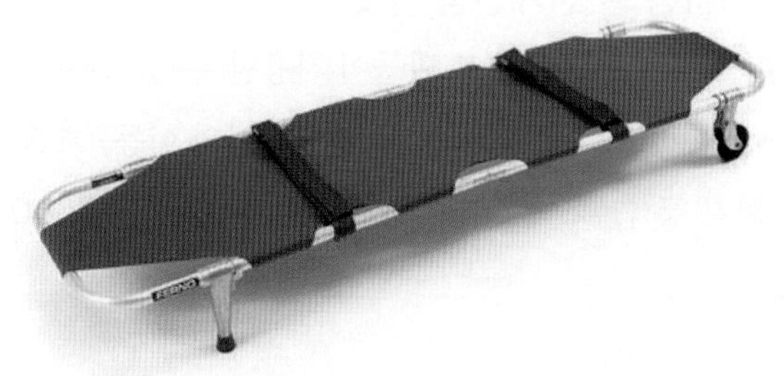

● 그림 60-19 접이식 들것

(2) 장점

① 재해사고로 대량환자가 발생하였을 때 환자를 신속하게 운반하기 쉽다.

② 접어서 보관하거나 휴대할 수 있고 가벼워 환자에게 접근이 쉽다.

(3) 단점

알루미늄판으로 되어 있는 접이식 들것은 척추보호가 가능하지만, 그 외 접이식 들것은 척추보호 및 머리고정이 어렵다.

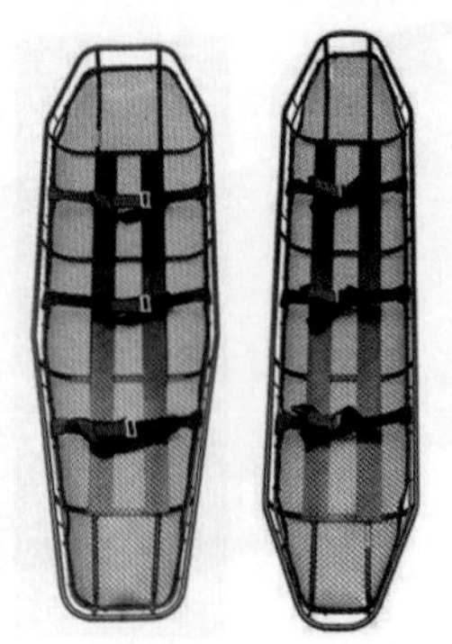

● 그림 60-20 구조용 들것

7) 기타 들것

(1) 구조용 들것 (Rescue stretcher)

붕괴된 건물에서 지상으로 환자를 이동하거나 좁은 맨홀 등의 공간에서 환자를 이동하는 경우에 사용한다(그림 60-20).

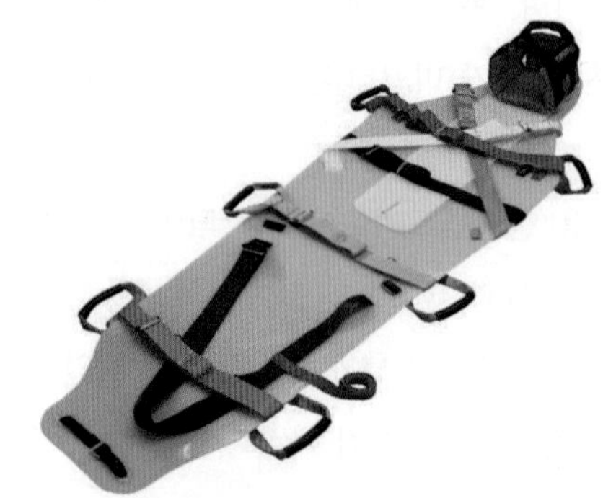

● 그림 60-21 구출용 들것

(2) 구출용 들것

맨홀, 산악 등 구출과 이송이 까다로운 환경에서 환자를 안전하게 고정하여 구출하고 이송할 수 있다. 머리를 보호할 수 있는 고정대가 있고 들어 올릴 수 있는 손잡이가 있고, 복부와 다리를 고정할 수 있는 끈이 있다(그림 60-21).

(3) 의자형 들것(계단형 들것)

길이를 줄여 의자형으로 만들어 사용할 수 있도록 설계된 장비로 모퉁이, 좁은 공간, 계단에서의 이동, 호흡곤란 환자 등 앉은 자세로 이동하기에 유용하다(그림 60-22).

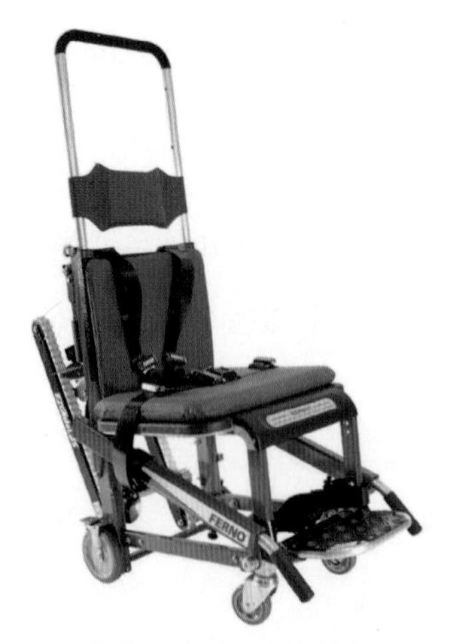

● 그림 60-22 계단형 들것

7. 고정 장비

1) 철사 부목 (Wire splint)

(1) 용도

부위에 맞게 구부려 사용할 수 있는 부목으로 팔다리 골절 및 관절부위의 손상이 의심되는 부위에 길이와 굴곡에 따라 모양을 변형하여 대고 붕대로 감아주어 고정한다(그림 60-23).

(2) 사용법

① 필요한 부목의 길이를 측정하여 필요한 길이보다 한 뼘 넓은 곳의 말단 부위를 아래쪽으로 완전히 접어 구부리고 테이프나 붕대를 이용하여 고정한다.

② 환자에게 철사 부목을 대주고 붕대로 감아주거나 삼각건으로 고정한다.

③ 무릎관절 부위에 적용할 경우에는 다리 무게가 무거우므로 다른 부목을 하나 더 대준다.

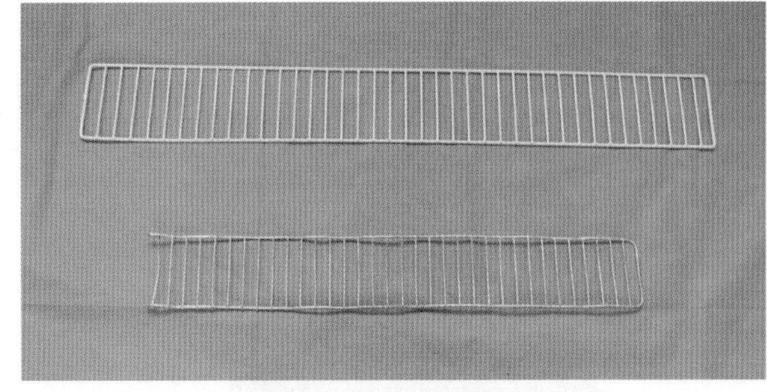

• 그림 60-23 철사 부목

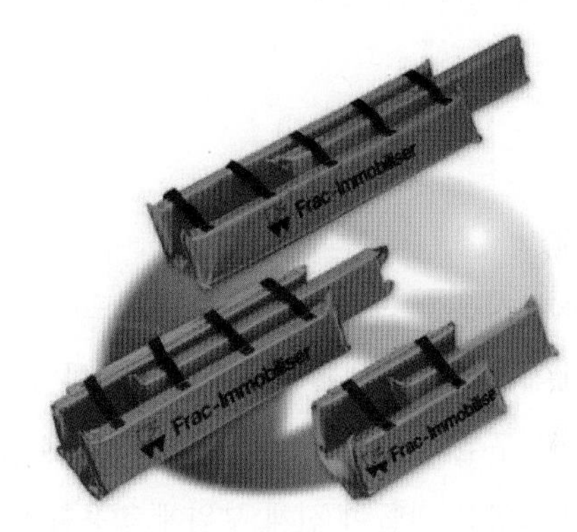

• 그림 60-24 패드(성형) 부목

2) 패드(성형) 부목

(1) 용도

일반 성인 신체 사이즈에 맞도록 부위별로 제작된 부목으로 현장에서 신속하게 골절부위 고정이 가능하다(그림 60-24).

(2) 기능

① 팔, 다리용 부목 등 크기가 다양하여 손상부위별 선택 적용이 가능하다.

② 고정용 끈이 벨크로 타입으로 되어 있어 결속 및 해체가 쉬워 신속하게 환자에게 적용할 수 있다.

③ 손상된 부위의 아래면 뿐만 아니라 옆면들도 둘러싼다.

④ 성형 부목은 환자의 기능적 자세를 유지하면서 부목을 적용할 수 있다.

⑤ 패드 부목은 부목을 착용한 상태로 x-ray 촬영이 가능하다.

3) 알루미늄 부목

(1) 용도

부드러운 알루미늄 재질로 되어 있어 모양의 변형이 자유로워 골절이 의심되는 부위의 길이와 굴곡에 따라 적용하기 편리한 장비이다(그림 60-25).

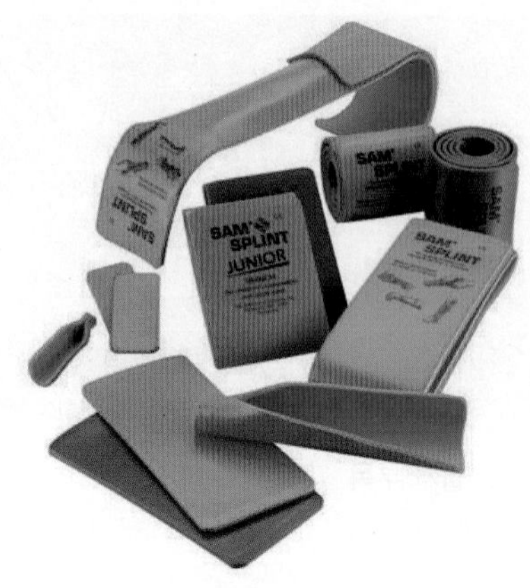

● 그림 60-25 알루미늄 부목

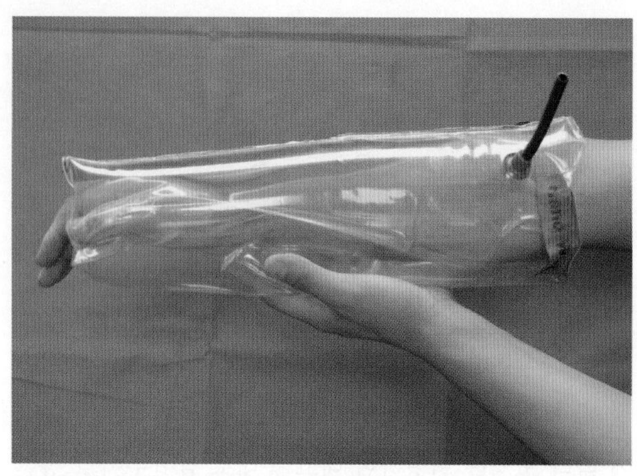

● 그림 60-26 공기 부목

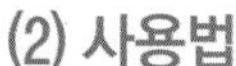

(2) 사용법

① 평평하게 사용할 만큼 단단하지 않으므로 단단하게 만들어 사용하기 위해서는 충분한 길이의 것을 길게 안쪽으로 구부려 사용하거나 "U"자 모양으로 한다.

② 부목의 모양을 만들어 신체 부위에 적용할 때, 부목이 휘지 않도록 각 옆면을 충분히 접어 위쪽으로 구부려준다.

③ 모양이 형성된 부목은 붕대로 손상 부위에 고정한다.

4) 공기 부목(Air splint)

(1) 용도

입으로 불어 넣은 공기의 팽창 압력으로 골절부위를 고정하는 부목이다(그림 60-26).

(2) 장점

① 투명한 비닐 재질로 되어 있어 상처 및 골절부위의 관찰이 쉽다.

② 환자에게 편안하며 접촉이 균일하고, 외부출혈이 있는 상처에 압박을 가할 수 있으므로 지혈도 가능하다.

(3) 단점

① 추운 곳에 장시간 보관하면 공기 부목의 재질이 부서지기 쉽다.

② 온도변화가 심한 경우 공기의 압력변화가 심하여 추울 때는 압력이 떨어지고 더울 때는 압력이 증가한다.

③ 부목을 부풀린 후에 장시간 높은 온도의 열이나 직사광선에 노출하는 것은 부목안에 들어 있는 공기의 팽창을 초래하여 팔다리를 압박하는 원인이 될 수 있다.

④ 고도가 높아지면 공기 부목 내 압력은 팽창한다.

(4) 주의사항

① 공기 부목을 착용시킨 후에는 입으로 공기를 주입하는 것이 안전하며, 절대로 공기 펌프를 사용하여 공기를 주입해서는 안 된다.

② 부풀려 사용하는 부목은 튀어나온 뼈끝이나 뾰족한 물체가 부목 아래에 있을 때는 절대로 사용해서는 안 된다.

③ 모든 외부상처는 멸균거즈로 덮은 후에 공기 부목을 이용해야 한다.

④ 공기를 불어넣을 때 주입관을 소독하는 등 감염방지에 주의를 기울인다.

⑤ 공기가 너무 과다하게 주입되지 않도록 주의해야 하

며, 적정 공기량은 엄지와 검지로 공기 부목의 가장 자리를 눌러서 양쪽 벽을 접촉할 수 있을 정도이다.

5) 진공 부목 (Vacuum splint)

(1) 용도

골절부위에 적용하고 펌프로 부목 내부를 진공으로 만들면 특수 소재가 견고하게 변하여 고정되는 부목이다(그림 60-27).

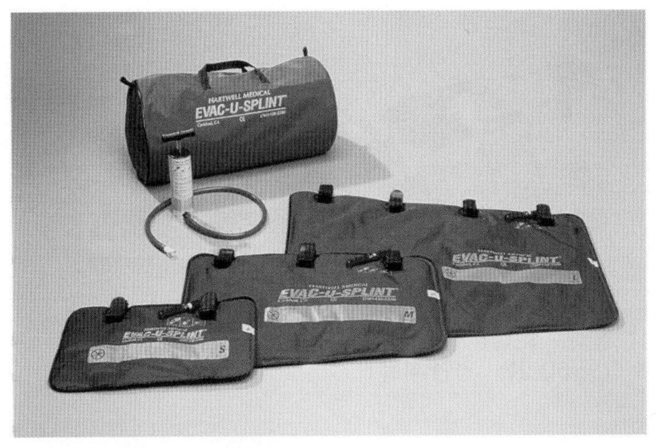

• 그림 60-27 진공 부목

(2) 특징

① 평평한 직사각형 주머니 내에 둥글거나 다면체의 특수 소재의 알갱이들이 공기와 자유롭게 움직이다가 핸드 펌프로 부목에서 공기를 빼면 특수 소재의 알갱이들이 서로 단단하게 압박하면서 신체 둘레를 감싸며 정확한 모양으로 단단해져 고정된다.

② 신체의 어느 부위든지 원하는 자세로 부목을 사용할 수 있어 심하게 각이 졌거나 구부러진 곳에 가장 쉽고, 효과적으로 사용된다.

③ 진공 부목의 공기가 완전히 제거되면 내부 굴곡 직경이 약간 감소되어 부목이 신체 둘레에 너무 꽉 끼게 되어 팔다리를 조이게 되기 때문에 "C"나 "U" 모양으로 한쪽을 남긴다.

(3) 사용법

① 평평한 곳에 진공 부목을 펴고 특수 소재의 알갱이들이 부목 전체에 고르게 퍼지도록 부목 표면을 손바닥으로 고르게 편다.

② 환자에게 사용하기 전에 펌프가 적절히 작동하는지 확인한다.

③ 부목을 적용하려는 팔다리 아래에 놓고 "U"자 모양으로 모양을 잡고, 먼 쪽 부분 끝(손끝이나 발끝)은 바깥쪽 아래로 구부리고 접착식 끈(벨크로 끈)으로 고정한다.

④ 핸드 펌프를 진공 부목에 연결하고 부목이 적절하게 단단해질 때까지 공기를 뺀다.

⑤ 먼 쪽 부분 운동, 감각, 순환 기능을 평가한다.

6) 견인 부목 (Traction splint)

(1) 용도

넙다리뼈 골절 시 외적인 지지와 고정뿐만 아니라 넙다리뼈 손상 시 발생하는 근육 경련으로 인해 뼈끝이 서로 겹쳐 발생하는 통증과 추가적 연부조직손상을 줄여주고, 내부출혈을 감소시킬 수 있는 장비이다(그림 60-28).

(2) 적응증

관절 및 다리 하부의 손상이 동반되지 않은 넙다리뼈 체간부의 손상 시 적용한다.

(3) 금기증

① 골반이 손상되었을 때(골반 골절 등)

견인 시 골반에 추가적으로 심각한 손상을 유발할 수 있기

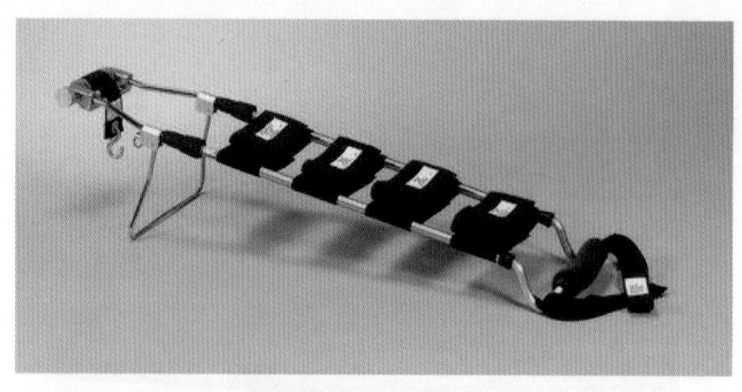

● 그림 60-28 견인 부목

표 60-3 부목의 종류

분류	예
경성 부목	나무 부목, 철사 부목, 패드(성형) 부목, 알루미늄 부목, 판지(cardboard) 부목
연성 부목	공기 부목, 진공 부목
견인 부목	견인 부목

때문이다.

② 넙다리뼈 상부가 손상(볼기 부위 손상)되었을 때

견인 시 요구되는 일직선 된 자세를 갖추기 어렵기 때문이다.

③ 심각한 무릎 손상이 있을 때

견인 시 무릎관절에 영향을 주어 과도하게 확장되기 때문이다.

④ 다리가 부분적으로 절단되었거나 피부의 심한 결출상이 있을 때

견인 부목의 말단 부위부착이 제한되고 방해되기 때문이다.

⑤ 다리 종아리의 1/3 아래에 골절(발목 골절 포함)이 의심될 때

견인 부목의 발목 부위 걸쇠(hitch)에 의한 심각한 손상이 유발될 수 있기 때문이다.

⑥ 환자를 현장에서 빨리 이송해야 할 때

견인 부목 적용 시 최소 3-5분 정도 소요되기 때문이다.

(4) 사용법

① 정상적인 다리의 옆에 부목을 위치시켜서 길이를 조절한다. 길이 조절은 일반적으로 다음과 같은 방법을 이용한다.

- 방법 1: 견인 부목의 상부 끝을 엉덩뼈능선(장골능)에 위치시키면 하부의 구부러진 각이 발꿈치에 오도록 길이를 맞춘다.
- 방법 2: 견인 부목의 상부 끝을 궁둥뼈 융기 부분(좌골조면)에 위치시키면 하부의 구부러진 각이 발꿈치보다 15 cm 정도 더 길게 위치하거나 하부의 끝부분이 발꿈치 보다 8-12인치 더 길게 위치시켜 길이를 맞춘다.

② 응급구조사가 환자의 팔다리를 지지하고 있는 동안 다른 응급구조사는 발목 고정용 끈을 착용시킨다.

③ 응급구조사가 발목 고정용 끈을 잡고 도수로 견인하고 있는 동안 다른 응급구조사는 손상된 다리 아래에 견인 부목을 위치시킨다(견인 부목 상부가 궁둥뼈결절절에 위치하도록 한다).

④ 샅굴부위(서혜부)에 패드를 대고 견인 부목의 궁둥뼈 고정끈을 고정한 다음 발목 고정끈의 고리를 견인장치에 걸고 조금씩 돌려가며 조여준다(견인력은 몸무게의 10% 정도).

⑤ 충분히 견인된 후 나머지 고정끈을 적절하게 위치시켜 고정한다.

⑥ 견인 부목을 적용하기 전 · 후, 이송 중 지속적으로

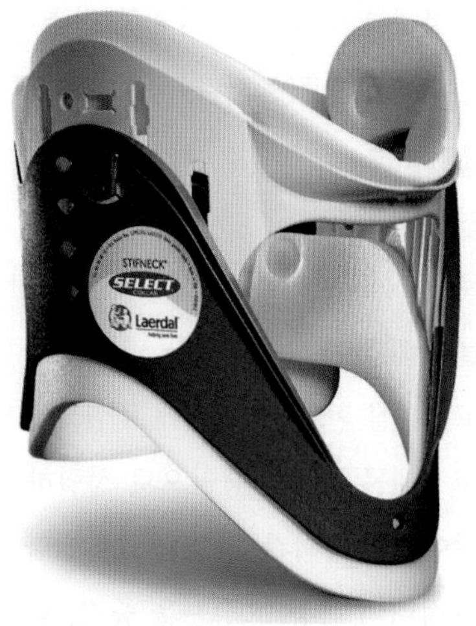

B

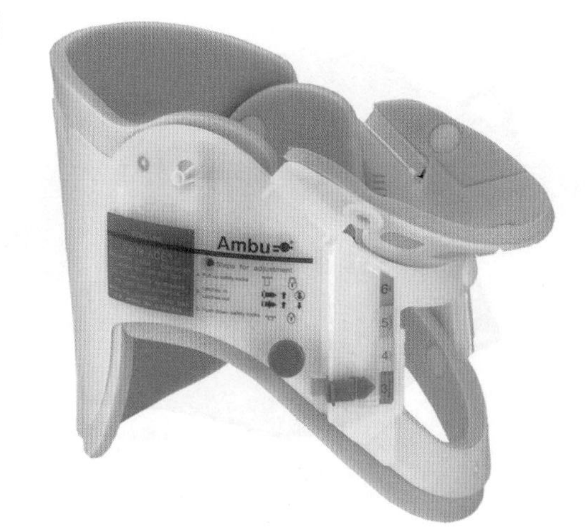

● 그림 60-29 목뼈보호대

순환, 감각, 신경학적 검사를 실시한다.

7) 목뼈보호대 (Cervical collar)

(1) 용도

교통사고, 추락 등 각종 외상 시 척추 손상이 의심되는 경우에 목의 굽힘(굴곡), 폄(신전), 측면 움직임 등을 제한하기 위해서 만들어진 장비이다(그림 60-29).

(2) 특징

① 목뼈보호대의 앞쪽은 아래턱의 양 측면과 턱 아래로 삽입되어 머리의 앞쪽을 단단하게 붙잡고, 뒤쪽은 뒤통수(후두부)의 뒤쪽 돌출부 아래에 삽입되어 머리의 뒤쪽을 보호한다.

② 머리와 목 사이의 간격을 유지하여 목의 굽힘, 폄, 측면 움직임 등 심각한 움직임을 막고 목뼈의 눌림 등에 의해 생기는 증가한 압력을 방지한다.

③ 기관, 목동맥, 목정맥 등 목에 있는 기관에 직접 압력을 주지 않는다.

④ 75% 정도의 굽힘 및 폄의 범위 제한과 50% 이하의 움직임을 제한하므로 완전한 목뼈 고정을 위해서는 도수고정 또는 머리고정대로 머리를 고정해야 한다.

(3) 사용법

① 환자의 머리를 도수 고정한다.

② 반드시 환자의 턱 끝에서 복장패임까지 환자에게 맞는 크기의 목뼈보호대를 선택하고 너무 느슨하거나 너무 조이지 않도록 한다.

8) 구출고정 장비 (Extrication device)

(1) 용도

자동차 사고와 같이 한정된 공간에 앉아 있는 환자를 목뼈와 척추를 보호하면서 구출할 수 있는 장비이다.

종류로는 나무판으로 된 짧은 척추고정판과 조끼 형태의 구출고정대(KED)가 있으며 현재 구출고정대를 많이 사용하고 있다(그림 60-30).

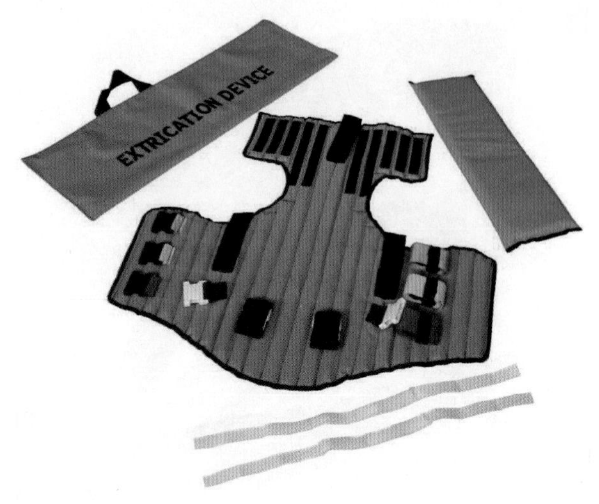

• 그림 60-30 구출고정대

(2) 구출고정 장비의 적응증

① 앉아 있는 환자

② 환자가 안정되어 구출고정 장비를 적용할 수 있는 충분한 시간적 여유가 있을 때

(3) 주의사항

① 환자에게 접근 전 현장의 안정성 여부 확인 및 차량고정 등 안전조치를 확실히 해야 한다.

② 위급한 상황(자동차가 불타는 경우 등)이거나 환자에게 즉각적 처치가 필요한 상황(호흡정지, 심정지 등)일 경우에는 환자의 머리와 척추를 손으로만 고정한 채 신속하게 구출해 내는 긴급구출 방법을 사용한다.

③ 환자가 의식이 없거나 안정적이지 못할 경우에는 목보호대 및 긴 척추고정판만을 이용하여 구출하는 빠른 환자구출법을 실시한다.

④ 구출고정대의 하단부가 꼬리뼈 밑으로 내려가지 않도록 한다.

⑤ 처음부터 몸통 부위를 너무 세게 고정하면 복부 손상을 악화시키거나 호흡을 곤란하게 할 수 있다.

⑥ 턱 윗부분은 구토 시 입을 벌리지 못할 수 있으므로 고정해서는 안 된다.

⑦ 구출고정대를 착용한 후 완전한 척추 고정을 위하여 긴 척추고정판으로 옮긴다.

(4) 사용법(KED)

① 도수로 환자의 머리를 고정하고, 적절한 크기의 목보호대를 선택하여 착용시킨다.

② 구출고정대를 환자의 등 뒤에 조심스럽게 위치시키며 구출고정대를 몸통의 중앙으로 정렬하고 날개부분을 겨드랑이에 밀착시킨 후 가슴을 감싼다.

③ 구출고정대의 몸통 고정끈을 중간, 하단, 상단 순으로 연결하고 조인다.

④ 양쪽 넙다리 부분에 패드를 적용하고 다리 고정끈을 연결하고 조인다.

⑤ 구출고정대의 뒤통수에 빈 곳을 채울 정도만 패드를 넣고 머리를 고정한다(패드를 많이 대어줄 경우 머리가 앞으로 꺽일 수 있다).

⑥ 각종 고정끈의 조임상태를 재확인한다.

⑦ 긴 척추고정판을 준비하고 환자의 엉덩이 부분에 댄다.

⑧ 환자의 척추의 정열을 유지한 채 환자의 등이 긴 척추고정판 쪽으로 가도록 90° 회전시킨다.

⑨ 환자를 긴 척추고정판에 눕히고 환자를 끌어서 정열하고 긴 척추고정판을 들어 바닥에 내려놓는다.

⑩ 환자가 긴 척추고정판의 중립위치에 있는지 확인하고 다리, 가슴 끈을 느슨하게 해준다.

⑪ 긴 척추고정판의 몸통, 허리, 다리 부분의 고정끈을 고정하고 환자의 머리를 머리고정 장비로 고정한다.

⑫ 환자의 순환, 운동, 감각 기능을 확인하고 긴 척추고정판을 들어 들것으로 옮긴다.

9) 구출 고정 장치(그림 60-31)

(1) 특성

소재가 손상이 되지 않고, 기능이 정상적으로 유지되고

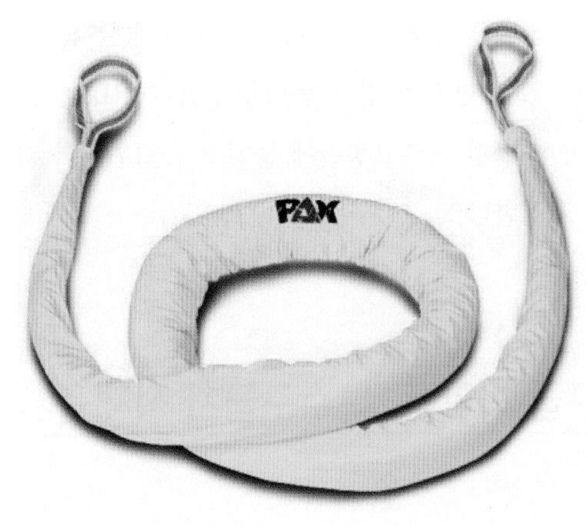

• 그림 60-31 구출 고정 장치

있다면 재사용할 수 있다. 그러나 다시 사용하기 이전에 상품의 상태가 올바른지 확인해야 한다. 온전한 성능 및 위생 상태를 유지하고 있는 제품만이 다시 사용될 수가 있다.

의료기기를 담당하는 사람은 매년 사용할 때마다 이음새, 접속부분, 손잡이, 표면재의 외관검사를 해야 하며, '사용 시 주의사항'의 마지막 부분에 기록을 해야 한다. 그리고 결함이 있는 제품은 더 이상 사용하지 말아야 한다.

(2) 사용방법

① 구조 시작부터 경추와 흉추를 움직이지 못하게 하기 위해서는 먼저 구조요원 1이 환자의 머리를 고정해야 한다. 그리고 구급요원 2가 해당 차량의 다른 측면 또는 뒷좌석에서 환자를 고정시키는 업무를 보조하며 같이 돕는다.

② 경추보호대를 알맞은 사이즈로 정확하게 환자에게 고정시킨다.

③ 구급요원 2가 환자의 머리를 고정시키고 있는 동안 구급요원 1은 구출 고정 장치의 중앙 마크가 환자의 후두 앞부분에 이르도록 한다.

④ 환자의 경추가 위치한 목 뒷부분에서 양끝을 교차시킨 후, 바깥쪽으로 잡아당긴다.

⑤ 바깥으로 잡아당긴 양끝을 환자 앞쪽으로 다시 이동한 뒤 겨드랑이 아래를 거쳐 등 뒤쪽으로 보낸다.

⑥ 손고리(safety sling)에 손을 넣어 구출 고정 장치를 잡고 구조하는 손이 환자의 어깨 위를 유지하도록 한다. 이때 견인하는 힘이 환자의 경추를 고정시켜주므로 응급요원 2는 손으로 고정하고 있던 환자의 머리를 놓아도 된다.

⑦ 스파인 보드 (또는 이와 비슷한 다른 구조장비)를 준비한다. 스파인 보드는 해당 자동차 좌석의 위쪽 모서리보다 약간 밑쪽에 위치해야 하고 흘러내리지 않도록 고정해야 한다. 혼수상태의 환자에게는 고정용 핸드루프의 사용을 권장한다. 이는 추후 구조조치 과정에서 환자의 팔이 무의식 상태에서 자유자재로 움직여지는 것을 방지한다.

⑧ 구급대원 1은 준비된 스파인 보드(또는 이와 비슷한 다른 구조장비)에 환자를 끌어당기고, 이 과정에서 구급요원 2가 환자의 몸을 돌리는 것을 보좌한다. 경추를 지나치게 많이 굽히는 것은 환자를 다치게 할 수 있으므로, 환자의 머리가 위로 들리지 않고 유연하게 미끄러지듯이 들것으로 이동될 수 있도록 신경 써야 한다.

⑨ 환자를 스파인 보드에 올바르게 고정시켰다면 구출 고정 장치를 풀어도 된다.

10) 긴 척추고정판(Long back board, LBB)

(1) 용도

척추 손상이 의심되는 환자를 추가 손상 없이 운반하는 데 사용한다(그림 60-32).

(2) 장점

① 딱딱한 판으로 척추 손상 환자를 보호하고 추가 손상을 방지할 수 있다.

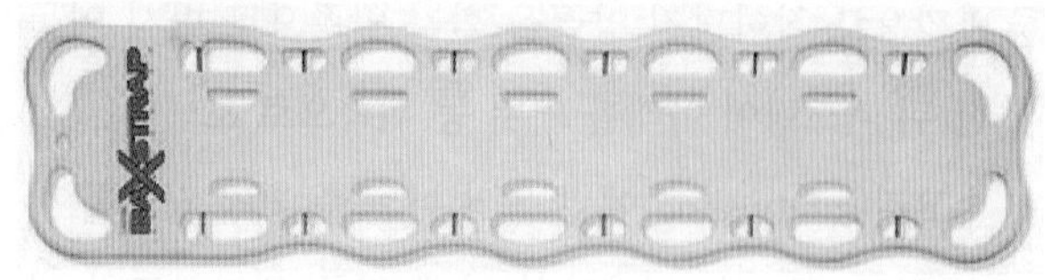

• 그림 60-32 긴 척추고정판

② 수상, 산악 및 도로 구조에서 유용하다.
③ 앉아 있는 환자, 누워 있는 환자, 서 있는 환자에게 모두 적용이 가능하다.

(3) 주의사항

① 누워 있는 환자의 경우 통나무굴리기법(Log-roll)을 이용하여 긴 척추고정판에 눕히는 것이 좋으며 환자를 고정판 위에 올리기 전에 신체의 등 부위를 확인한다.
② 환자와 척추고정판 사이의 빈 곳에 패드를 대여 고정함으로써 흔들림을 방지한다.
③ 환자를 긴 척추고정판에 고정할 때 머리를 가장 마지막으로 고정하는 것이 바람직하며, 머리고정장치로 고정하기 전까지는 1인이 머리를 손으로 고정하고 있어야 한다.
④ 환자가 임신 말기일 경우 환자를 긴 척추고정판에 고정한 다음 자궁의 대정맥 압박을 최소한으로 줄이고 저혈압과 현기증을 유발하지 않도록 고정판의 오른쪽을 들어서 왼쪽으로 기울어지게 한다.

(4) 사용방법

① 앉아 있는 환자의 경우 긴 척추고정판만으로 구출하는 빠른 환자구출을 하거나 구출고정대로 고정하고 긴 척추고정판으로 구출해내는 방법을 선택하여 구출한다.
② 서 있는 환자의 경우 머리와 목의 도수 고정을 방해하지 않게 조심하면서 긴 척추고정판을 적용하여 바닥으로 눕히고 중립위치를 확인한 후 고정한다.
③ 누워 있는 환자의 경우 통나무굴리기법(Log-roll)을 이용하여 긴 척추고정판에 눕히고 중립위치를 확인한 후 고정한다.

8. 구급 의약품: 특수구급차 적재품

1) 비마약성 진통제(근육 주사용)

(1) 용도

중증의 화상이나 외상 환자 등에서 격심한 통증을 감소시키기 위해 사용한다.

(2) 특성

통증 유발물질(프로스타글란딘, 브라디키닌 등)의 생성을 억제하여 진통 효과를 나타낸다.

2) 항히스타민제(근육 및 정맥 주사용)

(1) 용도

전신적인 가려움증, 두드러기, 기도 부종, 가슴압박감, 호흡곤란 등의 증상을 나타내는 과민반응 환자에게 원인물질인 히스타민의 생성을 차단하여 증상을 완화하기 위해 사용한다.

(2) 적응증

벌에 쏘이거나 페니실린 등의 약물복용 등으로 과민반응을 보이는 자

(3) 특성

① 졸림 등의 부작용이 나타날 수 있다.

② 일반적으로 물린 상처 처치세트에는 항히스타민제와 에피네피린이 함께 들어있으며, 아나필락시스 쇼크 시에는 에피네피린을 사용한다.

3) 니트로글리세린(설하용)

(1) 용도

환자의 혀 밑에 넣으면 수초 내에 작용을 시작하여 혈관의 민무늬근을 이완하여 심근의 산소 요구량을 감소시키며, 관상동맥을 확장해 심근으로의 산소공급을 증가시켜 협심증의 통증을 감소시킨다.

(2) 적응증

흉통

(3) 특성

① 수축기 혈압이 90 mmHg 이상일 때 3–5분 간격으로 3회 혀 아래 투여가 가능하며 매번 투여 전에는 혈압을 측정해야 한다.

② 심장혈관뿐 아니라 뇌혈관 및 위장 혈관 등도 이완시켜 두통을 유발할 수 있고, 저혈압을 유발할 수 있다.

③ 햇빛에 노출되면 파괴되므로 갈색 등 차광된 병에 보관해야 하고, 3개월 이상 된 것은 교환해야 한다.

4) 흡입용 기관지확장제(분무용)

(1) 용도

기관지가 수축되어 호흡곤란이 올 때 수축된 기관지를 확장시켜 호흡을 쉽게 하도록 도와준다.

(2) 적응증

천식, 폐기종, 만성 기관지염 환자의 호흡곤란

(3) 특성

① 심장에도 영향을 주어 심장박동수가 증가하거나 안절부절하는 부작용을 보일 수 있다.

② 평상시 호흡문제가 있는 사람들은 의사가 처방한 흡입기가 있을 것이므로 처방된 약물을 잘 사용하도록 돕는 것이 중요하다.

(4) 사용법

① 흡입기를 세게 여러 번 흔든다.

② 의식이 명료한지 확인하고, 환자에게 흡입기 구멍에 입술을 대도록 한다.

③ 깊게 들이마시면서 스프레이가 작동하도록 흡입기를 누르고, 가능한 한 오래 숨을 참아 약물이 흡수될 수 있도록 한다.

5) 에피네프린

(1) 용도

심정지 환자에서 자발순환을 회복시키도록 전신혈관을 수축시킨다.

(2) 적응증

심정지

(3) 특성

아드레날린성 수용체를 자극시켜 혈관수축에 의해 혈압과 심박수를 증가시키고 뇌와 심장의 관류압을 향상시킨다.

(4) 사용법

① 정맥로 혹은 골내주사(IO)로를 확보한다.

② 한 개의 앰플(1 mg)을 정맥 혹은 골내로 주사하고 20 cc 이상의 생리식염수를 추가로 투여하며 팔을 들어

주어 epinephrine이 심장과 전신으로 잘 분포될 수 있도록 한다.

③ 심장의 자발순환이 회복될 때까지 3-5분마다 ②의 과정을 반복한다.

6) 아미오다론

(1) 용도

심폐소생술 중 두 번 이상의 제세동에도 불구하고 회복되지 않는 심실세동 혹은 무맥성 심실빠른맥이 반복될 때 정상리듬 회복을 위해 사용한다.

(2) 적응증

불응성 심실세동/무맥성 심실빠른맥

(3) 특성

나트륨, 칼륨 및 칼슘 통로에 작용하여 α 및 β 아드레날린성 수용체를 차단함으로써 심근세포의 재분극과 불응성을 연장시키고 동방결절기능을 저해하고 방실전도를 억제시키며, 부전도로를 통한 불응기를 연장시켜 심장을 느리게 뛰게 한다.

(4) 사용법

① 두 번 이상의 제세동에도 불구하고 심실세동이나 무맥성 심실빠른맥이 제거되지 않을 경우 300 mg의 아미오다론을 정맥 혹은 골내로 투여한다. 점도가 높아 투여하기 어려울 수 있으므로 20-30 cc의 D/W에 혼합하여 투여하도록 한다.

② 300 mg의 아미오다론에도 반응하지 않는 경우 150 mg을 추가 투여할 수 있다.

9. 헬멧제거 및 고정법

1) 헬멧제거 기준

(1) 헬멧을 그대로 놔둬야 하는 경우

① 헬멧 속에서 환자의 머리가 거의 움직이지 않을 정도로 헬멧이 꼭 맞을 경우

② 기도나 호흡문제가 긴급하지 않으며, 소생술이나 과환기를 시행할 필요가 없는 경우

③ 헬멧을 제거하면 더 심한 손상이 야기될 수 있는 경우

④ 응급구조사가 기도나 호흡 처치를 하는 데 방해되지 않는 경우

(2) 헬멧을 제거해야 하는 경우

① 응급구조사가 기도나 호흡 처치를 하는 데 방해되는 경우

② 헬멧이 머리에 잘 맞지 않아서 과도하게 움직이는 경우

③ 헬멧 때문에 경 · 척추 고정이 어려운 경우

④ 심정지 상태로 소생술이나 과다환기를 실시할 필요가 있는 경우

2) 헬멧제거 방법

(1) 헬멧 제거법(1) – 주로 얼굴 보호식 헬멧

① 첫 번째 응급구조사는 환자의 머리 위에 위치하여 두 손으로 헬멧을 고정하고, 손끝으로 아래턱뼈를 잡아 환자의 머리를 고정한다.

② 두 번째 응급구조사는 헬멧을 벗기기 위해 턱 고정끈을 풀거나 잘라 제거한 다음 한 손으로 환자의 턱을 잡고, 다른 한 손으로는 환자 목 뒤로 넣어 턱과 목을 함께 고정하여 머리를 안전하게 잡아준다. 환자가 안

경을 쓰고 있다면 헬멧을 제거하기 전에 벗겨 준다.

③ 환자의 머리를 잡고 있는 첫 번째 응급구조사는 고정하던 손을 풀고 서서히 헬멧을 제거한다. 헬멧의 아랫부분이나 귀 덮개를 부드럽게 잡아 벗긴다.

④ 헬멧이 뒤로 기울지 않게 똑바로 벗겨야 하며, 얼굴 보호식 헬멧(full-face helmet)인 경우 턱부위를 조금 기울여서 코를 빠져나올 수 있도록 한다. 다른 응급구조사는 헬멧 제거 시 환자의 머리가 움직이지 않도록 받쳐 주어야 한다.

⑤ 헬멧 제거 후 첫 번째 응급구조사는 환자의 머리를 고정하며, 턱 밀어 올리기법으로 기도를 개방하여 유지한다.

⑥ 두 번째 응급구조사는 목뼈보호대를 착용시킨다.

(2) 헬멧 제거법(2) – 주로 스포츠용 헬멧

① 첫 번째 응급구조사가 환자의 목을 지지하면서 중립 자세로 고정한다.

② 두 번째 응급구조사가 턱에 있는 끈을 풀고 헬멧의 양쪽을 잡아 귀까지 빠져나오도록 헬멧을 벗긴다.

③ 첫 번째 응급구조사는 계속 머리를 고정하고, 두 번째 응급구조사는 목뼈보호대를 착용시킨다.

10. 항공이송

1) 항공이송 시 고려해야 할 사항

(1) 산소저하, 공기팽창, 온도저하에 주의해야 한다.

① 산소저하

고공으로 상승할수록 산소가 희박해지므로 중증의 환자, 호흡곤란 환자, 심정지 환자는 구급차를 이용하여 이송하는 것이 바람직하다.

② 공기팽창

고공으로 상승할수록 공기압은 저하되고 일정 용적안의 공기는 팽창되어 신체조직에 압박을 가할 수 있으므로 기관 내 삽관 환자, 후두마스크(LMA), 콤비 튜브 적용 환자, 공기 부목 적용 환자 등에서는 세심한 관찰 및 조치가 필요하다.

③ 온도저하

고공으로 상승할수록 환자의 체온유지를 위한 보온 조치가 필요하다.

(2) 진동과 소음, 환자의 공포심 등으로 환자 상태가 악화될 수 있음에 주의해야 한다.

(3) 항공이송 시 준비해야 할 사항

① 목뼈 고정 및 척추 고정을 시행한다.

② 구토의 가능성이 큰 머리 손상, 복부 손상, 중증환자에게는 위장관 튜브를 삽입한다.

③ 필요시는 기도삽관이나 인공기도기 등을 이용하여 기도를 확보한다.

④ 필요시에는 산소투여, 흡입, 인공호흡 등을 시행할 수 있도록 준비한다.

⑤ 상처나 골절부위의 치료(dressing, splinting)가 시행되어야 한다.

⑥ 추운 환경에서는 보온침낭, 인큐베이터(incubator) 등 환자의 체온유지를 위한 조처를 취한다.

당신이 응급구조사라면

1. 구급출동을 위해서 매 교대 시 중요하게 확인해야 하는 장비 점검사항에는 어떤 것들이 있는가?
2. 응급환자가 분당 6회 정도의 부적절한 호흡을 하며 저산소증을 보인다면 어떻게 호흡보조를 할 것인가? 그 이유는?
3. 자동차 충돌사고 현장에서 사고 차량의 앞부분이 많이 찌그러져 있었는데, 운전자가 횡설수설하며 걸어 나오겠다고 억지를 부리면 어떻게 하겠는가?
4. 얼굴에 화상을 입었고 연기를 흡인한 것으로 추정되는 환자의 기도확보 방법으로 가장 적절한 방법은 무엇이라고 생각하는가?

PART

부록

A 정맥내 수액투여

B 전문적 기도유지 방법

C 구급차 동승 및 응급의료기관 실습

D 응급실에서 많이 사용하는 약어 모음

E 용어해설

F 법의학

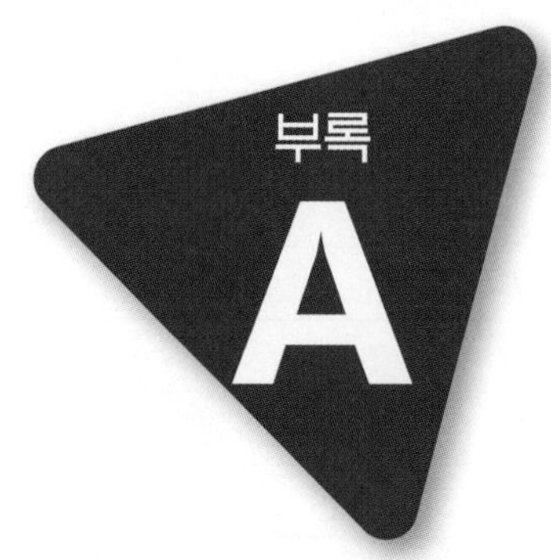

정맥내 수액투여

개요

현재 개정된 응급의료에 관한 법률시행 규칙안에 따르면 1급 응급구조사는 정맥내 수액투여를 위하여 정맥로 확보를 시행할 수 있다. 정맥내 수액투여는 정확한 시행방법과 적응증을 인지하고, 지속적인 반복 교육과 사용법에 대한 지속적인 훈련이 요구된다. 응급구조사는 정맥내 수액투여를 시행할 대상, 수액의 선정, 발생할 수 있는 합병증을 정확히 알아야만 한다. 응급구조사에 의해서 정맥내 수액투여가 시행되면, 의학적인 측면에서의 재평가는 물론이고 응급의료진의 지시와 통제가 수반되어야만 한다. 부록 A는 정맥내 수액투여의 정의와 사용에 관련되는 용어로 시작하여, 정맥내 수액투여를 시행하는 데 필요한 장비와 물품이 기록되어 있다. 다음으로는, 정맥내 수액투여를 시작하는 단계가 묘사되어 있고, 환자와 정맥내 수액투여의 관찰이 왜 중요한지를 설명한다. 마지막으로는 정맥내 수액투여 시에 유발될 수 있는 합병증에 대해서 기술한다.

목표

- 정맥내 수액투여의 정의를 내린다.
- 정맥내 수액투여를 하는 데 필요한 장비와 물품에 대해서 배운다.
- 정맥내 수액요법을 시행하는 단계를 배운다.
- 환자와 정맥내 수액투여의 관찰이 중요한 이유를 안다.
- 정맥내 수액투여로 발생할 수 있는 합병증을 인지한다.

1. 용어의 정의

정맥내 수액투여란 환자의 정맥으로 주삿바늘을 삽입하여 일정한 양의 수액을 투여하는 것이다. 정맥내 수액투여는 많은 훈련과 교육이 필요한 고도의 응급처치 술기 중의 하나이다. 이 술기를 시행할 수 있는 자격은 법률과 실행기준에 의해서 결정된다. 즉, 이런 술기를 시행할 수 있는 법적 자격을 가지고 있는 응급구조사가 시행할 수 있으며, 자격이 있더라도 지속적인 교육과 훈련이 계속되어야 한다. 그 외에는 의무적인 의료관리와, 의학

표 A-1 정맥내 수액의 종류

용액	약식	성분 전해질
5% 포도당	5% D/W	5% 포도당
10% 포도당	10% D/W	10% 포도당
생리 식염수	N/S 0.9%	염화나트륨(NaCl)
1/2 생리 식염수	1/2 N/S	0.45% 염화나트륨
1/4 생리 식염수	1/4 N/S	0.2% 염화나트륨
링거액	H/S 염화나트륨, 염화칼륨(KCl), 염화칼슘(CaCl), 젖산	

주: 포도당 수액은 포도당을 함유하고 있다.

적인 평가가 포함되어야 한다. 응급환자에게 모두 정맥내 수액투여를 시행할 필요가 없으며, 꼭 필요하다고 판단되는 경우가 아니고는 시행하지 말아야 한다. 즉, 수액투여를 시행하는 경우에는 환자이송이 수분 정도 지연되고 합병증으로 환자상태가 악화될 수도 있으므로, 수액투여를 시행하지 않고 바로 이송하는 경우가 환자에게 더욱 바람직한 경우도 있기 때문이다. 그러므로, 정맥내 수액투여를 시행하는 경우에는 반드시 응급의료진의 지시와 통제를 무선으로 얻어야 한다.

적절하고 효과적인 수액투여를 위해서는 계속적인 의학적 훈련이 요구된다. 정맥내 수액투여는 일단 한번 배운다고 언제라도 시행할 수 있는 것이 아니라, 계속적인 임상실습이 필요하다. 이 술기는 강의실에서 시간적으로 여유 있게 배울 것이지만, 급박한 실제 상황에서는 짧은 시간 내에 정확히 시행해야 하기 때문에 많은 실패가 따를 것이다. 또한, 응급구조사가 인지해야만 하는 사항이 있는데, 부적절한 수액요법은 환자상태를 악화시킬 수 있는 합병증을 초래할 수 있다는 것이다.

수혈은 혈액이나 혈액성분을 정맥으로 주입하는 것으로서 수액요법과는 의미가 다르다. 수혈은 환자와 동일한 혈액을 투여해야 하므로, 병원에서의 특별한 검사와 혈액 선택이 수반되어야 하므로 응급구조사가 수혈을 시행할 경우는 없을 것이다. 그러나 병원에서 병원으로 환자를 후송하는 경우에는 수혈중인 환자를 접하게 되는 경우가 있으므로, 응급구조사는 수혈 방법과 수혈의 합병증을 알아야 한다.

수액요법은 혈액 또는 혈액성분을 정맥으로 주입하는 수혈과는 의미가 다르며, 투여하는 내용물이 수액제재라는 것이다. 응급구조사는 순환기능을 유지하기 위하여 수액을 투여하는 경우가 가장 많다. 정맥내로 투여되는 수액은 주로 생리식염수, 링거스 용액, 인공혈장액 등이다. 가장 흔히 사용되는 수액의 종류와 각각의 성분은 표 A-1에 기록되어 있다. 때로 응급구조사는 인공혈장액을 투여하기도 하는데, 인공혈장액은 일반적인 수액보다도 혈장을 증가시키는 작용이 더욱 강하다. 인공혈장액의 유형으로는 덱스트란 제제(dextrane), 젤라틴액(modified gelatine fluid), 스타치 제제(starch)가 대표적이다. 인공혈장액의 사용은 여러 가지 합병증을 유발할 수 있으므로, 반드시 응급의료진의 지시 하에 투여되어야 한다.

2. 수액투여를 위한 장치와 물품

수액투여를 신속하게 시행하기 위하여는, 다음과 같은 장치와 물품이 모두 갖추어져야 한다.

① 적절한 수액: 유리병에 담긴 수액보다는 비닐백으로 포장된 수액이 바람직하다.
② 수액 세트: 수액병과 주삿바늘을 연결하는 세트를 말한다.
③ 주삿바늘: 여러 가지 크기와 유형의 주삿바늘이 갖추어져야 한다.
④ 소독 약품: 알코올 스폰지 혹은 포비돈 스폰지
⑤ 반창고 혹은 필름테이프: 주삿바늘을 피부에 고정하는 데 사용된다.
⑥ 지압대: 상지나 하지를 결찰하여 육안적으로 정맥을 정확히 파악하기 위하여 사용된다.
⑦ 멸균거즈(2×2인치나 4×4인치)
⑧ 고정판: 주삿바늘이 삽입된 관절부위가 굽어지지 않도록 고정한다.
⑨ 수액 걸이: 구급차내에는 수액을 걸 수 있는 장치가 필요하다.
⑩ 사용된 주삿바늘을 담는 용기
⑪ 병원에서 시행해야 할 혈액검사를 위하여 혈액을 검체하는 기구: 주사기와 혈액용기

3. 정맥내로 주삿바늘을 삽입하는 절차

응급구조사는 수액투여를 시행하기 전에 필요한 장치와 물품을 준비한다. 응급구조사는 환자에게 정맥내 수액투여가 필요하며, 현장에서부터 시작되어야 하는 당위성을 설명한다. 다음으로는 수액투여를 시행하는 단계에서 환자가 느끼게 될 통증에 대하여 설명한다.

1) 1단계: 수액 준비

응급구조사는 응급의료진으로부터 수액투여에 대한 지시를 접수하면, 투여할 수액의 종류까지 지시를 받도록

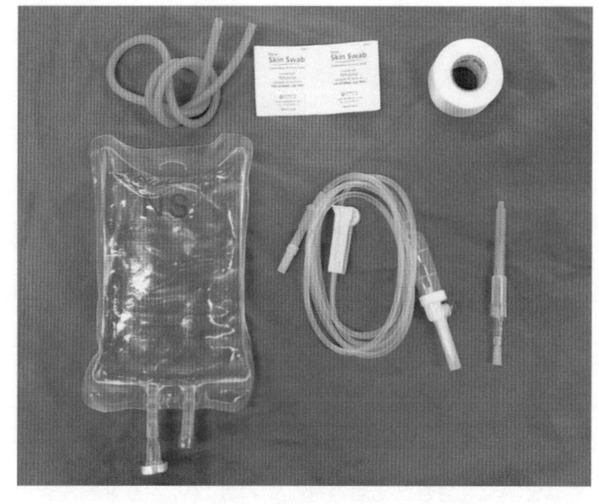

• 그림 A-1 정맥내 수액투여를 위한 장치와 물품

한다. 응급환자에게 가장 바람직한 수액은 링거스 수액(Ringer's lactate solution)이며, 다음은 생리식염수(0.9% NaCl)이다. 수액이 선정되면 겉에 표시된 표를 보고 수액을 꺼낸다. 정상적인 수액은 투명하며 혼탁물이 없으며, 사용기간이 표시된 유효기간을 초과하지 않은 것이다. 만약 유효기간이 초과하였거나, 혼탁물이 있으면 다른 수액을 선택한다. 수액을 포장한 용기가 파손되었거나 수액투입구의 뚜껑이 파손된 경우에도 사용하지 말아야 한다.

다음에 응급구조사는 응급의료진이 지시하는 수액세트를 선택한다(그림 A-1). 적절한 수액세트를 선택한 다음에는 세트를 싸고 있는 포장지가 파손되지 않았는지 확인한다. 수액세트는 소독된 무균상태로 보관되어야 하며, 포장지가 파손된 경우에는 사용하지 말아야 한다. 수액의 뚜껑을 제거하고 고무마개를 알코올 스폰지로 소독한 다음에, 수액 세트의 한쪽 끝(수액병으로 삽입되는 부분)을 수액병에 삽입한다. 수액병으로 삽입되는 끝부분은 손이나 다른 부위에 닿지 않도록 하여 멸균상태를 유지한 상태로 수액병에 삽입되어야 한다. 수액세트를 조작하는 과정에서 끝부분이 손이나 다른 부분에 닿아서 오염되었다고 판단되면, 다른 수액세트를 이용해야 한다.

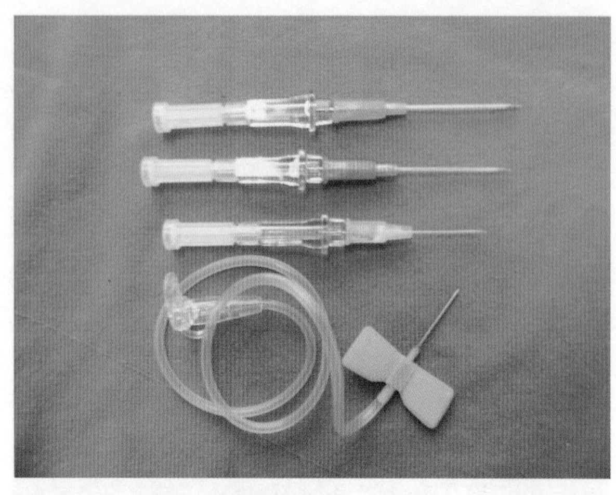

• 그림 A-2 병원전 응급처치에서 가장 많이 사용하는 주삿바늘의 유형. 혈관용 카테터, 나비침

수액세트에는 수액의 투여속도를 조절하는 속도 조절기가 부착되어 있으므로, 속도 조절기를 꽉 막거나 가장 적은 속도로 투여되도록 조절한다. 수액의 투여속도는 gtt라는 용어를 이용하여 결정하는데, 10 gtt라는 것은 1분에 10 방울의 수액이 투여되도록 조절하라는 것이다. 즉, 10 gtt라는 것은 6초에 1방울의 수액이 투여되는 것이다. 일반적인 수액 세트는 투여 속도로 주입되는 양을 산출할 수 있는데, 수액 1 cc를 투여하기 위하여는 15 방울이 주입되는 것이다. 즉, 15 방울이 모이면 1 cc를 형성한다.

투여속도는 환자상태에 따라서 조절되는데, 혈압이 저하된 쇼크 환자에서는 매우 빠른 속도로 수액을 투여한다. 다른 약물을 정맥내로 주입하기 위하여 수액요법을 시행하는 경우도 있는데, 수액세트의 한쪽에는 다른 약물을 투여할 수 있는 부분(고무막 혹은 별도의 주입구)이 설치되어 있다.

수액병을 높이 들고 속도 조절기를 열어서 수액이 수액세트내로 유입되도록 한다. 속도 조절기를 계속 열어서 수액이 수액세트를 모두 통과하도록 하며, 수액세트 내에 공기가 남아 있으면 계속 수액을 통과시킨다. 응급구조사는 수액세트에 공기가 없는지를 다시 확인하고, 주삿바늘과 연결될 수액세트의 끝부분에 있는 멸균덮개는 계속 유지한다.

정맥내로 삽입하는 주삿바늘은 여러 가지 유형이 있는데, 보편적인 주삿바늘, 나비침, 혈관용 카테터 등의 주삿바늘이 있다(그림 A-2). 대부분의 경우, 응급구조사는 혈관용 카테터를 사용하는데, 혈관용 카테터는 외부 충격에도 혈관을 손상시키는 확률이 적으며, 혈관염의 발생빈도가 낮으며, 고정하기도 용이하다는 이점이 있다. 주삿바늘의 굵기 혹은 내경의 크기에 따라서 번호가 주어지는데, 번호가 적을수록 내경이 크다. 즉, No. 16은 No. 21 주삿바늘보다 직경이 크므로, 짧은 시간에 많은 양의 수액을 투여할 수 있다. 참고로, 혈압이 저하된 환자에서는 No. 14 혹은 No. 16의 주삿바늘을 사용하는 것이 바람직하다.

2) 2단계: 혈관 선정

주삿바늘을 삽입할 정맥혈관을 선정한다(그림 A-3). 팔이나 다리의 혈관을 이용하는데, 가능하면 팔의 혈관에다 주사하도록 한다. 손상된 팔다리에는 주삿바늘을 사용하지 않는 것이 바람직하며, 뇌질환으로 마비된 팔다리에도 주삿바늘을 삽입하지 않도록 한다.

응급구조사는 팔에서도 가장 원위부에 위치한 손등의 혈관에 주삿바늘을 삽입하는 것이 바람직하며, 이곳에서 혈관을 발견하지 못하는 경우에는 조금씩 근위부로 이동하면서 혈관을 찾도록 한다. 아래팔에 위치하는 혈관은 매우 커서 주사하기 가장 좋은 혈관이지만, 급박한 상황이 아니면 사용하지 말도록 한다. 즉, 응급의료진이 사용할 경우에 대비하여 남겨 놓는 것이 바람직하다. 관절부위에 인접한 정맥은 가능한 피하는 것이 좋은데, 이러한 정맥들의 가까이에는 동맥이 위치하며, 관절은 굽어질 수 있으므로 조그만 움직임에도 혈관이 파열되기 쉽기 때문이다.

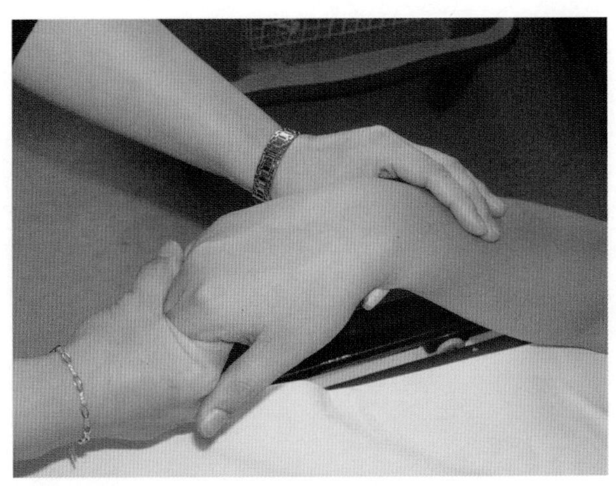

● 그림 A-3 응급구조사는 주삿바늘을 삽입할 가장 적합한 부위를 선정한다.

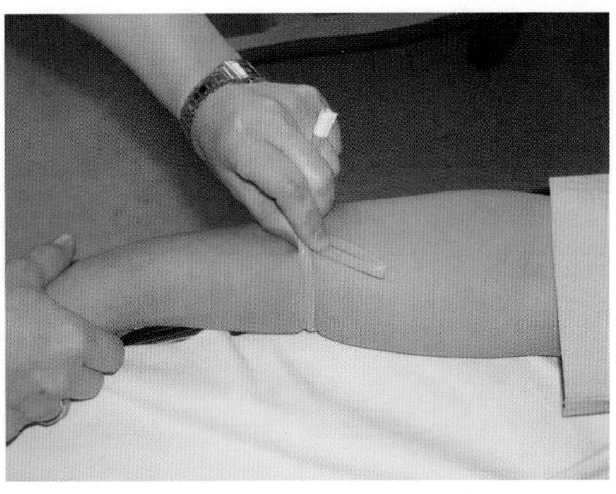

● 그림 A-4 응급구조사는 주삿바늘을 삽입할 부위의 근위부에 지압대를 위치시킨다.

지압대를 선정된 혈관의 7−10 cm 근위부에 위치하여 꽉 묶는다(그림 A-4). 단, 묶는 정도는 정맥환류를 차단하지만 동맥흐름은 유지될 정도로만 묶어야 한다. 지압대를 위치한 상지를 심장보다 아래로 위치하도록 지면쪽으로 내리고, 환자에게 주먹을 쥐었다 폈다하라고 하여 정맥을 팽창시켜서 육안적으로 파악하기 쉽도록 한다. 일단 혈관의 주행방향에 수평하게 주삿바늘을 삽입할 수 있다고 판단되면, 정맥혈관을 손으로 만져서 정확한 위치를 다시 확인한다.

3) 3단계: 주사 위치의 준비

다음 단계는 정맥주사 할 피부를 준비하는 것으로, 주삿바늘을 삽입할 부위를 소독제제로 완전히 멸균시켜서 피부의 오염원이 직접 혈관으로 들어가는 것을 막아야 한다.

응급구조사가 주사하는 환경은 대부분 병원균 혹은 오염물이 많은 환경이므로 철저한 소독이 필요하다. 소독제제는 알코올 스폰지 혹은 포비돈 스폰지를 이용한다. 소독제제로 적신 스폰지를 주삿바늘을 삽입할 부위에 위치시켜서 닦아내고, 점차 원을 그리면서 바깥쪽으로 향하면서 피부를 소독한다. 대개의 경우는 주삿바늘이 삽입할 부위로부터 반경 3−5 cm 정도 밖까지 소독한다. 포비돈 스폰지를 사용하는 경우는 포비돈의 색으로 인하여 혈관이 관찰되지 않는 경우가 많다. 그러므로, 이러한 경우에는 다시 알코올 스폰지로 닦아 내도록 한다. 최근에는 분사식 소독약품도 시판되는데, 이러한 약제를 이용하면 소독하는 시간을 줄일 수 있다.

4) 4단계: 주삿바늘 삽입

응급구조대원은 정신적으로나 육체적으로 정맥주사를 시행할 준비가 되어 있어야 한다. 팔을 심장이나 심장보다 아래로 유지하면서 다음의 방법으로 주삿바늘을 정맥내로 삽입한다.

① 한 손가락으로 선정된 자리의 약간 옆이나 아래쪽 피부를 가볍게 당겨서, 주삿바늘을 삽입할 때에 정맥이 움직이지 않도록 한다.

② 주삿바늘을 피부와 30° 정도로 기울이도록 한다.

③ 삽입하고자 하는 정맥부위보다 2∼5 mm 원위부에서

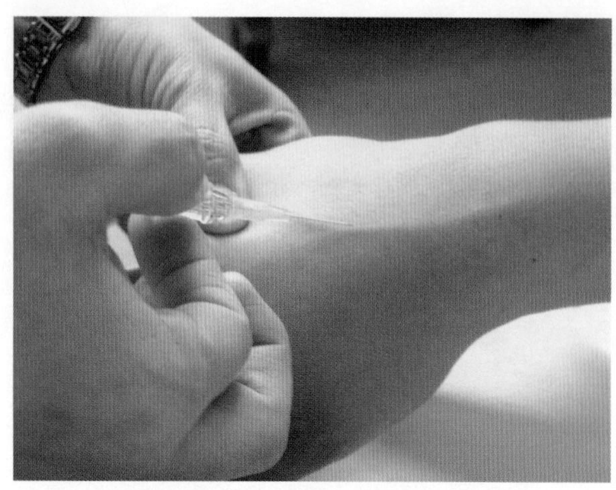

● 그림 A-5 피부와 30° 기울여서 주삿바늘을 잡고 삽입할 정맥에서 2 ~ 5 mm 원위부의 피부로 주삿바늘을 삽입한다.

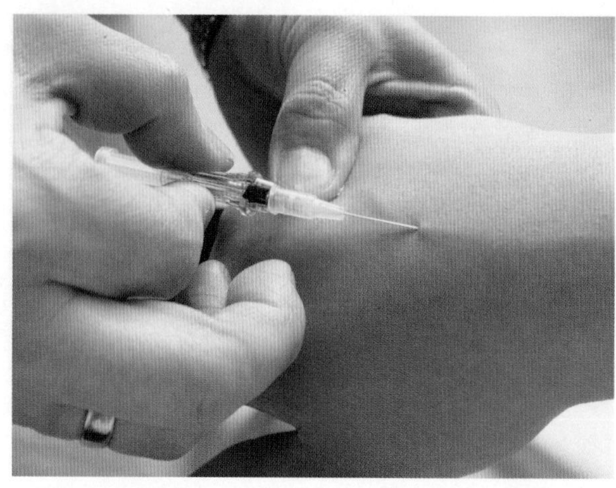

● 그림 A-6 정맥내로 주삿바늘이 삽입되면 주삿바늘로 혈액이 누출될 것이다.

피부로 주삿바늘을 삽입한다(그림 A-5).

④ 피부의 바로 밑에 정맥이 위치하므로, 피부를 뚫는 저항이나 느낌이 있고나서 다시 정맥혈관의 벽을 뚫고 삽입되는 느낌을 느낄 수 있다. 정맥으로 주삿바늘이 들어갈 때는 '폭'하고 느껴질 것이다. 정맥으로 주삿바늘이 삽입되면 주삿바늘의 뒤로 혈액이 유출되는 것을 관찰할 수 있다(그림 A-6).

⑤ 정맥혈관내로 주삿바늘이 삽입되었다고 확인되면 주삿바늘을 피부에 수평 또는 10° 정도로 기울여 정맥내로 완전히 주삿바늘을 삽입한다.

⑥ 혈관용 카테터를 사용하는 경우에는, 주삿바늘이 혈관 내로 삽입되어 주삿바늘로 혈액이 누출되는 것을 확인한 상태에서 주삿바늘을 고정하고 비닐로 된 카테터만 그대로 밀어 넣는다. 비닐로 된 카테터가 끝까지 삽입되면 주삿바늘을 빼낸다.

⑦ 혈액이 주삿바늘이나 비닐 카테터로부터 누출되면 지압대를 제거하고, 주사기를 주삿바늘이나 비닐 카테터 에 연결하여 필요한 만큼의 혈액을 얻는다.

⑧ 주사기를 주삿바늘로부터 제거하고, 수액세트의 멸균 덮게를 제거하여 주삿바늘이나 비닐 카테터에 연결한다. 이때 수액세트의 끝이 오염되지 않도록 주의한다 (그림 A-7). 주사기를 제거하고 수액세트의 끝을 연결하는 과정에서 혈액손실이 많으므로, 이때는 주삿바늘이나 비닐 카테터의 끝부분이 위치하는 정맥혈관의 2-3 cm 근위부를 손가락으로 눌러준다.

⑨ 수액세트의 속도 조절기를 천천히 열어서 수액을 투여하기 시작한다. 수액이 정맥내로 주입되기 시작하면 주변의 피부가 부어오르는지 확인한다. 주변의 피부가 부어오르는 것은 주삿바늘이 혈관 밖에 위치하였거나, 혈관이 손상되었다는 것을 의미하므로, 이경우에는 주삿바늘을 신속히 제거한다. 정확한 검사법은 수액병을 주삿바늘이 삽입된 부위보다 낮게 위치시켜서 수액세트로 혈액이 역류되는 것을 관찰하는 것이다.

⑩ 정맥내로 주삿바늘이 정확히 삽입되었다고 판정된 후에는 반창고나 필름 테이프를 이용하여 주삿바늘을 피부에 고정하며, 관절부위에 주사한 경우에는 고정대를 이용하여 관절운동을 고정한다(그림 A-8). 반창고나 테이프에 주사한 시각과 주삿바늘의 크기를 기재한다.

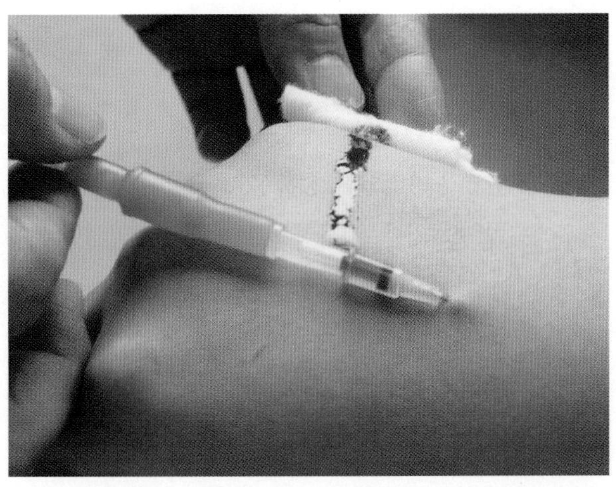

• 그림 A-7 수액세트의 끝과 주삿바늘이나 카테터를 단단히 연결한다.

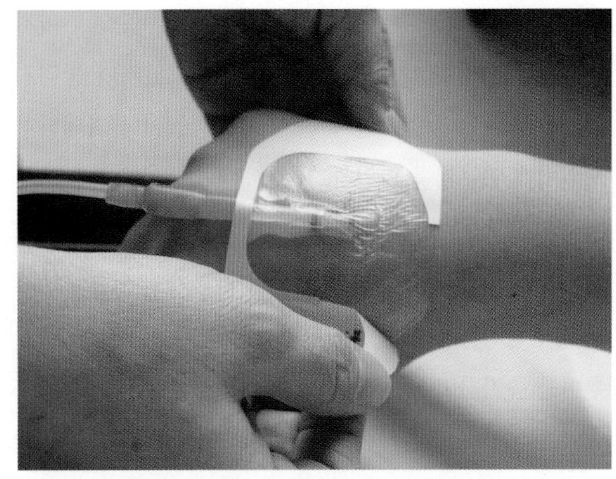

• 그림 A-8 카테터와 수액세트는 반창고나 필름 테이프로 고정시키고, 관절은 움직이지 않도록 고정판으로 고정한다.

4. 환자 관찰

응급구조사는 환자와 정맥내주사를 잘 관찰해야 한다. 환자의 활력징후를 반복적으로 계측하고 기록한다. 경정맥의 확장, 혈압상승, 청진상 수포음, 호흡곤란 등은 수액이 과다하게 주입되는 것을 나타내는 징후나 증상이므로, 이러한 증상이나 징후가 관찰되면 수액의 투여속도를 최소한으로 줄여야 한다. 다른 팔다리가 모두 손상되거나 혈압측정에 적합하지 않은 경우를 제외하고는 주삿바늘이 삽입된 부위에서는 혈압계를 부착하지 않는다. 즉, 오른쪽 팔에 주삿바늘을 삽입하였다면, 왼쪽 팔에서 혈압을 측정하는 것이 바람직하다.

일반적으로 응급구조사는 응급의료진의 지시에 따라서 수액의 투여속도를 결정한다. 응급의료진이 분당 20 gtt로 수액을 투여하라고 지시하면, 1분에 20방울 혹은 3초에 1방울씩 주입되도록 투여속도를 조절한다. 혹시 응급의료진이 시간당 100 cc가 주입되도록 조절하라고 지시하면, 다음과 같은 방식으로 투여속도를 산출한다.

$$\text{분당 적하수 속도(gtts / min)} = \frac{\text{지시된 용량(cc/hr)} \times \text{수액세트의 적하수(gtt/cc)}}{\text{주입시간}}$$

예를 들면, 1 cc당 15 gtt로 주입되는 수액세트를 이용하는 경우에서 시간당 100 cc를 주입하라고 지시를 받으면, 분당 투여하는 gtt는 다음과 같은 방법으로 산출한다.

$$\frac{100\ (\text{cc/hr}) \times 15\ (\text{gtt/cc}) = 25\ \text{gtt}}{60\ \text{min}}$$

(즉, 1분에 25 방울이 투여되도록 한다.)

수액세트에 따라서 적하수가 다르므로, 응급구조사는 1 cc를 형성하기 위하여 몇 방울의 수액이 필요한지를 사전에 검사해야 한다. 즉, 주사기로 수액을 투여하면서 주사기 1 cc를 채우는 데 몇 방울의 수액이 떨어지는지 관찰해야 한다.

수액을 투여하기 시작하면 주기적으로 투여되는 속도를 관찰하여, 설정된 속도보다 빨리 주입되거나 천천히 주입되는가를 검사해야 한다. 만약 수액세트로 혈액이 역류하면 수액병이 환자위치보다 낮게 위치하는 경우가 대부분이므로, 수액병의 높이를 높혀준다. 수액투여가 멈추거나 속도가 늦어지면 수액세트가 꼬였거나 눌리지 않았는지를 확인해야 한다. 또한 주삿바늘이나 카테터가 제위치에 있는지를 확인하고, 주사한 팔다리가 굽혀져서 수액의 흐름이 방해되지 않았는지를 확인한다. 자주 주삿바늘이 삽입된 피부를 관찰하여 피부가 부어오르는지를 확인한다. 피부가 붓거나 통증이 심한 경우에는 수액투여를 중지하고 주삿바늘을 제거한다.

수액투여를 중단해야 할 필요가 있을 때에는 속도 조절기를 완전히 잠그고, 주삿바늘이나 카테터를 고정시킨 반창고나 테이프를 피부에서 떼어낸다. 응급구조사는 주삿바늘이 삽입된 부위에 멸균거즈를 위치시키고 가볍게 누루면서 주삿바늘이나 카테터를 제거한다. 피부 밑에 혈종이 생기는 것을 방지하기 위하여 피가 멈출 때까지 정맥주사 부위에 압력을 가해야 한다. 피가 멈추면 멸균거즈나 일회용 반창고를 붙인다. 응급의료진이 다시 정맥주사를 하라고 지시하면, 응급구조사는 반대쪽 팔다리에 주삿바늘을 삽입한다. 같은 팔다리를 사용해야만 하는 경우에는 이미 시행된 주사부위보다 근위부를 선정해야 한다. 즉, 응급구조사는 이전에 주삿바늘이 삽입된 부위보다 원위부에서 정맥주사를 시행해서는 안 된다.

수액투여가 진행되어서 수액병이 비워지기 시작하면 수액세트 내에서 수액이 비워지기 전에 다른 수액병으로 교환해야 한다. 이미 사용하고 있는 수액병에서 수액세트의 끝을 빼내고, 새로운 수액병으로 교체한다.

5. 정맥내 수액투여의 합병증

합병증은 정맥주사 도중이나 정맥주사 후에 생길 수 있다. 그러므로 정맥내 수액투여를 시행하는 응급구조사는 합병증에 대처하는 방법을 알아야 한다. 합병증은 국소적인 합병증과 전신적인 합병증이 있다.

1) 국소적 합병증

주삿바늘이나 카테터의 끝부분이 피부를 자극하여 미약한 통증이 있을 수 있다. 통증은 주삿바늘을 삽입하는 경우에도 발생하지만, 정상적으로 혈관에 삽입되면 통증은 곧 사라진다. 주사부위에서 통증이나 작열감이 계속되면 침윤이나 부작용의 신호이므로 수액투여를 중단해야 한다. 감염은 또 다른 부작용으로 주삿바늘, 피부, 수액세트의 오염원이 혈액 내로 유입되면서 발생한다. 처음에는 주삿바늘이 위치한 부위에 경계가 분명하지 않은 발적이 생기며, 피부의 온도가 올라가서 다른 부위보다 뜨거운 것을 감지할 수 있다. 이러한 경우에도 수액투여를 중단하고, 반대쪽 팔에 다시 주사하도록 한다.

우연히 동맥혈관에 주사를 하는 수도 있는데, 특히 정맥 주사를 관절부위에서 시행할 때 발생할 수 있다. 밝은 선홍색의 혈액이 높은 압력으로 규칙적인 박동과 함께 분출되면 동맥혈관에 주사되었다는 것을 의미한다. 이러한 경우에는 신속히 주삿바늘이나 카테터를 제거하고, 피부를 손으로 힘껏 압박해야 한다. 출혈이 멈출 때까지는 최소한 5분 이상 소요되므로, 충분한 시간 동안 힘껏 눌러서 압력을 가해야 한다. 다른 합병증으로는 주위의 신경조직 손상, 조직 탈락, 정맥 혈전염 등이 있다.

2) 전신적 합병증

전신적 합병증은 국소적 합병증보다 더욱 심각한 상태를 유발한다. 일부 합병증은 심각한 순환장애를 일으키기도 한다. 응급구조사는 이러한 문제점을 발견할 수 있어야 하며, 이에 효과적으로 대처할 수 있어야 한다. 주삿바늘을 삽입하는 과정에서 단순한 현기증이 나타날 수 있으므로, 주삿바늘을 삽입하는 경우에는 환자를 눕힌 자세에서 시행한다.

공기가 혈관내로 들어가면 공기 색전증이 발생할 수

있으며, 증상으로는 환자가 갑자기 의식을 소실하면서 쇼크와 청색증이 나타난다. 그러므로, 정맥주사를 투여하는 동안에는 공기가 들어가지 않도록 주의하여 위험한 합병증을 최소화할 수 있도록 한다.

수액을 과도하게 많이 투여하는 경우에는 울혈성심부전증의 증세와 같은 호흡곤란, 청진시 수포음, 중심정맥 확장 등과 같은 증상이나 징후가 나타난다. 이러한 증상이 관찰되면 즉시 수액의 투여속도를 최소화하도록 속도조절기를 조절하고, 산소마스크를 이용하여 충분한 산소를 투여해야 한다. 그러나 이러한 합병증이 발생하지 않도록 지속적으로 수액이 주입되는 속도를 관찰하는 것이 가장 중요하다.

과민성 쇼크가 발생할 수도 있는데, 원인은 수액성분에 의한 것이 아니라 수액세트로 주입된 다른 약제에 의한 경우가 대부분이다. 이 경우에는 주삿바늘은 보존하면서 주입되는 약제와 수액세트를 즉시 제거하고, 새로운 수액과 수액세트를 주삿바늘에 연결한다. 산소를 충분히 투여하면서 과민성 쇼크의 응급처치를 시행한다.

3) 환경적 합병증

정맥주사 요법의 합병증 중에서 환경과 관련된 것이 있다. 추운 환경에서는 수액이 수액병이나 수액세트 내에서 아주 빨리 얼어버릴 수 있다. 이런 상황을 방지하기 위해서는 구급차나 실내에서 수액을 투여하면서, 실내에서 구급차로 환자를 이송하는 시간을 최소화하고 환자와 함께 수액을 담요로 덮도록 한다.

추운 환경에 노출된 수액병에 담긴 수액은 상당히 차가우므로, 이러한 수액을 환자에게 투여하는 경우에는 체온이 급속히 하강할 수 있다. 특히, 쇼크 상태의 환자에서는 상당히 심각한 체온저하를 유발할 수 있으므로 주의해야 한다.

당신이 응급구조사라면

1. 수혈과 주입은 어떻게 다른가? 당신은 수혈을 전혀 하지 않는데도 이에 대한 기술과 장비에 대해서 알아야 되는가?
2. 동맥혈관으로 주삿바늘이 삽입되면 어떠한 현상이 발생하는가?
3. 정맥내 수액투여를 시행하는 경우에 당신이 주의 깊게 관찰해야 할 증상이나 징후는 무엇인가? 이런 징후가 나타나면 당신이 취할 응급처치는 무엇인가?
4. 정맥내 수액투여의 속도는 어떠한 단위를 이용하여 결정하는가? 혈액이 수액세트로 역류되는 원인은 무엇인가?
5. 정맥내 수액투여의 합병증을 기술하라.

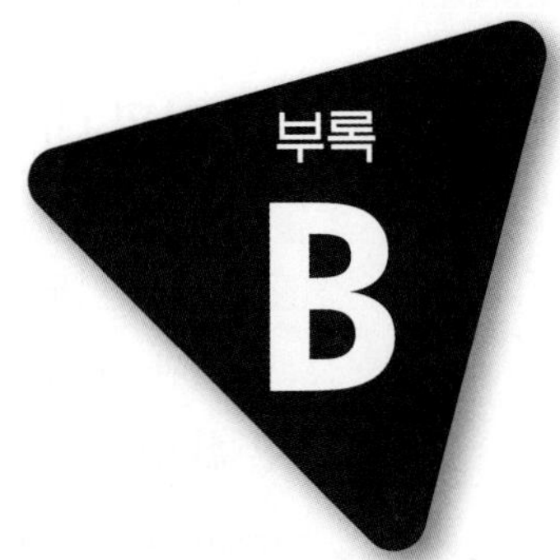

전문적 기도유지 방법

개요

기도유지는 응급의료 활동에 있어서 중요한 부분이다. 응급구조사는 의료기구 등을 이용하여 기도유지를 신속하고 정확하게 시행하여야 할 것이다. 최신 기도유지 방법은 기도개방을 유지하고, 위의 내용물이나 외부 물질이 기관으로 유입되는 것을 막고, 산소가 풍부한 공기를 공급하기 위하여 특별히 고안된 장비를 이용하는 것이다. 기도유지와 인공호흡은 Chapter 10에서 자세하게 기술하였으므로 본 장에서는 기관 내 삽관(endotracheal intubation)에 대하여 자세하게 기술하였다. 기관 내 삽관을 시행하기 위하여 정확한 교육과정과 훈련과정을 이수하여야만 시행할 수 있는 자격이 주어져야 한다. 현재의 법규로는 2급 응급구조사는 기관 내 삽관을 시행할 수 없도록 규정하고 있으나, 1급 응급구조사는 지도의사의 의료지도를 받아 이러한 기구를 사용할 수 있다. 응급구조사는 효율적으로 기도를 유지하고 보호하며, 효과적인 환기를 제공하기 위하여 이러한 기구를 다룰 수 있어야 한다.

목표

- 환자 평가의 중요성을 강조한다.
- 기관 내 삽관튜브를 이용한 기도유지법에 대해서 알아야 한다.

1. 환자 평가

환자 평가에서 우선순위는 기도(airway), 호흡(breathing), 순환(circulation)이다. 즉, 기도를 우선 확인하여 필요하면 기도를 유지하고, 호흡 기능을 평가하여 유지하고, 순환기능을 평가하여 유지하는 순서대로 응급처치를 시행하는 것이다. 이러한 규칙은 모든 응급환자에게 적용된다. 즉, 다리가 절단된 환자에게서도 우선 기도유지, 호흡 기능 유지, 순환기능 유지를 시행하고 나서 절단된 부위에 대한 응급처치를 시행해야 한다.

병원전 응급처치의 가장 중요한 부분은 기도를 막히지 않게 확보하고 유지하는 것이다. 대부분 의식 있는 환자들은 적당한 기도를 유지할 수 있는 능력이 있으므로, 응급구조사는 이런 환자에게 어떤 변화가 발생하는지 관찰하고 산소를 투여하면 된다. 의식이 혼미한 응급환자에게는 입안 또는 코안으로 인공기도(airway)를 사용하여 기도를 확보하고, 흡입기를 이용하여 구강내 이물질(구토물, 혈액, 타액 등)을 제거한다. 이상의 방법으로 기도를 유지하지 못하거나 호흡 기능이 저하된 경우에는 기관 내 삽관튜브나 식도-기관 콤비튜브(esophageal-tracheal combitube)를 이용하여 적극적으로 기도를 확보하고, 필요한 호흡 기능 유지를 시행하는 적극적인 방법을 사용해야 한다.

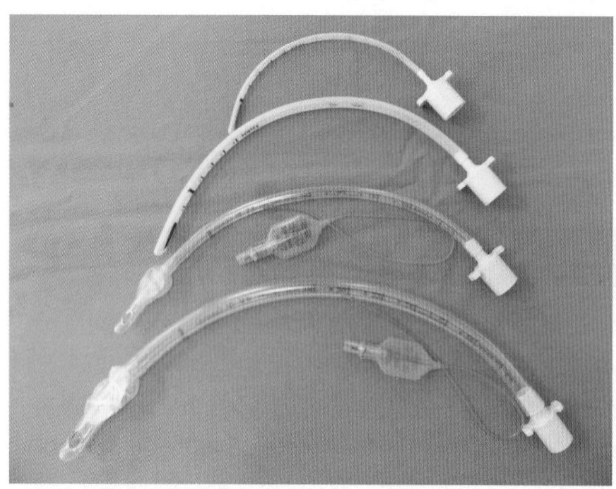

● 그림 B-1 기관 내 삽관튜브는 여러 가지 크기가 이용될 수 있다. 부풀어진 풍선은 튜브가 적당히 삽입될 때 기관의 나머지 공간을 폐쇄한다.

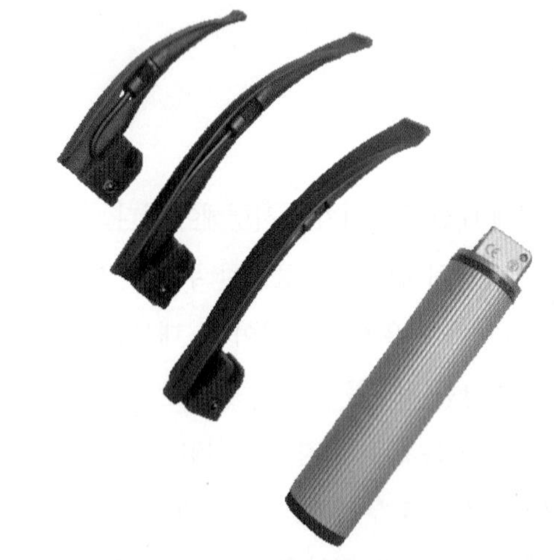

● 그림 B-2 후두경은 기관 내 삽관튜브를 삽입하는데 이용된다. 분리가 가능한 후두경의 날은 직선과 곡선으로 된 두 가지 유형이 있다.

2. 기관 내 삽관

전문적인 기도유지법은 기도를 유지하기 위하여 기관내로 기관 내 삽관튜브를 삽입하는 것이다. 기관 내 삽관은 환자의 입이나 코를 통하여 기관 내 삽관튜브(endotracheal tube, ETT)를 삽입하여, 성대 사이의 후두를 통해서 기관에 삽입되는 방법을 말한다(그림 B-1). 응급구조사는 후두경(그림 B-2)을 이용하여 성대를 확인하고 성대 사이로 튜브를 삽입하게 된다. 튜브의 끝 부분에는 풍선이 부착되어 있으며, 튜브의 공기 주입부로 5-10 cc의 공기를 주입하면 부풀어 오른다. 즉, 튜브를 기관으로 삽관하고 풍선을 부풀리면 기관과 튜브 사이의 공간을 풍선이 점유하므로, 호흡 처치가 효율적으로 시행되고 구강 내의 이물질이 기관으로 유입되는 것을 방지한다. 응급구조사는 완전한 기도를 확보할 수 있으며, 필요하다면 오랜 기간 장착할 수도 있다. 기관 내 삽관튜브는 직경의 넓이와 길이에 따라서 여러 가지 크기가 있으며, 환자의 체형에 따라서 적절한 크기를 선택해야 한다. 대부분의 성인 남자는 직경이 7.5-8 mm인 튜브를 사용하며, 여성의 경우는 남성보다 0.5 mm 정도 작은 것을 이용한다. 소아에 있어서는 대략 적당한 크기의 튜브를 선택해야 하는데, 환자 약지의 손톱 부위의 직경과 비슷한 크기의 직경을 갖춘 튜브를 이용한다(그림 B-3). 기관 내 삽관튜브의 풍선이 제대로 작동하는지를 검사한 후에는 다시 풍선의 공기를 제거하고, 주사기에 10 cc가량의 공기를 채운 채로 기관 내 삽관튜브의 공기 주입부에 연결한다.

표면이 플라스틱으로 덮인 탐침(wire stylet)을(그림 B-4) 기관 내 삽관튜브의 내로 넣는다. 탐침은 튜브를 단단하게 해주며, 삽입하는 동안 기관 내 삽관튜브가 적당한 모양을 유지하도록 구부릴 수 있다. 이 탐침의 끝이 신체조직을 손상시키지 않도록 끝부분을 구부리거나 말아야 하며, 탐침의 끝부분이 튜브의 밖으로 돌출되면 삽입하는 과정에서 기도의 조직을 파열시키거나 관통시킬 수 있으므로 튜브의 길이보다 0.5인치 짧게 하여 탐침이 튜브 밖으로 나오지 않게 하여야 한다.

후두경은 환자의 성대를 직접 보기 위하여 사용되는 장비이다. 후두경의 날은 손잡이로부터 분리될 수 있으며, 날은 여러 가지 길이와 유형이 있다. 즉, 같은 길이라도 굴곡된 것과 직선으로 된 것이 있다. 후두부의 어두운 곳에서 성대를 관찰하기 위하여 적당한 조명이 필요한데, 이러한 목적으로 날의 끝 근처에 전구가 있다. 후두경의 날을 펴서 손잡이와 직각을 이루게 되면 전구는 자동적으로 점등된다(그림 B-5). 점등되지 않는 것은 날이 완전히 펴지지 않았거나, 전구가 손상되었거나, 건전지의 효과가 소실된 경우이다. 응급구조사는 삽관을 시행하기 전에 후두경의 전구가 작동하는가를 미리 확인해야 한다.

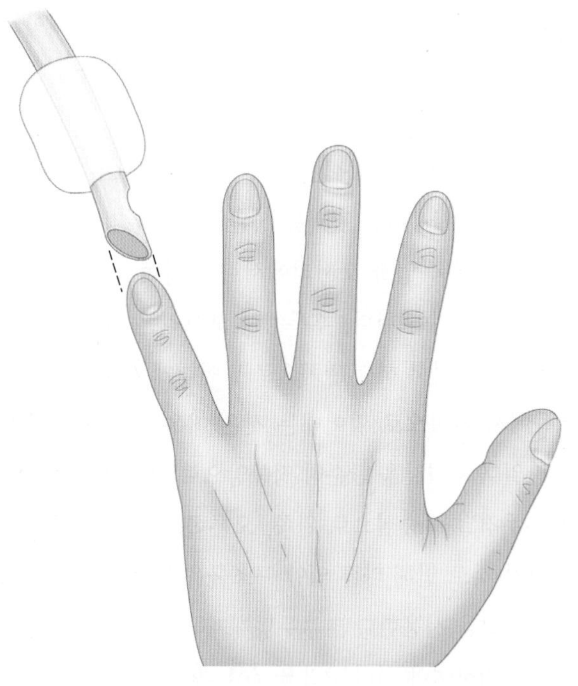

● 그림 B-3 소아에서는 환자 약지의 손톱 부위 직경을 이용하여 적당한 크기의 기관 내 삽관튜브를 선택하는 데 이용된다.

1) 기관 내 삽관 전 준비 단계

우선 기관 내 삽관을 시행하기 전에 기관 내 삽관을 위한 완벽한 준비가 되어 있어야 한다. 항상 후두경 끝의 전구에서 불이 적절하게 들어오게 충전을 시행하여야 하며, 소아용 및 성인용 기관 내 삽관튜브와 표 10-4와 같은 모든 준비물이 준비되어야 한다.

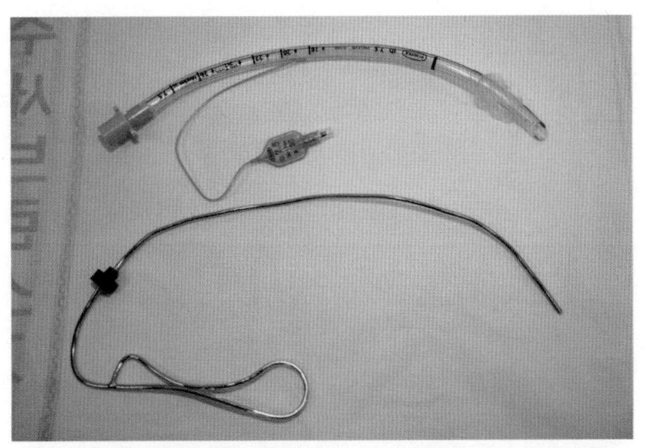

● 그림 B-4 플라스틱으로 덮인 탐침을 휘어서 기관 내 삽관튜브의 유선형을 변화시킬 수 있다. 탐침의 끝은 구부러져야 하고 튜브의 끝으로 돌출되어서는 안 된다.

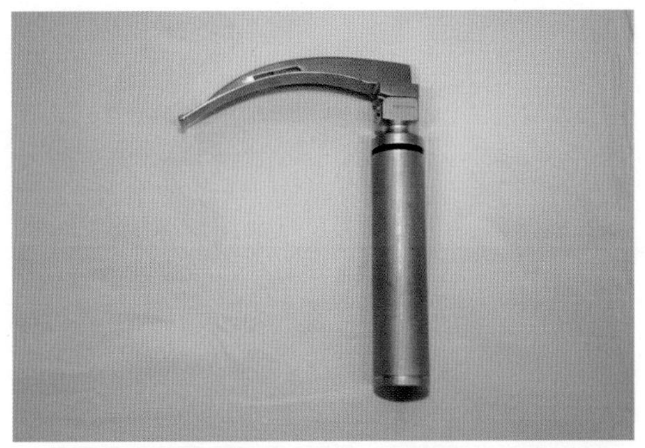

● 그림 B-5 후두경 날의 끝에 있는 전구는 날이 손잡이로부터 직각으로 펴지면서 점등된다.

2) 적절한 산소 전처치

튜브를 삽관하기 전에 저장낭이 달린 백-밸브마스크를 사용하여 100%의 산소로 충분한 산소를 투여하여 수차례 인위적으로 호흡을 시켜야 한다.

곡선형 후두경 날의 끝부분이 후두계곡에 도달할 때까지 혀의 바닥을 따라 전진한다(그림 B-7A). 직선형 날을 사용할 때는 후두경날을 뒤쪽 인두벽에 닿을 때까지 바로 밀어넣어 후두덮개를 후두경날로 직접 들어 올린다(그림 B-7B).

3) 기관 내 삽관튜브의 삽입

기구가 준비되면 환자를 적당한 자세로 위치시켜야 한다. 삽관을 쉽게 하기 위해서는 기도의 3부분(입, 인두, 기관)이 일직선으로 되어야 한다. 첫째, 인두와 기관을 일직선으로 위치시키기 위하여 목은 가슴에서 조금 구부려져야 한다(그림 B-6A). 그 다음, 입과 인두를 정렬하기 위해서 머리는 목에서 신전되어야 한다(그림 B-6B). 그러나 경부손상이 없다고 확인되기 전까지는 이러한 방법을 시도해서는 안 된다. 외상 환자에서는 경부를 움직이지 않거나 최소한도로 움직이는 방법을 사용해야 한다.

기도가 정렬되면 구강 내의 이물질을 흡입기로 제거한다. 또한 의치 혹은 틀니는 모두 제거해야 한다. 흡입기는 항상 작동하는 상태로 유지하여, 튜브를 삽입하는 과정에서도 후두부의 타액이나 점액 혹은 혈액들을 제거할 수 있도록 한다.

산소를 투여한 다음에는 후두경을 왼손으로 잡는다. 후두경날을 사용하는 것과는 상관없이 후두경날은 환자 입안의 오른쪽 입술 모서리에서 진입하여 입안 오른쪽으로 진입시켜야 한다. 후두경날 모서리는 입안의 중앙으로 이동하면서 혀를 왼쪽으로 밀어내게 된다. 혀를 오른쪽에서 왼쪽으로 밀어내는 것은 매우 중요한 단계인데 만일 후두경날을 단순히 정중앙으로 진입시킨다면 혀는 후두경날을 중심으로 왼쪽, 오른쪽으로 걸쳐 시술자는 환자 혀로 인해 다른 입안 구조물을 볼 수 없게 된다. 곡선형 날을 사용한다면 후두덮개계곡 쪽으로 후두경날 끝을 삽입하여야 한다(그림 B-7A). 후두경의 날은 성대가 보일 만큼 앞으로 밀어 올려야 한다. 밀어 올리는 힘은 후두경 손잡이의 장축에 평행하게 올라가야 한다. 힘

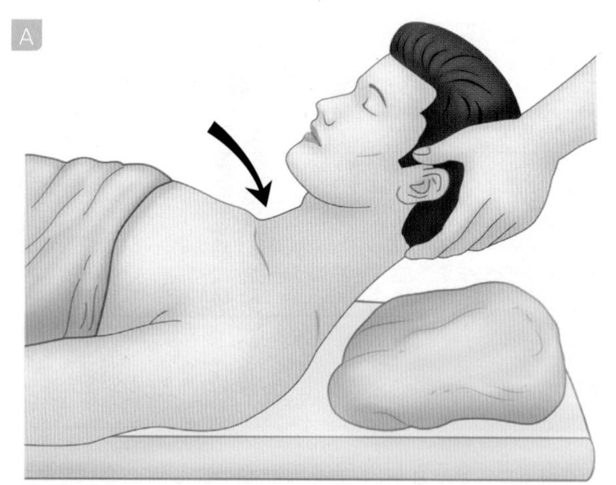

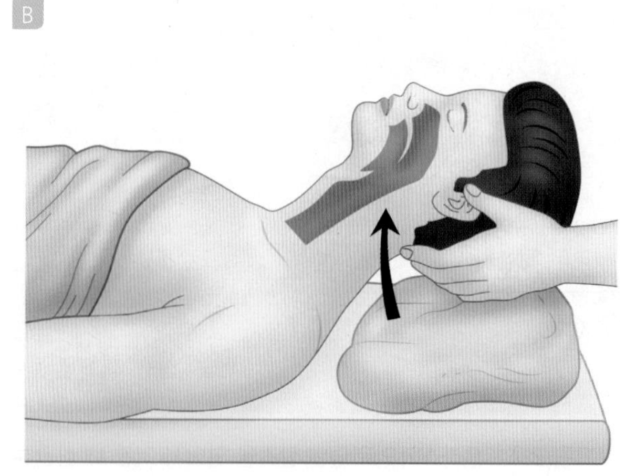

그림 B-6 기관 내 삽관을 쉽게 하기 위한 동작. **A.** 먼저 목을 구부리고, **B.** 목을 신전하여 머리가 기관과 일직선이 되어야 한다.

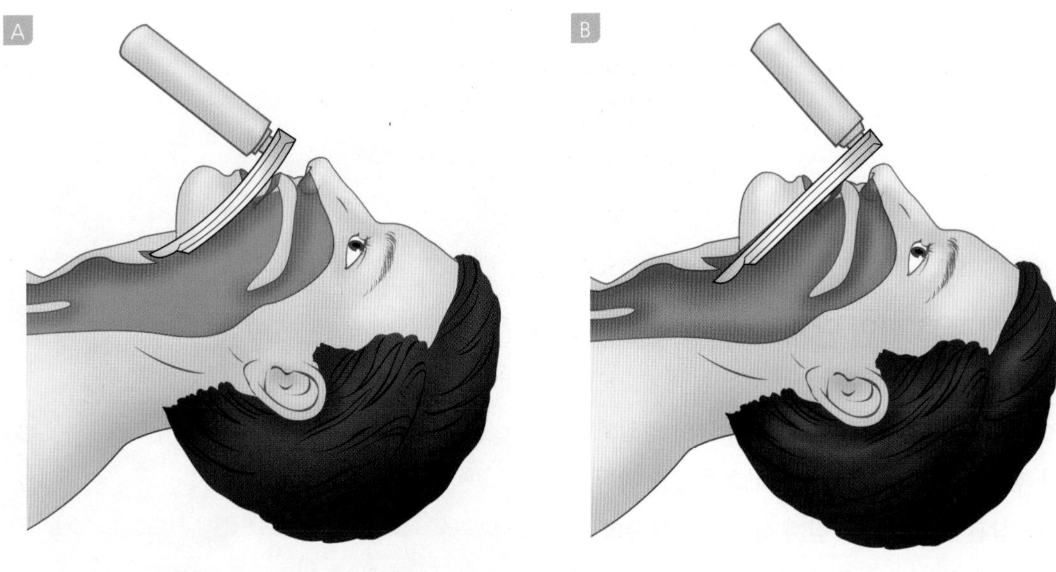

• 그림 B-7 **A.** 곡선형 후두경 날을 이용한 방법. **B.** 직선형 후두경 날을 이용한 방법

을 주는 경우에 윗 치아를 지렛대 받침으로 이용하면 치아가 손상되고 성대도 관찰할 수 없으므로 주의해야 한다(그림 B-8). 즉, 후두경의 날이 윗치아와 접촉하지 않으면서 후두경을 전상방향으로 들어 올리는 것이 가장 바람직하다.

환자의 성대가 후두경을 통하여 관찰되면, 응급구조사는 오른손으로 기관 내 삽관튜브(ETT)를 들고, 환자 입의 오른쪽으로부터 튜브를 안으로 밀어 넣는다. 성대와 튜브의 끝은 항상 눈으로 관찰하면서 삽입해야 한다. 기관 내 삽관튜브의 끝이 성대를 통해 지나가는 것을 확인하면서 삽입해야 한다. 그리고 기관 내 삽관튜브의 풍선이 위치한 위 경계가 성대에서 아래쪽으로 3 cm 정도에 위치하도록 삽입한다. 튜브가 성대를 통해서 기관에 위치하면 탐침은 제거되어야 한다. 기관 내 삽관튜브를 삽관한 후 응급구조사는 주사기를 이용하여 5–10 cc의 공기를 주입하여 풍선을 부풀린다. 단, 주사기로 공기를 주입하기 전에 풍선에 공기가 없는지를 확인하기 위하여 주사기를 후진시켜서 공기를 빼본다. 만약 일정량의 공

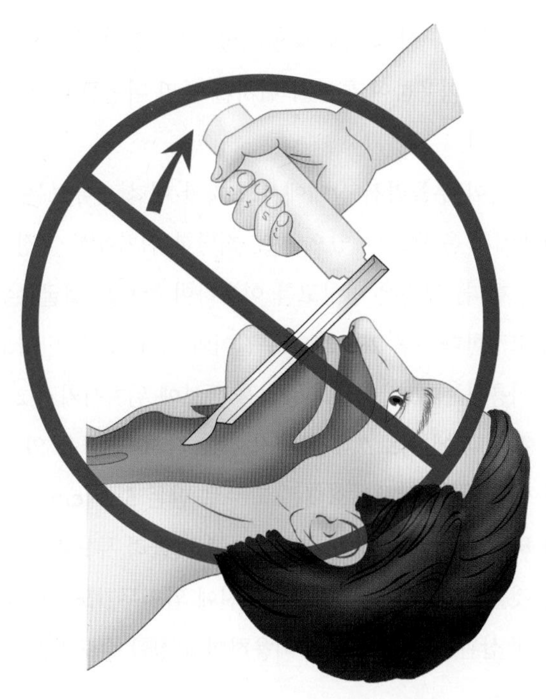

• 그림 B-8 후두경은 윗치아를 지렛대의 받침으로 이용되면 안 된다. 성대를 관찰하는 것은 혀를 앞으로 당기는 것에 의해서 이루어진다.

기가 풍선에 있는 상태에서 다시 5-10 cc의 공기가 주입된다면, 풍선의 과도한 팽창으로 인하여 기관의 조직이 압력을 받게 되고, 결국 기관조직의 괴사가 유발될 수 있기 때문이다.

4) 기관 내 삽관 후 확인 단계

기관 내 삽관튜브로 산소나 공기를 불어 넣어 양압호흡을 하면서 청진기로 상복부와 양측의 호흡음을 관찰한다. 기관 내 삽관튜브가 너무 깊게 삽입되면 한쪽의 기관지를 폐쇄하여 호흡 기능이 저하될 수도 있으며, 이때는 한쪽의 호흡음은 정상적으로 청진되나 반대쪽은 호흡음이 아주 약하게 청진된다. 이때는 튜브를 약간 빼내어 위치를 변경시킨다. 만약, 상복부에서 가스가 부글거리는 소리가 들리고 양쪽 모두에서 호흡음이 청진되지 않으면, 튜브가 식도 내로 삽입되었을 가능성이 높으므로 후두경을 이용하여 튜브의 위치를 빨리 확인한 다음 튜브를 뺀다.

풍선이 부풀려진 상태에서도 기관 내 삽관튜브는 기관내에서 움직일 수 있으므로, 적당한 위치에서 고정되어야 한다. 고정은 반창고를 이용하여 튜브를 얼굴부위에 고정한다. 즉, 20-25 cm 길이와 폭 1 cm의 반창고를 이용하는데, 반창고의 중앙을 튜브에 위치시켜서 2바퀴 감은 후에 혀보호대를 다시 감고 나서 양 끝을 입 주위에 고정한다. 혀보호대는 고무로 만든 5-7 cm 길이의 막대 모양으로서 환자가 치아를 맞물려 튜브가 눌리는 것을 방지한다. 혀보호대 대신에 입인두기도기나 기관 내 삽관 튜브 고정기를 이용하여 고정할 수도 있다(그림 B-9).

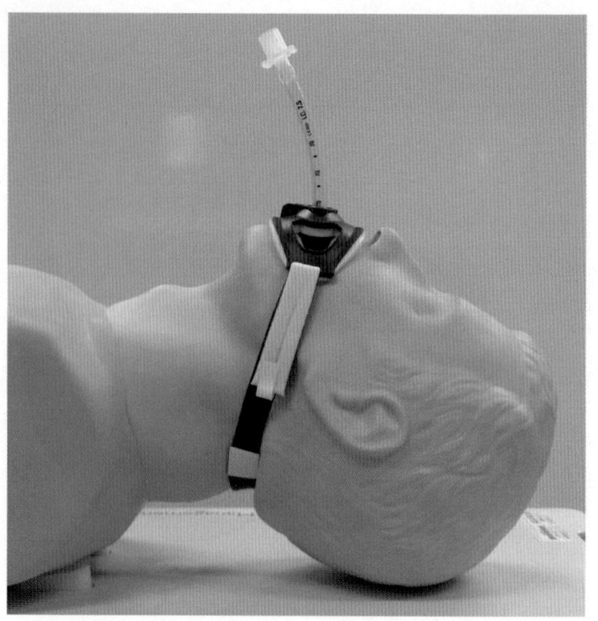

• 그림 B-9 기관 내 삽관 튜브 고정기를 이용해서 기관 내 삽관 튜브를 정한다.

기관 내 삽관튜브의 삽입은 빠르고 효과적으로 수행되어야 한다. 30초 이내에 적당한 위치에 기관 내 삽관튜브를 삽입하는 것이 바람직하며, 만약 기관 내 삽관튜브가 삽입되지 않으면 즉시 튜브를 제거하고 다시 얼굴마스크를 이용하여 산소를 충분히 투여한 다음에 2차 시도를 한다.

기관 내 삽관 도중에 자주 범하는 실수는 튜브를 너무 깊이 넣어서 튜브의 끝이 기관에 위치하지 않고 한쪽 기관지로 삽입되어 한쪽 폐만 환기되는 것이다. 호흡음은 양쪽 겨드랑이 중앙선의 가슴에서 크고 정확하게 청진되어야만 튜브가 적당한 위치에 있다는 것을 의미한다. 만약 호흡음이 한 쪽에서만 들리면 풍선의 바람을 뺀 후, 3 cm 정도 뒤로 빼고 다시 풍선을 불어 넣은 후에 양쪽 폐에서 호흡음을 다시 청진해야 한다. 다른 일반적 실수는 성대를 정확히 확인하지 않고 튜브를 삽입하는 것이다. 이런 상황에서 기관 내 삽관튜브가 기관 대신에 식도로 삽입될 수 있다.

그러므로 응급구조사는 성대를 정확히 확인하고 튜브의 끝이 상대 사이로 지나가는 것을 관찰해야 한다. 다른 응급구조사가 윤상연골을 외부에서 살며시 눌러주면 후두경에서 성대를 더욱 확실히 파악할 수 있다(그림 B-10). 이것을 셀릭수기(Sellick's maneuver)라고 한다.

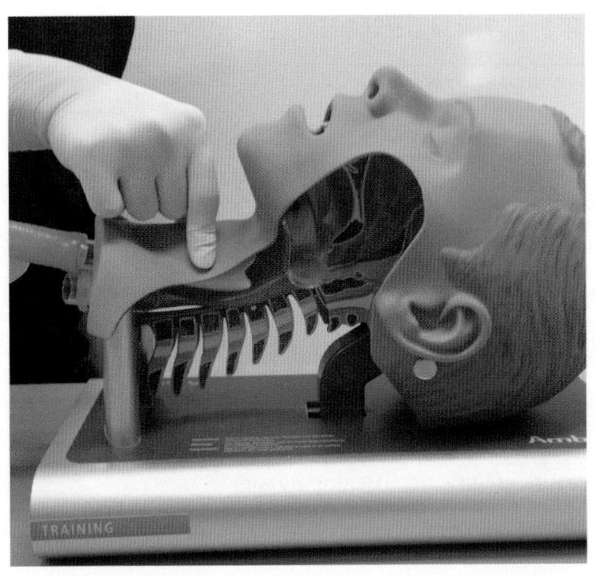

● 그림 B-10 반지연골에 압력을 가하는 것은 성대를 관찰하는 것을 돕고 식도역류를 막는다.

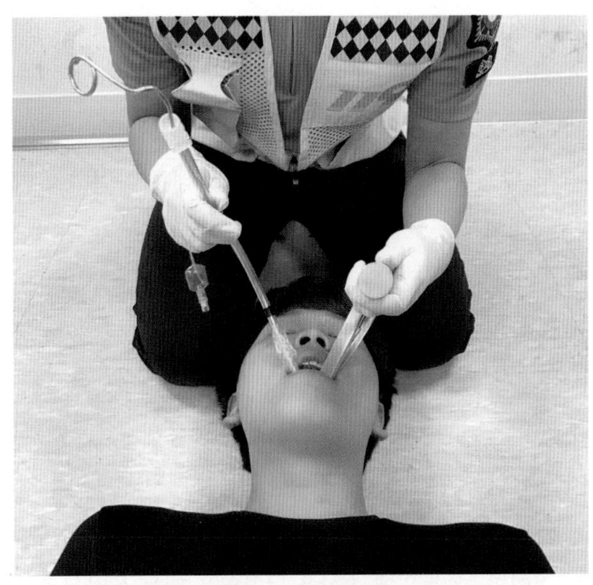

● 그림 B-11 척추 손상이 의심될 때는 기관 내 삽관방법을 변경해야 한다. 응급구 조사는 환자를 양쪽 무릎 사이에 놓고 중립 위치에서 목을 잡는다.

이 방법을 시행하면 성대를 정확히 관찰할 수 있으며, 구토를 방지할 수 있다. 윤상연골에 압력을 가하면 기도 후방에 위치한 식도도 눌려서 막히게 된다. 따라서 위의 내용물이 식도나 구강으로 역류하는 것을 방지할 수 있다. 그러므로 윤상연골에 압력을 가하면 기관내 튜브가 적당히 설치되고 풍선이 불어질 때까지 유지해야 된다.

5) 기관 내 삽관의 금기

기관 내 삽관튜브는 의식을 소실한 환자에게는 가장 좋은 기도유지와 호흡유지를 위한 방법이다. 그러나 목뼈 손상이 있는 환자에서 사용해서는 안 된다. 물론 기도유지와 호흡 기능 유지는 우선적으로 처치되어야 하지만, 척추 손상이 악화되는 것도 피해야 한다. 비외상성 심장마비 환자에서는 앞에서 기술한 방법대로, 목을 구부리고 머리를 신전시켜서 기관 내 삽관을 시행해도 된다. 그러나 외상으로 인한 의식소실 환자는 많은 어려운 문제를 가지고 있다.

이러한 환자에서 기도를 유지하는 방법으로는 아래턱뼈를 거상하거나 얼굴 마스크나 백-밸브마스크를 이용하는 것으로도 충분히 호흡 기능을 유지할 수 있다. 만약 응급구조사 1이 의식소실이 있는 외상 환자에게 기관 내 삽관을 시도하면, 응급구조사 2는 무릎을 구부려서 환자의 두부에 위치하여 중립 위치에서 환자의 머리를 고정한다. 응급구조사 3은 셀릭수기를 시행하여 응급구조사 1이 성대를 잘 관찰할 수 있도록 도와준다(그림 B-11).

6) 기관 내 삽관의 합병증

앞에서 언급한 것처럼 기관 내 삽관튜브를 너무 깊이 밀어 넣는 것이 가장 흔한 합병증이다. 이러면 튜브는 주로 오른쪽 기관지로 삽입되며, 결국은 오른쪽 폐로만 환기를 하게 되어 호흡 기능이 저하된다. 적절히 삽입한 튜브가 완전히 고정되지 않으면 튜브가 기관 내에서 움직이게 된다. 응급구조사는 튜브에 반창고를 부착하여 입 주위에 고정할 때까지는 튜브를 계속 잡고 있어야 한다.

두 번째 후유증은 응급구조사가 성대를 확인하지 않은 상태에서 튜브를 삽관하여 식도 내에 튜브가 위치한 경우이다. 이경우에는 튜브로 산소나 공기를 투여하면 위로 공기가 주입되므로 상복부가 부풀어 오르고, 청진 시에는 양쪽 호흡음이 청진되지 않는다. 그러므로 응급구조사는 기관 내 삽관튜브가 성대를 통해서 들어가는 것을 확인하는 것이 필수적이다.

기관 내 삽관의 세 번째 부작용은 척추 손상이 악화되는 것이다. 목부위에 손상을 당하였을 때는 응급구조사가 중립 위치에서 환자의 목부위가 움직이지 않도록 고정하면서 삽관해야 한다. 즉, 목이 신전되거나 굴곡되지 않도록 하면서 두부를 신체의 장축에 평행하게 위로 살며시 잡아당긴 상태에서 삽관한다.

네 번째 후유증은 튜브를 삽입하는 시간이 길거나 너무 지연되는 경우다. 응급구조사는 30초 이내에 삽관해야 하므로, 30초 이상의 시간을 소요하면서 삽관을 시행해서는 안 된다. 만약 30초 이내에 삽관하지 못한 경우에는 즉시 삽관을 멈추고, 30초-1분간 산소마스크로 충분한 산소를 투여한 후에 2차 시도를 한다. 만약 2번의 시도도 실패하면 다른 방법을 강구해야 한다.

마지막으로, 후두경, 탐침, 기관 내 삽관튜브의 끝에 의해서 기도가 손상될 수 있다. 만약, 후두경의 날이 지렛대처럼 이용된다면 치아가 부러질 수 있다. 만약 성대를 확인하지 않은 상태로 튜브를 밀어 넣으면 인두를 손상시킬 수 있다. 기관 내 삽관의 순서를 표 B-1에 열거하였다.

표 B-1 기관 내 삽관의 순서

① 손으로 기도를 개방한다.
② 입인두기도기나 코인두기도기를 삽입한다.
③ 저장낭이 달린 백-밸브마스크를 사용하여 전 산소를 투여한다.
④ 기관 내 삽관 장비를 준비한다.
⑤ 후두경을 삽입한다.
⑥ 기관 내 삽관튜브를 적절하게 삽입한다.
⑦ 삽관 후 확인한다.
⑧ 튜브 끝의 공기 풍선에 공기를 넣은 후 기관 내 삽관튜브를 고정한다.
⑨ 백-밸브마스크를 사용하여 환기한다.

3. 후두마스크기도기

최근 구미 응급의료체계가 발전된 나라에서 응급구조사에 의하여 후두마스크기도기(Laryngeal mask airway, LMA)는 양압 호흡이 필요하거나 기도폐쇄의 위험성이 있는 구토 반사가 없는 무의식 환자에서 일시적으로 많이 이용되고 있다. 후두마스크기도기는 기도 튜브의 끝에 공기주머니가 달린 고무 마스크가 달려 있어 후두개(epiglottis)의 입구에서 마스크로 덮어 환기를 하는 것이다(그림 10-6A). 후두마스크기도기의 사용은 후두경으로 성대를 확인하지 않고 삽입이 가능하므로 기관 내 삽관보다 쉽게 삽입할 수 있다. 기관 내 삽관이 되지 않는 환자나 불안정한 목뼈 손상이 의심되는 환자에서 사용이 가능하다.

1) 후두마스크기도기의 삽입방법

① 적절한 크기의 후두마스크기도기를 선택한다(3번: 소아 및 작은 성인, 4번: 정상 성인, 5번: 큰 성인).

② 목을 약간 앞으로 숙인 상태(neck flexion)에서 머리를 뒤로 후굴(head extension)한다.

③ 후두로 마스크의 공기를 뺀 상태에서 마스크에 윤활제를 바른 다음 하인두까지 밀어 넣는다.

④ 검지를 사용하여 인두 후벽까지 밀어 넣는다.

⑤ 인두 후벽까지 들어간 다음 저항이 느껴질 때까지 더 밀어 넣은 후 마스크 안으로 공기를 주입한다(공기 주입량은 3번 마스크는 20 mL까지, 4번 마스크는 30 mL, 5번 마스크는 40 mL 정도 주입한다).

2) 후두마스크기도기 삽입 실패 원인과 폐쇄원인

후두마스크기도기는 반드시 그 사용법에 대한 교육을 받은 사람만이 시행하여야 한다. 후두마스크기도기의 삽입 실패와 삽입 후 후두마스크기도기내 기도가 폐쇄할 수 있는 요인들은 표 B-2, B-3과 같다.

표 B-2 후두마스크 삽입 실패 원인

① 기도유지가 적절하지 않은 경우(목이 약간 앞으로 숙인 상태에서 머리가 뒤로 후굴 되어야 한다.)
② 삽입 전 공기주머니의 공기를 완전하게 제거하지 않은 경우
③ 삽입을 정확하게 하지 않은 경우
④ 삽입 전에 이미 기도 폐쇄가 있는 경우

표 B-3 후두마스크기도기의 폐쇄 원인

① 후두마스크기도기 위치가 바뀐 경우
② 후두마스크기도기가 너무 깊게 삽입된 경우
③ 후두개가 접혀 기도를 막은 경우
④ 후두마스크기도기의 크기가 부적절한 경우
⑤ 후두마스크기도기의 커프 내 공기가 부적절한 경우
⑥ 후두마스크기도기 커프 내 공기가 새는 경우
⑦ 폐 탄성이 감소할 때(기관지 경련이나 폐부종의 발생)
⑧ 환자가 후두마스크기도기관을 물어서 폐쇄될 때

당신이 응급구조사라면

1. 기관 내 삽관과 후두마스크기도기의 차이점은 무엇이며, 후두마스크기도기는 기관 내 삽관튜브보다도 삽입이 쉬운데 자주 이용되지 않는 이유는 무엇인가?
2. 기관 내 삽관튜브를 삽입하기 전에 준비해야 할 사항은 무엇인가? 삽입된 후에는 무엇을 해야 하는가?
3. 후두마스크기도기의 삽입 방법을 기술하시오.

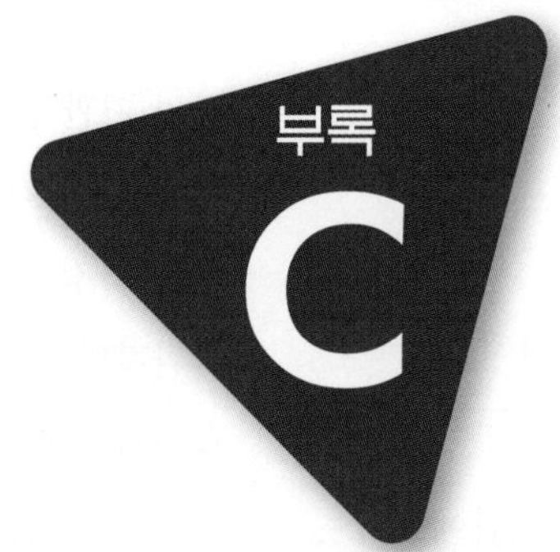

구급차 동승 및 응급의료기관 실습

개요

응급구조사양성 교육과정에 100시간의 현장 실무수습이 있다. 현장 실무수습은 어떤 법적 근거로 시행하고 있으며, 왜 현장 실무실습을 하여야 하는 목적 및 필요성은 무엇인가 등에 대해 알아보자. 또한 현장 실무실습은 무엇이며, 어떤 내용을 실습하는 것인가를 포함하는 현장 실무실습의 구성을 알아보고자 한다. 응급의료에 관한 법률에서 실무실습의 구성에 따른 실습시간과 실습내용을 어떻게 규정하고 있으며 어떤 기관에서 실습하여야 하는 것에 대해서도 살펴보고자 한다. 마지막으로 응급현장의 특성과 그러한 현장에서 실무실습에 임하는 실습생의 자세 및 유의사항 등에 대해서도 언급하고자 한다.

목표

- 현장 실무실습을 하는 목적을 이해한다.
- 현장 실무실습의 실습기관별 특성에 따른 실습내용의 차이점을 이해한다.
- 구조 및 응급처치에 관한 제반 이론과 술기를 어떻게 현장 적용할 수 있는 지를 경험한다.
- 병원전 단계인 응급환자의 현장 응급처치와 이송, 응급의료기관에 환자를 인계하는 전 과정에서 요구되는 제반 지식과 술기에 대한 현장 실습으로 전문 기술을 습득한다.
- 병원 단계에 관한 응급환자의 처치에 관한 제반 지식과 기술에 관한 실습을 하여 전문 기술을 습득한다.
- 응급 환자 및 환자 가족과 구조 및 응급처치를 하면서 경험할 수 있는 다양한 대인관계와 의사소통 기술을 경험한다.

1. 관련 법령

2급 응급구조사 양성기관에서 현장 실무수습을 운영하는 법률적 근거는 '응급의료에 관한 법률'에 의해서이다.

응급의료에 관한 법률 제36조 영 제25조 1항 관련 [별표 1]에 의하면 2급 응급구조사 양성기관은 실무수습에 관한 교과목을 100시간으로 운영하여야 하며, 실무수습의 세부 교과목으로는 구급차 동승실습과 응급의료기관 실습의 2개 실습과정으로 나누어 각각 50시간 이상 실습해야 함을 규정하고 있다. 따라서 응급구조사 2급 양성기관은 현장 실무수습의 교과목을 적어도 '응급의료에 관한 법률'에서 규정하고 있는 100시간 이상으로 편성 · 운영하여야 한다.

2. 현장 실무실습의 필요성 및 목적

우리는 강의실과 실습실에서 응급구조와 응급질환에 관한 다양한 지식을 습득하였을 뿐 아니라 응급질환별로 응급처치에 대한 많은 이론과 술기를 학습했다. 그러나 교육생들이 현장이 아닌 강의실과 실습실에서의 지식과 기술의 습득만으로 응급현장에서 일어나고 있는 다양한 형태의 구조와 응급처치를 할 수 있는 능력을 갖추었다고 볼 수 없다. 따라서 현장 실무실습이 없는 교육과정을 수료하고 자격을 취득하였다 하여 그들이 응급현장에서 환자들을 구조하고 응급처치를 할 수 있다고 볼 수 없다.

따라서 강의실에서 학습한 제반 이론과 실기를 바탕으로 응급현장에서 실습을 통해 현장이 필요로 하는 응급구조사의 능력을 함양할 수 있을 것이다. 즉, 현장 실무실습을 통해 응급의료진이나 응급구조사가 수행하는 다양한 구조와 처치들을 직접 관찰 및 확인하거나 간단한 사례 등에 대해서는 응급의료진이나 응급구조사의 지시감독하에 수행해봄으로써 현장 수행능력을 함양한 응급구조사로 양성될 것이다.

현장 실무실습은 병원전 단계와 병원 단계에서의 환자 구조 및 응급처치에 관한 전반적인 실무 능력을 제고시키기 위해 병원전 단계에 대한 실습으로서 구급차 동승실습을 병원 단계에서의 실습을 위하여 응급의료기관인 병원의 응급실 실습으로 구분하여 교과과정이 짜여있다.

구체적인 현장 실무실습의 목적은 다음과 같다.

① 실무수습의 교과목인 구급차 동승실습과 응급의료기관 실습으로 응급의료체계 내에서 어떻게 응급환자들을 구조하고 응급처치하는 가에 대한 전반적인 내용을 학습한다.

② 구급차 동승실습 기관으로 소방서나 응급환자 이송관련 기관 등에서 실습을 통해 병원전 단계의 응급구조사 업무 내용과 환자 구조 및 응급처치에 관한 전반적 과정과 그 내용을 이해한다. 병원전 단계인 응급환자의 현장 응급처치와 이송, 병원 단계인 응급의료기관에 환자를 인계하는 전 과정에서 요구되는 제반 지식과 술기에 대한 현장 실습을 통해 전문 기술을 습득한다.

③ 응급의료기관에서의 실습을 해봄으로써 병원전 단계와 병원단계의 과정에서 이루어지는 제반 업무의 내용을 이해한다. 응급의료기관이란 주로 응급실, 중환자실이며 그 밖의 병원의 기타 응급상황이 있어나는 제반 부서 등을 말한다.

④ 병원 단계인 응급의료기관에서 이루어지는 응급환자들에 대한 다양하고 복잡한 처치에 관한 과정의 실습을 통해 응급구조사 업무 및 역할, 응급의료진의 업무 보조 등에 관한 것을 이해한다.

⑤ 강의와 실기에서 다루는 단일 응급질환이나 상황과는 다르게 실제 응급현장에서는 1개 이상의 응급질환이나 상황이 복합하게 전개되는 경우가 많다. 이러한 실제 임상적 사례들에 대해 다양하게 학습하게 될 기회를 교육생들에게 제공하는 것이 실습교육의 주요 목적이다. 다시 말해 강의실에서 학습된 단일 응급질환의 원인, 병태생리 및 주요 증상, 그에 따른 응급처치들의 지식과 실기를 바탕으로 복잡하고 다양하게 전개되는 응급질환이나 합병증 등 실제 현장에서만이 볼 수 있는 환자 사례 등을 다루어 볼 수 있게 하기 위함이다.

⑥ 현장 실습을 그러한 응급상황이 환자나 가족들에게는 위기상황이라는 인식에 대한 이해를 높인다.

⑦ 현장 실무실습의 실습기관별 특성에 따른 실습내용의 특이점이나 차이점을 이해한다.

⑧ 긴박하고 불안한 응급상황에서 응급 환자 및 환자 가족과 구조 및 응급처치를 하면서 경험될 수 있는 다양한 대인관계와 의사소통을 경험한다. 즉, 응급 상

황에서 효율적으로 의사소통할 수 있는 기술들과 역기능적인 결과를 가져다주는 의사소통에 대한 기술들을 학습한다. 또한, 의사소통의 기술은 환자나 가족에게 치료적 관계를 형성하는 기본요소임을 알 수 있을 것이다.

3. 실무실습 교과목별 실습기관

1) 구급차 동승실습

구급차 동승실습 교과목은 구급차를 운용하고 있는 기관에서의 동승실습을 의미한다. 따라서 2급 응급구조사 양성기관이 구급차 동승실습 교과목을 운영하기 위해서는 '응급의료에 관한 법률'(이하 법률)을 근거로 하여 실습기관을 선정하여야 하는데, 양성기관이 참고하여야 할 그 법률적 규정들은 다음과 같다. 법률 조항들은 제2조(구급차 등의 정의), 제44조(구급차 등의 운영자), 제45조(다른 용도에의 사용금지), 제46조(구급차 등의 기준), 제47조(구급차 등의 장비) 등이 있고, 법률의 시행규칙으로는 제36조(구급차 등의 운용위탁)과 제38조(구급차 등의 장비 및 관리)이 있으며 그에 따른 별표 등이 있다. [별표16]은 시행규칙 제38조 제2항 관련한 것으로 '구급차에 갖추어야 하는 의료장비 · 구급의약품 및 통신장비의 기준'을 규정한 것이다.

'응급의료에 관한 법률' 제 44조는 구급차 등의 운용자에 대해 규정하고 있는데 이는 표 C-1과 같다.

따라서 응급구조사양성기관은 교육생들이 구급차 동승실습의 효율성을 제고하기 위해 법률규정에 따라 응급환자 이송과 구급차 운용을 잘 준수하고 있는 기관이나 단체, 즉 소방서(119안전센터)나 민간에서 운영하는 응급환자 이송관련 기관 등에 실습을 시켜야 한다.

표 C-1 응급의료에 관한 법률 제44조

제44조(구급차 등의 운용자)
① 다음 각 호의 어느 하나에 해당하는 자 외에는 구급차 등을 운용할 수 없다. 1. 국가 또는 지방자치단체 2. 의료법 제3조의 규정에 의한 의료기관 3. 다른 법령에 의하여 구급차 등을 둘 수 있는 자 4. 이 법에 의하여 응급환자이송업(이하 "이송업"이라 한다)의 허가를 받은 자 5. 응급환자의 이송을 목적사업으로 하여 보건복지부장관의 설립허가를 받은 비영리법인 ② 의료기관은 구급차 등의 운용을 제1항 제4호의 규정에 의한 이송업의 허가를 받은 자 또는 제1항 제5호의 규정에 의한 비영리법인에게 위탁할 수 있다. ③ 제2항의 규정에 의하여 구급차 등의 운용을 위탁한 의료기관과 그 위탁을 받은 자는 보건복지부령이 정하는 구급차 등의 위탁에 대한 기준

2) 응급의료기관 실습

'응급의료에 관한 법률'(이하 법률)에서 규정하고 있는 응급의료기관이란 의료법 제3조의 규정에 의한 의료기관 중에 이 법에 따라 지정된 중앙응급의료센터, 권역응급의료센터, 전문응급의료센터, 지역응급의료센터 및 지역응급의료기관을 말한다. 따라서 응급의료기관 실습은 법률에서 규정하고 있는 기관에서의 실습을 의미한다. 이에 대한 이해를 돕기 위해 좀 더 자세히 법률적 근거를 제시하자면 다음과 같다. 법률 제2조(정의) 5항(응급의료기관의 정의)과 7항(응급의료기관등의 정의), 제25조(중앙응급의료센터), 제26조(권역응급의료센터의 지정), 제29조(전문응급의료센터의 지정), 제30조(지역응급의료센터의 지정), 제31조(지역응급의료기관) 등이다. 또한 위에서 언급한 각 응급의료기관의 지정기준 · 방법 및 절차를 규정하고 있는 동 법률 시행규칙인 제12조, 제13조, 제16조, 17조, 제18조 등이다. 따라서 양성기관은 응급의료기관 실습을 운영하면서 관련 법규 등을 참고로 하여 먼저 응급의료기관을 선정하고 선정된 기관의 응급실을 주로 하여 실습을 배치하여야 한다. 물론 응급의료기관 실습은 반드시 응급실에서의 실습만을 의미하는 것은 아니고 응급실 외에 중환자실, 해당 기관의 응급처치를 필요로 하는 제반 상황 등에 관한 실습을 포괄적으로 포함하여 실습하는 것을 말한다. 그러나 이러한 것은 양성기관과 응급의료기관들과 교육생의 실습에 관한 상호 협약을 어떻게 하느냐에 따라 실습을 허용하는 부서와 실습 내용 등이 달라질 수 있다.

4. 실습생의 자세 및 유의사항

실습생으로서 응급현장의 특수성에 의해 요구되는 제반 내용이나 주의사항, 실습생의 태도 및 준수사항 등에 대해 숙지한다.

① 응급환자 이송 기관이나 응급의료기관은 주로 응급환자를 대상으로 하는 업무를 담당하는 곳이므로 업무의 특성상 매우 긴박하고 신속하며 역동적인 환경일 수밖에 없다. 따라서 이러한 환경에서 실습하는 교육생은 먼저 실습 환경에 대해 두루 숙지하고 있어야 한다. 즉, 실습교육을 받아야 하는 곳임에도 불구하고 항상 응급환자의 처치를 위해 긴박하게 움직이는 곳이므로 실습기관의 실습담당자일지라도 교육생의 실습교육에 항상 시간을 낼 수 없음을 실습생은 알고 있어야 한다. 따라서 실습생은 현장에서 이루어지는 다양한 구조와 응급처치들에 대해 자기 스스로 학습할 수 있는 태도를 갖추어야 한다.

② 현장에서 다양한 응급상황이나 응급환자 사례별로 응급처치나 치료과정을 관찰(observation)하는 것은 매우 좋은 학습방법이다. 물론 실습기관의 담당자가 실습생에게 간단한 지시를 내려 담당자 감독하에서 지시한 것을 행하여 볼 수도 있다. 그러나 관찰의 학습 방법만으로도 상당한 실습교육의 효과가 있음을 유념하고 실습생의 관찰 방법을 적극적으로 활용해야 한다.

③ 응급환자는 취약성이 매우 높으므로 조그만 자극에도 매우 큰 반응을 보일 수 있다. 따라서 실습생은 아주 간단한 어떠한 행위도 반드시 실습기관의 담당자의 지시나 허락에 의해서만 응급환자에게 직접적 행위를 할 수 있음을 유념해야 한다.

④ 환자를 관찰하는 동안 환자에게 나타난 변화들에 대해 실습기관 담당자에게 보고하는 것을 잊지 말아야 한다. 또한, 실수나 부득이한 상황에 의해 환자에게 수행한 어떠한 것도 반드시 실습기관의 담당자들에게 즉시 보고하여야 한다.

⑤ 현장 실습을 통해 응급환자나 그 가족이 겪고 있는 상황이 위기상황임을 알고, 위기상황에 놓인 환자나 그 가족들이 나타내는 어떠한 행동표현도 실습생 개인에 대한 반응이 아니고 위기상황에 의한 반응으로 이해하여야 한다.

⑥ 실습생으로서의 자세를 갖추어야 한다.

- 기관에서 요구하는 실습생으로서의 복장을 갖추어야 한다. 유니폼은 물론 머리 모양, 장신구, 신발 등 실습하는 학생이 갖추어야 할 기본적인 복장 등을 갖추어야 한다. 실습시간 내내 실습생의 소속과 이름 등을 나타내는 이름표를 부착해야 한다.
- 자신이 실습할 기관의 기본적인 구조나 부서 등에 대해 실습 전에 미리 숙지한다.
- 실습기관에서 실습생끼리 모여서 잡담하거나 혼자라도 책을 보거나 하지 말아야 한다. 실습환경 그 자체가 실습생들에게는 학습해야 할 많은 교육 내용이므로 실습생들은 실습현장에서 일어나는 다양한 장면이나 대화 내용을 잘 듣고 관찰하여야 한다.
- 실습기관의 담당자들 간 대화내용이나 담당자들과 환자나 가족들 간의 대화 내용을 들은 것을 다른 곳에 또는 그 대화에 있지 않은 사람들에게 해서는 안 된다.
- 응급환자나 가족을 대할 때는 실습 학생과 환자나 가

족의 개념으로 대하여야 한다. 즉 개인적 관계로 인식하여 행동하는 것은 하지 않아야 한다.

5. 현장 실무수습의 평가

양성기관이 교육생의 현장 실무실습 교과목을 운영하는 데에 실무수습의 평가는 중요한 요소가 아닐 수 없다. 실습평가는 양성기관이 실습을 평가하는 것과 실습기관이 실습생의 실습을 평가하는 것으로 이루어질 수 있다.

강의실에서 충분한 학습이 이루어져 교육생이 지식과 기술을 숙지하였다 해도 실습현장에 처음으로 서게 되는 교육생들은 그동안 학습한 내용을 체계적으로 활용하고 적용할 수 있다고 보기 어렵다. 따라서 양성기관은 교육생들에게 현장 실무수습을 효율적으로 할 수 있게 하는 가이드 역할을 하면서도 이미 습득한 지식이나 기술을 활용할 수 있도록 유도하기 위해 실습교육 자료들을 실습생에게 제시할 필요가 있다.

그러한 실습교육 자료들은 실습생이 실습현장에서 실습을 얼마나 충실하게 실습에 임하고 있는가를 알아볼 수도 있으며 또는 현장에서의 실습 적응을 도와주는 효과를 줄 수 있는데 이러한 실습교육 자료들은 양성기관별로 개발하여 활용할 수 있다. 그러한 교육자료 중에는 실습과정을 학습할 수 있도록 유도하는 다양한 자료들을 들 수 있다. 예를 들면, 구급활동일지나 응급환자 기록지 등이 그것이다. 실습시간 동안 자신이 관찰하고 수행한 것을 적어도 실습기관별로 2개 이상의 사례들을 중심으로 제출하도록 하는 것이다. 또한, 구급활동일지나 응급환자기록지를 포함하는 더욱 자세한 사례보고서 등을 내게 할 수도 있다.

실습기관의 실습생에 대한 평가는 어떤 내용을 어떻게 평가하느냐에 따라 실습평가표의 평가항목들이 약간씩 다를 수 있다. 일반적으로 실습기관에서 실습 학생을 평가하는 항목들로는 지식, 기술, 태도 등이 있고, 이들 각 항목은 평가하고자 하는 내용별로 다시 항목별 요소로 다시 세분화하여 평가도구를 만들 수 있다. 여기서는 어느 한 양성기관의 실습평가 도구들을 예로 제시하고자 한다.

6. 현장 실무수습의 면제

응급의료에 관한 법률 시행규칙 제25조는 현장 실무수습의 면제 규정을 제시하고 있다. 양성과정의 교육시간은 100시간의 실무수습을 포함하여 법적 교육시간이 최소 343시간 이상이어야 한다. 앞에서도 언급하였듯이 실무수습은 구급차 동승실습 50시간, 응급의료기관 실습 50시간으로 교과목이 편성되어 있다. 실무수습의 면제는 이 중에서 구급차 동승실습의 50시간을 면제해 주는 것을 의미한다.

실무수습의 면제에 관한 법적 조항을 표 C-2에서 제시하였다. 표 C-2의 응급의료 관련 법률 영 제25조는 실무수습 중 어떤 실습을 면제하는 것이며, 실습 면제요건에 해당하는 자는 어떤 자격과 경력을 가진 자이며, 따

표 C-2 현장 실무수습의 면제를 규정하고 있는 법률 조항

응급의료에 관한 법률 시행규칙 제25조 (응급구조사의 양성과정) ① 영 제25조 제1항의 규정에 의한 응급구조사 양성과정의 교육과목 및 시간은 별표 11과 같다. ② 응급구조사양성기관의 장은 영 제25조 제3항의 규정에 따라 다음 각호의 1에 해당하는 자에 대하여 별표 11의 교육과목중 구급차 동승실습을 감면할 수 있다. 1. 119구조 · 구급에 관한 법률 제10조에 따른 구급대의 대원으로 1년 이상 근무한 자 2. 법 제44조의 규정에 의한 구급차등을 운용하는 자에 소속되고, 구급차 등에 탑승하여 1년 이상 응급의료 활동에 참여하거나 보조한 자 3. 300시간 이상 인명 구조 · 구급활동에 참여한 경력 가진 자원봉사자로서 시 · 도지사로부터 인정을 받은 자

라서 실무실습 중 구급차 동승실습을 면제받고자 한다면 관련 서류는 어떤 것인가를 알 수 있게 내용을 자세히 규정하고 있다.

따라서 양성과정의 교육생 중 실무수습의 면제요건에 해당하는 자는 해당 양성기관의 교육담당자에게 면제자임을 증명할 수 있는 관련 서류를 제출하여야 한다. 그 관련 서류는 다음과 같다.

제출서류 – 재직증명서 1부

① 포함 내용

- 업무 내용(응급구조 및 환자이송 또는 응급 처치 등에 관한 것 등)
- 재직기간(응급구조 및 환자이송 또는 응급처치에 관한 업무 관련 재직기간)이 자세히 명기되어 교육생이 재직하였던 기관의 기관장으로부터 확인받은 서류에 한함.

② 총 재직기간과 상기 업무에 대한 재직기간이 다르거나 같을 수 있으므로 총 재직기간과 상기 해당 업무 관련 재직기간 모두를 자세히 명기하여야 함

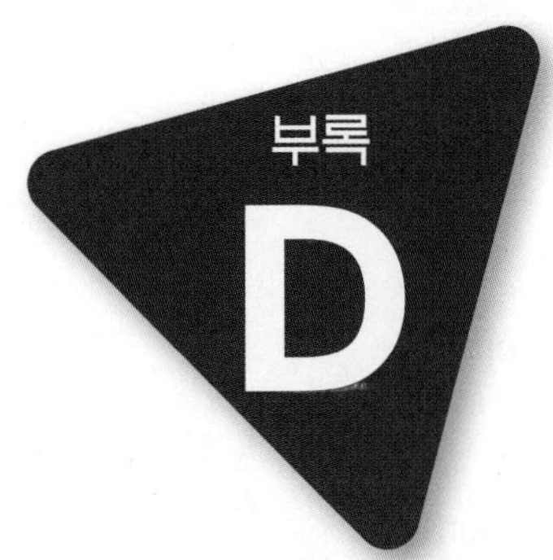

응급실에서 많이 사용하는 약어 모음

약어	영어	한글
AAA	abdominal aortic aneurysm	복부대동맥류
ABE	acute bacterial endorcarditis	급성 세균성 심내막염
ABGA	arterial blood gas analysis	동맥혈가스분석
ABR	absolute bed rest	절대침상안정
ACL	anterior cruciate ligament	전십자인대
ACLS	advaced cardiac life support	전문인명구조술
ACMV	assit–controlled mechanical ventilation	보조기계적조절환기
ACT	activated clotting time	활성응고시간
ADI	acute drug intoxication	급성약물중독
AED	automated external defibrillation	(체외)자동심장충격기
AF, A–fib	atrial fibrillation	심방세동
AGC	advanced gastric cancer	진행성 위암
AGE	acute gastroenteritis	급성위창자염
AGN	acute glomerulonephritis	급성사구체신염
AKA	alcoholic ketoacidosis	알코올성케톤산증
AIDS	acquired immune deficiency syndrome	후천성면역결핍증후군
Alb	albumin	알부민
ALC	alcoholic liver cirrhosis	알코올성간경화

약어	영어	한글
ALD	alcoholic liver disease	알코올성간질환
ALL	acute lymphocytic leukemia	급성림프구성 백혈병
ALS	advanced life support	전문인명구조술
AMI	acute myocardial infarction	급성심근경색
AML	acute myelogenous leukemia	급성 골수성백혈병
Anti-	antibiotics	항생제
AOM	acute ottitis media	급성중이염
AP	angina pectoris	협심증
APC	atrial premature contraction	심방조기수축
APN	acute pyelonephritis	급성 신우신염
Appe-	appendicitis	막창자꼬리염(충수돌기염)
APT	acute pharygeal tonsillitis	급성인두편도선염
aPTT	activated prothrombin time	활성화프로트롬빈시간
ARDS	acute respiratory distress syndrome	급성호흡곤란증후군
ARF	acute renal failure	급성콩팥기능상실
AS	aortic stenosis	대동맥판협착증
ASD	atrial septal defect	심방사이막결손
ASO	arteriosclerosis obliterans	폐쇄동맥경화증
ATLS	advanced trauma life support	전문외상구조술
AV block	atrioventricular block	방실차단
AVH	acute viral hepatitis	급성바이러스성간염
AVM	arteriovenous malformation	동정맥기형
BA	bronchial asthma	기관지 천식
BBB	blood brain barrier	혈뇌장벽
	bundle branch block	각차단
BE	bacterial endocarditis	세균성 심내막염
	bronchiectasis	기관지 확장증
bid	twice a day (bis in die, latin)	하루에 두번
BP	blood pressure	혈압

약어	영어	한글
BPH	benign prostatic hypertrophy	양성전립샘비대
BPPV	benign paroxysmal postural vertigo	양성발작성두위현기증
BR	bed rest	침상안정
BST	blood sugar test	혈당검사
BT	body temperature	체온
Ca	cancer	암
CABG	coronary artery bypass graft	관상동맥우회술
CAD	coronary artery disease	관상동맥병
CAG	coronary angiography	관상동맥조영술
CAPD	continuous ambulatory peritoneal dialysis	지속외래복막투석
CBC	complete blood count	전체혈구계산
CBD	common bile duct	총담관
C/C	chief complaint	주증상
CCU	critical care unit	중환자실
	coronary care unit	관상동맥집중치료실
CHD	common hepatic duct	총간관
	congenital heart disease	선천성심장병
CHF	congestive heart failure	울혈성심부전
C-line	central venous line	중심정맥관
CLL	chronic lymphocytic leukemia	만성림프성백혈병
CML	chronic myelogenous leukemia	만성골수성백혈병
CMP	cardiomyopathy	심근병증
CMV	continuous mandatory ventilation	지속필수환기
	controlled mechanical ventilation	기계적조절환기
CNS	central nervous system	중추신경계
COM	chronic otitis media	만성 중이염
COPD	chronic obstructive pulmonary disease	만성폐쇄폐질환
CPAP	continuous positive airway pressure	지속성기도양압
CPCR	cardiopulmonary cerebral resuscitation	심폐뇌소생술

약어	영어	한글
CPK	creatine phosphokinase	크레아틴인산활성효소
CPP	cerebral perfusion pressure	뇌관류압
CPR	cardiopulmonary resuscitation	심폐소생술
CRF	chronic renal failure	만성신부전
CR/IF	close reduction and internal fixation	폐쇄정복과 내부고정
CS	chest surgery	흉부외과(=TS)
C/S, C–sec	Cesarean section	제왕절개술
CSF	cerebrospinal fluid	뇌척수액
C–spine	cervical spine	목뼈
CTD	closed thoracostomy drainage	폐쇄가슴안삽관 배액
cTn	troponin	트로포닌
CUG	cystourethrography	요도방광조영술
CVA	cerebrovascular accident	뇌혈관사고
	costovertebral angle	갈비척추각
CVP	central venous pressure	중심정맥압
CVT	costovertebral angle tenderness	갈비척추각 압통
DA	degenerative arthritis	퇴행성관절염
DAI	diffuse axonal injury	광범위축삭손상
D & C	dilatation and curettage	자궁긁어냄(술), 자궁소파(술)
DCMP	dilated cardiomyopathy	확장심근병(증)
DI	diabetes inspidus	요붕증
	drug intoxication	약물중독
DIC	disseminated intravascular coagulation	파종혈관내 응고
DJD	degenerative joint disease	퇴행관절병
DKA	diabetic ketoacidosis	당뇨병케톤산증
DM	diabetes mellitus	당뇨병
DNAR	do not attempt resuscitation	소생시도포기
DNR	do not resuscitate	소생술포기
DOA	dead(death) on arrival	도착 시 사망

약어	영어	한글
DOE	dyspnea on exertion	운동 시 호흡곤란
DT	delirium tremens	진전섬망
DTR	deep tendon reflex	깊은힘줄반사, 심(부)건반사
DUB	dysfunctional uterine bleeding	기능성자궁출혈
DVT	deep vein thrombosis	깊은정맥혈전증
EB	elastic bandage	탄력붕대
ECF	extracellular fluid	세포외액
ECG	electrocardiography	심전도
EDC	estimated(expected) date of confinement	분만예정일
EDH	epidural hematoma	경질막바깥혈종
EEG	electroencephalopgraphy	뇌파검사
EKC	epidemic keratoconjunctivitis	유행 각막결막염
EKG	ECG	심전도
EMD	electromechanical dissociation	전기기계해리
ENT	ear nose throat	이비인후(과)
EPS	extrapyradimal syndrome	추체외로증후군
ERCP	endoscopic retrograde cholangiopancreatography	내시경역행쓸개이자조영술, 내시경역행췌담관조영술
ESRD	end stage renal disease	말기신질환
ESWL	extracorporeal shock wave lithotripsy	체외충격파쇄석(술)
EVD	extraventricular drainage	뇌실외배액술
FAST	focused assessment for the sonography of the trauma patient	외상 환자의 특정부위에 대한 초음파 검사
FBAO	foreign body airway obstruction	이물기도폐쇄
FCCD	fracture compound comminuted depreesion	복합분쇄함몰 골절
FFP	fresh frozen plasma	신선냉동혈장
FiO_2	oxygen fraction in inspired air	흡입산소농도
FGID	functional gastrointestinal disease	기능성위장질환
FUO	fever of unkown(undetermined) origin	불명열
GB	gallbladder	담낭, 쓸개

약어	영어	한글
GCS	Glasgow coma scale	글래스고혼수척도
GDM	gestational diabetes mellitus	임신성당뇨병
GERD	gastroesophageal reflux disease	위식도역류병
GFR	glomerular filtration rate	사구체여과율
GFS	gastrofibroscopy	위내시경
GIB	gastrointestinal bleeding	위장관출혈
GIK	glucose–insulin–potassium	당–인슐린–칼륨
GN	glomerulonephritis	사구체신염
GS	general surgery	일반외과
GCS	generalized tonic clonic (seizure)	전신성긴장간대발작
gtt	guttae, drops	방울 (1분 동안 떨어지는 수액 방울 수)
Hb	hemoglobin	혈색소
HBP	high blood pressure	고혈압
HCC	hepatocellular carcinoma	간세포암
HCG	human chorionic gonadotropin	사람융모성성성자극호르몬
HD	hemodialysis	혈액투석
HE	hepatic encephalophathy	간성뇌병증
HHNC	heperosmolar hyperglycemic nonketotic coma	고혈당성고삼투압성비케톤성혼수
HHNS	heperosmolar hyperglycemic nonketotic syndrome	고혈당성고삼투압성비케톤성증후군
HIV	human immunodeficiency virus	사람면역결핍바이러스
HIVD	herniation of intervertebral disc	추간판탈출증
HLD	herniated lumbar disc	요추추간판탈출증
HNC	hyperosmolar nonketotic coma	고삼투압성비케토산성혼수
HNP	herniated nucleus pulposus	수핵탈출
HTN	hypertension	고혈압
Hx	history	병력
I & O, I/O	input and output	섭취와 배설
I & D	incision and drainage	절개배농

약어	영어	한글
IBS	irritable bowel syndrome	과민성대장증후군
ICF	intracellular fluid	세포내액
ICH	intracranial hemorrhage	두개내출혈
	intracerebral hemorrhage	뇌내출혈
ICP	intracranial pressure	머리속압력
ICU	intensive care unit	중환자실
IDA	iron deficiency anemia	철결핍성빈혈
IDDM	insulin-dependent diabetes mellitus	인슐린의존 당뇨병
IE	infective endocarditis	감염성심내막염
IHD	ischemic heart disease	허혈심장병
	intrahepatic duct	간내관
IICP	increased intracranial pressure	두개내압상승
IM	intramuscular injection	근육주사
	internal medicine	내과
intu-	intussusception	창자겹침증, 장중첩증
IPPV	intermittent positive pressure ventilation	간헐적 양압환기법
ITP	idiopathic thrombpcytopenic purpura	특발성혈소판감소성자반병
IV	intravenous injection	정맥내주사
IVC	inferior vena cava	아래대정맥
IVH	intraventricular hemorrhage	뇌실내출혈
IVP	intravenous pyelogram	정맥신우조영술
KVO	keep the vein open	정맥로유지
LBBB	left bundle branch block	왼방실다발갈래차단
LBP	low back pain	허리통증
LC	liver cirrhosis	간경화
LLQ	left lower quadrant (abdomen)	왼아래배부위
LMA	laryngeal mask airway	후두마스크기도기
LMP	last menstrual period	최종월경일
LOC	loss of consciousness	의식상실

약어	영어	한글
LVH	left ventricular hypertrophy	왼심실비대
LUQ	left upper quadrant (abdomen)	왼위배부위
MCA	middle cerebral artery	중간대뇌동맥
MDI	manic depressive illness	조울병
MDS	myelodysplastic syndrome	골수이형성증후군
MG	myasthenia gravis	중증 근무력증
MI	myocardial infarction	심근경색
	mitral insufficiency	승모판 기능부전
MM	multiple myeloma	다발골수종
MMR	measles, mumps, rubella	홍역, 볼거리, 풍진
MONA	morphine, oxygen, nitroglycerin, aspirin	모르핀, 산소, 나이트로글리세린, 아스피린
MR	mitral regurgitation	승모판역류
	mental retardation	정신지체
MRA	magnetic resonance angiography	자기공명혈관촬영술
MRI	magnetic resonance imaging	자기공명영상
MRF	multiple rib fracture	다발성 갈비뼈 골절
MS	mitral stenosis	승모판막협착증
MVA	motor vehicle accident	차량사고
NB	neurogenic bladder	신경성 방광
NEC	necrotizing enterocolitis	괴사 소장대장염
NG	tube nasogastric tube	코위영양관(=L-tube)
NIDDM	non insulin dependent diabetes mellitus	비인슐린의존성당뇨병
NKHC	nonketotic hyperosmolar coma	비케톤성 고삼투성 혼수
NQMI	non-Q wave myocardial infarcton	Q파 없는 심근경색
NS	neurosurgery	신경외과
NCLC	non-small cell lung cancer	비소세포폐암
NSAID	non-steroidal anti-inflamatory drug	비스테로이드소염제
NSTEMI	non-ST elevation myocardial infarction	ST분절 상승없는 심근경색

약어	영어	한글
NTG	nitroglycerin	나이트로글리세린(=NIG)
OBGY	obstetrics and gynecology	산과학, 부인과학
OBS	organic brain syndrome	기질성 뇌증후군
OCD	obsessive compulsive disorder	강박반응성장애
OP	operation	수술
OPD	out patient department	외래
OR	operating room	수술실
OS	orthopedic surgery	정형외과
OTC	over the counter (drug)	일반약(처방전 없이 약국에서 살수 있는 약)
PAC	premature atrial contraction	심방조기수축
PAD	public access defibrillation	일반인제세동
PALS	pediatric advanced life support	소아전문인명구조술
PCI	percutaneous coronary intervention	경피적관상동맥조영술
PD	peritoneal dialysis	복막투석
	personality disorder	인격장애
P/E	physical examination	신체검사
PEA	pulseless electrical activity	무맥성전기활동
Ped, Pd	pediatrics	소아과
PEEP	positive end expiratory pressure	호기말양압, 날숨끝양압
PEG	percutaneous endoscopic gastrostomy	경피적내시경위조루술
P/I	present illness	현병력
PID	pelvic inflammatory disease	골반염증질환
PIH	pregnancy induced hypertension	임신유발고혈압
PLT	platelet	혈소판
PMH	past medical history	과거 병력(=P/Hx)
PND	paroxysmal nocturnal dyspnea	발작성 야간호흡곤란
	postnasal drip	후비루, 코뒤흐름

약어	영어	한글
PNS	peripheral nervous system	말초신경계
	paranasal sinus (sinusitis)	부비동(염)
PO	per os (by mouth, orally)	경구투여
PRC, Packed RBC	packed red blood cell	충전적혈구
prn	pro re nata (as required)	필요에 따라
PROM	premature rupture of membrane	조기양막파열
PS	plastic surgery	성형외과
PSVT	paroxysmal supraventricular tachycardia	발작성 심실위 빠른맥 (발작성 심실상성빈맥)
PT	prothrombin time	프로트롬빈시간
	physical therapy	물리치료
PTBD	percutaneous transhepatic biliary drainage	경피경간적담즙배액법
PTCA	percutaneous transluminal coronary angioplasty	경피경관적관동맥성형술
PTSD	post-traumatic stress disorder	외상후스트레스장애
PTx	pneumothorax	기흉, 공기가슴증
PUD	peptic ulcer disease	소화성 궤양 질환
PVC	premature ventricular contraction	조기 심실수축
RA	rheumatoid arthritis	류마티스 관절염
RBBB	right bundle branch block	오른방실다발갈래차단
RBC	red blood cell	적혈구
RDS	respiratory distress syndrome	호흡곤란증후군
RF	rheumatic fever	류마티스 열
	renal failure	신부전
RGP	retrograde pyelography	역방향 신우조영술
RHD	rheumatic heart disease	류마티스 심장병
RLQ	right lower quadrant (abdomen)	오른아래배부위
R/O	rule out	배제하다
ROS	review of system	계통적 검사
ROSC	restoration of spontaneous circulation	자발적인 순환회복

약어	영어	한글
RSI	rapid sequence intubation	빠른연속기관삽관
RUQ	right upper quadrant (abdomen)	오른위배부위
SAH	subarachnoid hemorrhage	거미막밑출혈
SBE	subacute bacterial endocarditis	아급성세균성심내막염
SBP	spontaneous bacterial peritonitis	자연세균복막염
	systolic blood pressure	수축기혈압
SCI	spinal cord injury	척수 손상
SDH	subdural hematoma	경막밑혈종
SIADH	syndrome of inappropriate antidiuretic hormone	항이뇨호르몬
SIDS	sudden infant death syndrome	영아돌연사 증후군
SIMV	synchronized intermittent mandatory ventilation	동시간헐적필수환기
SLE	systemic lupus erythematous	전신성홍반성루프스
SO	surgical observation	외과적관찰
SpO_2		산소포화도
SSS	sick sinus syndrome	동기능부전증후군
STEMI	ST elevation myocardial infarction	ST분절상승 심근경색
SVC	superior vena cava	위대정맥
SVT	supraventricular tachycardia	심실위빠른맥
TA	threatened abortion	절박유산
	traffic accident	교통사고
TAE	transcatheter arterial embolization	경도관동맥색전술
TAH	total abdominal hysterectomy	배전체자궁절제술
TB,Tb	tuberculosis	결핵
TCP	transcutaneous pacing	경피적조율
TEE	transesophageal echocardiography	경식도심장초음파검사
TIA	transient ischemic attack	일과성허혈발작
tid	three times a day (ter in die, latin)	하루에 세 번
tPA	tissue plasminogen activator	조직플라스미노겐활성제 (혈전용해제)

약어	영어	한글
TS	thoracic surgery	흉부외과(=CS)
TTE	transthoracic echocardiography	가슴경유심(장)초음파검사, 흉경심장초음파검사
U/A	urinalysis	소변검사
UC	ulcerative colitis	궤양성 대장염
UGI	upper gastrointestinal series	상부위장관조영술
UGIB	upper gastrointestinal bleeding	상부위장관출혈
UK	urokinase	유로카이네즈(혈전용해제)
URI	upper respiratory infection	상기도 감염
USG	ultrasonography	초음파검사
UTI	urinary tract infection	요로감염
V/S	vital sign	활력징후 (혈압–맥박–호흡수–체온)
VF, V–fib	ventricular fibrillation	심실세동
VHD	valvular heart disease	심장판막질환
VPC	ventricular premature contraction	조기심실수축
VSD	ventricular septal defect	심실사이막결손, 심실중격결손
VT, V–tach	ventricular tachycardia	심실빠른맥
WBC	white blood cell	백혈구
WPW	Wolff–Parkinson–White syndrome	울프–파킨스–화이트 증후군

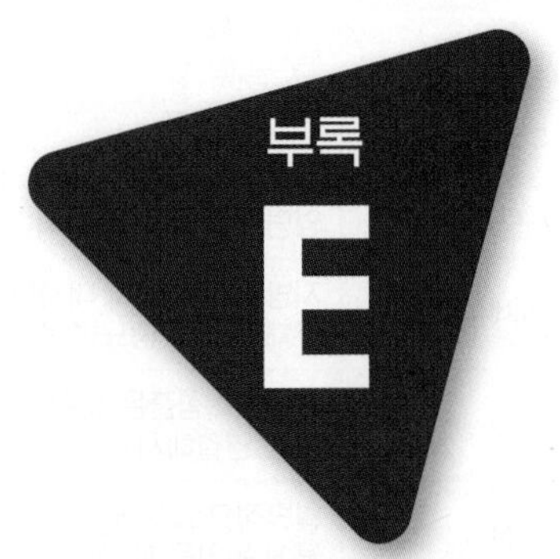

용어해설

응급구조와 응급처치
RESCUE AND EMERGENCY CARE

영어	신용어	구용어	해설
A/C separation	봉우리빗장관절 분리	견봉쇄골관절 분리	봉우리빗장뼈관절(A/C joint)의 인대가 외상에 의하여 손상되어 벌어진 상태
abandonment	유기, 포기	유기, 포기	응급의료처치를 계속할 것을 포기하는 것. 법령과 조례에 의해서 규정된 응급의료처치를 지키지 않는 것
abdomen	배, 복부	배, 복부	몸에서 갈비뼈 아래 부분에서 두덩뼈 위 부분에 이르는 몸 부부. 배꼽을 중심으로 하여 하복부와 상복부로 나뉨. 위, 큰창자, 작은창자 등의 내장이 들어 있음
abdominal catastrophe	복부파국	복부파국	복부에 급성으로 나타나는 질환이나 손상 중에서 가장 심각한 상태를 나타내는 용어로서, 복막염에 의해서 발생하는 복강내의 심각한 문제들
abdominal cavity	배안	복강	복부장기와 복벽은 얇고 투명한 복막에 의해 덮혀 있는데, 복막으로 둘러싸여 있는 복부 내부의 공간을 배안이라고 함. 배안의 위로는 가로막에 의해 가슴안과 구분되고 아래로는 골반부와 접하여 있음. 배안 내에는 식도, 위, 소장, 대장, 간, 담낭, 췌장, 지라 등의 장기가 복막에 쌓여 위치함. 그리고 배안 내부에는 소량의 복수가 존재하고 있음
abdominal devisceration	배내장돌출	복부내장돌출	복강내 장기가 외부로 돌출된 상태
abdominal evisceration	배내장탈출	복부내장탈출	배안의 장기가 외부로 돌출된 상태
abdominal quadrant	복부상한	복부사분역	배꼽을 중심으로 수직선과 수평선을 그어서 복부를 4등분 한 부분을 말함. 4등분된 각 부분은 우상복부, 좌상복부, 우하복부, 좌하복부로 구분
abduction	벌림	외전	정중선에서 멀어지는 방향으로 운동하거나 위치시키는 행위
abortion	유산, 낙태	유산, 낙태	낙태(落胎)는 다른말로 유산(流産)이라고도 하며 이는 자연분만기에 앞서서 자궁 내의 태아나 배가 자연적 혹은 인위적으로 모체 밖으로 배출 혹은 모체 내에서 사망한 것을 의미함
abrasion	찰과상	찰과상	신체의 일부가 거칠고 딱딱한 표면에 부딪치거나 긁혀서 피부가 손상을 입는 상태임. 즉, 피부의 표면만 손상된 것
abruptio placenta	태반조기박리	태반조기박리	태아가 분만되지 않은 상태에서 태반이 자궁의 부착 부위로부터 일부 또는 전부 분리되는 현상
abscess	고름집	농양	화농성 염증이 생체 조직 내에 생겨 그 부분의 세포가 죽고 고름이 몰리는 질환임. 고름집이라고도 함

영어	신용어	구용어	해설
acetabulum	절구, 비구	절구, 비구	엉덩관절(hip joint)의 움푹파인 부분으로서 넙다리뼈의 머리가 안에 위치
acetone	아세톤	아세톤	지방이 체내에서 대사되어 생기는 부산물임. 정상적인 소변에서는 미량 존재하지만, 당뇨병 환자에서는 많이 존재함
achilles tendon	아킬레스힘줄	아킬레스건	아킬레스힘줄은 발뒤꿈치에 있는 강한 힘줄로 종아리의 근육과 발뒤꿈치뼈를 연결해서 걷고 뛰게 하는데 필수적임
acid	산	산	일반적으로 물에 녹았을 때 pH가 7보다 낮은 물질을 말함. 화학적으로는, 물에 녹았을 때 이온화하여 수소 이온 H+을 내놓는 물질을 말함
acidosis	산증	산증	체내에 산이 축적되거나 염기가 부족하여 산성을 유발하는 상태
acquired immune deficiency syndrome (AIDS)	후천면역결핍증후군, 에이즈	후천면역결핍증후군, 에이즈	HIV라는 바이러스에 감염되어 발병하면 나타나는 전염병. HIV는 바이러스의 이름이며, 에이즈는 HIV에 감염된 환자가 발병하면 나타나는 증상들을 일컬음
acromioclavicular joint (AC joint)	봉우리빗장관절	견쇄관절/견봉쇄골관절	어깨뼈와 빗장뼈의 돌기에 의해서 형성되는 관절로, 어깨뼈부위 가쪽 끝부분의 외형을 나타냄
acromioclavicular separation	봉우리빗장관절 분리	견봉쇄골관절 분리	봉우리빗장뼈관절(A/C joint)의 인대가 외상에 의하여 손상되어 벌어진 상태
acromion process	어깨봉우리돌기	견봉돌기	어깨뼈가시(견갑극)가 가쪽으로 돌출된 것으로 어깨에서 제일 높은 부분
activated charcoal	활성숯, 활성탄	활성탄	석탄을 재료로 하여 만들어진 것으로, 흡착력이 강하며 분말로 되어 있음. 약물의 흡수를 방지하는 약제로 사용
actual consent	실제적 동의	실제적 동의	응급처치, 이송를 위하여 환자에게 응급의료제공자에게 직접 동의를 하는 행위
acute abdomen	급성복증	급성복증	갑자기 발생하는 배의 병으로 보토오 배 안에 있는 장기의 염증, 천공, 폐색, 경색, 파열 때문에 생기고 심한 복통을 통반한다. 흔히 긴급한 외과적 처치를 필요로 한다
acute cholecystitis	급성쓸개(주머니)염	급성쓸개염	보통 쓸개 출구의 폐색에 의한 것이며, 염증의 정도는 경도의 부종으로부터 괴저와 천공을 수반하는 감염증까지 있음
acute epiglottitis	급성후두덮개염	급성후두덮개염	세균 감염에 의해 이 후두개에 염증이 생긴 것을 말함. 소아의 경우에는 후두덮개가 부어서 기도를 폐색시키기도 함
acute myocardial infarction	급성심근경색증	급성심근경색증	심장동맥은 심장에 산소와 영양분을 공급해 심장의 기능을 유지시킴. 심근경색은 심장동맥이 막힘으로써 그 혈관이 공급하는 심장 근육이 손상을 입는 상태를 말함
acute pulmonary edema	급성폐부종	급성폐수종	갑자기 증가된 심장의 압력이나 과도한 혈류량 또는 모세혈관의 투과도 가증가하는 등으로 인하여 폐포간질에 수분이 축적되어 환기에 장애를 초래하는 것
acute symptoms	급성증상	급성증상	갑자기 발생한 신체적 증상
acute urinary retention	급성소변정체	급성요정체	요도의 급성폐쇄, 방광근의 수축능력 저하 및 괄략근의 기능저하 등으로 인하여 배뇨장애가 갑자기 생기는 질환. 전립선 비대증이 있는 노령층에서 많이 발생함
Adam's apple	아담의 사과	후두융기	갑상연골에 의해서 형성된 후두의 위 부분에 위치한 견고한 융기부분(여성보다는 남성에게 현저하다)
addiction	상습성중독, 탐닉	중독, 갈망	술이나 마약 따위를 지나치게 복용한 결과, 그것 없이는 견디지 못하는 병적 상태. 특히 약물사용에 대한 강박적 집착
adduction	모음, 내전	내전	신체의 부위(팔, 다리)가 몸의 중심으로 모이는 행동을 지칭하는 해부학적 용어
administration set	투약 · 투여 세트	투여 장치	정맥내로 약물을 투여하는 치료에 사용되는 장치. 수액과 주삿바늘을 양쪽에서 연결하여주며, 투여량을 조절하게 할 수 있도록 해줌(일명 셋트 줄)

영어	신용어	구용어	해설
adrenal gland	부신, 콩팥위샘	부신	콩팥 위에 존재하는 피라밋모양의 구조물. 겉질과 속질로 되어 있으며 호르몬의 분비가 주역할임
adult onset diabetes	성인성 당뇨병	성인기 발증형 당뇨병	성인에서 주로 발생하며 인슐린은 생성되지만, 말초기관에서의 수용체결합 및 반응도의 장애로 인하여 혈당의 상승을 보이는 당뇨병을 말함
advanced cardiac life support	전문심장소생술	전문소생술	심장마비, 뇌졸중 및 기타 생명을 위협하는 의학적 응급 상황에서 전문적인 지식과 기술을 이용한 응급치료와 중재를 의미함
agonal respiration	빈사호흡, 임종호흡	빈사호흡, 임종호흡	불규칙한 호흡으로서, 죽어가는 환자에게서 볼 수 있음
air ambulance	환자수송항공기, 구급항공기	환자 수송기	환자를 항공으로 이송하는 데 사용되는 항공기
air embolism	공기색전증	공기색전증	혈관으로 들어간 공기가 혈액의 흐름을 막는 것을 공기색전증이라함. 원인으로는 수술 또는 외상으로 인한 경우, 폐조직이 파열되면서 모세혈관이나 정맥에 공기가 들어갈 수 있으며, 이렇게 생긴 공기가 심장으로 이동하여 심장에 혈액을 공급하는 혈관을 막으면 심근경색이 발생함
air hunger	공기부족	공기갈망	체내의 대사량이 증가하여 산소요구량이 증가하거나 산소공급량이 부족하여 호흡수가 증가하거나 호흡곤란을 보이는 것
air splint	공기부목	공기부목	공기를 주입하여 골절부위를 고정하는 부목
airborne infection	공기매개감염	공기감염	공기, 물방울, 먼지 등에 떠 있는 미생물의 흡입으로 일어난 감염
airway	기도, 숨길	기도, 기도유지기	호흡할 때 입과 코를 지나 폐에 도달하기까지 공기가 지나가는 길을 말함
Alcoholic Hallucinosis	알코올성 환각	알콜성 환각	알코올성 환각증이란 알코올 의존이 있는 사람이 폭음을 중단하거나 줄인 후 보통 48시간 이내에 의식은 명료한 상태에서 환청을 듣게 되는 것을 말함
alcoholism	알코올중독	알코올중독	지속적으로 그리고 많은 술을 마셔서 생기는 비정상적인 신체, 정신 상태임. 이로 인해서 영양장애를 일으키며 술을 마시지 않고는 살아갈 수 없고, 마시지 않았을 경우엔 환각이나 정신장애를 일으킴
alkali	알칼리	알칼리	음전기적 수산화 이온 혹은 그와 비슷한 이온과 양전기적인 물질로 이루어진 화합물(합성물)로서, 알칼리는 심한 화상이나 조직의 부식을 일으킬 수 있음
alkaline	알칼리성	알칼리성의	7.45 이상의 pH를 가지는 것
alkalosis	알칼리증	알카리증	체내에 알칼리가 축적되거나 체내의 산이 소실됨으로써 일어나는 병적상태. 혈중의 수소이온의 농도가 저하하고 혈액의 pH가 정상치(7.34–7.45)이상이 된 상태를 말함. 호흡성 알칼리증과 대사성 알칼리증으로 크게 나뉨
allergens	알레르기항원, 알레르겐	알레르기 항원	알레르기 반응을 일으킬 수 있는 원인물질
allergic	알레르기성	알레르기의	알레르기를 일으키는 과정
allergy	알레르기	알레르기	알레르기는 면역 시스템의 오작동으로 보통 사람에게는 별 영향이 없는 물질이 어떤 사람에게만 두드러기, 가려움, 콧물, 기침 등의 이상 과민 반응을 일으키는 것을 말함
alopecia	탈모증	탈모(증)	정상에서는 그대로 있어야 할 털이 감소하거나 빠지는 상태
alpha particle	알파입자	알파입자	방사활성된 원자의 핵으로부터 방출되는 헬륨의 핵과 같은 입자를 말함
alpha radiation	알파선	알파방사	질량수가 상당히 큰 원자핵(헬륨 원자핵)이 붕괴할 때 발생하는 방사선의 일종. 그 에너지 (강도)는 베타선 등보다 강하지만 투과력은 약하여 공중에서 수 cm, 생체내에서는 0.1 mm 정도임. 따라서 알파선에 의한 체외피폭은 그다지 문제가 되지 않음. 그러나 알파 붕괴하는 핵 종류가 체내에 쌓이면 국소적으로 대단히 큰 파괴 효과를 보이기 때문에 폐내 피폭은 심각한 문제를 낳음
alveoli	허파꽈리, 폐포	허파꽈리, 폐포	산소와 이산화탄소의 교환이 일어나는 폐의 작은 공기낭

영어	신용어	구용어	해설
ambulance	구급차, 앰뷸런스	구급차, 앰뷸런스	응급의료를 제공하기 위하여 고안된 자동차
ambulance run report	구급활동일지	운행보고서	응급환자를 이송한 후에 응급구조사가 작성하는 보고서로서, 환자에 대한 의료정보, 응급처치의 내용, 시행한 시각, 환자의 변화 등에 대한 내용을 기록함
American Standard Safety System	미국표준안전 시스템	미국표준안전 시스템	가스배출밸브기가 조절자에 맞게 만들어진 큰 실린더들을 위한 안전장치. 다른 가스통과는 연결될 수 없도록 제작됨
amino acid	아미노산	아미노산	생물의 몸을 구성하는 단백질의 기본 구성단위임
amnesia	기억상실	기억상실, 건망증	과거의 일을 기억하지 못하는 상태. 뇌의 기질적인 손상에 의할 수도 있고 심리적인 원인에 의한 것일 수도 있음
amniotic fluid	양수	양수	임신시에 태아는 얇은 막에 둘러쌓여 있고 이 막과 태아사이에 액체가 있음. 이 막을 양막(amnion)이라고 하고 양막속의 액체 양수라고 함
amniotic sac	양막낭	양막낭	자궁에서 태아를 둘러싸고 있는 막의 안쪽
amphetamine	암페타민	암페타민	합성된 무색 무취의 결정성 분말로 교감신경 흥분제의 하나임. 화학적으로 아드레날린과 유사하며 중추신경계에 대한 자극제로서 사용됨
amputation	절단, 자름, 절단술	절단	팔 · 다리 등 사지의 일부 또는 전체를 제거되었거나 제거하는 것을 의미함
anal canal	항문관	항문강	소화관의 최종 말단부분으로 직장과 연결되어 있음
anaphylactic shock	아나필락시스 쇼크	아나필락시스 쇼크	특정물질에 대해 몸에서 과민반응을 일으키는 것으로 극소량만 접촉해도 전신에 걸쳐 증상이 발생하는 심각한 알레르기 반응으로 즉각적인 응급처치가 필요함
anaphylaxis	아나필락시스	아나필락시스	제1형 과민반응과 같은 말로 외계의 물질에 대한 면역 반응이 지나치게 항진되어 있는 병적인 상태를 말함.이미 감작(항원에 노출된 사람이 항원에 다시 노출되면 면역반응이 진행되어 오심, 구토, 복통, 설사, 소양증, 두드러기등의 증상을 보이며, 심하면 호흡곤란과 순환장애도 유발함
anatomic position	해부학적 자세	해부학적 자세	똑바로 서서 전방을 바라보고 양팔을 몸통에 붙이고, 손바닥은 전방으로 보이도록 편 자세를 말함
anesthesia	마취	마취	고통을 느끼지 못하거나 고통을 느끼지 못하게 하는 처지를 이르는 말임
aneurysm	동맥류	동맥류	동맥의 벽이 늘어나서 생긴 주머니 모양의 병터로 대개 동맥류는 맥박이 뛰는 덩어리 형태로 많이 발견됨
angina pectoris	협심증	협심증, 가슴조임증	심장동맥의 부분적 폐쇄에 의해서 평상시에는 증상이 없지만 심장이 많은 활동을 할 경우에 심장에 피가 충분한 만큼 공급이 되지 않아서 생기는 질병임. 불규칙적으로 나타나는 흉통, 답답함을 동반하는 통증
angulation	경사	각형성	골절된 골격의 양쪽 끝이 선으로 이루는 각을 의미함
anisocoria	동공부등	동공부등	눈의 동공의 크기가 양측이 서로 다른 상태를 말하며, 원인으로는 뇌부상의로 인한 출혈, 뇌종양, 뇌농양, 수막염, 뇌동맥류 등이 있음
ankle joint	발목관절	족관절	종아리뼈(비골)와 정강뼈(경골)의 원위부와 발목뼈를 연결하는 관절로, 발을 굽히고 접는 운동이 가능하도록 함
anorexia	식욕부진	식욕부진	포만한 상태가 아닌데도 식욕이 없는 상태가 지속되는 것임
anorexia nervosa	신경성 식욕부진(증)	신경성 식욕부진(증)	마르기 위해 강박적으로 애쓰는 사람들에게 나타나는 일종의 심리적 정신적 사회적 장애로 먹는 것을 제한하는 섭식장애를 말함
anoxia	무산소증	무산소증	무산소상태 또는 산소결핍상태, 생체조직 속의 산소가 완전히 없는 상태를 의미하며, 이는 회복할 수 없는 조직손상을 가져오고 심하면 조직괴사를 일으킴
antecubital fossa	팔꿈치 오금	주전와	팔꿉관절(주관절)의 앞 부분에 위치하는 요와

영어	신용어	구용어	해설
anterior superior iliac spine (abbreviated, ASIS)	앞위 엉덩뼈가시	전상장골극	엉덩뼈능선의 앞쪽 끝부분으로, 하복부의 양쪽 가쪽에서 만져지는 골격의 융기
anterior surface	앞면	전면	(검사자를 바라보는 자세에서) 신체의 앞쪽 표면
antibiotic	항생-, 항생제	항생제	미생물이 만들어내는 항생 물질로 된 약제. 다른 미생물이나 생물 세포를 선택적으로 억제하거나 죽임. 미생물에 의해 생산되며 미생물의 발육 또는 악성종양의 증식을 저지하는 물질임
antidote	해독제	해독제	독성물질의 해독에 쓰이는 약물임
antihistamine	항히스타민제	항히스타민제	히스타민의 영향을 줄이고 알레르기 반응의 증상을 없애는 약물
anus	항문	항문	곧창자와 외부를 이어주는 소화관의 마지막 부분으로 직장의 대변을 몸밖으로 배출하는 역할을 수행함
aorta	대동맥	대동맥	심장에서 나온 피를 사지로 보내 주는 큰 혈관. 위치에 따라서 오름대동맥(ascending aorta), 대동맥활(aortic arch), 내림대동맥(descending aorta), 가슴대동맥(thoracic aorta), 배대동맥(abdominal aorta) 등으로 나뉨
aortic valve	대동맥판, 대동맥 판막	대동맥판	심장의 왼심실과 대동맥 사이의 밸브로, 왼심실로 혈액이 역류하는 것을 막아줌
aortocoronary bypass	관상동맥우회로	대동맥-관상동맥 우회술	손상된 관상동맥을 우회하여 대동맥과 관상동맥을 연결하는 수술. 다리의 정맥이나 인공혈관을 이용하여 대동맥과 패색된 관상동맥의 먼쪽부분을 이어줌
Apgar score	아프가점수	아프가점수	신생아의 건강 상태를 알아보기 위해서 태어나자마자 시행하는 검사. 신생아의 피부색깔, 심박수, 호흡, 근육의 힘, 자극에 대한 반응 등의 5가지 항목을 검사하며 각 항목당 2점씩으로 채점하여 10점 만점으로 함
appendicitis	충수염, 막창자꼬리염	충수염	막창자의 아래쪽에 있는 꼬리에 생기는 염증. 오른쪽 아랫배에 심한 통증이 있고 발열, 메스꺼움, 구토 따위의 증상이 나타냄. 일반인들이 '맹장염'이라고 함
appendix	막창자꼬리, 충수	충수	소장과 대장이 이어지는 부위에 주머니처럼 부풀어있는 대장의 부위를 맹장이라고 하는데, 맹장 아래 끝에 위치한 기관을 말함
aqueous humor	방수	방수	각막과 수정체사이의 공간은 맑은 액체로 차 있는데 그것이 바로 눈방수임. 눈방수는 섬모체에 의해서 만들어짐
arachnoid	거미막	지주막	뇌와 척수를 싸고 있는 3층의 뇌막중 중간에 위치하는 층으로, 경막과 연막 사이에 위치함
arm	위팔, 팔	상지	어깨관절부위에서 손까지를 의미하며, 신체의 사지중 상지임
arrhythmia	부정맥	부정맥	심장의 박동이 정상적인 심장 박동이 아니라 이상하게 뛰는 것을 부정맥이고 함. 즉 비정상적인 심장의 박동을 부정맥임
arterial pressure	동맥압, 동맥혈압	동맥압, 동맥혈압, 혈압	동맥을 통하여 흐르는 혈액의 압력임
arterial pressure point	동맥압점	동맥압점	동맥이 골격의 상부를 지나가거나 피부 바로 아래를 지나가서 외부에서 맥박을 촉지할 수 있는 지점. 이 지점에서 혈압이나 맥박을 잴 수 있음
arterial rupture	동맥파열	동맥파열	동맥의 파열
arteriole	세동맥	세동맥	동맥의 작은 가지
arteriosclerosis	동맥경화(증)	동맥경화증	동맥벽, 특히 내막이 결합조직의 증식에 의해 두꺼워져 경화되는 병적인 상태. 뇌동맥이나 관상동맥에서 일어나기 쉽고, 내강 협착에 의한 순환불량으로 뇌연화증, 허혈성심질환의 원인이 됨
artery	동맥	동맥	심장에서 나온 산소와 영양분이 풍부한 혈액을 전신으로 보내는 혈관임
articular	관절	관절의	뼈와 뼈를 연결하는 관절에 관계되는 부위를 칭함

영어	신용어	구용어	해설
articular cartilage	관절연골	관절연골	관절표면을 이루는 연골로서, 골격의 접촉면을 싸고 있어, 충격을 완충하는 역할을 함
articulation	관절	관절	둘 이상의 골간의 접합부위. 운동범위를 넓혀주는 정상적인 구조물임
artificial airway	인공기도, 기도유지기	인공기도, 인공기도유지기	폐에 공기와 산소를 공급하기 위하여 코나 입으로 삽입하는 장비를 가리킴
artificial circulation	인공순환	인공순환	외부에서의 가슴을 압박하여 혈액을 순환시키는 행위임
artificial ventilation	인공환기	인공환기	기계적 장치를 이용하거나 폐의 호흡작용을 인위적으로 조절하는 행위임
ascending colon	상행결장, 오름창자	상행결장	대장의 일부분. 복부 오른쪽 아래의 소장 끝과 맹장에서 시작하여 오름결장(ascending colon) · 가로결장(transverse colon) · 내림결장(descending colon) · S자결장(sigmoid flexure/sigmoid colon)으로 이어져서 직장과 만남
ascending injury	상승손상	상승손상	잠수 후 심부로부터 수면으로 상승할 때 압력의 차이에 의하여 유발되는 손상
aspiration	흡인	흡인	구강이나 위장 내의 이물질(기체, 액체, 고체에 상관없이) 들여마셔 유입되는 행위
asthma	천식	천식	여러 가지 자극에 대해서 기관지가 과민한 반응으로 생기는 기관지의 가역적인 폐쇄를 의미함. 즉 정상인에게서는 반응이 없는 자극에 대해서 기관지의 폐쇄가 생기고 그 자극이 없을 경우에는 기관지의 폐쇄가 소실하는 질환을 말함
asystole	심장무수축	부전수축, 무수축	심장박동의 정지. 심장에서 전기 활동이 없으므로 혈류가 없는 상태로 심장 마비가 발생함
atom	원자	원자	화학반응을 시작할 수 있는 물질의 가장 작은 알갱이
atrial fibrillation	심방세동, 심방잔떨림	심방세동	부정맥의 일종으로서 심방이 수축이 소실되어 심실이 전혀 규칙성이 없는 불규칙한 수축을 보이는 것임
atrial flutter	심방조동, 심방된떨림	심방조동	심방이 분당 250–400회 정도로 빠르게 수축되는 상태인데 대부분 오른심방에 비정상적인 회귀회로가 있어 전기가 지속적으로 심방 내를 돌게 되어 심방이 빨리 뛰는 부정맥임
atrium	심방	심방	심방은 심장으로 들어오는 피를 받는 곳이며 판막을 통하여 심실로 혈액을 전달함
auditory nerve	속귀신경, 청(각)신경	청각신경	귀에서 감지된 청각의 신호를 대뇌로 보내는 역할을 하는 신경. 달팽이신경라고 불리기도 함
aura	조짐	전조	어떤 현상이 일어나기 전에 느끼는 이상 지각
auscultation	청진	청진	심장판막 기능이상이나 임신 등과 같은 어떤 상태나 결함을 알아내기 위해 의사가 환자 신체 내의 소리를 듣는 진단과정을 말함
autism	자폐증	자폐증	자신의 내부적 생각에만 빠져있어 외부의 자극에 무관심한 상태임. 사회적인 반응(다른 사람의 존재에 대한 반응, 따라하기 등)의 결여가 특징임
autonomic nervous system	자율신경계통, 자율신경계	자율신경계	사람의 의지와 관계없이, 침을 흘리거나 소화운동 등과 같은 스스로 조정이 되어 움직이는 신경계을 의미함
AVPU scale	의상상태 척도	의상상태 척도	환자의 의식상태를 판정하는 척도
avulsion	박리	벗겨진 상처, 결출	피부가 파손되거나 벌어져서, 피부의 일부분이 나머지 피부에 너덜너덜하게 매달려 있는 상태을 의미함
axilla	겨드랑, 겨드랑이	액와	겨드랑이
back blow	등두드리기(법)	등타격법	상부기도를 폐쇄하고 있는 이물질을 제거하기 위하여 환자의 어깨뼈 사이를 손으로 두드리는 행위

영어	신용어	구용어	해설
bacterial meningitis	세균성 수막염	세균성 뇌막염	여러 원인균이 코나 입을 통하여 상피세포에 들어와 혈류를 타고 혈관 내 생존하게 되면 혈관 내 장벽을 통과한 후 뇌척수액으로 침투하여 척수막 하강에서 증식하여 염증을 일으킴
bacterium	세균	박테리아	단세포로 이루어진 이분법에 의해서 번식을 하는 생물을 이르는 말
bad trip	불쾌한 환각체험	불쾌한 환각증상	약물을 복용한 후에 발생하는 불쾌감이나 놀라는 환각상태
bag valve mask resuscitation	백-밸브마스크 소생기	백-밸브마스크 소생기	필요한 산소를 공급하기 위하여 얼굴에 부착하는 장치로서, 마스크, 백, 산소통으로 구성됨. 무호흡 환자에서 공기와 산소를 공급하기 위한 장비. 산소와 연결하면 90-97%의 산소 공급이 가능함
ball and socket joint	절구관절	구상 관절	골격의 한부분은 움푹 파이고, 다른 골격의 끝은 원구형으로서 서로 관절을 이루는 형태. 이 경우에는 180° 회전이 가능한 관절을 나타냄
barbiturates	바비투레이트	바비투레이트	신경계를 억제하는 약품의 한 종류로서, 진정제, 수면제, 마취제 및 항경련제로 사용됨
Barotrauma of ascent	상승압력손상	상승압력손상	잠수 후 심부로부터 수면으로 상승할 때 압력의 차이에 의하여 유발되는 손상
basal skull fracture	머리뼈바닥 골절	두개골바닥 골절	머리뼈바닥 골절. 뇌척수액이 귀나 코, 혹은 머리덮개 파열 부위로 새어나올 수 있고 뚜렷한 이유없이 귀나 코에서 출혈이 있을 수 있음
base	바닥, 염기, 바탕, 기저	기저, 알칼리	표피 가장 아래 부분에 해당함, 염의 비산성 부분으로 산과 결합하는 부위
Basic life support (BLS)	기본소생술	기본소생술	기계적 장비를 이용하지 않고, 신체를 이용하여 생명을 구조하는 방법
basilar artery	뇌바닥동맥	뇌저동맥	뇌바닥동맥은 뇌줄기 주위에 있는 동맥으로, 혈관은 원형을 나타냄
bends	잠수병통증, 감압통	잠함병, 저기압병	잠수부가 수면으로 급속히 떠오를 때에 유발되는 질환으로, 압력 차이에 의하여 혈액속의 질소가 방울을 형성하여 혈관을 막게됨
beta cells of the islets of Langerhans	랑게르한스섬의 베타세포	랑게르한스섬의 베타세포	인슐린을 생성하고 분비하는 췌장의 세포
beta particle	베타입자	베타입자	비교적 고에너지인 방사성 물질의 핵에 의해서 발생하는 음전자
beta radiation	베타 방사선	베타방사	α선보다는 투과성이 강하지만, 천이나 유리, 철판에 의하여 효과적으로 차단할 수 있는 이온화된 방사선의 형태
biceps brachii muscle	두갈래근	이두근	위팔뼈의 앞쪽을 덮고 있는 큰 근육
bile	담즙, 쓸개즙	담즙	간에서 분비되는 액체의 소화제로서 담낭에 축적되며, 쓸개관을 통하여 십이지장으로 배출되며, 지방의 소화에 관여함
bile duct	쓸개관, 담관	담관	간에서 생성되는 담즙을 십이지장까지 수송하는 관임
biliary tract	쓸개길, 담도	담도	간에서 만들어진 쓸개즙을 수송하는 관조직의 일부임
birth	분만, 출산, 출생	출생	태어나는 과정. 모체로부터 태아의 분리
birth canal	산도, 출산길	출생관	태아가 자궁으로부터 외부로 나오는 통로
bite	물림	교합, 물린상처, 교상	이빨이 있는 동물이나 곤충에 의하여 물리는 것. 혹은 아래와 위의 치아를 다무는 행위
biteblock	물림보호대, 물림틀	교합저지기	혀를 깨무는 것을 방지하기 위해서 치아와 치아 사이에 위치시키는 보호장비
bladder	방광	방광	골반강의 배쪽에 있는, 요의 저장역할을 하는 근막성의 주머니로 요는 요관으로부터 유입되고 방광은 다시 오줌을 요도로 배출함
blanket drag	담요 끌기	담요 견인법, 담요 끌기법	환자 이송방법의 하나로 환자를 담요로 싸서 끌어 당기는 방법

영어	신용어	구용어	해설
blood	혈액, 피	혈액	사람의 혈액은 혈장과 적혈구 · 백혈구 · 혈소판 등로 구성. 혈액은 순환계를 통해 생존 및 활성에 필수적인 영양물질과 산소를 공급하며, 세포활동의 결과로 생성된 이산화탄소나 노폐물 등을 운반하는 역할을 함
blood pressure	혈압	혈압	혈압이란 혈관에 걸리는 압력을 말하는 것으로 대개 특별한 설명이 없으면 동맥의 압력을 말함
blood volume	혈액량	혈액량	체내에 존재하는 혈액의 총량으로서, 보통 리터 또는 체중 1 kg에 대하여 리터수로 표시함
blow-out fracture	안와외파열 골절, 눈확바깥파열 골절	안와외파열 골절	눈확의 골절 혹은 눈확의 바닥을 지지하는 골격의 골절
blunt abdominal injury	복부무딘손상	복부둔기손상	뭉특한 물체에 의하여 가해지는 충격으로 나타나는 복부의 손상을 의미
blunt trauma	둔기손상, 무딘손상	둔기손상	뭉툭한 물체에 의하여 신체에 가해지는 충격에 의한 손상
bone	뼈	골	신체를 지탱하는 역할을 하는 단단한 조직을 말하며 우리 몸은 206개의 뼈로 구성. 우리 몸의 구조를 지지하고 내부 장기를 보호하며 근육수축 시 지렛대 역할을 하여 운동을 도와주는 역할
bone marrow	뼈속질, 골수	골수	혈구세포를 생성하는 장소를 이르는 말함
bone shaft	뼈몸통, 골간	골간	긴 뼈의 원통형 중간부위
bony arch	활, 궁	아치	각 척추의 뒤 부분. 구멍을 형성하여 척수를 보호함
bony rib cage	가슴우리	흉곽	등뼈에서부터 둥글게 앞으로 뻗은 12쌍의 갈비뼈가 가슴에 벽을 만듦
botulism	보툴리누스중독(증)	보툴리누스 중독증	보툴리눔독소증은 보툴리눔 균(Clostridium botulinum)이라는 세균이 생산하는 신경독소에 의해서 심각한 강직성 마비를 일으키는 질병임
Bourdon gauge flowmeter	버튼 게이지 유량계	버튼 게이지 유량계	기록계가 영점으로 조정되어 있는 압력측정계로서 의학적인 가압 기체실린더를 이용함
brachial artery	위팔동맥	상완동맥	어깨뼈부위와 팔꿉관절 사이의 안쪽에 위치하는 동맥을 말함
brachial plexus	팔신경얼기	상완총	제5-8 목신경의 앞가지와 제1 등뼈신경의 앞가지에서 나오는 신경 다발. 겨드랑이 안쪽에 일부가 있음
bradycardia	느린맥, 서맥	서맥	성인에서 1분에 맥박수가 60회 이하의 것. 40회 이하가 되면 심박출량이 저하됨. 미주신경의 자극상태, 교감신경의 마비상태, 심장내 중추의 자극 또는 마비 등에 의하여 일어남
brain	뇌	뇌	뇌란 머리뼈속의 공간인 두개강속에 존재하는 기관으로 인간의 사고, 운동, 감정 등 모든 인간의 활동과 인체의 변화를 관장하는 곳임
brain stem	뇌줄기, 뇌간	뇌간	대뇌와 척수를 이어주는 다리 역할을 하는 뇌의 부분으로 이곳에는 중간뇌, 다리뇌, 숨뇌의 3개의 부분이 포함됨
breath holding attack	숨참기발작, 호흡중지발작	호흡중지발작	수영하는 사람이 호흡에 대한 필요성을 느끼지 못하며, 산소부족으로 인하여 물 밑에서 의식을 상실하는 상태
breech presentation	볼기태위, 둔위	둔위	태아의 엉덩이가 자궁 출구 쪽으로 위치한 비정상적인 태위로 태아질식이 우려됨
bronchiole	세기관지	세기관지	입과 코를 통해 들어온 공기가 폐의 폐포로 들어가는 길 중의 하나로, 기관지의 작은 가지. 세기관지는 폐포에 닿아 공기를 전달하는 기능을 함
bronchus	기관지	기관지	기관(trachea)과 폐를 연결하는 관으로, 오른쪽 폐로는 3개의 기관지가 위치하며 왼쪽은 2개의 기관지가 위치
brow	이마	이마	사람의 눈 위의 머리의 사이에 위치하는 얼굴로 머리뼈 부분을 뜻함
bulb syringe	망울주입기	구형 흡입기, 망울주입기	신생아와 태아의 구강이나 비강을 깨끗이 흡입하는데 이용되는 흡입장비
bulimia	폭식(증)	거식증	환자가 심하게 과식하지만 음식섭취에 의해서 체중이 느는 것을 방지하려는 노력으로 구토를 유발하는 행위

영어	신용어	구용어	해설
burn	화상	화상	열이나 화학물질, 전기에 노출되어 피부가 손상되는 병변
caffeine	카페인	카페인	커피, 홍차 등에 들어 있는 화학물질. 대뇌에 작용하여 대뇌를 자극하고 콩팥, 근육, 심장의 활동을 자극하는 역할을 하는 약리작용
calcaneus	발꿈치뼈	종골	발의 뒷꿈치를 형성하는 골격
calcium	칼슘	칼슘	인체의 가장 중요한 무기질 중 하나로 뼈와 치아를 형성하며, 혈액응고를 돕고, 근육과 신경, 심장의 적절한 기능을 수행하기 위해 꼭 필요. 칼슘의 약 99%는 뼈에 존재함
cancer	암	암	비정상적인 세포의 분화가 조절되지 않고 다른 조직으로 침범하는 것을 말하며 혈액이나 림프계를 통해 몸의 다른 부분으로 퍼질수 있는 악성종양
capillary	모세혈관	모세혈관	세동맥과 세정맥을 연결하는 작은 혈관망. 모세혈관은 혈액과 조직 사이의 물질(산소, 영양분, 노폐물)의 상호교환을 유도함
capillary perfusion	모세혈관 관류	모세혈관 관류	모든 세포에 산소와 영양분을 공급하고, 노폐물과 이산화탄소를 없애는 과정
capillary refill	모세혈관 재충만	모세혈관 재충혈	모세혈관을 압박하여 혈류를 일시적으로 압박한 후에, 압박을 제거한후에 모세혈관으로 다시 혈액이 유입되는 과정을 관찰하는 행위
carbohydrate	탄수화물	탄수화물	탄소와 물분자로 이루어진 유기화합물. 삼대영양소 가운데 하나로, 녹색 식물의 광합성으로 생김. 포도당, 과당, 녹말등으로 에너지원으로서 사용
carbon dioxide drive	이산화탄소 욕구	이산화탄소 욕구	심방혈액내 이산화탄소 수준에 의해서 유발되는 호흡에 대한 자극. 이산화탄소수준에 의해서 호흡 깊이가 조절됨
carbon dioxide narcosis	이산화탄소혼수	이산화탄소혼수	혈중의 CO_2 농도가 높아져서 호흡중추가 마비되고 억압되는 상태
carbon dioxide (CO_2)	이산화탄소(CO_2)	이산화탄소(CO_2)	CO_2. 무색무취의 기체. 탄소를 산화하여 얻으며, 조직에서 포도당을 대사하면서 생성되는 노폐물
carbon monoxide (CO)	일산화탄소(CO)	일산화탄소(CO)	CO. 무색의 유독성 기체. 산소부족상태에서 탄소 또는 유기연료를 연소시키며 발생. 헤모글로빈과 결합하는 능력이 강하고, 결합 후 해리가 잘 되지 않기 때문에 질식사의 원인이 되기도함
cardiac arrest	심장정지	심정지	심장박동이 정지해서 심장이 혈액을 방출할 수 없게 된 상태를 말함
cardiac output	심장박출량	심박출량	매 분당 심장의 왼심실에서 방출하는 혈액양
cardiac pacemaker	심장박동조율기	심박조율기	심장의 전기적 자극이 병적인 상태로 발생하지 않거나, 혹은 심실로 잘 전해지지 않을 때 사용. 일시적 심장박동기와 영구적 심장박동기가 있음
cardiac tamponade	심장눌림증	심낭압전	심장과 심장을 싸고 있는 심장막사이에 혈액이나 체액 등이 축적되어 심장의 기능이 저하되는 병변. 효과적인 심박출량이 저하되어 심장성 쇼크를 유발함
cardiogenic shock	심장성 쇼크	심인성쇼크	심장의 기능이 저하되어 유발되는 쇼크
cardiopulmonary resuscitation (CPR)	심폐소생술	심폐소생술	심장과 폐의 기능이 중지되었을 경우에 인공적으로 혈액을 순환시키고 폐에 공기를 환기시키는 행위
cardiovascular collapse	심(장)혈관허탈	심혈관 허탈	cardiac arrest를 볼 것
cardiovascular system	심장혈관계통, 심혈관계	심혈관계	신체의 혈액순환을 담당하는 기관. 즉 심장과 혈관을 통칭해서 이르는 말
carotid artery	목동맥	경동맥	머리부분의 혈액을 공급하는 동맥. 온목동맥는 대동맥에서 직접 나오는 동맥으로, 바깥목동맥와 속목동맥로 나뉨

영어	신용어	구용어	해설
carotid artery pulse	목동맥 맥박	경동맥 맥박	목의 양쪽에서 촉지되는 목동맥의 박동
carpal bone	손목뼈	수근골	손목부분을 구성하는 8개의 작은 뼈
carpo metacarpal joint	손목손허리 관절	수근중수관절	손목과 손허리뼈 사이의 관절
carpometacarpal joint	손목손허리관절	수근중수관절	손목뼈와 손목뼈 중간이 만나는 관절부위임
carrier	보균자	매개체	감염성 질병을 전파하는 동물, 곤충이나 사람. 목소리나 다른 정보없이 전달자에 의해 발생하는 기초적 시작 전파
cartilage	연골	연골	약간 딱딱하고 휘어지는 성질을 가진 특별한 조직을 이르는 말. 귀, 코 등 신체의 휘어질 수 있는 부분을 이루고 있으며, 관절에 존재하여 충격을 완충하는 역할을 함
cataract	백내장	백내장	눈에서 카메라의 렌즈에 해당하는 부분인 수정체(lens)가 혼탁하게 변해서 시력의 장애가 생기긴 질환
catheter	카테터, 도관, 이끌관	도관, 도자	몸속에 넣어서 여러 가지 진단과 치료에 필요한 처치를 하는 가늘고 잘 휘어지는 관을 통칭하는 말
catheterization	카테터삽입, 도관삽입	도관삽입	환자가 소변을 보지 못할 때, 인위적으로 소변을 빼내기 위해서 요도를 통하여 방광까지 관을 삽입하는 행위
cecum	막창자, 맹장	맹장	큰창자의 시작 부위로 구와 같은 넓은 공간을 가지고 있음. 그리고 막창자꼬리가 이것에 부착되어 있음
cell	세포	세포	생명체를 이루는 구조적, 기능적 단위
cellulitis	연조직염	봉와직염	피부에 세균이 침범하여 생기는 염증반응으로 진피와 피하조직을 침범함
Celsius	섭씨	섭씨	온도를 나타내는 단위로서 물이 어느 빙점을 0℃로 하고 끓는 점을 100℃로 하고 있음. ℃로 표시함
central nervous system (CNS)	중추신경계	중추신경계	중추신경계란 뇌와 척수로 구성되어 있는 신경계를 이르는 말임
cerebellum	소뇌	소뇌	중추신경계의 일부분으로 대뇌의 기능을 보조하여 자발적 운동의 조절과 평형을 유지하는 기관으로, 조화로운 운동을 가능하게 하고 우리 몸의 균형을 잡는데 중추적인 역할을 함
cerebral artery	대뇌동맥	대뇌동맥	대뇌의 혈액을 공급하는 동맥
cerebral concussion	뇌진탕	뇌진탕	외부에서 기원하는 물리적 충격으로 인해 뇌의 물리적 손상없이 일어나는 뇌의 기능 장애
cerebral contusion	뇌타박상	뇌좌상	외부에서 기원하는 물리적 충격에 의한 뇌의 물리적 손상
cerebral embolism	뇌색전증	뇌색전증	뇌로 이동해 온 혈전등에 의하여 뇌동맥이 막히는 질병
cerebral hematoma	뇌혈종	뇌혈종	뇌조직에 생긴 혈액의 집합 또는 혈종
cerebrospinal fluid (CSF)	뇌척수액	뇌척수액	거미막밑공간과 뇌실을 채우고 있으면서 뇌와 척수를 쌓고 있는 맑은 액체를 뇌척수액이라 함
cerebrovascular accident (CVA)	뇌혈관사고	CVA: 뇌혈관사고	뇌혈관의 파열이나 폐쇄 등 뇌의 혈관의 갑작스런 병변으로 인한 뇌의 손상을 이르는 말. 뇌졸증, 급성뇌혈관병과 같은 의미함
cerebrovascular disease	뇌혈관질환, 뇌혈관병	뇌혈관 질환	선천적 또는 후천적인 원인으로 뇌혈관에 형태학적 변화가 생긴 모든 경우를 총칭하는 것으로, 크게 폐쇄성 뇌혈관 질환과 출혈성 뇌혈관질환으로 분류

영어	신용어	구용어	해설
cerebrum	대뇌	대뇌	뇌의 대부분을 차지하며 좌우 2개의 반구로 구성. 감각, 지각, 운동, 기술, 상상력, 추리력, 언어능력, 통찰력 뿐만 아니라 자율신경계 조절, 호르몬 조절, 항상성 유지 등의 기능을 수행함
certification	증명, 증명서교부	증명서	일정한 신분이나 지위를 가지거나 일정한 일을 하는 데 필요한 조건이나 능력을 말하며, 자격증은 일정한 자격을 인정하여 주는 증서
cervical collar	목보호대	경추보호대	외상 후에 목뼈나 척수신경의 손상이 의심될 때 목을 고정하기 위해 사용되는 보조기
cervical vertebra	목뼈	경추	척추 중에서 목부분을 이루는 7개의 척추뼈
cervix	자궁목, 자궁경부	자궁경부	자궁의 아래쪽에 위치하는 좁은 부분으로 질과 연결됨
channel	통로	채널	통신을 위해 할당된 주파수
chassis set	차대 무게이동	차대 무게이동	골조나 조립대에서 차량의 무게를 다른 지점으로 운반하는 것
chemical burn	화학 화상	화학 화상	어떤 유독성 물질(산, 염기,산화제 등)이 피부에 접촉하여 유발되는 화상
chemical pneumonia	화학적 폐렴	화학적 폐렴	유독성물질의 흡입으로 폐로 내용물이 유입되어 발생하는 폐렴
Chemical Transportation Emergenay Center (CHEMTREC®)	켐트랙	켐트랙	위험물질 및 위험물 대응을 위한 정확한 정보지원 및 솔루션 제공업체
chest-thrust maneuver	가슴밀어올리기법	흉부밀쳐올리기법	이물질에 의한 상부기도의 폐쇄를 치료하기 위하여 가슴을 손으로 압박하는 일련의 행위
chief complaint	주요호소증상	주소	"어디가 안 좋아요?", "어디가 아파요?"라는 의료진의 질문에 환자가 처음 반응하는 내용(증상) 혹은 환자가 가장 고통스러워하는 증상
chilblain	동창	동창	추위에 노출된 손이나 발의 피부에 있는 모세혈관의 충혈
child abuse	어린이학대, 아동학대	아동 학대	아동이 부모 혹은 부모를 대신하는 보호자로부터 받는 학대 행위
chin-lift maneuver	턱올리기법	하악거상법	턱을 들어올리는 방법. 목의 움직임을 최소화하면서 아래턱을 손으로 들어올려 기도확보를 하는 방법
cholesterol	콜레스테롤	콜레스테롤	전신에 존재하는 모든 세포의 막을 형성하는 지질의 한 종류로 생명에 필수적인 물질. 체내의 막 표면에 있으면서 막을 보호하고, 혈관벽이 찢어지는 것을 예방하며 적혈구의 수명을 오래 보전시킴
choroid	맥락막, 얼킴막	맥락막	눈의 흰 부분을 이루고 있는 공막의 아래에 위치하는 혈관이 많은 구조로 되어 있는 막. 직접 물체를 보는 역할을 하는 신경이 분포하고 있는 망막의 영양공급을 담당하는 역할을 함
chronic bronchitis	만성기관지염	만성기관지염	기관이나 기관지 내에 기침을 일으킬 정도로 많은 양의 점액이 생산되는 상태로, 보통 기침 가래가 1년에 3개월 이상 지속되고 최소한 2년 이상 증상이 지속될 때를 말함
chronic obstructive lung disease (COPD)	만성폐쇄폐질환	만성폐쇄성 폐질환	만성적으로 기도의 폐쇄를 가져오는 병을 이르는 말. 대개 만성기관지염, 기관지 천식, 폐기종의 3가지 병을 말함
chronic symptoms	만성 증상	만성 증상	서서히 나타나거나 장시간 지속되는 증상들을 말함
circulatory overload	순환과잉, 순환초과	순환(량)과부하	심혈관 계통에 너무 많은 양의 혈액이 존재하는 것
circulatory system	순환계통, 순환계	순환계	cardiovascular system(심혈관계)를 볼 것
cirrhosis	경화(증)	경변	우리 몸의 조직이나 기관이 비정상적으로 단단하게 되는 것을 말하며 대표적으로는 동맥경화증, 신장경화증, 간경화증등이 있음
clavicle	빗장뼈, 쇄골	쇄골	가슴의 위쪽에서 양쪽 어깨에 걸쳐 수평으로 나 있는 뼈

영어	신용어	구용어	해설
clinical	진료-, 임상-	임상의	의학적 이론과 기초과학이 아닌 환자에 대한 관찰이나 처치에 관계하는 실제 의료 행위
clinical sign	임상징후	임상징후	의료진이나 응급구조사에 의하여 관찰되는 신체 소견
clonic seizure	간대발작	간대발작	근육의 긴장으로 전신이 뻣뻣해 지는 강직 없고, 근육의 율동적인 경련만 있음
closed abdominal injury	폐쇄성 배손상	폐쇄성 복부 손상	복벽은 개방되지 않고, 복강내 장기만 손상된 경우(반대어: 개방성 복부 손상)
closed chest injuny	폐쇄성 가슴 손상	폐쇄성 흉부손상	흉벽은 개방되지 않고 내부 장기만 손상된 경우(반대어: 개방성 가슴 손상)
closed fracture	폐쇄 골절	폐쇄성 골절	외부와 연결 되지 않는 골절(반대어:개방성 골절)
closed wound	폐쇄성 상처	폐쇄성 상처	피부표면에는 손상이 없이 피부의 심부 조직만 손상된 경우(반대어: 개방성 상처)
clothes drag	의복 끌기법	의복 견인법	환자의 의복을 잡고 끌어당겨서 이동시키는 환자이송법
cocaine	코카인	코카인	흥분제로 작용하여 환각이나 기분이 고조되는 등의 현상을 일으키느 약제
coccyx	꼬리뼈	미골	작고 불규칙한 모양의 척추뼈들이 융합된 가장 아랫부분에 위치한 척추
codeine	코데인	코데인	천연에서 산출되는 아편의 알칼로이드.기침억제제와 마약성 진통제로 사용됨
colic	급산통, 급통증	급통증, 산통	발작성으로 생기는 통증
colitis	잘록창자염, 결장염, 대장염	결장염	큰창자에 생긴 염증을 말함. 만성적이고 재발을 잘하는 대장의 염증을 특징으로 하는 병
Colles' fracture	콜리스 골절	콜리스 골절	노뼈의 먼쪽부분 골절. 골절된 손목이 은포크 모양을 이룸
colloid	콜로이드	콜로이드	덱스트란(Dextran)이나 프라스마네이트(plamanate)와 같이 전해질이외의 물질을 포함하고 있는 수액으로 쇼크 환자에서 정맥내로 투여할 수 있음
colon	잘록창자, 결장	결장	큰 창자의 일부분으로 곧창자과 막창자를 연결하는 부위인 오름창자, 가로창자, 내림창자, 구불창자를 지칭하는 말이지만, 큰창자와 동의어로 사용될 경우도 있음
coma	혼수	혼수	외부환경과 자극에 의식적으로 반응하지 않고, 자발적인 신경활동이 없어지는 깊은 무의식의 상태
comminuted fracture	분쇄 골절	분쇄 골절, 세편 골절	2개 이상의 조각으로 부서진 골절의 형태
communicable disease	전염병	전염병	전염력이 강하여 쉽게 전염되는 병으로 사람에게 전파될 수 있는 질병
complex partial seizure	복합부분발작	복합부분발작	뇌의 관자엽 또는 마루엽에서 시작되며 의식의 명료함과 지각을 담당하는 뇌의 다른 부분으로도 확산되는 형태의 발작
complex rescue	복잡한 구조		각가지 장비를 동원한 구조작업. 지극히 어렵고 나쁜 환경속에서의 환자를 구조하는 작업
compound fracture	복합 골절, 개방 골절	복잡 골절, 개방 골절	골절편이 하나 이상 혹은 그 이상으로 부서진 상태의 골절
compression dressing	압박 상처치료, 압박 드레싱	압박 창상처치	조직의 내부에 액체가 고이지 않도록 하기 위하여, 신체부위에 압력을 가하면서 창상을 처치하는 것
Computer-Aided Dispatch (CAD)	전산지령시스템	전산지령시스템	응급전화를 컴퓨터 단말기에 곧바로 입력시킬 수 있는 체계
conduction	전도	전도	음파, 열, 신경자극, 전류 등의 전달
conductor	도체, 전도체	전도체	전기나 열을 전달하는 물질

영어	신용어	구용어	해설
condyle	관절융기	과	뼈의 관절하는 부분에 둥글고 원형으로 튀어 나온 부위
congenital defect	선천결함, 선천결손(증)	선천성결손(증)	태어날 때부터 있는 육체적인 비정상이나 장애
congenital lesion	선천적 병변	선천적 병변	태어날 때부터 있는 병적 부분
congestive heart failure (CHF)	울혈심부전, 울혈심장기능상실	울혈성 심장기능상실	혈액을 말초로 보내는 펌프와 같은 기능이 거의 없어진 상태
conjunctiva	결막, 이음막	결막	눈꺼풀의 안쪽과 안구의 노출된 외면을 덮는 얇은 막
conjunctivitis	결막염	결막염	외계에 노출이 되는 안구의 앞쪽 부위와 눈꺼풀의 안쪽 면을 덮고 있는 얇고 투명한 점막인 결막에 생긴 염증
connecting nerve	연결신경	연결신경	중추신경계와 말단신경사이에서 감각자극과 운동자극을 전달하는 신경
consciousness	의식	의식	깨어 있는 상태의 감각기에 의해 생기는 감동에 대한 정신의 반응을 총칭하여 의식이라 함
consent	동의	동의	actual consent를 볼 것. 묵시적 동의와 실제적 동의가 있음
constipation	변비	변비	3일에 1번 이하의 빈도로 대변을 보는 것을 말함. 정상적으로 배변이 이루어지지 않는 증상
contact transmission	접촉전파	접촉성 전이	감염된 사람과의 직접적 접촉이나 간접적 접촉에서 오는 질병전파의 방법
contagious disease	접촉전염병	접촉전염병	사람에서 사람에게로 전파되는 질환
contamination	오염	오염	감염을 일으키는 미생물 또는 물질에 의해서 옮겨지는 것
contraindication	금기	금기	어떤 처치나 행동이 그 상황에 맞지 않고, 시행해서는 안 될 것을 나타내는 말
control console	제어탁자	제어대	전형적으로 책상을 탑재하고 방사선 저장실을 조정하기 위해서 사용하는 기계적이고 전기적인 조절을 할 수 있는 기구의 부분
controlled acceleration	제어가속	제어가속	가속기에 가해지는 압력을 조절할 수 있는 기구의 부분
contusion	타박상	좌상	부딪혀 발생하는 일종의 멍. 즉 피부가 터지지 않은 상태에서 손상을 입은 상처
convection	대류	대류	가열된 입자들의 순환운동에 의하여 액체나 기체의 열전달. 신체의 표면과 차가운 지역 사이의 공기 움직임으로 인한 신체열의 손실
convulsion	경련, 발작	경련	수의근이 불수의적으로 격심하게 수축 · 이완을 일으키는 병적인 상태
convulsive seizure	경련발작	경련성 발작	발작 중에서 근육의 강한 수축으로 표현되는 발작을 경련(convulsion) 또는 경련성 발작(convulsive seizure)이라 함
core temperature	중심체온, 심부체온	심부온도	심장, 폐, 뇌, 다른 주요 장기의 온도. 즉, 신체 중심의 체온
cornea	각막	각막	눈의 한 부분. 밖에서 볼 때 검은자 부위를 덮고 있는 볼록하고 투명한 부위를 이르는 말
cornering	코너링	코너링	커브길을 돌 때 가장 좋은 길의 자리를 유지하면서 돌 수 있는 속도에서의 회전 형태
countertraction	맞당김	맞당김	신체의 고정된 부분에 대해서 상대적으로 적용되는 견인
cranium	머리뼈, 두개골	두개골	귀와 눈 위에 위치하는 머리뼈. 속에는 뇌를 담고 있음
cross finger technique	수지 교차법	수지 교차법	환자의 입을 열기 위하여 엄지와 검지를 엇갈려서 치아를 여는 방법
crowning	머리출혈, 배림	배림	분만과정 중, 외음부에서 태아의 머리가 보이는 단계

영어	신용어	구용어	해설
crystalline lens	수정체	수정체	눈의 투명한 부분으로, 이곳을 통해서 망막에 영상의 초점이 맞추어짐
cystitis	방광염	방광염	방광의 염증
deformity	변형	변형	신체 일부가 비정상적으로의 찌그러지거나 신체가 비정상적으로 위치하는 것
degeneration	변성	변성	정상적이고 건강한 조직이 질병에 의하여 기능적 활력이 저하되는 것. 혹은 소형으로의 조직 변화
delirium	섬망	섬망	환각, 착각, 망상, 대뇌의 흥분, 신체적인 불안정, 사고력 저하를 특징으로 하는 비교적 짧은 기간의 정신적 장애
diaphoresis	발한	발한	땀이 나는 것
diarrhea	설사	설사	배변이 유동성이며 그 빈도가 많은 것
diastole	확장, 확장기	이완기	심실의 확장 또는 그 기간
digestion	소화	소화	섭취된 음식물을 흡수나 동화가 쉬운 상태로 바꾸는 과정
digestive system	소화계통, 소화계	소화기계	위장, 입, 타액선, 인두, 식도, 간, 담낭, 췌장, 직장, 항문 등 소화에 관계되는 기관
diphtheria	디프테리아	디프테리아	국소적인 통증과 종창을 동반하는 편도, 코, 피부에 일어나는 급성 세균감염
dorsal	등쪽	후방	신체의 후면이나 꼭대기를 말하기도 함
dorsal spine	흉추	흉추	갈비뼈가 붙어 있는 척추 배면의 윗부분
duplex	동시통신	이중	특정한 통로를 통해서 동시에 주고 받을 수 있는 능력
dysuria	배뇨통	배뇨곤란	배뇨가 잘 안 되거나, 배뇨 시에 통증이 있는 것
ecchymosis	반상출혈, 얼굴출혈	반상출혈	피부 내부나 심부의 출혈로 인하여 피부색이 퍼렇게 된 상태
edema	부종	부종	세포외액이 비정상적으로 다량 축적되는 것
edema fluid	부종액	부종액	조직에서 빠져나온 체액
ejaculation	사정	사정	음경으로부터 정액을 방출하는 행위
electrocardio-gram (ECG, EKG)	심전도	심전도	심장에 흐르는 전류를 측정하여 심장의 기능을 검사하는 장비
embolism	색전증	색전증	혈류에 의하여 어떤 장소로부터 운반된 혈병 또는 이물질에 의하여 혈관이 폐쇄되는 것
embolus	색전	색전	혈관을 흐르는 혈액중에 비정상적으로 떠도는 이물질
endocarditis	심내막염	심내막염	심장의 내막에 염증이 생긴 것
epigastric	명치	상복부의	상복부와 관련된
epigastrium	명치부위	상복부	복부의 상부 중앙
epiphyseal plate	성장판	성장판	소아의 엉덩뼈 끝에 있는 횡단면 골판으로 골격의 성장을 유도함
epistaxis	코피, 비출혈	비출혈	코안에서 출혈되는 것
erectile tissue	발기성조직	발기조직	음경이나 음핵과 같이 흥분할 때 혈액이 충만되어 커지는 조직
esophageal gastric tube airway (EGTA)	식도위관기도기	식도위관기도기	호흡보조기구로서 식도를 막아서 기관으로 공기가 유입되도록 하는 장비
esophageal reflux	식도역류	식도역류	식도의 하부괄약근이 기능장애가 있어서 위의 내용물이 식도로 역류되는 질병

영어	신용어	구용어	해설
esophageal varix	식도정맥류	식도정맥류	간에 질병이 있는 환자에서 식도의 정맥이 팽대되는 질병
esophagus	식도	식도	인두로부터 위까지 이어지는 근육막성의 소화관
esopnageal obturator airway (EOA)	식도폐쇄기도기	식도폐쇄기도기	호흡보조기구로서 식도를 막아서 기관으로 공기가 유입되도록 하는 장비
excretion	배설	배설	배출하는 행위, 과정, 기능
exempt narcotic	면제 환각제	면제 환각제	처방 없이 판매할 수 있는 약물
exsanguination	큰출혈, 실혈	실혈	외출혈 또는 내출혈에 의해서 혈액이 과도하게 소실되는 것
extremity	팔다리, 사지	사지	팔과 다리
faint	실신, 기절	실신, 기절	일시적인 의식소실로서 뇌로의 혈액공급이 부족할 때 나타난다
fecal impaction	대변막힘	분변매목	대장에 대변이 딱딱하게 고체화되어 대장을 폐쇄시키는 것
fibrillation	세동	세동	단독의 근세포와 근섬유의 자발적인 활성화가 원인이 되어 일어나는 작은 국소성의 불수의적 근수축
finger probe	손탐색자	손탐색자	입안의 이물질을 제거하기 위하여 검지를 구부려서 갈고리 모양을 한 형태
first stage of labor	분만 제1기	분만 제3기	진통이 시작될 때부터 자궁경부가 완전히 이완될 때까지의 단계
floatation device	부유기구	부유기구	물에서 뜨는 기구. 예:구명복, 구명대 등
floating rib	뜬갈비뼈	부유늑골	제11, 12번 갈비뼈로서, 복장뼈에 연결되지 않은 갈비뼈
fluid set	수액세트	수액세트	정맥내 수액요법을 위한 세트 형태의 기구
foot	발	발	다리의 맨 아래 부분. 서거나 걷는 데 사용
genital system	생식계통, 생식계	생식기계	남성과 여성의 모든 생식기
genitalia	생식기	생식기	정자와 난자를 생성하고 공급하는데 관여하는 신체부위
genitourinary system	비뇨생식계통, 비뇨생식계	비뇨생식기계	소변을 생성하고 배설하는 기관과 생식계를 포함하는 용어
Good Samaritan laws	선한 사마리안 법	선한 사마리안 법	응급상황에서 환자를 자발적으로 도운 사람이 선의의 응급처치 중에 파생된 문제점에 대하여 법적으로 보호를 받도록 하는 법
greenstick fracture	생나무 골절, 불완전굴곡 골절	부전 골절	골간의 일부분만 골절되는 불완전한 골절로, 소아에게 많이 발생
hamstring muscles	넙다리뒤근육	슬와부근육	무릎뒤에 있는 근육의 두 집단
Head tilt–chin lift maneuver	머리기울임–턱 들어 올리기	두부후굴하악거상법	환자의 머리를 뒤로 젖히고 턱을 앞으로 올려서 기도를 열어주는 것. 아래턱은 충분히 벌려줌
head–tilt maneuver	머리기울임법	두부후굴법	가능한대로 머리를 뒤로 젖혀서 기도를 열어주는 것
heart	심장	심장	정맥으로부터 혈액을 받고 동맥으로 혈액을 내보내는 근육기관
hemiplegia	반신완전마비, 반신마비	편마비	몸의 오른쪽이나 왼쪽의 편측이 마비되는 것
hiccup	딸국질	딸국질	인두의 인두개구의 닫음으로 인하여 빨리 체크되는 갑작스런 날숨

영어	신용어	구용어	해설
hip joint	엉덩관절	고관절	골반뼈와 넙다리뼈가 연결되는 관절
hives	두드러기	두드러기	종창, 가려움에 의해 특징되는 알레르기성 피부이상. 알레르기 있는 사람이 어떤 물체에 닿아서 일어난다
host	숙주	숙주	감염체에 의해 공격 당하는 유기체
humidification	습도조절	습도조절	산소가 환자의 점막을 건조시키는 것을 방지하기 위해서, 인공환기 때에 습도를 높이는 과정
identical twin	일란성 쌍둥이	일란성 쌍생아	한 번의 임신으로 2명의 태아를 분만하는 것으로 반드시 동성(同性)
immunization	면역	면역	감염성 질병이나 외부 물질로부터 신체를 보호하는 일종의 방어반응
impaled foreign object	삽입된 이물질	삽입된 이물질	칼이나 송곳과 같은 이물질이 신체를 관통하여 신체에 삽입된 채로 남아있는 이물질
implied consent	묵시적 동의	묵시적 동의	실제로는 의사를 표시하지 않았어도, 일반적 상황으로 보아 동의한 것으로 간주할 수 있는 동의의 형태
incomplete abortion	불완전유산	불완전유산	유산 후에도 태아의 일부분이나 태반이 자궁 내에 잔류하는 상태
incontinence	실금, 새기	실금	의도적으로 조절되지 않은 배뇨나 배변
infection source	감염원, 전염원	감염원, 전염원	감염의 근원 또는 감염 중개물
inguinal hernia	고샅탈장, 서혜탈장	서혜탈장	샅굴부위에 있는 샅굴으로 장의 일부가 탈출하는 것
injury mechanism	손상기전	손상기전	손상을 일으키는 과정
inspiration	들숨	흡기	공기를 들이마시는 것
intercourse	교제, 교통, 성교	성교	발기상태에서 정자와 정액, 전립액이 음경을 통하여 질 내로 들어가는 성접촉(성결합)
interference	간섭	간섭	무선주파수에서 기대하지 않았던 무선신호
internal jugular vein	속목정맥, 내경정맥	내경정맥	뇌에서 심장으로 가는 중요한 정맥으로 경부에 위치
intervertebral disc	척추(사이)원반	추간판	두 척추체 사이에 있는 완충물
intestine	창자	장	위에서 항문까지 이어지는 소화관의 일부분으로 위와 대장 사이에 위치
intoxication	중독	중독된	알콜이나 약물의 영향으로 육체적, 정신적 통제가 불가능한
intracerebral hematoma	뇌내혈종	뇌실질 혈종	뇌조직 안에 축적된 혈액 덩어리
intracranial pressure	머리속압력, 두개내압	두개내압	머리뼈 안쪽의 압력
intravenous fluid therapy	정맥내 수액요법	정맥내 수액요법	순환계의 순환을 유지하기 위해서 수액을 주입하는 것
intravenous line	정맥주사 라인	정맥주사선	정맥에 직접 수액을 넣어줄 때 쓰이는 합성수지관
intubation	삽관	삽관	환기를 돕기 위해서 기도 내로 튜브를 넣는 행위
involuntary muscle	불수의근, 제대로근육	불수의근	민무늬근육. 개인의 의식과 무관하게 자율적으로 운동하는 근육
involuntary nervous system	불수의신경계	자율신경계	소화 또는 땀을 흘림과 같이 의식적으로 조절되지 않는 기능을 조절하는 신경계의 일부
ionizing radiation	이온화방사선	이온방사	체세포를 바꿀 수 있는 능력을 지닌 핵복사. 세 가지 유형(α, β, γ)이 있음

영어	신용어	구용어	해설
iris	홍채	홍체	동공을 팽창시키고 수축시키는 근육으로서, 각막의 후방에 위치하여 눈으로 들어가는 빛의 양을 조절함
irrigation	세척	세척	물 또는 그외의 액체로 신체를 씻는 행위
ischial tuberosity	궁둥뼈결절, 좌골결절	좌골조면	각 엉덩이의 가운데서 만져지는 골격의 돌출부
ischium	궁둥뼈, 좌골	좌골	골반골을 형성하는 3가지 골격(ilium, ischium, pubis) 중의 하나
islets of Langerhans	랑게르한스섬	랑게르한스섬	췌장에 넓게 분포되어 있는 선들로서 인슐린을 생성함
jaundice	황달	황달	간질환에 의하여 담즙이 피부나 결막에 침착되어 황색을 띄는 것
jaw–thrust maneuver	턱밀어올리기법	하악견인법	환자의 턱을 앞으로 하고 아랫입술을 밑으로 당김으로써 기도를 여는 것
jejunum	공장, 빈창자	공장	십이지장과 회장사이의 소장
joint	관절	관절	2개 혹은 그 이상의 골격이 정상적으로 연결되는 부위
joint capsule	관절주머니, 관절낭	관절낭	관절을 둘러싸고 있는 synovial lining(활액성 내면)을 포함한 섬유질 낭
joules	줄	줄	제세동기에 의해서 흐르는 전류의 양
jugular notch	목정맥구멍패임, 경정맥공절흔	경정맥절흔	복장뼈의 위쪽 경계
jump kit	응급처치 가방	응급처치 가방	가볍고 튼튼한 방수 가방으로서 응급처치에 주로 사용되는 내용물이 담겨져 있으며, 현장에서 주로 이용됨
juvenile diabetics	소아 당뇨병	소아 당뇨병	insulin을 매일 복용해야 하는 당뇨병으로 주로 소아에서 발생함
ketoacidosis	케톤산증	케톤산증	diabetic ketoacidosis를 볼 것
kidney	신장, 콩팥	신장	후복막강에 위치하며 호르몬과 소변을 생성하는 기관
kidney stone	콩팥돌, 신장결석	신장결석	신장에 위치하는 결석
kinetic energy	운동에너지	운동에너지	운동을 일으키는 에너지
knee joint	무릎관절, 슬관절	슬관절	넙다리뼈의 말단과 정강뼈의 기부사이의 관절
Kussmaul inspirations	쿠스마울호흡	쿠스마울호흡	깊은 한숨으로 나타나며, 공기부족으로 인해서 깊게 숨쉬는 호흡
Labor	분만	분만	산도를 열고 태아를 외음부 쪽으로 밀어주기 위하여 자궁근육이 수축하는 것
laceration	찢김, 열상	열상	피부, 피하조직, 근육, 관련된 신경들과 혈관에 매끄럽거나 들쭉날쭉한 상처
lacrimal system	눈물계통	누계	눈물샘과 샛길을 통칭하는 용어
land mobile service	육상이동국	육상이동국	FCC에 의해 정의된 것으로 고정통신국과 이동통신국, 또는 2개의 이동통신국 간의 통신을 연결하는 것
large intestine	큰창자	대장	외결장판으로부터 항문까지의 소화관. 맹장, 결장, 직장으로 이루어져 있음
laryngoscope	후두경, 후두보개	후두경	인후두부와 성대를 관찰하여 기관 내 삽관을 유도하기 위한 장비
laryngospasm	성대문연축, 성문연축	후두경련	성대의 심한 강직현상
larynx	후두	후두	후두
laser	레이저	레이저	퍼지지 않고 단일한 파장을 가지며, 가시광선을 만들어 내는 장치

영어	신용어	구용어	해설
lateral	가쪽	외측	중심선에서 바깥쪽에 놓여 있는
lateral malleolus	가쪽관절융기, 외측과	외측과	안쪽관절융기(medial mallelous)와 함께 발목 관절의 가쪽돌기를 형성하는 종아리뼈의 돌출부
lateral structures	가쪽 구조	측면 구조	중심선으로부터 어느 정도 떨어져 있는 신체의 부분들
leg	종아리, 하퇴, 다리, 하지	하퇴	다리를 지칭하며, 특히 무릎에서 발목까지의 아래쪽 부분을 나타날 때도 사용됨
leukemia	백혈병	백혈병	백혈구 세포의 비정상적인 증가와 골수와 임파조직의 병리학적 변화로 특정지워지는 혈액의 암
leukocyte	백혈구	백혈구	백혈 세포
levator palpebrae superioris muscle	눈꺼풀올림근, 안검거근	안검거근	상안검을 들어올리는 근육
licence	면허	면허	어떠한 활동을 수행할 수 있다는 것을 허가하는 것
ligament	인대	인대	골격과 골격을 연결하는 섬유질의 띠
light rescue	1차 출동 구조차	간단한 구조	단순한 자동차사고나 고정된 건물에서 최소한의 장비를 이용하여 환자를 구출하는 것
lip	입술	입술	입의 위와 아래 살의 가장자리
litter	들것	들것	환자 이송을 위하여 사용되는 장비로, 2사람이 앞과 뒤에서 손으로 잡고 들 수 있는 것
liver	간	간	복부의 상부에 위치하는 커다란 고체조직으로 담즙을 생성하고, 유독물이나 노폐물을 처리하는 장기
living will	생명의지서	생전유서	소생술이나 의료장비를 이용하여 생명을 연장하지 않겠다는 환자의 의지가 기록된 법적 문서
lobe	엽	엽	어떤 장기, 특히 뇌, 폐 등과 같이 윤곽이 나타난 부분
localized abdominal tenderness	국소적 배누름통증	국소 복부압통	복부의 특정 부분의 압통
lower airway	하부기도	하부기도	후두, 기관, 주기관지와 폐 안쪽의 공기통로
lower urinary tract	하부요로	하부요로	방광과 요도를 말함
lucid interval	명료기간	명료기간	외상후에 잠시 의식이 소실되었다가 명료해 진 후에 다시 혼수상태로 빠진 경우, 의식소실 사이의 기간을 나타낸다
lumbar spine	허리뼈, 요추	요추	허리 부위에 위치하는 다섯 개의 분절된 척추
lumbar vertebra	허리뼈, 요추	요추	허리 부위에 위치하는 다섯 개의 분절된 척추
lumbosacral plexus	허리엉치신경얼기, 요천추신경총	요천골신경총	척추신경의 가지에서 시작되는 망상 신경조직으로 이것들은 다리에 위치함
lumen	속공간, 내강	관강	혈관이나 소화관 같이 관을 형성하는 조직의 내경
lung	폐	폐	공기로부터 혈액으로 산소를 공급하고, 혈액중의 노폐물을 공기로 배출하는 조직으로 가슴안 내에 위치함
main bronchus	주기관지	주기관지	좌폐와 우폐로 연결되는 2개의 기관지
malaria	말라리아	말라리아, 학질	주기적인 발열과 오한, 피로감을 동반하는 열대성 기생병
malleolar articular	복사관절, 족근과관절	내과관절	가쪽관절융기와 함께 발목관절의 돌출부를 이루는 정강뼈 말단의 돌출

영어	신용어	구용어	해설
malleolus	복사, 과	과	발목관절의 양면에 있는 돌기
mandible	아래턱뼈, 하악골	하악골	턱뼈
mania	조증	조증	환자가 심하게 흔들거나 미친듯이 주위를 움직이거나, 한 문장 또는 하나의 완전한 생각을 끝까지 표현하지 못하는 정신질환
manual controlled resuscitators	수동식 조절 소생기	수동식 조절 소생기	손으로 조작되는 소생기
manubrium sterni	복장뼈자루	자루	복장뼈의 상부
marijuana	대마초, 마리화나	마리화나	대마초 나무인 cannabi sativa의 나무 끝 추출물로서 환각을 유발하는 물질
mask and bag system	마스크 백 산소공급기	마스크 백 산소공급기	얼굴에 마스크를 대고 백을 눌러서 산소나 공기를 투여하는 장비
mastoid process	꼭지돌기, 유돌기	유양돌기	귀 뒤쪽의 두개 기부에 있는 단단하고 두드러진 골격
maxilla	위턱뼈, 상악골	상악골	얼굴 양 옆의 윗턱을 이루는 골격
measles	홍역	홍역	열, 기관지염과 붉은 부스럼, 발진을 동반하는 급성 바이러스 질환
mederate burn, 2nd degree burn	중간화상	중간화상	치명적 화상보다는 덜 심각한 화상. 신체의 2-10%의 3도 화상, 50-25%의 2도 화상, 50-75%의 1도 화상을 말함
medial	안쪽의	내측의	중앙선 쪽을 향해 놓여 있는
medial structure	중앙구조	중앙구조	신체의 중심선 가까이에 놓인 신체의 부분들
mediastinum	가슴세로칸, 종격	종격동	심장, 대동맥, 식도, 기관, 주기관지와 여러 신경들이 위치하는 공간으로 폐 사이에 위치
medical examiner	법의관, 검시관	검시관	사망원인을 알아내기 위해 사후에 시체를 부검하는 요원
medic-alert	질병표식	질병표식	환자의 의학적 문제들을 표시하는 팔찌, 목걸이 등
medicolegal	법의학의	법의학의	진료(약제)와 법에 모두 관계되는 (법의학의)
melanin	멜라닌	멜라닌	피부에 있는 색소
melena	흑색변	흑색변	타르와 같이 묽고, 짙은 검은색 대변의 배설. 대부분 상부위장관출혈 시에 보임
meninges	수막, 뇌척수막	뇌막, 수막	뇌와 척수를 싸고 있는 조직의 세포층으로 경막, 유막, 지주막으로 이루어져 있음
meningitis	수막염, 뇌수막염	뇌막염, 수막염	뇌막의 염증
meniscus	반달연골	반월판	골격들 사이의 공간을 채우고 있는 연골조직의 완충골
menstruation	월경	월경주기	약 4주 간격으로 일어나는 질출혈으로 자궁내막의 이탈에 의하여 발생함
mesentery	창자간막, 장간막	장간막	체벽으로부터 소장이나 대장 등의 소화관을 연결하는 지지 구조물로 혈관과 신경이 위치함
metabolic shock	대사성 쇼크	대사성 쇼크	구토, 설사, 과잉 방뇨로 인한 체액의 손실에서 오는 쇼크
metabolism	대사	신진대사	생명을 위한 에너지가 음식물에서 추출되는 일련의 화학적 과정
metacarpal bones	손허리뼈, 중수골	중수골	손목에서 손가락을 향하여 뻗어 있는 5개의 골격
Microdrip IV set	소량 정맥주입세트	소량 점적주입세트	수액요법을 위한 투약기구의 한 가지로서, 수액선이 막히지 않도록 최소량의 수액이 흘러 가도록 함
microwave	극초단파	극초단파	주파수범위가 1000 MHZ 이상되는 전자파를 가르키는 말임

영어	신용어	구용어	해설
middle ear	가운데귀, 중이	중이	소골이 있는 고실
midline	중간선	중앙선, 정중선	머리 중앙에서부터 코, 배꼽을 지나는 가상의 수직선
midwife	조산사, 산파	조산사, 산파	출산을 도와주는 사람
millicuries	밀리 큐리	밀리 큐리	베타 입자로부터의 복사되는 양의 단위. curies를 작게 나눈 것
milliliter	밀리 리터(mL)	밀리 리터(mL)	1 L의 일천분의 일
millimeter of mercury	mmHg	mmHg	혈압 측정에 쓰이는 압력의 단위
milliroentgen	밀리 뢴트겐	밀리 뢴트겐	roentgen 단위의 1/1000
mineral	무기질, 무기염류, 광물질	무기물	무기물질들
mini drip sets	미니 적하세트	미니 적하세트	수액요법을 위한 투약기구의 한 가지로서, 정맥선이 열리도록 고안되어 최소량이 흘러가도록 함
minor burn	작은화상	작은화상	신체 표면의 2% 미만이 3도 화상이거나 15% 미만이 2도 화상인 경우
minor's consent	미성년자의 동의	미성년자의 동의	법적연령(대개 만19세 이하)의 사람에게서 받은 동의
miscarriage	유산	유산	자궁 밖에서 살아갈 수 있을 정도로 성숙(약 20주) 되기 전의 태아의 분만
mobile relay station	이동통신중계소	이동통신중계소	이동용 또는 휴대용 통신장비의 교신을 자동적으로 재발신할 수 있도록 한 고정된 통신장비
mobile repeater station	자동중계장치	자동중계장치	휴대용 무전기나 다른 이동국 또는 다른 고정통신국에서 발신된 전파교신을 자동적으로 중계하는 전파이동국
mode of transmission	전이양식	전이양식	전염의 경로로서 매개충 또는 매개물에 의한 접촉, 혹은 공기를 통한 전염 등이 있음
moderate burns	중등도화상	중등도화상	치명적 화상보다는 덜 심각한 화상
monitor	모니터, 감시장치	모니터	전파신호를 전송하지 않고 받기만하는, 즉, 수신하고 기록하기도 하는 것
monitoring	감시, 모니터링	감시	심장, 호흡의 생리학적 신호를 계속 감시하는 것
mononucleosis	단핵구증	단핵구증	열, 인후통증, 임파선 팽윤 등을 동반하는 급성 바이러스질환
morphine	모르핀	모르핀	마취제, 아편의 유도체
motor nerve	운동신경	운동신경	근육이 움직이도록 자극을 전달 하는 신경
mouth	입	입	입술, 뺨, 잇몸, 치아, 혀
mouth-nose-and-mouth ventilation	입과 코 대 입 인공호흡	입과 코 대 입 인공호흡	구조자의 입이 소아의 입과 코 주위를 둘러 싼후에 인공호흡을 시행하는 것
mouth-to-mask ventilation	입 대 마스크 인공호흡	입 대 마스크 인공호흡	마스크를 입에 대고 인공호흡시키는 것
mouth-to-mouth ventilation	입 대 입 인공호흡	입 대 입 인공호흡	인공호흡의 한 방법으로 구조자와 환자의 입을 통하여 호흡시키는 것
mouth-to-nose ventilation	입 대 코 인공호흡	입 대 코 인공호흡	구조자의 입술로 환자의 코 주위를 막은 후 환자의 코로 숨을 내뿜는 인공호흡법
mouth-to-stoma ventilation	입 대 스토마 인공호흡	입-기문 인공호흡	후두가 제거되어 기관기문(tracheal stoma)을 가진 환자에게 행하는 인공호흡법
mucous membrane	점막	점막	체외의 환경과 직접 혹은 간접으로 통하는 체강과 경로를 덮고 있는 내막
mucus	점액	점액	윤활작용하는 점막의 불투명하고 끈적한 분비액

영어	신용어	구용어	해설
multigravida	다임신부, 경임부, 다임신녀	경임부	분만경험이 있는 임산부
multiplex	다중송신방식	다중송신방식	같은 주파수로 둘 또는 그 이상의 정보를 양쪽 방향으로 전송할 수 있는 통신
mumps	볼거리, 유행귀밑샘염, 유행성이하선염	유행성이하선염	열이 나고 타액선이 감염되는 급성 바이러스 질환
muscle pull	근긴장성, 근긴장성손상	근긴장성	근육이 늘어나거나 파열된 것
musculoskeletal system	근육뼈대계통, 근골격계	근골격계	신체의 모든 골격, 관절, 근육과 인대를 통칭함
musculotendinous unit	근(육)힘줄 단위, 근건 단위	근건단위	근육을 지나서 골격까지 연결된 근막의 일부로서 관절과 교차되며 관절의 움직임에 관련이 있음
mutation	돌연변이	돌연변이	비정상적인 유전적 변화
myocardial	심장근육	심근	심장의 근육
myocardial contusion	심근 타박상	심근좌상	심근의 타박상
myocardial infarction	심근경색증	심근경색증	심근으로의 혈류장애가 와서 심근이 괴사하는 질환
narcosis	마취, 혼수	마취	마취체에 의한 마취 또는 혼수
narcotics	마취제	마약, 마취제	중추신경 억제제이며 마취, 무감각, 깊은 잠을 일으킨다
narcotization	마취작용	마취작용	호흡중추가 평소 활동보다 낮게 억제된 상태이며 이것은 혈액에 다량의 이산화탄소가 많을 때 나타난다
nasal bridge	콧등	콧등	코의 근위 1/3 부분을 형성하는 골격으로 된 부분
nasal cannula	코삽입관	비관	코 안으로 삽입하는 관으로 콧구멍에 맞는 두 개의 작은 가지 모양의 관을 통해 산소가 공급됨
nasal mucosa	코점막	비점막	끈적한 점질의 선을 포함하는 비도의 막
nasal septum	코사이막, 비중격	비중격	양측의 콧구멍 사이에 위치하는 격막으로 막, 연골, 뼈로 이루어져 있음
nasopharyngeal airway	코인두기도기	코인두기도기	코를 통하여 인두까지 삽입되는 기관기
nasopharynx	코인두	비인두	연구개 위에 있는 인두의 일부
near drowning	물에 빠짐	익수	물에 빠진 후에 생존하는 수중사고
necrosis	괴사	괴사	조직의 파괴 또는 사멸
negligence	태만	태만	중요한 또는 필수적인 처치를 수행하지 않거나 부주의 또는 숙련되지 않는 방법으로 처치를 시행하여 상태가 악화되는 것
neoplasm	신생물, 종양	종양	신체조직이 비정상적으로 증식하거나 새로이 증식하는 병적 성장
nerve	신경	신경	척수나 뇌로부터 뻗은 가지. 감각신경, 운동신경 또는 자율신경
nerve root	신경뿌리, 신경근	신경근	척수신경의 최근접 말단
neuro surgical	신경외과적	신경외과적	신경외과와 관련된
neurotoxic	신경독성의	신경독성의	신경조직에 독성이 있는
neurotoxicity	신경독성	신경독성	신경조직에 독성이 있는

영어	신용어	구용어	해설
neutralizer	중화제	중화제	중성이 되다. 특히 수소이온(H^+)과 수산이온(OH^-)이 화학결합해서 물(H_2O)이 되어 각 이온에 무해하게 되는 것
neutrons	중성자	중성자	전기적 극성을 띠지 않는 원자의 입자
nicotine	니코틴	니코틴	담배 속에 들어 있는 약한 흥분제로 흡연의 중독에 관련이 있음
nitrogen	질소	질소	무색의 기체로서 공기 중의 80%를 차지하는 기체
nitroglycerine	니트로글리세린	니트로글리세린	협심증에 사용되는 약제로 혈관의 민무늬근을 이완시킨다
nocturia	야간뇨	야뇨증	밤에 오줌을 싸는것
non-A non-B hepatitis	C형 간염	C형 간염	수혈 또는 오염된 주사침 때문에 주로 생기는 바이러스성 간염
nondisplaced fracture	비전위성 골절	비전위 골절	불구나 기형이 없는 골절
normal sinus rhythm	정상 심장리듬	정상 심장리듬	건강한 일반 심장의 박동시에 나타나는 규칙적이고 강한 심박동
nose	코	코	냄새를 맡는 기관과 호흡기의 일부로서 얼굴의 중앙에 위치
nostril	콧구멍	비공	코의 바깥쪽 입구
nuclear radiation	핵방사능	핵방사능	방사능의 산물
nucleus	핵	핵	원자의 중앙 부분이며 이곳에 대부분의 질량과 양전하가 모여 있음
nutrients	영양분	영양분	신체에 양분을 공급하는 물질
obesity	비만	비만	정상적인 체중보다 10% 이상 체중이 증가한 현상
oblique presentation	팔다리 태위	사지 태위	태아의 팔이나 다리가 머리보다 먼저 나오는 분만
obstetrical	산과	산과학	태아 출산에 관계된
occipital region	뒤통수부위, 후두부위	후두부위	occiput를 볼 것
occiput	뒤통수, 후두	후두	머리뼈의 뒤쪽 대부분
occlusive dressing	폐쇄드레싱	밀봉드레싱	공기로부터 상처를 밀폐시키는 드레싱
olecranon process	팔꿈치돌기, 주두극	주두돌기	위팔뼈와 자뼈, 노뼈가 이어지는 팔꿉관절의 대부분을 형성하는 자뼈의 상부돌기
open chest injuries	개방가슴 손상	개방(성)흉부손상	칼이나 탄환과 같은 물체에 의해서 흉벽이 관통되어 생기는 가슴 손상
open compound fracture	개방 복합 골절	개방(성)복잡 골절	주위의 피부가 손상된 골절
open fracture	개방 골절	개방성 골절	주위의 피부가 손상된 골절
open wound	열린상처, 개방창	개방창	내부장기를 덮고 있는 피부까지 손상된 창상
open (penetrt-ing) abdominal injuries	개방복부 손상	개방(성)복부 손상	복벽이 손상되어 복강과 외부가 통하는 손상
opium analgesics	아편성진통제	아편성진통제	양귀비의 씨앗으로부터 유출되는 환각제로 진통작용이 있음
optic nerve	시신경	시신경	시각을 뇌에 전달하는 뇌신경

영어	신용어	구용어	해설
orbicalaris oculi muscle	눈둘레근	안윤근	눈 주위의 원형 근육으로, 이것의 수축으로 눈꺼풀이 닫힌다
orbit	안와, 눈확	안와	안구를 포함하는 골성 강(腔)
organic brain syndrome	기질성뇌증후군	기질뇌증후군	뇌조직의 병변으로 이상한 행동을 일으키는 신경질환
organism	유기체, 생물체	유기체	생명활동을 유지하기 위한 각 신체의 장기 혹은 생명체
orifice	구멍	입구, 구	신체의 열린 부분으로 입, 코, 항문, 질 등이 포함됨
origin	이는곳, 기원	기시	근육이 고정된 말단 또는 부착된 곳
oropharyngeal airway	입인두기도기	입인두기도기	입으로 삽입되는 기도기로 기도유지를 위하여 사용됨
osteoporosis	골다공증	골다공증	칼슘 부족에 의하여 골격에 미세한 작은 구멍이 생기는 증상
ovaries	난소	난소	난자와 성호르몬들을 생성하는 여성 생식기
overdose	과량투여	과용량	약물의 지나친 복용
ovum	난자	난자	여성 생식세포로, 정자에 의하여 수정되면 새로운 생명을 만듦
oxygen	산소	산소	공기의 21%를 차지하며, 신체의 각 장기의 대사에 필요한 성분
oxygen exchange	산소교환	산소교환	혈액에 산소를 공급하고 이산화탄소를 배출하는 작용
pacemaker	박동조율기	심박조율기	전류를 흘려서 심장의 박동을 유도하는 장비
pack years	년당 흡연수	년당 흡연수	1년에 걸쳐서 하루 평균 한 갑의 담배를 피면 1 pack year라고 함
packing	메우기, 충전	충전	거어즈, 패드 또는 기타 물질로서 창상을 메우는 것
paging	무선 호출기에 의한 통신	페이징	소형 수신기에 음색 무선신호나 음성신호를 보냄으로써 호출하는 장치
palate	입천장, 구개	구개	입천장
pallor	창백	창백	피부색이 흰색이나 회색으로 변하는 것
palpation	촉진	촉진	손으로 만져서 진찰하다
pancreas	췌장, 이자	이자	비장과 십이지장 사이의 후복막에 위치하는 장기로 쓸개즙과 인슐린을 생성함
pancreatic juice	이자액	췌장액	췌장 내에 있는 액으로 지방과 녹말, 단백질을 소화하는 많은 효소를 가지고 있음
pancreatitis	이자염, 췌장염	췌장염	췌장의 염증
paradoxical movement	모순운동	역행성운동	흉벽의 정상적 운동과 상반되는 비정상적인 운동
paralysis	마비	마비	환자의 운동기능이 상실되는 것
paranoia	편집병, 편집장애	편집장애	다른 사람들이 자기를 해칠 것이라는 망상을 나타내는 정신질환
parasite	기생충	기생충	생물이 가지고 있는 여러 영양물을 흡수하여 살아가는 유기물
parasympathetic nervous system	부교감신경제	부교감신경계	혈관을 넓히거나 심장박동을 느리게 하고, 괄약근을 완화시키는 작용 등을 하는 자율신경계
parathyroid gland	부갑상샘	부갑상선	혈액, 골격 그리고 생체내의 칼슘을 조절하는 선
parietal peritoneum	벽쪽복막, 벽쪽배막	벽측복막	복부와 골반, 공동 그리고 가로막의 아랫부분을 덮고 있는 막

영어	신용어	구용어	해설
parietal pleura	벽쪽가슴막, 벽측흉막	벽측흉막	흉벽을 덮고있는 막
parietal region	마루부위, 두정부위	두정부	측두부분과 후두 사이에 놓인 두개의 바깥쪽 부분
partial seizure	부분발작	부분발작	전신적 발작보다는 규모가 적은 간질발작
patch	패치	접속	장치와 장치를 연결하는 선
patella	무릎뼈, 슬개골	슬개골	네갈래근의 힘줄 안에 있는 특별한 골격
pathologic fracture	병적 골절	병적 골절	골격의 구성분이 약하여 경미한 충격으로 골절이 된 경우
pedal edema	발의 부종	발의 부종	발이나 다리에 체액이 축적되어 부은 것
pediatrics	소아과, 소아청소년과	소아과학	15세까지의 소아를 다루는 의술의 한 분야
pelvic cavity	골반안, 골반강	골반강	골반뼈 안의 공간
pelvic girdle	다리이음뼈, 골반이음구조	골반대	골반 기저와 복부를 포함한 엉치뼈와 엉덩뼈로 이루어진 골절의 구조
pelvic inflammatory disease	골반염증질환, 골반염	골반내감염	난관과 골반주의 조직의 감염
pelvic outlet	골반출구, 아래골반문	골반출구	여성생식기, 요관, 위장관의 입구와 함께 골반강이 하부 경계를 형성하는 근육층
pelvis	골반	골반	엉치뼈와 2개의 골반뼈로 이루어진 구조물
penetrating abdominal injury	배 관통상	복부 관통상	이물질에 의하여 복벽이 손상되어 복강과 외부가 통하는 손상
penetrating chest injury	가슴 관통상	흉부 관통상	이물질에 의하여 흉벽이 손상되어 가슴안과 외부가 통하는 손상
penetrating injury	관통상	관통상	이물질이 신체에 삽입되어 내부장기에 손상을 준 손상
penetrating open abdominal injury	개방복부 손상	개방(성)복부 손상	복벽이 손상되어 복강과 외부가 통하는 손상
penicillin	페니실린	페니실린	진균으로부터 유출된 항생물질
penis	음경	음경	요의 배설과 성교를 위한 남성 생식기
pepsin	펩신	펩신	위에서 나오는 소화효소. 단백질의 소화를 주관함
peptic ulcer	소화성궤양	소화궤양	소화액(펩신)에 의해 야기되는 위나 십이지장의 궤양
perforating wound	관통상	관통상	이물질이 신체에 삽입되어 내부장기에 손상을 준 후에 다시 반대편이나 옆의 신체구조를 통하여 이물질이 이탈된 손상
perforation	천공, 뚫림, 관통	천공	부분 혹은 전체의 구조물이 손상되어 만들어지는 구멍
perfusion	관류	관류	동맥을 통해서 조직에 영양분을 공급하고, 조직으로부터 노폐물을 제거하는 혈액순환
pericardium	심장막	심낭	심장을 둘러싸는 막
perineum	회음	회음	골반의 출구를 차지하고 있는 신체부위
period of communicability	전염기간	감염주기	감염인자가 감염 물질로부터 숙주에 이송되는 동안의 기간
periodic symptom	주기적 증상	주기적 증상	일정한 간격을 두고 재발하는 증상
peripheral nerve	말초신경	말초신경	뇌세포로부터 말단으로 전기적 자극이 운반되는 신경

영어	신용어	구용어	해설
peripheral nervous system	말초신경계통	말초신경계통	31쌍의 척수신경과 12쌍의 뇌신경으로 구성된 신경계의 부분
peristalsis	꿈틀운동, 연동	연동	위-소장관에 위치하는 근육의 수축과 이완에 의한 운동
peristaltic contraction	꿈틀수축	연동수축	장의 내용물을 배설하기 위한 근육의 활동
peritoneum	복막, 배막	복막	복강을 덮고 있는 장막
peritonitis	복막염, 배막염	복막염	복막의 염증
peroneal nerve	종아리신경, 비골신경	비골신경	발의 윗부분에 감각을 공급하고 발목의 운동을 조절하는 신경
pH	산도	산도	산도와 염기도를 나타내는 지표로, pH가 7은 중성, 7 이하는 산성, 7 이상은 알칼리성임
phalanx	손가락뼈	지골	손가락과 발가락을 구성하는 골격
pharyngeal suction tip	인두 흡인관	인두 흡인관	인두의 흡입을 위해서 삽입되는 관
pharynx	인두	인후	코와 입의 위에 있는 강
phenobarbital	페노바르비탈	페노바비탈	진정제로 사용되는 바르비터르산
phlebitis	정맥염	정맥염	정맥의 염증
physiology	생리학	생리학	생물의 기능과 활동 그리고 신체적, 화학적 요소가 포함되어져서 함께 다루는 생물학
pia mater	연(질)막	유막	뇌와 척수를 싸고 있는 조직의 3개의 뇌막 중의 가장 안쪽에 위치하는 막
pinkeye	급성접촉결막염	급성유행결막염	눈의 결막에 생기는 염증
pinna	귓바퀴	이개	머리의 양측에 돌출하여 있는 귀의 일부분
placenta	태반	태반	태아에게 영양분을 공급하고 노폐물을 제거해주는 자궁내 장기로서 임신기에 생성되어 분만 시에 배출됨
placenta previa	전치태반	전치태반	자궁의 입구 위에 태반이 위치하여 심한 출혈을 일으키는 것
plasma	혈장	혈장	혈액 세포와 영양을 운반하고 배설의 장기로 노폐물을 운반하는 혈액의 끈적끈적한 액체성분
plasma expander	혈장증량제	인공혈액	삼투압을 이용하여 혈장량을 증가시키는 수액의 한 종류
plastic catheter embolus	플라스틱 카테터 색전	플라스틱 카테터 색전	혈관내로 카테터 끝이 삽입되어 혈관을 막는 것
platelets	혈소판	혈소판	혈액응고에 관여하는 혈액의 성분
plethoric	다혈의	다혈성	피부에 가까이 위치한 혈관의 충혈로 인해서 피부색이 검붉게 되는 상태
pleura	가슴막, 흉막	흉막	폐를 싸고 있는 매끈한 조직의 층
pleural space	가슴막안, 흉막안	흉막강, 늑막강	측늑막과 장늑막사이의 잠재적인 공간
pleurisy	가슴막염, 흉막염	흉막염, 늑막염	가슴막의 염증
pleuritic chest pain	가슴막통증, 흉막통증	흉막통	pleuritic pain을 볼 것
plexus	얼기	총	복잡한 신경망
pneumatic antishock garment (PASG)	쇼크방지하의(PASG)	쇼크방지하의(PASG)	MAST를 볼 것

영어	신용어	구용어	해설
pneumatic counterpressure devices (PCPD)	PCPD	PCPD	MAST를 볼 것
pneumomediastinum	종격동기종	종격동기종	종격동 안에 공기나 가스가 차는 것
pneumonia	폐렴	폐렴	급성 박테리아로 인해 폐가 감염된것
pneumothorax	기흉, 공기가슴증	기흉	흉막강 안에 공기가 존재하는 것
pocket mask	포켓 마스크	포켓 마스크	환자의 폐로부터 공기를 빼내고 동시에 산소를 공급하는 호흡보조기구
point tenderness	국소 압통	국소압통	상처나 질병이 있는 지점에 국한되는 통증
poison	독약	독물	흡입하거나 주입되면 몸 안에서 비교적 적은 양으로도 화학반응에 의해서 구조에 손상을 일으키고 기능장애를 일으키는 물
poliomyelitis	회색질척수염	소아마비	두통, 열, 위장 증상, 경직된 목, 마비증상을 동반하는 급성 바이러스 질병
polydipsia	다식	다식	계속되는 갈증을 해소하기 위하여 액체를 계속 마시는 증상. 당뇨병의 전형적 증상임
polyuria	다뇨	다뇨증	자주 소변을 보는 것. 당뇨병의 특징임
popliteal artery	오금동맥, 슬와동맥	슬와동맥	슬와극 내에 위치하는 넙다리뼈 동맥의 분지
posterior spinous process	뒤가시돌기, 뒤극돌기	후극돌기	등 중앙의 피부에서 만져질 수 있는 척추의 돌기
posterior surface	뒤면, 등면	후면	음식이나 액체의 들어감을 막고 기관으로 공기가 들어가는 것을 조절하는 구조물/신체의 후방
posterior tibial artery	뒤정강동맥	후경골동맥	발목의 돌출된 융기(일명 복숭아 뼈)의 뒤쪽에 위치하는 동맥
postictal state	발작후 상태	발작후 상태	일반적 발작의 마지막 단계, 경련 혹은 발작 후의 탈진 및 회복기임
postmortem lividity	시체 얼룩, 시반	시반	사망자에서 신체가 지면과 접촉면에 혈액이 가라앉아 검게되는 것. 사후 15~30분에 나타남
P-Q-R-S-T of pain	통증의 O-P-Q-R-S-T	통증의 P-Q-R-S-T	유발요인(provoke), 통증의 양상(quality), 통증의 부위(region), 통증의 정도(severity), 통증발생의 시간과 기간(time). 환자의 통증을 설명하는 내용
PR interval	PR 간격	PR 간격	심전도계에 의해서 측정되는 것으로 전기자극이 심방으로부터 심실까지 이동하는 시간간격을 나타냄
precordial cardiac activity	명치부위 심장활동	전흉부 심장활동	가슴에 전해오는 심장의 박동을 느낄 수 있음
precordium	명치부위	전흉부	심장 전면에 해당하는 가슴
pregnancy	임신	임신	난자가 수정해서 성장하고 자궁이 발달하는 것
premature baby	미숙아, 조산아	미숙아	임신 기간이 8개월도 안됐거나, 태어날 때 체중이 2.5 kg가 안 되는 신생아
premature ventricular contraction	심실조기수축	심실기외수축	정상동조율전에 발생하는 심실성 부정맥
presentation	태위, 태아위치	태위	자궁의 입구에 위치하는 태아의 신체부위
pressure point	압박점	압박점	동맥의 몸쪽부분으로서, 이 지점을 누르면 출혈을 멈출 수 있음
pressure regulators	압력조절기	압력조절기	의료용 가스통을 안전한 압력으로 내린다
presumptive negligence	추정적 태만, 추정적 과실	유기	법령과 조례에 의해서 규정된 응급의료처치를 지키지 않는 것

영어	신용어	구용어	해설
priapism	지속발기증	음경강직증	음경이 발기된 채로 지속하는 것. 고통을 수반함
primary survey	일차 평가	일차 평가	생명유지에 가장 치명적인 긴급한 문제를 검사하고 치료하는 과정
primigravida	초임녀, 초임부	초임부	처음으로 임신한 산모
prostate gland	전립샘, 전립선	전립선	요도의 주위에 있는 작은 선으로 남성에게만 있음
prostatic hypertrophy	전립샘비대	전립선비대	전립선이 확장된 것으로 배뇨장애를 유발함
prosthesis	인공삽입물, 보철, 보형물	보형물	소실되거나 손상된 신체의 일부분을 물체로 대치시키는 것
protein	단백질	단백질	아미노산이 결합체로 유기화합물의 복합체. 세포의 중요한 구성 요소임
proton	양성자	양성자	양전하를 갖는 원자의 알갱이
proximal	몸쪽의, 근위의	근위	구조물이 체간(體幹)에 가까이에 위치하는
psychiatry	정신의학, 정신과학	정신의학	정신병에 대한 연구와 치료, 예방을 다루는 정신의학에 관한
psychogenic shock	정신성 쇼크	정신성 쇼크	뇌에 일시적으로 혈류가 감소함으로써 생기는 쇼크. 실신을 유발함
psychosis	정신병	정신병	정신의 안정을 심히 방해하는 것. 현실성 결여를 특징으로 하는 정신의 질환
ptyalin	프티알린	프티알린	녹말을 당으로 전환시키는 효소로 타액에 함유되어 있음
pubic symphysis	두덩결합	치골결합	2개의 두덩뼈 사이의 단단한 섬유연골성 관절
pubis	두덩뼈	치골	골반골을 형성하는 3가지 골격(엉덩뼈, 좌골, 두덩뼈) 중의 하나로 회음부의 전면에 위치함
pulmonary abscess	폐농양	폐농양	손상됐거나 병든 폐조직에서 형성되는 종기
pulmonary arteriole	폐세동맥	폐세동맥	폐에 있는 작은 동맥가지
pulmonary artery	폐동맥	폐동맥	심장의 왼심실에서 폐로 나오는 주요 동맥
pulmonary capillary	폐모세혈관	폐모세혈관	폐포에 위치하는 모세혈관. 산소, 이산화탄소의 교환이 이루어진다
pulmonary circulation	폐순환	폐순환	오른심실로부터 폐로 혈액이 유입되어, 산소화된 혈액이 다시 왼심방으로 오는 순환
pulmonary contusion	폐타박상	폐 타박상	폐의 타박상
pulmonary edema	폐부종	폐부종	폐의 공기층이나 조직에 액체가 비정상적으로 축적된 것
pulmonary embolism	폐색전증	폐색전증	폐의 혈관이 혈전이나 공기에 의하여 막히는 질환
pulmonary fibrosis	폐섬유증	폐섬유증	폐의 탄력섬유가 단단해지는 질환
pulmonary vein	폐정맥	폐정맥	폐로부터 왼심방으로 산소화된 혈액이 유입되는 4개의 정맥
pulmonary venule	폐세정맥	폐소정맥	폐의 작은 정맥들
pulmonory abscess	폐농양	폐농양	폐 내에 고름집이 생긴 것
pulse	맥박	맥박	심장의 수축으로 왼심방에서 혈액을 대동맥으로 내보낼 때 형성된 압력의 파

영어	신용어	구용어	해설
pulse point	맥박점	맥박점	맥박이 촉지되는 부위
pulse rate	맥박수	맥박수	일정 시간동안 맥박이 감지되는 횟수
puncture wound	찔린 상처, 자창	자창	칼, 얼음 조각, 파편 또는 다른 뾰족한 물체 또는 탄환으로 생긴 창상
pupil	동공	동공	눈의 홍채. 중간이 동그랗게 열림
pyloric stenosis	날문협착, 유문협착	유문협착	위의 유문부가 좁아져서 폐쇄되어 유발되는 질환임
QRS complex	QRS 복합파	QRS 복합파	심전도에 심실의 탈분극을 나타내는 파를 말함
quadriceps	네갈래근	사두근	넓적다리 전면에 위치하는 근육임
rabies	광견병	광견병	중추 신경계의 급성바이러스감염으로 발생하는 질환으로 광견병에 걸린 박쥐, 늑대, 개, 고양이 등에게 물렸을 때 발생함
raccoon eye	너구리눈	너구리눈	머리뼈바닥 골절중 이마오목 골절이 있을 때 눈 주위 반상 출혈 및 부종이 관찰되는 것으로 마치 너구리 눈모양처럼 보여 raccoon eye라고 부르기도 함
rad	라드	라드	흡수되는 광선량의 단위, 즉 g와 X-선으로부터 체내에 투과된 광선의 양의 단위임
radial artery	노동맥	요골동맥	전완의 노뼈측으로 지나가는 동맥으로 손목 부위의 엄지쪽에서 잘 만져진다
radial artery pulse	노동맥 맥박	요골동맥 맥박	노동맥에서 느낄 수 있는 맥박
radial nerve	노신경	요골신경	겨드랑신경에서 나와 손의 엄지 쪽으로 주행하여 손의 감각과 운동을 지배함
radial nerve palsy	노신경마비	요골신경마비	노신경에 손상으로 환자의 손목과 손가락이 마비되는 것으로, 손목처짐(wrist drop)으로 알 수 있음
radial styloid	노뼈붓돌기, 요골경상돌기	붓돌기	노뼈의 손목쪽 골단부위로서 손목의 엄지쪽으로 튀어나온 돌기로 촉진됨
radiant energy	방사성 에너지	방사에너지	방사성 파가 함유하고 있는 에너지를 말함. 방사성파에는 전자파, 라디오파, 가시광선, X-선 또는 핵광선이 있음
radiation	복사	방사	에너지의 양이 많은 물질이 에너지를 방출하는 현상으로 예를 들면 추운 방에 사람이 계속 있으면 몸의 열이 주위로 복사됨
radioactivity	방사능	방사능	원자로 만들어진 입자가 에너지를 자발적으로 방출하는 현상
radio-telephone switch station (RTSS)	자동선국장치	자동선국장치	여러 초단파 중에 선명한 전파를 자동적으로 선택해주는 장치
radium	라듐	라듐	임상요법에 쓰이는 방사능 원소의 일종
radius	노뼈, 요골	요골	전완의 엄지쪽 뼈
rale	거품소리, 수포음	수포음	청진 시 빈 캔에 모래가 떨어지는 것 같은 소리가 들리는 것으로 폐포와 기관에 체액이 통과하면서 나는 기포의 소리
rape	강간	강간	강제적으로 성행위를 하는 것
recompression	재가압	재가압	정상 대기압보다 높은 압력을 가하는 것으로, 잠수부가 빠르게 상승하여 갑자기 감압되어 발생하는 감압병을 치료하는 방법임
recompression chamber	재가압실	재가압실	재가압으로 치료할 수 있도록 되어있는 장치

영어	신용어	구용어	해설
record of live birth	출생기록	출생기록	정확한 출생 시간을 적은 아기의 출생기록
rectosimoid colon	곧창자구불결장,	직장구불결장	하행결장과 항문사이를 연결하는 대장
rectum	직장, 곧창자	직장	S자결장과 항문사이에 있는 대장의 마지막 부분
referred pain	연관통증	연관통증	동통을 실제로 일으키지 않은 곳에서 통증을 느끼는 현상임
reflex	반사	반사	불수의적인 행동의 모든 것
reflex arc	반사활, 반사궁	반사궁	뜨거운 난로로부터 손을 때는 것처럼 반사작용을 하는 신경궁. 감각신경과 척수에서의 연결, 운동신경의 순으로 신경전달이 발생하여 일어난다
regurgitation	역류	역류	정상적인 방향과는 반대의 흐름을 말하는 것으로, 위에서 식도로 음식이 반추되는 식도역류, 심장의 심실에서 심방으로 혈액이 새는 판막역류 등이 있음
renal colic	콩팥급통증	신장산통	신장결석에 의해 요관이 폐쇄될 때 요관의 꿈틀운동이 증가하여 느끼게 되는 발작적 동통
renal pelvis	신우, 콩팥깔때기	신우	신장에서 요관으로 연결되는 부위이며, 원뿔 모양으로 신장에서의 소변이 요관으로 들어가기 전에 일시적으로 모이는 부위임
repolarization	재분극	재분극	세포막전위가 탈분극후에 안정시의 전위로 되돌아 오는 것
reproductive process	생식과정	생식과정	수정, 임신, 출생의 과정
rescue	구조	구조	신속하고 활발한 행동으로 죽음이나 파멸의 위기에 빠진 사람을 구출하는 것
rescue vehicle	구조차량	구조차량	구조에 필요한 장비를 설치한 차량
reservoir	병원소	병원소	괴어 있는 물이나 하수구처럼 감염성 세균이 번식하고 있는 곳
resistance	내성, 저항	저항성	감염체에 대항하는 체내반응
respiration	호흡	호흡	숨쉬는 것
respiratory center	호흡중추	호흡중추	호흡을 지배하는 중추신경계의 부위로서 혈중 이산화탄소의 농도에 따라 호흡을 조절함
respiratory distress	호흡곤란	호흡곤란	정상 호흡에 장애가 발생한 상태
respiratory system	호흡계통, 호흡계	호흡계	정상적인 호흡을 유지하기 위한 모든 조직을 말한다
respiratory tract	기도, 숨길	기도	호흡 시 공기가 지나가는 통로로서 코, 후두, 기관, 기관지, 세기관지로 구성됨
resuscitation	소생	소생	생명, 기능이나 의식을 회복하는 것
retina	망막	망막	눈에서 상이 투영된 것을 감지하는 부위, 즉 눈의 뒤쪽에 있는 이 층은 빛을 전기적 신호로 바꾸어 시신경을 통하여 뇌로 보낸다
retrograde amnesia	사건전기억상실, 후향기억상실	역행기억상실	손상을 받은 시기 이전의 기억이 소실되는 현상임
retrolental fibroplasia	수정체뒤섬유증식	수정체뒤섬유증식	수정체 뒤쪽에 탁한 섬유막이 생기는 질병으로 영아에서 고농도의 산소를 장시간 투여한 경우 생길 수 있음
retroperitoneal	복막뒤, 배막뒤	후복막	복막 뒤쪽 부분
retroperitoneal space	배막뒤공간, 후복막공간	후복막공간	벽측 복막의 후면과 등쪽 복벽 사이의 공간으로 신장, 부신, 요관, 십이지장, 상행과 하행결장, 비장, 대동맥, 대정맥 등이 들어 있음
rhonchi	삑삑거림, 건성수포음	건성수포음	호흡 시 생기는 잡음

영어	신용어	구용어	해설
rib	갈비뼈, 늑골	늑골	등뼈에서 발생하여 가슴의 전면 중심으로 뻗어 있는 12쌍의 아치형 골격
rigid splint	경성부목	경성부목	손상된 팔이나 다리를 고정시키기 위하여 손상부위의 양 옆이나 앞뒤로 대로 딱딱한 부목
rigor moritis	사후경축, 사강	사후강직	사망시간이 경과한 후 시신에 강직이 오는 현상
roentgen	뢴트겐	뢴트겐, 방사선	방사선의 단위로 일정 온도와 압력하에서 1 cm^3의 건조한 공기를 이온화시키는 방사선량
rotation	회전, 돌림	회전	축을 중심으로 회전하는 것. 내회전은 안쪽으로의 회전. 외회전은 바깥쪽으로 회전하는 것
rubella	풍진	풍진	담홍색의 과립 또는 반상의 발진이 특징인 바이러스성 감염증
rubeola	홍역	홍역	홍역. 전염병증의 하나. 황달을 일으키는 원인은 홍역 바이러스임
Rule of Nines	9의 법칙	9의 법칙	화상 때 몸의 표피 면적을 계산하는 방법으로 신체의 표면을 9% 단위로 구분지어 계산하는 방법
rupture	파열, 터짐	파열	신체 기관이나 조직이 깨지거나 찢어지는 것
sacroiliac joint	엉치엉덩관절	천장관절	엉치뼈와 엉덩뼈 사이의 관절
sacrum	엉치뼈, 천골	천골	골반체를 형성하는 한 가지의 골로 제5 요추와 연결되어 있음
safe residual	안전잔류	안전잔류	의료용 압축가스 용기를 새로운 용기로 교환이 가능한 안전 가스 압력 수준
saliva	침, 타액	타액	음식물 저작을 쉽게 하고 당분 소화기능이 있는 물질로서 침샘에서 구강으로 분비되는 물, 단백질, 염분 등의 분비물
salivery gland	침샘, 타액선	타액선	타액을 분비하는 분비선
scalp	머리덮개	두피	머리뼈를 싸고 있는 피부로 머리카락에 의하여 덮혀 있음
scanner	자동전파탐지기	자동전파탐지기	어떤 메시지를 담은 신호가 전달될 때 자동적이고 즉각적으로 주파수를 찾아 신호를 받는 수신기
scapula	어깨뼈, 견갑골	견갑골	어깨를 구성하는 골격
sciatic nerve	궁둥신경, 좌골신경	좌골신경	다리(下肢)에 분포하는 주신경
sclera	공막	공막	눈동자의 바깥 부위로 눈의 흰자위로 관찰되며 빛을 감지하는 눈의 내부 구조를 보호함
scleral icterus	공막 황달	공막 황달	황달에 의하여 공막이 노란색으로 보이는 것
scoop stretcher	분리형 들것	분리형 들것	세로로 두 부위로 나누어 지는 좁은 기구로 척추 손상이 의심되는 환자의 이동에 사용됨
scrotum	음낭	음낭	음경 아래에 고환이 들어있는 두꺼운 피부로 된 생식기의 일부
sebaceous glands	피지선, 기름샘	피지선	기름성분의 피지를 분비하는 분비선으로 모발과 연관되어 있음
sebum	피지	피지	편평 상피세포에 둘러싸인 피지선에서 분비되는 기름 성분의 물질
second degree burns	2도 화상	2도 화상	피부조직을 포함하고 피하조직 일부까지 침범한 화상으로 수포형성이 특징임
second stage of labor	분만 제2기	분만 제4기	분만 과정 중 자궁경부가 완전 개방된 뒤부터 태아 분만 때까지의 시간
secondary survey	이차 평가	이차 평가	환자의 머리끝부터 발끝까지 자세한 검사를 하는 과정
seizure	발작	발작	중증 경련에서부터 수초간의 단순한 의식소실에 이르기까지 여러 형태로 나타내는 간질의 증상. 발작은 뇌에서 일어나는 전기이상으로 발생하며 강도와 부위에 따라 분류됨

영어	신용어	구용어	해설
self blood glucose monitoring	자동 혈당측정기	자동 혈당측정기	당뇨병에서 혈당을 측정하는 방법 중의 하나
self-contained breathing apparatus (SCAB)	독립적 호흡장치	독립적 호흡장치	오염된 지역에서 공기를 공급하여 호흡 가능케하는 장치로 마스크, 조절기, 공기 주입기 등이 포함된 호흡기구
Sellick's maneuver	셀릭법	셀릭법	응급구조사가 기관 내 삽관을 시행하는 과정에서 위내용물의 역류로 인한 기도흡인을 방지하기 위한 방법
semen	정액	정액	음경에서 배출되는 정자를 포함한 정액
semiconscious	반의식	반의식	부분적인 의식장애가 있는 상태
seminal vesicles	정낭	정낭	전립선에서 요도와 연결되는 부위에 위치한 정자와 정액을 저장하는 저장낭
senile dementia	노인성 치매	노인치매	나이가 들어가면서 생기는 정신 지각능력의 소실현상임
sensitivity	민감도	민감도	신체에 미치는 특정물질의 자극에 대한 반응성 정도
sensory nerve	감각신경	감각신경	촉감, 미감, 열감, 냉감, 통증 또는 그 외의 지각을 전달하는 신경
sepsis	패혈증	패혈증	혈액내에 유해한 미생물이나 그의 독성 물질이 펴져 있는 경우
septic shock	패혈쇼크	패혈성쇼크	패혈증상태의 환자에서 발생되는 쇼크상태로서 세균의 독소에 의하여 발생함
septum	사이막, 중격	중격	몸체나 연부조직을 구분짓는 벽이나 막, 심장을 오른쪽과 왼쪽으로 구분짓는 벽
serum hepatitis	혈청성 간염	혈청성 간염	B형 간염 바이러스에 의한 감염으로 발생하는 간염으로 수혈이나 주사등으로 전파됨
sexual abuse	성폭행	성폭행	추행이나 강간을 칭하는 단어로 신체적 손상의 동반여부에 관계없이 사용됨
shock	쇼크	쇼크	조직으로의 관류가 장애받는 상태로 심혈관계의 이상, 세균감염, 대량 실혈등에 의하여 초래됨
shock position	쇼크자세	쇼크자세	무릎을 펴고 다리를 높이 위치한 자세로 하체의 혈액이 중요 기관인 뇌, 심장, 폐 등에 더 많이 관류할 수 있도록 하기 위한 자세
shoulder girdle	팔이음뼈, 어깨이음구조	견갑대	빗장뼈, 어깨뼈, 위팔뼈로 이루어지는 상완의 몸쪽부분
shoulder seperation	어깨분리	견갑분리	봉우리빗장뼈관절의 탈골
show	이슬, 전징후, 비침	혈액이슬, 전징후, 혈액비침	자궁경부에 형성되는 분비물로 혈흔이 있는 점액으로 구성됨. 분만이 시작되면 관찰됨
side effect	부작용	부작용	약물이 원래의 치료효과 이외의 작용을 나타내는 현상
silver fork deformity	은포크 변형	은포크 변형	손의 과도한 신장으로 인한 손목의 손상으로 식사용 포크 형태를 보이는 것을 말함
simple partial seizure	단순부분발작	단순부분발작	발작증세가 몸의 한 부분 혹은 하나 또는 그 이상의 팔다리에 국한되어 나타나는 부분적 발작
simplex	단신방식	단신방식	무선송신은 양쪽 방향으로 할 수 있지만, 동시에 가능하지는 않고 한쪽이 송신을 하면 다른 쪽은 수신만을 하는 무선방식
sinus	굴, 동	동	머리뼈 내의 공기체 강이나 두개 내의 혈관을 위한 홈
sixty-cycle interference	60주기 간섭	60주기 간섭	교류에 의한 방해로 심전도 감시등에 신호가 발생하는 현상
size up	상황평가	상황평가	정보수립, 문제 분석과 어떻게 대처할 지를 의미하는 용어로 소방수들이 사용함

영어	신용어	구용어	해설
skeletal muscle	뼈대근육, 골격근	골격근	적어도 하나의 관절을 지나며 골격에 가서 붙는 황문근들
skeleton	뼈대, 골격	골격	골격구조. 인체를 지지해주는 구조물. 206개의 골격으로 구성되어 있음
skin	피부	피부	몸의 외부를 덮고 있음. 진피, 외피, 피하조직으로 구성되어 있음. 몸의 가장 큰 기관이며 몸을 주위환경과 구분시켜 줌
skull	머리뼈, 두개골	두개(골)	머리를 둘러싸는 혹은 뇌를 둘러싸는 골격
sling	팔걸이	팔걸이	상체에 지지하거나 목에 묶는 삼각형 붕대나 그와 유사한 것
small intestine	소장, 작은창자	소장	위와 맹장 사이의 소화관. 십이지장, 회장, 공장으로 구성
smooth muscle	민무늬근육, 평활근	평활근	민무늬 불수의근. 위장관의 대부분을 구성함. 규칙적 자율활동을 하는 거의 모든 기관에 존재함
soft palate	물렁입천장, 연구개	연구개	목의 뒤쪽으로 연장된 점막의 구멍. 입속에서 씹혀지고 있는 음식과 삼켜지기 시작하는 음식을 잡아주는 역할을 함
soft splint	연성부목	연성부목	공기 부목이나 부드러운 물질로 만든 부목
solar radiation	광방사선	광방사선	태양으로부터 나오는 방사선
solid organ	고형장기	고형장기	간, 췌장, 신장, 비장 등과 같은 신체의 고체조직
somatic nervous system	몸신경계, 체성신경계	체성신경계	수의적 조절을 하는 전 부분의 기능조절을 담당하는 신경구조
sovereign immunity	주권면제	주권면제	과거 영국의 일반적 법칙으로서, 개인은 그들이 국왕 또는 왕족 중 누군가의 과실로 인해 손상이나 상해를 입었을 때 배상을 청구할 수 없었음
Spanish windlass	스페인 지혈대	스페인 지혈대	몸에 감는 붕대와 그 붕대 밑에 질러 넣어 꼬아서 지혈을 시키는 나무 막대기로 구성되는 지혈대
sperm	정자	정자	난자를 수정시키는 남성의 생식세포
sphincter muscle	조임근, 괄약근	괄약근	근육을 수축시킴으로써 개구부위를 막을 수 있는 근육
sphygmomanom-eter	혈압계	혈압계	혈압을 측정하는 기구
spinal canal	척주관	척추관	각 척추의 뒷부분에 구성된 원형의 관이 연결되어 이루는 공간으로 척수를 둘러싸고 보호하고 있음
spinal column	척주	척주	척추로 연결된 지지 구조물
spinal cord	척수	척수	척추관 내에 위치하는 중추 신경계로 뇌와 연결되어 있음
spinal nerves	척수신경	척수신경	척수가 척추사이를 통과하여 척추 밖으로 나온 31쌍의 말초신경
spine	척추	척추	머리뼈의 하부에서부터 꼬리뼈까지 연결된 33개의 척추로 구성되는 구조
spine board	척추고정판	척추고정판	척추 손상 또는 척주손상이 의심되는 환자를 고정하기 위하여 이용되는 장비
spleen	지라	비장	좌상복부에 위치하는 장기로, 주요 기능은 혈세포의 정상적 생산과 파괴임
splint	부목	부목	골절이나 어긋남 등의 손상부위를 고정시키는데 이용되는 장비
split-frame stretcher	분리형 들것	분리형 들것	좌우 양측으로 분리되는 들것으로 일명 'scoop stretcher'라고도 함
Spontaneous abortion	자연 유산	자연유산	원인을 알 수 없는 자연유산
spontaneous pneumothorax	자발공기가슴증, 자발기흉	특발성기흉	구조적으로 약한 폐포가 자연적으로 파열되어 가슴 내에 공기가 차는 것
sprain	삠	염좌	관절을 지지해 주는 인대의 일부가 늘어나거나 손상되어 관절이 부분적이고 일시적으로 어긋나는 것

영어	신용어	구용어	해설
sputum	가래	객담	폐에서 외부로 배출되는 물질로 특히 점액성임
stae of consciousness	의식상태	의식상태	환자의 의식을 구분하는 등급
Star of Life	생명의 별	생명의 별	응급구조에 관련되는 요원이나 응급차량에 부착되는 표식
state epilepticus	경련지속상태	경련지속상태	완전한 의식의 회복 없이 계속되는 간질발작
sterilizer	멸균기	소독기	병원균이나 오염균을 제거하는 장비
sternal angle of Louis / sternal angle	복장뼈각	흉골각	복장뼈와 빗장뼈의 연접부 아래와 두 번째 갈비뼈 사이 공간에 있는 복장뼈의 융기에 의하여 형성되는 각
sternoclavicular joint	복장빗장관절	흉쇄관절	복장뼈와 빗장뼈의 결합으로 이루어진 관절
sternocleidomastoid muscle	목빗근, 흉쇄유돌근	흉쇄유돌근	목의 양측에 있는 근육으로 머리를 움직이도록 하는 기능이 있음
sternum	복장뼈, 흉골	흉골	가슴의 중앙에 수직으로 위치하는 골격
stethoscope	청진기	청진기	심음과 호흡, 위장관의 소리를 탐지하고, 혈압측정에 사용되는 기구
stimulants	자극제	자극제	즐거움이나 안도감을 느끼게 하고, 정신을 흥분시키는 약물
stimulus	자극	자극	깨우거나 혹은 환자가 활동성을 갖도록 외부적인 충격을 부여하는 행위
sting	찔림, 쏘임	자상, 자통	곤충의 침에 쏘이는 것
Stokes stretcher	바구니 들것	바구니 들것	플라스틱으로 제조된 타원형의 들것으로 일명 'basket stretcher'라고도 함
stoma	스토마, 구멍	구멍	구멍, 입, 장
stomach	위	위	식도와 십이지장 사이의 소화관으로 음식을 일시적으로 저장하고 소화시킴
stomach ulcer	위궤양	위궤양	위내산도에 대한 위점막의 보호효과가 저하되어 위가 허는 질병/위점막이 손상되는 질병
stool	대변, 변	대변	장에서 생성된 음식물의 찌꺼기로서 항문으로 배설됨
strain	긴장, 과도긴장	긴장	근육이 늘어났거나 일부가 파열된 상태
straited muscle	가로무늬근, 횡문근	횡문근	현미경상에서 특징적 줄무늬를 가지는 근육으로 수의근과 골격근이 있음
street drugs	비처방 약물	비처방 약물	의사의 처방에 의한 것이 아니라, 마약 상습자나 밀매자들에 의해서 판매되는 약물
stress fracture	긴장 골절, 피로 골절	긴장 골절, 피로 골절	달리거나 혹은 장거리 행진같은 반복적인 충격으로 인하여 골절된 것
stretcher	들것	환자운반차, 들것	환자를 이송하는 데 이용되는 간이 침대
stridor	그렁거림, 협착음	협착음	들숨 시, 높은 음조의 소리가 들리는 것
strobe light	손전등	손전등	응급 치료 시에 팔이나 의복에 부착할 수 있는 소형 전등
stroke	뇌졸중	뇌졸증	뇌혈관의 파열이나 폐쇄에 의해서 뇌조직이 손상되는 질병
styloid process	붓돌기, 경상돌기	경상돌기	노뼈와 자뼈의 끝 부분에 위치하는 돌기로 손목 관절의 와를 형성함
subcutaneous emphysema	피부밑공기증, 피하기종	피하기종	피부 밑에 공기가 축적되는 현상임
subcutaneous tissue	피부밑조직, 피하조직	피하조직	체내에 존재하는 조직으로 지방조직이 대부분이며, 피부의 바로 밑에 존재함
subdural hematoma	경막밑혈종, 경막하혈종	경막하 혈종	뇌의 겉을 싸는 경막의 하부에 혈액이 모여 있는 것
substance abuse	물질남용	물질남용	어떤 물질을 필요한 양 이상으로 섭취하거나 복용하는 것

영어	신용어	구용어	해설
sucking chest wound	흡입성 가슴 상처	흡입성 흉부창	흉벽에 개방성 창상이 있어서 공기가 가슴안으로 계속 유입되는 것
sudden infant death syndrome (SIDS)	영아돌연사증후군	영아돌연사증후군	sudden infant death syndrome을 볼 것
suicide	자살	자살	스스로 목숨을 끊는 것
sunstroke	일사병	일사병	heat strok를 볼 것
superficial temporal artery	표재관자동맥, 얕은관자동맥, 천측두동맥	천측두동맥	측두–아래턱뼈 관절에서 귀의 앞부분에서 촉지되며, 두피에 혈액을 공급하는 동맥
superior	위	상	신체의 위쪽에 위치하는 것
superior portion	위 부분	상연	발보다 머리에 가까운 곳에 있는 신체의 부분
superior vena cava	위대정맥, 상대정맥	상대정맥	팔, 머리, 목, 가슴에서 심장으로 유입되는 정맥
supine	바로누운–	앙와위–	얼굴이 위로 향하게 하고 등을 지면에 닿게하는 자세. 즉, 바로 누운 자세
supracondylar fracture	관절융기위 골절	과상 골절	골격의 관절구 바로 위에 위치하는 골격의 골절
suture	봉합	봉합	봉합사로 열상부위를 꼬매는 행위
swathe	붕대	붕대	가슴을 가로질러 붕대를 감거나 손상된 팔을 가슴에 고정하는 것
sweat gland	땀샘	한선	땀을 분비하는 선
sympathetic nervous system	교감신경계통, 교감신경계	교감신경계	자율신경계의 일부분으로서 혈관이 수축하고 땀을 나게 자극하며 심박동수가 증가하고 괄약근을 수축시킴
symphysis	결합, 섬유연골결합	결합, 섬유연골결합	오직 제한된 운동만 허용하는 관절로 연골과 섬유 조직으로 형성됨
symptom	증상	증상	환자가 호소하는 내용
syncope	실신	실신	뇌로의 혈류감소로 인한 일시적인 의식소실
synovial fluid	윤활액, 활액	활액	관절의 연골에서 윤활유 역할을 하며, 영양분을 공급하는 액체
synovium	윤활막, 활(액)막	윤활막	관절낭의 안쪽 부분
syphilis	매독	매독	성접촉에 의하여 대부분 전파되는 세균의 일종으로, 심장과 뇌의 합병증이나 속발성 피부의 발진, 심한 통증이 동반되는 세균성 성병
syringe	주사기	주사기	어떤 혈관이나 공간으로 약물을 투여하거나 체액이나 혈액을 추출하는데 이용되는 기구
syrup of ipecac	토근시럽	토근시럽	구토를 유발하는 약제
systemic	전신성	전신성의	신체의 전부위에서 발생하는
systemic circulation	온몸순환, 체순환	체순환	심장의 왼심실에서 산소를 포함한 혈액이 방출되어 신체를 경유하여 다시 심장으로 돌아오는 경로
systemic hypothermia	전신 저체온증	전신 저체온증	35℃ 이하로 체온이 떨어지는 현상임
systole	수축기	수축기	왼심실에서 혈액을 대동맥으로 분출하기 위하여 심장이 수축하는 것
systolic blood ressure	수축기 혈압	수축기 혈압	심장의 왼심실이 수축 시에 발생하는 혈액의 압력
T wave	T파	T파	심전도에서 심실의 탈분극 때 그려지는 파
tachycardia	빠른맥, 빈맥	빈맥	심장의 박동수가 현저히 증가하는 경우

영어	신용어	구용어	해설
tachypnea	빠른호흡	빈호흡	호흡수가 크게 증가함
talus	목말뼈	거골	발목의 골격
tarsal bone	발목뼈	족근골	발의 후부를 형성하는 7개의 골격
tarsal plate	눈꺼풀판, 안검판	안검판	위 눈꺼풀을 형성하는 결합조직의 단단한 골격
tear duct	눈물관	누관	눈의 안쪽에 위치하는 관으로 눈물을 비강으로 보내는 관. 일명 lacrimal duct라고 함
tear glands	눈물샘, 누선	누선	눈으로부터 이물질을 흘려보내고 눈의 윤활제 작용을 하는 눈물을 만들어 내는 선. 일명 lacrimal gland라고 함
tears	눈물	눈물	눈으로부터 이물질을 흘려 보내게 하고 눈이 건조하지 않게 윤활작용을 해주는 액체로 누선에서 생성됨
temporal artery	관자동맥	측두동맥	측두하악골 관절에서 귀의 바로 앞부분으로 주행하는 동맥으로 두피에 혈액을 공급
temporal region	관자부위	측두부	두개의 가쪽면
temporoman-dibular joint	턱관절, 악관절	악관절	귀의 바로 앞에서 머리뼈와 아래턱뼈에 의해서 관절이 이루어진 것
tendon	힘줄, 건	건성수포음	골격근을 골격에 부착시키는 섬유 조직
tension pneumothorax	긴장기흉, 긴장공기가슴증	긴장성 기흉	손상된 폐에서 공기가 계속 유출되어 가슴안내의 장기를 압박하는 기흉
terminal disease	말기질환	말기질환	질병의 악화로 결국 죽음에 이르는 상태
testis	고환	고환	남자의 생식선으로 호르몬과 정자를 생산하는 부위
tetanus	파상풍	파상풍	병원균에 의하여 신경이 감염되어, 근육수축, 개구불능과 발작, 등이 휘는 등의 증상을 나타낸다
tetanus prophylaxis	파상풍 예방	파상풍 예방	신체경직과 근수축을 일으키는 치명적인 파상풍을 예방하는 방법
thermal burn	열 화상	열 화상	열에 의하여 발생된 화상으로 가장 많다
third degree burns	3도 화상	3도 화상	피부와 피하지방까지 손상된 화상
third stage of labar	분만 제3기	분만 제5기	태아가 분만된 후부터 태반이 나올 때까지의 단계
Thomas traction splint	토마스 견인부목	토마스 견인부목	다리의 골절 또는 어긋남을 고정하고, 다리를 신체의 종방향으로 견인하는 부목
thoracic cage	가슴우리, 흉곽	흉곽	가슴의 강으로 심장, 폐 등이 위치함
thoracic vertebra	등뼈	흉추	목뼈와 허리뼈 사이에 위치하는 12개의 척추
thorax	가슴, 흉부	흉곽	목의 하부에서 시작되어 복부의 위쪽까지의 신체부위
thrombosis	혈전증	혈전증	혈전에 의하여 혈관이 막히는 현상임
thrombus	혈전	혈전	혈액의 응고인자가 결합하여 형성하는 덩어리
thyroid cartilage	방패연골, 갑상연골	갑상연골	경부의 중간에 위치하는 연골
thyroid gland	갑상샘, 갑상선	갑상선	기관의 전면에 위치하며, 갑상선 호르몬을 분비하는선
tibia	정강뼈, 경골	경골	다리의 하부를 구성하는 골격으로 후면에는 종아리뼈가 위치함
tibial tuberosity	정강뼈거친면	경골조면	네갈래근이 붙는 부분으로 정강뼈의 튀어나온 부분
tinnitus	귀울림, 이명	이명	귀에서 들리는 비정상적인 소리

영어	신용어	구용어	해설
tolerance	내성, 견딤	내성	계속적인 투약으로 약물의 효과가 감소하는 것
tone	음질	음질	진폭과 주파수가 조절되는 전파신호 또는 전달파
tongue-jaw-lift maneuver	혀 턱 들기법	혀-하악거상법	엄지와 나머지 손가락을 이용하여 혀와 아래턱뼈를 함께 잡아 당겨서 구강을 여는 방법
tonic muscular contractions	경직성 근육수축	경직성 근육수축	간질발작 동안에 비정상적인 체위를 나타내는 근육경련
tonic-clonic seizure	강직간대발작, 긴장간대발작	긴장간대발작	경련 발작으로 뇌의 대부분에서 시작되는 일반적 간질발작
tonsil tip	톤실 팁	톤실 팁	입안의 이물질을 흡입하는 데 사용되는 장비를 입안으로 삽입하게 됨
topographic anatomy	국소해부학	국소해부학	신체의 외형적인 특징을 나타낸 해부학
torso	몸통	몸통	신체의 몸통
tourniquet	지혈대	지혈대	압박대와 같은 기구로 팔 또는 다리에 단단히 묶어서 혈류를 차단하는 데 이용되는 장비
toxic	독성-, 중독-	독성	독극물
trachea	기관	기관	후두에서 폐로 연결되는 구조물로 호흡시에 공기가 지나가는 통로
tracheostoma	기관절개창	기관창	기관지와 구강의 피부가 이어지는 목 부위
traction	당김, 견인	당김	신체나 대상을 잡아당기는 행동
traction splint	견인부목, 견인덧대	당김덧대	신체구조의 장축으로 잡아당겨서, 다리의 골절이나 탈골을 고정시키는 부목
tragus	귀구슬, 이주	이주	외이도 바로 앞쪽에 위치하는, 작고 동그랗게 솟아난 융기 조직
tranquilizer	신경안정제	신경안정제	의식에는 영향을 주지않고 통증을 감소시키는 약물
transfusion	수혈	수혈	혈액이나 혈액제제를 혈관으로 투여하는 행위
transmission	전파	전파	감염기 접촉, 공기, 매개체, 매개동물을 통하여 질병이 전파되는 것
transverse colon	횡행결장, 가로잘록창자, 가로결장	가로잘록창자, 가로결장	상부복강에 평행하게 놓인 대장
transverse presentation	가로태위, 횡태위	횡태위	분만 과정 중 태아가 옆으로 누워 있는 상태
trauma	외상	외상	신체적 또는 정신적인 상처 또는 손상
trench foot	참호발	참호족	동상의 한가지 형태로 결빙온도 이상의 찬 기후에서 신체일부를 장시간 노출시킬 때 발생되는 손상
Trendelenburg position	트렌델렌부르크자세	트렌델렌부르크자세	쇼크 때 취하는 자세로, 환자를 눕히고 발을 올린 자세
triage	중증도 분류	중증도 분류	대량환자 발생시에 손상의 중증도별로 환자를 구분하여, 치료순위와 이송순위를 결정하는 방법
triceps brachii muscle	세갈래근육	삼두근	위팔의 뒷부위에 위치한 근육
trochanter	돌기, 전자	돌기	인대가 붙는 골격의 융기 부분. 넙다리뼈에는 대전자와 소전자의 두 가지 융기가 있음
tuberculosis	결핵	결핵	보통 폐에 잘 생기는 만성적 세균질환으로 증상은 기침, 피로, 체중감소, 흉통 그리고 각혈이 있음
tympanic membrane	고막	고막	귀의 중이와 외이의 사이에 위치하는 막

영어	신용어	구용어	해설
ulcer	궤양	궤양	신체조직이 일부 소실되어 생기는 병변
ulcerative colitis	궤양잘룩창자염, 궤양성대장염	궤양성 대장염	대장의 만성궤양병
ulna	자뼈, 척골	척골	엄지손가락의 반대쪽에 위치하는 아래팔부위의 큰 골격
ulnar artery	자동맥, 척골동맥	척골동맥	팔의 주요 동맥 중 하나로 다섯째 손가락 기저부로 주행하며, 손목 안쪽 부위에서 맥박이 촉진되는 동맥
ulnar nerve	자신경, 척골신경	척골신경	손의 대부분의 근육 조직과 네번째, 다섯번째 손가락의 감각을 담당하는 신경
ulnar styloid process	자뼈붓돌기, 척골경상돌기	붓돌기	손목의 안쪽에서 촉지되는 골융기부
ultra high frequency (UHF)	극초단파	극초단파	300–3000 MHZ 사이의 전파
ultra violet light	자외선	자외선	광선중 가시광선보다 파장이 짧아서 육안적으로보이지 않는 광선
umbilical cord	탯줄, 제대	제대	태아와 태반을 연결하는 연결선으로 일명 탯줄이라 함. 태아가 제대의 혈관을 통하여 태반으로부터 영양분을 공급받고 노폐물을 내보낸다
umbilical cord prolapse	탯줄탈출	제대탈출	분만 시 태아보다 제대가 먼저 외부로 돌출되는 것
umbilicus	배꼽	제부	탯줄이 태아에 연결된 부위로 복부의 중간에 작고 함몰 된 부위. 일명 배꼽이라 함
universal dressing	일반적 드레싱	일반적 드레싱	치밀한 크기로 끼워주는 두껍고 잘 흡수되는 붕대드레싱 (9×36 inches)
upper airway	상기도	상기도	후두 상부의 공기통로. 코, 입, 목
uremia	요독증	요독증	신부전증으로 인하여 요성분의 체내 축적에 의한 중독증
ureter	요관	요관	소변을 신장에서 방광으로 운반하는 작은 공동관
urethra	요도	요도	소변을 방광에서 몸 밖으로 운반하는 막성관
urethral discharge	요도 분비물	요도 분비물	남성요도를 통하여 나오는 소변과 정액을 제외한 분비물
urinary catheterization	요도관삽입	요도관삽입	환자가 소변을 보지 못할 때, 인위적으로 소변을 빼내기 위해서 요도를 통하여 방광까지 관을 삽입하는 행위
urinary system	비뇨계통, 비뇨계	비뇨기계	혈액의 노폐물을 여과하여 소변으로 배설하는 기능에 관여하는 장기
urine	소변	소변	신장으로부터 배출되어 요관을 통하여 방광에 저장되었다가 요도를 통해 배출되는 인체의 노폐액
urticaria	두드러기	담마진	피부의 콕시디오이데스증으로 인해서 특성화되는 알레르기성 반응으로, 일명 두드러기라고 함
uterus	자궁	자궁	태아를 감싸고 영양공급을 하는 근육조직으로 분만이 아닌 상황에서는 월경을 유도함. 자궁경을 통하여 질로 열린다
vaccine	백신	백신	질병에 대한 면역을 증가시키거나 생산하기 위해서 투여되는 죽은 미생물 또는 살아있는 유기체의 표본
vagina	질	질	자궁으로부터 여성의 외부생식기를 연결하는 근육의 탄력있는 관. 성교 시 남성성기가 삽입되는 부위
vaginal discharge	질 분비물	질 분비물	질에서 배출되는 분비물

영어	신용어	구용어	해설
vagus nerve	미주신경	미주신경	후두, 폐, 심장, 식도, 위 그리고 대부분의 복부내장을 지배하는 10번째 뇌신경
vallecula	계곡	와	혀와 후두덮개의 바닥 사이의 공간
vas deferens	정관	정관	고환의 정자 통로
veins	정맥	정맥	혈액을 모세혈관이나 세정맥으로부터 오른심방으로 옮기는 혈관
vena cava	대정맥	대정맥	정맥의 혈액을 모아서 오른심방으로 전달하는 커다란 정맥. 위대정맥과 아래대정맥이 있음
venereal disease	성병	성병	성접촉으로 전파되는 전염병
venipuncture	정맥천자	정맥천자	정맥내 투여를 위해서 정맥으로 주사침을 삽입하는 것
venom	독	독	동물이나 곤충의 독성성분
venous pressure	정맥압	정맥압	정맥의 압력
venous tourniquet	정맥 지혈대	정맥 지혈대	정맥 흐름을 차단하기 위하여 신체의 일부를 결찰하는 탄력성 있는 기구
ventilator	환기기	인공호흡기	인위적으로 산소나 공기를 투여하기 위한 장비
ventricular extrasystole	심실주기외수축, 심실기외수축	심실기외수축	심실의 지속적인 비정상적 움직임으로 나타나는 부정맥의 한 종류
ventricular fibrillation	심실세동, 심실잔떨림	심실세동	심실이 비정상적으로 수축하면서 생기는 부정맥으로, 실제적인 심박출은 없는 상태
ventricular tachycardia	심실빠른맥, 심실성빈맥	심실성빈맥	심실에서 기인하는 빠른맥성부정맥으로 심방의 수축과 조화되지 못함
venturi mask	벤츄리마스크	벤츄리마스크	얼굴 마스크에 연결된 전달튜브를 통해서 농축 산소를 공급하는 호흡보조기구
venules	세정맥	세정맥	혈액이 통과하게 되는 작은 정맥
vertebrae	척추뼈, 척추골	척추골	척수를 보호하는 33개의 골격. 7개의 목뼈, 12개의 등뼈, 5개의 요추, 5개의 천추 그리고 4개의 미추가 있음
vertebral artery	척추동맥	척추동맥	척추로부터 올라가 뇌에 혈액을 공급하는 동맥/ 뇌에 혈액을 공급하는 5개의 뇌동맥
vertex presentation	마루점태위	두정위	태아의 머리가 산모의 외음부에서 먼저 돌출되는 정상적인 분만
vertigo	현기증, 현훈	어지렴, 현기	어지러움, 현기증
very high frequency (VHF)	초단파	초단파	30–300 MHZ 사이의 라디오 주파수로, VHF 스펙트럼은 고주파나 저주파대보다 넓게 분리됨
viral meningitis	바이러스성 뇌막염	바이러스성 뇌막염	바이러스에 의한 뇌막의 염증
virulence	독력, 발병력, 균력	발병력	미생물이 질병을 발생시키는 능력
virus	바이러스	바이러스	감염성 질병의 특유한 원인균으로 크기가 가장 적다
viscera	내장	내장	소화기 장관중에서 내부장기를 싸는 막, 혹은 소장과 대장을 지칭하기도 함
visceral peritoneum	내장쪽복막, 내장쪽배막	내장쪽배막, 내장쪽복막	모든 복부기관의 내부표면을 덮고 있는 복막
visceral pleura	내장쪽가슴막, 내장측흉막	내장측가슴막, 장측흉막	폐를 덮고 있는 부드럽고 반짝이는 조직
vital sign	활력징후	생체징후	심박수, 호흡수, 혈압, 체온 등의 생명현상을 나타내는 지표
vital statistics	인구동태통계	생정통계	환자의 연령, 성별 통계

영어	신용어	구용어	해설
vitamins	비타민	비타민	인체의 정상적인 대사에 필요한 유기물질
vitreous	유리체	유리체	안구의 내부를 채우고 있는 투명하고 연한 물질
voiding	배뇨	배뇨	소변을 신체 외부로 배출하는 행위
voluntary muscle	수의근	수의근	뇌의 지배를 받는 근육으로, 의지에 따라 수축하고 이완하는 근육
voluntary nervous system	수의신경계	수의신경계	somatic nervous system을 볼 것
vomitus	구토, 구토물	구토, 구토물	토하는 과정 또는 토해낸 물질을 뜻함
vulva	외음부	외음부	여자의 외부생식기
watt-second	와트초	와트초	제세동기에 의해서 추출되는 전류의 측정 단위, 1초 1와트의 전력량으로 1 J에 해당함
wheal	두드러기	팽진, 담마진	알레르기성 반응에 의하여 나타나는 피부의 융기
wheeze	쌕쌕거림, 천명	천명	호흡 시 들리는 휘파람 같은 소리
whooping cough	백일해	백일해	백일해균의 감염에 의한 소아 전염병으로, 경련성후기 및 구토를 수반하는 질환
withdrawal syndrome	금단증후군	금단증후군	약물 중지에 따른 신체적 증상(구토, 설사, 혈압상승 등)을 말함
wrist	손목	손목, 수근	아래팔부위와 손을 연결하는 관절
wristdrop	손목처짐	수근하수	노신경의 손상으로 손목이나 손가락의 무기력한 상태
xiphoid process	칼돌기, 검상돌기	검상돌기	복장뼈의 세 가지 구성체의 하나로서, 복장뼈의 제일 아래에 위치하는 연골조직을 뜻함
x-rays electromagnetic	X선	X선	감광 부위를 효과적으로 분리시키는 전기 감응적 파장으로 진단과 치료에 이용함
zygoma	광대뼈	관골	뺨의 돌출된 외형을 나타내는 골격으로, 이마뼈, 위턱뼈, 관자뼈의 관골돌기 그리고 접형골의 대익과 연결되어 있음

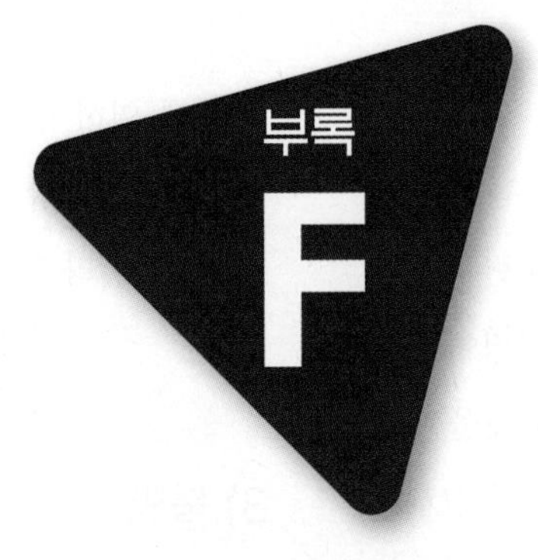

법의학

응급구조와 응급처치
RESCUE AND EMERGENCY CARE

1. 법의학의 정의(역사)

법의학(Legal medicine, Forensic Medicine)이란 법률상 문제되는 의학적 및 과학적 사항을 연구하여 이를 해결함으로써 인권옹호에 이바지하는 학문이다.

우리나라 법의학 역사는 고려시대에 중국 원나라로부터 '무원록'의 책을 도입하여 검시실무에 참고하였고, 세종 20년(1438년)에 무원록에 주석을 가하여 신주무원록을 간행하였다. 영조 24년(1792년)에 우리의 독자적인 증수무원록을 발간하여 법의학적 감정 재판에 널리 활용되었고, 더욱이 검시는 관리들로 하여금 현장에 직접 나아가 실시하도록 하였다.

그러나 광복 이후 의학교육 및 의료 환경의 변화로 인하여 법의학자 육성에 실패하였고 제도적 측면에서도 검시는 형사소송법 제222조에 의거 검사들이 주체가 됨에 따라 법의학을 전공으로 하지 않는 일반 의사들에게 검시를 요청하게 되었다. 실제 이들은 사법검시를 통한 사회질서 유지에 많은 부분의 역할을 수행하여 왔다.

2. 사망의 종류

사망의 종류(manner of death)란 사인이 어떻게 또는 누구에 의하여 초래되었는지를 말하며 다음과 같이 분류한다.

1) 내인사

내인사(內因死)는 외인사와 대립되는 개념으로 내적 원인에 의한 죽음을 말한다. 내적 원인이란 거의 전부 질병이므로 병사(病死)라고도 한다. 때로는 자연사라는 말도 쓰는데 이는 전신의 모든 장기가 노쇠하여 사망에 이르는 것으로 병사와는 그 개념이 약간 다르다. 그러나 해부를 하여 보면 거의 대부분 사망에 이를 수 있는 질병이 발견되며, 그렇지 않다 하더라도 오인이 작용한 것이 아니기 때문에 내인사의 범주에 속한다.

2) 외인사

외인사(外因死, unnatural 혹은 violent death)란 죽음이 외인 단독에 의하여 일어나거나 또는 기존 질병이 있는 상태에서 외인이 가하여져 죽음이 앞당겨진 것을 말한다. 외인사는 죽음에 이르게 한 행위자 및 그 의사(意思)에 따라 다음 3가지로 분류한다.

(1) 자살

스스로 죽을 의사(意思)를 가지고 자기의 행위에 의하여 죽음에 이르는 것을 자살(自殺, suicide)이라 한다.

현시성 자살(顯示性 自殺, exhibitional suicide)이란 죽을 의사는 없었으나 타인의 관심을 끌기 위한 자기의 행위에 의하여 죽음에 이르는 경우이다. 부모나 애인의 관심을 끌기 위하여 수면제를 먹었는데 과량으로 사망하는 등이 이에 속한다. 사고사로 분류할 수도 있다.

(2) 타살

법적으로는 가해자의 의사에 따라 살인, 상해치사, 과실치사, 유기치사 등으로 세분하고 있으나, 법의학에서는 고의나 과실에 관계 없이 타인의 행위에 의한 모든 죽음을 타살(他殺, homicide)로 분류한다.

(3) 사고사

죽을 의사가 없었던 자신의 행위에 의한 죽음과 타인의 의사와 행위가 전혀 개입되지 않은 죽음을 사고사(事故死, accidental death)라 한다. 예를 들어 지진이나 낙뢰와 같은 천재, 산업 재해, 수영중 익사 등을 예로 들 수 있으며, 재해사(災害死)라고도 한다. 교통사고나 의료사고와 같이 죽일 의사가 없었다 하더라도 타인의 행위가 사망의 직접적인 원인이 되었다면 법의학에서 타살로 분류한다.

(4) 불상

외인에 의하여 사망하였으나 외인이 누구에 의하여 어떻게 작용하였는지 알 수 없을 때는 불상(不詳, undetermined)이라고 한다.

3) 불명

사인은 물론 내인사인지 외인사인지조차 구별할 수 없는 경우는 불명(不明, unknown)이라 한다.

3. 시체현상 및 사후경과시간

죽음과 동시에 생명활동이 정지되므로 시체에는 자연의 법칙에 따른 여러 가지 변화가 나타나는데 이를 시체현상(postmortem changes) 또는 시체변화라고 한다.

초기에 나타나는 현상들은 체온하강, 혈액침하, 시체경직 및 건조 등 주로 물리학적 변화로서 이를 조기시체현상(early postmortem changes) 또는 초기시체현상이라고 한다.

이어 만기시체현상(late postmortem changes)이 나타난다. 조기시체현상이 주로 물리학적 변화로서 시체의 형태는 유지되는 데 반하여 만기시체현상은 물리학적 변화와 더불어 미생물학적, 효소학적 및 화학적 변화에 의하여 시체가 분해 또는 붕괴되는 현상이다.

만기시체현상은 후기시체현상이라고도 하며 자가융해(自家融解)와 부패(腐敗)로 구분한다.

그러나 조기시체현상이 충분히 발현되기 전에 만기시체현상이 시작되는 경우도 많으므로 양자를 시기적으로 명확하게 구분하기는 어렵다.

특수한 조건하에서는 정상적인 분해가 일어나지 않고 미라, 시랍화(屍蠟化) 및 시태침연(屍胎浸軟) 등 특수한 시체변화가 일어날 수 있는데 이를 이상시체현상(unusual postmortem changes)이라고 한다.

인간이 사망하면 그 직후부터 일정한 변화가 진행되는 데 이를 시체현상이라 하며 죽음 직후에 일어나는 시체 현상을 사징이라 한다.

1) 사징

사징(Signs of death)에는 다음과 같은 변화들을 본다.

- 심장운동의 정지
- 자발호흡운동의 정지
- 동공산대, 대광반사 및 기타반사의 소실
- 안압저하 및 각막혼탁
- 근육의 이완
- 피부의 창백화
- 피부 및 외표점막의 건조
- 체온 하강

사징이 죽음의 확징이 될 수는 없고, 조기시체현상이 출현되면 "죽음의 확징"이 될 수 있다.

2) 조기시체현상 (Early postmortem changes)

(1) 체온하강

체온하강(algor mortis)은 사망 후 사체의 온도가 점점 내려가서 실온의 온도와 비슷해지는 현상으로 시체의 체온은 직장의 온도를 재서 측정한다.

① 사후 체온하강에 영향을 미치는 인자

i. 사인(死因)

i) 머리외상 특히 뇌간부위손상: 사후 3–4시간에 걸쳐 체온이 일시 상승할 수 있다.

ii) 일사병(sun stroke), 열사병(heat stroke)

iii) 파상풍 및 Strychnine 중독

iv) 패혈증(septicemia), 균혈증(bacteremia) 및 기타 열성질환

v) 동사(death from cold)

ii. 사망당시의 착의상태

iii. 시체가 놓여진 주위의 조건

iv. 사망자의 신체적 조건

② 체온하강과 사후경과시간추정

시체의 경우는 기온이 낮을수록, 피부가 습할수록, 착의가 엷을수록, 마른사람 일수록, 통풍이 좋을수록, 정수에서보다 유수에서, 어른보다는 어린이나 노인에서, 여자보다는 남자에서 체온 하강속도가 빠르다. 동양인에서 직장 체온은 평균 37.2℃라고 한다.

③ 사후경과 시간

평시 건강하였던 사람이 어떤 사고로 사망했을 때 17–18℃의 환경에서 직장 체온으로 추정되는 사후 경과시간은 표 F-1과 같다.

이때는 다음과 같은 공식이 이용된다.

$$\text{사후경과시간} = \frac{37℃ - \text{직장 체온}}{0.83} \times \begin{matrix} 0.7(\text{겨울}) \\ 1(\text{봄, 가을}) \\ 1.4(\text{여름}) \end{matrix}$$

그런데 실례에 있어서 시체직장 체온의 단 일회의 채

표 F-1 체온하강과 사후경과시간

직장내온도	사후경과시간	직장내온도	사후경과시간
36℃	1–1.5 h	29℃	7–11 h
35℃	2–2.5 h	28℃	8–13 h
34℃	3–4 h	27℃	9–15 h
33℃	4–5 h	26℃	11–17 h
32℃	4–6 h	25℃	13–19 h
31℃	5–7 h	24℃	15–23 h
30℃	6–9 h	23℃	18 h

취로서 사후시간을 논하는데는 많은 어려움이 있다. 따라서 부패현상이 일어나지 않은 비교적 신선한 시체에서는 직장 체온을 1시간 간격으로 3회 이상을 재고 그 하강속도를 구한 다음 이것을 역산하는 방법을 쓰는 것이 안전하다.

(2) 혈액취하 및 시반 (Hypothesis and postmortem lividity)

① 혈액취하

적혈구가 자기 중량 때문에 높은 곳에서 낮은 곳으로 모이는 현상을 말한다. 특히 질식사 때는 혈액의 유동성이 강하며 급격히 모세혈관을 충만하고 산소결핍 때문에 모세관의 경련파열을 일으켜 일혈점을 형성하게 되는데 이것을 Tardieu's spots라 한다.

혈액취하에 있어서 가장 많은 비중을 차지하는 것은 적혈구이다. 따라서 시체하부(dependent part)의 피부는 암적갈색으로 착색이 된다. 이러한 현상을 시반이라 하며 내장의 하표면에서도 이런 현상을 보는데 이것을 혈액 취하라 하며 시반이라 하지 않는다.

② 시반

시체의 피부에 발생한 혈액 취하현상을 시반(Postmortem Lividity, Livor Mortis)이라 한다.

i. 출혈부위

시반은 시체의 하방부에 발생하는 것이 원칙이다. 또 시반은 비록 시체의 하방부라 할지라도 압박된 부위에는 출현되지 않는다.

따라서 시반은 사후 시체가 취한 체위를 말해주며 또 어떤 곳에 또는 물체 위에 방치되어 있었는가를 말해준다. 실제 사건에 있어서는 시체 발견 장소가 사망 장소인지 그렇지 않으면 다른 장소에서 사망한 것을 운반하였는지의 문제가 있을 때 많이 참고된다.

ii. 색깔

시체의 혈액은 통상 정맥의 빛깔인 암적색이다. 이 빛깔을 피부를 통해서 본 것이 바로 시반의 빛깔이다. 그러나 간혹 다른 색깔의 경우도 있다.

iii. 선홍색

익사 또는 저체온사와 같이 차가운 곳에서 사망하거나 사망 후라도 냉장고 등 차가운 곳에 둔 경우, 또한 일산화탄소나 사이안산 중독으로 사망한 때는 시반이 선홍색을 띤다.

iv. 황갈색

메트헤모글로빈(MetHb)을 형성하는 독물 중 염소산칼륨이나 아질산소다 등의 중독 때는 메트헤모글로빈의 색으로 인하여 시반은 암갈색 또는 황갈색을 띤다.

v. 녹갈색

황화수소가스 중독 때는 황화 메트헤모글로빈이 형성되어 시반은 녹갈색을 띤다. 부패시보는 변색과 같은 기전이다.

③ 시반과 사후경과시간

i. 발현시간

빠르면 사후 30분 경에 나타날 수도 있으나 일반적으로 2-3시간쯤 지나 적자색의 점상으로 출현한다. 시간이 지나면서 서로 융합하여 점차 뚜렷해지며 4-5시간이 되면 암적색의 반상으로 나타난다. 12-14시간이 되면 전신에 강하게 출현되며 14-15시간에서 최고조에 달하여 부패가 시작될 때까지 그 상태를 유지한다. 부패가 시작되면 시반이 있었던 부위와 없었던 부위가 구분되지 않는다.

ii. 퇴색(退色) 및 전위(轉位)

사후 약 10시간이 지나면 자가융해로 용혈이 일어나 혈관벽은 혈색소에 의하여 염색되어 침윤성 시반을 형성한다.

침윤성 시반이 형성되기 전에 압력을 가하면 혈관내의 혈액은 밀려나기 때문에 시반은 퇴색하거나 엷어지며 그 정도는 사후경과시간을 추정하는 데 중요한 근거가 된다.

사후 4-5시간 이내라면 완전히 소멸된다. 같은 이치로 사후 4-5시간 이내에 체위를 변경시키면 변경된 체위의 아래쪽에 시반이 다시 형성되고 먼저 나타났던 곳에는 소멸된다. 이러한 현상을 시반의 전위라고 한다.

iii. 재형성 및 고정

일단 침윤성 시반이 형성되면 체위를 변경시켜도 소멸되지 않으며 시간이 그리 오래 경과되지 않았다면 남아있는 유동혈에 의하여 변경된 체위의 아래쪽에 또다시 새로운 시반이 형성될 수 있다. 이러한 시반의 재형성은 사후 8-10시간 정도에서 본다. 그러나 시반이 최고조에 달하는 14-15시간 이상 경과하면 시체의 체위를 변경하여도 새로운 시반이 형성되지 않는다. 이를 시반의 고정이라 한다.

④ 시반과 피하출혈의 감별

시반과 피하출혈은 외견상 그 소견이 유사하기 때문에 혼동되기 쉽다. 만일 시반을 피하출혈로 오인하는 경우 외상을 받은 결과가 되기 때문에 타살 아닌 시체를 타살로 보고 수사하는 번거로움이 생기기도 하며 만일 피하출혈을 시반으로 오인하는 경우에는 타살을 놓쳐 범죄가 은폐되는 수도 있기 때문에 이 감별은 법의학적으로 매우 중요한 의의를 지니게 된다. 이의 감별 점은 표 F-2와 같다.

표 F-2 시반 및 피하출혈의 감별

	시반	피하출혈
1. 출혈부위	반드시 시체의 하방	어느 부위에나
2. 침윤	침윤성시반전에는 가능	이동이 없음
3. 지압	조기에는 퇴색	퇴색이 없음
4. 부검	流動血(유동혈)	凝血(응혈)

⑤ 실질장기의 혈액취하 (Hypostasis in Vis-ceral Organs)

사후 내부 장기에도 혈액취하가 야기되는데 병적인 변화로 오인될 수 있어서 주의를 요한다.

i. 머리

앙와위의 시체는 뒷통수부위의 시반과 좌상이 혼동되는 수가 있으며 그 해당 부위의 대퇴 후두엽에 혈액취하가 일어나 지주막하출혈과 혼동되기 쉽다.

ii. 폐

앙와위 시체의 경우는 폐하엽 배면에 혈액취하가 일어나 폐렴과 혼동되기 쉽다.

iii. 기관 장관 및 췌장에서도 염증과 혼동되기 쉽다

이의 감별은 염증의 경우는 혈관의 충혈 이외에 염증세포의 침윤을 보게 된다.

4. 시체경직, 시강

사망 후 근육의 이완 시기가 지나면 일정한 시간 후에 근육의 강직(stiffening)이 일어나 관절의 굴곡이 곤란해지고 각 관절은 사망 시의 체위대로 고정된다. 이러한 현상을 시체경직(postmortem rigidity, rigormortis) 또는 시강(Rigor mortis)이라고 한다.

시강은 골격근, 심근 및 평활근을 막론하고 모두 출현되며 이것이 최고에 이르면 전신은 마치 하나의 나무판과 같이 단단한 강직을 보이게 된다.

1) 사후 경과 시간

(1) 발현정도

경직은 거의 대부분 악관절(temporomandibular joint) 및 경부관절에서 시작되어 몸통, 팔 및 다리로 진행되는 하행형이며, 그 역순을 취하는 상행형도 있으나 매우 드물다. 극히 드물게 전신적으로 동시에 발현되기도 한다.

봄, 가을철에는 빠르면 1시간, 일반적으로 2–4시간이 지나면 악관절에 이어서 목뼈관절에 제일 먼저 출현된다.

6–7시간이 지나면 팔다리의 큰 관절을 비롯하여 전신에 출현되며, 7–8시간이 지나면 손가락, 발가락에도 출현된다.

시간이 흐를수록 그 정도가 점점 강하여져 20시간 정도에서 최고조에 달하여 30시간까지 그 강도가 지속된다.

(2) 소실(消失)

최고조에 달하였던 경직은 일정한 시간이 지나면 근육의 자가융해로 인해 발생된 순서에 따라 서서히 소실된다. 따라서 자가융해 및 부패가 잘 일어나는 조건일수록 빨리 소실된다. 봄, 가을철에는 48–60시간, 여름철에는 24–36시간, 겨울철에는 3–7일 후에 소실된다. 조건이 적절하여 부패가 빨리 시작되면 9–12시간만에 소실될 수도 있고 온도가 매우 낮을 때는 수주일이 지나도 풀어지지 않을 수 있다.

(3) 재경직

사후 5–7시간 이내에 경직을 인위적으로 소실시키면 경직이 다시 일어난다. 그러나 그 정도는 처음과 같이 강하지 않다. 7–8시간 이상 경과된 후라면 재경직이 일어나지 않는다.

(4) 심근경직

심근은 사후 약 1–2시간부터 경직이 오기 시작하여 14–15시간 후에는 소실되나 개인차가 크다. 그 외 횡격막을 비롯하여 위장관 등 골격근 이외에도 경직이 일어난다.

5. 자가융해

1) 발생기전

인체세포가 생활력을 상실하면 미생물의 관여 없이도 세포 가운데의 자기효소에 의해 혐기적인 분해가 일어나 세포 구성 성분은 분해되어 세포는 변성되고 세포간 결합의 붕괴로 조직은 연화된다.

2) 형태학적 변화

(1) 혈색소 침윤 (Hemoglobin Infiltration)

적혈구의 용혈로 혈색소가 용출되어 혈관내막, 심내벽 및 주위조직에 침윤되어 붉게 염색된 것을 본다.

(2) 담즙침윤 (Bile infiltration)

살아 있는 세포는 담즙에 염색되지 않으나 사후 자가융해가 진행되면 우선 담낭이 염색되고 그 주위 조직이 염색되는 것을 부검시 볼 수 있다.

(3) 위액에 의한 자가소화 (Autodigestion by Gastric Juice)

사후 소화관점막 및 그 주위조직은 위액의 소화 작용을 받게 된다. 위에서는 주로 저부가 소화되어 점막은 박리되고 혈액이 용혈되면 혈색소가 혈관 주위에 염착되어 혈관망을 형성하게 되며 혈색소는 다시 위액의 염산의 작용으로 갈색으로 변화된다.

(4) 시태침연

태아가 자궁 내에서 사망하는 경우 자궁 내에는 무균상태이기 때문에 부패는 일어나지 않고 자가 융해만 진행된다. 이런 형상을 시태침연(Maceration)이라 한다.

(5) 내부 장기의 자가 융해

모든 내부장기의 세포는 사후 수 시간이 지나면 현미경적으로 자가융해의 소견, 즉, 세포의 혼탁종창(cloudy swelling), 핵융해(karyo-lysis) 등을 보게 된다.

6. 부패

사후 일정한 시간이 지나면 미생물에 의한 질소 화합물의 분해로 시체는 유기적 상태에서 무기적 상태로 변화하는데 이러한 과정을 부패(putrefaction)라 한다.

1) 부패에 의한 형태학적 변화

① 부패에 의하여 변화되기 쉬운 장기: 뇌, 기관점막, 위, 장, 비장, 간, 임신자궁 등
② 부패에 비교적 저항하는 장기: 식도, 횡격막, 심장, 폐, 신장, 방광, 자궁, 전립선, 혈관, 인대, 모발, 골조직 등

(1) 부패망

부패균이 혈관계, 특히 정맥계내에서 번식하면 용혈 또는 부패된 혈색소나 sulfHb, sulfmetHb 등이 정맥 주위에 침윤된다. 이로 인하여 사후 2-3일이 지나면 피하의 정맥망(靜脈網)이 암녹색을 띠면서 외표에 그대로 드러나 나무 가지 모양으로 보이는데 이를 부패망(marbling) 또는 수지상문(樹枝狀紋, arborescent marking)이라 한다. 부패망은 비교적 큰 정맥이 피하는 주행하는 어깨, 상흉부, 사타구니 및 다리 등에서 잘 볼 수 있다.

(2) 부패 가스의 발생

부패로 인하여 생기는 가스로 주성분은 유화수소와 암모니아이며 특히 welchii균은 많은 가스를 발생하게 된다.

부패가스의 증가 때문에 보는 주요한 변화는 다음과 같다.

① 체강 및 조직 내로의 출혈
② 복강 내 가스의 충만
③ 거인양 변화(giantism)
④ 포말장기(foaming organ): 실질 장기에 부패가스가 발생하여 해면상으로 된다. 간에서 잘 온다.
⑤ 관내분만(postmortem delivery)

(3) 부패수포

부패망을 형성하는 시기가 지나면 부패가스가 축적되어 전신은 서서히 팽대(彭大)되기 시작한다. 피하조직에서 발행하는 부패가스는 표피의 하방에 기포(氣疱)를 형성하며 또한 체액이 동시에 침출되어 수포를 형성하는데 이를 부패(수)포(putrefacted vesicle)라 한다.

때로 화상에 의한 수포와 감별하여야 할 때가 있다. 부패(수)포는 처음에는 군데군데 나타나나 점차 융합되어 커지며 파열되기 쉽다.

(4) 부패와 감별을 요하는 경우

① 부패가스에 의한 위 내용물의 역류를 구토가 있었던 것으로, 또한 토물흡입에 의한 질식으로 오인하기 쉽다.
② 부패수포를 화상에 의한 수포로 오인하기 쉽다.
③ 영아시체의 폐부유시험을 양성으로 오인하기 쉽다.
④ 소동물에 의한 시체의 손상을 외상과 오인하기 쉽다.
⑤ 거인양변화를 나타내는 시체는 옷 동정에 의해 경부

가 졸리게 되어 마치 교사때 보는 색구(furrow)로 오인하기 쉽다.

2) 부패에 의한 혈청학적 변화

ABO식 혈액형은 세균효소의 작용으로 혈구 표면에 막단백의 변화를 초래하여 범 응집반응(panagglutination)을 일으켜 AB형 판정하는 경우가 많다.

3) 부패에 영향을 미치는 인자

(1) 외인자

① 미생물의 유무 및 종류

Welchii균이 증식하거나, 하수구의 시체는 빨리 부패한다.

② 공기의 존재 및 정도

공기에 접할수록 부패가 빠르다. 나체인 경우가 의복을 입고 있을 때보다 부패가 빠르다.

③ 주위의 온도

10℃에서부터 부패는 시작되며 25–37℃에서는 부패가 속히 진행되며, 37℃ 이상에서는 수분증발이 현저하여 부패보다는 미라로 진행된다.

④ 습기

주위습도가 높을수록 부패는 빨리 진행된다.

⑤ 시체가 놓여 있는 환경

온도, 습도가 같은 조건이라면 공기 중에 놓인 시체가 수중의 2배, 그리고 토양 중의 8배의 비율로 부패가 빠르다는 것이다. 이것을 “Casper의 법칙”이라 한다.

Casper의 법칙		
공기중: 1주	수중: 2주	토양중: 8주

(2) 내인자

① 연령

수분이 많은 청장년의 시체는 노인의 시체보다 빠르다.

② 성별

여자가 남자보다 부패속도가 빠르다.

③ 질병의 유무

패혈증, 세균성 전염병 및 수종이 있는 환자의 경우는 부패가 빠르며, 탈수증 환자의 경우는 부패가 느리다.

④ 영양

비만한 사람이 부패가 빠르다.

⑤ 사인

개방성 손상이 있는 시체가 부패가 빠르다.

4) 부패와 사후 경과시간 추정

부패진행속도는 외적 또는 내적 인자들에 의해 좌우되는 복잡한 과정이 있기 때문에 개체차가 많다.

부패현상 및 사후경과의 관계 요약

① 하복부 피부의 변색개시: 24–36시간
② 혈색소침윤 및 부패망형성: 여름 48시간, 겨울 3–4일
③ 부패수포 및 표피박리: 여름 2–4일, 겨울 10일 이상
④ 거인양변화: 여름 3일, 겨울 2–4주
⑤ 백골화(성인, 지상): 여름 10일–1개월, 겨울 수개월
⑥ 구더기 번식: 여름 2일 이후, 겨울 1–2개월
⑦ 익사체의 부상: 여름 14–28시간(수온, 수심에 차가 있다)

7. 이상시체현상

1) 미라

시체에서는 수분이 급속히 소실되면 부패는 정지되고 시체는 건조되는데 이러한 현상을 미라화라 하며 그 시체를 미라(mummy, mummification)라고 한다. 미라는 기온이 높고 건조하며 통풍이 좋을수록 잘 형성된다. 온대지방에서 성인이 자연적으로 미라가 되는 경우는 드물며 대개 신생아를 건조하고 더운 곳에 방치하였을 때 일어난다. 조건에 따라 다양하나 대체로 신생아는 수주, 성인은 수개월이 걸려 완성된다. 미라의 경우는 체중의 약 20%로 감소된다.

2) 시랍

(1) 시랍형성의 조건 및 발생기전

시체가 수중 또는 습기가 많은 곳에 놓여지는 경우, 공기의 유통이 불완전한 경우, 시체의 지방이 가수 분해되어 지방산이 유리되고 여기에 Ca, Mg 등의 알칼리성 금속이온과 부패로 형성된 암모니아가 결합되어 비누를 형성하여 불용성의 시랍(Adipocere, Saponification)을 형성하게 된다.

(2) 소견

피하조직이 노출된 부위에 시랍이 일어나는 경우가 많다. 따라서 시랍시체의 대부분은 피부가 없다.

시랍은 유백색으로 비누와 같은 경도를 지니기 때문에 잘 파괴된다. 그러나 원형은 잘 유지된다. 따라서 생존시의 손상이 보존되는 경우가 많다. 수중에서 시랍이 형성된 시체는 파도, 또는 물위 흐름 때문에 파괴되어 백골화가 되는 경우도 있다.

(3) 시랍의 형성시기

수중시체의 경우는 사후 1-3개월부터 형성되기 시작하여 약 4개월이면 완성된다. 근육의 시랍은 사후 약 3개월 이후라야 한다. 토양중의 시체 전신의 시랍화는 약 1년을 요한다.

3) 시태침연

태아가 자궁내에서 사망하였으나 배출되지 않으면 자궁내는 무균상태이므로 부패는 일어나지 않고 자가융해만 진행된다. 이러한 현상을 시태침연(maceration)이라 하며 그 태아를 침연아라 한다. 태아는 혈액과 양수에 의해 침윤되어 피하에 수포를 형성하며 수포내에는 암갈색의 혈성액이 차있으나 가스의 발생은 보지 못한다.

침연아에서는 좋지 못한 냄새가 나고 미끈미끈하여 부패된 것 같이 느껴진다. 피부는 박리되고 적갈색을 띤다. 드물기는 하나 침연아에 석회가 침착되면 화석태아(化石胎兒), 탈수로 점차 위축되면 지상태아(paper-doll fetus)가 형성된다.

8. 사후경과 시간 추정법

1) 시체의 변화에 의한 추정

(1) 사망과 동시에 진행되는 변화에 의한 추정

시체현상에 의한 추정

i. 건조

a. 각막의 경한 혼탁	12시간
b. 각막의 심한 혼탁 및 동공 불투명	48시간

ii. 체온냉각

a. 수족 및 얼굴에 냉감	1–2시간
b. 착의부분까지 냉감	4–5시간
c. 체온하강(1시간당 1℃)	10시간까지
d. 체온하강(1시간당 1℃ 이하)	10시간 이후

iii. 시반

a. 출현 개시	빠르면 30분/평균 1시간
b. 융합 개시	1–2시간
c. 지압 및 전위에 의한 소실	4–5시간
d. 전신에 출현	12시간
e. 최고도에 달함	14–15시간

iv. 시강

a. 심근 및 횡격막에 경직 개시	30분
b. 골격근의 경직 개시	1–2시간
c. 경직이 전신에 출현	6–8시간
d. 재경직 출현	5–6시간
e. 전신에서 강하게 출현	12시간
f. 심근 및 횡격막에서 소실 개시	12–15시간

v. 만기시체현상

a. 골반강내 혈색소침윤	24시간
b.가슴안내 혈색소침윤	24–36시간
c. 하복부피부의 변색	2–3일
d.부패망형성	2–4일
e. 부패수포 및 표피박리	2–4일
f. 성인의 백골화(대기중)	1개월 이상
g. 소아의 백골화(대기중)	2주 이상
h. '미라'형성(성인)	수개월
i. '미라'형성(소아)	2주 이상
j. 시랍형성 개시	1–2개월
k. 시랍완성	2–4개월
l. 전신시랍화	1년
m. 연조직소실(토양중)	3–5년
n. 골조직내지방소실	5–10년
o. 골붕괴	50년

vi. Virtual Colling Time Method (Fiddes & Patten)

시체와 주위 온도와의 온도차가 최초 85%까지 체온이 하강하는 데 요하는 시간을 Virtual Cooling Time(실질적 냉각시간)이라 정하고 직정체온을 2–3시간 간격으로 2회 측정하고 그 측정치에서 실질적 냉각 시간을 산출한다. 이 값에서 사망에서 최초의 직장내 온도측정 때까지의 경과 시간을 산출하여 사망시간을 추정하는 방법으로서 사망 시에서 직장 체온 측정시까지의 주위온도가 일정하여야 하며 만일 주위온도의 변동이 심한 경우는 부정확하다.

vii.기타 변화

a. 구더기 출현	10시간
b. 정낭내 정자 운동능력 잔존	3–4일
c. 표모피형성(수중시체)	3–5일

2) 사망과 동시에 정지되는 현상에 의한 추정

(1) 위내용 물에 의한 추정

① 위내에 음식물이 충만 되어 있고 그 식물이 소화 되지 않은 상태라면 식사 직후를 의미한다.

② 위 및 십이지장에 식물이 남아 있고 소화가 어느 정도 진행된 경우는 식후 2-3시간을 의미한다.

③ 위는 공허상태이고 십이지장에서 식물의 고형잔사가 남아 있는 경우는 식후 4-5시간을 의미한다.

④ 위 및 십이지장내에 식물잔사가 없는 경우는 식후 6시간 이상 의미한다.

⑤ 장간막 임파선을 절개하여 유즙 같은 액체가 유출되면 사망당시가 소화의 극기에 해당되고 있었던 것을 추정할 수 있다.

(2) 방광내용에 의한 추정

방광 내에 뇨의 충만 정도가 사망시각 추정에 참고가 되는 경우가 있다. 일반적으로 취침 전에 소변을 보게 되므로 뇨량은 취침 후 시간을 의미하는 경우가 있다.

(3) 곤충현상과 사후경과시간의 추정

곤충 중에 썩은 고기에 잘 나타나는 곤충은 시체탐지에 아주 예민한 감각장치를 가지고 있어 법의학적 사후경과시간을 논할 때 아주 많이 이용된다. 이중 절지동물과 파리가 주로 이용된다.

① 시체에 출현한 절지동물의 연속성과 사후 경과시간

시체에 출현하는 절지동물은 처음 나타나는 종과 나중에 나타나는 종이 다른데 처음에 나타나는 종은 나중에 나타나는 종이 출현되기 전에 소실되는 일련의 연속성을 지닌다는 것이다.

② 파리의 번식현상과 사후경과시간

파리의 생활사를 연구하여 사후경과시간을 추정하는 방법이다. 구더기의 길이, 구더기가 몇 번 허물을 벗었는지, 번데기의 종류, 위용각 형태 등으로 사후경과시간을 추정하는 방법이다.

9. 내인성 급사

1) 정의

평시 건강하게 보이던 사람이 생활 중 돌연 예기치 못한 가운데 사망하는 것으로 그 사인이 어떤 질병 또는 신체적 내부의 이상에 기인되는 것으로 법의학에서의 급사란 사망의 원인이 될 어떤 증상이 출현되기 시작하여 약 30분 이내에 사망하였으며 부검상 급성사의 소견을 구비하고 있는 죽음을 말하며 일명 돌연사라고도 한다.

2) 법의학적 의의

병사의 경우라도 다음과 같은 경우에는 법의학적 부검의 대상이 된다.

(1) 자연사가 법의학적 부검에 해당되는 경우

① 질병의 발병 경과가 급속히 진행되어 주위의 사람들이 사망 당시 병사 하였다는 사실을 알 수 없는 경우

② 질병은 이미 발병되어 있으나 그 병의 경과가 매우 완만하며 자각증상을 못 느꼈기 때문에 본인이나 가족이 질병이 있었다는 사실을 전혀 모르는 가운데 사망한 경우

③ 질병이 있었다는 사실을 알고 있었으나 예후보다 죽음이 앞당겨졌을 때

④ 질병이 있다는 사실은 알고 있었으나 이상한 경과 또는 장소에서 사망한 경우

이상경과로서는 타인과의 사소한 싸움, 경미한 구타, 의료 시술 등이 해당되며 이상 장소로서는 목욕 중 익사하거나, 수중에 전락되었거나, 높은 곳에서 추락되었거나, 불에 쓰러졌기 때문에 화상으로 사망하였다고 생각되는 경우 등이다.

10. 저체온사

1) 정의

외계의 저온에 의하여 체열의 방산되는 정도가 체내의 열생산에 비하여 과도하여 사망하는 것을 저체온사라 한다.

2) 경과 및 사망기전

(1) 적응기

생체가 냉온에 노출되면 체온조절반사에 의해 전율, 호흡 및 순환의 촉진 등의 증상이 나타나므로 마치 흥분상태처럼 보인다. 그러나 이러한 증상은 체온을 유지하기 위한 생리적 반응으로 이때 체온이 떨어지지는 않는다.

(2) 실조기

체열의 생산이 방산을 따라가지 못하여 체온이 떨어지기 시작하는 시기이다. 이때는 중추신경기능이 저하되어 정신활동이 둔해지며 졸음, 어지러움증 및 권태감이 나타난다. 근육운동도 저항되며 감각도 둔해진다.

(3) 마비기

심부체온이 33-34℃가 되면 체온조절 중추의 흥분성이 저하되어 체온이 급격히 떨어지기 시작한다. 전율은 현저하게 약해지며 환각과 착각이 나타나고 의식도 거의 소실된다. 32℃ 이하가 되면 전율이 중지된다. 이 시기에서는 오히려 심장의 기능이 항진되어 혈압은 정상치를 유지한다.

(4) 허탈기

심부체온이 30℃가 되면 체온조절기능이 완전히 정지한다. 호흡수가 떨어지고 약해지며 심장의 기능도 약해지고 맥박수도 감소한다. 혈관중추도 마비되어 혈압은 급속히 저하되며 허탈상태가 된다. 의식은 소실되고 전신 경련이 일어나며 결국 심실세동으로 사망한다.

3) 시체소견 현장소견

스스로 옷을 벗으며 때로는 나체가 되어 여자에서는 강간당한 것처럼 보일 수 있으므로 주의를 요한다. 이러한 이상탈의 현상의 기전은 확실하지 않으나 호흡조절기능의 마비로 인한 종말성 환각 또는 열감 때문인 것으로 보인다.

4) 자·타살 및 사고사의 감별

저체온사는 거의 대부분 사고로서 음주와 관계된다. 때로는 정신질환에서도 보며 등반 시 조난과도 관계된다. 타살로서는 유유아(乳幼兒)의 유기(遺棄)를 볼 수 있다.

5) 냉수에 의한 저체온사

물에 의하여 사망에 이르는 기전으로 익사와 더불어 저체온사(低體溫死)가 있다. 냉수에 잠겨있으면 체열의 손상이 같은 온도의 공기 중에서 보다 약 3배 정도 더 빠르므로 쉽게 저체온사의 상태가 된다.

사망은 노출시간 및 수온에 따른다. 수온이 4-9℃라면 영양 상태에 따라 다르나 대체로 1-2시간 정도 생존할 수 있으며 0℃가 되면 30분 이내에 사망한다. 20℃ 이상이라면 건강한 사람은 영향을 받지 않는다.

11. 화상사

1) 정의

고열이 피부에 작용하여 일어나는 국소적 및 전신적 장애를 넓은 의미에서 모두 화상이라 한다.

2) 시체소견 및 진단

외표에서는 1-4도의 광범한 화상을 본다. 내부에서 특이한 소견을 보지는 못하나 각 장기는 빈혈상(貧血狀)을 보인다.

사망이 지연되면 사인이 된 2차적 변화와 더불어 점막하의 일혈점, 실질장기의 혼탁종창, 부신의 출혈, 유지체의 감소 또는 소실을 본다.

3) 자·타살 및 사고사의 감별

대부분 사고성으로 화재에 의한 화염 또는 뜨거운 물에 데어 일어난다. 때로는 어린이를 살해하기 위하여 의도적으로 뜨거운 물에 집어넣기도 하며 학대아에서는 특히 담배불에 의한 국소적 화상을 볼 때가 많다. 자살은 거의 볼 수 없다.

12. 화재사

1) 정의 및 개념

(1) 소사와 소사체

소사(燒死)란 원래 화재로 인한 화상과 더불어 일산화탄소나 유독가스에 의한 질식 등이 합병되어 사망하는 것을 말한다. 따라서 단지 화상만 작용하는 화상사와 엄격히 구별된다. 소사체(燒死體)란 단지 탄 채 발견된 시체로서 사인이 소사인 시체라는 것과는 다르다. 즉, 소사체라 하면 사인이 소사인 것을 비롯하여 다른 원인으로 사망한 후 탄 시체도 포함된다. 그러나 비록 화재현장에서 발견되었다 하더라도 타지 않은 경우는 포함되지 않는다.

(2) 화재사와 탄화시체

위에서 설명한 바와 같이 소사와 소사체라는 용어는 개념이 혼동되고 있다. 더욱이 소사라는 용어는 신체가 타서 사망에 이른 듯한 표현이며 또한 화재로 사망하였더라도 타지 않았거나 정도가 경미한 경우도 흔하므로 적절한 표현이 되지 못한다. 따라서 화재로 인한 일련의 기전에 의하여 사망한 경우에는 그 시체가 불에 탓든 타지 않았든 간에 화재사라는 용어를 사용하고, 일반적으로 소사체라고 부르는 것은 탄화시체라는 표현이 적절할 것이다.

2) 시체소견 및 진단

화재사에서는 화재에 대한 생활반응과 사후 계속적인 열의 작용에 의한 사후변화가 섞여 있으므로 이들의 감별이 필요하다.

3) 자타살 및 사고사의 감별

화재는 대부분 가정에서 일어나며 담배불, 누전, 전기기구의 결함 또는 연료취급의 부주의 어린이의 불장난으로 인한 사고가 많으나 때로는 자살의 수단으로 택하기도 한다. 드물지만 살해할 목적으로 방화하거나 다른 방법으로 살해한 후 증거를 인멸하기 위하여 방화하거나 시체를 소각하는 경우도 있다.

13. 열사병

1) 정의 및 발생기전

열사병이란 체내에서 생산된 열을 적절히 방산시키지 못하여 고체온증에 빠져 일어나는 전신장애를 말한다.

즉, 기온과 습도가 높은 환경하에서 과격한 근육운동을 하면 체내에서 열은 생산되나 적절한 방산이 이루어지지 않아 체온이 상승하게 된다. 열사병은 대부분 무더운 날씨에 격렬한 운동경기를 하거나 군대에서 행군 시 발생하며 때로는 어린이를 밀폐된 자동차내에 방치하여 일어나기도 한다. 같은 조건하에 노출되더라도 만성주정중독자, 관상동맥 및 뇌혈관동맥 경화증 환자 및 비만자 등은 쉽게 사망한다.

2) 사망기전

대부분 직장 체온이 40℃ 이상이 되면 전신적으로 혈관이 확장되어 순환계의 허탈이 일어나 수시간 내에 사망한다. 24시간 이상 생존하면 폐렴이 병발할 수 있다.

3) 시체소견 및 진단

생전에는 특이한 증상을 보이므로 진단에 어려움이 없으나 사후에는 특이한 소견을 보이지 않기 때문에 사망에 이른 경과를 종합하여 배제적인 측면에서 진단할 수밖에 없다. 대뇌를 비롯한 각 장기에서 심한 울혈 및 부종을 보며 사망이 지연되었을 때는 신(腎)의 급성 세뇨관괴사, 부신의 출혈, 간의 중심성 괴사 및 심근의 변성이나 심내막하 출혈을 볼 수가 있다.

14. 질식

1) 질식의 정의

생체에 필요한 산소섭취와 탄산가스의 배출, 즉, 호흡에 의한 가스교환이 어떤 원인으로 장애된 상태를 말하며 이로 인한 사망을 질식사라 한다.

질식의 본태는 의학적으로는 무산소증(anoxia), 저산소증(hypoxia)의 상태이다.

2) 질식시체의 소견

(1) 질식사의 3대 징후 (Triad of asphyxia)

① 암적색 유동혈

② 일혈점(Petechia)

③ 장기의 울혈

(2) 외부소견

① 얼굴의 종창 및 cyanosis

② 일혈점(petechia) 및 일혈반(ecchymosis)

③ 저명한 시반

④ 시강의 조기출현

⑤ 설첨의 치열외 돌출

⑥ 정액 대소변의 누출

⑦ 종말성구토 때문에 시체주변에서 토물을 본다.

3) 의사 (Hanging)

(1) 정의

목에 감겨진 끈(loop)에 자기 체중의 전부 또는 일부가 작용하여 경부에 압박이 가하여짐으로 야기되는 죽음을 말한다.

(2) 분류

① 체위에 따르는 분류

i. 완전의사 (Complete hanging)

전 체중이 목을 조이는데 이용되는 경우로 신체의 일부가 지상 또는 벽 등의 주위 물체에 지지됨이 없이 신체가 완전히 대기 중에 부상된 상태에서 이루어진 의사

ii. 불완전 의사

체중의 일부만이 목매는 데 이용되는 것으로 신체의 일부가 지상 또는 주위의 물체에 지지된 상태에서 야기된 의사

② 결절의 위치에 따르는 분류

i. 전형적 의사

결절 또는 지점이 뒷통수부위 정중선에 위치하여 끈은 좌우 대칭으로 설골과 갑상연골 사이를 지나가게 된다.

ii. 비전형적 의사

결절 또는 지점의 위치가 뒷통수부위 정중선상에 있지 않으면 끈이 비대칭성으로 지나가게 된다.

(3) 의사의 기전 (Mechanism of hanging)

① 뇌의 급격한 저산소증

총경동맥뿐만 아니라 추골동맥까지 폐쇄되어 뇌로의 혈류는 완전히 차단되기 때문에 급격한 저산소증이 초래되며 동시에 의식소실이 오게 된다.

② 기도폐쇄로 인한 질식

경부의 압박의로 설근부가 거상되어 기도가 폐쇄된다.

③ 심정지

미주신경(상후두신경), 경동맥동의 압박 및 견인으로 반사적으로 vagalinhibition에 의하여 심정지가 초래된다.

④ 경부손상

높은 곳에서 뛰어내리며 의사한 예에서는 경부손상 특히 척추 또는 뇌간부의 손상을 보게 된다.

(4) 의사와 체위의 관계

의사가 성립될 수 있는 경부 압박의 정도는 경정맥에는 2 kg, 경동맥에는 3.5 kg, 추골동맥에는 16.6 kg, 그리고 기관의 폐쇄에는 15 kg 무게의 압박이 가하여지면 혈류 및 폐호흡은 차단되게 된다.

① 전신이 대기 중에 완전히 부상된 경우는 체중이 100% 끈에 작용한다.

② 무릎을 구부리고 발이 지면에 닿은 자세라면 체중의

표 F-3 의사와 위장의사의 구별*

소견	의사	위장 의사
1. 색흔(索痕)	끈과 일치되는 색흔(索痕) 색흔내에 이물개입이 없다.	끈과 일치되지 않는 색흔과 이물이 증명되 증명되는 경우가 많다.
2. 얼굴의 울혈	완전형, 전형적일 때는 없다.	저명(著名)
3. 안결막하 액혈점	완전형, 전형적일 때는 없다.	저명
4. 시반(屍班)	시체의 하방부	시체의 하방부와 일치되지 않는 부위에서 본다.
5. 손상(損傷)	수족부 주위에 기물이 있으면 그것과 일치하는 손상을 보는 수가 있다.	주위에 있는 기물과 일치되지 않는 손상을 보는 경우가 많다.
6. 배설물(排泄物)	시체 직하에서 보는 경우가 많다.	직하에서 보지 못하는 경우가 많다.
7. 색흔의 탄력섬유	불규칙적인 단열상(斷裂傷)	액흔에서는 정연하고 교흔에서는 불규칙적

70-80%가 끈에 작용한다.

③ 상반신을 높이 하고 무릎이 지면에 닿지 않은 복와위라면 체중의 40%가 끈에 작용된다.

④ 두 무릎이 지면에 닿은 자세라면 체중의 20%가 끈에 작용한다.

(5) 부검 소견(외부소견)

① 색흔

끈에 의하여 경부가 압박받을 때 야기된 피부의 압박성 표피박탈 및 압흔을 색흔(ligature mark, furrow)이라 하고 의사 때의 것을 의흔(교사 때는 교흔, 액사 때는 액흔이라고도 하는데 이를 총칭하여 색흔이라 한다)이라 한다.

② 얼굴의 상태

완전형이며 전형적인 경우는 혈관이 일시에 폐쇄 차단되기 때문에 얼굴 및 안결막은 창백하며 빈혈상을 보인다.

그러나 불완전형이거나 비전형적의사의 경우에는 혈류가 불완전하게 차단되거나 또는 재개가 교대될 수 있기 때문에 얼굴은 울혈상을 그리고 안결막에는 일혈점 또는 울혈을 보이게 된다.

③ 설첨의 돌출

끈에 의하여 설근부가 압박되기 때문에 설첨부가 치열 외로 돌출된다

④ 배설물

질식의 증상으로 또는 시체현상으로서 대소변 및 정액, 콧물 또는 타액의 유출을 보게 된다.

⑤ 시반

의사체의 하방부인 다리, 팔의 하방에 강한 시반 때로는 Tardieu's spots이 출현한다.

(6) 의사의 현장검사

① 사용된 끈 (Ligature)

끈은 색상물 또는 색조 등의 말로 표시되기도 하며 의사의 현장검사에 있어서 가장 중요한 것이 사용된 끈의 검사이다.

i. 끈의 결절

끈의 결절 또는 지점의 결절은 풀어서는 안 되고 결절 이외의 다른 부위를 절단하여 후일을 위하여 결절은 보관하여야 한다.

ii. 끈의 지점

의사하기 위하여 끈을 대들보나 또는 다른 물체에 맨 것을 지점이라 한다. 끈을 지점에 매기 위하여 어떤 흔적을 남겼는가, 먼지가 묻었는지, 먼지가 의사자의 먼지와 일치하는지를 확인해야 한다.

② 시체 주변의 물체

시체를 내리기 전에 주변 물체를 검사 확인해야 한다.

(7) 사고성 의사

의수가 때로는 변태적인 성적만족의 방법으로 시도되기도 한다. 즉, 의수하여 목에 작용한 끈의 힘을 조정함으로 성적 쾌감을 얻는 변태적인 방법이 시도되다가 그만 지나쳐 사망하는 것을 사고성 의사라 한다. 시체의 바로 밑에는 큰 거울, 도색 사진, 나체 사진 등이 놓여 있는 경우가 많으면 상습자의 경우 경부에서 색흔의 진구한 반흔을 여러 개 보게 된다.

4) 교사

(1) 정의

교사(ligature strangulation)란 목에 감겨진 끈이 자기체중 이외의 힘으로 졸려서 야기되는 질식사를 말한다.

(2) 교사의 기전

① 기도의 압박

후두가 후방으로 압박되어 기도가 압박을 받게 된다.

② 경부혈관의 압박

총경동정맥은 완전히 폐쇄되나 추골 동맥은 폐쇄되지 않기 때문에 뇌는 혈액 공급을 받으나 심장으로의 환류가 장애되어 머리에 심한 울혈이 오게 된다.

③ 상후두신경 및 경동백동의 압박

따라서 교사의 사인에는 뇌의 혈액순환 장애는 2차적인 것이며 기도압박으로 인한 질식이 주역할을 하게 된다. 이 점이 의사와 다른 점이다.

표 F-4 교사와 자타살의 구별

특징/종류	자살	타살
1. 사용된 끈	피부가 닿아도 아프지 않은 연한 것, 또는 자기가 일상 사용하던 끈을 택한다.	튼튼한 것이라면 아무 것이나 사용
2. 매는 방법	몇 번이고 목을 감는 수가 있다. 제일 먼저 감은 것이 가장 강(强)	한 번 감는 것이 통례
3. 견직의 위치 및 강도	전경부 제1절이 강	전경에는 매우 드물며 나중의 결절이 강
4. 보조물의 이용	때때로 본다	거의 없다
5. 저항한 흔적	없다	있는 경우가 통례(通例)
6. 이물의 유무(끈과 색흔 사이)	거의 없다	머리카락, 옷 동정 또는 낙엽, 모래 등을 보는 것이 통례

(3) 부검소견의 외부소견

① 색흔은 갑상연골의 높이 또는 그 밑에서 수평으로 경부를 일주한 것을 많이 본다.

② 안 결막의 일혈점

③ 머리 및 얼굴부위의 울혈 및 종창

④ 피부 및 구강점막의 일혈점, 외이도, 기방에서 출혈을 보는 경우가 있다.

5) 액사 (Manual strangulation, Throttling)

(1) 정의

경부를 손으로 압박하여 야기되는 질식사를 말한다.

(2) 기전

① 기도 폐쇄

뒤통수부위가 척추를 향하여 압박되어 폐쇄되는 것이 가장 많다.

② 경부혈관 폐쇄

손의 힘이 작용하는 것이기 때문에 정맥은 폐쇄되나 동맥은 폐쇄되기 어려워 뇌에는 혈류가 계속되기 때문에 뇌 및 얼굴에는 심한 울혈을 보이게 된다.

③ 경부신경 압박

손가락이 지속적으로 경부 깊이 함입되므로 경부신경, 특히 경동맥의 압박이 강하기 때문에 심정지가 일어나기 쉽다.

(3) 부검의 외부소견

① 액흔 (Throttling mark)

손이 자용한 경우에는 손톱에 의한 손상과 손가락에 의한 손상 및 손바닥에 의한 손상 등이 출현한다.

- 손톱에 의한 손상은 반월상의 표피박탈이 새기는데 오른쪽에 1개, 왼쪽에 2–4개가 생기는 것이 전형적인 것이며 만일 가해자가 왼손잡이라면 왼쪽에 1개, 오른쪽에 2–4개의 표피박탈이 생기게 될 것이다.
- 손가락에 의하여서는 지두대와 일치되는 피하 출혈이 역시 표피박탈과 유사한 배열을 보인다.
- 손바닥에 의하여서는 비교적 넓은 경부의 피하출혈이 형성된다.

때로는 액흔이 불분명한 경우가 있는데 보통 강간치사의 경우에 본다. 이때는 흉복부에 올라 앉아 흉복부에 압력이 가해진 상태에서 적은 힘의 압박으로도 질식에 이르게 하기 때문이다.

강간치사의 경우에는 대부분 사인이 액사이며 사후 강물 등에 던져진 상태로 발견되는데, 이때는 액흔이 물에 불어 잘 발견되지 않을 수 있어 항상 여자의 표류시체는 경부의 액흔 유무를 조심스럽게 검사하여야 한다.

② 얼굴

교사의 경우와 유사한 소견을 본다.

6) 익사

(1) 정의

기도 내에 공기 대신 액체가 흡인되어 야기되는 질식사를 말한다. 때로는 액체의 흡인 없이도 수중에서 사망하는 경우가 있는데 이것을 건성익사(dry drowning)라 하며 전자를 수흡성익사(wet drowning)라 한다. 비전형적 익사(atypical drowning)라고 한다. 또한 질병, 손상 또는 중독이 물속에 빠지거나 또는 물에서 헤어나지 못하게 하는 원인이 될 수 있으며 이 또한 넓은 의미에서 익사에 포함시킬 수 있다.

(2) 사망기전 및 경과

사망기전

i. 전형적 익사

전형적 익사(典型的 溺死)란 공기 대신 익수를 흡입하여 기도가 막혀 질식의 기전으로 사망하는 경우를 말하여 수흡성 익사(wet drowning)라고도 한다. 그러나 전술한 전형적인 기계적 질식사와는 달리 대량의 액체를 흡입하여 혈액구성(血液構成)에 급격한 변조를 초래하는 것도 사망의 기전으로 작용한다. 이러한 변조는 익수의 구성에 따라 다양하나 크게 담수와 해수로 구별할 수 있다.

– 담수익사

담수(fresh water)나 반염수(brackish water)는 염도가 낮다. 따라서 익수를 흡입하면 순환계내로 들어가 혈액의 양은 급격히 증가되며 용혈(溶血)과 희석이 일어난다. 그 결과 심장의 부담은 급격히 커지고 폐수종이 발생하며 부정맥과 마침내 심실빠른맥 및 심실세동이 일어나 사망하게 된다. 동물실험 결과를 사람에게 적용시키면 익사시 성인이 흡입하는 물의 양은 약 3 L 이상에 달한다.

– 해수익사

해수의 염도는 대개 3.0% 이상이다. 따라서 혈액으로부터 폐로 체액이 빠져나와 심한 폐수종을 일으킨다. 그러나 빠져나오는 체액의 양은 비교적 적으며 담수익사 시 혈류로 들어가는 양과는 비교가 되지 않는다. 어느 정도 혈액이 농축되며 전해질의 균형이 파괴된다. 반면 폐에 들어온 염분은 삼투압의 균형을 유지하기 위하여 혈류내로 이동한다. 따라서 해수익사가 담수익사보다 전형적인 기계적 질식사에 더 가까우며 실험상 심한 부정맥은 보이지 않는다. 해수익사(海水溺死)는 담수익사보다 경과가 비교적 더 오래 걸리며 사망하지 않았을 때는 소생술에 더 잘 반응한다.

ii. 비전형적 익사

비전형적 익사(非典型的 溺死)란 물과의 접촉에 의해 급격히 사망하는 것으로 건성익사(dry drowning) 또는 수중급사라고도 부른다.

기전이 아직 완전히 밝혀지지는 않았지만 다음과 같은 기전이 주역할을 하는 것으로 보인다. 비전형적 익사에서는 급사의 일반적 소견을 볼 뿐 질식사나 전형적 익사에서 볼 수 있는 소견을 보지 못한다.

(3) 시체소견 및 진단

수중시체의 사인이 익사(溺死)인지 아닌지, 아니라면 사후(死後)에 투수(投手)된 것인지를 감별하여야 한다. 그러나 익사의 진단은 논란이 가장 많은 분야의 하나로서 진단에 다툼이 있을 수 없는 단정적인 소견이나 검사법이 없다.

더욱이 수중시체는 대부분 부패된 상태이므로 어려움을 가중시킨다.

따라서 수중시체를 대할 때는 질식사의 일반적 소견과 수중시체에서 보는 소견을 충분히 검토하고, 익사의 생활반응(生活反應)을 증명하며, 더불어 사망에 이른 상황을 완벽하게 조사한 후 이를 종합적으로 해석하여 결론을 내려야 할 것이다.

① 외부소견

외표에서는 진단에 도움이 될만한 중요한 소견을 보지 못한다. 대부분 수중(水中)에 있었다는 근거가 될 뿐이며 그 정도는 기간에 따라 다르다.

i. 체온하강

수중시체의 체온하강속도는 공기중에 비하여 매우 빠르며 같은 수중이라도 정수(精髓)보다 유수(流水)에서 빠르다.

그러나 사후투수(死後投手)에서도 같은 정도로 하강하기 때문에 진단적 의의는 없다.

ii. 미약한 선홍색 시반(鮮紅色 屍班)

수심이 낮아 자세가 고정되어 있을 때는 정상과 같은 정도의 시반을 보나 시체가 물을 따라 흐를 때에는 자세가 계속적으로 바뀌기 때문에 시반은 미약하거나 없다. 물과 같이 흘렀는데 시반이 뚜렷할 때에는 사후투수(死後投手)의 가능성이 크다.

iii. 아피(鵝皮)

수온은 대체로 기온보다 낮기 때문에 입모근(Arrectores pilorum)이 수축되어 아피(소위 닭살, gosse skin, cutis anserina)를 형성한다. 한때 익사의 중요한 소견으로 받아들여졌으나 생사중간기에도 일어날 수 있으며 또한 입모근의 경직에 의한 사후변화일 수도 있다. 때로는 발견 시에는 보이지 않다가 다음날 뚜렷이 나타나는 경우도 있다.

iv. 안면울혈(顔面鬱血)

머리는 무거우므로 수중에서 밑으로 가라앉아 머리, 얼굴부위 및 경부에 강한 울혈을 보일 수 있다. 이는 사후변화의 하나로서 후일 얼굴부위나 경부가 다른 부위와 비교하여 쉽게 부패되는 원인의 하나가 된다.

v. 일혈점(溢血點)

전형적인 기계적 질식사와는 달리 안검결막이나 얼굴 등에서 일혈점을 보지 못하는 수가 오히려 더 많다. 때로 결막에서 일혈점을 보는 수도 있으나 몇 개가 특히 하안검(下眼瞼)에 나타나는 정도다.

vi. 포말괴(泡沫塊)

미세한 포말(froth)로 구성된 백색의 포말괴가 비강 및 구강에서 마치 버섯모양으로 유출된다. 때로는 약간 혈성을 띠는데 이는 가슴의 손상에 의한 것이 아니라 익사과정에서 폐내 압력의 증가로 인한 폐포의 파열에 기인한다.

익사체의 외부에서 볼 수 있는 특이적인 소견이다.

포말괴는 찐득찐득하며 닦아내면 또다시 나타날 수도 있다. 물에서 처음 건져냈을 때는 뚜렷하지 않을 수 있으나 심장마사지와 같이 직접 흉복부에 압박을 가하거나 시체를 엎어놓으면 한층 잘 나타나며 기도를 열어보면 확인된다.

따라서 포말괴는 의심할 여지없이 생전에 물에 들어갔다는 근거가 된다.

포말괴의 지속기간은 여름철에는 대개 2-3일 정도이며 길면 5일까지, 겨울철에는 2-5일 정도이며 길면 8일까지도 남아 있다.

vii. 표모피

물속에서 일정시간 경과되면 팔다리의 표피, 특히 손발을 비롯하여 무릎과 팔굽의 각질층이 물에 부풀어 희어지고 주름이 잡힌다.

이는 침연현상(maceration)으로서 그 모양이 손을 물에 오래 담구고 빨래하는 여자의 손에서 보는 것과 같다하여 표모피(漂母皮, washerwoman's skin, bleached wrinkled skin)라 한다.

여름철에는 약 5-10일, 겨울철에는 2-3주 경과한 시체에서 본다. 이때는 비록 부패가 어느 정도 진행되었다 하더라도 피부문리(皮膚紋理)가 허물의 표피 및 남아있는 진피 모두에서 대개 잘 유지되므로 신원확인에 좋은 자료가 된다.

viii. 이물장악(異物掌握)

익사의 위험에 처하게 되면 본능적으로 물위에 떠 있으려고 안간힘을 쓰게 되며 이러한 수단의 하나로 주위에 있는 물체를 잡게 된다. 수초, 나무의 가지나 뿌리, 잡초, 지푸라기, 모래 등을 많이 본다. 때로는 물 바닥에 있는 물체를 잡을 때도 있으며 발에서 보는 경우도 있다.

ix. 손상 및 수중손괴(水中損壞)

수중시체에서 손상을 보면 그 형성시기가 생전(生前)인지 사후(死後)인지와 더불어 입수 전인지 입수 후인지를 판단하여야 한다. 출혈이 생활반응(生活反應)으로서 큰 가치가 있기는 하나 개방성 손상에서는 혈액이 물에 의하여 용해되어 소실되므로 생전사후의 감별이 어려운 경우도 많다. 따라서 손상의 성상, 정도 및 위치 등을 잘 고려하여 판단하여야 한다.

– 입수 전 손상

사후투수(死後投手)라면 입수 전에 형성된 사망에 이를 수 있는 손상이 있을 수도 있다. 물에 빠지게 한 손상이나 물에 빠지면서 발생하였을 것으로 판단되는 손상을 볼 때는 상황이나 현장조사와 일치하는지 검토하여야 한다.

– 입수 후 생전손상

손가락의 표피박탈이나 손톱의 파열은 물에 빠질 때 또는 빠진 후 자구(自救)의 수단으로 물체를 움켜질 때 발생할 수 있다. 또한 물에 들어간 후 손상을 받아 사망하는 수도 있다.

– 입수 후 사후손상 및 수중손괴

사후손상(死後損傷) 및 수중손괴(水中損壞)는 사인을 결정하는 데 방해인자로 작용하므로 생전손상과 잘 구별하여야 한다.

② 내부소견

i. 기도내 포말

외부에서 보는 포말괴(泡沫塊)와 같은 기전에 의하여 기도 내에서도 점액성 포말을 볼 수 있다. 기도 전체를 완전히 채울 수도 있으며 한 부위에 국한될 수도 있다.

ii. 익사폐

신선한 시체에서 가장 진단적인 소견은 익사폐(溺死肺, ballooning)로서 다음과 같은 특징을 본다. 이는 생전에 물에 들어간 근거가 된다.

iii. 가슴안 혈성액

익사에서 보는 사후변화의 하나이다. 폐와 소환관을 통하여 들어온 익수는 사후 수일에 걸쳐 흉복강내로 삼출되어 혈성액으로 저류된다. 따라서 팽대되었던 폐는 위축된다. 삼출액은 시간이 경과함에 따라 점차 체외로 빠져나가 사후 약 10일 전후에는 체강내에서 거의 보이지 않는다.

여름철에는 2–3일이면 체강내로 삼출되고, 5–6일이면 체외로 빠져나간다.

(4) 자 · 타 및 사고사의 감별

익사는 거의 대부분 사고사이나 자살의 방법으로도 흔히 이용된다. 타살은 주로 어린이에서 보나 성인에서도 불가능한 것은 아니다. 시체소견만으로 자살, 타살 및 사고사를 구별할 수는 없으나 질병, 손상 또는 중독의 소견을 본다면 판단에 도움이 될 수 있다.

(5) 사후경과시간

다른 시체와 마찬가지로 수중시체도 시간이 경과할 수록 물속에 잠겼던 기간을 추정하기가 곤란해진다. 또한 수온(水溫)을 비롯하여 착의, 시체의 크기와 연령, 익수의 성분 등에 따라 큰 차이를 보인다.

수중시체는 의복 사이에 많은 공기가 들어있는 등 특별한 경우를 제외하고는 가라앉게 된다. 익사 후 바로 부상하는 경우는 20–30% 정도이며 대개 부패로 체내에 어느 정도 가스가 발생하면 부상(浮上)한다. 부패의 정도는 수온에 의하여 가장 큰 영향을 받는다. 일반적으로 여름철에는 대개 2–3일, 겨울철에는 수 주내지 수 개월, 대개 1–2개월이 소요된다.

세균이 많은 정지된 물속에서는 부패가 빠르다. 해수는 염도가 높아 세균증식이 지연되므로 담수에 비하여 부패의 진행이 느리다. 그러나 해수는 비중이 1.03 정도가 되므로 담수에 비하여 쉽게 부상하는 예도 많다.

수심도 관계되는데 7-9월 사이에는 수심 1-2 m면 14-23시간 정도, 5-6 m면 28시간 정도, 20 m면 58시간 정도, 30 m면 60-93시간 정도라고 한다. 수심이 30-40 m 이상되면 수온이 약 4-5℃로 낮아지므로 부패가 진행되지 않거나 부패가스가 발생한다 하여도 수압으로 압축되어 체적(體積)이 증대되지 않기 때문에 거의 부상되지 않는 것으로 되어 있다.

15. 중독

1) 중독의 정의

중독(poisoning)이란 어떤 화학적 물질에 의하여 야기되는 생체의 건강 및 생명의 장애로서 기능적 장애 및 형태학적 변화를 초래하는 것을 말한다.

(1) 독물의 정의

독물(poison)이란 비교적 소량으로 주로 그 화학적 작용에 의하여 생체의 건강 또는 생명의 장애를 초래하는 또는 생명의 장애를 초래하는 무기 또는 유기의 무생물을 말한다.

(2) 독물의 용량 (Dosis)

생체의 건강을 해치는 양을 중독량(toxicdosis)이라 하며 사망에 이르게 하는 양을 치사량(lethal dosis)이라 한다. 치사량은 50% 치사량의 경우 'LD50'으로 표시된다.

2) 중독의 진단

(1) 현장검사

중독사의 의심이 있는 경우 부검의는 반드시 현장검사를 실시하여야 한다. 즉, 발견하려고 노력하여야 할 것이며 현장에 이상한 냄새의 유무, 환자 또는 시체의 배설물 또는 토물을 채취하는 것은 매우 중요한 일이다.

(2) 부검의 외부소견

① 국소 변화

i. 피부의 부식

부식독을 복용한 중독 예에는 비구주위, 턱 및 경부 등의 피부에 부식성 변화를 본다.

ii. 피부의 변색

정제, 환제 또는 capsule의 색소로 비구부 피부에 염색되거나 또는 독물고유의 빛깔 및 용혈 등으로 피부는 변색된다.

② 전신성 변화

i. 피하 출혈

인, benzol, dicumarol, 뱀독

ii. 치유작색

연, 동, 수은 및 은

iii. 모발의 탈색

thallium, 아비산승홍의 만성 중독 시

iv. 피부의 발진

비소, aminophylline, 맥각

3) 중독과 자·타살 및 사고사

(1) 자살(음독)

음독자살에 사용되는 독물은 우선 손쉽게 구할 수 있는 독물을 택하게 된다. 청산화합물은 철공업자, 농약은 농업에 종사하는 사람에서 많다.

자살의 경우 가족들에게는 불명예스러운 것이므로 자살을 감추려하는 경향이 있다. 간혹 자연사나 타살을 주장하기도 한다.

(2) 타살(독살)

타살을 목적으로 사용되는 독물은 무색, 무취, 무미이며 치사량이 미량인 것, 예를 들면 아비산, 청산 등이며 독물을 투여하는 방법은 음식물과 같이 혼합하여 투여하는 것이 많다. 최근에 와서 독살은 줄고 있는 경향이다.

(3) 사고사

직업중독, 생활중독, 기호품중독으로 나눈다.

4) 독극 약물의 치사량 및 복용 후 사망시간

(1) 청산화물 (Cyanide)

① 치사량: 100–200 mg

② 복용 후 사망시간: 빠르면 2분, 늦으면 30분 정도

(2) 수면제 (Hypnotics)

우리나라에서는 대부분이 barbiturate제제이므로 barbiturate에 대하여 언급하겠다. 치사량 및 사망시간은 다양하게 나타나고 있으며 다음의 표와 같다(표 F-5).

표 F-5 Barbiturates의 종류별 지속시간 및 치사량

Barbiturate의 종류	감별점	지속시간	치료량(mg)	치사량(g)	치사농도(mg%)	
					혈액	간
극 단시간 작용성 Thiopentone B (Pentothal)	백색분말 또는 액체	<1	100–500 (I.V.for anesthesia)	15–20		
단시간 작용성 Cyclobarbitone Heptabarbital Hexobarbitone Secobarbital (Seconal)	 백색용제 백색용제 적색교갑	3–6	 200–400 200–400 300–500 75–150	15–20	1.0–2.0	4.0–6.0
중시간 작용성 Allobarbitone (Dial) Amylobarbitone (Amytal) Butobarbitone (Soneryl) Pentobarbitone (Nembutal)	 백색용제 청색교갑 분홍색용제 황색교감교갑	4–8	 50–200 100–200 100–200	20–30	2.0–4.0	6.0–10.0
장시간 작용성 Barbitone (Veronal) Phenobarbitone (Luminal)	 백색용제 백색용제	8–16	 200–500 30–120	30–50	6.0–7.0	15.0–20.0

(3) 농약

가장 많은 것은 parathion으로 치사량은 15 mg이고, 복용 후 생존시간은 개체에 따라 많은 차이를 보이나 30분에서 1시간 이내의 보고가 가장 많다.

(4) 일산화탄소 (Carbon monoxide)

CO가스는 사람혈색소(Hb)와의 결합력이 산소의 약 200배에 달하기 때문에 결과적으로 질식사 하게 된다.

혈중의 COHb농도가 50% 내외에 도달하면 10-40분 내에 사망하게 되며 2시간 후에 사망하였다는 보고도 있다.

(5) chlorquinine

맛이 쓰고 치사량이 5-8 mg(소아 1-3 gm)이라는 많은 양이기 때문에 타살로는 거의 사용되지 않으며, 낙태의 목적으로 사용하였다가 사망하거나 자살의 목적으로 사용된다.

치사량을 섭취하는 경우 15-30분 후부터 두통, 발열, 위통, 구토, 시력장애, 난청, 정신착란, 혈압하강 등의 증상을 보이다가 2-4시간 후에 사망한다.

(6) alcohol

① ethyl alcohol

급성중독은 평소 마시는 술에 의하여 올 수 있으나 치사는 혈중농도 0.4-0.4%가 되어야 하며 이것을 술로 환산하면 청주로는 약 2,000 mL, 진 또는 위스키로는 16온스라는 많은 양이기 때문에 별로 문제가 되지 않는다.

② methyl alcohol

15 mL만 마셔도 10-15시간 내에 양측성 시력장애가 오며, 30-60 mL의 섭취로 사망하게 된다. 사망은 치사량 섭취 후 약 30시간 이내에 일어나는데 빠른 것은 4시간 느린 것은 6일 후에 사망하였다는 보고가 있다.

(7) 비소

아비산은 무취, 무미, 백색의 결정 또는 분말로서 냉수에는 불용이나 온수에는 잘 녹는다. 치사량은 100-300 mg의 소량이며 비산염의 경우는 7.5 mg이다.

비소(arsenic)중독은 개체에 따라 증상에 많은 차가 있으며 대략 다음 세 가지 형으로 나눈다.

① 급성 마비형 (Acute paralytic form)

다량의 무기 비소화합물을 섭취하는 경우 급속히 흡수되어 2-3시간 내에 사망하는 경우

② 위장형 (Gastrointestinal type)

비소섭취 후 곧 구토가 시작되고 1-2시간 후에 설사가 일어나며 심한 복통과 설사는 쌀뜨물과 같아서 콜레라를 의심하는 경우가 많으며 수 시간 내지 수일 후에 사망한다.

③ 아급성 또는 만성형 (Subacute or chronic type)

이것은 소량을 자주 섭취하기 때문에 오는 것으로 간 손상으로 황달, 다발성 신경염, 흑피증, 각화증, 모발 및 손톱의 탈락 등의 증상을 보이며 수주 또는 수개월 후에 사망한다.

16. 임신, 분만, 낙태, 영아살 및 학대아

1) 임신과 분만

(1) 법의학상 문제되는 경우

① 현재 임신 중인지의 여부

② 과거에 임신 또는 분만한 사실이 있는 지의 여부; 혼인, 이혼, 낙태사실의 입증, 신원불상 시체의 개인 식별 또는 영아살의 입증 자료가 된다.

③ 수태 시일 및 기간 결정: 사생아인지, 이혼 등의 법적 문제에서 출생된 또는 임신 중의 어린아이의 아버지를 결정하여야 하는 경우

(2) 법의학상 문제되는 이상임신

① 불각임신 (Unconscious pregnancy)

의식이 없는 상태에서 성교가 이루어져 임신되는 경우, 또는 성교의 기억은 있어도 임신된 것을 모르는 경우이며 백치 또는 정신병자에서 보인다. 영아살 또는 낙태사건에서 불각임신을 주장하는 경우가 많다.

② 상상임신 (Spurious pregnancy)

임신이 아닌데 임신징후를 자각하는 경우.

③ 사칭임신 (False pregnancy)

임신이 아닌데 임신된 것 같이 보이거나 임신된 것을 감추는 경우를 말한다.

④ 자궁외임신 (Ectopic pregnancy)

하복부의 폭력의 작용유무, 폭력과 자궁외임신 파열과의 인과관계가 문제가 된다.

⑤ 다태임신 (Multiple pregnancy)

동시에 둘이상의 태아를 임신하는 경우를 말하며, 이것이 각각 다른 남자와의 성교로 수태된 경우에는 쌍생아의 친생자 감정의 대상이 된다.

⑥ 기태임신 (Mole pregnancy)

임신과 감별이 곤란한 경우가 있다.

2) 낙태

낙태(Criminal abortion)란 인공임신중절의 법률용어로서 모자보건법 등의 법률에 의하지 않는 범법적인 것을 의미하는 것이다.

(1) 낙태의 죄

형법상 낙태의 죄는 임부와 태아의 생명 및 신체의 보호를 목적으로 하고 있다. 낙태죄의 대상은 임신월수와 관계되지 않으며 임신 1개월의 태아라 할지라도 그 대상이 되는 것이다. 그러나 자궁 내에서 이미 사망한 태아는 낙태죄의 대상이 되지 않는다. 낙태는 자연분만에 앞서 인위적으로 태아를 모체 밖으로 배출시키거나 또는 자궁내에서 태아를 살해하는 것을 말하며 만일 모체 밖으로 나온 태아가 살아있어도 낙태죄는 성립된다. 낙태 후 살아있는 어린이를 살해하는 경우에는 낙태 및 영아 살해죄가 성립되는 것이다.

(2) 낙태죄의 구분

① 자기낙태죄

임부 스스로 행하는 낙태

② 동의낙태죄

임부의 위촉 또는 동의를 얻은 제3자가 행하는 낙태로서 의사, 조산원, 약사 및 양종상은 제3자에서 제외된다.

③ 업무상 낙태죄

의사, 조산원, 약사 등이 임부의 동의 또는 위촉으로 행한 낙태가 이에 해당된다.

④ 부동의 낙태죄

임부의 위촉 또는 동의없이 행하는 낙태가 해당된다.

3) 영아살

(1) 정의

분만 중 또는 분만 후의 신생아를 고의로 살해하는 것을 영아살(Infanticide)이라 한다.

(2) 낙태와 영아살의 구별

낙태와 영아살을 구별한다는 것은 결국 태아와 신생아를 구별하는 것이다.

(3) 생산아 및 사산아의 감별

영아살은 생산아(生産兒)를 살해함으로 성립되며 사산아(死産兒)에 대하여서는 살해행위가 가해졌어도 이것은 불능범이며 살해는 아닌 것이다. 따라서 생산아 및 사산아의 감별은 매우 중요한 사항이 되는 것이다.

① 외부소견

i. 가슴의 상태

사산아의 경우는 복위가 흉위보다 크다. 그러나 생산아 및 호흡한 일이 있는 경우에는 흉위가 복위보다 약 1-수 cm 큰 것을 육안으로도 확인할 수 있다.

ii. 빗장뼈의 거상 유무

iii. 제대의 상태

빛깔, 건조도, 절단의 유무 등

iv. 생산 후에만 보는 손상

산류의 유무

4) 학대아(Battered child)

근년에 와서 비교적 연소자들의 결혼으로 자기자식에 대하여 애착부족 또는 부부 위주의 사고, 실부모가 아닌 경우 등등 때는 이에 해당되는 어린이를 학대하는 예가 늘고 있다. 주로 5세 이하의 어린이가 대상이 되며 양육이 불량하여 영양부족, 빈혈, 피부병 및 불결한 옷의 착용 등이 통례이며 이들의 기왕력을 보면 어떤 외상으로 한두번 병원에 다녀온 병원의 기록을 보는 것이 대부분이며 그때는 사고로 손상을 받은 것으로 진술하고 있는 것이다.

(1) 외부소견

진구한 손상과 신선한 손상을 보는 것으로 손상의 정도는 찰과상에서 골절에 이르기까지 여러 종류의 것을 본다.

(2) 외부소견

① 머리 타박상

② 얼굴부위 손상

③ 흉복부 손상

(3) 기타소견

질식사(교사, 액사, 비구폐쇄로 인한 질식, 익사)의 소견과 화상(신, 구의 특히 담뱃불로 지진) 및 중독사의 소견을 본다.

17. 성과 관련된 사망

성(性)행위 자체가 사망의 원인이 되는 경우는 거의 없다. 성과 관련되는 죽음으로써 성적 만족을 위한 강간이 살인으로 이어지는 경우가 있으며 때로는 스스로 성적 만족을 즐기다가 잘못하여 사고성(事故性)으로 사망하는 자기색정사(自己色情死)를 볼 수 있다. 그 외 가학 · 피학증(sadomasochism)이나 동성애(homsexuality)와 같은 성적 도착(sexual perversion)에 의하여 사고사나 살인이 일어날 수 있다.

정상적인 성행위라 하더라도 잠재적 질병이 정신적 흥분과 육체적 부담에 의하여 급속히 약화되거나 2차적 변화를 일으켜 사망할 수 있는데 이는 내인성 급사의 범주에 속한다.

1) 강간살해

강간살해(rape–homicide)란 법률용어로서 법의학적 진단명은 아니다. 그러나 사후검사를 통하여 희생자가 강간과 관련되었다는 것을 증명하여야 할 때가 있다. 강간 시에는 저항을 억제하기 위한 목적으로 외력을 가하여 사망하는 경우가 대부분이나 강간 후 범죄의 누설을 방지하기 위하여 피해자를 죽이는 때도 있다. 이때 사인은 교사(絞死) 및 액사(扼死)가 대부분이며 때로는 예기(銳器)나 둔기(鈍器)에 의한 경우도 볼 수 있다. 강간 살해시는 사인뿐 아니라 성교의 증명과 더불어 가해자의 색출이 중요한 문제가 된다.

(1) 손상

① 생식기

성교란 질내로 음경이 삽입되는 과정으로서 처녀막이 있을 때는 파열되는 수가 많다. 외음부에서는 표피박탈, 좌열창이나 혈종이 형성된 것을 간혹 본다. 때로는 질이나 자궁경부에서도 손상을 본다.

이러한 손상은 성교가 아닌 손가락이나 이물(異物)에 의하여 형성될 수도 있으며 드물기는 하지만 강간을 위장하기 위한 수단으로 쓰일 때도 있다. 손상이 전혀 없을 수도 있다.

② 기타 부위

가해자에 저항하거나 또는 가해자가 저항을 억압하는 과정에서 표피박탈, 좌상, 좌열창과 같은 손상이 생식기 이외에도 형성될 수 있다. 이러한 손상은 특히 넓적다리 안쪽, 배면, 팔, 경부 및 얼굴부위에서 흔히 본다.

어린이나 저항하지 못한 경우에는 이러한 손상을 보지 못할 수도 있다. 때로는 특히 유방에서 교합손상(咬合損傷)을 보면 손톱이 부러지는 때도 있다.

(2) 사후손상

때로는 강간후 살해함으로써 성적 만족을 얻는 경우가 있는데 이를 음락살인(phonomania sexualis)이라고 한다. 이때는 성기와 유방을 도려내거나 성기 내에 이물을 삽입하는 경우도 많다.

(3) 동성강간

강간이란 원칙적으로 남성에 의해 여성에 가하여지는 강제적인 성행위이나 남성에 대한 동성강간(homosexual rape)을 항상 염두에 두어야 한다. 이때는 전반적으로 이성에 의한 경우와 비슷하나 더 잔인한 경향을 보인다.

성행위는 항문에 행하기 때문에 항문과 직장에 대한 손상검사와 검체채취에 주의를 기울여야 한다.

(4) 강간의 증명

강간과 화간의 구별은 매우 곤란한 때가 많다. 그러나 강간의 경우는 다음과 같은 소견을 볼 수 있다.

① 피해자의 성기 손상, 팔다리 특히 넓적다리 안쪽면의 표피박탈, 피하출혈 등을 본다.

② 피해자의 옷, 특히 하내의의 파손을 볼 수 있다.

③ 가해자의 얼굴, 팔, 음부 등에 피해자의 손톱 등에 의한 표피박탈, 또는 교상 등의 저항한 흔적을 볼 수 있다.

④ 강간 때는 저항을 배제하기 위한 수단으로 구타, 경부압박 등의 흔적을 흔히 볼 수 있다.

⑤ 피해자가 계속하여 저항하는 가운데 사정을 하였다면 정액반이 피해자의 옷에 부착되는 경우가 있다. 이때의 위치가 화간의 경우와 다르기 때문에 정액반 검사 시에는 반드시 검출된 위치를 확인하여야 한다.

2) 자기색정사

자기색정사(自己色情死)란 기구나 장치를 이용하여 스스로 성적 쾌감을 즐기다가 일어나는 사고사를 말한다. 대부분 기계적 질식(autoerotic asphyxia), 특히 의사(縊死)의 기전을 취하나 때로는 교사(絞死) 또는 비닐주머니를 뒤집어쓴 채 발견될 때도 있으며 드물지만 감전(感電) 등 특이한 경우도 있다.

대부분 시체 주변에 도색사진(桃色寫眞)을 보며 여자복장을 하거나 벌거벗은 채 발견되기 때문에 상황의 해석에는 대부분 문제점이 없다. 끈은 대개 장치를 이용하여 복잡하게 매져 있으며 끈과 경부 사이에서 끼우개를 볼 때도 있다. 장기간 지속적으로 반복하였을 때는 경부에서 반흔(瘢痕)을 볼 수도 있다.

18. 법의학의 현장감식 실무

1980년대에 들어서면서 급속히 팽창해진 경제력과 함께 사회 구조는 점차 복잡하고 다양화되었으며, 이에 따라 군에서도 법의학적 이론으로 무장된 부검감정을 요구하게 되었으며, 최근에는 모든 사건에서의 부검은 물론, 적극적인 현장감식을 요구하게 이르렀다. 그러나, 실무에 임하는 법의학과 감식관들의 시체에 대한 부검경험은 많으나 현장감식의 경험은 부족하고, 현장감식시 지침으로 삼아야 할 특별한 참고자료나 교과서적 이론이 없어 경험이 많은 국립과학수사연구소의 자료들을 모아 우리에게 맞게 적용시켜 정리된 내용을 참고하여 보았다.

1) 현장감식의 목적

의료진의 진료를 받지 못한 채 혹은 적절한 절차에 따른 관리하에 있지 않은 상태에서 사망하는 죽음에 대하여 사인은 물론 사망의 종류, 나아가 사후경과시간 추정을 위한 시체현상, 그리고 현장에서 획득할 수 있는 법의학적 증거를 확보함에 목적을 둔다.

1) 사망이 확인되지 아니한 경우 사망여부를 확인한다.
2) 법의학적 측면에서 가능한 사망원인과 사망의 종류를 결정한다.
3) 가능한 사후경과시간을 추정한다.
4) 손상유무를 확인하고 손상이 있는 경우 현장을 이해한 후 어떠한 기전에 의해 형성된 것인지, 시간적으로 어느 정도 경과된 것인지를 추정한다.
5) 연령, 성별, 전신상태 등을 통하여 수사관이 제시한 변사자의 신원파악에 도움을 줄 수 있어야 한다.
6) 부검이 필요한지 여부, 감염이 우려되는지 여부, 현장을 보존하여야 하는 지 여부 등 수사관에게 자문하여 줄 수 있고, 추후 분쟁이 있을 것으로 생각되는 것에 대해서는 전문가적 견해를 제공한다.

2) 현장감식 실무

(1) 변사발생 보고 연락 수신 시 및 현장 도착 시 감식관이 해야 할 일

① 감식 임무가 부여되면 감식장비 및 각종 기본 서류를 확인한다.
② 현장 도착 직전 유무선을 통하여 가능한 한 정확한 정보를 획득한다.
③ 현장 도착 즉시 변사자로 보고된 시신에서 생명이 있는지 아니면 정확히 사망하였는지를 확인한 후, 목격자, 수사관의 상황보고 등 관련인들의 진술을 자세히 청취한다.
④ 현장에 도착한 후 법의감식관으로서 해야 할 일들을 구분하고, 감식을 가능한 한 신속히 시작한다. 그 이유는 상온 및 고온인 곳에서는 부패가 시작될 것이며, 시간 경과는 물론 비가 오거나 온도변화로 사후

시간 추정에 오차가 발생될 수도 있으며, 추가로 투입되는 인원으로 인하여 현장이 훼손되기 때문이다. 또한 현장이 접근하기 곤란하거나 어두운 곳을 포함한 감식이 곤란한 상황일 경우는 법의학적 측면에서 제한된 감식은 실시하되 각종 증거에 대한 판단 결정은 연기하여야 한다.

⑤ 유가족이 있는 경우 직접 면담을 하고, 시신으로부터 혈액의 채취가 필요하다고 판단되는 경우 혈액을 채취할 수 있도록 유가족 동의서를 받는다.

(2) 현장보존의 원칙

① 엄격한 통제(불필요한 요원 및 언론인 포함)

② 각종 감식에 필요한 시각을 철저히 기록(도착시간, 검안시작 시간, 각종 시체현상 측정시간, 증거물 수집시간 등)

③ 보호의복 착용

④ 현장에서 화장실, 싱크대 등 사용금지 및 기타 물건에 촉수엄금

⑤ 금연 등 불필요한 행동금지

(3) 자신의 건강 및 안전 보호

① 감염방지: 결핵, 간염, 에이즈 등

② 건물붕괴, 벼랑 추락 및 붕괴, 화재 폭발에 대한 대비

③ 흥분한 유족 및 관련인들의 분노에 대한 대비

(4) 법의학적 측면에서의 현장감식

① 감식관은 법의학적 이론을 바탕으로 사고현장을 분석한 후 각종 증거물을 정확히 기록한다.

- 현장의 대기온도를 측정한다.
- 주변상황(창문개폐)의 변화 여부에 대해 확인한다.
- 시신의 위치, 자세에 대해 기록하고 주위의 물체나 실내의 경우 가구 등과의 관계를 기록한다.
- 혈액 유출 및 비산 양상을 기록(사후에 대량으로 피가 흐를 수 있는 상황을 잘 감별)하여야 한다.
- 현장에서 사망하였는지 아니면 타 장소에서 사망 후 유기된 것인지 아닌지를 기록한다.
- 손상이 현장에서 형성된 것인지 아닌지를 기록한다.
- 현장에 무기, 약물, 술병, 주사기, 약병, 삭상물, 유서, 컴퓨터 기록 등 사인 및 사망의 종류를 결정하는데 도움이 될만한 자료 유무에 대해 기록한다.

② 시신에 대한 조사

- 사망여부에 대한 조사: 맥박, 호흡, 조리개 및 반사 여부 확인
- 체온의 검사: 디지털 온도계를 이용하여 직장내 온도를 측정하되 가능하면 시신의 체위를 변동시키지 않은 상태에서 측정한다. 현장보존이 중요한 경우액와부 또는 구강내에서 측정한다. 항문 검사가 용이한 경우 오염유무, 성폭행 관련된 손상 유무에 관해 조사한다.
- 의복 상태 및 입고 있는 의복의 겹 조사
- 의복을 조심스럽게 제거하고 이를 보관한다.
- 시반의 조사: 시반의 형성 유무, 형성되었다면 위치, 색깔, 강도에 대해 조사한 후 지두 압박에 의한 소실 여부, 체위 변동에 따른 시반의 이동 여부 및 정도에 대해 조사한다.
- 시체경직 조사: 시체경직의 형성 유무, 형성되었다면 형성된 관절부위 및 강도에 대해 조사한 후 강제적으로 시체경직을 푼 후 재경직이 발생하는지 여부에 대해 조사한다.
- 시신의 외표에서의 손상 유무를 검사한다.

③ 시신 조사를 위한 장소 이동

현장에서 시신에 대한 조사가 불가능한 경우 조사가 용이한 장소로 이동시켜야 한다.

- 시체현상에 대한 검사가 완료되면 최초 발견 현장 그대로 사진 촬영이 제대로 되었는지 확인한 후 입회한 보조요원에게 현장을 있는 그대로 묘사하는 진술을

기록하도록 한다.

- 의복, 시체, 주변 감정대상물을 훼손되기 전 상태를 기억하면서 신체에서 유출된 체액, 혈성액, 분변, 배뇨 상황을 점검한 후 관련된 증거물의 훼손을 최소화하면서 시신을 검사하기 용이한 곳으로 움직인다.
- 시신을 되도록 밝고, 평탄하며, 오염이 최소화 될 수 있는 장소로 옮기되 필요한 경우 병풍과 같은 구조물을 쳐서 일반인이 시신을 보지 못하도록 한다.
- 이후 시반, 시체경직 및 재강직, 체온하강 등을 재점검한다.
- 이후 전신에 대한 외표 검사를 실시한다.

④ 검체의 수집

- 원칙적으로 현장에서의 증거물의 수집에 대해서는 수사관이 직접 수집하도록 하며, 필요한 경우 현장 증거물의 수집에 대해 담당 수사관에 필요한 정보를 제공한다.
- 인체 표면 또는 의복에 묻어있는 타액, 정액, 혈액 등에 대해서는 이의 유무에 대해 정보를 제공하고 담당 수사관으로 하여금 이를 채취하게 한다. 이때 필요하다면 채취상에 있어서의 주의점에 대해 이야기 해준다.
- 화재사(차량화재 포함)인 경우 화재감정 전문가와 함께 감식을 실시하는 것이 좋으며, 시신을 옮기기 전에 타다 남은 의류 및 모발 등과 시신이 놓여 있던 장소의 탄화물을 함께 수거하여 인화성 물질 검출 여부를 감정 의뢰하도록 한다.
- 피간자인 경우나 경부압박질식사한 시신인 경우는 손톱, 손가락, 구강 등에서 증거물이 소실되지 않도록 세심한 주의를 기울여야하고, 다른 증거물들과는 달리 질액, 신체에 묻은 타액, 음모채취 등은 현장에서 수사관 입회하에 비디오 촬영이나 사진 촬영을 하면서 감식관이 직접 채취하되 검체는 수사관과 협의하여 감정의뢰서와 함께 과학수사연구소로 의뢰하도록 한다.

⑤ 현장 검안의 종료 상황

- 가능한 한 타살이 의심되거나 혹은 정밀검사가 이루어져야 하는 경우는 대형시신 낭에 완전 봉합하여 시신을 운반하도록 하며, 이때 가능하면 수사관, 감식관이 서로 서명하면 좋을 것 같다.
- 시신은 운반 시 체액 등이 유출되는 것을 방지하면서 시신낭이나 비닐을 이용하여 충분히 둘러싼 후 들것으로 차량 등을 이용하여 지정된 시신안치소로 이동하게 한다.
- 총창 등 방사선 검사가 필요한 경우는 수사관과 협의하여 방사선 시설을 이용할 수 있는 의료기관으로 옮겨 추가 검사를 하는 것도 필요하다.
- 화재로 인해 탄화된 시신은 그 발견 현장이 위험하고 시신 자체가 잘 부서지기 때문에 조심하여 취급하도록 한다.
- 필요한 경우 감식관은 시신안치소로 함께 이동하여 다시 재강직, 시반의 전이 등을 추가로 검사할 수 있으며, 만약 현장에서 시신에 대한 외표 검사가 불가능하여 바로 시신안치소로 시신을 이동하는 경우 절차에 따라 의복을 탈의시키고 신체 전반에 대한 감식을 실시할 수도 있다. 아울러 유가족의 동의 아래 필요한 경우 넙다리정맥에서 혈액을 뽑아 추가 검사를 실시하여 사인 판단에 도움을 받을 수 있다.
- 최종적으로 수사 책임자와 사인, 사망의 종류, 사후경과 시간, 사건상황에 대한 해석 등에 대해 전반적인 토의를 한다. 이때 감식관은 최초 감식으로 추정된 사인이나 사망의 종류가 부검 등 각종검사로 인하여 바뀔 수 있다는 것을 반드시 이야기해야 하고, 더욱 중요한 것은 감식관은 변사에 대한 의학적 소견에 의거 이야기하여야 하며 수사하듯이 이야기 하면 안된다.
- 추정사인을 결정할 때, 유가족의 슬픔이나 수사관의

편의를 생각하여 사인을 결정하는 것을 자제하도록 하며, 특히 내인성 급사의 가능성이 인정되기는 하나 단정하여 진단하기 곤란한 경우 "사인불명"과 "내인성 급사 추정"의 통일된 진단적 지침을 마련한다.

(5) 감식 시 부검이 필요하다고 인정된 경우 감식관이 주의하여야 할 사항

① 참여수사관 및 유가족에게 법의학적으로 부검이 필요한 이유를 정확히 설명하여 불필요한 오해가 발생하는 것을 방지한다.

② 가능한 한 신속히 부검에 들어갈 수 있도록 유도한다.

③ 감식과 부검이 각각 다른 사람에 의하여 이루어질 경우 현장감식관은 사건현장 및 현장상황, 감식결과 등을 부검 감식관에게 직접 설명하도록 하며, 가능하면 사진이나 비디오를 보여주는 것이 좋다.

④ 화재시체 혹은 탄화시체는 시신 자체가 사후손궤 혹은 훼손되기 쉽기 때문에 부검시 까지 조심하여 취급하도록 주의를 준다.

⑤ 시신에 묻어있는 흙이나 익수, 인화물질, 수사상 필요한 이물질, 화재현장의 증거물들을 함께 운반하여 필요한 경우 같이 검사하도록 해야 한다.

현장감식 시 기본적으로 감식관들이 활동하는 사항들을 나열하여 보았다. 위에 열거한 내용들이 다는 아니겠으나, 이러한 내용들을 숙지하여 범죄현장에서 응급의료종사자가 취해야 할 법적인 행위에 많은 도움이 되리라 생각한다.